W0260191

HANDBUCH DER SOZIALEN HYGIENE UND GESUNDHEITSFÜRSORGE

HERAUSGEGEBEN VON

A. GOTTSTEIN
CHARLOTTENBURG

A. SCHLOSSMANN
DÜSSELDORF

L. TELEKY
DÜSSELDORF

ZWEITER BAND

GEWERBEHYGIENE UND GEWERBEKRANKHEITEN

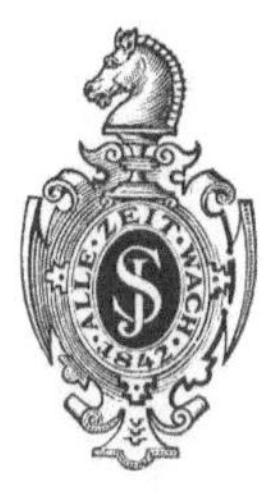

SPRINGER-VERLAG BERLIN HEIDELBERG GMBH 1926

GEWERBEHYGIENE UND GEWERBEKRANKHEITEN

BEARBEITET VON

A. ALEXANDER · E. BEINTKER · R. BERNSTEIN · H. BETKE
A. BOGDAN · E. BREZINA · H. BRUNS · B. CHAJES · R. CORDS
A. CZECH · M. EPSTEIN · H. FISCHER · R. FISCHER · G. FREY
H. GERBIS · B. HEYMANN · G. HOHMANN · F. HOLTZMANN
G. JOACHIMOGLU · R. KAUFMANN · E. KOCH · F. KOELSCH
W. MAGER · K. MENDEL · A. NEUMANN · M. OPPENHEIM
A. PEYSER · K. SANNEMANN · W. SCHÜRMANN · B. SELLNER
O. SPITTA · M. STERNBERG · L. TELEKY · A. THIELE
H. ZANGGER

MIT 56 ABBILDUNGEN

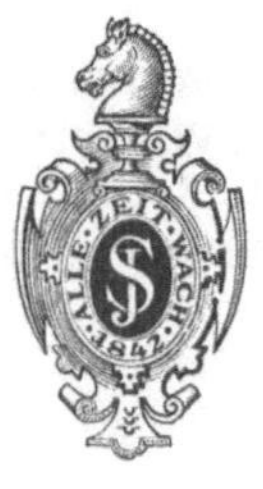

SPRINGER-VERLAG BERLIN HEIDELBERG GMBH 1926

ISBN 978-3-662-42709-5 ISBN 978-3-662-42986-0 (eBook)
DOI 10.1007/978-3-662-42986-0

URSPRÜNGLICH ERSCHIENEN BEI JULIUS SPRINGER IN BERLIN 1926

Vorwort.

Der vorliegende Band soll vor allem den Bedürfnissen der auf gewerbehygienischem Gebiete und als Begutachter tätigen Ärzte dienen. Aus diesem Grunde nimmt die Darstellung der durch den Gewerbebetrieb verursachten Gesundheitsschädigungen einen breiten Raum ein und es sind von dem rein technischen Teil der Gewerbehygiene nur jene Grundlagen gebracht, die auch vom Nicht-Techniker verstanden werden und für ihn notwendig sind. Großer Wert ist auf die Darstellung klinischer Krankheitsbilder gelegt, denn gerade dieser Zweig ärztlicher Wissenschaft ist bisher in der deutschen Literatur nicht ausreichend behandelt worden. Seit dem Werke von LUDWIG HIRT: „Die Krankheiten der Arbeiter" (1871—1878) bis zu dem Werke LÖWYS: „Die Klinik der Berufskrankheiten", erschienen 1924, als die Arbeiten zu diesem Bande bereits in vollem Gange waren, haben diese Krankheiten keine zusammenfassende klinische Darstellung in deutscher Sprache erfahren. Die Absicht, zum Ausfüllen auch dieser Lücke beizutragen, zwang dazu, zahlreiche Fachleute zur Mitarbeit heranzuziehen; denn gute klinische Bilder kann nur derjenige geben, der selbst klinische Erfahrungen besitzt und nur er vermag die einzelnen Angaben der Literatur zu werten. Bei dem heutigen Stande industrieller Entwicklung aber ist es dem einzelnen unmöglich, ausreichende praktische Erfahrungen über alle die verschiedenartigsten Gewerbeerkrankungen zu erwerben. Neben der *Klinik* der Gewerbekrankheiten wurde auch deren *Verhütung* sowie überhaupt die gesamte Gewerbehygiene und schließlich die Hygiene der einzelnen Berufe und Gewerbe zur Darstellung gebracht. Auch hierbei wurde Wert darauf gelegt, nur praktisch auf dem betreffenden Gebiete Erfahrene zum Worte kommen zu lassen. Auch in diesem Abschnitt sollte vor allem auf eigener Erkenntnis und Erfahrung Fußendes geboten werden. Dabei ging unser Streben dahin, daß — bei voller Anerkennung der Lücken unseres Wissens — nur das klinisch und gewerbehygienisch Bedeutungsvolle angeführt werde; wir wollten es vermieden wissen, daß diese Lücken durch Erfahrungen an Tierexperimenten zweifelhafter Bedeutung und Statistiken zweifelhaften Wertes scheinbar ausgefüllt werden. So hoffen wir, daß der vorliegende Band nicht nur ein brauchbares Hilfsmittel für den Praktiker und Begutachter sein wird, sondern daß er auch in großen Zügen eine Darstellung dessen gibt, was als gesicherter Besitz unseres gegenwärtigen Wissens angesehen werden kann. Unseren Mitarbeitern, den Bearbeitern der einzelnen Abschnitte, die auf diese unsere Absichten eingegangen, sind wir zu besonderem Danke verpflichtet.

Die Herausgeber.

Inhaltsverzeichnis.

A. Allgemeiner Teil.

B. Gewerbepathologie und -hygiene.

1. Gewerbliche Vergiftungen.

Seite

2. Andere Berufseinflüsse und deren Folgeerscheinungen.

C. Hygiene einzelner Gewerbe und Berufe.

A. Allgemeiner Teil.

Gewerbehygienisches Arbeiten und Forschen.

Von

LUDWIG TELEKY

Düsseldorf.

Die Gewerbehygiene besteht, wie die gesamte Hygiene überhaupt, aus zwei Hauptteilen: der deskriptiven und der normativen Hygiene. Die erstere hat die Aufgaben, die bestehenden Verhältnisse, soweit sie von gesundheitlicher Bedeutung sein können, zu beschreiben, den Einfluß, den sie auf den Gesundheitszustand ausüben, zu ermitteln; Aufgabe der normativen Hygiene ist es, aus den Feststellungen der deskriptiven die Schlußfolgerungen zu ziehen, indem sie angibt, wie ungünstige Einwirkungen auf den Gesundheitszustand, wie Gesundheitsschädigungen vermieden werden können.

Die *Feststellungen der deskriptiven Gewerbehygiene* zu machen, ist — soweit es sich nicht um Beschreibung rein technischer Betriebseinrichtungen, insbesondere zur Unfallverhütung, sondern um Feststellung von deren Einwirkung auf den Gesundheitszustand handelt — ausschließlich Sache des geschulten *ärztlichen* Gewerbehygienikers; bei Angabe der Mittel zur *Verhütung* der festgestellten Gesundheitsschädigungen, vor allem aber bei Ausführung der geforderten Einrichtungen, wird der *Arzt Hand in Hand mit dem Techniker* arbeiten müssen, wie ja auch die großen Werke der Städteassanierung nur durch die Zusammenarbeit von Arzt und Techniker möglich waren. Die Feststellungen aber, wieweit die neu geschaffenen Einrichtungen wirksam sind, die Ermittlung, wie sich unter den neuen Einflüssen die Gesundheitsverhältnisse gestalten, ist wieder ausschließlich Sache des Arztes.

Dabei bietet die Gewerbehygiene manche Schwierigkeiten in weit höherem Maße als andere Zweige der Hygiene: die Folgen gewerblicher Einflüsse sind nur in sehr geringem Maße experimenteller Forschung, insbesondere dem Tierexperiment, zugänglich, weil die Einflüsse, deren Wirkung auf den Organismus wir erforschen wollen, meist erst bei wochen-, monate-, in der Regel erst jahrelanger Einwirkung eine Veränderung im Organismus hervorzubringen imstande sind — Verhältnisse, die sich im Experiment gar nicht oder nur schwierig nachahmen lassen. Die direkte Erfassung der Verhältnisse aber wird erschwert einerseits durch die Schwierigkeiten bei Beschaffung des zu Massenbeobachtung erforderlichen Materials, anderseits durch die Schwierigkeiten, die sich bei Deutung dieses Materials infolge der sich mannigfach durchkreuzenden Verhältnisse des Berufs und der meist durch ihn bedingten sozialen Lage, durch die Wirkung von Berufsauslese und Berufswechsel ergeben. Dazu kommen noch die Änderungen, die die Berufsausübung oft innerhalb verhältnismäßig kurzer Zeit infolge technischer Neuerungen erfährt und die natürlich auch auf die Gesundheitsverhältnisse von oft tiefgreifender Wirkung sind. Zu diesen, in der Sache selbst begründeten Schwierigkeiten kommt als erschwerend noch der Umstand, daß die Gewerbehygiene ihre Aufgabe, Wahrerin der Volksgesundheit zu sein, mehr als irgendein anderer Zweig der Hygiene inmitten der Klassengegensätze zu erfüllen hat. Sind Organisationen der Arbeiter geneigt, den ungünstigen Einflüssen des Berufs auf die Gesundheit große Bedeutung beizumessen und sucht auch der erkrankte Arbeiter häufig den Zusammenhang zwischen Erkrankung und Beruf herzustellen, während der gesunde Arbeiter häufig diese Berufseinflüsse allzu gering einschätzt — so suchen auf der anderen Seite Unternehmerorganisationen und häufig einzelne Unternehmer die Berufseinflüsse als geringfügig darzustellen, sie mehr oder weniger in Abrede zu stellen und dies in letzter Zeit um so mehr, als in Gesetzgebung (Arbeitszeit) und Tarifverhandlungen (Arbeitszeit und Arbeitslohn) die Frage der Gesundheitsschädlichkeit eine immer größere Rolle spielt und als auch der einzelne Betriebsinhaber neben einer eventuellen gesetzlichen Regelung der Arbeitsverhältnisse der ganzen Betriebsgruppe noch behördliche Anordnungen für seinen Einzelbetrieb fürchtet.

Bei solcher Sachlage ist es Pflicht jedes wissenschaftlich Arbeitenden, insbesondere dann, wenn es sich nicht um Darstellung einer Sonderfrage, sondern um Darstellung der Gesundheitsverhältnisse und der Gesundheitsgefährdung in bestimmten Berufen oder Betriebsarten handelt, selbst auch nur den Anschein der Voreingenommenheit zu meiden, Auskünfte nicht nur von einer Seite einzuholen. Selbstverständlich und bindende Regel sollte es sein, daß ein wissenschaftlich Arbeitender gewerbehygienische Untersuchungen, deren Ergebnis von größter wirtschaftlicher Bedeutung sein kann, nicht im Auftrag und auf Kosten der an dem Ergebnis wirtschaftlich unmittelbar interessierten Seite ausführen darf, weil unter solchen Umständen die innere Unabhängigkeit des Forschenden gefährdet ist und weil auch selbst der Anschein der Voreingenommenheit vermieden werden muß.

Ich will nun im folgenden näher auf die Art gewerbehygienischen Arbeitens und Forschens eingehen und dabei insbesondere auf die Schwierigkeiten, die zu überwinden sind, hinweisen.

Manche Einflüsse der Berufstätigkeit sind ohne weiteres durch die klinische Beobachtung verbunden mit Berücksichtigung der Berufstätigkeit und der Berufsvorgänge festzustellen: charakteristisch gelagerte Schwielen oder Schleimbeutel (z. B. auf der Schulterhöhe bei Lastträgern), die Perlmutterostitis der Perlmutterdrechsler, Phosphornekrose der Zündhölzchenarbeiter, Bleivergiftung der Bleifarbenfabriksarbeiter, Benzolvergiftung bestimmter Arbeitergruppen, die Vergiftungen der mit den betreffenden Substanzen beschäftigten Arbeiter der chemischen Großindustrie. Bei andern Erscheinungen aber, die kein so charakteristisches Krankheitsbild darbieten: Plattfüße und Krampfadern bei den durch den Beruf zu dauerndem Stehen Gezwungenen, das „Bäckerbein", Rückgratsverkrümmungen, Lungenschädigung durch Staubeinatmung, die wir scheinbar auf Grund klinischer Beobachtungen als Berufsschädigungen feststellen können, liegt unsern Erwägungen schließlich doch ein statistischer Gedanke zugrunde, die auch ohne Auszählung, rein auf Grund des Eindrucks bei der klinischen Untersuchung gewonnene Anschauung, daß diese Erkrankungen in den bestimmten Berufen weit häufiger sind als in andern. Aber selbst in den oben erwähnten klaren Fällen werden zur Beantwortung der Fragen, ob gewerbehygienische Maßnahmen zur Verhütung der Gesundheitsschädigung notwendig sind, wie wirtschaftlich einschneidend diese sein dürfen, ob eine Verschärfung der bisher geltenden Vorschriften oder der durchgeführten Maßnahmen notwendig ist, neben der klinischen Feststellung, welche gesundheitliche Bedeutung diesen körperlichen Veränderungen zukommt, noch statistische Feststellungen notwendig sein, wie häufig diese Erkrankungen vorkommen. Die Bedeutung statistischer Forschung wird um so größer sein, je weniger durch klinische Beobachtung selbst eine Klarstellung des Zusammenhangs zwischen Erkrankung und Beruf möglich ist, je mehr das durch den Beruf hervorgerufene oder in seiner Entstehung begünstigte Krankheitsbild auch sonst beobachteten Krankheitsbildern gleicht oder mit ihnen identisch ist.

Die gewerbehygienische Forschung ist anfangs den Weg direkter Beobachtung gegangen. Schon früh finden wir bei den alten Schriftstellern — schon bei ARISTOTELES und PLINIUS — einen Hinweis auf die einzelnen körperlichen Eigentümlichkeiten bestimmter Berufe, später folgte die Beschreibung der den einzelnen Handwerkern eigentümlichen Krankheiten (RAMAZZINI: „De morbis artificum diatriba." 1700), rein auf Grund der von Ärzten bei Behandlung der Kranken gemachten Beobachtungen, wobei natürlich nicht immer Klarheit über die wirkliche Ursache der festgestellten krankhaften Zustände bestand.

Erleichtert wurde diese Art der Betrachtung einerseits durch die scharfe Differenziertheit der einzelnen Berufe voneinander, das Fehlen einer Schicht ungelernter Arbeiter und das Fehlen des Berufswechsels, andererseits durch die Einheitlichkeit der Verhältnisse innerhalb jedes Berufes, die weitgehende Gleichheit der Arbeitsverhältnisse und der Arbeitsverrichtungen in den Werkstätten desselben Berufes im ganzen Lande, so daß jeder von Beginn der Erwerbsarbeit an bis zum Ende seiner Erwerbsfähigkeit mit denselben Arbeitsverrichtungen, unter denselben Werkstätten- und denselben sozialen Verhältnissen beschäftigt war.

Daß einer solchen durch die künstlerische Beobachtungsgabe und Intuition des einzelnen Arztes — früher weit mehr als jetzt beruhte die ärztliche Kunst auf solch angeborener und geschulter Beobachtungsgabe — gewisse enge Grenzen gezogen sind, das ein weiteres Gebiet umspannt und den Beobachtungen größere Sicherheit und Überzeugungskraft nur durch statistische Erfassung gegeben werden kann, wurde den Forschern bald klar. Schon in der Mitte des 18. Jahrhunderts näherte man sich daher diesen Problemen von der statistischen Seite; man suchte die Mortalität einzelner Berufe zu erfassen, und schon anfangs des 19. Jahrhunderts begann das Studium beruflicher Erkrankungshäufigkeit mit Hilfe der Krankenkassenstatistik; die Highland Society (Schottland) setzte Prämien aus für gute Kassenberichte (1820).

Ist durch *Klinik* und *Statistik* der Gesundheitszustand der in einem bestimmten Berufe oder einem bestimmten Betriebe Arbeitenden festgestellt, so ist es weiter notwendig, die *Arbeiter- und Arbeitsverhältnisse* in diesem Berufe oder Betriebe, mit besonderer Berücksichtigung aller jener Momente, die auf die Gesundheit einwirken können, zu erforschen. *Abstammung* und *Auslese* der Arbeiterschaft und die *soziale und wirtschaftliche Seite des Berufs* sind dabei ebenso zu berücksichtigen wie die durch die *Berufstätigkeit* bedingte Körperhaltung, die Beschaffenheit des Arbeitsraumes, seine Temperatur, der Gehalt seiner Luft an Dämpfen und Staub, für welch letztere Bestimmungen physikalische und chemische Untersuchungen notwendig sind.

Zur weiteren Klarstellung einzelner auftauchender Fragen bedarf es noch anderer Forschungsmethoden. Da es sich um Wirkung äußerer Schädlichkeiten, oft um Wirkung bestimmter Gifte auf den Körper handelt, so kann versucht werden, hier durch das *Tierexperiment* Aufschluß nach einzelnen Richtungen hin zu gewinnen. Es grenzt hier die Gewerbehygiene, insbesondere die Erforschung der Gewerbekrankheiten an die Toxikologie.

Durch Zusammenhalt aller dieser Ermittlungen kommen wir zu der Feststellung, daß bestimmte Verhältnisse in Beruf oder Betrieb auf die Gesundheit der Berufs- (Betriebs-) Angehörigen einen bestimmten nachteiligen Einfluß ausüben, der je nach seiner Stärke mehr oder weniger tief einschneidende Abhilfemaßnahmen erfordert. Um diese vorschlagen zu können, bedarf es *technischer*, vor allem *technologischer Kenntnisse*, unter Umständen auch des Eindringens in wirtschaftliche Fragen, um nicht mit jeder im Interesse des Gesundheitsschutzes notwendigen Forderung sofort an oft willkürlich aufgestellten Behauptungen über die technische Unmöglichkeit oder schwere privat- oder volkswirtschaftliche Schädigungen zu scheitern. Kenntnisse auf dem Gebiete der *Volkswirtschaft* und *Sozialpolitik* sind notwendig, um die Bedeutung der Feststellungen und der daraus zu ziehenden Schlußfolgerungen beurteilen zu können.

Wo es sich um genauere Vorschläge technischer Verbesserungen handelt oder um deren Ausführung, insbesondere um Vorschläge zur Verhütung äußerer Verletzungen — gewöhnlich kurz als „Unfallverhütung" bezeichnet —, dort beginnt das ausschließliche Gebiet des Technikers, während die Vorschläge über Änderung chemischer Produktionsprozesse, über Ersatz eines gefährlichen chemischen Vorgangs durch ungefährliche das Wissen des Chemikers erfordern.

Ich habe hiermit in großen Umrissen das Gesamtgebiet der gewerbehygienischen Forschungsarbeit gezeichnet. Es sind danach innerhalb der Gewerbehygiene klinische, statistische, tierexperimentelle Arbeiten, toxikologische und chemische Untersuchungen, technische Konstruktionen notwendig. Selbstverständlich behandeln die meisten gewerbehygienischen Arbeiten nicht derart einen Fragenkomplex nach allen Seiten hin, sondern sie begnügen sich damit, entsprechend dem Wissensgebiet des Arbeitenden eine einzelne Frage nach einer bestimmten Richtung hin zu studieren, Material zur Lösung einer Sonderfrage beizubringen. Von Wichtigkeit ist aber, daß jeder, der gewerbehygienisch arbeitet — auch der, der nur eine Sonderfrage behandelt —, die für *seine* Untersuchungen nötigen Fachkenntnisse besitzt, die hierzu nötigen Arbeitsmethoden beherrscht, und daß er sich *der Grenzen seines Wissensgebietes bewußt bleibt*, nicht auf ihm fremden Gebieten stümperhafte Arbeit leistet.

Wenn ich im folgenden versuche, auf die Methoden gewerbehygienischen Arbeitens näher einzugehen, und dabei auf die Gefahren von Irrtümern und Irreführungen hinweise, so mag mancher es für überflüssig halten, auf diese oder jene Irrtumsquellen aufmerksam gemacht zu werden. Diese meine Ausführungen aber sind zum Teil gerade veranlaßt durch manche Erscheinungen in der gewerbehygienischen Literatur der letzten Jahre und entstammen zum nicht geringen Teil dem Wunsche, einiges dazu beizutragen, daß künftig derartige Irrtümer und Vorkommnisse vermieden werden.

Jeder gewerbehygienischen Untersuchung muß ein *bestimmter Plan* zugrunde liegen, der Wunsch zur Lösung einer bisher nicht oder nicht genügend geklärten Frage beizutragen. Dieser Plan muß auf einer genauen Kenntnis der einschlägigen *Literatur* fußen, soweit nicht ganz neue eigene Beobachtungen zu neuer Fragestellung führen — aber nur genaue Literaturkenntnis ermöglicht die Feststellung, ob eine Beobachtung oder eine Fragestellung neu ist, und gar häufig wird bei genauerem Literaturstudium der glückliche Entdecker feststellen können, daß schon andere vor ihm dasselbe beobachtet, dieselbe Frage aufgeworfen haben. Das Bild, das man sich von dem Stande der Verhältnisse und ihrer Erkenntnis macht, wird sich natürlich auf die *wissenschaftliche Fachliteratur*, nicht auf Angaben der Tagespresse, der Arbeitnehmer- oder Arbeitgeberpresse stützen müssen, doch wird man dieser Presse, insbesondere der gewerkschaftlichen Presse manch wertvollen Hinweis auf bisher wenig beachtete Vorkommnisse oder Umstände entnehmen können.

Gegenstand jeder Forschung, die sich nicht nur auf eine einzelne Frage toxikologischer oder klinischer Natur erstreckt, muß eine bestimmte *gut umschriebene Gruppe* sein, von der wir nach Kenntnis der Literatur oder vorbereitenden Erhebungen voraussetzen können, daß die ihr Angehörenden unter annähernd den gleichen Verhältnissen arbeiten, wenigstens bis zu einem gewissen Grade und in bezug auf die zu erforschenden Umstände annähernd gleichen äußeren

Einwirkungen ausgesetzt sind — oder eine umfassendere Gruppe, auf deren einzelne Untergruppen diese Voraussetzung der Einheitlichkeit zutrifft, wobei dann Gegenstand der Untersuchung die Verhältnisse in den einzelnen Untergruppen sind oder ein Vergleich derselben untereinander. Eine Feststellung, wie die durchschnittlichen Gesundheitsverhältnisse einer größeren, nicht einheitlichen Berufsgruppe sind, deren Angehörige nicht wenigstens bis zu einem gewissen Grade den gleichen, sondern den verschiedenartigsten Schädigungen ausgesetzt sind, hat keinen gewerbehygienischen Wert. Die einzelnen Hauptgruppen (Betriebsgruppen) verhalten sich da verschieden: während z. B. die Arbeiter der Gruppen Landwirtschaft, Textilindustrie, Bekleidungsgewerbe, Baugewerbe, Handelsgewerbe, Gast- und Schankgewerbe doch innerhalb jeder Gruppe wenigstens *gewisse* Gemeinsamkeiten der Lebenshaltung und Arbeitsweise haben, bestehen in den Gruppen „Ernährungs- und Genußmittel“, „chemische Industrie“ weitestgehende Unterschiede, und die Feststellung, daß in der Gruppe „Ernährungs- und Genußmittel“, also bei einer Masse, die sich aus Müllern, Bäckern, Bierbrauern, Schnapsbrennern, Fleischern, Zuckerfabriks- und Zuckerwarenarbeitern usw. zusammensetzt, diese oder jene Erkrankungshäufigkeit herrscht, ist gewerbehygienisch ohne jedes Interesse; ebenso ist die Gruppe „chemische Industrie“, zu der Betriebe gehören, die die verschiedensten Giftstoffe verarbeiten, mit den verschiedenartigsten möglichen Gesundheitsgefahren und Unfallsgefahren, Betriebe von der Schuhwichsefabrik bis zur Sprengstoffabrik, so bunt zusammengewürfelt, daß einer Gesamterhebung keine nennenswerte gewerbehygienische Bedeutung zukommt. Hier muß auf kleinere Gruppen gegriffen werden. Von Interesse ist es, den Gesundheitszustand der Müller, Bäcker, Fleischer, der in Soda-, Seifen-, Bleiweißfabriken Beschäftigten usw. kennenzulernen; denn Zweck jeder gewerbehygienischen Untersuchung ist es ja, zu der Lösung der Frage beizutragen, ob und welche Änderungen in der Betriebsführung notwendig sind, um den Gesundheitszustand der Arbeitenden günstig zu beeinflussen. Die Zusammenwerfung von Arbeitergruppen, die unter den verschiedensten gesundheitlichen Einflüssen stehen, bei Fehlen jedes einheitlich in annähernd gleicher Weise auf alle wirkenden Momentes, schließt einerseits die Erreichung eines derartigen Zieles aus, anderseits führt sie dazu, daß Eigenheiten der einzelnen Gruppen in dieser großen Gesamtheit ganz verschwinden oder nicht deutlich zum Ausdruck kommen, und führt so zur Verschleierung von in einzelnen Gruppen bestehenden Schädigungen.

Vorteilhaft für die Untersuchung wird es oft sein, wenn es möglich ist, innerhalb einer größeren Gesamtgruppe, der bestimmte äußere Verhältnisse (z. B. Zugehörigkeit zu derselben Krankenkasse) gemeinsam sind, die einzelnen Sondergruppen untereinander zu vergleichen, weil es dadurch ermöglicht wird, die Wirkung der gemeinsamen äußeren Umstände mehr oder weniger unberücksichtigt zu lassen. Wieweit Unterteilung zwischen den einzelnen Arbeitergruppen, z. B. eines Betriebes, notwendig ist, wird teils vorher im Arbeitsplan festgelegt werden können auf Grund von Erwägungen, Mitteilungen oder Literaturangaben oder wird sich im Gang der Untersuchung selbst ergeben. Immer muß das Ziel sein, möglichst klar die Verhältnisse der einzelnen, gesundheitlich denselben Einflüssen ausgesetzten Gruppen herauszuarbeiten und darzustellen.

Material zur wissenschaftlichen Arbeit wird man natürlich auf jede mögliche Weise und von *jeder* möglichen Seite (nicht nur von einer) zu gewinnen suchen, aber selbstverständlich jedes erhaltene Material auf das genaueste in bezug auf seine Verläßlichkeit *prüfen*. Die Möglichkeit einer solchen Prüfung oder wenigstens eines ungefähren Einblicks in seine Verläßlichkeit wird sich fast stets finden lassen. Von irgendeiner Seite erhaltenes Material zu verarbeiten, ohne

Versuche zur Prüfung seiner Verläßlichkeit und ohne andere Angabe über diese zu machen als die, daß die Verantwortung hierfür diese oder jene Stelle übernimmt, dann aus dem Material Schlüsse zu ziehen, diese dann weiter zu verwerten oder in den zusammenfassenden Schlußsätzen zu wiederholen, ohne auf die Quelle des Materials und die Ablehnung jeder Verantwortlichkeit für dasselbe seitens des Verfassers hinzuweisen — ist irreführend und daher unzulässig.

Sich bei Arbeitern oder Arbeitgebern nach Vorkommen oder Häufigkeit bestimmter Erkrankungen zu *erkundigen*, kann für den Gang der Untersuchung nützlich sein, wenn danach die Möglichkeit gegeben wird, Kranke zu untersuchen und sich von der Art ihres Leidens zu überzeugen oder durch Erhebungen — Nachschau in Krankenkassenbüchern, Sterberegistern, Befragen der behandelnden Ärzte — sich weitere Angaben über die einzelnen Fälle zu verschaffen. Dabei ist zu berücksichtigen, daß positiven Angaben immer größere Bedeutung als negativen zukommt; bei ersteren kann ein Irrtum in der Diagnose zu falschen Angaben führen, bei letzteren außerdem noch ein Nichtbeachtet- oder Vergessenhaben, sowie die Furcht, durch bejahende Antwort sich wirtschaftlich zu schädigen (Arbeiter und Angestellte), und schließlich auch — und dies gilt insbesondere von den Leitern größerer Werke — muß mit der Wahrscheinlichkeit gerechnet werden, daß der Befragte sich um diese Vorkommnisse gar nicht bekümmert hat oder Berichte nicht bis zu ihm gedrungen sind. Daß bei solchem Befragen von seiten der Arbeiter Übertreibungen, von seiten der Arbeitgeber Ableugnungen vorkommen, braucht nicht erst erwähnt zu werden. Alle derartig gewonnenen Angaben können eben nur als *Fingerzeig* für weitere Forschungen wertvoll sein, an sich kommt ihnen — insbesondere den negativen — *keinerlei Beweiskraft* zu; gewerbehygienische Anschauungen oder Vorschläge dürfen sich auf sie nicht stützen.

Ebenso irrig wie die Meinung, sich durch Befragen Auskunft über die Verhältnisse in einem Berufe verschaffen zu können, ist die Meinung, *beim Durchgehen durch einen Betrieb*, durch die dabei stattfindende „*Besichtigung*" der Arbeiter, sich einen auch nur ungefähren Eindruck von ihren Gesundheitsverhältnissen verschaffen zu können. Wir können dabei wohl feststellen, daß Arbeiter überanstrengt aussehen, atemlos sind, stark schwitzen, ob in dem Betrieb oder Beruf schwächliche oder muskelstarke Individuen tätig sind, ob der Ernährungszustand ein guter oder schlechter ist — aber über diese allgemeinen Eindrücke hinaus können wir durch bloße Besichtigung nichts ermitteln. Wenn in einem Beruf oder Betrieb durch übermäßige Anstrengung die Kräfte rasch aufgezehrt werden — dann treffen wir die Entkräfteten begreiflicherweise nicht mehr im Betrieb an, da sie ja die schwere Arbeit nicht mehr zu leisten vermögen; wenn ein Beruf zu längerer Erkrankung (Tbc. oder Silicosis) führt, so sind im Zeitalter der Krankenversicherung die Schwerkranken, denen man ihr Leiden bereits am Gesicht im Vorübergehen ansehen würde, nicht mehr bei der Arbeit: wir können also nicht erwarten, beim Durchgehen durch den Betrieb irgend auch nur halbwegs verläßlichen Aufschluß über die Gesundheitsverhältnisse zu erlangen — wenigstens bei uns in Deutschland nicht; in Ländern ohne Krankenversicherung, im fernen Osten, wo in den Baumwollspinnereien dieselbe endlose Arbeitszeit, dieselbe elende Entlohnung, dieselbe Kinderausbeutung zu bestehen scheint wie bei uns vor 100 Jahren, als die Entartung der ganzen untern Volksschichten die Aufmerksamkeit der Ärzte auf die Schäden der Fabriksarbeit richtete, mögen die Verhältnisse andere sein.

Erhebungen durch *Fragebogen:* Wenn jemand den Versuch machen will, durch Versendung von Fragebogen an Arbeitgeber oder Arbeitnehmer sich

Kenntnis irgendwelcher Verhältnisse zu verschaffen, so muß er sich von vornherein darüber im klaren sein, daß — wenn nicht hinter der Beantwortung der Druck irgendeiner Organisation steht — er überhaupt nur sehr wenige der versendeten Bogen beantwortet zurückerhalten wird. Beantworten werden dann den Bogen nur jene, die glauben, etwas besonders Interessantes oder etwas für sie oder ihre Klassengenossen besonders Günstiges berichten zu können. Erfolgt die Versendung durch eine Organisation — und fast stets werden solche Erhebungen nur mit Hilfe einer Organisation möglich sein —, so wird es von dem Einfluß, den sie besitzt, und dem, den sie zur Ausfüllung der Bogen einsetzt, abhängen, ein wie großer Teil der Fragebogen beantwortet zurückgelangt. Die Ausfüllung der Fragebogen wird um so ungenauer sein, je mehr Fragen sie enthalten, je mehr Arbeit und Nachdenken ihre Beantwortung erfordert. Viel kommt auf die geschickte Abfassung des Fragebogens an: *Die Fragen müssen kurz, klar, eindeutig sein*; Suggestivfragen sind selbstverständlich zu vermeiden; Fragen, deren Beantwortung den Befragten in ein ungünstiges Licht stellen kann, werden selbstverständlich nicht oder nicht wahrheitsgemäß beantwortet (Fragen nach Geschlechtskrankheiten, Alkoholismus), ebenso alle Fragen, die allzu tief in Privat- oder Familienverhältnisse eindringen oder deren Beantwortung möglicherweise wirtschaftliche Nachteile bringen könnte (Entlassung wegen einmal überstandener oder bestehender Krankheit oder Kränklichkeit). Diese letzteren Momente machen sich natürlich dann besonders geltend, wenn es der Arbeitgeber ist, der die von den Arbeitnehmern ausgefüllten Fragebogen einsammelt. Aber auch sonst besteht gerade hierbei starke Zurückhaltung, es besteht die Furcht, daß der Fragebogen doch vielleicht irgendwie in unrichtige Hände gelangen könne; außerdem macht sich bei allen Fragen über überstandene Krankheiten jene Vergeßlichkeit und Unverläßlichkeit geltend, die wir Ärzte ja bei jeder Erhebung der Anamnese kennen. Daß auch die Arbeitgeber bei Beantwortung von Fragebogen — mögen sie ihnen von einem Privatmann, einer Behörde oder ihrer Organisation zugehen — alles vermeiden, was dem Einzelnen oder ihrer Gesamtheit irgendwie von Schaden sein könnte, ist selbstverständlich. Daß die Beantwortung von Fragebogen, deren Ausfüllung, sei es infolge Auftrags einer Zentralstelle durch eine Amtsperson, sei es über Bitte des Forschenden durch einen Kollegen erfolgt, stets von der Gewissenhaftigkeit, dem Eifer und der Einstellung des Ausfüllenden abhängt, daß bei einer Vielheit von Ausfüllenden diese im Einzelfall recht verschieden sind, braucht ja nicht erst erwähnt zu werden. Will also jemand eine Fragebogen-Erhebung veranstalten, so muß er erst erwägen, ob überhaupt Aussicht vorhanden ist, gerade das ihn hauptsächlich Interessierende auf diesem Wege in verläßlicher Weise in Erfahrung bringen zu können. Von den zurückgelangenden Fragebogen müssen wir von vornherein annehmen, daß sie nicht einen zufälligen Ausschnitt aus der Gesamtheit, sondern eine von den Beantwortenden selbst nach bestimmten Gesichtspunkten vorgenommene Auslese darstellen, also kein vollständig verläßliches Bild geben. Die Bearbeitung einer großen Zahl von Fragebogen mit reichhaltigem Inhalt muß in sorgfältiger Weise, unter Berücksichtigung aller möglichen aus den Bogen entnehmbaren, sachlich wertvollen Kombinationen (Alter mit Gesundheitszustand, Alter mit überstandenen Krankheiten, Kinderzahl mit Alter usw.) erfolgen; sie erfordert viel Mühe und Beherrschung der notwendigen Technik. Die Angabe, wieviel Fragebogen von den überhaupt versendeten zurückgelangt sind, der Hinweis auf die Bedeutung der Auslese im oben erwähnten Sinne darf nicht vergessen werden. Im allgemeinen können wir uns von Fragebogenerhebungen gerade für gewerbehygienische Zwecke nicht allzuviel versprechen.

Massenuntersuchungen, richtiger *Gruppen*untersuchungen, entsprechend durchgeführt, sind hingegen wohl eines der allerbesten Mittel, Einblick in den Gesundheitszustand einer Arbeiterschicht zu erhalten. Diese Untersuchungen können sich auf Angehörige eines bestimmten Berufes oder eines bestimmten Betriebes oder einer Betriebsgruppe erstrecken. Selbstverständlich wird es fast nie möglich sein, die Untersuchungen nach allen Richtungen hin mit Zuhilfenahme aller klinischen Untersuchungsmethoden durchzuführen; die Untersuchung wird stets nach *einer bestimmten Richtung hin* oder nach einigen bestimmten Richtungen hin sich erstrecken müssen, gerade nach jenen Richtungen, in denen wir das Vorliegen von durch die Berufstätigkeit bedingten Veränderungen als möglich ansehen. Welche dies sind, darüber müssen uns physiologisch-pathologische Erwägungen und die Angaben der Literatur Hinweise geben. Über die Auswahl der Gruppen und die Gruppenbildung soll noch später gesprochen werden.

Wirkliche Massenuntersuchungen vorzunehmen, stößt auf manche technische Schwierigkeiten. Es ist gar nicht leicht, selbst in *einer* Stadt oder einem Stadtbezirk, auch nur den größeren Teil aller Angehörigen eines Berufes zur Untersuchung zu bekommen, auch wenn die absolute Zahl der Berufsangehörigen eine geringe ist.

Die beste Gelegenheit zu derartigen Untersuchungen boten mir zu Anfang meiner gewerbehygienischen Tätigkeit Streiks. Ich mußte es als sehr günstig ansehen, daß ich von rund 200 streikenden Kohlenabladern 90 untersuchen konnte (1904) (TELEKY: Die Kohlenablader der Nordbahngesellschaft. Arch. f. soz. Med. u. Hyg. Bd. 1), daß bei einer anderen Gelegenheit von rund 300 Steinmetzen sich 206 zur Untersuchung stellten, wir von 1800 Perlmutterdrechslern 150 untersuchen konnten (A. BASS: Gesundheitsverhältnisse der Wiener Steinmetze und Perlmutterdrechsler. Wiener Arb. a. d. Geb. d. soz. Med. 1910). Die Untersuchungen waren in unmittelbarer Nähe des Hauptstreiklokals durchgeführt, so daß sie ohne größeren Zeitaufwand für den einzelnen vonstatten gingen. Nach welchen Grundsätzen dabei die Selbstauslese der zur Untersuchung Kommenden erfolgte, vermag ich nicht zu sagen.

Die Ergebnisse solcher Untersuchungen gestatten zwar gewisse Schlüsse, gewähren gewisse Einblicke — bei den Kohlenabladern war die große Zahl der Lungenspitzenerkrankungen, bei den Steinmetzen die geringe Zahl derselben auffallend — geben aber kein klares Bild der beruflichen Gesundheitsverhältnisse; nur im Verein mit anderen Feststellungen (Statistiken) sind sie zu verwerten.

Etwas günstiger für die Erfassung liegen die Verhältnisse bei Untersuchung ganzer Betriebe (unter Umständen aller Betriebe einer kleinen Betriebsart), insbesondere, wenn es sich um Durchuntersuchung nur auf eine bestimmte Erkrankung hin (Bleivergiftung bei Bleiarbeitern, Lungenveränderungen bei Steinarbeitern) handelt. Bei solchen Untersuchungen wird natürlich größter Wert auf die Erfassung *aller* Arbeiter gelegt werden müssen, da es sich hier ja gerade um Feststellung der zahlenmäßigen Verhältnisse, um Feststellung, wie groß der Prozentsatz der Bleigeschädigten oder der Staubgeschädigten unter der Arbeiterschaft ist, handelt.

Wenn durch LEHMANN von den 1921 in den Bleifarbenfabriken Deutschlands vorhanden gewesenen 533 „wirklichen Bleiarbeitern" (Vollarbeitern) und den 358 „Wenig-Bleiarbeitern" (zusammen also 891 Vollarbeitern) 392 untersucht wurden, so wissen wir nicht, auf Grund welcher Auslese — Auslese durch die Betriebsleitung oder Selbstauslese der Arbeiter — die Vornahme der Untersuchung erfolgte; Angaben hierüber sind zum mindesten notwendig. Nehmen wir in diesem Beispiel an, daß von der Untersuchung jene ausgeschlossen wurden, die von vornherein als gesund erschienen, so wären nur 5,6% stark verdächtig bzw. leicht krank gewesen. da nur 52 als solche angegeben werden; nehmen wir an, daß die Nichtuntersuchten sich deshalb von der Untersuchung drückten oder von ihr ferngehalten wurden, weil sie sämtlich zur ungünstigen Gruppe gehörten oder krank waren, so gebe dies 63,6% „stark verdächtige oder leicht Kranke" — selbstverständlich sind dies nur die Grenzzahlen des Möglichen, die an sich beide gleich unwahrscheinlich sind. Nichts aber spricht dafür, daß die Wirklichkeit gerade 16% beträgt, welche Zahl sich ergeben würde, wenn bei Untersuchten und Nichtuntersuchten der Gesundheitszustand der gleiche wäre. Wieviel von den Untersuchten zur Gruppe der „wirklichen Bleiarbeiter", wieviel zu der der „Wenig-Bleiarbeiter" gehörten und wie in jeder dieser Gruppen die ermittelten Befunde waren, muß selbstverständlich angegeben werden.

Vollständig wird die Erfassung aller kaum je gelingen, einzelne werden stets aus irgendeinem Grunde vom Betriebe abwesend sein, einzelne die Untersuchung verweigern — Kranke, weil sie die Feststellung der Krankheit scheuen, andere, weil sie vollständig gesund, die Untersuchung für überflüssig halten, noch andere, weil sie überhaupt nicht mittun wollen — aber diese werden doch immer nur ein sehr kleiner Prozentsatz sein. Besonderer Berücksichtigung bedürfen die zur Zeit der Untersuchung *krank Gemeldeten*. Hier wird die Tatsache der Krankmeldung und deren Ursache — diese letztere möglichst durch den Untersuchenden selbst — festgestellt werden müssen. Gerade die Berücksichtigung der krank Gemeldeten — die leider vielfach unterlassen wird — kann das Bild wesentlich verschieben; so fand ich einmal bei Untersuchung von 80 Säurearbeitern eines Betriebes 7 mitZeichen von Bronchitis, 7 von Lungenblähung, wovon aber zusammen nur 4 stärkere Erscheinungen aufwiesen, 3 weitere aber waren wegen dieser Leiden zur Zeit der Untersuchung in Krankenstand.

Unterteilung der Untersuchten nach den verschiedenen Arbeitsverrichtungen und der dadurch bedingten Verschiedenheit der Gefährdung wird mit Rücksicht auf die klare Erfassung der Verhältnisse und den für solche Untersuchungen zu erreichenden Zweck — Gewinnung eines Urteils über die Notwendigkeit gewerbehygienischer Maßnahmen — immer erforderlich sein. Die notwendige Zeit- und Kraftökonomie muß uns auch dazu veranlassen, solche Massenuntersuchungen nur bei jenen Gruppen vorzunehmen, bei denen von vornherein nach den Literatur- oder sonstigen Angaben ein positives Ergebnis der Untersuchungen zu erwarten ist; solche Angaben führen uns nicht nur dazu, welche Arbeitergruppen zu untersuchen sind, sondern auch, worauf sich die Untersuchung zu erstrecken hat.

Nur selten, und meist nur mit großem Kraftaufwand, wird es möglich sein, alle Arbeiter einer Betriebs*art* zu erfassen, meist werden sich die Untersuchungen auf die Arbeiter einzelner Betriebe erstrecken, und solche Untersuchungen gestatten natürlich keine Verallgemeinerung, da — im Gegensatz zu den Kleinbetrieben und dem Handwerk vergangener Zeit — in den Großbetrieben einerseits eine weitgehende Spezialisierung Platz gegriffen hat, andererseits zwischen den einzelnen Betrieben weitgehende Unterschiede in bezug auf Arbeitsvorgang, technische und hygienisch-technische Einrichtungen bestehen. Die Feststellung, daß wir in einem gut eingerichteten Betrieb keine Gesundheitsschädigungen unter den Arbeitern finden, beweist nichts dafür, daß diese Industrie keine Gesundheitsschädigungen mit sich bringe, beweist nicht, daß von anderer Seite vorgenommene Untersuchungen, die Gesundheitsschädigungen ergeben, unrichtig seien. Sie ist gewerbehygienisch nicht gegen das Bestreben eines besonderen Gesundheitsschutzes für Arbeiter dieser Industrie zu verwerten, sondern im Gegenteil läßt sie Maßnahmen, die alle Betriebe auf die hygienische Höhe des Untersuchten bringen, als wünschenswert erscheinen.

Selbstverständlich muß eine jede solche Untersuchung nach *klinischen Grundsätzen* und von in *klinischen Untersuchungen geschulten* Ärzten erfolgen mit jener Exaktheit, die irgendwie erreichbar ist. Der Untersuchende wird sich über jeden einzelnen Untersuchten ein Urteil bilden müssen. Er wird zu der Entscheidung kommen müssen, ob der Untersuchte gesund, krank oder verdächtig ist, ob z. B. die Lungenveränderungen mit Sicherheit, Wahrscheinlichkeit oder nicht tuberkulöser Natur sind; ob der Untersuchte als unter Bleieinwirkung stehend, als bleikrank oder gesund anzusehen ist. Aus dem Gesamtbild, der Abwägung der Symptome gegeneinander und ihrer Zusammenfassung muß die Diagnose entstehen. Diese klinische Betrachtungsweise läßt sich nicht durch Auszählung von Symptomen und rechnerische Manipulation ersetzen. Die Berechnung, wieviel Prozent der Untersuchten dieses oder jenes Symptom darboten, die Berechnung, wieviel 1, 2, 3 oder mehr Symptome des in Betracht kommenden Krankheitsbildes darboten, vermag das auf klinischer Betrachtung der Einzelfälle aufgebaute Urteil nicht zu ersetzen; um die Wertlosigkeit derartiger Methoden zu erkennen, braucht man sie sich nur außerhalb der Gewerbemedizin, in einem Erholungsheim, einem Krankenhaus oder einer Tbc.-Heilstätte, durchgeführt zu denken.

Es sei noch darauf hingewiesen, daß auch anthropometrische Untersuchungen, wie sie zuerst von ERISMANN vorgenommen wurden, von Bedeutung sein können, insbesondere Untersuchungen von Jugendlichen, wie sie KAUP und andere in größerem Maßstabe vorgenommen haben. Sehr wertvoll ist es, wenn neben der in bestimmten Betrieben tätigen Arbeiterschaft auch die nicht fabrikarbeitende Bevölkerung derselben Gegend untersucht und so zum Vergleich herangezogen werden kann, wie dies L. SCHMIDT-Freiburg (Zur Gewerbehygiene des Baumwollspinnereiberufes, Archiv f. Hygiene Bd. 94) getan hat. Dabei ist natürlich zu berücksichtigen, daß von vornherein eine besondere Auslese für die Fabrikarbeit stattfindet.

Folgendes aber dürfen wir bei Durchuntersuchung von Arbeitergruppen nicht vergessen: Die *schwersten Stadien* der Erkrankung finden wir *nicht mehr* in der Fabrik, weil sie zur Arbeitsunfähigkeit führen, und auch mittelschwere oder selbst etwas schwere Fälle dann nicht mehr, wenn die betreffende Arbeit Anforderungen stellt, denen nur vollkräftige und Gesunde genügen können. Wer infolge seiner Erkrankung diesen Anforderungen nicht genügen kann, muß eben — auch wenn er sonst noch arbeitsfähig ist — die Fabrik verlassen und anderwärts Beschäftigung suchen. Wir müssen uns ferner darüber klar sein, daß in jeder Fabrik bis zu einem gewissen Grade *eine Selbstauslese der gegen die dort wirkenden Schädlichkeiten Unempfindlicheren* stattfindet, insbesondere wenn diese Schädlichkeiten bald zu subjektiven Beschwerden führen oder schon die ersten Krankheitserscheinungen mit subjektiven Beschwerden verbunden sind (dies ist allerdings bei der Tbc., den Pneumokoniosen nur in geringem Grade der Fall). Diejenigen, deren Haut gegen gewisse Schädlichkeiten besonders empfindlich ist, die, deren Schleimhäute (Augenbindehaut, Schleimhäute des Atmungstraktes) besonders empfindlich gegen Säuredämpfe oder Staubeinwirkung sind usw., werden bestrebt sein, Arbeit, die sie solcher Einwirkung aussetzt, bald — sei es vor oder nach der ersten Erkrankung — zu verlassen. Wir werden also solche Leute nur in geringer Zahl in den Fabriken treffen. Es wird uns also die *Durchuntersuchung der Arbeiterschaft* eines Betriebes allein noch keinen verläßlichen Einblick in die Gesundheitsverhältnisse und Gesundheitseinwirkungen des Betriebes geben; sie *wird ergänzt werden müssen durch eine Betrachtung der in längerem Zeitraume vorgekommenen Erkrankungen.*

Gilt das eben Ausgeführte auch dann, wenn es sich um Erkrankungen handelt, die zu dauernden Veränderungen führen (Lungen-Tbc., Emphysem), deren Zeichen mehr oder weniger deutlich bei jedem einmal krank Gewesenen jederzeit nachweisbar sind, so wird das Ergebnis der Durchuntersuchung in bezug auf mehr oder weniger rasch vorübergehende Erkrankungen weitestgehend beeinflußt werden durch gerade zum Zeitpunkt der Untersuchung bestehende äußere Verhältnisse; Jahreszeit, Witterung, gerade herrschende Epidemien (Grippe) werden zum Teil tatsächlich von großem Einflusse auf die durch die Untersuchung festgestellte Häufigkeit von Katarrhen der Atmungswege oder

der Verdauungswege sein —, aber auch, wenn dies nicht der Fall, werden wir ohne weitere Erhebungen dahingehende Einwände kaum zu widerlegen in der Lage sein. Aber auch die gerade bestehenden Betriebsverhältnisse sind von weitgehendem Einflusse, insbesondere dann, wenn es sich um spezifische Gewerbekrankheiten, Vergiftungen handelt: Wiederaufnahme des Betriebes nach längerem Stilliegen, intensiver oder weniger intensiver Betrieb, Störungen im Betrieb, Reparaturarbeiten; all dies vermag die Zahl der zur Zeit der Untersuchung vorhandenen Erkrankungsfälle zu erniedrigen oder zu erhöhen.

Da es sich hier kaum je um viele Hunderte von Untersuchten handelt, so ist der Einfluß des reinen Zufalls selbst ein sehr großer. Wenn in den Bleiweißfabriken bei 642 Untersuchungen 94 Personen gefunden wurden, die auf Bleivergiftung „stark verdächtig bzw. leicht krank" waren, so ist der mittlere Fehler 8,962 (s. S. 13). Das ergibt in diesem Falle, bei dem die Zahl der Untersuchten doch eine relativ große ist, für reine Zufallswirkung einen Spielraum zwischen den Zahlen 67—121. Wird, wie dies ja die Regel ist, eine kleinere Zahl von der Gefahr Ausgesetzten untersucht, so ist der dem Zufall anheimgegebene Spielraum verhältnismäßig noch größer. Finden wir entsprechend der eben gegebenen Zahl von 100 Untersuchten 16 in diesem Stadium der Bleieinwirkung, so ist der „mittlere Fehler" $\pm$ 3,7. Der Spielraum, innerhalb dessen man bei dieser Zahl mit Wirkung des Zufalls zu rechnen hat, schwankt demnach zwischen 5—27. Untersucht man nur 10 Arbeiter und findet dabei 2 Kranke, so ist der mittlere Fehler $\pm$ 1,26, was einen Spielraum zwischen — 1,8 und + 5,8 ergibt, das heißt, es ist vom Zufall abhängig, ob wir überhaupt einen Erkrankten unter den 10 Untersuchten finden — dabei gelten diese mathematisch errechneten Grenzen nur für den *Zufall*; dazu kommen noch die oben erwähnten, in Gewerbebetrieben sich neben reinen Zufälligkeiten noch geltend machenden besonderen Umstände, die auf die Entstehung von Krankheiten von Einfluß sind.

Haben wir bei der Durchuntersuchung eine Reihe von krankhaften Veränderungen vorübergehender Art festgestellt, und wollen wir daraus einen Schluß darauf ziehen, wie viele derartige Erkrankungen im Jahre vorkommen, so kann dies nur durch eine Betrachtung in folgender Weise geschehen: LEHMANN hat bei seinen Untersuchungen 16% der Arbeiter stark verdächtig auf Bleivergiftung oder leicht krank gefunden. In diesem Stadium wird jeder Arbeiter höchstens ungefähr 6 Wochen sein können, ehe er erkrankt; das ergäbe also innerhalb der nächsten 6 Wochen 16 Erkrankungen; nehmen wir an, daß das Untersuchungsergebnis nach Ablauf dieser Zeit dasselbe wäre von 16% stark Verdächtigen oder Leichtkranken usw. — Schwankungen auch durch reinen Zufall in den oben angegebenen Grenzen sind möglich —, so ergäbe das unter 100 Arbeitern im Jahre 136 Erkrankungen. Bei dieser Berechnung ist nicht berücksichtigt, daß bei manchen vielleicht die Erscheinungen ohne Aussetzen der Arbeit zurückgehen, jedenfalls ergibt dies aber eine Erkrankungshäufigkeit von über 100% jährlich. Ähnliche Erwägungen sind bei anderen Erkrankungen, deren Frühstadien wir im Betriebe antreffen, anzustellen. Natürlich sind solche Erwägungen weit davon entfernt, uns ein zuverlässiges zahlenmäßiges Bild zu verschaffen; aber sie stellen doch die einzig mögliche Art dar, die Untersuchungsergebnisse zu verwerten und zu werten.

Aus all dem aber geht hervor, daß wir durch die einmalige Durchuntersuchung einer Arbeitergruppe nur ein je nach den besonderen Verhältnissen mehr oder weniger wertvolles Augenblicksbild erhalten, daß neben diesem zur Gewinnung eines sicheren Urteils über Gesundheitsverhältnisse und Gesundheitseinwirkungen *Dauerbeobachtung* notwendig ist.

Diese Dauerbeobachtung wird nur in ganz besonderen Fällen *einem* Arzte möglich sein: bei bestimmten Erkrankungen und kleinem Betriebe unter besonders günstigen Umständen dem Untersuchungsarzt, dem Fabrikarzt oder dem Amtsarzt. In der Regel werden wir ihren Ersatz in der *Statistik der Berufssterblichkeit und in der Krankenkassenstatistik* suchen müssen.

Diese Statistik kann uns entweder im Urmaterial geboten werden oder in mehr oder weniger vorgeschrittener Verarbeitung. Zur Bearbeitung des Urmaterials, zur Weiterbearbeitung, aber auch zur Benutzung vollständig ausgearbeiteter Statistik bedarf es Kenntnis der Methoden statistischer Arbeit, eine Selbstverständlichkeit, die leider immer wieder vergessen wird. Statistik ist nicht identisch mit Arithmetik, nicht jede Prozentzahlberechnung hat statistischen Wert.

Das Wichtigste über die Methodik der Berufsmortalitäts- und -morbiditätsstatistik findet sich in dem Abschnitt „Berufsmorbidität und -mortalität" von KOELSCH (S. 203 u. ff.). Hier sei nur auf einzelnes hingewiesen:

Selbstverständlich muß auch hier *jedes Material auf seine Verläßlichkeit geprüft werden.* Bei ganz großen Kassen vorhandenes oder aus statistischem Interesse verarbeitetes Material kann im allgemeinen wohl — abgesehen von den Diagnosen — den Anspruch auf Verläßlichkeit und Vollständigkeit erheben. Aber auch hier kann es vorkommen, daß um der lieben Eitelkeit willen mehr mitgeteilt wird, als nach dem Material eigentlich geboten werden kann, daß ein Geschäftsführer versucht, fehlende Aufzeichnungen durch Schätzungen zu ersetzen — ohne dies anzugeben. Anders liegen die Verhältnisse, wenn es sich um Material handelt, daß von wirtschaftlich an dem Ergebnis interessierter Seite von vornherein zum Zwecke gewerbehygienischer Beweisführung beigebracht wird. Hier kann durch nachlässige Bearbeitung, durch Nichtberücksichtigung einer Anzahl von Krankmeldungen, durch Ausscheiden von angeblich zweifelhaften oder bedeutungslosen Fällen, durch geänderte Diagnosestellung das Resultat wesentlich beeinflußt werden, ja selbst auch durch im Moment des Beginnens der Statistik einsetzendes schärferes Anziehen der Krankenkontrolle. Für all Derartiges sind mir Beispiele bekannt. Auch durch ein absichtliches oder unabsichtliches zu hoch oder zu niedrig Einsetzen der Grundzahlen, auf die die Prozentberechnung erfolgt (Zahl der Mitglieder, dabei Verwechslung zwischen Vollarbeiterzahl und der überhaupt Mitglied oder Arbeiter Gewesenen!), kann das Endergebnis sehr wesentlich getrübt werden. *Unverläßlich* sind sehr häufig die Daten und Aufzeichnungen, die nicht einer Krankenkasse oder sonst einer Korporation, die Krankengeld und Sterbegeld gewährt (wobei jede Aufzeichnung in den Büchern zugleich geldliche Bedeutung hat) direkt entstammen, sondern anderen Aufzeichnungen entnommen werden, z. B. denen eines Betriebes über die Erkrankungen seiner anderwärts versicherten Arbeiter, oder neben den Krankenkassenbüchern geführten Aufzeichnungen (z. B. den vorgeschriebenen Kontrollbüchern des Untersuchungsarztes). Damit derartige Aufzeichnungen richtig geführt werden, bedarf es einer sehr weitgehenden Genauigkeit und Aufmerksamkeit. Wenn ich Vergleiche zwischen derartigen Listen und Kassenaufzeichnungen vorgenommen habe, ergaben sich meist wesentliche Differenzen sowohl in der Diagnose des einzelnen Krankheitsfalles als auch in der Zahl der verzeichneten Krankheitsfälle, meist war in diesen Büchern weniger verzeichnet als bei der Krankenkasse. Auch bei sorgfältiger Sammlung und gewissenhafter Verarbeitung des Materials können sich — wie ich noch hinzufügen will — bei letzterer Rechenfehler einschleichen, die aber der das Material weiter Verarbeitende meist als solche erkennen kann.

Das Material, auf das sich eine Untersuchung stützt, darf selbstverständlich *nicht zu klein* sein, weil um so größer der Einfluß reiner Zufälligkeiten.

Zur Beurteilung des Einflusses, den diese letzteren ausüben können, wird die Berechnung des *mittleren Fehlers* (Näheres s. Bd. I, S. 109, 110) benutzt; diese erfolgt mittels der Formel $\pm\sqrt{\frac{p \cdot q}{n}}$, wobei p die Wahrscheinlichkeit eines Eintritts eines Ereignisses, z. B. bei der aus der Beobachtung von 10 000 Personen ermittelten Sterblichkeit von 15%, die Zahl 0,015, q die Wahrscheinlichkeit des Nichteintritts $= 1 - p$ (0,985) ist, n die Zahl der der Beobachtung unterstellten Personen (10 000). Dabei werden sich zufällige Abweichungen von einer gefundenen Ziffer mit einer Wahrscheinlichkeit von 0,9973 (also nahezu mit Bestimmtheit) innerhalb des dreifachen Fehlers befinden.

Doch ist es „nicht angebracht, aus dem großen mittleren Fehler eines kleinen Beobachtungsmaterials zu schließen, daß die betreffenden Beobachtungen falsch seien; es wird nur ein Fingerzeig dadurch gegeben, bei der Beurteilung vorsichtig zu sein" (PRINZING). Es wird die für eine bestimmte Untersuchung nötige Größe des Materials eben in erster Linie von der Art und dem Zwecke der Untersuchung bestimmt.

Auch in der Statistik ist auf *richtige Gruppenbildung* zu achten, ebenso auf *richtige Wertung der erhaltenen Resultate:* Statistik *eines* Betriebes gibt uns Aufschluß über die Gesundheitsverhältnisse in *diesem* Betriebe, gestattet keinen Schluß auf die Gesamtheit ähnlicher Betriebe, die Statistik von drei Glashütten oder fünf chemischen Fabriken eines Gewerbeaufsichts- oder Regierungsbezirkes gibt uns kein Bild der Gesundheitsverhältnisse „in Glashütten" oder „in der chemischen Industrie", sondern nur der betreffenden Glashütten oder der betreffenden Fabriken. Das Gesamtresultat wird wesentlich beeinflußt durch Art und hygienisch-technische Einrichtungen der betreffenden Glashütten und der betreffenden Fabriken und läßt sich deshalb nicht verallgemeinern. —

Allzuoft findet man Daten über das durchschnittliche Alter der Verstorbenen, öfters fälschlich „mittlere Lebensdauer" oder „wahrscheinliche Lebensdauer" genannt, deren Bedeutung eine sehr geringe ist, weil sie vorwiegend von der Altersbesetzung des betreffenden Berufes beherrscht wird.

Die *Altersbesetzung eines Berufes* oder Betriebes wird durch verschiedene Umstände bedingt. Die Altersbesetzung weiblicher Arbeiterschaft ist stets eine andere als die der Männer, unter der ersteren überwiegen im allgemeinen die Jüngeren. Der Eintritt in die Berufe des Mittelstandes erfolgt stets spät (Lehrer, Beamte, Ärzte), ebenso der in selbständige Berufe (Handwerksmeister). In der Arbeiterschaft selbst wird in die meisten Berufe frühzeitig eingetreten (14. Lebensjahr). Der Zeitpunkt des Austritts aus dem Berufe aber ist ein ganz verschiedener. Im allgemeinen hält der gelernte Arbeiter soweit irgend möglich an seiner Berufstätigkeit fest, der ungelernte wechselt sie leichter. In einzelnen noch kleingewerblichen Berufen (Friseure) wird in jungen Jahren der Gehilfe zum Meister — und tritt damit aus der Gehilfenkrankenkasse aus; meist aber wird der Zeitpunkt des Austritts aus dem Berufe durch die Anforderungen, die er an die körperliche Leistungsfähigkeit, vor allem an die rohe Körperkraft stellt, bestimmt. Der Schneider, Schuhmacher, Weber, Buchdrucker setzt seine Berufstätigkeit bis zum Ende der Erwerbsfähigkeit überhaupt fort — andere Betriebe, Hüttenwerke, Schwereisenindustrie brauchen vollkräftige Arbeiter, weshalb bei eintretendem Alter die Arbeiter ihre bisherige Berufstätigkeit und meist auch den Betrieb verlassen müssen. Aber auch von rein äußeren Umständen hängt die Altersbesetzung in bestimmten Berufen ab: eine überhaupt oder örtlich neu entstehende Industrie zieht vor allem jüngere Kräfte heran, seit längerem bestehende Industrien haben einen Stamm älterer Arbeiter; die Größe dieses Stammes im Einzelbetrieb hängt wesentlich von besonderen Betriebsverhältnissen, oft weitgehend von der inneren Einstellung der Betriebsleitung zum Problem des alten Arbeiters ab. In wirtschaftlich wenig günstiger Entwicklung befindliche Industrien oder gar allgemein oder örtlich aussterbende Industrien, oder Industrien, in denen durch technische Änderungen die Arbeiterzahl verringert wird, haben nur geringen Nachwuchs an Jugendlichen, und dies führt zu einer verhältnismäßig starken Besetzung der höheren Altersklassen.

Trotz dieser Wirkung rein äußerer Momente kann uns auch die Altersbesetzung der Berufe und auch der Betriebe wertvolle Anhaltspunkte für die Beurteilung der gesundheitlichen Wirkungen der Berufstätigkeit geben; wir müssen nur berücksichtigen, daß das Bild — ebenso wie das, das wir durch die Krankenkassenstatistik von der Morbidität erhalten — weitgehend durch äußere Verhältnisse beherrscht wird, und müssen uns selbstverständlich auch darüber klar sein, daß der ausscheidende Arbeiter weder tot, noch krank, noch arbeitsunfähig zu sein braucht, sondern eben nur berufsunfähig für diesen bestimmten Beruf. Ob dies daher rührt, daß der normale Mensch des betreffenden Alters dieser Arbeit nicht mehr gewachsen ist, oder daher, daß diese in früheren Jahren ausgeübte Arbeit zu einem früheren Verbrauch körperlicher Kräfte geführt hat — dafür kann die Betrachtung der Sterblichkeits- und Krankheitsverhältnisse uns gewisse Anhaltspunkte geben, ebenso auch eine Untersuchung der betreffenden Arbeitergruppe, wobei allerdings bemerkt werden muß, daß kaum etwas schwieriger durch Untersuchung festzustellen ist als verfrühter allgemeiner Aufbrauch sowie Aufbrauch, Erschöpfung, verringerte Widerstandskraft überhaupt. Den besten Einblick in die bestehenden Verhältnisse gewährt natürlich die Weiterverfolgung des Schicksals der einzelnen, aus dem Berufe Ausgeschiedenen, wie dies GERBIS (Zeitschr. f. Hyg. u. Infektionskrankh. Bd. 103) getan hat. Bei solchem Vorgehen muß große Mühe auf die Erfassung aller, auch der sozial Gesunkenen und der Gestorbenen verwendet werden; denn die Gefahr liegt nahe, daß vor allem die Lebenden und unter diesen wieder die noch im Betriebe — eventuell mit anderer Arbeit — Beschäftigten und daher leichter Erfaßbaren in die Erhebung einbezogen werden.

Die verschiedene Altersbesetzung von Beruf und Betrieb beeinflußt natürlich auf das stärkste das „durchschnittliche Sterbealter“ und verringert aufs äußerste den Wert seiner Berechnung, sie beeinflußt auch natürlich sowohl die Gesamtsterblichkeit und Gesamterkrankungshäufigkeit als auch die Sterblichkeit und Erkrankungshäufigkeit an einzelnen Erkrankungen. Wir können ein richtiges Bild nur erhalten durch Betrachtung der Sterblichkeit bzw. Erkrankungshäufigkeit nach Altersklassen (Jahrfünften oder Jahrzehnten) oder bei Umrechnung dieser auf eine *gemeinsame Standard-Altersbesetzung* (s. S. 204).

Die Umrechnung geschieht in der Weise, daß man die Gesamtsterblichkeit (Erkrankungshäufigkeit) einer Gruppe so berechnet, als ob sie in jeder Altersklasse die ihr eigentümliche Sterblichkeit (Erkrankungshäufigkeit) hätte, die Altersbesetzung aber der der Standard-Altersbesetzung (Teleky, Reichsarbeitsblatt 1924 Nr. 14) entspräche.

I Alter	II Altersbesetzung der Mitglieder der Krankenkasse O.	III Erkrankungshäufigkeit	IV Altersbesetzung der Standardbevölkerung	V Wieviel Erkrankungen bei der Erkrankungshäufigkeit von O. und der Standard-Altersbesetzung?
bis 20 Jahre	23,6	28,5	22,9	28,5 · 22,9 = 5,43
21—30 „	36,8	27,0	27,1	27,0 · 27,1 = 7,32
31—40 „	32,6	21,3	22,1	22,1 · 21,3 = 4,71
41—50 „	3,4	85,3	16,4	85,3 · 16,4 = 13,94
51—60 „	2,7	76,0	8,4	76,0 · 8,4 = 0,64
61 „ u. darüber	0,9	26,0	3,1	26,0 · 3,1 = 0,81
	100	29,9	100	32,90

Die Gesamterkrankungshäufigkeit der Spalte III (29,9 Erkrankungsfälle auf 100 Mitglieder) zeigt diese bei der in Spalte II angegebenen, der Krankenkasse O. eigentümlichen Altersbesetzung. Die Gesamterkrankungshäufigkeit der Spalte IV (32,9%) zeigt, wie die

Gesamterkrankungshäufigkeit in der Krankenkasse O. wäre bei den ihr eigentümlichen Erkrankungsverhältnissen, aber bei einer Altersbesetzung, die der der Standard-Altersbesetzung entspricht.

Wir können durch diese Berechnung die Erkrankungshäufigkeit verschiedener Kassen und Berufe miteinander vergleichen, ohne dabei durch die verschiedene Altersbesetzung derselben gestört zu werden. Diese Berechnung der Sterblichkeit (Erkrankungshäufigkeit) nach einer Standard-Altersbesetzung ermöglicht, da wir uns stets nur mit *einer* Zahl zu beschäftigen haben, einen raschen Überblick; die Betrachtung nach einzelnen Altersklassen gibt einen tieferen Einblick in die vorliegenden Verhältnisse. Geringe Sterblichkeit in jugendlichem Alter wird stets ein Hinweis auf gutes, dem Berufe zuströmendes Menschenmaterial sein, günstige Sterblichkeit in jugendlichem, ungünstige in höherem Alter auf Wirkung schädlicher Einflüsse auf von Haus aus Kräftige hinweisen, während günstige Krankheits- und Sterblichkeitsziffern in höheren Altersklassen auch dadurch zustande kommen können, daß die noch in Beruf und Betrieb Verbliebenen eine günstige Auslese darstellen. Für Berechnung von Sterbetafeln und einer Absterbeordnung, wie sie für einzelne Länder, Städte usw. berechnet wurden, wird das Material kaum je ausreichen.

Betont muß noch werden, daß der *Sterblichkeitsstatistik der Krankenkassen nur sehr geringer Wert beizumessen ist* (vgl. S. 208), da infolge beschränkter Unterstützungszeit und Ablauf der durch Gesetz bestimmten Fristen ein großer, und zwar je nach der Verschiedenheit der Berufe verschieden großer Teil der Todesfälle der Erfassung entgeht, und zwar ist dieser Teil verschieden groß bei verschiedenen Erkrankungen; von den rasch zum Tode führenden (Pneumonien, akuten Vergiftungen, Typhus) entgeht wohl kein Todesfall der Erfassung; je chronischer aber das Leiden (Tbc., Arteriosklerose, Tabes) verläuft, um so größer ist die Zahl der der Erfassung entgehenden Fälle.

Was die *Erkrankungshäufigkeit anbelangt*, so ist auch bei ihrer Ermittlung die Trennung nach Geschlecht und Alter notwendig; in bezug hierauf, auf die Bedeutung der Berufsauslese, der freiwilligen und Pflichtmitgliedschaft, der äußeren Momente, die auf die Krankmeldung Einfluß üben, der Karenztage, sei auf den Abschnitt von KOELSCH (S. 203 u. ff.) verwiesen. Betont sei hier nur, daß eine gewissenhafte Verarbeitung auf alle diese Momente Rücksicht zu nehmen hat. Insbesondere darf nie vergessen werden, daß die Statistiken, die nur die mit Arbeitsunfähigkeit einhergehenden, zu Krankengeldbezug führenden Erkrankungen berücksichtigen — und die Erfassung der anderen, nicht mit Arbeitsunfähigkeit einhergehenden Erkrankungen ist heute kaum irgendwo möglich —, eigentlich nicht die *Erkrankungen*, sondern die *Krankmeldungen* zählen, die Krankmeldung aber weitestgehend durch wirtschaftliche Momente (Verhältnis des Krankengeldes zum Verdienstentgang und anderes) beeinflußt wird.

Die *Benutzung jeder Krankenkassenstatistik hat demnach mit der Betrachtung der Kassenleistungen* (Höhe des Krankengeldes, Bezahlung der Sonn- und Feiertage), *der Krankenkontrolle*, der besonderen *wirtschaftlichen Lage der Berichtszeit* (Streik und Aussperrung, Stillegung, Entlassung), des *in dem betreffenden Berufe oder Betriebe üblichen oder vorgekommenen Arbeiterwechsels* zu beginnen.

Jede statistische Betrachtung muß — sei noch hinzugefügt — *mindestens den Zeitraum eines Jahres* umfassen; bei kürzeren Zeiträumen macht sich der Einfluß der Jahreszeit auf den Gesundheitszustand, eventuell auch der der „Saison" störend geltend. In der Regel wird sich aber die Erhebung auf *eine Anzahl von Jahren* erstrecken müssen, vor allem, um besondere Witterungsverhältnisse und Vorkommnisse eines Jahres auszuschalten (besonders heiße Sommer,

Grippeepidemien), dann aber auch, um auf diese Weise zu größerem Material zu gelangen.

Die Verarbeitung des reichen, bei den Krankenkassen vorhandenen Materials erfolgt heute zum größten Teil überhaupt nicht — abgesehen von den spärlichen Daten, die den Behörden zu liefern sind —, zum Teil in wenig zweckmäßiger Weise, unter Zugrundelegung verschiedenster ganz willkürlich zusammengestellter Berufe und manchmal geradezu grotesker Krankheitsschemen, häufig ohne jede Berücksichtigung der Altersteilung. Ein einheitliches Vorgehen der Kassen wäre schon deshalb am Platze, um wenigstens die äußeren Vorbedingungen für eine Vergleichbarkeit der Resultate zu schaffen. Eine solche Einheitlichkeit, unter Zugrundelegung des entsprechenden Schemas, würde auch die heute in Gebrauch befindlichen unzweckmäßigen Schemen beseitigen.

Die Spitzenverbände Rheinischer Krankenkassen haben Ende 1921 unter meiner Mitwirkung die *Grundzüge für eine einheitliche Kassenstatistik* durch Ausarbeitung entsprechender Berufs- und Krankheitsschemen, Formulare und Anleitungen geschaffen. Eine größere Anzahl von Kassen des Rheinlandes und auch eine Anzahl anderer Kassen benutzen diese Grundzüge; auch das Reichsarbeitsministerium hat die versuchsweise Anwendung derselben empfohlen. Die Grundzüge sind die gleichen für alle Arten von Krankenkassen, doch muß die Durchführung derselben und die Art der benutzten Formulare eine verschiedene bei allgemeinen Ortskrankenkassen und Landkrankenkassen einerseits, Betriebskrankenkassen, Innungs- und Knappschaftskrankenkassen andererseits sein. Die ausführliche Anleitung „Grundsätze für eine einheitliche Krankheitsstatistik" und die Formulare für die Orts- und Landkrankenkassen sind zu beziehen vom „Provinzialverband Rheinprovinz Deutscher Krankenkassen" Aachen, Beheimstraße 45 und der „Vereinigung Rheinischer Krankenkassen" Düsseldorf, Elisabethstraße 10, die für die Betriebskrankenkassen „Anleitung zur Krankheitsstatistik" nebst Musterbogen, Krankheitsschema und alphabetischem Krankheitsverzeichnis vom „Verband Rheinisch-Westfälischer Betriebskrankenkassen", Essen, Ottilienstraße 5. Eine ausführliche Erörterung der zugrunde liegenden Anschauungen findet sich im 173. Heft der Veröffentlichungen aus dem Gebiet der Medizinalverwaltung (TELEKY: Aufgaben und Durchführung der Krankheitsstatistik der Krankenkassen), eine Verarbeitung der Resultate (TELEKY: Die Statistik der Rheinischen Krankenkassen 1922) im Reichsarbeitsblatt 1924, Nr. 14, 15, 17, 18.

Hier kann nur das Wichtigste hervorgehoben werden: Die Statistik erstreckt sich nur auf die versicherungspflichtigen Mitglieder und erfaßt nur die Erkrankungen mit Erwerbsunfähigkeit; ein Fragebogen gibt über die besonderen Kassenverhältnisse und die wirtschaftlichen Verhältnisse der Mitglieder, besondere wirtschaftliche Vorkommnisse, sowie über den Mitgliederstand am Ersten jedes Monats Auskunft. Mindestens einmal im Jahr muß eine Auszählung aller Mitglieder (bei Ortskrankenkassen gegliedert nach Berufen und innerhalb derselben) nach Alter und Geschlecht stattfinden. Diese Auszählung ist es, die in praxi die meisten Schwierigkeiten bietet, weil sie eine relativ große Arbeit verursacht. Für die Gliederung nach dem Lebensalter gelten die Altersklassen bis 20 Jahre, 21—30 usw., als letzte 61 und mehr Jahre.

Leider ist in fast allen Krankenkassen eine Erfassung des Mitgliedes nach seinem individuellen Beruf nicht möglich, ein Versuch würde an unüberwindlichen Schwierigkeiten scheitern. Möglich ist nur die Erfassung des Einzelmitgliedes als des Angehörigen eines bestimmten Betriebes (bei Betriebskrankenkassen unter Umständen auch einer bestimmten Betriebsabteilung); doch haben Untersuchungen ergeben, daß der hieraus entspringende Fehler nicht allzu groß ist, weil die den Betrieb kennzeichnenden Verrichtungen von der überwiegenden Mehrzahl der Arbeiter (80—90% und darüber hinaus) ausgeführt werden. Das von den rheinischen Krankenkassen gebrauchte Verzeichnis der Betriebsgruppen schließt sich weitgehend an das in amtlichen Veröffentlichungen gebräuchliche an, auf die auch die angegebenen Ziffern hinweisen. Es umfaßt die *Hauptgruppen:* 1. (2.) Landwirtschaft, Gärtnerei, Tierzucht, Forstwirtschaft, Fischerei; 3. Bergbau, Hütten- und Salinenwesen,

Torfgräberei; 4. Industrie der Steine und Erden; 5. (6.) Metallverarbeitung, Industrie der Maschinen, Instrumente und Apparate; 7. (8.) Chemische Industrie, Industrie der forstwirtschaftlichen Nebenerzeugnisse, Leuchtstoffe, Seifen, Fette, Öle, Firnisse, Verarbeitung animalischer Abfälle; 9. Textilindustrie; 10. Papierindustrie; 11. Lederindustrie und Industrie lederartiger Stoffe; 12. Holz- und Schnitzstoffgewerbe; 13. Industrie der Nahrungs- und Genußmittel; 14. (15.) Bekleidungsgewerbe, Reinigungsgewerbe; 16. Baugewerbe (ohne Bauschlosser und Bauschreiner); 17. (18.) Vervielfältigungsgewerbe, künstlerische Betriebe für gewerbliche Zwecke; 20. Handelsgewerbe; 21. Verwaltungsdienst (Behörden, Kirchen, Versicherungen, Banken); 22. Verkehrsgewerbe; 23. Gast- und Schankgewerbe; 24. Personal für häusliche Dienste (ausgenommen landwirtschaftliche Dienstboten); 25. Musik, Theater, Schaustellung, Kunst, Bildung, Gesundheits- und Krankendienst, freie Berufe; 28. Sonstige Betriebe und Berufe (die in keine der vorbezeichneten Gruppen eingereiht werden können) und unständig Beschäftigte.

Untergruppen: Zu 3. a) Hüttenbetrieb nebst Frisch- und Streckwerken; b) Gewinnung von Stein- und Braunkohle. Zu 5. (6.) a) Verarbeitung von Eisen und Stahl. Zu 9. a) Spinnerei und Weberei; b) Färberei und Appretur. Zu 10. a) Papierfabriken; b) Papierverarbeitende Industrien. Zu 13. a) Bäckerei und Konditorei; b) Tabak- und tabakverarbeitende Industrien. Zu 14. (15.) a) Schneider und Schneiderinnen, Konfektion. Zu 17. a) Buchdruckerei. Zu 22. a) Straßenbahnbetriebe.

Die Bildung von Untergruppen, in die die einzelnen Hauptgruppen zerlegt werden können, soll nur erfolgen, wenn auf eine Untergruppe mindestens 2000 Versicherungspflichtige fallen. Ein beigefügtes alphabetisches Betriebsverzeichnis gibt an, in welche Gruppe jeder Betrieb, jede möglicherweise vorkommende Betriebsbezeichnung einzureihen ist.

Das Krankheitsschema weicht von den amtlich gebräuchlichen Todesursachenschemen wesentlich ab. Diese letzteren berücksichtigen alle Lebensalter, während sich die Kassenstatistik nur auf die über 14-Jährigen erstreckt, was zur Folge hat, daß in ihr den Infektionskrankheiten — abgesehen von der Grippe und Tbc. — nur verschwindende Bedeutung zukommt. Auch baut sich das internationale Todesursachenschema (und alle auf ihm fußenden amtlichen Todesursachen- und Krankheitsschemen) — abgesehen von den Infektionskrankheiten — im wesentlichen auf topographisch-anatomischen Erwägungen auf, was bei dem zur Bearbeitung des großen Materials der Leipziger Ortskrankenkasse benutzten Schema zur Einbeziehung des Rachenkatarrhs und der Halsentzündungen in die „Krankheiten der Verdauungsorgane", die Zusammenfassung von Lymphdrüsenentzündung und Venenentzündung mit den Herz- und Arterienerkrankungen in die Gruppe „Krankheiten der Kreislauforgane" führte, andererseits wurden „Wunden" getrennt von Panaritien, Phlegmonen Lymphgefäßentzündungen, die in die Gruppe „Krankheiten der äußeren Bedeckung" eingereiht wurden, während die Sepsis unter den Infektionskrankheiten erscheint. Für die Kassenstatistik, in der man begreiflicherweise nicht mit dem ganz großen Krankheitsverzeichnis, das 200—400 einzelne Krankheitsarten aufzählt, arbeiten kann, weil das Material für solche Zersplitterung zu klein und die Diagnosestellung keine genügend genaue ist, muß man sich bemühen, möglichst ätiologisch zusammengehörige Gruppen zusammenzufassen (also den Rachenkatarrh und die Halsentzündung zu den Krankheiten der Atmungsorgane rechnen, für deren Zustandekommen „Erkältung" eine gewisse Rolle spielt) und muß dazu einzelne Gruppen enger umgrenzen als nach dem gebräuchlichen Schema, weil man durch diese Umgrenzung, evtl. mit Rücksicht auf äußere Schädlichkeiten, besonders Interessierendes heraushebt, wobei man dann anderes, wenig Interessierendes in einer allgemeinen Gruppe „sonstige Krankheiten" zusammenfaßt. So ist es zweckmäßig, die „Krankheiten des Herzens und der Arterien" in einer Gruppe zusammenzufassen, die Krankheiten der Venen und der Lymphdrüsen in jener allgemeinen Gruppe verschwinden zu lassen. Ferner muß man dabei auch die Diagnosestellung des Kassenarztes insoweit berücksichtigen, als man Krankheitsbezeichnungen, die ohne schärfere Unterscheidung gebraucht werden, ferner Krankheitsbezeichnungen, die oft für ein und dasselbe Leiden angewendet werden, zum Teil zu dem Zwecke, um dem Kranken oder seinen Angehörigen die wahre Natur des Leidens zu verbergen (Lungenspitzenkatarrh für Tuberkulose, Gebärmutterblutung für Abortus) in ein und dieselbe Gruppe zusammenfaßt. Solch geeignete Gruppenzusammenstellungen beheben auch einen Teil der Schwierigkeiten, der sich aus der Mangelhaftigkeit ärztlicher Diagnosenstellung ergibt, aber es wird doch dahingewirkt werden müssen, daß auf den Krankenscheinen nicht dauernd die Anfangsdiagnose, die der Arzt bei der Krankmeldung stellte, beibehalten wird, sondern daß der Arzt bei der Gesundmeldung die „Schlußdiagnose", zu der er auf Grund der Beobachtung während des Krankheitsverlaufes gelangt ist, verzeichnet. Auf Grund der eben in den Hauptzügen dargelegten Erwägungen kam man zu dem folgenden Schema:

1. Allgemeine Erschöpfungszustände, Blutarmut, Chlorose. 2. Tuberkulose und Tuberkuloseverdacht. 3. Syphilis. 4. Tripper, weicher Schanker. 5. Grippe. 6. Andere Infektionskrankheiten. 7. Neubildungen (gutartige und bösartige Geschwülste). 8. Krankheiten des Nervensystems. 9. Krankheiten der Atmungsorgane. 10. Krankheiten des Herzens und

der Arterien. 11. Magen-, Darm- und Leberkrankheiten. 12. Gebärmutterblutungen und Fehlgeburten. 13. Krankheiten der Harn- und Geschlechtsorgane (außer 3, 4 und 12). 14. Hautkrankheiten. 15. Muskel- und Gelenkrheumatismus, Gicht. 16. Andere Krankheiten der Bewegungsorgane. 17. Krankheiten der Ohren (ohne Verletzungen). 18. Krankheiten der Augen (ohne Verletzungen). 19. Verletzungen, anderweitige äußere Einwirkungen (außer 20) und deren Folgen, einschließlich Wundinfektion. 20. Gewerbliche Vergiftungen. 21. Andere Krankheiten und unbestimmte Diagnosen.

Auch dem Krankheitsschema ist ein alphabetisches Verzeichnis der Krankheiten beigefügt, mit der Angabe, welcher Gruppe jede der einzelnen Krankheitsbezeichnungen zuzuzählen ist. Es gehören, um nur einiges herauszuheben, zur Gruppe Tbc. und Tbc.-Verdacht alle Formen der Tuberkulose, ferner alle auf Tuberkulose zurückzuführenden Erkrankungen: Bluthusten, Pleuritis, Rippenfellentzündung (jedoch nicht Pleuropneumonie und Lungen- und Rippenfellentzündung), ferner alle Bezeichnungen, die an Stelle von Tbc. gebraucht werden: Schwindsucht, Lungenkrankheit, Lungenkatarrh — auch Fälle von Bronchitis sind unter bestimmten Umständen, insbesondere wenn das betreffende Individuum schon früher mit der Diagnose Tbc. erkrankt gewesen war, hierher zu zählen. Späterscheinungen der Syphilis: Tabes und progressive Paralyse sind nicht unter Syphilis, sondern unter Erkrankungen des Nervensystems zu buchen. Die Gruppen 2—7 sowie 19 und 20 haben vor den anderen insofern den Vorrang, als ohne Rücksicht auf die Lokalisation die Einreihung des Leidens von der in einer dieser Gruppe angegebenen Natur stets unter diese Gruppe erfolgt, so Tbc. der Fußwurzelknochen unter Tbc. (2), nicht unter Krankheiten der Bewegungsorgane (16), Gebärmutterkrebs unter Neubildungen (7), nicht unter Krankheiten der Harn- und Geschlechtsorgane (13).

Die Auszählung der Krankheitsfälle kann entweder durch Strichelung erfolgen, indem man an Hand der Krankenscheine oder der Krankenlisten, am besten während des Beobachtungsjahres bei der Gesundmeldung für jeden Fall in die Rubrik der Tabelle, in die er gehört, einen Strich macht, wobei man zur Erleichterung der späteren Zählung 4 Längsstriche macht und als fünften einen Querstrich, der diese vier miteinander verbindet. Diese Methode ist besonders bei kleinen Betriebskrankenkassen und deren einfacheren Formularen angezeigt. Oder man arbeitet nach dem Zählkartensytem, wobei man als Zählkarte entweder die für beide Geschlechter verschieden gefärbten, mit entsprechend vollständigem Vordruck versehenen Krankenscheine benutzt oder besondere Zählkarten anfertigt. Es muß dann für jeden Krankheitsfall (bei der Gesundmeldung) eine besondere Zählkarte ausgefüllt werden, die alle für die Statistik notwendigen Daten in abgekürzter Form enthält. Für die bei Ablauf des Kalenderjahres nicht beendigten Krankheitsfälle werden die Karten nach dem Stande des 31. XII. angelegt, diese Fälle (wenn nur „Fälle", nicht Tage gezählt werden) dann im kommenden Jahr nicht mitgezählt und dadurch Doppelzählung der Fälle vermieden. Die Zählkarten werden dann am Schluß des Jahres nach Geschlecht, Alter, Beruf, Krankheitsgruppen getrennt ausgezählt. Die Zählkartenmethode hat vor der Strichelung den großen Vorteil voraus, daß zahlreiche Kombinationen möglich sind, vor allem aber noch weiter den, daß jederzeit eine Kontrolle der Richtigkeit der Zählung vorgenommen werden kann. Vordrucke für die Zählkarten, die Hilfstabellen und Tabellen sind an den oben angegebenen Stellen erhältlich.

Selbstverständlich genügt dieses Berufs- und Krankheitsschema nur dem Zweck einer allgemeinen Orientierung; ein weiter ins Detail gehendes Schema hätte durch die große Zahl der Rubriken die statistische Arbeit für die einzelnen Kassen allzusehr erschwert, allzu kostspielig gemacht und wäre deshalb der allgemeinen Verbreitung und damit statistischer Bearbeitung überhaupt hinderlich gewesen. Man mußte eben versuchen, den Mittelweg zwischen dem theoretisch zu fordernden und dem praktisch ausführbarem zu gehen. Selbstverständlich ist es, daß man für spezielle Zwecke eine weitergehende Differenzierung sowohl der Berufe als auch der Krankheiten durchführen muß, oder wenigstens durchzuführen versuchen wird. Das von den Rheinischen Krankenkassen angewendete System ist kein starres, es gestattet beliebige, den entsprechenden Bedürfnissen sich anpassende Erweiterung und Abänderung. Es wäre bei Schaffung neuer Rubriken für besondere Zwecke nur darauf zu achten, daß durch deren Zusammenziehung wieder eine der Rubriken des rheinischen Schemas gebildet werden kann und so die Vergleichbarkeit ermöglicht wird.

Das System berücksichtigt auch nur die Krankheitsfälle, nicht die Krankheitstage. Die Berücksichtigung der Fälle allein, wie auch der Tage allein ist unvollkommen; darüber, welche von beiden den Vorzug verdient, gehen die Meinungen auseinander; jedenfalls ist die statistische Auszählung der Fälle bei weitem einfacher und daher weniger kostspielig als die der Krankheitstage. Bei ersterer haben wir jeden Fall mit einem Strich in die Tabelle einzutragen, bzw. die Zählkarten jede als „eine" zu zählen; bei Gewinnung der Krankheitstage muß jeder Fall mit einer, aus den vorhandenen Belegen erst zu berechnenden Zahl in den Tabellen verzeichnet, bzw. diese Zahl auf der Zählkarte eingetragen werden und dann müssen diese Zahlen addiert werden. Am vorteilhaftesten ist es natürlich, wenn beides: Fälle und Tage berücksichtigt werden können — auch hierfür bietet das rheinische System Raum.

Selbstverständlich muß jeder, der eine Krankheitsstatistik bearbeiten will, sich darüber klar sein, welche Rubriken und Angaben für ihn von besonderer Bedeutung sind und er muß diese herausheben. Ebenso selbstverständlich muß jeder, der eine vorhandene Krankheitsstatistik benutzt, sich darüber im klaren sein, welche Krankheiten in den einzelnen Gruppen zusammengefaßt sind, ob in der Gruppe „Tbc." nur die auf den Krankenscheinen mit „Tbc." bezeichneten oder auch anders bezeichnete, aber mit Sicherheit als „Tbc." anzusehende Krankheiten enthalten sind, und bei Vergleich zweier Stastitiken, ob die Gruppeneinteilung auch bei beiden Bearbeitungen die gleiche ist. Die Nichtbeachtung dieser Selbstverständlichkeit hat wiederholt zu Mißverständnissen und Meinungsverschiedenheiten geführt. Ebenso selbstverständlich sollte es sein, daß nicht Laien nach von ihnen ausgearbeiteten Krankheitsschemen, in denen sie z. B. Chlorose, Herzerkrankungen und Neurose in eine Rubrik zusammenwerfen, arbeiten — wie überhaupt die medizinische Statistik noch weniger ein Gebiet für laienhaften Dilettantismus als für ärztliche Dilettanten ist.

Was den *Vergleich einer Kasse mit anderen* anbelangt, so bieten sich hier mannigfache Schwierigkeiten; durch den starken Einfluß, den die speziellen Kassenverhältnisse sowohl als auch die allgemein wirtschaftlichen Verhältnisse ausüben. Am zuverlässigsten ist der Vergleich zwischen Arbeitergruppen derselben Kasse oder desselben Betriebes (vgl. KOELSCH, S. 209). Auch hierbei wird man den eventuellen Einfluß verschiedener wirtschaftlicher oder sozialer Momente unter Umständen berücksichtigen müssen. Als gesichert werden Ergebnisse auch dann gelten können, wenn wir sehen, wie bei verschiedenen Kassen eine bestimmte Berufsgruppe im Vergleich zu den übrigen immer die gleiche oder annähernd gleiche Stellung einnimmt (vgl. TELEKY: Reichsarbeitsblatt 1924, Nr. 14—18).

Je entfernter in räumlicher und zeitlicher Beziehung die den Statistiken zugrunde liegenden Verhältnisse sind, je verschiedener die Organisation der Kassen, um so geringer die Vergleichbarkeit. *Kein halbwegs Geschulter* wird als Maßstab für die gegenwärtigen Gesundheitsverhältnisse irgendeiner deutschen Stadt die Verhältnisse Leipzigs aus den 90er Jahren des vorigen Jahrhunderts heranziehen wollen, aber immer wieder und wieder werden auch noch in der Gegenwart die *Daten der Leipziger Ortskrankenkasse,* die aus den Jahren 1887 bis 1905 stammen, als Maßstab benutzt.

Eines kurzen besonderen Hinweises bedarf noch die *Statistik der Gewerbekrankheiten.* Ganz abgesehen von den klinischen Schwierigkeiten der Diagnosestellung, der allzu geringen Ausbildung der Ärzte auf diesem Gebiete, wirken hier eine Menge äußerer Momente mit, die zur Ungenauigkeit der Diagnose beitragen: der Wunsch des Arbeiters, der Entlassung oder Versetzung zu einer anderen Arbeit, der des Arbeitgebers, der behördliches Eingreifen fürchtet, nach einer Verschleierung der Diagnose, nach anderer Richtung wirkend wieder der Wunsch mancher Arbeiter nach Entschädigung, dann die in manchen

Fällen, eigentlich aber nur in einem einzigen Berufe, bei den Buchdruckern, bestehende Überängstlichkeit. All dies trägt zur Unsicherheit der Diagnosestellung bei. Hier werden wir zu einer richtigen Erfassung nur schwer und allmählich gelangen können. Die von der Verordnung vom 12. V. 1925 vorgesehene Anzeigepflicht beruflicher Erkrankungen wird nur einen Teil der Fälle zur Kenntnis der Behörden und zur Nachprüfung durch einen hierzu bestimmten Arzt bringen; ein anderer Teil wird — absichtlich oder unabsichtlich — weiter behördlicher Kenntnis entzogen bleiben. Nachgeprüft können natürlich nur die angezeigten Fälle werden. Wird hier festgestellt, daß in einem Teil der Fälle die Diagnose falsch war, so folgt daraus noch keineswegs, daß die Zahl der tatsächlich vorgekommenen Erkrankungen kleiner ist als die der angemeldeten. Denn wir wissen nicht, ob nicht eine viel größere Zahl tatsächlich vorgekommener Fälle wegen (absichtlicher oder unabsichtlicher) unrichtiger Diagnosestellung nicht angezeigt wurde und der Ausweisung sowohl als der Nachprüfung entging. Bei Nachuntersuchung aller Erkrankten zweier Betriebe konnte ich 26 mal die Diagnose Bleivergiftung bestätigen, 5 mal sie nicht bestätigen, bei 11 nachuntersuchten angeblichen „Magen-Darmleiden" mußte ich 7 mal die Diagnose Bleivergiftung stellen, ebenso bei einem Falle von Grippe. An Hand der englischen Ausweise konnte ich vor Jahren nachweisen, daß trotz bestehender Entschädigungspflicht nur ein Teil, vor allem die schweren Fälle, zur Anzeige gelangen. Gerade auf diesem Gebiete sind wir von richtiger statistischer Erfassung noch weit entfernt.

Haben wir nun durch Krankenkassenstatistik und durch Untersuchung der Arbeiterschaft einen Einblick in die Gesundheitsverhältnisse der Arbeiterschaft eines bestimmten Betriebes oder Berufes gewonnen, so müssen wir weiter zu ermitteln versuchen, was von den eigenartigen Gesundheitsverhältnissen auf unmittelbare Berufseinflüsse, was auf mit dem Berufe verbundene soziale Verhältnisse, was auf Berufsauslese zurückzuführen ist, was schließlich durch Berufswechsel verhüllt wird.

Was die *Berufsauslese* anbelangt, so kommen wir immer mehr zur Erkenntnis, daß mit einem bestimmten psychophysischen Habitus Eignung und Geschick für bestimmte Berufe enge verknüpft ist, daß der innerste Berufswunsch des Knaben häufig durch diesen bestimmt wird. Über „Kraftberufe und Schwächlingsberufe" vgl. S. 205, aber weit darüber hinaus macht sich bei der Berufswahl der Einfluß psychophysischer Konstitution geltend (CÖRPER).

Wir finden bei Schriftsetzern — wenigstens in Wien — eine große Zahl von Nervenkrankheiten und Selbstmorden. In den Beruf strömen viel Knaben mit „cerebralem Typus" (SIGAUD) aus dem Arbeiterstande, daneben Knaben aus dem Mittelstande, denen der Versuch des Gymnasial- oder Realstudiums mißglückt ist, damit also Gruppen, in denen eine größere Zahl Neigung zu nervösen und psychischen Störungen aufweist als in anderen. Die, wenigstens vor dem Kriege, gehobene Stellung der Schriftsetzer — ebenso wie ihre Abstammung — führte die Berufsangehörigen in eine oft unglückliche Zwischenstellung zwischen Arbeiterstand und Mittelstand, die Anlaß zu bestimmten Schädigungen und psychischen Konflikten bot. Alle diese Momente tragen zu psychischen Störungen und Erkrankungen gewiß mehr bei als die Art der Arbeit selbst: Kopfarbeit mit andauernder Aufmerksamkeit.

Unter den Schustern und Schneidern Wiens kam (FRANKL-HOCHWART, M. STERNBERG) viel mehr Tetanie vor als unter der übrigen Arbeiterschaft; bei denselben Berufen war die Erkrankungshäufigkeit an Scabies eine besonders hohe — die elenden Wohnungsverhältnisse gerade in diesen Berufen, in denen noch das Wohnen der Lehrlinge und jugendlichen Gehilfen beim Meister in elenden Schlafstellen üblich war, also soziale Verhältnisse, nicht direkte Berufseinflüsse, führten zu diesen Erkrankungen.

Bei der Tbc.-Sterblichkeit der Schneider wirken ungünstige Auslese und ungünstige Berufseinflüsse zusammen; gerade zur Scheidung dieser voneinander kann bei der Tbc. der Verlauf der Sterblichkeitskurve in den verschiedenen Altersklassen benutzt werden. Die vor allem durch ungünstige Konstitution und stärkere Kindheitsinfektion bedingte Tbc.

fordert ihre Opfer in früherem Alter, und wir sehen in allen Berufen mit ungünstigen Ausleseverhältnissen die Tbc.-Sterblichkeit der jüngeren Jahre relativ hoch, die der höheren Jahre zwar auch noch hoch, aber nicht jene abnorme Höhe erreichend wie bei jenen Berufen, denen von Haus aus kräftiges Menschenmaterial zuströmt, das dann durch Staubeinwirkung geschädigt wird (Steinmetze, Schleifer). Diese weisen in der Jugend eine sehr geringe Tbc.-Sterblichkeit auf, die aber dann rasch und zu ganz besonderer Höhe ansteigt (vgl. dieses Handbuch Bd. III, TELEKY: Die Tuberkulose und ihre Bekämpfung). Übrigens sei darauf hingewiesen, daß, wenn manche Fachleute geneigt sind, für die hohe Tbc.-Sterblichkeit der Zigarrenarbeiter und Steinmetze der Abstammung aus tuberkulös verseuchten Familien große Bedeutung beizumessen, der Umstand, warum diese Familien so häufig tuberkulös verseucht sind, einer Erklärung bedarf. Es scheint sich bei diesen häufig erblichen Berufen um einen Circulus vitiosus zu handeln: die Staubschädigung des Vorfahrens hat zu dessen Tbc., diese zu einer Verseuchung der Familie geführt — der durch schwere Kindheitsinfektion geschädigte Nachkomme erbt den gefährlichen Beruf: diese gleichzeitige Vererbung von Krankheit und Beruf führt zu zahlreichen schweren Erkrankungen, die die Verseuchung der Familie noch weiter steigern.

So haben wir es oft mit einem engen Zusammenwirken, einer innigen Verflechtung der verschiedensten außerberuflichen und beruflichen Einflüsse zu tun, als deren Resultat dann die Gesundheitsverhältnisse eines Berufes erscheinen. Selbstverständlich ist es demnach, daß rein *statistische Untersuchungen uns zwar wertvolle Fingerzeige geben, niemals aber für sich allein eine Erkenntnis der durch den Beruf ausgeübten Schädlichkeiten.* Besonders gilt dies von der Krankheitsstatistik der Krankenkassen, auf die neben den Momenten der Berufseinwirkung, der Berufsauslese, den sozialen Verhältnissen noch die rein äußeren Verhältnisse der Kassenorganisation und Wirtschaftslage einen so weitgehend bestimmenden Einfluß ausüben. Gerade hier kommt der so sehr beliebten Zusammenstellung rein statistischer Daten, Aufstellung von Tabellen aus einer oder gar aus mehreren verschiedenen Krankenkassen nur ein sehr geringer Wert zu, wenn diese Zahlen nicht durch eine *Erkenntnis und Erforschung aller äußeren Momente, die auf ihr Zustandekommen von Einfluß sind,* belebt werden.

Bei genauer Durchforschung aber werden sich doch immer Anhaltspunkte finden, die es uns ermöglichen, die enge Verflechtung der verschiedenen Einflüsse wenigstens bis zu einem gewissen Grade zu lösen, die Verhältnisse zu durchblicken. Allerdings bedarf es dazu genauer Durchforschung und Durcharbeitung alles zugänglichen Materials nach allen Richtungen hin, und zwar nicht nur des in handschriftlichen oder gedruckten Berichten niedergelegten, sondern auch *genauer Kenntnis des wirklichen Lebens, der Sitten und Gebräuche, der Abstammungsverhältnisse, Lebensgewohnheiten und Lebensverhältnisse der untersuchten Arbeitergruppe.*

Zu dieser Durchforschung gehört selbstverständlich auch genaues Studium der Betriebsvorgänge, genaue Kenntnis des Herstellungsverfahrens und der Berufsausübung wie auch der Betriebseinrichtungen. Die Kenntnis des Herstellungsverfahrens und der Betriebsvorgänge muß eine sehr genaue sein; oft sind es ja im Produktionsvorgang nicht besonders hervortretende Momente, denen gewerbehygienisch eine besondere Bedeutung zukommt.

So erklärt die mehr oder weniger große Verbreitung und die Notwendigkeit des Trockenschleifens die größere oder geringere Gefährdung der Anstreicher bei den verschiedenen Arbeiten (Innen- und Außenanstrich). Die Gebrechlichkeit der ursprünglich verwendeten SPRENGELschen Luftpumpe führte in den Glühlampenfabriken zur Quecksilbervergiftung; der vom Arbeiter selbst oft gar nicht beachtete Gebrauch von Mennige zur Herstellung des Dichtungskitts zur Bleivergiftung der Installateure. Die Verwendung des Benzols bringt Gesundheitsgefahren mit sich, die bei der Verwendung von Benzin nicht auftreten. Von hygienischem Interesse sind oft Dinge, die für den Techniker fast bedeutungslos sind.

Im Gegensatz zu früheren Zeiten handwerksmäßigen Betriebs erfahren jetzt die Betriebsvorgänge häufige und rasche Änderungen, denen der Gewerbehygieniker folgen muß.

Betriebsbesichtigungen erfordern gewisse Vorkenntnisse der technischen Vorgänge und eine gewisse Übung, die verhindert, daß der Blick an vielleicht technisch wichtigem, aber gesundheitlich nebensächlichem haftet, gesundheitlich Bedeutungsvolles aber übersieht. Auch muß man sich bei Besichtigungen klar sein, daß gar vieles von zufällig augenblicklichen Verhältnissen (Erfüllung des Arbeitsraumes mit Rauch, oder Freisein von demselben in bestimmten Zeiten des Arbeitsprozesses, bei bestimmter Witterung) vieles vom Willen des Arbeitgebers und Arbeitnehmers abhängt. Auch stark staubendes Material kann bei geschlossenen Fenstern und Vermeidung von Zugluft so langsam und vorsichtig umgefüllt werden, daß die Staubentwicklung eine geringe ist; fraglich ist nur, ob die Wirtschaftlichkeit des Betriebes, die täglich zu bewältigende Menge, der Akkordlohn des Arbeiters so langsames und vorsichtiges Arbeiten gestatten. Auch daß die Gesundheitsgefahr von einer nur zeitweise zu verrichtenden Arbeit ausgehen kann, muß bei Feststellungen durch Betriebsbesichtigung berücksichtigt werden. Daß es außerdem für den Besichtigenden in Großbetrieben gar nicht leicht ist, darauf zu achten, daß er tatsächlich alle Betriebsräume, alle selbst nur während seiner Anwesenheit im Betriebe verrichteten Arbeiten zu Gesicht bekommt, sei noch erwähnt. Kurz — auch zur richtigen Durchführung einer Besichtigung braucht man Kenntnisse und praktische Erfahrung.

In manchen Fällen ist es zur Klarstellung der Verhältnisse nötig, im Betriebe *Material für nachfolgende chemische Untersuchung zu entnehmen.* Die Probeentnahme soll stets durch den Besichtigenden selbst und aus den betreffenden Behältern unmittelbar von den Arbeitsverrichtungen weg, bzw. an den gewerbehygienisch wichtigen Stellen erfolgen. Unter Umständen ist es zweckmäßig, eine versiegelte Gegenprobe zurückzulassen. Bei der Entnahme von Luftproben, die zur Feststellung des Grades der Gesundheitsgefährdung der Arbeiter von großem Wert sein können, muß man ebenfalls die Verhältnisse des normalen Betriebes, nicht die eventuell während der Besichtigung künstlich verbesserten oder verschlechterten, zu erfassen suchen, was unter Umständen mit Schwierigkeiten verbunden sein kann. Auch ist natürlich die Stelle, an der und die Verrichtung während der die Probe entnommen wurde, von größter Bedeutung. Am zweckmäßigsten wird es sein, während der verschiedenen Verrichtungen, die überhaupt in Betracht kommen, Proben zu entnehmen, und zwar von der Stelle, an der sich während der Arbeit der Mund des Arbeiters befindet. Dabei werden die uns interessierenden Verhältnisse — von praktischer Bedeutung ist ja die Frage, welche Menge von Staub oder Dampf der Arbeiter während einer bestimmten Zeit einnimmt — dann am genauesten nachgeahmt, wenn die Ansaugung mit der Kraft der normalen Atmung erfolgt. Ob es aber wirklich eine beachtenswerte Fehlerquelle ist, wenn die Ansaugung mit größerer Kraft erfolgt, ob wirklich von den in der Luft schwebenden Stäubchen bei stärkerer Saugwirkung noch solche, die sonst der Ansaugung widerstehen würden, in einer Menge eingezogen werden, die für das Resultat von Bedeutung ist, das erscheint mir fraglich und müßte diese Bedeutung erst für jede Staubart gesondert experimentell festgestellt werden. Für gasförmige Stoffe ist die raschere Ansaugung selbstverständlich keine Fehlerquelle. Die Apparatur für gasförmige Stoffe muß entsprechend dem zu erwartenden Gase zusammengestellt werden; für Staub hat Martin Hahn einen zweckmäßigen kleinen Apparat zusammengestellt (Gesundheitsingenieur 1908), ferner Palmer, Frankland u. a.

Erwähnt sei auch eine neue vereinfachte Methode, nach der in letzter Zeit Lehmann (Würzburg) und Fischer (Stuttgart) gearbeitet haben. Sie bestimmen nicht die im Kubikmeter Luft enthaltene Staubmenge, sondern die Staubmenge, die sich während einer Stunde auf einem Quadratmeter ausgebreiteten Papiers niederschlägt. Diese Methode ist ja an sich sehr viel einfacher; ihr haftet aber der Fehler an, daß sich gröberer Staub rascher niederschlägt als gerade der feinste in der Luft schwebende, der für die Einatmung vor allem in Betracht kommt. Vor allem müßte aber für jede Staubart festgestellt werden, wie sich die auf dem Quadratmeter niedergefallene zu der im Kubikmeter enthaltenen Staubmenge verhält; denn nur die Kenntnis dieser letzteren Zahl gestattet einen Rückschluß auf die eingeatmete Menge. Bis jetzt liegen hierüber nur zwei Versuche von LEHMANN vor, die sich auf Bleifarben (Bleiweiß oder Meninge?) erstreckten und die ergaben, daß die auf einem Quadratmeter niedergeschlagene Menge etwa dem Gehalt von 12 Kubikmeter Luft gleichkommt — aber eine viel größere Zahl von Untersuchungen für ein und dieselbe Staubart wäre notwendig, um zu sicheren Resultaten zu kommen.

Häufig wird es von Interesse sein, zu ermitteln, wie groß die Menge — eventuell giftigen — Staubes ist, die der Arbeiter während seiner Arbeit einatmet. Da mit einem Atemzuge 400—500 ccm Luft eingeatmet werden, in der Minute 16—18 Atemzüge erfolgen, so werden in der Stunde 432—540 l Luft eingeatmet, im 8-Stundentag 3456—4320, im 10-Stundentage 4320—5400 l. Ist ermittelt, wieviel von der schädigenden Substanz im Kubikmeter Luft enthalten ist und wissen wir, wieviel Stunden am Tage der Arbeiter dieser Schädigung ausgesetzt ist, so läßt sich die eingeatmete Menge leicht berechnen. Zu berücksichtigen ist, daß bei Staubeinatmung nach den Angaben von LEHMANN, SAITO und GFRÖRER bei vollständiger Nasenatmung nur 35—42,9%, bei Mundatmung jedoch 80% in die Lunge gelangen; man wird demnach mit einer durchschnittlichen Aufnahme von 50—60% rechnen können.

Über Einzelheiten der gewerbehygienisch notwendigen *klinischen oder tierexperimentellen Untersuchungen* kann hier nicht gesprochen werden. Nur was das Tierexperiment anbelangt, so sei — wie schon eingangs — darauf hingewiesen, daß es meist Schwierigkeiten begegnet, die langdauernde Aufnahme kleinster Giftmengen oder die langdauernde Wirkung kleinster, an sich im Augenblick bedeutungsloser Schädlichkeiten im Tierexperiment nachzuahmen; viele Experimente, die heute noch gemacht werden, werden mit Dosen unternommen, die zu einer akuten Vergiftung führen, nicht aber zu einer der chronischen Vergiftung bei Menschen gleichzusetzenden. Auch versagt häufig das Tierexperiment aus nicht immer klaren Gründen. So gelang es bei den ersten von darin durchaus erfahrener Seite vorgenommenen Versuchen nicht, beim Tier chronische Benzolvergiftung zu erzeugen, die seitdem vielfach experimentell bei derselben Tierart erzeugt wurde. Daß verschiedene Tierarten für dasselbe Gift verschieden empfänglich sind, und daß zwischen der Empfänglichkeit der Versuchstiere und der des Menschen wesentliche Unterschiede bestehen, braucht wohl nicht erst betont zu werden — ebenso nicht, daß es verfehlt ist, Details der klinischen Symptomatologie, die Aufeinanderfolge der Symptome beim Menschen im Tierexperiment studieren zu wollen.

Aus den bisher ausgeführten geht wohl hervor, wie mühsam und umständlich die Wege gewerbehygienischer Forschung sind, selbst wenn es sich noch nicht um Forderungen nach Verbesserung, sondern nur um Feststellung des Ist-Zustandes, um deskriptive Hygiene handelt. In die verschiedensten Details muß der Forscher eindringen, die verschiedensten Umstände und Möglichkeiten gegeneinander abwägen — *gewerbehygienische Forscherarbeit ist Kleinarbeit.* Hier ebensowenig wie in einer anderen exakten Wissenschaft können durch „großzügige" Arbeiten, durch nicht ins Detail eindringende Massenuntersuchungen wertvolle Forschungsergebnisse gewonnen werden. Eingehende monographische Bearbeitung engbegrenzter Gebiete, eventuell nach gleichen Plänen an verschiedenen

Orten und unter verschiedenen Verhältnissen vorgenommen, oder Erforschung engbegrenzter Fragen werden mehr zu leisten imstande sein als mehr in die Breite als in die Tiefe dringende Massenerhebungen. Zu genauer Erforschung auch engbegrenzter Gebiete bedarf es *vielfältiger Art der Arbeit,* die wieder in vielen Fällen die Zusammenarbeit mehrerer, auf den verschiedenen Arbeitsgebieten erfahrenen Forscher erfordert. Kaum je wird ein einzelner alle Forschungsmethoden beherrschen; deshalb wird Zusammenarbeit mehrerer meist am nützlichsten sein; wenn sich aber ein Forscher auf ein ihm fremdes Arbeitsgebiet begibt, so wird er dies nur mit größter Vorsicht tun dürfen und erst, nachdem er sich gründliche Kenntnisse der ihm bisher fremden Arbeitsmethode und praktische Übung in ihrer Handhabung erworben hat.

Wir haben bisher über die deskriptive Hygiene gesprochen. Aufgabe der normativen ist es, aus den Feststellungen der beschreibenden die Schlußfolgerungen zu ziehen und überall dort Verbesserungen zu verlangen, wo Gesundheitsschädigungen durch die Berufs- und Betriebsverhältnisse festgestellt sind. Wo die Schädigungen nicht unmittelbar mit der Berufstätigkeit zusammenhängen, sondern mit der durch den Beruf bedingten sozialen oder wirtschaftlichen Lage, liegen die Mittel zur Verhütung dieser Schädigungen meist nicht auf gewerbehygienischem Gebiete, sondern auf dem der sozialen Hygiene oder auf dem der Sozialpolitik (Lohnhöhe). Aber auch hier gibt es Grenzgebiete.

Über einige gewerbehygienische Maßnahmen von grundsätzlicher Bedeutung siehe S. 37ff. und S. 132ff.

Begriff, Diagnose, rechtliche Stellung der Berufskrankheiten. Verhütung gewerblicher Gesundheitsschädigungen.

Von

Ludwig Teleky
Düsseldorf

Wenn wir festgestellt haben, daß eine Krankheit oder Krankheitsgruppe unter den Angehörigen eines Berufes mit besonderer Häufigkeit vorkommt, daß sie also *im weitesten Sinne des Wortes eine „Berufskrankheit“* ist, so hat diese Feststellung großen heuristischen Wert. Sie muß uns veranlassen, nachzuforschen, wodurch diese Krankheit zu einer „Berufskrankheit“ der betreffenden Arbeitergruppe geworden ist. Daß dies bei der Mannigfaltigkeit der einander durchkreuzenden Einflüsse eine keineswegs immer leichte Aufgabe ist, ist S. 20 dargelegt worden, und eben der Umstand, daß die Schwierigkeit hier so groß ist, daß in manchen Berufen (Steinarbeiter, keramische Industrie) gerade neuerdings wieder Zweifel aufgetaucht sind, welche Rolle die einzelnen Faktoren beim Zustandekommen der Erkrankungen spielen, muß uns veranlassen, von diesem weitesten Begriff der Berufskrankheit auszugehen. Aber in der überwiegenden Mehrzahl der Fälle wird es doch gelingen, festzustellen, ob und inwieweit diese auffallende Häufigkeit durch die Berufsausübung veranlaßt wird, welche Erkrankungen dem Berufe unmittelbar (nicht auf dem Wege über Auslese oder soziale Verhältnisse) ihre Entstehung verdanken. *Alle solche Erkrankungen, die unter den Angehörigen eines bestimmten Berufes infolge der Berufsausübung häufiger auftreten als unter der übrigen Bevölkerung* bezeichnen wir als Berufskrankheiten im engeren Sinne; darin liegt schon, daß der Begriff der Berufskrankheit nicht identisch ist mit dem Begriff einer im Einzelfall durch den Beruf erworbenen Krankheit. Bei jenen Arbeitergruppen, deren Angehörige infolge der Umstände, unter denen sie ihren Beruf ausüben (ausgesetzt den Witterungseinflüssen, den Einflüssen feuchter Schwaden, starkem Temperaturwechsel) häufig an Rheumatismus erkranken, ist der Rheumatismus Berufskrankheit. Der Arbeiter eines anderen Berufes aber, der, weil er in einem ungünstigen Arbeitslokal der Feuchtigkeit oder Zugluft ausgesetzt arbeitet, an Rheumatismus erkrankt, erkrankt zwar infolge der Berufsausübung, aber nicht an einer Berufskrankheit dieses Berufes. Es ist für die Begriffsbestimmung der „Berufskrankheit" und die Zugehörigkeit zu dieser Gruppe, wenn die oben angeführten Voraussetzungen: den Durchschnitt übersteigende Häufigkeit der betreffenden Krankheit, ursächlicher Zusammenhang mit dem Beruf, zutreffen, ganz *gleichgültig*, ob die Berufsausübung ein *Leiden direkt hervorruft oder die Disposition zu ihm schafft*, unter Umständen auch dadurch, daß sie das Fortschreiten eines im Körper vorhandenen, aber keine Erscheinungen machenden Leidens (inaktive Tuberkulose) verursacht oder begünstigt. Es ist auch *gleichgültig*, ob die *Berufstätigkeit* als solche (ungünstige Körperhaltung, Überanstrengung) oder mit der *Ausübung verbundene Umstände* (in Berührung kommen mit Giften oder Infektionsträgern, Ausgesetztsein der Kälte, Feuchtigkeit) zu Erkrankungen führen. Auch ist es keineswegs notwendig, daß diese durch die Berufsausübung bedingten Schädigungen „unabwendbar" oder „notwendig" sind — Worte, die einzelne Autoren (KLEY, italienische Kommission) in ihre Definition der „Berufskrankheit" aufgenommen haben — denn von ganz vereinzelten Ausnahmen abgesehen kann jede Gesundheitsschädigung durch entsprechende hygienisch-technische Vorkehrungen vermieden werden. Bei der *wissenschaftlichen* Umschreibung des Begriffes Berufskrankheit müssen wir auch davon absehen, ob zu dem Zustandekommen der betreffenden Krankheit eine kürzere oder längere Einwirkung notwendig ist. Der Milzbrand ist die Berufskrankheit der Gerber, Roßhaararbeiter, Schlächter; die Tuberculosis verucosa cutis ebenso eine Berufskrankheit der Schlächter — auch wenn diese Krankheiten rechtlich seit jeher als Unfälle entschädigt wurden.

PETRI in seiner guten, nur den Zusammenhang mit der Berufsausübung nicht hervorhebenden, also den Begriff im weitesten oben gegebenen Umfange fassenden Definition (DAMMER: Handwörterbuch der öffentlichen Gesundheitspflege) spricht von „spezifischen, in gewissem Sinne den einzelnen Gewerben eigentümlichen Erkrankungen, aber auch solchen unter den Nichtgewerbetreibenden auftretenden Affektionen, welche Gewerbetreibende mit besonderer Regelmäßigkeit befallen". Er hebt so deutlich den Unterschied zwischen zwei Gruppen hervor, deren Scheidung, so wie wir uns juristischen Fragen, dem *juristischen Begriff der Berufskrankheit*, zuwenden, von größter Bedeutung ist.

Die rechtstheoretische Grundlage unserer, wie jeder Arbeiterunfallversicherungsgesetzgebung ist die Haftung des Betriebsunternehmers für die durch den Betrieb verursachten Gesundheitsschädigungen. Auf Grund dieser Rechtsanschauung wurde viele Jahre hindurch von den verschiedensten Seiten die Gleichstellung der Berufskrankheiten mit den Unfällen gefordert. Diese Gleichstellung ist aber nur für jene Krankheiten theoretisch begründet, bei denen wir im allgemeinen sowohl als auch in jedem Einzelfall mit an Sicherheit grenzender Wahrscheinlichkeit wissen, daß ihre Entstehung auf Berufseinflüsse zurückzuführen ist. Nun ist es bei den Krankheiten, die unter den Angehörigen eines bestimmten Berufes nur mit besonderer Häufigkeit, aber auch unter der übrigen

Bevölkerung häufig auftreten, unmöglich im allgemeinen genau zu sagen, welcher Teil der im Gewerbe beobachteten Krankheitsfälle auf Berufseinflüsse zurückzuführen ist. Auch bei Betrachtung des Einzelfalles sind wir meist kaum in der Lage zu sagen, welcher Anteil an seiner Entstehung dem Beruf, welcher Anteil anderen Einflüssen zukommt. Hier fehlt also die sichere Rechtsbasis für eine Gleichstellung. Anders bei den „spezifischen" Berufskrankheiten. Zwar gibt es nur wenige wirklich „spezifische" Erkrankungen — z. B. die Perlmutter-Ostitis, vor allem aber manche Vergiftungen, besonders die mit einzelnen modernen Fabrikgiften, die bisher außerhalb der Gewerbebetriebe noch nicht zur Beobachtung gekommen sind — aber doch sind die allermeisten Vergiftungen, die als gewerbliche vorkommen, außerhalb der Gewerbebetriebe so selten, daß wir, wenn ein solcher Vergiftungsfall bei einem Arbeiter, der gewerblich der Wirkung des Giftes ausgesetzt ist, eintritt, mit Sicherheit oder wenigstens mit an Sicherheit grenzender Wahrscheinlichkeit sagen können, daß es sich um eine gewerbliche Vergiftung handelt, um eine Vergiftung, die dem „Berufsrisiko" ihre Entstehung verdankt. Damit ist die Rechtsgrundlage für die *Gleichstellung dieser spezifischen Berufskrankheiten mit den Unfällen gegeben.*

Aus versicherungsrechtlichen Gründen ist es notwendig, diese Berufskrankheiten von jenen Berufskrankheiten zu trennen, die schon nach dem Wortlaut der betreffenden Gesetze und der Rechtsprechung als Unfälle angesehen werden. Da aber Wortlaut und Auslegung der Gesetze in verschiedenen Ländern verschiedene sind, so können wir hier nicht mehr zu einer allgemein-gültigen Begriffsumschreibung kommen, sondern nur zu einer, die der Rechtslage eines bestimmten Landes Rechnung trägt. Nach deutschem Recht wurden schon stets jene Berufskrankheiten als Unfälle entschädigt, die einem „Unfallereignis" ihre Entstehung verdanken, das heißt „einem zeitlich bestimmbaren, in einem verhältnismäßig kurzen Zeitraum eingeschlossenen Ereignis", wobei der ursprüngliche Begriff der Plötzlichkeit durch die Rechtsprechung eine solche Erweiterung erfahren hat, daß alle Gesundheitsschädigungen, die durch eine innerhalb einer Arbeitsschicht einwirkende Schädlichkeit zur Entstehung kommen, als „Unfälle" entschädigt werden, also alle akuten Vergiftungen, alle innerhalb einer Arbeitsschicht zustande kommenden Vergiftungen und alle Infektionskrankheiten. Auf Grund dieser Rechtslage muß man in Deutschland zu einer Umschreibung des *versicherungsrechtlichen Begriffes der Berufskrankheiten* kommen, die besagt, daß als Berufskrankheiten jene Krankheiten anzusehen sind, die infolge einer *mit der Berufsausübung im Zusammenhang stehenden, durch längere Zeit dauernden oder wiederholten Einwirkung in einem bestimmten Berufe oder einer Berufsgruppe mit einer den Durchschnitt der Bevölkerung weit überragenden Häufigkeit vorkommen.* Eine solche überragende Häufigkeit kann natürlich nur dann zustandekommen, wenn diese Schädlichkeiten mit einer im Berufe gebräuchlichen, wenn auch vielleicht selten vorkommenden Arbeitsweise oder mit dieser in Verbindung stehenden Umständen verknüpft sind. Aber doch würde ich Bedenken tragen in die Definition, wie es CURSCHMANN vorschlägt, die Worte „Einwirkungen, die mit einer gewissen Regelmäßigkeit in der Arbeitsweise oder durch die damit verknüpften Umstände bedingt sind", aufzunehmen, einerseits weil es sich um Umstände und Arbeitsweisen handeln kann, die infolge Änderung der Technik nicht mehr oder noch nicht mit einer gewissen Regelmäßigkeit vorkommen oder weil es sich überhaupt um Verfahren handeln kann, die nur gelegentlich zur Anwendung gebracht werden, andererseits aber weil die Gefahr besteht, daß aus der für den *Beruf* geforderten „gewissen Regelmäßigkeit" eine für den *Einzel*betrieb geforderte Regelmäßigkeit wird, wie dies in der Verordnung des Reichsarbeitsministers vom 12. V. 1925 festgelegt wurde.

Bei der Unbestimmtheit jeder solchen Definition, bei der Notwendigkeit für praktische Anwendung erst festzustellen, welche Krankheiten in bestimmten Berufen als Berufskrankheiten anzusehen sind, ist man in allen Ländern, die den Berufskrankheiten rechtlich eine besondere Stellung einräumen, zur Aufstellung von Listen gelangt, von denen allerdings nur die gegenwärtig geltende Schweizer und die englische Liste den Zweck verfolgen, *alle* spezifischen Berufskrankheiten aufzuzählen, andere, z. B. die deutsche, aus den Berufskrankheiten nur die leichter erfaßbaren und abgrenzbaren herausheben und einer besonderen rechtlichen Behandlung zuführen wollen.

Hier sei zunächst, um eine Übersicht über die Berufskrankheiten und einen ungefähren Anhaltspunkt für ihre Häufigkeit zu geben, die Schweizer und die englische Liste mit den in den letzten Jahren vorgekommenen Entschädigungsfällen aufgeführt, wobei bemerkt sei, daß die Entschädigungspflicht in England nach einwöchentlicher, in der Schweiz nach zweitägiger Arbeitsunfähigkeit einsetzt.

In England wurden im Jahre 1923 zum erstenmal folgende Fälle entschädigt: Anthrax (Milzbrand) 19; Quecksilbervergiftung und deren Folgen 1; Phosphorvergiftung und deren Folgen 1; Arsenikvergiftung und deren Folgen 1; Bleivergiftung und deren Folgen 236; Vergiftungen mit Benzol und dessen Homologen —; Vergiftungen mit Nitro- und Amidoderivaten des Benzols und seiner Homologe 46; Vergiftungen mit Dinitrophenol und deren Folgen 1; Vergiftungen durch nitrose Gase und deren Folgen 7; Vergiftungen durch Lösungsmittel von Lacken (Celluloid) und deren Folgen —; Vergiftungen durch Tetrachloräthan und deren Folgen —; Vergiftungen durch Schwefelkohlenstoff und deren Folgen —; Vergiftungen durch Nickelcarbonyl und deren Folgen 7; Vergiftungen durch Gonomia Kamassi —; Dermatitis 345; Geschwüre der Haut 70; Geschwüre der Schleimhäute von Mund und Nase —; Epithelkrebs, verursacht durch Pech, Teer, Paraffin usw. 15; Hornhautgeschwüre, durch dieselbe Substanz verursacht 1; Chromgeschwüre und deren Folgeerscheinungen 27; Hodensackkrebs der Schornsteinfeger —; Preßlufterkrankungen 2; Glasmacherstar 6; Star, verursacht durch Strahlen von geschmolzenem Material 7; Nystagmus der Bergleute 3883; Entzündung des subcutanen Zellengewebes der Hand der Bergleute 1244; Entzündung des subcutanen Zellengewebes über der Kniescheibe der Bergleute 2640; akute Bursitis über dem Ellbogen der Bergleute 302; Entzündung der Schleimbeutel und der Sehnen über dem Handgelenk bei Bergleuten 192; Wurmkrankheit —; Rotz —; Telegraphistenkrampf 1; Zwirnerkrampf 1; Schreibkrampf 1; Schädigungen der Haut und des Unterhautzellgewebes durch Röntgenstrahlen und radioaktive Substanzen —; insgesamt 9056 Fälle, davon 8261 in Bergwerken.

In der Schweiz kamen (nach Kaufmann) in den drei Jahren 1920—1922 zusammen zur Entschädigung folgende Erkrankungen (mit Todesfällen), veranlaßt durch Ammoniak 5, Anilin 21, Arsen 2, Benzin 10, Benzol 7, Blausäure 2 (1), Blei 109 (3), Carborundum 1, Chinin 1, Chlor 26, Chloräthyl 1, Chlorkalk 8, Chlormethyl 3, Dimethylsulfat 4, Durolin (Chromverbindung) 2, Kohlenoxyd 131 (12), Morphium 1, Naphthalin 1, nitrose Gase 56 (1), Nitrobenzol 28, Nitrochlorbenzol 14, Nitrotoluol 2, Paratoluidin 1, Paratoluolsulfochlorid 6, Phenol 2, Phenylhydrazin 2, Phosgen 4, Phosphorchlorid 6, Quecksilber 24, Salpetersäure 15, Salpeter-Schwefelsäure 4 (1), Salzsäure 10, Salz-Schwefelsäure 1, Schwefelsäure 44 (2), Schwefelwasserstoff 9, Teerdämpfe 2, Terpentin 2, Trichloräthylen 1, Zinnchlorid 3, Zinndämpfe 3, Acide cinnamique 1 (1), verschiedene Fälle, in denen die Giftsubstanz nicht festgestellt werden konnte 47, zusammen 624 (21).

Einen genaueren Einblick gewährt die Liste der in England zur Anzeige gelangten gewerblichen Erkrankungen. Man ersieht aus ihr auch recht deutlich die Abnahme der Erkrankungen durch Änderungen in der Lage der Industrie überhaupt — insbesondere die Änderungen während der Kriegsjahre! — dann auch die Änderungen infolge Neuerstehens oder stärkerer Entwicklung bestimmter Industrien (Abwrackbetriebe, Akkumulatorenerzeugung), sowie durch deren technische Entwicklung (Feilenhauerei). Hinzugefügt sei, daß weder durch die Versicherung (vgl. die Differenz bei einzelnen Vergiftungen zwischen den Entschädigten und den Gemeldeten: Bleivergiftung 236 entschädigt, 337 dem Home office bekannt geworden; Teerkrebs 15 entschädigt, 58 gemeldet) — noch durch die Meldung sämtliche Erkrankungsfälle zur Kenntnis der betreffenden Stellen beziehungsweise zur Ausweisung gelangen; gerade von den leichteren Fällen entzieht sich ein großer Teil der behördlichen Kenntnisnahme. Hinweise auf

Meldungen von anzeigepflichtigen Berufskrankheiten in England.
Im Durchschnitt *jährlich* (davon Todesfälle).

	1923	1921—1923	1918—1920	1915—1917	1912—1914	1909—1911	1900
Bleivergiftung	337 (25)	271 (25)	108 (20)	349 (21)	522 (33)	576 (35)	1058 (38)
Bleihütten u.-schmelzen	19 (2)	18 (3)	28 (3)	44 (2)	39 (4)	49 (4)	34 (1)
Installateure u.Spengler	8 (1)	8	11 (1)	21 (1)	31 (3)	30 (1)	9
Abwrackbetriebe . . .	38	21	2	—	1	—	—
Druckerei	6 (1)	10 (1)	9 (1)	15 (2)	27 (1)	29 (2)	18 (2)
Feilenhauen	—	—	2	5 (1)	13	12 (1)	40 (3)
Verzinnen	2	2	2	3	11	17	5
Anderes geschmolz. Blei	12 (1)	8 (1)	10 (1)	24	23 (1)	24 (2)	30 (1)
Bleiweiß- und Mennige-erzeugung	37	25 (2)	18	37	32 (1)	47 (2)	377 (6)
Töpferei	44 (11)	40 (13)	19 (7)	21 (6)	57 (11)	77 (7)	210 (8)
Emaillieren von Platten	5	15	1	4	8	14	11
Akkumulatoren . . .	95 (2)	54 (1)	37 (1)	45 (1)	41	27 (1)	33
Farben- und Anstrich-mittelerzeugung . . .	11 (1)	13 (1)	8	15	21	26 (1)	56 (1)
Gummiindustrie . . .	5	4	6	8	5	5	1
Wagenlackieren . . .	13 (3)	16 (1)	12 (2)	31 (2)	71 (4)	90 (6)	70 (5)
Schiffsbau	8 (1)	8 (1)	9 (1)	21 (2)	32 (3)	28 (3)	32 (3)
Verwendung v. Farben in anderen Industrien	21	19 (1)	11 (1)	19 (1)	45 (2)	50 (1)	50 (5)
Andere Betriebe . . .	13 (2)	18 (1)	13 (1)	37 (3)	64 (3)	51 (2)	82 (4)
Phosphorvergiftung . .	—	—	1	3	—	1	3
Arsenvergiftung	—	—	3	11 (2)	4	7	22 (3)
Quecksilbervergiftung .	4	3	7	14	14	10	9
Toxische Gelbsucht (Dinitrobenzol, Trinitrotoluol u. a.)	7 (2)	4 (1)	14 (2)	132 (34)	—	—	—
Hautkrebs	58 (4)	41 (3)	45 (1)	—	—	—	—
Chromgeschwüre	58	43	126	—	—	—	—
Anthrax (Milzbrand) . .	46 (5)	39 (5)	59 (9)	83 (12)	57 (7)	57 (11)	37 (7)
Wolle	14 (1)	15 (2)	37 (6)	54 (7)	33 (5)	30 (5)	9 (2)
Roßhaar	9 (2)	7 (1)	4 (1)	4 (1)	6	7 (1)	12 (3)
Häute und Felle . . .	22 (1)	15 (1)	16 (2)	22 (3)	14 (1)	17 (3)	9 (1)
Andere Industrien . .	1 (1)	1 (1)	2 (1)	3 (1)	4	2 (1)	7 (1)

Übersicht über Vergiftungen durch Gase und Dämpfe, die eine mindestens eintägige Arbeitsunfähigkeit herbeiführen. England.

	Jährlicher Durchschnitt		
	1923	1921—1923	1913
Kohlenoxyd	134 (7)	107 (12)	59 (7)
Hochofengas	31 (4)	26 (3)	20 (3)
Kraftgas	43 (2)	36 (4)	21
Kohlengas	35	28 (2)	9 (4)
Andere Gase	25 (1)	18 (3)	9
Kohlensäure	10 (2)	5 (2)	12 (1)
Schwefelwasserstoff	8	8 (1)	8 (1)
Schweflige Säure	10	7	1
Chlor	16	10	1
Nitrose Gase	7	5	—
Ammoniak	5 (1)	7 (1)	3
Benzol, Naphtha, Anilin[1]) . . .	55 (3)	30 (1)	6 (2)
Arsenwasserstoff[2])	4 (2)	2 (1)	2
Tetrachloräthan[3])	—	—	—
Andere Gase	35 (2)	16 (1)	—

[1]) Auch Hautresorption.
[2]) 1914 25 Erkrankungen mit 4 Todesfällen.
[3]) Auch unter „toxische Gelbsucht“ ausgewiesen.

diese Tatsache gibt auch zum Beispiel das Verhältnis zwischen den zur Kenntnis der Behörden gelangten Bleilähmungen und den übrigen Bleierkrankungen. Die Ausweise können also nicht den Anspruch erheben, ein vollständiges Bild von dem Vorkommen gewerblicher Erkrankungen zu geben.

Eine spezifische Berufskrankheit ist auch die Staublunge, insbesondere die Silicosis. Erst in den letzten Jahren aber ist es gelungen, dieses Erkrankungsbild schärfer zu umgrenzen; ihre Stellung und ihr innerer Zusammenhang mit der Tuberkulose beginnen sich zu klären und so werden wohl die Arbeiten der nächsten Jahre uns hier über manche noch strittige Frage Aufschluß bringen. In England und in einzelnen seiner Dominions ist man daran gegangen, die Silicosis bestimmter Berufe unter die spezifischen, entschädigungspflichtigen Berufskrankheiten aufzunehmen durch besondere Gesetze, in denen auf die Verhütung schwerer Fälle durch regelmäßige ärztliche Untersuchung Gewicht gelegt wird. Über die rechtliche Stellung der Berufskrankheiten in Deutschland soll noch später ausführlich gesprochen werden (siehe S. 34ff.).

Was die *Diagnose* gewerblicher Erkrankungen anbelangt, so ist zur Diagnosestellung gewerblicher Erkrankungen ebenso wie zur Diagnosestellung irgendwelcher anderer Erkrankungen klinische Schulung und Erfahrung notwendig. Die Schwierigkeiten, die hier auftauchen, beruhen nicht auf der Eigenart gewerblicher Erkrankungen, sondern auf der bisher in Deutschland im allgemeinen mangelnden Gelegenheit, sich diesbezügl. Schulung und Erfahrung anzueignen. Wenn so vielfach betont wird, daß bei den gewerblichen Erkrankungen, insbesondere Vergiftungen das einzelne Organ dieselben Erscheinungen darbietet, die auch bei anderen Erkrankungen beobachtet werden, so muß demgegenüber betont werden, daß die Reaktion der meisten Organe auf die verschiedensten Schädigungen in gleicher Weise erfolgt, daß eben jedes Organ überhaupt nur eine oder sehr wenige Reaktionsmöglichkeiten hat.

Die Lunge reagiert mit Infiltration auf die verschiedensten Bakterien, und wir vermögen wenigstens bei Untersuchung am Lebenden im klinischen Befund keinen Unterschied in der Art der Infiltration nach den verschiedenen Bakterien (FRIEDLÄNDERschen Bacillus, Pneumokokkus WEICHSELBAUM, Influenzabacillus, häufig selbst Tuberkelbacillus) festzustellen. Ebenso reagieren die Gelenke auf die verschiedensten Entzündungserreger gleich; wir können dem Kniegelenk selbst nicht ansehen, ob die Gonitis als Teilerscheinung einer Polyarthritis rheumatica oder einer Gonorrhöe entstanden ist, und ebenso reagiert das Endokard — wenigstens soweit durch klinische Untersuchung am Lebenden festzustellen — in derselben Weise auf verschiedene Schädlichkeiten. Am Herzmuskel bringen die verschiedensten Infektionen und Schädlichkeiten die gleichen Veränderungen hervor.

Daß wir trotzdem imstande sind, die verschiedensten Krankheiten zu diagnostizieren, rührt daher, daß wir eben nicht nur das einzelne Organ betrachten, sondern den gesamten Krankheitsprozeß und den Krankheitsverlauf. Und ebenso müssen wir bei gewerblichen Erkrankungen durch *Betrachtung und Erfassung des gesamten Symptomenkomplexes mit Abwägung der Stärke jedes einzelnen Symptomes, seiner Wichtigkeit und Bedeutung im Gesamtbilde die Diagnose stellen.* Selbstverständlich sind bei den gewerblichen Vergiftungen ebenso wie bei allen anderen Erkrankungen nicht in jedem Falle sämtliche Symptome vorhanden. Infolge der Mannigfaltigkeit äußerer Einflüsse und infolge verschiedener individueller Veranlagung schwankt das individuelle Krankheitsbild innerhalb einer bestimmten Breite; es kann das eine oder andere Symptom stärker hervortreten, zurücktreten oder fehlen — ganz so wie dies ja bei allen anderen Krankheiten der Fall ist. Es gilt für die Diagnose der Berufskrankheiten — wie aller Krankheiten überhaupt, das, was PATRICI-Modena so schön über die ärztliche Diagnose der Ermüdung sagt: „Die Symptome sind nicht verbunden wie die Glieder einer Kette, bei der das Versagen eines Gliedes alles zerstört, sondern eher wie die tausend feinen Metallfäden eines elektrischen Kabels; auch wenn einige von ihnen brechen, die Lampe leuchtet doch und der *Gelehrte* sieht noch immer klar".

Wenn immer wieder von Laien aber auch von manchen Ärzten nach *dem* Symptom einer bestimmten Vergiftung gefragt und gesucht wird, nach *dem* Symptom, das mit Sicherheit in jedem Falle der betreffenden Vergiftung vorhanden aber sonst nirgends aufzufinden, also für diese Vergiftung in allen ihren Stadien charakteristisch sein soll, so ist dies durchaus abwegig. Ein solches Symptom gibt es kaum irgendwo bei irgendeiner Erkrankung; weder finden wir den Tuberkelbacillus im Frühstadium der Tuberkulose im Auswurf, noch den „Vidal" in allen Stadien des Typhus, den „Wassermann" in allen Stadien der Lues, und positiver Vidal ist nicht für Typhus, positiver Wassermann nicht für Lues in allen Fällen unbedingt beweisend. Ebenso wie mit der Diagnose verhält es sich natürlich mit der „Frühdiagnose"; auch bei dieser können wir nicht erwarten, stets ein und dasselbe Symptom zu finden; gerade hier kommt es einerseits auf die äußeren Umstände (Vorgang bei der Einverleibung des Giftes, siehe S. 33ff.), andererseits auf die individuelle Eigenart an, von der die Empfindlichkeit der verschiedenen Organsysteme abhängt. Im allgemeinen sind z. B. bei jungen Mädchen und bei Frauen die blutbildenden Organe in einem labileren Gleichgewicht, treten dort Erscheinungen früher und stärker auf als dies bei männlichen Individuen der Fall ist. Auch die *„Frühdiagnose"* — über die Bedeutung des Wortes soll später noch gesprochen werden — muß *in klinischer Art unter Zusammenfassung und gemeinsamer Betrachtung des vorhandenen Symptomenkomplexes gestellt werden.* Dieser Frühdiagnose kommt bei chronischen Vergiftungen und chronisch wirkenden Schädlichkeiten gewerbe-hygienisch große Bedeutung zu; sie ermöglicht uns, bei dem Individuum selbst ernsterer Erkrankung vorzubeugen durch Entfernung aus dem Wirkungsbereich der spezifischen Schädigung und sie gibt uns einen Hinweis auf die Notwendigkeit der Ergreifung hygienisch-technischer Maßregeln zur Verhütung der Gefährdung weiterer Arbeiter. Aber ihre Stellung ist um so schwieriger geworden, je mehr wir gelernt haben, bei chronischer Aufnahme von Giften *„Giftaufnahme"*, *„Giftwirkung"* und *„Vergiftung"* als verschiedene Stadien zu unterscheiden, wobei selbstverständlich das Vorhandensein der früher genannten Voraussetzung für das Auftreten des später genannten ist, aber nicht immer erkennbare oder erkannte Zeichen der ersten beiden dem 3. vorausgehen müssen. So wertvoll diese Unterscheidung ist, so bringt sie doch die Gefahr der Unterschätzung von Gesundheitsschädigungen mit sich. Von *„Giftaufnahme"* allein können wir dann sprechen, wenn wir zwar wissen, daß Gift aufgenommen wird, aber in einer so geringen Menge, das keinerlei Schädigung erfolgt (z. B. können wir mit Bestimmtheit sagen, daß ein Bleigehalt des Trinkwassers von weniger als 0,3 mg im Liter unschädlich ist; so sind kleinste Mengen Nicotin unschädlich) und daß entweder keinerlei Zeichen von Giftwirkung vorhanden sind oder bei etwas stärkerer Aufnahme nur solche, die auch bei ihrer stärksten Ausbildung keinerlei Funktionsstörung bedingen würden (z. B. der Bleisaum).

Von Bestehen einer *„Gifteinwirkung"* auf den Organismus können wir dann sprechen, wenn im Körper gewisse Veränderungen gesetzt sind, die in ihrer augenblicklichen Gestaltung zwar noch nicht als Krankheitserscheinungen zu bezeichnen sind, die aber bei weiterer Verstärkung zu Krankheitserscheinungen werden (geringe Vermehrung der punktierten Erythrocyten bei Bleieinwirkung, ganz geringe Vermehrung der Speichelabsonderung bei Quecksilbereinwirkung).

Die Grenze zwischen dieser Gifteinwirkung und der *Vergiftung*, der durch Giftaufnahme entstandenen Erkrankung zu ziehen, ist schwer. Im strengen physiologisch-pathologischen Sinne ist jede Abweichung von der normalen Funktion krankhaft; jedenfalls aber werden wir als krankhaft jede Veränderung ansehen müssen, die bei ihrer längeren Dauer den Gesamtorganismus zu schädigen geeignet ist. Im Sinne der Reichsversicherungsordnung ist „Krankheit ein anormaler körperlicher oder geistiger Zustand, dessen Eintritt entweder lediglich die Notwendigkeit der Heilbehandlung des Menschen oder zugleich oder gar ausschließlich seine Arbeitsunfähigkeit zur Folge hat". Die „Notwendigkeit einer Heilbehandlung" ist allzusehr von subjektivem Ermessen, von dem Glauben an die Wirksamkeit therapeutischer Maßnahmen abhängig, ist also für eine Grenzbestimmung hier nicht brauchbar. *Arbeitsunfähigkeit* aber im Sinne der Krankenversicherung liegt nicht nur dann vor, wenn Fortsetzung der Arbeit infolge heftiger Beschwerden oder auf Grund des objektiven Befundes unmöglich ist, sondern *auch dann, wenn Fortsetzung der Arbeit zu einer ernsten Verschlimmerung des Gesundheitszustandes führen würde.* Wir werden also jeden als krank ansehen, bei dem zu erwarten ist, daß er bei durch Fortsetzung der Arbeit weiter bedingter Giftaufnahme in nächster Zeit ernster erkranken, also eine Störung seines subjektiven Wohlbefindens oder eine Störung der Funktionen seines Gesamtorganismus erfahren würde.

Halten wir uns diesen durch die Rechtsprechung festgelegten Begriff der Arbeitsunfähigkeit vor Augen, so ist uns auch klar, daß alle diese Fälle — zunächst wenigstens — Anspruch auf Krankengeld haben, daß sie statistisch als Erkrankungen zu führen sind und daß auch die Anzeigepflicht (S. 56) für sie besteht. Wann dieser Zustand (drohender) Erkrankung eintritt, das zu beurteilen ist *nur durch klinische Betrachtung des Gesamtbildes möglich,* nicht durch ausschließliche Betrachtung eines einzelnen Symptoms. Hier richtig vorzugehen ist ebenso Sache ärztlicher Kunst und ärztlicher Erfahrung wie Diagnosestellung bei Krankheit überhaupt. Damit soll aber keineswegs gesagt sein, daß nicht gerade hier unter Umständen ein sehr stark hervortretendes Symptom, sei es durch den Wert, der ihm für die Diagnosestellung überhaupt zukommt, sei es dadurch, daß es auf ernstere Störungen oder drohende ernstere Erscheinungen hinweist, für unsere Auffassung des Falles und unser Handeln bestimmend sein kann. Aber auch bei Vorherrschen eines Symptoms im Gesamtbilde dürfen wir die Bedeutung des letzteren nicht übersehen. Dies immer wieder zu betonen, wäre nicht notwendig, wenn nicht so vielfach in der deutschen Literatur von seiten der Laboratoriumsforschung einzelne Untersuchungsmethoden allzusehr in den Vordergrund gestellt worden wären.

Auf noch einiges, gerade der Diagnosestellung bei Gewerbekrankheiten Eigentümliches sei hier hingewiesen.

Den *subjektiven Angaben* ist hier mehr als bei allen anderen Erkrankungen mit Vorsicht gegenüberzustehen. Die Gefahr, durch Dissimulation irregeführt zu werden, ist gerade so groß, wie die durch Aggravation getäuscht zu werden; der Kranke glaubt dann, wenn er als Folge der Diagnosestellung Entlassung oder Versetzung zu einer anderen schlechter bezahlten Arbeit fürchtet, Interesse an einer Verschweigung von Krankheitserscheinungen oder der Herbeiführung einer nicht auf gewerbliche Erkrankung lautenden Diagnose zu haben; in anderen Fällen wird vielleicht aus wirtschaftlichen Gründen die Krankmeldung und gerade mit der Diagnose einer gewerblichen Erkrankung gewünscht. Was Angaben über die verwandten Substanzen oder Giftstoffe anbelangt, so ist dem Arbeiter sehr häufig die Natur der Stoffe, mit denen er arbeitet, unbekannt, und zwar nicht nur in der chemischen Industrie, sondern auch in anderen Betrieben dank des Gebrauchs von Phantasienamen (insbesondere für Farben). Der Arbeiter hält auch oft einen Stoff für besonders gesundheitsgefährlich, weil sein

Geruch ein besonders übler ist, seine Dämpfe reizend wirken, während er die Gefährlichkeit eines anderen, nicht reizend wirkenden und geruchlosen Gases oder Stoffes übersieht. Auch Arbeitgebern und Betriebsleitern ist häufig die Natur der verwandten Stoffe unbekannt. Sie kaufen Farben, Dichtungsmittel, Lösungsmittel, Fette, Öle und anderes mehr von anderen Betrieben, die ihnen über die chemische Zusammensetzung der gelieferten Materialien nichts oder nichts Zuverlässiges angeben, sind daher oft bei bestem Willen nicht imstande, zuverlässige Angaben zu machen; auch sehen viele in der Feststellung einer gewerblichen Erkrankung und oft nicht mit Unrecht einen Angriff auf die Güte ihrer Betriebseinrichtungen. Ich will hier nur Zangger-Zürich zitieren, der schreibt: „Es kommt vor, daß Ingenieure ohne jede medizinische Kenntnis, manchmal geradezu ohne eine Ahnung von den Schwierigkeiten und Fragestellungen solcher Untersuchungen und der damit verbundenen Verantwortung zu haben, in gewalttätiger Weise ohne Untersuchung sogar Giftgefahren ‚ausschließen', wenn Umstände und sogar sichere Erfahrungen, ja sogar Giftnachweis für Vergiftung sprechen". Es wird also unsere Aufgabe sein müssen, die *Diagnose möglichst allein auf Grund objektiver Symptome,* auf Grund des klinischen Befundes zu stellen und bei den chronischen Vergiftungen — allerdings weniger bei den akuten Vergiftungen durch gasförmige Substanzen — wird dies auch meist möglich sein. Der Arzt muß an die Möglichkeit einer gewerblichen Einwirkung denken und eventuell die Diagnose stellen, auch wenn der Kranke über Vergiftungsgefahr nichts angibt; er darf aber andererseits die Diagnose nicht allein auf Angaben über Vergiftungsgefahr hin stellen, dann, wenn die zu dieser Vergiftung gehörigen Symptome nicht vorhanden sind.

Doch wird es trotzdem in manchen Fällen notwendig sein, allein auf subjektive Angaben hin mit der Krankmeldung und Fernhaltung von der bisher geübten Arbeit vorzugehen, insbesondere bei Angaben über nervöse oder psychische Erscheinungen (siehe S. 263), da wir uns dessen bewußt sein müssen, daß unsere Untersuchungsmethoden überhaupt die feinsten Veränderungen im Organismus nicht festzustellen vermögen und daß insbesondere die dem praktischen Arzt zur Verfügung stehenden und von ihm unmittelbar und augenblicklich auszuführenden Methoden dies noch weniger zu tun imstande sind.

Wenn dem Arzt die Angabe gemacht und gegen die Diagnose einer gewerblichen Erkrankung ins Treffen geführt wird, daß eine Anzahl anderer Arbeiter denselben Schädigungen ausgesetzt gewesen sei ohne zu erkranken, so braucht diese Angabe, selbst wenn in gutem Glauben gemacht, nicht immer richtig zu sein. Es kommt oft auf kleine Unterschiede an, die von keiner Seite beachtet werden.

Ich sah einmal an einem Farbbottich, an dem ungefähr 10 Arbeiter beschäftigt waren, an verschiedenen Tagen je einen bis zwei Arbeiter erkranken — es waren immer die Arbeiter, die an jener Stelle standen, gegen die ein leichter im Arbeitsraum herrschender Luftzug die betreffenden Dämpfe führte.

Auch persönliche Achtsamkeit, Reinlichkeit, Mund- oder Nasenatmung können für die Giftaufnahme von Bedeutung sein. Aber auch über diese die Menge des aufgenommenen Giftes beeinflussenden persönlichen Eigenschaften hinaus und bei tatsächlich gleicher aufgenommener Giftmenge kann die verschiedene *individuelle Empfänglichkeit* zu verschiedener Schwere der Krankheitsbilder führen. Es kann vorkommen, daß von einigen Menschen, die der gleichen Vergiftungsgefahr ausgesetzt sind, der eine stirbt oder schwer erkrankt, während die anderen mit leichteren Erkrankungserscheinungen davonkommen. Insbesondere bei Kohlenoxydvergiftung hat man öfters Gelegenheit, derartiges zu beobachten. Nicht nur im Grade der Erkrankung, auch in der Reihenfolge des Auftretens und der Schwere der einzelnen Symptome zeigt sich die allerdings heute vielfach überschätzte Bedeutung der individuellen Anlage.

Mehr noch aber als durch diese wird die Art der Symptome bestimmt durch das *Tempo der Giftaufnahme*. Ich erinnere nur an die Unterschiede zwischen dem akuten Alkoholrausch und den Erscheinungen eines chronischen Alkoholismus, die zu ihrer Entstehung keineswegs zahlreiche akute Vergiftungen zur Voraussetzung haben. Am schärfsten tritt dieser Unterschied wohl beim Benzol hervor, das auf einmal in größeren Mengen eingeatmet unter Erscheinungen von seiten des Zentralnervensystems (Delirien, Bewußtlosigkeit, Krämpfe), in längerem Zeitraum in kleinen Mengen eingeatmet unter den Erscheinungen einer Bluterkrankung (vor allem mit Veränderungen im Knochenmark) zum Tode führen kann. Aber auch bei den in Gewerbebetrieben meist nach mehr oder weniger langer Einwirkung des betreffenden Giftstoffes auftretenden Vergiftungen ist Reihenfolge und Art der Erscheinungen wesentlich von dem Tempo der Giftaufnahme bedingt. Relativ rasche Aufnahme von Blei ruft Koliken, von Quecksilber Stomatitis oder Diarrhöen hervor, relativ langsame Lähmung bzw. Zittern; die beiden letzteren Erscheinungen können auftreten, ohne daß die anderen vorhergegangen sind. Es wäre also verfehlt, die Diagnose der Symptome der ganz chronischen Giftwirkung deshalb nicht zu stellen oder die von anderer Seite gestellte anzuzweifeln, weil ihnen Erscheinungen der akuteren Giftaufnahme nicht vorangegangen sind.

Von dem Versuch, das *Gift im Körper, in seinen Exkreten oder Sekreten zu finden*, dürfen wir auch nicht allzu viel erwarten. Gasförmige Stoffe werden meist rasch ausgeschieden; Lewin betont, daß bei Kohlenoxydvergifteten, wenn sie nachher einige oder gar mehrere Stunden in frischer Luft geatmet haben, Kohlenoxyd im Blut nicht nachweisbar ist — aber schwerste Erscheinungen können noch vorliegen und der Tod noch eintreten. Auch die chronischen Vergiftungen entstehen nicht infolge der Anhäufung des Giftes im Körper, sondern durch die Schädigungen, die bestimmte Organe und Zellen beim immer wiederholten Durchgang des Giftes durch den Körper erfahren. So wurde bei Bleiencephalopathie wiederholt (siehe S. 277) kein Blei im Gehirn gefunden. Bei Blei ist festgestellt worden, daß es sich nur relativ kurze Zeit nach der Aufnahme und nur in kleinen Mengen in den übrigen Organen findet; in den Organen, in denen es deponiert wird (Leber, Knochen) ist es unschädlich und kann vor allem in den Knochen lange lagern, dann aber durch irgendwelche Umstände aus den Depots ausgeschwemmt werden, wieder in den Kreislauf gelangen und Schädigungen hervorrufen. Auch in den Sekreten und Exkreten findet sich bei chronischer Vergiftung das Gift nicht regelmäßig und dauernd. Von dem in dieser Beziehung ja genauer als die übrigen Gifte erforschten Blei wissen wir, daß es durch einige Tage im Urin vorhanden sein, dann wieder mehrere Tage fehlen, dann wieder auftreten kann, daß es lange fehlen und dann plötzlich wieder erscheinen kann (Ausschwemmung aus den oben genannten Depots). Wir können also aus dem negativen Ausfall einer Untersuchung des Urins keineswegs folgern, daß eine Vergiftung nicht vorliege. Selbstverständlich müssen auch bei positivem Ausfall der Untersuchung nicht alle vorliegenden Erscheinungen auf diese Giftwirkung zurückzuführen sein. Betont sei noch ausdrücklich, daß auch der Nachweis der anorganischen Gifte im Urin keineswegs einfach ist und daß nur von einem absolut zuverlässigen und in solchen Untersuchungen erfahrenen Chemiker gemachte Untersuchungen verwertbar sind.

Ich möchte also nochmals zusammenfassen: *Maßgebend für unsere Diagnosestellung muß die klinische Untersuchung sein und die Zusammenfassung aller vorhandenen Symptome zu einem Gesamtbilde.* Wesentlich unterstützen *können* uns dabei chemische und mikroskopische Untersuchungen — aber die Diagnose ist stets auf Grund des Gesamtbildes zu stellen. Dabei wird aber der

Arzt nicht unterlassen dürfen, die Diagnose möglichst nach allen Richtungen zu sichern und alle Untersuchungsmethoden und Behelfe heranzuziehen, die zu diesem Zwecke irgendwie von Wert sein können, selbst über das hinaus, was seiner Überzeugung nach zur Diagnosestellung notwendig ist. Insbesondere für den Laien, aber auch für manchen Theoretiker ist oft irgendeine mikroskopische oder chemische Untersuchung beweisender als eine auf Grund des klarsten klinischen Bildes gestellte Diagnose. Wenn der Arzt selbst die nötigen Untersuchungen nicht mit voller Zuverlässigkeit anzustellen vermag — und jede Untersuchung die von einem in ihr nicht geübten ausgeführt wird, ist unzuverlässig! — so muß er sich dazu der Hilfe der betreffenden Institute und der Untersuchungsstellen, die Landesgewerbeärzte (KOELSCH, TELEKY) für ihre Bezirke eingerichtet haben, bedienen. Eine solche möglichste Stützung der Diagnose wird schon deshalb notwendig sein, weil gar nicht selten die Richtigkeit dieser Diagnose bekämpft werden wird, sei es vom Arbeiter — insbesondere wenn sie den beruflichen Zusammenhang leugnet —, sei es vom Unternehmer, wenn sie den beruflichen Zusammenhang feststellt.

Voll aufgeklärt wird eine berufliche Erkrankung erst dann sein, wenn auch die Art ihres Zusammenhanges mit dem Betriebe, ihre genaue Entstehungsursache ermittelt ist. Diese Feststellungen zu machen, ist nicht Sache des behandelnden Arztes, und er wird sich sogar hüten müssen, sich auf dieses Gebiet, für das ihm die nötigen Fachkenntnisse fast stets fehlen, zu begeben, auch sich von keiner Seite dazu drängen lassen dürfen, hier nicht voll begründete Meinungsäußerungen abzugeben. Zu solchen Erhebungen und Gutachten bedarf es spezieller Kenntnisse auf technologischem und toxikologischem Gebiete und Übung in der Vornahme von Betriebsbesichtigungen.

Erst die volle Aufklärung über die Entstehungsursache ermöglicht die Entstehung weiterer Erkrankungen zu verhüten.

*

In der Schweiz hatte schon das Bundesgesetz (Fabrikgesetz) vom 23. III. 1877 grundsätzlich die Berufskrankheiten in die Haftpflicht einbezogen, aber erst 1887 folgten die notwendigen näheren Vorschriften. In England führte das Gesetz von 1906 (Workmen's compensation act) die Gleichstellung der Berufskrankheiten mit den Unfällen ein. In beiden Ländern dient zur Ausführung des Gesetzes eine Liste, die ein Verzeichnis der unter die Haftpflicht fallenden Berufskrankheiten enthält. Die erste englische Liste umfaßt 6 Krankheitsgruppen, die erste Schweizer 11, während die heute geltende englische Liste 22, die Schweizer 28 Rubriken hat (s. S. 27), wobei aber hier wie dort der Umfang der einzelnen Rubriken ein sehr verschiedener ist, auch manche Krankheit, die in Deutschland seit Jahren als Unfall gilt, mit Rücksicht auf die besonderen Eigentümlichkeiten der Gesetzgebung oder Rechtsprechung in die Liste der zu entschädigenden Berufskrankheiten aufgenommen wurde. In England sind der Aufstellung und den Veränderungen der Liste eingehende Erhebungen und Beratungen vorangegangen und wurden die Erweiterungen der Liste stets auf Grund eingehender Studien vor allem durch die ärztlichen Mitglieder der Gewerbeaufsicht und Expertenvernehmungen vorgenommen (Report of the Departmental Comite on Compensation for industrial diseases [Cd. 3496] 1907). Auf den verschiedensten internationalen Arbeiterschutz- und Arbeiterversicherungskongressen, zuerst auf dem Kongreß in Bern 1891 wurde die Gleichstellung der Berufskrankheiten bzw. bestimmter Berufskrankheiten mit den Unfällen besprochen (vgl. TELEKY: Die Versicherung der Berufskrankheiten. Referat, erstattet dem internationalen Arbeiterversicherungskongreß in Rom 1908. Zeitschr. f. Volkswirtschaft, Sozialpolitik u. Verwaltung Bd. 18), und jetzt beginnt das internationale Arbeitsamt des Völkerbundes in Genf diese Frage zur internationalen Erörterung und Regelung zu bringen.

An Berufskrankheiten Leidende hatten in Deutschland bis vor kurzem nur Anspruch an die Krankenversicherung; daneben bestand — und besteht noch für die nicht in die Verordnung vom 12. V. 1925 einbezogenen Berufskrankheiten —

ebenso wie für andere nicht unter die Arbeiterunfallversicherung fallende Gesundheitsschädigungen die *Haftpflicht des Unternehmers* nach dem Reichshaftpflichtgesetz vom 7. VI. 1871. Danach haftet, wer ein Bergwerk, einen Steinbruch eine Gräberei (Grube) oder eine Fabrik betreibt, wenn ein Bevollmächtigter oder eine zur Leitung oder Beaufsichtigung des Betriebes oder der Arbeiter angenommene Person durch ein Verschulden in Ausführung der Dienstverrichtungen den Tod oder die Körperverletzung eines Menschen herbeigeführt hat, für den dadurch entstandenen Schaden. Es ist also ein „Verschulden" notwendig, das in jeder Übertretung der allgemeinen oder besonderen gesetzlichen und polizeilichen Sicherheitsvorschriften, Instruktionen und Reglements, die für ein größeres oder kleineres Gebiet oder für den Einzelbetrieb erlassen wurden, bestehen kann, und auch sonst anzunehmen ist, wenn die nach den Erfahrungen erforderliche Sorgfalt nicht angewandt wurde — wobei das Verschulden sowohl in positiver Handlung als auch in Unterlassung gelegen sein kann.

Der § 547 RVO. hatte dem Bundesrat das Recht gegeben, „die Unfallversicherung auf bestimmte gewerbliche Berufskrankheiten" auszudehnen und „für die Durchführung besondere Vorschriften zu erlassen". Während und unmittelbar nach dem Kriege war von dieser Ermächtigung Gebrauch gemacht und waren in der Kriegsindustrie vorkommende Todesfälle infolge der Verarbeitung bestimmter in der Kriegsindustrie in ausgedehntem Maße verwandter Giftstoffe rechtlich den Unfällen gleichgestellt worden. Diese Bestimmungen haben heute jede Bedeutung verloren. Eine Neuregelung hat nun die rechtliche Stellung bestimmter Berufskrankheiten durch die Verordnung des Reichsarbeitsministers vom 12. V. 1925 erfahren. Diese Verordnung erfaßt nur eine relativ beschränkte Anzahl von gewerblichen Erkrankungen. Ihre Liste enthält 11 Krankheiten bzw. Gruppen von Krankheiten, die aber — ebenso wie die der englischen Liste — nur dann ebenso wie Unfälle angesehen und entschädigt werden, wenn sie in den in einer folgenden Spalte verzeichneten Betrieben vorkommen.

I Lfde-Nr.	II Gewerbliche Berufskrankheit	III Betriebe, welche der Versicherung gegen die in Spalte II bezeichneten Krankheiten unterliegen
1	Erkrankungen durch Blei oder seine Verbindungen	Zu lfdr. Nr. 1 bis 7: Betriebe, in denen Versicherte regelmäßig der Einwirkung der in Spalte II bezeichneten Stoffe ausgesetzt sind.
2	Erkrankungen durch Phosphor	
3	Erkrankungen durch Quecksilber oder seine Verbindungen	
4	Erkrankungen durch Arsen oder seine Verbindungen	
5	Erkrankungen durch Benzol oder seine Homologen	
6	Erkrankungen durch Nitro- und Amidoverbindungen der aromatischen Reihe	
7	Erkrankungen durch Schwefelkohlenstoff	
8	Erkrankungen an Hautkrebs durch Ruß, Paraffin, Teer, Anthracen, Pech und verwandte Stoffe	
9	Grauer Star bei Glasmachern	Glashütten.
	Erkrankungen durch Röntgenstrahlen und andere strahlende Energie	Betriebe, in denen Versicherte der Einwirkung von Röntgenstrahlen oder anderer strahlender Energie ausgesetzt sind.
10	Wurmkrankheit der Bergleute	Betriebe des Bergbaues.
11	Schneeberger Lungenkrankheit	Betriebe des Erzbergbaues im Gebiete von Schneeberg (Freistaat Sachsen).

Während aber in England die entsprechenden Teile der Spalten fest miteinander verknüpft sind, so daß eine in einem der bezeichneten Betriebe vorkommende Erkrankung der bezeichneten Art als Berufskrankheit gilt, so lange nicht ihre außerberufliche Entstehung nachgewiesen ist, unterliegt in Deutschland die Feststellung des betreffenden Zusammenhangs der freien Beweiswürdigung; es ist in jedem Falle erst der Nachweis der beruflichen Entstehung zu führen. Allerdings muß angenommen werden, daß wenigstens die Spruchinstanzen sich auf den Standpunkt stellen werden, daß von vornherein die größte Wahrscheinlichkeit für das Bestehen eines Zusammenhanges spricht. Auch werden die Berufskrankheiten nur dann als Unfall entschädigt, wenn sie in auch sonst der Unfallversicherungspflicht unterliegenden Betrieben vorkommen. Nicht unter die Unfallversicherung fallen von hier in Betracht kommenden Betrieben z. B. selbständige Lackiererwerkstätten, Porzellan- und Glasmalerwerkstätten (Bleivergiftung), Thermometererzeugung (auch Hausindustrie), Goldarbeiter, die auch Feuervergoldung herstellen, Hasenhaarschneidereien (auch Hausindustrie), Hutmacher (Quecksilbervergiftung), Gummimäntel- oder sonstige Gummiwarenklebereien, Parfümerieerzeugung (Vergiftungen durch Benzol und seine Derivate), wenn sie nicht als Fabriken im Sinne des § 538 der RVO. oder als Teile einer solchen anzusehen sind, demnach insbesondere, wenn sie weniger als 10 Personen beschäftigen und nicht mit Dampfkraft oder Elektrizität betriebene Maschinen verwenden.

Als Zeitpunkt des Unfalls gilt der Beginn der Erkrankung im Sinne der Krankenversicherung, als Anfangspunkt für die Frist von zwei Jahren, innerhalb der Ansprüche, die nicht von amtswegen festgestellt wurden, erhoben werden müssen (§ 1546 RVO.) das Ende der Beschäftigung in dem der Versicherung unterliegenden Betriebe. Doch können Ansprüche (§ 1547) noch später erhoben werden, wenn neue Folgen oder wesentliche Verschlimmerung der Folgen erst später bemerkbar geworden sind. Die Unfallanzeige, die der Arbeitgeber zu erstatten hat, hat an das Versicherungsamt zu erfolgen; diesem Amte hat auch jeder Arzt, der einen Kranken wegen einer der bezeichneten Berufskrankheiten behandelt, auf vom Reichsversicherungsamt festgestelltem, vom Versicherungsamt erhältlichem Formulare Anzeige zu erstatten. Für die Anzeige, deren Unterlassung (oder nicht rechtzeitige Erstattung) strafbar ist, erhält der Arzt eine Entschädigung vom Versicherungsträger (Berufsgenossenschaft). Das Versicherungsamt übersendet Abschriften der Anzeige an den beamteten Arzt. Zur möglichsten Sicherstellung der Diagnose hat das Versicherungsamt *jeden* Erkrankten durch einen „geeigneten“ Arzt untersuchen zu lassen und dann im Bedarfsfalle die weiteren Erhebungen vorzunehmen. Der Rechtsweg ist dann der allgemein für die Unfallversicherung geltende; auf Grund der Erhebungen des Versicherungsamtes oder weiterer eigener Erhebungen entscheidet die Berufsgenossenschaft über die Ansprüche des Erkrankten. Gegen deren Bescheid kann der Erkrankte Berufung an das Oberversicherungsamt und dann Rekurs an das Reichsversicherungsamt ergreifen, und zwar auch über die sonstigen Bestimmungen der RVO. hinausgehend dann, wenn es strittig ist, ob ein Krankheitszustand ganz oder teilweise Berufskrankheit im Sinne der Verordnung ist oder wenn der Anspruch sonst dem Grund nach strittig ist. Der Reichsarbeitsminister hat Richtlinien darüber, welche Krankheitszustände unter den Begriff der Berufskrankheit fallen, erlassen, die einen guten Überblick über die klinischen Erscheinungen der Berufskrankheiten geben (Reichsarbeitsblatt 1925, Nr. 29/30).

Der Berufsgenossenschaft steht das Recht zu, wenn zu „befürchten ist, daß eine gewerbliche Berufskrankheit entstehen, wieder entstehen oder sich verschlimmern wird, wenn der Versicherte weiter in einem Betrieb beschäftigt wird, welcher der Versicherung gegen die Krankheit unterliegt", ihm eine Übergangsrente bis zur Hälfte der Vollrente so lange zu gewähren, als er die Beschäftigung in einem solchen Betriebe unterläßt. Diese Bestimmung ist geeignet, eine heute oft schwer empfundene Gesetzeslücke auszufüllen.

Über die sich aus dieser Verordnung ergebenden Aufgaben des Arztes: Anzeigepflicht, Gutachtertätigkeit siehe S. 56, 51; eine ausführlichere Würdigung dieser Verordnung und Vorschläge zu ihrer Verbesserung finden sich in der Klin. Wochenschr. 1925, Nr. 37.

*

Die zur Verhütung von gewerblichen Schädigungen und Gewerbekrankheiten angewendeten Mittel müssen sich natürlich ganz nach der Sachlage richten.

Hier sei das Grundsätzliche einer Anzahl jener Maßnahmen besprochen, denen vom ärztlichen Standpunkte besondere Bedeutung zukommt, während bezüglich anderer solcher Maßnahmen, und vor allem jener, die mit dem Fabrikbau, mit technischen Einrichtungen und mit der Unfallverhütung in engem Zusammenhang stehen, auf FISCHER (S. 132 ff.) verwiesen sei. Die geltenden Einzelvorschriften für bestimmte Betriebsarten werden bei diesen angeführt.

Ziel unserer Bestrebungen muß die Verhütung jeder Gesundheitsschädigung sein, vollkommener Schutz aller, auch der Empfänglichen und Unvorsichtigen.

Die heute — im Gegensatz zu früheren Jahren — hohe Einschätzung *persönlicher Empfänglichkeit*, führt in gewerbehygienischer Beziehung leicht zu ihrer *Überschätzung und zu einer Verkennung der Sachlage.* Wenn von „Immunität" gesprochen wird, so ist dies falsch; sichere Fälle von Giftimmunität sind nicht bekannt, höchstens könnte von hoher Resistenz gesprochen werden. Gar nicht selten liest man in Berichten, daß in einem Betriebe zwei Arbeiter, „die besonders empfindlich waren", erkrankt sind. Es werden gar nicht die näheren Umstände untersucht — allein aus der Tatsache, daß diese erkrankten und andere nicht, wird auf ihre besondere Empfänglichkeit geschlossen, während vielleicht eine besondere Gefährdung vorlag, der pflichtgemäß hätte nachgegangen werden sollen. Dieser so bequeme Standpunkt „persönlicher Veranlagung" enthebt weiterer Nachforschung und ist so für Erkenntnis der wahren Ursachen und für die Verhütung ein Hindernis. Aber selbst wenn tatsächlich eine besondere Veranlagung der Erkrankung zugrunde liegt, so enthebt dies nicht von der Notwendigkeit auch weitergehender Verhütungsmaßregeln. *Wir haben nicht nur die Widerstandsfähigen zu schützen, sondern auch die Empfänglichen,* und dies umsomehr, als wir ja heute — von wenigen Ausnahmen abgesehen — gar nicht imstande sind, von vornherein zwischen Widerstandsfähigen und Empfänglichen zu unterscheiden und nur die ersteren zur gefährdenden Arbeit zuzulassen. Es kommt nur selten vor, daß infolge einer schädlichen Einwirkung alle dieser ausgesetzten Arbeiter erkranken — nur während des Krieges kam es in einzelnen Betrieben zu annähernd einer solchen Ausbreitung von Hautkrankheiten — sonst aber bedeutet es schon, um bei dem Beispiel der Hauterkrankung zu bleiben, sehr starke Verbreitung eines Leidens und schwerste Störung für den Betrieb, wenn 15—20% der Arbeiterschaft innerhalb *kurzer* Zeit erkranken, und selbst wenn innerhalb kurzer Zeit 10% erkranken, werden Arbeiter wie Unternehmer in gleicher Weise energisch auf Aufdeckung der Ursache, auf Behebung des Übels, auf Ersatz der die Hauterkrankung veranlassenden Substanz drängen. Schon vereinzelt auftretende Erkrankungen müssen uns veranlassen, Mittel zur Abhilfe zu suchen, und natürlich um so mehr und um so energischer wirkende, je ernster die einzelne Gesundheitsschädigung zu werten ist.

Wir müssen uns auch bei allgemeinen gewerbehygienischen Maßnahmen vor Augen halten, daß vielen Berufen und Betrieben Schwächliche und Kranke, Frauen und Jugendliche zuströmen, daß in diesen Berufen und Betrieben die hygienischen Einrichtungen so getroffen sein müssen, daß sie eben auch zum Schutze dieser weniger widerstandsfähigen Personengruppen ausreichen; wir werden uns bei gewerbehygienischen Maßnahmen von der Art des tatsächlich vorhandenen Menschenmaterials leiten lassen müssen, nicht von den Bedürfnissen eines Kraft- oder „Normal“menschen. Ebensowenig wie die Meinung, daß nur „Empfängliche“ erkranken, darf uns die Anschauung, daß bei „vorsichtigem“ oder „vernünftigem“ Arbeiten eine Gefährdung nicht vorhanden sei, daß bei solchem Arbeiten kein Staub oder kein Dampf entstehen, von der Sorge für entsprechende Schutzmaßregeln abhalten. Ebensowenig wie der Techniker sich bei der Unfallverhütung damit zufrieden gibt, daß bei der nötigen Vorsicht und Umsicht kein Unfall vorkommen wird, sondern seine Maßregeln so trifft, daß auch bei Fehlen dieser Unfälle verhütet werden, ebenso muß auch bei Bekämpfung gewerblicher Krankheiten dahin gestrebt werden, die Einrichtungen so zu treffen, daß trotz Unvorsichtigkeit und selbst Unvernunft eine Gefährdung nicht entstehen kann. Dieser für die Unfallverhütung selbstverständliche Grundsatz muß auch für die Verhütung der übrigen Gesundheitsgefahren zur Anwendung kommen.

Die *Verkürzung der Arbeitszeit* ist auch eine sozialpolitische Forderung im Interesse kultureller Höherentwicklung; sie ist eine gewerbehygienische überall dort, wo die Arbeitszeit so lange, daß es zu Überanstrengung oder zu anderer Gesundheitsschädigung kommt, insbesondere demnach dort, wo die Berufstätigkeit mit großer körperlicher Anstrengung, mit der Einwirkung von Schädlichkeiten (Hitze, Staub, Gifte) verbunden ist. Sie ist hier eine der wirkungsvollsten Maßnahmen — verringert doch der Übergang vom Zweischichten- zum Dreischichtensystem, von der 12-Stundenschicht zur 8-Stundenschicht, vom 10-Stunden- zum 8-Stundentag bei schwerer Arbeit den Kraftaufwand, bei Staub- und Giftaufnahme die täglich aufgenommene Giftmenge sehr erheblich und erhöht gleichzeitig die Zeit der Erholung.

Als „gesundheitlicher Maximalarbeitstag“ hat die Verkürzung der Arbeitszeit in bestimmten Berufen vielfach Erörterung in der Literatur und Berücksichtigung in der Gesetzgebung gefunden — zuletzt noch im § 7 der Arbeitszeitverordnung vom 23. XII. 1923 und den auf ihm fußenden Verordnungen (s. S. 59). Auch der Frage der Nachtarbeit, dem Beginn und dem Ende der Arbeitszeit kommt große hygienische Bedeutung zu. Sehr groß ist auch die der Arbeitspausen. Dem an sich ja begreiflichen Streben der Arbeiterschaft, die Tagesarbeit möglichst frühzeitig beendet zu haben und zu diesem Zwecke die Arbeitspausen möglichst zu verkürzen, muß aus gesundheitlichen Rücksichten entgegengetreten werden mit dem Hinweis auf die Schädigungen, die verkürzte Mittagspause und verkürzte oder ausfallende Erholungspausen mit sich bringen (s. S. 107). Daß kurze Arbeitszeit und längere Pausen für Frauen, Kinder, Jugendliche von größter gesundheitlicher Bedeutung sind, braucht ja nicht erst erwähnt zu werden. Eine besondere Bedeutung kommt den Arbeitspausen bei Arbeit mit giftigen Substanzen zu. Hier ist die Zahl der Pausen auf die zur Mahlzeiteinnahme unbedingt nötige zu beschränken, aber jede Einzelpause so lang zu bemessen, daß in ihr tatsächlich die notwendige persönliche Reinigung durchgeführt werden kann.

Geeignete Auslese für den Beruf ist ein keineswegs leichtes Problem der allgemeinen Fürsorge, der Sozialpolitik und der Betriebswissenschaft, über die Berufsberatung Jugendlicher, siehe Bd. IV. Gewerbehygienisch von Bedeutung ist vor allem die negative Berufsauslese, die Fernhaltung Ungeeigneter von Berufen, denen sie körperlich nicht gewachsen sind. In Betracht kommen hier vor allem Berufe, die besondere Anforderungen an den Körper stellen, sowie solche, die mit spezifischen Schädlichkeiten (Staub, insbesondere aber Gifte) verbunden sind. Für die besonders anstrengende und besondere Schädlichkeiten (Hitze) mit sich bringende Arbeit Jugendlicher in Glashütten und die Arbeit, vor allem Nachtarbeit Jugendlicher in Walzwerken ist ärztliche Untersuchung vor Arbeitseintritt vorgeschrieben. Auch für einzelne andere Arbeitergruppen (Steinmetze) wäre eine obligatorische Untersuchung der Berufsanwärter am Platze. Über die Durchführung solcher Untersuchungen und die dabei sich ergebenden Schwierigkeiten siehe S. 53.

Die *ärztliche Aufnahmeuntersuchung* und die ärztliche Überwachung der Arbeiterschaft bestimmter gesundheitsgefährlicher Betriebe, wie sie für eine größere Anzahl von Giftbetrieben durch Bekanntmachungen des Reichskanzlers und des Reichsarbeitsministers vorgeschrieben ist, ist einerseits ein Mittel zur Verhütung ernsterer Erkrankungen, andererseits gibt sie — entsprechend angewandt — Hinweise auf die Notwendigkeit hygienisch-technischer Verbesserungen. Die Aufnahmeuntersuchung soll für die betreffende schädigende Einwirkung besonders Empfängliche von der sie mehr als andere gefährdenden Arbeit fernhalten. Im allgemeinen sind als besonders gefährdet Frauen und Kinder anzusehen. Dann alle jene, bei denen durch die körperliche Beschaffenheit die Aufnahme der schädigenden Substanz gefördert wird, d. s. bei Gefährdung durch Staubeinatmung, die durch Veränderungen in Nase oder Nasenrachenraum zum Atmen durch den Mund gezwungenen, ferner alle jene, bei denen die Ausscheidung auf irgendeinem der in Betracht kommenden Wege behindert ist: Nierenkranke, an chronischer Verstopfung Leidende, ferner jene, bei denen ein bestehendes Leiden durch gewerbliche Einwirkung verschlimmert werden kann (Tuberkulose in Staub- und auch in Giftberufen), oder jene, bei denen wir durch Zusammenwirken von vorhandenen Krankheiten oder Schädlichkeiten (Arteriosklerose, Lues, Alkoholismus) mit der eventuell durch Giftwirkung entstehenden Schädigung das Auftreten besonders schwerwiegender Erscheinungen befürchten müssen. Fernzuhalten sind auch jene, bei denen wir eine strenge Einhaltung der nötigen Vorsichtsmaßregeln nicht erwarten können: allzu Jugendliche, Unreinliche, Schwachsinnige, Alkoholiker. Selbstverständlich wird die Auslese der Eigenart der zu erwartenden Schädigung Rechnung tragen: Tuberkulöse und tuberkulös Veranlagte werden von Staubberufen, Leute mit empfindlicher Haut von Beschäftigung mit hautreizenden Substanzen ferngehalten werden müssen usw. — aber gerade eine Auslese für die uns hier vor allem beschäftigenden Giftbetriebe kann das nicht leisten, was das wichtigste wäre: Fernhaltung derjenigen, die ohne bestimmte Abnormitäten oder Erkrankungen aufzuweisen infolge einer Veranlagung, deren eigentliches Wesen uns noch unbekannt ist, besonders empfindlich gegenüber der betreffenden Giftwirkung oder sonstigen Schädlichkeit sind. Wir haben bisher keinerlei Mittel, die mehr oder weniger große Empfänglichkeit von Gesunden von vornherein zu erkennen.

Bei der in *regelmäßigen Zwischenräumen durchzuführenden Untersuchung* ist vor allem auf die Zeichen der Gifteinwirkung zu achten; die oben besprochene „Frühdiagnose" ermöglicht es uns, das Entstehen schwerer Erkrankungen zu verhüten durch Ausschluß des von Erkrankung unmittelbar Bedrohten oder Leichtkranken von der Weiterbeschäftigung mit der gesundheitsgefährlichen Substanz. Der Arbeitgeber darf nach den geltenden Verordnungen Arbeiter, bei denen der Arzt ein solches Verbot ausspricht, nicht weiter mit der sie der betreffenden Einwirkung aussetzenden Arbeit beschäftigen. Diese periodische

Untersuchung ermöglicht es auch, zu ermitteln, welche Arbeitergruppe der stärksten Gefährdung ausgesetzt ist, welche Arbeitsplätze als besonders gefährlich angesehen werden müssen, und sie gibt uns dadurch wertvolle Fingerzeige für die Notwendigkeit der Anbringung hygienisch-technischer Verbesserungen. Über die Technik der Durchführung dieser Untersuchungen siehe S. 53. Bei dieser regelmäßigen Durchuntersuchung der Arbeiterschaft ist auch Gelegenheit vorhanden, den einzelnen, bei dem es gerade notwendig erscheint, auf die Regeln persönlicher Prophylaxe hinzuweisen.

Während diese Untersuchungen nur in bestimmten gesundheitsgefährlichen Betrieben durchgeführt werden, sich nur auf das Vorhandensein von Zeichen einer bestimmten gewerblichen (Gift-)Wirkung erstrecken, ist natürlich von weit größerer allgemeiner Bedeutung eine in den letzten Jahren mehrfach vorgeschlagene, regelmäßig in bestimmten Zwischenräumen, z. B. alljährlich durchzuführende Untersuchung sämtlicher Arbeiter eines Großbetriebes, mit dem Ziele, entstehenden Krankheiten rechtzeitig entgegenwirken zu können, evtl. durch die Versetzung zu anderer Arbeit. Derartiges ist in einzelnen deutschen Großbetrieben (Krupp) sowie scheinbar in weitergehendem und in größerem Maßstabe in amerikanischen Betrieben angebahnt.

Von der früher in manchen „Giftbetrieben" geübten Methode des *Arbeiterwechsels*, der Aufnahme von Arbeitern, meist Gelegenheitsarbeitern, zur Verrichtung bestimmter gefährlicher Arbeiten, um sie dann möglichst rasch, noch ehe es zum Ausbruch der Erkrankung gekommen, wieder zu entlassen, ist man jetzt wohl allgemein abgekommen: die oft schlechtgenährten, mit der Arbeit und ihrer Gefahr nicht vertrauten Arbeiter erkrankten häufig und erhoben auch noch nach der Entlassung Ansprüche an die Krankenkasse. Es sollte das Bestreben gerade jedes gefährlichen Betriebes sein, einen Stamm von Arbeitern heranzuzüchten, der aus gegen die betreffende Schädigung etwas Widerstandsfähigeren besteht (Ausscheidung der besonders Empfindlichen), bei denen es deswegen und wegen der größeren Vertrautheit mit der Gefahr und den Mitteln zu ihrer Vermeidung seltener zu Erkrankungen kommt. Aber auch bei Vorhandensein eines solchen Stammes von Arbeitern ist bei nicht vollkommen wirkenden hygienisch-technischen Einrichtungen ein zeitweiser *Arbeitswechsel* am Platze, entweder herbeigeführt auf Grund der in regelmäßigen Zwischenräumen vom Arzte vorgenommenen Untersuchungen und sich nur auf die vom Arzte Beanstandeten erstreckend oder ganz im allgemeinen, indem in regelmäßigen Zwischenräumen, z. B. alle 2 Monate, alle bei gefährlicher Arbeit Beschäftigten gegen andere Arbeiter ausgetauscht werden, deren Arbeitsplätze sie einnehmen. Nach weiteren 2 Monaten kehrt jede der beiden Gruppen wieder zu ihrer früheren Arbeit zurück, und so findet ein regelmäßiger zweimonatlicher Wechsel zwischen gefährlicher und nicht gefährlicher Arbeit statt. Auf diese Weise werden die subchronischen Formen der gewerblichen Vergiftungen und andere derartige Schädigungen wohl am besten vermieden — nicht aber die ganz chronischen, und deshalb scheint es mir am Platze, daß dort, wo die Gefahr dieser besteht (Blei, Quecksilber, Staub), nach einigen Jahren die gefährdende Arbeit gänzlich aufgegeben wird. Allerdings ist derartiges nur bei ungelernten Arbeitern möglich, bei diesen aber so lange notwendig, als nicht hygienisch-technische Einrichtungen jede Gefährdung verhüten.

Belehrung der Arbeiter über die Berufsgefahren ist von größter Wichtigkeit. Allgemeine Belehrung über Arbeitshygiene sollte in jeder Fortbildungsschule erteilt werden; notwendig ist aber eine Belehrung über die speziellen Berufsgefahren insbesondere dann, wenn es sich hierbei um Giftwirkung handelt. Diese Belehrung muß natürlich streng wahrheitsgemäß sein; sie darf weder etwas beschönigen noch etwas verhüllen, muß auch den Wert der Verhütungsmaßnahmen, insbesondere auch den der persönlichen Prophylaxe in eindringlicher, richtiger Weise, aber auch ohne Übertreibung ihres Wertes darlegen. Die Belehrung muß sich auch auf Erstehilfeleistung bei Unglücksfällen, Vermeidung der Gefährdung bei Rettungsversuchen, im gegebenen Fall auf Gebrauch der Rettungsapparate und Wiederbelebungsapparate erstrecken. Im allgemeinen ist die Gefahr, der Arbeiter könnte durch die Belehrung allzu ängstlich werden, nicht vorhanden. Ich habe eigentlich niemals einen Arbeiter gesehen, der bei seiner Betriebsarbeit allzu ängstlich wäre — ganz im Gegenteil wird allgemein über zu große Sorglosigkeit der Arbeiter, über Vernachlässigung der Maßregeln persönlicher Prophylaxe geklagt. Näher liegt die Gefahr, daß der Arbeiter, auf die Gefährlichkeit einer Substanz aufmerksam gemacht, auftretende Erkrankungen anderer Natur auf die Giftwirkung zurückführt — aber diesem Verhalten kommen ja ernste Bedeutung und ernste Folgen nicht zu. Die Abneigung gegen entsprechende Belehrung, die sich manchmal auf Arbeitgeberseite findet, ist nicht solchen Erwägungen, sondern wirtschaftlichen (Sorge vor Lohnforderungen, Arbeitermangel) entsprungen. Dem Zweck der Belehrung soll auch der Aushang der betreffenden Verordnungen in den Betrieben, wie er fast in allen Arbeiterschutzbestimmungen vorgesehen ist, dienen, doch wird er — wie jetzt wohl allgemein anerkannt wird —, durch diese berechtigterweise langen und ausführlichen Bestimmungen auf mehr oder weniger kleingedruckten Plakaten nicht erreicht. Auch die Verabfolgung von Merkblättern, von denen auch manche einer Verbesserung bedürfen, ist nicht so wirkungsvoll, wie man früher glaubte. Vor allem notwendig ist die immer wiederholte, an den einzelnen gerichtete *mündliche Belehrung* durch den Arzt bei Gelegenheit der ärztlichen Untersuchung.

Das wirksamste Mittel zur Verhütung einer bestimmten gewerblichen Vergiftung ist natürlich die *Aufgabe der Verwendung dieser Substanz zu den Zwecken*, bei denen sie sich für die Arbeiter als besonders gefährlich erwiesen hat. Voraussetzung dafür, daß von der Gesetzgebung ein solches Verwendungsverbot, daß im Einzelfall vom Betriebsunternehmer die Einstellung der Verwendung verlangt werden kann, ist natürlich die technische und wirtschaftliche Ersatzmöglichkeit der aufzugebenden Substanz durch eine andere, wenigstens bei der betreffenden gewerblichen Verwendung ungiftige. Man wird mit einem solchen Verlangen dann hervortreten, wenn es sich als praktisch unmöglich erweist, durch andere Schutzmittel denselben Erfolg zu erreichen, sei es, weil die Schutzmaßregeln versagen, sei es, weil es unmöglich ist, sie allgemein zur Durchführung zu bringen und ihre Durchführung zu überwachen, oder aber dann, wenn der Ersatz technisch und wirtschaftlich vorteilhafter oder einfacher erscheint als die Durchführung der sonst nötigen Schutzmaßregeln. Es braucht auch der Ersatz keineswegs ein vollwertiger zu sein; es genügt, wenn die aus seiner Verwendung erwachsenden Nachteile geringer sind als der verhütete Schaden.

Bisher ist noch nie ein Verbot der Herstellung einer bestimmten Substanz, sondern stets nur das der Verwendung einer Substanz zu bestimmten Zwecken von gewerbehygienischer Seite verlangt worden.

Zu einem gesetzlichen Verbot der Verwendung bestimmter Stoffe zu bestimmten Zwecken ist es bisher aus gewerbehygienischen Gründen nur vereinzelt gekommen, in weit größerem Umfange aus Gründen des Verbraucherschutzes (Lebensmittel und Gebrauchsgegenstände), worauf aber hier nicht eingegangen werden soll.

Ein Verwendungsverbot besteht für die Verwendung von weißem Phosphor zur Herstellung von Zündhölzchen (Gesetz vom 10. V. 1903), durch das die allen früheren Versuchen trotzende Assanierung der Zündhölzchenfabriken gelang und die Phosphornekrose fast gänzlich — nur sehr selten kommen Nekrosefälle in anderen Industrien vor — zum Verschwinden gebracht wurde. Dieses Verbot ist heute nahezu in allen Ländern durchgeführt; die Internationale Vereinigung für gesetzlichen Arbeiterschutz (Internationales Arbeitsamt in Basel) hatte sich erfolgreich darum bemüht. Das Verbot der Verwendung von Bleiweiß zu Innenanstrichen wird vom Arbeitsamt des Völkerbundes als internationale Vereinbarung angestrebt. In Deutschland ist es noch nicht erlassen. Wie sich in Österreich das Verbot bewährt hat, zeigen die darüber vorliegenden Zahlen und Berichte: in der Wiener Krankenkasse der Anstreicher kamen 1905 10,68 Bleierkrankungen, 1913 2,65 auf 100 Mitglieder — 1909 ist das Verbot der Bleifarbenverwendung für Innenanstrich erlassen worden. Ebenso ist die Verwendung von Bleizucker zum Beschweren von Seide in Österreich verboten worden.

In der Spiegelindustrie ist ein Verbot der Erzeugung von Quecksilberspiegeln nie erlassen worden, aber die weitgehenden und große Anforderungen stellenden Verordnungen der preußischen und bayerischen Regierung haben sehr wesentlich dazu beigetragen, daß die Quecksilberspiegel durch Silberspiegel ersetzt wurden; erstere werden heute überhaupt kaum mehr erzeugt.

In anderen Berufen hat freiwillig ein Ersatz der giftigen Substanz durch ungiftige stattgefunden oder wenigstens durch weniger giftige. So sind in der Feilenhauerei die früher üblichen Weichbleiunterlagen fast vollständig verdrängt teils durch Bleizinnunterlagen, größtenteils aber durch Unterlagen von Zinkblech. Mennige, früher ein beliebtes Dichtungsmittel für Installationsarbeiten, wird heute zur Erzeugung dieser Pasten kaum mehr angewandt. Hier hat sich das Aufgeben der Giftverwendung als technisch einfacher erwiesen als seine Beibehaltung unter Beobachtung der notwendigen Schutzmaßnahmen. Ebenso wird es häufig in einzelnen Betrieben einfacher und für den Betrieb vorteilhafter sein, eine giftige oder schädliche Substanz durch eine unschädliche zu ersetzen, statt die notwendigen Vorsichtsmaßregeln durchzuführen. Insbesondere bei die Haut reizenden Bohr- und Schmierölen und ähnlichen Substanzen ist der Ersatz dieser durch nicht hautreizende Präparate das einfachste und eigentlich einzige Verhütungsmittel gewerblicher Ekzeme.

Notwendig ist heute, darauf zu achten, daß zu den verschiedenen Klebemitteln vor allem in der Gummiindustrie und in der Schuhindustrie als Lösungsmittel nicht Benzol, das zu schwerer chronischer Vergiftung führt, sondern Benzin, das in seiner akuten Wirkung dem Benzol ähnlich ist, aber keine solche chronische Vergiftung erzeugt, verwandt werde. Auch hier ist der Ersatz des Benzols durch Benzin bei weitem einfacher als die sonst notwendige, überaus gründliche Ventilation und Absaugung der Dämpfe.

Wenn wir von der Gesetzgebung die Einschränkung des Gebrauchs irgendeiner Substanz verlangen, so müssen wir darauf gefaßt sein, daß die Erzeuger derselben, unter Umständen auch die an der Verwendung interessierten Verbraucher heftigsten Widerstand erheben und teils die Unersetzbarkeit der betreffenden Substanz für den in Betracht kommenden Zweck behaupten, teils alle möglichen anderen unerwünschten Folgen voraussagen. Wir können demnach eine solche Forderung nur stellen, wenn wir über die technische und wirtschaftliche Ersetzbarkeit und deren Grenzen uns vollkommen im klaren sind und müssen uns, wenn wir nicht vor jeder willkürlichen aufgestellten Behauptung den Rückzug antreten wollen, auch um die übrigen wirtschaftlichen, insbesondere auch Aus- und Einfuhrverhältnisse bekümmern, um vorgebrachte Einwände — und diese werden oft ohne jede Rücksicht auf Wahrheit und Stichhaltigkeit vorgebracht — entkräften bzw. auf ihr richtiges Maß zurückführen zu können.

Sehr wünschenswert wäre allgemein ein *Deklarationszwang* für giftige, zu technischer Weiterverwendung in den Verkehr gebrachte Substanzen, denn die Vermeidung der Giftschädigung wird überall wesentlich erschwert dadurch, daß giftige Stoffe enthaltende Präparate unter harmlosem Namen in den Handel kommen, so vor allem Farben, Glasuren usw., bei denen vor allem die Unterscheidung zwischen bleihaltigen und bleifreien von Bedeutung ist und bei Klebemitteln, bei denen zwischen benzolhaltigen und benzinhaltigen zu unterscheiden wäre.

In weitaus der Mehrzahl der Fälle werden sowohl vom Gesetzgeber als auch von dem den einzelnen Betrieb überwachenden Gewerbeaufsichtsbeamten *technische Vorkehrungen* zur Verhütung von Gesundheitsschädigungen anzuordnen sein. Hier noch mehr als bei den bisher erwähnten Maßnahmen wird es gründlicher technologischer und technischer Kenntnisse bedürfen und damit eines engen Zusammenarbeitens zwischen Arzt und Techniker, soweit es sich nicht um rein technische Fragen und Konstruktionen handelt, die zu bearbeiten ausschließlich Sache des Technikers ist. Das Streben wird hier natürlich auch nicht nur auf Einschränkung, sondern auf möglichste Vermeidung der Gesundheitsgefahr gerichtet sein müssen. Daß der Einwand, die Einrichtungen seien so gute, daß ausschließlich nur Empfängliche oder Unvorsichtige erkranken, kein stichhaltiger ist, darauf ist bereits oben eingegangen worden. Über die hier in Anwendung kommenden Maßnahmen in bezug auf Fabrikbau, Lüftung, Beheizung, Beleuchtung, ferner die Einrichtungen zur Vermeidung von Staub und Dämpfen in dem Arbeitsraum (Zerkleinerung in geschlossenen Gefäßen, Mischung in geschlossenen Gefäßen, Transport in geschlossenem Röhrensystem), Absaugung von Staub und Dämpfen unmittelbar an der Entstehungsstelle sei auf den Abschnitt von R. FISCHER (S. 150 ff.) verwiesen.

Daß die hier zu lösende Aufgabe um so schwieriger, je kleinere Mengen des Giftes bereits schädlich wirken, ist begreiflich; die äußeren Schwierigkeiten, die hier zu überwinden, sind um so größer, je mehr beim Entstehen chronischer Vergiftungen das alarmierende Moment, das jedem Unfall anhaftet, nicht vorhanden ist. Dafür, wie kleine Mengen schädlich wirken und nach wie langer Zeit erst die Schädigung offenbar werden kann, sei auf die Quecksilbervergiftung verwiesen (s. S. 290). Daß alle technischen Einrichtungen in zweckentsprechender Weise durchgeführt werden müssen, daß es zu unwirksamen oder unzweckmäßigen Einrichtungen — die dann vom Arbeiter oft außer Wirkung gesetzt werden — führt, wenn von nichtsachverständiger Seite, von Firmen, die darin über keinerlei Erfahrung verfügen, solche Einrichtungen und Anlagen (Absauge-, Ventilationsanlagen) geschaffen werden, sei noch erwähnt. Auch ist oft schwieriger als die Sorge für Beschaffung zweckmäßiger Einrichtungen die für zweckentsprechende Instandhaltung und Benutzung.

Es soll hier nur kurz auf die für den Arbeitsschutz des einzelnen Arbeiters bestimmten Vorkehrungen und Geräte eingegangen werden. Möglichst anliegende *Kleidung* ist ein Gebot der Unfallverhütung, zu dessen Durchführung in manchen Betrieben auch die weiblichen Arbeiter statt der Röcke Hosen zu tragen haben. Säurearbeiter erhalten in vielen Betrieben gegen Säure widerstandsfähige Arbeitskleider. Auch Schürzen aus undurchlässigen Stoffen sind in vielen Betrieben notwendig.

Als *Augenschutz* gegen abspringende Funken, aber auch gegen strahlende Hitze und auch gegen Blendung, haben sich in Hochöfen und ähnlichen Betrieben Drahtgitter, die am Hute befestigt werden, gut bewährt, ebenso auch fester, grober musselinartiger Stoff. Auch Schutzbrillen mit Drahteinsatz werden verwendet. Schutzbrillen müssen stets ihrem jeweiligen Zweck entsprechend konstruiert sein und ist dabei vollkommene Umschließung des Auges, wo sie zum Schutze nicht unbedingt notwendig ist (Gase), zu vermeiden, da sie stets zu einem Hitzegefühl im Auge und seiner nächsten Umgebung führt. Die Größe der Gläser kann in manchen Fällen den Seitenschutz entbehrlich machen. Wo die Gefahr vorhanden ist, daß durch größere abspringende Stücke die Brille zerschlagen wird, leistet unzerbrechliches amerikanisches oder das nicht splitternde „Triplexglas" (Firma Kinon, Aachen) gute Dienste. Wo es sich um Blendung handelt, sind entsprechend dunkel gefärbte Gläser (auch unter Umständen die neuerdings in den Handel gebrachte Zeißsche „Wärmeschutzbrille") zu wählen; sehr zu empfehlen sind jene Arten, bei denen die Gläser an einem Bande auf der Stirn befestigt und herabklappbar sind. Elektroschweißen erfordert weitgehenden Schutz der Augen und der Gesichtshaut durch helmartige Vorkehrungen. Dem Tragen einer gegen Blendung schützenden Brille sind in manchen Fällen, wenn es sich nur um kurzdauerndes Vortreten in den Strahlenbereich oder um kurzdauernden Einblick in einen Ofen handelt, sogenannte „Spiegel" — eingerahmte dunkel gefärbte Gläser, die während des Nichtgebrauchs an einer Schnur um den Hals hängen und im Bedarfsfalle mit der Hand oder, wenn diese beschäftigt ist, an einem Zahnkeil mit den Zähnen vor das Gesicht gehalten werden — vorzuziehen, weil sie neben den Augen auch das Gesicht schützen. Oft ist zweckmäßiger als das Tragen einer Brille oder das Benutzen eines Spiegels die Anbringung eines dunkel gefärbten Glases an der Schau- oder Arbeitsöffnung (Glasofen) selbst.

Respiratoren zur Verhütung von Staubeinatmung sind in praxi niemals voll wirksam und stets eine Belästigung und Arbeitserschwerung. Sie sind deshalb ein Notbehelf, der dort anzuwenden ist, wo die Verhütung der Staubentwicklung und des Eindringens von Staub in die Atemluft technisch nicht möglich ist, so bei Reparaturarbeiten und Aufräumungsarbeiten und auch hier nur durch kurze Zeit (nach LEHMANN $^1/_4$—$^1/_2$ Stunde). Niemals kann man dem Arbeiter zumuten, durch mehrere Stunden hindurch oder gar dauernd bei täglicher Arbeitsverrichtung einen Respirator zu tragen. Die Belästigung und Anstrengung erklärt sich — bei dem Gesicht gut anliegenden Respirator — durch die Notwendigkeit, die Luft durch ein Filter zu ziehen, das je mehr es durch die Atemluft befeuchtet wird und je mehr Staub sich in ihm ablagert, um so weniger durchgängig wird, ferner durch die Erwärmung und die Erhöhung des Kohlensäuregehaltes der Luft im „schädlichen Raum", dem zwischen dem Gesicht und dem Respirator gelegenen Raum. Je besser der Respirator anliegt, je mehr er also seinen Zweck erfüllt, die Luft durch das Filter zu leiten, um so mehr tritt Belästigung und Anstrengung auf; liegt er nicht gut an, so wird ein mehr oder weniger großer Teil der zur Atmung nötigen Luft, eventuell die ganze hierzu nötige durch den Spalt zwischen Respirator und Gesicht, angesaugt, das Filter praktisch ausgeschaltet — wie dies BREZINA (Archiv für Hygiene, Bd. 74) bei seinen Versuchen an einem „preisgekrönten" Respirator von SIMMELBAUER gezeigt hat. Moderne Respiratoren (Atemschützer LIX) gestatten eine gute Anpassung an das Gesicht, doch ist natürlich nicht zu erwarten, daß die Lage des Respirators bei länger dauernder Arbeit unverrückt bleibt. Von der guten Anpassung und Abdichtung aber hängt es ab, welcher Teil der Einatmungsluft das Filter passiert, welcher an den undichten Stellen, also unfiltriert, in die Atmungswege gelangt. Es können so bei schlecht anliegendem Respirator 30—40, ja 70—80% Staub seitlich unfiltriert durchgehen, aber auch die Filterstoffe selbst halten nicht den ganzen Staubgehalt der sie passierenden Luft zurück (SCHABLONSKI, LEHMANN). Moderne Respiratoren lassen die Ausatmungsluft nicht durch das Filter, sondern durch besondere Ventile austreten.

Die Arbeiter bevorzugen dem Respirator gegenüber häufig Schwämme. Sie liegen dem Gesicht meist gut an und sind relativ leicht zu reinigen, haben aber natürlich nur dann eine Wirkung, wenn sie sehr feinporig sind. Das ebenfalls beliebte Umbinden von Tüchern ist dort, wo es sich um giftigen Staub handelt, unzureichend.

Den Respiratoren nach mancher Hinsicht verwandt sind die Gasmasken, die Vorkehrungen zum Schutze gegen die Einatmung giftiger Gase, deren Ausbau durch den Krieg eine wesentliche Vervollkommnung erfahren hat. Natürlich gilt auch für sie das bei den Respiratoren über durch sie hervorgerufene Belästigung und Anstrengung Gesagte und können auch sie — schon wegen ihrer relativ raschen Erschöpfbarkeit — nur durch kurze Zeit getragen werden. Die Auer-Gesellschaft bringt Gasschutzapparate mit Vorlagen für die verschiedenen Gasarten, neuerdings auch für Kohlenoxyd und Metalldämpfe, in den Handel.

Daß jeder Arbeiter seinen eigenen Respirator bzw. eine eigene Maske haben muß, die der Arbeitgeber ihm zur ausschließlichen Benutzung zuweist, sollte selbstverständlich sein.

Auch auf dem Gebiete des persönlichen Gesundheitsschutzes ist noch viel Forscherarbeit zu leisten. Die Frage nach der für die verschiedensten Arten geeignetsten und dabei am wenigsten behindernden Färbung der Schutzgläser, die Durchprüfung der einzelnen in den Handel gebrachten Respiratoren ist von verschiedenen Seiten in Angriff genommen, aber keineswegs noch vollständig durchgeführt worden.

Schutzhandschuhe müssen natürlich dem Zwecke, dem sie dienen sollen, angepaßt sein (siehe S. 153). Wenn es sich um Benetzung mit Flüssigkeit handelt, sind Stoff- oder Lederhandschuhe zu verwerfen, Gummihandschuhe eventuell mit darüber gezogenen Stoffhandschuhen sind dort notwendig. Daß schadhafte Gummihandschuhe schädlicher sind als das Fehlen von Handschuhen, sei besonders betont.

Wichtig ist für den persönlichen Gesundheitsschutz auch das Vorhandensein von *Wasch- und Badeeinrichtungen.* Hier kommt es nicht nur auf die Beschaffenheit und die Zahl, sondern auch auf die Lage innerhalb des Betriebes an, ferner auf eine entsprechende Einteilung der Benutzung durch verschiedene Betriebsabteilungen. Auch eine verhältnismäßig große Badeeinrichtung — Brausebäder, für Frauen mit schräg gestellter Brause um Benetzung des Kopfhaares zu vermeiden, sind den Wannenbädern im allgemeinen vorzuziehen — erweist sich als zu klein, wenn der größte Teil der Belegschaft Samstags baden soll. Da der Andrang verursacht, daß die meisten lange warten müssen, führt dies dann schließlich zur Nichtbenutzung. Es muß eine Einteilung getroffen werden, die jeder Betriebsabteilung bestimmte Tage und Stunden zuweist; dabei sind natürlich die Arbeitergruppen, bei denen eine Reinigung besonders notwendig ist, besonders zu berücksichtigen.

Entsprechende Wasch- und Badegelegenheiten sind in gesundheitsgefährlichen Betrieben besonders notwendig; sehr zweckmäßig ist die in der Verordnung über Bleifarben erzeugende Betriebe vorgeschriebene Anlage, die den Arbeiter zwangsläufig vom Ablegeraum für die Arbeitskleider durch den Wasch- und Baderaum in den Ankleideraum für die Straßenkleider führt.

Von großer Bedeutung ist auch die Sorge für die entsprechenden *Eßräume,* die ebenfalls entsprechend gelegen und auch entsprechend eingerichtet und gehalten sein müssen. Der Wunsch der Arbeiter nach einer möglichst verkürzten Mittagspause findet zum Teil seine Erklärung in dem Fehlen entsprechender Speise- und Aufenthaltsräume.

An die Benutzung von Wasch- und Badeeinrichtungen sowie Eßräumen müssen in vielen Betrieben die Arbeiter erst gewöhnt werden; es geht aber nicht an, bei Klagen über Nichtbenutzung sich einfach mit der Angabe, daß die Arbeiter die geschaffenen Einrichtungen nicht benutzen wollen, zufrieden zu geben; es muß vielmehr versucht werden, den Gründen für dieses „Nichtwollen" nachzugehen. Man wird dann in vielen Fällen finden, daß irgendwelche Mängel der

Einrichtung oder sonstige besondere Verhältnisse die Nichtbenutzung herbeiführen und wird sich bemühen müssen, diese zu beseitigen. Auf das lange Wartenmüssen bei nicht entsprechender Einteilung der Badezeiten ist schon hingewiesen worden; in anderen Fällen fand sich der Umstand der Benutzung hinderlich, daß durch sie das Erreichen eines in den Wohnort führenden Zuges unmöglich gemacht wurde. Bei Eßräumen wirkt die Kleinheit, die eine gleichzeitige Benutzung durch alle Arbeiter unmöglich macht, also die Zuspätkommenden zwingt, wieder fortzugehen, die aber auch durch das enge Zusammendrängen der Arbeiter bewirkt, daß stets mehrere genau sehen, was der eine ißt, während viele Arbeiter diese Beobachtung durch andere durchaus vermieden wissen wollen, einer Benutzung entgegen, ebenso auch mangelhafte Einrichtung und Pflege der Räume.

Beistellung geräumiger heller, freundlich ausgestatteter und sauber gehaltener Räume, insbesondere auch die Verabreichung billiger und gutbereiteter Nahrung durch Einrichtung einer Fabrikskantine sind immer von großem hygienischen Wert.

Auch *Wohnort und Wohnung* haben gewerbehygienische Bedeutung. Weiter täglicher Marsch zur Arbeitsstätte verkürzt die Freizeit, die Nachtruhe und erhöht den Kräfteverbrauch. Heranziehung von Arbeitern aus noch größerer Entfernung führt zu ihrer Unterbringung in Arbeiterbaracken und Arbeiterkasernen — deren Errichtung, insbesondere bei Saisonbetrieben (Steinbrüchen, Ziegeleien, Zuckerfabriken), dann aber auch bei Straßen-, Eisenbahn- und anderen derartigen Bauten unerläßlich ist —, für deren hygienisch möglichst gute Einrichtung aber gesorgt werden muß. Aber auch sonst ist die Lösung der Wohnungsfrage — Errichtung von Arbeiterwohnungen durch den Arbeitgeber, durch Genossenschaften oder Gemeinden — selbstverständlich von größter hygienischer Bedeutung.

Die Aufgaben des Arztes in der Durchführung der Gewerbehygiene.

Von

Ludwig Teleky
Düsseldorf.

Welch große Aufgaben der Arzt in der Gewerbehygiene zu erfüllen hat, geht aus dem bisher Gesagten wohl zur Genüge hervor. Der wichtigste Teil der deskripten Gewerbehygiene, die Feststellung des Einflusses von Beruf und Betrieb auf die Gesundheit des Arbeiters, ist eigenstes Gebiet des Arztes; genauere Ermittlungen über die Gesundheitsschädigungen verursachenden technischen Vorgänge wird er in Arbeitsgemeinschaft mit dem Techniker machen müssen, während diesem letzteren die Schaffung technischer Einrichtungen zur Verhütung der festgestellten Gesundheitsschädigungen insbesondere der Unfälle zukommt.

Diese Dreiteilung findet sich überall bestätigt in der Geschichte der Gewerbehygiene — allerdings leider nicht in der der Gewerbeaufsicht. Ärzte waren es, denen wir in der Literatur die ersten Hinweise auf gewerbliche Gesundheitsschädigungen verdanken (Hippokrates); Ärzte haben frühzeitig einzelne Gewerbekrankheiten studiert (Theophrastus Paracelsus 1530). Ein Arzt Ramazzini (1700) hat erstmalig eine zusammenfassende Darstellung der „Krankheiten der Handwerker“ veröffentlicht. Ärzte haben auch den Anstoß zu der Entwicklung des modernen Arbeiterschutzes gegeben, indem sie feststellten, daß die industrielle Entwicklung die Gesundheit des Volkes schwer schädige, und indem sie die Aufmerksamkeit der Öffentlichkeit hierauf lenkten (in England Dr. PERCIVAL 1796). In Preußen und Österreich waren es zuerst die Militärärzte, die feststellten, daß infolge der Fabrikarbeit von Kindern und Jugendlichen in bestimmten Distrikten die Volksgesundheit zurückging, die Zahl der vorgeschriebenen Rekruten nicht mehr aufgebracht werden konnte, was dann führende Militärs veranlaßte, auf Erlaß von Kinderschutzgesetzen, den ersten modernen Arbeiterschutzgesetzen, hinzuwirken. Stets bildete und bildet auch jetzt die Gewerbehygiene als ein Teil der Gesamthygiene eine vorwiegend ärztliche Wissenschaft; sie wird an Universitäten und technischen Hochschulen von Ärzten gelehrt. All dies ist ja eine Selbstverständlichkeit; zur Pflege der Volksgesundheit sind eben Ärzte in erster Linie berufen, und es wäre ganz unnötig, darauf hinzuweisen, wenn nicht die Entwicklung der modernen Technik einerseits mit ihrer so gewaltigen Erhöhung der Unfallgefahr, die durch Jahrzehnte hindurch die Unfallverhütung als die wichtigste Aufgabe des Arbeiterschutzes erscheinen ließ, andererseits mit ihren so mannigfachen und verwickelten Produktionsvorgängen, die dem nicht geschulten Arzte den Einblick erschweren, dazu geführt hätte, daß zu Anfang dieses Jahrhunderts in Deutschland und einzelnen anderen Ländern in praktischer Gewerbehygiene nahezu ausschließlich Techniker tätig waren und daß es heute den Ärzten noch von manchen Seiten fast als Anmaßung ausgelegt wird, wenn sie ihren Anteil an diesem so wichtigen Zweig der Volksgesundheitspflege fordern.

Wäre es Aufgabe des Gewerbeaufsichtsbeamten, nur dafür zu sorgen, daß bestimmte Gesetzesvorschriften über Arbeitszeit, Beschäftigung von Kindern, Arbeitsvertrag eingehalten werden, dann wäre hierzu ein Polizeibeamter ausreichend; würde es sich ausschließlich darum handeln zu kontrollieren, ob gesetzliche Vorschriften, die genau bestimmen, welcher Luftraum vorhanden sein muß, wie die Beleuchtung sein muß, wo und welche Absaugungsvorrichtungen, wo und welche Unfallvorkehrungen angebracht sein müssen, zur Durchführung gebracht werden, dann wäre hierzu allein technisches Wissen genügend, aber schon zur Beurteilung, ob diese Vorkehrungen ihren Zweck erfüllen, ob sie tatsächlich Gesundheitsgefährdung verhüten, ist in vielen Fällen Beurteilung des Gesundheitszustandes der Arbeiter und damit ärztliches Wissen notwendig. Die Aufgabe der Gewerbeaufsicht geht aber über die mechanische Handhabung bestimmter, genau formulierter Vorschriften weit hinaus; sie hat darüber zu wachen, ob die allgemein gehaltene Vorschrift des § 120a eingehalten wird:

„Die Gewerbeunternehmer sind verpflichtet, die Arbeitsräume, Betriebsvorkehrungen, Maschinen und Gerätschaften so einzurichten und zu unterhalten und den Betrieb so zu regeln, daß die Arbeiter gegen Gefahren für Leben und Gesundheit so weit geschützt sind, wie es die Natur des Betriebes gestattet. — Insbesondere ist für genügendes Licht, ausreichenden Luftraum und Luftwechsel, Beseitigung des bei dem Betrieb entstehenden Staubes, der dabei entwickelten Dünste und Gase sowie der dabei entstehenden Abfälle Sorge zu tragen. — Ebenso sind diejenigen Vorrichtungen herzustellen, welche zum Schutze der Arbeiter gegen gefährliche Berührungen mit Maschinen oder Maschinenteilen oder gegen andere in der Natur der Betriebsstätte oder des Betriebes liegende Gefahren, namentlich auch gegen die Gefahren, welche aus Fabrikbränden erwachsen können, erforderlich sind. — Endlich sind diejenigen Vorschriften über die Ordnung des Betriebes und das Verhalten der Arbeiter zu erlassen, welche zur Sicherung eines gefahrlosen Betriebes erforderlich sind.“

Die Gewerbeaufsicht hat (§ 120d) auch die Ausführung der hierzu nötigen Maßregeln anzuordnen bzw. deren Anordnung zu veranlassen und hat auch den höheren Verwaltungsbehörden als Sachverständiger in Angelegenheit des Arbeiterschutzes zu dienen. Zu all dem bedarf es des Zusammenwirkens ärztlichen und technischen Könnens, der Zusammenarbeit von Arzt und Techniker.

Daß es Aufgaben der Gewerbeaufsicht gibt, die nach keiner Richtung in den Aufgabenkreis des Arztes fallen, z. B. der Lohnschutz, braucht ja nicht erst erwähnt zu werden. Ebenso ist ja schon betont worden, daß die Verhütung mechanischer Körperverletzungen nicht in seinen Wirkungskreis gehört.

Nichts kennzeichnet wohl besser das Fehlen jedes Überblickes oder auch nur Einblickes in das Gesamtgebiet, als wenn von einzelnen Technikern behauptet wird, Erkenntnis und Beurteilung von Gesundheitsgefahren und Gesundheitsschädigungen durch den Beruf und Betrieb sei auch für den Techniker leicht zu gewinnen, oder gar das hierzu nötige Wissen ließe sich durch Anhören eines einstündigen Kollegs durch 2—3 Semester ohne weiteres erwerben. Solcher Überheblichkeit gegenüber kann mit Befriedigung festgestellt werden, daß die Ärzte sich stets von solch beschränkter Auffassung ferngehalten haben, daß sie nie geglaubt haben, das Technische, soweit es für Gewerbehygiene notwendig ist, ebenso beherrschen zu können wie der Techniker, und daß von ärztlicher Seite immer die Notwendigkeit des Zusammenarbeitens von Arzt und Techniker verlangt, allerdings eine Unterordnung unter den Techniker abgelehnt wurde.

Es sollen mit dem oben Ausgeführten keineswegs die großen Verdienste geleugnet werden, die sich Techniker auf diesem Gebiete erworben, daß sie den Fabrikbau, die Unfallverhütung auf eine hohe Stufe gebracht haben. Es soll auch keineswegs geleugnet werden, daß einzelne hervorragende Techniker (R. Fischer, Leymann) manchmal mit viel Geschick auf ärztliches Gebiet übergegriffen haben — im allgemeinen aber hat gerade in Deutschland der Ausschluß der Ärzte von der Gewerbeaufsicht zu einem Zurückbleiben sowohl der Forschung als auch der Praxis auf bestimmten Gebieten der Gewerbehygiene, vor allem auf dem Gebiete der Erforschung und der Verhütung gewerblicher Erkrankungen geführt. Während in England die ersten Gewerbeaufsichtsbeamten Ärzte waren (Horner und Backer), auch wiederholt der Chefinspektor ein Arzt war, während in der Schweiz der Arzt Fridolin Schuler der erste Gewerbeinspektor zunächst seines Heimatkantons Glarus, dann der ganzen Schweiz war und auch seitdem immer Arzte in der Schweizer Gewerbeaufsicht tätig sind, waren in Deutschland Ärzte in der Gewerbeaufsicht durch lange Zeit unbekannt. Die preußischen Vorschriften über die Vorbildung der Gewerbeaufsichtsbeamten (1897) schließen den Arzt — wenn er sich nicht daneben eine vollgültige Ausbildung als Techniker erwirbt und die an den technischen Hochschulen vorgeschriebenen Prüfungen ablegt — von der Zulassung zum Gewerbeaufsichtsdienst aus.

Die sozialdemokratische Partei hat 1898 im Reichstage auf die Notwendigkeit der Einstellung von Ärzten in den Gewerbeaufsichtsdienst hingewiesen. 1902 wurde im preußischen Abgeordnetenhaus von Max Hirsch die Einstellung von Ärzten in den Gewerbeaufsichtsdienst verlangt und in den folgenden Jahren wiederholt von Sozialdemokraten, Zentrum und Freisinnigen der Gedanke aufgegriffen. 1905 behandelte Th. Sommerfeld in einem verdienstvollen Buch (Jena: G. Fischer 1905) die ganze Frage ausführlich. 1906 wurde — zum ersten Male in Deutschland! — ein Arzt in die Fabrikinspektion eingestellt.

In *Baden* wurde in diesem Jahre Holtzmann in der Gewerbeaufsicht angestellt. Dort ist die Gewerbeaufsicht zentralisiert, eine Geschäftsverteilung nach Materien eingeführt, wobei dem Arzt, der die Stellung eines höheren Aufsichtsbeamten einnimmt, die gewerbehygienischen Fragen zufallen. Er hat „seine Beobachtungen wissenschaftlich zu verarbeiten und, soweit er es für erforderlich erachtet, den Vorständen den Erlaß von Auflagen vorzuschlagen. Haben diese Bedenken, seinen Vorschlägen zu entsprechen, so kann er die Entscheidung des Arbeitsministeriums anrufen.“ 1909 wurde in *Bayern* ein Landesgewerbearzt eingestellt (Koelsch). Er führt den Titel Landesgewerbearzt, „untersteht unmittelbar dem Kgl. Staatsministerium des Kgl. Hauses und des Äußern (jetzt dem Ministerium für Soziale Fürsorge).“ Er „ist zu Betriebsbesichtigungen im ganzen Königreich berechtigt, hat aber dem zuständigen Gewerberat Gelegenheit zur Teilnahme zu geben; er hat die erforderlich erscheinenden Maßnahmen bei diesem anzuregen, der alsdann das weitere veranlaßt und ihn über den Verlauf der Angelegenheit unterrichtet". Trotz der äußerst fruchtbaren Tätigkeit, die diese beiden Ärzte entfalteten, erfolgte zunächst keine Neuernennung von Ärzten im Gewerbeaufsichtsdienst, bis am 1. X. 1919 THIELE in das *sächsische* Arbeitsministerium als „Landesgewerbearzt und vortragender Rat" eintrat. Sein Wirkungskreis soll umfassen: Mitwirkung bei der Beratung des Arbeitsministeriums und auf Erfordern auch anderer Ministerien, der Gewerbeaufsichtsämter und der Berginspektionen in gewerbehygienischen Fragen und bei der Durchführung des Arbeiterschutzes „Mit dem Landesgewerbeinspektor hat der Landesgewerbearzt engste Fühlung zu halten und auf Ersuchen gemeinsame Besichtigungen vorzunehmen. Er ist Gewerbeaufsichtsbeamter im Sinne des § 139b GO., hat das Recht der Besichtigung gewerblicher Betriebe." — Allen diesen Landesgewerbeärzten ist gemeinsam, daß sie Gewerbeaufsichtsbeamte im Sinne der GO. sind, daß sie den Zentralstellen zugeteilt und unmittelbar dem Ministerium unterstellt sind, bzw. das Recht haben, dessen Entscheidung anzurufen. Allen gemeinsam ist auch, daß sie das Recht, Anordnungen zu treffen, nicht haben.

1921 erfolgte die Ernennung von *5 preußischen Gewerbeärzten* mit dem Sitze in Düsseldorf, Arnsberg, Wiesbaden, Erfurt, Breslau und mit ihrer geringen Zahl entsprechend großen Aufsichtsbezirken. Die gewerbeärztlichen Funktionen in Berlin werden von dem Referenten im Ministerium versehen. Während die Gewerbeaufsicht in Preußen im Gegensatz zu der in allen anderen größeren deutschen Ländern dem Minister für Handel und Gewerbe unterstellt ist, unterstehen die Gewerbeärzte in Preußen dem Minister für Volkswohlfahrt, wodurch in der glücklichsten Weise zum Ausdruck kommt, daß der Gesundheitsschutz der Arbeiter ihr Arbeitsgebiet ist und daß sie in ihrer Stellung als Gewerbeaufsichtsbeamte Organe der Volksgesundheitspflege sind. Sie sind in dem Regierungsbezirk ihres Amtssitzes Kodezernenten des Regierungs- und Gewerberats in allen den Gesundheitsschutz betreffenden Fragen, sie haben das Recht der Betriebsbesichtigung, sollen nur in der Regel vorher den zuständigen Regierungs- und Gewerberat verständigen und dadurch ihm bzw. dem Gewerberat die Teilnahme an der Besichtigung ermöglichen. Das Recht, Anordnungen zu erlassen, steht ihnen nicht zu; jedoch können sie bei Meinungsverschiedenheiten die Entscheidung des zuständigen Regierungspräsidenten und weiter des Ministeriums anrufen. Sie sind auf enges Zusammenarbeiten mit den übrigen Beamten der Gewerbeaufsicht angewiesen und ist dies ihnen sowohl wie den übrigen Gewerbeaufsichtsbeamten zur Pflicht gemacht.

Über den Wirkungskreis der „Gewerbemedizinalräte" heißt es in der Dienstanweisung (Erlaß vom 19. IV. 1922): „Der Wirkungskreis der Gewerbemedizinalräte umfaßt: a) die Beratung und Unterstützung der Beamten der allgemeinen Gewerbeaufsicht und der Bergaufsicht in gewerbehygienischen Fragen; b) die Vertiefung der Kenntnisse von krankhaften Veränderungen im Organismus der Arbeiter, die durch die gewerbliche Berufsarbeit bedingt sind, und deren Vorbeugung und Beseitigung; c) den Ausbau allgemeiner gewerbehygienischer Aufgaben und Arbeitsgebiete.

Die Gewerbemedizinalräte haben die Beamten der allgemeinen Gewerbeaufsicht und die Bergaufsichtsbeamten bei der Durchführung der Arbeiterschutzbestimmungen, soweit gewerbehygienische Fragen hierbei in Betracht kommen, zu unterstützen und zu beraten. Sie sollen dabei ihre Aufmerksamkeit namentlich der besonderen Fabrikhygiene (Umkleide-, Wasch- und Badeeinrichtungen, Bedürfnisanstalten, Reinhaltung und Entlüftung der Arbeitsräume, Beseitigung von Staub, Dämpfen und Gasen usw.) und der Fürsorge für erste Hilfe bei Unfällen zuwenden. Weiter liegt ihnen ob die Mitwirkung bei der Zulassung und Überwachung der zur Untersuchung der Arbeiter in gesundheitsschädlichen Betrieben berufenen Ärzte und bei der Unterbringung von Schwerbeschädigten. Sie können auch beteiligt werden bei Fragen der Wasser-, Luft- und Bodenverunreinigung und der Geräuschbelästigungen durch gewerbliche Betriebe.

Zu den Aufgaben der Gewerbemedizinalräte gehört weiterhin die Betätigung auf dem Gebiete der beruflichen Krankheits- und Sterblichkeitsstatistik, sie werden im Einvernehmen mit den übrigen Gewerbeaufsichtsbeamten den Fabrikationsprozessen und den gewerblichen Erkrankungen und Vergiftungen in den Betrieben nachgehen und in geeigneten Fällen die Arbeiterschaft einzelner Berufs- und Gewerbezweige systematisch, nötigenfalls unter Vornahme experimenteller Laboratoriumsarbeiten, zur Untersuchung ihres Gesundheitszustandes bringen müssen; sie sollen auch bei der Feststellung der individuellen Eignung der Arbeiter und Angestellten sowie bei der Berufsberatung mitwirken. Die Gewerbemedizinalräte haben mit den Krankenkassen- und Fabrikärzten Fühlung zu nehmen, mit den Orts- und Betriebskrankenkassen, mit den Standesämtern, Gemeindebehörden und mit den Arbeitgeber- und Arbeitnehmervereinigungen in Verbindung zu treten, sowie durch aufklärende Vorträge in den beteiligten Kreisen das Verständnis für die gewerbehygienischen Aufgaben nach Möglichkeit zu fördern."

In den Erläuterungen zur Dienstanweisung (16. VI. 1922) wird ausdrücklich wissenschaftliches Arbeiten als zu der Amtstätigkeit der Gewerbeärzte gehörig bezeichnet.

Auf Grund der Verordnung vom 12. X. 1921 werden in *Sachsen* unter denselben Bedingungen wie Techniker auch Volkswirtschaftler und Ärzte in die Gewerbeaufsicht eingestellt. Sie treten kurz nach erlangter Approbation als Referendare in die Gewerbeaufsicht ein und werden in der gleichen Weise wie die Techniker zu allen vorkommenden Arbeiten verwandt. Auf ihre spezielle Ausbildung und die daraus sich ergebende besondere Eignung für bestimmte Aufgaben wird keine Rücksicht genommen. Derzeit sind einige Ärzte als Referendare tätig. Über die Stellung des sächsichen Landesgewerbearztes s. oben.

In *Württemberg* wurde 1922 ein Landesgewerbearzt ernannt.

In Preußen und Sachsen gehört auch die Mitwirkung bei Beaufsichtigung des Bergbaues in gesundheitlicher Beziehung zu dem Aufgabenbereich der Gewerbeärzte.

Die *Berichte* über die Tätigkeit der Gewerbeärzte erscheinen in den übrigen deutschen Staaten im Anschluß an die der Gewerbeaufsichtsbeamten der betreffenden Länder; die der preußischen Gewerbeärzte werden in diesem Jahre zum ersten Male, und zwar in den Veröffentlichungen aus dem Gebiete der Medizinalverwaltung, die von der Medizinalabteilung des preußischen Ministeriums für Volkswohlfahrt herausgegeben werden, erscheinen.

Der Aufgabenkreis der Amtsärzte der einzelnen deutschen Länder erstreckt sich auch auf gewerbehygienische Angelegenheiten, doch ist die Verpflichtung des Betriebsinhabers, ihnen jederzeit Eintritt zu gewähren, nirgends festgelegt, auch sollen sie nach mehreren Dienstanweisungen Besichtigungen nur im Einvernehmen und gemeinsam mit den Gewerbeaufsichtsbeamten vornehmen. Bei der Genehmigung von genehmigungspflichtigen Betriebsanlagen ist ihnen ein gewisser Einfluß eingeräumt.

In früheren Jahren war den Amtsärzten eine weit größere Rolle in der Gewerbeaufsicht zugewiesen. Nach einem Zirkular der preußischen Ministerien des Innern, der Finanzen und des Unterrichts vom Jahre 1845 wurde die Durchführung des ersten Arbeiterschutzgesetzes (Kinderschutzgesetz) an lokale Kommissionen übertragen, denen ein Arzt beigegeben war; da aber dieser nicht genügend unabhängig sei, solle der Kreisphysikus jährlich einmal, der Regierungsmedizinalrat alle 3 Jahre einmal alle Fabriken besichtigen. Nach der Verordnung vom 4. IX. 1869 hatten die Amtsärzte bei der Genehmigung von Anträgen auf Errichtung und Änderung genehmigungspflichtiger Betriebe mitzuwirken. Von 1884—1899 an war aber in Preußen die Erteilung der Genehmigung ausschließlich Baubeamten und Gewerberäten übertragen.

Die derzeit geltende Dienstanweisung für preußische Kreisärzte schreibt vor, daß sie (§ 92) den bestehenden Gewerbebetrieben, welche die öffentliche Gesundheit oder die der beschäftigten Arbeiter zu schädigen geeignet sind, oder die durch ihre Abgänge eine Verunreinigung der Wasserläufe oder des Untergrundes befürchten lassen, ihre Aufmerksamkeit zuzuwenden und auf die Beseitigung vorhandener gesundheitlicher Schädlichkeiten und Belästigungen hinzuwirken haben. Sie haben sich dazu mit den zuständigen Behörden und Beamten, namentlich den Gewerbeinspektoren, in Verbindung zu setzen und mit diesen *gemeinschaftlich* nach Bedürfnis derartige Anlagen zu besichtigen. Auch der Hausindustrie und den Staatsbetrieben sollen sie ihre Aufmerksamkeit zuwenden.

Ferner hat der Kreisarzt auch (§ 91) die ihm mitzuteilenden Vorlagen über die Genehmigung der Errichtung, Verlegung oder Veränderung von gewerblichen genehmigungspflichtigen Betrieben zu prüfen und zu begutachten, um rechtzeitig diejenigen Mängel und Fehler festzustellen, die zu gesundheitlicher Schädigung für die Arbeiter, die Anwohner oder die Bevölkerung führen können. Ortsbesichtigungen hat der Kreisarzt aber hierzu nur über Aufforderung der betreffenden Behörden vorzunehmen; — also muß er, wenn er Ortsbesichtigung für notwendig hält, erst einen solchen Auftrag erwirken.

Auch die Abwässerfragen führen den Kreisarzt in Berührung mit der Hygiene der Gewerbebetriebe.

Die Bestimmungen, daß der Kreisarzt Besichtigungen gewerblicher Betriebe nur gemeinschaftlich mit dem Gewerberat, daß er zur Prüfung der Pläne für genehmigungspflichtige Betriebe Ortsbesichtigung nur über Aufforderung vornehmen darf, zusammen mit seiner sonstigen reichlichen dienstlichen Inanspruchnahme, hemmen sehr wesentlich seine praktische Tätigkeit auf dem Gebiete der Gewerbehygiene.

FREY hat im Jahre 1912 an 162 Kreisärzte eine Rundfrage über ihre Tätigkeit auf gewerbehygienischem Gebiete gerichtet, 117 Fragebogen kamen beantwortet zurück. Die Rundfrage erstreckte sich nur auf Hüttenanlagen und Gruben. Als Ergebnis der Rundfrage kann angesehen werden, daß in den letzten 5 Jahren die Entwürfe von neuen oder zu ändernden Hüttenanlagen den Kreisärzten regelmäßig vorgelegt wurden, nur ungefähr ein dutzendmal wurden dabei Ortsbesichtigungen vorgenommen. Nur in einem Kreise wurde regelmäßig alle 3—5 Jahre eine Hütte gemeinsam von Kreisarzt und Gewerberat besichtigt. Nur in wenigen Kreisen kamen gemeinsame Besichtigungen vor, insbesondere bei Auftreten ansteckender Krankheiten. Noch viel weniger haben die Bergbehörden die Kreisärzte in Anspruch genommen; auch Reihenuntersuchungen von Arbeitern kamen nur sehr wenig vor.

Bei der sehr großen Bedeutung, die heute die industrielle Betätigung für das ganze deutsche Volk hat, bei der ständig zunehmenden Industrialisierung, der ständig zunehmenden Notwendigkeit, städtisches Leben und Fabrikarbeit, die immer größere Massen des Volkes in ihren Bann ziehen, mit den Anforderungen der Gesundheitspflege in Einklang zu bringen, werden auch die Kreisärzte immer mehr Einfluß auf die Genehmigung, Errichtung und den Betrieb gewerblicher Anlagen gewinnen müssen, und wir hoffen, daß hier noch manche Schranke beseitigt und Raum für fruchtbare Tätigkeit gewonnen werden wird.

Zwei Wege sind es, die den Kreisarzt wieder in engere Berührung mit dem gewerblichen Leben führen.

Die Verordnung des Reichsarbeitsministers vom 12. V. 1925 über die Gleichstellung von Berufskrankheiten mit den Betriebsunfällen (S. 34) enthält die Bestimmung, daß das Versicherungsamt jeden ihm gemeldeten Kranken von einem *„geeigneten Arzt"* untersuchen lassen muß. Da eine der wichtigsten Voraussetzungen für die Eignung die volle Unabhängigkeit von den Beteiligten ist, so ist zu erwarten und zu hoffen, daß es vor allem die Kreisärzte sein werden, die von den Versicherungsämtern zur Begutachtung herangezogen werden.

Bei der Diagnosestellung, zu der sie hierbei berufen werden, werden die Ärzte in jener Art und Weise und mit all jener Vorsicht und Genauigkeit vorgehen müssen, die S. 29 ff. geschildert wurde. Sie werden sich dabei vor Augen zu halten haben, daß ihre Aufgabe nur die Untersuchung des Kranken und die Diagnosestellung ist; ob diese Erkrankung mit dem Betrieb in Zusammenhang steht, ob sie nach den Bestimmungen der Verordnung zu entschädigen ist, hat nicht der „geeignete Arzt" festzustellen, sondern kann im Zweifelsfall nur durch Erhebungen im Betrieb, genaue Erforschung aller Umstände, also durch Erhebungen, die vorzunehmen nach der Verordnung Sache des Versicherungsamtes ist und über deren Notwendigkeit erst das Versicherungsamt zu entscheiden hat, festgestellt werden; wieweit solche Erhebungen im Einzelfalle nötig sind, wird vom Inhalt des Gutachtens und den in der Anzeige enthaltenen Angaben abhängen. Notwendig wird es allerdings häufig sein, daß das Versicherungsamt zu diesen Erhebungen Sachverständige, unter denen sich auch häufig der Kreisarzt wird befinden müssen, heranzieht.

Ein weiterer Weg ist die stärkere Heranziehung der Kreisärzte als *„Untersuchungsärzte"*.

Zum erstenmal wurde in einer Verordnung der mittelfränkischen Regierung 1853 angeordnet, daß zu der Arbeit in den Spiegelbelegen Fürths niemand ohne gerichtsärztliches Zeugnis zugelassen werden soll und daß die Arbeiter vierteljährlich durch das Physikat untersucht werden sollen. In den späteren Verordnungen wurde nicht die Untersuchung durch Amtsärzte angeordnet, sondern verlangt, daß die Untersuchung durch einen vom Betriebsinhaber zu bestimmenden, dann durch einen von ihm „dem Gewerbeaufsichtsbeamten namhaft zu machenden" Arzt erfolgen soll, später durch einen „von der höheren Verwaltungsbehörde hierzu ermächtigten, dem Gewerbeaufsichtsbeamten namhaft zu machenden" Arzt.

In der letzten Verordnung, der Verordnung über Einrichtung und den Betrieb von Anlagen zur Herstellung von Bleifarben und anderen Bleiverbindungen vom 27. I. 1920 heißt es, die Untersuchung ist „einem von der höheren Verwaltungsbehörde dazu ermächtigten, dem Gewerbeaufsichtsbeamten namhaft zu machenden approbierten Arzt zu übertragen. Die Ermächtigung ist erst zu erteilen, nachdem sich der Arzt zur Befolgung der vom Reichsarbeitsminister festgestellten Dienstanweisung verpflichtet hat“ ... „Wenn der Unternehmer einem mit der Überwachung des Gesundheitszustandes der Arbeiter beauftragten Arzte kündigen will, so hat er dies der höheren Verwaltungsbehörde anzuzeigen und die Gründe dafür anzugeben.“

Aus der geschichtlichen Entwicklung ist zu entnehmen, daß diese zuerst als amtsärztlich angesehene Aufgabe dann Privatärzten übertragen wurde, auf deren Auswahl aber dann den Behörden ein allmählich zunehmender Einfluß zugewiesen wurde. In dem auf der letztgenannten Verordnung fußenden Erlaß des Ministers für Volkswohlfahrt vom 9. IV. 1921 ist ausdrücklich gesagt, daß diese Ermächtigung in erster Linie den Kreisärzten zu erteilen ist.

Die ganze Tätigkeit der Untersuchungsärzte ist auch ihrem ganzen Wesen nach nicht eine Aufgabe für den Privatarzt, sondern eine Aufgabe für den Amtsarzt. Der praktische Arzt, der bei der Auslese für die Einstellung einigermaßen genau verfährt und der dadurch zur Abweisung von Arbeitern kommt, erregt damit fast stets den Unwillen des Arbeiters, und wenn Arbeitermangel herrscht — insbesondere bei Jugendlichen kommt dies vor —, den Unwillen des Arbeitgebers. Dasselbe gilt von der Ausscheidung stark Verdächtiger oder Leichtkranker bei der periodischen Untersuchung. Dazu kommt noch, daß es nicht nur Zweck der Untersuchung sein kann, die beiden eben genannten Gruppen auszuschließen, sondern auch dadurch auf die gefährlichen Verrichtungen im Betriebe aufmerksam zu werden und so dem Betriebsinhaber wie auch den Behörden Anhaltspunkte für durchzuführende bzw. anzuordnende hygienisch-technische Betriebsverbesserungen zu geben. Wenn auch leider in den deutschen Verordnungen kein Hinweis auf diesen letzteren Punkt enthalten ist, so steht er doch an Wichtigkeit dem Ausschluß ungeeigneter oder krankheitsverdächtiger Arbeiter kaum nach.

Eine solche Tätigkeit aber kann nur ein Arzt mit zweckentsprechender Genauigkeit ausüben, der unabhängig von Arbeitgeber und Arbeitnehmer ist und nicht fürchten muß, durch sein gewissenhaftes Vorgehen als Untersuchungsarzt sich in seiner Kassen- oder Privatpraxis zu schädigen — und diese Unabhängigkeit hat nur der vollbesoldete Amtsarzt. Auf die Ausführung dieser Tätigkeit durch Privatärzte ist es wohl zurückzuführen, daß in überaus vielen Betrieben die vorgeschriebenen Untersuchungen von allen Beteiligten als reine Formalität aufgefaßt werden, daß sie, wenn überhaupt, nur ausgeführt werden, um dem Wortlaut des Gesetzes zu genügen, daß aber die Art der Durchführung den vom Gesetzgeber angestrebten Zweck in keiner Weise zu erfüllen geeignet ist.

Zweckmäßig ist also die *Übertragung der Untersuchungen an den Amtsarzt*, und zwar im allgemeinen an den staatlichen Amtsarzt. Die Einstellungsuntersuchungen von Jugendlichen jedoch, die für Glashütten (Verordnung vom 5. III. 1902) und Walz- und Hammerwerke (Verordnung vom 27. V. 1902, 6. VII. 1906) vorgeschrieben sind, werden dort, wo ein hauptamtlicher Schularzt von Stadt oder Kreis angestellt ist, am zweckmäßigsten diesem übertragen werden, da er die Entwicklung der in Betracht kommenden Knaben entweder schon von früher kennt oder sich über sie durch Einsichtnahme in die betreffenden Aufzeichnungen unterrichten kann. Übt dieser Schularzt auch die schulärztliche Überwachung der Fortbildungsschulen aus, so hat er auch die Möglichkeit zu beobachten, wie sich die weitere Entwicklung der Jugendlichen unter der Einwirkung der Arbeit gestaltet.

Zweckmäßig ist die Übertragung aller periodischen Untersuchungen in einem Bezirke an den Amtsarzt auch aus dem Grunde, weil so *ein* Arzt Gelegenheit erhält, die Arbeiter aller einschlägigen Betriebe — meist Bleibetriebe — zu untersuchen und Erfahrungen und Kenntnisse zu sammeln, die der Untersuchungsarzt eines kleineren Betriebes und auch der eines Großbetriebes, in dem nur selten Erkrankungen vorkommen, nicht zu erwerben Gelegenheit hat.

Soll der Untersuchungsarzt seinen obenerwähnten Aufgaben gerecht werden, so muß er sich selbstverständlich den *Zweck seiner Untersuchungen:* Fernhaltung von Ungeeigneten vom Betriebe, Verhütung von ernster Erkrankung durch rechtzeitige Ausscheidung bereits unter starker Giftwirkung Stehender und Gewinnung von Anhaltspunkten für hygienisch-technische Betriebsverbesserungen, vor Augen halten. Voraussetzung für zweckmäßige Tätigkeit des Arztes ist natürlich, daß er den Betrieb und die in demselben zu verrichtende Arbeit kennt. Er wird deshalb in *größeren Zwischenräumen den Betrieb besichtigen müssen* unter Berücksichtigung der für seine Untersuchungen hauptsächlich in Betracht kommenden Betriebsabteilungen, Einrichtungen und Arbeitsverrichtungen.

Über die Untersuchung von in Giftbetriebe einzustellenden Arbeitern ist bereits oben gesprochen worden; bei der Untersuchung *Jugendlicher* für Glashütten und Walzwerke kommt *vor allem die allgemeine körperliche Entwicklung* und der Kräftezustand in Betracht, außerdem aber müssen Leiden, die zu schwerer Arbeit untauglich machen: Tuberkulose, Herzfehler, Erkrankungen der Knochen und Gelenke, ferner Epilepsie, Berücksichtigung finden, auch die Abstammung (Tuberkulose) ist zu berücksichtigen (vgl. hierüber Bd. IV). Die Entscheidung ist besonders dann, wenn Bedenken wegen des allgemeinen Körperzustandes bestehen, ohne daß aber schon ausgesprochene Schwächlichkeit vorliegt, nicht leicht. Zweckmäßig ist es dann, wenn der Arzt die endgültige Entscheidung von einer neuerlichen Untersuchung nach 4—6wöchiger Betriebsarbeit abhängig macht — nur muß er dann auch die Energie haben, den Jugendlichen, der sich der Arbeit nicht gewachsen zeigt, auch wirklich wieder auszuscheiden, auch wenn Angehörige des Knaben und Betriebsleitung aus wirtschaftlichen Gründen seine Beibehaltung wünschen. Die Ausscheidung eines bereits Beschäftigten ist im allgemeinen schwieriger als die Verweigerung der Aufnahme. Deshalb ist auch auf die Einhaltung der gesetzlichen Vorschriften, daß die Untersuchung *vor* der Arbeitsaufnahme zu erfolgen hat, zu sehen und sind die Knaben zu diesem Zwecke dem Arzte zuzusenden und ist nicht zu warten, bis mehrere Jugendliche eingestellt sind, die er dann gemeinsam im Betrieb untersucht. Für die Zeugnisausstellung werden zweckmäßigerweise vorgedruckte Formulare verwandt, wie sie in Sachsen üblich sind, in denen der Arzt auf Grund der vorgenommenen Untersuchung bestätigt, daß der betreffende Jugendliche zur Arbeit in der Glashütte (Walzwerk) tauglich ist. Es soll aber auf dem Vordruck auch noch Raum für besondere Bemerkungen vorhanden sein.

Die Verordnungen, die *periodische Untersuchungen* vorschreiben, unterscheiden zwischen „Besichtigung" und „Untersuchung". Die Vorschrift, der Arzt habe „die Arbeiter im Betriebe aufzusuchen", ist nicht in dem Sinne aufzufassen, daß der Arzt den Arbeiter an der Arbeitsstelle, also in der Bleiweißkammer oder am Zinkofen usw. aufzusuchen habe — doch muß er, wie bereits erwähnt, über diese Arbeitsvorgänge unterrichtet sein —, denn das sind keine Orte, an denen es möglich ist, „bei ihnen (den Arbeitern) auf Krankheitserscheinungen zu achten"; auch ist dabei eine Kontrolle des Arztes oder der Betriebsleitung darüber, ob der Arzt auch wirklich alle Arbeiter „besichtigt" hat, in größeren Betrieben unmöglich. Der Sinn dieser Bestimmungen ist vielmehr der, daß der Arzt diese Besichtigung im Betriebe (nicht in seiner Wohnung, in die ihm die Arbeiter eventuell einzeln gesandt werden könnten) vorzunehmen und dabei alle Arbeiter zu besichtigen hat. Die Besichtigung soll in einem Raum des Betriebes, der dazu geeignet ist, also in einem *heizbaren Raum mit guter Beleuchtung* vorgenommen werden, wo irgend möglich, bei gutem *Tageslicht.* Sehr zweckmäßig hat es sich mir erwiesen, solche Untersuchung bei Schichtwechsel — zuerst werden die zur Schicht Kommenden, dann die die Schicht Verlassenden untersucht — oder noch besser zur Zeit der Lohnauszahlung im Raum der Lohnauszahlung oder in einem daran stoßenden Raum vorzunehmen. Jeder Arbeiter tritt einzeln vor den Arzt hin, der ihn *besichtigt* und ihm verdächtig oder krank Erscheinende entweder sofort einer genaueren *Untersuchung* unterzieht oder sie bis nach Abfertigung der übrigen zurückbehält und erst dann die genauere Untersuchung vornimmt.

Glaubt der Arzt, daß ein Arbeiter bei Fortsetzung seiner Arbeit der Gefahr einer Erkrankung ausgesetzt ist, so hat er dies dem Betriebsleiter mitzuteilen — was zweckmäßig auch in einer Anmerkung in dem vorgeschriebenen Kontrollbuch festgelegt wird — und seine Entfernung von Arbeiten, die ihn der weiteren Giftaufnahme oder Schädigung aussetzen, bis zur völligen Genesung oder für dauernd zu verlangen; der Arbeitgeber hat nach den geltenden Verordnungen diesem Verlangen stattzugeben. Die Befunde des Arztes sind in ein „Krankenbuch" oder „Kontrollbuch" einzutragen, für „Vollständigkeit und Richtigkeit der Eintragungen, soweit sie nicht vom Arzte bewirkt werden", haftet der Arbeitgeber. Das Buch muß neben dem Namen des das Buch Führenden und des Untersuchungsarztes auch die Personaldaten und die Beschäftigung jedes Arbeiters enthalten; ferner das Ergebnis der Aufnahmeuntersuchung, Tag und Art der Erkrankung und der Genesung jedes Arbeiters, Tage und Ergebnisse der vorgeschriebenen Besichtigungen und Untersuchungen.

Nach einzelnen der Verordnungen kann mit Zustimmung der höheren Verwaltungsbehörde das Kontrollbuch als Kartothek geführt werden, „wenn für ihre Vollständigkeit Gewähr geleistet wird". Abgesehen davon, daß die Kontrolle dieser letzteren Bestimmung schwierig ist, gewährt eine Kartothek nie den Überblick, den ein Buch gewährt und liegt es außerdem im Wesen der Kartothek, daß die nicht mehr in Gebrauch stehenden Karten ausgeschieden werden — damit aber fällt für die Aufsichtsbehörde die Möglichkeit weg, über den Gesundheitszustand derer, die vor kurzer oder längerer Zeit den Betrieb verlassen haben, Auskunft zu erhalten.

Ein praktisches Formular zur Führung dieser Bücher, erhältlich im Verlag Haarfeld, Essen, ist das folgende:

Name des verantwortlichen Buchführers: ....

Name des mit der Überwachung des Gesundheitszustandes der Arbeiter beauftragten Arztes: ....

Vor- und Zuname des Arbeiters, Alter, Wohnort	Tag des		Art der Beschäftigung	Ergebnis der Aufnahmeuntersuchung	Art und Tag einer jeden Erkrankung	Tag der Genesung	Ergebnis der Untersuchung:											
	Eintritts	Austritts					am	am	am	am	am	am	am	am	am	am	am	am

Die Arbeiter des untersuchungspflichtigen Betriebes sind eventuell nach Betriebsabteilungen getrennt in alphabetischer Reihenfolge in das Buch einzutragen; während der vom Arzt vorgenommenen Untersuchung sitzt ein Angestellter des Werkes mit dem Buch neben dem Arzt und trägt die von ihm angegebenen Befunde in dasselbe ein; der Arzt setzt an das Ende der für jeden Tag vorgesehenen Spalte auf jeder Seite seine Unterschrift. Dabei hat sich der Arzt davon zu überzeugen, ob tatsächlich alle Arbeiter zur Untersuchung gekommen sind. Der „Besichtigung“ ferngebliebene Arbeiter werden an einem anderen Tage angesehen, werden unter Umständen den Arzt in seiner Wohnung aufsuchen müssen. Der Arzt wird gut tun, insbesondere dort, wo eine Untersuchung in monatlichen oder größeren Zwischenräumen vorgeschrieben ist, solche Arbeiter, deren Gesundheitszustand ihm zweifelhaft erscheint, bei denen er sich aber noch nicht zur Entfernung von der Arbeit entschließen kann, in einem kürzeren Zeitraum, in 1—2 Wochen neuerlich zu untersuchen, um von dieser Untersuchung die Entscheidung abhängig zu machen.

Bei Fällung der Entscheidung wird sich der Arzt einerseits vor Augen halten müssen, daß Ausschluß von der gewohnten Arbeit für den Ausgeschlossenen meist einen erheblichen wirtschaftlichen Schaden bedeutet — andere Arbeit ist schlechter entlohnt; die Krankenkasse läßt meist nur kürzere Zeit in Krankenstand als die Notwendigkeit des Ausschlusses dauert, in vielen Fällen wird der Arbeiter vom Betrieb entlassen — und daß auch für die Betriebsführung der Ausschluß des Arbeiters meist nicht angenehm ist —, daß aber andererseits bei vorkommenden Erkrankungen er sowohl vom Arbeitnehmer als auch vom Arbeitgeber als an der Erkrankung mit Schuld tragend angesehen und mangelhafter Pflichterfüllung beschuldigt wird. Er wird also seine „Frühdiagnose“, die den Ausschluß von der gefährlichen Arbeit zur Folge hat, mit ruhiger Überlegung, unter Abwägung aller klinischer Erscheinungen, auch des Umstandes, wie rasch die Vergiftungserscheinungen aufgetreten sind, wie rasch demnach auch bei weiterer Arbeit ernstere Erscheinungen zu erwarten sind, fällen, wird sich aber dann in seinem Urteil durch keinerlei Einflüsse irremachen lassen, da ja er schließlich die Verantwortung trägt.

Auch die Entscheidung darüber, wann ein Arbeiter in die ihn gefährdende Arbeit wieder eingestellt werden darf, ist Sache des Untersuchungsarztes, der gut tun wird, die Arbeiter vor neuerlicher Einstellung zu untersuchen und von dem Ergebnis der Untersuchung seine Entscheidung abhängig zu machen.

Über Untersuchung von Bleiarbeitern siehe S. 262 u. 263.

Ein vielfach gebrauchtes Wort ist „*Fabrikarzt*“. Es werden damit Ärzte mit den verschiedensten Funktionen in einem Fabrikbetrieb bezeichnet und gibt deshalb dieses Wort zu Mißverständnissen Anlaß. Die mannigfachen Funktionen, die ein solcher „Fabrikarzt“ ausüben kann, sind:

1. Arzt der Betriebskrankenkasse, soweit noch solche ohne freie Arztwahl bestehen. Ein solcher Arzt erwirbt natürlich einen genauen Einblick in die Gesundheitsverhältnisse der Arbeiter; er kann den Betriebsinhaber auf die vorkommenden Schädigungen und Gefahren aufmerksam machen und auf Verbesserungen hinwirken. Den Behörden gegenüber ist er durch seine Abhängigkeit vom Betriebsinhaber gebunden, die es ihm unmöglich macht, zur Abstellung von Mißständen ihre Hilfe anzurufen oder ihnen Auskünfte zu erteilen, die dem Betriebsinhaber unerwünscht wären.

2. Ärzte, die neben der sonst bestehenden freien Arztwahl zu bestimmten Tagesstunden in der Fabrik Sprechstunde halten. Die Einrichtung dieser Sprechstunde empfiehlt sich in Großbetrieben, in denen eine erhebliche Unfallgefahr besteht; sie ermöglichen es dem Arbeiter, bei kleineren Verletzungen regelrechte

ärztliche Hilfe und auch Weiterbehandlung zu erhalten, ohne zu diesem Zwecke für kürzere oder längere Zeit den Betrieb verlassen zu müssen, um den Arzt in seiner Sprechstunde aufzusuchen. So sind diese Einrichtungen für Arbeitgeber und Arbeitnehmer sehr nützlich. Natürlich muß der Behandlungsraum entsprechend eingerichtet sein, als chirurgische Ambulanz mit allen Einrichtungen für aseptische Wundbehaltung (s. S. 201). Ähnlich ist die Stellung von Ärzten in von Betrieben erhaltenen Wöchnerinnenheimen, Entbindungsanstalten usw.

Schließlich werden auch „Untersuchungsärzte" im Sinne der obigen Darlegungen als Fabrikärzte bezeichnet.

Eine besondere Stellung haben die Fabrikärzte in den 9 größten chemischen Betrieben Deutschlands insofern, als sie einerseits die großen Polikliniken dieser Betriebe führen, andererseits auch als hygienische Berater der Betriebsleitung tätig sind. Sie haben in ihrer Stellung reichlich Gelegenheit, die gewerblichen Vergiftungen und die Gefahren der chemischen Großindustrie kennenzulernen. Leider kommt dies große Wissen vor allem nur den einzelnen Betrieben zugute, denn mit Rücksicht auf tatsächliche und angebliche Betriebsinteressen ist die Zahl der Veröffentlichungen dieser erfahrenen Ärzte nur eine sehr geringe; insbesondere erstrecken sie sich nur höchst selten auf kasuistische Mitteilungen. Nur aus einzelnen zusammenfassenden Darstellungen können wir ersehen, wie groß die Kenntnisse dieser Ärzte sind. Zu Mißverständnissen gibt die häufig von ihrer Vereinigung gebrauchte Bezeichnung „Fabrikärzte der deutschen chemischen Industrie", Anlaß, da es sich nur um ungefähr 12 Ärzte der größten Betriebe handelt, es aber ganz verfehlt wäre, aus Stellung und Kenntnissen dieser Ärzte auf die in zahlreichen größeren, mittleren und kleineren Betrieben auf Grund der geltenden Verordnungen beschäftigten „Untersuchungsärzte" oder anderer sog. „Fabrikärzte" Schlüsse zu ziehen.

Aber auch der *praktische Arzt* hat auf gewerbehygienischem Gebiete mitzuarbeiten. Die Verordnung vom 12. V. 1925 schreibt für die in die Unfallversicherung einbezogenen Berufskrankheiten die Erstattung der Anzeige durch den behandelnden Arzt vor. Die Liste dieser Erkrankungen siehe S. 35.

Die Verordnung schreibt vor die „unverzügliche" Erstattung der Anzeige an das Versicherungsamt; der Arzt, der die „rechtzeitige" Anzeige unterläßt, kann mit einer Geldstrafe belegt werden. Der Arzt hat gegen die Versicherungsträger (Berufsgenossenschaften) Anspruch auf eine Gebühr für die Anzeige.

Bei Erstattung dieser Anzeige ist zu beachten, daß sie eben eine Anzeige, kein Gutachten sein soll [zur Erstattung des Gutachtens ist der „geeignete Arzt" (s. S. 51) berufen]. *Die Anzeige* ist dann zu erstatten, wenn der Arzt sich zu der *„Annahme" berechtigt hält, daß eine gewerbliche Berufskrankheit vorliegt.* Es handelt sich also zunächst um eine Diagnosestellung; der Arzt soll auch auf dem Formular — das vom Versicherungsamt unentgeltlich zu erhalten ist — einen „kurzen Untersuchungsbefund" angeben. In diesem sind natürlich scharf getrennt die subjektiven Beschwerden und die objektiven Feststellungen anzuführen. Aus dem Zusatz im Formular („soweit erforderlich auch Untersuchung des Urins, Blutes usw.") ist nicht zu folgern, daß der Arzt zur Vornahme aller der verschiedensten komplizierten Untersuchungen verpflichtet ist; im Gegenteil wird der Arzt nur jene Untersuchungen ausführen, die er auszuführen gewohnt und in deren Ausführung er geübt ist, denn der Befund eines Ungeübten ist wertlos. Weiter soll der Arzt angeben, auf „welche einzeln zu bezeichnenden Krankheitserscheinungen" sich „die Annahme" des Vorliegens der diagnostizierten Krankheit stützt. Unter Krankheit ist (vgl. oben) jede Gesundheitsstörung zu verstehen, die, sei es um das Auftreten ernsterer Erscheinungen zu verhüten, sei es infolge Vorliegens subjektiver Beschwerden oder objektiv festgestellter Erscheinungen, die Fortsetzung der bisherigen Arbeit verbietet. Selbstverständlich wäre es ganz abwegig, wenn der Arzt nur schwere Erkrankungen mit voll ausgebildetem Symptomenbilde zur Anzeige bringen würde, wie es die „Ärztlichen Merkblätter“ der „Fabrikärzte der chemischen Industrie“ (Verlag Springer 1925) angeben. Würden diese Vorschläge befolgt, so würde dies dazu führen, daß bei manchen Erkrankungen die Anzeige erst dann zu erfolgen hätte, wenn Lebensgefahr vorliegt. Daß aber das Gesetz auch Anzeige der leichtesten Fälle wünscht, geht aus der S. 36 erwähnten Bestimmung über die Übergangsrente hervor, die gewährt werden kann, wenn „zu befürchten ist, daß eine gewerbliche Berufskrankheit entstehen, wieder entstehen oder sich verschlimmern wird“. Daß die Diagnose nicht vollständig sichergestellt sein muß, liegt schon in dem Wort „Annahme“, das der Vordruck gebraucht. Da die Unterlassung einer Anzeige Folgen für den Arzt nach sich ziehen kann, sie auch eine Rechtsverweigerung gegenüber dem Arbeiter, der geschädigt zu sein glaubt, bedeutet, wird der Arzt gut tun, auch in einem Fall, der ihm zweifelhaft erscheint, die Anzeige zu erstatten (selbstverständlich aber keine Anzeige erstatten, wenn er die Annahme einer Berufskrankheit für unberechtigt hält) und dann in der Rubrik „Bemerkung“ angeben, daß und warum er die Diagnose nicht für gesichert hält.

Für die Angaben über die Art und Dauer der Beschäftigung (und natürlich ebenso über andere anamnestische Daten) „sind die Angaben des Erkrankten oder seiner Angehörigen zu benutzen“ (Anweisung des Formulars). Es ist also nicht Sache des behandelnden Arztes, über die Entstehung der Krankheit, die sie verursachenden Arbeitsvorgänge usw. Erhebungen anzustellen. All dies ist, wenn es notwendig erscheint, Sache des Versicherungsamtes und fehlen dem Arzt dazu die nötigen Befugnisse und vor allem die nötigen technischen und anderen Kenntnisse.

Bei mancher interessierten Seite besteht das Bestreben, dem die Anzeige erstattenden Arzt verschiedenste, schwer zu erfüllende Pflichten aufzuerlegen, um so die Anzahl der Anzeigen möglichst zu verringern. Der Arzt wird aber sich vor Augen halten müssen, daß er keinerlei andere Verpflichtungen hat als die oben dargelegten, daß seine Anzeige eben nur eine „Anzeige“ ist, daß sie auch keine weiteren Folgen hat als die, daß von anderer Seite („geeigneter Arzt“) eine Nachuntersuchung zum Zwecke der Diagnosestellung vorgenommen und dann im Bedarfsfalle von Amts wegen die zur weiteren Klarstellung notwendigen Erhebungen gemacht werden.

Selbstverständlich ist es notwendig, daß der praktische Arzt wenigstens in industriellen Bezirken sich zur Erfüllung dieser Anzeigepflicht mehr als es bisher geschehen, mit den gewerblichen Erkrankungen beschäftigt. Einen guten Überblick gewährt die „Liste der gewerblichen Gifte“, herausgegeben vom früheren Internationalen Arbeitsamt in Basel, verfaßt von SOMMERFELD und FISCHER, Verlag G. Fischer, Jena 1912, 30 Seiten, Preis 1.— M., ferner die „Ärztlichen Merkblätter über berufliche Vergiftungen und Schädigungen durch chemische Stoffe, aufgestellt und veröffentlicht von den Fabriksärzten der chemischen Industrie“, 37 Seiten, Verlag J. Springer, Berlin 1925, Preis 4.80 M. Doch sind diese letzteren mit einer gewissen Vorsicht zu benutzen; so gut im allgemeinen der klinische Teil, so sind die Indikationen für Anzeige — wie schon oben erwähnt — und auch die für Diagnose bei verschiedenen Vergiftungen viel zu eng gefaßt. Insbesondere sei auch auf das von KOELSCH herausgegebene, demnächst in Lehmanns Verlag erscheinende „Hilfsbuch“ verwiesen.

Aber abgesehen von der Anzeigepflicht, wäre der *praktische Arzt* auch noch weiter berufen, in der *Gewerbehygiene und bei der Bekämpfung der Berufskrankheiten mitzuarbeiten.* An ihn kommt in erster Linie das ganze einschlägige Material an kranken Menschen, wenn auch seit Einführung der freien Arztwahl wohl nur selten mehr ein Arzt die sämtlichen Arbeiter eines Betriebes im Erkrankungsfalle behandelt. Doch ist andererseits durch die freie Arztwahl der einzelne Arzt vom Betriebe unabhängiger geworden und viele wenigstens können auf Schädigungen durch berufliche Arbeit öffentlich und den Behörden gegenüber hinweisen, ohne wirtschaftlichen Schaden fürchten zu müssen. Dabei ist aber doch noch das dem einzelnen zuströmende Material in vielen Fällen groß genug, um einen richtigen Einblick in die vorliegenden Verhältnisse zu gestatten. Wenn die Ärzte sich daran gewöhnen, mehr auf Zusammenhang zwischen Beruf und Erkrankung zu achten, wenn sie sich gewöhnen, mehr als es bisher geschieht, sich als Mitarbeiter auch auf diesem Gebiete der öffentlichen Gesundheitspflege zu fühlen, so werden sie auch auf diesem Gebiet viel Nützliches leisten können.

Die gesetzliche Regelung des gesundheitlichen Arbeiterschutzes.

Von

H. Betke

Wiesbaden.

Das Arbeiterschutzrecht beschäftigt sich mit dem Vertragsschutz, Lohnschutz, Betriebsschutz und Beschäftigungsschutz. Für die soziale Hygiene kommen insbesondere die Vorschriften in Frage, die den Betriebsschutz durch Regelung der für die Gesundheit und Sicherheit wichtigen Einrichtungen der Betriebsräume betreffen, sowie den Beschäftigungsschutz anordnen, indem durch Verbot und zeitliche Beschränkung der Arbeit Schädigungen durch gefährliche sowie durch ununterbrochene und übermäßig langdauernde Beschäftigung im allgemeinen oder nur für besondere Arbeitergruppen verhindert werden sollen.

Zugrunde liegen diesen Schutzbestimmungen die Vereinbarungen des Internationalen Arbeitsamtes, das 1901 in Basel errichtet wurde, um die Einwirkungen auf den Wettbewerb der Industrieländer durch die Mehrbelastung der Arbeitgeber in gewissem Sinne auszugleichen. Deutschland ist durch das Friedensdiktat von Versailles (Teil 13, Artikel 387/427) an der internationalen Organisation der Arbeit mitbeteiligt. Es entsendet zu der jährlich einmal stattfindenden Hauptversammlung vier Vertreter (zwei der Regierungen, je einen die Arbeitgeber und Arbeitnehmer). Jedem Vertreter können zwei technische Beiräte für jeden Gegenstand mitgegeben werden. Das geschäftsführende Organ ist das Internationale Arbeitsamt in Genf. Die Aufsicht über das Amt hat der Verwaltungsrat aus 24 Mitgliedern (12 der Regierungen, je 6 aus den Kreisen der Arbeitgeber und Arbeitnehmer). Deutschland ist mit einem Regierungs- und einem Arbeitervertreter beteiligt.

Das Verhältnis des Reichsrechtes zum Landesrecht ist folgendermaßen geregelt: Reichsrecht gilt über den Kreis der unter die RGO. (Reichsgewerbeordnung) fallenden Betriebe hinaus, indem für das Dienstverhältnis im allgemeinen die Vorschriften des BGB. maßgebend sind. Ferner gelten die RGO. §§ 105 b/f, 115/119a, 135/139b, 152, 153, 154 Abs. 3 auch für den Bergbau und ähnliche Betriebe. Die nach dem UVG. erlassenen Unfallverhütungsvorschriften betreffen auch die Land- und Forstwirtschaft sowie eine Anzahl außerhalb des Gewerbegebietes liegenden Wirtschaftszweige. Für die auf Seeschiffen beschäftigten Leute sind die Arbeiterschutzvorschriften in der Seemannsordnung vom 2. 6. 1902 gegeben. Im übrigen ist es dem Landesrecht vorbehalten, für die Land- und Forstwirtschaft den Betrieb in Bergwerken und Gruben, die Eisenbahnen und andere außerhalb der RGO. stehenden Wirtschaftsgebiete die Schutzvorschriften zu regeln. Die Landesorgane sind ermächtigt, mit gewissen Einschränkungen den durch das Reichsrecht gegebenen Rahmen durch weitere Erlasse auszufüllen.

Um den Wechsel der Verhältnisse und den örtlichen Umständen Rechnung zu tragen, ist die Regelung durch Verordnung oder statutarische Anordnung vorgesehen.

Die Reichsgewerbeordnung (RGO.) für das Deutsche Reich bildet in der Fassung vom 1. Juni 1891 die Grundlage des Arbeiterschutzes. Sie behandelt in den §§ 105—139 die Sonntagsruhe, Arbeitszeit, Lehrlingsverhältnis, Arbeitsordnung, Kinderarbeit, Beschäftigung von jugendlichen Arbeitern und Arbeiterinnen und die Befugnisse der Gewerbeaufsichtsbeamten (§ 139b). Von gewerbehygienischer Wichtigkeit sind die §§ 120a—e.

§ 120a. Gesundheitsschutz, Licht, Luft, Staubbeseitigung. Entfernung von Gasen, Dünsten, Abfall. Unfallverhütungsvorschriften (s. später).

§ 120b. Aufrechterhaltung der guten Sitten und des Anstandes. Trennung der Geschlechter in Arbeitsräumen. Förderung von Wasch- und Baderäumen, Ankleideräumen, Speiseräumen).

§ 120c. Schutz der Arbeiter unter 18 Jahren.

§ 120d. Recht der Polizeibehörden zur Anordnung von Maßnahmen der §§ 120a—c. Gang des Beschwerdeverfahrens.

§ 120e. Reichsratsermächtigung zum Erlaß von Sondervorschriften.

Das *Gesetz vom 30. März 1903* (Kinderarbeitsgesetz) regelt die *Beschäftigung von Kindern* in Betrieben, welche als gewerbliche im Sinne der Gewerbeordnung anzusehen sind (s. später).

Das Gesetz vom 20. Dezember 1911 handelt über die Hausarbeit.

Vom Betriebsrätegesetz vom 4. Februar 1920 sind wichtig § 66 Ziffer 8, § 78 Ziffer 6 und § 77 (RGBl. S. 147). Der Betriebsrat soll die Beschwerden des Arbeiter- und Angestelltenrates entgegennehmen und auf ihre Abstellung hinwirken. Desgleichen soll er auch auf die Bekämpfung der Unfall- und Gesundheitsgefahren im Betriebe achten und die Gewerbeaufsichtsbeamten und sonstigen in Betracht kommenden Stellen durch Anregungen, Beratung und Auskunft unterstützen. Es ist Pflicht der Betriebsräte, sich über den Gesundheitszustand in einem jeden Betriebe unterrichtet zu halten und jede Häufung von Krankheitserscheinungen dem zuständigen Gewerberat unmittelbar zur Kenntnis zu bringen, damit weitere Ermittlungen durch den Landesgewerbearzt angestellt werden können. Die Anordnung über die Arbeitszeit gewerblicher Arbeiter vom 23. November 1918 bis 7. Dezember 1918 (RABl. S. 1334 u. 1436) bestimmte, daß die tägliche regelmäßige Arbeitszeit ausschließlich der Pausen acht Stunden nicht überschreiten durfte.

Am 21. Dezember 1923 erließ die Reichsregierung vorbehaltlich einer späteren endgültigen Regelung die Verordnung über die Arbeitszeit. Der grundsätzlich angenommene Achtstundentag kann in bestimmten Fällen und in bestimmter Weise verlängert werden. § 5 behandelt die Heraufsetzung der Arbeitszeit im Tarifvertrag, die aber an die Zehnstundengrenze gebunden ist (§ 6, § 9). Nach § 2 finden alle Beschränkungen der Arbeitszeit keine Anwendung auf vorübergehende Arbeiten, die in Notfällen oder zur Verhütung des Verderbens von Rohstoffen oder des Mißlingens von Arbeitserzeugnissen unverzüglich vorgenommen werden müssen. Hier fällt auch die Zehnstundengrenze weg. § 3 behandelt die Arbeitsbereitschaft durch Tarifvertrag. Die zu der Verordnung gehörigen Ausführungsbestimmungen sind am 17. April 1924 erlassen worden.

Von der *Arbeitszeit der Angestellten* handelt die Verordnung vom 18. März 1919 (RGBl. S. 315). Der § 2 Abs. 1 besagt über die Pausen bei der Beschäftigung Angestellter folgendes. Sofern die tägliche Arbeitszeit mehr als 6 Stunden beträgt, ist den Angestellten innerhalb der Arbeitszeit eine mindestens halbstündige Pause zu gewähren. Fällt das Ende der Arbeitszeit in die Zeit nach 4 Uhr nachmittags, so muß die Pause für die Angestellten, die ihre Hauptmahlzeit außerhalb des die Arbeitsstätte enthaltenden Gebäudes einnehmen, auf mindestens $1^1/_2$ Stunde verlängert werden. Der Arbeitgeber hat dafür zu sorgen, daß während der Pause jede Beschäftigung unterbleibt. Die Mittagspause kann, wenn den Angestellten eine Kantine zur Einnahme des Mittagessens zur Verfügung steht, auf $^1/_2$ Stunde herabgesetzt werden, auch wenn das Ende der Arbeitszeit nach 4 Uhr fällt. Ausnahmen können von den obersten Landesbehörden auf Grund des § 10 der Angestelltenverordnung erlassen werden, wenn diese Ausnahmen im öffentlichen Interesse zur Verhinderung der Arbeitslosigkeit oder zur Sicherstellung der Volksernährung dringend nötig werden.

Durch die Arbeitszeitverordnung wird bestimmt, daß für die Bäckereien und Konditoreien und die ihnen gleichgestellten Anlagen es bei der Verordnung über die Arbeitszeit in den Bäckereien und Konditoreien vom 23. November 1918 (RGBl. S. 1329) sein Bewenden behält. Im allgemeinen gilt auch hier der Achtstundentag. Den Arbeiterinnen und jugendlichen Arbeitern (Lehrlingen) müssen an jedem Arbeitstage, an dem sie länger als 4 Stunden beschäftigt werden, Pausen von einer Gesamtdauer von mindestens $^1/_2$ Stunde gewährt werden. Werden sie länger als 6 Stunden beschäftigt, so muß die Gesamtdauer der Pausen mindestens 1 Stunde und eine der Pausen mindestens $^1/_2$ Stunde betragen. Unterbrechungen der Arbeit von weniger als $^1/_4$ Stunde kommen auf die Pausen nicht in Anrechnung. Von 10 Uhr abends bis 6 Uhr morgens soll nach § 3 die Arbeit an den Werktagen vollständig ruhen. Nach § 5 kann die von den Landeszentralbehörden bestimmte Behörde eine Verschiebung der Lage der achtstündigen Betriebsruhe um höchstens 1 Stunde genehmigen. § 6 behandelt die Sonntagsruhe, § 7 die Ausnahmen.

Zur Arbeitszeitverordnung sind Ausführungsbestimmungen vom 17. April 1924 (RGBl. S. 416) veröffentlicht worden, die der Preußische Minister für Handel und Gewerbe durch Richtlinien vom 24. Juni 1924 ergänzt hat. Die Ausführungen zu § 9 über die Einschaltung ausreichender Pausen sind besonders beachtenswert.

Die *Sonntagsruhe* ist durch § 105a und b der RGO. geregelt, zu dem § 105c einige Ausnahmen gestattet. § 105d bis i führt eine Reihe von Ausnahmen an in Betrieben, die auf bestimmte Jahreszeiten beschränkt sind oder in gewissen Jahreszeiten zu einer außergewöhnlich verstärkten Tätigkeit genötigt sind, desgleichen für Betriebe mit unregelmäßiger (Wind-, Wasser-)Kraft für die Nahrungsmittelgewerbe, für Arbeiten, die zur Verhütung eines unverhältnismäßigen Schadens erforderlich sind.

Die Durchführung und Beaufsichtigung der Arbeiterschutzvorschriften gehört zum Aufgabenbereich der Gewerbeaufsichtsbeamten gemäß § 139b RGO., für die eine besondere im Jahre 1892 abgeänderte Dienstanweisung erlassen ist. An der behördlichen gewerbehygienischen Überwachung sind außer den Gewerbeaufsichts- und Bergrevierbeamten die Polizeibehörden, Berufsgenossenschaften, Dampfkesselüberwachungsvereine und Innungen beteiligt, denen insbesondere auch die Unfallverhütung obliegt. Diese Maßnahmen betreffen die unfallsichere und gesundheitliche Gestaltung der Betriebseinrichtungen, die zweckmäßige Betriebsführung und das gesundheitsmäßige Verhalten der Arbeiter innerhalb der Betriebe. Um die Kontrolle dieser Beamten zu erleichtern, sind Vorschriften erlassen, welche dem Arbeitgeber und dem Arbeitnehmer den Inhalt der für den jeweiligen Betrieb geltenden Schutzvorschriften stets gegenwärtig halten und welche der Behörde schriftliche Aufzeichnungen über den Betrieb in die Hand geben, auf Grund deren sie ihr Aufsichtsrecht jederzeit auszuüben imstande sind. Dazu gehören der Aushang der Vorschriften in den Betriebsstätten, der Aushang der für die Beschäftigung von Arbeiterinnen und jugendlichen Arbeitern geltenden Beschränkungen, die Anzeigepflicht von seiten des Unternehmers über beabsichtigte Einstellung von weiblichen und jugendlichen Arbeitern, ferner Niederschriften über den Zustand der Räume und über stattgehabte Überarbeit, ein Krankenbuch über gewisse, gesundheitsgefährdende Betriebe, ein Verzeichnis der Arbeitseinteilung bei nicht genehmigter Sonntagsarbeit, ein Verzeichnis der angestellten Jugendlichen mit genauer Tages- und Pauseneinteilung, ferner Arbeitskarten bei der Beschäftigung fremder Kinder.

Die Gewerbeaufsichtsbeamten werden auf Grund eines abgeschlossenen technischen und eines anderthalbjährigen rechts- und staatswissenschaftlichen Studiums sowie einer praktischen Tätigkeit in einem technischen Fache angestellt. Ihre Tätigkeit ist neben einer beaufsichtigenden auch die des Begutachters und des Vermittlers zwischen Arbeitgeber und Arbeitnehmer. Die bei Gelegenheit der Besichtigung gefundenen Mängel sollen die Gewerbeaufsichtsbeamten zuerst versuchen auf gütlichem Wege beizulegen, anderenfalls steht ihnen der Weg der polizeilichen Verfügung gemäß § 120d RGO. zu. Strafbestimmungen finden sich in Titel X RGO. §§ 143—153. Die Überwachung des gleichmäßigen Vollzugs hat das Reichsarbeitsministerium. Die Durchführung der Gewerbeaufsichtsbestimmungen liegt bei den einzelnen Ländern (s. auch S. 67).

Die Aufsicht über den Vollzug der Berggesetze, über die Bergwerksbetriebe, unterirdisch bestimmte Brüche und Gruben ist besonders vorgebildeten Beamten, den Bergrevierbeamten, übertragen, deren Oberbehörde das Oberbergamt bildet.

Die ärztliche Mitwirkung hat sich im Lauf der Jahre als dringend notwendig ergeben, weil die Gesundheitsschädigungen durch die Fabrikarbeit sowohl der Verschiedenheit des zu bearbeitenden Materials und der Betriebsmethoden als auch in der Auswirkung der Arbeitsdauer auf die weiblichen und jugendlichen Arbeiter die ständige Einrichtung von staatlich angestellten Gewerbeärzten zur Forderung machten. Nach dem Vorgange Bayerns im Jahre 1909 sind auch in Preußen, Württemberg und Baden Landesgewerbeärzte den Regierungen als Sachberater für die ärztliche Seite der Gewerbeaufsicht beigeordnet. Über die Auswirkungen dieser Stellung s. S. 49.

Die Schutzmaßnahmen beziehen sich auf die Sonntagsarbeit, auf die Gefahrenverhütung, auf die Aufrechterhaltung der guten Sitten und des Anstandes und regeln die Kinder- und Hausarbeit.

Die Sonntagsruhe muß ab 12 Uhr nachts 24 Stunden betragen. Für Doppelfeiertage und große Festtage bestehen besondere Bestimmungen. Ausnahmen sind zugelassen für Notfälle, Instandhaltungsarbeiten, Inventur zur Verhütung des Verderbens von Rohstoffen und für die Bewachung. Letztere genehmigt die untere Verwaltungsbehörde. Im Handelsgewerbe (Verordnung vom 5. 2. 1912) ist volle Sonntagsruhe vorgeschrieben. Ausnahmen genehmigt die Polizeibehörde.

Für die weiblichen und jugendlichen Arbeiter bestehen Schutzmaßnahmen für Anfang und Ende, Ruhezeit und Pausen der Arbeitszeit (§ 137 RGO.).

Nach § 154a Abs. 2 dürfen Arbeiterinnen in Bergwerken, Salinen, unterirdischen Brüchen oder Gruben nicht unter Tag beschäftigt werden. Die Beschäftigung von Arbeiterinnen bei der Förderung mit Ausnahme der Aufbereitung bei dem Transport und der Verladung ist auch über Tag verboten. Ausnahmen sind zulässig gemäß §§ 138a und 139a.

Die Beschäftigung der Jugendlichen ist durch die §§ 135 und 136 der RGO. geregelt. Die Mitgabe von Hausarbeit soll durch den § 137a der RGO. eingedämmt werden. Sonderverordnungen auf Grund der §§ 120e, 120f bzw. 139 bestimmen noch Einschränkungen der Arbeit für diese schutzbedürftigen Arbeitergruppen. Nach einer Zusammenfassung von KOELSCH ergibt sich folgendes:

Frauen: Ausschluß von der Beschäftigung oder eine nur unter bestimmten Einschränkungen zugelassene Verwendung besteht für Akkumulatorenfabriken, Alkalichromatfabriken, Zink- und Bleihütten, Fabriken für Bleifarben und andere Bleiverbindungen, Steinbrüche und Steinhauereien, Glashütten, Ziegeleien, Thomasschlackenmühlen, Zucker- und Zichorienfabriken. Besonders gefährliche Arbeiten sind grundsätzlich verboten.

Für *Kinder* (über 13 und) unter 14 Jahren ist die Beschäftigung verboten: in Walz- und Hammerwerken; in Glashütten vor den Öfen oder in Räumen mit hoher Wärme (Häfenkammern), ferner bei Schleifereien.

Jugendliche Arbeiter von 14—16 Jahren sind nicht zugelassen: in Anlagen zur Herstellung von Akkumulatoren bei Verrichtungen, die eine Berührung mit Blei oder Bleiverbindungen bedingen; in Alkalichromatfabriken bei Arbeiten, die eine Berührung mit Chromaten bedingen, in Anlagen zur Herstellung von Bleifarben und anderen Bleiprodukten (allgemeines Verbot), in Glashütten beim Zerkleinern oder Mischen von Rohstoffen und Abfällen, ferner bei Arbeiten mit Flußsäure und am Sandstrahlgebläse, in Bleihütten im Rost- und Schmelzbetriebe, bei der Gewinnung und Verarbeitung oxydischer Produkte, der Zinkschaumdestillation, der Flugstaubbeseitigung u. a., in Buchdruckereien und Schriftgießereien beim Ausblasen der Letternkästen. — In Hechelräumen, in Räumen mit Maschinen zur Lockerung, Zerkleinerung und Verarbeitung von Faserstoffen, Tierhaaren oder Abfällen; ferner bei der Verarbeitung von Tierhaaren und Lumpen mit der Hand. Falls eine wirksame Staubabsaugung besteht, kann die Beschäftigung in Lumpensortieranstalten zugelassen werden (Woll- und Baumwollkarden fallen nicht unter dieses Verbot). — In Rohzuckerfabriken, Zuckerraffinerien beim Bedienen der Rübenschwemme, Rübentransport in schweren Wagen, im Füllhaus, in den Zentrifugenräumen, Meischräumen, Trockenanlagen und anderen Räumen, die besonders warm sind. In Roßhaarspinnereien beim Desinfizieren oder beim Arbeiten mit noch nicht desinfizierten Stoffen. — In Steinbrüchen und Steinhauereien beim Aufräumen, beim Steingewinnen und Transport; bei der Trockenbearbeitung von Sandstein. In Zichorienfabriken beim Darren; in Ziegeleien beim Lehmgewinnen und -transport, bei der Handformerei, beim Ofenbetrieb, Steintransport ohne ebene Fahrbahn u. a. — In Zigarrenwerkstätten, wenn kein unmittelbares Arbeitsverhältnis zum Unternehmer besteht. Das Annehmen und Ablohnen durch andere Personen ist verboten. — In Zinkhütten beim Transport der Raum- und Feuerasche, beim Sieben und Packen der Nebenprodukte, in den Destillationsräumen. — Eine weitere Beschränkung ist vorgesehen in Getreidemühlen (Verbot der Nachtarbeit von $8^1/_2$ Uhr abends bis $5^1/_2$ Uhr morgens). Die Beschäftigung junger Leute (Arbeiter unter 18 Jahren) ist ausgeschlossen bei der Herstellung von Bleifarben (Arbeit in den Oxydierkammern und Verpacken der Produkte), beim Malergewerbe (Anreiben von Bleifarben), in Thomasschlackenmühlen (Klopfen der Säcke, Packräume), beim Vulkanisieren von Gummiwaren; sie ist eingeschränkt bzw. von dem Ergebnis eines ärztlichen Untersuchung abhängig gemacht in Glashütten; auch in den Walz- und Hammerwerken ist die Beschäftigung von Jugendlichen in dem für Erwachsene zulässigen Umfange nur auf Grund einer ärztlichen Untersuchung (s. S. 53) gestattet.

Die Kinderarbeit behandelt das Kinderschutzgesetz vom 30. 3. 1903 (RGBl. S. 113). Als Kinder gelten Knaben und Mädchen unter 13 Jahren sowie solche Knaben und Mädchen über 13 Jahren, welche noch zum Besuch der Volksschule verpflichtet sind. Das Gesetz unterscheidet eigene und fremde Kinder. Letzteren ist in einer Reihe vom Bundesrat (Reichsarbeitsministerium) festgesetzten gesundheitsschädlichen Betrieben die Beschäftigung verboten, soweit sie nicht schon durch § 135 GO. verboten ist. Ferner ist Kindern unter 12 Jahren verboten die Arbeit in den Werkstätten, im Handelsgewerbe und im Verkehrsgewerbe. Kinder über 12 Jahre dürfen höchstens 3 bzw. 4 Stunden arbeiten, nicht nachts und nicht vor dem Schulunterricht. Die Mitwirkung von Kindern bei öffentlichen Schaustellungen (außer bei höherem Interesse der Kunst oder der Wissenschaft) ist verboten. Im Gast- und Schankgewerbe dürfen keine Knaben bis zu 12 Jahren, Mädchen überhaupt nicht beschäftigt werden. Die Betriebsinhaber sind zur Anmeldung arbeitender Kinder bei der Ortspolizeibehörde verpflichtet (Arbeitskarte). Eigene Kinder dürfen in Werkstätten mit mechanischem Betriebswerk nicht arbeiten; für Werkstätten und Handelsgewerbe gelten für eigene Kinder unter 10 Jahren dieselben wie für fremde unter 12 Jahren. Für Schaustellungen Verbot wie für fremde Kinder. Für alle Kinder ist die Beschäftigung, abgesehen vom Austragen von Waren und von Botengängen, für folgende Betriebe völlig verboten: Werkstätten zur Anfertigung von Schieferwaren Schiefertafeln und Griffeln, mit Ausnahme von Werkstätten, in denen lediglich das Färben, Bemalen und Bekleben sowie die Verpackung von Griffeln und das Färben, Liniieren und Einrahmen von Schiefertafeln erfolgt. — Werkstätten der Steinmetzen, Steinhauer. — Werkstätten der Steinbohrer, -schleifer oder -polierer. Kalkbrennereien, Gipsbrennereien. — Werkstätten der Töpfer. — Werkstätten der Glasbläser, -ätzer, -schleifer oder -mattierer, mit Ausnahme der Werkstätten der Glasbläser, in denen ausschließlich von der Lampe geblasen wird. — Spiegelbelegereien. — Werkstätten, in denen Gegenstände auf galvanischem Wege durch Vergolden, Versilbern, Vernickeln u. dgl. mit Metallüberzügen versehen werden oder in denen Gegenstände auf galvanoplastischem Wege hergestellt werden. — Blei-, Zink-, Zinn-, Rot- und Gelbgießereien und sonstige Metallgießereien. — Werkstätten der Gürtler und Bronzeure. — Werkstätten, in denen Blei, Kupfer, Zink oder Legierungen dieser Metalle bearbeitet und verarbeitet werden, mit Ausnahme von Werkstätten, in denen ausschließlich eigene Kinder und diese lediglich mit Sortieren und Zusammensetzen von Uhrenbestandteilen beschäftigt werden. — Metallschleifereien und -poliererei. — Feilenhauereien. — Harnischmachereien. — Bleianknüpfereien. — Werkstätten, in denen Quecksilber verwendet wird. — Werkstätten zur Herstellung von Explosivstoffen, Feuerwerkskörpern, Zünshölzern und sonstigen Zündwaren. — Abdeckereien. — Werkstätten, in denen Gespinste, Gewebe u. dgl. mittels chemischer Agenzien gebleicht werden. — Färbereien. — Lumpensortierereien. — Felleinsalzereien, Gerbereien. — Werkstätten zur Verfertigung von Gummi-, Guttapercha- und Kautschukwaren. — Werkstätten zur Verfertigung von Polsterwaren. — Roßhaarspinnereien.

Die *Meldepflich· gewerblicher Erkrankungen* ist in Deutschland nur teilweise durchgeführt. Durch die Bekanntmachung des Bundesrates vom 28. 9. 1909 wurde bestimmt, daß das Gesetz vom 30. Juni 1900 betr. die Bekämpfung gemeingefährlicher Krankheiten auf den Milzbrand ausgedehnt wurde. Gemäß Erlaß vom 21. Juni 1912 der preußischen Minister für Handel und Gewerbe und des Innern sollten die Gewerbeaufsichtsbeamten die Krankenkassen veranlassen, ihnen von jeder Erkrankung eines Mitgliedes, die durch Blei, Quecksilber, Arsen oder Phosphor hervorgerufen ist, tunlichst bald Kenntnis zu geben. Gesetzliche Grundlage dazu gibt der § 343 der RVO., der besagt, daß die Krankenkassenvorstände verpflichtet sind, den Gewerbeaufsichtsbeamten auf Verlangen Auskunft über die Zahl und Art der der Kasse gemeldeten Erkrankungen zu geben. Durch den Erlaß des preußischen Ministers für Handel und Gewerbe vom 17. 2. 1923 (III, 1727) ist vorgeschrieben, dem Landesgewerbearzt möglichst umgehend Nachricht über gewerbliche Schädigungen zukommen zu lassen, damit rechtzeitig Ermittlungen angestellt werden können, die über die Art der Erkrankung und über ihr Zustandekommen Aufklärung geben können. Durch die Verordnung des Reichsarbeitsministers vom 12. V. 1925 wurde den Ärzten die Anzeige der von ihnen behandelten, nach dieser Verordnung rechtlich den Unfällen gleichgestellten Gewerbekrankheiten aufgetragen (s. S. 56). Die Anzeige ist an das zuständige Versicherungsamt zu richten.

Die *Gewerbehygiene einzelner Industriezweige* verlangt besonderen Gesundheitsschutz gemäß § 120 RGO.

Die Gewerbeunternehmer sind verpflichtet, die Arbeitsräume, Betriebsvorrichtungen, Maschinen und Gerätschaften so einzurichten und zu unterhalten und den Betrieb so zu regeln, daß die Arbeiter gegen Gefahren für Leben und Gesundheit so weit geschützt sind, wie es die Natur des Betriebes gestattet.

Insbesondere ist für genügendes Licht, ausreichende Lufträume und Luftwechsel, Beseitigung des bei dem Betriebe entstehenden Staubes, der dabei entwickelten Dünste und Gase sowie der dabei entstehenden Abfälle Sorge zu tragen.

Ebenso sind diejenigen Vorrichtungen herzustellen, welche zum Schutze der Arbeiter gegen gefährliche Berührungen mit Maschinen oder Maschinenteilen oder gegen andere in der Natur der Betriebsstätte oder des Betriebes liegenden Gefahren, namentlich auch gegen die Gefahren, welche aus Fabrikbränden erwachsen können, erforderlich sind.

Endlich sind diejenigen Vorschriften über die Ordnung des Betriebes und das Verhalten der Arbeiter zu erlassen, welche zur Sicherung eines gefahrlosen Betriebes erforderlich sind.

Wo aber diese allgemeinen Anordnungen nicht ausreichen, greifen die Sonderverordnungen ein, welche auf Grund von 120 e und f erlassen worden sind. Ihr Inhalt erstreckt sich auf den Schutz von gewerblichen Schädigungen durch Gifte, Staub, Milzbrand und Hitze. Die Arbeitszeit weiblicher und jugendlicher Arbeiter findet darin besondere Berücksichtigung. Die hauptsächlichsten Bestimmungen sollen in folgendem nach Betriebszweigen geordnet angegeben werden. Über den genauen Inhalt der Verordnungen wird der besondere Teil des Handberichtes ausführlich Auskunft geben.

1. Metallverarbeitung und Chemische Industrie.

Bekanntmachung betr. die Beschäftigung von Arbeiterinnen und jugendlichen Arbeitern in Walz- und Hammerwerken vom 27. 5. 1902 und 6. 7. 1906 (RGBl. S. 170 bzw. 835), vom 20. 4. 1912 (RGBl. S. 311) und vom 2. 6. 1922 (RGBl. I S. 493).

Bekanntmachung betr. die Einrichtung und den Betrieb von Bleihütten vom 16. 6. 1905 (RGBl. S. 545). Verordnung über die Einrichtung und den Betrieb von Anlagen zur Herstellung von Bleifarben und anderen Bleiverbindungen vom 27. 1. 1920 (RGBl. S. 109). — Bekanntmachung betr. die Errichtung und den Betrieb von Anlagen zur Herstellung elektrischer Akkumulatoren aus Blei oder Bleiverbindungen vom 6. 5. 1908 (RGBl. S. 172). — Bekanntmachung betr. die Betriebe, in denen Maler-, Anstreicher-, Tüncher-, Weißbinder- oder Lackiererarbeiten ausgeführt werden, vom 27. 6. 1905 (RGBl. S. 555). — Bekanntmachung betr. die Einrichtung und den Betrieb der Zinkhütten und Zinkgerüsthütten vom 13. 12. 1912 (RGBl. S. 564). — Bekanntmachung betr. die Einrichtung und den Betrieb der Buchdruckereien und Schriftgießereien vom 31. 7. 1897 (RGBl. S. 405) und vom 22. 2. 1908 (RGBl. S. 654). — Bekanntmachung über das Bleimerkblatt vom 27. 1. 1920 (RGBl. S. 118). — Bekanntmachung über die Dienstanweisung für die ärztliche Untersuchung von Bleiarbeitern vom 27. 1. 1920 (RGBl. S. 120). — Verordnung über die Ausführung von Anstreicherarbeiten in Schiffsräumen vom 2. 2. 1921 (RGBl. S. 142).

Vorschriften des Pr. Min. f. H. u. G. über die Einrichtung und den Betrieb der Spiegelbeleganstalten, Anlage zum Erl. d. M. f. H. u. G. vom 18. 5. 1889 und zum Erlasse vom 22. 8. 1893 (MBl. S. 270).

Bekanntmachung betr. die Einrichtung und den Betrieb von Anlagen zur Herstellung von Alkalichromaten vom 16. 5. 1907 (RGBl. S. 233) — Merkblatt des Reichsgesundheitsamtes für Chromarbeiten.

Pr. Min.-Erlaß betr. Arsensauerstoff vom 5. 10. 1887. — Pr. Min.-Erl. betr. Arsensauerstoff vom 22. 10. 1902 und 8. 1. 1904. — Pr. Min.-Erl. betr. Fliegenpapier vom 15. 6. 1903. — Pr. Min.-Erl. betr. Arsen- und bleihaltige Kreide vom 5. 11. 1903. — Pol.-Verordnung (Reg.-Bez. Arnsberg) betr. Aufbewahrung von Cyankali- und Arsenverbindung vom 12. 3. 1902. — Pr. Min.-Erl. betr. Ferrosilicium vom 9. 12. 1920.

Gesetz betr. Phosphorzündwaren vom 10. 5. 1903 (RGBl. S. 217). — Bekanntmachung betr. die Ratifikationsurkunde über das Verbot des weißen und gelben Phosphors vom 31. 12. 1910. — Pr. Min.-Erl. vom 8. 6. 1905 betr. die Herstellung, Aufbewahrung und Verwendung von Acetylen sowie die Lagerung von Carbid. — MBl. d. H. u. G. V, S. 164, § 9 Anlage.

Erl. d. M. f. H. u. G. vom 20. 6. 1909 (HMBl. S. 338) betr. Sauggasanlagen. — Erlasse vom 2. 7. 1892 (MBl. f. i. Verw. S. 325) und vom 31. 12. 1896 (MBl. f. i. Verw. 1897, S. 7) betr. Halbwassergas und Dawsongas. — Bekanntmachung betr. die Einrichtung und den Betrieb gewerblicher Anlagen zur Vulkanisierung von Gummiwaren vom 1. 3. 1902 (RGBl. S. 59).

Bekanntmachungen betr. Einrichtung und Betrieb gewerblicher Thomasschlackenanlagen vom 23. 12. 1911 (RGBl. S. 1153).

2. Industrie der Steine und Erden.

Bekanntmachung betr. die Einrichtung und den Betrieb von Steinbrüchen und Steinhauereien (Steinmetzbetriebe) vom 31. 5. 1909 (RGBl. S. 471) bzw. 20. 11. 1911 (RGBl. S. 955). — Bestimmung über die Beschäftigung von Arbeiterinnen und jugendlichen Arbeitern in Ziegeleien und zur Herstellung von Dinossteinen, Schamottesteinen und anderen Schamotteerzeugnissen vom 8. 12. 1913 (RGBl. S. 777). — Bekanntmachung betr. die Beschäftigung von Arbeiterinnen und jugendlichen Arbeitern in Glashütten, Glasschleifereien, Glasbeizereien sowie Sandbläsereien vom 9. 3. 1913 (RGBl. S. 129) und Ergänzungsbekanntmachungen vom 22. 8. 1917, 5. 11. 1918, 23. 1. 1920 und 10. 2. 1923 (RGBl. S. 114). —

3. Textilindustrie und ähnliches.

Bekanntmachung betr. die Beschäftigung jugendlicher Arbeiter bei der Bearbeitung von Faserstoffen, Tierhaaren, Abfällen oder Lumpen vom 8. 12. 1909 (RGBl. S. 969).

Bekanntmachung betr. die Einrichtung und den Betrieb der Roßhaarspinnereien, Haar- und Bürstenzurichtereien sowie der Bürsten- und Pinselmachereien vom 22. 10. 1902 (RGBl. S. 269). — Pr. Min.-Erl. vom 22. 12. 1895 (MBl. S. 77) über Lumpensortierereien.

4. Nahrungs- und Genußmittelindustrie.

Bekanntmachung betr. Bäckereien und Konditoreien vom 4. 3. 1896 (RGBl. S. 55), Vereinbarung über die Arbeitszeit in Bäckereien und Konditoreien vom 23. 11. 1918 (RGBl. S. 1329). — Bekanntmachung betr. die Einrichtung und den Betrieb der zur Anfertigung von Zigarren bestimmten Anlagen vom 17. 2. 1907 (RGBl. S. 34). — Bekanntmachung betr. die Beschäftigung von Arbeiterinnen und jugendlichen Arbeitern in Anlagen, die zur Herstellung von Zichorie dienen, vom 25. 11. 1909 (RGBl. S. 968). Bekanntmachung betr. die Beschäftigung von Arbeiterinnen und jugendlichen Arbeitern in Rohrzuckerfabriken und Melasse-Entzuckerungsanstalten vom 24. 11. 1911 (RGBl. S. 958). — Bekanntmachung betr. die Beschäftigung von Gehilfen und Lehrlingen in Gast- und Schankwirtschaften vom 23. 1. 1902 (RGBl. S. 33). — Bekanntmachung betr. die Beschäftigung von Arbeiterinnen in Betrieben zur Herstellung von Fischkonserven vom 25. 11. 1909 (RGBl. S. 966). — Bekanntmachung betr. die Beschäftigung von Arbeiterinnen in Betrieben zur Herstellung von Gemüse- und Obstkonserven sowie von Gemüse- und Obstpräserven vom 25. 11. 1909 (RGBl. S. 965). — Bekanntmachung betr. die Beschäftigung von Arbeiterinnen in Meiereien (Molkereien) und Betrieben zur Sterilisierung von Milch vom 4. 6. 1910 (RGBl. S. 868).

Bekanntmachung betr. den Betrieb von Getreidemühlen vom 26. 4. 1899 (RGBl. S. 273) bzw. vom 15. 11. 1903 (RGBl. S. 287).

5. Verschiedenes.

Bekanntmachung betr. die Beschäftigung von Arbeiterinnen auf Steinkohlenbergwerken, Zink- und Bleierzbergwerken und auf Kokereien im Reg.-Bez. Oppeln vom 24. 3. 1892 i. d. Fassung der Bekanntmachung vom 20. 3. 1902 (RGBl. S. 77). — Bekanntmachung betr. die Beschäftigung jugendlicher Arbeiter auf Steinkohlenbergwerken in Preußen, Baden und Elsaß-Lothringen vom 7. 3. 1913 (RGBl. S. 125). — Verordnung zum Schutze der Preßluftarbeiter vom 28. 1. 1920 (RGBl. S. 1357).

6. Berggesetze.

Allgemeines Berggesetz für die preußischen Staaten vom 24. 6. 1865 i. d. Fassung der Novelle vom 3. 6. 1912. — Bayrisches Berggesetz vom 13. 8. 1910. — Sächsisches Berggesetz. — Berggesetze der einzelnen Länder.

Die Gewerbeaufsicht in Deutschland.

Von

R. Fischer

Potsdam.

Die Arbeiterschutzgesetzgebung aller Länder beginnt mit dem Schutze der gewerblich beschäftigten jugendlichen Arbeiter. Ende des 18. und Anfang des 19. Jahrhunderts erfolgte der Übergang von der handwerksmäßigen zur fabriksmäßigen Gütererzeugung. Er war veranlaßt durch die Einführung der Dampfkraft und die damit verbundene Benutzung von Arbeitsmaschinen mancherlei Art (Spinnmaschinen, mechanische Webstühle usw.) in Industrie und Gewerbe. Durch die hierdurch bedingte Arbeitsteilung wurde die Arbeit in eine Menge von Teilverrichtungen zerlegt. Ihre Ausführung beanspruchte im einzelnen wenig Menschenkraft, so daß Kinder dazu herangezogen wurden. Die Kinderarbeit konnte sich in ungeahntem Maße ausdehnen. Ihre übermäßige Dauer, insbesondere auch während der Nacht, zeigte schon bald gesundheitliche Nachteile bedenklichster Art. Das erste Land in Deutschland, wo sich diese Schäden offenbarten und wo man ihre Bekämpfung durch staatliche Maßnahmen in Angriff nahm, war Preußen.

1818 kam dem preußischen Unterrichtsminister die traurige Lage der in den Fabriken des Rheinlandes beschäftigten Kinder zur Kenntnis und gab Anlaß zur Einforderung von amtlichen Berichten und von Vorschlägen zur Abstellung des Übelstandes. Eine alsbaldige Durchführung von energischen Schutzmaßnahmen scheiterte indessen zunächst an dem Widerstand des Ministers des Innern. Infolge des Landwehrgeschäftsberichtes des Generalleutnants von Horn an den König (1828), mit dem Hinweis auf die nächtliche Arbeit der Fabrikkinder und das schlechte Ergebnis des militärischen Aushebungsgeschäftes, wurde die Vorbereitung von Schutzmaßnahmen angeordnet. Es geschah indessen praktisch nichts, bis der rheinische Fabrikant Schuchardt 1837 in einem Zeitungsartikel eine regelrechte Fabrikinspektion forderte. 1837 trat auch der Rheinische Provinziallandtag für einen vom Oberpräsidenten der Rheinprovinz vorgelegten Entwurf einer Verordnung über den

Schutz der Fabrikkinder ein. Dieser Entwurf gab dem Staatsministerium Anlaß zur Ausarbeitung eines Gesetzes für das gesamte Land. Es entstand als erstes deutsches Arbeiterschutzgesetz das Regulativ vom 9. März 1839 über die Kinderarbeit in Fabriken mit der Kontrolle durch die Polizeibehörde unter Mitwirkung der Schulbehörde (der Lehrer und Geistlichen). Die Erfahrungen mit dieser Regelung waren indessen ebenso wie die mit der Ausübung der Fabrikinspektion durch ehrenamtliche Lokalkommissionen (Ortsvorsteher, Pfarrer, Arzt, Schulvorsteher, Fabrikunternehmer und Fabrikarbeiter) schlecht; die unteren Verwaltungsbehörden waren nicht imstande, das Gesetz durchzuführen. Die in der Folge durch königliche Verordnung vom 9. Februar 1849 ins Leben gerufenen kollegialen Gewerberäte, korporative Bildungen aus Vertretern des Fabrikanten-, des Handels- und des Handwerkerstandes, die mit den späteren Gewerberäten kaum mehr als den Namen gemeinsam hatten, brachten auch keinerlei Erfolge. Es zeigte sich immer wieder die vollkommene Unzuverlässigkeit der geübten Kontrolle, zu deren Verhinderung alle nur erdenkbaren Mittel von seiten der Unternehmer und Arbeiter Anwendung fanden. Das Gesetz vom 15. Mai 1853 ging einen Schritt weiter und brachte die fakultative Einführung der Fabrikinspektoren, also von Berufsbeamten, unter Mitwirkung der Ortspolizeibehörde.

Das preußische Gesetz von 1853 stellte also, nach englischem Vorbild, erstmalig neben die Polizeibehörde staatliche Beamte — Fabrikinspektoren — mit der ausschließlichen Überwachung des Jugendschutzes. Den Fabrikinspektoren waren damit die Befugnisse der Ortspolizeibehörde mit dem Rechte der jederzeitigen Revision der Betriebe übertragen. 1854 wurden die drei ersten, vorläufig nur nach Bedürfnis fakultativ vorgesehenen Fabrikinspektoren in den Hauptindustriegebieten (in den Regierungsbezirken Düsseldorf, Arnsberg und Aachen) angestellt. Aber auch dadurch war die notwendige Verbesserung der Aufsicht, die in dieser fakultativen Form auch in die für den Norddeutschen Bund erlassene Gewerbeordnung vom 21. VI. 1869 übernommen worden war, nicht zu erreichen. Deshalb machte man sie in dem Gesetz vom 15. VII. 1878 zu einer obligatorischen Einrichtung für das ganze Reichsgebiet und übertrug den Fabrikinspektoren neben der Überwachung des Jugendschutzes auch die des Gefahrenschutzes. Der Bundesrat stellte Grundsätze über den Dienst der Fabrikinspektoren auf, um eine möglichst einheitliche Durchführung der Arbeiterschutzbestimmungen in den einzelnen deutschen Bundesstaaten herbeizuführen, die in die einzelstaatlichen Dienstanweisungen übergingen.

Durch die Ausdehnung des Aufgabenkreises der Fabrikinspektoren und ihrer Zuständigkeit auf alle Gewerbebetriebe infolge des Arbeiterschutzgesetzes vom 1. VI. 1891 wurden aus ihnen die Gewerbeinspektoren. Diese Neuerungen führten zu einer organisatorischen Umgestaltung der Gewerbeaufsichtsbehörden der Länder. In Preußen wurde bereits durch Erlaß vom 27. IV. 1891 (Ges.-S. S. 165) die jetzt noch bestehende Organisation der Gewerbeaufsicht geschaffen. Umfang und Bedeutung der Aufgaben der Gewerbeinspektoren steigerten die an sie zu stellenden Anforderungen und führten 1907 zu einem besonderen Ausbildungsgang der Anwärter (Ingenieur, Chemiker) mit abschließender Staatsprüfung. In der Folge wurden den Gewerbeinspektoren, jetzt Gewerberäten, noch weibliche Hilfskräfte und solche aus dem Arbeiterstande beigegeben.

Ähnlich wie in Preußen haben auch die anderen deutschen Länder den Gewerbeaufsichtsdienst eingerichtet und an Hand der gemachten Erfahrungen umgestaltet und verbessert. Hierauf kann und braucht im einzelnen hier nicht eingegangen zu werden, um so weniger als das Nähere aus den Veröffentlichungen von Dr. Poerschke: „Die Entwicklung der Gewerbeaufsicht in Deutschland" (Jena: Verlag von Gustav Fischer), und des Internationalen Arbeitsamtes: „Die Arbeitsaufsicht, ihre Entwicklung und derzeitige Lage in verschiedenen Ländern" (Genf 1923), entnommen werden kann.

Der Aufgabenkreis der Gewerbeinspektion wurde seit 1891 durch die Erlasse einer großen Zahl von Sonderverordnungen, des Kinderschutzgesetzes (1903) und des Hausarbeitgesetzes (1911) erweitert.

Ende 1924 waren in Preußen vorhanden: a) Bei den Regierungen 16 Oberregierungs- und Gewerberäte, 15 Regierungs- und Gewerberäte und 11 Gewerberäte als gewerbetechnische Hilfsarbeiter nebst einem Gewerberat in Sigmaringen; b) in der Ortsverwaltung 163 Gewerberäte, 24 Gewerbeassessoren und 44 Gewerbepflegerinnen, zusammen 274 Beamte. Außerdem waren bei den Gewerbeaufsichtsämtern 46 Gewerbekontrolleure, davon 26 aus dem Arbeiterstande und 20 aus dem Angestelltenstande, tätig. Im Vorbereitungsdienst waren 53 Gewerbereferendare beschäftigt (s. Jahresber. für 1923 und 1924, Berlin 1925).

Die jetzige reichsgesetzliche Regelung der Aufsicht bestimmt der § 139b der Reichsgewerbeordnung, in dem die Aufsicht über die Ausführung der Bestimmungen der §§ 105a, 105b, Absatz 1, der §§ 105c bis 105h, 120a bis 120f, 133g bis 139aa ausschließlich oder neben den ordentlichen Polizeibehörden, besonderen von den Landesregierungen zu ernennenden Beamten übertragen wird. Denselben stehen bei Ausübung dieser Aufsicht alle amtlichen Befugnisse der Ortspolizeibehörden, insbesonders das Recht zur jederzeitigen Revision der Anlagen zu. Die Gewerbeaufsichtsbehörden sind staatliche Verwaltungsbehörden der Länder. Für das Land besteht entweder eine einzige, die Aufsicht ausübende Behörde mit mehreren Beamten an gemeinsamem Dienstort (Zentralisation), oder mehrere Bezirke, also räumlich abgegrenzte Wirkungskreise für einzelne Beamte (Dezentralisation). In Baden, Württemberg, Braunschweig und Hamburg z. B. ist die Gewerbeaufsicht zentralisiert, während sie in Preußen, Bayern, Sachsen, Hessen und Thüringen nach Bezirken organisiert ist. In Preußen sind für einen oder mehrere Regierungsbezirke Regierungs- und Gewerberäte bestellt, denen die lokalen Aufsichtsämter für einen oder mehrere Kreise unterstellt sind. Vorstand ist in der Regel ein Gewerberat, dem Hilfsarbeiter in erforderlicher Anzahl beigegeben sind. Die Gewerbeaufsicht untersteht in Preußen dem Ministerium für Handel und Gewerbe, in Bayern dem Ministerium für soziale Fürsorge, in Sachsen dem Arbeitsministerium, in Württemberg dem Arbeitsministerium, in Baden dem Arbeitsministerium, in Hessen dem Landesarbeits- und Wirtschaftsministerium, in Thüringen dem Wirtschaftsministerium. In Deutschland sind insgesamt rund 650 Gewerbeaufsichtsbeamte tätig, die in dem Verein deutscher Gewerbeaufsichtsbeamten außerdienstlich zusammengeschlossen sind. Über die Mitarbeit der Ärzte bei der Gewerbeaufsicht s. S. 57.

Die Gewerbeaufsichtsbeamten entfalten eine kontrollierende, beratende und vermittelnde Tätigkeit. Sie haben das Recht und die Pflicht zur jederzeitigen Revision der ihrer Aufsicht unterstellten Anlagen, wobei sie Wünsche und Beschwerden der Arbeiter entgegenzunehmen, mit dem Betriebsrat (Arbeiterrat, Angestelltenrat) zu verhandeln (§§ 66, Ziffer 8; 77 und 78, Ziffer 6 des Betriebsrätegesetzes) und die berechtigten Interessen der Arbeitgeber zu berücksichtigen haben. Gelingt es ihnen nicht, Mängel und Verstöße gegen die Arbeiterschutzvorschriften durch sachkundige Beratung und Belehrung zu beseitigen, so haben sie das Recht auf Grund der §§ 120d, 120f und 137a GO. selbständig als untere Verwaltungsbehörde Verfügungen zu erlassen. Auch haben sie (in Preußen) die wichtigsten Ausnahmebewilligungen vom Arbeiterschutz zu erteilen. Über ihre amtliche Tätigkeit haben die Gewerbeaufsichtsbeamten Jahresberichte zu erstatten (Jahresberichte der Gewerbe-Aufsichtsbeamten und Bergbehörden. Amtliche Ausgabe). Diese geben ein ausführliches Bild von der umfangreichen Tätigkeit der Beamten auf dem großen Gebiete des Arbeiterschutzes. Da sie alljährlich veröffentlicht werden, braucht an dieser Stelle nur hierauf verwiesen zu werden. Die Jahresberichte erschienen 1874 zum ersten Male in Deutschland öffentlich in Druck.

Neben der staatlichen Gewerbeaufsicht besteht in Deutschland seit Einführung der Unfallversicherung (1884) die Unfallverhütung durch die Berufsgenossenschaften. Diese erlassen nicht nur vom Reichsversicherungsamt zu genehmigende Unfallverhütungsvorschriften für die in ihnen zusammengeschlossenen Betriebsgattungen, sondern lassen die Durchführung dieser Vorschriften auch durch eigene, von ihnen angestellte technische Aufsichtsbeamte überwachen. Die Zahl dieser Beamten betrug 1924 insgesamt 454, und zwar 381 bei den 66 gewerblichen und 73 bei den 45 landwirtschaftlichen Berufsgenossenschaften. Maßgebend für die berufsgenossenschaftliche Betriebsüberwachung sind die einschlägigen Bestimmungen der Reichsversicherungsordnung (neueste Fassung des 3., 5. u. 6. Buches — RGBl. Bl. 1926, Teil I, Nr. 3, S. 9ff.). Die Ergebnisse der Betriebsüberwachung durch die technischen Aufsichtsbeamten sind in den Jahresberichten der Berufsgenossenschaften veröffentlicht. Von den Jahresberichten der gewerblichen Berufsgenossenschaften über Unfallverhütung erscheint als Beiheft zu den Amtlichen Nachrichten des Reichsversicherungsamtes (Berlin: Verlag Julius Springer) auch eine amtliche Ausgabe.

Literatur.

Poerschke: Die Entwicklung der Gewerbeaufsicht in Deutschland. Jena: Gustav Fischer. — Hoffmann: Die Gewerbeordnung mit allen Ausführungsbestimmungen für das Deutsche Reich und Preußen. Berlin: Carl Heymanns Verlag. — *Internationales Arbeitsamt*: Die Arbeitsaufsicht, ihre Entwicklung und derzeitige Lage in verschiedenen Ländern. Genf. — W. Kaskel: Arbeitsrecht. Berlin: Julius Springer.

Übersicht über die Internationale Gewerbeaufsicht.

Von

Ernst Brezina

Wien.

Gewerbeaufsicht in irgendeiner Form besteht seit kürzerer oder längerer Zeit in nahezu allen Kulturstaaten, doch ist das Gewicht, das von den verschiedenen Regierungen diesem Verwaltungszweige beigelegt wird, ein verschiedenes. Die Organe der Gewerbeinspektion haben nicht überall die gleiche Vorbildung, die Beteiligung der Ärzte und der Frauen ist eine verschiedene, der Umfang ihrer Wirksamkeit hinsichtlich der von ihnen revidierten Betriebe, ihr Aufgabenkreis, ihre Rechte und Pflichten sind recht verschieden. Sie unterstehen verschiedenen Stellen.

Es war dem Verfasser nicht möglich, Daten, betreffend einige kleine europäische Staaten sowie betreffend Rußland und Ukraine, zu erhalten, doch wird die Mehrzahl im folgenden behandelt; von außereuropäischen Staaten wurden nur die Vereinigten Staaten von Nordamerika, Australien, Neu-Seeland und Japan in die Darstellung einbezogen[1]).

[1]) Mein besonderer Dank gebührt für die Zusendung wertvollen einschlägigen Materiales meinen verehrten Freunden: Dr. H. Bendix Poulsen (Dänemark), Dr. G. Borg (Finnland), Dr. Eugen Emeric (Frankreich), Dr. Mario Collina (Italien), Dr. Magnus Nordmann (Schweden) und Dr. Franz Wolf (Ungarn). Weiteres Material entnahm ich den Publikationen des internat. Arbeitsamtes in Genf.

In allen hier behandelten Staaten haben die G.-I. das Recht zu jeder Tages- und Nachtzeit, bzw. zu jeder Zeit, während welcher gearbeitet wird, die von ihnen beaufsichtigten Betriebe zu besuchen. Das Recht, an Unternehmer und Arbeiter Fragen zu stellen und die Pflicht zur Verschwiegenheit für die bei den Inspektionen zur Kenntnis gelangenden Geschäftsgeheimnisse, ist nicht überall ausdrücklich erwähnt, dürfte aber in allen Staaten gewährleistet sein. Der Raumersparnis halber wird diese Tatsache im Einzelfalle unten nicht eigens erwähnt werden. Die Mitwirkung der G.-I. bei der Genehmigung neuer Betriebe soll überall bemerkt werden, wo es festzustellen war.

Österreich.

Im alten Österreich war die Gewerbeinspektion durch ein Gesetz vom Jahre 1883 geregelt, in der neuen Republik wurde jenes Gesetz im Jahre 1921 novelliert. Nach diesem Gesetze sind die G.-I. zur Wahrnehmung des gesetzlichen Schutzes der Arbeiter und Angestellten berufen.

Das gesamte Bundesgebiet ist in 15 Aufsichtsbezirke geteilt, von denen 5 allein auf Wien fallen. Hierzu kommen je ein Sonderinspektorat für Bauarbeiten, für Verkehrsanlagen und für Binnenschiffahrt. Die Gewerbeinspektorate der 15 Aufsichtsbezirke sind dem Zentralgewerbeinspektorat unterstellt, welches wieder dem B. M. f. s. V. (bis zum Jahre 1918 dem Handelsministerium) untersteht.

Bei der Besichtigung der Betriebe können der Betriebsinhaber und Mitglieder des Betriebsrates beigezogen werden. Alle im Betrieb befindlichen Personen kann der G.-I. eventuell ohne Zeugen befragen, auch schriftliche Auskünfte verlangen, alles dies tunlichst ohne Betriebsstörung.

Der G.-I. kann in Urkunden betreffend Genehmigung der Betriebsanlage, Arbeiterverzeichnisse, Arbeits- und Lehrverträge, Lohnlisten Einsicht nehmen, nicht aber in Geschäftsbücher und Korrespondenzen.

Gegebenenfalls sind durch den G.-I. Sachverständige (Ärzte, Chemiker usw.) beizuziehen, auch Proben gesundheitsgefährlich erscheinender Stoffe zur fachlichen Untersuchung zu entnehmen. Die Kosten sind vom Unternehmer zu tragen, wenn der Verdacht des G.-I. sich als richtig erweist.

Die G.-I. dürfen in keiner Weise an einem der G.-I. unterliegenden Unternehmen beteiligt sein.

Bei Feststellung einer Übertretung der gesetzlichen Vorschriften erteilt der G.-I. in dringenden Fällen den Auftrag, den dem Gesetz entsprechenden Zustand unverzüglich herzustellen, und erstattet, wenn diesem Auftrage nicht entsprochen wird, die Anzeige an die zuständige Behörde (in der Regel ist dies die sog. Gewerbebehörde, also die politische Behörde der untersten Instanz, d. i. die Bezirkshauptmannschaft bzw. in den großen Städten der Magistrat). Mit der Anzeige kann mitunter ein Strafantrag verbunden werden. Wo sofortige Abhilfe der Sachlage nach nicht möglich oder nicht notwendig ist, wird der Antrag auf Erlassung der entsprechenden Verfügung bei der obigen Behörde gestellt. Gegen solche Verfügungen sind Rechtsmittel an die höheren Instanzen zulässig, doch ohne aufschiebende Wirkung.

Die politische Behörde erster Instanz hat bei Entscheidungen in allen den Arbeiterschutz betreffenden Angelegenheiten dem G.-I. Gelegenheit zur Äußerung zu geben. Dieser kann gegen Entscheidungen der politischen Behörden an die nächsthöhere Instanz appellieren, wenn auf seine Anträge keine entsprechende Verfügung erfolgt ist.

Hinsichtlich der Vorbildung bestehen keine Vorschriften, doch werden grundsätzlich nur Personen mit voller technischer Hochschulbildung eingestellt. Eine Ausnahme bilden zur Beaufsichtigung der Industrien mit vornehmlich weiblichen Arbeitnehmern die einer Reihe von Inspektionsbezirken zugeteilten weiblichen Inspektoren, die zum größten Teile nicht über Hochschulbildung verfügen. Einem der Wiener Gewerbeinspektorate ist auch eine Ärztin zugeteilt, und zwar mit der Verpflichtung, gegebenenfalls auch für andere Inspektionsbezirke auf Verlangen der bezüglichen G.-I. Dienste zu leisten.

Den Amtsärzten politischer Behörden erster Instanz (s. oben) kommt gleichfalls ein Aufsichtsrecht über die gesundheitlichen Verhältnisse in Gewerbe und Industrie zu, welches sie als Organe der politischen Behörde ausüben (R. S. Gesetz vom Jahre 1870). Praktisch werden sie hauptsächlich zur Begutachtung bei der Neuerrichtung von Betrieben herangezogen, sonst ist ihre Tätigkeit auf dem Gebiete der Gewerbeaufsicht wegen vorwiegender Betrauung mit anderen Geschäften geringer.

In den bleiverarbeitenden Industrien ist die periodische Untersuchung der gefährdeten Arbeiter in verschiedenen behördlich bestimmten Intervallen vorgesehen.

Großbritannien.

Der Arbeiterschutz reicht zurück bis in das Jahr 1802, aus welchem ein Gesetz, betreffend zulässige Arbeitszeit von Kindern in den Baumwollbetrieben stammt. 1833 wurden Fabrikinspektoren angestellt.

Heute (seit 1901) untersteht die gesamte Gewerbeinspektion dem Ministerium des Innern (Home Office) mit Ausnahme einiger nach dem Fabriks- und Werkstättengesetz vom Jahre 1901 dem Gesundheitsministerium (seit 1918, vorher Ministerium für Lokalverwaltung) überwiesenen Agenden.

An der Spitze des gesamten Personals steht der Chefinspektor, der dem Minister des Innern verantwortlich ist. Ihm zur Seite stehen 3 Stellvertreter. Das Land zerfällt in 10 Kreise mit je einem Oberinspektor sowie dessen Stellvertreter, jeder dieser Kreise in Bezirke mit je einem Bezirksinspektor (im ganzen 83). Den Oberinspektoren sind für besondere Bedürfnisse noch 19 Divisionsinspektoren, den Bezirksinspektoren weitere 62 Inspektoren zugeteilt, etwa ein Fünftel der Inspektoren sind Frauen. Für die ärztlichen Agenden ist ein Obermedizinalinspektor und vier Medizinalinspektoren bestellt, ferner bestehen noch die Stellen von fünf Inspektoren für elektrische Anlagen, fünf Ingenieurinspektoren und zwei für Spezialvorschriften in der Textilindustrie.

Jeder Inspektor kann bei der Besichtigung dem Arbeitgeber mündliche Vorschläge machen, der Bezirksinspektor sendet Wochenberichte an den Oberinspektor, dieser muß Strafverfolgungen durch die ihm unterstehenden Inspektoren bei Außerachtlassung ihrer Anordnungen ausdrücklich zustimmen. Die Oberinspektoren erstatten ihren Bericht dem Chefinspektor.

Aus obigem geht hervor, daß die englische Gewerbeinspektion im Gegensatz zu zahlreichen anderen Verwaltungszweigen in England zentralisiert ist. Allerdings gibt es außer diesen staatlichen Inspektoren in einigen Großstädten der Lokalverwaltung unterstehende halbamtliche Werkstätteninspektoren.

Außer den obgenannten ärztlichen Inspektoren sind noch zahlreiche Ärzte (1784 im Jahre 1922), unter dem Titel Certifying Surgeons im Nebenamte über Ernennung des Chefinspektors in der Weise tätig, daß sie Jugendliche vor ihrer Zulassung zur Arbeit sowie periodisch die Arbeiter in gesundheitsgefährlichen Gewerben der Untersuchung unterziehen. Sie untersuchen auch die Fälle gewerblicher Vergiftungen und berichten hierüber.

Im Jahre 1922 waren 283542 Betriebe der Aufsicht auf Grund des Werkstättengesetzes unterworfen.

Weisungen der G.-I. an die Arbeitgeber und von ihnen beantragte Strafen werden nur durch das Gericht rechtskräftig, woselbst die Inspektoren wie die Arbeitgeber als Partei erscheinen. In praxi kommt dieser Fall jedoch selten vor, da der Inspektor meist durch Überredung des Arbeitgebers als dessen erfahrener Berater sein Ziel erreicht.

Die Anstellung der G.-I. erfolgt nach einer Prüfung, zu der die Kandidaten auf Grund ihrer persönlichen Eignung und Vorbildung zugelassen werden. In der Regel wird die Erwerbung eines akademischen Grades (an honours degree) an einer Universität verlangt, wobei besonders Ingenieure und Chemiker berücksichtigt werden. Die Prüfung besteht aus Gegenständen der allgemeinen Bildung und Spezialfächern. Nach einer praktischen Ausbildungszeit erfolgt eine zweite Prüfung.

Den G.-I. obliegt die Überwachung des Vollzuges einer Reihe von Gesetzen, und zwar sind dies die Fabriks- und Werkstättengesetze vom Jahre 1901—1911, über Unfallanzeigen 1906, das Fabrikspolizeigesetz von 1916, betreffend Beschäftigung von Frauen und Jugendlichen vom Jahre 1920, desgleichen in Bleibetrieben vom Jahre 1920. Ferner die Truckgesetze. Den G.-I. unterstehen die Fabriken im Gegensatze zu den von der Lokalbehörde beaufsichtigten Werkstätten. Als Fabriken gelten alle Betriebe mit mechanischer Kraft und überdies eine Reihe von Anlagen unabhängig davon. Auch Heimarbeitswerkstätten unterstehen der Fabriksinspektion. Mit Lohnangelegenheiten, abgesehen von gewissen Fragen betreffend den Stücklohn, sind die G.-I. nicht befaßt. Eine ihrer wichtigsten Pflichten ist die Untersuchung gewerblicher Unfälle, ihre Ursachen und Bekämpfung. Alle nach dem Gesetz von 1906 meldepflichtigen Unfälle müssen ihnen angezeigt werden. Auch haben sie bei der Untersuchung tödlicher Unfälle anwesend zu sein.

Die G.-I. haben eine völlig unparteiische Haltung zwischen Arbeitgeber und Arbeitnehmer einzuhalten *und dürfen in gewerbliche Streitigkeiten nicht eingreifen.* Sie sind berufen, den Arbeitgebern die besten Wege zur Erfüllung der Gesetze anzuzeigen, die Wirkungen der Gesetze zu studieren und festzustellen, welche Vorschriften etwa abänderungsbedürftig sind. Außerdem sind einige größere Fragen der Gewerbehygiene und Unfallverhütung zu studieren.

Frankreich.

Die Gewerbeinspektion untersteht dem Arbeitsministerium, welchem a) die Arbeitsinspektoren, b) die Bergwerkskontrolleure, c) die mit der Durchführung der Vorschriften über den wöchentlichen Ruhetag in den dem Ministerium unterstellten Betrieben angehören.

Das Korps der Inspektoren umfaßt die 11 Divisions-I., denen die 107 Departement-I. und 26 Inspektorinnen unterstellt sind. Die Leitung des Aufsichtsdienstes steht dem Arbeitsdirektor zu. Die Divisionsinspektoren haben ihm Bericht zu erstatten.

Die Divisionsinspektoren haben außer der Überwachung der Departement-I. auch besonders schwierige Erhebungen, z. B. in Staatsbetrieben, zu machen. Landwirtschaftliche Betriebe unterstehen den A.-I. nicht.

Die wichtigsten Arbeiterschutzgesetze sind im Code du travail zusammengefaßt, ihnen fehlt die Strafbarkeit, soweit nicht besondere Verordnungen erlassen sind. Gegen die Anordnungen der A.-I. kann sich der Betriebsleiter binnen 18 Tagen beschweren. Die Entscheidung darüber steht den Gerichten zu. Die A.-I. intervenieren bei Genehmigungsgesuchen für neue Fabriken usw. nur hinsichtlich gefährlicher, ungesunder oder lästiger Betriebe.

Die Anstellung der A.-I. erfolgt auf Grund einer Prüfung über Arbeiterschutzgesetze, Gewerbehygiene, Mechanik, Elektrizität, Unfallverhütung. Die Absolvierung bestimmter Schulen wird nicht verlangt, doch haben die Kandidaten in der Regel Schulen gewerblicher Richtung absolviert. Aufnahmsalter 25—36 Jahre.

Der Aufgabenkreis der A.-I. betrifft Beschränkungen der Arbeit der Frauen und Kinder, Arbeitszeit, Nachtarbeit in Bäckereien, wöchentliche Ruhepause, Gesundheit und Sicherheit der Arbeiter. Die A.-I. können auch Untersuchungen bei Unfällen erheben. Ihnen obliegt auch die Kontrolle über den Anrainerschutz.

Der Arbeiterschutz in Betrieben des Heeres und der Flotte kommt eigens vom Kriegs- und Marineminister hierfür bezeichneten Beamten zu.

Die Inspektion der gefährlichen und ungesunden Betriebe, für die nach dem Gesetz vom Jahre 1917 Sonderbestimmungen bestehen, werden nur zum Teil von den A.-I., zum Teil aber von hygienisch gebildeten Ärzten (gleichzeitig Departement-Inspektoren) durchgeführt.

In diesen Betrieben (solche mit Blei-, Quecksilber-, Arsenvergiftungsgefahr, milzbrandgefährdete Betriebe, Glashütten) ist ärztliche Untersuchung der Arbeiter vor ihrer Einstellung und dann weiterhin periodisch vorgeschrieben. Der Unternehmer stellt den Arzt an und zahlt ihn, er ist auch zur Entschädigung bei gewerblichen Vergiftungen verpflichtet.

Niederlande.

Die Arbeitsaufsicht untersteht dem Ministerium für Handel und Gewerbe. Im Jahre 1921 waren angestellt: 1 Generaldirektor, 3 Inspektoren, 3 Fachleute für Chemie, 2 für Elektrotechnik, 1 für Landwirtschaft, 1 ärztlicher Berater, 1 technischer Assistent, 33 untergeordnete Beamte. Im Bezirksdienst 22 Inspektoren, 5 Gewerbeärzte, 29 technische Assistenten, 24 Kontrolleure, 10 Inspektorinnen. Für den Hafendienst 14 inspizierende Personen. Das Land zerfällt in 10 Aufsichtsbezirke, der Chef jedes Bezirks nimmt die Berichte der übrigen Beamten entgegen und gibt die nötigen Anweisungen.

Die Arbeitsinspektoren treffen selbst ihre Verfügungen in den Fällen beobachteter Gesetzesverletzungen, und diese werden, wenn kein Rekurs erfolgt, binnen 14 Tagen rechtskräftig.

Genaue Vorschriften über Vor- und Ausbildung der Beamten bestehen nicht, doch werden in der Regel nur akademisch gebildete mit Praxis zu G.-I. ernannt.

Der Aufgabenkreis erstreckt sich auf eine Reihe von Arbeiterschutzgesetzen. Eine große Anzahl gewerblicher Erkrankungen im weitesten Sinne des Wortes unterliegt der Anzeigepflicht. Den Ärzten kommt die periodische Untersuchung in gesundheitsgefährlichen Betrieben und die Lehrlingsuntersuchung zu.

Belgien.

Dem ersten Generalinspektor im Ministerium für Gewerbe und Arbeit unterstehen 2 Sektionen: a) für Schlichtungswesen, b) für die Durchführung der Gesetze für Arbeiterschutz, mit entsprechendem Personale. Das Land zerfällt in 7 Bezirke mit zusammen 22 Inspektoren, 2 Inspektorinnen und 34 Kontrolleuren, davon 5 weiblichen.

Im gleichen Ministerium besteht eine ärztliche Gewerbeaufsicht mit einem ärztlichen Chef-Gewerbeinspektor und mehreren Gewerbeärzten im Lande, denen u. a. die Untersuchung aller gewerblich Tätigen unter 18 Jahren zukommt. Die G.-I. verlangen, wenn nötig, die Mitwirkung der ärztlichen Inspektoren. Den G.-I. sind alle gewerblichen, Handels- und öffentlichen Betriebe mit wenigstens 5 Arbeitern unterstellt.

Bei Nichterfüllung der gesetzlichen Vorschriften legen die Inspektoren ihre Beobachtungen dem Staatsanwalt vor, diese gelten als Tatsachen, solange nicht vom Betriebsinhaber das Gegenteil bewiesen wird. Die Anfechtung ist in weiten Grenzen möglich. Die Arbeitsinspektoren haben den Grad eines Diplomingenieurs und eine besondere Prüfung nachzuweisen. Ihre Aufgaben erstrecken sich auf Arbeitszeit, technischen Arbeiterschutz, Vertrags- und Lohnschutz, geregelt durch die Gesetze von 1889, 1899, 1900, 1903, 1921. Auch obliegt ihnen die Untersuchung der gewerblichen Unfälle.

Schweiz.

Das Land zerfällt in 4 Inspektionsbezirke mit je 1 eidgenössischen Fabriksinspektor, 2 Adjunkten und 1 Sekretär. Die Aufsicht erstreckt sich nur auf Fabriken, zu denen aber auch Anlagen mit Motoren mit 6 und ohne Motoren mit mindestens 11 Arbeitern zählen. Den Beamten obliegt nur die Oberaufsicht über die Handhabung der Arbeiterschutzgesetze durch die Kantone. Daher haben sie keine eigene Anordnungsbefugnis, sondern geben ihre Aufträge an die Kantonsregierungen weiter.

Die Inspektoren und der eine Adjunkt haben technisch-wissenschaftliche Bildung, der andere Adjunkt entstammt dem Arbeiterstande.

Der Aufgabenkreis bezieht sich auf die Gesetze betreffend Fabriken vom 18. Juni 1914, die Arbeitszeit vom 27. Juni 1919 und die Verordnung vom 3. Oktober 1919, enthaltend Vorschriften über Fabrikshygiene, Unfallverhütung, Fabriksordnungen, Kündigungswesen, Lohnzahlung, Einigungswesen, Arbeitszeit, Sonntagsruhe. Wichtige Feststellungen bezüglich Unfallverhütung sind zu melden.

Dänemark.

Einen Teil des Ministeriums des Innern bildet das Arbeits- und Fabriksinspektionsamt mit 1 Direktor und 2 Abteilungsleitern (je einer für Volkswirtschaft und technische Bildung) und 1 technischen Sachverständigen. In den Bezirken arbeiten 45 Inspektoren und 19 Kesselkontrolleure, ferner 1 Bäckereiinspektor für Kopenhagen und 2 Inspektorinnen.

Für medizinische Fragen stehen dem Zentralamt die Ärzte der Ministerialabteilung für Gesundheitswesen (im Justizministerium), in den Bezirken die Amtsärzte zur Verfügung.

Der Inspektion sind unterworfen Fabriken und Handelsbetriebe mit wenigstens 6 Arbeitern.

Der Gemeindeaufsicht unterstehen alle landwirtschaftlichen Betriebe, die nicht mit Maschinenkraft von mehr als 16 PS arbeiten, und die anerkanntermaßen nicht ungefährlichen landwirtschaftlichen Betriebe. Die Aufsichtsbeamten der Gemeinden entstammen dem Handwerkerstande.

Die Inspektoren haben das Recht und die Pflicht, den Arbeitgeber zu beraten. Ihre Anweisungen erfolgen auf Grund der Arbeiterschutzgesetze. Gegen sie kann Berufung eingelegt werden. Bei Neuerrichtung von Fabriken muß der Inhaber den Inspektor zu Rate ziehen. Die Aufgabe der Inspektoren beziehen sich auf Arbeitszeit, Jugendlichenschutz, Dampfkessel und Spezialverordnungen für eine Anzahl von Industriegruppen. In Kopenhagen amtiert ein Spezialinspektor für Bäckerei.

Spezielle Vorschriften über die Kenntnisse, die die G.-I. nachweisen müssen, bestehen nicht, außer der Bestimmung einer angemessenen technischen Bildung. Eine Prüfung ist nicht vorgesehen, doch hat die Mehrzahl technische Hochschulbildung.

Schweden.

Der Gewerbeaufsichtsdienst untersteht dem Sozialamt. Den Inspektionsdienst versehen 9 Inspektoren, die je einem Bezirke vorstehen, und 35 Unterinspektoren bzw. Assistenten. 1 Inspektorin mit 2 Assistentinnen überwachen in ganz Schweden die Frauenarbeit. Außerdem gibt es Spezialinspektoren für Bergwerke (6) und für Sprengstoffe, für Forst- und Flößerarbeit, für elektrische Anlagen (4). Gewählte Arbeitervertreter unterstützen die Gewerbeinspektoren.

Der Inspektion unterstehen alle Betriebe mit wenigstens 10 Arbeitern oder solche, die Maschinenkraft von mindestens 5 PS verwenden, ohne Unterschied der Arbeiterzahl.

Die G.-I. haben das Recht der Einsicht in vorgeschriebene Aufzeichnungen und können Aufklärungen vom Arbeitgeber verlangen. Kommt der Arbeitgeber ihren Weisungen nicht nach, so können sie durch die Provinzialregierung Anträge auf Untersagung der Fortführung der bezüglichen Arbeit stellen. Bei fortgesetzter Nichtbefolgung der Vorschriften können auch gerichtliche Strafen beantragt werden, wobei die Berechtigung der nicht befolgten Verfügungen vom Gerichte nicht zu untersuchen ist. Bei gewerblichen Neu- oder Umbauten sind die Gewerbeinspektoren anzuhören.

Der G.-I. hat technische Hochschulbildung oder gleichwertige Bildung sowie wenigstens 8jährige praktische Tätigkeit nachzuweisen. Sein Aufgabenkreis erstreckt sich auf Arbeiterschutz im allgemeinen, Schutz der Jugendlichen und Frauen, Arbeitszeit, Dampfkessel.

Amtsärztliche Untersuchungen sind alljährlich bei Jugendlichen unter 18 Jahren in allen der Gewerbeaufsicht unterworfenen industriellen Betrieben durchzuführen.

Norwegen.

Den Arbeiterschutz besorgen die 5 Inspektoren für Elektrizitätsanlagen und 10 Gehilfen und die Eisenbahninspektoren unter dem Arbeitsministerium, Schiffahrts- und Bergwerksinspektoren unter dem Handelsministerium. Die allgemeine Fabriksaufsicht obliegt dem

Zentralfabriksinspektor mit 2 technischen und 1 volkswirtschaftlichen Untergebenen. Ferner 9 Fabriksinspektoren für je einen Bezirk, 1 Inspektorin mit 3 Gehilfinnen, 1 Dampfkesselinspektor mit Assistenten. Die dünne Bevölkerung macht außerdem Lokalinspektionen durch Organe der Gemeinden notwendig.

Die Bezirksinspektoren zeigen ernstere Überschreitungen der Gesetze dem Gerichte an. Die Inspektoren haben die Arbeitgeber und Arbeitnehmer zu beraten.

Hinsichtlich der Vorkenntnisse werden spezielle Schulen nicht verlangt. Der gegenwärtige Chefinspektor ist Arzt.

Das Arbeiterschutzgesetz vom Jahre 1915 unterstellt den Inspektoren außer Fabriken und ähnlichen Unternehmungen Handwerksbetriebe mit wenigstens 5 Personen und unter gewissen Umständen auch Arbeitsstätten anderer Art. In ihren Wirkungskreis fällt Beaufsichtigung der Arbeitszeit, Unfallverhütung, Heimarbeit.

Finnland.

Die Arbeitsaufsicht untersteht dem Sozialministerium und wird durch 8 männliche und 4 weibliche Bezirksinspektoren und 10 aus der Arbeiterklasse hervorgegangene Hilfsbeamte ausgeübt. Das Land zerfällt in 8 Aufsichtsbezirke. Bei der dünnen Bevölkerung muß ein Teil der Aufgaben auf Gemeindeaufsichtsbeamte übertragen werden. Gewählte Arbeitervertreter unterstützen die Aufsichtsbeamten. Sie inspizieren im allgemeinen die größeren Betriebe, die weiblichen die kleineren, größere nur dort, wo diese in der Hauptsache nur Frauen und Jugendliche beschäftigen. Die Gemeindeaufsichtsbeamten inspizieren nur Kleinbetriebe, die ständige lokale Aufsicht erfordern oder wo nur gelegentlich gearbeitet wird.

Der Aufsichtsbeamte erteilt bei Gesetzübertretungen schriftlich seine Anweisungen, gegen die der Arbeitgeber innerhalb 30 Tagen an das Ministerium rekurrieren kann. Der Zwangsvollzug der Vorschriften erfolgt gegebenenfalls durch die Gerichte. Diese haben nicht zu entscheiden, ob die Vorschrift sachlich gerechtfertigt war oder nicht. Bei unmittelbarer Gefahr für Leben und Gesundheit kann der G.-I. sofortige Arbeitseinstellung verlangen. Bei gewissen Mißständen kann ein Strafverfahren eingeleitet werden.

Zentral- und Bezirksinspektoren müssen höhere technische Bildung und Kenntnis der Arbeitsverhältnisse nachweisen. Weibliche Beamte müssen ebenfalls einen erheblichen Bildungsgrad besitzen.

Die G.-I. haben den Vollzug einer größeren Anzahl in den Jahren 1914—1923 verabschiedeter Gesetze zu beaufsichtigen und Unfallerhebungen zu pflegen.

Polen (ohne Schlesien).

Die Arbeitsaufsicht untersteht dem Ministerium für Arbeit und soziale Fürsorge, wo ein Generalinspektor die Tätigkeit der übrigen Inspektoren leitet. Das Land zerfällt in 12 Aufsichtsbezirke, die Zahl der Beamten ist praktisch noch nicht fixiert. Diese müssen höhere, besonders technische Bildung und praktische Erfahrung besitzen und eine Prüfung ablegen. Sie überwachen die Anwendung der Vorschriften über gegenseitige Beziehungen über Arbeitgeber und Arbeitnehmer.

Der Aufgabenkreis stützt sich in den ehemals russischen, österreichischen und preußischen Gebieten auf die bezüglichen Gesetze und betrifft Unfallverhütung, Arbeitshygiene, Arbeitszeit, Kinder-, Jugendlichen- und Frauenarbeit, Arbeitsordnungen, Löhne.

Manche Fragen der Rechte und Pflichten der Gewerbeinspektoren sowie Kompetenzfragen bezüglich Unterstellung unter bestimmte Behörden scheinen noch nicht gelöst.

Tschechoslowakische Republik.

Im allgemeinen gelten bis zur Neuordnung die Bestimmungen des alten Österreich bzw. Ungarn. Für die weitaus am meisten industrialisierten Gebiete also die ersteren. Diese ähneln den heute in der Republik Österreich geltenden Bestimmungen. Nur daß nach der früheren, heute noch in der Tschechoslowakei geltenden Bestimmung dem Inspektor das Recht, selbst ohne den Umweg über die Gewerbebehörde schutztechnische Verfügungen zu treffen, nicht zusteht. Nach dem nunmehr vorliegenden Gesetzentwurf soll ihm dieses Recht gegeben werden, auch sollen ihm die Inspektion der Eisenbahnen, Post- und Telegraphenanlagen und Bergwerke unterstellt werden.

Ungarn.

Das G.-I. untersteht dem Handelsministerium. Zu überwachen sind nur Unternehmungen mit Maschinen oder mit mindestens 20 Arbeitnehmern, dann maschinell betriebene land- und forstwirtschaftliche Unternehmungen.

Dem Inspektor ist bei Beaufsichtigungen, Fragen usw. strenge Unparteilichkeit zur Pflicht gemacht; Fragen, durch deren Beantwortung Geschäftsgeheimnisse verraten würden, braucht der Unternehmer nicht zu beantworten, auch darf nicht die Besichtigung eines Teiles eines Unternehmens verlangt werden, wenn dies mit Kenntnisnahme eines Betriebsgeheimnisses einherginge.

Bei Nichtvollzug eines Gesetzes ist das Einschreiten der Gewerbebehörde I. Instanz herbeizuführen. Gegen ihre Entscheidung kann der Inspektor Berufung einlegen. Dem G.-I. ist durch die Gewerbebehörde in allen den Arbeiterschutz betreffenden Fragen Gelegenheit zur Stellungnahme zu geben.

Dem Amtsarzt obliegt die hygienische Kontrolle sowohl des Kleingewerbes wie der Großindustrie. In neuerer Zeit arbeitet der Arzt mehr als früher zusammen mit dem G.-I., und die Amtsärzte werden oft um Gutachten angegangen. Bei den Inspektionen werden beachtet Zahl und Alter der Arbeiter, Arbeitszeit, deren Beginn und Ende, Arbeitspausen, Arbeiterwohnungen, Arbeitswechsel, ferner einige Fragen betreffend medizinische Vor-kehrungen, Gesundheit der Arbeiter, insbesondere Trachom, Beleuchtung, Ventilation und Fragen der Feuersicherheit.

Königreich der Serben, Kroaten und Slovenen.

Die Fabriksaufsicht untersteht dem Zentralfabriksinspektor im Ministerium für soziale Fürsorge. Im Lande sind 32 Fabriksinspektoren tätig.

Bei Besichtigungen hat der G.-I. den Fabriksinhaber zu verständigen, wenn nötig ärztliche, chemische usw. Sachverständige beizuziehen und sich von Vertretern der Kinderschutzorganisationen und Arbeiterverbänden begleiten zu lassen.

Bei Gesetzesübertretungen werden schriftliche Anweisungen getroffen. Die Berufung dagegen ist an den Sozialminister zu richten. Bei Abweisung der Beschwerde ist eine Geldstrafe zu entrichten.

Neuanlagen sind vom Inspektor zu begutachten.

Zur Anstellung als Inspektor sind volle technische Hochschulbildung und Betriebspraxis erforderlich.

Die Aufsicht erstreckt sich auf eine Reihe zum Teil für verschiedene Gebiete des Königreiches geltender Gesetze. Die Kesselaufsicht steht außerhalb der Gewerbeinspektion.

Italien.

Die italienische Gewerbeinspektion ist die jüngste, das bezügliche Gesetz stammt vom Jahre 1912.

Die Gewerbeinspektion ist dem Ministerium für nationale Wirtschaft unterstellt, das Land zerfällt in 8 Aufsichtsbezirke, in jedem ist ein Chefinspektor nebst einigen Inspektoren, im ganzen Lande betrug die Zahl im Jahre 1921: 27.

Die Erlangung einer Stelle als G.-I. ist gebunden an den Besitz des Diploms eines Ingenieurs und den Nachweis einer Praxis von 2 Jahren auf technischem Gebiete. Ein Chefinspektorposten und ein Inspektorposten ist reserviert für einen Arzt mit spezieller Ausbildung in Gewerbehygiene, und es ist projektiert, jedem Aufsichtsbezirke einen Arzt zuzuteilen. Die Beaufsichtigung der Arbeit in den Reisfeldern ist 2 landwirtschaftlichen Fachleuten übertragen.

Der Chefinspektor und der medizinische Inspektor bilden ein spezielles Amt, das dem Ministerium direkt mit der Aufgabe unterstellt ist, die Arbeit unter Anpassung an die sanitären Bedingungen zu regeln und die wichtigsten Richtlinien vorzuschlagen sowie schriftliche Gutachten abzugeben.

Die Aufgabe der italienischen G.-I. ist, die Beobachtung der Gesetze über Arbeitsbeschränkungen der Kinder, über Arbeitsunfälle, über den wöchentlichen Ruhetag, über die Nachtarbeit der Bäcker und über die Mutterschaftsversicherung der Arbeiter zu kontrollieren; die hygienischen Bedingungen in den einzelnen Industrien zu erhöhen, Zahl, Ursachen und Folgen der Berufsunfälle festzustellen.

Die G.-I. haben das Recht, die Intervention der sanitären Organe der Gemeinden zur Untersuchung von Arbeitern anzusprechen. Provinzen oder Gemeinden, die einen gewerblichen Inspektionsdienst einführen, müssen das bezügliche Reglement dem Ministerium vorlegen.

Spanien.

Der Abteilung für Arbeitsaufsicht des Ministeriums für Handel, Arbeit und Industrie steht ein Generaldirektor vor. Das Land zerfällt in 12 Aufsichtsbezirke mit 72 Aufsichtspersonen.

Bei Gesetzübertretungen werden die entsprechenden Maßnahmen angeordnet und deren Nichtbefolgung dem Institut für Sozialreform angezeigt. Berufungen der Arbeitgeber, binnen 14 Tagen möglich, richten sich an dieses.

Für das Amt eines Aufsichtsbeamten ist ein Alter von mindestens 30 Jahren und ein genügender Bildungsgrad, besonders auf dem Gebiete der Arbeitshygiene, nachzuweisen.

Die Gesetze und Verordnungen, auf die sich die Arbeitsaufsicht bezieht, betreffen Unfälle (1900), Frauen- und Kinderarbeit (1900), Sonntagsruhe (1904, 1905), Frauennachtarbeit (1912), Gerüste (1916), Arbeitszeit (1918), Nachtarbeit in Bäckereien (1919), Achtstundentag (1919, 1920).

Außer dem G.-I. haben lokale Vertretungskörper, Juntas, mit dem Aufsichtsbeamten und in dringenden Fällen auch ohne diesen Erhebungen zu pflegen und Maßnahmen zum Arbeiterschutz zu treffen.

Vereinigte Staaten von Nordamerika.

Neuyork.

Der für 4 Jahre angestellte Gewerbekommissar leitet das aus 5 Abteilungen mit je einem Direktor bestehende Arbeitsamt, wo alle den Arbeiterschutz betreffenden Gesetze ausgearbeitet und Verordnungen erlassen werden. Der ersten Unterabteilung obliegt die Gewerbeaufsicht. Der Staat ist in 9 Aufsichtsbezirke mit je einem überwachenden Inspektor geteilt, wovon 5 auf die Stadt Neuyork fallen. Das Personal besteht aus 183 Personen, wovon 69 Kanzleikräfte und 31 Frauen sind. Die Frauen machen den gleichen Dienst wie die männlichen Inspektoren.

Andere Abteilungen sind mit Arbeiterunfallangelegenheiten, gewerblichen Beziehungen, Versicherung und Studien für technische Vorschriften befaßt. Die ärztliche Aufsicht einschließlich der Untersuchung von Arbeitnehmern untersteht der Hauptabteilung für staatliche Versicherung.

Die Vorschriften der G.-I. werden schriftlich gegeben, bei Nichtbefolgung Strafamtshandlung eingeleitet.

Pennsylvanien.

Die Organisation ist ähnlich der von Neuyork, die Zahl der Aufsichtsbezirke ist 6, die der G.-I. 86. Außerdem gibt es einige Spezialfachmänner (für Belüftungsanlagen, für Maschinenschutz, für giftige Gase und Dämpfe, für Unfallverhütung, für Tiefbau, für Aufzüge und Dampfkessel, endlich ein ärztlicher Inspektor).

Wisconsin.

Der aus 3 vom Gouverneur ernannten und von der Kammer bestätigten Mitgliedern bestehende Gewerbeausschuß hat gleichzeitig vollziehende, administrative und gesetzgebende Gewalt. Ihm unterstehen 7 Abteilungen, Unfallverhütung und Gewerbehygiene, Arbeitsunfallentschädigung, Arbeitsnachweis, Frauen- und Kinderarbeit, Lehrlingswesen, Statistik, allgemeine Verwaltung. Für die 11 Bezirke sind zur unmittelbaren Aufsicht 11 G.-I. bestellt, dazu je 1—3 Spezialinspektoren für Bauten, Belüftung, Kessel, Elektrizität, Feuersgefahr, Aufzüge, Bergwerke. Die G.-I. haben als Berater der Arbeitgeber und Arbeitnehmer zu fungieren und Anregungen zur Verbesserung des Arbeiterschutzes zu geben.

In den meisten Staaten der nordamerikanischen Union hat der G.-I. das Recht der Einsicht in alle Bücher und kann jede Unterstützung bei der Inspektion verlangen. Strafverfolgungen werden in der Regel vor den Friedensrichter oder eine andere untere Gerichtsstelle für Strafsachen gebracht.

Die Anstellung der G.-I. erfolgt in den meisten Staaten ohne den Nachweis einer bestimmten Vorbildung, nach Beendigung der Amtszeit des Gouverneurs, also in der Regel nach 2 Jahren, findet vollständiger Wechsel der Personen statt, da überdies die Gehälter nur klein sind, pflegen fähige Personen diesem Dienste sich nicht zuzuwenden, und die Durchführung des Arbeiterschutzes ist mangelhaft. Nur in Neuyork, Massachusetts, New Jersey, Wisconsin und Illinois wird eine Prüfung verlangt. In Massachusetts sind 4 Ärzte als Gesundheitsinspektoren tätig.

Der Aufgabenkreis der G.-I. erstreckt sich auf die Aufsicht über die Durchführung der Vorschriften über Unfallverhütung und Gewerbehygiene, die in manchen Staaten in einem Fabriksgesetz vereinigt sind.

Australien.

Die Organisation der G.-I. in den 6 australischen Staaten zeigt eine Reihe von Verschiedenheiten, doch besteht in jedem Staate ein Schiedsgerichtshof und eine Anzahl von Lohnausschüssen. Die G.-I. unterstehen in *Neusüdwales* dem Arbeits- und Gewerbedepartement, das Bureau des Chefinspektors umfaßte 1920 50 Personen, in den 8 Bezirken sind 27 G.-I., darunter 5 Frauen tätig. Die Inspektion ist nach spezialistischen Grundsätzen (ein Maschinen-, Fahrstuhl, ein Gerüste-, ein Dampfkesselinspektor usw.) geregelt. Auch die Scherer unterliegen der Gewerbeinspektion. Der Staat *Viktoria* hat 7 Bezirke, hier unterliegt auch der Schulbesuch der Kinder bis zu 14 Jahren der G.-I. In *Queensland* sind außer dem Chefinspektor 35 G.-I., darunter 4 Frauen in 14 Bezirken tätig. Die Inspektion für

Verkaufsstellen ist in 5 Bezirke geteilt. In *Südaustralien* wirken außer dem Chef 26 Verkaufsstellen-I., außerdem 10 G.-I., darunter 2 Frauen. *Westaustralien* zerfällt in 4 Inspektionsbezirke mit zusammen 5 Inspektoren, darunter 1 Frau.

Die Befugnisse der Inspektoren sind im allgemeinen ähnlich; wenn ihre Anordnungen nicht befolgt werden, so ist in der Regel zunächst ein Schiedsgericht (Friedensrichter) kompetent.

Vorschriften über höhere technische Bildung der Inspektoren scheinen nicht zu bestehen, in der Regel verlangt die Prüfung mehr elementare Kenntnisse bei entsprechender Intelligenz.

Neuseeland.

Analog den australischen Einrichtungen gibt es eigene G.-I. für Bergwerke, Steinbrüche, Maschinen, Fabriken, Bureau- und Verkaufsstellen, Gerüste, Fußbekleidung, Durchführung von Schiedssprüchen, Einrichtung für Scherer und landwirtschaftliche Arbeiter, die zum Teil verschiedenen Ämtern unterstehen. Fabrikinspektoren können beiderlei Geschlechts sein.

Anordnungen sind schriftlich zu geben, das strengste Verfahren (bald eintretende Strafverfolgung) schreibt das Gesetz bei Scherern und landwirtschaftlichen Arbeitern vor. Der Aufgabenkreis der G.-I. umfaßt den Vollzug einer größeren Anzahl Gesetze. Es obliegt ihnen auch die Erhebung bei Unfällen. Vorschriften über Vorbildung scheinen nicht zu bestehen.

Japan.

Die Zentralbehörden sind das Ministerium für soziale Angelegenheiten und das Ministerium für Landwirtschaft und Handel, letzteres für Bergwerksaufsicht. Das erstere Amt umfaßt 3 Abteilungen, deren erste und dritte Angelegenheiten der G.-I. umfaßt. Im ganzen gibt es 309 Inspektoren, 15 davon in der Zentrale. Die Mehrzahl davon sind technische Inspektoren, und zwar spezialisiert für chemische Werke, Gerbereien, elektrische Anlagen, Spinnereien, Maschinen, Gesundheitswesen, verschiedene Aufgaben. Die Anordnungen werden im Namen der lokalen Verwaltungen (Präfekturen) getroffen. Inspektorinnen gibt es nicht. Die G.-I. haben das Recht, jederzeit ärztliche Untersuchung eines Arbeiters zu verlangen. Die wichtigeren Anordnungen trifft der Gouverneur der Präfektur, die mindestens über 1 Inspektor verfügt. Inspektoren sind stets technisch gebildet. Der Inspektion unterliegen Fabriken mit mindestens 10 Arbeitern oder, wo die Arbeit einen gefährlichen Charakter trägt, unabhängig von der Zahl der Arbeiter.

Die G.-I. befassen sich viel mit Unfallerhebungen, nehmen aber die Verfolgungen nicht selbst, sondern durch die Staatsanwaltschaft auf. Im Jahre 1917 wurde jeder Betrieb dreimal kontrolliert.

Einfluß verschiedener Betriebsformen auf die Gesundheit der Arbeiter und das Entstehen der Gewerbekrankheiten.

Von

M. EPSTEIN

München.

Während der Einfluß der verschiedenen Betriebs*arten* auf die Gesundheit der Arbeiter und das Entstehen der Gewerbekrankheiten eingehende und fruchtbare Bearbeitung gefunden hat, sind die durch die Verschiedenartigkeit der Betriebs*formen* bedingten Schädigungen nirgends in der sozialhygienischen Literatur zusammenhängend dargestellt worden, wenn ihrer auch vielfach Erwähnung getan wird.

Die Annahme, daß die Verdrängung des Kleinbetriebes durch den Großbetrieb, wie sie infolge der Einführung der Maschine in der Industrie des vorigen Jahrhunderts sich vollzogen hat, nicht ohne Einfluß auf die Gesundheitsverhältnisse der Arbeiterschaft geblieben ist, lag ja nahe und mußte besonders in der Übergangszeit ihre Bestätigung finden.

Es braucht nur an die Darstellung von KARL MARX im Kapital erinnert zu werden, in dem der Ersatz der Handarbeit durch die Maschine und damit der männlichen Arbeitskraft durch Frauen- und Kinderarbeit mit ihren verderblichen sanitären Folgen geschildert wird. Was dort für England galt, mußte auch für andere Industrieländer Geltung bekommen. Der Vergleich zwischen der kleinen Werkstatt des Handwerkers und dem umfangreichen Gebäudekomplex des modernen Fabrikbetriebes in der Großindustrie, zwischen dem Hand- und dem Motorenbetrieb weist auf so starke Gegensätze hin, daß eine Auswirkung auf die unter so andersartigen Bedingungen arbeitenden Menschen unvermeidlich erscheint und einer näheren Untersuchung wert ist.

Unter den verschiedenartigen Betriebsformen unterscheiden wir in Deutschland den *Großbetrieb* mit 51 Arbeitern und mehr, den *Mittelbetrieb* mit 6—50 Arbeitern, den *Kleinbetrieb* mit 1—5 Arbeitern, und die *Hausindustrie*.

Im Groß- und Mittelbetrieb ist die maschinelle Arbeit maßgebend, während der Kleinbetrieb als die Domäne des *Handwerkes* gilt. Eine besondere Stellung nimmt die Hausindustrie ein, in der die *Heimarbeiter* entweder in einer vom Zwischenmeister unterhaltenen Werkstatt oder was die Regel ist, in der *eigenen Wohnung* berufstätig sind.

In Deutschland waren nach der Berufszählung 1907 im Hauptberuf erwerbstätig $18^1/_2$ Millionen Männer und $8^1/_4$ Millionen Frauen (die dienenden nicht mitgerechnet). Nach Betrieben unterschied man:

Alleinbetriebe	Betriebe mit 1 bis 5 Arbeitern	Zahl der Personen	Betriebe mit 6 bis 50 Arbeiter	Zahl der Personen	Betriebe mit 51 und mehr Arbeitern	Zahl der Personen
1 451 701	1 523 882	3 784 623	259 482	3 515 726	30 558	5 683 689

Für die Hausindustrie gibt die Statistik (natürlich unvollständig) an:

279 500 hauptberuflich tätige Personen (davon 206 700 Alleinbetriebe) und 3900 mit mehr als 6 Personen.

Interessant ist der Vergleich mit den vorangegangenen Betriebszählungen der Jahre 1882 und 1895.

Während die Zahl der Kleinbetriebe (1—5 Personen) sich seit 1882 nur unwesentlich vermehrten, haben sich die Mittelbetriebe (6—50 Personen) mehr als verdoppelt. Die Großbetriebe (51 und mehr Personen) zeigen eine Verdreifachung, während die Anzahl der in den Großbetrieben beschäftigten Personen von 1,6 Millionen auf 5,6 Millionen anstieg.

Wollen wir die weitere Entwicklung der Groß- und Mittelbetriebe verfolgen, so müssen wir uns bis zur Verarbeitung der diesjährigen Berufszählung auf die Betriebe mit *mehr als 10 Arbeitern* beschränken, die der *Gewerbeaufsicht* unterstellt sind. Eine diesbezügliche Zusammenstellung finden wir in dem Statistischen Jahrbuch für das Deutsche Reich 1923.

Man zählte nach den Berichten der Gewerbeaufsichtsbeamten:

	Betriebe			In den Betrieben beschäftigte Personen						
	überhaupt	mit Arbeiterinnen über 16 Jahre	mit jugendlichen Arbeitern von 13–16 Jahren	erwachsene männliche Arbeiter	über 16 Jahre alte Arbeiterinnen	jugendliche Arbeiter von 14—16 Jahren	Kinder unter 14 Jahren	Kinder unter männlich	Kinder unter weiblich	zusammen
1913	324 524	103 877	120 831	5409546	1 405 621	556 840	14 166	8008	6158	7386173
1921	324 169	106 941	129 428	5384340	1 559 289	510 467	7 311	5031	2273	7461407
1922	339 041	112 699	141 271	5783711	1 846 947	574 693	10 271	6573	3698	8215622

Bevor wir jedoch auf die einzelnen Betriebsformen näher eingehen, seien einige Vorbemerkungen gestattet:

Durch die Entwicklung der modernen Industrie sind die scharfen Unterschiede zwischen den einzelnen Betriebsformen verwischt worden. Der Großbetrieb beschäftigt neben dem ungelernten Arbeiter und dem gelernten Facharbeiter, den Handwerker in besonderen Werkstätten, sowie den Kunsthandwerker.

Andererseits produziert der Handwerker vielfach nicht mehr eine Fertigware, sondern nur Teile, er leistet auch technisch nicht mehr ausschließlich Handarbeit, er bedient sich des öfteren des Motorbetriebs, besonders dort, wo der elektrische Strom ihm leicht zugänglich ist. Wiederum gibt es Fabrikbetriebe, die statistisch den Großbetrieben zugezählt werden (mehr als 50 Arbeiter), die aber (wie z. B. viele Lohnwebereien) nicht für den Markt, sondern bei voller Selbständigkeit für einen oder mehrere Großunternehmer arbeiten. So finden sich mannigfache Übergänge, die eine ganz strenge Scheidung erschweren.

So verschiedenartig aber auch die Betriebsformen sind, ihr Einfluß auf die Gesundheit der Arbeiter oder die Entstehung von Gewerbekrankheiten *steht weit zurück hinter den Einwirkungen des Betriebsmaterials* (Gifte, Staubentwicklung) des *Betriebsortes* (Stadt, Land, Arbeit unter Tage, Caissonarbeit), *der Auslese des Menschenmaterials beim Eintritt in den Beruf, sowie der wirtschaftlichen und sozialen Lage* (ungelernte Arbeiter, Saisonarbeiter, Wohnung, Lohn, Ernährung).

Wenn auch erfahrene Ärzte und Gewerbehygieniker darin einig sind, daß im allgemeinen der Großbetrieb dem Kleinbetrieb in hygienischer Beziehung überlegen ist, so ist ein wissenschaftlicher Nachweis für diese Annahme sehr schwierig. Die Beweisführung muß auf das in der Gewerbehygiene wichtigste Beweismittel, die Statistik fast völlig verzichten. Wohl unterscheidet die Berufsstatistik nach Betriebsformen, nicht aber die Krankenkassenstatistik. Vergleiche der Ortskrankenkassen mit Betriebskrankenkassen oder Innungskassen enthalten, wie jedem Statistiker geläufig ist, so viele Fehlerquellen, daß sie, wenn überhaupt, nur mit der größten Vorsicht zu verwerten sind. Dennoch erlaubt die Kenntnis der verschiedenen Betriebsformen die Feststellung einer Reihe von Tatsachen, deren Einfluß auf die Gesundheit der Arbeiter unbestreitbar ist.

Zunächst die *Konzentration vieler Menschen auf relativ kleinen Raum*, sind doch in ca. 30 000 Betrieben nahezu 6 000 000 Menschen beschäftigt. Das Zusammendrängen vieler Personen beschränkt sich besonders in den Großstädten nicht nur auf die *Betriebsstätten*, sondern auch auf die den Betrieben naheliegenden *Wohnungen*. Ganze Stadtteile sind in Industrieviertel verwandelt (rauchende Schlote, umgeben von großen, öden, dichtbevölkerten Mietskasernen mit ihren lichtlosen Neben- und Rückgebäuden). Vielen Dörfern ist durch Großbetriebe der ländliche Charakter genommen, Fabrik reiht sich an Fabrik, umgeben von mehr oder weniger trostlosen Arbeiterwohnungen. Das enge Beieinanderarbeiten vieler Menschen und noch mehr ihr enges Zusammenwohnen in luft- und lichtlosen Arbeiterquartieren bedingt sicher eine *erhöhte Infektionsgefahr*, sowohl für akute wie für chronische Erkrankungen, insbesondere für die Tuberkulose. Die erhöhte Sterblichkeit der Großstadtbewohner an Tuberkulose gegenüber der Landbevölkerung, die stärkere Belastung des großindustriellen Westens Deutschlands gegenüber dem Osten kann wohl ganz allgemein als Folge der Industrialisierung gebucht werden, an der natürlich der Großbetrieb am stärksten beteiligt ist. Wenn wir auch für die Entstehung, die Verbreitung und den Verlauf der Tuberkulose in erster Reihe das Wohnungselend (Wohnungsdichte, Unreinlichkeit, unhygienisches Verhalten der Kranken), die schlechten Lohn- und Ernährungsverhältnisse beschuldigen, so läßt sich nicht leugnen, daß dies doch alles Folgezustände der rapiden großindustriellen Entwicklung sind. Veranlaßt durch das Anwachsen der gewerkschaftlichen Bewegung und angeregt durch die Fortschritte der wissenschaftlichen Erkenntnis der Krankheitsursachen, sowie die Einführung der sozialen Gesetzgebung war der Großbetrieb infolge seiner finanziellen Leistungsfähigkeit am ehesten in der Lage, die aus dem *engen Zusammenarbeiten*, weniger die aus dem engen Zusammenwohnen entspringenden Gefahren einzudämmen.

Es gibt zur Zeit in Deutschland bereits eine große Anzahl von Großbetrieben, in denen der *Luftraum* pro Kopf reichlich bemessen, die Ventilation ausreichend und zweckmäßig angebracht ist, die Absaugung des Staubes am Orte seines Entstehens vor sich geht, *Belichtung* und *Temperatur* gut geregelt, die oft sehr kostspieligen *Arbeiterschutzvorrichtungen* an Ort und Stelle in Gebrauch sind, für *Wasserversorgung*, *Waschgelegenheit* gesorgt ist, *Aborte* in gutem Zustande und *Badeeinrichtungen*, wie *Ankleideräume* vorhanden sind, sowie *Sanitätsstationen* sich in besonderen Räumen befinden und mit Verbandkästen gut ausgerüstet sind. Von *einzelnen* Großbetrieben ist auch in der *Wohnungsfürsorge* (wenn auch oft im eigenen wirtschaftlichen Interesse) durch Erbauen von schönen mit Gärten ausgestatteten Wohnhäusern manches Gute und auch Mustergültiges geleistet worden.

Wenn auch diese Vorzüge, die geeignet sind, die Infektionsgefahr herabzumindern, nicht allen Großbetrieben nachgesagt werden können, in manchen die Aborte, Wascheinrichtungen, Ankleideräume und sanitären Einrichtungen viel zu wünschen übrig lassen, so kann man doch im allgemeinen sagen, daß die große Mehrzahl der Großbetriebe den Kleinbetrieben und auch den Mittelbetrieben hygienisch bei weitem überlegen ist.

Beschuldigen wir als Ursache für die primäre Tuberkuloseinfektion das Wohnhaus, für die sekundäre die Werkstatt, dann ist der Arbeiter im Großbetrieb dem Handwerker oder Heimarbeiter gegenüber im Vorteil.

Es darf auch nicht vergessen werden, daß die Groß- und Mittelbetriebe von der Gewerbeaufsicht weit vollständiger erfaßt werden als dies bei den Kleinbetrieben der Fall ist und daß auch der Heimarbeiter, der durch das Hausarbeitsgesetz vom 20. Dezember 1921 der Gewerbeaufsicht unterstellt ist, von ihr aus naheliegenden Gründen nur in geringem Umfange erfaßt wird.

Neben der Ansammlung vieler Menschen an einem Orte fällt als zweites Hauptmerkmal jedem, der einmal einen Großbetrieb besichtigt hat, die *Mechanisierung* der Arbeit auf, die gekennzeichnet ist durch die Herrschaft der *Maschine* und das Vorwalten der *Arbeitsteilung.*

Der Arbeiter ist gezwungen, seine ganze Aufmerksamkeit auf den Gang der Maschine und die Zuführung des zu bearbeitenden Materials einzustellen. Durch die im modernen Produktionsprozeß des Großbetriebes übliche *Arbeitsteilung* fallen dem Arbeiter eine oder wenige Handreichungen zu, die er oft jahrelang, ja manchmal sein Leben lang auszuführen gezwungen ist. Die Monotonie der Arbeit erhöht die Ermüdbarkeit. Die intensive Anspannung seiner Aufmerksamkeit läßt ihn die Warnungszeichen der *Ermüdung*, die der *Übermüdung* vorausgehen, übersehen. Es tritt eine *Gewöhnung* an die Arbeit ein, bei der der Arbeiter sich der Überanstrengung seiner Kräfte nicht mehr bewußt wird. In ihr ist eine der Hauptursachen der mit der Maschinenarbeit so eng verbundenen *Unfallgefahr* zu suchen. Die *Unfälle* an der *Maschine* sind für den Großbetrieb und auch die größeren Mittelbetriebe charakteristisch. Der größte Teil der Unfälle in den Fabriken wird durch die Maschine verursacht. Nicht als ob der Großbetrieb prozentual mit den meisten Unfällen überhaupt belastet wäre: nur $^1/_4$ aller

Unfälle sind durch die Maschine bedingt. Der größte Teil fällt dem Mittel- und Kleinbetrieb zur Last (Transportgewerbe, Bauhandwerk, Dachdecker) und ist durch Absturz von Fahrzeugen, Gerüsten und Dächern verursacht. Die Unfälle im Großbetrieb sind aber direkt oder indirekt durch die Maschine bedingt, die dem Betrieb ihren besonderen Stempel aufdrückt, und deren Regulierung nicht in der Macht des Arbeiters liegt.

Ungefähr die Hälfte der Unfälle gelten als vermeidbar und fallen zur größeren Hälfte den Arbeitnehmern, zur kleineren Hälfte den Arbeitgebern zur Last. Immerhin bleiben noch ca. 50%, die als *unvermeidbare Betriebsunfälle* mit dem Betriebe als solchem verknüpft sind.

Daß das Ansteigen der Unfälle gegen die Mittagspause und gegen den Abend, sowie ihr Ansteigen gegen das Wochenende auf die *Ermüdung* des Arbeiters zurückzuführen ist, wird allgemein angenommen, während der Anstieg der Unfälle am Montag auf Alkoholexzesse zurückgeführt wird. Dies trifft bis zu einem gewissen Grade zu, doch kommen auch andere Motive in Betracht, dazu gehören die allgemeine Ablenkung der Aufmerksamkeit am Sonntag von der mechanischen Arbeit und die durch die Ingangsetzung der Maschinen am Montag früh, die Wiederaufnahme der Arbeit erhöhte Inanspruchnahme der Aufmerksamkeit.

Das Studium der Ermüdung, das mit den Arbeiten Mossos (Ergodynamometer) begonnen hat, gehört zu den wichtigsten Problemen der Arbeitsphysiologie. Ob wir auf dem Wege des Nachweises von Ermüdungsstoffen im Blute der Erkenntnis der Frage näherkommen, läßt sich noch nicht mit Sicherheit sagen. Es ist durchaus notwendig, sichere Methoden zur Bestimmung der Ermüdungsgrenzen zu gewinnen, um wissenschaftliche Grundlagen für die Festsetzung der Arbeitszeiten, der Pausen, der Urlaubsgewährung, der Zuteilung andersgearteter Arbeiten zur Entspannung angestrengter Glieder zu gewinnen (s. S. 95, 107).

Neben der Unfallgefahr gehören die *Schädigungen des Nervensystems* zu den Folgen der durch den Großbetrieb ausgelösten Hast und Intensität, die für die Arbeit des Maschinenarbeiters im Gegensatz zu der Arbeitsweise des Handwerkers charakteristisch sind.

Unter dem tosenden *Lärm* der Maschinen, die den Boden des Gebäudes erschüttern und zu direkten Schädigungen des nervösen Gehörapparates führen (Taubheit der Kesselschmiede) geht die eintönige Arbeit des Fabrikarbeiters vor sich und führt zu jenen Erscheinungen der nervösen *Erschöpfung* (*erworbenen Neurasthenie*) und *vorzeitigen Arteriosklerose*, die den Arbeiter des Großbetriebes weit häufiger befallen als die Angehörigen anderer Betriebsformen. Diese Meinung wird sich jedem aufdrängen, der über eine größere Erfahrung auf dem Gebiete der Arbeitererkrankungen verfügt. Allerdings wirken auch Alkohol, Nicotin und das Getriebe der Großstadt mit.

Die immer weiter fortschreitende *Differenzierung der Arbeitsteilung* sowohl nach der Seite der *Typisierung*, wie insbesondere in der Richtung der psychologischen Zergliederung des Arbeitsprozesses (*Taylor*) läßt eine Zunahme der Ansprüche befürchten, die an das Nervensystem gestellt werden (s. S. 98).

Auch die *Akkordarbeit*, ein im Großbetrieb häufig angewandtes Lohnsystem, wirkt in gleicher Weise nervenermüdend.

Neben der Akkordarbeit ist die Nachtarbeit, wie sie in einer Reihe von Großbetrieben (Schichtarbeit in Hochöfen, Bergwerken) die Regel, in anderen zu Zeiten der Hochkonjunktur üblich ist, gesundheitsschädigend. Der Nachtschlaf kann am Tage nicht ersetzt werden, da die Unruhe der Mitbewohner, das Geräusch im Hause und auf der Straße, sowie das Tageslicht störend einwirken.

Systematische Akkord- und Nachtarbeit hängen mit dem Wesen der maschinellen Arbeit zusammen und sind daher Attribute des Großbetriebes. Das Nichtausgehenlassen der Kesselfeuerung und der Öfen, die Ersparnis bei Vermeidung des Wiederanheizens, bieten dem Produzenten nicht geringe Vorteile, für den Arbeiter bedeuten sie Einbuße an Nervenkraft. Daß die Übermüdung neben der direkten nervenschädigenden Wirkung auch allgemein die Widerstandsfähigkeit der Arbeiter gegenüber allen Erkrankungen, besonders auch gegenüber den Infektionskrankheiten herabsetzt, ist eine bekannte Tatsache.

Ich kann hier nur auf diejenigen Schädigungen hinweisen, die durch die *Betriebsform* als solche bedingt sind, nicht auch auf die mit ihr nur tatsächlich verbundenen.

Zum Beispiel hat sich der Großbetrieb immer mehr der chemischen Industrie bemächtigt, die zahlreichen Vergiftungen sind aber nicht durch die Betriebsform bedingt, vielmehr durch das dort angehäufte und zur Verarbeitung gelangende Material.

Die in den Bergwerken durch Grubengase herbeigeführten Explosionen haben mit der Betriebsform an sich nichts zu tun. Die Betriebsform kann nicht für die Schädigungen, die durch das Betriebsmaterial entstehen, verantwortlich gemacht werden. Ich möchte daher nicht mißverstanden werden, wenn ich die große Zahl der in den Großbetrieben vorkommenden Vergiftungen *nicht* auf das Konto der Betriebsform schreibe.

Anders verhält es sich mit der *Frauen-* und *Kinderarbeit*. Hier ist es die Maschine oder das durch sie betriebene Werkzeug (Spindel, Webstuhl), das zur Bedienung nicht der rohen Kraft des Mannes bedarf und sich auch mit schwächerer Muskelkraft begnügen kann. Die Geschicklichkeit, Behendigkeit und Gewissenhaftigkeit der Frauen, nicht weniger die *Billigkeit* ihrer Arbeit wurde der teueren Arbeitskraft des Mannes vorgezogen.

Der Großbetrieb führte in der zweiten Hälfte des XIX. Jahrhunderts zuerst in dem Industrieland par excellence England, dann auch in anderen Staaten, die Frauen- und Kinderarbeit in den Fabriken ein. Auch heute noch sind in Deutschland in der Textilindustrie, der Bekleidung und Kartonagenfabrikation mehr Frauen als Männer beschäftigt.

Im Jahre 1882 waren 18,5% aller Frauen erwerbstätig, 1895 waren es 19,3% und 1907 26,4%.

Im Jahre 1907 waren im Hauptberuf erwerbstätig $8^1/_4$ Millionen Frauen, die 1 314 000 Dienenden nicht eingerechnet. Die Fabrikarbeit der Kinder hatte schon um die Wende des Jahrhunderts die gerechte Empörung weiter Bevölkerungskreise hervorgerufen und ist auf Grund gesetzlicher Regelung in den meisten Kulturstaaten im Schwinden begriffen. Im Jahre 1922 wurden in Deutschland nur noch 10 271 Kinder unter 14 Jahren in Fabriken beschäftigt. Die Kinderarbeit ist fast ausschließlich auf die Heimarbeit beschränkt.

Die Frage der Gesundheitsschädlichkeit der *Fabrikarbeit* für die *Frau* ist in der Literatur ausgiebig behandelt worden. Für die *verheiratete Frau*, die Mutter, ist sie allgemein bejaht worden, während der Vorschlag, die Frau von der Fabrikarbeit *auszuschließen*, starke Ablehnung erfuhr. Konnte doch nachgewiesen werden, daß die Hauptursache der Beteiligung der verheirateten Frau an der Fabrikarbeit der unzulängliche Verdienst des Mannes ist.

Nur dort, wo offenbar direkte Schädigungen der Frau und der Nachkommenschaft zu befürchten waren (Giftbetriebe, Tragen schwerer Lasten, Arbeit unter Tage, Nachtarbeit), mußte die *Ausschaltung* der Frauenarbeit gefordert werden.

Wünschenswert wäre allerdings die grundsätzliche Fernhaltung der verheirateten Frau von der Fabrikarbeit, da die Erfüllung der Arbeitspflicht außerhalb des Hauses mit den Mutterpflichten im Hause kaum zu vereinbaren ist und derartige Versuche zu physischen und psychischem Zusammenbruch der Mutter und schweren Schädigungen der *Nachkommenschaft* führen müssen.

Die mit der Großbetriebsform verknüpften gesundheitsschädlichen Mißstände wären, worauf ich schon hingewiesen habe, teilweise zu vermeiden. Insbesondere könnte durch Verlegung der Fabriken aufs Land, Sorge für geeignete Verkehrsbedingungen, Unterstützung von Siedlungsgenossenschaften, von Arbeiterbaugenossenschaften (die arbeitgebereigenen Wohnhäuser sind bei den Arbeitern wegen der Einengung ihrer Freizügigkeit nicht beliebt) der engen Wohnweise gesteuert werden. Die in einzelnen Großbetrieben durchgeführten Luft- Licht-, und Reinlichkeit sichernden Schutzmaßnahmen müßten Allgemeingut aller Großbetriebe sein. Vor allem müßte auf die Bekämpfung der Ermüdung besondere Aufmerksamkeit verwandt werden. Neben der Einschränkung von Akkord und Nachtarbeit, sinngemäßer Verkürzung der Arbeitszeit, ausreichendem Urlaub, nicht nur für die Erwachsenen, sondern auch für die Jugendlichen wäre für *Abwechslung* in der Arbeitstätigkeit zu sorgen, sowohl mit Rücksicht auf die allgemeinen Ermüdungsfolgen als auch zur Verhütung der Folgen einseitiger Körperhaltung.

Solange auf Frauenarbeit nicht verzichtet werden kann, sollten durch Kinderkrippen und Kinderhorte, Unterstützung aller auf den Mutterschutz gerichteten Bestrebungen (Bau von Mutter- und Wöchnerinnenheimen) die aus der Fabrikarbeit der Frau entspringenden Schäden gemildert werden.

Die Konkurrenzfähigkeit der Großbetriebe hat durch die Einführung der sozialen Versicherungsgesetzgebung nicht gelitten und wird auch in Zukunft durch erhöhten Schutz des gut durchgebildeten Facharbeiters seinen Platz auf dem Weltmarkt behaupten.

Der *Mittelbetrieb* (6—50 Arbeiter) mit seinen 250 000 Betrieben, auf die $3^1/_2$ Millionen Arbeiter sich verteilen, ist kein ganz einheitlicher Begriff. Ein großer Teil der Mittelbetriebe mit 6—20 Arbeitern nähert sich in seiner ganzen Konstitution dem Kleinbetriebe, während ein kleinerer Teil mit 30—50 Arbeitern den Charakter des Großbetriebes angenommen hat.

Eine Mittelstufe nehmen jene Betriebe ein, die sich im Laufe der Jahre aus Klein- in Mittelbetriebe verwandelt haben. Hygienisch geben diese zu den meisten Bedenken Anlaß. Häufig im Zentrum der Altstadt gelegen bieten sie den neuangeschafften Maschinen und der vermehrten Arbeiterzahl trotz Hinzumietung von Schuppen und Rückgebäuden nur notdürftig Platz. Auch bei gutem Willen sind sie oft nicht in der Lage, die notwendigsten hygienischen Reformen einzuführen.

Der *Luftraum* ist in den meisten Mittelbetrieben zu gering, die *Ventilation* unzureichend und häufig so unzweckmäßig starke Zugluft erzeugend, daß seitens der Arbeiter auf sie ganz verzichtet wird. Die *Staubentwicklung* ist eine sehr große, ohne daß wie in den Großbetrieben geeignete Exhaustoren den Staub am Ort des Entstehens aufsaugen würden (Holzbearbeitung). In der Literatur finden sich eine große Zahl von Angaben (AHRENS, MARTIN HAHN, KÖLSCH u. a.) über die Unterschiede der Staubansammlung in Räumen, die mit Exhaustoren versehen waren und solchen, die nicht genügend entstaubt wurden. Bei der großen Bedeutung, die den verschiedenen Staubarten für die Entstehung von Katarrhen der Luftwege und der Entwicklung der Tuberkulose zukommen, ist als sicher anzunehmen, daß die *Staub- und Infektionsgefahr* in den Mittelbetrieben weit größer ist als in den Großbetrieben.

Durch eigene Beobachtungen habe ich mich von der Unzulänglichkeit in bezug auf Raum, Luft, Lichtverteilung, wie von der entweder zu hohen oder zu niedrigen Temperatur in vielen Mittelbetrieben überzeugen müssen. Auch kann ich bestätigen, daß *Arbeiterschutzvorrichtungen* gegen Unfälle des öfteren so unzweckmäßig angebracht waren, daß sie, weil arbeitsstörend, von den Arbeitern unter stillschweigender Duldung der Arbeitgeber entfernt wurden.

Daß für Wascheinrichtungen, Ankleideräume, saubere Aborte in genügender Zahl, eigene Verbandräume *keine* Sorge getragen ist, ist selbstverständlich.

Kurz zusammengefaßt kann man sagen, daß die meisten Mittelbetriebe alle Nachteile eines Großbetriebes ohne deren Vorzüge aufzuweisen haben.

Auch in kleinen Städten liegen die Verhältnisse nicht anders. Eine Ausnahme bildet eine kleine Zahl von Mittelbetrieben, mit 30—50 Arbeitern, die neueingerichtet an der Peripherie der Großstädte gelegen, der Art der Großbetriebe nachgebildet sind und sich von ihnen nur durch den kleinen Maßstab unterscheiden.

Auch bei der Durchsicht der Berichte der Gewerbeaufsichtsbeamten finden wir die meisten Beanstandungen bei den Mittelbetrieben, sowohl in technischer, wie in sanitärer Beziehung.

Abhilfe ist hauptsächlich durch ein verschärftes Eingreifen der Gewerbeaufsicht und der Baupolizei anzustreben. Die in den Zentren gelegenen Mittelbetriebe müßten an die Peripherie verlegt werden, wo für ausreichende Räume gesorgt werden könnte. Die Lösung der Raumfrage wird einen großen Teil der in den Mittelbetrieben beobachteten Mißstände beseitigen.

Im *Kleinbetrieb* ist das *Handwerk* vorherrschend. Die Maschine mit Motorbetrieb spielt keine wesentliche Rolle, die gelernte Arbeit ist Voraussetzung.

Im Jahre 1907 existierten im Deutschen Reiche an handwerksmäßigen *Betrieben* beispielsweise:

bei den Schneidern	mit	1—3	Gehilfen	297 221,	mit	4—10	Gehilfen 19 645
„ „ Tischlern	„	1—3	„	97 508,	„	4—10	„ 18 663
„ „ Malern „ „ Anstreichern	„	1—3	„	38 940,	„	4—10	„ 9 917
„ „ Uhrmachern	„	1—3	„	14 736,	„	4—10	„ 701

Das Handwerk „mit dem goldenen Boden“ aus der sogenannten „guten alten Zeit“ ist allerdings geschwunden. Das kleinste Städtchen hat seinen Bazar, aus dem auch der Landbewohner die Konfektionsware bezieht. Das einstige Merkmal des Handwerkers, daß er nicht für den Markt, sondern für seine Kunden arbeitet, ist nur noch bedingt vorhanden, ebenso wie er nicht mehr ausschließlich eine Fertigware liefert.

Insbesondere trifft man in der Peripherie der Großstädte eine Unzahl kleiner Handwerker (Schuhmacher, Schneider), die nur einen ganz kleinen Kundenkreis haben und die mit 1—2 Gehilfen ihren Hauptverdienst durch Reparaturarbeiten zu finden gezwungen sind.

Andere arbeiten zum Teil für eigene Kundschaft, zum Teil für ein größeres Warenhaus oder eine Fabrik, wieder andere fertigen mit einigen Gehilfen nur Arbeitsteile an.

Auch das patriarchalische Verhältnis von ehemals hat der modernen Auffassung von freier Persönlichkeit weichen müssen. Die Gehilfen wohnen und essen nur selten beim Meister, selbst die Zahl der Lehrlinge, die beim Meister freie Kost und Logis haben, ist zum mindesten in den Großstädten gering und in den wenigsten Branchen üblich.

Die sanitären Verhältnisse der *Werkstatt* genügen auch geringen Ansprüchen nicht, besteht doch die ganze Werkstatt häufig nur aus einem Raume und sehr selten aus mehr als zwei Räumen.

Der Handwerker ist der Staubinhalation in hohem Grade ausgesetzt, zumal die meist gebückte, den Brustkorb einengende Haltung eine normale Atmung beeinträchtigt. Lüftung, Staubabsaugung, Verhütung der Staubentwicklung z. B. durch Naßschleifen, eine in Fabriken automatisch geregelte Methode sind in den Kleinbetrieben meist unbekannt.

Durch die Aufbewahrung der Materialien in denselben Räumen, in denen ihre Verarbeitung stattfindet, wird die Gefahr der Staubeinatmung und Verschmutzung erhöht, während die Waschgelegenheit womöglich noch unzureichender ist als in den Mittelbetrieben. Saubere Verbandkästen sind sehr selten anzutreffen.

Wesentlich für den *Kleinbetrieb* sind drei Momente, die ihn zu seinen Ungunsten vom Groß- und auch Mittelbetrieb unterscheiden. *Lange Arbeitszeiten, Lehrlingszüchtung und Mangel an Gewerbeaufsicht.*

In der Vorkriegszeit waren die *Arbeitszeiten* in den Kleinbetrieben durchschnittlich länger als in den Großbetrieben.

Der Deutsche Metallarbeiterverband erhob im Jahre 1910 für die Eisen- und Metallindustrie Deutschlands die wöchentlichen Arbeitszeiten.

Erfaßt wurden	Betriebe	Personen	Arbeitszeiten		
			48—54 Std. %	54—60 Std. %	60 Std. und mehr %
Dampfmaschinen usw. . .	243	44 510	3,9	70,2	25,9
Lokomotivfabriken . . .	19	28 214	37,2	53,0	9,8
Bau- und Kunstschlosser .	8366	35 537	13,5	30,6	*55,9*
Schmiede	5784	15 826	1,4	15,2	*83,4*

Erhebungen in anderen Branchen (Schneider) würden für die Kleinbetriebe noch ungünstigere Ergebnisse haben.

Seit der Revolution ist zwar der allgemeine Achtstundentag eingeführt worden und seine internationale Einführung wird erwogen. Bevor es noch möglich gewesen ist, die günstigen Auswirkungen der verkürzten Arbeitszeit (Heimgartenarbeit, Bildungsbestrebungen, Arbeitersportbewegung) zu studieren, beginnt der Achtstundentag seit der Arbeitszeitverordnung vom Jahre 1923 einer 10—12stündigen Arbeitszeit zu weichen. Der Kampf um seine Beibehaltung oder Wiedereinführung wird die nächsten Jahre beherrschen. Daß er am ehesten dort verloren geht, wo eine Kontrolle nicht durchführbar ist, und Arbeitsmangel den Arbeiter an seine Arbeitsstelle fesselt, ist nur zu natürlich. Die in den Kleinbetrieben üblich gewesene, und wie zu befürchten ist, bald wiederkehrende lange Arbeitszeit, wirkt umso verderblicher, als in den Kleinbetrieben eine unverhältnismäßig große Zahl von *jugendlichen* im Entwicklungsalter stehender Personen als *Lehrlinge* beschäftigt sind. Die Lehrlinge werden sehr häufig über die normale Arbeitszeit hinaus mit Aufräumungsarbeiten in der Werkstatt oder während der Pausen mit dem Einholen von Betriebsmaterial beschäftigt. Auch sonstige Gänge mit Aufträgen von Meister und Meisterin sind üblich.

Der Umfang der Lehrlingsbeschäftigung ist je nach dem Betriebszweig und je nach der Konjunktur verschieden. Bei vielen Meistern besteht das Bestreben, durch Einstellung einer größeren Zahl von Lehrlingen den Lohn eines Gehilfen einzusparen. Einen besonders eklatanten Mißbrauch ergaben die Erhebungen des Münchener Metallarbeiterverbandes über die Lehrlingsverhältnisse im Münchener Bauschlossergewerbe zu Ende des Jahres 1913.

Die Enquete erstreckte sich auf 47 Betriebe des Kunst- und Bauschlossergewerbes (darunter 31 Kleinbetriebe). Auf 304 in diesen 47 Betrieben beschäftigte Gehilfen trafen 228 Lehrlinge, das sind 75%.

Die unhygienischen Werkstattverhältnisse im Zusammenhang mit der langen Arbeitszeit der Jugendlichen sind die Ursachen für die mißlichen Gesundheitsverhältnisse im Kleinbetrieb, die hauptsächlich als Staubinhalationskrankheiten und Tuberkulose in die Erscheinung treten.

Dazu kommt, daß eine Reihe von sich stetig wiederholenden Bewegungen, die im Großbetrieb der Maschine vorbehalten sind, im Kleinbetrieb von den Muskeln des menschlichen Körpers ausgeführt werden. Daraus ergibt sich das ganze Heer von Deformationen des Skeletts, von Schwielen und Krampfstellungen der Muskulatur, Verdickungen der Haut, Krampfadern, Plattfüßen, X- und O-Beinen, die wir als Folgen einer lang andauernden einseitigen Körperhaltung oder Körperbewegung ansehen. Es sei erinnert an den krummen Schneiderrücken, an die Schusterbrust, den Schusterknochen am Oberschenkel, an das Genu valgum der Bäcker, der Tischler, an die Sehnenscheidenentzündung des Handgelenkes der Tischler (vom Hobeln herrührend), an die Bursitis praepatellaris der Parkettschreiner, an die Unterleibserkrankungen der Näherinnen an Maschinen mit Fußbetrieb, die Krampfadern und Plattfüße der Wäscherinnen und Büglerinnen usw.

Auch der Giftgefahr ist der Arbeiter im Kleinbetrieb mehr ausgesetzt, trotzdem im Großbetrieb weit größere Mengen und stärker wirkende giftige Stoffe und Gase zur Verwendung kommen. Es fehlt sowohl an geeigneten Vorrichtungen zur Entgiftung der Räume als auch an der Überwachung der Arbeiter bei der Einstellung und bei Ausübung des Berufes (starke Gefährdung der Maler, Anstreicher und Lackierer).

Der Mangel der gesetzlichen Gewerbeaufsicht oder ihre Beschränkung auf besonders gesundheitsschädliche Kleinbetriebe muß auch als schwerer Mißstand empfunden werden.

Potenziert man alle Schäden des Kleinbetriebes, dann erhält man einen Begriff von der Gesundheitsschädlichkeit der *Heimarbeit.*

Den *Umfang* der Heimarbeit in Deutschland festzustellen, ist verlorene Liebesmühe. Man schätzt sie vorsichtig auf das Doppelte der offiziellen Angaben.

	Amtlich wurden gezählt	
	Hausindustrielle Betriebe	Mit erwerbstätigen Personen
1882	386 416	339 644
1895	342 557	342 622
1907	315 620	?

Nach Angaben der Unternehmer rechnete man

1882 mit 544980, 1895 mit 490711 und 1907 mit 482436, darunter 327000 Frauen.

Abgesehen von den Großstädten (Konfektion) sind viele *ländliche* Bezirke stark beteiligt, so das Riesen- und Erzgebirge, der Thüringer Wald, das Fichtelgebirge und der Schwarzwald.

Außer der Konfektion sind zu nennen die Hausweberei, die Spielwarenindustrie, die Papiermachéfabrikation, die Zigarrenhausindustrie.

Die Heimarbeit ist die *schlechtestbezahlte*, sei es, daß sie der Zwischenmeister vermittelt, sei es, daß sie vom Geschäft oder der Fabrik direkt vergeben wird. Die schlechte Bezahlung (Stücklohn) führt zu überlanger Arbeits*zeit.* Da die Arbeit nicht immer ständig ist, eine unpünktliche Ablieferung den Verlust weiterer Aufträge befürchten läßt, muß die *Nacht* zu Hilfe genommen werden.

Heimarbeit ist meist *Frauenarbeit*; da sowohl die ledige als auch die kinderlose verheiratete Frau wegen der relativ besseren Bezahlung die Arbeit in Fabrik und Werkstatt vorzieht, wendet sich gerade die *kinderreiche Frau* der Heimarbeit zu.

Die prinzipiellen Gegner der Fabrikarbeit der verheirateten Frau haben das Familienidyll gerühmt, das der Frau im Kreise ihrer Lieben die Möglichkeit gibt, den Verdienst des Mannes aufzubessern, ohne die Kinder zu vernachlässigen. Kenner der Heimarbeit behaupten jedoch, daß bei näherem Zuschauen das Idyll sich in graues Elendsbild verwandelt. Auch die Zuhilfenahme der Nacht genügt nicht für die Anforderungen von Erwerbs- und Hausfrauenpflichten. Nicht nur, daß der Säugling vernachlässigt wird, auch die kleinen Kinder werden zur Arbeit mitherangezogen.

Heimarbeit ist nicht nur Frauen-, sondern auch *Kinderarbeit*. 1907 schätzte man trotz Kinderschutz- und Heimarbeiterschutzgesetz noch wenigstens *300 000* in der Hausindustrie beschäftigte Kinder *unter 14 Jahren*.

Eine Erhebung in der *Hausweberei* ergab, daß 329 Kinder 37—40 Stunden wöchentlich, 97 mehr als 40 Stunden arbeiteten.

In der Tabakindustrie wurden 1898 22668 Kinder gezählt. „Der Mann rollt, die Frau wickelt, die Kinder entrippen den Tabak.“ Außer den Frauen und Kindern beteiligen sich auch die alten Familienangehörigen an der Arbeit.

Das wesentlichste und vom hygienischen Standpunkt bedenklichste Merkmal der Heimarbeit ist die Verbindung der *Arbeitsstätte* mit dem *Wohnraum*.

Da die hier in Betracht kommenden Wohnungen schon in der Vorkriegszeit, um so mehr jetzt, meist aus einer Wohnküche und einem Zimmer bestehen, muß die Arbeitsstätte zugleich als Wohn-, Koch- und Schlafraum für die Familie dienen.

Es gehört wenig Phantasie dazu, auszumalen, welche Infektionsgefahren den Heimarbeitern drohen, sowohl vom verarbeiteten Material wie auch durch Übertragung von Person zu Person. Erkrankungen ganzer Familien durch Infektion mit *Masern* und *Scharlach* und Verschleppung in die Häuser der Kundschaft sind beobachtet worden. Auch über syphilitische Infektionen durch Benutzung desselben Instruments (Glasbläser) wurde berichtet.

In Sonneberg betrug die Tuberkulosensterblichkeit nach Abelsdorff 4,3% gegen eine durchschnittliche in Sachsen-Meiningen von 2,5%.

Das enge Zusammenarbeiten, Zusammenwohnen und Schlafen meist kranker Personen mit Kindern muß die Entwicklung der *tuberkulösen Infektion* begünstigen, für die die Arbeitsstätten der Heimarbeiter als Brutstätten angesehen werden müssen. Treffen hier doch alle die Vorbedingungen zusammen, die zu einer Übertragung der Tuberkelbacillen führen können. Es gibt keine Art der erkundeten Infektionswege, die hier nicht zu beobachten wären.

Es ist daher kein Wunder, daß die Zahl der Wohnungsinfektionen an Tuberkulose, zumal bei der Wohnungsnot der Nachkriegszeit, zunimmt. Alle Berichte der Tuberkulosefürsorgestellen weisen auf diesen Infektionsherd hin und suchen die Kinder aus diesen Stätten des Elends auf mehr oder weniger lange Zeit zu entfernen.

Heimarbeit bedeutet eben Frauennot und Kinderelend.

Die Bekämpfung der im Kleinbetrieb und in der Hausindustrie aufgedeckten Mißstände liegt nicht so sehr auf dem Wege der Hygiene als auf dem des ökonomischen und sozialen Fortschritts.

Aufgabe der sozialhygienischen Gesetzgebung wäre ein erhöhter *Lehrlingsschutz* und eine ausgedehntere *Wohnungsfürsorge* und *Wohnungspflege*.

Das *Kinderschutzgesetz* müßte weiter ausgebaut werden unter Wegfall der Unterscheidung in der Beschäftigung eigener und fremder Kinder, und die sanitäre Kontrolle des Kleinbetriebes und der Heimarbeit müßte eine wirksamere Gestaltung erhalten.

Man sollte meinen, daß so stark in die Augen fallende Unterschiede der verschiedenen Betriebsformen sich auch in ihrer jedem Praktiker geläufigen Auswirkung auf die Gesundheitsverhältnisse der einzelnen Arbeiterkategorien *statistisch* leicht nachweisen lassen. Ein Vergleich der Betriebskassen mit den Ortskrankenkassen, deren Mitglieder den Groß-, Mittel- und Kleinbetrieben angehören, ist schon deswegen nicht möglich, weil die ersteren nur Arbeiter nach ärztlicher Prüfung ihrer Tauglichkeit aufnehmen, das Vergleichsmaterial aus diesem Grunde sowie wegen des verschiedenen Altersaufbaus unbrauchbar wäre. Dazu kommt der Berufswechsel und die stete Abwanderung aus einer Betriebsform in die andere.

Es seien daher nur einige Zahlen mit aller Reserve angeführt.

In der von ROSENFELD besprochenen österreichischen Statistik der Krankheits- und Sterblichkeitsverhältnisse der in der Eisen- und Metallindustrie versicherten Krankenkassenmitglieder werden die Gewerbebetriebe (Klein- und Mittelbetriebe) den Fabrikbetrieben (Großbetriebe) gegenübergestellt.

Danach fielen auf je 100 Mitglieder zwar an *Erkrankungen* im Durchschnitt der Jahre 1906 bis 1910:

	Im Alter von 26—30 Jahren	Im Alter von 31—35 Jahren
in den Fabrikbetrieben	70,4	63,6
in den Gewerbebetrieben	38,3	37,9

dagegen war das *Sterbeprozent* in derselben Zeit:

	Im Alter von 26—30 Jahren	Im Alter von 31—35 Jahren
in den Fabrikbetrieben	0,57	0,62
in den Gewerbebetrieben	0,67	0,86

Im Mittel- und Kleinbetrieb melden sich bekanntlich die Patienten weit seltener krank aus Angst, die Stellung zu verlieren, als in den großzügig geleiteten Großbetrieben.

Auch SOMMERFELD stellte in Berlin der meist *Mittel- und Kleinbetriebe* umfassenden *Ortskrankenkasse der Maschinenbauer* die hauptsächlich Großbetriebe umfassende *Neue Maschinenbauerkasse* gegenüber mit demselben Resultate der *größeren Sterblichkeit* auf seiten der Mittel- und Kleinbetriebe:

In den Jahren	Sind von 1000 Mitgliedern gestorben		
	überhaupt	an Lungenkrankheit	an Lungenschwindsucht
78—96 bei der OKK.	16,37	8,13	5,5
89—96 bei der NMK.	11,4	6,39	5,11

Die Ortskrankenkasse *Leipzig* unterscheidet zwischen in *Konfektionsbetrieben* beschäftigten weiblichen Personen und *nicht in Konfektionsbetrieben* beschäftigten.

Auf 1000 beobachtete Schneiderinnen und Näherinnen im Alter von 15 bis 34 Jahren:

	Beobachtete Personen	fielen Krankentage
in Konfektion	19 852	9008
nicht in Konfektion	14 332	8213

dagegen zählte man Todesfälle auf 1000 beobachtete Personen:

	Im Alter von 15—34 Jahren	Im Alter von 35—54 Jahren
in Konfektion	4,68	9,07
nicht in Konfektion	*4,95*	*10,16*
Todesfälle an *Tuberkulose*:		
in Konfektion	2,17	3,02
nicht in Konfektion	*2,23*	*3,39*
bei allen Berufen	2,1	2,41

Die englische Statistik (PRINZING) stellt die Sterblichkeit auf 1000 Lebende in England nach Gewerbebetrieben und Fabrikationszweigen fest.

Die durchschnittliche Sterblichkeit aller Männer beträgt

für das Alter von *25—35 J.* 6,4, für das Alter von *35—45 J.* 10,9

Sie wird in den *Gewerbebetrieben überschritten* von

		25—35 J.	35—45 J.
Schuhmachern	mit	*6,6*	10,4
Malern	„	5,8	*12,0*
Kürschnern	„	*8,7*	13,6
Töpfern	„	5,5	*15*
Kellnern und Hausknechten	„	6,0	*14,5*
in den *Fabrikationszweigen*			
Gummiwarenfabrik	mit	*6,7*	10,5
Eisen und Stahl	„	*7,0*	*12,3*
Glasfabriken	„	*7,0*	*14,0*
Metallwaren	„	6,4	*14,4*

In diesen Zahlen offenbart sich die überragende Bedeutung, die dem Betriebsmaterial (Staub, Blei), bei Kellnern und Hausknechten der langen Arbeitszeit und dem Alkohol zukommt. Methodologisch richtig wäre es, sowohl für die Beurteilung der Einwirkung des Berufes wie der Betriebsform, könnte man die Arbeiter beim Eintritt in den Beruf untersuchen und sie nach einer Reihe von Jahren einer Nachuntersuchung unterziehen. Die Untersuchungen an den Fortbildungsschulen gäben die Möglichkeit einer derartigen Bearbeitung, nur müßten sie Jahre hindurch von demselben Arzte ausgeführt werden, da die Deutung der Befunde durch verschiedene Untersucher große Fehlerquellen aufweisen. Zur Zeit werden vielfach Versuche gemacht, die Körpermaße zur Wertung des Einflusses der Berufsarbeit auf die Entwicklung der Arbeiter heranzuziehen. Dabei werden die Durchschnittsmaße oder die Durchschnittsindices der verschiedenen Altersklassen zugrunde gelegt. Derartige Untersuchungen haben jedoch einen nur sehr bedingten Wert, da die natürliche Variationsbreite eine sehr große und die individuelle Wachstumsenergie eine sehr verschiedene ist, abgesehen davon, daß eine Reihe von Krankheiten durch die Feststellung der Indices nicht erfaßt werden.

Im großen Maßstabe sind derartige Untersuchungen von ERISMANN (zitiert nach KAUP: Konstitution und Umwelt im Lehrlingsalter) in Zentralrußland in den 80er Jahren gemacht worden.

ERISMANN verglich 5000 Baumwollspinner, 7200 Handwerker und 6200 Tagelöhner im Alter von 10—60 Jahren nach Körperlänge und Brustumfang (Index = Halblänge — Brustumfang) und erhielt deutliche Unterschiede in der Entwicklung der einzelnen Berufe.

Die Indices zeigten natürlich bei Fehlen jedes Arbeiterschutzes in den Fabriken Rußlands, einer fast unbeschränkten Arbeitszeit deutliche Ausschläge zuungunsten der Fabrikarbeiter.

Untersuchungen, die ich im Rahmen der KAUPschen Arbeit an Schlossern in Fabriken und in Kleinbetrieben machte, zeigten eine geringe Verschlechterung der Maße zuungunsten des Handwerks, die ich auf die lange Arbeitszeit und die unhygienischen Werkstättenverhältnisse zurückführe.

Mit der Entwicklung der Indices stimmte auch die klinische Untersuchung überein, die für die Schlosser im Handwerk schlechtere Werte lieferte. Die Zahl der Untersuchten war immerhin zu klein, um eindeutige Resultate zu liefern. Auch glaube ich, wie schon bemerkt, daß die Methode der Durchschnittswerte unzulänglich ist und erst eine Verfolgung einer großen Reihe von Individuen vom Eintritt in den Beruf an in die interessante Frage des Einflusses von Beruf oder Betriebsform auf die gesundheitliche Entwicklung Licht bringen wird.

Wissenschaftliche Betriebsführung (Taylorsystem), Arbeitszeit, Arbeitspausen, Nachtarbeit.

Von

Ernst Brezina

Wien.

Einleitung.

Solange Menschen Lebensbedürfnisse haben, die nur durch körperliche oder geistige Arbeit gedeckt werden können, solange wird es eines der Hauptprobleme bleiben, die Arbeit so zu organisieren, daß das Streben aller nach einem „menschenwürdigen“ Dasein befriedigt wird, ohne daß die Arbeitslast selbst dies wieder dadurch in Frage stellt, daß sie übermäßig lang oder ungesund und anstrengend wird.

Bei der heute meist geltenden fabriksmäßigen Produktionsform sind die Besitzer und Nutznießer der Erzeugungsstätten an der Hochhaltung und Steigerung der Produktion soweit interessiert, daß sie diese mit aller Energie betreiben; daher kommt den öffentlichen Gewalten vorwiegend die umgekehrte Aufgabe zu, einer Schädigung der durch ihre Arbeit die Güter erzeugenden Personen und ihrer Nachkommenschaft entgegenzutreten, sobald die Arbeitsbedingungen dies befürchten lassen. Diese Umstände haben zur sozialpolitischen Gesetzgebung Anlaß gegeben.

Die Arbeit rationalisierende Verfahren, d. h. solche, die sie möglichst zweckmäßig gestalten und mit weniger Energieumsatz und geringerem Zeit- und Materialverbrauch die gleiche Gütermenge zu produzieren oder mit gleichem Umsatz mehr Güter zu erzeugen trachten, haben seit jeher das Interesse der Menschheit erregt und sind so alt wie diese selbst; davon geben ja die ältesten Kulturdenkmäler der Steinzeit Zeugnis. Stets hat dieses Problem nachdenklich veranlagte Geister zur Tätigkeit angeregt; unsere Zivilisation ist zum Teil nichts anderes als Rationalisierung der Arbeit, unsere Kultur nur durch sie ermöglicht, unsere Erfinder nur auf diesem Gebiete bahnbrechend.

Rationalisierung der Arbeit kommt den sonst meist widerstreitenden Interessen der Arbeitgeber und Arbeitnehmer vielfach in gleichem Maße entgegen, ist daher ein sozialpolitischer Faktor ersten Ranges, kann aber ebenso Schaden stiften, wie bei richtiger Anwendung nützen.

Wissenschaftliche Betriebsführung (Taylorsystem).

Derjenige, der die Rationalisierung der Arbeit systematisch mit allen seiner Zeit zu Gebote stehenden Mitteln in jahrzehntelangem rastlosem Bemühen zuerst allein, später unterstützt von zahlreichen Schülern, zum Prinzip erhoben hat und restlos durchzuführen bestrebt war und demgemäß im Publikum als der Erfinder der rationalisierten Arbeit gilt, ist der im Jahre 1915 im 59. Lebensjahr verstorbene Amerikaner Frederic Winslow Taylor, der sein System „Scientific Management“, wissenschaftliche, entsprechender wäre planmäßige, Betriebsführung, genannt hat. Es ist das Ostwalds energetischer Imperativ auf die Industriearbeit angewendet.

Wenn dieser Mann den einen als segenbringender Apostel, den anderen als Personifikation aus Profitgier tollgewordenen Unternehmertums erscheint, so dürften diese beiden Anschauungen von der Wahrheit recht weit entfernt sein. Taylor dachte sicher kapitalistisch und von privatwirtschaftlichen Gesichtspunkten aus. Sein recht gut verbürgter Ausspruch, „ein Fabriksunternehmen sei dazu da, dem Besitzer eine Dividende abzuwerfen“, beweist dies. Doch wußte er als scharfblickender Mann, daß die bei seinem System an die Arbeiter zu stellenden höheren Anforderungen nur dann möglich sind, wenn auch der

Arbeiter darin seinen Vorteil findet, überhaupt erkannte er, daß sein System nur mit Hilfe, niemals gegen die Arbeiterschaft durchzuführen sei. In diesem Sinne sind seine Aussprüche von Interessengemeinschaft von Unternehmer und Arbeiter aufzufassen.

Taylor bemerkte als Fabriksangestellter bald, daß ein und dieselbe Arbeit von verschiedenen Arbeitern in ganz verschiedener Weise, d. i. mit verschiedenen Körperbewegungen oft unter Verwendung verschiedener Werkzeuge geleistet wird. Er sagte sich, daß die verschiedenen Arbeitsmethoden notwendig bis auf eine, die beste, unzweckmäßig seien, ebenso die verschiedenen Werkzeuge. Ferner beobachtete er, daß die Arbeiter vielfach nicht ihre ganze Kraft einsetzen, sondern sich um die Arbeit „drücken" (diese bekannte Tatsache, über deren Häufigkeit ein Urteil zu gewinnen unmöglich sein dürfte, ist in den Entlohnungsverfahren vielfach begründet, zum Teil auch in den weit verbreiteten Anschauungen, über die durch Leistungssteigerung hervorgerufene Arbeitslosigkeit).

Taylors Bestreben war es nun, für jede Arbeit die beste zweckmäßigste Methode mit den geeignetsten Mitteln zu finden und den Arbeiter zur Anwendung derselben unter Einsetzung der vollen Kraft zu veranlassen. Das erste Ziel wurde, abgesehen von der möglichsten Überführung der Handarbeit in Maschinenarbeit, durch die von ihm und seinen Schülern durchgeführten Leistungsstudien, das letztere durch die zugehörige Fabriksorganisation und Entlohnung der Arbeiter erreicht.

Als Beispiel für die Rationalisierung der Arbeit mögen einige besonders charakteristische Fälle vorgeführt werden:

1. Das Verladen von Roheisen. In einem großen amerikanischen Stahlwerk waren sehr große Mengen 40—42 kg schwerer Eisenbarren zu verladen. 75 Mann, gute Durchschnittsarbeiter waren mit dem Verladen beschäftigt und verluden täglich $12^1/_2$ Tonnen pro Mann. Durch Versuche stellte Taylor fest, in welcher Weise die Arbeit am zweckmäßigsten, d. h. mit welchen arbeitsparenden Bewegungen und optimalen Pausen durchzuführen sei, so daß täglich eine Maximalleistung resultierte. Er fand, daß 47 Tonnen pro Tag von einem erstklassigen Arbeiter verladen werden können, wenn der Mann 42% der Arbeitszeit unter Last ist, die übrige Zeit aber ausruht, indem bestimmte Pausen eingehalten werden. Taylor bestimmte dabei eine Reihe von Arbeitern, durch 60proz. Lohnsteigerung genau nach seiner Vorschrift zu arbeiten und erzielte tatsächlich die genannte, gegen früher fast auf das 4fach vermehrte Tagesleistung. Der anfangs gezahlte erhöhte Lohn wurde niemals herabgesetzt (Gegensatz zu der sonst häufig üblichen Herabsetzung der Akkordsätze bei Leistungssteigerungen, was mit als Ursache des Bremsens der Arbeiter gilt). In recht instruktiver Weise schildert Taylor seine Verhandlungen mit dem ersten zunächst recht mißtrauischen Eisenverlader, der an den höheren Lohn nicht sogleich glauben wollte. Nach Taylor soll der Mann unter der vorgeschriebenen Arbeit nicht stärker ermüdet worden sein wie früher und durch Jahre dabei ausgehalten haben.

Eine weitere von Taylor rationalisierte Arbeit ist das Schaufeln. Taylor beschreibt die „Wissenschaft des Schaufelns". In der Industrie ist in der Regel nur ein Typus von Schaufeln in Gebrauch; wird damit spezifisch schweres Material, wie z. B. Eisenerz, geschaufelt, so wird die Schaufel mit 20 kg belastet und der Arbeiter ermüdet bald; beim Schaufeln leichten Materials, wie Erbskohle, bleiben etwa nur 2 kg auf der Schaufel, jeder Schaufelwurf bedeutet daher Kraftvergeudung. Taylor stellte durch Versuche fest, daß für einen Mann von der durchschnittlichen Kraft eines Schwerarbeiters $9^1/_2$ kg das Optimum darstellen, d. h. jene Menge, die dem Arbeiter pro Tag die größte Materialmenge bei gleicher Ermüdung zu schaufeln erlaubt. Damit aber bei jedem Schaufelwurf gerade diese Menge auf der Schaufel liegen bleibe, ist es nötig, für verschiedene Materialien Schaufeln von verschiedener Größe, also große für Erbskohle, kleine für Eisenerz, herzustellen und dem Arbeiter zu übergeben. Durch diese Methode erzielte Taylor, daß die Zahl der Schaufler in einem Betriebe von 400—600 auf 104 herabgesetzt, die Tagesleistung des einzelnen fast vervierfacht, der Lohn der Arbeiter von 4,81 Mark auf 7,80 Mark pro Tag, die Verladungskosten pro Tonne von 0,291 auf 0,138 Mark erhöht bzw. herabgesetzt werden konnten.

Ein drittes instruktives Beispiel gibt das Studium der Maurerarbeit, ausgeführt von Taylors Schüler Frank Gilbreth. Das Ziegellegen ist eines der ältesten Handwerke, und doch konnte Gilbreth zeigen, daß es in höchst unzweckmäßiger Weise durchgeführt wird, daß also die seit Jahrtausenden geübten Faustregeln durchaus nicht so zweckmäßig sind, als es ihrer Ehrwürdigkeit zu entsprechen scheint. Gilbreth untersuchte jede Bewegung und jede Stellung des Maurers, bestimmte mittels Stoppuhr die Geschwindigkeit der Bewegungen, untersuchte, welche Stellung jeder Fuß des Arbeiters einnehmen, welche Entfernung Mörtelfaß, Ziegel und Mauer von dem Arbeiter haben soll. Er konstruierte ein Gestell, auf dem Ziegel, Mörtel, Maurer und Mauer in den richtigen Abstand voneinander kamen. Diese Gerüste werden mit der zunehmenden Mauerhöhe umgestellt. Dem Maurer bleibt nun das Bücken nach Ziegel und Mörtel und das Wiederaufrichten erspart. Die Ziegel müssen vorsortiert sein, jeder Ziegel wird mit einer Hand erfaßt und auf die vorbereitete Mörtellage mit einem Schwunge gebracht, während die andere Hand mit der Kelle den Mörtel für den nächsten Ziegel auflegt. Früher mußte jeder Ziegel mit beiden Händen gefaßt und beklopft werden. Das neue Verfahren geht nur bei ganz bestimmter Konsistenz des Mörtels. Fällt einmal etwas Mörtel von der Kelle, so darf sich der Maurer nicht darum bücken, da der Mörtelverlust die Bückarbeit nicht aufwiegt. In dieser Weise erreichte GILBRETH, daß pro Ziegel Vermauerung statt 18 nur 5 Bewegungen nötig wurden, und die Zahl der in der täglichen Arbeitszeit vermauerter Ziegel wurde auf das 3—4fache erhöht.

Ein viertes Beispiel, diesmal ausgesprochene Leichtarbeit betreffend, zeigt die Verbesserung der Tagesleistung bei den „Kugelprüferinnen" einer Fahrradfabrik, die jährlich Millionen kleiner Stahlkugeln für die Kugellager verbraucht, welche auf Fehlerfreiheit geprüft sein müssen. THOMPSON, ein Schüler TAYLORS, erkannte bald, daß die „persönliche Gleichung", d. i. die Schnelligkeit der Reaktion auf Sinneseindrücke, für diese Tätigkeit ausschlaggebend ist. Die Mädchen wurden angelernt, die Arbeit unter Anwendung bestimmter Bewegungen durchzuführen; da ferner beobachtet werden konnte, daß die Mädchen nach etwa $1^1/_2$ Stunden unausgesetzter Arbeit nervös werden, wurde nach je $^5/_4$ Stunden eine Erholungspause von je 10 Minuten eingeschoben, während welcher sie sich anderweitig beschäftigen, spazieren gehen oder plaudern konnten. Die Arbeitssitze wurden hingegen so weit voneinander entfernt, daß Konversation während der Arbeit unmöglich wurde. Nach Anlernung des neuen Verfahrens und Auswahl der wegen ihrer persönlichen Gleichung geeignetsten Mädchen wurde erreicht, daß 35 Mädchen dieselbe Arbeit lieferten wie früher 120, wobei die Genauigkeit $^2/_3$mal größer war als früher, die Arbeitszeit von $10^1/_2$ bis auf $8^1/_2$ Stunden herabgesetzt werden konnte und der Lohn 80—100% höher war als früher. — Weitere Studien TAYLORS betrafen die Dreherei. Er konnte feststellen, daß die Größe des Vorschubes, der Spanstärke und der Geschwindigkeit der Drehbank, die Größe des Schneidewinkels und die sonstige richtige Form des Drehstahles, endlich die Härte letzteren, von großem Einfluß auf die Leistung an der Drehbank waren und daß durch Einsetzung bestimmter Werte für diese zahlreichen Variablen eine optimale Leistung zu errechnen und praktisch erzielbar sei. Die Arbeit war kompliziert und konnte nur durch Verwendung von vier besonderen Rechenschiebern geleistet werden. Der Dreher wurde dazu angeleitet, beim Auf- und Abspannen des Werkstückes und bei seiner sonstigen Tätigkeit bestimmte Bewegungen einzuhalten, deren Länge mittels Stoppuhr festgestellt worden war, so daß die Tagesleistung daraus berechnet werden konnte. Das Optimum der Leistung war natürlich je nach der Natur des Werkstückes recht verschieden. Auf diese Weise wurde die Leistung der Werkstatt mehr als verdoppelt.

Es ist klar, daß derlei hohe Arbeitsleistungen, wie sie oben beschrieben sind, auf die Dauer nur dann erreicht werden können, wenn man sie dem Arbeiter nicht nur durch entsprechende Betriebsorganisation a) *ermöglicht*, sondern ihn auch dazu b) *anreizt*, möglichst viel zu leisten. Auch letzteres wird nicht bei jedem Arbeiter durchführbar sein, und es muß daher bei jeder Arbeit eine Auslese der geeigneten Arbeiter erfolgen.

ad a) Für die Durchführbarkeit konstanter hoher Leistungen sorgte TAYLOR durch eine eigene Organisation der Betriebe. Die wissenschaftliche Betriebsführung verlangt, daß dem Arbeiter jeder Handgriff, die dazu benötigte Zeit und die nötigen Werkzeuge vorgeschrieben werden. Es wird also ein Teil der Arbeit, die früher der Arbeiter und der Meister zu leisten hatte, nämlich die gesamte geistige Arbeit und die Verantwortung hierfür, dem Arbeiter abgenommen und der Leitung übertragen, die sich hierfür wegen der Möglichkeit der systematischen Untersuchung der Arbeitselemente und der Belehrung und Schulung des Arbeiters besser eignet. Die Leitung hat auch die geeigneten Arbeiter auszuwählen. Nach den Aussprüchen TAYLORS ist auch die Arbeit der Leitung in herzlichem Einvernehmen mit dem Arbeiter durchzuführen, so daß diese das Bewußtsein haben, nie ungerecht behandelt zu werden.

Selbstverständlich erfordert diese Neuorganisation eine starke Vermehrung des Beamtenpersonals, so daß das Verhältnis zwischen der Zahl der Beamten und der der Arbeiter nicht wie sonst in der Regel zwischen 1 : 12 und 1 : 7 schwankt, sondern 1 : 3 beträgt.

Die Regelung der Arbeit erfolgt durch ein eigenes mit Beamten zum Teil niederer Kategorie reichlich versehenes Büro, das Betriebs- oder Arbeitsbüro, das selbst wieder streng arbeitsteilig organisiert ist und wo die Herstellung jedes einzelnen Werkstückes dem bezüglichen Arbeiter schriftlich zugeteilt wird. Dieser erhält eine genaue schriftliche Anweisung über die Art der Herstellung, die hierzu nötigen Maschinen und Werkzeuge, ja über die einzelnen bei der Ausführung nötigen Bewegungen und deren erlaubte Zeitdauer. Werkstück und Werkzeug werden dem Arbeiter zugebracht. Weiters werden Lohn und Prämie für die Ausführung genauestens registriert.

Zur Festsetzung der Ausführung und der Zeitdauer für Hand- und Maschinenarbeiten dienen eigene Leistungsstudienbeamte, welche die zweckmäßigsten Arbeitsverfahren studieren und die Normalzeiten festsetzen.

Es handle sich um das Aufnehmen einer 1 m langen, 50 mm starken Stahlwelle vom Fußboden auf den 90 cm vom Fußboden entfernten Tisch einer Bearbeitungsmaschine. Dies ist zwar eine Arbeit, die nur einen Teil einer anderen Arbeit (etwa des Aufspannens dieser Welle in die Wellenschleifmaschine) bildet: der Leistungsstudienbeamte wird sie jedoch noch weiter unterteilen in: Bücken des Mannes und mit der rechten Hand über die Welle greifen, mit der rechten Hand anheben und untergreifen mit der linken Hand. Aufnehmen der Welle mit beiden Händen und Anpressen gegen den Leib. Vorwärtsschreiten an die Maschine, Heben des rechten Endes und Niederlassen des linken, bis es auf den Tisch aufliegt, Loslassen der linken Hand und Senken der rechten bis die Welle ganz auf dem Tisch liegt. — Mittels der Stoppuhr werden auf Grund wiederholter Beobachtungen durchschnittlich 0,19 Minuten festgestellt (es wird nach Taylor in Hundertstelminuten gerechnet).

Grundlegend ist auch die Änderung, die in den nach Taylor geleiteten Betrieben in der Stellung der Meister gegenüber anderen Betrieben vorgesehen ist. Taylor hat festgestellt, daß in den Fabriken dem Meister außer den oben beschriebenen, nach dem neuen System größtenteils eigenen Beamten zufallenden Arbeiten auch noch die Sorge für die Werkzeuge, die Instandhaltung der Maschinen, die Prüfung der Erzeugnisse und die Leistungen des einzelnen Arbeiters sowie dessen individuelle Behandlung zufallen. Taylor sagte sich, daß diese vielseitige Tätigkeit in der Regel vom Einzelnen nicht geleistet werden kann und beobachtete, daß die Meister in der Regel nur einen Teil der ihnen zukommenden Funktionen zufriedenstellend erfüllen, die übrigen aber vernachlässigen. Er teilte daher die nach Entlastung der Meister durch die Beamten jenen verbleibenden Funktionen unter vier Personen auf, mit anderen Worten, er spezialisierte die Tätigkeit der Meister.

Nach Taylor ist in jeder Werkstatt:

1. Der Vorbereitungsmeister.

Er hat dafür zu sorgen, daß die Maßnahmen des Betriebsbureaus zur Vorbereitung der Werkstättenarbeiten wirklich ausgeführt werden und keine Stockung eintritt. Er ist nicht an ein bestimmtes Handwerk gebunden, sondern an bestimmte Räume in der Fabrik.

2. Der Unterweisungsmeister.

Die englische Bezeichnung „Speed Boss“ wird im Deutschen von den Arbeitern gerne in spöttischer Weise mit „Hetzvogt“ wiedergegeben, ein Zeichen, in welcher Weise seine Tätigkeit ausarten kann. Der Sinn ist ein anderer, er hat dafür zu sorgen, daß die auf der Unterweisungskarte vorgeschriebenen Geschwindigkeiten eingehalten werden. Er muß auch imstande sein, die Durchführbarkeit der vorgeschriebenen Leistung dem Arbeiter zu demonstrieren.

3. Der Instandhaltungsmeister.

sorgt für den ordentlichen Zustand der Maschinen und leitet mittels angelernter Handwerker deren Ausbesserung.

4. Der Prüfmeister.

Er überzeugt sich davon, ob der Arbeiter die ihm übertragene Arbeit versteht und hat durch Belehrung Irrtümer zu verhüten.

Die Mehrkosten, die einem industriellen Unternehmen durch die zahlreichen neuangestellten Beamten erwachsen, machen sich nach TAYLOR durch die Verminderung der Zahl der Arbeiter, bzw. durch die außerordentliche Erhöhung ihrer Leistungen dermaßen bezahlt, daß nicht allein der einzelne Arbeiter eine der größeren Intensität der Arbeit entsprechende Mehrentlohnung erhält, sondern auch der Reinertrag des Unternehmens bedeutend vermehrt wird.

Sehr wesentlich ist für die Durchführung auch die Auslese der geeigneten Arbeiter, und es muß hervorgehoben werden, daß z. B. bei der obenerwähnten Arbeit des Eisenbarrenverladens nach TAYLORS eigener Angabe nur der achte Teil der ursprünglich zur Verfügung stehenden Verlader den Anforderungen auf die Dauer nachkommen konnte.

Den Anreiz zur rationellen Arbeit nach den Vorschriften des Betriebsbureaus mußte der Arbeiter durch eine wesentliche Lohnerhöhung erhalten, die aber auf den Fall beschränkt bleiben muß, als die Leistung der vorgeschriebenen Höhe entspricht, das vorgeschriebene Pensum erzielt wird. Dieses wird zwar wesentlich niedriger als die durch die Leistungsstudien gefundene mögliche Maximalarbeit, aber immerhin noch sehr hoch bemessen. Die Lohnerhöhung, *Prämie*, wird nun bei Erreichung des Pensums ausbezahlt.

Neben dem Prämiensystem hat TAYLOR auch das als schärfere Auslese wirkende *Differentiallohnsystem* empfohlen. Hier tritt, wenn der Arbeiter das Pensum leistet, eine normale hohe Lohnskala, wenn er es nicht leistet, eine andere bedeutend niedrigere in Kraft, welche eingestandenermaßen einen ungenügenden Lohn darstellt und welche dann den Arbeiter als nicht erstklassig qualifiziert. Der Zweck dieser Lohnsysteme ist immer der gleiche, ein Druck auf die Arbeiterschaft in der Richtung der Hergabe ihrer vollen Kräfte und des Vermeidens des „bremsens". Gegen *Akkordarbeit* hat sich TAYLOR immer ausgesprochen, weil diese beim Unternehmer gern zur Folge habe, daß er im Falle von Höherleistungen die Akkordsätze herabdrückt, so daß schließlich doch nur der gleiche Stundenlohn wie früher sich ergibt und die Arbeiter, wenn sie es vermeiden wollen, nunmehr für gleichen Lohn mehr arbeiten zu müssen, oft geradezu gezwungen sind, mit der Arbeit zurückzuhalten (zu bremsen).

TAYLOR stellt ferner das Prinzip auf, niemals mit Arbeitervertretern, sondern stets mit dem einzelnen Arbeiter zu verhandeln und ist ein Gegner der Rottenarbeit, weil hier aus naheliegenden Gründen die Leistungen aller Arbeiter sich der des schlechtesten angleichen.

Die Einführung der rationalisierten Arbeit ist leichter und wirkt sich besser aus, wenn die in einem Betrieb erzeugten Artikel möglichst typisiert sind, weil dann die gesamte Organisation, besonders die Leistungsstudien, für lange Zeit ohne Wiederholung und ohne Änderungen zur Geltung kommen.

TAYLORS bedeutendster Schüler F. B. GILBRETH hat in seinem Werk „Ermüdungsstudien" auf die Wichtigkeit der Vermeidung stärkerer Ermüdung und des Einlegens von Arbeitspausen zur Erzielung hoher Leistungen hingewiesen. Er wünscht die Ermüdung gemessen, ohne natürlich diese prinzipiell bisher nicht gelöste Frage lösen zu können und verwechselt Ermüdung mit Müdigkeitsgefühl. Nach GILBRETH hängt die Leistung ab 1. von den Variabeln des Arbeiters (Stimmung, Gesundheitszustand usw.), 2. von den Variabeln der Umgebung (Ausrüstung, Werkzeuge), 3. denen der Arbeitsbewegungen.

Für die *Pausen* empfiehlt GILBRETH Ruhestühle, möglichst zum Liegen geeignet. Überdies soll jeder Arbeiter einen Sitzplatz während der Arbeit zur Verfügung haben. Die Beleuchtung ist genügend, doch nicht überreichlich und reflexarm zu gestalten. Schwarze Maschinen sind glänzenden vorzuziehen; auf entsprechende Heizung, bzw. *Kühlung, Lüftung* und Regulierung der Feuchtigkeit ist Rücksicht zu nehmen. Der Arbeiter ermüdet viel rascher, wenn ihm die Ellbogenfreiheit an seinem Tische fehlt. Tische, Bänke und Stühle müssen die individuell entsprechende Höhe haben, so daß bei kleinen Arbeitern Korrekturen anzubringen sind. Die Ermüdung ist an der Arbeitsleistung, der Änderung des Wirkungsgrades und durch Bewegungsstudien zu bestimmen.

Schon TAYLOR hat erkannt, daß die *Stoppuhr* für exakte Zeitstudien nur ein Notbehelf sei und genauere Methoden gefunden werden müssen. Wie WITTE ausführt, wurden von TAYLORS Schülern, besonders GILBRETH, Apparate ersonnen, die die einzelnen Bewegungsbahnen markanter Punkte des arbeitenden Körpers (besonders den Gelenken entsprechend) *kinematographisch* festhalten und gleichzeitig durch ein Hundertstelsekundenmikrochronometer aufnehmen. Durch dieses „*chronozyklographische*" *Verfahren* kann die Länge, Richtung und Geschwindigkeit jeder Bewegung bildmäßig festgehalten werden, der Film wird vorher belichtet, um ein Netz von Quadraten auf ihn zu werfen, hierauf wird die Bewegung, ausgeführt von einem Musterarbeiter, gleichzietig mit dem Mikrochronometer aufgenommen. Die Netzteilung hat den Zweck, die Längen der Bewegungen nachträglich festzustellen. Eine Frontaufnahme und ein Quadratnetz genügt für einfache Bewegungen, für verwickeltere muß der Aufnehmende den Standplatz seiner Kamera wechseln, und jeder Hauptebene der Bewegungen entspricht ein eigenes Quadratnetz, aus dem dann durch Zusammensetzen Raumkurven der Bewegung gewonnen werden können.

Die oben genannten markanten Punkte des Körpers des Arbeitenden werden durch Glühlampen kenntlich gemacht, und durch eigene Stromunterbrecher wird erzielt, daß deren Bahnen sich auf dem Bilde voneinander unterscheiden lassen und hiermit die Zeit und Richtung der Bewegung erkenntlich wird. Es wird nunmehr möglich, die Raumkurven der genannten Punkte durch ein Drahtmodell nachzubilden. Auf diesem können dann auch Geschwindigkeit und Richtung der Bewegung durch farbige Markierung der Zeiteinheiten erkennbar gemacht werden. Diese Drahtmodelle dienen dann zur Anlernung des besten Verfahrens als schärfstes Mittel für den Lernenden. WITTE ist ein entschiedener Gegner aller Kompromisse mit der Genauigkeit in der wissenschaftlichen Betriebsführung. Namentlich darf das Zeitstudienverfahren nicht aus dem System herausgelöst werden. Es ist besser, größere Mittel für ein einwandfreies Verfahren als primitive für ein unvollkommenes aufzuwenden.

Uns interessiert hier in erster Linie die Frage, ob die von TAYLOR eingeführte Arbeitsmethode auf die Gesundheit nachteilig wirken kann, während die übrigen organisatorischen Maßnahmen TAYLORS für uns nur indirekt insofern von Bedeutung sind, als sie die Leistungen des Arbeiters und damit seinen Gesundheitszustand gleichfalls beeinflussen.

TAYLOR war kein Physiologe, und auch unter seinen Mitarbeitern hat sich anscheinend niemals ein solcher, ja überhaupt kein Arzt befunden. Die Untersuchungen über zweckmäßige Arbeit und erzielbare Maximalleistungen mußten daher von der TAYLORschule rein praktisch vorgenommen werden, und das dabei auftretende Ermüdungsgefühl, das bekanntlich leicht irreführen kann, mußte neben der Feststellung der Größe der Leistungen der Zeiteinheit als Maßstab für die Zweckmäßigkeit einer Arbeitsmethode dienen. Jedoch haben sich schon vor TAYLOR, und auch gleichzeitig mit, aber anscheinend unbeachtet von ihm, eine Reihe von Forschern auf dem Gebiete der Ermüdungslehre mit Fragen der Zweckmäßigkeit von Bewegungen vom Standpunkt der Erzielung einer Maximalleistung abgegeben.

Der am meisten benutzte Apparat war dabei der *Ergograph* von MOSSO, bei dem bekanntlich bei ausgestrecktem Unterarm ein an einer über eine Rolle laufenden Schnur hängendes Gewicht vom Mittelfinger durch Beugezüge gehoben wird und durch Nachlassen des Zuges bei passiver Streckung des Mittelfingers wieder in seine ursprüngliche Lage zurückkehrt. Registriert kann werden: die Höhe des Hubes, die Zahl und durch simultane Zeitschreibung die Geschwindigkeit. Läßt man eine Versuchsperson am Ergographen arbeiten, so sinken die anfangs maximalen Hübe allmählich mit einer von deren Zahl in der Zeiteinheit und der Größe des gehobenen Gewichtes abhängigen Geschwindigkeit ab, wobei sich durch Verbindung der Kurvenspitzen wieder charakteristische Kurven ergeben, die gleichzeitig individuell verschieden sind. A. MAGGIORA hat durch Variierung des gehobenen Gewichtes von 1—8 kg und Variierung der Geschwindigkeit der Hübe festgestellt, daß für jedes Gewicht eine Geschwindigkeit (Pausenlänge zwischen zwei Hüben) gefunden werden kann, bei welcher sich die Hubarbeit praktisch den ganzen Tag fortführen läßt, weil die Pause zur Erholung von der durch je einen Hub gesetzten Ermüdung genügt. Diese Arbeitsweise ist jedoch zur Erzielung der Höchstleistungen während der gesamten Arbeitszeit durchaus nicht das Zweckmäßigste, insofern als hierbei nicht die Maximalleistung durchgeführt weden kann. MAGGIORA fand, daß die Maximalleistungen bei einem geistigen Arbeiter für den Ergographen für die Zeiteinheit bei etwa 2 kg zu liegen pflegen. Ähnliche Apparate zur Bestimmung der Arbeit anderer Muskel haben hauptsächlich TIGERSTEDT, KROGH konstruiert. TREVES hat mit einem, hauptsächlich die Beuger des Ellenbogengelenkes in Anspruch nehmenden Ergographen die interessante Feststellung gemacht, daß bei lang fortgesetzter Muskelbewegung die Größe des anfangs gehobenen Gewichtes zunächst rasch, dann immer langsamer abnimmt, bis sie praktisch gleich bleibt (Endmaximalgewicht). Für die schließliche Ermüdung ist es gleichgültig, ob die Versuchsperson zuerst mit größerem Gewichte (Anfangsmaximalgewicht) und dann abnehmend gearbeitet wird oder ob gleich von Anfang an bloß mit dem Endmaximalgewicht gearbeitet wird. Jedoch ist dies natürlich nicht gleichgültig für die Größe der erzielten Leistung. Anfänglich unvollständige Ausnützung der Muskulatur erscheint hier gewissermaßen als unökonomisch, und solche unökonomische Arbeiten widersprechen der Rationalisierung der Arbeit.

Von Wichtigkeit sind die Feststellungen mehrerer Autoren über die raschere Ermüdung des Muskels bei isometrischer gegenüber isotonischer Zuckung ohne Veränderung der Länge einerseits, des Tones andrerseits (Joteyko, Zoth, Holliga, Schmidt). Dieses Moment kann bei gewerblicher Arbeit leicht zur Geltung kommen.

Versuche, die physikalische Arbeit zu messen, die bei praktisch vorkommender Arbeit geleistet wird, stammen meist von französischen Autoren, besonders von Marey und dessen Schülern Imbert und Gagnière, dann von Amar. Imbert bestimmte die beim Beladen eines zweirädrigen Karrens mit einem Sack und beim Fortschieben dieses Karrens auf ebener und geneigter Bahn von den Muskeln der Extremitäten und des Stammes geleistete Arbeit, indem er an geeigneten Stellen geeichte Dynamometer anbrachte, sie mit Mareyschen Trommeln versah und durch diese auf rotierenden Trommeln unter gleichzeitiger Zeitschreibung registrierte. In ähnlicher Weise stellte Amar die Arbeit der Hände beim Schaufeln fest. Er verwendete hierzu eigens angefertigte Versuchswerkzeuge. Der Scharfsinn und das technische Geschick, mit dem die Autoren ihre Untersuchungen angestellt haben, ist zu bewundern, doch ist es fraglich, ob die von ihnen augenscheinlich beabsichtigte Verwendung der Resultate für die Beurteilung praktischer gewerblicher Arbeiten mehr leistet als die recht unwissenschaftlichen Methoden der Taylorschule. Vielleicht ist es denkbar, auf diese Art die zweckmäßigste von verschiedenen Methoden für die gleiche Arbeit zu finden; doch erlaubt die aufzuwendende Mühe dieses Verfahren nur bei ausgesprochen typischen Arbeiten. In den Bereich solcher Untersuchungen fallen nur Arbeiten, die im wesentlichen aus schweren Muskelleistungen bestehen, solche, wo Sinneswahrnehmungen, Aufmerksamkeit oder die Leistungen der kleinen Muskeln wesentlich sind, werden durch diese Methoden hinsichtlich ihres Ermüdungswertes nicht erfaßt. Überdies wird nur die produktive Muskelarbeit festgestellt nicht aber die unvermeidlichen, vom Standpunkte der Ermüdung gleichwertigen Mitbewegungen. Was so wichtig wäre, die Feststellung der Inanspruchnahme bestimmter einzelner Muskeln, erfahren wir durch solche Versuche nicht.

Eine im ganzen weder physiologisch (Umsatz) noch physikalisc besonders erhebliche Arbeit kann einzelne Muskeln übermäßig anstrengen (Durig, s. auch unten), was durch Einsetzen der Auxiliarmuskeln für den Untersucher verdeckt wird. Auch zur Feststellung der optimalen Technik für bestimmte typische Schwerarbeiten dürften *Untersuchungen über den Umsatz* vielleicht weiterführen. Auch diese eignen sich nur für einförmige Arbeiten. Diese Untersuchungen sind von Zuntz, Zuntz und Schumburg und der Schule Zuntz, namentlich Durig und seinen Schülern Brezina, Caspari, Kolmer, Reach und Reichel hauptsächlich für die Geharbeit unter verschiedenen Bedingungen durchgeführt worden. Für die vorliegende Frage ergab sich aus diesen Untersuchungen ein recht konstantes Verhalten des Individuums unter gleichen Umständen, jedoch bei erheblichen Differenzen zwischen verschiedenen Individuen hinsichtlich der Größe des Umsatzes pro Kilo fortbewegter Last (der eigene Körper plus aufgeladene Lasten gerechnet) bei Marsch auf ebener und geneigter Bahn. Der Umsatz pro Kilo und Meter Weg war, abgesehen von ganz langsamem gebremstem Marsch bei dem der Umsatz etwas höher war, bei einem Individuum stets gleich, solange nicht eine bestimmte, individuell recht verschiedene, anscheinend vom Körperbau abhängige Geschwindigkeit überschritten wurde (*ökonomische Maximalgeschwindigkeit*, Reichel). Jenseits dieser Grenze stieg der Umsatz pro Kilo und Meter Weg an, mit anderen Worten, wenn die Zunahme der Geschwindigkeit in arithmetrischer Progression erfolgte, stieg der Umsatz in geometrischer Progression. Ähnlich einer ökonomischen Maximalgeschwindigkeit konnten Brezina, Kolmer und Reichel eine vermutlich ebenfalls individuell verschiedene *ökonomische Maximalbelastung* feststellen, bei der das getragene Gewicht mit geringerem Mehrumsatz fortbewegt wird als der eigene Körper, und bei deren Erhöhung der Umsatz dann weiter nach einem ähnlichen Gesetze steigt, wie bei Zunahme der Geschwindigkeit über die ökonomische hinaus. Auch für die Steigarbeit gelten analoge Gesetze. Reach untersuchte den Wirkungsgrad und die Größe der Leerlaufarbeit bei Milchzentrifugen und bestimmte die optimale Körperhaltung sowie die optimale Kurbelkonstruktion (Unzweckmäßigkeit einer neuartigen Konstruktion mit elliptischer Kurbelbewegung).

Für derartige Muskelarbeiten könnte durch Umsatzbestimmung die rationellste Methode im Sinne TAYLORS vielleicht festgestellt werden, da hier von eigentlicher Leerlaufarbeit nicht die Rede ist und die gänzlich unbelastete Leerlaufarbeit (z. B. Rückkehr zum Holen einer neuen Last bei Transportarbeit) leicht bestimmt werden kann oder schon vorher bekannt ist.

Andrerseits gibt die Größe des Umsatzes in vielen Fällen durchaus kein zutreffendes Bild von der Schwere einer Arbeit. So weist IMBERT darauf hin, daß ein Briefträger täglich 259, ein Kellerarbeiter an der Pumpe 212, ein Kohlenarbeiter 75 Tausend Meterkilogramm leistete, und niemand wird die Arbeit des Kohlentragens für leichter als die des Brieftragens erklären. Es kommt eben auch darauf an, auf Kosten welcher Muskel eine Arbeit geleistet wird und unter welchen sonstigen Bedingungen. Umsatzbestimmungen sind eben auch nur zum Vergleiche ähnlicher Arbeiten unter ähnlichen äußeren Bedingungen für die vorliegenden Zwecke geeignet.

Photographische Aufnahmen von Bewegungen zur Feststellung der zweckmäßigsten Methode hat, ohne die Taylorschule zu erwähnen, auch AMAR empfohlen und durchgeführt. Dieser Autor beobachtet ferner, daß Störungen des Wohlbefindens leichter durch zu raschen Rhythmus als durch zu große aufgewendete Muskelkraft eintreten.

Apparate, welche geleistete Arbeit in mehr summarischer Weise registrieren, stammen von POPPELREUTER und von WEST. Ersterer konstruierte die Arbeitsschauuhr, welche auf rotierendem berußten Papier Arbeit und Pausen bei einförmigen Arbeiten, wie Transport, nebst der Zeit schreibt. POPPELREUTER weist im übrigen darauf hin, daß die Ermüdungskurven, die in der Regel auf Mossos Ergograph geschrieben werden, für Berufsarbeit nicht typisch sind, da dort in der Regel zunächst maximale Arbeit mit bald einsetzender Ermüdung unter Sinken der Leistung (Hetzarbeit) geleistet wird, während Berufsarbeit untermaximal zu sein pflegt, so daß ein Absinken der Leistungen trotz Ermüdung nicht eintritt, diese daher nicht deutlich wird: die Arbeitskurve verläuft parallel der Abszisse. Es ist jedoch auch bei Mossos Ergograph möglich, in dieser Weise Versuche anzustellen. POPPELREUTER hat Versuche mit Kistentransporten unter Registrierung auf der Arbeitsschauuhr an 10 Versuchspersonen angestellt. Aus der Zahl und Länge der freiwillig gemachten Pausen und aus der Menge der Arbeit kann man dann auf das Bestehen oder Fehlen von Ermüdung schließen. Die Leistung kann trotz Zunahme der Zahl und Länge der Pausen steigen.

Kritik des Taylorsystems in der Literatur.

Die wissenschaftliche Betriebsführung TAYLORS ist seit ihrem Bekanntwerden sowohl in Amerika wie in Europa Gegenstand ausgesprochenster Stellungnahme seitens der Arbeitgeber und Arbeitnehmer sowie der Politiker und Volkswirtschaftler, kaum aber der Ärzte, gewesen, bald als ideales Zukunftsverfahren gepriesen, bald als raffinierteste und grausamste Form der Ausbeutung des Arbeiters bekämpft, wird das Prinzip nur von der geringeren Zahl der Autoren einer objektiven Beurteilung unterworfen. Die Urteile lauten allerdings so verschieden, daß man annehmen möchte, die verschiedene Parteistellung der Beurteiler reiche zur Erklärung dieser Verschiedenheit nicht aus, und die praktische Anwendung des Verfahrens sei von Fall zu Fall so verschieden, daß die einzelnen Autoren ihr Urteil nur scheinbar auf die gleiche Methode, in Wirklichkeit auf völlig verschiedene Arbeitsweisen beziehen. Es erscheint demnach angemessen, dreierlei Scientific menagement zu unterscheiden: 1. das von TAYLOR selbst und seinen engeren Schülern und begabten Interpreten durchgeführte, also normale echte Taylorsystem; 2. das von minder gründlichen rein auf raschen und hohen Profit bedachten, alles andere vernachlässigenden Betriebsleitern und Unternehmern ohne eingehende Studien eingeführte gewissermaßen verzerrte System; 3. das sozusagen „idealisierte Taylorsystem, das die wissenschaftliche Be triebsführung, wie sie sein sollte, bei der die dauernde Obsorge für den Gesundheitszustand des Arbeitnehmers unter Berücksichtigung auch seines Nervensystems und die ökonomischen Verhältnisse nicht allein des Einzelbetriebes, sondern der Gesamtheit für die Organisation der Arbeit maßgebend ist.

Die Verwerflichkeit der unter 2 genannten Form ist so selbstverständlich, daß sie eines Beweises nicht bedarf, doch ist ein Teil der in der Literatur vorkommenden Kritik über die wissenschaftliche Betriebsführung offenkundig gegen derartige Ausartungen des Systems gerichtet, weil darin Vorgänge mitgeteilt werden, die den von TAYLOR ausgesprochenen Prinzipien direkt widersprechen. Immerhin zeigen diese Vorkommnisse, *daß das TAYLORsche System zu solchen Ausartungen führen kann und bei minder fähigen und einsichtsvollen Betriebsleitern und Unternehmern und weniger ausgebauter Organisation der Arbeiter auch führen muß.* Aber auch die im Sinne ihres ersten Organisators durchgeführte wissenschaftliche Betriebsführung ist mit einer Reihe von Gefahren für den Arbeiter verbunden, an die der physiologisch nicht gebildete Urheber möglicherweise gar nicht gedacht hat.

Die wichtigsten Besprechungen in der Literatur besagen folgendes: WALLICHS gibt eine kurze, rein lobende Darstellung des Systems bereits im Jahre 1912. Demgegenüber gibt G. WERNER im Korrespondenzblatt der Generalkommission der Gewerkschaften Deutschlands eine mehr objektive Darstellung des Taylorsystems. Nach ihm sind allerdings die deutschen Unternehmer nicht die Leute, das System ohne Überanstrengung der Arbeiter durchzuführen. Die Wegnahme des geistigen Teiles der Arbeit ist für den Arbeiter verhängnisvoll. TAYLORS Standpunkt ist der typische Unternehmerstandpunkt.

In derselben Zeitschrift werden zwei Arbeiten von WOLDT publiziert. In der einen verhält er sich vollkommen ablehnend, in einem zweiten gibt er die Zweckmäßigkeit der planmäßigen technisch besten Organisation zu, verweist aber darauf, daß die Maschine den Arbeiter zwingt, ihr seine Bewegungen anzupassen. Die Einführung des Taylorsystems sei von der Bedingung abhängig zu machen, daß die Gewerkschaften Einfluß auf die Bestimmung von Lohn und Leistung haben.

Auch nach LEDERER können die Nachteile des Taylorsystems nur von starken Gewerkschaften verhindert werden.

Eine größere zusammenfassende Darstellung und Kritik des T. S. gibt CLEMENS HEISS in SCHMOLLERS Jahrbuch:

Die Behauptung der Anhänger des Systems, daß ihre Maßnahmen zur Verdoppelung und Verdreifachung der Tagesleistung geführt hätten, ohne den Arbeiter zu ermüden, werde, was letzteren Punkt betrifft, nirgends entsprechend bewiesen. Es stelle eine starke Zumutung an den Leser dar, wenn die Tayloranhänger durch eine Art religiöser Schwärmerei geleitet hinsichtlich einer neuen Bewegung, die ihre tiefsten Wurzeln im raffiniertesten Erwerbssinn hat, nüchtern denkenden Menschen zumuten, man solle ihnen ohne Beweis glauben, daß sie ohne größere Ermüdung, einfach durch Verbesserung der Arbeitsbewegungen die Arbeitsleistung auf das Doppelte bis Vierfache zu steigern vermochten. Die Bestimmung der Höhe der Prämie für vorschriftsmäßiges Arbeiten sei nicht Sache der Gerechtigkeit, sondern Machtfrage, die sich nach der Organisation der Gewerkschaften und der Lage des Arbeitsmarktes entscheidet, wenn das System einmal allgemein eingeführt werden soll. Auch die Verdrängung der gelernten Arbeiter durch ungelernte und durch Frauen ist sozial nicht erwünscht. Das System sei auch so kompliziert, daß die Einführung teuer und zeitraubend wird.

KOCHMANN meint in seiner Darstellung des Taylorsystems, der Arbeiter trachte, sein Pensum zu leisten, um nicht schwere Verluste am Lohn zu haben und als erstklassiger Arbeiter zu gelten, bis er an Körper und Nerven geschädigt ist, und als billiger zweitklassiger Arbeiter Beschäftigung nehmen muß. Er schließt seine Ausführungen damit, daß nicht eine maximale, sondern eine *dem Individuum angemessene* Leistung angestrebt werden müsse. Das Taylorsystem sei eine wichtige Angelegenheit, die aber nicht durch die Unternehmer, sondern durch die Arbeiterorganisationen geregelt werden müsse, die die nötigen wissenschaftlichen Fachmänner (Psychologen, Physiologen, Ingenieure, Volkswirtschaftler) zur Anstellung der Studien bezahlen und dem Unternehmer zur Verfügung stellen.

In einem weiteren Aufsatze, der ein Referat über Arbeiten einiger englischer Autoren darstellt, entwirft WALLICHS ein Bild des Taylorsystems und seines Erfolges in Gießereien.

WALLICHS und HUMPERDINCK sprechen über die Anwendung des Taylorsystems in Gießereien, KUMMER berichtet, daß das amerikanische Repräsentantenhaus die Verwendung der Stoppuhr in Kriegsbetrieben untersagt hat. Dennoch enthält die wissenschaftliche Betriebsführung einen guten Kern. Vermehrung der Gütererzeugung bei kürzerer Arbeitszeit und höherem Lohn und ergiebigerer Arbeitsweise ist wünschenswert, muß aber so erfolgen, daß die Arbeiter entlastet und nicht etwa belastet werden. Eine belgische Kommission, die in Amerika Studien über das Taylorsystem angestellt hat, konnte nach DEMAND dessen Überlegenheit feststellen, doch sei das Taylorsystem (wenigstens seine allgemeine Verbreitung) in Amerika am Widerstand der Arbeiter gescheitert, weil der Versuch gemacht wurde, es gegen die Arbeiter einzuführen und nur die Kapitalisten profitieren zu lassen.

Auch bei allen anderen Verfassern gehen die Ansichten weit auseinander. WALDBURGER zitiert einen Ausspruch: „Die Entseelung der körperlichen Arbeit, eine der tiefsten Tragödien, die sich in der Menschheitsgeschichte abgespielt haben, soll hier in ihren letzten Akt treten."

Unter prinzipieller Anerkennung der Vorteile des Taylorsystems sowie seiner Gefahren bei Einführung ohne Kontrolle des Staates und der Arbeiterorganisationen wendet sich OTTO NEURATH gegen die Anschauung, daß es selbst dann, wenn es zum Vorteil der Arbeiter eingeführt wird, zu einer vermehrten Mechanisierung des Daseins führen würde. Im Gegenteil, es stecken im Taylorsystem Elemente, welche es zu einer Haupttriebkraft eines neuen Humanismus machen könnten.

Auch MÜNSTERBERG wendet in seinem Werk „Psychologie und Wirtschaftsleben" der wissenschaftlichen Betriebsführung als psychotechnisch begründetem Verfahren Aufmerksamkeit zu. Nach ihm ist beim Anlernen eines Lehrlings sehr wichtig, auf korrekte Bewegungen zu dringen, anstatt ihn, wenn er zufällige Bewegungskombinationen ausgebildet hat, nachträglich zu schnellerem Tempo zu treiben. Psychophysisch ist es wichtig, die Bewegungen so selten wie möglich plötzlich aufhören oder neu anfangen zu lassen. Bewegungsunterbrechung verlangt stets neuen Willensaufwand, Wiederanfang desgleichen. Werden hingegen Bewegungsketten eingeübt, wobei jede Bewegung ihr natürliches Ende findet und selbst zum Reiz für die nächste Bewegung wird, so ist der psychophysische Kraftaufwand ein Minimum. MÜNSTERBERG schildert dann nach eigenen Untersuchungen die Wirkung der rhythmischen Bewegungen, jede Muskelgruppe hat ihr eigenes Schnelligkeitsoptimum nach Länge und Masse des bewegten Gliedes.

Die Bedeutung des Rhythmus für die Arbeit wird von SMITH am Ergographen untersucht, und auch K. BÜCHER betont die zweckmäßige Wirkung des Rhythmus und tadelt an der modernen Berufsarbeit, daß sie den natürlichen Rhythmus unterdrücke.

Der einzige Physiologe, der sich mit der Rationalisierung der Arbeit befaßt, ist DURIG: Rationell vom Standpunkte des Arbeiters ist nur diejenige Arbeit, die nicht mehr als die „Zinsen des Arbeitskapitals" verwertet, nie aber dieses selbst durch schädigende Ermüdung angreift. Die Gefahr der letzteren ist nicht so sehr bei eigentlich schweren, d. i. eine maximale Anstrengung großer Muskeln bewirkenden Arbeiten gegeben, wo die Ermüdung zur Unmöglichkeit der Fortsetzung der Arbeit führt, als vielmehr bei den in der modernen Industrie (noch mehr bei Einführung des Taylorsystems) immer häufiger werdenden Arbeiten, die sich bei hochgradig typisierter arbeitsteiliger Tätigkeit ergeben und mehr kleine Muskeln betreffen, wobei die Einzelkontraktion durchaus nicht bei maximaler Anstrengung erfolgt, jedoch außerordentlich oft zu wiederholen ist. Nach dem „Alles- oder Nichts-Gesetz" werden bei den mit geringer Anstrengung durchgeführten Muskelkontraktion nicht etwa sämtliche Fasern des bezüglichen Muskels in geringem Grade, sondern nur einzelne, diese aber maximal kontrahiert. Bei häufiger Wiederholung dieser Bewegung kommen immer andere Muskelfasern an die Reihe, und im Laufe der Zeit können die Muskelfasern abgenützt werden, ohne daß der betreffende Arbeiter das Gefühl schwerer Ermüdung gehabt hat. Da er stets durch stärkere Innervation und durch Kontraktion anderer Fasern seine Leistung auf gleicher Höhe gehalten hat, besteht für die Taylorleute, die das Bestehen von Ermüdung nur dort annehmen, wo die Leistung sinkt und schweres Müdigkeitsgefühl vorliegt (letzteres verwechseln sie mit Ermüdung) kein Anlaß, die Arbeit für übermäßig zu halten. Solche Arbeiter sind dann für die bezügliche besser bezahlte Arbeit abgebraucht und finden nur als mindere Arbeiter ihr schlechteres Fortkommen. Außer der Überanstrengung der Muskelfasern kommen bei arbeitsteiliger typisierter Arbeit, wie DURIG betont, auch die zahllosen Innervationen, also die Dauerbeanspruchung von nervösen Organen, vielleicht auch der höheren Nervenzentren, dann wohl auch der Sinnesorgane in Betracht. Bekannt ist, daß gerade minderschwere Arbeiten, ja ganz leichte wie das Schreiben, zu den schwersten Störungen führen (Violinspielerkrampf, Melkerkrampf usw.), die den Arbeiter für seine überkommene Arbeit vollkommen untauglich machen können. Der Häuer im Kohlenbergwerk, der durch 6 bis 8 Stunden mit seiner ganzen Armkraft die Spitzhaue dirigiert, pflegt nicht durch Versagen der Arme, sondern viel häufiger durch den Nystagmus bergfertig zu werden, also durch eine Überbeanspruchung der Augenmuskeln, die ihm wohl kaum als Ermüdung zum Bewußtsein gekommen ist.

Tatsachen wie die, daß Nerven- und Muskelzellen nach mehreren unterschwelligen Reizen leichter ansprechbar werden, beweisen, daß eine Zelle, auch ohne daß ein nachweisbarer Energieumsatz vor sich geht, eine Veränderung ihres Zustandes erfahren kann, daß also Reize „Spuren" hinterlassen können, die sich sonst in keiner Weise äußern (ALLERS). Es ist auf diese Weise möglich, daß Zellen in ihrer Leistungsfähigkeit beeinträchtigt werden können, auch ohne daß nachweisbare Ermüdung eintritt. Diese Gefahr ist bei arbeitsteiliger Tätigkeit besonders gegeben.

Dem Taylorsystem, wie überhaupt der modernen Fabriksarbeit, wird vielfach der Vorwurf gemacht, daß er zur geistigen Verödung führe, weil er die Freude am Erfolg der Arbeit nicht aufkommen läßt, und das Gefühl unerträglicher Monotonie zur Folge hat. Diese wird bekanntlich auch heute schon als schweres Übel der Arbeitsteilung hervorgehoben. Sie wird hervorgerufen durch häufige Wiederholung der gleichen Bewegungsleistung oder der gleichen Bewußtseinstätigkeit und besteht im subjektiven Widerwillen gegen die Einförmigkeit, Gleichförmigkeit und Abwechslungslosigkeit der Arbeit. Bekanntlich empfinden verschiedene Menschen ganz verschiedene Arbeit als monoton.

MÜNSTERBERG führt den Fall einer Frau an, die tagaus tagein in einer Fabrik Glühlampen in Reklamezettel einwickelte, täglich 13 000 mal 25 Lampen in 42—44 Sekunden. Sie versicherte MÜNSTERBERG, sie fände ihre Arbeit wirklich interessant und sei fort in Spannung, wie viele Schachteln mit je 25 Lampen bis zur nächsten Pause fertig seien. Es gäbe fortwährend Abwechslung, einmal griffe sie das Papier, einmal die Lampe nicht in genau gleicher Weise an, manchmal liefe die Packung nicht ganz glatt ab, einmal fühle sie sich frischer, einmal gehe es langsam vorwärts, immer sei etwas zu denken.

Untersuchungen über die Natur der Monotonie stammen insbesondere von MÜNSTERBERG und HERBERT WINKLER. Beide stellten durch psychologische Methoden fest, daß Menschen, bei denen nach Aufnahme eines Eindruckes die Eignung für die Neuaufnahme eines gleichen Eindruckes erhöht ist, monotone Arbeiten nicht unangenehm empfinden, im Gegensatz zu Personen, bei denen die Aufnahme eines Eindruckes die Neuaufnahme desselben hemmt. Doch auch von diesen letzteren ist nach HERBERT WINKLER ein Teil wenigstens für manche monotone Arbeiten brauchbar, wenn deren Natur keine nennenswerte Aufmerksamkeit erfordert, so daß die Gedanken abschweifen können, die Person „von der Arbeit frei" ist.

Nach HILDEGARD SACHS ist Monotonie nicht eine den Arbeitenden objektiv anhaftende Eigenschaft. Wenn der Arbeiter heftige Bewegungen zu machen hat, wirkt er der Monotonie dadurch entgegen. Akkordarbeit ist häufig weniger langweilend als Zeitlohn. Einförmigkeit der Arbeit, auch wenn sie als solche empfunden, kommt den seelischen Bedürfnissen des Ausübenden mitunter entgegen (s. oben), indem jede neue Wiederholung mit *innerem* Behagen erlebt wird. Ein Weber antwortet auf die Frage nach Monotonie: „Sogar Vergnügen macht mir die einförmige Arbeit am Webstuhl . . ." In vielen Fällen wird einförmige Arbeit, namentlich bei Mädchen, wo deren Art es zuläßt, durch gleichzeitiges Romanlesen erwünscht, eine allerdings nur in der Minderzahl der Fälle mögliche und prinzipiell kaum wünschenswerte Zerstreuung der Monotonie. Wir dürfen nicht einfach eine rohe Scheidung in Menschen durchführen, die für monotone Arbeit geeignet sind oder nicht, sondern die verschiedenen Arbeiten daraufhin zu erforschen, welche für den einen eine schwere Hemmung, für den anderen ein leidliches inneres Gleichgewicht bieten.

Das Taylorsystem konnte nur in Amerika erfunden werden, welches nicht so sehr mit bodenständigen Arbeitern als mit einem Strome von Einwanderern rechnet, die nicht allein eine Auslese an Arbeitsfähigkeit, vielleicht auch an Arbeitswilligkeit darstellen, sondern auch infolge ihrer geringeren Vertrautheit mit den dortigen Verhältnissen kaum organisiert sind und daher zuweitgehenden Forderungen der Unternehmer schutzlos gegenüberstehen.

Eine rationalisierte Wirtschaft, wenigstens hinsichtlich des männlichen Arbeiters, stellt die im produktionstechnischem Sinne keineswegs rationell betriebene *bäuerliche Wirtschaft* dar, indem hier jeder vom Kindes- bis zum Greisenalter die seinen Kräften jeweilig am besten angepaßte Arbeit durchführt (DURIG) und dabei durch Wechsel in der Beschäftigung übermäßige Inanspruchnahme einzelner Muskeln vermeidet (Gegensatz zur Industrie), während die Latifundienwirtschaft durch Überausnutzung des Saisonarbeiters keine rationelle Menschenwirtschaft betreibt.

Wertung der Einwände und Zusammenfassung.

Aus den vorliegenden Literaturbesprechungen geht hervor, daß die gegen die wissenschaftliche Betriebsführung erhobenen Einwände sich nach vier Richtungen gruppieren und 1. volkswirtschaftliche, 2. physiologische, 3. psychologische und 4. politische Momente anführen.

Die volkswirtschaftlichen Einwände betreffen in der Regel die Frage der Arbeiterauslese, des Schicksals der alternden Arbeiter und der Überproduktion. Sie werden am eingehendsten von KOCHMANN (s. a.) besprochen.

Auch die physiologischen Einwände gegen das Taylorsystem sind zum Teil schon behandelt. Über eigentliche Hetzarbeit ist kein Wort zu verlieren, aber auch, wo von solcher nicht die Rede ist, können Gefahren vorliegen, worauf BECHTEREW aufmerksam gemacht hat (s. oben!). Als besonderer Vorzug der rationalisierten Arbeit gilt die Vermeidung jeder Leerlaufarbeit, doch ist dies nicht unter allen Umständen richtig. Die Leerlaufarbeit muß auch dort, wo sie kräftige Muskelkontraktion verursacht, nicht unter allen Umständen zweckmäßig zu vermeiden sein. Da nach Feststellungen von E. WEBER bei Muskelarbeit eine Blutverschiebung stattfindet, tritt stärkere Durchblutung der arbeitenden Muskeln ein, bei eintretender Ermüdung aber durch „Umkehrung der Blutverschiebung" eine schwächere Durchblutung. Wird in solchen Fällen die ermüdete Muskelgruppe außer Funktion gesetzt und eine andere in Tätigkeit genommen, so findet hier die normale Blutverschiebung statt. Diese erstreckt sich aber nunmehr auch auf die ermüdete Muskelgruppe, die Kontraktion der unverbrauchten Muskeln hat demnach die Folge, daß die Erholung der ermüdeten durch Ausspülen der toxischen Stoffwechselprodukte und Zuführung frischer Brennstoffe rascher vor sich geht als bei vollständiger Ruhe. In diesem Sinne kann in manchen Fällen, natürlich durchaus nicht immer, die Leerlaufarbeit günstig wirken, besonders dann, wenn die Berufsarbeit z. B. im Sitzen ausgeführt wird und die „unrationelle Leerlaufarbeit" im häufigeren Aufstehen, um Material zu holen, besteht. In einem richtig taylorisierten Betrieb wird dafür gesorgt werden müssen, daß die Erholung ermüdeter Muskeln, wenn nicht durch unbeabsichtigte Leerlaufarbeit, dann durch eigenst zu diesem Zwecke eingeführte rationelle Bewegungen, gefördert wird (Arbeitspausen mit Turnübungen).

Irreparable Schädigungen durch Überbeanspruchung ohne nachweisbare Ermüdung (DURIG, ALLERS, s. oben) sind in taylorisierten Betrieben mit ihrer hochgetriebenen Arbeitsteilung noch mehr zu befürchten wie anderwärts. Da aber die Prinzipien TAYLORS im allgemeinen die Leistungen der meisten Arbeiten ohne gelernte Handwerker durch bloß angelernte Personen ermöglichen, liegt in diesem System auch die Möglichkeit, solche dauernde Schädigungen dadurch zu vermeiden, daß die Arbeiter von Zeit zu Zeit die Arbeit wechseln und Beschäftigungen erhalten, wo andere Muskelgruppen in Tätigkeit treten.

Die 3. Art der Einwände, die psychologischen, sind zweifach. Das nach TAYLOR zur Erreichung einer entsprechenden Mehrproduktion unvermeidliche, veränderte Lohnsystem ist auch dort, wo das Pensum nicht übertrieben hoch bestimmt wird, infolge der großen Unterschiede in der Bezahlung beim Nichterreichen des Pensums und infolge der dann dem Arbeiter drohenden Deklassierung gefährlich, da es ihn veranlassen kann, an sich selbst Raubbau zu treiben. Es erfordert große Umsicht in der Betriebsorganisation, hier dem schwächeren oder mindergeschickten Arbeiter die Möglichkeit zur Leistung einer seinen Fähigkeiten entsprechenden Arbeit zu geben und wird in vielen Fällen unmöglich sein.

Beachtenswert ist der Einwand, daß das Taylorsystem zur geistigen Verödung führe, weil es noch weniger als die bisherige großindustrielle Arbeitsweise eine

Freude am Erfolg der Arbeit aufkommen lasse und das Gefühl der unerträglichen Monotonie zur Folge habe.

Im allgemeinen ist die Monotonie beim Taylorsystem infolge der genauen Vorschriften über die Durchführung jeder Arbeit gegenüber der sonstigen Teilarbeit, namentlich an Maschinen noch einigermaßen gesteigert und wir werden annehmen dürfen, daß diejenigen Personen, die die heutige Fabriksarbeit nur schwer ertragen, sich in die Arbeit nach dem Taylorsystem noch schwerer hineinfinden werden, es sei denn, daß durch die gesteigerte Teilung und Mechanisierung der Arbeit ein „Freisein von der Arbeit" mit der Möglichkeit gedanklicher Abschweifung in Fällen ermöglicht wird, wo dies früher nicht der Fall war, daß also Personen aus der dritten Gruppe von Herbert Winkler in die erste gelangen. Eine prinzipiell andere Stellung zur Arbeit als bisher dürfte das Taylorsystem bei einer Mehrzahl der Arbeiter kaum zur Folge haben. (Über die mit monotoner Arbeit häufig verbundene Überbeanspruchung bestimmter Muskeln, siehe oben!)

4. Politische Einwände gegen das Taylorsystem. Das Bestreben der *Taylorschule*, stets mit dem einzelnen Arbeiter Abmachungen zu treffen und ihn von seiner Organisation zu lösen, weil diese naturgemäß die Neigung hat, Arbeitsleistung zu nivellieren, ist selbstverständlich, und unter diesem Gesichtspunkte ist der Einwand der Politiker auch gerechtfertigt, denn gerade in einem rationalisierten Betriebe mit seinen starken Verlockungen, dem Arbeiter zuviel zuzumuten, ist Schutz durch die Organisation doppelt wichtig. Für Mittel- und Westeuropa — Amerika mit seinen immer neuen Einwanderern und der dort weniger straff durchgeführten Organisation mag hier weniger in Betracht kommen — ist eine wissenschaftliche Betriebsführung nur denkbar und zweckmäßig, wenn die Arbeiterorganisationen dafür gewonnen werden.

Das Taylorsystem oder die wissenschaftliche (richtiger: rationalisierte oder planmäßige) Betriebsführung ist, wie sich aus dem Vorangehenden ergibt, ein Verfahren, das für die gesamte Weltproduktion und somit für die Lebenshaltung der Volksmassen von grundlegender Bedeutung ist, dessen Durchführung aber zur Quelle großer Gefahren werden kann. Taylor dachte nur privatwirtschaftlich, das Gedeihen des einzelnen Unternehmens war ihm Hauptsache, die ökonomische Lage der eben darin Beschäftigten mußte ihm bis zu einem gewissen Grade wichtig sein, da ohne ihre bereitwillige Mithilfe sein System nirgends durchführbar sein konnte. Weitergehende Erwägungen blieben ihm, so scheint es, fremd.

Wir müssen weitergehen und die Wohlfahrt größerer Gesamtheiten als des Einzelbetriebes ins Auge fassen. Sicher kann die rationalisierte Arbeitsweise auch zu einem Mittel werden, die Lebenshaltung von Volksmassen zu verbessern und sie einer menschenwürdigeren Existenz zuzuführen, doch muß zu diesem Zweck das Individuum zum Subjekt, nicht allein zum Objekt der rationalisierten Betriebsführung werden. *Nicht* den einzelnen Menschen in einem Betriebe in der Weise zur Arbeit anleiten heißt es, daß *er durch einige Jahre für diesen ein Maximum leistet, um dann als abgebraucht und halbinvalid* nur für eine mindere Beschäftigung noch geeignet zu sein, mag der Lohn zur Zeit der vollen Arbeitsfähigkeit noch so hoch sein, sondern wir *müssen trachten, aus jedem Menschen das Maximum an Leistung für die Gesundheit herauszuholen, das mit der Rücksicht auf sein Wohlergehen vereinbar ist*, ihm also nicht nur die Arbeit zuzuweisen, für die er sich am meisten eignet und ihn zur Ausnutzung seiner Kräfte bei bestem Wirkungsgrade anleiten, sondern ihm in seiner Leistungsfähigkeit auch möglichst zu konservieren. Das mag mitunter vom Standpunkte des Einzelbetriebes nicht rationell gedacht sein, der den Minderleistungsfähigen abstoßen kann, wohl aber vom Standpunkte der Menschenökonomie überhaupt.

Alle diese Umstände schließen natürlich nicht aus, daß die von Taylor und seiner Schule gemachten Feststellungen vielfach auch vom Standpunkte der Menschenökonomie Geltung behalten und daß eine wesentliche Steigerung der Leistung oft möglich ist.

Im wahren Sinne des Wortes rationalisierte Arbeitsmethoden, rationalisiert sowohl hinsichtlich der Produktion wie der Menschenökonomie, sind nur denkbar, wenn Physiologen und Psychologen mit Ingenieuren, Betriebsleitern unter Mithilfe der Arbeiterorganisationen die zahllosen hier auftauchenden Fragen einer gründlichen Bearbeitung unterziehen. Da Methoden zur quantitativen Bestimmung der Ermüdung derzeit fehlen, und die Aussichten, solche zu finden, aus prinzipiellen Gründen gering sind (Allers), bleibt nichts übrig, als mittels experimenteller, klinischer und statistischer Verfahren, die sich auf das ganze Leben der Arbeitenden erstrecken, im Laufe der Jahre die Einflüsse beobachten, die verschiedenartige Arbeit auf das Individuum nimmt. Ein geradezu unabsehbares Forschungsgebiet für die Zukunft.

Arbeitszeit.

Die Arbeitszeit ist zwar nicht, wie vielfach geglaubt wird, das einzige, aber immerhin ein sehr wichtiges Moment für die Größe der Leistung. Sie ist daher von großer *wirtschaftlicher Bedeutung;* da sie außerdem für die Zeitdauer maßgebend ist, während welcher alle Schädlichkeiten auf den Arbeiter einwirken, die mit der Arbeit in Zusammenhang stehen, ist sie von hoher *sanitärer Bedeutung*; da es von der Arbeitszeit abhängt, wieviel dem Arbeiter an freier Zeit bleibt, ist sie von *kultureller Bedeutung.*

Über die Arbeitszeit im Altertum wissen wir nichts, über die im Mittelalter nur wenig Bestimmtes, doch dürfte schon infolge der zahlreichen Feiertage und der Unvollkommenheit der künstlichen Beleuchtung eine übermäßig lange Arbeitszeit wenigstens während des ganzen Jahres ausgeschlossen gewesen sein. Die Einführung der Maschinen wurde den Arbeitern verhängnisvoll. Von nun an erschien den Unternehmern der Arbeiter nur als unbedeutender Diener der Maschine, man hoffte ihn mit der Zeit ganz entbehren zu können; möglichste Verwertung des kostspieligen Maschinenbestandes, also womöglich ununterbrochener Betrieb, d. h. möglichst rasche Amortisation und Verringerung der Gefahr der Entwertung der Maschinen durch neue Erfindungen wurde angestrebt. Am ausgesprochensten kam die Verlängerung der Arbeitszeit und die Nachtarbeit in der Textil- und Papierfabrikation zum Ausdruck. Man hatte, wie Herkner sagt, in England das Gefühl dafür verloren, daß die Arbeiter auch Menschen seien und nicht ununterbrochen wie Maschinen tätig sein können. Ein Arzt äußerte zu einem Mitgliede des Oberhauses auf die Frage, ob 16-, ja 23stündige Arbeitszeit jugendlichen Personen schädlich sei, er könne keine Schädlichkeitsgrenze unter 24 Stunden angeben, und außerordentliche Tatsachen hätten ihn veranlaßt, die über diesen Gegenstand geltenden Gemeinplätze, daß eine derartige Arbeitszeit schädlich sei, zu bezweifeln. Diese überlangen Arbeitszeiten wurden allerdings in praxi durch Nichtarbeit nach den häufigen alkoholischen Sonntagsexcessen, am Montag und Dienstag, korrigiert, jedoch in wenig befriedigender Weise.

Die ihrer Natur nach ununterbrochene Produktion in der chemischen Industrie, in den landwirtschaftlichen Industrien und in Eisenhütten führte zur Einführung von zwei 12-Stundenschichten, mit einer 24-Stunden-Schicht alle 14 Tage beim Schichtwechsel. Die furchtbaren Folgen für den körperlichen und geistigen Zustand der Bevölkerung in England hatte eine zunächst nicht von den Arbeitern, sondern von einzelnen Intellektuellen und besonders einsichtsvollen Unternehmern, wie Robert Oven getragenen Reaktion zur Folge; selbst ein überzeugter Anhänger des 8-Stunden-Tages, führte dieser in seinen eigenen Fabriken die 11-, dann die $10^1/_2$-Stunden-Zeit ein und fand darin durch die nun einsetzende größere Intensität der Arbeit auch sein eigenes Interesse als Kapitalist gewahrt.

Im Jahre 1848 wurde in England trotz der heftigen Agitation der Textilindustriellen die 58-Stunden-Woche eingeführt, ohne daß diese in der Folge den geringsten Schaden gehabt hätten. Die weitere Kürzung der Arbeitszeit wurde durch die Arbeiterorganisationen allmählich erreicht. Der 8-Stunden-Tag wurde zuerst 1856 in Australien und Neu-Seeland durchgesetzt. In Deutschland betrug nach Mitteilungen Abbes die Arbeitszeit in den 50er Jahren 14—16 Stunden; die Arbeiter verzehrten ihr Mittagessen, das ihnen die Angehörigen brachten, hastig in der Fabrik; sie alterten frühzeitig und waren meist mit 38 Jahren Greise. 1870 bürgerte sich die 12stündige Arbeitszeit ein, und auch in Deutschland waren seitdem die Arbeiterorganisationen bemüht, weitere Herabsetzungen der Arbeitszeit durchzusetzen. Ununterbrochen fortlaufende Arbeiten wurden vor dem Kriege noch zum großen Teile in zwei Schichten durchgeführt. Ähnliche Verhältnisse gelten für die Schweiz und Österreich vor dem Kriege. Für manche Industrien bestand in Mitteleuropa sowie in England vor dem Kriege eine effektive 8 Stunden nicht viel überschreitende Arbeitszeit.

Die Erhöhung der Intensität durch Verkürzung der Arbeitszeit ist heute eine bekannte Tatsache; desgleichen die rasche Abnutzung des Arbeiters durch Überarbeit. Ein auf einen Stamm gelernter Arbeiter angewiesener Unternehmer wird an dessen möglichster Erhaltung bis zu einem gewissen Grade auch auf Kosten der Tagesleistung mehr Interesse haben, als ein solcher, der mit rasch sich abnutzenden und leicht wieder ersetzbaren fremden Arbeitern rechnet. Mitunter lehnt der Unternehmer aber eine Verkürzung der Arbeitszeit auch dann ab, wenn sie durch höhere Arbeitsintensität ausgeglichen werden kann, weil er Schädigungen des Arbeiters für seine Zwecke durch längeren Wirtshausbesuch oder Tätigkeit des Arbeiters auf eigenem nunmehr erworbenen Grunde in der Landwirtschaft fürchtet (HERKNER). Diese Befürchtungen scheinen nach STROHMAYER unberechtigt; im Gegenteil, dieser Autor bevorzugte bei Arbeiten in der Torpedowerkstätte in Kiel die Kleingrund besitzenden Arbeiter wegen ihrer hohen Arbeitsleistung. Daß Verkürzung der Arbeitszeit nicht zur Zunahme, sondern zur Abnahme des Alkoholismus führt, und für geistige Fortbildung und Sport ausgenutzt wird, ist vielfach beobachtet worden.

Sonst bewegt sich der Gedankenkreis der Unternehmer seit jeher oft in der Richtung, daß Verkürzung der Arbeitszeit zur Verminderung der Produktion führen müsse, — mit anderen Worten, daß die Menge der produzierten Güter lediglich eine Funktion der Arbeitszeit sei. Trotz der großen praktischen Experimente, die in England in der Textilindustrie, in Deutschland durch ABBE und auch sonst vielfach vorgekommen sind, werden diese Ansichten häufig genug geäußert. Der Unternehmergewinn soll nach manchen Autoren erst in der letzten Arbeitsstunde erzeugt werden. Allerdings haben andere Unternehmer, so z. B. ein französischer Fabrikant im Gegenteil gesagt, bei langer Arbeitszeit zehre die letzte Arbeitsstunde den Unternehmergewinn wieder auf, weil nur noch wenig produziert werde, die Ermüdung aber starke Zunahme erfahre.

Die gründlichsten Studien über die Wirkung der Arbeitszeit stammen von ABBE, der seine außerordentlichen Fähigkeiten als Mathematiker, Unternehmer und Sozailpolitiker den optischen Werkstätten der Firma KARL ZEISS in Jena zugute kommen ließ. Seine sozialpolitischen Einrichtungen hat er in eigenen Schriften mitgeteilt. ABBE setzte allmählich die Arbeitszeit von $11^3/_4$ auf 9 Stunden herab, und nachdem sich dies bewährt hatte, machte er seinen Arbeitern den Vorschlag, zum 8-Stunden-Tag überzugehen, wenn sie glaubten, bei 8stündiger Arbeitszeit die gleichen Leistungen wie bei 9stündiger zu vollbringen. Über diese Frage ließ er die Arbeiter geheim abstimmen, und da eine sehr große Mehrheit sich für den 8-Stunden-Tag aussprach, wurde dieser mit der Maßgabe versuchsweise eingeführt, daß bei einem Ausfall in den Leistungen die frühere Arbeitszeit wieder hergestellt werden solle.

Der *Stunden*verdienst stieg nunmehr im Verhältnis von 100 zu 116,2, während zur Erzielung des gleichen Lohnes (der gleichen Leistung) pro Tag nur eine Steigerung im Verhältnis von 100 zu 112,5 nötig gewesen wäre. Diese Mehrleistung mit geringen Abweichungen zeigte sich auch bei den älteren (mehr als 40jährigen) und bei den vorzugsweise an den Maschinen arbeitenden Leuten. Die übrigen Verhältnisse, wie Wirtschaft und Geschäftsgang, waren während der zweijährigen Versuchszeit gleich geblieben. Die Mehrleistung konnte daher sicher auf die Abkürzung der Arbeitszeit zurückgeführt werden.

Bei den im Zeitlohne stehenden Arbeitern ergab die Messung in den ersten Tagen bei ungewöhnlicher Anspannung der Kräfte eine absolute Mehrleistung von ganz erheblicher Größe. Diese führte aber in kurzer Zeit zur Erschöpfung. Die Leute kehrten bald wieder zu der Arbeitsweise zurück, die sie unter dem 9-Stunden-Tage eingehalten zu haben glaubten. Die Messungen erwiesen jedoch, daß sie immer noch rascher gearbeitet hatten als früher, und die Leistungen reichlich denen des 9-Stunden-Tages gleichkamen. Die intensivere Arbeit kam ihnen gar nicht zum Bewußtsein; der Übergang vom 9- zum 8-Stunden-Tage und die Anpassung an letzteren hatte sich glatt vollzogen.

Abbe suchte seinen Beobachtungen allgemeinere Bedeutung zu geben und legte sich daher die Frage vor, ob und wie sich eine zweckmäßige Arbeitszeit feststellen lasse. Für gleichförmige Maschinenarbeit setze sich die Ermüdung, so überlegte er richtig, auf dreierlei Weise zusammen: 1. Durch die Größe des Tagesproduktes, unabhängig von der Zeit, in der es geleistet wird, so werden z. B. für die Herstellung 50 gleicher Drehstücke an einer Drehbank eine bestimmte Zahl aufeinanderfolgender Handgriffe und Sinneswahrnehmungen zur Kontrolle der Arbeit notwendig sein. Zur Herstellung von 100 gleichen Stücken, die doppelte Zahl dieser Akte. 2. Die Geschwindigkeit. Der Kräfteverbrauch bleibt innerhalb der Grenzen, in denen noch gewohnheitsmäßig gearbeitet werden kann, konstant, bis (ökonomische Maximalgeschwindigkeit, s. oben) oberhalb einer bestimmten Grenze fortwährend besondere Willensimpulse notwendig sind, um die große Geschwindigkeit zu erhalten. Dies führt zum relativen Steigen des Kräfteverbrauches. Endlich ist 3. ein Teil des Kräfteverbrauches durch „Leergang" bedingt, und dieser würde, wenn er im Einnehmen einer bestimmten Stellung oder Körperhaltung besonders ohne nennenswerte Abwechslung besteht, nach einer Reihe von Stunden an und für sich ohne jede produktive Arbeit zur Ermüdung führen. Der durch diesen Leergang bedingte Teil der Ermüdung wird durch Verkürzung der Arbeitszeit restlos vermindert und bedingt gemeinsam mit der längeren Erholungszeit bei kürzerer Arbeit deren gesundheitlichen Vorteil. Abbe sagte nun: „*Für jede bestimmte Person und jede bestimmte Art der Arbeit wird das tägliche Arbeitsprodukt bei einer bestimmten Dauer der täglichen Arbeitszeit ein Maximum, und die Verkürzung der Arbeitszeit muß solange noch Erhöhung der Tagesleistung zur Folge haben, als der Gewinn für den täglichen Kräfteersatz aus der verlängerten Ruhezeit und die Ersparnis an Kraftverbrauch für den Leergang zusammen noch größer sind, als der Kraftverbrauch für die Beschleunigung des Arbeitstempos.*" Abbe glaubt, daß für die Mehrzahl der industriellen Arbeiter dieses Optimum der Arbeitszeit bei 9 Stunden noch nicht erreicht, bei 8 Stunden noch nicht überschritten ist, doch muß dies im Einzelfalle durch den Versuch festgestellt werden.

In ähnlicher Weise hat der belgische Ingenieur Fromont, Leiter der Schwefelsäurefabrik zu *Engis*, also eines kontinuierlichen Betriebes, das Zweischichten- in das Dreischichtensystem umgewandelt, mit bestem Erfolge für die Produktion, für den Gesundheitszustand der Arbeiter und deren Beziehungen zum Arbeitgeber.

Nach Heiss berichten die deutschen Gewerbeinspektoren meist günstig über die Wirkung der herabgesetzten Arbeitszeit in Deutschland, und auch die Unternehmer wenden sich meist dieser Anschauung zu. Nur in Fällen einer unzweckmäßigen Einteilung der Arbeit wird die entgegengesetzte Beobachtung gemacht.

Bernhard zählt eine größere Reihe von Fällen auf, in denen Kürzung der Arbeitszeit nicht von der gefürchteten Minderleistung gefolgt war. Die Regulierung der Arbeitsintensität ist leichter bei Handarbeit als bei Maschinenarbeit. Hier läßt sich die Arbeit hauptsächlich dadurch intensivieren, daß man einem Arbeiter die Aufsicht über mehrere Maschinen gibt. Eine Verkürzung der Arbeitszeit ist nur gemeinsam mit den Arbeiterorganisationen durchführbar, und leichter in der Großindustrie als im Handwerk, das seiner Natur nach eher zu langdauernder gemächlicher Arbeit verleitet. Bei Muskelarbeit mit großer physischer Anstrengung ist die Intensivierung nicht immer möglich. Nicht nur bei Stück-, sondern auch bei Zeitlohn kann kürzere intensivere Arbeit erreicht werden durch Appell an die Ehre des Arbeiters. Nach Bernhard hat die Zusammenarbeit einen intensivierenden Einfluß, was bekanntlich Taylor entschieden bestreitet. Der die Arbeit in Form der Bedienung der Maschine leistende Arbeiter bedarf wegen der höheren geistigen Anforderungen mehr Intelligenz und Schulbildung; einer solchen Mentalität entspricht auch mehr die kürzere und intensivere Arbeit. Bei kürzerer Arbeitszeit nimmt der Alkoholismus ab, der Bücherbedarf zu.

Im Gegensatz zu den so häufig beobachteten, auch wirtschaftlich für das Unternehmen günstigen Erfolgen der kürzeren Arbeitszeit berichtet der *National industrial Konference Board* in New York, daß von 436 Betrieben nach Einführung des 8-Stunden-Tages 87,2% einen Produktionsrückgang, von den übrigen ein Drittel eine absolute Zunahme, der Rest weder Zu- noch Abnahme der Produktion aufwiesen. In der Textilindustrie wurde der Verlust an Arbeitszeit niemals eingebracht. Die Verkürzung der Arbeitszeit verlangt daher eine Rationalisierung der Arbeit.

Während in der Mehrzahl der Fälle eine Verkürzung der Arbeitszeit gegenüber früheren Zeiten auf 8 Stunden als diejenige betrachtet wird, welche den wirtschaftlichen Interessen des Unternehmens sowie den persönlichen (gesundheitlichen und kulturellen) Bedürfnissen des Arbeiters am besten entspricht (siehe 8-Stunden-Tag-Gesetze), gibt es Fälle, in denen besondere Umstände eine Kürzung unter diese Zeit, zum Teil schon zu Zeiten notwendig gemacht haben, wo die durchschnittliche Arbeitszeit bedeutend länger war wie heute. Dahin gehört in erster Linie der Bergbau in tiefen Schachten bei großer Hitze. Unter Umständen kann hier eine sehr kurze Arbeitszeit rationell sein. So berichtet der leitende Ingenieur bei dem Bau eines Tunnels in Mexiko, der aus technischen Gründen sehr rasch durchgeführt werden mußte, daß der Übergang von der 12-Stunden- über die 8-Stunden- zur 4-Stundenschicht die Steigerung des wöchentlichen Vortriebes von 36 : 50 : 70 Meter zur Folge hatte. Die Kosten pro Meter Vortrieb sanken dabei von 41,75 auf 41,52 und endlich auf 39,57 Dollar. Außerdem nahmen mit der Kürzung der Arbeitsschicht noch die Ventilations- und andere Kosten ab.

Eine Verkürzung der Arbeitszeit unter 8 Stunden, eventuell unter Ergänzung auf 8 Stunden durch anderweitige Arbeit erheischen auch manche und z. T. nur gelegentlich vorkommende Arbeiten, bei denen der Arbeiter mit giftigen Stoffen derart in Berührung kommt, daß sich ihre Einwirkung nicht vermeiden läßt. Dahin gehören besonders einige bleigefährliche Arbeiten, wie das Reinigen der Flugstaubkammern in Bleihütten, das Streichen von Akkumulatoren usw.

Häufige Neurasthenien durch überintensive Arbeit beschreiben LEUBUSCHER und BIBROVICZ an Berliner Handwerkern: die Beobachtungen umfassen 1554 Fälle (Schriftsetzer, Tischler, Schlosser, Mechaniker). Von den Neurastheniefällen war ein Viertel erworben; besonders bei geistig höher stehenden Arbeitern scheint ein Mißverhältnis zwischen den geistigen Bedürfnissen und der Möglichkeit der Befriedigung in ihrem Beruf maßgebend gewesen zu sein.

Nach dem Kriege wurde bekanntlich in der Mehrzahl der europäischen Staaten durch Gesetz oder wenigstens via facti für die meisten industriellen Arbeiten der Achtstundentag, bzw. die 48-Stunden-Woche eingeführt. Im Jahre 1923 wurde in Deutschland der 8-Stundentag durch zahlreiche Ausnahmen praktisch wieder außer Kraft gesetzt. Beide Ereignisse hatten zahlreiche Untersuchungen über die Produktion bei verschiedener Arbeitszeit zur Folge, die wohl nicht durchwegs objektiv geführt worden sind. Sicherlich waren, namentlich die ersten Jahre der Geltung des 8-Stunden-Tages in Deutschland möglichst ungeeignet für solche Feststellungen, da bei dem schlechten Ernährungszustand des Volkes nach dem Kriege, dem Mangel an Rohstoffen, dem schlechten Zustande der Betriebsmittel und der Gewöhnung an das Schützengrabenleben sowie den auch durch die politische Unruhe verminderten Arbeitswillen ein Vergleich der Leistung mit der vor dem Kriege auf längere Zeit hinaus nicht möglich war. Ein Teil dieser Momente gilt übrigens auch für das Ausland. Weitaus am gründlichsten wurde die Frage von OTTO LIPMANN behandelt. Auch er unterscheidet den kulturellen, den hygienischen und den wirtschaftlichen maximalen, bzw. optimalen Arbeitstag, welche nicht zusammenfallen müssen. Der hygienische Maximalarbeitstag ist derjenige, bei dem nicht nur die tägliche Ermüdung bis zum folgenden Morgen, die wöchentliche von Samstag zum Montag ausgeglichen ist, sondern auch keine Ermüdungsreste im Laufe der Jahre sich akkumulieren und zu einer vorzeitigen Invalidisierung führen.

Der wirtschaftliche Optimalarbeitstag ist der mit der höchsten Dauerproduktion, und LIPMANN versucht, die Frage einer exakten rechnerischen Behandlung zu unterziehen.

Wenn x = der Zahl der täglichen Arbeitsstunden, y = der Stundenleistung, $z = x \times y$ = der Tagesproduktion, E = der Maximalwert von x, d. i. die Zahl der Arbeitsstunden bis zur völligen Erschöpfung, P = der Maximalwert von y, d. h. Stundenleistung bei völliger Frische, wenn weiter nach Lipmann angenommen wird, daß zwischen x und y lineare Beziehungen bestehen, indem diese Werte einander umgekehrt proportional sind und daß diese Werte von 0 bis E bzw. von P bis 0 durch gerade Linien ausgedrückt werden können, so ist $z = x \cdot y = xP\left(1 - \frac{x}{E}\right)$; der maximale Wert von z wird erreicht bei $x = \frac{E}{2}$ und $y = \frac{P}{2}$. Mit anderen Worten: die Produktion ist am größten pro Tag, wenn die Arbeitszeit die Hälfte der überhaupt möglichen, die Arbeitsintensität halb so groß wie die maximale ist. Kennt man für einen speziellen Fall zwei Wertepaare x und y, d. h. die Stundenleistungen bei zwei verschiedenen Arbeitszeiten, so läßt sich daraus der maximale Wert von z berechnen.

Lipmann hat nun zahlreiche Angaben aus der Industrie über Arbeitszeit und Produktion vor und nach dem Kriege (meist 1914 und 1922) gesammelt und kam so allerdings meist zu einem ökonomischen Optimalarbeitstag zwischen $6^1/_2$ und 10 Stunden, gelegentlich aber auch zu paradoxen Resultaten, z. B. optimale Tagesarbeitszeit von 60 Stunden (!), die er dadurch erklärt, daß entweder die Angaben falsch oder äußere Umstände (Maschinen usw.) ungleich oder der Gang von x und y ein anderer ist, ihre Beziehungen komplizierter sind, Letzteres dürfte wohl zutreffen, wenn man andere in der Biologie beobachtete Zahlenbeziehungen, besonders die Resultate der Untersuchungen berücksichtigt, die bisher über Umsatz und Leistung angestellt worden sind. Insbesondere die Untersuchungen über Marscharbeit aus der Schule Zuntz-Durig (Reach, Reichel, Brezina, Kolmer s. o.) zeigen schon bei viel einfacheren und regelmäßigeren Verhältnissen des Energieumsatzes kompliziertere Beziehungen. So sei daran erinnert, daß nach Durig der Umsatz bei der Geharbeit bis zu einer individuell verschiedenen Geschwindigkeitsgrenze proportional der Geschwindigkeit (ökonomische Maximalgeschwindigkeit), darüber hinaus aber in einem anderen Verhältnisse wächst. Es ist nicht anzunehmen, daß die Beziehungen zwischen einer Muskelleistung und ihrer ermüdenden Wirkung einfacher sind, noch weniger, daß bei Arbeiten, die unter Inanspruchnahme verschiedener höherer psychischer Funktionen vor sich gehen, so einfache Beziehungen bestehen. Die Frage erheischt weitere Untersuchungen.

Bezüglich der Einzelresultate der Lipmannschen Zusammenstellung ist es wichtig, daß bei Arbeiten die hauptsächlich von der persönlichen Leistung des Arbeiters abhängen, die Stundenleistung bei der kürzeren Arbeitszeit meist erheblich höher war, während Arbeiten, bei deren Fortgang hauptsächlich von chemischen Prozessen abhängt, wie Arbeit am Hochofen, dies nicht zeigt.

Mit Notwendigkeit ergibt sich auch aus Lipmanns Untersuchungen, daß die Berufstüchtigkeit (Produktivität) eines Arbeiters weder allein von seiner Ermüdbarkeit, noch von seiner Leistung (Leistungsvariabilität), sondern von einem Produkt beider abhängt. Es scheint, daß mit der günstigen Eigenschaft größerer Leistungsvariabilität gewöhnlich die ungünstige Eigenschaft größerer Ermüdbarkeit vereint ist, so daß die höchste Produktivität bei mittleren Graden beider besteht. Dies ist am meisten beim Alter von 30—35 Jahren vorhanden. Neben dem Alter dürfte noch Individualität und Nation eine Rolle spielen.

Aus Lipmanns Arbeiten geht wohl hervor, daß die Bestimmung der optimalen Arbeitszeit mathematisch am besten zunächst bei eigens hierzu angestellten Untersuchungen möglichst gleichförmiger Arbeiten zu erfolgen hätte, um exakte Zahlen zu gewinnen, dann erst wäre es an der Zeit, praktisch vorkommende Arbeiten verschiedener Art auf Grund der von Betriebsleitern gewonnenen Daten für Berechnung des Maximalarbeitstages heranzuziehen.

Die Untersuchungen von Tönnies zeigen eine Zunahme der Stundenleistung, mitunter auch eine solche der Tagesleistung bei 8-Stunden-Tag, in der Eisenindustrie gegenüber 1914, die sich nach dem Tiefstand von 1919 bis zum Jahre 1923 entwickelt hat. Unklar jedoch ist noch die Frage der wirtschaftlichen Möglichkeit des Dreischichtensystems im Hochofenbetriebe, wo ja eine Intensivierung der Arbeit nicht möglich ist, trotzdem wohl allerseits zugegeben wird, daß das Dreischichtensystem eine berechtigte gesundheitliche Forderung ist.

Auf die zahlreichen sonstigen Einzel-Untersuchungen verschiedener Autoren über Arbeitszeit und Leistung kann hier nicht eingegangen werden. Die in den Unternehmerkreisen Deutschlands angeblich herrschende Meinung, daß die Arbeitsintensität des 8-Stunden-Tages bei 9—10stündiger Arbeitszeit aufrechterhalten werden könne, dürfte insbesondere nach den Erfahrungen in der englischen Munitionsindustrie, von denen noch später die Rede sein wird, nicht zutreffen. Nach HILDEGARD SACHS gibt es ausgesprochene Langsamarbeiter, deren Häufigkeit nach Nationen verschieden ist. Solche eignen sich mehr für Handwerk als für Fabriksarbeit. Für Arbeiten mit Giften usw. müssen hinsichtlich der Arbeitszeit besondere Regeln gelten.

Nach MARIE BERNAYS sind in den Wiener Elektrizitätswerken 78,2% der Arbeiter unter 40, 94,8% unter 50 Jahren. Von 8763 Arbeitern der Großindustrie waren nur 3,3% älter als 50 Jahre, in Kleinbetrieben waren 14,5%. Der optimale Verdienst ist bei den Metallarbeitern zwischen 30 und 40 Jahren, in den Wiener Siemens-Schuckert-Werken zwischen 31 und 35 Jahren. Der Verdienst beginnt früher zu sinken, wo Sinnesschärfe und Geschicklichkeit, als wo grobe Muskelkraft in Betracht kommt, und hält sich am längsten dort, wo Intelligenz und Erfahrung maßgebend sind. In den 40er Jahren tritt beim Arbeiter eine Entscheidung seines weiteren Schicksals ein durch Auslese, indem ältere Arbeiter entweder befördert werden oder zu minderwertigen herabsinken. Nach SORER erreichen Hilfsarbeiter früher als gelernte ihr Maximum; solche, die mehr geistige Arbeit leisten, bleiben bis zum 65. Jahre hoch. Häufig findet Herabsinken vom gelernten zum ungelernten Arbeiter statt.

Arbeitspausen.

Die Arbeitspausen stehen im engsten Zusammenhang mit den Fragen der Ermüdung und Arbeitszeit. Systematische Untersuchungen liegen hauptsächlich für leichte geistige Arbeiten, wie Addieren usw. von seitens KRAEPELINS und seiner Schüler vor. Da hier hauptsächlich Aufmerksamkeit in Betracht kommt, verdienen diese Arbeiten auch für industrielle Arbeit, soweit sie nicht reine grobe Muskelarbeit ist, volle Beachtung, wobei auch auf den Artikel „Ermüdung“ dieses Handbuches verwiesen werden muß. Die Arbeitspausen dienen dazu, den durch die Arbeit ermüdeten, also in seiner Leistungsfähigkeit beeinträchtigten Körper wieder in den Zustand wie vor der Arbeit zu versetzen. Wir können unterscheiden: 1. mehrtägige und mehrwöchentliche Pausen (Urlaub, tote Saison usw.), 2. eintägige Pausen (Sonntagsruhe, Ersatzruhetag), 3. die tägliche Pause vom Arbeitsschluß bis zum Beginn des folgenden Tages, 4. die Mittagspause, 5. Frühstücks- und Jausenpausen, 6. kürzere und längere sich aus der Arbeitstechnik ergebende Pausen ohne absichtliche Arbeitsunterbrechung.

Die *Kraepelin*schule hat festgestellt, wie sich die Größe der Arbeitsleistung in gleichen Zeitabschnitten bei gleichförmigen Arbeiten, wie Addieren, Zahlenlernen, Lernen sinnloser Silben usw. allmählich ändert. KRAEPELIN konnte eine invididuell verschiedene, jedoch bis zu einem gewissen Grad typische Kurve „Arbeitskurve“ konstruieren, deren Verlauf sich durch das Zusammenwirken der verschiedenen, die Arbeitsgeschwindigkeit beeinflussenden Umstände ergibt. Diese sind:

1. Die Übung — Zunahme der Geschwindigkeit durch immer zweckmäßigeres, die Kraft immer besser ausnützendes Verhalten der Versuchsperson.
2. Die Ermüdung — Abnahme der Leistung durch Ansammlung giftiger Stoffwechselprodukte und Abbau der energiespendenden Reservestoffe.
3. Die Anregung — Anfängliche Verbesserung der Leistung durch Überwinden des Trägheitsmomentes (Hemmungen).
4. Die Gewöhnung — Allmähliches Ausschalten störender äußerer Einflüsse.
5. Die Willensspannung (Antrieb), d. i. die auf die Durchführung der Arbeit gerichtete Willenseinstellung.

Von diesen 5 Momenten hat das erste eine anfangs rasche, später immer langsamere Leistungssteigerung zur Folge, nach dem Aufhören der Arbeit findet umgekehrt anfangs rascher, später immer langsamerer Übungsabfall statt, ein Übungsrest bleibt sehr lange erhalten. Die Ermüdung beginnt sogleich bei Arbeitsanfang die Leistung ungünstig zu beeinflussen, eine Wirkung, die immer zunimmt. Bei Arbeitsunterbrechung tritt rasch Beginn der Erholung ein. Die Anregung fördert die Leistung hauptsächlich anfangs, nach Aussetzen der Arbeit hält sich ihre Wirkung noch durch kurze Zeit in abnehmendem Maße. Ebenso erhöht die Gewöhnung die Leistung anfangs, doch bleibt ihre Wirkung noch lange

nach dem Aussetzen der Arbeit erhalten. Der Antrieb erhöht die Leistung in der ersten Zeit und neuerlich beim Einsetzen stärkerer Ermüdung sowie vor Arbeitsschluß.

Diese sehr geistvolle Analyse des Arbeitsverlaufes klärt die sonst kaum verständliche, mitunter geradezu entgegengesetzte Wirkung verschieden langer und verschieden gelegener Arbeitspausen auf. Nach kurz dauernder Arbeit wirkt eine kurze Pause günstig, indem sie die beginnende Ermüdung zum Schwinden bringt, von der Anregung überdauert wird und der gleichzeitige Übungsverlust quantitativ noch nicht in Frage kommt. In diesem Zeitpunkte müßten längere Pausen durch Verlust der Anregung und Übung ungünstig sein. Nach längerer Arbeit sind auch längere Pausen indiziert, weil hier der Verlust der Anregung und eines Teiles der Übung gegenüber dem Schwinden der Ermüdung nicht in Betracht kommt. (Amberg.)

Beim Gewichtsheben mit dem Ergographen wächst die Ermüdung langsamer, wenn die Pause zwischen zwei Kurven länger ist. Nach längerer Fortsetzung der Arbeit verringern sich auch die Unterschiede zwischen Versuchen mit verschiedenen Pausen. Pausen von bestimmter Länge reichen eben aus, um die durch bestimmte Arbeiten verursachte Ermüdung auszugleichen, so daß in dieser Weise praktisch immer fortgearbeitet werden kann. Verschiedene Kombinationen von Arbeit und Pausenlänge ergeben verschiedene Arbeitsgrößen in der Zeiteinheit, unter denen eine maximale gefunden werden kann (Oseretzkowsky und Kraepelin). Die zweckmäßigste Pause bei einer bestimmten Arbeit ist individuell verschieden, je nach der Ermüdbarkeit, Anregbarkeit, Übungsfähigkeit und Übungsfestigkeit der Person (Lindley). Die Erholung überwiegt bei einer Pausenwirkung im allgemeinen um so mehr, je länger sie selbst ist und je länger die Arbeit vorher gedauert hat. Die ungünstige Wirkung einer Pause macht sich besonders dann geltend, wenn die Anregung oder die Willensspannung in rascher Entwicklung begriffen war. Nach sehr kurzer Pause macht sich der Antrieb am lebhaftesten dann geltend, wenn vorher sehr kurze oder sehr lange Zeit gearbeitet worden war. Er ist im allgemeinen am stärksten bei kurzer, am schwächsten am Beginn sehr langer Arbeitszeit (Heumann). Eine Pause, die nach einer Arbeit von bestimmter Dauer einmal zur Herstellung der vollen Arbeitsfähigkeit genügt hat, kann nach neuerlicher gleichlanger Arbeit die Ermüdung vielleicht nicht mehr ausgleichen.

Diese Versuchsergebnisse der *Kraepelin*schule sind, abgesehen von den Ergographenversuchen, bei leichten geistigen Arbeiten gewonnen, doch findet Kraepelin bei der gewerblichen Arbeit des Perlenaufziehens alle Elemente seiner Arbeitskurve wieder. Weitere Addierversuche dieses Autors zeigen, wie Pausen, wenn sie an verschiedenen Stellen der Gesamtarbeitszeit eingeschoben werden und verschiedener Länge sind, die Gesamtleistung während dieser Zeit einmal günstig, einmal ungünstig beeinflussen können. Durch derartige Untersuchungen könnten die Leistungsstudien in wirksamer und rationeller Weise ergänzt werden. Die typische Bedeutung der Kraepelinschen Arbeitskurve wird allerdings von manchen Autoren, wie Thorndyke in Zweifel gezogen, weil die Zahl der Versuchspersonen nicht genügend groß war, und die Resultate gewissermaßen mehr individuell sind, doch ist kaum zu vermuten, daß Massenversuche mehr als unbedeutende Änderungen der Kurve hervorbringen könnten. Andere Autoren wie Orszulok und Myers bestätigen im ganzen die Resultate der *Kraepelin*schule. Letzterer Autor beobachtet bei Fabriksarbeit ein Optimum der Leistung innerhalb einer vierstündigen Halbtagsarbeit bei Einlegen je zweier 10-Minuten-Pausen. Diese führen zu einer 26 proz. Leistungssteigerung, während vier 5-Minuten-Pausen nur eine 11 proz. Steigerung gegenüber der pausenlosen Arbeit zur Folge haben.

Nach GRAF (KRAEPELIN Studien) sind im allgemeinen längere Pausen zweckmäßiger für die Leistung als kürzere. Das Minimum der zweckmäßigen Länge ist abhängig von der Länge der verausgegangenen Arbeitszeit. Nicht immer ist die subjektive Empfindung für die Länge und Verteilung der Pausen auch objektiv für die erzielte Leistung zweckmäßig.

Die Länge und Zahl der erforderlichen Pausen dürfte sicherlich von der Art der Arbeit abhängig sein, so daß Arbeiten mit schwerer Muskelanstrengung, vielleicht auch je nachdem welche Muskeln in Tätigkeit versetzt werden, und Arbeiten mit intensiver Beanspruchung der Sinnesorgane und den verschiedenen Arten der Aufmerksamkeit verschiedene Pausen verlangen. Auf diesem Gebiete sind noch zahlreiche Versuche notwendig. Einige solcher Beobachtungen finden sich im „Arbeiterschutz" 1925, S. 56, wonach Einfügung kurzer Arbeitspausen in der Textilindustrie und bei verschiedenen Leichtarbeiten eine Leistungsverbesserung herbeiführen. In einem Falle hatten die Arbeiterinnen die Pause liegend zu verbringen.

Wertvolle Untersuchungen über die zweckmäßigste Dauer und Zeiteinteilung der Arbeit vom Standpunkte der optimalen Produktion und der Gesundheitserhaltung des Arbeiters liefern die an den Arbeitern in der englischen Munitionsindustrie während des Krieges angestellten Beobachtungen. Hiernach haben Pausen den von Fall zu Fall verschieden zu wertenden ungünstigen Einfluß auf die Leistungen, daß vor- und nachher durch einige Minuten weniger Arbeit geleistet wird. Hier wird auch der Antrieb anscheinend ohne Kenntnisse der KRAEPELINschen Arbeiten richtig beobachtet: „Es dauert eine gewisse Zeit, bis man in den rechten Schwung kommt." Jedenfalls muß bei der Beurteilung der Pausenwirkung nicht allein hinsichtlich der Arbeiter, sondern auch hinsichtlich der Art der Arbeit ein individualisierendes Urteil abgegeben werden. In letztgenannter Publikation wird bemerkt, daß *in* einem Falle die Arbeiter sehr intensive Arbeit mit zahlreichen kurzen Pausen der ununterbrochenen minder intensiven vorzogen:

Eine Gruppe Zeitarbeiter beim Entleeren und Füllen von Pressen mußte jede Presse füllen und dann auf 35 Minuten unter hydraulischen Druck setzen, während andere Pressen entleert und gefüllt wurden. Die Arbeit war so eingeteilt, daß bei einem normalen Tempo die Arbeit in je 35 Minuten zu erledigen war, doch verfuhren die Arbeiter auf eigene Faust anders, sie arbeiteten so rasch, daß Entleeren und Füllen der Pressen in kaum 25 Minuten beendet war, worauf sie 10—12 Minuten ruhten.

Mit der gesetzlichen Einführung des Achtstundentages nach dem Kriege hat die Pausenfrage erhöhte Bedeutung gewonnen, die auch dann nicht wieder abgenommen hat, als die achtstündige Arbeitszeit in Deutschland im Jahre 1923 praktisch aufgehoben wurde. Das für die Arbeiterschaft hinsichtlich des Wunsches nach dem Achtstundentage am meisten bestimmende Moment war bekanntlich nicht so sehr das Streben nach Verkürzung der eigentlichen Arbeitszeit, als vielmehr das Streben nach mehr Freizeit im engeren Sinne, d. h. Zeit frei vom Aufenthalt an der Arbeitsstätte. So wurde mit der Arbeitszeit vielfach die Pausenzeit verkürzt, damit der Arbeitstag baldigst schließen könne, obwohl die erhöhte Intensität der Arbeit, die durch deren kürzere Dauer notwendig wurde, mit einer Pausenkürzung hygienisch unvereinbar ist. Die gesetzlichen Bestimmungen in Deutschland, welche für geschützte Personen im ganzen eine Stunde Pause bei nicht mehr wie achtstündiger Arbeit, für männliche Erwachsene eine halbe Stunde und erst bei $9^1/_2$stündiger Arbeit eine Stunde Pause vorschreiben, bedeuten so ziemlich die untere Grenze des Zulässigen. In der Praxis werden diese Pausenlängen noch unterschritten, wobei Arbeitgeber und Arbeitnehmer entgegen den gesundheitlichen Interessen der letzteren miteinander in ihren Wünschen übereinstimmen, so daß der Gewerbeinspektor großen Schwierigkeiten begegnet (Gewerberat Derdack). Hier wäre Aufklärung der Arbeiter erwünscht.

Die Arbeitsgemeinschaft der deutschen Gewerbeärzte steht der ungeteilten (englischen) Arbeitszeit nicht günstig gegenüber und verweist auf die normale Abnahme der Leistungsfähigkeit gegen die Mittagszeit, die eine für Ruhe und Nahrungsaufnahme bestimmte Pause nötig macht. — Die Arbeiterschaft verweist gerne auf die Geringfügigkeit der Mittagsnahrung, die ein Ausruhen überflüssig mache. Die deutschen Gewerbeärzte betonen die Notwendigkeit einer Stundenpause für die Mittagszeit, wenn keine weiten Wege zu machen sind. Für die ungeteilte Arbeitszeit ist ein nahrhaftes Frühstück vor Arbeitsbeginn notwendig. Dieser Umstand dürfte es hauptsächlich sein, der die pausenarme Arbeitszeit in England möglich und hygienisch einwandfrei macht.

Eine Änderung der deutschen Sitten hinsichtlich der Pausenlänge ohne gleichzeitige Einführung der englischen Speisegebräuche ist sicherlich nicht zweckmäßig, letzteres aber begegnet sonstigen, in der Bevölkerung tief eingewurzelten Widerständen.

Die populäre Anschauung, daß ruhige Nahrungsaufnahme ohne Hetze bei einiger äußerer Bequemlichkeit und ohne störende Ablenkung die richtige Ausnutzung der Nahrung fördere, ist in wissenschaftlicher Erfahrung und physiologischen Versuchen wohl begründet (andernfalls kommt es bei mangelhaftem Kauen zu ungenügender Zugänglichmachung der Bissen, ferner bei starker Ablenkung zu verminderter Produktion der Verdauungssäfte). Intensive geistige oder Muskelarbeit nach stärkerer Nahrungsaufnahme stört die Blutverschiebung nach den Verdauungsorganen, welche vorher stattgefunden hat und zweckmäßig ist und erscheint daher nicht wünschenswert. Es kann auch eine übermäßige Inanspruchnahme der Blutgefäße eintreten (Noorden und Salomon). Die Mittagspause soll daher so lang bemessen werden, daß die Mahlzeit ohne Hast eingenommen werden kann und der Weg vom und zum Arbeitsplatz in Ruhe zurückgelegt wird. Daher muß im Einzelfalle berücksichtigt werden, ob die Mahlzeit in der Fabrik oder im Hause des Arbeiters eingenommen wird. Arbeiten, welche Muskulatur, Sinnesorgane oder Aufmerksamkeit erheblich anstrengen, machen eine Ruhepause von mindestens 20 Minuten nach der Mahlzeit, abgesehen von Weg und Nahrungsaufnahme wünschenswert. Bei giftgefährlichen Arbeiten kommt hierzu die Zeit der Reinigung vor der Nahrungsaufnahme.

Nach den Erfahrungen der englischen Munitionsindustrie ist eine eigentliche Pause außer der Mittagspause selbst bei 9—10 Stunden Arbeit wenigstens dann nicht zweckmäßig, wenn der Arbeiter ein ausgiebiges erstes Frühstück vor der Arbeit einzunehmen in der Lage ist. In Betrieben, wo nicht mit Giften gearbeitet wird und wo der Arbeiter nicht mit Schmutzstoffen zu tun hat, kann in den Arbeitsräumen Tee ohne eigentliche Arbeitspause gereicht werden. In Giftbetrieben, in denen die heutige Technik das Freihalten der Räume von Giften (Bleistaub, Kohlenoxyd, Benzin usw.) nicht möglich macht, ist eine längere Pause vorzüglich geeignet, um eine zu Gesundheitsstörungen führende Ansammlung der Gifte zu verhindern. Zu kurze Arbeitspausen in Giftbetrieben verlocken die Arbeiter häufig, die Händereinigung und den Kleiderwechsel vor der Mahlzeit zu unterlassen; dadurch wird eine leicht vermeidbare Ursache für gewerbliche Vergiftungen geschaffen. Straub publiziert folgenden Fall: Eine Frau war jahrelang ohne Schaden als Bleiarbeiterin durch 8 Stunden täglich tätig. Eine Verlängerung der Arbeitszeit auf $10^1/_2$ Stunden führte bald zu einer schweren Bleierkrankung. Nach der Heilung vermochte sie wieder dauernd ohne Schaden 8 Stunden zu arbeiten. Da kaum anzunehmen ist, daß die Vermehrung der aufgenommenen Bleimengen um 14% durch den längeren Kontakt die Krankheitsursache ist, ist es viel näher liegend, daß die stärkere Ermüdung geringere Achtsamkeit bei der Arbeit und daher unverhältnismäßig stark vermehrte Bleiaufnahme zur Folge hatte. Pausen nützen also durch Entgegenwirken gegen Ermüdung, mitunter auch gegen gewerbliche Vergiftungen.

Zahlreiche Statistiken zeigen die Zunahme der Unfälle nach längerer Arbeit vor der Pause; in unfallgefährlichen Betrieben müssen also die Pausen auch unter diesem Gesichtspunkte betrachtet werden.

Bei Dreischichtenarbeit oder bei Arbeit in zwei Tagesschichten fällt keine Hauptmahlzeit innerhalb der Arbeitszeit; in solchen Fällen pflegen heute nur halbstündige Pausen gemacht zu werden. Wenn in solchen Fällen nicht der Arbeitsprozeß selbst automatisch zu regelmäßigen Pausen zwingt, so ist eine solche Halbstundenpause zu kurz bemessen, einerseits wegen der Nahrungsaufnahme, andererseits und insbesondere wegen möglicher Gifteinwirkung. Giftgefährliche Arbeiten sollten daher nie mit so kurzen Pausen stattfinden.

Zu den Arbeitspausen im weiteren Sinne gehören Sonntagsruhe nebst freiem Samstagnachmittag und Arbeiterurlaub. Bei der Sonntagsruhe als ursprünglich religiöser Einrichtung wissen wir nicht, bis zu welchem Grade im Mittelalter soziale Erwägungen die Kirche bestimmt haben, sie zu betonen. Daß zahlreiche kirchlichen Feiertage zum Teil wenigstens zur Erleicherung der Frondienste zur Einführung kamen, ist jedoch als sicher anzunehmen. Am strengsten wurde die Sonntagsruhe auch in den Zeiten ärgster Ausbeutung der Fabriksarbeiter in England eingehalten, wo der Historiker MACAULAY im Jahre 1846 jene berühmte Parlamentsrede hielt, in der er sagte, daß England ein ärmeres Land wäre und weniger produzieren würde, wenn es am Sonntag auch arbeitete, denn am Sonntag vollziehe sich die Restitution von der Ermüdung der Wochenarbeit. Die im Kriege häufige Abschaffung der Sonntagsruhe hat in der weiter unten noch zu erwähnenden englischen Munitionsindustrie nur zu einer Verminderung der Produktion geführt und wurde daher wieder fallen gelassen.

Der Einwand gegen die Sonntagsruhe, daß sie durch Sportbetrieb häufig zu weit stärkeren Muskelleistungen und Nervenleistungen führe als die regelmäßige Arbeit, ist nur scheinbar, denn nicht die Ermüdung als solche, sondern die Ermüdung der speziell bei der Berufsarbeit immer wieder allein beanspruchten Muskeln ist es, die durch Arbeitspausen eben für diese Muskeln zum Verschwinden gebracht werden muß. Berufe wie der bäuerliche mit allseitiger Beanspruchung des Körpers pflegen sich am Sonntage nicht durch sportliche Betätigung zu erholen.

Ein schwierigerer Einwand ist die Benutzung des Sonntags zu Exzessen, namentlich im Alkoholgenuß. Wir müssen aus diesem Grunde dem englischen Sonntage gegenüber K. B. LEHMANN den Vorzug geben, der nicht nur auch das Personal der Schankwirtschaften und des Verkehrs entlastet, sondern auch der Erholung des Nervensystems und den höheren psychischen Funktionen entgegenkommt. Eine Erziehung zur zweckmäßigen Ausnutzung des Samstags Nachmittags und Sonntags — ersterer mag für die durchaus zu Exzessen geneigten Teile der Bevölkerung allenfalls als ein Ventil dienen — ist eine wichtige Aufgabe der Sozialhygiene.

In den letzten Jahren vor dem Kriege sind vielfach dreitägige bis dreiwöchentliche Arbeiterurlaube in der Industrie üblich geworden. Berichte über deren Wirkungen stammen bisher nur aus der Schweiz, wo sie durch Verminderung der Erkrankungszahl arbeitsfördernd gewirkt haben. Umfassendere Erhebungen über ihr Ausmaß, ihre Verwendung und ihre Wirkungen sind noch ausständig.

Ein dem Taylorsystem in dem Streben nach optimaler Ausnützung des Arbeiters und Materiales verwandtes, in mancher Beziehung jedoch auch entgegengesetztes Verfahren ist in der bekannten Automobilfabrik von HENRY FORD zur Einführung gelangt. Hier wird hauptsächlich Gewicht gelegt auf Vermeidung überflüssiger Bewegungen und Vergeudung von Menschenkraft durch Lastentransporte. Arbeitsstück und Werkzeuge werden dem Arbeiter durch Transportbänder in bequemster Weise mit optimaler Geschwindigkeit zugeführt und wieder an diese Transportmittel abgegeben. Die meisten Arbeiten sind durch weitgehende Typisierung und Arbeitsteilung so vereinfacht, daß der Arbeiter in wenigen Tagen, ja Stunden angelernt werden kann. Die Produktion wird dadurch trotz sehr hoher

Arbeitslöhne enorm verbilligt. Die der Arbeit vorgeworfene Monotonie soll nicht unangenehm empfunden werden, um so weniger als in dem Betriebe für den höher veranlagten, daher für Monotonie empfindlichen Arbeiter über den praktischen Bedarf hinaus Aufstiegsmöglichkeiten bestehen. Hetze und Bewegungsvorschriften sind der Fordschen Arbeitsweise fremd, wodurch sie sich vorteilhaft von der landläufigen Durchführungsweise des Taylorsystems unterscheidet. Fraglich ist allerdings, inwieweit sich diese Methode bei den verschiedenen, einer so weitgehenden Typisierung und Arbeitsteilung nicht zugänglichen Industrien anwenden ließe.

Nachtarbeit.

Wie die große Mehrzahl der Säuger, ja der Warmblüter überhaupt, pflegt der Mensch in den Tagesstunden die zum Unterhalt nötige Muskelarbeit (Suchen und Erbeuten der Nahrung usw.) zu leisten, die Nahrung einzunehmen, in den Nachtstunden zu ruhen. Wir dürfen wohl sagen, die Menschheit ist dieser Lebensweise angepaßt. Dem Fortbleiben der natürlichen optischen Reize (Sonnenlicht) sowie der vorwiegend künstlichen akustischen während der Nacht entspricht diese Anpassung. Nur bei einem kleineren Teile der Stadtbewohner hat sich praktisch eine Verschiebung um wenige Stunden vollzogen. Der 24stündigen Tag-Nachtperiode, die durch Unterschiede in Muskelarbeit und Nahrungsaufnahme bedingt ist, entsprechen auch Veränderungen zahlreicher Körperfunktionen, die sich am leichtesten meßbar im 24stündigen Verlaufe der Körpertemperatur widerspiegeln.

Die relativ konstante Körpertemperatur des Menschen ergibt sich aus der Wärmeproduktion durch die in den verschiedenen Körperorganen stattfindenden Verbrennungen und die hauptsächlich durch Haut und Respiration erfolgende Wärmeabgabe, welche beide durch das Nervensystem reguliert werden.

Die Körpertemperatur ist beim Menschen nicht absolut konstant, sondern etwas individuell verschieden (Tigerstedt). Nach Untersuchungen von Benedict und Snell dauert das Temperaturminimum des Tages (36,7—36,8) etwa von 1—6 Uhr a. m., steigt dann ziemlich steil bis 9 Uhr a. m. auf 37,5° C auf ein Nebenmaximum, fällt bis 1—2 Uhr p. m. auf 37,3, um dann weniger steil auf das zwischen 4 und 6 Uhr p. m. eingehaltene Tagesmaximum emporzusteigen, von dem es in den späteren Abendstunden erst langsamer, dann schneller zu dem Morgenminimum abfällt.

Nach Benedict und Snell, ferner nach Jürgensen und nach Johansson verläuft die Temperaturkurve bei Fasten, bei Bettruhe, insbesondere aber bei vorsätzlicher Muskelruhe ganz ähnlich der normalen Körperkurve, jedoch flacher. Sehr intensive Muskelarbeit vermag die Temperatur zu beliebiger Tageszeit bis um 1° C zu steigern. Aus alledem ergibt sich, daß Nahrungsaufnahme und Muskelarbeit zwar den Verlauf der Körpertemperatur wesentlich beeinflussen, daß aber außerdem dem Körper die Tendenz innewohnt, unabhängig davon zu jeder Tagesstunde eine bestimmte Durchschnittstemperatur einzuhalten. Ob die Temperaturkurve als Fixierung einer erworbenen Eigenschaft betrachtet werden kann, deren Entstehung durch die Lebensgewohnheiten unserer zahllosen Vorfahren bedingt ist, hängt mit der allgemeinen biologischen Frage der Vererbung erworbener Eigenschaften zusammen.

Das Verhalten der Temperatur bei gewerblicher Nachtarbeit ist mit mehr oder minder verläßlichen Methoden wiederholt untersucht worden. Krieger gibt an, daß der typische Gang der Tagesschwankungen bei Umkehrung der Lebensweise auch umgekehrt wird. Nach Debzynski ist bei anhaltender nächtlicher Muskelarbeit ebenso die Temperaturschwankung umgekehrt, mit einem Morgenmaximum von 35,5° C (?). Nach Carter hatte ein Ingenieur, der regelmäßig nur nachts arbeitete und bis Tag schlief, eine Morgentemperatur von 37,5° und eine Abendtemperatur von 36,8° C. Jaeger gibt an, daß 4 Militärbäcker bei Nachtarbeit hohe Temperatur hatten, während der Tagesruhe sank dieselbe. Bei einem dieser Bäcker fand die Umkehrung ins Normale sofort nach einer Ruhenacht statt. U. Mosso beobachtete an sich bei Nachtarbeit (geistige Arbeit) keine eigentliche Umkehrung, aber starke Verschiebung des Maximums und Minimums.

Demgegenüber fanden Bemedict und Snell nach 10tägiger Nachtarbeit bei gleichzeitiger Anpassung der Mahlzeiten keinerlei stufenweise Anpassung der Temperaturkurven, vielmehr trat in der ersten Nachthälfte das Fallen, morgens das Steigen wie bei gewöhnlicher Lebensweise, nur weniger deutlich, hervor. Nach Galbraith und Simpson hingegen konnte bei einer Gesellschaft von Affen durch Halten im Dunkeln bei Tag, im Lichte bei Nacht eine vollständige Umkehr der Temperatur erzielt werden.

Genauere Untersuchungen jüngeren Datums an Nachtarbeitern stammen von H. GOLDSTEIN. Er untersuchte Arbeiter in einer modernen, hygienisch eingerichteten Brotfabrik, und Pflegerinnen eines Krankenhauses. Verf. findet bei beiden Untersuchungsgruppen eine Interferenzkurve zwischen der normalen 24stündigen, die mit großer Zähigkeit festgehalten wird, und der durch die Nachtarbeit bedingten. Die Normalkurve ist bei den Schwestern in der 4. Woche bedeutend mehr erschüttert als in der 1. Woche der Nachtarbeit. Beim Übergang zur Tagesarbeit stellt sich nach wenigen Tagen die Normalkurve ein. Gleichzeitig bei den Krankenschwestern vorgenommene Gewichtsbestimmungen ergaben *durchwegs Gewichtsabnahmen* während des Nachtdienstmonates, und zwar zwischen 0,5 und 0,29 kg.

In der englischen Munitionsindustrie während des Krieges wurden nebst anderen Untersuchungen über die Beziehung von Arbeitszeit und Leistung, auch solche über die Größe der Leistung bei Tag- und Nachtarbeit angestellt. Hauptsächlich handelte es sich um Frauen.

Im allgemeinen scheint nach diesen Untersuchungen die kontinuierliche Nachtarbeit sich für die Produktion am wenigsten günstig erwiesen zu haben, wogegen die mit Tagesarbeit abwechselnde Nachtarbeit manchmal bessere Leistungen zur Folge hatte als jene, was manche der Unternehmer auf eine gewisse Unterbrechung der Monotonie durch den Schichtwechsel zurückführen. Manche besonders monotone Arbeiten, die nach entsprechender Einübung im Halbschlaf verrichtet werden können, wurden nachts mit bestem Erfolg verrichtet, obwohl die Arbeiterinnen offenkundig schläfrig waren. In einem Falle wurde nachts ausgesprochen mehr erzeugt (Herstellung von Aluminiumzündern an Drehbänken). Der Untersucher Dr. VERNON führt dies darauf zurück, daß bei der Nachtarbeit die Pausen zweckmäßiger verteilt waren (je eine 1- und $^1/_2$stündige Pause), während die Tagschicht zweimal 5stündig mit einer Stundenpause arbeitete.

Das diskontinuierliche System mit Wochenschichtwechsel wurde einmal statt des Systems der kontinuierlichen Nachtarbeit mit dem Erfolge einer dauernden Mehrleistung verbunden. Daß jedoch die Nachtarbeit von ungünstigem Einfluß war, ergibt sich daraus, daß bei diskontinuierlicher Arbeit mit 14tägigem Schichtwechsel die erste Nachtwoche bessere Resultate ergab als die zweite, hingegen umgekehrt die zweite Woche der Tagschicht bessere Leistungen ergab als die erste.

Dort, wo kein Anhaltspunkt dafür vorlag, daß die Nachtschichtarbeiterinnen ein besseres Material darstellten, als die während der Tagschicht oder sonst günstigere Arbeitsverhältnisse bei Nacht herrschten, ergab sich stets eine bessere Leistung der Tagarbeiterinnen.

Die Momente, die die Nachtarbeit sozialhygienisch nicht wünschenswert machen, sind naheliegende. Der Nachtarbeiter, mag es sich um konstante oder diskontinuierliche Nachtarbeit handeln, findet weder hinsichtlich des Schlafes, noch hinsichtlich der Nahrungsaufnahme und endlich auch bezüglich der Verwendung seiner freien Zeit so günstige Verhältnisse wie der Tagarbeiter. Sein Schlafraum ist meist gleichzeitig Aufenthaltsraum der nachts ruhenden Familienmitglieder, deren Gehaben ebenso wie der Straßenlärm seinen Schlaf stört, er muß sich in der Einnahme der Mahlzeiten nach den übrigen Familienmitgliedern richten, statt sie seiner Arbeitszeit anzupassen. Er genießt weniger Sonnenlicht als der Tagarbeiter, ja die Sonne stört nur seinen Schlaf. Seine Freizeit kann er nur schwer verwenden, sein Familienleben ist beeinträchtigt. Exakte Nachweisungen über die Schäden der Nachtarbeit stehen jedoch mit Ausnahme der oben erwähnten aus. Vielleicht erschiene es aussichtsvoll, bezügliche statistische Erhebungen in der Großeisenindustrie in Angriff zu nehmen. In der Bäckerei, in der bis vor wenigen Jahren in weitem Ausmaße die Nachtarbeit üblich war, kann möglicherweise die Häufigkeit der venerischen Krankheiten mit dadurch bedingt sein. Das Bestreben der sozialen Hygiene muß darauf gerichtet sein, die Nachtarbeit auf einen möglichst geringen Umfang zu reduzieren und auf diejenigen Industrien zu beschränken, wo sie wegen der gebotenen Kontinuität unvermeidlich ist, oder wo sie als Vorbereitung für Tagesarbeiten geleistet werden muß.

Literatur.

[Das Literaturverzeichnis bezieht sich nur auf die dem Verf. zugänglich gewesenen Publikationen. Weiteres findet sich in der Taylor-Zeitschrift (Wien ab 1920).]

AARS, KR. B. u. LANGNER DES BANCELS, J.: L'eff. muscul. et la fat. des centres nerv. S. 460. — ABBE: Sozialpolitische Schriften. Jena 1906. — ALLERS, R.: Ermüdung. — Internat. Kgr. f. Unfallheilkunde u. Berufskrankheiten in Amsterdam 1925. — AMAR: Organisation physiologique du travail. Paris 1917. — AMBERG: Über den geistigen Einfluß der Arbeitspausen auf die geistige Leistungsfähigkeit des Menschen. Kraepelins psychol. Studien Bd. 1, S. 300. 1896. — *Arbeiterschutz*, früher Korrespondenzbl. d. Gewerksch., zahlreiche Aufsätze. — *Soziale Praxis*, zahlreiche Aufsätze. — BAUER, ST.: Der Weg zum 8-Stunden-Tag. Schweiz. Zeitschr. f. Volkswirtsch. Bd. 25, I/1. 1919. — BECHTEREW: Das Individuum und die Arbeit. Wiss.-techn. Bote (Moskau) Bd. 20; ref. Taylor-Zeitschr. Bd. 2, S. 87. 1921. — BENEDICT u. SNELL: Pflügers Arch. f. d. ges. Physiol. Bd. 90, S. 33. 1902 (s. dort Literatur). — BERNAYS, MARIE: Berufswahl und Berufsschicksal des modernen Industriearbeiters. Arch. f. soz. Wiss. Bd. 35, S. 123. 1912; Bd. 36, S. 684. 1913. — BERNHARD, E.: Höhere Arbeitsintensität bei kürzerer Arbeitszeit. Schmoller-Sering, staats- u. sozialwiss. Forsch. H. 128. — BORUTTAU: Die Arbeitsleistung des Menschen. — BREZINA, E.: Über Arbeitspausen im Gewerbebetriebe. Zeitschr. f. soz. Hyg. u. Fürs. 1922, H. 9. — BREZINA, E.: Über die zweckmäßige Dauer der Arbeit. Veröff. d. VGM. im B. M. f. soz. Verw. XV. 1921. — BREZINA, E.: Über die zweckmäßigste Dauer und Zeiteinteilung der Arbeit nach den Berichten des Health of Munition Workers Committee. Ebenda XV. Wien 1921. — BREZINA, E. u. W. KOLMER: Über den Energieverbrauch bei der Geharbeit unter dem Einfluß verschiedener Geschwindigkeit und verschiedener Belastung. Biochem. Zeitschr. Bd. 38, S. 129. 1912. — BREZINA, E. u. W. KOLMER: Über den Energieumsatz bei der Marscharbeit. II. Marschversuche auf ansteigender Bahn. Ebenda Bd. 65, S. 16. 1914. — BREZINA, E. u. H. REICHEL: Der Energieumsatz bei der Geharbeit. Ebenda Bd. 63, S. 170. 1914. — BREZINA, E., W. KOLMER u. H. REICHEL: Über den Energieumsatz bei der Marscharbeit. III. Gesetze des Marsches auf ansteigender Bahn. Ebenda Bd. 63, S. 35. 1914. — BÜCHER, K.: Arbeit und Rhythmus. Abh. d. sächs. Akad. d. Wiss., phil.-hist. Kl., 17. Mai 1896. — CARTER: Journ. of nerv. a. ment. dis. Bd. 17, S. 785. 1890 (zit. nach NAGEL). — CHRISTIANS: Sonntagsruhe. Soz. Praxis Bd. 23, H. 21, S. 602. — COLAN, F. H.: Interessante Arbeitsmethoden aus der Fabrik Ford-Auto. Zeitschr. f. prakt. Maschinenbau 1913, S. 103. — DEBZYNSKI: Medycina 1875, Nr. 8 (zit. nach NAGEL). — *Die Technik* 1917, Zweischichtensystem. — DURIG, A.: Wissenschaftliche Betriebsführung und Arbeitergesundheit. Taylor-Zeitschr. Bd. 3, S. 73. 1922. — DURIG, A.: Über die Einwirkung von Alkohol auf die Steigarbeit. Pflügers Arch. f. d. ges. Physiol. Bd. 113, S. 341. 1906. — DURIG, A.: Die Stellung des Arztes zu den Lehren von der Arbeitsrationalisierung. Ergebn. d. ges. Med. Bd. 5. — DURIG, A. (KOLMER, RAINER-REICHEL-CASPARI): Über den Gaswechsel. Denkschr. d. mathem.-naturwiss. Kl. d. Akad. d. Wiss., Wien. — v. GERTTEN, G.: Über die Einwirkung der Übung auf die Leistungsfähigkeit des Muskels. Skandinav. Arch. f. Physiol. Bd. 28, S. 13. 1913. — GIESE, F.: Psychotechnik und Taylorsystem. Ver. dtsch. Ing.; ref. Taylor-Zeitschr. Bd. 1, S. 101. 1920. — GILBRETH, F. B.: Ermüdungsstudien. Deutsch von Witte. Berlin 1921. — GOLDSTEIN, H.: Der Einfluß der Nachtarbeit auf den Verlauf der Temperatur des Menschen. Wr. Arb. a. d. Geb. d. soz. Med. Heft 5 (Österr. San.-Wesen 1913). — GRAF, O.: Über die lohnendste Arbeitspause. Kraepelins Psychol. Arb. Bd. 8. S. 548. 1923. — HEIBERTSHAUSEN, F.: Die theoretische und praktische Bedeutung der Aufzeichnung von Arbeitskurven mit der Arbeitsschauschr. Zeitschr. d. Ver. dtsch. Ing. Bd. 62, S. 533. 1918. — HEISS, CL.: Arbeitszeit und Arbeitsleistung. Schmollers Jahr. Bd. 39, H. 3. 1915. — HEISS, CL.: Das Taylorsystem. Ebenda Bd. 38, H. 4. 1914. — HELLMICH: Was will das Taylorsystem? Ausschr. f. wiss. Fertig., Verl. d. Ver. dtsch. Ing. 1920, Berlin. — HENRY, CH. u. J. JOTEYKO: Sur l'equation generale de fatigue. Cpt. rend. hebdom. des séances de l'acad. des sciences 1903, I, S. 1349. — HENRY, CH. u. J. JOTEYKO: Sur une loi de decroissance de l'effort a l'ergographe. Ebenda I, S. 833. — HERKNER, H.: Handwörterb. d. Staatswiss., Art. Arbeitszeit. S. 1190. 1909. — HERMANN, E.: 8-Stunden-Tag. Soz. Praxis 1923. — HERTZ, P. u. R. SEIDEL: Arbeitszeit. Berlin 1923. — HEUMAN, G.: Über die Beziehungen zwischen Arbeits- und Pausenwirkung. Kraepelins Psychol. Arb. Bd. 4, S. 538. 1904. — HOLLIGA: Über die Ermüdung des Muskels. Zeitschr. f. Biol. Bd. 77, S. 261. 1923. — HUMPERDINGH: Über die Anwendung des Taylorsystems in Gießereien. Stahl u. Eisen Bd. 37/II, S. 1085. 1917. — IMBERT, A.: Le surmenage. Internat. Hyg.-Kongr., Berlin 1907, S. 208—632. — IMBERT, A.: L'étude scientif. expér. du travail profess. Année psychol. Bd. 13, S. 245. 1907. — JAEGER: Dtsch. Arch. f. klin. Med. Bd. 29, S. 527. 1881. — JOHANSSON: zit. n. NAGEL. — JOTEYKO, J.: Participation des centres nerveux dans le phén. d. fatigue muscul. Année psychol. Bd. 7, S. 161. 1901. — JOTEYKO, J.: Mesure graphique de la fatigue isometrique. Ann. d. Bruxelles Bd. 4, S. 313, 1901; ref. Zeitschr. f. Psychol. u. Physiol. d. Sinnesorg. Bd. 34, S. 159. 1904. —

Joteyko, J.: La science du travail. Paris 1917. — Jürgensen: Die Körperwärme des gesunden Menschen. Leipzig 1873. — Kochmann, W.: Das Taylorsystem und seine volkswirtschaftliche Bedeutung. Arch. f. soz. Wiss. Bd. 38, S. 391. 1914. — Kochmann, W.: Über das Verhalten von Arbeitszeit und geistiger Aufnahmefähigkeit des Arbeiters. Arch. f. soz. Wiss. Bd. 37, S. 873. 1913. — Kraepelin, E.: Psychol. Studien, bisher 8 Bde. — Kraepelin, E. Hygiene der Arbeit. Neues Heidelberger Jahrb. Bd. 6, S. 222. 1896. — Kraepelin, E.: Arbeitspsychol. Untersuchungen. Zentralbl. f. d. ges. Neurol. u. Psychiatrie Bd. 70, S. 230. 1921. — Krogh, A.: A Bicycle Ergometre and Respir. App. for the exper. study of muscular work. Skandinav. Arch. f. Physiol. Bd. 30, S. 374. 1913. — Kummer, F.: Der Streit um das Taylorsystem. Osterr. Metallarb. 1919, S. 103—206. — Küpper: Gesundung der Beziehungen zwischen Mensch und Arbeit (Vortrag). Ref. Taylor-Zeitschr. Bd. 3, S. 11. 1922. — Lagner: Sonntagsruhe und soziale Hygiene. Arch. f. soz. Hyg. Bd. 8, S. 110. 1913. — Lahy, J. M.: Le systeme Taylor. Paris 1916. — Lederer, E.: Die ökon. und sozialpolit. Bedeutung des Taylorsystems. Arch. f. soz. Wiss. Bd. 38, S. 769. 1914. — Lehmann, K. B.: Lehrb. d. Arbeits- u. Gewerbehyg., Berlin 1919. — Leubuscher, P. u. W. Bibrowicz: Die Neurasthenie in Arbeiterkreisen. Dtsch. med. Wochenschr. 1905, S. 820. — Lindley, E. H.: Arbeit und Ruhe. Kraepelins Psychol. Arb. Bd. 3, S. 533. — Lotties, R.: Biologie und Taylorsystem. Taylor-Zeitschr. Bd. 3, S. 73. 1922. — Maggiera: Le lois de la fatigue. Arch. ital. de biol. Bd. S. 113,87. 1890. — Marey, J. E.: Le mouvement. Paris 1894. — Mosso, A.: Les lois de la fatigue. Arch. ital. de biol. Bd. 13, S. 123. 1890. — Mosso: Ebenda Bd. 8, S. 177. 1887. — Münsterberg: Psychologie und Wirtschaftsleben. Leipzig 1912. — Myers, Ch. S.: Industrial fatigue. Lancet Bd. 200, S. 205. 1921. — Nagel: Handb. d. Physiol. d. Menschen Bd. I. 1909. — *Nation* industr. confr. board. Ref. Taylor-Zeitschr. Bd. 2, S. 162. 1921. — Neurath, O.: Das umgekehrte Taylorsystem. Dtsch. Wille 1917, S. 19—25; ref. Taylor-Zeitschr. Bd. 4, S. 46. — Noorden u. Salomon: Handb. d. Ernährungslehre. — Orzulok, P.: Untersuchungen über Muskelarbeit beim Menschen. Kraepelins Psychol. Arb. Bd. 6, S. 419. 1912. — Oseretzkowsky, Al. u. E. Kraepelin: Über die Beeinflussung der Muskelleistung der verschiedenen Arbeitsbedingungen. Ebenda Bd. 3, S. 587. 1901. — Oesterreicher, K.: Praktische Einführung und Zeitstudien. Taylor-Zeitschr. Bd. 3, S. 18. 1922. — Poppelreuter: Über die Gesetzlichkeit der praktischen körperlichen Arbeitskurve. Prakt. Psychol. Bd. 4, S. 363. 1923. — Reach, F.: Untersuchungen über die Arbeitsleistung des Menschen usw. Landw. Jahrb. Bd. 37, S. 1053. 1908. — Rivers u. Kraepelin: Über Ermüdung und Erholung. Kraepelins Psychol. Arb. Bd. 1, S. 627. 1896. — Roth, E.: Ermüdung der Berufsarbeit. S. 593. — Roth, E.: Zur Physiologie und Pathologie der Arbeit. Dtsch. Vierteljahrsschr. f. öff. Gesundheitspfl. Bd. 43, S. 651. 1911. — Roth, E.: Ermüdung und Berufsarbeit. Ärztl. Sachverst.-Zeit. 1907, S. 389. — Roth, H.: Beispiele rationeller Arbeitsmethoden an einer Metallwarenfabrik. Taylor-Zeitschr. Bd. 3, 1922. — Rott: Ebenda Bd. 3, S. 172. 1922. — Sachs, Hildegard: Das Monotonieproblem. Arch. f. angew. Psychol. Bd. 16, S. 71. 1920. — Seidel, R.: Achtstunden-Tag. Korrespondenzbl. d. allg. dtsch. Gewerkschaftsb. 1923, S. 145. — Seubert, R.: Aus der Praxis des Taylorsystems. Berlin 1918. — Schichtkürzung im deutschen Bergbau. Taylor-Zeitschr. Bd. 1, S. 66. 1920. — Schmidt, E.: Über Muskelermüdung. Zeitschr. f. Biol. Bd. 77, S. 281. 1923. — Smith, M. K.: Rhythmus und Arbeit. Philos. Stud. Bd. 16, S. 71. 1900. — Steinitzer: Taylorsystem. Österr. Volkswirt 1914, 6/II, S. 693. — Straub: Dtsch. med. Wochenschr. 1912. — Strohmayer, H.: Steigerung der Arbeitsintensität. Schmollers Jahrb. Bd. 39, H. 3. 1915. — Taylor, F. W.: Wissenschaftliche Betriebsführung. Deutsch von Ressler. — Tigerstedt, C.: Ein Ergograph für die untere Extremität. Skandinav Arch. f. Physiol. Bd. 30, S. 299. 1913. — Treves, L.: Le surmenage. Internat. Hyg.-Kongr. Berlin 1907, S. 626. — Treves, L.: Le lois du travail muscul. Arch. ital. de biol. Bd. 29, S. 157. 1898. — Tteves, L.: Über die Gesetze der willkürlichen Muskeln. Pflügers Arch. f. d. ges. Physiol. Bd. 78, S. 163. 1899. — Thorndyke, E. L.: The curve of work. Psychol. review 1912; ref. Zeitschr. f. Psychol. u. Physiol. d. Sinnesorg. Bd. 66, S. 133. 1913. — Waldsburger, J.: Das Taylorsystem, sein Wesen und seine Bedeutung. Schweiz. Zeitschr. f. Volkswirtsch. Bd. 25, S. 80. 1919. — Wallichs, A.: Moderne amerikanische Fabriksorganisation. Techn. u. Wirtsch. Bd. 5, S. 1. 1912. — Wallichs, A.: Fortschritte in der Anwendung der wissenschaftlichen Betriebsführung in Gießereien. Stahl u. Eisen 1915, 35/II, S. 1198, 1323. — Weber, M.: Zur Psychophysik der industriellen Arbeit. Arch. f. soz. Wiss. Bd. 27, S. 730. 1908; Bd. 28, S. 219. 1909; Bd. 29, S. 513. 1909. — Weber, M.: Der Nachweis durch Muskelarbeit bewirkten zentralen F. Arch. f. (Anat. u.) Physiol. 1914, S. 290. — Weber, M.: Die Beschleunigung des Eintretens der zentralen Ermüdung bei Muskelarbeit durch eine kurze Pause. Ebenda S. 330. — Weber, M.: Das Verhältnis der Muskelermüdung zur Gehirnermüdung bei Muskelarbeit. Ebenda S. 305. — Weber, M.: Eine physiologische Methode der Leistungsfähigkeit der Muskel zu erhöhen. Ebenda S. 385. — Weiler, K.: Untersuchungen über die Muskelarbeit des Menschen. Kraepelins Psychol. Arb. Bd. 5, S. 582. — Werner, G.: Das Taylorsystem. Korrespondenzbl. d. Generalkomm.

d. Gewerksch. Deutschl. 1913, S. 281. — West, J. H.: Der Arbeitszähler. Techn. u. Wirtsch. Bd. 3, S. 400. 1910. — Windsheimer: Über den Einfluß der geteilten und ungeteilten Arbeitszeit auf die Arbeitsleistung. Ebenda S. 17. — Winkler, H.: Die Monotonie der Arbeit. Zeitschr. f. angew. Psychol. Bd. 20, S. 46. 1922. — Woldt: Das Taylorsystem. Ebenda Bd. 19, S. 401, 417; 1914, S. 325. — Zoth: Über die Form der Arbeit am Mossoschen Ergograph. Pflügers Arch. f. d. ges. Physiol. Bd. 112, S. 311. 1906. — Zoth, O.: Ergographenversuche über die Erholung des Muskels. Ebenda Bd 111, S. 391. 1906. — Zuntz u. Schumburg: Studien der Physiologie des Marsches. Berlin 1901.

Arbeit von Frauen, Kindern und Jugendlichen.

Von

Adolf Thiele

Dresden.

1. Kinder und Jugendliche.

Gewerbliche Kinderarbeit ist vom biologischen Standpunkte aus ein Widerspruch in sich selbst. Es gehörte die ganze naturwissenschaftliche Unbildung der Zeit dazu, die Volkswirtschaft darauf einzustellen, daß auch die werdenden Kräfte in das Getriebe des Erwerbs, in die Kalkulation verflochten wurden. Kinder sollen arbeiten lernen, sie sollen aber nicht ihre Arbeitskraft oder vielmehr -unkraft gewerblich ausnutzen lassen. Wenn es schon zu beklagen und zu verurteilen ist, daß der Lohn des arbeitenden voll erwerbsfähigen Mannes nicht ausreicht, eine Familie zu ernähren und durchzuhalten, es ist ein Vergehen gegen die Volksgesundheit an ihrer Wurzel, wenn Kinder zur gewerblichen Arbeit gleich welcher Art gezwungen sind.

Unter Kindern und Jugendlichen ist gewerbehygienisch der junge Nachwuchs bis zur vollen körperlichen Reife zu verstehen. Die Zeit vor der Schulpflicht: das *Kleinkindalter*, gehört — wir denken an die gewerbliche Heimarbeit — ebenso dazu wie die Zeit der *Schul- und Fortbildungsschulpflicht*. Biologisch wird man erst das 20. Lebensjahr als immer noch unsichere Grenze setzen müssen. Das Gesetz versteht unter Kindern: Kinder unter 14 Jahren. Junge Leute im Alter von 14—16 Jahre sind „*Jugendliche*". Zusammengenommen spricht man von „*jugendlichen Arbeitern*". Endlich wird noch in einigen Verordnungen z. B. über Einrichtung und Betrieb der Zinkhütten und zur Vulkanisierung von Gummiwaren, das Alter zwischen 16 und 18 Jahren und allgemein unter 18 Jahren hervorgehoben.

Kindheit und Jugend ist Vorbereitungszeit. Das beste Erziehungsmittel ist die Arbeit, sobald sie den körperlichen und geistigen Kräften des Jugendlichen angepaßt ist. Dabei wird der echte Erzieher niemals vergessen, daß die Überwindung von Schwierigkeiten durch Übung und Gewöhnung Kräfte weckt und bildet. Die Erkenntnis der engen Verflechtung von Körper und Geist muß die Grundlage der Jugenderziehung und -bildung sein. So wichtig die Rücksichtnahme in der Kleinkinder- und eigentlichen Schulzeit ist, so ausschlaggebend ist sie in der Reifungszeit (Pubertät), in der physische und psychische Veränderungen im Jugendlichen vor sich gehen, wie niemals später. Die Reifungszeit setzt bei den Mädchen im allgemeinen früher ein — 14.—15. Lebensjahr, hier wieder im Süden zeitiger, im Norden später, in der Großstadt (!) früher als auf dem Lande —, als bei den Knaben — 15.—16. Lebensjahr. — In dieser Zeit — man rechnet sie gut und richtig bis mindestens zum 20. Lebensjahre bei beiden

Geschlechtern — vergrößert sich u. a. das Volumen der Lunge um das $1^1/_2$ fache und mehr, nimmt das Herz um das Doppelte zu. Die Körperlänge steigert sich z. B. im 13. Lebensjahre bei Knaben um 6, im 14. Lebensjahre um 5, im 15. Lebensjahre um 9 cm, um nach einem Nachlassen im 16. und 17. Lebensjahre (2 und 3 cm) bis zum 20. Lebensjahre um je 5 cm zu wachsen. Das Körpergewicht steigert sich bei Knaben im 15. und 16. Lebensjahre um 7 und 8 kg, bei Mädchen die im 13. Lebensjahre ihre durchschnittlich größte Längenzunahme (12 cm!) zeigen, schon im 14. und 15. Lebensjahre um je 6 kg. In dieses Alter fällt für den größten Teil der Bevölkerung der endgültige Eintritt in das gewerbliche Arbeitsleben, in den Beruf. Die Bedeutung dieser Tatsache erhellt ohne weiteres aus der Krankheits- und Sterblichkeitsziffer. Nach einem Höhepunkt der Sterblichkeit im 1. Lebensjahr (Säuglingssterblichkeit!) sinkt die Sterbeziffer ab, um dann am Ende der Schulzeit gegenüber den vorhergehenden Jahren deutlich zu steigen. Auffällig ist diese Tatsache in Verbindung mit der erhöhten Krankheitsanfälligkeit namentlich bei den Mädchen. Als Beispiel sei die Tuberkulosesterblichkeit angeführt. Während (in der Vorkriegszeit) allgemein für alle Lebensalter die Tuberkulosesterblichkeit zurückging, blieb sie im wesentlichen unverändert, d. h. ungebessert bei den Jugendlichen. Beim weiblichen Geschlecht trat aber eine deutliche Steigerung, also Verschlechterung ein. Die Ursache kann, da alle Verhältnisse, unter denen Erwachsene und Jugendliche, männlichen und weiblichen Geschlechts lebten, sich nicht verändert hatten, nur in der gewerblichen Arbeit gesucht werden, der in *unverändertem* Umfange die *männlichen* Jugendlichen, in *wesentlich erhöhtem* Maße jedoch die *weiblichen* Jugendlichen zuströmten. Bezeichnend ist die Tatsache, daß die Tuberkulose im Alter von 15—20 Jahren ungefähr die Hälfte aller überhaupt vorkommenden Todesfälle dieses Alters verursacht. Diese oft verhängnisvolle Bedeutung der Erwerbs- und Berufsarbeit für die Gesundheit führte zur Schaffung von Möglichkeiten einer gewissen *Berufsauslese* im vorbeugenden Sinne. Die *Berufsberatung*, die in ihren Anfängen lediglich unter wirtschaftlichen oder höchstens erzieherischen Gesichtspunkten einsetzte, — wenn die *Berufswahl* nicht überhaupt nur dem Zufall, oder was noch schlimmer, häufig genug der Not und örtlichem oder zeitlichem Zwang überantwortet war, — mußte unter ärztlichen Einfluß kommen. Die Entwicklung der *Schulgesundheitspflege* mit der *Schularzteinrichtung* brach hier die Bahn. Aber erst in den Kriegs- und Nachkriegsjahren fand nach Vorgängen in Bayern, Sachsen, Preußen mit der Schaffung des *Arbeitsnachweisgesetzes* vom 22. Juli 1922 (RGBl. I, S. 657) die Berufsberatung in Zusammenhang mit der *Lehrstellenvermittlung* in den Arbeitsnachweisen ihre endgültige Heimstätte. Lehrer, Arzt und Berufsberater sind heute dabei, dem jugendlichen Menschen den Weg zu dem Platze zu weisen, an dem er ein erfolgversprechendes Glied des Ganzen wird zu seinem eigenen und des Staates Wohle. Mehr und mehr legt die experimentelle Psychologie die Grundlagen für wertvolle psychotechnische Eignungsprüfungen, die schon jetzt in weiterem Umfange namentlich in den großen Industriemittelpunkten die Sonderart noch eingehender zu erforschen *suchen*. Dabei sollte nie vergessen werden, daß jede noch so einwandfrei festgestellte geistig-seelische Eignung hinter körperlicher Ungeeignetheit zurückzutreten hat.

Daß entgegen den auch von Ärzten geäußerten Ansichten schon nach verhältnismäßig kurzer Zeit bei Lehrlingen und jugendlichen Arbeitern, eben weil sie in der Pubertät stehen, die Berufsarbeit auf die körperliche Entwicklung geradezu alle Erwartungen übertreffend einwirkt, bewiesen s. Zt. die Mitteilungen von ERISMANN und beweisen heute noch eindringlicher die Untersuchungen J. KAUPS und seiner Münchner Mitarbeiter. Der bildsame und unausgereifte Körper antwortet im Auf- und Ausbau des Skeletts wie in der Organentwicklung auf jeden funktionellen Reiz (Roux). Daß hierdurch Krankheitsanlagen günstig, d. h. ungünstig im Sinne der Entwicklung beeinflußt werden können, liegt auf der Hand. Leider lassen uns hier die Statistiken im allgemeinen im Stich. Es wird sich erweisen, daß im Anschluß an die Tätigkeit des Schularztes in der Volksschule der ärztliche Einfluß in der Fach- und Fortbildungsschule, in der *Berufsschule* im Zusammenhang mit der Gewerbehygiene die vornehmlichste Bedeutung für eine gesunde Entwicklung des heranwachsenden Geschlechts zur Erwerbsbefähigung bekommen wird. Daß die *Lehrlingsfrage* auch unter diesen Gesichtspunkten betrachtet und geordnet (ein Gesetzentwurf für Deutschland liegt vor) werden muß, erübrigt sich hinzuzufügen. Die körperliche und geistige Ertüchtigung der Jugendlichen („Konstitutionsdienstpflicht" für beide Geschlechter im Sinne Kaups, körperliche Ausbildungspflicht nach Diem, Arbeitspflicht-Dienstjahr nach Francke) ist die Frage der Zukunft des deutschen Volkes.

Der seiner geschichtlichen Aufgabe entgegenreifende preußische Staat sah sich s. Zt. allerdings an seiner Wurzel ergriffen, als die militärischen Aushebungsergebnisse im rheinisch-westfälischen Industriegebiet in den dreißiger Jahren des *vorigen* Jahrhunderts immer mehr zu wünschen übrig ließen. Und als die Ärzte nachweisen konnten, daß die vor- und frühzeitige übermäßige Kinderarbeit in den Fabriken mit ihrer Schädigung der körperlichen Entwicklung den Grund zur Minderentwicklung in den Dienstpflichtjahren abgab. Noch im Anfang *dieses* Jahrhunderts waren 45% der jungen Männer zum Waffendienst wegen körperlicher ($^1/_3$ allgemeine Körperschwäche, $^2/_3$ insbesondere Herz-, Lungen- und andere Krankheiten) und geistiger Mängel nicht tauglich. Der Beginn der deutschen *Arbeiterschutzgesetzgebung* war ein „Regulativ über die Beschäftigung jugendlicher Arbeiter in den Fabriken" vom Jahre 1839. Kindern unter 9 Jahren wurde die Fabrikarbeit untersagt. Kinder von 9—16 Jahren durften neben 5 Stunden täglichen Schulunterrichts 10 Stunden Fabrikarbeit in der Zeit von 5 Uhr früh bis 9 Uhr abends leisten. Noch sind keine 100 Jahre verflossen, als solch eine Verordnung, die sich gegen Gewerbeunternehmer und Eltern durchzusetzen hatte, als „Kinderschutzgesetz" galt!

Immermehr tritt dagegen heute — durch die Erfahrungen der Kriegs- und Nachkriegszeit bestärkt — die Notwendigkeit in das Bewußtsein der Völker, den Kindern und Jugendlichen als den Erben einer schweren Gegenwart und einer belasteten Vergangenheit Gelegenheit zu einer gesunden Entwicklung zu geben, von der die Zukunft abhängt. In diesem Sinne muß die *Genfer Erklärung der Kindesrechte* (Bulletin der Inter. Vereinigung der Kinderhilfe, Genf) vom 17. 5. 1923 aufgefaßt werden, in der es u. a. heißt: Dem Kinde sind die Bedingungen zu normaler körperlicher und geistiger Entwicklung zu schaffen. Das Kind muß zur eigenen Gewinnung seines Unterhaltes befähigt und gegen jede Ausbeutung geschützt werden. Einen Markstein auf dem Wege dahin bildet die Tagung des „*Ausschusses der deutschen Jugendverbände*", Kassel 1925, in der die Bedeutung einer ausreichenden Freizeit (Urlaub) für die Gesundheit und Erziehung der erwerbstätigen Jugend im Zusammenhang mit einer gesetzlichen Regelung der Arbeitszeit ins rechte Licht gestellt und ihre wirtschaftliche Durchführbarkeit begründet wurde. Der Sozialhygieniker kann sich den dort aufgestellten Forderungen von 74 Jugendverbänden aller Richtungen aus vollster Überzeugung anschließen.

Schule, Wohlfahrtspflege, Kinderschutzgesetzgebung, Gewerbeaufsicht und die Jugendbewegung selbst sind, solange die Eltern in ihrer Mehrzahl unerzogen sind, die Stellen, die den Kindern und Jugendlichen das Recht zum Werden und Reifen zu wahren und zu erringen haben.

Literatur.

AGAHD, KONRAD: Kinderarbeit und Gesetz gegen die Ausnützung kindlicher Arbeitskraft in Deutschland. Jena 1902. — AGAHD u. v. SCHULZ: Gesetz betr. Kinderarbeit in gewerblichen Betrieben. Jena 1904. — FISCHER, ALF.: Grundriß der sozialen Hygiene. Berlin 1913. — GROTJAHN, A.: Soziale Pathologie. 2. Aufl. 1915. — KAUP, J.: Konstitution und Umwelt im Lehrlingsalter. München 1922. — KAUP, J.: Die jugendlichen Arbeiter in Deutschland. Jena 1911. — KRUSE, W. u. P. SELTER: Gesundheitsfürsorge der Kinder. Stuttgart 1914. — LEHMANN, K. B.: Lehrb. d. Arbeits- u. Gewerbehyg. Leipzig 1919. — OSKE, ED.: Gewerbliche Kinderarbeit. Inaug.-Dissert. Königsberg 1916. — ULRICH-PIORKOWSKI-NENKE-WOLFF-BERNHARD: Berufswahl und Berufsberatung. 2. Aufl. Berlin 1920.

2. Frauen.

„Die Frau ist die lebendige Trägerin des Fortentwicklungsgedankens und muß in diesem Sinne gewertet werden." Und: „Das Ausschlaggebende im Fortpflanzungsprozeß ist somit die Mutter. Daher gerade die Frau als ‚implizierte Mutter' der aufmerksamsten Pflege bedarf." Diese beiden Worte des Gynäkologen HUGO SELLHEIM zeigen die biologische Grundlage jeder Bewertung der gewerblichen Frauenarbeit auf.

Frauenarbeit ist immer schwere körperliche Arbeit gewesen, wie ja auch der Fortpflanzungsvorgang von der Frau die größten körperlichen Anstrengungen und die volle Hingabe des Lebens fordert. Erst mit der Verschiebung der Frauenarbeit als einer Sachleistung für die Familie in das außerhäusliche Gewerbe, in dem der Geldlohn das Ausschlaggebende ist, wurde die Frauenarbeit zu einer gewerbehygienischen Frage: Sie ist durch den Weltkrieg und seine Folgen, wo die Frauenarbeit zwangsläufig zur Männer-Ersatzarbeit wurde, immer brennender geworden, um nun in diesen Tagen der Wirtschaftsnot und des Frauenüberflusses vor endgültigen Entscheidungen zu stehen.

Ihre *Körperlichkeit* im Wechsel der Entwicklung und der Zeit stellt die Frau von vornherein unter andere leibliche und geistige Bedingungen der Arbeit gegenüber als den Mann. Die zeitigere Geschlechtsreife mit ihren viel eingreifenderen Umstellungen im Körper, sowohl was sein Ganzes als auch seine Organe betrifft, die Blutbildung mit ihrem äußerst labilen Gleichgewichtszustand und den Erkrankungsmöglichkeiten, denen der junge Mann ohne weiteres entgeht, macht den Eintritt in eine Berufsarbeit geradezu zu einer Leistungsprobe, die oft genug nicht bestanden wird oder die Lebenskraft für die ganze Zukunft schädigt. Ehe (Hauswirtschaft und Pflege) und Mutterschaft (Schwangerschaft, Kinderpflege) treten dazu. Die Statistik ergibt erhöhte Krankheits- und erhöhte Sterblichkeitsziffern der Frau gegenüber dem Mann bis ungefähr zum 50. Lebensjahr, wenn es sich um gewerblich tätige Frauen handelt. Es ist deshalb lediglich mit Bestimmungen, z. B. über die Arbeitszeit u. dgl. noch nichts wesentliches für den Gesundheitsschutz der Frau geschaffen. Andererseits darf die *geistige* Seite der Frage: Frau und Arbeit vom Hygieniker ebenso wenig außer acht gelassen werden wie die wirtschaftliche. Die Frau hat — es fällt schwer, das besonders betonen zu müssen —, genau wie der Mann ein Eigenleben, wenn es auch mehr auf den „Andern", den Nächsten eingestellt ist als das des Mannes, der von Natur ichsüchtig ist. Mit der Erfüllung der Mutterschaft braucht das Leben der Frau nicht ausgefüllt zu sein. Dasselbe gilt erst recht von der Ehe in Verbindung mit der Hauswirtschaft. Die Bestrebungen, die vom rein volkswirtschaftlichen Standpunkt aus im höchsten Grade unwirtschaftliche Eigenkleinwirtschaft des Haushalts zu Gunsten eines Großbetriebs (z. B. Einküchenhaus) organisch umzustellen, scheinen, so sehr sie, immer rein wirtschaftlich gedacht, geradezu die Lösung des Problems: Entlastung der Frau mit sich bringen, aus zwingenden psychologischen und ethischen Gesichtspunkten nicht zur Reife zu kommen.

Nirgends rächt sich Schablonisierung bitterer als auf dem Gebiete der Ernährung!

Wirtschaftlich ist in immer zunehmender Zahl die Frau gezwungen, oft genug oder oft erst recht als Mutter auf eigenen Füßen zu stehen. Die Erfahrungen der Kriegszeit mit ihrer Vermögensumstellung und das Schicksal des Einkommens in und nach der Inflationszeit haben diesen Zwang erweitert. Es ist die Tragik der Frau, daß von ihrem ersten Eintritt in das Erwerbsleben an ihre Arbeit als Hilfsarbeit, Handarbeit, Minderarbeit selbst dort angesehen und entlohnt wird, wo sie das gleiche wie die des Mannes erreicht. Auch die noch immer kümmerliche Entlohnung der Heimarbeit, die ja im wesentlichen Frauenarbeit ist, gehört hierher. Und gerade der, der der Frauenarbeit ihren Eigenwert, ihre notwendig gegebene Eigenart zuerkennt, erkennt vielleicht in dem eigenen, natürlich veranlagten Streben der Frau, ihre Erwerbsarbeit als einen Durchgangszustand zur weiblichen Lebenserfüllung und deshalb mehr oder weniger belanglos einzuschätzen, mindestens einen wichtigen Grund für die eben geschilderte Tatsache. Hiermit hängt auch das gering entwickelte Solidaritätsgefühl der Frau zusammen, das allen Verbesserungswünschen im Wege steht.

So ist dann die gewerblich arbeitende Frau, charakteristisch für die allgemeine Einschätzung, den jugendlichen Arbeitern zugeordnet, das Objekt einer patriarchalisch anmutenden Schutzgesetzgebung geworden: „Arbeiterinnen und Jugendliche" ist die immer wiederkehrende Formel: Als ob die Frau niemals erwachsen und geschäftsfähig wäre! Nur für weibliche und jugendliche Arbeiter bestand vor der Arbeitszeitregelung im Sinne des Achtstundentags ein Höchstarbeitstag. Die §§ 120a—e, 135ff. und 154 der Gewerbeordnung sind noch heute in Verbindung mit der Arbeitszeitverordnung vom 21. 12. 1923 in Kraft. Arbeiterinnen dürfen vor und nach ihrer Niederkunft im ganzen während 8 Wochen nicht beschäftigt werden. Ihr Wiedereintritt ist an den Nachweis geknüpft, daß seit ihrer Niederkunft wenigstens 6 Wochen verflossen sind (§ 137). Agnes Bluhm weist mit Recht darauf hin, daß es nur der Zufall ist, der unter diesem Paragraphen der Schwangeren im allergünstigsten Falle 14 Tage Schutz gibt. Die Wirkung der Fabrikarbeit auf das Kind macht sich besonders darin geltend, daß das Geburtsgewicht sichtlich geringer (Pellers), daß andererseits die Säuglingssterblichkeit im allgemeinen erhöht ist (M. Baum, Carozzi).

Wie aus den anderweit mitgeteilten gesetzlichen Bestimmungen hervorgeht, sind es im allgemeinen Betriebe mit schwerer körperlicher Anstrengung (Heben, Tragen), starker Hitzeentwicklung und gefährlicher Staubbildung, von denen Frauen mit Recht ferngehalten werden sollen.

Die gewerbliche Frauenarbeit im Hauptberuf hat seit 1907, dem Jahre der letzten Berufszählung, wesentlich zugenommen (1882: 18,46% der Bevölkerung, 1907: 26,07%). Der *Krieg* gab den äußeren Zwang zu einer Höchstleistung an Frauenarbeit, die immerhin als vorübergehend zu kennzeichnen ist. Der gesundheitliche Erfolg war bedauerlich genug. Alle Forscher (Bluhm, Chajes, Hanauer, Hirsch, Jaworski, Kehrer, Kirchner, König, Winter u. a.) stimmen darin überein. Gesundheitsschädigungen, die nicht zuletzt auch die Gebär- und Stillfähigkeit in Frage stellen (Schödel) lassen sich noch bis in die Nachkriegsjahre verfolgen, ja, werden hier sich erst recht auswirken. Hier sei auf die Zunahme der Tuberkulosesterblichkeit gleichsam als Paradigma hingewiesen. In der Industriestadt Chemnitz betrug z. B. die Zunahme der Lungentuberkulosesterblichkeit im ersten Halbjahr 1917 gegenüber der gleichen Zeit 1913 für die Männer 42,3%, für die Frauen 98,6%. Das gleiche gilt für die Zunahme der gewerblichen Unfälle in der Kriegszeit. Auf 100 tödliche Unfälle der *männlichen* Arbeiter kamen im Jahre 1917: 47,6, im Jahre 1918: 91,4, die *Arbeiterinnen* betrafen. Aus Baden wird von einer Zunahme der Erkrankungen von Frauen an den Verdauungs- und Geschlechtsorganen, sowie der Nerven berichtet (1922). Die Not der Zeit, die sich unter dem Druck des Friedensdiktats weiter verstärkt, die zu immer vermehrterer Ausnutzung auch der Frauenarbeit geradezu zwingt, läßt einen weiteren Verfall der Volksgesundheit, die ihre Wurzel in der Frauenkraft hat, befürchten.

Das durchschnittliche Los der außerhäuslich erwerbstätigen Frau und ihrer Familie in allerneuester Zeit schildert unter Auswertung einer großzügigen Statistik der *Deutsche Textilarbeiterverband* (Sitz Berlin), nachdem fast 20 Jahre früher W. Feld eindringlich die Lage der Kinder der in Fabriken arbeitenden Frauen und ihre Verpflegung geschildert. Max Hirsch, der als Frauenarzt schon seit 1912 die Gefahren der Frauenarbeit für die weiblichen Geschlechtsorgane und ihre Fortpflanzungsleistung hervorzuheben nicht müde geworden ist, hat seine Sonderstudie: Das Gutachten für den Textilarbeiterverband, mit sehr anschaulichen Bildern vor kurzem veröffentlicht; vielleicht der Beginn einer Gewerbegynäkologie! Rund zwei Drittel aller Arbeiter der deutschen Textil-Industrie (reichlich 800 000) sind unverheiratete, verheiratete und verheiratet gewesene Frauen. Über 57% haben schulpflichtige Kinder zu versorgen, ein erschütterndes Bild, das seinen Eindruck nur bei dem verfehlen kann, der jeglicher biologischer Kenntnisse entbehrt.

Gewerbliche Frauenarbeit ist teils *Hand-*, teils *Maschinen*arbeit, fast immer im geschlossenen Raume. Nicht immer ist sie eine Arbeit, die im wesentlichen *Fingerfertigkeit* und *Handgeschicklichkeit* erfordert. Sehr häufig ist sie *Naharbeit.* Frauenarbeit wird in der Mehrzahl der Fälle im *Sitzen,* in der Minderzahl im *Stehen* und *Umhergehen* verrichtet. Dauerndes Stehen und in geringeren Umfang Gehen kann zu Plattfuß, Krampfadern und ihren Folgeerscheinungen Lageveränderungen der Geschlechtsorgane und ihren Folgen führen. Dauerndes Sitzen führt zu Brustkorbverengerung, Wirbelsäulenverkrümmung und in deren Folge bei Jugendlichen zu Veränderung der Beckenknochen und Zusammenpressung von Bauch und Unterleib mit ihren verderblichen Wirkungen auf die inneren Organe. Geschädigt werden hierdurch die Atmung, Entlüftung des Blutes durch Beeinträchtigung des Blutkreislaufs in der Lunge, die Tätigkeit der Verdauungsorgane mit den allgemeinen Folgen der Blutarmut und Muskelschwäche. Damit wächst die Widerstandslosigkeit des Körpers überhaupt und die Tuberkulosegefahr. Der Fußbetrieb der in der Frauenarbeit weitverbreiteten *Nähmaschinenarbeit* hat infolge der durch ihn begünstigten oder hervorgerufenen schädlichen Einflüsse auf die Unterleibsorgane (Gebärmutterentzündungen usw.) und die Muskulatur der Beine (Sehnenscheidenentzündungen, Krämpfe usw.) schon seit langem die Aufmerksamkeit der Ärzte erweckt (Hausgen, Hirt). Seit der Einführung motorischen Antriebs sind diese Bedenken im großen und ganzen behoben. Die Erschütterung des Körpers im *Maschinen*betrieb jedoch, wie sie fast allgemein zu beobachten ist, trägt zum mindesten zur vorzeitigen allgemeinen Nervenabnutzung mehr bei, als sie als „Vibrationsmassage" nützlich wirkt (Strassmann).

Daß für gewerbliche *Gifte,* wie namentlich Blei, Phosphor, Arsen u. a. der weibliche Körper ähnlich dem jugendlichen eine besondere Anfälligkeit hat, ist ebenso bekannt, wie die Wirkung solcher Gifte auf das sich im Mutterleibe entwickelnde Kind. Die Häufigkeit der Fehl- und Frühgeburten bei Arbeiterinnen in Betrieben mit Giftgefahren beweist die durchdringende Schädigung des Körpers. Daß aber auch z. B. die Textilindustrie, die, wie Teleky mit Recht sagt, der einzige industrielle Beruf ist, der als Lebensberuf der Frau anzusehen ist, schwere Opfer an Gesundheit erfordert, zeigen die Zahlen der Rheinisch-westfälischen Krankenkassenstatistik, wenn auch hier die Doppelbelastung mit Fabrik- und Hausarbeit nicht zu vergessen ist.

Endlich bringt die *Nah*arbeit die bekannten Gefahren für die Sehfähigkeit mit sich.

Besonders vom bevölkerungspolitischen Standpunkt wertvolle *Schutzmaßnahmen* oder *Hilfseinrichtungen* für gewerblich tätige Frauen sind in manchen Großbetrieben mit überwiegender Frauenarbeit getroffen, ohne daß man behaupten könnte, daß bei aller hochwertigen Leistung im einzelnen sich für die Allgemeinheit wichtige Gesichtspunkte ergeben hätten. Fabrikpflegerinnen haben sich hier und da halten können, Stillpausen und Stillstuben sind eingerichtet. Daß nur eine entschiedene Durchführung der Säuglingsfürsorge mit dem Ziele einer Belehrung der Mütter und der Ermöglichung des Zusammenbleibens von Mutter und Kind in Verbindung mit strengen gesetzlichen Maßnahmen (Regelung von Arbeitslohn und -zeit) Erfolg haben kann, muß besonders betont werden. Einen der wertvollsten Fortschritte auf dem Gebiete des Arbeiterinnenschutzes hat die Einführung weiblicher Gewerbeaufsichtsbeamten — in Preußen Gewerbepflegerinnen (!) genannt — mit sich gebracht. Ein weiblicher Gewerbearzt (ärztlich vorgebildete Gewerbeaufsichtsbeamtin) ist im Freistaat Sachsen tätig.

Das *Internationale Arbeitsamt* in Genf bemüht sich endlich, wie auf den anderen Gebieten des Arbeiterschutzes, so auch besonders in der Frage des gewerblichen Arbeiterinnenschutzes, wie seine Verhandlungen beweisen.

Literatur.

BAUM, MARIE: Zeitschr. f. Säuglingsfürsorge 1910—1912. — BLUHM, AGNES: Hyg. Fürsorge für Arbeiterinnen und Kinder. (Weyls Handb. d. Hyg. 2. Aufl., Bd. III.) Leipzig 1914. — BLUHM, AGNES: Gewerbliche Frauenarbeit in und nach dem Kriege. Zeitschr. f. Sozialhyg. 1919, H. 3/4. — CHAJES: Kompendium der Sozialhygiene. Berlin 1921. — Deutscher Textilarbeiter-Verband, Berlin: Umfang der Frauenarbeit in der deutschen Textilindustrie 1923. — FELD, W.: Die Kinder der in Fabriken arbeitenden Frauen usw. Dresden 1906. — GROTJAHN-KAUP: Handwörterb. d. soz. Hyg. 1912. — HAHSGEN: Dtsch. Vierteljahrsschr. f. öff. Gesundheitspfl. 1890. — HANNA, G.: Die Frauenarbeit nach dem Kriege. Soz. Monatsh. 1923. — HIRSCH, M.: Leitfaden der Berufskrankheiten der Frau. Stuttgart 1919. — HIRSCH, M.: Frauenarbeit und Frauenkrankheit, in „Biologie u. Pathologie des Weibes" von HALBAN u. SEITZ, 1924. — HIRSCH, W.: Die Gefahren der Frauenerwerbsarbeit usw. Berlin 1925. — HIRT, L.: Gewerbliche Tätigkeit der Frau. 1873. — KAUP, J.: Außerhäusliche Frauenarbeit. Münch. med. Wochenschr. 1914, S. 171. — KIRCHNER, M.: Einfluß des Weltkrieges auf die Tuberkulose. Zeitschr. f. Tuberkul. Bd. 34. 1921. — KOELSCH, FR.: Allgem. Gewerbepathologie und Gewerbehygiene. (Weyls Handb. d. Hyg., 2. Aufl., Bd. III.) Leipzig 1914. — PELLERS: Einfluß sozialer Momente auf den körperlichen Entwicklungszustand des Neugeborenen. Das österr. Sanitätswesen 1913, Nr. 38, Beiheft. — SCHÖDEL, J.: Stillfähigkeit und Geburtsgewichte im sächs. Industriebezirk in den Jahren 1920 und 1923. Münch. med. Wochenschr. 1924, Nr. 9. — TELEKY, L.: Reichsarbeitsblatt 1924, S. 18. — TELEKY, L.: Die Arbeit außerhäuslich erwerbstätiger Mütter, ihr und ihrer Kinder Schutz durch Gesetz und Fürsorge. Arch. f. soz. Hyg. „Demographie" 1925, Bd. I, H. 1. — v. WASSERMANN, R.: Volkswirtschaftliche Betrachtungen zur Steigerung der Tuberkulosesterblichkeit nach dem Kriege. — WINTER, G.: Weibliche Kriegs- und Nachkriegsopfer. Dtsch. med. Wochenschr. 1922, Nr. 2. — Zentralblatt für Gewerbehygiene. — Soziale Praxis. — Jahresberichte der deutschen Gewerbeaufsichtsbeamten. — Sächs. Statistische Jahrbücher.

Beruf und Geschlechtsleben.

Von

H. BETKE

Wiesbaden.

Unter den Fragen der Sozialpolitik wird im allgemeinen der Bevölkerungspolitik nur vom Standpunkt der Kindererzeugung innerhalb oder außerhalb der Ehe Beachtung geschenkt. Viel zuwenig wird berücksichtigt, daß das Geschlechtsleben des modernen Menschen in Beziehung zur Umwelt und Berufsausübung zu setzen ist. Berufswahl und Berufsausbildung fällt mit der Entwicklung des Geschlechtslebens zusammen, so daß das Sinnenleben des in der Pubertät stehenden Menschen bei dem Gedanken an den zukünftigen Erwerb in mehr oder minder bewußter Weise auch in dieser Richtung beeinflußt wird. Den meisten Sozialpolitikern ist unbekannt, daß die Geschlechtlichkeit vieler auf den besonderen Beruf und wirtschaftliche Verhältnisse eingestellt wird, daß sie durch ihren Beruf besonderen Erregungen des Sexuallebens ausgesetzt sind und daß das Geschlechtsleben durch die Erwerbsart eine ganz besondere Triebrichtung nimmt. Statistiken über diese Frage sind mit großer Vorsicht zu bewerten, und Einzelfälle sind nicht maßgebend, um als Norm zu gelten. Diese geben aber Fingerzeige genug, um weitere Ermittlungen anzustellen.

Die Deutung hysterischer Phänomene und die Aufdeckung neurotischer Zustände mit Mitteln der Psychoanalyse zeigt, daß die Zeit der Umstellung vom autoerotischen Trieb auf das andere Geschlecht von Umständen begleitet ist, die der Fixierung einer gewissen Triebrichtung Vorschub leisten und auch hinsichtlich der Verdrängung zu Schwierigkeiten führen.

Die Ungebundenheit des Geschlechtsverkehrs auf dem Lande sowie die Wohnungsnot in den Städten lassen schon in jungen Jahren den Kindern und Jugendlichen die Geheimnisse des Sexuallebens nicht mehr unverhüllt. Das jugendliche Unvermögen und das Gefühl der Unzulänglichkeit führt in den ersten Zeiten des erwachenden Geschlechtslebens in den meisten Fällen zur Selbstbefriedigung. Bei manchen Handwerkslehrlingen ist die Verführung zur gegenseitigen Masturbation genau im gleichen Maße üblich wie in Internaten unter den Zöglingen gebildeter Klassen. Auf dem Lande sucht sich der Bursche ein Objekt seiner Lust zuweilen aus dem Tierbestande heraus. HABERDA berichtet über 172 Fälle von Unzuchtsattentaten auf Tiere aus neun Staatsanwaltschaften innerhalb 58 Jahrgängen. Die Hälfte war unter 20 Jahren, 6 unter 14 Jahren, nur 9 über 50. In Steiermark bekamen nach KRATTER manche Stallburschen den bezeichnenden Namen „Kuhreiter".

Erst allmählich findet die Umstellung auf den normalen Geschlechtsverkehr statt, der infolge der wirtschaftlichen Verhältnisse außerehelich sein muß. Eine kräftige Geschlechtlichkeit gilt im Volke als Begleiterscheinung großer Begabung und besonderer Tatkraft. Bei dem jungen Industriearbeiter, der die Woche über in ständigem Kampf gegen die Gefahren unter dem Lärm der Maschinen seine Arbeitskraft der Neuschaffung von Werten zugunsten anderer zur Verfügung stellt, gilt der Sonntag als geeigneter Zeitabschnitt zum Ausleben. GÖHRE schildert in seinem immer noch sehr lesenswerten Buche „Drei Monate Fabrikarbeiter" das Gefühl der Befreiung, das den Arbeiter erfüllt, wenn er den Talmiluxus des Tanzsaals um sich sieht, mit gleichaltrigen Mädchen am Arm, denen es ebenso wie ihm ergeht, daß sie nach Wochenschluß einmal Mensch sein wollen. GÖHRE sagt: „Auf den Tanzböden in den Nächten vom Sonntag zum

Montag verliert heutzutage unsere Arbeiterjugend nicht nur ihren meist sauer verdienten Lohn, sondern auch ihre beste Kraft, ihre Ideale und ihre Keuschheit."

Der außereheliche Geschlechtsverkehr der Mädchen wird im Volk als selbstverständlich betrachtet und wird früher vom Mädchen als vom Manne begonnen. Oft tritt sogar das Mädchen als anlockender und verführender Teil auf. Manche Eltern kümmern sich nicht viel um den Verkehr der Töchter, und die Unwissenheit der jungen Mädchen bringt es dann mit sich, daß sie sehr früh Geschlechtskrankheiten erwerben und dabei immer mehr dem Laster zugetrieben werden. Nach Else Vogtländer ist ein inneres Liebesleben nur in den seltensten Fällen nachweisbar. Genußsucht und Faulheit sowie Leichtsinn erscheinen als Triebfeder der Hingabe.

Diese Art des freien Geschlechtsverhältnisses findet sich unter Fabrikarbeiterinnen, Kellnerinnen, Näherinnen und Handelsangestellte. Der Übergang von den Dienstboten zur Straßenprostitution beträgt in Berlin nach Hurwicz 25%. Spann berichtet 44% aller unehelichen Schwangerschaften in Frankfurt a. M. allein für die Dienstboten. In München waren 1912 unter den 2600 von Geschlechtskrankheiten geheilten Prostituierten 600 Kellnerinnen, 255 Fabrikarbeiterinnen, 246 Näherinnen, 117 Handelsangestellte. Bei der A.E.G. in Berlin waren 1911 unter den weiblichen Arbeitern und Angestellten 1% syphilitisch Erkrankte. Die Verbreitung der Erkrankungen unter den jungen Männern und deren Verteilung auf die Berufsklassen sind in einem anderen Teil des Handbuchs behandelt. Infolge der wirtschaftlichen Schwierigkeiten findet man bei dem landwirtschaftlichen Gesinde, den Kellnern, den Berufssoldaten und bei Angehörigen der höheren Stände eine große Ledigenquote. Während bei den ersteren das Unstäte der Lebensweise dies begründet, ist bei den letzteren Mangel an Mitteln zu einer standesgemäßen Lebensführung die Ursache des Ledigbleibens.

In der Frauenbewegung wird häufig die Frage ventiliert, ob neben dem Beruf der Hausfrau noch ein amtlicher Beruf als Lehrerin, Kommunal- oder Staatsbeamtin möglich wäre. Wenn auch rechtlich die Schranken fallen und der beamteten Frau laut Initiativgesetz über uneheliche Mutterschaft zu § 72 des Reichsbeamtengesetzes das Recht auf das uneheliche Kind zugestanden werden soll, so muß doch die Familie als Erzieherin zu Sitte und Ordnung ihre alte Machtstellung zu bewahren suchen, und die Frau und Mutter als rechter Kamerad des Mannes und der Kinder wird stets das Ideal eines gesunden Verhältnisses bleiben. Die wirtschaftlichen Nöte zwingen die Frauen in den Wettkampf um den Erwerb nicht nur alleinstehend, sondern auch als Mithelferin des Ehemannes. Diese Doppelbelastung als Hausfrau und Mitverdienerin des Mannes ist durchaus zu verurteilen, denn die Fortpflanzungsmöglichkeit erlahmt, die Zahl der Fehl- und Frühgeburten erhöht sich, Schwangerschaftsbeschwerden und Todesfälle treten vermehrt auf. Daß unter solchen Umständen der Zeugungswille aufhört, daß die Geburtenprävention in Arbeiterkreisen zunimmt, darf nicht wundernehmen. Es erscheint auch in Industriearbeiterkreisen wertvoller, daß der Lebensunterhalt für wenige ausreicht, als daß eine Mehrzahl hungert und verkommt.

Allerdings wird in den Mittelpunkten der Bergwerksindustrie die Zahl der Kinderzeugung immer noch als Maßstab des angeregten Sexualtriebes der Bergleute angesehen. Daß die Arbeit unter Tage in der drückenden und feuchten Wärme, wechselnd mit dem alles durchdringenden Strome der kalten Wetter, diese erregende Wirkung ausüben soll, ist wohl mehr als zweifelhaft. Wahrscheinlich ist die seelische Wirkung des Geborgenseins in der Wohnung über der Erde, die Entspannung nach der anstrengenden Arbeit unter ständiger Gefahr für Leib und Leben im trüben Licht des Bergmannslämpchens die Ursache dieser Erscheinung.

Ferner wird die Arbeit in der Tabakindustrie für Frauen und Männer als sexuell erregend hingestellt. Mechanische Reizung der Genitalschleimhaut, und zwar zunächst des Scheideneinganges durch den Tabakstaub führt zu Jucken und Kratzen, um sich von der Reizung des Scheideneinganges durch die spitzen, kantigen und beizenden Staubteilchen zu befreien. Der österreichische Jahresbericht von 1893 spricht von der notorisch sexuell aufgeregten Luft in Zigarrenfabriken.

Während im vorhergehenden der Geschlechtstrieb in seinen normalen Auswirkungen auf die Berufsverhältnisse schon ernste Konflikte in den Fragen des Rechts und der Sitte hervorbringt, wird es zum offenbaren Bruch mit den Rechtsverhältnissen kommen können, wenn aus primärem Lebens- und Geschlechtstrieb heraus ein Beruf ergriffen wird, wodurch das Individuum zu einem sozialen Schädling und Verführer sich entwickelt, indem es nur umso leichter seinen Neigungen nachgehen kann. Unter den Kellnern, Friseuren, Masseuren, Bademeistern, Pedikurern, Krankenpflegern, Bordellwirten, Matrosenkneipenwirten finden sich zuweilen viele Homosexuelle oder sonstwie sexuell Invertierte, die unter der Maske ihres Berufes die vielfache Möglichkeit persönlicher Berührung ausnutzen, um für ihre Leidenschaft Objekte zu finden. Unter den Schauspielern, Sängern und Tänzern gibt es Leute, die aus dem Gefühl heraus, sich sehen und bewundern zu lassen, hohe Befriedigung finden, die ihnen einen Ersatz des Sexuallebens darstellen, wenn sie nicht, um ihre Selbstvergötterung noch mehr auskosten zu können, erotische Beziehungen zu Männern und Frauen in ambivalenter Sexualbetätigung anknüpfen. Unter solch pathologisch entarteten Jugendführern, Wandervögeln, Sportklubmitgliedern, Militärangehörigen, insbesondere Reiteroffizieren, tritt besonders die Freude am schönen Wuchs und angenehmen Äußeren des Freundes hervor, wodurch der enge Freundschaftsbund gefestigt und enger geknüpft wird. Nicht immer ist eine intime Sexualbetätigung dabei vorhanden, sondern der Genuß der Schönheit im griechisch-platonischen Sinne gilt in diesen Kreisen als die höchste Lebensfreude.

Eine eigentümliche Rolle spielen die Damenschneider, die Damenkomiker sowie die männlichen Angestellten der Damenkonfektion. Bei vielen von ihnen liegt die Befriedigung in der femininen Tätigkeit, der Nachahmung weiblichen Tun und Treibens. Die männlichen Stricker und Sticker als Hersteller feiner Handarbeiten sowohl als Dilettanten wie auch als Gewerbetreibende gehören zu diesen Leuten, die sich bei Bällen, Tanzfesten und eigenen Zusammenkünften in weiblichen Kostümen zeigen. MAGNUS HIRSCHFELD bezeichnet sie als Transvestiten.

Der häufige Verkehr und das ungestörte Zusammensein mit Kindern hat nach den Gerichtsakten Erwachsene (Geistliche, Lehrer) oft in Versuchung geführt und zu Sexualattentaten verleitet. Wieweit der primäre Hang zu Kindern die so veranlagten Menschen bei der Berufswahl mitbestimmt hat, ist nach der Tat kaum festzustellen. Daß der Sadismus eines Dippold schon in seiner Anfangstätigkeit als Lehrer bestand, geht aktenmäßig klar hervor. Wieweit in den fast autonom herrschenden Fürsorgehäusern Anstaltsleiter ihr Züchtigungsrecht auf Grund sadistischer Neigungen ausübten, zeigt RÜHLE in seinem schon oben angeführten Buche.

Bei praktischen Ärzten kann wohl kaum daran gedacht werden, daß sie aus sexueller Anlage heraus zu ihrem Beruf gekommen sind. Mag wohl auch hin und wieder bei jungen Medizin-Studierenden die erste Berufswahl mit Rücksicht auf freieren Verkehr gegenüber dem anderen Geschlecht eingestellt werden, so findet sich doch in späteren Jahren bei den meisten Ärzten eine gewisse Abstumpfung gegenüber sinnlichen Eindrücken, ja, bei Frauenärzten sogar öfters eine Abneigung gegen das weibliche Geschlecht.

Unter den Frauenberufen ist die Betonung bestimmter Geschlechtsneigungen sehr selten. So steht es fest, daß der Zustrom zum *Krankenpflegeberuf* gänzlich sexueller Gründe entbehrt, auch ist der Besuch der Hochschulen und das Zusammensein mit männlichen Kommilitonen sogar eine Möglichkeit, den unbewußt ersehnten Beruf der Hausfrau zu finden, aber perverse Anschauungen machen sich bei der Berufswahl der Frau weniger geltend. Unter Lehrerinnen und Pflegerinnen sowie bei den an künstlerischem Feinempfinden einen gewissen Überschuß besitzenden Kunstgewerblerinnen gibt es vielleicht eine Anzahl gleichgeschlechtlich Gesinnter, die in schwärmerischer Liebe für ihre Zöglinge und Pfleglinge aufgehen, bei denen aber die Erziehung das Überschreiten erlaubter Grenzen verhindert.

Der Zweck dieser Zusammenstellung soll sein, Ärzte, Lehrer, Geistliche und Gewerbebeamte auf die mannigfachen Konflikte hinzuweisen, welche durch Miteinbeziehung geschlechtlicher Faktoren bei der Berufswahl entstehen können. Bei jeder Berufsberatung ist es dringend notwendig, auch die Begründung des vom Arbeitsuchenden gewünschten Berufes nach dieser Hinsicht zu prüfen und dementsprechend die Beratung vorzunehmen.

Als Abwehr gegen eine falsche Einstellung ist die staatliche Maßregel gegeben. Diese hat auf die frühzeitige Eingehung der Ehe zu zielen. Beratungsämter für eheliche Gemeinschaft (Volkskraftbund), Frühehekasse (Jüdischer Frauenbund), kommunale Heiratsämter (EDMUND FISCHER) sind zur Assanierung der Ehe vorgeschlagen worden. Vor allem aber gehört eine wirtschaftliche Sicherstellung der heiratsfähigen Arbeiter, Angestellten und Beamten in angemessener Höhe dazu, um Anormalitäten und Ehehindernisse aus dem Wege zu räumen. Nicht abgelebte und ausgelebte Menschen, sondern jugendkräftiges, zeugungsfrohes Menschentum kann dem Staat den Nachwuchs geben, der gute Erbqualitäten und gesunde Nachkommenschaft gewährleistet.

Literatur.

Abhandlung aus dem Gebiete der Sexualforschung Bd. 1. 1918. — BITTMANN, Dr. KARL: Zum Kapitel Arbeiterschutz und Arbeiterwohlfahrt. Concordia 1911, Nr. 20. — BLUM, AGNES: Der Einfluß der gewerblichen Gifte auf den Organismus der Frau. Jena: Fischer 1920. — DITTRICH, PAUL: Forensische Psychiatrie. Bd. II. Wien 1910. — GROTJAHN, A.: Der Geburtenrückgang im Lichte der sozialen Eugenik. Zeitschr. f. Sexualwiss. Bd. 1, H. 4. Juli 1914. — GROTJAHN, A.: Geburtenrückgang und Geburtenregelung. Berlin 1914. — GRASSL: Das zeitliche Geburtsoptimum. Soz. Med. u. Hyg., Hamburg, Jg. 1907. — GÖHRE: Drei Monate Fabrikarbeiter und Handwerksbursche. Leipzig 1891. — GREGOR u. VOIGTLÄNDER: Die Verwahrlosung. Berlin 1918. — HABERDA: Vierteljahrsschr. f. gerichtl. Med. Suppl. 184. — HABERDA: in Schmittmanns Handb. d. gerichtl. Med. Bd. I, S. 171 ff. — HELLPACH: Die geistigen Epidemien. Bd. 11 der Sammlung: Die Gesellschaft, Frankfurt a. M. 1907. — HIRSCHFELD, MAGNUS: Jahrb. f. sexuelle Zwischenstufen. — HIRSCHFELD, MAGNUS: Psychologischer Fragebogen. Berlin 1915. — HIRSCH, MAX: Leitfaden der Berufskrankheiten der Frau. Stuttgart 1919. — HURWICZ: Arch. f. Kriminalanthropol. Bd. 65. — KOELSCH: Alkoholminderung und Arbeiterschaft im Kriege. Berlin: Julius Springer 1923. — KRONFELD, ARTHUR: im Handb. d. Psychiatrie von Aschaffenburg, Tl. VII. 1923. — KÜHNER: Der Arzt vor Gericht. Dtsch. med. Zeitung 1902. — MAMLOCK, G.: Assanierung der Ehe. Verhandl. d. Berlin. Ges. f. Gesundheitspfl. 1921, Nr. 3. — MAC CORD u. MINSTER: Die schwangere Frau in der Industrie. Journ. of industr. hyg. Bd. 3, S. 2. 1921. — OPPENHEIMER u. NEUGEBAUR: Wo infizieren sich die Arbeiter geschlechtlich und wie verteilen sich deren Erkrankungen auf die einzelnen Berufsklassen? Ref. Amtsarzt 1912, S. 112. — SCHWARZ: Eignung der Frau zu gewerblichen Berufsarten. Öffentl. Gesundheitspfl. 1921, H. 12. — SCHWEISSHEIMER: Die Entwicklung der Frauenarbeit in Deutschland und ihre sozialhyg. Auswirkung. Soz. Praxis 1920, S. 1148. — SIEWERTS: Aus der Werkstätte eines großstädtischen Pflegeamtes. Die Frau 1921, S. 144. — WINKLER, A.: Einfluß der Berufstätigkeit auf die Lebensdauer. Fortschr. d. Med. 1922, Nr. 9. — WULFFEN, E.: Kriminalpädagogie. Leipzig 1915. — WULFFEN, E.: Der Sexualverbrecher. Leipzig. — WULFFEN, E.: Die Frau als Verbrecherin. Leipzig 1923.

Allgemeine hygienische Gesichtspunkte bei der Anlage von Fabrikbauten.

Von

Bruno Heymann

Berlin.

Ist man bei der Planung einer neuen Fabrikanlage noch nicht an eine bestimmte *Örtlichkeit* gebunden, so sollte man bei ihrer Auswahl neben den wirtschaftlichen Fragen der vorteilhaftesten Rohstoff- und Kraftversorgung, der günstigsten Transportwege und Absatzaussichten usw. auch einigen *allgemein hygienischen Gesichtspunkten,* wie den klimatischen Verhältnissen und anderen, besonders für Arbeitersiedelungen bedeutsamen Vorbedingungen die gebührende Aufmerksamkeit zuwenden.

Wird die neue Betriebsstätte an einem schon bebauten Orte geplant, so ist, namentlich bei städtischer Umgebung, vor allem auf etwaige *Belästigungen der Nachbarschaft* durch den Betrieb ernsteste Rücksicht zu nehmen (Beachtung der vorherrschenden Windrichtung). Viele Orte haben durch Statute Zonen festgelegt, in denen die Ansiedelung von Fabrikbetrieben überhaupt ausgeschlossen ist. Aber auch in den freigegebenen oder von der Industrie bevorzugten Stadtteilen muß man zur Verhütung späterer Schwierigkeiten mit großer Vorsicht zu Werke gehen; sehr strengen Bestimmungen sind nach § 16 der Reichsgewerbeordnung eine Reihe von Betrieben unterworfen, von denen eine besonders starke Belästigung oder Gefährdung der Anwohner zu befürchten ist. Jedenfalls empfiehlt es sich, von vornherein eine ortskundige, sachverständige Persönlichkeit zu Rate zu ziehen und frühzeitig mit der Gewerbeaufsichtsbehörde und der Ortspolizei Fühlung zu nehmen.

Im übrigen kommen bei der Auswahl des Bauplatzes noch folgende Gesichtspunkte in Betracht:

Das Grundstück soll so groß sein, daß die Betriebsanlagen in der von der Hygiene erforderten *Weiträumigkeit* ausgeführt und etwaige spätere Erweiterungen nach den gleichen Grundsätzen fortgeführt werden können. Noch nicht benötigtes Gelände kann in Gestalt von Gartenanlagen, Spiel- und Sportplätzen, Laubenkolonien u. dgl. für Arbeiter und Angestellte in überaus willkommener Weise nutzbar gemacht werden und — außer zahlreichen anderen hygienischen Vorteilen — der Betriebsstätte und ihrer Umgebung an Stelle der sprichwörtlich trostlosen Öde großindustrieller Anlagen einen wohltuenden ästhetischen Charakter von nicht zu unterschätzender psychologischer Wirkung auf die Belegschaft verleihen. — Es ist ferner vorteilhaft, wenn die Form des Grundstücks keine schlecht ausnutzbaren Ecken bietet, die leicht zu Ablagerungsstätten für allerhand Abfallstoffe werden und einer unter Umständen höchst bedenklichen Verunreinigung der Luft, des Bodens und des Grundwassers Vorschub leisten können.

Von erheblicher hygienischer Bedeutung ist der Stand des unter dem Baugelände befindlichen *Grundwassers.* Ragt dasselbe dauernd oder zeitweilig bis nahe an die Oberfläche, so besteht die Gefahr, daß die Fundamente der Fabrikgebäude durchfeuchtet werden und die in den Mauern aufsteigende Flüssigkeit zu lästiger und gesundheitsschädlicher Erhöhung der Luftfeuchtigkeit in den Arbeitsräumen Anlaß gibt und übelriechende und technisch bedenkliche Schimmelpilz- und Hausschwammwucherungen im Balken- und Mauerwerk begünstigt.

In solchem Gelände ist eine sorgfältige Abdichtung der Grundmauern erforderlich. — Ein weiterer Nachteil hohen Grundwasserstandes besteht darin, daß durch ihn die Dämpfung der starken und andauernden Bodenerschütterungen, welche durch den Gang mächtiger Maschinen hervorgerufen werden, außerordentlich erschwert werden kann. — Im allgemeinen gilt ein Grundwasserstand von mindestens 4—6 m unter der Oberfläche als erwünscht. Jedenfalls sind möglichst lange fortgeführte Beobachtungen über die Schwankungen des Grundwassers unerläßlich. Die Kenntnis dieser Bewegungen kann aber noch eine weitere große Bedeutung gewinnen, nämlich für die Wasserversorgung der neuen Betriebsstätte.

Die *Wasserversorgung* spielt, wie bei allen menschlichen Siedelungen, auch hier eine lebenswichtige Rolle. In den meisten Fällen wird man Anschluß an ein öffentliches Trinkwasserwerk suchen. Ist dies nicht möglich oder aus wirtschaftlichen Gründen unerwünscht, so muß die Errichtung einer werkeigenen Wasserversorgungsanlage ins Auge gefaßt werden. Hat man die Auswahl zwischen Oberflächenwasser (Bach-, Fluß- oder Seewasser) und Grundwasser (Quellwasser), so wird man unbedingt letzteres vorziehen, wenn das Wasser nicht nur Betriebszwecken, sondern auch zum Trinken, Waschen usw. dienen soll. Wasser, das lediglich für betriebstechnische Zwecke (z. B. zum Kühlen bei Wärmekraftanlagen oder in der Fabrikation) Verwendung findet, kann auch Oberflächenwasser entnommen werden. Doch werden dann besondere Entnahmewerke unter Umständen mit weitläufigen und kostspieligen Reinigungs- und anderen Anlagen nötig. Auch ist die Trennung in ein Trink- und Betriebswasserrohrnetz mit gesonderten Zapfstellen wegen der Gefahr der Verwechslung und Verwendung des Betriebswassers für Trinkzwecke hygienisch bedenklich. Unter allen Umständen sind bei Planung der Wasserversorgungsanlagen behufs Ausführung der erforderlichen hydrologischen, chemischen und bakteriologischen Voruntersuchungen und zur Ratserteilung unter Berücksichtigung aller Betriebserfordernisse maßgebliche Sachverständige (z. B. die Staatliche Landesanstalt für Wasser-, Boden- und Lufthygiene, Berlin-Dahlem) zuzuziehen.

Noch schwieriger als die Anlagen zu einer hygienisch einwandfreien, ausreichenden und wirtschaftlichen Beschaffung des für den Betrieb erforderlichen Wassers gestaltet sich sehr oft die Frage nach der Beseitigung der die Betriebsstätte wieder verlassenden *Abwässer* einschließlich der Abwässer aus Wirtschafts-, Wasch- und Baderäumen, Aborten, Ställen usw. und der Niederschläge (Regen, Schnee, Hagel). In kanalisierten Städten liegt es am nächsten, die Abwässer insgesamt dem allgemeinen Kanalnetz zuzuführen. Allein diesem bequemen Verfahren stellen sich oft die größten Bedenken entgegen: Zunächst kann die Menge der Fabrikabwässer das Fassungsvermögen der öffentlichen Rohrleitungen übersteigen; vor allem aber wird in sehr vielen Fällen die chemische und physikalische Beschaffenheit der Fabrikabgänge eine Einleitung in die Straßenkanäle entweder unbedingt verbieten oder erst nach zweckentsprechender Vorbereitung zulassen, die vorher innerhalb des Fabrikbetriebs in besonderen Reinigungsanlagen, wenn möglich unter Verwertung einzelner Abfallstoffe, erfolgen muß. Gibt es kein allgemeines Kanalnetz oder ist seine Benutzung ausgeschlossen, so bleibt der Fabrik nichts anderes übrig, als ihre Abwässer in eigenen Leitungen einem geeigneten Recipienten, „Vorfluter“, zuzuführen. Als solcher kommt vor allem ein in der Nähe befindlicher Fluß in Betracht; es wird daher in vielen Fällen dringend geboten sein, bei der Auswahl des Fabrikgeländes Wert auf einen leichten Zugang zu einem Flußlaufe zu legen und sich gegebenenfalls das Ufer in der erforderlichen Ausdehnung durch Zukauf zu sichern. Die Reinigung muß anstreben, daß keinerlei gesundheitsgefährlichen oder fäulnisfähigen Stoffe mehr dem Vorfluter zugeführt werden und seine Benutzbarkeit für hauswirtschaftliche und industrielle, Schifferei- und Fischereizwecke sowie zum Baden nicht beeinträchtigt wird. Die Zuziehung von Sachverständigen ist auch hier unerläßlich.

Die *Fabrikgebäude* können die Form von mehrgeschossigen Hochbauten oder von einstöckigen Flachbauten haben. Ihre Auswahl ist von der Größe des Bauplatzes und von der Betriebsart abhängig. Die ersteren ermöglichen mit ihren oft zahlreichen Stockwerken auf den gleichen Fundamenten und unter demselben Dach die weitestgehende Ausnutzung der bebauten Grundstücksfläche, bieten aber in bezug auf die Befriedigung hygienischer Anforderungen, insbesondere in bezug auf die genügende Beleuchtung und Lüftung der Arbeitsräume, auf größtmögliche Feuersicherheit und Unfallverhütung, manchmal auch in bezug auf ein möglichst kraftsparendes Werkstattförderwesen größere Schwierigkeiten dar als die einstöckigen Oberlichtgebäude. In anderen Betrieben dagegen bietet die vertikale Fortbewegung des Fabrikats bei seinem Werdegang hygienische und technische Vorteile, z. B. in Mühlen, Malzfabriken, Spinnereien und Webereien. Andererseits nötigen manchmal die Fabrikationsbedingungen, namentlich die Größe der Erzeugnisse oder (in der chemischen Industrie) die Höhe der Reaktionskessel, zum hallenartigen Ausbau ebenerdiger Betriebsstätten und erschweren die Beleuchtung, Heizung, Lüftung, Entstaubung usw. der riesigen Räume oft in außerordentlichem Maße.

Die *Baumaterialien* sind nicht nur nach ihrer technischen Leistungsfähigkeit, der Festigkeit, Tragfähigkeit und Dauerhaftigkeit, auszuwählen, die sie den Bauelementen (Wänden, Stützen, Decken und Dach) verleihen, sondern auch nach ihrer wärmewirtschaftlichen Bedeutung (KORFF-PETERSEN) und ihren akustischen Eigenschaften (BERGER, F. WEISBACH).

Über die hygienischen Anforderungen an die genannten Gebäudeteile sowie an die *Fußböden, Treppenhäuser, Treppen* und *Türen* enthält die nachstehende Abhandlung FISCHERS eingehende Ausführungen. Übertrieben vielfältig sind oft die Ansprüche, welche an die Fußböden gestellt werden. Hier tut es not, vor allem die Erfüllung der für den jeweiligen Betrieb wesentlichsten Anforderungen unter Zurückstellung der minder bedeutsamen anzustreben und sich mit LEHMANNS vielerfahrenem Urteile zu bescheiden, daß „allen Anforderungen zugleich kein Boden entspricht“.

Eine der wichtigsten gesundheitlichen Aufgaben im Fabrikbau stellt die einwandfreie *Versorgung der Arbeitsräume und aller anderen Betriebsanlagen* einschließlich der im Freien belegenen Lagerplätze, Straßen und Wege *mit Licht* dar. Nach den „Leitsätzen für die Beleuchtung von Fabriken und anderen gewerblichen Arbeitsstätten“, welche die „Deutsche Beleuchtungstechnische Gesellschaft“ in Zusammenarbeit mit dem Reichsarbeitsministerium, dem Preußischen Ministerium für Handel und Gewerbe, dem Berliner Polizei-Präsidium, dem „Ausschuß für wirtschaftliche Fertigung“ und dem „Verbande Deutscher Elektrotechniker“ entworfen hat, soll die Beleuchtung:

1. den vorgeschriebenen Rücksichten auf *Gefahrlosigkeit, Gesundheit* und *Betriebssicherheit* entsprechen;
2. *hinreichend stark* sein;
3. *keine Blendung* hervorrufen;
4. *keine störenden Schlagschatten* geben, weder örtlich noch zeitlich *lästige Ungleichmäßigkeiten* zeigen und für *richtigen Lichteinfall* Sorge tragen.

Vom Tageslicht wird ein großer Teil dieser Bedingungen meist leicht erfüllt, nicht aber von den künstlichen Lichtquellen. Insbesondere sind die letzteren in hervorragendem Maße befähigt, *Feuer- oder Explosionsgefahren* heraufzubeschwören. Daß zu ihrer Verhütung sehr strenge bauliche und betriebstechnische Vorschriften erlassen und für Angestellte und Arbeiter genaue Verhaltungsmaßregeln ausgearbeitet sind, ist selbstverständlich; ebenso selbstverständlich leider aber auch, daß leichtfertige Unterschätzung der Gefahr oft genug die schwersten Katastrophen herbeiführt. Selbsttätige Warnungszeichen, Sicherungs-, Lösch- und Rettungsvorrichtungen sind daher in immer größerer Vervollkommnung und Verbreitung dringend anzustreben.

Unmittelbare *Gesundheitsstörungen* können von den Lichtquellen dadurch ausgehen, daß sie entweder *große Wärme* durch Leitung oder Strahlung abgeben, besonders wenn sie dabei den Kopf des Arbeitenden treffen, oder daß sie viel *Wasserdampf, übelriechende oder giftige Verbrennungsgase* entwickeln oder *stark rußen.* Die Vermeidung solcher Mißstände ist verhältnismäßig leicht und wird an anderen Stellen dieses Handbuches ausführlich behandelt.

Über die unter verschiedenen Arbeitsbedingungen und für die verschiedenen Arbeitsleistungen erforderliche Beleuchtungsstärke herrscht unter den Hygienikern noch keine volle Übereinstimmung. Die Schwierigkeiten der Verständigung liegen teils in der Verschiedenheit der Inanspruchnahme der Augen in den einzelnen Berufen, teils in der Schwierigkeit und Unzulänglichkeit der Prüfungsmethoden. Immerhin dürften nachstehende Forderungen, welche die „Deutsche Beleuchtungstechnische Gesellschaft" in ihren „Leitsätzen" aufgestellt hat, als Mindestwerte allgemeine Zustimmung finden:

	Als mittlere	Als kleinste
	Beleuchtungsstärke	
	erwünscht	mindestens verlangt
I. Verkehrsbeleuchtung:		
1. Auf Fahrwegen, Durchfahrten, Höfen	0,5— 2 Lux	0,2 Lux
2. In Nebengängen, Nebenräumen, Lagerräumen	2— 5 „	0,6 „
3. An Ein-, Aus- und Hauptgängen, auf Treppen, in Werkstätten	5— 15 „	2 „
II. Arbeitsbeleuchtung:		
1. Für grobe Arbeit (Walzwerke, Schmiede, Grobmontage usw.)	15— 30 „	10 „
2. Für mittlere Arbeit (Schlosserei, Dreherei, Montage, Kernmacherei, Tischlerei, Klempnerei, Spinnerei [weißes Garn] usw.)	40— 60 „	20 „
3. Für feine Arbeit (Feinmechanik, Weberei [helle Stoffe], Bureauarbeit usw.)	60— 90 „	30 „
4. Für feinste Arbeit (Uhrmacher- und Graveurarbeit, Setzerei, Weißnähen, Zeichnen usw.)	90—250 „	50 „

Bei Messungen der Verkehrsbeleuchtung auf der Horizontalebene 1 m über dem Fußboden, der Arbeitsbeleuchtung ebenso oder auf der Arbeitsfläche.

Um diese Beleuchtungsstärken, welche hinter den Forderungen des amerikanischen Code of Lighting zum Teil erheblich zurückbleiben, mit Tageslicht zu erreichen, muß der betreffende Arbeitsplatz eine gewisse Menge direktes Himmelslicht erhalten; Arbeitsplätze, von denen aus der Himmel gar nicht oder nur ein sehr kleiner Ausschnitt sichtbar ist, sind unbrauchbar. Auf Grund zahlreicher dahin gerichteter Messungen sind für die Größe und Anordnung der Fenster und für die Raumtiefe in seitlich belichteten Arbeitsräumen Normen, welche eine ausreichende Beleuchtungsstärke gewährleisten, in der nachstehenden Abhandlung FISCHERS eingehend besprochen worden.

Die künstliche Beleuchtung erreicht im allgemeinen nicht die Stärke, die eine gute Tagesbeleuchtung liefert (500 Lux und mehr). Doch wird dieser Mangel durch den Umstand gemildert, daß das Erkennungsvermögen nicht proportional der Beleuchtungsstärke wächst, sondern nur bei schwacher Beleuchtung schnell, bei wachsender Beleuchtungsstärke aber immer langsamer zunimmt, so daß jenseits von 250 Lux der Zuwachs nur noch ganz gering wird.

Das Erkennungsvermögen ist ferner, wie die „Leitsätze“ mit Recht hervorheben, vom Kontrast (z. B. Schwarz auf Weiß wie beim Schreiben und Lesen) und von der ins Auge gelangenden Lichtmenge, also vom Reflexionsvermögen des Arbeitsstoffes abhängig. Dunkle Stoffe, die wesentlich weniger reflektieren als helle, erfordern also bei der Bearbeitung eine viel stärkere Beleuchtung als helle.

Ist die Beleuchtung unzureichend, so wird die Arbeit unter abnorm gesteigerter Annäherung des Auges ausgeführt, ein Vorgang, der nur durch erhöhte Anstrengung der Augenmuskeln möglich ist, die Entstehung von Kurzsichtigkeit begünstigt, oft sehr störende Doppelbilder verursacht, Kopfschmerzen auslöst und zu vorschneller und schwerer Ermüdung führt. Auch zwingt die starke Annäherung des Auges an die Arbeit häufig zu stark gebeugter Haltung, welche die Atmung beeinträchtigt und die Entwicklung von Lungenerkrankungen, insbesondere der Lungentuberkulose, begünstigt. Sucht man die Beleuchtung durch Annäherung der Lichtquelle an die Arbeit zu bessern, so tritt zu den genannten Übelständen noch die lästige und schädliche Erwärmung hinzu, welcher alsdann der Kopf des Arbeitenden ausgesetzt ist. — Unzureichende Beleuchtung erhöht ferner die Unfallgefahr, und schließlich verdient auch die unbestreitbare Tatsache Beachtung, daß lichtdurchflutete Räume Arbeitsfreudigkeit und Sinn für Ordnung und Sauberkeit in viel höherem Maße anregen und aufrechterhalten als düstere.

Blendung tritt ein, wenn zu starkes Licht ins Auge fällt, und zwar um so heftiger, je näher die Lichtquelle dem Auge liegt und je mehr sie in der für die Arbeit in Betracht kommenden Blickrichtung liegt. Die Blendung beeinträchtigt das Erkennungsvermögen, führt bei sehr starker oder häufiger Einwirkung zu erheblicher Abnahme der Sehschärfe, zu Entzündungen der Augenbindehaut, Lichtscheu und Kopfschmerzen und ist ein häufiger Anlaß zu Unfällen. Zur Verhütung der Blendung dient Abschirmung mit lichtundurchlässigen Schirmen oder Umgeben mit lichtstreuenden Glocken, Hüllen u. dgl. sowie höhere Anbringung der Lichtquellen.

Schlagschatten können sehr große Arbeitserschwerungen und Gefahren herbeiführen, wenn sie auf Treppen, Fußbodenstufen, Ventile, Handgriffe usw. fallen, und müssen durch geeignete und richtig angeordnete Lichtquellen vermieden werden. Dasselbe gilt von *Ungleichmäßigkeiten* der Beleuchtung und von dem *Lichteinfall nicht von der richtigen Seite her*, so daß entweder eine störende Beschattung oder Bespiegelung der Arbeitsfläche statthat oder ein Schatten oder Reflex, der die Arbeit erleichtert, nicht oder nicht hinreichend auftritt.

Die für die *Lüftungs-, Heiz- und Kühleinrichtungen* maßgebenden physiologischen und pathologischen Grundlagen sind von Spitta (Bd. II, S. 397 ff. und Bd. V) ausführlich dargelegt und die hieraus resultierenden technischen Aufgaben, ebenso wie die Entstaubungsanlagen von Fischer in nachstehendem Artikel in allen Einzelheiten behandelt.

Zur Erholung in den Arbeitspausen und zur Einnahme von Mahlzeiten sollen *Speiseräume* vorhanden sein, die in ihrer Anlage und Ausstattung einen wohltuenden Eindruck machen und zum Aufenthalte einladen sollen. Es empfiehlt sich — nicht nur für die mit Giften arbeitenden Betriebe —, daß der Weg zu den Speiseräumen durch Waschräume hindurchführt und den Arbeiter an die Reinigung der Hände vor der Mahlzeit gemahnt.

Besondere *Waschräume* dürfen in keinem größeren Betriebe fehlen. Zum Waschen sollen nicht große Tröge, die zur gleichzeitigen Benutzung von mehreren Personen berechnet sind, sondern Einzelbecken (Kippbecken) dienen, die mit fließendem, womöglich kaltem und warmem Wasser gespeist werden.

In sehr vielen Betrieben ist nach Beendigung der Arbeit eine Reinigung des ganzen Körpers wünschenswert. Hierzu dienen meist *Brausebäder*, die verhältnismäßig geringe Einrichtungs- und Unterhaltungskosten verursachen und die schnellste Abfertigung der Badenden ermöglichen. In manchen Werken stehen auch Wannenbäder, in einzelnen sogar Bassinbäder zur Verfügung.

Nachahmung verdient das Vorgehen einiger größerer Betriebsleitungen, die „Stillstuben" eingerichtet haben, d. h. besondere Räume zur Unterbringung von Säuglingen in der Fabrik beschäftigter Mütter, welche sich eine halbe Stunde lang ohne Lohnabzug ihrem Kinde widmen dürfen, während in der Zwischenzeit sachverständiges Personal für die Wartung der Säuglinge sorgt.

Sehr empfehlenswert ist ferner auch die Anlegung eines den jeweiligen Betriebsbedingungen angepaßten hygienischen *Museums*, das, gegebenenfalls unter Zuhilfenahme von Vorträgen, Filmvorführungen und Radiodarbietungen, der gesamten Belegschaft nicht nur auf gewerbehygienischem, sondern auch auf allgemein-hygienischem Gebiete die wertvollste Belehrung und Anregung gewähren kann.

Literatur.

KOELSCH: Gewerbehygiene, in Weyls Handb. d. Hyg. 2. Aufl. 1914. — ROTH: Hygiene der Gewerbebetriebe und gewerblichen Arbeiten, in Abels Handb. d. prakt. Hyg. Bd. II. Jena 1913. — LEHMANN: Arbeits- und Gewerbehygiene. Handb. d. Hyg. von GRUBR, RUBNER u. FICKEF. Bd. IV, 2. Abt. Leipzig 1919. — FLÜGGE: Grundriß der Hygiene. 9. Aufl. Leipzig 1921. — DUBBEL: Taschenbuch für den Fabrikbetrieb. Berlin 1923. — KORFF-PETERSEN: Zeitschr. f. Hyg. u. Inf. K. 89. — WEISBACH: Bauakustik. Berlin 1913.

Hygiene des Fabrikbaues, der Beleuchtung, Lüftung und Heizung; Krankheits- und Unfallverhütung; Unfallhäufigkeit (Statistik).

Von

R. FISCHER

Potsdam.

Mit 1 Abbildung.

Allgemeines.

Die Maßnahmen zur Krankheits- und Unfallverhütung im gewerblichen Betriebe haben bereits beim Fabrikbau einzusetzen. Seine hygienisch und unfalltechnisch einwandfreie Ausführung bietet die Gewähr dafür, daß für den technischen Arbeiterschutz von vornherein eine Grundlage und Verhältnisse geschaffen werden, wie sie durch nachträgliche Ausbauten und sonstige Änderungen an bestehenden Gebäuden nicht oder doch nur unter Überwindung großer Schwierigkeiten zu erreichen sind. Auf- und Ausbau sind abhängig von Art und Umfang der in den Fabrikgebäuden unterzubringenden Betriebe oder Betriebsabteilungen. Dementsprechend wird die bauliche Ausführung den Betriebseigentümlichkeiten weitmöglichst anzupassen, d. h. so durchzuführen sein, daß nicht nur den rein technischen Anforderungen der unterzubringenden Betriebe, sondern zugleich auch den hygienischen und unfalltechnischen Erfordernissen, die an sie in Erfüllung gesetzlicher Vorschriften oder erfahrungsgemäß zu stellen sind, genügt wird. Schon die Aufstellung eines allen solchen Anforderungen gerecht werdenden

Bauentwurfes ist daher meist nicht einfach, weil dazu Kenntnisse gehören, die über das rein betriebstechnische Wissen hinausgehen. Sie wird daher am zweckmäßigsten von vornherein unter Beratung anerkannt sachverständiger Personen, insbesondere des Gewerbeaufsichtsbeamten (§ 139b RGO.) und des technischen Aufsichtsbeamten der Berufsgenossenschaft (§ 875 RVO.) erfolgen.

Bei Gebäuden, die zum Zweck einer bestimmten Fabrikation erbaut werden, lassen sich alle Anforderungen von vornherein zweckentsprechend bestimmen und uneingeschränkt durchführen; bei bestehenden Gebäuden, die nachträglich für eine bestimmte Fabrikation eingerichtet werden sollen, müssen sich die Anforderungen nach gegebenen Verhältnissen (Gebäudegrundriß, Raumhöhen usw.) richten und sind daher oft in ihrer Durchführung beschränkt; bei Gebäuden, die zwecks Aufnahme mehrerer der Art nach unbekannter Betriebe errichtet werden, läßt sich wohl die Notwendigkeit gewisser allgemeiner Anforderungen erkennen und durchführen (Beleuchtung, Lüftung, bauliche Feuersicherheit, Entwässerung usw.), während die an die Betriebe im einzelnen zu stellenden Sonderanforderungen naturgemäß der nachträglichen Durchführung vorbehalten bleiben müssen. Hieraus ergibt sich, daß hygienische und unfalltechnische Maßnahmen am leichtesten und wirksamsten durchzuführen sind, wenn dies von Anfang an in enger organischer Verbindung mit der jeweiligen betriebstechnischen Einrichtung geschehen kann. Dementsprechend verlangt die ungeheure Vielgestaltigkeit der Betriebs- und Arbeitstechnik auch überaus viele in Form und Wirkung sich unterscheidende Schutzmittel. Wenn sich dabei auch im Laufe der Zeit auf Grund wissenschaftlicher Untersuchungen und im Betriebe gewonnener Erfahrungen gewisse Grundsätze für ihre technische Gestaltung und die Art ihrer Anwendung haben finden lassen, so wird doch immer nur von Fall zu Fall geprüft und entschieden werden können, wie die als notwendig erkannte Schutzmaßnahme technisch gestaltet sein muß, um im Einzelfalle wirksam zu sein. Die Ausführung wesentlicher Schutzeinrichtungen (z. B. mechanisch betriebener Absaugeanlagen) soll daher nur besonders erfahrenen Spezialfirmen übertragen werden.

Das Gebiet des technischen Arbeiterschutzes ist derart umfangreich, daß es unmöglich ist, es auf beschränktem Raume erschöpfend zu behandeln. Der Zweck dieser Abhandlung kann daher nur sein, dieses Gebiet in seinen Grundzügen unter Heranziehung gewisser Beispiele oder unter Hinweisen auf wichtige Schutzvorschriften skizzenhaft darzustellen.

Wirksamkeit und Erfolge des technischen Arbeiterschutzes, dessen Durchführung durch die bereits genannten staatlichen und berufsgenossenschaftlichen Organe überwacht wird, sollen zahlenmäßig nachweisbar sein. Wie weit dies durch eine zweckentsprechende Statistik gelingen kann, soll ebenfalls kurz erörtert werden.

Der Fabrikbau.

a) Das Fabrikgrundstück.

Vor der Errichtung eines Fabrikgebäudes bedarf das dafür in Aussicht genommene Fabrikgrundstück hinsichtlich Lage und Beschaffenheit einer eingehenden Untersuchung. Es sind zu prüfen:

I. Die Örtlichkeit der Betriebsstätte, ihre Lage zur Umgebung, ihre Entfernung von bewohnten oder sonstwie beachtlichen Gebäuden und von Verkehrswegen, sowie ihr Einfluß auf Umgebung und Anwohnerschaft. Die Betriebsstätte muß so gewählt sein, daß der Betrieb in dieser Hinsicht keine wesentlichen Nachteile und Gefahren mit sich bringt und auch solche selbst nicht zu erwarten hat. Dementsprechend unterliegt der im allgemeinen überall zulässige Gewerbebetrieb unter Umständen einer Reihe von gesetzlichen Beschränkungen (z. B. §§ 16ff.,

§ 27 RGO. u. a.). Sodann sind zu beachten Überschwemmungsgefahr durch über die Ufer tretende Gewässer u. dgl., die Entwässerungsmöglichkeit (Anschluß an die Kanalisation, an Vorfluter, Rieselgelände u. dgl.), die Gebrauchs- und Trinkwasserversorgung, die Beseitigung fabrikatorisch nicht verwertbarer Abgänge.

II. Der Baugrund im Hinblick auf Stabilität (die Möglichkeit von Bodenveränderungen — Senkungen durch Bergbau, Salinen usw. —, moorigen Untergrund, Schwemmsand u. dgl.); Bodenverunreinigungen (sumpfiger, mit Krankheitskeimen durchsetzter oder gefährliche Abgangsstoffe — Sprengstoff u. dgl. — enthaltender Baugrund); die Möglichkeit der Übertragung von Erschütterungen in nähere Umgebung und in die Ferne.

III. Die Größe und besondere Geeignetheit des Grundstücks — Raumbedürfnis — im Hinblick auf notwendig werdende Betriebsveränderungen, Erweiterungen, den An- und Abtransport der Rohstoffe und der Erzeugnisse über die Fabrikhöfe mit den verschiedenen Verkehrsmitteln sowie die Wohlfahrtseinrichtungen[1]). Demgemäß zweckentsprechende, genügend breite, geebnete, gut befestigte, leicht zu entwässernde und zu reinigende Fabrikstraßen, Gleisanlagen mit Unterführungen zur Ablenkung des Verkehrs über die Schienen, Hängebahnen; zweckentsprechender *Lagerbetrieb*, gebotenenfalles unter Benutzung geeigneter maschineller Einrichtungen mit weitestgehender Ausschaltung der Handarbeit (Silos, Elevatoren, Transportbänder und -schnecken, Aufzüge, Krane, pneumatische Sauganlagen u. dgl.).

IV. Die Umgebung des Fabrikgrundstückes hinsichtlich ihrer Einwirkungsmöglichkeiten auf die zu erbauende Fabrik und den darin aufzunehmenden Betrieb (Erschütterungen, Fabrikabgänge, Abwässer, Lärm, Gerüche, Feuers- und Explosionsgefahren).

b) Das Fabrikgebäude.

Die technische Ausführung des Fabrikgebäudes — Auf- und Ausbau — sind abhängig von der Art der zu betreibenden Fabrikation. Sie bedingt die Errichtung von Einzelgebäuden für die einzelnen Arbeitsvorgänge, eines Gesamtgebäudes zur Aufnahme aller Arbeitseinrichtungen (Fabrikhalle) oder eines Gesamtgebäudes mit Unterbringung der Arbeitsarten in getrennten Räumen. In erster Linie sind die oft schwierigen statischen Aufgaben sicher zu meistern, damit Unfälle durch Einsturz von Gebäuden oder Gebäudeteilen beim Bau oder während des Betriebes vermieden werden.

Die Ausführung der einzelnen Gebäudeteile.

1. Fundamente. Ihre Stärke (Tragfähigkeit) ist rechnerisch mit Sicherheit zu ermitteln. Sie sind gebotenenfalls zu schützen gegen aufsteigendes Grundwasser (nicht unterkellerte Räume sind gegen Grundfeuchtigkeit zu isolieren), gegen nachteilige Erschütterungen durch geeignete Grundmauern, Luftgräben und Isolierungen.

2. Umfassungswände. Auswahl des Materials nach Art der Fabrikation, Holz, Mauerwerk, Beton. Sicherung der Stabilität durch sachgemäße Berechnungen der Wandstärken, ihrer Tragfähigkeit und Widerstandsfähigkeit gegenüber den Betriebseinflüssen. Schutz gegen Nässe, Kälte, Frost, Wärme; Schutz gegen Feuersgefahr (Brandmauer), Schutz gegen Explosionsgefahr durch besondere Bauarten und Einrichtungen. Vermeidung von einspringenden Ecken, Winkeln u. dgl. zur Bekämpfung der Staubgefahr.

---

[1]) Siehe S. 181.

3. Innenwände. Ausgestaltung je nach der Betriebsart, insbesondere Trocken- oder Naßbetrieb. Ebene, trockene Wandungen zwecks Vermeidung von Schmutz- und Staubablagerungen, Wandbeläge (Kacheln), Wandanstriche (Emaillefarben, Ölfarben, Isolierlacke); abwaschbare und abspritzbare Wände. *Heller* Anstrich der Wände (Sichtbarkeit von Schmutz- und Staubablagerungen, Beleuchtungsverbesserungen, Lichtersparnis).

4. Fußböden (obere Zwischendecken). Feststellung (Berechnung) der Tragfähigkeit unter Berücksichtigung der Betriebsart (Belastung durch Betriebseinrichtungen — Maschinen, Apparate usw. —, Rohstoffe, Fabrikate und Menschen). Je nach ihrer mechanischen Inanspruchnahme sind die Fußbodenbeläge aus Eisenplatten, Steinplatten, in Zement, Mörtel oder Asphalt verlegten Ziegeln, Klinkern, aus Holzpflaster, gut verlegten und vernagelten Dielen herzustellen, stets dicht zu fugen und bestens zu ebenen, keinerlei Widerstände bei der Arbeit, dem Transport und dem Verkehr bietend. Fußböden aus staubendem Material (Beton, Zement) sind mit nichtstaubenden Stoffen zu belegen oder zwecks Staubbindung nach sorgfältiger Reinigung und Trocknung zu firnissen oder mit einer Lösung mit kieselsaurem Natron von bestimmter Zusammensetzung (kolloider Kieselsäure) zu behandeln. Fußbodenbeläge aus Holzdielen, Linoleum, Steinholz und anderen weichen, fugenlosen Fabrikstampfböden vermindern die Ermüdung während des Stehens und beim Verkehr. Durch Ölen der Fußböden und Fußbodenbeläge werden Staubablagerungen wirksam gebunden. Ferner Reinigungsmöglichkeit der Fußböden durch Wasser. Bei Naßarbeit geneigte Fußböden mit Abflußeinrichtung (Gefälle), gebotenenfalls unter Ausscheidung fester Abgänge, bei Abfluß brennbarer Flüssigkeiten im Fußboden eingebaute Sammelbecken und hochgemauerte Türschwellen. Sicherung gegen von unten aufsteigende Hitze, Dämpfe, Dünste und Gase (Herstellung gasdichter Decken).

5. Decken (untere Zwischendeckenfläche). Die Forderungen unter 4 gelten z. T. auch hier. Ebene, glatte, hellgestrichene Flächen. Doppeldecken, Isolierflächen über Öfen und anderen Heizvorrichtungen (s. auch Feuerschutz S. 159).

6. Treppenhäuser und Treppen. Richtige Lage im Hinblick auf Fabrikation und Fabriksverkehr (Maschinen- und Materialtransport), richtige Verteilung bei mehreren Treppenhäusern, feuersicherer Abschluß gegen den Betrieb, feuersichere Türen zu den Betriebsräumen (unmittelbar in das Treppenhaus aufschlagende Türen sind zu vermeiden). Ausreichende natürliche Belichtung durch Fenster, *Entlüftung* (Rauchklappe an oberster Stelle zur Betätigung bei verqualmten Treppen). — Bemessung der Größe (Breite) der Treppenhäuser nach der Zahl der in den angeschlossenen Betrieben verkehrenden Personen. Richtige Wahl von Stufenhöhe und Stufenfläche. — *Notleitern* müssen treppenartig mit gegen Absturz gesicherten festen Zugangspodesten ausgebildet und so angeordnet sein, daß sie von aus den Fenstern schlagenden Flammen nicht getroffen werden.

Ähnlich den Treppenhäusern sind *Fahrstuhlschächte* baulich von den Fabrikationsräumen abzuschließen, worüber im Rahmen besonderer behördlicher Verordnungen Forderungen gestellt sind (s. S. 171).

7. Türen. Sie dienen nicht nur dem Durchgangsverkehr, sondern vor allem auch dem ungehinderten Rückzug der Arbeiter und dem Raumabschluß im Falle der Gefahr. Sie müssen sachgemäß und dicht aus widerstandsfähigem Material und gebotenenfalls feuersicher gebaut sein, auf leichten Druck nach außen aufschlagen, selbsttätig zufallen und dicht in die Falze einschlagen. Die Zahl der Türen und ihre Lage zueinander wird bestimmt durch die Betriebsgefahr; ebenso die Zahl der sie im Falle der Gefahr ersetzenden, an richtigen Stellen anzulegenden Notausgänge, die leicht erkennbar und erreichbar sein müssen.

8. Fenster. Ausreichende Fensterfläche (richtiges Verhältnis zur Bodenfläche) und Lüftungsfläche (öffenbare Fläche). Verstärkung des Lichteinfalls durch Hochführung der Fensterfläche bis zur Raumdecke. Kippbare Oberflügel, vom Fußboden aus öffen- und schließbar. Zugschutz durch Anbringung seitlicher Bleche. Die Fenster müssen dicht schließen und so gestaltet sein, daß die Arbeit durch das Öffnen nicht behindert wird. Für Fabriken hat man eine Reihe geeigneter Fensterarten erdacht. Sonnenschutz durch Läden, Jalousien, Vorhänge.

9. Das Fabrikdach. Seine Gestaltung ist abhängig von der Betriebsart oder dem Verwendungszweck des Bodengeschosses. Jedenfalls muß es regenundurchlässig sein. Dient das Dachgeschoß zur Arbeit oder zum sonstigen Aufenthalt (Speise-, Umkleide- und Waschräume), so ist die innere Dachfläche mit einem Belag zu versehen, zu verschalen, zu rohren und zu verputzen. Holz-, Papp-, Ziegel-, Zement- und Blechdächer (Wellblechdächer) sind je nachdem das Gegebene. Letztere bedürfen unter Umständen einer Isolierung gegen Hitze und Kälte. Ausbau des Daches zur Raumbelichtung (Scheddach), zur Raumentlüftung (Dachfenster, Dachreiter, Laternen, Dachaufsätze, Jalousielüfter, Klappdächer). Besondere leichte Dacharten (für Kesselhäuser, Sprengstoffabriken u. ä.). Eisenblech-(Wellblech-) Dächer sind der Zerstörung durch Feuerungsgase ausgesetzt. Das Pfannendach ist hygienisch vorteilhaft.

10. Das Kellergeschoß. Schutz gegen aufsteigende Nässe (s. Ziffer 1). Zu Arbeitszwecken ist es nur in Ausnahmefällen bei genügender Höhe, Helligkeit und Lüftbarkeit verwendbar. Durch den Einbau von Glasbausteinen, Drahtglaswänden u. ä. ist unter Umständen der erforderliche Helligkeitsgrad zu erreichen. Falls verwendbar, besonders zu Lagerzwecken, sind Verbindungen mit den Treppenhäusern unzulässig und besondere Zugänge vom Fabrikhofe aus nötig.

11. Arbeitsräume. Größe und Höhe richten sich nach dem Verwendungszweck. Letztere soll nicht unter 3 m liegen. Der natürlichen Entlüftung haben, abgesehen von den Fenstern, eingebaute, über Dach geführte Luftschächte, -kanäle oder -röhren zu dienen (s. auch Ziffer 9 und ferner Abschnitt Lüftung).

12. Lagerstätten (Gelasse, Räume, Gebäude). Sie haben sich in ihrer baulichen Ausführung nach Menge, Umfang und Eigenschaften der zu lagernden Stoffe zu richten. Die Anforderungen steigern sich mit dem Grade der Feuers- und Explosionsgefährlichkeit und sind in der Regel im Rahmen besonderer Verordnungen geregelt.

13. Sonstige bauliche Anlagen. Schornsteine dürfen erst nach Prüfung ihrer Standfestigkeit errichtet werden und sind mit eingemauerten Steigeisen zu versehen. — *Arbeitsbühnen, Galerien, Podeste* u. ä. müssen, ebenso wie die Arbeitszwecken dienenden Zwischendecken, auf ihre Tragfähigkeit geprüft und gegen Absturz der darauf Arbeitenden gesichert sowie mit gesicherten Zugängen versehen sein. — *Gruben, Kanäle* u. dgl. müssen undurchlässig und mit Reinigungs- und Lüftungsöffnungen angelegt sein (s. S. 173).

14. Aborte, Wasch- und Baderäume. Sie sind in der Nähe der Arbeitsräume, jedoch dicht abgetrennt von ihnen, nach den bereits dargelegten Gesichtspunkten anzulegen. Sie müssen insbesondere hell, mit wirksamer Entlüftung und sachgemäßer Entwässerung versehen sein (s. S. 22).

Unfallverhütung und Arbeiterschutz bei Hoch- und Tiefbauten sind in Anbetracht der hier bestehenden besonderen Gefahren ein Kapitel für sich. Ihrer Bekämpfung dienen neben einer Reihe von Polizeiverordnungen die Unfallverhütungsvorschriften der Deutschen Baugewerksgenossenschaften (s. S. 186), auf die verwiesen wird. Sie behandeln Zufahrten und Zugänge zur Baustelle, Bauzäune, Beleuchtung der Baustelle, Abbruchsarbeiten, Schutzdächer, Ausschachtungen, Gräben, Abträge, Baugruben u. dgl., Bollwerksarbeiten, Arbeiten in komprimierter Luft [Preßluft[1])], Kalkgruben und Vertiefungen, Gerüste, Überdiehandmauern, Fanggerüste, Leitern, Laufpritschen und Treppen, Abdecken von Balken-, Trägerlagen und Öffnungen, Aufzüge, Fahrstühle und Hebezeuge, Dacharbeiten, Arbeits- und Verhaltungsvorschriften für Arbeiter. Ferner Baubuden, Aborte, Staubverhütung, Schutz gegen die Witterung in Rohbauten, offene Koks- und Kohlenfeuer, Alkoholgenuß, Trinkwasser. Schließlich die Bekanntgabe der Unfallverhütungsvorschriften und die Aufsicht.

Ein Teil dieser Vorschriften ist sinngemäß anwendbar auf den *Schiffsbau*. Um den Gefahren des Einsturzes, des Zusammenbrechens und Absturzes zu begegnen, sind Arbeitsgerüste, Arbeitsbühnen, Treppen, Absperrungen, Überdeckungen, Brücken, Laufstege, Hängegerüste (für Anstreicher- und Reinigungsarbeiten) nur unter Verwendung genügend starken und gesunden Materials sachgemäß zu errichten oder zu verlegen[2]). Gleiche Anforderungen sind an die Beschaffenheit der Verbindungen, Bügel, Taue, Ketten, Drahtseile u. dgl. zwecks genügender Sicherheit zu stellen, wobei auf ein sicheres Knoten von Tauen usw. noch besonders zu achten ist. — Weiterhin sind Sicherungen gegen herabfallende Gegenstände, Absturz von Gerüsten, Bühnen, Treppen, Stegen, Planken usw., sowie durch Fußbodenöffnungen, Luken usw. durch Anbringung zweckmäßiger Geländer, Verdecke u. dgl. erforderlich. Durch Öl, Fett, Abnutzung, Rost oder sonstwie schlüpfrig oder glatt gewordene Verkehrswege, Treppen, Belagbohlen, Leitern usw. sind vor weiterer Ingebrauchnahme abzustumpfen, zu rauhen oder sonstwie unfallsicher zu gestalten. Alle Verkehrswege sind frei von Gegenständen zu halten, über die man stürzen kann oder durch die der ordnungsmäßige Verkehr auf ihnen, besonders auch im Falle der Gefahr, behindert wird.

Bei *Leitern* müssen Holme und Sprossen von genügender Stärke (bruchsicher) und so miteinander verbunden sein, daß sich ihr Verband bei der Benutzung nicht lösen kann; ledigliches Aufnageln der Sprossen ist unzulässig. Im übrigen sind sie gegen Abgleiten und Ausrutschen zu sichern. Besondere Transmissionsleitern mit Schutzvorrichtung verhindern, daß Personen mit der sich drehenden Welle in Berührung kommen.

Beleuchtung.

Arbeitsräume und Arbeitsplätze müssen ausreichend durch Tageslicht beleuchtet sein. Dies ist der Fall, wenn der Verkehr in den Arbeitsräumen einschließlich der Nebenanlagen und die Arbeit an den Arbeitsplätzen und Betriebseinrichtungen auf die Dauer ohne Beeinträchtigung der Sehkraft des Auges erfolgen kann. Sie ist zu befürchten sowohl bei ungenügender wie auch bei übermäßiger Beleuchtung. Durch Dunkelheit und Blendung werden aber auch Unfallgefahren hervorgerufen, deren Größe abhängig von der Art der Betriebseinrichtungen und der Arbeitsweise ist. Die im Verkehrsbereich der Arbeiter befindlichen Betriebseinrichtungen usw. müssen daher die richtig bemessene Lichtzufuhr erhalten, so daß sie in allen Teilen leicht ins Auge fallen. Das erforderliche Lichtmaß kann wissenschaftlich oder erfahrungsgemäß ermittelt werden. Dabei spielt naturgemäß auch das Arbeitserzeugnis eine ausschlaggebende Rolle, da es unter Umständen nur unter Lichtdämpfung oder Lichtverstärkung herstellbar ist. Deshalb ist es schwer, allgemeingültige Regeln für das zur Beleuchtung nötige Lichtmaß aufzustellen.

[1]) Reichsverordnung zum Schutze der Preßluftarbeiter vom 28. 6. 1920 (RGBl. Nr. 135).

[2]) S. auch Richtlinien für die Herstellung hängender Gerüste zu Ausbesserungsarbeiten an Brücken und Ingenieurhochbauten (Erl. d. Reichsverkehrsministers v. 30. 1. 1924, Reichs-Verkehrs-Blatt 1924, Nr. 5, S. 18).

Schon bei der Errichtung gewerblicher Anlagen ist darauf Bedacht zu nehmen, daß sie in ausreichender Weise mit Tageslicht versorgt werden, also einen hohen Tageslichtquotienten aufweisen (s. unten). Es ist zu beachten;

1. die Lage der Gebäude zueinander im Hinblick auf die Behinderung des Lichteintritts, also ein genügender Abstand der Gebäude voneinander;
2. die Einrichtung genügend breiter und tiefer Lichthöfe bei geschlossener Bebauung eines Grundstückes mit einem mehrstöckigen Fabrikbau, damit in die Hoffenster ein ausreichender Tageslichtstrom eindringen kann;
3. die Begrenzung in der Breite (Tiefe) der Arbeitsräume, damit auch die den Fenstern entgegengesetzt liegenden Raumteile — besonders in den unteren Stockwerken — noch genügend Tageslicht erhalten;
4. die Anlage der Zahl nach ausreichender, genügend breiter und hoch bis an die Decke heranzuführender Fenster zur Verstärkung des Lichteinfalls;
5. die Verbesserung der Tagesbeleuchtung durch Verwendung weißer, glasierter Ziegel (Platten) an den den Fenstern gegenüberliegenden Außenwänden oder durch hellen Anstrich derselben (Reflexion des Lichtes);
6. die Verbesserung der Tagesbeleuchtung durch ebenso hellgestaltete Innenwände und Decken;
7. die Verwendung besonderer Fenstergläser (Luxferprismen), vornehmlich auch zur Beleuchtung der vom Fenster abgekehrten Kellerräume.
8. die Schaffung von Oberlicht, das bei umfangreichen Fabrikhallen als *Scheddach* die verbreiteste Form gefunden hat und anderen Zuführungsarten von Tageslicht überlegen ist.

Bei Verwendung von Oberlicht sind Länge und Breite der Gebäude nicht beschränkt, soweit nicht andere Umstände (wie z. B. Feuers- und Explosionsgefahren) eine Begrenzung fordern. Es hat den weiteren Vorzug, daß es die Arbeitsplätze von oben trifft und die bei seitlichem Einfall des Tageslichts durch Fenster unvermeidliche Schattenbildung an von den Fenstern abliegenden Raumteilen fortfällt. Auch die oft anzutreffende vereinigte Ober- und Seitenlichtbeleuchtung weist hohe Tageslichtquotienten bei ausgiebigen Fensterflächen auf.

Unter dem Tageslichtquotienten versteht man das Verhältnis zwischen der Beleuchtungsstärke an einer Stelle innerhalb eines Raumes und der Beleuchtungsstärke, die gleichzeitig im Freien — ohne Einwirkung von Gebäuden, Bäumen usw. — beobachtet wird. Es ist also der Bruchteil der Tagesbeleuchtung, der zu der betreffenden Betriebsstelle gelangt, und liegt im Durchschnitt zwischen 10 und 0,1%. Der Tageslichtquotient ist in der Nähe der Fenster groß, im Innern des Raumes dagegen an dunkleren Stellen sehr klein. Seine Messung für die verschiedenen Stellen eines Raumes erfolgt wie die der künstlichen Beleuchtungsstärke, nur werden alle gefundenen Beleuchtungsstärken durch die jeweils vorhandene Außenbeleuchtung dividiert. Mit seiner Hilfe kann bestimmt werden, in welchem Maße die Tagesbeleuchtung durch künstliches Licht ergänzt werden muß. Räume mit einem Tageslichtquotienten unter 1% müssen an dunklen Wintertagen ständig beleuchtet werden, solche mit einem Tageslichtquotienten mit 0,1% bedürfen sogar an hellen Sommertagen der künstlichen Beleuchtung. Ein hoher Tageslichtquotient verkürzt die Arbeitszeit bei künstlicher Beleuchtung (Ersparnis an Lichtkosten).

Fabrikbauten, die nur von einer Längsseite Tageslicht erhalten, sind bei einer Geschoßhöhe von 3—4 m nicht breiter als 10 m anzulegen. Davon sind nur 6—8 m von der Fensterwand aus gerechnet als Arbeitsplätze benutzbar, während der übrige an die Innenwand grenzende Raumteil für den Verkehr, zum Aufstapeln von Arbeitsstoffen, Halbfabrikaten und zu anderen Zwecken benutzt wird, wozu eine geringere Beleuchtungsstärke genügt. Von den unmittelbar an den Fenstern gelegenen Arbeitsplätzen muß in solchen Fällen unmittelbares Sonnenlicht ferngehalten werden, was durch Verwendung von Läden, Jalousien oder Vorhängen, Anstrich der Fensterscheiben — jedoch auf Kosten der an und für sich schon beschränkten Beleuchtung der weiter im Innern gelegenen Arbeitsplätze — geschieht. Weit günstiger gestaltet sich daher die Beleuchtung von Fabrikbauten mit Fensterreihen an beiden Längsseiten, wodurch die in der Mitte der Arbeitsräume befindlichen Arbeitsplätze von zwei Seiten Tageslicht erhalten und nur an einer Fensterreihe das Sonnenlicht zu dämpfen ist. Die Gesamtbreite soll jedoch nicht über 20 m betragen, wobei die Raummitte als Verkehrsweg und Abstellplatz für Materialien u. dgl. dient. Werkbänke und Arbeitstische stellt man am besten quer zur Längsachse des Baues. Werkzeugmaschinen wird man hingegen in Richtung der Transmissionswellen aufstellen müssen; da sie nur von einer Seite bedient werden, braucht der Arbeiter nicht den Rücken dem Fenster zuzukehren und das Arbeitsstück in seinen Schatten zu bringen. Bei elektrischem Einzelantrieb und beim Betriebe anderer von Transmissionen unabhängiger Maschinen, Apparate usw. soll man von der ersterwähnten Regel nicht abweichen und Arbeitsplätze mit dem geeignetesten Tageslichtquotienten wählen. Dies wird in den Betrieben immer noch nicht genügend beachtet.

Da Ober- und Seitenlichtfenster in dem Maße an Lichtdurchlässigkeit einbüßen als sie verschmutzen, sind von vornherein Einrichtungen zu treffen, durch die Rauch-, Ruß- und Staubauslässe jeder Art innerhalb der Arbeitsräume vermieden werden (s. S. 142). Auch sind von vornherein Einrichtungen vorzusehen, mit deren Hilfe Fenster und Oberlichter bequem und ohne Unfallgefahr von äußeren Verunreinigungen (auch von Schneelasten im Winter) gesäubert werden können. Verschmutzte, der Lichtreflexion dienende Wandflächen sind abzuspritzen, helle Wandanstriche nach Entfernung (Abwaschen, Absaugen) des Schmutzes nötigenfalls zu erneuern, wozu Spritzapparate oft mit Vorteil zu verwenden sind.

Der *künstlichen Beleuchtung* ist als Ersatz der Tageslichtbeleuchtung, und an und für sich wesentlich hinter dieser zurückstehend, besondere Aufmerksamkeit zuzuwenden. Man unterscheidet Raumbeleuchtung und Arbeitsplatzbeleuchtung.

A. Raumbeleuchtung. Es wird die ganze Raumfläche beleuchtet, also auch die Teile des Raumes, wo nicht gearbeitet wird. Zu erstreben ist eine gleichmäßige Beleuchtung des ganzen Raumes, die sich der natürlichen Beleuchtung möglichst anpaßt. Es wird dann die örtliche oder Arbeitsplatzbeleuchtung oft fortfallen können und vielleicht nur ausnahmsweise nötig sein. — Die Beleuchtung ist direkt, wenn der Lichtstrom der Lampen ausschließlich oder vorwiegend in den unteren Raum geworfen wird, halb indirekt, wenn er vorwiegend in den oberen Raum, an Decken und Wände, ausgestrahlt wird und von hier auf die Arbeitsplätze fällt, und indirekt, wenn der ganze Lichtstrom in den oberen Raum geworfen wird und er die Arbeitsplätze erst nach Reflexion an Decke und Wänden erreicht. Welche dieser Beleuchtungsarten mit Erfolg anzuwenden ist, hängt von der Beschaffenheit des Raumes, der Betriebsart und Arbeitsweise, der Beleuchtungsstärke und Anordnung der Lichtquellen ab. Dabei ist besonders zu beachten:

a) Die zweckentsprechende Aufhängehöhe der Lichtquellen, wobei durch eine hohe Anordnung — unter der Raumdecke — die Beleuchtung gleichmäßiger und eine Blendung des Auges erschwert wird;

b) die zweckentsprechende Anordnung (Verteilung) der Lichtquellen;

c) die Schattenbildung, die einesteils störend wirken kann (bei feinmechanischen Arbeiten, beim Stanzen und Pressen, bei der Bearbeitung und Montage von Maschinen und ähnlichen Arbeiten), anderseits bei Arbeiten benötigt wird, bei denen infolge der Einfarbigkeit des Materials die Unterscheidung beim Sehen erst durch den Schatten ermöglicht wird (beim Nähen, Sticken, Weben, Gravieren, Feilenhauen u. dgl.);

d) die das Auge blendende Spiegelreflexion des Arbeitsstückes (beim Verarbeiten, Zuschneiden, Stanzen, Löten von Weißblech und polierten Blechen usw.), die u. a. auch durch lichtstreuende Umhüllungen der Lichtquellen vermeidbar ist.

Eingehendere Ausführungen zu diesen Punkten sind wegen des knappen Raumes nicht möglich. Sie erübrigen sich aber auch, weil die Beleuchtungsfrage von der Betriebstechnik abhängig ist, die so unendlich verschieden ist, daß für jeden Einzelfall gültige Regeln kaum gegeben werden können. Wichtig bleibt vor allem, daß die Beleuchtungsfrage *vor* der Ausführung einer Betriebsanlage stets eingehend geprüft und auch an Hand hygienischer und unfalltechnischer Grundsätze durchgeführt wird.

Die mittlere Beleuchtungsstärke — in einer Höhe von etwa 1 m über dem Fußboden — hat sich nach der Arbeitsart, dem Reflexionsvermögen des zu verarbeitenden Materials und nach der Feinheit der zu unterscheidenden Einzelheiten zu richten. Halbertsma[1]) gibt folgende Grundlage für die Wahl der mittleren Beleuchtungsstärke[2]) bei Allgemeinbeleuchtung:

1. Arbeiten, welche die höchsten Anforderungen an die Sehschärfe des Auges stellen (Gold- und Silberarbeiten, Uhrmachen, Diamantschleifen, Gravieren, Holzschneiden, feine Näh- und Stickarbeiten, feine Zeichenarbeiten u. dgl.), 100—150 Lux.
2. Feinarbeiten, die hohe Anforderungen an die Sehschärfe des Auges stellen (Weben feiner oder dunkler Stoffe, Nadelfabrikation, Feinmechanik, Setzerei, Glühlampenherstellung, Zeichnen), 70—100 Lux.
3. Arbeiten, bei denen alle Einzelheiten erkannt werden müssen (Werkzeugmaschinen, Schlosserei, Montage, Ankerwickeln, Drahtziehen, Stanzen, Bureau- und Schreibarbeiten, Schalttafeln, Maschinenhäuser, Laboratorien, Druckereien, Modellschreinereien, Webereien), 50—60 Lux.
4. Grobarbeiten (Schmiede, Schreinerei, Klempnerei, Walzwerke, Gießerei) 20—40 Lux.
5. Räume, in denen die Beleuchtung nur gelegentlich gebraucht wird (Lagerräume, Speicher), 10 Lux.

Die *Deutsche Beleuchtungstechnische Gesellschaft* fordert in ihren *Leitsätzen für die Beleuchtung von Fabriken und anderen gewerblichen Arbeitsstätten*[3]):

1. Die Beleuchtungsanlage muß den vorgeschriebenen Rücksichten auf Gefahrlosigkeit, Gesundheit und Betriebssicherheit entsprechen.
2. Die Beleuchtung soll hinreichend stark sein, und die kleinste Beleuchtungsstärke soll *mindestens* betragen:

als *Verkehrsbeleuchtung* auf Fahrwegen, Durchfahrten, Höfen, soweit sie dem Verkehr dienen, 0,2 Lux, in Nebengängen, Nebenräumen, Lagerräumen 0,6 Lux, an Ein- und Ausgängen, in Hauptgängen, auf Treppen, in Werkstätten 2 Lux, als *Arbeitsbeleuchtung* für grobe Arbeit, z. B. Walzwerke, Schmiede, Grobmontage usw. 10 Lux, für mittlere Arbeit, z. B. Schlosserei, Dreherei, Montage, Kernmacherei, Tischlerei, Klempnerei, Spinnerei (weißes Garn) usw. 20 Lux, für feine Arbeit, z. B. Feinmechanik, Weberei (helle Stoffe), Bureauarbeit usw. 30 Lux, für feinste Arbeit, z. B. Uhrmacher- und Graveurarbeit, Setzerei, Weißnähen, Zeichnen usw. 50 Lux.

---

[1]) Halbertsma: Fabrikbeleuchtung, ein Leitfaden der Arbeitsstättenbeleuchtung für Architekten, Fabrikanten, Gewerbehygieniker, Ingenieure und Installateure. München u. Berlin: R. Oldenbourg 1918.

[2]) Die Beleuchtungsstärke ist Lichtstrom : Fläche. Eine Fläche hat die Beleuchtungsstärke 1, wenn ein Lichtstrom von 1 Lumen auf 1 qm auftrifft. Diese Einheit ist das Lux, während das Lumen die Einheit des Lichtstromes (des Lichtes) ist.

[3]) S. auch Leitsätze für die Innenbeleuchtung der Gebäude, Zentralbl. f. Beleuchtung 1920, sowie Leitsätze für die Beleuchtung im Freien, Licht u. Lampe 1923, S. 207.

3. Die Beleuchtung darf keine Blendung hervorrufen.

4. Die Beleuchtung soll keine störenden Schlagschatten geben und weder örtlich noch zeitlich lästige Ungleichmäßigkeiten zeigen. Für gute Lichtverteilung und für richtigen Lichteinfall ist zu sorgen.

Die Leitsätze enthalten zudem noch Erläuterungen und praktische Winke, deren Beachtung empfohlen wird. Für jede größere Lichtanlage soll zunächst ein *Beleuchtungsprojekt* durch eine lichttechnisch erfahrene Stelle und dann erst die Leitungsanlage gemacht werden.

B. Arbeitsplatzbeleuchtung. Sie ist da erforderlich, wo die Raumbeleuchtung aus technischen oder wirtschaftlichen Gründen in der erforderlichen Stärke nicht durchführbar ist. Dabei befindet sich die Lichtquelle — die Einzellampe — in fast unmittelbarer Nähe des Arbeiters, weshalb ein Schutz gegen Blendung bei Verwendung nackter Glühlampen gefordert werden muß. Diesem Zweck dient ein sachgemäß ausgeführter *Reflektor*, der zugleich die Leuchtwirkung der Lichtquelle erhöht. Je tiefer sich diese im Innern des Reflektors befindet, um so größer wird der Anteil des reflektierten Lichtes und um so besser das Auge gegen Blendung geschützt sein. Der oft anzutreffende flache kegelförmige Schirm bietet diese Vorteile nicht und zwingt zur unwirtschaftlichen Verwendung unnötig großer Lampen. Die beste Lichtverteilung für Arbeitsplatzbeleuchtung ermöglicht der Horizontalreflektor. Die Lichtquelle ist hier liegend angeordnet, wodurch der Reflektor kleiner und leichter verstellbar wird als der tiefe Kegelreflektor. Verstellbarkeit ist erforderlich, damit der Lichtstrom zweckentsprechend auf das Arbeitsstück gerichtet werden kann.

Für die Fabrikbeleuchtung ist besonders die elektrische Beleuchtung — vor allem Glühlampen — geeignet. Sie vermochten nach Einführung des Wolframdrahtes durch die sogenannten Intensivlampen (mit Lichtstärken über 100 HK) sogar die Bogenlampen bei der allgemeinen Beleuchtung vielfach zu ersetzen. Gegenüber der hochkerzigen Metallfadenlampe stellt die Halbwattlampe (Gasfüllungslampe) wiederum einen erheblichen Fortschritt dar. (Der schraubenförmig gewundene Wolframdraht befindet sich in einer Atmosphäre von Stickstoff, Argon.)

Zur Beleuchtung feuergefährlicher Räume kommen nur Glühlampen mit Luftabschluß in Frage, die auf der Außenseite noch durch eine luftdichte Schutzglocke und nötigenfalls auch noch mit einem Schutzkorb aus kräftigem Draht gesichert sind (Verwendung besonderer explosionssicherer Armaturen). Außer der Verwendung explosionssicherer Armaturen sind selbstverständlich Schalter, Sicherungen u. dgl. gasdicht einzukapseln oder außerhalb des Raumes zu verlegen. Die Lichtquelle muß in zweckentsprechender Weise auf der Außenseite des Raumes — vor den zuverlässig abgedichteten Fenstern — angebracht sein, wenn sie im Innern wegen der Anwesenheit feuer- und explosionsgefährlicher Stoffe, insbesondere auch Flüssigkeiten, Gefahren bringt.

Elektrische Sicherheitslampen für feuchte, durchtränkte, feuer- und explosionsgefährliche Räume müssen wasserdicht nnd die Porzellanteile so angeordnet sein, daß der isolierte Leitungsdraht auf seinem ganzen Wege bis zu den Kontaktstiften nur mit Isoliermaterial in Berührung kommt. Da die Kontaktstifte und die Metallteile der Fassung in Porzellan eingebettet sind, erscheint ein Erdschluß unmöglich. — Bei einer neuen Type von Handlampen der A.E.G. besitzt der Handlampengriff aus Isolierstoff ein Gewinde zur Befestigung des zum Niederstellen oder Aufhängen eingerichteten Schutzkorbes und im Innern einen losen eingelegten zweiteiligen Klemmkonus, der ein sicheres Festhalten des Handlampenkabels und eine einwandfreie Zugentlastung der Anschlüsse bewirkt. Die Kabeleinführungsöffnung im Griff ist trichterförmig verrundet, so daß eine Beschädigung oder ein zu scharfes Biegen des Kabels verhindert wird (A.E.G. Mitt. 1924, H. 3, S. 113).

Da 75% der Grubenexplosionen auf Mängel der Davyschen Sicherheitslampe zurückzuführen sind, sollten an feuer- und explosionsgefährlichen oder verdächtigen Orten nur unfallsicher gebaute elektrische Sicherheitslampen (Kabel- oder Akkumulatorenlampen) Verwendung finden.

Lüftung.

Die einwandfreie Luftbeschaffenheit ist zunächst eine hygienische Forderung (s. Krankheitsverhütung S. 150). Sie ist aber auch eine unfalltechnische Forderung, weil die Arbeit in schlechter Luft, besonders ein andauernder Aufenthalt darin, die Arbeitsfähigkeit des Arbeiters ungünstig beeinflussen und ihn mehr oder weniger in der klaren Erkenntnis der Unfallgefahren beeinträchtigen kann (Nachlassen der Arbeitsfrische und Aufmerksamkeit, Ermüdung). Daher liegt die Forderung einer wirkungsvollen Raumentlüftung auch im Interesse der Unfallverhütung. Daneben ist die örtliche Entlüftung an allen den Stellen des Betriebes unerläßlich, wo gesundheitsschädliche Betriebsabgänge (Gase, Dämpfe, Dünste, Staub) zu befürchten sind, die, in den Körper aufgenommen, Gewerbekrankheiten, Vergiftungen und Unfälle hervorzurufen imstande sind. Die örtliche Entlüftung ist zugleich eine hygienische und eine unfalltechnische Maßnahme, da nach der Gesetzgebung auch gewerbliche Erkrankungen unter Umständen als Unfälle anzusprechen sind (s. S. 156).

Die mechanische Raumentlüftung ist grundsätzlich so eingerichtet, daß der Frischluftstrom im Raum von oben (von der Decke) nach unten (zum Fußboden) geführt wird, weil umgekehrt Staubablagerungen vom Fußboden und den Arbeitseinrichtungen hochgehoben oder aufgewirbelt und den Atmungsorganen zugeführt werden. Daher ist es in der Regel falsch — wie oft zu beobachten ist —, die Entlüftungsventilatoren hoch unter der Raumdecke (im Giebel des Gebäudes) anzubringen.

Die Raumentlüftung hat im übrigen grundsätzlich damit zu beginnen, daß die die Atmungsluft verderbenden Abgänge[1]) vermieden oder an ihrer Entstehungsstelle beseitigt werden. Maschinen, Apparate, Arbeitsöfen u. dgl. sind dicht herzustellen und dicht mit der etwa erforderlichen Absaugeeinrichtung zu verbinden. Wenn möglich, soll die Arbeit unter Unterdruck vorgenommen werden (z. B. an Röstöfen), damit Gas- und Staubaustritt an den Arbeitsöffnungen schon durch diese Maßnahme vermieden oder auf ein erträgliches Maß vermindert wird. Außerdem sind über letzteren Gas- und Staubfanghauben — am besten *Doppelhauben* — anzubringen, im Anschluß an gut ziehende Kamine oder eine mechanisch betriebene Entlüftungsanlage (Absaugung s. S. 143). Ein gut bewährtes Absaugemittel für Hüttenbetriebe und chemische Fabriken ist der *Doppelkamin* mit zentraler Ableitung der heißen Verbrennungsgase (im Innenschornstein), während im Mantel (Außenschornstein) durch den verstärkten Auftrieb die eigentlichen gas- und staubförmigen Hütten- und Fabrikauslässe entweichen.

Falls es aus technischen und wirtschaftlichen Gründen nicht möglich ist, die Fabrikationsabgase durch genügend hohe Schornsteine in höhere Luftschichten abzuleiten, sind sie in besonderen Kondensationseinrichtungen niederzuschlagen. Staub soll grundsätzlich in Staubsammelanlagen gesammelt, wenn möglich fabrikatorisch verwertet oder vernichtet werden. Die Staubsammelanlagen sind so einzurichten, daß sie ohne Gefahren für die Arbeiter entleert werden können (s. S. 173).

An eine einwandfreie örtliche Entlüftungsanlage sind folgende Anforderungen zu stellen:

[1]) Das sind gas-, dampf- und staubförmige Emissionen.

1. Sie muß richtig, unter strenger Beachtung fachtechnischer Regeln konstruiert und ausgeführt sein (Bauart, Baustoff, Umfang, Kraftbedarf usw.).

2. Sie muß die schädlichen Betriebsauslässe restlos an ihrer Entstehungsstelle fortnehmen und zuverlässig aus dem Atmungsbereich der Arbeiter bringen.

3. Sie muß im Falle des unvermuteten Aussetzens die Gewähr bieten, daß Auslässe nicht zu befürchten sind (Einrichtungen zur sofortigen Unterbrechung des Arbeitsprozesses, Warnungszeichen für das alsbaldige Verlassen des Gefahrenbereichs, Verbindung mit einer jederzeit in Betrieb zu setzenden Ersatzanlage).

4. Sie muß unabhängig von dem Willen des Arbeiters arbeiten, und zwar zwangsläufig, zum mindesten mit dem Beginn der die Auslässe verursachenden Arbeit.

5. Sie darf die ordnungsmäßige Raumentlüftung und die Heizeinrichtungen nicht ungünstig beeinflussen.

6. Sie ist aus einem Baustoff herzustellen, der von den abgesaugten Gasen, Dämpfen, Dünsten und Staubarten nicht zerstört wird.

Bevor man an die Frage der mechanischen Ventilation herantritt, ist zu prüfen, wie und wo die die Luft verunreinigenden Auslässe entstehen. In erster Linie wird man diese Quelle zu beseitigen haben. Dies kann oft durch eine Änderung des Arbeitsverfahrens geschehen oder — und diese Möglichkeit ist oft gegeben — durch die Verwendung dicht geschlossener oder dicht ummantelter Apparaturen und Maschinen. Hierher gehören vor allem *Kochkessel, Aufschließkessel*, andere Kessel für chemische Umsetzungen usw., in denen sich Dämpfe, Dünste, Gase entwickeln, *Zerkleinerungsmaschinen* (Brechwerke, Kollergänge, Kugelmühlen und andere Mühlen, *Sicht- und Siebmaschinen* u. dgl.) sowie zahlreiche *Maschinen der Werkstoff- und Werkstückbearbeitung*. Bei Einrichtungen erstgenannter Art genügt oft ein dichter Abschluß, bei denen letztgenannter Art eine dichte Ummantelung. Vielfach wird aber noch die Zuhilfenahme einer Absaugevorrichtung erforderlich, um den Austritt dieser Fabrikationsabgänge (Staub) in die Arbeitsräume vollkommen zu bekämpfen. Es ist dann eingehend zu prüfen, wie dies am zweckmäßigsten in technischer und wirtschaftlicher Hinsicht geschehen kann.

Mit besonders starker Staubentwicklung ist oft beim *Ab- und Umfüllen* und beim *Einfüllen pulverförmiger Stoffe in die Arbeits- und Versandgefäße* zu rechnen, weshalb diese Arbeiten nur in geschlossenen Apparaten unter zweckmäßig ausgebauten Staubabzügen (Digestorien usw.) und auch mit Hilfe von staubfrei arbeitenden Packmaschinen (*Faßpackmaschinen*) auszuführen sind. Auch *pneumatische Lakier-, Farbspritz-* und ähnliche Einrichtungen dürfen in der Regel nur in Verbindung mit einem Dunstfang im Anschluß an eine Absaugung betrieben werden.

Von einer mechanisch betriebenen Staubabsaugungsanlage sind ferner zu fordern: möglichst große Wirkung, volle Betriebssicherheit und Wirtschaftlichkeit des Betriebes. Sie muß *in organischer Verbindung* mit der zu entstaubenden Anlage projektiert werden. Dabei sind die richtige Verteilung und die richtig bemessenen Querschnitte der Rohrleitungen, die zweckmäßige Aufstellung des Exhaustors und des Staubabscheiders für Wirkung und Wirtschaftlichkeit ausschlaggebend. Die Staubabsaugung darf nie so bemessen und ausgeführt sein, daß durch die Ansaugung der Luft eine solche Abkühlung der Raumluft eintritt, daß die Arbeiter infolge Kältegefühls die Anlage unwirksam zu machen geneigt sind. Im allgemeinen gibt eine 5 bis 10 malige Erneuerung der Luft in der Stunde für Heizung und Lüftung des Arbeitsraumes günstige Verhältnisse. Die Anschlußhauben (Saugmäuler) müssen die Entstehungsstelle des Staubes u. dgl. möglichst eng umfassen, plötzliche Querschnittsveränderungen, scharfe Krümmungen und alle den Luftstrom ungünstig beeinflussende Einmündungen der Zweigleitungen in die Hauptleitung sind zu vermeiden. Als günstigster Einmündungswinkel wurde eine Neigung von 5° ermittelt. Zur weiteren Verminderung des inneren Reibungswiderstandes müssen die inneren Rohrwandungen möglichst glatt sein. Eine Staubabsaugungsanlage darf daher nur an Hand genauer fachtechnischer Berechnung ausgeführt werden, die bei der Bestimmung der anzusaugenden Luftmenge und des Querschnittes der Rohrleitungen einzusetzen hat. Erstere darf nicht größer sein, als unbedingt zur Fortführung des Staubes nötig ist, wobei dessen Art und Menge zu berücksichtigen sind. Die zu wählende Geschwindigkeit richtet sich nach dem spezifischen Gewicht der zu transportierenden Staubart, den zu überwindenden Reibungswiderständen und den Einzelwiderständen in den Rohrleitungen, die in letzterer Hinsicht an allen Punkten der Leitung durch Krümmungen und Querschnittsänderungen entstehen. Für die Wahl des Exhaustors ist die Leistung pro Sekunde und die Saugwirkung maßgebend. Da beide nach Vorstehendem zu berechnen sind, kann die Wahl aus den üblichen Typen erfolgen.

Der Erbauer einer Absaugungsanlage hat, wie wiederholt betont wird,

1. mit kleinsten Luftmengen den beabsichtigten Zweck zu erreichen,
2. die für die Absaugung nötige Luftmenge und den sich hieraus ergebenden Luftwechsel des Arbeitsraumes festzustellen sowie bei Anwesenheit von Heizanlagen zu prüfen, ob sie für den größeren Luftwechsel ausreichen,
3. den Arbeitern lästige Zugerscheinungen zu vermeiden,
4. bei mehr als 5fachem Luftwechsel im Winter für eine mechanische *Luftzuführung mit Vorwärmung* zu sorgen. Andernfalls kann angewärmte Luft aus angrenzenden Räumen (z. B. größeren Arbeitshallen) entnommen oder die durch Filter gereinigte Staubluft in den Arbeitsraum zurückgeführt werden (s. S. 145).

Beseitigung (Vernichtung) der Fabrikauslässe.

Es muß grundsätzlich dahin gestrebt werden, flüchtige Betriebsabgänge durch Anwendung einer geeigneten Arbeitsweise zu vermeiden (z. B. durch nasse Bearbeitung der Arbeitsstücke, sachgemäße Regelung von Verbrennung, Vermeidung von Überschüssen bei chemischen Umsetzungen — Berechnung der Umsatzmengen —, Ersatz bedenklicher Stoffe durch unbedenkliche u. dgl.). Wo dies nicht zu erreichen ist, sind die flüchtigen Betriebsabgänge, wie schon gesagt, an ihrer Entstehungsstelle zu fassen und je nach Menge und Art unschädlich zu machen. Dies ist auf verschiedene Weise zu ermöglichen.

1. Die an den Arbeitsstellen abgesaugten Gase, Dämpfe und Staubarten können, wenn sie in geringen Mengen auftreten und wenn sie sich erfahrungsgemäß leicht und schnell in der Luft verteilen, ins Freie abgeführt werden. Die Abführung durch genügend hohe Schächte, Rohre und Kamine — auch in Dissipatorschornsteine — verdient den Vorzug, weil die Auslässe dadurch in höhere Luftschichten geführt und besser verteilt werden.

2. Die in erheblicheren Mengen auftretenden flüchtigen Fabrikationsabgänge, die auf vorerwähnte Weise nicht ins Freie abgeführt werden dürfen, sind je nach Art und Eigenschaft in besonderer Weise unschädlich zu machen, und zwar durch

a) unmittelbare Zurückführung in die Fabrikation,

b) Zurückhaltung in Staubkammern, in denen der Luft- oder Gasstrom eine plötzliche Verringerung seiner Geschwindigkeit erfährt und die darin schwebenden größeren Staubteilchen niederfallen läßt,

c) Zurückhaltung in Staubsammelapparaten verschiedener Bauart, Zyklonen, Staubfiltern usw.,

d) Niederschlagung (Beschwerung oder Lösung) durch Wasser,
e) Bindung mit gewissen chemischen Stoffen (Absorption),
f) elektrischen Strom.

Der *Zyklon* dient zur Trennung von Staub, Spänen und Luft. Zu diesem Zweck wird der Späne und Staub tragende Luftstrom oben am zylindrischen Mantel des Blechgefäßes tangential eingeführt. Ein im Innern des Behälters eingebauter Spiralmantel leitet den Luftstrom mit starker Zentrifugalwirkung, wobei sich Staub und Späne abscheiden und durch ein Abfallrohr in den Sammelraum fallen. Der gereinigte Luftstrom entweicht durch die obere Öffnung des Abscheiders ins Freie.

Staubfilter. Wertvoller Staub wird in der Regel in einer Staubfilteranlage gesammelt. Auch ist es oft nötig, daß die Arbeitsmaschinen, wie z. B. Mühlen und Mahlgänge, zwecks Erhöhung der Leistungsfähigkeit und Schonung wertvoller Mahlflächen von einem kräftigen Luftstrom zur Kühlung dieser Teile und gleichzeitiger Sichtung und Abkühlung des Mahlgutes durchströmt werden, wozu man ebenfalls des Filters bedarf. Es besteht aus einem schrankartigen, etwa 3 m hohen Gehäuse aus Holz oder Eisen, in dessen Abteilungen je 8 oder mehr Filterschläuche an gemeinsamem Hängewerk befestigt sind. Sie sind aus staubdichtem, luftdurchlässigem Filtertuch gefertigt, unten offen und am Kopf durch Deckel geschlossen. Die Staubluft tritt durch ein Verteilungsrohr am Fuß in die Filterschläuche ein, wird in den Schlauchwandungen filtriert und geht gereinigt durch den Saugstutzen in den am Kopf befindlichen gemeinsamen Saugkanal für alle Filterabteilungen und schließlich durch den Exhaustor ins Freie oder den Arbeitsraum zurück. Durch ein Nockenrad wird eine rüttelnde Bewegung des Schlauchsystems einer Abteilung ausgeführt, die noch durch einen Gegenluftstrom unterstützt wird, der infolge des im Filter herrschenden Unterdruckes durch Öffnen einer Platte im Saugstutzen und gleichzeitiges Absperren der Filterabteilung von dem gemeinsamen Saugrohr am Kopfe des Filters entsteht. Dadurch dringt die Außenluft durch die Poren der Filterschläuche nach dem Exhaustor und lockert die noch in den Filterwandungen sitzenden, durch das Schütteln nicht abgefallenen Staubteilchen, die nun auch in den Staubsammelrumpf abfallen. Der gesammelte Staub wird durch eine Schnecke oder einen Sackstutzen entfernt, um entweder dem maschinell zerkleinerten Material zugeführt oder für sich gesammelt zu werden. Die Abreinigung erfolgt abteilungsweise, eine Unterbrechung der Saugwirkung findet infolgedessen nicht statt (Schamottemühlen, Farbmühlen, Abscheidung des Staubes an Siloausläufen für Steinkohlengruß, Abscheidung der in Hüttengasen enthaltenen Metalloxyde usw.).

Die Gasreinigung (Gasentstaubung) durch Elektrizität macht neuerdings große Fortschritte. Es werden dadurch verschiedene, den anderen Verfahren anhaftende Mängel vermieden. Das elektrische Gasreinigungs- und Entstaubungsverfahren zeichnet sich aus durch geringen Kraftbedarf, der sich auf den niedrigen Stromverbrauch für die Hochspannungsanlage beschränkt, geringen Raumbedarf, das Fehlen jeder Zugbehinderung, Unempfindlichkeit gegen hohe Temperaturen und Säuren, keine Temperaturverluste, ununterbrochene Arbeit und keine besonderen Bedienungskosten. Es bietet die Möglichkeit der Wiedergewinnung trockenen Staubes und wird bereits angewendet in der Zementindustrie (Niederschlagung von Staub aus Drehöfen und Mühlen), in der Sodaindustrie, bei der Tonerdegewinnung, zur Reinigung von Gichtgasen in Metallhütten (z. B. zur Wiedergewinnung von 8 bis 10% des Gesamteinsatzes an Blei), in der Schwefelsäureindustrie (trockene Flugstaubabscheidung, Befreiung der Röstgase von Arsen, zur Reinigung der Abgase aus den Konzentrationsanlagen — KESSLER, GAILLARD — und der Endgase der Systeme, wodurch eine Erleichterung des Kammer- und

Gloverbetriebes herbeigeführt wird, da störende Staub- und Schmutzabscheidungen vermieden werden). Andere Anwendungsgebiete sind: Niederschlagung der Dämpfe von Salzsäure und Salpetersäure, Reinigung von Generatorgasen, fraktionierte Abscheidung des Teers bei Schwelprozessen, die Reinigung von Braunkohlenbrüden, die Entstaubung von Rauchgasen aus Dampfkesselfeuerungen, in Zellstoffabriken die Entstaubung der Röstgase und die Befreiung der Abgase von mitgerissenen Säure- und Laugeteilchen. Im allgemeinen kann jedes durch Staub- oder Flüssigkeitsteilchen verunreinigte Gas nach dem *Cotrell-Moeller-Verfahren* elektrisch so gereinigt werden, daß auch die feinsten Verunreinigungen aus dem Gasstrom entfernt werden.

Das Gas wird durch ein elektrisches Hochspannungsfeld hindurchgeleitet, das zwischen einer die Elektrizität aussprühenden Elektrode und einer ihr gegenüber im richtigen Abstand angeordneten, nicht sprühenden Gegenelektrode herrscht. Es tritt eine Ionisation des Gases ein, die durch die aus der Sprühelektrode austretenden Elektronen verursacht wird.

Die so erzeugten *Gasionen* heften sich an die Schwebeteilchen des Gases an und wandern mit diesen unter der Wirkung des elektrischen Feldes, unterstützt durch den bei der Sprühentladung auftretenden elektrischen Wind, zur nichtsprühenden Gegenelektrode, an der der Niederschlag erfolgt. Die abgeschiedenen Teilchen fallen bei genügend starker Anhäufung von selbst von der Niederschlagselektrode in einen Sammelraum oder werden durch besondere Hilfsmittel, z. B. durch Erschüttern, Blasen, Spülen, Schaben von der Niederschlagsfläche entfernt. Das Gas zieht frei von Schwebekörpern aus dem elektrischen Feld ab. — Als Sprühorgan werden nicht mehr die Cottrellschen Asbestschiefer oder sonstige Flaumkörper, sondern die von Moeller erfundenen und ihm patentierten metallischen Drähte als Ausströmer oder Sprühelektroden benutzt. Außer den Röhrentyp-Röhren, die geerdet sind, dienen als Niederschlagselektroden „Plattenapparate" stehender und liegender Anordnung. Es wird hochgespannter, durch mechanische Gleichrichtung aus Wechsel- oder Drehstrom erzeugter pulsierender Gleichstrom von etwa 50 000 Volt verwendet[1]) (Chem. Zeitg. v. 1. X. 1923, Nr. 117/118, S. 769).

Luftbefeuchtung.

In Arbeitsräumen, in denen hygroskopische Stoffe, Textilfasern, Tabak u. a. verarbeitet werden, muß der natürliche Feuchtigkeitsgehalt der Luft mit Hilfe von *Luftbefeuchtungsanlagen* wieder hergestellt werden. Sie haben in Spinnereien, Kämmereien, Webereien, Nähereien, Tabakfabriken u. a. neben der Luftverbesserung den Zweck, auch eine bessere Verarbeitung der Textilfasern (Wolle, Baumwolle, Jute, Flachs, Leinen usw.) zu ermöglichen. Diese berauben nicht nur die Luft ihres Feuchtigkeitsgehaltes, sondern werden selbst trocken und spröde, so daß Fadenbrüche, Schlingenbildungen und eine starke Staubentwicklung bei der Verarbeitung die Folge sind. Aus wirtschaftlichen und hygienischen Gründen ist daher der Feuchtigkeitsgehalt der Luft in solchen Räumen auf 70 bis 90% zu erhöhen, indem ihr vermittelst besonderer regulierbarer *Druckluftbefeuchter* Wasser in feinstverteiltem Zustande (Wassernebel) beigemischt wird.

Heizung.

Die Heizanlage hat sich hinsichtlich der Ausgestaltung und des Nutzeffektes nach der Betriebsart und Arbeitsweise zu richten. Unter Umständen spielt dabei die durch den Betrieb der Heizung zu befürchtende Unfallgefahr eine

[1]) Lurgi: Apparatebau-Gesellschaft, Frankfurt a. M.

ausschlaggebende Rolle. Im allgemeinen soll die Temperatur in geheizten Arbeitsräumen 18°C betragen. In kleinen Betrieben wird vornehmlich Ofenheizung, in größeren Zentralheizung (Warmwasser-, Dampf-, Luftheizung) eingerichtet, deren Ausbau und Betrieb nach fachtechnischen und wirtschaftlichen Grundsätzen zu erfolgen hat (Erzielung eines hohen Heizeffektes mit geringen Brennstoffmengen). Abgesehen hiervon sind an die Wärmeentwickler (Öfen) folgende Anforderungen zu stellen. Sie müssen

1. feuersicher ausgeführt und aufgestellt sein, so daß die Umgebung nicht gefährdet ist,

2. in allen Teilen, die Feuer- und Verbrennungsgase führen, vollkommen abgedichtet sein, damit die Gase (CO, CO_2) nicht in die Umgebung austreten können,

3. aus gleichem Grunde (2) zwecks Herbeiführung einer regelrechten Verbrennung und zur Vermeidung von Rauchgasexplosionen an gut ziehende Schornsteine angeschlossen sein,

4. äußerlich rein gehalten werden, damit die Raumluft verunreinigende, gesundheitsschädliche Destillationsprodukte sich an ihrer Oberfläche nicht bilden können,

5. mit Einrichtungen versehen sein, die gegen die schädliche Einwirkung strahlender Wärme sichern (Ofenschirme),

6. in Räumen aufgestellt sein, die so eingerichtet sind, daß die Ansammlung von gesundheitsschädlichen Verbrennungsgasen in ihnen ausgeschlossen ist (Räume für Generatoren, Heizkessel u. dgl.).

Die Forderung unter 4 gilt auch für die Heizkörper und Rohre, die ebenso wie Heizöfen selbst an den Oberflächen glatt und leicht zu reinigen sein sollen. Ofenschirme sollen die Öfen rund umfassen und auf Füßen stehen, wodurch der Luftumlauf im Raume beschleunigt und ein besserer Heizeffekt erzielt wird. Unmittelbar auf den Heizkörpern dürfen Gegenstände — auch Kleidungsstücke zum Trocknen — nicht abgelegt werden.

Heizeinrichtungen mit offenem Feuer dürfen in Räumen, in denen mit feuer- und explosionsgefährlichen Gegenständen und Stoffen gearbeitet wird oder in denen sich explosible Luftgasgemische bilden können, nicht aufgestellt werden. Müssen solche Räume geheizt werden, so soll dies mit Hilfe einer Warmwasser- oder Dampfheizung und, falls dies nicht durchführbar ist, mit von außen zu heizenden dichten Kachelöfen geschehen. In Pulver- und Sprengstoffabriken sind noch weitergehende Maßnahmen erforderlich.

Die *Dampfheizung* wird je nach dem Druck des Heizdampfes als Niederdruck-, Mitteldruck- oder Hochdruckdampfheizung ausgeführt. Nach Anstellung des Dampfes wird die Dampfwärme zunächst zur Anwärmung der Eisenmasse der Heizanlage auf die Dampftemperatur gebraucht, worauf die Abgabe der Wärme an die benachbarten Luftschichten und die Zirkulation der Raumluft beginnt. Sie erfolgt in fast senkrechter Richtung nach der Decke, wo sich der Warmluftstrom ausbreitet, abkühlt und wieder nach unten fällt. Nach einiger Zeit tritt der Beharrungszustand ein, also die Erwärmung des Raumes auf die verlangte Temperatur, in etwa 1,5 m Höhe über dem Fußboden gemessen. Die Anheizdauer ist, nebenbei bemerkt, für den Brennstoffverbrauch von größter Bedeutung.

Bei den Großräumen der Fabriken und bei Hallenbauten zeigen diese Systeme Nachteile. Infolge der unvermeidbaren Überwärmung der oberen Luftschichten wird durch die Dach- und Oberlichtflächen (besonders bei Schedbauten) wegen der erhöhten Temperaturdifferenz zwischen Innen- und Außenluft ein erheblicher Wärmeverlust verursacht, so daß mehr die Außenluft als das eigentliche Gebäude geheizt wird. Es sind auch ungenügend erwärmte Zonen zu beobachten, so daß Zug entsteht, der von den Arbeitern unangenehm empfunden wird. Man hilft sich dann vielfach durch den Einbau von hochverlegten Heizrohren, wodurch jedoch die Wärmestauung unter der Decke und dadurch die Wärmeverluste vermehrt werden. Ein weiterer Nachteil, der meist schwer zu beseitigen ist, ist die Staubablagerung auf diesen hochgelegenen Heizflächen; Wärmeabgabe und Nutzeffekt der Anlage werden dadurch verringert. Für solche Großräume sind daher Heizungen mit örtlichen Heizflächen nicht vorteilhaft, und man verwendet besser die *Dampfluftheizung* (Pulsionsluftheizung). Durch Anwendung von mechanischer Kraft wird dem Heizluftstrom die Richtung gegeben und die denkbar weitestgehende Ausnutzung seiner Wärme ermöglicht. Die in besonderen Heizapparaten mit Dampf erwärmte Luft wird aus hoch angebrachten Blechrohren in schräg gerichtetem Strom mit einer Geschwindigkeit von etwa 4 bis 9 m pro Sekunde nach unten gedrückt und von hier wieder zurückgenommen. Der Auftrieb kann erst eintreten, wenn die Luftgeschwindigkeit unter ein gewisses Maß gesunken ist. Die zwecklose Überwärmung der unmittelbar unter Dach befindlichen Luftschichten tritt nicht ein. Denn die von den Dachflächen niedergehenden kalten Luftströme werden von der in ständiger Zirkulation befindlichen Raumluft mitgenommen und angewärmt, ohne daß es zu lästiger Zugerscheinung kommt. Der aus dem Heizapparat mit erheblicher Geschwindigkeit gepreßte Luftstrom erschwert zudem die Ablagerung von Staub auf den Heizflächen. Die Anheizdauer ist wesentlich kürzer als bei der Dampf- oder Warmwasserheizung, da die Eisenmassen der Luftheizung verhältnismäßig gering sind. Diese Art der Heizung hat den weiteren Vorteil, daß durch Zuführung von vorgewärmter Frischluft die Raumluft verbessert wird und die Ventilatoren zur Sommerszeit der Raumlüftung dienen können. Man unterscheidet bei dieser Heizart die Zentralluftheizung und die Luftheizuug mit Einzelapparaten.

Bei der *Zentralluftheizung* erfolgt die Lufterwärmung in einem zentralgelegenen Heizapparat, von dem die Heizluft durch Blechrohre zu den zu beheizenden Räumen geführt wird. Als Heizmittel dienen Dampf, Abdampf oder Vakuumdampf. Auch die Abgase von Dampfkesselfeuerungen, von Schmelz- und Glühöfen, von Hochöfen usw. sind verwendbar und bei zweckmäßiger Ausführung der Anlage auch wirtschaftlich vorteilhaft. Der Heizapparat von Danneberg und Quandt in Berlin besteht z. B. aus dem eigentlichen Heizapparat und dem vorgeschalteten Ventilator. Als Heizfläche dienen schmiedeeiserne, feuerverzinkte Lamellenrohre. Die Luftdurchtrittsgeschwindigkeiten betragen 5 bis 9 m pro Sekunde. Der Widerstand stellt sich je nach der Luftgeschwindigkeit und der Zahl der hintereinander geschalteten Heizsektionen auf 4 bis 15 mm W.-S. In der Regel werden einseitig oder doppelseitig ansaugende Niederdruck-Zentrifugal-Ventilatoren für eine Gesamtpressung von 20 bis 60 mm W.-S. verwendet. Der Antrieb erfolgt durch benachbarte Transmissionen oder durch Motor. Steht hochgespannter Dampf zur Verfügung, so kann er durch kleine Schnelläuferdampfmaschinen oder Dampfturbinen erfolgen. Der Abdampf dieser Antriebsmaschinen wird zur Luftanwärmung im Heizapparat aufgebraucht, die Betriebskosten für die Luftumwälzung sind gering. — Die fachtechnisch richtige Abmessung und Verlegung der die Heizluft führenden Blechrohre und die richtige Wahl und Anordnung der Luftaustrittsstutzen sind unbedingte Erfordernisse für ein einwandfreies Arbeiten der Anlage. Die der Berechnung zugrunde liegenden Luftgeschwindigkeiten in den Rohren sind etwa 10 bis 18 m pro Sekunde. Die Ausblasestutzen müssen so gerichtet sein, daß der Heizluftstrom seinen Weg stets in den unteren Raum nimmt und dabei nicht die beschäftigten Personen trifft. In ähnlicher Weise arbeiten die Lamellenlufterhitzer anderer Firmen.

In weit ausgedehnten Fabrikhallen verwendet man, weil die Luftwege zu lang und die Heizluftrohre zu umfangreich werden würden, die *Daqua-Einzelapparate*, die nach dem Prinzip der Zentralapparate Heizfläche und Ventilator in gemeinsamer schmiedeeiserner Ummantelung zusammengebaut enthalten. Sie werden in dem zu beheizenden Raum in der Weise verteilt und aufgestellt, daß jeder einen gewissen Teil desselben unmittelbar ausblasend erwärmt. Die Luft wird seitlich durch Gitter angesaugt, die Warmluft tritt durch die in der Haube angebrachten Ausblaseöffnungen aus, in die aus breiten Lamellen bestehende Jalousien eingebaut sind. Erstere sind einstellbar, damit dem Luftstrom die gewünschte Richtung gegeben werden kann. Der Antrieb der Ventilatoren erfolgt von der Haupttransmission aus, durch Elektromotor oder Dampfturbine, deren Abdampf zur Erwärmung der Heizflächen ausgenutzt wird. Die Daqua-Einzelapparate werden für Leistungen von 30 000 bis 200 000 W.-E. gebaut, ihr Kraftbedarf stellt sich je nach Größe von 0,7 bis 4 PS, ihr Aktionsradius beträgt je nach Art des zu heizenden Raumes zwischen 7 und 20 m.

Art und Maß der Heizung sind abhängig von Betriebsart und Arbeitsweise. Betriebe mit Wärme an die Umgebung abgebenden Einrichtungen (Schmelz- und Glühöfen, Feuerungsanlagen usw.) bedürfen oft keiner besonderen Heizung. Oft auch solche nicht, in denen schwere körperliche Arbeit geleistet werden muß. Arbeit im Freien läßt sich selten unter Verwendung von Heizeinrichtungen leisten; hier hilft man sich, indem man den Arbeitern Gelegenheit zur zeitweisen Durchwärmung an in geschlossenen Räumen aufgestellten Öfen oder Heizkörpern bietet.

Bei allen gewerblichen Feuerungsanlagen, insbesondere auch bei *Dampfkesselfeuerungen*, ist aus wirtschaftlichen und hygienischen Gründen eine möglichst vollständige Ausnutzung, also auch die *rauchfreie Verbrennung* des Brennstoffes zu erstreben. Die Wartung umfangreicher Feuerungsanlagen muß in Händen entsprechend ausgebildeter Personen (Heizer) liegen. Luftüberschüsse, durch die die Anfangstemperaturen der Verbrennungsgase heruntergedrückt werden, und die Abführung unausgenutzter Wärmemengen durch den Schornstein ins Freie, sind zu vermeiden. Die Ausnutzung der Abgaswärme ist heute mehr denn je ein ernstes wirtschaftliches Gebot. *Unterwind- und Saugzuganlagen* dienen außer zur Erhöhung der Verbrennungsgeschwindigkeit und damit der Leistung der Feuerungsanlagen auch zur weitgehenden Ausnutzung der Verbrennungsgase. Das Verwendungsgebiet der Unterwindanlagen erstreckt sich auf Dampfkesselanlagen, Plan- und Schrägrostfeuerungen, Darrfeuerungen, Metallschmelzpfannen, Ofenanlagen usw., besonders wenn die Roste mit dichtliegendem Kohlengruß beschickt werden müssen. Durch den Unterwind wird der Rostwiderstand der Feuerung überwunden und der saugend wirkende Schornstein entlastet. Sollen hingegen die Zugwirkung des Schornsteins wesentlich erhöht und die gesamten Widerstände der Feuerungsanlage überwunden werden, so ist eine *Saugzuganlage* von Vorteil, die als direktwirkende, kombinierte und indirekt wirkende Anlage ausgeführt wird. Bei ersterer saugt der Ventilator die Rauchgase unter Ausnutzung des Schornsteinzuges ab und führt sie nach Ausnutzung ihrer Wärme ins Freie; bei den kombinierten Anlagen wird nur ein Teil der Rauchgase abgesaugt und durch eine im unteren Teil des Abzugsschlotes angeordnete Düse in ihn hineingedrückt, wodurch infolge Strahlwirkung auch die übrigen Rauchgase mit abgesaugt und ins Freie befördert werden; bei den indirekten Saugzuganlagen wird durch einen mit den Rauchgasen nicht in Berührung kommenden Ventilator nur ein Luftstrom angesaugt, der die Rauchgase durch Strahlwirkung abführt. Sie finden nur Anwendung zur Absaugung von Gasen mit hohen Temperaturen (über 3500) und von saueren Gasen, die die Ventilatoren zerstören würden. Im Hinblick auf die hohen Temperaturen der Abgase wird einer Abgaswärme-Ausnutzungsanlage in Verbindung mit direktem Saugzug der Vorzug zu geben sein.

Auf die zahlreichen Arten von „rauchverzehrenden" Feuerungen kann nur hingewiesen werden. Hauptsache bleibt stets eine sachverständige Wartung der Feuerungsanlage, insbesondere der Dampfkesselfeuerung, durch entsprechend ausgebildete Wärter oder Heizer (Heizerschulen).

Krankheitsverhütung.

Die Maßnahmen zur Krankheitsverhütung in den gewerblichen Betrieben dienen insofern auch der Unfallverhütung, weil eine gesund erhaltene Arbeiterschaft den Unfallgefahren eher Widerstand leisten wird als eine durch schädliche Einflüsse des Betriebes gesundheitlich mehr oder weniger geschwächte. Der Unfalltechniker hat das größte Interesse daran, daß an unfallgefährlichen Betriebseinrichtungen nur gesunde Arbeiter beschäftigt werden. Auch sonst läßt sich oft eine Grenze zwischen den Maßnahmen der Krankheits- und Unfallverhütung nicht ziehen, weil sie gleichgestaltig und gleichwirkend sein müssen. Unfallgefahren durch gewerbliche Gifte müssen in der Regel in gleicher Weise bekämpft werden, wie gewerbliche Erkrankungen durch sie.

Gewerbliche Erkrankungen sind erfahrungsgemäß zurückzuführen auf:

I. den Aufenthalt in verdorbener Luft, wobei die Luftverderbnis in den Arbeitsräumen verursacht sein kann durch

1. Ausatmung und Ausdünstung der Arbeiter,
2. den Betrieb von Beleuchtungs-, Heizungs- und Feuerungsanlagen,
3. bei der Arbeit entstandene gesundheitsschädliche Dünste, Gase, Dämpfe und Staubarten,
4. unmittelbar aus Maschinen, Apparaten und sonstigen Betriebseinrichtungen in Gas-, Dampf- oder Staubform ausgetretene gewerbliche Gifte;

II. die körperliche Berührung mit heißen, beizenden, ätzenden und infektionsgefährlichen Stoffen, sowie mit gewerblichen Giften (s. Giftliste), insbesondere auch solchen, die durch die unverletzte Haut in den Körper eindringen;

III. die Einwirkung blendenden Lichtes, ultravioletter oder anderer schädlich auf die Haut wirkender Strahlen;

IV. die Einwirkung von Hitze;

V. die Einwirkung von Kälte;

VI. die Einwirkung von Nässe;

VII. die Einwirkung von Druckluft (Caissonarbeit);

VIII. Ansteckung durch mit ansteckenden Krankheiten behaftete Mitarbeiter (Tuberkulose, Syphilis u. a.).

Grundsätzlich sind zu fordern ausgiebige Ernährung, ausreichende Ruhezeiten, Arbeit in reiner, der Arbeit entsprechend temperierter Luft, ausgiebige Reinigungsgelegenheiten (Wasch- und Baderäume), besonders in Betrieben, in denen gesundheitsschädliche Stoffe gewonnen oder verarbeitet werden.

Die Krankheitsverhütung erfolgt — abgesehen von persönlichen Verhaltungsmaßregeln — hauptsächlich mit Hilfe praktisch erprobter technischer Mittel oder Einrichtungen, die je nach der im Betriebe festgestellten Einwirkungs- (Schädigungs-)stelle verschieden geartet sind und im Einzelfalle in enger Anlehnung an die besonderen Betriebsverhältnisse gestaltet sein müssen. Dabei sind in vielen Fällen verschiedene Abwehrmaßnahmen gleichzeitig anzuwenden. In Anlehnung an die vorstehende Übersicht der Erkrankungsmöglichkeiten sind als technische Abwehrmaßnahmen zu fordern:

I. 1. eine einwandfreie Belegung der Arbeitsräume unter Vermeidung ihrer Überfüllung mit Personen, Arbeitsstoffen und Arbeitserzeugnissen sowie ihre ausgiebige, jedoch zugfreie Entlüftung, gebotenenfalls unter Zuhilfenahme einer fachtechnisch durchgeführten, mechanisch betriebenen Raumentlüftungsanlage (s. S. 156),

2. Beleuchtungs-, Heizungs- und Feuerungsanlagen, die an und für sich Verbrennungsgase überhaupt nicht oder nur in erfahrungsgemäß unschädlichen Mengen in den Raum entlassen; dementsprechend elektrische Beleuchtung an Stelle der Gasbeleuchtung, Warmwasser-, Dampf- oder Luftheizung an Stelle der Ofenheizung, wirksame Abzüge zur Aufnahme und Abführung der Verbrennungsgase von Gasheizeinrichtungen und sonstigen Heizanlagen (Einführung elektrischer Heizung), dichte, sachgemäße Bauart aller dieser Betriebseinrichtungen, daneben die unter Ziffer 1 genannten Maßnahmen,

3. Ableitung von Dünsten, Dämpfen, Gasen und Staubarten in erster Linie *schon an der Entstehungsstelle* unter Verwendung von zweckentsprechend gebauten Abzügen (Doppelhauben, Digestorien), Abzugsschloten, Kaminen oder mit Hilfe einer mechanisch betriebenen, fachtechnisch durchgeführten Absaugungsanlage[1]) unter Berücksichtigung von Art und Menge der schädlichen Auslässe; Durchführung der Naßarbeit bei Zerkleinerungsarbeiten an Nässe vertragenden Stoffen; Einführung anderer hygienisch einwandfreier Arbeitsmethoden unter Berücksichtigung der jeweiligen Arbeitstechnik; Betreten (Befahren) gefährlicher Räume, Behälter, Gruben, Kanäle usw. erst dann, nachdem ihre einwandfreie Luftbeschaffenheit festgestellt ist (s. S. 173),

4. grundsätzliche mechanische Absaugung der in Dampf-, Gas- oder Staubform auftretenden gewerblichen Gifte derart, daß die Arbeit an Maschinen Apparaten und sonstigen Betriebseinrichtungen erst begonnen werden kann, nachdem die Absaugungsanlage wirksam in Betrieb gekommen ist und ihr Betrieb so lange nicht unterbrochen werden kann, als mit der Entwicklung giftiger Abgänge zu rechnen ist; die Möglichkeit der Benutzung einer unabhängigen Reserveabsaugung für den Fall des Versagens der normalen (s. S. 143);

II. deutliche Kenntlichmachung heißer, beizender, ätzender und infektionsgefährlicher Stoffe sowie gewerblicher Gifte, Verwendung von Einrichtungen, die ein Verspritzen, Verstäuben und Verstreuen verhindern, Gebrauch persönlicher Schutzmittel (dichte Schutzanzüge, Schuhe, Handschuhe, Schutzbrillen, Masken), insbesondere Staubvermeidung beim Abfüllen, Umfüllen und Einfüllen in Transport- und Versandgefäße unter grundsätzlicher Benutzung von unter Absaugung stehenden Einrichtungen, Pflege besonderer körperlicher Reinlichkeit, sofortige Anwendung bereitgestellter, ärztlicherseits anerkannter Gegenmittel oder Übernahme in ärztliche Behandlung.

Besondere Sorgfalt erfordert die Arbeit mit gefährlichen Flüssigkeiten (Säuren, Laugen u. dgl.), insbesondere ihre Entnahme aus Ballons, Fässern, Kübeln usw. mit Hilfe von Einrichtungen, die Verletzungen — besonders auch der Augen — durch Verspritzen unmöglich machen (Ballonentleerungsapparate, Ballontransport- und Kippkarren) und die Hautverbrennungen verhindern (säurefeste Schürzen, Handschuhe und Gamaschen aus Gummi, Holzschuhe); die Verwendung von Gefäßen und Apparaten aus Steinzeug (Chlorentwickler, Pumpen, Strahlfänger, Exhaustoren, Kühlschlangen, Abfülltrichter usw.). Mit Infektionskeimen behaftete Arbeitsstoffe sind vor der Verarbeitung zu desinfizieren (Desinfektionsapparate für Dampf, Heißluft, Vakuum, Formalin) oder mit gebotener, im Einzelfalle zu bestimmender Sorgfalt zu behandeln;

[1]) S. Brandt: Zeitgemäße gewerbehygienische Einrichtungen für Fabrikbauten. Sonderabdruck aus „Betrieb", Jg. 1920/21, Nr. 23, S. 728 (Verlag des Ver. dtsch. Ing., Berlin NW 7).

III. Vornahme der Arbeiten unter Abblendung oder Dämpfung der Lichtquellen, unter Benutzung von farbigen Schutzschirmen oder Schutzbrillen oder sonstiger zweckentsprechender Einrichtungen, die ein unmittelbares Bestrahlen der Haut unmöglich machen;

IV. die Isolierung der Maschinen, Apparate und sonstiger schädliche oder lästige Wärme an die Umgebung abgebender Betriebseinrichtungen mit Wärmeschutzmasse, Ableitung und Ausnutzung der ausstrahlenden Hitze zu Heizungs-, Lüftungs- und ähnlichen Zwecken, Ableitung der Hitze über Dach mittels Abzugsschloten, zugfreie Einführung gekühlter Frischluft in die heißen Arbeitsräume (z. B. Luftkühlanlagen für Glashütten) oder an besonders der Hitze ausgesetzte Arbeitsstellen (Luftschleier), Verwendung von Schutzschirmen oder Mänteln mit Wasserkühlung, mechanische Entleerung von Trockenräumen usw., Isolierung von Dampfkesseln, Dampfapparaten, Reservoiren, Dampf- und Wasserrohren, Heißdampfleitungen, Überhitzerrohren, von Schmelz-, Back- und sonstigen Öfen usw. mit unverbrennbaren, die Wärme nicht leitenden Stoffen (Kieselgur, Kieselgurschalen und Steinen, Kork, Asphaltkorkplatten usw;

V. das Tragen einer den Körper genügend warmhaltenden Kleidung, wenn die Art der Arbeit eine ausreichende Erwärmung des Arbeitsraumes verbietet oder diese in der kälteren Jahreszeit nur im Freien möglich ist, die Bereithaltung von Heizvorrichtungen oder geheizten Räumen, die eine zeitweise Durchwärmung des Körpers ermöglichen.

VI. Die Ableitung der Nässe durch geneigt verlegte Fußböden mit Abflußrinnen, Vornahme der Arbeit in wasserdichten Schuhen und Kleidungsstücken, Erwärmung der Arbeitsräume nach Maßgabe der Arbeitsart, Ableitung entstandener Wassernebel oder -dämpfe durch mechanische Absaugung (s. Ziffer 3) oder besser mechanische Zuführung und Verteilung trockener, warmer Luft im Arbeitsraum, Bereitstellung von besonderen Heizeinrichtungen zum Trocknen der naßgewordenen Arbeitskleidung;

VII. Vornahme der Luftdruckarbeiten unter Beachtung einer Reihe sorgfältig durchzuführender Schutz- und Überwachungsmaßnahmen. Verordnung des Reichsarbeitsministers zum Schutze der Preßluftarbeiter vom 28. 6. 1920 (RGBl. Nr. 146 S. 1357). Unter Preßluftarbeiten werden solche Arbeiten verstanden, bei denen eine oder mehrere Personen in Räumen oder Behältern (Senkkästen, Schächten, Tunnels, Taucherglocken) beschäftigt werden, in denen ein Luftdruck herrscht, der den äußeren Luftdruck um mindestens 0,1 kg auf jedes Quadratzentimeter übersteigt. Die Verordnung enthält die näheren Vorschriften über Anzeigepflicht, Betriebsleitung, Betriebseinrichtungen, Krankenkammer, Aufenthalts-, Umkleide-, Speiseräume, ärztliche Überwachuug, Arbeitszeit, Ein- und Ausschleusen, Schleusenwärter und allgemeine Vorschriften sowie als Anlagen eine Dienstanweisung für den Preßluftarzt, für Schleusenwärter und ein Merkblatt für Preßluftarbeiter;

VIII. Bereithaltung und Benutzung besonderer Arbeitswerkzeuge und Geräte für die einzelnen Arbeiter, besonders für diesen Zweck erdachte Konstruktionen [Pneumatische Glasmacherpfeife[1])], pneumatischer Schußfadeneinzug für Webschützen, Staubbekämpfung (s. Ziffer 3), ausgiebigste Reinhaltungsmöglichkeiten Ausschaltung kranker Personen, oder ihre Beschäftigung in besonderen Räumen, gebotenenfalls ärztliche Überwachung.

Die vielartigen Maßnahmen zur Krankheitsverhütung sind nur wirksam, wenn die zu diesem Zweck getroffenen Einrichtungen dauernd im Stande gehalten und gewissenhaft benutzt werden. Die Betriebe bedürfen in dieser Hinsicht

[1]) Lippold: Eine Glasmacherpfeife, bei der das Blasen mit dem Munde in Fortfall kommt. Zentralbl. f. Gewerbehyg. 1922, S. 81.

einer besonders sorgsamen Überwachung (s. S. 181), und die darin beschäftigten Personen sind im eigenen gesundheitlichen Interesse verpflichtet, selbst auf die Benutzung der Schutzmittel Bedacht zu nehmen [Selbstschutz der Arbeiter[1])].

Die *Beseitigung von Erschütterungen* durch Betriebseinrichtungen und von Maschinengeräuschen kommt meist in erster Reihe für die Anwohner von gewerblichen Anlagen in Frage. Sachgemäße Fundamentierung, genügend tief in der Erde gezogene Luftgräben und isolierende Unterlagen aus geeignetem Material bieten in der Regel Schutz. Zu letzteren gehören z. B. *Korfundplatten*, nach besonderem Verfahren geschnittene und imprägnierte Korkstreifen, die in bandeiserne Rahmen versenkt eingebaut sind. Solche oder ähnliche Isolierungen werden oft nötig bei Dieselmotoren, Gasmotoren, Elektromotoren und Umformern, Dampfturbinen, Dampfmaschinen, Pumpen, Kompressoren, Druckereimaschinen, Ventilatoren, Fahrstühlen, Fall- und Dampfhämmern, Waschmaschinen, Schlächterei- und Bäckereimaschinen, Arbeitsmaschinen (Stanzen und Pressen), Entstaubungs- und Rohrpostanlagen.

Neben allen diesen Schutzmaßnahmen spielen eine Reihe *persönlicher Schutzmittel* der Arbeiter eine bedeutsame Rolle (vergl. auch S. 43). Es kommen in Frage gegen:

1. *Staubeinatmung*: in einfachster Form vor Mund und Nase zu bindende Schwämme, Tücher, Gazebeutel u. dgl., die vor dem Gebrauch in reinem fließendem Wasser zu reinigen sind; besonders verfertigte *Atemschützer* (Respiratoren), die leicht sein müssen (Aluminiumgestell), sich gut der Gesichtsform anpassen und nicht merklich drücken dürfen. Die dazu nötigen Watteeinlagen müssen leicht zu erneuern und das Gerät leicht reinzuhalten sein. Solche Staubschützer sind aber nur Notbehelfe und da zu tragen, wo die Staubbeseitigung an der Entstehungsstelle (s. S. 143) ausgeschlossen ist.

2. *Verletzungen der Augen* durch Fremdkörper, Staub und Licht: *Schutzbrillen*, die leicht anliegen und keinen lästigen Druck auf Nasenrücken und Gesicht ausüben dürfen; Aluminiumbrillen mit leichter Gummi- oder Lederfassung gegen Staub, ätzende Stoffe u. dgl, Brillen mit kräftigen Plangläsern und seitlichen Schutzblenden aus dünnem Drahtgeflecht, *Augenschutzschirme* gegen abspringende Späne, Splitter u. dgl., mit farbigen Gläsern gegen schädliche Lichteinwirkung.

3. *Einatmung gesundheitsschädlicher Gase*, Dämpfe und Dünste: *Atmungsgeräte* mit Luft- oder Sauerstoffzuführung verschiedener Bauart, *Gasschutzmasken* mit der Gasart angepaßten Füllungen [Einsätzen[2])] zur Aufsaugung der schädlichen Gase, die sich dauernd in gebrauchsfähigem Zustand befinden müssen.

4. *Verunreinigungen und Schädigungen von Körperteilen*: a) *Handschuhe* aus Asbest zum Anfassen heißer Gegenstände, Geräte, Werkzeuge usw., aus Gummi bei Arbeiten mit ätzenden Stoffen und Flüssigkeiten, b) dichtes *Schuhwerk* und *Gamaschen* gegen das Eindringen von die Haut verletzenden heißen oder ätzenden Flüssigkeiten, glühenden und geschmolzenen, spritzenden Stoffen und Metallen, c) *Schutzschürzen* aus dichtem Gewebe, Asbest, Leder, Gummi (s. oben), d) ganze *Arbeitsanzüge* aus widerstandsfähigen Stoffen je nach Arbeitsart (s. oben), e) *Mützen* gegen gefährlichen Staub usw. (s. oben),

5. *Ansteckungsgefahren*: Benutzung besonderer *Eß- und Trinkgeschirre* (s. auch S. 152, VIII).

---

[1]) Fischer: Der Selbstschutz des gewerblichen Arbeiters. Zentralbl. f. Gewerbehyg. 1914, S. 265, 330.

[2]) Über Gasarten und Einsätze finden sich Angaben in Chemiker-Ztg., Sonderteil „Die Chemische Praxis" 1921, Nr. 15, S. 117.

Atmungs- und Gastauchapparate.

a) *Atmungsapparate*: Helm mit kurzem Atmungsschlauch, durch den frische Luft zugepumpt wird. Bei langen Schläuchen Gefahr der Luftunterbindung durch Einknicken und Festklemmen des Schlauches, daher begrenzter Aktionsradius dieser Apparate, die im übrigen einfach und betriebssicher sind.

b) *Sauerstoff-Atmungsapparate*, bestehend aus dem Rauchhelm zum Schutze des Kopfes, aus den Atmungssäcken für Frischluft und ausgeatmete Luft, dem Tornister mit Traggestell, Kalipatrone, Kühler, Sauerstofflasche, dem Automat (Reduzierventil, Düse und Abblasventil) und Manometer. Die Decke der Kammer, in der die Reduktion des Gasdrucks eıfolgt, bildet eine elastische, gasdichte Membrane, die alljährlich auszuwechseln ist. — Von bestem Ruf sind die Apparate der *Drägerwerke* in Lübeck und der Armaturen- und Maschinenfabrik „*Westfalia*" in Gelsenkirchen. Apparate mit chemisch gebundenem Sauerstoff, die erst durch die ausgeatmete Luft freien Sauerstoff entwickeln, und solche mit Füllungen aus flüssigem Sauerstoff und aus flüssiger Luft, scheinen den ersteren gegenüber nur geringe Verbreitung gefunden zu haben. — Die Gastauchapparate müssen leicht, alle ihre Teile feuersicher, bruchsicher und gasdicht sein, ihre Träger dicht von der Außenluft abschließen, ohne sie zu behindern, mühelose Atmung ermöglichen, sauerstoffreiche, reine, kühle, trockene Atemluft für mindestens 2 Stunden liefern, schnell angelegt werden können und jederzeit betriebsbereit sein, was durch öftere Prüfung der Apparate, insbesondere des Automaten, festzustellen ist.

c) *Gasschutzmasken* müssen fest anliegen, der Atmungswiderstand durch die Filterschichten darf nur gering sein. Längeres angestrengtes Arbeiten damit ist, wie bei jedem Respirator, lästig und nicht ungefährlich.

Schädlingsbekämpfung mit hochgiftigen Stoffen.

Erlaß des Preußischen Ministers für Volkswohlfahrt vom 1. Oktober 1923, betr. die Schädlingsbekämpfung mit hochgiftigen Stoffen — I M IV 1470 — (Amtsbl. d. Preuß. Min. f. Volkswohlfahrt 1923, S. 474ff.).

Durch den § 1 der Bekanntmachung zur Ausführung der Verordnung über die Schädlingsbekämpfung mit hochgiftigen Stoffen vom 17. Juli 1922 (RGBl. Tl. I, S. 630) ist der Gebrauch von Blausäure, von Cyankohlensäureestern, auch in Form des Zyklons, und aller den Cyankohlensäureestern ähnlich wirkenden gasförmigen oder leicht verdampfbaren Cyanverbindungen zur Schädlingsbekämpfung (einschließlich Ungezieferbekämpfung) in jeder Anwendungsform verboten. Auf Grund des § 1 Abs. 2 Satz 2 der Bekanntmachung kann der Herr Reichsminister für Ernährung und Landwirtschaft auf Antrag Ausnahmen von dem Verbote zulassen.

Anlage A.

Diese Befugnis hat der Herr Reichsminister für Preußen auf mich übertragen unter der Voraussetzung, daß zwecks gleichmäßiger Behandlung der Konzessionsanträge in allen Ländern die anliegenden im Reichsministerium für Ernährung und Landwirtschaft ausgearbeiteten Gesichtspunkte bei der Erteilung der Genehmigung innegehalten werden.

Ich ersuche daher unter Hinweis auf diese Richtlinien ergebenst, bei der Prüfung der Gesuche um Zulassung zur Verwendung der genannten Mittel zur Schädlingsbekämpfung die größte Vorsicht walten zu lassen und mir nur die Gesuche solcher Antragsteller zur Genehmigung vorzulegen, bei denen Sie auf Grund eigener Kenntnis oder des Urteils des zuständigen Kreisarztes die Überzeugung gewonnen haben, daß die Ausgasungen nur von durchaus zuverlässigen und gut ausgebildeten Personen vorgenommen werden, die nach ihrem Charakter, ihrer geistigen Veranlagung und sozialen Stellung die nötige Gewähr bieten. Insbesondere ist jedesmal festzustellen, von wem diese Personen in dem Ausgasungsverfahren unterrichtet worden sind.

Daß nur solche Personen, die als Desinfektoren ausgebildet sind und die staatliche Desinfektorenprüfung abgelegt haben, die Genehmigung erhalten, kann nach Lage der Dinge nicht gefordert werden. Immerhin wird solchen Personen, zumal wenn sie sich im Desinfektorenberuf bereits bewährt haben, der Vorzug vor anderen Bewerbern zu geben sein.

Bei gewerblichen Entwesungsbetrieben ist meine Genehmigung zur Verwendung hochgiftiger Stoffe nicht nur für den Leiter des Hauptgeschäfts, sondern auch für jeden Filialleiter besonders einzuholen, und zwar auch beim Wechsel dieser Personen. Lassen Haupt-

oder Filialleiter Ausgasungen durch Angestellte ausführen, ohne selbst daran teilzunehmen, so tragen sie gleichwohl selbst die volle Verantwortung und haften auch selbst für alle etwaigen Schäden.

Tritt in privaten Betrieben, die die Genehmigung zur Vornahme von Ausgasungen im eigenen Betriebe von mir erhalten haben, ein Wechsel der mit der Ausgasung betrauten Personen ein, so ist für die Einstellung der Ersatzperson Ihre Genehmigung einzuholen, die Sie jedoch erst erteilen wollen, nachdem Sie sich überzeugt haben, daß auch die Ersatzperson die oben festgelegten Bedingungen erfüllt.

Anlage B.

Die Inhaber der Genehmigung und ihre zur Vornahme der Ausgasungen zugelassenen Angestellten werden der behördlichen Kontrolle durch die zuständigen Kreisärzte und Polizeibehörden unterstellt, die darüber zu wachen haben, daß die Ausgasungen vorschriftsmäßig durchgeführt werden, und daß die sie ausführenden Personen außer ihren allgemeinen Vorschriften insbesondere die in der Anlage beigefügten „Vorsichtsmaßnahmen zur Verhütung von Unglücksfällen bei der Anwendung von Blausäure, Zyklon, Ventox und ähnlichen Stoffen zur Schädlingsbekämpfung“ gewissenhaft beachten. Sollten hierbei Verstöße festgestellt werden, so ist unverzüglich an Sie zu berichten. Sie wollen dann nach Prüfung der Vorkommnisse bei leichteren Verstößen den in Frage kommenden Inhaber der Genehmigung verwarnen, im Wiederholungsfalle jedoch und bei Verstößen, die zu einer Schädigung der menschlichen Gesundheit Anlaß geben können, je nach Lage des Falles entweder sofort die weitere Vornahme der Ausgasungen verbieten, bis die Ausführung des Verfahrens durch gehörig ausgebildete und zuverlässige Personen gewährleistet ist, oder sogleich bei mir die Entziehung der erteilten Erlaubnis beantragen. Das letztere hat in jedem Falle zu geschehen, in dem eine offensichtliche Vernachlässigung einer der „Vorsichtsmaßnahmen zur Verhütung von Unglücksfällen usw.“ bei der gewerbsmäßigen Ausübung von Durchgasungen durch den Hauptgeschäfts- oder Filialleiter nachweisbar ist. Mein Erlaß vom 30. Mai 1922 — I M IV 1227 — wird hierdurch aufgehoben.

Um dem Kreisarzt und der Polizeibehörde die Überwachung der Ausgasungen zu ermöglichen, haben die Inhaber der Genehmigung über jede in Aussicht genommene Durchgasung bei den benannten zuständigen Amtsstellen wenigstens 24 Stunden vorher schriftlich oder telephonisch Anzeige zu erstatten.

Soll eine Durchgasung von Räumen in bewohnten Häusern vorgenommen werden, so muß der mit der Durchgasung beauftragte Inhaber der Genehmigung von der geplanten Ausgasung den Vorständen sämtlicher in dem Hause vorhandenen Haushaltungen, wenn irgendmöglich 3 Tage, wenigstens aber 24 Stunden vor der Ausgasung, hiervon unter Anführung der notwendig werdenden Vorsichtsmaßnahmen schriftlich Mitteilung machen.

Über die im Bezirk erteilten Genehmigungen ist dort fortlaufend ein Verzeichnis zu führen, aus dem alles Wissenswerte hervorgehen muß.

gez. Hirtsiefer.

An sämtliche Herren Regierungspräsidenten und den Herrn Polizeipräsidenten in Berlin.

Anlage A.

Gesichtspunkte, die bei der Erteilung der Genehmigung zur Verwendung hochgiftiger Stoffe für die Schädlingsbekämpfung zu beachten sind (hier nicht abgedruckt).

Anlage B.

Vorsichtsmaßnahmen zur Verhütung von Unglücksfällen bei der Anwendung von Blausäure, Zyklon, Ventox und ähnlichen Stoffen zur Schädlingsbekämpfung.

Die mit der Entwesung mittels Blausäure, Zyklon, Ventox und ähnlicher Stoffe jederzeit widerruflich betrauten Personen haben die ihnen bei ihrer Ausbildung gegebenen Vorschriften peinlich genau zu beachten. Die ihnen bei der Ausbildung ausgehändigten gedruckten Vorschriften haben sie bei jeder Ausgasung bei sich zu führen. Aus diesen Vorschriften müssen folgende der Verhütung von Unglücksfällen dienende Vorsichtsmaßnahmen ganz besonders hervorgehoben werden[1]):

1. Die genannten hochgiftigen Stoffe sind den Bestimmungen entsprechend aufzubewahren, die in den Vorschriften über den Handel mit Giften für die Aufbewahrung der Gifte der Abt. I enthalten sind (Polizeiverordnung über den Handel mit Gift vom 22. Februar 1906).

---

[1]) Für die mit der Entmottung in sich abgeschlossener Müllereimaschinen mit Ventox und Zyklon B betrauten Personen kommen nur die Ziffern 1, 2, 3 und 4 in Betracht.

2. Durchgasungen von Räumen in Gebäuden, Schiffen usw. mit

a) reiner Blausäure mit und ohne Reizstoffzusatz dürfen nur dann vorgenommen werden, wenn das betreffende Gebäude, Schiff usw. vor Beginn der Arbeiten von allen Bewohnern, auch denen der nicht zu durchgasenden Räume, geräumt und die Räumung bis zur Wiederfreigabe des Gebäudes, Schiffes usw. aufrechterhalten werden kann.

b) Zyklon kann ohne Räumung des ganzen Hauses usw. zur Entwesung von Wohnungen und einzelnen Räumen gestattet werden, wenn für ihre Abdichtung und Absperrung hinreichend gesorgt ist und von den Mitbewohnern des Hauses, die mindestens 3 Tage vorher zu benachrichtigen sind, kein Einspruch erhoben wird.

c) Ventox ist nur unter den unter a bezeichneten Bedingungen zulässig. Dagegen darf es zur Entmottung in sich abgeschlossener Müllereimaschinen benutzt werden.

3. Bei allen Durchgasungsarbeiten, die stets von wenigstens 2 Personen gemeinsam auszuführen sind, haben sämtliche dabei Beteiligten die Gasmaske anzulegen. Bei jeder Durchgasung sind deshalb wenigstens zwei gebrauchsfertige Gasmasken, außerdem noch für etwaige Unglücksfälle ein Sauerstoffatmungsapparat bereitzuhalten.

4. Jeder bei einer Durchgasung Beteiligte hat sich ständig vor Augen zu halten, daß er mit hochgiftigen Gasen arbeitet, und daß der geringste Verstoß gegen die Vorschriften ihn selbst und andere in Lebensgefahr bringen kann.

5. Vor Beginn der Durchgasung sind alle Menschen, Haustiere und sonstigen wertvollen Lebewesen aus den betreffenden Räumen zu entfernen.

6. Vor Beginn der Durchgasung sind die Räume[1]) peinlich abzudichten.

7. Die Einwirkung des Blausäuregases muß wenigstens 6 Stunden dauern.

8. Erst dann darf der Raum mit angelegter Gasmaske betreten und durch Öffnen der Fenster und Türen sowie anderer vorhandener Öffnungen — Klappen usw. — gründlich gelüftet werden; Betten, Polstermöbel und ähnliches müssen ausgeklopft, Decken u. dgl. ausgeschwenkt werden.

9. Die Entlüftung ist auch die ganze folgende Nacht hindurch ununterbrochen fortzusetzen.

10. Während dieser Nacht darf niemand in dem Raume schlafen.

11. Nach wenigstens 20stündiger Lüftung sind Fenster, Türen und alle sonstigen Öffnungen für eine Stunde zu schließen[2]) und danach die Gasrestprobe zu machen.

12. Die Freigabe von durchgasten Räumen darf erst dann erfolgen, wenn die sorgfältige Durchführung des Gasrestnachweises ergeben hat, daß keine nachweisbaren Spuren von Blausäuregas mehr in dem Raume vorhanden sind.

Die Unfallverhütung.

Der Unfall. Wird durch eine Betriebseinrichtung, eine Maschine, ein Gerät, durch eine Arbeit im Betriebe oder im Zusammenhang mit ihm eine plötzliche, alsbald erkennbare Körperschädigung verursacht, so hat man es mit einem *Betriebsunfall* zu tun. Es muß also in der Regel eine sogleich bemerkbare Einwirkung auf den Körper oder einzelne seiner Teile feststellbar sein. Auch wenn der Zusammenhang einer Erkrankung mit einem Betriebsunfall erwiesen oder mit an Sicherheit grenzender Wahrscheinlichkeit anzunehmen ist, kann ein nach dem Gesetz entschädigungspflichtiger Unfall angenommen werden (z. B. Tuberkulose, die sich durch einen Betriebsunfall entwickelt hat). Durch Verordnung der Reichsregierung kann die Unfallversicherung auch auf bestimmte gewerbliche Berufskrankheiten ausgedehnt werden (§ 547 RVO.), wie es durch die Verordnung des Reichsarbeitsministers vom 12. Mai 1925 unter Zustimmung des Reichsrats geschehen ist (RGBl. T. I 1925, S. 69.). Beschlüsse des ehemaligen Bundesrats auf Grund dieser Vorschrift sind nicht ergangen; dagegen auf Grund des § 3 des Gesetzes über Ermächtigung des Bundesrats zu wirtschaftlichen Maßnahmen usw. vom 4. 8. 1914 die Verordnung vom 10. 12. 1917, betr. Gesundheitsschädigungen bei der Herstellung von Kriegsbedarf durch nitrierte Kohlenwasserstoffe der aromatischen Reihe (RGBl. S. 900) und die Verordnung vom 9. 12. 1918 betr. Gesundheitsschädigungen infolge Einwirkung von Gas-

[1]) Die zu durchgasenden Räume sollen eine Temperatur von wenigstens 15° C haben und müssen gegebenenfalls vor der Durchgasung geheizt werden.

[2]) Währenddessen ist nötigenfalls das Zimmer zu heizen.

kampfstoffen und Nitromethan. Diese Vorschriften beschränken sich aber nur auf die Entschädigung von Todesfällen, nicht auch von Erwerbsunfähigkeit.

Je nach dem Grade (Umfang, Wirkung) der festgestellten Körperverletzung unterscheidet man leichte, schwere und tödliche Unfälle. Gemäß § 1552 RVO. hat der Betriebsunternehmer jeden Unfall in seinem Betriebe anzuzeigen und nach § 1553 a. a. O. die Unfallanzeige schriftlich oder mündlich der Ortspolizeibehörde des Unfallortes und der durch die Satzungen bestimmten Stelle des Versicherungsträgers zu erstatten. In Preußen ist durch Erlaß des Ministers für Handel und Gewerbe vom 23. 2. 1886 angeordnet, daß die Ortspolizeibehörde von jeder Unfallanzeige dem zuständigen Gewerbeaufsichtsbeamten alsbald eine Abschrift vorzulegen hat. Bei den gewerblichen Berufserkrankungen (s. o.) tritt an Stelle der Ortspolizeibehörde das Versicherungsamt des Betriebssitzes.

Die Art der Verletzung — die Unfallfolge — führt zur Erkenntnis der Unfallursache, diese zur Unfallverhütung. Am leichtesten erkenntlich sind naturgemäß die äußeren — sichtbaren — Unfallfolgen, weit schwerer oft die inneren. Nach dem Vorausgeschickten ist der Unfall ein nicht gewollter Betriebsvorgang, ein von der Regel abweichendes Ereignis, das eine ungewollte oder unvermutete Körperverletzung hervorbringt, deren Folgen sich in der Regel nach dem Ausmaße der Arbeitsunfähigkeit abstufen: Tod, dauernde Erwerbsunfähigkeit, beschränkte Erwerbsunfähigkeit, vorübergehende Erwerbsunfähigkeit und keine Erwerbsunfähigkeit (s. Unfallstatistik S. 186).

a) Die Unfallursachen (Betriebs- und Arbeitsmängel).

Eine gewerbliche Anlage kann, vom rein technischen Standpunkt aus betrachtet, als allen fabrikatorischen Anforderungen genügend angesprochen werden, weil durch ihren Betrieb ein Höchstmaß an Leistung und Ertrag zu ermöglichen ist. Art und Zustand einer solchen Anlage können dabei aber derart beschaffen sein, daß sie anderseits, hygienisch und unfalltechnisch betrachtet, ungenügend ist. Damit wird sie an sich ungenügend, weil sie dann voraussichtlich nur mit Opfern an Leben und Gesundheit betrieben werden kann, was aus moralischen und wirtschaftlichen Gründen im Interesse der Allgemeinheit vermieden werden muß und durch technische und ähnliche Maßnahmen auch in der Regel vermeidbar ist.

Die Ursachen der Betriebsunfälle sind erfahrungsgemäß zu suchen und zu finden in Mängeln:

1. der baulichen Anlage und Einrichtung,
2. der allgemeinen, elementaren maschinellen Einrichtungen, der Arbeitsmaschinen, Apparate und anderer Betriebsmittel,
3. der unter Innendruck oder unter Außendruck (Vakuum) stehenden Gefäße, Apparate u. dgl,
4. der elektrischen Anlagen und Einrichtungen,
5. der Feuerungsstätten, bei Bearbeitung und Verarbeitung heißer Gegenstände, Stoffe, Flüssigkeiten u. dgl. und bei der Abführung feuer- und explosionsgefährlicher Gase, Dämpfe, Dünste, Staubarten,
6. der Lagerung und Aufbewahrung von Betriebsstoffen, Rohstoffen, Erzeugnissen usw;
7. beim Verkehr mit gesundheitsschädlichen (giftigen) Betriebsstoffen, Rohstoffen und Betriebserzeugnissen,
8. der Transportmittel und bei den Transportarbeiten,
9. der Arbeitsgeräte, Werkzeuge u. dgl.,
10. der Arbeitsweise und Betriebsführung,
11. der Ausrüstung (persönlichen Schutzmittel),

12. der Betriebsaufsicht (hygienischen und unfalltechnischen Betriebsüberwachung).

Die gelegentlich der Unfalluntersuchungen festgestellten Mängel liegen:

1. von vornherein in einer nicht betriebssicheren Bauart der Betriebseinrichtungen (Aufnahme des Betriebs ohne ihren konstruktiv erreichbaren Schutz),
2. in der im Laufe der Zeit eintretenden Abnutzung (dem Verschleiß) der an und für sich anfänglich betriebssicher gewesenen Einrichtungen und Arbeitsvorrichtungen,
3. in der Entfernung oder Nichtbenutzung der die Betriebs- oder Arbeitseinrichtungen sichernden Schutzvorrichtungen, in offensichtlicher Zuwiderhandlung gegen gültige oder anerkannte Schutzvorschriften und Regeln,
4. im Gebrauch erfahrungsgemäß unzweckmäßiger, für den jeweiligen Fall ungeeigneter, daher verbesserungsbedürftiger Schutzvorrichtungen,
5. in gefahrvollen Arbeitsweisen oder in der Verwendung gefährlicher Arbeitsstoffe, an deren Stelle ungefährliche Arbeitsmethoden oder Arbeitsstoffe anwendbar sind,
6. in der fehlenden oder mangelhaften Auswahl und Anleitung der Arbeiter seitens der für den Betrieb bestellten Aufsichtspersonen zur Durchführung und ständigen Beachtung der Sicherheitsmaßnahmen und Schutzvorschriften.

b) Technik und Ziel der Unfallverhütung.

Aufgabe der Krankheits- und Unfallverhütung ist im Anschluß an die Ergründung der Krankheits- und Unfallursachen die hygienisch einwandfreie und betriebssichere (unfallsichere) Gestaltung der Betriebe und ihrer Arbeitseinrichtungen im einzelnen. Sie stützt sich auf wissenschaftlich und praktisch gewonnene Regeln und wird von Technikern, vielfach bereits auf Spezialgebieten, mit Erfolg durchgeführt und fachtechnisch weiterentwickelt. Daraus ergibt sich aber auch, daß vielfach die erstrebenswerten technischen Schutzmittel noch nicht gefunden werden konnten und erst an Hand weiterer Erfahrungen und Überlegungen ergründet werden müssen. Eine gewerbliche Anlage wird nach dem Vorausgeschickten in technischer, wirtschaftlicher und sozialer Hinsicht nur dann als einwandfrei gelten können, wenn sich bei Einrichtung und Betrieb einer solchen Betriebstechnik und Unfalltechnik nach Möglichkeit organisch vereinen. Damit sind Aufgaben und Ziele der Unfallverhütung gekennzeichnet; an diesen Grundsatz haben sich Fabrikenerbauer, Maschinenhersteller und vor allem auch die zur Beratung der Unternehmer in erster Reihe berufenen staatlichen und berufsgenossenschaftlichen Aufsichtsbeamten zu halten. Hinsichtlich der organischen Verbindung betriebs- und unfalltechnischer Maßnahmen kann noch weit mehr als bisher vorgearbeitet und geleistet werden, wenn von Anfang an bei allen Konstruktionsentwürfen erwogen wird, wie Schutzvorrichtungen in Form von Anhängseln vermeidbar sind.

Eine Grenze in diesen Bestrebungen ist nur gesetzt:

a) in der praktischen, technischen Undurchführbarkeit eines Schutzes,
b) durch die Wirtschaftlichkeit des Betriebes.

Zu a): Man wird z. B. die Werkzeuge einer Maschine (das Sägeblatt, den Schleifstein, den Bohrstahl usw.) an der Stelle nicht immer sichern können, wo das Arbeitsstück von Hand an sie herangebracht und mit dem Auge bei seiner Bearbeitung beobachtet werden muß.

Zu b) In dem Maße, als die durch die Anwendung unfalltechnischer Maßnahmen verursachten Kosten den Weltmarktpreis der Erzeugnisse wesentlich belasten und den Absatz behindern, wird ihre Durchführung in Frage gestellt und unter Umständen unmöglich. Daher stehen unfalltechnische Maßnahmen oft in engem Zusammenhang mit betriebstechnischen und volkswirtschaftlichen Fragen.

Feuerschutz.

Die Bekämpfung der Unfälle durch Fabrikbrände verlangt in erster Linie eine Reihe grundsätzlicher, baulicher und weitergehender Maßnahmen. Gebäude, in denen Feuers- und Explosionsgefahren zu befürchten sind, sind:

1. in genügender Entfernung von anderen Gebäuden zu errichten, wobei das Maß der Entfernung durch Art und Menge der darin befindlichen feuer- und explosionsgefährlichen Stoffe bestimmt wird,
2. durch Umwallungen oder Brandmauern so gegeneinander zu sichern, daß Stichflammen aus einem Gebäude nicht das Innere eines benachbarten Gebäudes oder auch Verkehrswege treffen können,
3. aus feuersicheren oder sonst geeigneten Baustoffen zu errichten,
4. mit ausreichenden Ausgängen oder gut gesicherten Fluchtwegen auszubauen,
5. ohne offene Feuerungs- und Beleuchtungsanlagen einzurichten,
6. mit zweckentsprechenden Löscheinrichtungen zu versorgen.

Innerhalb solcher Gebäude hat die Lagerung oder Aufbewahrung feuer- und explosionsgefährlicher Stoffe — falls nicht besondere umwallte Lagerstätten erforderlich sind — in besonderen feuersicher abgetrennten Räumen, Gelassen u. dgl. zu erfolgen. Die Lagerung feuer- und explosionsgefährlicher Flüssigkeiten geschieht vorteilhaft in von der Luft völlig abgeschlossenen eisernen Behältern unter flammenerstickenden Gasen (Kohlensäure, Stickstoff, s. S. 162). Wo die Gefahr der Verdunstung solcher Flüssigkeiten und die Bildung explosionsgefährlicher Luftgemische besteht, hat eine wirksame Raumentlüftung einzusetzen oder eine Absaugung dieser Dämpfe, wenn möglich unter Wiedergewinnung von Äther, Benzin, Benzol usw., stattzufinden.

7. mit Arbeitseinrichtungen, Apparaten, Maschinen usw. auszustatten, die im Hinblick auf Baustoff und Form, Aufstellung, Isolierung und Betätigungsweise Entzündungen der Arbeitsstoffe durch mechanische Reibung, Ansammlung elektrischer Energie ausschließen,
8. in der Regel mit sachgemäß angelegten Blitzschutzeinrichtungen zu versehen.

Der *Blitzableiter* soll den elektrischen Strom eines auf das Gebäude niedergehenden Blitzes aufnehmen und in die Erde abführen. Dies geschieht mit Auffangvorrichtungen (Auffangstangen) in Verbindung mit Leitungen (Drahtseil oder Band aus feuerverzinktem Eisen), die auf kurzem Weg zu in die Erde verlegten Platten, Drahtnetzen u. dgl. von großer Oberfläche führen. Alle an, in und unter dem Gebäude befindlichen ausgedehnten Metallteile sind mit der Blitzableiteranlage leitend zu verbinden, um ein Überspringen des Blitzes auf sie und dadurch weitere Gefahren zu verhindern. Beim Entwurf der Anlagen sind Art, Lage, Größe, Zweck und Inhalt des Gebäudes, Untergrund und Umgebung zu beachten, die Anlagen den besonderen Verhältnissen anzupassen und bei größeren Gebäuden an Hand einer Zeichnung auszuführen. Die Blitzableiteranlage ist fortlaufend auf ihren einwandfreien Zustand zu prüfen. Besonders gefährdete Gebäude, wie z. B. solche zur Herstellung, Verarbeitung und Lagerung großer Mengen leicht entzündlicher oder explosiver Gegenstände und Stoffe (Benzin, Benzol, Alkohol, Pulver, Sprengstoffe, Celluloid usw.), bedürfen eines besonders sorgfältigen Blitzschutzes.

Am weitestgehenden sind die im vorstehenden genannten Maßnahmen in den Pulver- und Sprengstoffabriken und Feuerwerkereien (s. S. 177) durchzuführen, wo sie sowohl dem Anwohner- wie dem Arbeiterschutz zu dienen haben. Sie sind in einer Reihe von Verordnungen, Erlassen und besonderen Unfallverhütungsvorschriften niedergelegt, auf die verwiesen wird (s. S. 179).

Hinsichtlich der gesicherten Einrichtung feuergefährlicher Betriebsstätten ist noch folgendes zu beachten:

1. Feuergefährliche Betriebsstätten und Lagerräume müssen durch feuersichere und bei besonders gefährlichen Verhältnissen durch feuerfeste Decken und Wände von benachbarten und darüber befindlichen Arbeits- und Lagerräumen getrennt sein. Umfangreichere Räume sind durch feuersichere oder feuerfeste Wände in kleinere Abteilungen mit feuersicheren Türen zu trennen.

2. Lagerkeller für starken Qualm erzeugende Stoffe (z. B. Werg, Späne, Papier) sind, wenn ausreichende Lüftungsfenster fehlen, mit einer auch von außen zu handhabenden Entlüftungsvorrichtung zu versehen.

3. Alles sichtbare Holzwerk, Holzbalkendecken, hölzerne Scheidewände, Oberlichtschächte u. dgl. müssen eine wirksame, feuersichere Bekleidung erhalten, zum mindesten gerohrt und geputzt oder mit Eisenblech od. dgl. belegt werden.

4. Die Anlegung von Öffnungen, Schächten, Verbindungsgängen und Treppen, durch die Feuer oder Rauch von einem Geschoß oder Betrieb zum andern übertragen werden kann, ist zu vermeiden.

5. Wand und Deckenöffnungen für Transmissionswellen, Riemen, Gurte, Seile u. dgl. sind durch Einkapselung mit unverbrennlichen Stoffen feuersicher abzuschließen; Rohr- oder Drahtleitungen und feste Gestänge müssen rauch- und feuersicher abgedichtet sein.

6. Es müssen mindestens zwei in entgegengesetzter Richtung liegende, genügend breite Ausgänge, die nach geeigneten feuersicheren Treppenhäusern führen, vorhanden sein. Ausnahmsweise kann an Stelle der zweiten Treppe eine treppenartig ausgebildete Notleiter mit genügend breiten, mit starken Geländern versehenen Zugangspodesten treten. Die zu den Treppenräumen führenden Türen müssen rauch- und feuersicher sein, nach außen aufschlagen und selbsttätig schließend eingerichtet sein. Notausgänge sind deutlich als solche zu bezeichnen. Ausgänge und Notausgänge müssen so angeordnet sein, daß sie nicht von Flammen getroffen werden können.

7. Bei der Anlage und Einrichtung der Betriebe ist auf die Möglichkeit der unbehinderten Anwendung des Lösch- und Rettungsgeräts der Feuerwehr Bedacht zu nehmen (Vereinbarung mit der Feuerwehr).

8. Die Anlage offener Feuerstätten in feuergefährlichen Betriebs- und Lagerräumen ist unzulässig; Öfen müssen in der Regel von außen geheizt werden, eiserne Öfen, falls sie überhaupt im Arbeitsraum zulässig sind, mit starken, unverrückbar befestigten Ofenschirmen versehen sein, Gasöfen und Gaskocher, wenn sie zulässig sind, durch unbewegliche Rohre mit der Gasleitung verbunden sein, Heizkörper und Heizrohre der Dampf- oder Warmwasserheizung von brennbaren Gegenständen mindesten 15 cm nach jeder Seite entfernt sein oder bei besonders leicht entzündlichen Gegenständen gegen deren Berührung geschützt werden. Die Erhitzung brennbarer Flüssigkeiten soll möglichst durch Dampf mit Schutz gegen Aufflammen beim Überkochen erfolgen.

9. Petroleum- und Gaslampen sind so anzubringen oder zu sichern, daß brennbare Gebäudeteile und Gegenstände durch sie nicht in Brand gesetzt werden können; Gasmesser sind in hellen Räumen, nie unter Treppen aufzustellen. — Elektrische Stromleitungen müssen in Isolierrohren mit Metallüberzug verlegt, Glühlampen mit Schutzglocken versehen sein und die gesamte elektrische

Beleuchtungsanlage den Sicherheitsvorschriften des Verbandes Deutscher Elektrotechniker entsprechen (s. S. 174).

10. Größere Anlagen sind mit einer Alarmvorrichtung, die das Eintreten einer Brandgefahr anzeigt, mit Feuermeldern und gebotenenfalls mit besonderen Feuerleitern, Hydranten usw. einzurichten.

11. Zur Aufbewahrung feuergefährlicher Abfälle, gebrauchter Putzlappen und Putzwolle, von Beleuchtungs- und Brennmaterial in größeren Mengen und von Asche sind Gelasse aus feuerfesten Baustoffen außerhalb der Arbeitsräume anzulegen.

12. Zum Feuerlöschen geeignete Geräte und Einrichtungen, die sofort verwendbar sind, müssen vorhanden sein.

Feuerlöscheinrichtungen.

Die Feuerlöschgeräte und Feuerlöscheinrichtungen haben sich nach Art und Umfang des Betriebes zu richten, je feuergefährlicher er ist, um so umfassender müssen sie sein. Es kommen in Frage:

1. Feuereimer, die mit Wasser gefüllt, an der Betriebsstätte aufgestellt oder besser aufgehängt, zu anderen Zwecken nicht zu benutzen sind,
2. Kippmulden über der Arbeitsstätte, Maschine u. dgl. angebracht, durch Kettenzug oder Durchbrennen einer Schnur kippend und sich entleerend,
3. Kübelspritzen u. dgl.,
4. an die Wasserleitung anzuschraubende Feuerhähne mit Schlauchanschluß (z. B. Schmitzscher Feuerhahn mit drehbarer Schlauchtrommel),
5. Handfeuerlöscher mit Löschflüssigkeiten oder chemisch wirkenden Löschmitteln,
6. fahrbare Feuerspritzen verschiedener Bauart,
7. Berieselungsanlagen (Überflutungsanlagen), bei denen sich das Wasser nach Öffnen der Ventilhähne in dem Rohrnetz verteilt und ausfließt,
8. Sprinkleranlagen, bei denen das Wasser ständig im Rohrnetz unter Druck steht und beim Eintritt einer gewissen Temperatur nach Durchschmelzen einer leicht schmelzbaren Metallegierung ausspritzt,
9. Einrichtungen, durch die der Zutritt des Luftsauerstoffes zur Brandstätte verhindert wird (Einleitung von Dampf und nicht atembaren Gasen in den von den Arbeitern verlassenen und von der Luft inzwischen abgeschlossenen Raum; Schaumlöschverfahren).

Das schwierige Problem der Löscharbeit auf Schiffen hat mehrere Lösungen gefunden:

1. Selbsttätige Feuerlöschbrausen (Sprinkler), wobei die Wasserleitung an der Decke in Tätigkeit tritt, wenn die Weichlotverschlüsse schmelzen (s. oben).
2. Durch das Feueralarmsignal wird eine Kohlensäureerzeugungsanlage in Betrieb gesetzt und die CO_2 dem gefährdeten Raum zugeführt (Verfahren von Siemens & Halske).
3. Flüssige auf Flaschen gezogene CO_2 wird durch Rohrleitungen von Hand in den gefährdeten Raum geführt (Gronwald-System).
4. Verwendung von CO_2, die jedoch erst am Brandherd vom flüssigen in den gasförmigen Zustand übergeht (dünne Rohre; Lux-Verfahren),
5. Rauchschwadenanzeiger mit Benutzung von Dampf oder CO_2 (Richverfahren).
6. Zuführung von SO_2, gebildet durch Verbrennung von Stangenschwefel mit Hilfe der aus dem brennenden Raum abgesaugten Luft (Clayton-Anlagen).
7. Schaumlöschverfahren (auf Motorschiffen).

Brennbare, sich mit Wasser nicht mischende Flüssigkeiten können mit Wasser nicht gelöscht werden. Abschluß der Luft und die Verwendung flammenerstickender Gase sind hier am Platze. Mit Vorteil wird das *Schaumlöschverfahren* verwendet, wobei sich leichter, kohlensäurehaltiger Schaum über die brennende Flüssigkeit verteilt und die Luft abschließt. Der Schaum entwickelt sich aus Flüssigkeiten zum 6- bis 8fachen Rauminhalt, die — bis vor den Verwendungsort getrennt geführt — durch Druckluft oder Dampf in Rohre oder Schläuche gedrückt werden. EFFENBERGER stellt folgende Forderungen an einegut wirkende stationäre Anlage nach dem Schaumlöschverfahren (Chem.-Zg. 1924, S. 66):

1. Die Berechnung der zur Verfügung stehenden Löschmenge muß der Größe des etwaigen Brandobjektes entsprechen;
2. die Anlage muß so aufgestellt und die Leitungen müssen so geführt werden, daß sie von den wahrscheinlichen Wirkungen einer Explosion nicht außer Betrieb gesetzt werden;
3. sämtliche Teile der zu schützenden Flächen müssen von Schaum getroffen und bedeckt werden können;
4. die Anlage muß automatisch wirken und nebenbei auch von Hand in und außer Betrieb gesetzt werden können;
5. die Anlage muß so aufgestellt sein, daß ihre Wirkung durch Temperaturverhältnisse nicht beeinflußt wird.

Bei Benzin-Waschgefäßen zum Entfetten und Reinigen von Materialien und Erzeugnissen der verschiedenen Industrien wird über dem Waschgefäß ein kippbarer Sandkasten angebracht, dessen Inhalt sich beim Durchbrennen einer Schnur in ersteres entleert (Aalwerke in Aalen, Württemberg).

Durch sachgemäße Erdung von Gefäßen, die feuergefährliche, elektrisch erregbare Flüssigkeiten (Äther, Benzin, Benzol, Schwefelkohlenstoff usw.) enthalten, wird Zündungen (Funkenbildung durch angesammelte Elektrizität) vorgebeugt (s. S. 176).

Unter Spannung stehende elektrische Leitungen müssen, ehe man sie mit Wasser bespritzt, vorher stromlos gemacht werden, jedenfalls dürfen sie nicht aus der Nähe bespritzt werden. Der Tetrachlorkohlenstoff soll sich hier in Sonderfällen als brauchbares Feuerlöschmittel bewährt haben. Mittels der Tetrachlorkohlenstofflöscher sind außer Benzin, Benzol, Petroleum, Schwerölen, Schwefelkohlenstoff, Handelscarbid, Naphthalin insbesondere auch Brände in elektrischen Betrieben (Stark- und Schwachstromanlagen) gelöscht worden (Z. V. d. I. 1924, Nr. 7, S. 146).

Die *Aufbewahrung und Lagerung leicht entzündlicher Flüssigkeiten* (Benzin, Benzol, Alkohol, Äther usw.) bietet schwere Feuersgefahren. Sie darf nur abseits von Feuerstätten und offenem Licht in weitgehend gesicherter Weise stattfinden. Am sichersten ist die Aufbewahrung in feuer- und explosionssicheren *Salzkottener Gefäßen* (Kannen, Kanistern, Fässern) und die *Lagerung* in Lagerkesseln mit Luftabschluß *unter flammenerstickenden Gasen* (Kohlensäure, Stickstoff). — Die Salzkottener Gefäße verhindern die Entzündung des Inhalts durch offene Flamme und das Bersten gefüllter verschlossener Gefäße durch Außenfeuer (feinmaschiges Metallgewebe vor allen Öffnungen, Verschraubungsverschluß durch ein mit Leichtlot eingelötetes Metallplättchen. — Bei der Lagerung unter flammenerstickenden Gasen nach MARTINI und HÜNEKE können sich explosible Gasluftgemische nicht bilden, weil Leitungen, Armaturen, Anschlüsse und Ventile von einem Mantel umschlossen sind, der ebenfalls mit Schutzgas gefüllt ist und mit dem Schutzgasraum des Lagerbehälters in Verbindung steht. Der Ausfluß der Flüssigkeit erfolgt ohne Pumpe durch den Gasdruck in der Rohrleitung nach der Verwendungsstelle (kein Verschütten beim Transport), Lager- und Meßbehälter sind in der Regel gegen Frost geschützt in die Erde versenkt. Auch bei Leitungs- und Ventilverletzungen soll der Ausfluß von Flüssigkeit unmöglich sein, und es muß sich jederzeit Schutzgas in der Anlage befinden. — Der zum Zapfen notwendige Gasdruck darf nicht überschritten werden (Quecksilbermanometer, Entlüftungsrohr usw.). Auf keinen Fall darf der Abfluß in die Kanalisation oder öffentliche Flußläufe erfolgen. Ein etwaiger Transport ohne Rohrleitungen darf nur in Sicherheitsgefäßen (s. oben) erfolgen. Beleuchtungsanlagen und -einrichtungen müssen in jedem Falle feuersicher nach anerkannten Grundsätzen ausgeführt sein (s. S. 176).

Bei Ausbruch eines Feuers sind die erforderlichen Maßnahmen sofort mit Ruhe und Besonnenheit zu treffen und die Feuerwehr zu alarmieren. Die Arbeiter haben die für diesen Fall gegebenen und durch Übungen erprobten Anweisungen über ihr Verhalten zu befolgen. Die Türen nach den Treppen, auf denen sich niemand aufhalten darf, sind zu schließen. Gefährdete Personen haben sich der Feuerwehr bemerkbar zu machen, niemals auf Zuruf Unbefugter herabzuspringen, sondern nur die Anordnungen der Feuerwehr zu befolgen. In verqualmten Räumen befindliche Personen sollen sich kriechend, mit einem nassen Tuch vor Nase und Mund, bewegen.

Die Entwicklung der Unfallschutztechnik.

a) Die Aufgaben des Maschinenbaues.

Durch Vorschriften allein kann man keine Unfallgefahren beseitigen, sondern nur durch sachgemäße praktische Unfallverhütung, die sich stufenweise mit der fortschreitenden Kenntnis der Unfallursachen weiter entwickelt hat und auch weiter vervollkommnen wird. Man erkennt in diesem Entwicklungsgang mehrere Stufen.

1. Die Ausrüstung des Arbeiters mit persönlichen Schutzmitteln zur Sicherung von Augen, Füßen, Beinen, Händen und Armen oder des ganzen Körpers durch Schutzbrillen, geeignetes Schuhwerk, Gamaschen, Handschuhe, Schutzärmel, Schürzen oder besondere Arbeitsanzüge in Feuerbetrieben (z. B. Gießereien), Steinschlägereien, chemischen Fabriken usw.

2. Die Umwehrung, Abdeckung oder Einfriedigung gefahrbringender Betriebsstellen durch Verschläge, Schutzgitter, Schutzbleche, Schutzkappen und ähnliche Vorkehrungen, so an hochgelegenen Arbeitsorten, an Triebwerksteilen (Wellen, Scheiben, Riemen, Rädern usw.), an schneidenden und drückenden (pressenden) Werkzeugen (Sägen, Scheren, Pressen, Stanzen usw.), an Maschinen und Apparaten, die gesundheitsschädliche Dämpfe, Gase oder Staubarten entwickeln usw.

3. Die konstruktive organische Verbindung der Schutzmittel (Schutzverdecke, Schutzkappen usw.) mit Maschinen und Apparaten, der unfalltechnische Umbau der Arbeitsmaschinen, die Umgestaltung ihrer Werkzeuge (runde Messerwelle an Abrichthobelmaschinen) und die mechanische Absaugung von Dämpfen, Gasen und Staubarten an ihrer Entstehungsstelle.

4. Die zwangläufige Verriegelung gefahrbringender Maschinen, Apparate u. dgl. derart, daß sie nicht eher in Betrieb gesetzt werden können, bevor der Schutzmechanismus in Wirksamkeit getreten ist.

Daß die praktische Durchführung der unter 3 und 4 genannten Grundsätze die Unfalltechniker und Maschinenkonstrukteure im einzelnen fortlaufend vor zahlreiche und schwierige Aufgaben stellte und auch fernerhin stellen wird, braucht kaum gesagt zu werden.

Die Technik der Unfallverhütung ist stets abhängig von der Technik der zu schützenden Arbeitseinrichtung (Maschine u. dgl.); die normale Arbeitsleistung soll durch die dem Unfallschutz dienende technische Einrichtung in der Regel nicht verringert werden. Betriebstechnik und Unfalltechnik müssen organisch verbunden ein untrennbares Ganzes bilden.

Aufgabe und Ziel des Maschinenbaues muß es sein, die Maschinen nicht nur in rein technologischer Hinsicht auf eine hohe Stufe zu bringen, sondern sie zugleich in unfalltechnischer Hinsicht weitmöglichst zu vervollkommnen. Dabei ist insbesondere zu beachten:

1. Nachträglich angebrachte — angehängte — Schutzvorrichtungen sind überholt;

2. die Schutzvorrichtungen dürfen während des Ganges der Maschinen nicht entfernbar sein;

3. der Gang der Maschine — die maschinelle Arbeit — muß unmöglich sein, wenn die Schutzorgane fehlen, ausgeschaltet oder schadhaft geworden sind;

4. die Schutzmechanismen müssen willkürlichen Eingriffen der Arbeiter entzogen sein:

5. der Unfallschutz muß im einzelnen in der Regel so durchgeführt sein, daß nur das Arbeitsstück an das Werkzeug der Maschine gelangen kann;

6. die Schutzvorrichtungen müssen die zu schützenden gefährlichen Teile der Arbeitseinrichtung (Maschine) so eng umfassen und so ausgiebig verdecken, daß Körperteile und Teile der Bekleidung des Arbeiters unter keinen Umständen zwischen Maschinenteile oder diese und Schutzvorrichtungen geraten (hineingezogen werden) können.

Die Beachtung dieser Grundsätze durch Konstrukteure und Unfalltechniker wird mehr und mehr zu neuen, unfalltechnisch wichtigen Maschinenformen führen.

b) Der Maschinenschutz im besonderen.

Zu den bedeutsamsten und schwierigsten Aufgaben der Unfallschutztechnik gehört somit, abgesehen von der Unfallverhütung in der Sprengstoffindustrie (s. S. 177), der Maschinenschutz. Er kann in seinen Einzelheiten nur von technisch ausreichend vorgebildeten, mit praktischen Erfahrungen ausgerüsteten Personen erfolgreich betrieben werden. Der Unfallschutztechniker muß die Technologie der betreffenden Industrie beherrschen, um in enger Anlehnung an diese die Einrichtungen und Maßnahmen zur Unfallverhütung fachtechnisch und wirtschaftlich richtig durchführen zu können. Er muß dem Konstrukteur der Maschine die Wege zu ihrer unfalltechnischen Gestaltung weisen. In dieser Hinsicht hat sich im Laufe der Zeit ein reichliches Material angesammelt, das, wie schon früher gesagt wurde, die schrittweise Entwicklung der Unfallschutztechnik erkennen läßt und aus dem sich zahlreiche weitere Verbesserungen schöpferisch gestalten lassen. Das Ziel kann nur sein: keine angehängten, entfernbaren Schutzvorrichtungen, sondern der organisch mit der Maschine zu einem Ganzen verbundene Schutz.

A. Die Kraftquellen (Wind, Wasser, Dampf, Gas, Elektrizität).

B. Die Kraftmaschinen (Wind- und Wasserräder, Dampfmaschinen, Turbinen, Explosionsmotoren, Elektromotoren).

C. Die Arbeitsmaschinen (das Heer der ähnlich oder verschiedenartig gestalteten Maschinen, deren Werkzeuge die Arbeit am Werkstoff oder Werkstück verrichten).

Es sind unfalltechnisch zu beachten und durch geeignete technische Maßnahmen zu verhindern:

A. *Wasser*: Überschwemmungsgefahr, Ertrinkungsgefahr, Gefahren durch Frost.

Dampf (Dampfkessel): Explosionsgefahr, Verbrennungsgefahr, Verbrühungsgefahr, Erstickungsgefahr durch Verbrennungsgase, Erkältungsgefahren. Da auch der Nachbarschutz in Frage kommt, bedürfen Dampfkesselanlagen gemäß § 24 RGO. einer besonderen Genehmigung.

Gas (Gasgemische, Benzin, Benzol usw.): Explosionsgefahr, besonders auch der Gase entwickelnden Flüssigkeiten bei unsachgemäßer Lagerung und Behandlung (s. S. 160).

Elektrizität: Gefahren des elektrischen Stromes beim Übertritt in den menschlichen Körper, bei Kurzschluß in feuer- und explosionsgefährlichen Räumen.

Gleiche oder ähnliche Gefahren bieten die Kraftzuleitungen, insbesondere Dampfleitungen, Gasleitungen, elektrische Stromzuführungen bei unsachgemäßer Bauart, Installation und Behandlung.

B. *Kraftmaschinen:* Das Hineingeraten des Körpers oder von Körperteilen in die sich bewegenden (drehenden) Teile, Schwungradexplosionen, Brand- und Explosionsgefahren, Übertritt des elektrischen Stromes in den menschlichen Körper, auch sekundär durch elektrische Ladung, überspringende Funken usw.

Gleiche oder ähnliche Gefahren bieten die Einrichtungen zur Kraftübertragung, die Transmissionen und Zubehörteile, die Stromzuführung usw. bei unsachgemäßer Bauart, Installation und unvorschriftsmäßiger Behandlung während des Betriebes.

C. *Arbeitsmaschinen:* Das Hineingeraten des Körpers oder von Körperteilen (vornehmlich von Fingern, Händen und Armen) in die sich bewegenden, drehenden, auf- und niedergehenden, sägenden, schneidenden, stoßenden, pressenden oder in ähnlich gefahrvoller Weise am Werkstück arbeitenden Maschinenteile (Werkzeuge u. dgl.).

Die Bekämpfung der unter A bis C für den Maschinenbetrieb summarisch angeführten Unfallgefahren erfolgt dadurch, daß ihre Ursachen, soweit dies die Arbeit (Wartung, Bedienung) an den genannten maschinellen Einrichtungen gestattet, einwandfrei beseitigt werden. Jede einzelne Maschine ist einschließlich ihrer Zubehörteile auf das Vorhandensein Gefahren bietender Teile, Bewegungen usw. zu prüfen, die dann gebotenenfalls durch zweckentsprechende Maßnahmen in dem schon erwähnten Sinne zu schützen sind. Diese Schutzmaßnahmen laufen vor allem darauf hinaus:

1. daß dem Arbeiter die Möglichkeit gegeben ist, durch schnelle Flucht aus dem Gefahrenbereich den Folgen von Verbrühungs- und Verbrennungsgefahren zu entgehen, daß heiße, zu Verbrennungen Anlaß bietende Kesselteile, Dampfleitungen u. dgl. mit Wärmeschutzmasse isoliert sind, daß Einrichtungen getroffen sind, die den übermäßig schnellen und dadurch gefährlich werdenden Gang von Kraft- und Arbeitsmaschinen verhindern,

2. daß die Ansammlung gesundheitsgefährlicher und explosibler Gasluftgemische durch wirksame Lüftungseinrichtungen vermieden und die feuer- und explosionssichere Aufbewahrung oder Lagerung der Vergasungsflüssigkeiten durchgeführt wird (Eismaschinen — NH_3, SO_2, Explosionsmotoren — Gas, Benzin, Benzol, Petroleum),

3. daß der Arbeiter nicht mit stromführenden Maschinenteilen oder Leitungen in Berührung kommt, gebotenenfalls durch gefahrloses Stromlosmachen stromführender Einrichtungen, und, falls erforderlich, auf isolierter Unterlage steht,

4. daß der Arbeiter gegen Absturz, Sturz, Fall und Ausgleiten gegen das Hineingeraten in die beweglichen Mechanismen geschützt wird und daß nicht Gegenstände in die sich drehenden Maschinenteile geraten,

5. daß Körper und Körperteile des Arbeiters während des Betriebes den Gefahren bietenden Teilen ferngehalten werden, dadurch, daß letztere

a) in die Maschine (das Maschinengestell) verdeckt eingebaut werden,

b) mit dichten, haltbaren, während des Betriebes nicht entfernbaren Verdecken versehen werden,

c) möglichst nur mit Hilfe mechanischer Einrichtungen mit dem Arbeitsstück erreichbar sind (selbsttätige Zuführungsvorrichtungen),

d) nur unter Betätigung beider Hände an der Einrückvorrichtung in Gang zu setzen sind (s. S. 168),

e) selbsttätig stillgesetzt werden, wenn ein Körperteil (z. B. die Hand) von ihnen erfaßt wird (empfindliche selbsttätige Ausrückvorrichtungen),

f) nur zu betätigen sind, wenn die Schutzvorrichtung sich in richtiger Stellung befindet.

Der *Dampfkesselbetrieb* ist im besonderen dadurch zu sichern, daß

1. der Dampfkessel in bezug auf die verwendeten Baustoffe, seine Bauart sowie Ausführung und Ausrüstung den anerkannten Regeln der Wissenschaft und Technik entspricht,

2. die Bildung eines schädlichen (explosionsgefährlichen) Überdrucks im Innern durch am Dampfkessel angebrachte zuverlässig wirkende *Armaturen* rechtzeitig erkannt und verhindert wird. Vorgeschriebene Armaturen sind Wasserstandsanzeiger mit Verbrühungs- und Splitterschutz (Schutzhülsen, Selbstschutz durch Klappen- oder Kugeldichtungen, Gläser aus widerstandsfähigem Verbund- oder Duraxglas, der Bauart KLINGER u. a.), Manometer, Sicherheitsventile (Hochhubsicherheitsventile zum sofortigen Aufheben des Überdrucks im Kessel), Reduzierventile bei Zusammenarbeit von Kesseln verschiedenen Überdrucks, Reservespeisepumpen zur Sicherung des Kesselwasserstandes. Viel eingeführt sind Speiserufer (Wassermangelmelder, Alarmsignale),

3. das Kesselspeisewasser frei von Stoffen ist, die die inneren Kesselwandungen zerstören oder durch Kesselsteinbildung gefährden (Speisewasserreinigung, öftere Entfernung des Kesselsteins durch Kesselreinigung),

4. der Kesselbetrieb sachverständig betrieben und beaufsichtigt wird; von großem Nutzen — auch in sicherheitlicher Hinsicht — ist eine zeitgemäße Feuerungskontrolle (Speisewassermesser, Dampfmesser, Rauchgasprüfer usw.),

5. die Kesselreinigungen, Kesselüberholungen und die behördlich vorgeschriebenen Revisionen frist- und sachgemäß unter Beachtung weiterer Sicherheitsmaßnahmen (Abflanschung benachbarter in Betrieb befindlicher Dampfkessel, Lüftung des Kesselinnern, Verwendung gesicherter elektrischer Handlampen bei der Befahrung usw.) ausgeführt werden,

6. die mit den Kesseln verbundenen, unter Spannung stehenden Einrichtungen sinngemäß geschützt werden, wie z. B. Dampfleitungen mit Rohrbruchventilen (Schnell- und Selbstschluß beim Bersten); Dampfdruckgefäße mit Wasserabscheidern (Wasserschlagsicherungen),

7. Kesselasche und -schlacke in hygienisch einwandfreier Weise entfernt werden (Aschetrichter, durch die die Asche in unter Flur des Kesselhauses aufgestellte Aschewagen fällt, mechanische Absaugung u. dgl.),

8. die Verwendung gefährlicher Innenanstrichmittel (Siderosthen, Dermatin u. a.) vermieden wird.

Dampfkesselanlagen bedürfen nach § 24 RGO. einer besonderen Genehmigung. Ihre Anlegung wird geregelt durch die Allgem. pol. Bestimmungen vom 17. 12. 1908 (RGBl. 1909, S. 3ff., S. 51ff.) und vom 14. 12. 1923 (RGBl. I, S. 1229ff., Nr. 131). — Gesetz, den Betrieb der Dampfkessel betreffend vom 3. 5. 1872

(Ges. S. 515) — Anweisung des preußischen Ministeriums für Handel und Gewerbe, betreffend die Genehmigung und Untersuchung der Dampfkessel vom 16. 12. 1909 (H. Min. Bl. S. 555). Die Dampfkesselrevisionen werden in der Regel durch die staatlich zugelassenen Ingenieure der Dampfkessel-Überwachungsvereine ausgeführt. In ähnlicher Weise wie die Kessel sind Dampffässer und andere Gefäße mit innerem Überdruck zu sichern (Dampftrocken- und Schlichtzylinder, Kalanderwalzen).

Bei *Kraftmaschinen* sind zu verhüten

1. das Hineingeraten in sich hin und her bewegende und sich drehende Teile (Kolbenstangen, Regulatorkugeln, Schwungräder) durch Schutzverdecke, Einkapselungen, Fußleisten u. a.,
2. Schwungradexplosionen durch Zentrifugalregulatoren,
3. das Hineingeraten in das Schwungrad bei Ingangsetzen der Maschine von Hand durch Verwendung geeigneter Hilfsvorrichtungen (Hilfsmaschine, Luftdruckkompressoren, Andrehkurbeln u. a.).

Verbrennungskraftmaschinen von mehr als 2 PS, die in ihrer Drehrichtung angeworfen werden, müssen mit einer Andrehvorrichtung, die sich beim Anlaufen des Motors selbsttätig ausschaltet und gegen Rückstoß gesichert ist, oder mit einer ähnlichen, den gleichen Schutz gewährenden Vorrichtung ausgerüstet sein (z. B. elektrische Andrehvorrichtungen, die das Andrehen von Hand mittelst einer Kurbel ersetzen).

Antriebsmechanismen, Arbeitsmaschinen.

Das Hineingeraten in die bewegten Antriebsmechanismen und Maschinenteile bedingt Unfallgefahren (Körperverletzungen, oft schwerster Art):

1. durch Erfaßtwerden von sich drehenden Transmissionen, Wellen u. dgl.
2. durch Erfaßtwerden von an sich drehenden Maschinen oder Maschinenteilen befindlichen hervorstehenden Teilen (Keilen, Nasenkeilen, Stellschrauben usw.),
3. durch Erfaßtwerden von gezahnten Maschinenteilen (Zahnräder, konische Räder u. dgl.) und das Hineinziehen in das Maschinengetriebe,
4. durch Hineingeraten in die Hohlräume sich bewegender oder drehender Maschinenteile,
5. durch unerwartetes Ingangsetzen der Kraftmaschinen, der Antriebsmechanismen, der einzelnen Arbeitsmaschinen oder von Maschinengruppen,
6. durch Erfaßtwerden von maschinell betriebenen Transporteinrichtungen (Aufzügen, Kranen, Transportschnecken, Elevatoren usw.),
7. durch Ausgleiten (unsicherer Standort) mit der Folge des Hineingeratens in sich bewegende Maschinenteile,
8. durch freilaufende oder abfallende Riemen, Seile, Gurte usw.

An Schutzmaßnahmen kommen hier allgemein in Frage:

1. Umwehrung (Einkapselung, Umhüllung) aller glatten, im Arbeits- und Verkehrsbereich liegenden, sich drehenden Antriebseinrichtungen und Maschinenteile,
2. Beseitigung (Versenkung) aller an sich drehenden Antriebsmechanismen und Maschinenteilen hervorstehenden Teile oder ausnahmsweise ihre Verdeckung oder Umkapselung,
3. Einbau der Getriebe (Zahnräder) in die Hohlräume des Maschinengestells oder vollkommener Umbau der Zahnräder (gediegene, fest am Maschinengestell angebrachte, aufklappbare Verdecke, z. B. bei Wechselrädern,

4. Verwendung von Vollscheiben, Auskleidung aller Hohlräume — besonders auch der Speichenräume von Schwungrädern u. dgl. —, fester, dichter Umbau, der ein Hineinfassen sicher verhindert,

5. zuverlässig wirkende Aus- und Einrückvorrichtungen,

6. feste, mindestens 5 cm hohe Fußleisten,

7. genügend stark gebaute, sicher befestigte Unterfangungen und Aufhängvorrichtungen für Antriebsriemen u. dgl.

Aus der ungeheuren Zahl der Arbeitsmaschinen können nur wenige mit eigenartigen Unfallgefahren berücksichtigt werden. An diesen Beispielen ist zu erkennen, daß es auch in diesen besonders schwierigen Fällen gelungen ist, durch sinnreiche Konstruktionen den Gefahren dieser Maschinen erfolgreich zu begegnen.

Stanzen und Pressen. An ihnen ist der offene Raum zwischen Ober- und Unterstempel, Werkzeug und Gesenk oder Auflage besonders gefährlich, und es sind Bauarten zu wählen oder Einrichtungen zu treffen, die das Hineingeraten von Fingern und Händen während des Arbeitens der Maschine unmöglich machen. Der Finger- und Handschutz wird u. a. erreicht durch:

1. Anbringung eines durchlochten, also die Beobachtung der Arbeit gestattenden Bleches vor dem niedergehenden Stempel, das nur für das Durchschieben des zu stanzenden Materials Raum frei läßt,

2. Einstellung des Stempelhubes mit Hilfe einer Hubstellvorrichtung derart, daß zwischen Stempel und Matrize nur so viel Raum frei bleibt, als zum Einschieben des Stanzmaterials nötig ist,

3. einen am Kuppelmuff angebrachten Hebel oder einen am äußeren Wellenende befindlichen einschiebbaren Bolzen, wodurch die Kuppelung jederzeit außer Wirkung gesetzt werden kann und das Ingangsetzen der Presse unmöglich gemacht ist,

4. eine Vorkehrung, durch die an Exzenterpressen die Kuppelungsausrückgabel am Ausweichen und dadurch ein unbeabsichtigter Stößelniedergang verhindert wird,

5. die Anordnung von Handabweisern oder -abhebern an Pressen mit Fußeinrückung,

6. die Anordnung eines mit der Fußeinrückung verbundenen Bügels, der beim Niedergehen das Ingangsetzen der Presse so lange verhindert, als er selbst durch Finger am Niedergehen verhindert wird,

7. Kuppelungen an Pressen mit Fußeinrückung, die nach jeder Umdrehung beim höchsten Stand des Stößels ausrücken, so daß ein zweiter Stößelniedergang erst möglich ist, nachdem der Fußtritt freigegeben ist und erneut abwärts gedrückt wird,

8. *die gleichzeitige Benutzung beider Hände beim jedesmaligen Einrücken der Presse,* wobei bei solchen mit hohem Stößelhub die Hände so lange an den Hebeln beschäftigt sind, daß keine Hand einen derselben loslassen kann, ohne die Presse zum Stillstand zu bringen, ebenso elektrische Druckknopfeinrichtungen für zwei Hände.

Durch Einrichtungen, die die Maschine mit Material versorgen und bedienen, kann der Arbeiter von den gefahrbringenden Werkzeugen gänzlich ferngehalten werden, es sei hingewiesen auf die vielfach diesem Zweck dienenden Materialzuführungsrinnen, -trichter, -röhren, -walzen, -scheiben und andere mechanische Vorschubeinrichtungen. — Der Unfallverhütung an Pressen dienen ferner Bremsvorrichtungen, Druckregler u. dgl., die Werkzeuge, Stößel- und Pressenkörper vor Überlastung schützen und das Absprengen von Maschinenteilen verhüten. — Auf ein sorgsames Einstellen der Pressen und Stanzen durch gewissenhafte Einsteller muß unter allen Umständen zudem noch besonders geachtet werden.

In ähnlicher Weise sind *Seifenspindelpressen* (Beschäftigung beider Hände während des Niederganges), *Lederstanzmaschinen* (selbsttätig sich senkendes Schutzgitter), *Sohlenformpressen, Tiegeldruckpressen* u. a. (selbsttätig sich hebendes Schutzgitter) zu sichern.

Bei *Abrichthobelmaschinen* hatte sich der freie Raum zwischen Tischspalte und Vierkantmesserwelle als ungemein gefährlich erwiesen, weil hier Finger und Hände hineingezogen und schwer verstümmelt wurden. Diese Gefahr ist durch Einführung der runden, den offenen Raum schließenden Messerwelle begegnet worden. — Bei *Schleifsteinen* verhindert eine Sicherheitsauflage, daß der Arbeiter mit dem Werkzeug in den offenen Raum zwischen die Auflage und den sich drehenden Stein gelangt.

Bei *Walzwerken und Kalandern* bietet der Walzeneingriff besondere Gefahren für Finger, Hände, Füße, Arme und Beine. Es muß verhindert werden, daß diese Körperteile hineingeraten. Der Schutz wird erreicht durch:

1. feste Schutzleisten, Schutzbretter und Schutzgitter vor dem Walzeneingriff,
2. besondere Zubringeeinrichtungen (s. S. 168),
3. einen Schutzrost über der Einwurföffnung mit starkem Geländer (z. B. bei Stein-, Ton- und Ziegelwalzwerken),
4. Sicherheitsausrückungen, die so konstruiert sind, daß beim Hineingeraten eines Fingers oder einer Hand in den Walzeneinlauf, die Maschine sofort zum Stillstand kommt (z. B. NITSCHKEsche Klauenkuppelung).

Weitere schwere Gefahren für Finger, Hände und Arme bieten die im Innern von Arbeitsmaschinen sich bewegenden drehenden Teile besonders auch deshalb, weil sie dem Auge entrückt sind. Diese Maschinen — Menge-, Misch-, Knet-, Schneide-, Wiege- und Schleudermaschinen (Zentrifugen) — sind daher so zu bauen oder einzurichten, daß die genannten Körperteile nicht in ihr Inneres gelangen können und daß vor allem die Schutzvorrichtungen auch nicht während des Ganges (zum Zwecke der Entleerung, der Ordnung des Inhalts u. dgl.) entfernt und der Verschluß der Maschinen geöffnet werden kann. Der Schutz wird erreicht:

1. durch die Wahl geeigneter, enger Beschickungsöffnungen, die Fingern und Händen den Durchgang nicht gestatten,
2. durch Zubringeeinrichtungen, die das Material dem Innern der Maschine zuführen und im übrigen so gestaltet sind (Rinnen, Rohre, Kästen, Trichterhälse von ausreichender Länge), daß man durch sie nicht an die inneren Mechanismen gelangen kann,
3. durch zwangläufig betätigte Schutzdeckel, die nicht geöffnet werden können, so lange die inneren Werkzeuge (Messer, Flügel, Walzen, Schleudertrommeln usw.) arbeiten, und die die Ingangsetzung erst gestatten, wenn die Verschlüsse festliegen. Es gibt, besonders für Schleudermaschinen, automatische Verschlüsse verschiedenster Bauart (mit Scheibensicherung, Sicherung durch Schieberstange, mit Bremssicherung, Hakensicherung, Federstift usw.).

Die besondere Gefährlichkeit der *Holzbearbeitungsmaschinen* liegt vor allem in der außerordentlichen Umdrehungsgeschwindigkeit der Werkzeuge (Sägen, Messer, Fräser). Außer der Gefahr des Hineingeratens besteht die weitere des Fortschleuderns von Arbeits- und Werkstücken. Außer runden Messerwellen (s. oben) sind daher zweckentsprechende Abschließungen, Schutzhauben, Spaltkeile, Druckapparate, Zuführungsvorrichtungen u. dgl. unerläßlich.

Stücklohnarbeit an Maschinen.

Der unfallhäufende Einfluß der *Akkordarbeit* an gefährlichen Arbeitsmaschinen[1]) ist nicht nachzuweisen. Die Gewerbeaufsichtsbeamten haben sich mit der Frage von Akkord- oder Zeitlohn an solchen Maschinen in ihren Jahresberichten für 1922 beschäftigt und sich in überwiegender Mehrzahl dahin ausgesprochen, daß nach ihren Feststellungen mit der Akkordarbeit keine Vermehrung der Unfälle verbunden sei, daß es sogar den Anschein habe, als wenn bei der Arbeit in Zeitlohn mehr Unfälle zu beklagen seien, weil dabei erfahrungsgemäß nicht so sorgfältig und aufmerksam gearbeitet werde als im Akkordlohn. Die Ermittlungen erstreckten sich außer auf Pressen, Stanzen und Holzbearbeitungsmaschinen auf die Industrie der Öle und Fette mit Form- und Füllmaschinen, Gummiindustrie und verwandte Industrien mit Wasch- und Knetwalzen, Stanz-, Abstoß- und Bohrmaschinen, Sohlen- und Absatzpressen, Beinwaren- und Knopffabriken mit zahlreichen gefährlichen Maschinen, die Industrien der elektrischen Maschinen und Apparate sowie der Beleuchtungskörper, die Seifen-, Papierwaren-, Kartonnagen-, Lederwaren- und Schuhwarenindustrie mit typisch unfallgefährlichen Arbeitsmaschinen, die Porzellanindustrie mit Kapselpressen, das Tonwaren-, Zuckerwaren-, Pappen- und Papiergewerbe mit Knetmaschinen, Walzwerken, Kalandern, Steinbrechern und Kollergängen, Schraubenfabriken mit Schrauben- und Mutternmaschinen, Zement-, Kalksandsteinfabriken und Ziegeleien mit Pressen, Zigarrenkisten- und Spielwarenfabriken, Fahrradfabriken, Celluloidwarenfabriken mit Fügemaschinen, Kreis- und Zylindersägen usw.

KRANTZ sagt über das Ergebnis dieser Erhebungen, daß sich die Möglichkeit einer Steigerung der Unfälle durch Stücklohn im Gegensatz zum Zeitlohn keineswegs von der Hand weisen lasse. Diese größere Gefährdung sei aber durchaus nicht so hoch, als es auf den ersten Blick an Hand theoretischer Betrachtungen erscheinen möchte. Vielmehr spielten andere Umstände bei der Unfallverhütung eine so wichtige Rolle mit, daß dahinter nach Meinung der meisten Berichterstatter praktisch der Einfluß des Lohnsystems weit zurücktreten könne; außerdem ständen nicht zu verkennenden Vorzügen des Zeitlohns doch auch nicht selten schwerwiegende Nachteile dieses Lohnsystems scharf und gewichtig gegenüber (Reichsarbeitsblatt 1923, Nr. 22/23).

Transport.

Der Transport schwerer Gegenstände aller Art bietet erfahrungsgemäß mancherlei und auch schwere Gefahren, denen nicht nur durch geeignete Einrichtungen und Anordnungen, sondern vor allem auch durch eine energische sachverständige Betriebsaufsicht entgegengewirkt werden muß.

Bei Transportarbeiten ist zu achten auf:

1. ihre sachgemäße Anordnung, auch im Hinblick auf die Eigenheiten des Transportstückes und des Betriebes,
2. die Verwendung geeigneter fehlerfreier Werkzeuge und Geräte,
3. die einwandfreie und betriebssichere (unfallsichere) Beschaffenheit der verwendeten besonderen Transportmittel einschließlich der Transportwege, Fußböden, Gleise usw. (Wagen mit Bremseinrichtung, Kippwagen mit Feststellvorrichtung und Kuppelung, Becherwerke, Elevatoren, Gurtförderer, Kratzer- und Kreistransporteure mit Sicherung der Fahrbahn, Hängebahnen mit Sicherheitseinrichtungen — Laufschiene, Laufgestell, Transportgefäße, Weichen —,

---

[1]) S. auch Lohnsysteme an gefährlichen Arbeitsmaschinen und ihr Einfluß auf die Unfallverhütung von KLEDITZ-Hannover. Zeitschr. d. Ver. dtsch. Ing. 1923, S. 1024.

selbstätige Kuppelung der Wagen, selbsttätige Ausweichestellen — gußeiserne Drehscheiben mit automatischer Feststellung usw. usw.).

Zur Erleichterung des Transportes und dadurch zur Verminderung der Transportgefahr dienen Hubtransportwagen besonderer Bauart (z. B. „Schildkröte“ der Firma E. Wagner, Apparatebau, Reutlingen, und Elektrokarren der A.E.G.) und Senkbühnen für Eisenbahnwagen, Elektrohängebahnen u. a.

Bei der Verwendung von *Hebezeugen* ist zu achten auf:

1. die betriebssichere Bauart von Aufzugswinden aller Art (z. B. Bockwinde mit Geschwindigkeitsbremse, Wandkabelwinde mit Sicherheitskurbel, die beim Loslassen nicht zurückschlägt und zugleich zum Bremsen der Last dient, wobei das umständliche, gefährliche Aus- und Wiedereinrücken der Getriebe und der Sperrklinke bei Benutzung der Bremse fortfällt und das Aufwinden und Herablassen der Last nur durch Bewegen der Kurbel erfolgt, Zahnrad- und Schraubenflaschenzug mit Hebelbremse, die die Last beim Loslassen der Zugkette in jeder Lage festhält usw.),

2. die Tragfähigkeit und Unversehrtheit (wiederkehrende Prüfung) der Tragorgane (Ketten, Seile, Gurte u. dgl.),

3. das zuverlässige Befestigen (Anbinden) und Loslösen der Last,

4. die richtige betriebssichere Verbindung und Betätigung der Last mit der Antriebsvorrichtung (Transmission, Elektromotor u. dgl.),

5. den Aufenthalt von Personen in unmittelbarer Nähe oder unter der schwebenden Last (Verbot!) und die Freihaltung der Fahrbahn von gefahrenbringenden Gegenständen, Stoffen u. dgl. Auf die zahlreichen in Betracht kommenden Konstruktionen, Sicherheitseinrichtungen, Vorschriften, Anweisungen usw. kann nur verwiesen werden, insbesondere auch auf die Fahrstuhl- und Aufzugsverordnungen, in denen auch Maßnahmen gegen Absturz von Personen in den Fahrschacht oder den Absturz des Fahrkorbs [Fangvorrichtungen[1])] vorgesehen sind.

Abstürzende, abspringende, absplitternde, berstende Gegenstände; Explosionen; Sturz von Menschen.

Körperverletzungen — oft schwerster Art und mit Todesfolge — werden verursacht durch:

1. Einsturz von Gebäuden und Gebäudeteilen, von Erdmassen, Gestein usw.,

2. Absturz, Umfallen oder Abfallen von Gegenständen,

3. Abspringen (Absplittern) bei der Bearbeitung von Arbeitsstücken mit Handwerkszeugen und bei der maschinellen Bearbeitung,

4. abfliegende Teile von mit großer Geschwindigkeit sich drehenden und berstenden Scheiben, Rädern, Maschinenwerkzeugen u. dgl.,

5. Sprengstücke beim Bersten von Gefäßen, Apparaten, Behältern usw. infolge inneren, die Gefäßwände zerstörenden Überdruckes. In diesem Falle treten je nach Umständen oft noch äußere und innere Körperverletzungen durch Luftdruck, Verbrühungen, durch heiße Flüssigkeiten und Dämpfe, durch chemische, ätzende und giftige Stoffe sowie Verbrennungen durch Hitze und Feuer (Stichflammen) hinzu. Die Gefahrgröße ist abhängig von Art und Menge der Beschickung, von der Bauart der Behälter, dem Baustoff und der Stärke der Wandungen. Am verheerendsten sind in der Regel die Wirkungen, wenn Ex-

[1]) Versuche mit Fangvorrichtungen an Aufzügen. Zeitschr. d. Ver. dtsch. Ing. 1924, Nr. 16, S. 401; B.-G., Abt. f. U.-V. Nr. 9 v. 1. 5. 24, S. 69.

plosivstoffe zur Explosion kommen oder wenn der Gefäßinhalt Explosivstoffwirkung ausüben kann (Knallgas in Stahlflaschen).

Von den notwendigen Schutzmaßnahmen seien folgende erwähnt:

1. Vermeidung einer Überlastung durch vorherige Feststellung (Berechnung) und Beachtung der Tragfähigkeit, richtige Verteilung der Lasten, sachgemäße Stapelung, sichere Abstützung, vorschriftsmäßiger sachgemäßer (schräger) Abbau, Beseitigung überhängender Massen,

2. zum Teil wie 1.; gesicherte Aufbewahrung, besonders auch von Werkzeugen an hochbelegenen Stellen, Vermeidung des Verkehrs unter hängenden oder bewegten Lasten,

3. Auffangvorrichtungen, Schutzbleche und Gitter, die Benutzung von Schutzschirmen oder Schutzbrillen, Ableitung des Verkehrs von derart gefährdeten Stellen, sichere Befestigung der Werkzeuge durch Verschraubung u. a.,

4. eine im Hinblick auf Form und Stoff genügend starke, fehlerfreie Bauart der Maschinen und Maschinenteile, Apparate usw., Innehaltung gewisser amtlich vorgeschriebener Mindestanforderungen, sorgsame Beobachtung der Abnutzung, rechtzeitige sachgemäße Auswechslung schadhaft gewordener Teile, Einrichtungen zur Begrenzung der Umdrehungsgeschwindigkeiten,

5. jeweils gesicherte Bauart aus zweckentsprechendem, genügend haltbarem, gegen äußere Einflüsse widerstandsfähigem Baustoff, gesicherte Verschlüsse (Verschraubungen), Sicherung gegen Materialanfressungen im Innern (Belegen der Innenwandungen mit säurefesten Stoffen, wie Emaille, Blei und Holz), Ausrüstung mit Armaturen zur Verhinderung eines schädlichen Überdruckes, Ausführung von Bauartprüfungen, Wasserdruckproben, Abnahmeuntersuchungen vor der Inbetriebnahme, Arbeit hinter Panzerwänden u. dgl. Beobachtung der Arbeit in Sicherheitsständen,

6. Durchführung chemischer Umsetzungen feuer- und explosionsgefährlicher Stoffe in geschlossenen Apparaturen derart, daß ein unregelmäßiger Verlauf der Reaktionen rechtzeitig erkannt und die dadurch zu befürchtenden Überdrucke, Brände und Explosionen verhindert werden (z. B. bei der Nitrierarbeit),

7. sachverständige, bestens geregelte Aufsicht, rechtzeitige Erkennung von Schäden, sofortige Beseitigung festgestellter Mängel, Außerbetriebsetzung bedenklich erscheinender Maschinen, Apparate, Werkzeuge, Geräte und sonstiger Betriebseinrichtungen.

Die Gefährdungen der Arbeiter durch *absplitternde Teile* von Stoffen und Gegenständen beginnen bereits mit dem Fortschleudern von Staubteilchen bei Zerkleinerungs-, Sieb-, Misch- und Verpackungsarbeiten. Je nach der mechanischen oder chemischen Beschaffenheit der Staubart, der Menge der fortgeschleuderten Teile und der Kraft, mit der sie geworfen werden und auftreffen, wird die eintretende Körperschädigung — in diesem Falle vornehmlich die des Auges — hinsichtlich der Schwere und des Umfanges verschieden sein. Durch die Benutzung einer zweckentsprechend eingerichteten Staubabsaugungsanlage (s. S. 142) oder durch das Tragen von Schutzbrillen als Notbehelf (s. S. 153) kann man dieser Gefahr begegnen. Bei schwereren Teilchen, die meist bei der handlichen oder maschinellen Bearbeitung von Gegenständen absplittern, sind neben zweckentsprechenden Schutzbrillen, Gesichtsschutzschirmen und -masken fest in der Wurfrichtung angebrachte Schutzschirme aus starkem Glas, Glimmerscheiben oder engmaschigem Drahtnetz, Schutzgitter und ähnliche Mittel anwendbar, vor Sandstrahlgebläsen zum Zurückhalten fortgeschleuderter Sandkörner z. B. Ledermäntel. In dem Maße als die abspringenden Teile durch Größe und Schleuderkraft erheblichere Gefahren bieten, sind die Einrichtungen zu ihrer

Zurückhaltung widerstandsfähiger und oft auch umfangreicher zu gestalten und der Betriebsart anzupassen. Schlimmer gestalten sich die Verhältnisse, wenn Teile von Werkzeugen und Maschinen beim Gebrauche sich gewaltsam lösen und den Arbeiter oder andere im Verkehrsbereich tätige oder sich aufhaltende Personen treffen. Durch zuverlässige technische Mittel (gesicherte Verschraubungen u. dgl.) sind solche Teile zu befestigen oder, wo dies nicht ausreicht, die arbeitenden und verkehrenden Personen durch Schutzbleche, Schutzgitter, Schutznetze, Umwehrungen oder andere Einrichtungen zu sichern (z. B. Schützenfänger an Webstühlen). Noch weitergehende Anforderungen sind zu stellen, wenn Maschinenteile und ganze Maschinen durch ihre eigene mechanische Gewalt infolge übermäßiger Umdrehungszahl zertrümmert werden (explodieren), wie z. B. Dampfmaschinenschwungräder, Zentrifugentrommeln, Maschinensägeblätter, Schleif- und Polierscheiben, Schmirgelscheiben. Diesen Gefahren ist nur zu begegnen, wenn man alle derartig stark beanspruchten Maschinen den anerkannten Regeln der Wissenschaft und Technik entsprechend aus einwandfreien Stoffen konstruiert und überdies mit Einrichtungen ausrüstet, die eine übermäßige gefährliche Umdrehungszahl erkennen lassen oder sie unmöglich machen und bei dennoch eintretendem Bersten Gefährdungen von Menschen ausschließen (gesicherte Aufstellung außerhalb des Verkehrs, Schutzmäntel, Schutzhauben, Schutzbügel usw. aus starkem, zähem Baustoff). Hingewiesen sei hier auf die Grundsätze betr. den Betrieb von Schmirgelscheiben; Erl. d. Preuß. Min. f. H. u. G. v. 1. 9. 1897, 8. 10. 1909, 10. 8. 1908; H. Min. Bl. 1909, S. 449 u. 446. — Ähnliche Gefahren bieten die mit Innendruck betriebenen Kessel, Apparate usw. (s. S. 166).

Arbeit in und an geschlossenen Behältern, Apparaten, Rohren usw.

Eine Reihe schwerer Gefahren bieten unter Umständen geschlossene Räume, Gruben, Kanäle, Schächte, Rohrleitungen, Behälter, Kessel, Apparate u. dgl., wenn sie zum Zwecke der Entleerung, Reinigung oder Instandsetzung betreten oder befahren werden. Hierher zählt besonders:

1. die Arbeit in Lagerräumen und Lagerbehältern (Silos) mit der Gefahr des Verschüttetwerdens durch abstürzendes oder abrollendes Material,

2. die Arbeit in Gruben, Kanälen, Rohrleitungen, Behältern, Dampfkesseln usw. mit der Gefahr

a) des Verbrühtwerdens durch heiße Flüssigkeiten und Dampf, des Verbranntwerdens durch heiße Asche u. dgl.,

b) des Erstickens durch nicht atembare (stickige) Dünste, Gase und Dämpfe,

c) des Explodierens des mit Luft gemischten gasförmigen Inhalts und

d) des Verletztwerdens durch im Innern der Apparate sich bewegende Mechanismen (Rührwerke u. dgl.).

Diesen schweren, erfahrungsgemäß zuweilen den Tod herbeiführenden Gefahren ist am sichersten dadurch zu begegnen, daß man Innenarbeiten, wenn irgend möglich, vermeidet und sie mit Hilfe besonderer technischer Einrichtungen von außen vornimmt. Wo sonst die Innenarbeit unvermeidlich ist, darf sie nur unter gewissenhafter Beachtung bestimmter Sicherheitsmaßnahmen vorgenommen werden. Es kommen in Frage:

1. mechanische, von außen zu betätigende Entleerungseinrichtungen, durch die in Lagerräumen und Lagerbehältern versetztes Material in Richtung der Entleerungsöffnungen fortbewegt wird, der Einbau von besonderen Reinigungsöffnungen,

2. die unbedingt zuverlässige Absperrung von Zuflüssen heißer Flüssigkeiten und von Dampf vor dem Befahren (z. B. durch Abflanschung bei Dampfkesseln),

3. die unbedingt zuverlässige Entlüftung vor dem Einsteigen (Prüfung der Innenluft mit offenem Licht oder gebotenenfalls mit der Davyschen Sicherheitslampe),

4. die gründliche Reinigung des Innern von bei der Entleerung zurückgebliebenen verdunstbaren gesundheitsschädlichen oder mit Luft explosiblen Flüssigkeitsresten vor dem Einsteigen und vor der Bearbeitung mit Feuer (Lötarbeiten),

5. die zuverlässige Außerbetriebsetzung sich bewegender gefährlicher Teile (Rührwerke) vor dem Befahren derart, daß sie während der Innenarbeit von Personen nicht in Gang gesetzt werden können.

Auch der Aufenthalt und die Arbeit in der Nähe von Behältern oder unmittelbar außen an solchen bietet ähnliche Gefahren, wenn durch Undichtigkeiten gesundheitsschädliche Gase austreten (an Cowperapparaten, Gichtgasverschlüssen usw.) oder durch Feuer (Lötarbeiten) explosible Gasluftgemische zur Entzündung gebracht werden können. Aus gleichen Gründen sind Feuerarbeiten an Blechtransportgefäßen zur Vermeidung von Explosionen unter sinngemäßer Beachtung des Vorausgeschickten erst nach gründlicher Reinigung und Entlüftung (mit strömendem Dampf) sowie bei Offenhaltung der Gefäße auszuführen.

Auch wenn eine Befahrung von Gruben, Schächten, Kanälen, Gasleitungen (z. B. der Hochöfen), Generatoren, Öfen, Apparaten, Behältern (Tanks, Bassins, Kesselwagen) usw. erst nach erfolgter gründlicher Reinigung und Entlüftung erfolgt, ist eine gründliche Beaufsichtigung und andauernde Beobachtung der im Innern tätigen Personen erforderlich. Sie müssen zudem angeseilt sein, damit sie bei drohender Erstickungsgefahr sofort an die frische Luft befördert werden können. Ist durch Fahrlässigkeit oder besondere Umstände dennoch eine Gesundheitsgefährdung eingetreten, so ist auf die Möglichkeit sofortiger Sauerstoffatmung und ärztlicher Hilfe Bedacht zu nehmen. Die Entfernung verunglückter Personen aus mit stickiger Luft erfüllten Gruben usw. darf nur mit Hilfe von *Rettungsgerät* (Frischluftzuführung, Sauerstoffatmungsapparat, s. S. 154) erfolgen, die in steter Bereitschaft zu halten sind. — Auch bevor in Schiffstanks, Bilgen, Pieks, Doppelbodenzellen und ähnlichen engen Schiffsräumen gearbeitet wird, sind sie sachgemäß zu entlüften (Öffnung der Zugänge und Luken, Einblasen von Frischluft, Absaugung der schädlichen Raumluft). — Über Caissonarbeit s. S. 152 VII.

Elektrische Einrichtungen.

Den Gefahren des elektrischen Stromes ist mit besonders gearteten technischen Abwehrmaßnahmen zu begegnen. Durch sie muß verhindert werden

1. daß Strom von gefährlicher Spannung in den menschlichen Körper übertritt,

2. daß durch elektrische Feuerwirkung (Kurzschluß, Funken) Entzündungen brennbarer Gegenstände und Stoffe verursacht und dadurch Brände und Explosionen mit ihren weiteren Unfallgefahren veranlaßt werden. Von großer Wichtigkeit ist dabei noch, daß an durch die Einwirkung des elektrischen Stromes anscheinend leblos gewordenen Personen schleunigst langandauernde Wiederbelebungsversuche (Atmungsbewegungen) ausgeführt werden.

Bei einer Starkstromanlage kann eine gewisse Stromstärke, zugleich aber auch eine gewisse Energiemenge in Wirkung treten, im Gegensatz zu einer Schwachstromanlage, in der weder das eine noch das andere möglich oder bei der die eine, aber nicht die andere Bedingung erfüllt ist (z. B. Läutesignale in Wohn- und Geschäftsräumen). Auch die Niederspannungsanlagen sind Starkstromanlagen, und zwar solche, bei denen die effektive Gebrauchsspannung zwischen irgendeiner Leitung und Erde 250 Volt nicht überschreiten kann. Alle übrigen Starkstromanlagen gelten als Hochspannungsanlagen. Elektrische Starkstromanlagen sind daher so zu errichten und zu betreiben, daß der Übertritt von Starkstrom aus ihnen in den menschlichen Körper oder die Umgebung verhindert wird. Die darauf bezüglichen Maßnahmen und Verhaltungsregeln sind in den behördlich anerkannten „Sicherheitsvorschriften des Verbandes Deutscher Elektrotechniker“ enthalten. Sie laufen vor allem darauf hinaus, Schutz gegen die mit Gesundheitsschädigungen verbundene Berührung stromführender Anlagen oder Teile solcher, Schutz gegen Brandgefahr und Betriebsstörung durch ihre von vornherein sachverständig ausgeführte und gesicherte Bauart, ihre sachgemäße Installation und durch Beachtung zweckentsprechender Betriebsvorschriften zu bieten. Die Schutzmaßnahmen sind naturgemäß bei Hochspannungsanlagen den erhöhten Gefahren entsprechend am weitesten entwickelt.

Im einzelnen ist, ohne auf Einzelheiten eingehen zu können, zu beachten:

1. elektrische Maschinen (Dynamomaschinen, Umformer, Elektromotoren), Transformatoren und Akkumulatoren, Schalt- und Verteilungsanlagen, Apparate (Ausschalter und Umschalter, Anlasser und Widerstände, Steckvorrichtungen, Schmelzsicherungen, Selbstschalter u. a.), Lampen und Zubehör (Fassungen und Glühlampen, Bogenlampen, Beleuchtungskörper, Schnurpendel und Handlampen) sowie Leitungen (Freileitungen, Kabel) müssen nach anerkannten Regeln der Elektrotechnik hergestellt sein,

2. zur Herstellung der vorgenannten der Stromerzeugung, Stromverarbeitung, Stromverteilung und Stromleitung dienenden Einrichtungen und Gegenstände dürfen nur einwandfreie, auf ihre Eignung geprüfte Bau- und Isolierstoffe verwendet werden,

3. die unter Ziffer 1 genannten Einrichtungen und Gegenstände müssen, soweit dies durch ihre Bauart nicht bereits geschieht, der Berührung unter Spannung gegen Erde stehender Teile durch ihre Lage, Anordnung, Gestaltung oder durch besondere fachtechnische Schutzvorkehrungen oder persönliche Schutzmittel entzogen werden,

4. der Übertritt unzulässiger Hochspannung in Verbrauchsstromkreise sowie das Entstehen höherer als betriebsmäßiger Spannung ist durch geeignete Maßnahmen, wie das Anbringen von Sicherungen, die Benutzung von Maximalausschaltern oder das Erden geeigneter Punkte zu verhindern; jede Starkstromanlage muß einen angemessenen Isolationszustand haben,

5. alle Teile elektrischer Einrichtungen, insbesondere auch die Isolierungen, müssen gegen Nässe, mechanische und chemische Schädigungen geschützt sein,

6. in feuer- und explosionsgefährlichen Räumen dürfen elektrische Maschinen Transformatoren, Widerstände, Schalter, Sicherungen, Steckvorrichtungen und andere Apparate, in denen betriebsmäßig Stromunterbrechung (Funkenaustritt) stattfindet, nicht oder nur verwendet werden, als für die besonderen Verhältnisse feuer- und explosionssichere Bauarten bestehen und wenn Sicherungen, Schalter und ähnliche Apparate in feuersicher abschließenden Schutzkleidungen untergebracht sind (dicht gekapselte Installationen, Panzerrohre usw.),

7. alle elektrischen Anlagen und Einrichtungen (Ziffer 1) sind in allen ihren Teilen den Sicherheitsvorschriften (s. oben) entsprechend instand zu halten und erst in Betrieb zu nehmen, wenn ihr vorschriftsmäßiger, betriebssicherer Zustand feststeht,

8. die Bedienung darf nur durch genügend sachverständige Personen erfolgen, die über die Gefahren des elektrischen Stromes und auch über die besonderen Rettungsarbeiten genau unterrichtet und mit der Handhabung der Sicherheits-

einrichtungen vertraut sind; Ausbesserungen und Hilfeleistungen während des Betriebes an unter Spannung gegen Erde stehenden Teilen dürfen erst vorgenommen werden, nachdem die Anlagen und Einrichtungen stromlos gemacht worden sind,

9. durch Elektrizität anscheinend leblos gewordene Personen sind einer stundenlang fortgesetzten künstlichen Atmung (Atmungsbewegungen) zu unterwerfen.

Alle engeren Maßnahmen zur Sicherung elektrischer Starkstromanlagen sind den Sicherheitsvorschriften des Verbandes Deutscher Elektrotechniker zu entnehmen; auch auf die Merkblätter des Verbandes zur betriebssicheren Instandhaltung elektrischer Anlagen und Einrichtungen wird verwiesen.

In Deutschland gibt es noch keine *Statistik* über die elektrischen Unfälle, obwohl nur eine solche die Kenntnis der Unfallursachen vermitteln, die Grundlage für die Aufstellung und Änderung der Schutzvorschriften, für die Unterweisung der Elektrizitätsarbeiter sowie für den Ausbau der Wiederbelebungsmethoden bieten kann. Für das Jahr 1920 konnte Alvensleben das Material über 1095 elektrische Unfälle zusammenbringen, außerdem sind ihm noch 11 tödliche Unfälle aus Veröffentlichungen der Berufsgenossenschaften bekannt geworden. Gezählt wurden im Deutschen Reich 273 tödliche Unfälle, wovon auf die *Schaltanlagen* allein 56 entfielen (Berühren benachbarter, Spannung führender Teile, Reinigungsarbeiten u. dgl.). Eine erhebliche Zahl tödlicher Unfälle kamen an Schaltstangen mit Erdleitungen vor, weshalb diese Art Erdleitungen verboten werden sollte. — Nach den Schaltanlagen forderten die *Freileitungen* die meisten Opfer, darunter 49 Todesfälle (Anstreichen der Masten, mangelhafte Verabredung, gedankenloses Ein- und Ausschalten, Auswechseln von Isolatoren, Festbinden von Leitungen, Gewitterschäden u. dgl.). Bei diesen Fällen ist die Forderung der Kurzschließung und Erdung[1]) der für die Arbeit in Betracht kommenden Strecke vielfach versäumt worden. Auch muß gefordert werden, daß mit Arbeiten an Hochspannungsfreileitungen nicht eher begonnen wird, bevor nicht die Meldung von der erfolgten Abschaltung, sei es persönlich oder telephonisch, erfolgt ist. Unfälle an abgeschalteten Freileitungen mehren sich ständig, ohne daß die eigentliche Ursache nachgewiesen werden kann, wie z. B. Überbrückung durch einen Vogel. Diesen im wesentlichen Hochspannungsunfällen stehen zahlreiche Niederspannungsunfälle gegenüber mit etwa 28 Todesfällen. — Überaus zahlreich sind auch die Verletzungen (183) durch beim Arbeiten verursachten *Kurzschluß* an Leitungen, Schalttafeln, Motoren und Anlassern, beim Auswechseln und Anklemmen von Sicherungen, Hausanschlußklemmen und in Akkumulatorenräumen. Unfälle im Prüffeld wurden 24 gemeldet, darunter kein schwerer. Die erwähnten Unfälle betrafen in erster Linie das installierende und das dabei helfende Personal. Andere Personen kamen beim Auswechseln von Glühlampen unter Spannung und beim Berühren von Beleuchtungskörpern zu Schaden, darunter 6 Todesfälle. Lampen in feuchten Räumen sollten stets so hoch angebracht sein, daß sie nur von der Leiter aus erreichbar und doppelpolig abschaltbar sind. Besonders hervorzuheben sind die Unfälle an unvorschriftsmäßigen *Handlampen* und hier wiederum tödliche Unfälle beim Arbeiten in Kesseln und Wasserbehältern. Hier tut Abhilfe dringend not, da an Handlampen jährlich noch 13 Menschen verunglücken und 26 verletzt werden. Erheblich ist

[1]) Die Erdungsfrage ist für Leben und Gesundheit von Menschen und Tieren, für Ableitung atmosphärischer Entladungen, für Erdung des Nullpunktes in Verteilungsanlagen u. dgl. von größter Wichtigkeit. Die Erdungsverhältnisse sind aber vielfach so verwickelt, daß die günstigste Erdung nicht leicht zu übersehen ist und daß der Ausführende sich mit allen damit verbundenen Fragen eingehend vertraut zu machen hat.

ferner die Zahl der *Kranunfälle*, die meist während der Arbeitspausen vorkommen, wenn sich der Kranführer an den Schleifleitungen zu schaffen macht. — Auch 18 Bauhandwerker (Maurer, Zimmerer, Klempner, Dachdecker u. a.) sind 1920 tödlich verunglückt, weil sie Arbeiten vorgenommen hatten, ohne daß die am Dach, Haus oder an Gerüsten entlang führenden Leitungen stromfrei gemacht waren. Schließlich sind die in der *Landwirtschaft* tätigen Personen stark gefährdet, vor allem durch unsachgemäße Installationen in den Ställen, fehlerhafte Verbindungsleitungen oder Kabel zu den beweglichen Stromverbrauchern, mangelhafte Erdung[1]) der letzteren und vorschriftswidrige Behandlung und Bedienung der elektrischen Anlagen und Einrichtungen. Am häufigsten bemerkte Fehler an den Anlagen (besonders in landwirtschaftlichen Betrieben) sind überbrückte oder geflickte Sicherungen, zerbrochene Sicherungselemente, mangelhaft konstruierte Handlampen, offene Motoren in Scheunen, auf Heu- und Strohböden in unmittelbarer Nähe der Vorräte, unzureichend abgedeckte Anlasser, fehlende Kappen an Schaltern und Verteilungsdosen, durchgerostete, nur ganz schwach verbleite Isolierrohre, deren Papierauskleidung keine Tränkung aufweist, Lötstellen im Rohr. — Auf dem Gebiet der elektrischen Installationen machten sich seit dem Kriege zahlreiche Pfuscher breit, denen mit allen gebotenen Mitteln — auch gesetzlichen Maßnahmen — das Handwerk gelegt werden müßte.

Sprengstoffe.

Am schwierigsten gestaltet sich der Unfallschutz bei der Herstellung, der Verarbeitung und beim Gebrauche der Sprengstoffe (Sprengarbeit), da sie sich oft schon durch geringe äußere Einflüsse (Wärme, Reibung, Schlag, Stoß, Fall) plötzlich chemisch umwandeln (Gase und Dämpfe bilden und Wärme entwickeln). Ihre Empfindlichkeit (Sensibilität) ist erheblich gegen äußere Einwirkungen mannigfacher Art. Die Ursachen der Sprengstoffbrände und Explosionen sind im allgemeinen zu suchen in:

1. mechanischen Einwirkungen (Reibung) infolge
   a) Benutzung ungeeigneter oder schadhaft gewordener Betriebseinrichtungen oder Geräte jedweder Art,
   b) Verunreinigung der Rohstoffe, Zwischen- und Fertigfabrikate mit Reibung bewirkenden Fremdkörpern irgendwelcher Art,
   c) unsachgemäßer oder fahrlässiger Handhabung der Betriebseinrichtungen oder Sicherheitsvorrichtungen,
   d) unsachgemäßen oder fahrlässigen Umganges mit den gefährlichen Stoffen und Erzeugnissen;
2. in chemischen Einwirkungen infolge
   a) Verwendung unreiner, gefährliche Umsetzungen hervorrufender oder begünstigender Rohstoffe, Zusätze u. dgl.,
   b) Verwendung unreiner Betriebseinrichtungen, Geräte und Betriebsstoffe,
   c) Zersetzung unsachgemäß hergestellter und daher nicht stabiler Zwischen- und Fertigfabrikate,
   d) Nichteinhaltung der wissenschaftlich festgelegten Temperaturen bei der Herstellungsarbeit, der Verarbeitung und Lagerung der Sprengstoffe,
   e) äußerer Einflüsse, wie Eindringen von Nässe, Flüssigkeiten oder anderer Stoffe in die Sprengstoffe, schädlicher Wärmequellen u. dgl.;

[1]) S. vorstehende Anmerkung.

3. Nichtbeachtung sonst erfahrungsgemäß gebotener Sicherheitsmaßnahmen (Einhaltung der vorgeschriebenen Betriebsdrucke, Ableitung oder Unschädlichmachung von feuer- und explosionsgefährlichen Gasen und Staubarten sowie elektrischer Erregung);

4. absichtlichen (böswilligen) Eingriffen;

5. unerkannt gebliebenen Einwirkungen und Umständen. Hierzu ist zu bemerken, daß die Ursache zahlreicher Brand- und Explosionsvorkommnisse deshalb unermittelt geblieben ist, weil die Augenzeugen dabei getötet wurden, so daß eine lückenlose Aufklärung ermöglichende Aussage fehlt. Die angestellte Untersuchung ließ daher in der Regel nur Vermutungen über die Ursache des Unfalles zu. Aus dem Vorstehenden ergeben sich die denkbar weitestgehenden Sicherheitsmaßnahmen zur Unfallverhütung.

Bei der Einrichtung und dem Betriebe der Sprengstoffabriken[1]) ist zu achten auf:

1. eine hinlängliche Entfernung der Anlage von Wohnstätten, Verkehrswegen — auch Eisenbahnen — und anderen Betriebsstätten, damit sie einer Explosionswirkung möglichst entrückt sind,

2. die Wahl eines natürlichen schutzbietenden Geländes für die Errichtung der explosionsgefährlichen Gebäude (Taleinschnitte, Erdfalten, verlassene Steinbrüche, Ziegeleien u. dgl.) zwecks Einschränkung der Explosionswirkung nach außen,

3. eine möglichst gesicherte Lage der explosionsgefährlichen Gebäude gegeneinander derart, daß die Explosion eines Baues nicht die eines anderen nach sich zieht; soweit der natürliche Schutz gemäß Ziffer 2 nicht erreichbar ist, kommen Schutzzonen, Schutzwälle, Schutzmauern, Versenkungen in das Erdreich u. dgl. in Frage,

4. die Wahl zweckentsprechender Baustoffe und Bauformen, durch die der Explosionsstoß nach einer bestimmten Richtung geleitet (Ausblasesystem) und das Fortschleudern schwerer Bau- und Konstruktionsteile vermieden oder unwirksam gemacht wird,

5. die Verwendung sorgsam durchdachter Maschinen, Apparate und sonstiger Betriebseinrichtungen, durch deren Betrieb schädliche Reibungen (Funkenbildung), Erwärmungen usw. vermieden werden,

6. die Ausschaltung aller Feuerquellen, funkenbildender und schädliche Wärme entwickelnder Stoffe und Einrichtungen,

7. die gefahrlose Entnahme, der gefahrlose Transport und die gefahrlose Verpackung der Sprengstoffe,

8. die sorgsamste Reinhaltung der Arbeitsräume, Maschinen, Apparate und sonstigen Betriebseinrichtungen und des Arbeitsgeräts von Staub- und Schmutzablagerungen,

9. die sachgemäße Sammlung, Aufbewahrung und Vernichtung der Sprengstoffabfälle in besonderen dafür vorgesehenen Einrichtungen an geeigneten Orten,

10. die Verarbeitung reinster, auf chemische und mechanische Verunreinigung sorgsamst geprüfter Rohstoffe und Zwischenprodukte,

11. die Ausrüstung der Arbeits- und Lagerräume mit schnellwirkenden, auch von außen zu bedienenden Sicherheitsvorrichtungen zur Unterbrechung gefahrbringender Arbeitsprozesse, Löscheinrichtungen (Überflutungsanlagen) u. dgl.,

---

[1]) S. auch FISCHER: Die feuer- und explosionssichere Anlage und Einrichtung der Sprengstoffabriken. Zentralbl. f. Gewerbehyg. 1918, S. 139, 149, 180, und Die Sicherheitsmaßnahmen beim Betriebe der Sprengstoffabriken. Ebenda 1919, S. 37.

12. die Anlage von gegen Stichflammen, Sprengstücke u. dgl. gesicherten Rückzugswegen, Unterständen u. dgl., die bei eintretender Explosionsgefahr unbehindert benutzt werden können,

13. die Bereithaltung sofort benutzbarer Lösch- und Rettungseinrichtungen,

14. die Leitung des Betriebes und der Betriebsabteilungen durch sachkundige Personen (Chemiker) und die Verwendung von mit der Betriebstechnik und den Betriebsgefahren, den Schutzeinrichtungen und persönlichen Schutzmitteln bestens vertrauter Meister, Vorarbeiter und Arbeiter,

15. die genaue Befolgung der von den Staatsbehörden und von der Berufsgenossenschaft der chemischen Industrie erlassenen Unfallverhütungsvorschriften sowie den im Einzelfall gegebenen Arbeits- und Sicherheitsvorschriften und die Erzwingung ihrer unbedingten Befolgung durch die strengste Betriebsaufsicht.

Für einzelne Arten von Sprengstoffabriken, Sprengstofflager usw. sind die nachstehend zusammengestellten Sicherheitsvorschriften erlassen und im einzelnen zu beachten.

I[1]).

1. Erlaß, betreffend Anforderungen an die Betriebsleiter von Pulver- und Sprengstofffabriken, v. 25. IX. 1887.

2. Erlaß, betreffend die Ordnung des Betriebs und das Verhalten der Arbeiter in Sprengstoffabriken, v. 20. V. 1892, 7. II. 1898, 14. III. 1899.

3. Bestimmungen über Errichtung und Betrieb von Anlagen zur Herstellung von nitroglycerinhaltigen Sprengstoffen, v. 10. X. 1893, 15. VI. 1899, 19. XI. 1900, 23. III. 1901, 15. II. 1906, 13. XI. 1906, 2. VII. 1908. M.-Bl. d. i. V. 1901, S. 36, 1901, S. 7, 1906, S. 105 u. 395.

4. Erlaß, betreffend Bauart von Magazinen für brisante Sprengstoffe, v. 6. II. 1900. M.-Bl. d. i. V. 1900, S. 102.

5. Anleitung zu Vorschriften für die Anlage und den Betrieb von Pikrinsäurefabriken v. 24. X. 1903. H.-M.-Bl. S. 349.

6. Anleitung zu Vorschriften über die Anlegung und den Betrieb von Schwarzpulverfabriken v. 9. XII. 1903. H.-M.-Bl. S. 398.

7. Anleitung zu Vorschriften über die Anlegung und den Betrieb von Fabriken zur Herstellung gelatinierten rauchschwachen Pulvers v. 9. XII. 1903. H.-M.-Bl. S. 398.

8. Anleitung zu Vorschriften über Blitzschutzvorrichtungen für Pulver- und Sprengstoffabriken sowie für Pulver- und Sprengstoffmagazine v. 13. XI. 1906, 1. VI. 1907. H.-M.-Bl. 1906, S. 378, 1907, S. 200.

9. Anleitung zu Vorschriften über die Anlegung und den Betrieb von Fabriken zur Herstellung handhabungssicherer Ammoniaksalpetersprengstoffe v. 4. VIII. 1911. H.-M.-Bl. S. 316.

10. Erlaß, betreffend Einrichtung und Betrieb von Anlagen zur Herstellung usw. von Nitro- und Amidoverbindungen, v. 21. X. 1911. H.-M.-Bl. S. 404.

11. Polizei-Verordnung, betreffend den Verkehr mit Sprengstoffen v. 14. IX. 1905. H.-M.-Bl. S. 282.

II[2]).

1. Vorschriften für Fabriken zur Herstellung von Schwarzpulver und schwarzpulverähnlichen Sprengstoffen v. 7. XI. 1911.

2. Vorschriften für Fabriken zur Herstellung von Nitropulver (rauchschwachem Pulver) v. 24. II. 1906 und 3. XI. 1909.

3. Vorschriften für Nitroglycerinsprengstoffabriken v. 3. XI. 1909.

4. Vorschriften für die Anlage und den Betrieb von Pikrinsäurefabriken v. 14. XI. 1903.

5. Vorschriften für Trinitrotoluolfabriken v. 7. XI. 1911.

6. Vorschriften für Ammonitrat-Sprengstoffabriken v. 7. XI. 1911.

7. Vorschriften für Sprengkapsel- und Zündhütchenfabriken v. 7. XI. 1911.

8. Vorschriften für Fabriken von Zündern jeder Art v. 7. XI. 1911.

9. Vorschriften für das Laden von Revolver-, Jagd-, Sport- und Militärpatronen mit Schwarzpulver oder rauchschwachem Pulver und für das Entladen derselben v. 7. XI. 1911.

10. Vorschriften für Betriebe zur Herstellung von Feuerwerkskörpern v. 7. XI. 1911.

[1]) Siehe Die Arbeiterschutzvorschriften im Deutschen Reich; zusammengestellt im Reichsamt des Innern. Berlin 1915.

[2]) Siehe Die Unfallverhütungsvorschriften der Berufsgenossenschaft der chemischen Industrie. Berlin: Carl Heymann 1912.

III[1]).

1. Merkblatt für Fabriken zur Herstellung von gelatiniertem rauchschwachen Pulver.
2. Merkblatt für Trinitrotoluolfabriken.
3. Merkblatt für Dinitrobenzolfabriken.
4. Merkblatt für die Verarbeitung von Trinitrotoluol, Dinitrobenzol, Trinitroanisol und ihrer Mischungen mit Ammonsalpeter und Kaliumperchlorat sowie von Pikrinsäure zu Granat- und Minenladungen.
5. Merkblatt zum Schutze der Arbeiter gegen Vergiftungen bei der Verarbeitung von Dinitrobenzol zu Munitionszwecken.
6. Merkblatt für Chlorat- und Perchlorat-Sprengstoffabriken.
7. Merkblatt für Artillerie-, Pionier- und Marine-Zünderfabriken.
8. Merkblatt für Ammonpulverfabriken.
9. Merkblatt für Kriegsfeuerwerkereien (Anlagen zur Herstellung von Leucht- und Signalmunition und von Brandröhren u. dgl.).
10. Merkblatt für die Lagerung von Sprengstoffen (Sprengmitteln und Schießmitteln) während des Krieges.
11. Merkblatt, betreffend Blitzschutz für Anlagen mit Explosionsgefahr.
12. Merkblatt für Anlagen, in denen Treibladungen für Minen hergestellt werden.
13. Merkblatt für Betriebe zum Zerlegen von Zündern, die aus dem Felde zurückgekommen sind, und von Beutezündern (Zünderzerlegebetriebe).
14. Merkblatt für Entladestellen von Artilleriegeschossen, Abwurfbomben, Wurfminen und anderen Nahkampfmitteln.

Der Verkehr mit Sprengstoffen, insbesonders die Sprengarbeit, bietet weitere schwere Gefahren, die ihre Regelung erforderlich gemacht haben. Im Kohlenbergbau dürfen nur schlagwettersichere Sprengstoffe verwendet werden, das sind solche, die in den üblichen Grenzen des Gebrauches hier auftretende schlagende Wetter oder Kohlenstaubwirbelungen nicht zünden, und im übrigen auch nur solche, bei deren Verwendung gesundheitsschädliche Schwaden nicht auftreten. Handhabungssicherheit der Sprengstoffe ist auf jeden Fall erwünscht.

Sprengarbeit.

Bei der Sprengarbeit sind Unfälle zu befürchten beim Transport und bei der Behandlung der Sprengstoffe — Auftauen gefrorener Dynamite —, beim Laden und Besetzen der Bohrlöcher, durch beim Abfeuern der Sprengstoffe eingetretene Frühzündungen und Spätzündungen, bei der Beseitigung von Versagern und durch umherfliegende Sprengstücke.

Diesen Unfallgefahren ist entgegenzuwirken durch den Transport der Sprengstoffe in geeigneten, gegen Feuer- und Stoßwirkung gesicherten Transportkästen, sorgsame, sachgemäße Behandlung — Auftauen von Dynamit in besonderen, reingehaltenen Auftauapparaten —, Vermeidung von Funkenbildung und Feuerwirkung (glimmende Feuerreste), richtige Wahl des Besatzes und des Schießgezähes (hölzerne Ladestöcke, hinreichend lange Zinktrichter, Verwendung genügend langer, bester, vor dem Gebrauch zu untersuchender Zündschnüre von genügend langer Brenndauer), das Unterlassen jeder Gewaltanwendung, Bevorzugung der elektrischen Zündung, Einhaltung ausreichender Wartezeiten, reiches Ausspülen der Bohrlöcher, Verwendung geeigneter Instrumente (Kratzen aus weichem Messing oder Kupfer, von Besatzausstechern, Patronenspülern mit Druckwasser (Stahlrohr mit Kupferspitze) und Bohrlochreinigern, Abtun des Versagers durch Besetzen eines neuen Bohrlochs (Nebenschuß), Abdecken der Schüsse, Warnungssignale, starkgebaute Unterstände, Beachtung und Vertreibung schädlicher Sprengschwaden und schließlich durch die Verwendung eines besonders geübten und disziplinierten Schießpersonals. Personen, in deren Besitz sich Sprengstoff befindet, müssen im Besitz eines behördlichen Sprengstofferlaubnisscheins sein.

---

[1]) Merkblätter der Zentralaufsichtsstelle für Sprengstoff- und Munitionsfabriken. Nicht im Buchhandel.

Sanitäre Betriebseinrichtungen.

Der Krankheits- und Unfallverhütung dienen mittelbar die mit dem Betriebe verbundenen Einrichtungen zur Pflege und Reinhaltung des Körpers, insbesondere

1. Aborte mit Wasserspülung,
2. Wasch- und Baderäume mit Warmwasserzuführung,
3. Umkleideräume mit sauberen, gut entlüfteten Kleiderschränken (aus Drahtgeflecht oder gelochten Blechen), gebotenenfalls getrennt für Straßen- und Arbeitskleidung,
4. Aufenthalts- und Speiseräume (Kantinen), auch mit Anwärmvorrichtungen für mitgebrachte Speisen und Getränke,
5. Verbandräume[1]).

Alle diese Räume müssen hell, sauber und gut entlüftet, ohne Erkältungsgefahr erreichbar, im Winter heizbar, leicht zu reinigen und angemessen ausgestattet sein. Bei kleineren Betrieben genügen ausreichende Waschvorrichtungen mit fließendem Wasser, Kleiderablagen und saubere, gut schließende, stets erreichbare Verbandkästen in einem staubfreien Teil der Anlage. In jedem Betrieb ist ein solcher Kasten mit Verbandzeug vorrätig zu halten und gegen Verunreinigung geschützt aufzubewahren. Zur Behandlung von Wunden eignen sich besonders, keimfreie, trockene, gebrauchsfertige Schnellverbände (Verbandpäckchen mit aufgedruckter Gebrauchsanweisung), die von jedermann ohne Infizierung der Wunde leicht angelegt werden können. Verwiesen sei auf den Abschnitt Erste Hilfe S. 194.

Vier Grundregeln der Unfallverhütung,

gegen die noch oft verstoßen wird, sind:

1. Maschinen, Apparate, Werkzeuge und Geräte wie alle anderen dem Betrieb dienenden Einrichtungen und Gegenstände dürfen erst in Benutzung genommen oder gebraucht werden, nachdem ihr betriebssicherer (unfallsicherer) Zustand festgestellt worden ist.
2. Alle die vorgenannten Einrichtungen sind ihrem Zwecke entsprechend sachgemäß und sorgsam zu behandeln und in betriebssicherem Zustand zu erhalten. Mängel, die nicht sofort ordnungsmäßig abgestellt werden können, sind dem maßgebenden Betriebsleiter zur Beseitigung zu melden. Alle Vorschriften und Anweisungen zur Behandlung der Betriebseinrichtungen und über das sonstige Verhalten bei der Arbeit im Einzelfalle sind genau zu beachten.
3. Ändert sich die Form des an einer Maschine u. dgl. unfalltechnisch zu sichernden Werkzeuges durch Abnutzung, so ist die Schutzvorrichtung dementsprechend zu ändern (z. B. Schutzhauben für Schleif- und Polierscheiben, Spaltkeile an Kreissägen).
4. Mit der Ausführung besonders gefährlicher Betriebsarbeiten sind nur Arbeiter zu betrauen, die solchen Aufgaben körperlich und geistig gewachsen und über die damit verbundenen Gefahren genügend unterrichtet worden sind.

Durchführung der Unfallverhütung. Aufsicht. Sonstiges.

Die Durchführung des Arbeiterschutzes einschließlich der Unfallverhütung obliegt dem Gewerbeunternehmer oder seinem zur Leitung des Betriebes oder eines Teiles desselben oder dem zu seiner Beaufsichtigung bestellten Vertreter. Dies ergibt sich aus:

1. den in den §§ 120 a bis c RGO. ausgesprochenen Verpflichtungen der Gewerbeunternehmer und den Strafvorschriften;

[1]) Grundsätze für die Einrichtung von Verbandstuben. Aufgestellt von der Hütten- und Walzwerks-Berufsgenossenschaft. S. die Ber.-Gen., Abt. Unfallverhütung Nr. 9 v. 1. 5. 1924, S. 68.

2. den Vorschriften der RVO. über die Unfallverhütung und die Überwachung der Betriebe, insbesondere den §§ 850 und 851;

3. den besonderen Arbeiterschutzvorschriften (Verordnungen, Bekanntmachungen, Erlassen, Polizeiverordnungen) auf Grund der §§ 120e und f sowie 139a und 139h der RGO.;

4. den Unfallverhütungsvorschriften der Berufsgenossenschaften (§§ 848ff. RVO.).

Bei der Untersuchung der Unfälle spielt auch die Schuldfrage eine Rolle, und es kann oft ein Verschulden des Arbeitgebers oder des Arbeitnehmers festgestellt werden. Man hat als Regel zu unterstellen, daß weder ein Arbeitgeber noch ein Arbeitnehmer mit Absicht Unfälle herbeiführen wird. Von beiden Seiten sind aber erfahrungsgemäß Unfälle durch Sorglosigkeit, Fahrlässigkeit oder Unkenntnis der Unfallgefahren verursacht worden. Der Widerstand gegen Schutzmaßnahmen ist dort oder bei denen am größten, die bislang von Unfällen verschont geblieben sind. Sie werden erfahrungsgemäß zuweilen erst nach Eintritt eines Unfalles zu einer anderen Ansicht bekehrt. Die Schuldfrage muß stets gelegentlich der Unfalluntersuchung aufgeklärt werden, zumal ihre Klärung auch als ein wesentliches Mittel zur Bekämpfung der Unfallgefahren anzusehen ist. Es ist zu begrüßen, daß das Betriebsrätegesetz vom 4. 2. 1920 die Beteiligung der Betriebsräte (Arbeiterräte) an den Unfalluntersuchungen fordert, weil dadurch das Auge des Arbeiters für die Notwendigkeit der Unfallverhütung geschärft und sie besonders in Arbeiterkreisen gefördert werden kann (s. §§ 66 Z. 8, 77 und 78 Z. 6 a. a. O.).

Die Aufsicht über die Durchführung der genannten gesetzlichen Vorschriften führen:

1. die staatlichen Gewerbeaufsichtsbeamten (§ 139b RGO.);

2. die technischen Aufsichtsbeamten der Berufsgenossenschaften (§§ 874, 875ff. RVO.);

3. die Ingenieure der Dampfkesselüberwachungsvereine (für Preußen nach der Geschäftsanweisung der D. Ü. V., Min.-Bl. d. Handels- u. Gew.-Verw. 1906, S. 177);

4. besonders ermächtigte sachverständige Personen in bestimmten Fällen.

Die Maßnahmen zur Krankheits- und Unfallverhütung sind erfahrungsgemäß in den Betrieben am umfassendsten durchgeführt, deren Besitzer oder Leiter ihren Zweck und Wert voll erkannt haben. Daher muß es vor allem Aufgabe der Überwachungsorgane sein, die für den Betrieb maßgebenden Personen für die Durchführung der Schutzvorschriften zu gewinnen. Dann sind auch die nachgeordneten Betriebsstellen (Betriebsführer, Abteilungsleiter, Meister und Vorarbeiter) an den Aufgaben der Unfallverhütung erfahrungsgemäß lebhafter interessiert, als dies sonst der Fall ist. Widerstände gegen die Durchführung der Schutzvorschriften werden am ehesten durch sachgemäße Belehrung seitens der berufenen Aufsichtsorgane gebrochen. Daher ist es erforderlich, daß diese über genügende Sachkunde und Erfahrungen auf ihren Überwachungsgebieten verfügen. Sie müssen vor allem ausreichende technische Kenntnisse besitzen, um die Betriebstechnik voll erfassen und unfalltechnische Anordnungen auf betriebstechnischer Grundlage treffen zu können, wobei auch die Wirtschaftlichkeit der Arbeit gesichert bleiben muß. Erst im Falle beharrlicher Weigerung oder wiederholt festgestellter Verstöße gegen die Arbeiterschutzvorschriften soll von den im Gesetz, den Verordnungen und Unfallverhütungsvorschriften vorgesehenen Strafvorschriften Gebrauch gemacht werden (§§ 146, Z. 2, 146a, 147, Z. 4, 149 Z. 7 RGO. — § 851 RVO.). Die Strafen können auch die Personen treffen, die der Gewerbeunternehmer zur Leitung des Betriebes oder eines Teiles desselben oder zur Beaufsichtigung bestellt hat (§ 151 RGO., §§ 912, 913 RVO.). Der Gewerbetreibende bleibt neben diesen stets strafbar, wenn die Zuwiderhandlung mit seinem Wissen geschehen ist oder wenn er bei der nach den Verhältnissen möglichen eigenen Beaufsichtigung des Betriebes oder bei der Auswahl oder der Beaufsichtigung der Betriebsleiter oder Aufsichtspersonen es an der erforderlichen Aufmerksamkeit hat fehlen lassen.

Die Gewerbeaufsichtsbeamten und die Berufsgenossenschaften erstatten *Jahresberichte* über ihre Tätigkeit, insbesondere auch den Stand der Unfallverhütung, erstere auch über den der Krankheitsverhütung u. a. Die Berichte sind eine Fundgrube für den Gewerbehygieniker und den Unfalltechniker und sollten auch in weiteren Kreisen, viel mehr als es bisher der Fall ist, beachtet werden.

Schützt Euch vor Unfällen!
Falsch!
Richtig!
Zahlreiche, zumeist schwere Unfälle gaben Veranlassung zu diesen Darstellungen
Zentralstelle für Unfallverhütung beim Verbande der Deutschen Berufsgenossenschaften. Berlin W 9, Köthenerstr. 37
Befördert Fässer über Treppen und Schrotleitern nur mit Hilfe der Doppelseile!

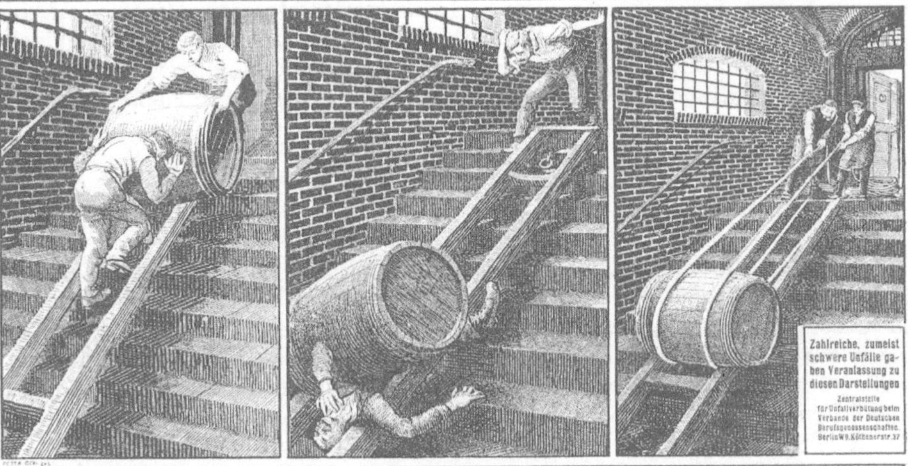

Abb. 1.

In den Berichten wird häufig darüber geklagt, daß die Arbeiter die zum Schutz für Leben und Gesundheit erlassenen Vorschriften und getroffenen Maßnahmen noch oft unbeachtet lassen und sich dadurch großen Gefahren aussetzen. Sie müssen daher zur Krankheits- und Unfallverhütung erzogen werden. Diese Belehrung sollte schon in der Schule beginnen und in den Fortbildungs-, Berufs-, Werks- und Fachschulen fortgesetzt und vertieft werden. Vor den Arbeitern sind von Fachleuten Vorträge über den technischen Arbeiterschutz unter Heranziehung des Lichtbildes oder des Filmes zu halten. Im übrigen erscheint das an der Betriebsstätte ausgehängte *Unfallbild* vorzüglich geeignet, auf Betriebsgefahren hinzuweisen und weit eindringlicher und abschreckender vor ihnen zu warnen als lediglich der Aushang der darauf bezüglichen Verordnungen und Vorschriften, die erfahrungsgemäß von den Arbeitern nicht oder doch nur selten gelesen werden. In dieser Hinsicht ist die Tiefbau-Berufsgenossenschaft mit ihren Unfallbildern vorbildlich vorgegangen und die Zentralstelle für Unfallverhütung ihr neuerdings gefolgt, wie das obige Beispiel zeigt[1]).

[1]) Neue Serien von Unfallverhütungsbildern sind inzwischen von der Unfallverhütungsbild-G. m. b. H. beim Verband der Deutschen Berufsgenossenschaften und von der Reichsarbeitsverwaltung herausgegeben worden.

Den Betriebsleitern muß der technische Arbeiterschutz dadurch nähergebracht werden, daß sie bereits während des Studiums an Hoch- und Fachschulen mit seinem Zweck und seinen Aufgaben vertraut gemacht werden und sich auch bei der Abgangsprüfung über Kenntnisse auf diesem Gebiet auszuweisen haben.

Auf *Ausstellungen und Messen* dürfen grundsätzlich nur Betriebseinrichtungen, Maschinen, Apparate usw. ausgestellt werden, die zum mindesten mit den von den Berufsgenossenschaften in ihren Unfallverhütungsvorschriften vorgeschriebenen Schutzvorrichtungen ausgerüstet sind. Dadurch soll der Käufer schon von vornherein gehalten werden, nur unfalltechnisch richtig geschützte Maschinen zu erwerben. — Selbstverständlich sollen demgemäß auch Maschinenhersteller und -händler nur vorschriftsmäßig geschützte Maschinen usw. an die Betriebsunternehmer abgeben. Da dies immer noch nicht in dem gewünschten Maße geschieht, ist mehrseitig ein *Maschinenschutzgesetz* gefordert worden, das in dieser Hinsicht einen Zwang ausüben soll. Die vom Verbande der Deutschen Berufsgenossenschaften ins Leben gerufene *Arbeitsgemeinschaft für Unfallverhütung* will dieses Ziel vor allem in Gemeinschaft mit dem Verein Deutscher Maschinenbauanstalten, den Gewerkschaften und anderen an der Unfallverhütung interessierten Organisationen durch eine gut organisierte Tätigkeit in Fachausschüssen ohne ein besonderes Gesetz erreichen.

Gesetzgebung.

Gesetze, Verordnungen, Erlasse usw.

In einer Reihe von Fällen, wo es sich um dauernd zu befürchtende Krankheits- und Unfallgefahren sowie in der Praxis gleichartige Unfälle handelt, sind Gesetze, Verordnungen, Erlasse der Zentralbehörden und Polizeiverordnungen zur Bekämpfung dieser Gefahren ergangen, aus denen die Schutzvorschriften im einzelnen zu ersehen sind. Von besonderer Wichtigkeit sind ferner die auf Grund der RVO. von den einzelnen Berufsgenossenschaften erlassenen, vom Reichsversicherungsamt genehmigten Unfallverhütungsvorschriften. Zusammenfassend werden genannt

A. *Gesetze*: Reichsgewerbeordnung §§ 6, 16ff., 24, 25, 27, 49, 51, 120a bis c, 120e und f, 139a, 139b, 139h; Reichsversicherungsordnung §§ 848ff., 874ff., 1030ff., 1046ff.; Reichsgesetz betreffend Phosphorzündwaren, v. 10. V. 1903 (R.-G.-Bl. S. 217); Preuß. Gesetz, betreffend die Kosten der Prüfung überwachungsbedürftiger Anlagen, v. 8. VII. 1905 (G. S. S. 317, § 1: Aufzüge, Kraftfahrzeuge, Dampffässer, Gefäße für verdichtete und verflüssigte Gase, Mineralwasserapparate, Acetylenanlagen, Elektrizitätsanlagen.

B. *Verordnungen des Bundesrats* (Bekanntmachungen des Reichskanzlers) s. auch S. 64 zur Bekämpfung von Gesundheitsschädigungen durch *Blei* (bleihaltigen Staub) in Bleihütten (v. 16. VI. 1905, RGBl. S. 545), in Zinkhütten und Zinkerzrösthütten (v. 13. XII. 1912, RGBl. S. 564), in Anlagen zur Herstellung elektrischer Akkumulatoren aus Blei und Bleiverbindungen (v. 6. V. 1908, RGBl. S. 172), in Anlagen zur Herstellung von Bleifarben und anderen Bleiprodukten (v. 26. V. 1903/11. XI. 1914, RGBl. S. 225/S. 474), in Maler-, Anstreicher-, Tüncher-, Weißbinder- oder Lackiererwerkstätten (v. 27. VI. 1905, RGBl. S. 555), in Buchdruckereien und Schriftgießereien (v. 31. VII. 1897/5. VII. 1907, 22. XII. 1908, RGBl. S. 614/406/654); — *Chrom*, in Anlagen zur Herstellung von Alkalichromaten (v. 11. V. 1907, RGBl. S. 233); — *Staub* u. dgl. in Anlagen zum Mahlen von Thomasschlacke und Thomasschlackenmehl (v. 3. VII. 1909/23. XII. 1911, RGBl. 1909, S. 543/1912, S. 1153), zur Anfertigung von Zigarren (v. 17. II. 1907, RGBl. S. 34), in Glashütten, Glasschleifereien und Glasbeizereien sowie Sandbläsereien (v. 9. III. 1913, RGBl. S. 129), in Steinbrüchen und Steinhauereien (Steinmetzbetrieben v. 31. V. 1909/20. XI. 1911, RGBl. 1909, S. 471, 1911, S. 955), bei der Bearbeitung von Faserstoffen, Tierhaaren, Abfällen oder Lumpen (v. 8. XII. 1909, RGBl. S. 969); — *Milzbrand* in Roßhaarspinnereien, Haar- und Borstenzurichtereien sowie Bürsten- und Pinselmachereien (v. 22. X. 1902, RGBl. S. 269); — *Schwefelkohlenstoff* in Anlagen zur Vulkanisierung von Gummiwaren (v. 1. III. 1902, RGBl. S. 59. — *Verordnung des Reichsarbeitsministers* zum Schutz der Preßluftarbeiter (v. 28. VI. 1920, RGBl. Nr. 146 S. 1357).

C. *Grundsätze, Grundzüge, Anleitungen, Merkblätter u. dgl.* des Reichsamts des Innern befassen sich mit: Chromgerbereiarbeitern (1907), Färbern und Walkern (1906), Feilenhauern (1907), Ferrosilicium (1910), gewerblichen Küchen (1911), Kautabakfabriken (1913), Milzbrand in Gerbereien (1902, 1911), Möbelpolierern (1903), Nitro- und Amidoverbindungen (1911), Petroleumarbeitern (1902), Phosgen (1910), Schleifern (1907), Tapezierern und Polsterern (1903), Tischlereien und Sägewerken (1911).

Ähnliche und weitere Erlasse der preußischen Landeszentralbehörden, insbesondere des Ministers für Handel und Gewerbe, befassen sich mit: ärztlichen Merkblättern über Blei- und andere berufliche Vergiftungen (1919), Äthyläther (1908), Ammonsalpeterlagerung (1921), Ammoniaksalpetersprengstoffen (1911), Anstreicherarbeiten in Schiffsräumen (1917, 1918, 1919), Arsenwasserstoff (1887, 1902, 1904), Aufzügen (1914), Acetylen und Calciumkarbid (1923), Bäckereien und Konditoreien (1906), Bahnkreuzungen von Starkstromanlagen (1922), Benzinextraktionsanlagen (1909), Benzinreinigungsanstalten (1903), beweglichen Kraftmaschinen (1908), Bettfedernreinigungsmaschinen (1911), Blitzschutzvorrichtungen für Pulver- und Sprengstoffabriken und -magazine (1906, 1907), Chromgerbereien (1907), Dampfdestillierapparaten (1910), Dampffässern (1913), Dampfkesselinnenanstrich mit Benzolpräparaten (1900, 1907), elektrischen Anlagen (1897, 1898, 1900), elektrischen Handlampen (1907), elektrischen Starkstromleitungen (1914), Fahrstühlen (1899, 1901, 1903), Färbern und Walkern (1906), Feilenhauern (1907), Ferrosilicium (1910), Feuersgefahr in Spinnereien (1894), Fischindustrie (1905), Fleischereien (1903), Franzenknüpfereien (1908), Gasen, verflüssigten und verdichteten (1905, 1909, 1914, 1920), gewerblichen Vergiftungen (1923), Hasenhaarschneidereien (1901, 1902), Knallkörpern (1915), Knallquecksilber (1892, 1921), Knetmaschinen in Zelluloidfabriken (1907), kohlensauren Getränken (1912, 1914), Küchen, gewerblichen (1911), Kunststeinhauern (1910), Luftgasanlagen (1910), Lumpensortierereien (1897), Magazinen für brisante Sprengstoffe (1900), Metallbeizereien (1911, 1914), Metallschleifereien (1907), Milzbrand in Gerbereien (1910), Milzbrandstatistik (1910), Mineralölen (1902, 1905, 1906, 1910, 1911, 1913, 1925), Nitro- und Amidoverbindungen (1911), Petroleumarbeitern (1905), Pikrinsäurefabriken (1903), Poliererwerkstätten (1903), Preßluftarbeiten (1920), Pulver, Fabriken für rauchschwaches Pulver (1903), Pulver- und Sprengstoffabriken (1887, 1892, 1898, 1899), Quecksilberlot (1919), Salpetersäure (1900), Scheidewänden in Jutespinnereien (1896, 1903), Schleudermaschinen (1882), Schmirgelscheiben (1887/88, 1909/10), Schutzpockenimpfung in Lumpenlagerräumen (1908, 1909), Schwarzpulverfabriken (1903), Schwefelkohlenstoff (1910), Spiegelbeleganstalten (1889, 1893), Sprengstoffen (1905), Stapelung von Rohrzuckersäcken (1907), Tapezier- und Polsterwerkstätten (1903), Tischlereien und Sägewerken (1911), Thomasschlackenmühlen (1914), Trockenzylindern, Schlichtzylindern und Kalanderwalzen (1906), Trocknereien landwirtschaftlicher Erzeugnisse (1919), Zellhornverarbeitung in der Hausindustrie (1923), Zelluloidfilmen (1920), Zelluloidlagern (1910), Zelluloidwaren (1910, 1911), Vulkanisieranlagen (1921), Wasser-, Halbwasser- und Sauggasanlagen (1912).

In ähnlicher Weise haben andere Länder sowie staatliche und kommunale Verwaltungsbehörden Verordnungen, Vorschriften u. dgl. erlassen.

D. *Normal-Unfallverhütungsvorschriften* des Verbandes der Deutschen Berufsgenossenschaften für gleichartige Gefahren in gewerblichen Betrieben: I. Allgemeine Vorschriften. II. Dampfkesselbetrieb. III. Acetylengasanlagen. IV. Kraftmaschinen. V. Elektrische Anlagen. VI. Triebwerke (Transmissionen). VII. Arbeitsmaschinen (allgemeine Vorschriften, Maschinen für Holzbearbeitung, für Metallbearbeitung, Pressen und Stanzen, Schmirgelscheiben, Schleifsteine, Walzmaschinen, Häckselmaschinen). VIII. Hebezeuge und Aufzüge (Winden und Krane, Fahrstühle). IX. Fuhrwerk. X. Gleis-, Seil- und Kettenbahnen. XI. Ausführungs- und Strafbestimmungen. Die Normal-Unfallverhütungsvorschriften bilden die Grundlage der besonderen Unfallverhütungsvorschriften der einzelnen Berufsgenossenschaften, auf die hier nur verwiesen werden kann. An gewerblichen Berufsgenossenschaften sind zur Zeit vorhanden 66 und an landwirtschaftlichen Berufsgenossenschaften 45[1]).

A. Gewerbliche Berufsgenossenschaften.

Knappschafts-B.-G.; Steinbruchs-B.-G.; B.-G. der Feinmechanik und Elektrotechnik; Süddeutsche Eisen- und Stahl-B.-G.; Hütten- und Walzwerks-B.-G.; Maschinenbau- und Kleineisenindustrie-B.-G.; Sächsisch-Thüringische Eisen- und Stahl-B.-G.[2]); Nordöstliche Eisen- und Stahl-B.-G.; Schlesische Eisen- und Stahl-B.-G.; Nordwestliche Eisen- und Stahl-B.-G.; Süddeutsche Edel- und Unedelmetall-B.-G.; Norddeutsche Metall-B.-G.; B.-G. der Musikinstrumenten-Industrie; Glas-B.-G.; Töpferei-B.-G.; Ziegelei-B.-G.; B.-G. der chemischen Industrie; B.-G. der Gas- und Wasserwerke; Leinen-B.-G.; Norddeutsche Textil-B.-G.; Süddeutsche Textil-B.-G.; Schlesische Textil-B.-G.; Rheinisch-Westfälische Textil-

[1]) Nach Zusammenlegung der Thüringischen landwirtschaftlichen B.-G. nur noch 39.

[2]) Jetzt Mitteldeutsche Eisen-B.-G.

B.-G.; Sächsische Textil-B.-G.; Seiden-B.-G.; Papiermacher-B.-G.; Papierverarbeitungs-B.-G.; Lederindustrie-B.-G.; Sächsische Holz-B.-G.; Norddeutsche Holz-B.-G.; Bayerische Holzindustrie-B.-G.; Südwestdeutsche Holz-B.-G.; Müllerei-B.-G.; Nahrungsmittel-Industrie-B.-G.; Zucker-B.-G.; B.-G. der Molkerei-, Brennerei- und Stärke-Industrie; Brauerei- und Mälzerei-B.-G.; Tabak-B.-G.; Bekleidungsindustrie-B.-G.; B.-G. der Schornsteinfegermeister des Deutschen Reichs; Hamburgische, Nordöstliche, Schlesisch-Posensche, Hannoversche, Magdeburgische, Sächsische, Thüringische, Hessen - Nassauische, Rheinisch - Westfälische, Württembergische, Bayerische, Südwestliche Baugewerks-B.-G.; Deutsche Buchdrucker-B.-G.; Privat-Bahn-B.-G.; Straßen- und Kleinbahn-B.-G.; Großhandels- und Lagerei-B.-G.; Fuhrwerks-B.-G.; Westdeutsche Binnenschiffahrts-B.-G.; Elbschiffahrts-B.-G.; Ostdeutsche Binnenschiffahrts-B.-G.; See-B.-G.; Tiefbau-B.-G.; Fleischerei-B.-G.; Schmiede-B.-G.; B.-G. für den Einzelhandel; Genossenschaft für die Reichsunfallversicherung der Fahrzeug- und Reittierhaltungen.

B. Landwirtschaftliche Berufsgenossenschaften.

Ostpreußische, Brandenburgische, Pommersche, Schlesische landwirtschaftliche B.-G.; Landwirtschaftliche B.-G. für die Provinz Sachsen; Schleswig-Holsteinische, Hannoversche, Westfälische, Hessen-Nassauische, Rheinische landwirtschaftliche B.-G.; Landwirtschaftliche B.-G. Oberbayern, Niederbayern, Pfalz, Oberpfalz, Oberfranken, Mittelfranken, Unterfranken, Schwaben; Sächsische landwirtschaftliche B.-G.; Landwirtschaftliche B.-G. für den Württembergischen Neckarkreis, Schwarzwaldkreis, Jagstkreis, Donaukreis; Badische landwirtschaftliche B.-G.; Land- und forstwirtschaftliche B.-G. für Hessen; Landwirtschaftliche B.-G. für Mecklenburg-Schwerin; Weimarische landwirtschaftliche B.-G.[2]); Mecklenburg-Strelitzsche landwirtschaftliche B.-G.; B.-G. Oldenburger Landwirte; Braunschweigische landwirtschaftliche B.-G.; Meininger land- und forstwirtschaftliche B.-G.[1]); Altenburgische landwirtschaftliche B.-G.[2]); Coburgische land- und forstwirtschaftliche B.-G.; Gothaische[1]), Anhaltische, Rudolstädtische landwirtschaftliche B.-G.[1]); Schwarzburg-Sondershausensche landwirtschaftliche B.-G.[2]); Land- und forstwirtschaftliche B.-G. für Reuß ä. L.[2]), Reuß j. L.[2]); Schaumburg-Lippische landwirtschaftliche B.-G.; Lippische landwirtschaftliche B.-G.; B.-G. der Bremischen Landwirte; Hamburgische landwirtschaftilche B.-G.; Gartenbau- und Friedhof-B.-G.; Landwirtschaftliche B.-G. Grenzmark Posen-Westpreußen.

Unfallhäufigkeit (Statistik).

Krankheits- und Unfallverhütung können nur auf Grund zweckentsprechender, möglichst tief gegliederter statistischer Aufzeichnungen erfolgreich betrieben werden. Nur aus vergleichbaren Zahlenergebnissen sind Schlüsse über den Grad der Durchführung und über die Wirksamkeit der Schutzmaßnahmen zu ziehen. Es liegt also im Interesse der Betriebe, daß sie derartige Statistiken gewissenhaft führen, ihre Ergebnisse alljährlich vergleichen und dementsprechend die etwa erforderlichen Maßnahmen zur Verbesserung der Betriebshygiene und Unfallverhütung treffen. Die Aufstellung einer allgemeinen gewerblichen *Krankheitsstatistik* ist bisher an manchen Schwierigkeiten, auf die hier nicht näher eingegangen werden kann, gescheitert. Sie wird erst ermöglicht werden, wenn sie auf der Grundlage der Meldepflicht von gewerblichen Erkrankungen auf- und ausgebaut werden kann. Immerhin haben schon eine Reihe von Großbetrieben, besonders solche der chemischen Industrie, seit Jahren wertvolle Krankheitsstatistiken aufgestellt, deren Ergebnisse in den Handbüchern der Hygiene und anderen gewerbehygienischen Schriften und Abhandlungen verwertet werden konnten (s. z. B. Weyl, Handbuch der Hygiene, 2. Auflage, 7. Band. Besonderer Teil, S. 1086).

Daß es ebenso im Interesse der einzelnen Betriebe liegt, auch ihre eigenen *Unfallstatistiken* zu führen und an Hand derselben Unfallhäufigkeit und Unfallmöglichkeiten zwecks Ergreifung geeigneter Gegenmaßnahmen zu erkennen, liegt auf der Hand. Eine allgemeine Unfallstatistik war deshalb schon seit Jahrzehnten möglich, weil Unfälle auf Grund der Bestimmungen der RVO. (§§ 1552, 1553) den Berufsgenossenschaften gemeldet werden mußten. Demgemäß geben die in den *Amtlichen Nachrichten des Reichsversicherungsamtes* alljährlich ver-

[1]) Jetzt zusammengelegt zur Westthüringischen land- und forstwirtschaftlichen B.-G.
[2]) Jetzt zusammengelegt zur Ostthüringischen land- und forstwirtschaftlichen B.-G.

öffentlichten Unfallzahlen ein Bild von der Gesamtzahl der Unfälle der in den einzelnen Berufsgenossenschaften zusammengefaßten Betriebe, das bis zu einem gewissen Grade Vergleiche der Unfallmöglichkeiten (Unfallarten) und der Unfallschwere auf dem Boden einer vielgestaltigen Arbeitstechnik zuläßt. Für eine Auswertung der Unfallverhütung ist diese Unfallstatistik indessen nicht ausreichend, weil ihr die erforderliche tiefere Gliederung fehlt. Je eingehender die Unfallursachen ermittelt und dementsprechend zusammengestellt werden, um so brauchbarer ist sie z. B. für den Unfalltechniker und Maschinenbauer, da sie ihn die Stellen erkennen läßt, an denen seine Arbeit im Interesse der Unfallverhütung einsetzen muß. In der Statistik der Unfälle an Maschinen, Apparaten u. dgl. müssen also die besonderen Teile und die Arbeiten erscheinen, die die Unfälle veranlaßt haben. Diese Notwendigkeit haben u. a. die Eisen- und Stahl-Berufsgenossenschaften besonders erkannt, die die Unfälle in weitgehender Gliederung nach dem hier abgedruckten Formular aufzeichnen.

Maschinen und Maschinenteile sowie Vorgänge an diesen.

A. Kraftmaschinen.

1. Dampfmaschinen:
   I. Steuerungsorgane
   II. Schwungrad
   III. Kreuzkopf oder Bleuelstange
   IV. Andrehvorrichtung
   V. Sonstiges
2. Wasserkraftmaschinen:
   I. Wasserrad
   II. Turbinenwelle
   III. Zahnräder
   IV. Regeler
   V. Sonstiges
3. Explosions-, Druckluft- oder Windmotore:
   I. Steuerungsorgane
   II. Schwungrad
   III. Kreuzkopf oder Bleuelstange
   IV. Andrehvorrichtung
   V. Sonstiges
4. Elektromotore (außer 83)
5. Tierkraftmaschinen

B. Transmissionen.

6. Wellen und Wellenverbindungen:
   I. Glatte Wellen
   II. Unrunde oder mit Gewinde versehene Wellen
   III. Vorstehende Teile (Keile, Stellschrauben, Staufferbüchsen)
   IV. Sonstiges
7. Zahn- oder Reibungsräder
8. Riemenscheiben
9. Treibriemen
10. Seil- oder Kettengetriebe

C. Arbeitsmaschinen.

11. Dreh- und Planierbänke, auch Automatendrehbänke:
   I. Wechselräder
   II. Zahnrädervorgelege
   III. Mitnehmer, Drehherzen, Planscheiben, Backenfutter
   IV. Werkzeug oder sich drehendes Arbeitsstück
   V. Support mit Vorschub
   VI. Ein- und Ausrückvorrichtung
   VII. Sonstiges
12. Bohrmaschinen:
   I. Bohrspindel od. Bohrer, Bohrfutter.
   II. Schablone oder mitgerissenes Arbeitsstück
   III. Bohrspindelantrieb (Zahnräder, Riemen)
   IV. Fußantrieb
   V. Sonstiges
13. Hobelmaschinen:
   I. Werkzeugstahl, Tisch oder Arbeitsstück
   II. Zahnräder
   III. Ein- und Ausrückvorrichtung oder Umsteuerung
   IV. Sonstiges
14. Shaping- oder Stoßmaschinen:
   I. Werkzeugstahl
   II. Sonstiges
15. Abstech-, Bolzen-, Gewinde- oder Mutternschneidemaschinen:
   I. Zahnräder
   II. Schneidspindel
   III. Sich drehendes Arbeitsstück
   IV. Sonstiges
16. Fräsmaschinen:
   I. Zahnräder
   II. Fräser
   III. Sonstiges
17. Metallsägen
18. Schmirgel-, Schleif- und Poliermaschinen, Schwabbelscheiben:
   I. Berühren der Scheiben
   II. Zerspringen der Scheiben
   III. Welle
   IV. Sonstiges

19. Scheren:
    I. Zahnräder oder Speichenräder
    II. Messer, Niederhalter
    III. Gegengewichte
    IV. Handhebel (Handscheren)
    V. Arbeitsstück (Aufkippen)
    VI. Sonstiges
20. Mühlen aller Art, Kollergänge, Mahlgänge, Misch- oder Knetmaschinen, Rührwerke, Putztrommeln, Reib-, Sieb- oder Brechmaschinen:
    I. Zahnräder
    II. Mahlsteine, Flügel, Schnecken od. dgl.
    III. Vorstehende Teile an den Trommeln
    IV. Sonstiges
21. Hammerwerke (Dampfhämmer, Lufthämmer, Federhämmer od. dgl.):
    I. Fehlende oder mangelhafte Abstützung des Bären
    II. Ein- und Ausrückvorrichtung
    III. Prellschläge
    IV. Sonstiges
22. Fallwerke, Rammen, Stampfwerke:
    I. Windwerke
    II. Abzugvorrichtungen
    III. Sonstiges
23. Hydraulische Pressen, Kümpelpressen, Schmiedepressen
24. Exzenter, Spindelpressen, Balanciers, Stanzen, Prägewerke o. dgl.:
    I. Zahnräder oder Speichenräder
    II. Stößel oder Stempel
    III. Handhebel
    IV. Schwungkugeln
    V. Ein- und Ausrückvorrichtung
    VI. Sonstiges
25. Preßluftwerkzeuge (außer 12), Nietmaschinen, Stichlochstopfmaschinen
26. Warmwalzwerke:
    I. Zahnräder
    II. Hebe- oder Wipptische, Rollgänge, Schlepper oder Warmbett außer I.
    III. Kupplungen oder Spindeln
    IV. Fehlende oder mangelhafte Schutzpfähle
    V. Haspel
    VI. Sonstiges
27. Kaltwalzwerke, Biegemaschinen, Richtmaschinen, Falz- oder Bördelmaschinen:
    I. Zahnräder oder Speichenräder
    II. Walzen
    III. Sonstiges
28. Drahtzugmaschinen:
    I. Zahnräder
    II. Aus- und Einrückvorrichtung
    III. Haspel
    IV. Sonstiges
29. Ziehbänke:
    I. Zahnräder
    II. Sonstiges
30. Seilereimaschinen und sonstige Drahtverarbeitungsmaschinen
31. Gebläsemaschinen, Pumpen, Kompressoren, Ventilatoren, Exhaustoren, Sandstrahlgebläse
32. Hobel- und Abrichtmaschinen für Holz:
    I. Messerwelle
    II. Zurückschlagen des Arbeitsstücks
    III. Sonstiges
33. Fräsmaschinen für Holz:
    I. Fräser
    II. Zurückschleudern des Arbeitsstücks
    III. Sonstiges
34. Kreis- und Pendelsägen für Holz:
    I. Sägeblatt
    II. Zurückschlagen des Arbeitsstücks
    III. Sonstiges
35. Band- und Gattersägen für Holz:
    I. Sägeblatt
    II. Speichenscheiben
    III. Sonstiges
36. Dampf- und Motorpflüge
37. Dreschmaschinen:
    I. Riemen oder Riemenscheiben
    II. Wellen od. umlaufende vorstehende Teile
    III. Dreschtrommeln
    IV. Becherwerk oder Siebe
    V. Sonstiges
38. Strohpressen oder -binder:
    I. Preßkolben
    II. Zahnräder
    III. Nadeln
    IV. Sonstiges
39. Sonstige Arbeitsmaschinen:
    I. Für Metallbearbeitung
    II. Für Holzbearbeitung
    III. Sonstiges

D. Hebemaschinen.

40. Aufzüge (Fahrstühle) und Hebebühnen:
    I. Triebwerk
    II. Tragorgane
    III. Umkleidungen
    IV. Türverschlüsse
    V. Sonstiges
41. Flaschenzüge, Winden, Spills:
    I. Triebwerk
    II. Tragorgane
    III. Herabfallen und Schweben der Last
    IV. Kurbel
    V. Sonstiges
42. Davits und Taljen (Schiffbau)
43. Krane einschließlich Chargiermaschinen:
    I. Triebwerke
    II. Tragorgane
    III. Herabfallen und Schweben der Last.
    IV. Profile
    V. Aufstiege oder Laufbühnen
    VI. Elektrischer Strom
    VII. Sonstiges
44. Bagger, Becherwerke oder Schnecken
45. Sonstige Hebemaschinen

Sonstige Betriebseinrichtungen und Vorgänge.

E. Dampfkessel, Dampfkochapparate, Dampfleitungen.

46. Explosionen
47. Sonstiges

F. 48. *Sprengstoffe.*

G. Feuergefährliche, heiße oder ätzende Stoffe, glühendes Metall, Gase.

49. Explosion oder Entzündung von Staub, Dämpfen oder Gasen, ausgenommen 50
50. Explosion oder Entzündung oder Verbrennung beim autogenen Schweißen oder Schneiden oder beim Metallspritzverfahren
51. Flammen, auch an Feuerungen, Ofendurchbrüche, Feuersbrünste o. dgl.
52. Heißes, glühendes und flüssiges Metall, Schlacke, Asche, Sand, Staub od. dgl.
53. Wasserdampf oder heiße Flüssigkeiten.
54. Ätzende Stoffe, Laugen, Säuren, Ätzkalk od. dgl.
55. Giftige Stoffe, giftige Gase o. dgl.

H. Zusammenbruch, Einsturz, Herab- oder Umfallen von Gegenständen.

56. Einsturz von Mauern, Gebäuden oder Gebäudeteilen
57. Einsturz von Fels-, Sand-, Erz-, Erdmassen o. dgl.
58. Zusammenbruch oder Umfallen von Leitern, Gerüsten, Bühnen, Treppen od. dgl.:
    I. Leitern
    II. Treppen
    III. Gerüste
    IV. Sonstiges
59. Einsturz oder Umfallen von einzelnen oder gestapelten Gegenständen
60. Herabfallen von Werkzeugen, Werkstücken o. dgl.
61. Sonstiges

J. Fall von Personen vonLeitern, Treppen usw. aus Luken u. dgl., in Vertiefungen u. ä.

62. I. Von Leitern
    II. Von Treppen
63. Von Gerüsten, Balken, Mauern usw.
64. Aus Fenstern, Luken, vom Dach
65. In Vertiefungen (Gruben, Keller, Brunnen, Mannlöcher o. dgl.
66. Auf ebener Erde, ebener Betriebsstätte
67. Sonstiges

K. Auf- oder Abladen von Hand, Heben, Tragen od. dgl.

68. Auf- oder Abladen, Zu- und Abwerfen, Absetzen, Niederlassen, Umkanten, Heben, Fallenlassen von Gegenständen
69. Fortbewegen von Lasten ohne Fördergeräte und mit Rollenwalzen
70. Fortbewegen von Lasten mit Fördergeräten (Handtragen, Hunde, Schubkarren, Handwagen od. dgl.)
71. Sonstiges.

L. Fuhrwerke.

72. Fuhrwerk mit motorischer Kraft
73. Fuhrwerk mit Zugtieren
74. Fahrräder
75. Sonstiges

M. Eisenbahnbetrieb.

76. Staats- oder Anschlußbahnen, Straßenbahnen
77. Materialtransportbahnen, Loren, Spurenwagen, Förderbahnen oder Hängebahnen, Seil- und Schwebebahnen
78. Schiebebühnen oder Drehscheiben
79. Sonstiges

N. 80. *Schiffahrt und Verkehr zu Wasser.*

O. 81. *Durch Tiere herbeigeführte Unfälle (Stoß, Schlag, Biß, Insektenstich o. dgl.) einschließlich aller Unfälle beim Reiten.*

P. 82. *Handwerkszeug* oder einfache Geräte (Hämmer, Meißel, Äxte, Hacken, Spaten, Schraubenschlüssel od. dgl.)

Q. 83. *Elektrischer Strom* außer 43 VI.

R. 84. *Abspringende Splitter oder Staub*

außer 1 II (Schwungradexplosionen an Dampfmaschinen)

I. Maschinen:
   a) Bohrmaschinen
   b) Drehbänke
   c) Schleifscheiben
   d) Walzwerkmaschinen
   e) Hammerwerke
   f) Fall-, Rammen- und Stampfwerke

II. Handwerkszeug

III. Sonstiges

S. 85. *Verschiedenes.*

I. Anstoßen, Reißen, Stechen an spitzen oder kantigen Gegenständen

II. Nichtbeachtung, Vernachlässigung oder falsche Behandlung kleiner Wunden

III. Sonstiges

Der zur Verfügung stehende beschränkte Raum gestattet im übrigen nur die Wiedergabe folgender Übersichten, die aus den bereits erwähnten Zahlenergebnissen des RVA. für einen Zeitraum von 20 Jahren errechnet wurden und einer näheren Erläuterung kaum bedürfen.

Übersicht I

über die im Jahresdurchschnitt beschäftigten Vollarbeiter der gewerblichen Berufsgenossenschaften (a) und die von ihnen im gleichen Zeitraum erlittenen entschädigungspflichtigen Unfälle (b) durch:

nachstehend genannte Betriebseinrichtungen oder -vorgänge	im Jahresdurchschnitt 1902—1905		im Jahresdurchschnitt 1906—1909		im Jahresdurchschnitt 1910—1913		im Jahresdurchschnitt 1914—1917		im Jahresdurchschnitt 1918—1921		im Jahresdurchschnitt 1902—1921	
	a	b	a	b	a	b	a	b	a	b	a	b
1. Motoren, Transmissionen, Arbeitsmaschinen usw.		12 755		15 001		14 662		13 450		13 815		13 928
2. Hebemaschinen (Fahrstühle, Aufzüge, Flaschenzüge, Winden, Krane usw.)		2 380		3 075		3 689		3 328		3 359		3 166
3. Dampfkessel, Dampfkochapparate, Dampfleitungen (Explosion und sonstiges)		172		188		196		192		271		203
4. Sprengstoffe (Explosion von Pulver, Dynamit u. dgl.)		490		526		587		1 032		1 498		827
5. Feuergefährliche, heiße und ätzende Stoffe usw. (glühendes Metall, Gase, Dämpfe usw.)		1 949		2 483		2 356		2 139		2 360		2 257
6. Zusammenbruch, Einsturz, Herab- und Umfallen von Gegenständen		9 887		11 359		11 791		9 245		8 228		10 222
7. Fall von Leitern, Treppen usw. aus Luken usw., in Vertiefungen, auf ebener Erde	6 920 597	9 954	7 799 119	11 371	8 858 260	10 405	7 160 986	7 276	8 024 813	6 761	7 752 755	9 153
8. Auf- und Abladen von Hand, Heben, Tragen usw.		8 562		10 199		8 796		6 162		5 627		7 869
9. Fuhrwerk (Überfahren von Wagen und Karren aller Art usw.)		4 183		4 976		4 061		2 643		2 216		3 616
10. Eisenbahnbetrieb (Überfahren usw.)		2 866		3 717		5 873		5 556		5 626		4 727
11. Schiffahrt und Verkehr zu Wasser (Fall über Bord usw.)		595		578		565		371		285		479
12. Tiere (Stoß, Schlag, Biß usw.) einschl. Unfälle beim Reiten		1 058		1 161		1 046		747		593		921
13. Handwerkszeug und einfache Geräte (Hämmer, Spaten, Hacken, Äxte usw.)		4 794		5 092		4 370		2 133		2 167		3 711
14. Elektrischer Strom		—		—		—		331		439		—
15. Abspringende Splitter. Sonstiges		3 196		3 316		3 850		3 679		4 245		3 657

Übersicht II

über die von 1000 Vollarbeitern erlittenen entschädigungspflichtigen Unfälle durch:

nachstehend genannte Betriebseinrichtungen oder -vorgänge	im Jahresdurchschnitt 1902—1905	im Jahresdurchschnitt 1906—1909	im Jahresdurchschnitt 1910—1913	im Jahresdurchschnitt 1914—1917	im Jahresdurchschnitt 1918—1921	im Jahresdurchschnitt 1902—1921
1. Motoren, Transmissionen, Arbeitsmaschinen usw.	1,84	1,92	1,65	1,88	1,72	1,79
2. Hebemaschinen (Fahrstühle, Aufzüge, Flaschenzüge, Winden, Krane usw.)	0,34	0,39	0,42	0,46	0,42	0,40
3. Dampfkessel, Dampfkochapparate, Dampfleitungen (Explosion u. sonstiges)	0,02	0,02	0,02	0,03	0,03	0,02
4. Sprengstoffe (Explosion von Pulver, Dynamit u. dgl.)	0,07	0,07	0,07	0,14	0,19	0,10
5. Feuergefährliche, heiße u. ätzende Stoffe usw. (glühendes Metall, Gase, Dämpfe usw.)	0,28	0,32	0,27	0,30	0,29	0,29
6. Zusammenbruch, Einsturz, Herab- u. Umfallen von Gegenständen	1,43	1,46	1,33	1,29	1,03	1,31
7. Fall von Leitern, Treppen usw., aus Luken usw., in Vertiefungen, auf ebener Erde	1,44	1,46	1,17	1,02	0,84	1,18
8. Auf- u. Abladen von Hand, Heben, Tragen usw.	1,24	1,31	0,99	0,86	0,70	1,01
9. Fuhrwerk (Überfahren von Wagen und Karren aller Art usw.)	0,60	0,64	0,46	0,37	0,28	0,46
10. Eisenbahnbetrieb (Überfahren usw.)	0,41	0,48	0,66	0,78	0,70	0,60
11. Schiffahrt und Verkehr zu Wasser (Fall über Bord usw.)	0,09	0,07	0,06	0,05	0,04	0,06
12. Tiere (Stoß, Schlag, Biß usw.) einschl. Unfälle beim Reiten	0,15	0,15	0,12	0,10	0,07	0,11
13. Handwerkszeug u. einfache Geräte (Hämmer, Äxte, Spaten, Hacken usw.)	0,69	0,65	0,49	0,30	0,27	0,47
14. Elektrischer Strom	—	—	—	0,05	0,05	(unvollständig)
15. Abspringende Splitter. Sonstiges	0,46	0,43	0,43	0,51	0,53	0,47

Übersicht III

Nach dem Ergebnis des Jahresdurchschnitts 1902—1921 (letzte Spalte der Übersicht II) ergibt sich hinsichtlich der Unfallhäufigkeit folgende Gefährlichkeitsreihe in den Betriebseinrichtungen oder -vorgängen:

1. Motoren, Transmissionen, Arbeitsmaschinen usw. (1,79).
2. Zusammenbruch, Einsturz, Herab- und Umfallen von Gegenständen (1,31).
3. Fallen von Leitern, Treppen usw., aus Luken usw., auf ebener Erde (1,18).
4. Auf- und Abladen von Hand, Heben, Tragen usw. (1,01).
5. Eisenbahnbetrieb, Überfahren usw. (0,60).
6. Handwerkszeug und einfache Geräte (0,47).
7. Abspringende Splitter; sonstiges (0,47).
8. Fuhrwerk (0,46).
9. Hebemaschinen (0,40).
10. Feuergefährliche, heiße und ätzende Stoffe usw. (0,29).
11. Tiere einschl. Unfälle beim Reiten (0,11).
12. Sprengstoffe (0,10).
13. Schiffahrt und Verkehr zu Wasser (0,06).
14. Dampfkessel, Dampfkochapparate, Dampfleitungen (0,02).

Aus der *Nachweisung über die gesamten Rechnungsergebnisse der Träger der Unfallversicherung für das Jahr 1921* (§§ 721, 984 und 1157 der RVO.) seien auszugsweise folgende Zahlen wiedergegeben:

a) *Gewerbe-Unfallversicherung* (§§ 537—914 RVO.): 66 Berufsgenossenschaften[1]) mit 803 515 Betrieben und durchschnittlich 10 299 671 Versicherten oder 9 243 745 Vollarbeitern; 98 staatliche Ausführungsbehörden mit durchschnittlich 878 740 Versicherten oder 841 818 Vollarbeitern; 313 Ausführungsbehörden von Gemeindeverbänden und Gemeinden mit durchschnittlich 108 809 Versicherten oder 71 984 Vollarbeitern; 13 Zweiganstalten mit 64 284 Vollarbeitern.

b) *Landwirtschaftliche Unfallversicherung* (§§ 915—1045 RVO.): 45 Berufsgenossenschaften mit 4 945 504 Betrieben und durchschnittlich 15 173 000 Versicherten; 46 staatliche Ausführungsbehörden mit durchschnittlich 150 059 Versicherten oder 54 529 Vollarbeitern.

c) *See-Unfallversicherung* (§§ 1046—1225 RVO.): 1 Berufsgenossenschaft mit 1736 Betrieben und durchschnittlich 103 476 Versicherten oder 27 790 Vollarbeitern; 9 staatliche Ausführungsbehörden mit durchschnittlich 1734 Versicherten oder 1365 Vollarbeitern; 1 Zweiganstalt.

Die zur Durchführung der reichsgesetzlichen Unfallversicherung 1921 bestehenden *67 gewerblichen* Berufsgenossenschaften umfaßten: 300 Sektionen und 805 251 Betriebe mit durchschnittlich 10 403 147 versicherten Personen oder 9 271 535 Vollarbeitern; die 45 land- und forstwirtschaftlichen Berufsgenossenschaften 542 Sektionen und 4 945 504 Betriebe mit durchschnittlich 15 173 000 versicherten Personen.

Die Zahl der Unfälle, für die 1921 zum ersten Male Entschädigungen bezahlt wurden, belief sich:

I. Für den Bereich der Berufsgenossenschaften auf	97 633
II. Für den Bereich der Ausführungsbehörden auf	5 733
III. Für den Bereich der Zweiganstalten auf	587
Zusammen	103 953

Darunter waren:

Unfälle mit tödlichem Ausgang	9 500
Unfälle mit der Folge einer dauernden völligen Erwerbsunfähigkeit	559

Die Anzahl sämtlicher 1921 überhaupt gemeldeten Unfälle betrug:

I. Bei den Berufsgenossenschaften	604 574
II. Bei den Ausführungsbehörden	63 472
III. Bei den Zweiganstalten	2 222
Zusammen	670 268

Die Nachweisung der gesamten Rechnungsergebnisse enthält mehrfache umfangreiche Übersichten (I. Verletzte Personen und Unfallfolgen, II. Gesamtausgabe, Entschädigungsbeträge und laufende Verwaltungskosten, III. Verhältnisberechnungen für die laufenden Verwaltungskosten der gewerblichen Berufsgenossenschaften) und Tabellen (I. Allgemeine Übersicht [Organisation usw.], II. Ausgaben, Einnahmen, Bestände, III. Unfälle bei den gewerblichen und landwirtschaftlichen Berufsgenossenschaften, Ausführungsbehörden, Zweiganstalten der Baugewerks-Berufsgenossenschaften, der Tiefbau- und See-Berufsgenossenschaft), auf die verwiesen wird.

[1]) Hierunter befindet sich die am 1. 1. 1924 aufgelöste Südwestdeutsche Eisen-B.-G.

Übersicht IV

über die in den Jahren 1903—1921 in Betrieben der gewerblichen Berufsgenossenschaften beschäftigten Vollarbeiter, die auf 1000 Vollarbeiter entfallenden verletzten Personen[1]), Todesfälle usw. sowie erstatteten Unfallanzeigen.

Auf 1000 Vollarbeiter entfielen entschädigte verletzte Personen:

Jahr	Zahl der Vollarbeiter	Verletzte Personen überhaupt	Todesfälle	Fälle mit dauernder Erwerbsunfähigkeit		Fälle mit vorübergehender Erwerbsunfähigkeit	Erstattete Unfallanzeigen
				völliger	teilweiser		
1903	6 553 514	9,24	0,72	0,09	4,19	4,24	54,35
1904	6 868 496	9,49	0,72	0,09	4,20	4,48	57,17
1905	7 159 842	9,55	0,72	0,08	4,11	4,64	57,88
1906	7 512 728	9,48	0,72	0,08	4,01	4,67	59,89
1907	7 869 421	9,58	0,77	0,07	3,85	4,89	59,12
1908	7 868 531	9,48	0,76	0,07	3,70	4,95	58,61
1909	7 945 797	8,93	0,70	0,06	3,24	4,93	58,62
1910	8 291 936	8,36	0,64	0,05	2,87	4,80	58,38
1911	8 653 302	8,14	0,68	0,05	2,64	4,77	60,12
1912	9 011 570	8,27	0,73	0,04	2,62	4,88	60,78
1913	9 476 233	7,91	0,69	0,04	2,42	4,76	61,33
1914	8 274 900	8,05	0,72	0,04	2,46	4,83	62,23
1915	6 692 104	7,49	0,84	0,04	2,43	4,18	63,96
1916	6 702 518	8,29	0,96	0,04	2,73	4,56	65,57
1917	6 974 421	8,73	1,13	0,04	2,96	4,60	72,37
1918	6 943 688	9,10	1,11	0,04	3,13	4,82	70,67
1919	7 436 462	8,02	0,89	0,03	2,60	4,50	55,09
1920	8 447 565	6,33	0,70	0,03	2,01	3,59	51,26
1921	9 271 535	6,05	0,69	0,03	1,80	3,53	53,58
1922	11 165 176[2])	4,61	0,53	0,02	1,44	2,62	44,62

Schlußwort.

Aus den Ausführungen dieses Abschnitts ist zu erkennen, daß gewerbehygienische und unfalltechnische Maßnahmen nur in enger Anlehnung an fabrikatorische Einrichtungen erfolgreich durchgeführt werden können, oder daß letztere so zu gestalten sind, daß sie an sich den anerkannten Regeln der Gewerbehygiene und Unfallverhütung entsprechen. Grundsätzlich muß die organische Verbindung der Betriebstechnik mit der Schutztechnik angestrebt werden. Beide sind vielfach gar nicht voneinander zu trennen. Dabei sind vielgestaltige und oft schwierige Aufgaben zu lösen und besonders auch für neue Arbeitsweisen mit neuen und oft auch größeren Gefahren anders geartete Schutzmittel zu ermitteln. Die Unfallverhütungstechnik muß Schritt halten mit den Fortschritten der Technik. Dies ist nur möglich, wenn die damit betrauten Stellen, vor allem die Aufsichtsorgane, eine ausreichende technische Vorbildung, hinlängliche gewerbehygienische und unfalltechnische Erfahrungen und gutes Verständnis für die besonderen Eigenarten und Bedürfnisse des zu schützenden Betriebes besitzen.

Im übrigen sind alle Mittel zu gebrauchen, die Arbeitgeber und Arbeiter von der Notwendigkeit schutztechnischer Maßnahmen zu überzeugen, damit die in den Betrieben im Einzelfall notwendigen Schutzvorrichtungen einerseits vorhanden sind und anderseits benutzt werden, wobei die möglichst früh einsetzende Erziehung zur Krankheits- und Unfallverhütung eine große Rolle spielt.

[1]) ... für die im Laufe des Geschäftsjahres erstmalig Entschädigungen gezahlt worden sind.

[2]) „Versicherungspflichtige" Personen, da die Zahl der Vollarbeiter für 1922 nicht ermittelt wurde.

Erste Unfallhilfe.

Von

E. KOCH

Bochum.

Die plötzlich auftretenden Berufsgefahren und Schädigungen der Arbeiter heißen *Unfälle.* Erste Hilfe bei Unglücksfällen und lebensbedrohlichen plötzlichen Zuständen ist *Nothilfe.*

Es handelt sich dabei um die Ausübung der ersten zweckmäßigen Maßnahmen zur Erhaltung der Gesundheit, bzw. des Lebens vom Augenblick des Unfalls ab bis zur endgültigen ärztlichen Versorgung, bzw. bis zur Ankunft im Krankenhause. So einfach diese Maßnahmen an sich sind, so müssen sie doch, um von Erfolg begleitet zu sein, in richtiger Weise und vor allem mit richtigen Mitteln *in kurzer Zeit* durchgeführt werden.

Diese erste Hilfe bei Unfällen umfaßt für sämtliche Betriebe in fast gleicher Weise immer wieder folgende 5 wesentliche Punkte:

Die Versorgung der Wunde — der Blutung — des Knochenbruchs, die Behebung der Bewußtlosigkeit (Wiederbelebung), *den Abtransport.*

Als Vervollständigung und Ergänzung kommen dazu die Richtlinien über die Einrichtung von Verbandstuben bzw. Verbandkästen.

Die erste Wundversorgung.

Unter *Wunde* versteht man jede Zusammenhangstrennung der äußeren Körperhülle. Ob die Wunde klein oder groß ist, spielt für die ersten Maßnahmen der ersten Unfallhilfe keine Rolle.

Nach unseren heutigen Kenntnissen wissen wir, daß überall da, wo eine Gewebsverletzung bzw. Trennung, sei sie noch so klein, entsteht, eine große Zahl von Krankheitskeimen eindringen kann, um sich daselbst zu vermehren und giftige Stoffwechselprodukte abzusondern.

Weiterhin kennen wir durch FRIEDRICH die äußerst wichtige Tatsache, daß sich die erfolgte Infektion innerhalb der ersten 6 Stunden nach der Verwundung auf die nächste Nachbarschaft der Wunde beschränkt.

Diese Kenntnisse und Erfahrungen setzen wir bei der ersten Versorgung der Wunde in die Tat um.

Jede frische Wunde muß, da sie die Eintrittspforte der Krankheitskeime ist, *sofort* geschlossen, d. h. verbunden werden.

Als Verbandstoff kommt heute einzig und allein *keimfreier* trockener Verbandstoff in Frage.

Aus diesen Leitsätzen ergibt sich alles andere von selbst.

Jede frische Wunde unberührt lassen, niemals mit Fingern oder Gegenständen berühren oder untersuchen. Niemals die Umgebung der Wunde oder die Wunde selbst waschen. Der Idealverband bei der ersten Versorgung der Wunde ist das keimfreie Verbandpäckchen, wie es früher beim Heere gebraucht wurde. Dieser erste trockene keimfreie Verband bleibt liegen bis zur endgültigen Versorgung der Wunde durch den Arzt oder im Krankenhaus.

Ist kein keimfreier Verband zur Stelle, dann wird die Wunde am besten überhaupt nicht zugedeckt. Jede *verbundene* Gliedmaße muß ruhig gestellt werden: der Arm kommt in eine Binde oder in ein dreieckiges Tuch, das Bein wird in irgendeiner Weise festgestellt. Wenn möglich, kann die Umgebung der

Wunde oder die Wunde selbst mit 5proz. Jodtinktur befeuchtet werden; durchaus notwendig ist diese Maßnahme nicht.

Aus diesen Leitsätzen ergibt sich, daß es nach unseren heutigen Kenntnissen durchaus falsch ist, eine *frische* Wunde mit einem *feuchten* Verband zu versehen. Jegliches Auswaschen der Wunde mit sogenannten keimabtötenden Flüssigkeiten (Sublimatlösung, Karbolwasser, Alkohol, essigs. Tonerde, Borwasser) ist streng verboten.

Besondere Arten von Wunden.

Brandwunden sind jeder anderen offenen Wunde gleichwertig. Brandblasen werden nicht geöffnet, sondern mit dem keimfreien Verbandpäckchen zugedeckt. Die Wismutbrandbinde (Bardella) kann gebraucht werden. Notwendig ist sie nicht.

Bei Verbrennungen, die sich auf größere Körperabschnitte erstrecken, wird zweckmäßigerweise überhaupt kein Verband angelegt. Man setzt über den Verletzten eine Art Drahtgestell (Reifenbahre), über die man Wolldecken legt, so daß der Verbrannte gegen Wärmeverlust geschützt ist. Die weitere Wundversorgung kann nur im Krankenhause geschehen (offene Wundbehandlung). Gegen den Durst gibt man reichlich zu trinken (Wasser, Kaffee, Tee).

Besonders verschmutzte Wunden.

Erde, Lehm, Straßenschmutz kann bei der ersten Hilfe niemals aus der Wunde entfernt werden, besonders gefährlich ist dabei das Auswaschen der Wunden; derartige Wunden werden, wie alle anderen, sofort trocken keimfrei verbunden. Sobald wie möglich läßt man Wundstarrkrampfserum (Antitetanusserum) einspritzen.

Wunden, verschmutzt durch Schmieröl, Fette, Holzsplitter werden genau so behandelt.

Wunden an Brust und Bauch, bei denen Eingeweide vorliegen, werden ebenfalls nur keimfrei verbunden.

Blutung.

Unter Blutung versteht man im allgemeinen den plötzlichen Blutverlust *nach außen* durch Verletzung von Blutgefäßen: Schlagaderblutung (Arterien) oder Blutaderblutung (Venen).

Derartige Blutungen treten in der Mehrzahl der Unfälle an Arm und Bein auf. Die vielfachen Erfahrungen bei Blutungen im Krieg und im Frieden lehren, daß im allgemeinen viel zu oft und unzweckmäßig von dem Mittel des Abbindens der Gliedmaßen Gebrauch gemacht wird.

Deshalb soll ganz allgemein bei *jeder* Blutung der Leitsatz befolgt werden:

Bei Blutung an den Gliedmaßen soll dieselbe steil hochgehoben und die Wunde keimfrei verbunden werden. Sehr oft steht durch diese Maßnahme die Blutung. Blutet es trotzdem durch den Verband, dann wird neuer Verbandstoff aufgelegt und etwas fester angezogen (Druckverband).

Handelt es sich ausnahmsweise um eine *Schlagaderblutung*, so sind die Kennzeichen dafür folgende: das Blut spritzt im Bogen stoßweise, schlagartig aus der Wundöffnung, und zwar in der Richtung vom Herzen bzw. Körper weg. Der Verletzte wird blaß, ohnmächtig. In diesen seltenen Fällen von *Schlagaderblutung* muß die Zuführungsleitung vom Herzen, das heißt die Schlagader *oberhalb* der Wunde, zwischen Wunde und Herz, abgeschnürt werden. Am Arm kommt für diese Abschnürung der oberste Teil des Oberarms, am Bein der oberste Abschnitt des Oberschenkels in Frage. Jedes Abbinden an einem anderen Gliedabschnitt ist unzweckmäßig und erfolglos. Die Abschnürung darf höchstens

2—3 Stunden dauern. Nach längerer Zeit besteht die Gefahr des Absterbens der Gliedmaße unterhalb der Abschnürungsstelle (Brand). Das beste und zweckmäßigste Mittel zum Abschnüren bei Schlagaderblutung an den eben bezeichneten Stellen ist der Gummischlauch nach Esmarch. Als Ersatz dafür dienen heute vielfach Gurte mit Schnallen. Ein gutes Behelfsmittel ist der Hosenträger. Auch können zur Not breitere Bänder oder Schlingen genommen werden, die mit einem Holzkeil zusammen gedreht werden (Tourniquet). Dringend zu warnen ist vor der Abschnürung mit Draht, da er in die Muskulatur schneidet.

Fehlt jegliches derartiges Ersatzmittel, dann kann der Nothelfer sehr gut mit seinen Händen die Schlagader an den bezeichneten Stellen gegen den Knochen zusammendrücken. Am Oberarm legt er beide Daumen quer über die Innenseite des Oberarmes, dort wo am Rock auf der Innenseite die Naht verläuft. Bei Schlagaderblutung am Bein drückt er beide Daumen quer genau auf die Mitte der Leiste. Manchmal ist es auch möglich, eine Schlagaderblutung der Gliedmaßen durch stärkste Beugestellung des Knie- oder Ellenbogengelenkes bzw. des Hüftgelenkes und Einbinden in dieser Stellung zu beherrschen.

Es muß nochmals besonders darauf hingewiesen werden, daß wirkliche Schlagaderblutungen in der Praxis viel seltener sind als es der Laie und auch häufig der Arzt annehmen. Deshalb soll das Abbinden in der oben beschriebenen Weise nur diesen wirklich seltenen Fällen vorbehalten bleiben.

Innere Blutungen sind diejenigen Blutungen, bei denen das Blut äußerlich nicht sichtbar wird, sondern sich in die Höhlen des Körpers ergießt (Bauchhöhle, Brusthöhle, Schädel). Diese Blutungen ereignen sich nicht selten bei Unfällen durch Überfahren und starke Quetschungen, bei denen äußerlich manchmal keine Wunde zu sehen ist. Zu erkennen sind derartige Blutungen manchmal an der auffallend starken Blässe und der Unruhe, Gähnen der Verletzten. Der Nothelfer hat bei derartigen Fällen nichts anderes zu tun, als den Verletzten flach hinzulegen (Kopf tief) und den Abtransport mit allen Mitteln zu beschleunigen.

Der Knochenbruch

ist eine durch äußere Gewalt hervorgerufene Zusammenhangstrennung des Knochens. Die Kennzeichen des Knochenbruchs sind starker Schmerz an der Bruchstelle, eine meist sichtbare Verbiegung des Gliedes und widernatürliche Beweglichkeit, ferner Anschwellung und Unmöglichkeit das Glied zu gebrauchen.

Bestehen Zweifel darüber, ob ein Knochenbruch vorliegt oder nicht, dann handelt man in der ersten Unfallhilfe stets so, als ob ein Knochenbruch vorläge.

Man unterscheidet 1. den geschlossenen Knochenbruch (einfacher Bruch) *ohne* Wunde. 2. Den offenen Knochenbruch (komplizierter Bruch) *mit* Wunde.

Beim *offenen* Knochenbruch ist die Wunde die Hauptgefahr, weil hier die Krankheitskeime eindringen. Früher starben 40% aller offenen Knochenbrüche. Deshalb gilt als erste Regel beim *offenen* Knochenbruch: die Wunde *sofort* mit keimfreiem trockenen Verbandpäckchen verbinden. Dann erst folgen die Maßnahmen, die bei jedem Knochenbruch, auch beim geschlossenen, beachtet werden müssen.

Das Hauptziel, das man durch den Notverband beim Knochenbruch erreichen will, ist die Feststellung bzw. Ruhigstellung der beweglichen Bruchstücke an der Bruchstelle, so daß hierdurch der Verletzte transportfähig wird. Dieses Ziel muß durch den ersten Verband erreicht werden, weil 1. durch die Ruhigstellung die Schmerzen aufhören und die Erschütterung des Transportes wegfällt.

2. Weil durch die Feststellung die Bruchstücke daran gehindert werden, die Blutgefäße, Nerven oder die Haut weiterhin zu verletzen.

3. Weil durch die Feststellung der Bruchstücke verhindert wird, daß Teile vom Fett des Knochenmarks sich lösen und durch Eindringen bis in die Lungengefäße zur Verstopfung, zum sogenannten Lungenschlag, führen.

Die Feststellung der Knochenbruchstelle geschieht durch Schienen, die bei jedem Bruch das benachbarte Gelenk *oberhalb* und *unterhalb* der Bruchstelle mit feststellen bzw. unbeweglich machen.

Beim Oberarmbruch wird Schulter- und Ellenbogen bis zum Handgelenk mit in die Schiene genommen. Beim Unterarmbruch reicht die Schiene von der Mitte des Oberarmes bis zu den Fingerspitzen; *eine* Schiene genügt am Arm. Sie wird hier immer auf der Streckseite angelegt.

Beim Unterschenkelbruch reichen die Schienen in gestreckter Stellung des Beines von der Mitte des Oberschenkels bis zur Fußsohle. Beim Oberschenkelbruch reicht die Schiene an der Außenseite von den Rippen bis zur Fußsohle. Auf der Innenseite vom Hodensackansatz bis zur Fußsohle. Zweckmäßigerweise wird beim Oberschenkelbruch außerdem noch eine dritte kürzere Schiene vom Unterbauch über die Mitte der Leiste bis zur Mitte der Streckseite des Oberschenkels gelegt.

Bei jedem Beinbruch sind also mindestens zwei Schienen notwendig, eine auf der Innenseite und eine auf der Außenseite.

Für sämtliche Knochenbrüche in allen Betrieben ist in der ersten Unfallhilfe als zweckmäßigste Schiene die *Kramersche Gitter-Drahtschiene* zu empfehlen. Sie ist in den gebräuchlichsten Längen bis 140 cm lang und in der Breite 5—12 cm vorhanden. Sie ist leicht, erfordert keinen großen Raum, sie kann über Fläche und Kante gebogen werden, so daß sie sich bei jeder Biegung des Knochens anpassen läßt. Auf diese Weise kommt auch der Nothelfer nicht in Versuchung, die etwa winklige Bruchstelle durch Zug auszugleichen. Weiter können die Schienen miteinander verbunden und dadurch verlängert werden. Sie sind für Arme und Beine in gleicher Weise verwendbar. Diese Schiene hat im Weltkrieg bewiesen, daß sie die beste und zweckmäßigste ist für jrden Notverband beim Knochenbruch.

Um den Druck der Schiene auf das Körperglied etwas zu mildern, bedeckt man die Schiene vorher mit einem Polster (Zellstoff, Putzwolle, Heu, Gras). Es ist aber auch kein Fehler, die Schiene einfach über die Kleider hinweg zu befestigen. Die Befestigung der Schiene am Körperteil muß fest und zuverlässig sein. Das erreicht man durch Anwickeln mit Mulltüchern oder den sogenannten Dreiecktüchern. Halstüchern, Leibbinden, Strohseilen usw. Die einzelnen Knoten legt man am besten direkt auf der Schiene an. Bei Beinbrüchen können an Stelle dieser Schienen auch zweckmäßig Bretter benutzt werden (ebenso Stöcke, Besenstiele, Strohrollen usw.).

Ist von alledem nichts zur Hand, dann ist es ein brauchbarer Notbehelf, das gebrochene Bein an das gesunde festzubinden.

Besondere Arten von Knochenbrüchen.

Schädelbrüche sind nicht selten bei kleineren Kopfwunden (z. B. durch Steinfall in Steinbrüchen, Bergbau). Oft handelt es sich nur um kleinere Sprünge des Schädels auf dem Grunde der Wunde; deshalb müssen auch *kleine* Kopfwunden besonders beachtet und sofort in der oben beschriebenen Weise verbunden bzw. baldärztlich versorgt werden. Schädelgrundbrüche sind nicht selten bei sogenannter Gehirnerschütterung, sie sind kenntlich an der Blutung aus Ohr oder Nase. Bei Schlüsselbeinbrüchen wird der Arm in ein Armtragetuch gelegt.

Bei Verletzungen der Rippen ist nicht selten die Lunge mit verletzt. Kenntlich am Blutspucken oder an stechendem Schmerz bei der Einatmung an der Bruchstelle.

Beckenbrüche haben nicht selten, besonders bei Bruch der Schambeine, Harnröhrenverletzung zur Folge. Der Verletzte kann manchmal keinen Urin lassen, oft ist der Urin blutig.

Wirbelsäulenbrüche sind eine häufige Verletzung im Bergbau. In vielen Fällen nur durch Röntgenbilder im Krankenhause zu erkennen. Nicht selten kommt es zu einer Mitverletzung (Quetschung) des Rückenmarks. Dabei sind häufig die Beine gelähmt. Bei Verletzung der Halswirbelsäule Lähmung der Arme. Alle Wirbelbrüche werden auf eine feste Unterlage flach gelagert (am besten Brett) und so transportiert.

Schock.

Bei den bisher angeführten, in allen Betrieben häufig wiederkehrenden Verletzungen kommt es nicht selten zu einem schweren Allgemeinzustand der Verunglückten, dem sogenannten *Schock.*

Die Verletzten sind bei Bewußtsein, aber völlig teilnahmslos, manchmal sehr unruhig. Die Haut ist auffallend blaß, kühl, von kaltem Schweiß bedeckt, die Nase ist spitz, das Auge starr. Die Atmung schwach, unregelmäßig, Puls kaum fühlbar.

Die erste Hilfe beim Schock besteht darin, daß man den Kopf tief lagert und die Beine hoch. Die Kleider werden geöffnet, der Verletzte wird warm eingepackt. Heiße Getränke zugeführt, besonders Kaffee, Tee (kein Alkohol). Wenn ein Arzt zur Stelle, sind nach Schilling Campherölinjektionen in die Venen sehr empfehlenswert.

Scheintod (Wiederbelebung).

Der Scheintod ist ein durch äußere Anzeichen nicht mehr sicher feststellbares Leben. Ein Zustand, dem die Anzeichen des Lebens: Reizbarkeit und Stoffwechsel auf den ersten Anblick zu fehlen scheinen. Herztätigkeit und Atmung sind beim Scheintoten nicht wahrzunehmen. Es ist nicht richtig, den Eintritt des Todes mit dem Aufhören von Atmung und Herzschlag gleichzustellen. Schon die Lebenstätigkeit der Nervenzentren ist durchaus nicht in dem Augenblick erloschen, in welchem der Kreislauf aufhört. Die landläufigen Todeszeichen sind sämtlich unsicher. Der Tod ist erst mit Bestimmtheit festzustellen, wenn Totenflecke und Totenstarre einwandfrei nachzuweisen sind.

Aus diesen Tatsachen ergibt sich die Verpflichtung, jeden leblos aufgefundenen Menschen solange nach allen Regeln wiederzubeleben, solange jene Zeichen (Totenstarre und Totenflecke) noch nicht vorhanden sind. (Nach O. Bruns.) Wir kennen Fälle von recht langer Dauer des Scheintodes, und zwar bei Kohlenoxyd- und Morphiumvergifteten, ebenso wie bei Erhängten, Ertrunkenen, Erfrorenen, anscheinend Verbluteten, besonders bei elektrischen Unfällen.

Die Hauptaufgabe, die bei Scheintoten zu erfüllen ist, ist *die künstliche Atmung.* Dabei ist folgendes zu beachten: Der Beginn der künstlichen Atmung muß sobald wie möglich einsetzen. Die ersten Minuten sind die kostbarsten. Die Bemühungen bei der künstlichen Atmung dürfen nicht zu früh aufgegeben werden, nur das Auftreten von Leichenflecken berechtigt zur Einstellung der Wiederbelebungsversuche. Die Wiederbelebungsmethode muß wirkungsvoll, zweckmäßig und energisch durchgeführt werden. Wir wissen heute, daß bei *jeder* Wiederbelebungsmethode die mechanische Reizung des Herzens mindestens so wichtig ist wie die Zuführung des Sauerstoffs. Diese Tatsache ist durch die Versuche von O. Bruns einwandfrei bewiesen. Die richtig ausgeführte künstliche Atmung gibt auch eine Gewähr für die Wiederbelebung der Herztätigkeit.

Nach den neuesten Versuchen leistet sowohl bezüglich der künstlichen Atmung wie auch für die mechanische Reizung des Herzens das beste die Wiederbelebungsmethode nach SILVESTER. Ihre genaue Ausführung wird unten beschrieben. Diese Methode, die durch ein oder zwei einigermaßen gut ausgebildete Nothelfer wirkungsvoll ausgeführt werden kann, ist der Beatmung nach SCHÄFER, HOWARD und anderen Autoren durchaus überlegen. Sie muß aber unter Umständen bis zu 3 Stunden lang durchgeführt werden. Gerade diese Methode hat folgende ausgezeichnete Wirkungen:

1. Durch die ausgiebige Entfaltung der Lunge wird der Lungennerv (Vagus) gereizt. Die Erregung springt vom Atemzentrum auf das Herznervensystem über.

2. Das Herz wird mechanisch gereizt durch den bei der Einatmung ausgeübten Zug und durch den bei der Ausatmung ausgeübten Druck auf die Lungen.

3. Die durch die Methode erzeugte Blutbewegung in den Vorhöfen und Herzkammern übt einen Reiz auf die Herzinnenhaut aus.

Die SILVESTERsche Wiederbelebungsmethode ist in sehr wirkungsvoller Weise ins Maschinelle übertragen worden durch den schwedischen Marinearzt Dr. FRIES. Es handelt sich um den bekannten *Inhabadapparat*, ein einfaches zweckmäßiges Holzgestell, auf das der Scheintote aufgeschnallt wird und bei dem man durch entsprechende Winkelstellung einzelner Hebel, die an den Brettern in Scharnieren laufen, den Vorgang der Silvesterschen Beatmung mechanisch nachmacht. Wichtig ist das feste Anschnallen der Bauchgurte, weil auf diese Weise schon ein mechanisches Auspressen der Bauchgefäße bewirkt wird. Die Handhabung des Apparates ist sehr einfach durch *einen* Helfer zu bewerkstelligen.

Eine andere Art der Wiederbelebung geschieht durch den bekannten *Pulmotor* der Lübecker Dräger-Werke. Der Apparat beruht auf dem Prinzip des Blasbalgverfahrens. Auch dieser Apparat ist nach der Belehrung sehr einfach zu bedienen. Es kann zugleich auch eine Sauerstofflasche angeschlossen werden. Nach den heutigen Erfahrungen und Versuchen ist man berechtigt, bezüglich der Wirkung dem Silvester-Inhabadverfahren den Vorzug zu geben. Die langsame Füllung und Entleerung der Lungen durch den *Pulmotor* bewirkt nur ein Pendeln des Blutes in der unteren Hohlvene (Vena cava).

Die Wiederbelebungsmethoden nach VAN HASSELT, HOWARD, SCHÄFER beruhen darauf, den Rippenbogen bei der Einatmung energisch hochzuziehen oder bei der Ausatmung herunterzudrücken. Diese Methoden sind bei der ersten Unfallhilfe wenig verwertbar.

Die von SILVESTER im Jahre 1858 veröffentlichte Methode der Wiederbelebung spielt sich in ihren einzelnen Teilen folgendermaßen ab:

Unter die Schulterblätter des auf den Rücken gelagerten Betäubten wird ein Kissen geschoben (zusammengerollter Rock, Decke usw.). Es werden zunächst die Arme des Bewußtlosen, welche neben seinem Körper liegen, oberhalb der Ellenbogen so gefaßt, daß die Daumen des Retters an der Außenseite, die anderen vier Finger an der Innenseite der Arme sich befinden. Jetzt werden die Arme des Verunglückten nach hinten und oben geführt, so daß sie zu beiden Seiten seines Kopfes liegen. Dann drückt man die Arme des Patienten in derselben Richtung soweit abwärts, daß sein Körper nur auf den Fersen und Schultern aufruht. Jetzt wechselt der Helfer die Haltung seiner Hände. Sie ergreifen die *Unterarme* des Patienten dicht *unterhalb* des Ellenbogens, so daß ihre vier Finger an der Außenseite, die Daumen an der Innenseite der Arme des Patienten liegen. So werden die Arme des Verletzten zurückgeführt, so daß die Oberarme seitlich am Brustkorb anliegen. Man zieht sie kräftig gegen die Seitenwände des Brustkorbes an und übt gleichzeitig einen Druck nach hinten und oben mit den vorn auf dem Brustkorb des Patienten gekreuzten bzw. nebeneinander liegenden Unterarmen aus.

Vor dem Beginn jeder Wiederbelebung ist es zweckmäßig, den Verunglückten auf die Seite zu legen und mehrmals kräftig auf den Rücken zu schlagen, so daß Fremdkörper, Wasser, Schlamm usw. aus dem Schlunde entfernt werden. Besonders wichtig bei Ertrunkenen. Dann wird die Zunge des Patienten herausgezogen. Bei geschlossenem Kiefer wird zu diesem Zweck ein Holzkeil am Mundwinkel zwischen die Mahlzähne geschoben. Die vorgezogene Zunge wird mit einer Sicherheitsnadel gehalten oder sonst mit einem Tuch über das Kinn festgebunden. Dieses Öffnen des Mundes und das Vorziehen der Zunge ist für den Nothelfer häufig äußerst schwierig und kaum ausführbar. In diesem Falle hat er streng darauf zu achten, daß der Kopf des Verletzten möglichst tief herunterhängt, so daß Speiseteile, Fremdkörper usw. wenigstens aus den Nasenlöchern austreten können. Dieses Tiefhängen des Kopfes ist aufs strengste zu beachten, weil nur auf diese Weise die Gefahr einer Schlucklungenentzündung durch verschluckten Speichel, Speisebrei verhindert werden kann.

Am Schluß ist noch besonders auf die durch *elektrischen Strom* verunglückten Scheintoten hinzuweisen. Ob es sich um Niederspannungs- oder Hochspannungsunfall handelt, ist vollkommen gleichgültig. Es ist strengste Vorschrift, an jedem Scheintoten durch elektrischen Strom unter allen Umständen Wiederbelebungsversuche zu machen. Die ersten 8 Minuten sind die kostbarsten. Einzig und allein das Auftreten von Leichenflecken setzt dem Rettungswerk Grenzen. Die Wiederbelebung muß stundenlang fortgesetzt werden.

Transport der Verunglückten.

Genau so wie nach Volkmann der erste Verband das Schicksal des Verletzten entscheidet, ebenso ausschlaggebend ist für den Verletzten der Abtransport zur endgültigen Versorgung. Der oberste Grundsatz bleibt dabei, den Verunglückten nach Tätigung der ersten Unfallhilfe mit möglichster Eile der endgültigen Versorgung (in vielen Fällen) dem Krankenhause zuzuführen. Das beste und geeignetste ist für größere Betriebe das Krankenautomobil in der geeigneten Ausstattung. Selbstverständlich erfüllt auch der Pferdekrankenwagen oder der fahrbare Handkarren mit schwebender Trage darauf seinen Zweck, wenn auch in weniger vollkommener Weise. Jeder einigermaßen schwer Verletzte muß auf dem Transport einen Begleitmann haben, dessen Sitz im Wagen so angebracht ist, daß er den Patienten ständig vor Augen hat. An der Unfallstelle selbst soll der Verletzte auf dem Rücken liegen, den Kopf tief. Manchmal läßt es sich nicht umgehen, daß der Helfer den Verletzten auf den Rücken nimmt; ist er bewußtlos, so ist diese Art des Transportes nicht richtig und auch unausführbar. Die Helfer treten stets an *einer* Seite des Verletzten an. Es ist zweckmäßig, den halbsitzenden Patienten so zu erheben, daß man seine Hände in die Achsel des Kranken so legt, daß die Daumen nach hinten kommen, wobei man den Patienten, ohne seinen Brustkorb zu pressen, emporheben kann. Besser ist es natürlich, den Verletzten auf eine Trage zu legen. Am zweckmäßigsten sind die Tragen aus Holzholmen, überspannt mit Segeltuch. Die Trage wird so an den Verletzten gesetzt, daß sein Fußende dem Kopfende der Trage entspricht. In den schwierigen Verhältnissen des Bergbaubetriebs unter Tage hat sich die Grubenschleifbretttrage nach Dr. Brinkmann-Peter sehr bewährt. (Zu beziehen durch die Firma Alfr. Thiemann, Dortmund.)

Werksverbandstube.

Die erste Hilfe bei Unglücksfällen wird in sehr vielen Fällen in der Werksverbandstube ausgeführt. Dort muß der Heilgehilfe zugegen oder leicht erreichbar sein. Dieser Raum muß eine zentrale Lage haben mit möglichst viel Licht und Luft, wenn möglich gegen Norden gelegen. Am zweckmäßigsten liegt der Verbandraum zu ebener Erde, so daß der Krankenwagen sofort bis zur Tür heranfahren kann. Für ein Werk mit etwa 1000—1500 Mann Belegschaft genügt ein Raum mit gut 200 cbm Inhalt. Vorschrift sind staubdichte Fenster, gute Ventilation, gutes natürliches Licht und zweckmäßige künstliche Beleuchtung.

Für die Innenanlage der Verbandstube gilt als oberster Grundsatz: keine Staubfänger anbringen, keine toten Ecken und Winkel, alles möglichst glatt und rund, Schränke werden am besten in die Wand eingebaut. Fußboden mit Plattenbelag und entsprechender Neigung zum Wasserablauf. Wände am besten mit Ölanstrich versehen. Wenn eine Badewanne eingestellt werden soll, dann geschieht das am besten am Kopfende des Raumes. In der Mitte des Raumes steht, von allen Seiten frei zugänglich, der Verbandstisch, möglichst einfach, zum Abwaschen geeignet. An der einen Längswand des Raumes liegen zwei Wasserzuleitungen (warm und kalt) mit geräumigem Waschbecken. Dazu Seife und Nagelbürste, so daß der Heilgehilfe sich unter *laufendem* Wasser vor der ersten Hilfe 5 bis 8 Minuten waschen kann. Weiterhin besteht eine einfache Vorrichtung mit Zuleitung von Gas oder Elektrizität zu einem einfachen Auskochapparat für die Instrumente, die gebraucht werden. Ein kleiner Tisch mit Eintragebuch für die Verletzungen ist ebenfalls vorhanden.

Der Verbandschrank wird innen auf der linken Seite in Querfächer für Verbandstoffe und einige Instrumente eingeteilt; rechts besteht ein großes Längsfach für die Kramerschienen.

Vorrat an Instrumenten: 2 chirurgische Scheren, 2 Pinzetten, einige Kleiderscheren und Mundspatel. Für die Drahtschienen ist eine Drahtschere oder eine Kneifzange notwendig. Wenn Bretter zum Verbinden von Beinbrüchen gebraucht werden, ist auch eine kleine Stichsäge zweckmäßig.

Vorrat an Verbandstoffen: Eine größere Anzahl keimfreier Verbandpäckchen, vielleicht dazu noch keimfreier Mull in zweckmäßiger Verpackung, so daß er mit ausgekochter Schere und Pinzette aus der Umhüllung entnommen werden kann. An Stelle der überflüssigen Watte ist Zellstoff vorrätig; eine Anzahl Mullbinden und Papierbinden sind ebenfalls zur Hand. Dazu Dreiecktücher, Fingerlinge und Sicherheitsnadeln. Für kleinere Fingerverletzungen wird einfaches Heftpflaster zum Aufkleben vorrätig gehalten, darüber zieht man den Fingerling. Zum Bestreichen der Umgebung der Wunde ist 5proz. Jodtinktur notwendig (100 g in einer Flasche).

Um größere Verbrennungen in zweckmäßiger Weise nach der oben beschriebenen Art transportfähig zu machen, hält man mehrere Reifenbahren vorrätig, die überall leicht hergestellt werden können.

Innere Mittel, besonders alle Betäubungsmittel, Gifte (Morphium, Opium, Cocain) sind streng verboten. Als einziges zweckmäßiges Anregungsmittel für Kollapszustände sind Baldriantropfen zu empfehlen. Außerdem hält man als wichtigen Bestandteil ein Thermometer vorrätig, um die Körpertemperatur bei inneren Erkrankungen vor dem Abtransport festzustellen.

Bergleute.

Im Bergbau und Zechenbetrieb handelt es sich häufig um schwere mechanische Verletzungen der Weichteile und der Knochen. Dazu kommen die Verbrennungen und Kohlenoxydvergiftungen, die einen großen Prozentsatz bei den schlagenden Wettern und beim Massenunglück ausmachen. Die erste Unfallhilfe gestaltet sich nach den oben angegebenen Grundsätzen.

Eisen- und Metallarbeiter.

In den in Rede stehenden Betrieben bestehen die Unfälle zum größten Teil ebenfalls in mechanischen Verletzungen. Ein geringerer Prozentsatz besteht in Verbrennungen oder Verbrühung. Knochenbrüche und Verstauchungen sind zahlreich bei den Schmieden und Mechanikern aller Art. Verbrennungen bei Gießern, Kupferschmieden, Hufschmieden. Um Fremdkörper handelt es sich häufig bei Feinmechanikern, Graveuren und Schlossern.

Steinbrucharbeiter.

Die meisten Unfälle treffen diese Art Arbeiter durch Ein- und Absturz von Steinmassen. Nicht selten sind auch Sprengverletzungen. Gerade in diesen Betrieben ist das Vorhandensein der oben beschriebenen Verbandkästen von allergrößter Wichtigkeit.

Tischler und Holzarbeiter.

Hier sind glatte Schnittverletzungen häufig. Die Blutungsgefahr spielt eine größere Rolle als in anderen Betrieben. Maschinenverletzungen, in Form von glatten Gliedverlusten, sind nicht selten. Gerade hierbei ist das Verbinden mit keimfreiem Verbandstoff besonders wichtig, da auf diese Weise die endgültige Versorgung im Krankenhaus wesentlich erleichtert und vereinfacht wird.

Eisenbahnunfälle.

Es handelt sich meistens um schwere mechanische Verletzungen und Zertrümmerungen von Gliedmaßen. Nicht selten beim Rangieren und Kuppeln, beim Überschreiten der Gleise, beim Besteigen und Verlassen in Bewegung befindlicher Fahrzeuge. Schlagaderblutungen und komplizierte Brüche spielen eine Hauptrolle. Die Wunden sind meistens stark verschmiert und verschmutzt. Bei den Verunglückten findet man die schwersten Formen des Schocks. Die erste Unfallhilfe äußert sich in den verschiedenen Maßnahmen, die oben in den einzelnen Abschnitten dargelegt sind.

B. Gewerbepathologie und -hygiene.

Berufsmorbidität und -mortalität.

Von

Franz Koelsch,

München.

Von alters her bekannt und unbestritten ist die Tatsache, daß die verschiedenen Berufe — seien es nun die industriellen bzw. gewerblichen Beschäftigungsarten oder die sogenannten freien bzw. akademischen Berufsgruppen — infolge der ihnen eigentümlichen Arbeits- und Lebensbedingungen die Gesundheitsverhältnisse der Berufstätigen in mannigfacher Weise zu beeinträchtigen vermögen. Kränklichkeit und Sterblichkeit der verschiedenen Berufe zeigen daher manche Besonderheiten, deren Kenntnis notwendig ist für die gesundheitliche Beurteilung der einzelnen Berufsgruppen und Abschätzung des Berufsrisikos, für die Beurteilung, ob besondere Schutzmaßnahmen einzuführen sind, ob und inwieweit die erlassenen Schutzverordnungen vom Erfolg begleitet waren und dgl. m.; weiterhin vermitteln uns diese Kenntnisse auch einen Einblick, inwieweit und nach welcher Richtung die allgemeine Volksgesundheit durch die industrielle Entwicklung beeinflußt wird. Die Unterlagen hierfür gibt uns die berufliche Krankheits- und Sterblichkeitsstatistik. Allerdings bietet die Beschaffung einigermaßen brauchbaren Urmaterials, die Verarbeitung desselben und schließlich auch die Deutung der gewonnenen Endergebnisse eine Fülle von Schwierigkeiten, so daß auf längere Ausführungen über Methodik und Kritik nicht verzichtet werden kann.

1. Erkrankungsstatistik.

Das Urmaterial für die berufliche Morbiditätsstatistik bilden die Aufzeichnungen der Krankenkassen (Betriebs-, Innungs-, Orts-, Landkrankenkassen). Allerdings müssen wir uns von vorne darüber klar sein, daß dieses Material keineswegs allen strengen Anforderungen genügt, vielmehr meist erhebliche Mängel aufweist. Bisher dienen diese Aufzeichnungen lediglich als kassentechnische Belege über Krankmeldung und Krankengeldbezug; auf eine *genaue Krankheitsbezeichnung* wird in den meisten Fällen weder vom behandelnden Arzt noch von der Kassenverwaltung Wert gelegt, überdies kommen meist nur die Diagnosen der ersten ärztlichen Inanspruchnahme zur Eintragung ohne spätere Korrektur (Schlußdiagnose). Vielfach werden die Diagnosen Tuberkulose, Krebs, Vergiftung verschleiert. Weitere Mißstände sind: Wiederholte Einträge von chronischen Erkrankungen bzw. Recidiven als Neuerkrankungen, irrige Angaben über den Mitgliederstand, Wegfall der „Ausgesteuerten“, mangelhafte Angaben über das Alter und über die eigentliche Berufstätigkeit des Erkrankten bzw. über dessen Stellung im Berufe u. a. m. Auf diese Einzelheiten muß im folgenden näher eingegangen werden.

1. *Geschlecht*: Die Trennung des Materials nach *Geschlecht* ist eine selbstverständliche Forderung. Gesamtkränklichkeit sowie Krankheitsformen sind bei den weiblichen Mitgliedern erheblich verschieden im Vergleich zu den männlichen. Über die erhöhte Anfälligkeit der weiblichen Berufe und deren spezifische Krankheiten wird später noch die Rede sein. Andererseits darf nicht übersehen werden, daß in manchen Berufen erhebliche Unterschiede bestehen bezüglich Herkunft, Tätigkeit und Umweltsbedingungen der männlichen und weiblichen Berufszugehörigen. Wenn Männer und Frauen auch demselben Beruf gehören, so ist doch in den allermeisten Fällen *ihre Tätigkeit grundverschieden*; ich erinnere nur an die verschiedenartige Beschäftigung in der Metallindustrie, in der polygraphischen oder chemischen Industrie, in der Schuh- oder Hutindustrie u. dgl. m.

2. Die *Altersbesetzung* kann bei den einzelnen Berufen außerordentlich verschieden sein; entsprechend verschieden ist aber auch die Anfälligkeit an bestimmte Krankheitsformen oder die gesamte Kränklichkeit. Die Anwesenheit zahlreicher jüngerer Leute ergibt von selbst günstigere Zahlen; nur die „Jugendlichen" (zw. 15—20 Jahren) zeigen im allgemeinen höhere Erkrankungsziffern, besonders bei den Krankheiten mit Erwerbsunfähigkeit. Näheres siehe später!

TELEKY hat bei der Bearbeitung der Statistik der Rheinischen Krankenkassen 1922 (Reichsarbeitsblatt 1924, Nr. 14—18), um die Verschiedenheit der Altersbesetzung verschiedener Kassen und Berufe auszuschalten, die Erkrankungshäufigkeit jeder Gruppe so berechnet, als ob alle die gleiche Altersbesetzung und zwar die der Gesamtheit aller Arbeiter und Angestellten von Industrie, Handel und Verkehr hätten. Unter Berücksichtigung der Berufszählung 1907 und der Volkszählung von 1919 kam er zur folgenden Standardaltersbesetzung:

	Männer	Frauen
14—19	22,9	32,7
20—29	27,1	35,5
30—39	22,1	14,5
40—49	16,4	9,4
50—59	8,4	5,4
60 und darüber	3,1	2,5

Stehen uns die Altersgruppen: 14—20, 21—30 usw. zur Verfügung, so ist der Fehler der aus Benutzung der angegebenen Standardzahlen sich ergibt, so geringfügig, daß er vernachlässigt werden kann. Durch eine solche Standardberechnung kommt man zur Ermittlung einer einzigen, den Vergleich ermöglichenden Erkrankungszahl, während man sonst die Zahlen der verschiedenen Altersklassen zum Vergleich heranziehen muß.

Wenn in manchen Berufen die höheren Altersklassen relativ günstige Krankheits- und Sterbeziffern aufweisen, so darf daraus keineswegs geschlossen werden, daß der Beruf auf die älteren Leute weniger ungünstig wirkte; vielmehr deutet dies eher darauf hin, daß viele Arbeiter *vorher* ausgetreten sind, entweder durch freien Willen, weil ihnen diese Tätigkeit nicht mehr zusagt, oder unfreiwillig durch vorzeitige Dauererkrankung bzw. Invalidität. Leider gehen die letzteren dadurch der statistischen Erfassung verloren, obwohl ihre Kränklichkeit und Sterblichkeit eine besonders hohe ist.

Von Krankheitsformen, die in höherem Alter selten werden, seien beispielsweise genannt Blinddarmentzündung, Mandelentzündung, akuter Gelenkrheumatismus; dagegen treten die „Alterskrankheiten" Arterienverkalkung, Lungenblähung u. dgl. in den Vordergrund, die Sterblichkeit an Lungentuberkulose und besonders an bösartigen Neubildungen (Krebs) nimmt zu.

3. *Berufsauslese*: Die Berufsbesetzung wird — abgesehen von wirtschaftlichen Momenten — im hohen Grade beeinflußt von den Anforderungen, welche der Beruf an die Arbeitenden stellt. Die *natürliche* Berufsauslese bedingt, daß die sogenannten „Kraftberufe“ vorzugsweise von kräftigen, gut entwickelten Individuen aufgesucht werden, die dank ihrer konstitutionellen Veranlagung, ihrer angeborenen Widerstandskraft des Gesamtorganismus oder der wichtigsten Organsysteme gegen die meisten Schädlichkeiten ihres Berufes gefeit sind und daher eine nur geringe Erkrankungshäufigkeit aufweisen — während im Gegensatz hierzu die sogenannten „Schwächlingsberufe“ mehr von schwächlichen und kränklichen Personen bevorzugt werden, welche dadurch die Krankheitsstatistik dieser Berufsgruppen von vornherein belasten. Außerdem wird die Morbiditätsstatistik durch die *künstliche* Berufsauslese — und zwar wohl im günstigen Sinne — beeinflußt, indem durch systematische ärztliche Berufsberatung oder mehr noch durch ärztliche Aufnahmeuntersuchungen die körperlich ungeeigneten oder bereits kranken Bewerber ferngehalten werden (Bergbau, gewisse Giftbetriebe, Bahn und Post, Militär usw.).

Schließlich darf auch der Einfluß des *Berufswechsels* nicht übersehen werden, sei es, daß er aus gesundheitlichen oder aus wirtschaftlichen Gründen vorgenommen wurde. Viele Arbeiter aus „schweren“ Berufen wandern von etwa dem 40. Lebensjahre in „leichtere“ Berufe ab, werden Taglöhner bzw. Gelegenheitsarbeiter, Ausgeher, Wirte, Händler, Hausierer u. dgl. m. Sie gehen damit der Erfassung in ihrem spezifischen Beruf verloren und belasten umgekehrt den neuen Beruf, in den sie aber schon krank und siech eingetreten sind.

4. Wichtig ist die möglichst enge *Umgrenzung des Berufes* bzw. die genaue Bezeichnung der Stellung im Berufe, der eigentlichen Berufstätigkeit. Mit den üblichen allgemeinen Angaben, wie Holzarbeiter, Porzellanarbeiter usw. ist gar nichts anzufangen; ersterer kann Holzhauer, Sägewerksarbeiter, Dreher, Verlader usw. sein, letzterer Massemüller, Dreher, Glasierer, Brenner, Sortierer, Schleifer, Packer, Hofarbeiter u. ä. Für die gesundheitliche Beurteilung ist dies nicht gleichgültig. Die Statistik muß daher auf die Berufsstellung Wert legen und darf nicht Leute mit ganz verschiedenartiger Beschäftigung in eine Rubrik zusammennehmen. Sie darf natürlich nur solche Personen erfassen, die den *spezifischen* Berufseinwirkungen ausgesetzt sind; Familienangehörige einzubeziehen ist daher sinnlos.

5. Wir begegnen bei den Ortskrankenkassen (weniger bei den Betriebskassen) zwei Gruppen von Versicherten, *den Pflichtmitgliedern und den freiwilligen Mitgliedern*; letztere sind solche Personen, die nach Ausscheiden aus dem versicherungspflichtigen Arbeitsverhältnis keine derartige Beschäftigung mehr übernommen haben oder doppelt versichert sind. Erfahrungsgemäß zeigen diese freiwilligen Mitglieder eine *hohe* Erkrankungshäufigkeit, da es sich vielfach um Personen handelt, die sich gesundheitlich nicht ganz fest fühlen, zumal sie bei der Krankmeldung wirtschaftlich weniger geschädigt sind als die Pflichtmitglieder. Es müssen daher diese Mitglieder, die u. U. 10—15% der Gesamtversicherten ausmachen können, ganz ausgeschieden werden; die Bearbeitung dieses Materials hat wenig berufsstatistisches Interesse.

6. Manche Krankenkassen registrieren jede ärztliche Inanspruchnahme, während andere nur die *mit Erwerbsunfähigkeit* verbundene bzw. über drei Tage dauernden Erkrankungen aufzeichnen. Im allgemeinen ist die Zahl der mit Erwerbsunfähigkeit verbundenen Krankheitsfälle geringer als die Zahl der leichten Unpäßlichkeiten, bei denen eine Krankmeldung nicht stattfindet; allerdings trifft dies nicht für alle Berufsarten zu. Manche Berufe können eben selbst von leicht Erkrankten noch verrichtet werden, während andere schon bei unbedeutenden

Verletzungen oder Erkrankungen eine Betätigung unmöglich machen. Gleichwohl genügen im allgemeinen für die Bearbeitung die mit *Erwerbsunfähigkeit* einhergehenden Erkrankungen, wobei sich der Fachmann bewußt ist, daß bei manchen Berufen auch die leichten Erkrankungen *ohne* Erwerbsbeschränkung etwas sagen können, insbesonders bei Schädigungen der Haut, der Augen und Ohren, bei gewissen Vergiftungen, bei weiblichen Arbeitern u. dgl. Die Entscheidung, welche Methode gewählt wird, muß sich nach der Lage des besonderen Falles richten. Voraussetzung aber ist in jedem Falle eine ärztliche *Schlußdiagnose* unter möglichst genauer Krankheitsbezeichnung. Leider werden bisher von den behandelnden Ärzten häufig nur allgemeine Diagnosen oder Verlegenheitsbezeichnungen eingetragen, mit denen für der berufsmedizinischen Beurteilung wenig anzufangen ist. Die Kenntnis der einzelnen Krankheitsformen ist jedoch für den genannten Zweck von erheblicher Bedeutung. Wichtig ist insbesonders die Sonderzählung der Unfallswirkungen und Vergiftungen, u. U. auch der Rheumatosen, der nichttuberkulösen Erkrankungen der Luftwege, der Lungentuberkulose usw.

7. Dazu kommt eine Reihe von *äußeren Momenten*, welche die Morbiditätsstatistik mehr oder minder erheblich beeinflussen, indem sie eine Krankmeldung auch ohne vorliegende schwerere Erkrankung fördern. Erfahrungsgemäß wird die Krankmeldung von zwei Komponenten beeinflußt: einer, welche der Krankmeldung Vorschub leistet und einer, welche ihr entgegenwirkt. Zu ersterer gehört zunächst hohes Krankengeld; erfahrungsgemäß leistet hohes Krankengeld der Krankmeldung erheblichen Vorschub. Andererseits begünstigen schlechte wirtschaftliche Konjunktur, flauer Geschäftsgang, Aufhören der Saisonarbeit, relativ niedrige Arbeitslöhne, Streiks u. dgl. m. die Beanspruchung der Krankenunterstützung. Hemmende Momente sind dagegen: zahlreiche Familie, die eine Einkommensminderung nicht gestattet, drohender Verlust der Stellung und Schwierigkeit, einen neuen Arbeitsplatz zu finden u. ä. m. Die Organisation der einzelnen Kassen ist demnach auf die Krankheitshäufigkeit recht wohl von Einfluß; Höhe des Krankengeldes, Fehlen oder Vorhandensein der Karenztage, Arztsystem (festangestellter Kassenarzt oder freie Arztwahl), ein energisch durchgeführtes Kontrollsystem u. a. m. kommen hierbei in Betracht.

Weitere äußere Einflüsse entspringen aus der *gesamten sozialen Lage*, dem Milieu der betreffenden Berufsgruppen, der vom Einkommen abhängigen gesamten Lebensführung. Hier wirkt die *Stabilität des Arbeitsverhältnisses* maßgebend mit; daher haben auch die ständigen und gelernten Arbeiter im allgemeinen günstigere Krankheitsziffern als die Gelegenheits- und unständigen Arbeiter. Auch die „*Abkömmlichkeit*“ im Beruf, die von der Größe des Betriebes und von der Stellung des Patienten im Betrieb abhängig ist, kann mehr oder minder weitgehenden Einfluß auf die Krankmeldung haben. Weiter hängt damit auch die meist höhere Kränklichkeit der *Unverheirateten* im Verhältnis zu den Verheirateten zusammen. Schließlich erscheint als weiterer äußerer Faktor der *Bildungsstand* der fraglichen Berufsgruppe, von deren Höhe die gesundheitsgemäße Lebensführung, die Erkennung der Berufsgefahren und die Beachtung der Schutzmaßnahmen abhängig ist. Daß ein gutausgebauter *Arbeiterschutz* sowie ein ausgedehntes *Wohlfahrtswesen* die Gesundheit fördert und die Kränklichkeit mindert, ist weiter zu beachten. Schließlich können *die allgemein-sanitären Verhältnisse* in manchen Gegenden (Tbc.-Verbreitung, sonstige Endemien) die Krankenziffern abnorm beeinflussen.

Es ist also eine ganze Anzahl von Momenten, die bei der Bearbeitung des Krankenkassenmaterials sowohl, als auch bei der Würdigung des erhaltenen Ergebnisses beachtet werden müssen, wenn nicht irrige Schlüsse gezogen werden sollen. Als *Vergleichsfaktor* können in Frage kommen Arbeiter des gleichen Betriebes, jedoch anderer Betriebsabteilungen — oder Arbeiter anderer Betriebe bzw. die Gesamtzahl aller Versicherten oder anderer Bevölkerungsgruppen. *Stets ist jedoch nur eine Berechnung zulässig auf Prozente von Individuen gleicher Altersklassen und annähernd gleicher Lebens- und Arbeitsbedingungen.* Dabei kann bei geringfügigem Arbeitswechsel wohl die monatliche oder jährliche Durchschnittszahl der Versicherten genommen werden; bei größerem Arbeiterwechsel ist jedoch eine Berechnung auf *Vollarbeiter* notwendig, indem die Zahl der im Jahre geleisteten Arbeitstage berechnet und durch 300 geteilt wird, oder die Zahl der Arbeits-(Beitrags)wochen, geteilt durch 52. Ob die Berechnung der Morbidität nach Krankheitsanfälligkeit, Krankheitsfällen oder -tagen zweckmäßiger ist, ob alle Erkrankungen oder nur die mit Erwerbsunfähigkeit verbundenen einbezogen werden sollen, hängt von den besonderen Verhältnissen ab.

Natürlich soll nur umfangreicheres Urmaterial verarbeitet und in nicht zu kleine Teile gespalten werden, um dem Gesetz der großen Zahl Genüge zu leisten. Dabei ist zu bedenken, daß *allgemeine* Statistiken nur einen Überblick geben und die auffällige Belastung der einen oder der anderen Gruppe anzeigen können; sie geben damit einen Hinweis, wo *Spezial*-Untersuchungen einzusetzen haben. Letztere müssen auch dann die eigentlichen ursächlichen Momente ergründen, sie müssen dabei allerdings mit einer weitgehenderen Aufteilung und infolgedessen mit relativ kleinen Zahlen rechnen. Dabei müssen die einzelnen Arbeiterkategorien eines Betriebes, die ja sonst unter gleichen allgemeinen Bedingungen tätig sind und nur durch die Arbeitsspezialität sich voneinander unterscheiden, gesondert untersucht werden; denn vielfach sind diese Spezialarbeiten auch bezüglich ihrer gesundheitlichen Beurteilung außerordentlich verschiedenartig.

Bei der Sichtung des Krankenkassenmaterials interessieren uns im allgemeinen nachstehende Gesichtspunkte:

1. *Krankenziffer* K = Zahl der auf je 100 Vollarbeiter erkrankten Arbeiter;
2. *Erkrankungshäufigkeit* H = Zahl der auf je 100 Vollarbeiter entfallenden Krankheitsfälle (ist natürlich stets größer als die Erkrankungsziffer.
3. *Wiedererkrankungskoeffizient* R = Verhältnis der Zahl der Krankheitsfälle zur Zahl der Kranken.
4. *Krankheitswahrscheinlichkeit* W (Morbiditätsziffer) = Zahl der auf je 100 Vollarbeiter entfallenden Krankheitstage.
5. *Krankheitsdauer* D = Zahl der auf eine Erkrankung fallenden Krankheitstage.

Verschiedene Beobachtungen lassen erkennen, daß die Erkrankungshäufigkeit, d. h. die Zahl der Krankheiten mit dem *Alter* allmählich zunimmt, natürlich auch und zwar in einem rascheren Tempo die Sterblichkeit. Auch Krankheitsdauer und Krankheitswahrscheinlichkeit steigern sich mit höherem Alter. Die Kränklichkeit der weiblichen und jugendlichen Personen ist im allgemeinen gegenüber den männlichen Erwachsenen erhöht; vgl. hierzu die späteren Ausführungen. Manche Berufe haben wohl erhöhte Kränklichkeit, bedingt durch kleine Verletzungen, Rheumatosen, Hautkrankheiten u. dgl.; dabei bleibt jedoch die Sterblichkeit gering; es darf also aus der Morbiditätsziffer eines Berufes allein noch nicht auf die Lebensgefährdung gefolgert werden.

2. Sterblichkeitsstatistik.

Als Unterlagen für die berufliche Mortalitätsstatistik kommen in erster Linie die amtlichen *Sterberegister* bzw. Leichenschauscheine in Frage, die dort, wo eine ärztliche Leichenschau besteht, ein ziemlich brauchbares Urmaterial abgeben. Allerdings sind die Angaben über den Beruf vielfach ungenau und machen Ergänzungen notwendig. Was das Material der *Krankenkassen* betrifft, so ist dies für diese Zwecke vollständig ungenügend, da zahlreiche Todesfälle infolge der beschränkten Unterstützungszeit bzw. vorherigen Ausscheidens aus dem Versicherungsverhältnis für die Statistik verloren gehen, nach den Untersuchungen von TELEKY 11,2—35,5%, bei Tbc. sogar 12,4—45,4%, je nach der Länge der Unterstützungsdauer. Einiges Material geben auch die Aufzeichnungen der *Lebensversicherungsgesellschaften*, allerdings nur für die gehobeneren Volksschichten; dieses Material ist „gesiebt“ durch ärztliche Aufnahmeuntersuchungen und wirtschaftliche Selbstauslese. Für die Verarbeitung dieses Rohmaterials gelten die gleichen Gesichtspunkte wie oben bereits bei der Morbiditätsstatistik angegeben wurde. Die Berechnung ist nur zulässig im Verhältnis zu den Lebenden der gleichen Altersklassen. Die Berechnung auf die Gesamtzahl der Verstorbenen oder die Berechnung einzelner Krankheitsformen auf die Gesamtsterblichkeit ist unzulässig. Zu unterscheiden ist die *Mortalität* = Zahl der Sterbefälle im Verhältnis zur Zahl der Lebenden und die *Letalität* = Zahl der Sterbefälle im Verhältnis zur Zahl der Erkrankungen. Dabei sind von hohem Werte die *Standardberechnungen*, d. h. es wird berechnet, wie hoch in jedem Berufe die Sterblichkeit wäre, wenn die Altersbesetzung der Berufsgruppen derjenigen der männlichen (oder weiblichen) Gesamtbevölkerung entsprechen würde, wobei die Sterblichkeit der letzteren = 100 gesetzt werden kann.

Wie schon bemerkt wurde, gehen Erkrankungs- und Sterbeziffern im allgemeinen nicht parallel; eine Anzahl von Schädlichkeiten wirkt eben nur krankmachend auf einzelne Organe, ohne als Todesursache in Frage zu kommen. Die Sterblichkeit der männlichen Versicherten ist im allgemeinen größer als die der weiblichen; auf das Verhältnis der tödlichen Erkrankungen hat jedoch das Geschlecht — abgesehen von den Unfallsverletzungen und den mit der Mutterschaft zusammenhängenden Krankheiten — keinen Einfluß.

Gelegentlich findet sich auch eine Berechnung nach dem *Durchschnittsalter der Verstorbenen* und ein gegenseitiger Vergleich dieser aus den verschiedenen Berufen erhobenen Zahlen. Da jedoch die Altersbesetzung der verschiedenen Berufe eine ganz ungleichartige ist, so ist ein solcher Vergleich irreführend; sind in einem Beruf viele junge Leute, so muß das Sterbealter natürlich niedrig sein, und umgekehrt; die Tbc.-Sterblichkeit z. B. wird hier zu hoch im Verhältnis zur Gesamtsterblichkeit; anders, wenn es sich um Individuen der höheren Altersklassen handelt; hier ist dann die Tbc.-Anfälligkeit relativ zu gering im Vergleich zur Gesamtsterblichkeit.

Auf die Wichtigkeit und Wertigkeit der Mortalitäts- und Morbiditätsstatistik wurde bereits eingangs hingewiesen; allerdings müssen wir uns vorerst in Ermangelung einwandfreien Materials mit dem vorhandenen begnügen, welches trotz aller Mängel doch allgemeine Überblicke zu geben vermag. Dabei müssen wir uns aber immer der obenerwähnten Kriterien bewußt bleiben, wenn wir uns vor irrigen Schlüssen sichern wollen. *Vergleiche* verschiedener Statistiken untereinander sind nur mit Vorsicht zulässig; einwandfrei ist nur das Verfahren, die Statistiken derselben Organisation, jedoch verschiedenen Zeitperioden entstammend, zu vergleichen — oder aber die Morbidität und Mortalität einer Berufssondergruppe in einem kleinen Bezirk mit der der übrigen gleichalterigen Bevölkerung derselben Gegend. Voraussetzung ist, daß sowohl die Gesamtzahl der Lebenden wie der Toten nach Beruf, Geschlecht und Alter in gleicher Weise gegliedert ist. Um zu richtigen Schlußfolgerungen zu gelangen und die rechnerisch-erhaltenen Daten richtig zu deuten ist endlich auch eine genaue Kenntnis der Arbeitsverhältnisse und der Arbeitsbedingungen in den einzelnen Berufen und bei den einzelnen Arbeitsgruppen notwendig. Zunächst gibt uns die Statistik nur die Kränklichkeit der Sterblichkeit *im* Beruf, besagt uns aber noch nichts bezüglich der Beeinträchtigung *durch* den Beruf. Aus der mehr oder minder großen Kränklichkeit oder Sterblichkeit eines Berufes darf noch keineswegs der Schluß auf mehr oder minder große Berufsgefährdung gezogen werden; jedenfalls dürfen dabei die Lebens- und Umweltsbedingungen nicht übersehen werden. Über die Technik der Krankenkassenstatistik (Zählkartensystem, Vereinheitlichung der Krankheitsbezeichnung und Berufsgruppen u. dgl.) vergleiche die Ausführungen von Teleky (S. 16ff.).

3. Ergebnisse der neueren beruflichen Krankheits- und Sterblichkeitsstatistik.

Nach diesen allgemeinen Erörterungen sollen im folgenden *einige Ergebnisse der neueren beruflichen Krankheits- und Sterblichkeitsstatistik* gebracht werden. Allerdings ist, wie bereits oben auseinandergesetzt wurde, die richtige Deutung mancher dieser Daten nicht leicht und nur bei Kenntnis aller Berufseigentümlichkeiten, der örtlichen und wirtschaftlichen Besonderheiten möglich.

Als *Durchschnittswerte* aus rund 20 000 deutschen Krankenkassen wurden berechnet (1910—1912) auf 100 Mitglieder:

Erkrankungshäufigkeit	$H =$	40—43 Fälle
Krankheitsdauer	$D =$	20 Tage
Krankheitswahrscheinlickheit	$W =$	850 „

Diese Zahlen schwanken in mäßig-weiten Grenzen auf Grund der verschiedenartigen Organisationen der Krankenkassen bzw. der sonstigen besonderen Verhältnisse, wie nachstehende Beispiele zeigen:

	Ortskrankenkassen			Betriebskrankenkassen		
	1910	1911	1912	1910	1911	1912
$H =$	41	44	44	46	49	48
$D =$	21	20,5	20,5	18,7	18,7	18,4
$W =$	855	900	900	857	900	900

Der Wiedererkrankungskoeffizient R betrug nach Erfahrungen bei verschiedenen größeren Krankenkassen für alle Krankheiten etwa 1,7—1,9, für die mit Erwerbsunfähigkeit verbundenen Erkrankungen etwa 1,2. Krankheitsdauer und Krankheitswahrscheinlichkeit stehen nicht immer in Übereinstimmung. Auch die einzelnen *Jahre* weisen mehr oder minder weitgehende Schwankungen auf. Bei den deutschen Krankenkassen ergaben sich auf je 100 Versicherte 1888—1909:

	Erkrankungsfälle auf 100 Versicherte		Krankheitstage auf 100 Versicherte		Krankheitstage auf 1 Erkrankungsfall (Krankheitsdauer)	
	Männer	Frauen	Männer	Frauen	Männer	Frauen
Höchste Zahl	45,5 (1908)	36,6 (1908)	844,9 (1908)	859,6 (1908)	19,2 (1909)	24,1 (1906)
Niedrigste Zahl	34,2 (1888)	28,6 (1888)	561,9 (1889)	504,9 (1889)	15,76 (1890)	17,18 (1890)
1909	43,7	35,2	836,8	837,6	19,2	23,8

Die sich hier ergebende Zunahme der Krankheitshäufigkeit ist in der Hauptsache auf die im Jahre 1903 erfolgte Verlängerung der Unterstützungspflicht von 13 auf 26 Wochen sowie auf immer weitergehenden Ausbau der Krankenhilfe zurückzuführen.

Noch größer sind die Unterschiede zwischen den einzelnen Krankenkassen. Die Statistik der Rheinischen Krankenkassen für 1922 weist folgende Zahlen auf: Erkrankungshäufigkeit in Köln-Land: Männer 75,8, Frauen 51,5; Düsseldorf: Männer 57,6, Frauen 65,6; Barmen: Männer 43,1, Frauen 61,4; Aachen: Männer 38,3, Frauen 40,4 — und dies trotz Berechnung auf eine Standardaltersbesetzung.

Die *besonderen* Ergebnisse der Krankenkassenstatistik seien im folgenden an Hand des Materials der Leipziger Ortskrankenkasse dargestellt. Demnach entfielen *Krankheitstage* auf 100 versicherungspflichtige Mitglieder:

Altersklassen	männliche	weibliche	Altersklassen	männliche	weibliche
Unter 15	595	533	45—49	1243	1496
15—19	617	754	50—54	1456	1490
20—24	657	955	55—59	1705	1486
25—29	708	1205	60—64	2069	1632
30—34	814	1395	65—69	2760	2373
35—39	941	1465	70—74	3456	2531
40—44	1088	1453	75 u. darüber	4043	2512

Über die Beteiligung der einzelnen *Altersklassen* an den wichtigen *Erkrankungen* gibt nachstehende Tabelle Auskunft. Auf 1000 ein Jahr unter Beobachtung stehende Personen (Pflicht- und freiwillige Mitglieder) trafen:

Krankheiten	Männliches Geschlecht			Weibliches Geschlecht		
	15—34	35—54	55—74	15—34	35—54	55—74
Bei Schwangerschaft, Geburt	—	—	—	17,3	12,6	—
Tuberkulose	7,4	11,8	12,2	6,9	9,4	8,2
Venerische Erkrankungen	5,7	1,6	0,8	4,2	1,4	0,4
Andere Infektionskrankheiten	36,2	45,6	56,1	40,6	62,5	71,3
Blutarmut	3,5	1,6	1,3	77,3	37,7	9,2
Bleivergiftung	3,5	4,5	3,5	0,8	1,7	0,2
Andere Allgemeinkrankheiten	2,0	7,9	17,7	2,4	7,7	12,0
Krankheiten des Nervensystems	10,4	24,0	33,4	13,6	32,4	24,5
Krankheiten der Atmungsorgane	50,9	71,0	137,3	46,1	77,3	117,5
Krankheiten des Herzens	5,9	6,7	15,3	7,0	11,3	13,9
Andere Krankheiten des Kreislaufes	3,8	5,3	9,2	4,0	8,0	9,4
Halsentzündung	19,7	9,4	4,3	26,2	12,9	5,0
Krankheiten der Verdauungsorgane	41,3	52,4	74,2	60,8	89,1	88,2
Krankheiten der Harn- und Geschlechtsorgane	5,2	4,7	8,7	27,3	34,4	10,4
Zellgewebsentzündung	14,0	13,3	12,9	8,4	8,9	10,0
Panaritium	7,0	4,2	3,4	6,5	6,2	4,7
Andere Krankheiten der Haut	16,2	16,7	24,1	12,5	24,3	27,8
Muskelrheumatismus	25,6	54,8	76,9	14,7	47,0	67,4
Chron. Gelenkrheumatismus	3,3	12,4	19,3	1,8	10,6	14,9
Andere Krankheiten der Bewegungsorgane	9,7	11,7	15,2	6,5	8,0	12,0
Krankheiten des Ohres	2,2	1,6	1,4	1,8	1,6	0,9
Krankheiten der Augen	8,3	8,9	11,1	6,7	9,1	15,8
Verletzungen	90,7	95,7	94,5	26,8	32,7	48,5
Unbestimmte Krankheiten	2,2	2,2	3,1	2,2	2,9	2,9
Zusammen	374,7	468,0	635,9	422,4	549,7	575,1

Am zahlreichsten sind demnach die Erkrankungen der Atmungsorgane; ihnen folgen mit ganz geringem Abstand die Infektionskrankheiten einschließlich Tuberkulose, dann die Verletzungen, die Krankheiten der Verdauungsorgane und der Bewegungsorgane. Diese fünf Gruppen umfassen 70% aller Krankheitstage.

Aus der vorstehenden Tabelle sind bereits die grundsätzlichen Unterschiede in der Kränklichkeit der *männlichen* und *weiblichen* Mitglieder zu erkennen. Die weiblichen Arbeiter haben gegenüber den Männern im allgemeinen und der gleichen Altersstufen eine *höhere Morbidität,* wobei außerdem berücksichtigt werden muß, daß die gefährlichen und schwereren Arbeiten den Männern überlassen bleiben. Diese erhöhte Kränklichkeit wird besonders sinnfällig in der Altersperiode 25—35 Jahren, wo der weibliche Körper durch den Gattungsdienst an sich schon erheblich beansprucht wird, wo die Doppelbelastung durch gewerbliche Arbeit einerseits und Mutterpflicht andererseits zu übermäßiger Abnutzung führt. Nach Erlöschen der Geschlechtsfunktion tritt eine erheblich verminderte bzw. unterdurchschnittliche Erkrankungshäufigkeit ein. Allerdings wird neben der physiologischen Beeinträchtigung durch geringere Widerstandskraft und Geschlechtstätigkeit gelegentlich wohl auch eine Morbiditätserhöhung *vorgetäuscht* durch häufigere Inanspruchnahme ärztlicher Hilfe bei unbedeutenden und leichten Störungen, welche seitens der Männer meist ignoriert werden.

	männlich	weiblich
unter 15 Jahren	31,9	36,1
15—20 „	27,5	36,5
21—25 „	27,5	36,0
31—40 „	35,3	44,8
41—50 „	43,5	37,7
51—60 „	53,2	44,7
über 60 Jahre	50,0	56,6

Besonders deutlich tritt diese Überkränklichkeit der weiblichen Arbeiter dann hervor, wenn die *Verletzungen* in Abzug gebracht werden oder wenn es sich um bestimmte Krankheitsformen handelt. Im ersteren Falle, also bei Abrechnung der Verletzungen, trafen bei den Frankfurter Krankheitskassen vorstehende Prozentsätze von mit Erwerbsunfähigkeit einhergehenden Erkrankungen.

Auch die Zahl der *Krankheitstage* ist beim weiblichen Geschlecht *erhöht;* kurz dauernde Erkrankungen sind bei den männlichen Kassenmitgliedern viel häufiger als bei den weiblichen (mit Ausnahme der höchsten Altersstufen, in denen die zahlenmäßigen Ergebnisse aus den oben angegebenen Gründen bei den weiblichen nicht ganz zutreffend erscheinen). — Daß bei den weiblichen Arbeitern außerdem bestimmte Krankheitsformen vorwiegen, ist begreiflich und durch die Statistik vielfach erwiesen. Beispielsweise trafen nach dem Jahresbericht der Berliner Ortskrankenkasse für Kaufleute (1908) von je 100 mit Erwerbsunfähigkeit einhergehenden Krankheitsfällen und -tagen:

	männlich				weiblich			
	Krankheitsfälle		Krankheitstage		Krankheitsfälle		Krankheitstage	
	1907	1908	1907	1908	1907	1908	1907	1908
Störungen der Entwicklung und Ernährung	3,19	3,68	2,18	3,50	19,22	18,16	18,24	17,26
Krankheiten des Nervensystems .	14,29	14,00	14,00	17,76	10,72	10,13	13,99	12,41
Krankheiten der Verdauungsorgane	14,51	14,51	14,18	9,85	15,70	16,85	11,68	12,39
	31,99	31,86	30,79	31,11	45,64	45,14	43,91	43,06

Bei der Leipziger Ortskrankenkasse spielen ebenfalls Erkrankungen des Blutes und der Verdauungsorgane eine bemerkenswerte Rolle für die weibliche Morbidität.

Schließlich sind noch kurz die gesundheitlichen Verhältnisse der *jugendlichen Arbeiter* zu erörtern. Mehrfache Untersuchungen haben einwandfrei ergeben, daß die Erkrankungshäufigkeit der Jugendlichen fast stets sowohl in der Gesamtheit aller Berufe, als auch in den einzelnen Berufen *erhöht* ist. Vergleiche die Statistik der Leipziger Ortskrankenkasse auf S. 217.

Von den einzelnen Krankheitsformen sind Krankheiten der äußeren Bedeckungen und der Verdauungsorgane besonders häufig anzutreffen. Die ziemlich hoch einsetzende Morbidität erreicht erst gegen das 30. Lebensjahr ihren tiefsten Punkt, um dann nochmals langsam etwas anzusteigen.

Allerdings sind die Erkrankungen meist nicht von langer Dauer, also keine konstitutionellen Leiden. Eine erhebliche Bedeutung haben hier die *Verletzungen bzw. Betriebsunfälle*, begünstigt einerseits durch ungenügende körperliche Entwicklung, durch Mangel an Widerstandskraft und Energie, welche die Erkrankung begünstigen und selbst bei geringfügigen Affektionen eine Arbeitsunterbrechung veranlassen, andererseits durch Unerfahrenheit und Ungeschicklichkeit bzw. Leichtsinn gegenüber den verschiedenartigen Berufsgefahren. Daneben vermögen noch Mängel der Lebensführung (mangelhafte Verpflegung und Unterkunft, selbstverschuldete Exzesse u. dgl.) den Ausbruch der Erkrankung zu begünstigen. Auch die *abnehmende Wehrfähigkeit* der jugendlichen Arbeiter und die in den Großstädten Preußens während der letzten Jahre beobachtete Erhöhung der Sterbeziffer für die männlichen Jugendlichen von 4 auf 4,3 Mille lassen auf die bestehende gesundheitliche Beeinträchtigung zurückschließen.

Die Morbidität der *weiblichen Jugendlichen* ist in den Berufen mit ungefährer gleicher Arbeitsleistung beider Geschlechter wiederum ungünstiger als die der männlichen, wobei die Krankheiten der Verdauungsorgane, des Blutes, der Entwicklung und der äußeren Bedeckungen besonders häufig sind.

Hohe Kränklichkeit hat auch meist hohe *Invalidität* im Gefolge. Über die Hauptursachen der Invalidität und die Beteiligung der Geschlechter an denselben gibt die nebenstehende Zusammenstellung Auskunft. In Deutschland wurden vor dem Kriege über 900000 *Invalidenpensionen* im Jahre bezahlt, also an etwa $1^1/_2$% der Einwohner. Die *Invaliditätsursachen* waren wie nebenstehend.

	männlich %	weiblich %
Körperschwäche, Blutarmut	16,7	8,9
Luftwege (ohne Tbc.)	15	22,1
Lungentuberkulose	15	9,5
Gelenkrheumatismus	6,2	8,5
Herz- und Blutgefäße	6	8,6
Bewegungsorgane	5	5,2
Augen	3,8	3,1
Obere Luftwege	3,7	2,2
Verdauungswege	3	3,1
Krebs und andere Geschwülste	2,5	2,7
Gehirnblutung und Verwandtes	2,5	1,7

Bisher wurde die Beteiligung der einzelnen *Berufe* noch nicht in Betracht gezogen. Die nachstehenden Tabellen bringen Material aus der *speziellen Berufsstatistik*, zumeist aus der Leipziger Ortskrankenkasse. Einige kurze Erläuterungen sollen anschließend folgen.

Berufsart	Ein Jahr unter Beobachtung stehende Personen	Erkrankungen mit Erwerbsunfähigkeit auf 100 Personen			Sterbefälle auf 1000 Personen		
		15—34	35—54	55—74	15—34	35—54	55—74
I. Hohe Morbidität und Mortalität.							
Steinmetzen	7 824	50,0	57,6	82,0	5,8	27,6	68,3
Handel mit Hadern, Abfällen	417	46,6	59,9	118,2	8,4	24,0	181,8
Metallschleifer, -polierer	1 672	52,9	56,0	76,2	3,3	23,4	63,5
Bierbrauer	5 927	49,3	63,8	111,6	5,3	22,3	46,5
Zement-, Kalkfabriken	476	52,5	69,4	96,1	8,3	16,4	—
Küfer	2 236	47,2	62,0	77,1	4,7	23,2	30,5
Papier- und Pappefabriken	3 118	67,9	77,7	110,1	4,6	13,9	67,1
Holzbearbeitungsfabriken	4 683	52,1	56,1	79,2	3,6	13,6	50,9
Straßenreiniger usw.	16 672	46,8	59,1	77,6	4,6	16,1	47,7

(Fortsetzung.)

Berufsart	Ein Jahr unter Beobachtung stehende Personen	Erkrankungen mit Erwerbsunfähigkeit auf 100 Personen			Sterbefälle auf 1000 Personen		
		15—34	35—54	55—74	15—34	35—54	55—74
II. Niedere Morbidität, hohe Mortalität.							
Magaziner usw.	3 437	33,2	41,2	72,0	5,1	13,9	63,6
Gummiwarenfabriken	2 228	48,4	38,1	47,6	7,8	13,6	47,6
Wachs- und Ledertuchfabriken	3 251	31,7	40,7	60,3	6,0	16,4	53,1
Metallwarenfabriken	2 165	44,4	34,9	64,1	5,3	14,2	76,9
Tabakfabriken	2 578	38,3	35,1	43,1	6,6	17,3	33,0
Tapezierer, Polsterer	5 251	30,2	44,4	42,6	5,0	19,1	37,0
Schneider (nicht in Konf.)	9 800	24,6	35,5	45,2	6,9	13,3	37,5
Schuhmacher	11 641	27,4	33,0	47,5	4,8	14,8	49,5
Kellner	17 392	24,6	31,9	48,4	4,3	16,5	35,4
III. Hohe Morbidität, niedere Mortalität.							
Tiefbauarbeiter	8 838	61,4	84,1	91,5	3,3	13,9	36,1
Hilfsarbeiter im Maurergewerbe	36 603	65,9	76 5	86,3	3,5	14,4	28,9
Asphaltwerke	5 039	58,7	72,8	66,8	3,8	13,3	21,1
Gasanstalten	3 028	75,6	60,6	57,0	2,8	6,8	46,9
Steinsetzer, Asphaltierer	9 048	47,9	65,3	81,9	3,5	11,8	24,5
Ziegeleien, Tonröhrenfabriken	4 633	54,8	65,1	78,6	1,7	10,0	45,5
Eisengießerei, Maschinenfabriken	32 146	60,9	61,1	80,2	4,2	11,3	36,7
Schlosser	78 715	46,0	46,0	63,5	3,9	9,9	44,5
Schmiede	11 337	47,0	60,1	78,3	2,5	11,2	23,8
Sägewerke, Holzspaltereien	2 756	59,7	58,9	59,6	4,2	6,5	29,2
IV. Niedere Morbidität und Mortalität.							
Bureau- und Kontorpersonal	82 210	20,1	23,4	31,9	5,8	11,3	31,6
Müller	1 193	27,3	29,5	62,4	4,5	4,7	32,3
Metzger	7 025	30,7	30,0	40,2	2,4	14,4	8,9
Maschinisten, Heizer	7 112	31,5	33,7	46,1	2,9	10,2	32,1
Sattler	6 285	32,2	34,5	51,8	4,1	7,4	11,8
Maurer	60 339	35,7	40,2	50,3	3,7	9,8	26,0
Schreiner	43 654	36.4	38,0	52,0	4,3	10,5	32,8
Alle Berufe	952 674	36,6	44,4	59,1	4,4	12,0	35,3

Allerdings setzt die Deutung der vorgenannten Zahlen eine vorsichtige Berücksichtigung aller inneren und äußeren Berufs- und Umweltsbedingungen voraus, da sonst Fehlschlüsse unvermeidlich werden. Ein Beispiel mag die nachstehende Zusammenstellung geben.

Leipziger Ortskrankenkasse	Krankheitshäufigkeit von 100 Arbeitern erkrankten Prozent	Insgesamt		Relative Krankheitswahrscheinlichkeit
		Krankheitsdauer jedes Falles an Tagen	Krankheitswahrscheinlichkeit, d. h. auf 100 Arbeiter kommen Krankheitstage	
Alle Arbeiter männlich	39,6	21,6	855	100
Alle Arbeiter weiblich	41,8	24,6	1030	120
Maurer	38,1	20,4	772	90
Tischler	37,6	21,6	810	96
Dienstmänner	29,3	21,2	621	73
Maler und Lackierer	43,1	23,6	1017	119
Maschinenfabrikarbeiter	61,6	19,3	1184	135
Gärtner	42	24,2	1020	119
Schneider (ausschl. Konfektion)	26,9	26,5	715	83
Fleischer	30,75	18,8	577	67
Chemische Fabriken	46,4	20,9	947	117

„Auf den ersten Blick erscheinen nach dieser Statistik die Fleischer (577 Tage) besonders gut gestellt in hygienischer Beziehung, es reihen sich nahe daran die

Dienstmänner (621), es folgen Schneider, Maurer, Tischler. Nun kommt der Durchschnitt 854,9. Es schließen sich an chemische Industrie, die Maler und Lackierer und genau gleich belastet die Gärtner (!) und den Schluß machen die Maschinenfabrikarbeiter mit fast absolut der doppelten Krankheitsfrequenz wie die Fleischer. Das kann unmöglich ein Bild der gesundheitlichen Gefährlichkeit dieser Berufe sein, schon deswegen nicht, weil die vielfach auf kleinere Verletzungen zu beziehenden Arbeitsversäumnisse der Maschinenfabrikarbeiter eine viel geringere Bedeutung für die Gesundheit des ganzen Körpers haben als etwa chemische Vergiftungen. Es sind also Krankheitstage durch Verletzungen und innere Erkrankungen getrennt zu behandeln. Hier war einmal gründlich auf die Gefahr hinzuweisen aus Zahlen falsche Schlüsse zu ziehen" (K. B. LEHMANN). Im übrigen begegnen wir bei manchen der in den vorstehenden Tabellen angeführten Berufe einer einseitigen Erhöhung der Erkrankungsziffern — oder einer Steigerung der *Krankheitstage*-Zahl (mit oder ohne Erwerbsfähigkeit) — oder einer einseitigen Erhöhung der *Sterbeziffern* — oder einer Steigerung der *Krankheits*- und *Sterbeziffern* zusammen. Diese Beobachtungen können z. T. für *alle* Altersklassen, z. T. nur für einzelne Altersklassen zutreffen. Bei anderen Berufen findet sich nur eine auffällige Häufung gewisser *Krankheitsformen*, die anderwärts kaum beobachtet werden, oder *eigenartige Lokalisationen* von Krankheitsformen.

Für einige Berufe und Krankheitsformen ergeben sich für die Altersgruppe 35—54 Jahre die folgenden Zahlen.

Berufsart	Erkrankungen mit Erwerbsunfähigkeit auf 100 Personen an				Sterbefälle auf 1000 Personen an			
	Tuberkulose	Krankheiten der Atmungsorgane	chron. Muskel- u. Gelenkrheumatismus	Unfall	Tuberkulose	Krankheiten der Organe der Atmung	Verdauung	des Kreislaufs
Bierbrauer	1,2	6,2	12,4	15,3	2,8	4,5	3,3	4,5
Steinmetzen	5,6	12,2	7,5	10,4	17,8	6,4	0,5	1,5
Schneider	1,4	5,8	5,1	3,2	5,6	3,5	—	0,7
Schuhmacher	1,2	6,2	3,9	3,0	4,1	1,0	1,0	1,0
Kellner	1,1	5,1	4,7	4,2	6,7	2,5	1,4	1,4
Polygraph. Gewerbe	1,4	4,5	4,0	3,0	4,0	1,3	0,5	1,0
Papierfabriken	1,1	11,4	11,2	25,4	4,0	3,0	2,0	—
Tabakfabriken	1,3	5,5	5,3	2,3	6,9	2,3	1,1	1,2
Eisengießerei usw.	0,7	8,0	8,3	17,0	2,0	3,3	0,7	0,7
Schlosser	1,1	6,1	5,6	9,3	3,0	1,8	0,7	1,0
Schmiede	1,3	6,7	9,9	17,7	3,5	2,8	0,7	0,4
Bureaupersonal	0,9	3,7	2,5	1,8	2,3	2 2	0,8	1,9
Maurer	0,6	5,8	6,5	9,5	1,9	2,0	0,8	1,0
Schreiner	1,0	5,7	4,5	7,0	3,8	2,0	0,7	1,0
Alle Berufe	1,0	6,6	6,2	9,6	3,3	2,4	0,9	1,1

Die von TELEKY durchgeführte Bearbeitung der Rheinischen Krankenkassenstatistik erbrachte zu folgende Ergebnisse:

„Unter den *Männern* in der Großeisenindustrie wird die Tuberkulosehäufigkeit sehr stark herabgedrückt durch Selbstauslese und ärztliche Voruntersuchung, welche beide in der Metallverarbeitung nicht so deutlich zur Wirkung kommen. Die Verletzungshäufigkeit ist über dem Durchschnitt in der Schwerindustrie, erscheint noch etwas höher als in dieser in der Metallverarbeitung; ganz besonders groß ist sie in der untersten Altersklasse. Die Gesamterkrankungshäufigkeit der Metallindustrie überragt im allgemeinen den Durchschnitt der übrigen Arbeiterschaft. Auch die Sterblichkeit ist eine recht hohe, insbesondere vom 50. Lebensjahre an. Alle diese Momente machen es wahrscheinlich, daß an der unterdurchschnittlichen Besetzung der höheren Altersgruppen nicht nur das Bedürfnis der Betriebe nach besonders kräftigen Arbeitern, sondern auch der frühzeitige Aufbrauch derselben schuld ist.

Die männlichen Textilarbeiter stehen mit ihrer Erkrankungshäufigkeit fast überall unter dem Durchschnitt, oft sehr erheblich. Die Tuberkulosehäufigkeit entspricht ungefähr dem Durchschnitt, die Zahl der Verletzungen ist sehr klein. Aus dieser geringen Erkrankungshäufigkeit, der geringen Sterblichkeit, der starken Besetzung der höheren Altersklassen können wir wohl den Schluß ziehen, daß die Kräfte der männlichen Textilarbeiter nicht rasch aufgebraucht werden.

Die Erkrankungshäufigkeit der *Frauen* ist meist höher, öfters beträchtlich höher als die der Männer, obwohl die Zahl der Verletzungen bei ihnen beträchtlich geringer ist. Doch ist meist erst vom 3. Jahrzehnt an die Erkrankungshäufigkeit der Frauen eine beträchtlich größere. In höherem Alter verringert sich die Differenz wieder. Die höhere Erkrankungshäufigkeit der Frau hängt eng zusammen mit ihrer Geschlechtsfunktion, aber nicht nur mit ihrer rein physischen, sondern wohl auch mit der durch diese bedingten sozialen und wirtschaftlichen.

Die Erkrankungshäufigkeit der Textilarbeiterinnen ist groß, überragt meist den Durchschnitt der Frauen und überragt sehr stark die günstige Erkrankungshäufigkeit der männlichen Textilarbeiter; mag man auch mit Rücksicht auf die nicht ungünstige Sterblichkeit der Textilarbeiterin die Wirkung rein äußerlicher, die Krankmeldung steigernder Momente hoch anschlagen, so erscheint es doch, als ob dieser einzige industrielle Beruf, der als Lebensberuf der Frau anzusehen ist, schwere Opfer an Gesundheit fordert, die allerdings wohl weitgehend durch die Doppelbelastung mit Fabrik- und Hausarbeit bedingt sind.

Durchwegs hoch ist bei den Frauen auch die Erkrankungshäufigkeit in der Nahrungs- und Genußmittelindustrie, in der auch zahlreiche Verletzungen vorkommen. Groß ist auch die Zahl der Verletzungen im Vervielfältigungsgewerbe, hier sogar in der untersten Altersstufe größer als die der Männer. Günstiger als in den Industrieberufen ist die Erkrankungshäufigkeit im Handelsgewerbe, sowie in den eigentlichen Bureauberufen. Überall steht — allerdings unter starker Mitwirkung der die Krankmeldung hemmenden Momente — das Personal für häusliche Dienste günstig.

Eine wesentliche Rolle spielen in der Erkrankungshäufigkeit der Frauen allgemeine Erschöpfungszustände, Blutarmut, die Tuberkulose und die Erkrankungen der Geschlechtsorgane. Die Zahl der Fehlgeburten ist sehr groß. Nach unseren Ausweisen abortieren jährlich fast 5 v. H. der im Alter von 20—40 Jahren Befindlichen. Unter den industriellen Arbeiterinnen, hier wieder besonders unter den Textilarbeiterinnen, ist die Fehlgeburt häufiger als unter den anderen Berufsgruppen.“

Als *Hauptursachen* der abnormen Erkrankungs- bzw. Sterblichkeitsverhältnisse können wir feststellen: erhöhte Unfallgefährdung, Staub- oder Giftarbeit, Beschäftigung in geschlossenen Arbeitsräumen oder bei hohen Temperaturen, u. U. besonders anstrengende Arbeit. Begünstigend wirkt vielfach der bei manchen Berufsarten bestehende Alkoholmißbrauch; maßgebend sind vor allem die Beziehungen zur Lungentuberkulose.

Bei Betrachtung der einzelnen Berufe der Gruppe I (Tab. S. 212) finden wir folgende spezifische Schädlichkeiten: Witterungseinflüsse und Verletzungen (Tiefbauarbeiter und Steinbrucharbeiter), schwere Arbeit, Feuerarbeit, Unfälle (Arbeiter in Eisengießereien), Arbeit in Staub, in geschlossenen Räumen, Unfälle (in Holzzurichtereien), Blei, z. T. Arbeit in geschlossenen Räumen (Schriftsetzer und Schriftgießer, Maler), usw. Da es sich bei den hochbelasteten Berufen kaum um eine Auslese besonders schwächlicher Individuen handeln kann, liegt in ihrer hohen Kränklichkeit bzw. Sterblichkeit der Beweis, daß diese Berufe die Lebenskraft besonders schnell aufzehren. Bei den Freiluftarbeitern spielen, wie zu erwarten, unter den *Todesursachen* die Krankheiten der Atmungsorgane die Hauptrolle. Die Tuberkulosesterblichkeit ist bei ihnen charakteristischerweise nur in der 55—57 jährigen Altersklasse höher als bei der Allgemeinheit. Dagegen ist die Tuberkulose die typische Berufskrankheit der Steinmetzen. Ihr fallen im besten Mannesalter (35—54 Jahre) 17,77$^0/_{00}$ dieser Arbeiter in Leipzig zum Opfer, das sind 14,45$^0/_{00}$ mehr als bei der Allgemeinheit der männlichen Pflichtmitglieder. Bei den Bierbrauern treten die Herzkrankheiten als Todesursache in den Vordergrund. Bei den Arbeitern in Papierfabriken entfällt die Übersterblichkeit wesentlich auf die 55—74 jährige Altersklasse. Erkrankungen der Atmungsorgane, Tuberkulose aller Art und Verletzungen, und unter diesen wiederum die Betriebsunfälle sind es, welchen in erster Linie für dieses Mortalitätsplus verantwortlich sind. Was die Art der *Erkrankungen* betrifft, so kommen bei den Bierbrauern die Folgen des Alkohols, Rheuma, Verletzungen, bei den Feilenhauern, Blei- und Zinngießern besonders die Folgen der Bleivergiftung in Betracht; bei den Papier- und Pappefabriken sind Erkrankungen der Atmungsorgane und Rheumatosen häufig, ebenso bei den Eisarbeitern und Straßenreinigern, die sich zum Teil aus minderwertigem Menschenmaterial rekrutieren. Die Hadern- und Abfällesammler, die gleichfalls auf niedriger sozialer Stufe stehen, leiden häufig an Hautkrankheiten, Rheumatismen und Verletzungen. Bei den Steinmetzen und Metallpolierern treten noch Verletzungen, anderweitige Erkrankungen der Luftwege, bei den Steinhauern speziell Rheumatismen hinzu.

Im Gegensatz zu den genannten hochbelasteten Berufsarten finden wir bei anderen zum Teil erhebliche Differenzen zwischen Erkrankungs- und Todeshäufigkeit. Bei den Berufen mit niederer Erkrankungsziffer und trotzdem hoher Mortalität (Gruppe II) handelt es sich vor allem um Berufe mit hoher Tuberkulosebelastung, in denen jedoch auch im Falle einer Erkrankung noch längere Zeit weitergearbeitet werden kann. Demgegenüber haben die Berufe der Gruppe III relativ kleine Tuberkuloseziffern, also geringe Sterblichkeit; hingegen finden sich häufig vorübergehende Magenstörungen, Rheumatismus, Verletzungen; bei den Bau- und Ziegeleiarbeitern sind insbesonders auch Erkältungskrankheiten der Luftwege recht häufig. Bei der Gruppe IV begegnen wir den gut genährten und kräftigen Arbeitern der Lebensmittelindustrie, dem körperlich weniger beanspruchten Bureaupersonal sowie den Buchdruckern usw.; auch die Unfallgefährdung ist hier keine besonders hohe.

Für die im vorhergehenden Abschnitt im allgemeinen erörterte erhöhte Kränklichkeit der *weiblichen Arbeiter* gibt die nachstehende Zusammenstellung aus verschiedenen Berufen nach dem Material der Leipziger Ortskrankenkasse einen Beleg.

Beruf	Zahl der 1 Jahr unter Beobachtung Stehenden	Auf 100 Arbeiterinnen Krankheitsfälle mit Erwerbsunfähigkeit		Auf 100 Arbeiterinnen von 15—34 Jahren erkrankten jährlich an					
				Blutarmut	Krankheiten der Organe der		des Nervensystems	Vergiftung	Unfall
		15—34	35—54		Atmung	Verdauung			
Handel mit Hadern	1 074	94,0	73,8	8,2	18,4	18,7	1,6	—	—
Holzpoliererinnen	288	71,0	115,8	9,0	8,2	12,7	1,2	0,4	—
Papierfabriken	811	62,7	57,0	10,5	6,1	16,1	1,2	0,2	—
Gummiwarenfabriken	2 292	60,6	49,7	10,4	6,0	13,3	3,2	1,9	—
Chemische Industrie	2 236	58,2	68,4	11,7	5,1	12,8	1,2	0,1	4,9
Metallpoliererinnen	738	57,1	53,2	7,4	5,6	11,1	2,0	7,0	—
Metallwarenfabriken	4 623	56,4	70,3	6,9	5,5	12,2	1,7	0,1	8,0
Textilindustrie	28 193	55,4	67,2	8,4	6,0	12,9	1,5	—	3,8
Buchbinderei	23 720	48,7	48,5	9 8	5,5	9,9	1,6	—	3,5
Polygraphisches Gewerbe	26 151	45,9	50,4	8,9	5,0	10,0	1,3	0,4	3,7
Tabakarbeiterinnen	2 217	45,1	54,9	7,0	5,7	10,1	1,2	—	—
Nähterinnen (in Konfektion)	21 429	36,1	46,6	9,3	4,1	8,0	1,3	—	1,5
Wäscherinnen, Büglerinnen	5 504	36,0	40,2	6,6	3,8	7,6	1,2	—	2,2
Nähterinnen (nicht in Konfektion)	15 685	32,2	42,0	6,9	3,6	6,9	1,1	—	1,3
Putzmacherinnen	7 624	32,1	32,7	8,8	4,1	6,4	1,1	—	0,9
Köchinnen	7 933	30,6	48,0	3,2	2,1	4,5	0,9	—	3,4
Ladnerinnen	22 193	30,4	19,0	7,0	3,4	6,4	1,2	—	1,3
Kellnerinnen	4 129	29,6	24,2	2,3	3,3	5,7	1,0	0,1	1,5
Bureaupersonal	12 069	23,2	23,1	5,4	2,9	5,1	1,4	—	0,9
Alle Berufe	259 582	40,4	51,8	7,4	4,4	8,6	1,2	0,1	2,7

Diese erhöhte Anfälligkeit zeigt sich auch in der österreichischen Krankenkassenstatistik (1891—95), wo Prinzing nachstehende Zahlen berechnete, wobei die Erkrankungshäufigkeit aller berufstätigen Männer = 100 gesetzt ist.

Berufe (15—60 Jahre)	männlich	weiblich
Schneider	56	61
Buchbinder	60	80
Handschuhmacher	71	91
Ziegeleien, Zementfabriken	101	91
Textilarbeiter	80	92
Holzwarenfabrikation	108	93
Bekleidung	86	96
Zündholzfabrikation	101	102
Tonwaren-, Porzellanfabrikation	93	105
Tabakfabriken	—	109

Die oben erwähnte erhöhte Kränklichkeit der *Jugendlichen* findet u. a. durch die beiden nachstehenden Tabellen (Leipziger Ortskrankenkasse) ihre Bestätigung. Die Altersklasse 15—19 weist hier fast durchweg die höchsten Krankheitsziffern auf.

Berufsgruppen bzw. Art, Altersklasse	Krankheitsfälle auf 100 Mitglieder		Krankheitstage auf 1 Mitglied	
	männlich	weiblich	männlich	weiblich
Verfertigung von musikalischen und Zeitinstrumenten:				
15—19 Jahre	42,6	42,4	7,5	7,9
20—24 „	34,2	46,4	6,9	10,3
25—29 „	30,6	54,9	6,7	14,2
Metallverarbeitung:				
15—19 Jahre	53,5	45,0	8,1	8,3
20—24 „	46,7	58,9	7,8	12,2
25—29 „	43,4	68,7	8,2	16,7
Papierindustrie:				
15—19 Jahre	42,3	43,0	7,3	8,7
20—24 „	39,0	51,3	8,3	12,0
25—29 „	36,0	58,2	8,5	15,7
Polygraphisches Gewerbe:				
15—19 Jahre	37,8	42,2	6,5	8,5
20—24 „	34,8	47,3	8,2	11,2
25—29 „	32,1	52,1	8,5	13,9
Steinbearbeitung:				
15—19 Jahre	54,0	—	7,9	—
20—24 „	46,9	—	7,4	—
25—29 „	48,5	—	10,9	—
Textilindustrie:				
15—19 Jahre	41,1	44,3	6,6	8,6
20—24 „	35,2	54,6	6,3	11,7
25—29 „	39,4	65,7	7,1	15,9
Zement- und Kalkindustrie:				
15—19 Jahre	59,0	—	9,1	—
20—24 „	55,8	—	8,4	—
25—29 „	57,3	—	9,7	—
Schlosser:				
15—19 Jahre	53,0	—	7,8	—
20—24 „	44,1	—	7,3	—
25—29 „	39,6	—	7,9	—
Zink-, Stahl- und Kupferdrucker:				
15—19 Jahre	41,6	—	7,0	—
20—24 „	28,2	—	5,4	—
25—29 „	28,6	—	5,8	—
Versicherungspflichtige Mitglieder aller Berufe insgesamt:				
15—19 Jahre	37,3	35,4	6,2	7,5
20—24 „	35,4	40,4	6,6	9,5
25—29 „	25,5	46,3	7,0	12,1

Besonders groß ist die *Unfallziffer* der Jugendlichen, zumal bei der Metallverarbeitung, Ziegelei, Papierverarbeitung, Bekleidungsindustrie, Müllerei, Fleischerei, beim Fuhrwerksbetrieb usw. Nach Abzug der Zahl der Verletzungen mindert sich bei manchen Berufen die erhöhte Morbiditätsziffer erheblich ab. Weitere Verletzungsfolgen stecken auch in den Zahlen für Zellgewebsentzündungen, Panaritien usw. Über den Anteil der Zahl der Verletzungen an der Morbidität gibt nachstehende Tabelle Auskunft; demnach entfallen auf 100 Mitglieder mit Arbeitsunfähigkeit verbundene Krankheitsfälle:

	Überhaupt				Ohne die Verletzungen			
	unter 15	15—24	25—34	35—44	unter 15	15—24	25—34	35—44
Maurer	46,1	36,4	35,1	38,2	29,5	25,2	26,9	29,2
Steinmetzen	55,8	50,8	49,1	56,3	35,7	33,6	38,5	45,4
Schreiner	46,0	38,3	34,7	35,4	33,2	28,0	27,5	28,5
Eisengießereien usw.	70,5	64,1	57,9	59,3	32,3	38,1	39,8	42,1
Gießer (ohne Zink und Blei)	55,8	47,8	36,6	50,7	31,4	33,8	27,9	41,2
Gürtler, Bronzeure	60,1	53,7	33,3	39,4	31,7	34,5	26,5	31,9
Schlosser	63,9	49,2	40,6	45,0	33,3	32,3	30,9	35,3
Bierbrauer	40,0	51,0	48,1	59,4	13,3	30,0	32,2	44,6
Essig-, Mineralwasserfabriken	75,0	42,0	30,8	32,9	50,0	39,8	24,2	26,4
Papierfabriken	80,0	73,2	64,7	70,7	40,0	47,4	44,9	45,7
Buntpapierfabriken	53,3	43,7	36,6	34,1	24,4	31,0	30,9	28,8
Buchdrucker	34,5	40,3	27,4	28,8	21,9	30,1	23,5	26,1

Die *weiblichen Jugendlichen* zeigen im allgemeinen eine höhere Kränklichkeit als die männlichen; diese „Mehrgefährdung" betrug auf je 100 Versicherte im Alter von 15—19 bei der Leipziger Ortskrankenkasse:

In der Textilindustrie	3,2 Fälle	bzw. 2,0 Tage
„ „ Bekleidungsindustrie	7,2 „	„ 2,3 „
Im Handelsgewerbe	6,9 „	„ 2,0 „

Über die engeren Beziehungen zwischen *Sterblichkeit und Berufstätigkeit* liegt eine Anzahl von Statistiken vor. Vgl. die folgenden Tabellen! Schwierigkeiten bietet oft die Deutung der Ergebnisse. BERTILLON glaubt einen Beruf als gesundheitsschädlich dann ansprechen zu müssen, wenn während des Jünglingsalters die Sterblichkeit in diesem Berufe hinter der allgemeinen Sterblichkeit zurückbleibt, im Mannesalter dagegen sie überflügelt und wenn sich dies in mehreren Ländern wiederholt. Als Haupttodesursachen stellte er bei den verschiedenen belasteten Berufen fest: Tuberkulose und andere Lungenkrankheiten, Alkoholismus, Herzkrankheiten, Leber- und Nervenkrankheiten, Diabetes, Selbstmord, Unfälle. Einen sehr maßgebenden Einfluß auf die Berufssterblichkeit hat die *Lungentuberkulose*, wenn auch natürlich gewisse Ausnahmen vorkommen können (vgl. die nachstehende englische Statistik; hier z. B. bei Schlossern, Schneidern, Schustern, Tabakarbeitern hohe Tuberkuloseziffern und trotzdem nur mittlere Mortalität; bei Fischern, Ärzten geringe, aber trotzdem mittlere Sterblichkeit. Letztere wird eben durch andere Berufsgefährdung bedingt). BERTILLON fand hohe Tuberkulosesterblichkeit sowohl wie auch hohe Sterblichkeit überhaupt (auch an allen anderen Krankheiten) besonders bei Berufen, die dem *Alkoholmißbrauch* ausgesetzt sind; an zweiter Stelle sind gefährdet die Berufe, die mit *Blei* zu tun haben, es folgen dann die mit *Wettereinflüssen*, dann die *Taglöhner* aller Art und nun der Reihe nach *Metallarbeit*, *Weber* und die Berufe, die den Menschen dem Einfluß *organischen Kehrrichts- oder Abfalls* aussetzen. Bei den anderen Berufen gestaltete sich das Bild weniger übersichtlich und eindeutig.

Sterblichkeit der männlichen Kassenmitglieder im Alter von 15—60 in Österreich 1891—95 nach dem Beruf.

Art des Berufs	Von je 1000 Mitgliedern starben jährlich bei einem Alter von Jahren					Standard-Berechnung
	15—20	21—30	31—40	41—50	51—60	
Eisenbahnarbeiter	4,7	4,4	5,9	9,7	17,0	70
Metzger	2,0	3,8	6,9	13,1	16,6	71
Papierfabriken	4,7	6,4	6,7	10,1	21,1	84
Zündholzfabriken	4,1	7,9	8,1	12,7	13,7	90
Bauarbeiter	5,2	5,5	8,6	14,7	20,8	94
Chemische Industrie	7,4	6,1	7,6	13,1	20,5	95
Handlungsbedienstete	5,2	6,0	8,2	12,7	25,0	95
Holzwarenfabriken	6,3	5,8	9,3	14,7	19,9	98
Zuckerfabriken	6,5	6,3	8,5	13,6	23,0	99
Textilfabriken	6,8	7,7	9,2	13,3	22,7	106
Schuhmacher	6,5	7,9	10,8	11,9	24,9	109
Drechsler	5,5	8,5	10,6	15,5	18,8	110
Buchbinder	9,8	9,0	8,2	13,2	19,8	111
Eisen- und Metallwarenfabriken	7,0	8,0	8,6	15,7	25,1	112
Ziegeleien, Zementfabriken	7,5	7,7	9,8	16,4	20,2	112
Hüttenwerke	6,0	7,4	10,0	14,9	27,6	112
Fabriken für Bekleidungszwecke	4,4	7,4	10,6	16,4	29,6	115
Schneider	6,1	6,6	11,3	14,8	30,7	115
Bäcker, Zuckerbäcker	4,8	7,1	9,6	18,9	33,9	119
Glasfabriken	4,7	8,4	12,6	17,8	24,4	122
Lederfabriken	8,2	8,2	11,8	16,2	23,9	123
Schlosser, Schmiede usw.	5,4	8,9	11,9	16,3	31,1	126
Fabriken für Heizung, Beleuchtung	9,7	5,7	11,2	19,8	31,7	128
Schreiner, Wagner usw.	6,7	8,5	13,2	15,6	31,7	130
Fuhrleute, Kutscher	4,8	7,1	11,6	24,2	32,1	132
Brauereien, Brennereien (Großbetriebe)	6,8	5,8	13,3	24,3	28,9	133
Gold- und Silberarbeiter	12,5	11,9	11,0	16,0	18,3	137
Sattler usw.	6,8	10.9	13,3	17,7	26,2	138
Tonwaren, Porzellanfabriken	4,9	7,4	11,2	22,5	42,9	139
Handschuhmacher	9,1	11,1	13,2	25,1	23,4	155
Polygraphische Gewerbe:						
Kleinbetriebe	11,1	13,1	14,4	18,7	32,3	164
Großbetriebe	11,5	10,3	12,7	24,4	42,8	169
Alle männlichen Mitglieder	5,2	6,6	9,0	14,2	23,1	100

In *England* (1900—1902) kamen *Sterbefälle*:

Berufe	Auf 1000 Lebende							Standardberechnung	
	15—20 Jahre	20—25 Jahre	25—35 Jahre	35—45 Jahre	45—55 Jahre	55—65 Jahre	65 und mehr Jahre	für alle Sterbefälle	für Lungentuberkulose
a) Gewerbe.									
Gärtner, Samenhändler	1,5	2,5	3,8	5,4	9,6	22,1	75,9	56	47
Mälzer	—	2,8	4,2	8,4	11,9	33,0	125,2	77	56
Gerber	2,5	3,3	3,8	6,1	15,9	32,8	109,0	77	72
Wagner	1,6	3,0	5,5	8,0	13,4	31,5	116,5	81	76
Zimmerleute, Schreiner	1,7	3,4	4,8	8,3	15,6	30,9	95,8	82	81
Uhrmacher, Juweliere	2,0	3,9	5,2	8,6	16,7	32,8	98,3	87	102
Müller	1,1	2,9	3,8	9,2	18,1	35,2	113,9	89	69
Maurer	1,4	2,9	4,5	10,3	17,5	33,4	97,7	91	104
Bäcker, Zuckerbäcker	2,3	3,9	5,5	9,3	16,9	35,1	100,6	92	89
Buchbinder	1,9	6,0	6,0	10,3	15,6	35,0	104,7	93	148
Grobschmiede	1,8	3,0	5,2	9,4	17,1	37,1	109,4	94	85
Sattler	1,9	4,7	6,2	10,3	17,2	33,3	113,1	95	120
Kunstschreiner	2,6	3,8	5,5	10,3	18,2	35,0	107,6	96	123
Schlosser	2,1	3,3	5,1	8,9	18,0	39,2	105,9	96	120

(Fortsetzung.)

Berufe	Auf 1000 Lebende							Standardberechnung	
	15—20 Jahre	20—25 Jahre	25—35 Jahre	35—45 Jahre	45—55 Jahre	55—65 Jahre	65 und mehr Jahre	für alle Sterbefälle	für Lungentuberkulose
a) Gewerbe.									
Schuhmacher	2,7	5,2	6,6	10,4	18,3	34,2	106,9	98	146
Buchdrucker	3,2	6,1	6,6	10,8	18,6	33,9	95,9	99	161
Schneider	2,2	4,1	5,8	10,7	20,0	37,7	111,5	103	133
Maler, Glaser	2,0	3,8	5,8	12,0	22,2	40,7	104,3	111	115
Dachdecker	1,9	2,9	6,3	13,4	21,9	36,7	121,1	112	108
Metzger	1,6	2,8	6,1	12,5	22,1	42,3	120,7	115	98
Dreher, Küfer	1,9	4,6	6,6	12,2	25,8	39,3	111,9	118	146
Friseure	3,1	5,8	7,3	12,7	22,0	44,0	108,1	120	139
Kürschner	3,7	4,4	8,7	13,6	20,9	54,1	165,9	133	170
Kaminfeger	3,6	3,2	6,0	17,5	26,6	45,4	107,9	134	153
Bierbrauer	2,3	5,2	7,6	16,6	26,5	48,6	117,7	139	133
Töpfer, Steingutfabriken	2,6	3,7	5,5	15,0	32,5	58,9	134,8	149	153
Gastwirte	2,0	4,9	13,9	22,5	31,1	52,2	127,8	178	146
Kellner, Hausknechte usw.	3,0	6,0	14,5	27,6	35,1	43,9	103,0	188	292
b) Fabriken.									
Ziegeleien, Tonröhrenfabriken	2,4	4,0	4,0	6,8	12,8	23,1	97,5	65	41
Papierfabriken	3,5	4,0	5,6	6,8	11,5	28,7	110,2	73	79
Schiffbau	2,4	3,0	4,9	8,8	14,4	30,9	88,8	82	69
Gaswerke	2,9	3,6	5,1	8,4	17,4	32,9	103,0	88	76
Maschinenbau	2,0	3,8	5,7	9,4	19,7	41,8	99,4	91	88
Gummiwaren	2,8	5,5	6,7	10,5	20,7	35,0	24,1	103	131
Textilindustrie	2,6	4,6	5,6	9,7	19,8	43,4	142,5	106	102
Chemische Fabriken	1,8	4,0	5,0	9,7	21,7	43,3	102,7	107	53
Hutfabriken	2,9	6,2	6,8	11,6	21,2	42,6	132,0	114	151
Eisen und Stahl	2,9	4,7	7,0	12,3	23,0	43,2	132,7	119	101
Glasfabriken	3,2	5,3	7,0	14,0	24,7	44,6	127,3	126	152
Metallwaren	2,1	3,5	6,4	14,4	26,5	48,2	122,0	132	198
c) Bergbau.									
Alle Bergleute	3,2	4,5	5,2	8,2	15,3	38,3	128,6	90	—
Eisenerz	3,1	3,0	5,3	7,0	12,4	29,2	89,5	74	68
Kohlen	3,2	4,5	5,1	8,0	15,2	38,0	128,6	89	48
Blei	6,1	4,8	7,4	12,9	17,6	51,2	187,0	121	174
Kupfer	—	—	14,6	22,9	21,2	52,6	98,9	167	309
Zinn	1,5	5,5	13,3	27,1	38,4	69,9	157,3	213	439
d) Verschiedene Berufe.									
Ärzte	—	2,9	5,6	10,6	18,5	33,0	99,5	95	35
Richter, Anwälte	—	1,0	4,9	7,6	13,8	27,6	86,7	75	49
Pfarrer	—	1,7	2,7	4,1	9,8	23,4	82,6	52	30
Lehrer	2,2	4,0	3,6	5,5	12,8	27,9	100,7	67	61
Verkäufer	2,1	4,1	5,6	9,5	16,4	30,4	89,7	87	87
Landwirtschaft	2,0	3,3	4,2	6,0	10,7	22,1	92,4	60	46
Fischer	3,4	6,7	8,4	12,4	15,4	27,6	100,5	97	54
Alle Männer	3,5	4,8	6,4	10,9	18,7	34,8	94,6	100	100

Einer eingehenden Erläuterung dürften diese Tabellen entbehren können; im allgemeinen ist die Sterblichkeit der landwirtschaftlichen Arbeiter wesentlich günstiger als die der Industriearbeiter; Handel und Verkehr weisen nicht ungünstige Zahlen auf. Die freien Berufe (Beamte, Pfarrer, Lehrer) haben eine günstige, die Ärzte eine mittlere Sterblichkeit. Bei manchen Berufen kommt dem Alkohol ein deutlich nachzuweisender Einfluß zu. Der Einfluß der *Unfallgefährdung* geht aus der nachstehenden Tabelle deutlich hervor (England):

Berufe mit erhöhter Unfallsgefahr	15—20 Jahre	20—25 Jahre	25—35 Jahre	35—45 Jahre	45—55 Jahre	55—65 Jahre	über 65 Jahre	Standardberechnung überhaupt	Standardberechnung Unfälle
Fischer	3,4	6,7	8,4	12,4	15,4	27,6	100,5	97	220
Fuhrleute	2,8	4,3	6,9	13,5	20,9	40,7	124,7	115	203
Kutscher	1,9	3,6	6,6	13,4	21,9	40,5	118,3	116	115
Bootsführer	7,5	8,0	8,6	15,1	25,3	44,3	138,3	133	397
Dock- und Kaiarbeiter	2,1	5,3	10,0	18,1	27,7	45,9	97,7	148	180
Seeleute (Handelsdienst)	7,2	11,0	13,9	19,8	29,6	45,9	112,3	165	436
Alle Männer	3,5	4,8	6,4	10,9	18,7	34,8	94,6	100	100

Bei den sogenannten „*Schwächlingsberufen*" findet sich oft schon eine hohe Sterblichkeit in den *ersten* Jahren der Berufstätigkeit, verursacht durch den Zugang schwächlicher bzw. kränklicher Individuen, weiterhin gefördert durch ungünstige Berufseigentümlichkeiten (Haltungsanomalien, Arbeit in geschlossenen Räumen, Staub usw.). Beispielsweise starben nach der Statistik der Leipziger Ortskrankenkasse auf je 100 Berufszugehörige:

	15—34 Jahre	35—54 Jahre	55—74 Jahre
Bureau- und Kontorpersonal	5,8	11,3	31,6
Buchbinder	5,1	11,0	26,7
Schriftsetzer	6,1	10,2	30,3
Uhrmacher	5,1	12,8	25,0
Schuhmacher	4,8	14,8	49,5
Papier- und Pappefabriken	4,6	13,9	67,1
Schneider	6,9	13,3	37,5
Alle Berufe	4,4	12,0	35,3

Wie bereits erwähnt, geben auch *die Veröffentlichungen der Lebensversicherungen* Einblicke in die Mortalität gewisser, allerdings gesiebter Berufsgruppen. Die Gothaer Lebensversicherungsbank gab nachstehende Zusanmmenstellung; wird die erwartungsmäßige Sterblichkeit überhaupt und die an einzelnen Krankheiten oder Krankheitsgruppen = 100 gesetzt, so betrug die tatsächliche Sterblichkeit an

	Infektionskrankheiten	Tuberkulose	Krankheiten der Atmungsorgane	Krankheiten der Verdauungsorgane	Gehirnschlag, Herz-, Nierenkrankheiten	Unfall	Alle Sterbefälle
Gymnasiallehrer	63	67	70	69	102	55	84
Evangelische Geistliche	94	48	83	62	114	34	86
Elementarlehrer	78	100	99	82	83	74	88
Forstleute	84	73	91	84	92	143	88
Landwirte	107	65	95	108	107	147	99
Ärzte	146	80	94	48	147	90	111
Katholische Geistliche	96	—	90	—	148	—	113
Gastwirte	169	179	111	236	153	—	152
Bierbrauer	175	125	110	167	185	235	154

Die Sterblichkeit des *weiblichen Geschlechts* ist im allgemeinen fast überall kleiner als die des männlichen, letzteres ist besonders in industriellen Ländern der Fall, wo die männlichen Arbeitskräfte vorwiegend beschäftigt und aufgebraucht werden, während dort, wo die Frau an der Erwerbstätigkeit beteiligt ist (also auch in den kulturell tiefstehenden Agrarstaaten), die Sterblichkeit beim Weibe ansteigt. In dem Maße, als die Frau industrielle Arbeit leisten muß, erhöht sich auch ihre Mortalität gegenüber der nichtberufstätigen weiblichen Bevölkerung. Eine Bestätigung hierfür finden wir sowohl in der österreichischen Statistik von 1891—1895 als auch in den Erhebungen der Leipziger Ortskrankenkasse. Die Mortalität der (nur berufstätigen) weiblichen Mitglieder der Ortskrankenkasse Leipzig zeigt gegenüber derjenigen der weiblichen Reichsbevölkerung in den Altersklassen 20—35 und 45—50 eine Übersterblichkeit, dagegen in den übrigen Altersklassen eine zum Teil beträchtliche Unsterblichkeit. Als Erklärung für die Übersterblichkeit dürfen wir mit Recht die Einflüsse der Doppelbelastung von Berufs- und Geschlechtsleistung ansprechen: im Alter von 20—35 Jahren die Gebärtätigkeit, zwischen 45—50 Jahren das Erlöschen der Geschlechtsfunktion.

Diese ungünstige Einwirkung der Erwerbsarbeit (neben der Gattungstätigkeit) vermag sich unter Umständen derart zu verdichten, daß selbst eine Erhöhung der Sterbeziffer der weiblichen Arbeiter gegenüber den männlichen eintreten kann. So berechnete Prinzing aus dem Materiale der österreichischen Statistik, daß auf 1000 Lebende starben:

Altersgruppen	15—20 Jahre	20—30 Jahre	30—40 Jahre	40—50 Jahre	50—60 Jahre	Standard
aller männlichen Arbeiter	5,2	6,6	9,0	14,2	23,1	100
aller weiblichen Arbeiter	8,1	9,2	10,0	12,4	17,1	109

In der Leipziger Statistik sehen wir die Mortalität beider Geschlechter unter 15 Jahren gleich groß, vom 15. bis 34. Lebensjahre zeigen die Frauen eine Übersterblichkeit, welche zwischen 24 und 29 Jahren 1,09‰ zwischen 30 und 40 Jahren 0,70‰ beträgt — die Folgen zunächst der geschlechtlichen Entwicklung, die das Allgemeinbefinden der Mädchen in hohem Grade alteriert, später der Gebärtätigkeit —, beide Momente beeinflußt durch die Berufsarbeit. Vom 35. Jahre ab wird allerdings die Sterbkeit der Frauen wesentlich geringer als die der Männer, schließlich beträgt die Differenz in der Altersklasse 70—74 16,87‰ zugunsten der Frauen.

Neues und wertvolles Material bringt die *Niederländische Statistik*. Die nachstehende Tabelle vergleicht die Sterblichkeit der großen Berufsgruppen in den Niederlanden mit der in England.

I. Auf 1000 berufstätige Sterbefälle in den *Niederlanden* 1908—1911		Sterblichkeit in Gewerbe und Industrie bei Landwirtschaft = 100	Alter	II. Auf 1000 berufstätige Sterbefälle in *England* (1900—1902)		Sterblichkeit in den industriellen Bezirken, wenn in den landwirtschaftlichen = 100
Gewerbe und Industrie	Landwirtschaft einschl. Gartenbau u. Viehzucht			Industrie-Bezirk	Landw.-Bezirk	
4,22	4,02	105	25—30	6,47	5,16	123
5,43	5,45	100	35—45	12,26	7,17	171
10,36	9,70	107	45—55	22,12	11,73	188
25,31	22,30	113	55—65	39,18	23,53	124

Wir finden in den Niederlanden (I) zunächst die Sterblichkeit in Gewerbe- und Industrie in allen Altersklassen (mit Ausnahme der geringfügigen Differenz im Alter von 35—44 Jahren) prozentual und nach Standard deutlich erhöht; allerdings sind die Unterschiede nicht sehr beträchtlich, da die Sterblichkeit in Gewerbe und Industrie der Niederlande relativ gering ist beispielsweise im Vergleich zu England (II); *hier* springen die grundlegenden Sterblichkeitsunterschiede zwischen industriellen und landwirtschaftlichen Bezirken viel deutlicher ins Auge. Vom 35. Jahre an sind die Zahlen in England um mehr als das $1^1/_2$ fache bis fast das Doppelte höher als in der Landwirtschaft, während in den Niederlanden die Unterschiede nur gering sind. Dies zeigt sich besonders auch in der nachstehenden, von PRINZING zusammengestellten Tabelle über die Mortalität in einigen wichtigen Industriegruppen. In England (1900—1902) bzw. in den Niederlanden (1908—1911) kamen Sterbefälle auf 1000 Lebende:

Alter	Metallindustrie		Textilindustrie		Baugewerbe	
	England	Niederlande	England	Niederlande	England	Niederlande
25—34 Jahre	5,79	4,36	5,63	4,09	4,94	4,35
35—44 „	10,40	5,34	9,71	5,11	10,18	5,60
45—54 „	19,29	10,10	19,78	10,92	18,12	10,68
55—64 „	39,48	25,15	43,44	25,57	34,28	24,75

Für Deutschland stehen leider keine derartigen Zahlen zur Verfügung, aber aus der allgemeinen *Sterblichkeit* läßt sich schließen, daß auch in Deutschland die Verhältnisse etwa wie in England liegen.

Bei *Gewerbe und Industrie* ist die Sterblichkeit der Gehilfen bzw. Arbeiter usw. in allen Altersklassen höher als die der *Selbständigen*, die Unterschiede sind aber nicht sehr groß, nachdem die Selbständigen im Kleingewerbe nicht selten wirtschaftlich weniger günstig gestellt sind als die Fabrikarbeiter. Unter den Todesursachen ist die Tuberkulose bei Gehilfen und Arbeitern häufiger als bei den Selbständigen, dasselbe gilt für den gewaltsamen Tod, während die Krankheiten des Herzens und der Gefäße, der Harnorgane und des Nervensystems bei den Selbständigen höhere Zahlen aufweisen.

Bemerkenswert sind die *ätiologischen* Untersuchungen über die Berufssterblichkeit in den Niederlanden. Vgl. nachstehende Tabelle! Demnach zeigen die höchste

Art der Ausübung des Berufs	Sterbefälle auf 1000 Lebende		Standardsterblichkeit aller Alter			
					Krankheiten	
	35—44 Jahre	45—54 Jahre	überhaupt	Lungentuberkulose	der Atemorgane	der Verdauung
In freier Luft	5,83	11,59	8,10	1,63	1,36	0,67
In *geschlossenen Räumen* .	6,28	13,08	*9,73*	2,97	1,24	1,23
Einatmung von *Staub*:						
Anorgan. Natur	12,84	26,94	*15,52*	2,35	2,06	1,63
Organ. Natur	6,21	11,52	8,90	2,31	1,51	0,97
Bei hoher Temperatur . .	5,00	8,71	7,43	1,41	1,02	0,77
Gegenwart von *Giften*, Gasen, Dämpfen	6,50	12,37	*9,28*	2,64	1,41	0,92
Schwere körprtliche Arbeit	5,68	11,66	8,07	1,66	1,19	0,66
Alle Berufe	5,48	10,49	*7,60*	1,69	1,09	0,75

Die hohe Sterblichkeit der ersten Gruppe ist durch die Seeleute bedingt.

Standardziffer die Berufe, die durch anorganischen Staub gefährdet sind, wie die Steinhauer, Glasschleifer, Metallschleifer, Arbeiter in Porzellanfabriken u. dgl. Die hohen Sterbeziffern der Berufe mit Einatmung von *organischem Staub* sind durch die Einbeziehung des Bergbaues in diese Gruppe verursacht, der in den Niederlanden eine sehr hohe Sterblichkeit, besonders infolge von Erkrankungen der Atmungsorgane aufweist. Allerdings wäre es vielleicht richtiger gewesen, diese Gruppe ebenfalls unter „anorganischen Staub“ einzureihen, welchem auch hier die ausschlaggebende Rolle zukommt. Weiter sind in diese Gruppe eingerechnet die Textilindustrie (Standardsterbeziffer 7,74), die Müllerei (Standardsterbeziffer 9,69) und die Tabakindustrie (Standardsterbeziffer 9,78). Die *Arbeiter in geschlossenen Räumen* haben ebenfalls eine sehr hohe Sterblichkeit; unter den hierher gehörigen Berufen, die so stark vertreten sind, daß Verhältnisse berechnet werden können, haben eine höhere Sterblichkeit die Schuhmacher (Standardsterbeziffer 11,10), die Arbeiter in Papierfabriken (Standardsterbeziffer 11,73), die Hersteller von Werkzeug (Standardsterbeziffer 13,14), die Bürstenbinder (Standardsterbeziffer 14,02), die Rasierer und Friseure (Standardsterbeziffer 14,04 Mit *giftigen Stoffen* haben zu tun die Buchdrucker (Standardsterbeziffer 7,78), die Maler (Standardsterbeziffer 10,06), die Schmelzer, Gießer und Former (Standardsterbeziffer 12,84). Die *Arbeiter in freier Luft* haben eine verhältnismäßig hohe Sterblichkeit, da ihnen die Seeleute mit ihrer ungünstigen Mortalität zugezählt sind. Die *Arbeiter, die hohen Temperaturen ausgesetzt sind*, haben meist kleine Sterbeziffern, es sind die Bäcker, Heizer, Maschinisten, Arbeiter in Gasfabriken. Nur die Schmiede haben eine hohe Sterblichkeit (Standardsterbeziffer 10,01). Die *schwere körperliche Arbeit* gibt keine Veranlassung zu einer besonderen Gefährdung des Lebens, die Ziffern wären noch kleiner, wenn dieser Gruppe nicht auch der Bergbau und das Schmiedegewerbe, deren hohe Sterblichkeit nicht von der Schwere der Arbeit abhängt, zugeteilt wären.

Schließlich sei noch der Vollständigkeit halber eine Zusammenstellung gebracht über das *durchschnittliche Lebensalter* der in verschiedenen Berufen verstorbenen Arbeiter. Bezüglich des Wertes oder Unwertes dieser Zahlen muß auf die früheren Ausführungen verwiesen werden. Bei den im Verband der Wiener Genossenschaftskrankenkasse Verstorbenen wurde das durchschnittliche Lebensalter berechnet wie folgt (n. Hauck):

Berufsart	Gestorben	Lebensalter durchschnittlich
Graveure	13	25,3
Friseure	53	26,4
Schneider	461	34,1
Schuhmacher	522	36,3
Tischler	571	37,6
Schlosser	205	38,4
Buchdrucker	235	39,4
Bäcker	232	39,9
Hufschmiede	31	40,3
Dachdecker	38	43,2
Einspänner	155	44,2
Bürstenmacher	13	45,3
Zimmerleute	78	46,5
Klavierbauer	56	50,3
Weber	86	52,7
Banderzeuger	29	59,6
Alle Arbeiter der Kasse	2778	39,1

1. Gewerbliche Vergiftungen.

Grundzüge der Giftwirkung.

Von

G. Joachimoglu

Berlin.

Chemische Stoffe, die lebende Wesen in irgendeiner Weise beeinflussen, nennen wir Gifte. Die energiespendenden Stoffe (Nahrungsstoffe), die jeder lebende Organismus braucht, um seinen Stoffwechsel aufrechtzuerhalten und seine Körpersubstanz aufzubauen, müssen wir von dieser Definition ausnehmen. Die Behandlung dieser Stoffe ist ein physiologischer Gegenstand. Wenn wir hier von Giften sprechen, so gebrauchen wir dieses Wort nicht im populären anthropozentrischen Sinne. Der Laie versteht unter Gift einen Stoff, der geeignet ist, die Gesundheit von Tier und Mensch zu schädigen oder das Leben zu vernichten. Eine solche Definition ist unhaltbar, wenn wir bedenken, daß es vielfach bei einem und demselben Gift auf die Mengenverhältnisse ankommt, ob eine Wirkung in dem genannten Sinne eintritt. Das unschuldige Kochsalz kann unter Umständen die Gesundheit schädigen oder zum Tode führen. Ein junges Mädchen nahm $^1/_2$ Pfund Kochsalz gegen Würmer. Sie starb in wenigen Stunden. Ein anderes Mal nahm ein Mann 1 Pfund und starb innerhalb 24 Stunden (Taylor [56]).

Auch die Juristen sind nicht in der Lage, das Wort Gift zu definieren; § 229 des Strafgesetzbuches lautet: „Wer vorsätzlich einem anderen, um dessen Gesundheit zu schädigen, Gift oder andere Stoffe beibringt, welche die Gesundheit zu zerstören geeignet sind, wird mit Zuchthaus bis zu 10 Jahren bestraft."

Für uns ist Gift jede chemische Substanz, die, mit dem lebenden Protoplasma in Reaktion getreten, seine Funktion in irgendeiner Weise ändert. Ob diese Änderung erwünscht ist oder nicht, ist für unsere Betrachtungen irrelevant. Aufgabe der experimentellen Pharmakologie ist, diese Wirkungen zu studieren und ihr Wesen aufzudecken. Es liegt auf der Hand, daß eine solche Wissenschaft die Grundlage bilden muß für die Arzneimittelbehandlung und die Toxikologie. Wenn in der praktischen Medizin eine Trennung dieser beiden Disziplinen entstanden ist, so berührt dieser Umstand nicht das Wesen der Sache. Statt Gift im wissenschaftlichen Sinne können wir auch Pharmakon sagen. Dieser Ausdruck, der sehr zweckmäßig wäre, hat sich nicht recht eingebürgert und klingt etwas fremdartig. Pharmakon bedeutet in der altgriechischen Literatur Gift, Arznei- oder Zaubermittel. Den Schierling, den der zum Tode verurteilte Sokrates bekommt, nennt Plato Pharmakon, und in der Odyssee (10. 235. 395) verwandelt Circe die Gefährten des Odysseus mit einem Pharmakon in borstige Eber, und wieder durch ein Pharmakon erhalten sie ihre Menschengestalt zurück.

Statt Giftwirkung können wir auch pharmakologische Wirkung sagen. Vielfach spricht man im gleichen Sinne von einer physiologischen Wirkung. Dies ist jedoch nicht ganz richtig, denn jedes Gift beeinflußt die normalen Funktionen des Organismus, und es ist eine Contradictio in adjecto, wenn man dabei von physiologischen Wirkungen spricht. Als Begründer der modernen Pharmakologie haben wir Rudolf Buchheim anzusehen (1847—1879). Hauptsächlich verdanken wir aber den Ausbau der Pharmakologie dem Nachfolger Buchheims auf dem Lehrstuhl der Pharmakologie in Dorpat, Oswald Schmiedeberg, der 1872 nach Straßburg kam und bis zum Jahre 1918 dort wirkte. Sein Grundriß der Pharmakologie in bezug auf Arzneimittellehre und Toxikologie ist ein klassisches Werk.

In der Toxikologie begnügte man sich bis vor etwa 60 Jahren, die bei der Aufnahme eines Giftes in den Körper auftretenden Symptome zu beschreiben, und es war Aufgabe der Toxikologen, aus den auftretenden Symptomen bei einer beabsichtigten oder unbeabsichtigten Vergiftung die Ursache der Vergiftung zu diagnostizieren. Die Pharmakologie zeigt uns, daß ein solches Vorgehen uns unmöglich mit dem Wesen der Vergiftung bekannt machen kann. Wir wollen ein Beispiel kennenlernen, das uns das Gesagte illustriert und uns gleichzeitig einen Weg zeigt, den Angriffspunkt eines Giftes zu bestimmen. Die Auffindung des Angriffspunktes ist für das Verständnis der Wirkungen eines Giftes von der allergrößten Bedeutung. Vergiftet man einen Frosch mit dem südamerikanischen Pfeilgift Curare oder mit einem Narkoticum der Fettreihe (Chloroform, Äther, Chloralhydrat usw.), so sind die Vergiftungssymptome in beiden Fällen die gleichen. Es handelt sich um eine allgemeine Lähmung. Claude Bernard und Kölliker haben eine einfache Versuchsanordnung angegeben, die uns gestattet, den Nachweis zu führen, daß das Curare einen ganz anderen Angriffspunkt hat als ein Narkoticum der Fettreihe. Es läßt sich zunächst leicht zeigen, daß bei einem mit Curare vergifteten Frosch durch elektrische Reizung eines peripheren Nerven, z. B. des Ischiadicus, keine Zuckung der entsprechenden Muskeln erfolgt, während diese direkt elektrisch leicht erregbar sind. Bei einer Vergiftung mit einem Narkoticum der Fettreihe sind die Muskeln direkt und indirekt (vom Nerven aus) erregbar. Haben wir nun bei einem Frosch die eine untere Extremität durch eine Ligatur ausschließlich des Nervus ischiadicus geschützt, d. h. verhindert, daß das in den Körper gebrachte Gift diese Extremität erreicht, so sind hier die Muskeln auch vom Nerven aus elektrisch erregbar. Diese einfache Versuchsanordnung zeigt uns, daß der Angriffspunkt des Curare zwischen Nerven und Muskeln zu suchen ist, und tatsächlich lähmt das Curare die motorischen Endapparate in den Muskeln.

In dem Falle des Curare oder der Vergiftung mit einen Narkoticum der Fettreihe haben wir es mit einer allgemeinen oder resorptiven Wirkung zu tun, d. h. das in den Körper gebrachte Gift ruft am Orte der Applikation keine Veränderung hervor, seine Wirkung kommt nur dann zustande, wenn es das Organ erreicht, zu dem es offenbar eine besondere Affinität besitzt. Wir drücken das auch in der Weise aus, daß wir sagen, Curare wirkt elektiv auf die motorischen Endigungen in den Muskeln. Man muß offenbar annehmen, daß das im ganzen Körper kreisende Gift von dem Organ, zu dem es eine besondere Affinität besitzt und dessen Funktionen es beeinflußt, gespeichert wird. Es läßt sich z. B. leicht nachweisen, daß wir im Gehirn eines in der Chloroformnarkose gestorbenen Menschen mehr Chloroform finden als in anderen Organen. Dabei ist zu beachten, daß die Wirkung nicht immer proportional der Giftkonzentration im Organ ist. Straub (55) hat beobachtet, daß bei Vergiftung des Aplysiaherzens mit Muscarin wie am Froschherzen der charakteristische Stillstand eintritt. Der Stillstand hält nicht lange an. Das Herz beginnt wieder zu schlagen, obwohl es genügende Mengen Muscarin enthält, die ausreichen, um bei einem normalen nicht vergifteten Herzen Stillstand hervorzurufen. Es geht daraus hervor, daß es nicht auf den absoluten Gehalt des Herzens an Muscarin ankommt, sondern auf die Konzentrationsunterschiede zwischen Herzmuskel und der Giftlösung. Das „Muscaringefälle" ist die Ursache des Eindringens des Giftes in den Herzmuskel und offenbar auch die Ursache der Wirkung („Potentialgifte").

Es wurde oben darauf hingewiesen, daß bei einer allgemeinen Wirkung das Gift vom Applikationsort durch die Körpersäfte transportiert wird. Diese Säfte (Blut, Lymphe usw.) sind im wesentlichen wässerige Lösungen, und es liegt auf der Hand, daß nur solche Verbindungen auf diesem Wege transportiert werden können, die in Wasser löslich sind[1]). Ein in Wasser vollkommen unlöslicher Körper kann keine resorptiven Wirkungen entfalten. Bariumsulfat, Paraffin, Kohle, roter Phosphor wirken nicht, weil sie in Wasser vollkommen unlöslich sind. Es kann allerdings sein, daß ein in Wasser unlöslicher Körper im Körper in eine lösliche Verbindung übergeführt wird. Der in Wasser unlösliche Schwefel wird im Darm zu Schwefelwasserstoff reduziert und übt dann auf Grund dieser Umwandlung bestimmte Wirkungen aus [A. HEFFTER (17)]. Die oben genannten, in Wasser unlöslichen Körper können freilich rein physikalisch durch Adsorption eine Wirkung entfalten.

Schüttelt man eine verdünnte Methylenblaulösung mit Kohle, so schlägt sich der Farbstoff an der Oberfläche der Kohle nieder, die Lösung wird entfärbt. Diesen Vorgang bezeichnet man in der physikalischen Chemie als Adsorption. Es läßt sich zeigen, daß der Farbstoff auf der Oberfläche der Kohle verdichtet wird. Charakteristisch für Adsorptionsvorgänge ist die Tatsache, daß aus einer verdünnten Lösung relativ mehr adsorbiert wird als aus einer konzentrierten (FREUNDLICHsche Adsorptionsisotherme)[2]). Die Behandlung von Vergiftungen durch Bolus alba und Kohle, die sehr alt ist, beruht zweifelsohne darauf, daß, wie im Reagensglase, so auch im Darmkanal Gifte adsorbiert werden und der Resorption entgehen. In neuerer Zeit haben WIECHOWSKI (58), ADLER (2) und STARKENSTEIN (54) auf die therapeutische Bedeutung der Kohle hingewiesen. Nach den Untersuchungen der genannten Forscher unterliegt es keinem Zweifel, daß viele Gifte im Magen-Darmkanal adsorbiert werden. Durch diesen Vorgang wird ihre Resorption getrennt. Freilich gilt dies nicht für alle Gifte, denn JOACHIMOGLU (34) konnte in Versuchen an Menschen zeigen, daß das von Kohle adsorbierte Jod im Magendarmkanal zur Resorption gelangt, und die quantitative Prüfung des Vorganges ergab, daß die resorbierten Jodmengen ebenso groß sind wie bei Applikation von Kaliumjodid allein. Man hat eine ganze Reihe von Verfahren angegeben [WIECHOWSKI, JOACHIMOGLU (28)], um das Adsorptionsvermögen von Kohlenpräparaten, die therapeutisch in Frage kommen, in vitro festzustellen. Prüft man nun eine Reihe von Kohlenpräparaten in vitro und vergleicht andererseits ihr Entgiftungsvermögen, indem man bestimmt, wie groß die Menge ist, die im Darmkanal eines Hundes 10 mg Strychninnitrat derart entgiftet, daß der Tod des Tieres nicht eintritt, so ergibt sich keine vollkommene Parallelität zwischen Adsorption und Entgiftungsvermögen.

Abgesehen von der Löslichkeit eines Giftes ist die Wirkung abhängig von der applizierten Menge. Bei jedem noch so wirksamen Gift gibt es eine untere

[1]) Freilich können auch ungelöste Stoffe durch die Tätigkeit der Phagocyten transportiert werden. Dabei treten aber keine pharmakologischen Wirkungen im eigentlichen Sinne ein.

[2]) Zu näherem Studium empfehle ich die Darstellung von W. NERNST: Theoretische Chemie, S. 33 u. 570. Stuttgart 1923.

Grenze, bei der die Wirkung ausbleibt. Bei vielen Giften sehen wir weiter, daß die Art der Wirkung verschieden ist, je nach der applizierten Menge. Injiziert man einem Frosch eine große Menge Strychnin, so sehen wir sofort eine allgemeine Lähmung; die charakteristischen tetanischen Krämpfe, die nach Injektion kleinerer Mengen auftreten, fehlen, und wir können sagen, große Strychninmengen lähmen, kleine Strychninmengen rufen Krämpfe hervor. Es lassen sich noch viele derartige Beispiele anführen. Man ist so weit gegangen, daß man hier von einem Gesetz gesprochen hat, d. h. kleine Mengen eines Giftes sollen umgekehrte Wirkung haben wie große, kleine seien erregend, große lähmend. Man bezeichnet dieses Verhalten als ARNDT-SCHULZsches biologisches Grundgesetz. HUGO SCHULZ (53) hat die experimentellen Grundlagen für die Richtigkeit dieses Gesetzes zu geben versucht. Er fand, daß Sublimat, arsenige Säure, Chromsäure, Salicylsäure, Ameisensäure in schwachen Konzentrationen (bei Sublimat 1 : 500 000) die Tätigkeit der Hefe gegenüber Kontrollen ohne Giftzusatz erheblich steigern. JOACHIMOGLU (34) konnte mit Sublimat, Chinin und Phenol eine Steigerung der Gärtätigkeit der Hefe nicht finden[1]).

Abgesehen von diesen Befunden können wir eine ganze Reihe von Giften nennen, die sich nicht im Sinne des ARNDT-SCHULZschen Gesetzes verhalten. Man kann z. B. nicht finden, daß geringe Cocainkonzentrationen die sensiblen Nervenendigungen reizen, oder daß geringe Atropinkonzentrationen am Auge die Pupille verengern, so daß wir zu dem Resultat kommen müssen, daß dieses Gesetz nur für eine beschränkte Anzahl von Giften gilt. Bei der Beurteilung, ob wir es bei einer bestimmten Wirkung eines Giftes mit einer Erregung oder Lähmung zu tun haben, muß berücksichtigt werden, daß vielfach die Wirkung, welche uns als Erregung imponiert, nichts anderes ist als eine Lähmung von Hemmungsapparaten. Die Wirkung des Alkohols am Menschen, die vielfach als Erregung in die Erscheinung tritt, beruht aller Wahrscheinlichkeit darauf, daß durch Alkohol Hemmungsapparate ausgeschaltet werden. Wenn wir nur die Symptome einer Vergiftung ins Auge fassen, können wir also ohne weiteres nicht sagen, ob eine Wirkung als Erregung oder als Lähmung zu deuten ist. Diese Schwierigkeit darf man bei der Anwendung des ARNDT-SCHULZschen Gesetzes nicht außer acht lassen. Die Homöopathie hat bekanntlich versucht, zur Begründung ihrer Lehrsätze dieses Gesetz heranzuziehen.

1. Ort der Applikation.

a) Haut.

Während bei niedrigen Tieren wässerige Lösungen vielfach durch die Haut eindringen, ist dies beim Menschen nicht der Fall. Legen wir die Extremität eines Frosches in eine Cocainlösung, so dringt das Cocain in die Haut ein und ruft Anästhesie hervor. Die menschliche Haut ist mit einer dünnen Fettschicht bedeckt, und aus diesem Grunde können in Wasser gelöste Substanzen durch die intakte Haut nicht eindringen. Auch Gase und Dämpfe dringen nicht in die menschliche Haut ein. Anders ist es, wenn die Haut mit fettlösenden Substanzen behandelt wird, wie WINTERNITZ (59) gefunden hat. Lipoidlösliche Stoffe wie Chloroform, Äther usw. können in die Haut eindringen. Außer diesen Stoffen kann Guajacol, Methylsalicylat, Salol, Jod, Quecksilber von der intakten Haut resorbiert werden. Bei solchen Stoffen wie Phenol und Salicylsäure, welche die Hornschicht schädigen, sind die Bedingungen für die Aufnahme von der Haut aus sehr günstig. Diese Betrachtungen gelten natürlich nur für die intakte Haut.

[1]) Vgl. auch H. v. EULER und E. WALLES (8).

Sind oberflächliche Wunden vorhanden, so kommt das Gift direkt mit der Cutis in Berührung, und dann sind die Bedingungen für die Resorption eines Giftes ganz andere.

b) Respirationsapparat.

Während die Haut des Menschen für die Aufnahme von Giften immerhin keine günstigen Bedingungen liefert, werden flüchtige Gifte, welche mit der Luft in die Bronchien und Alveolen gelangen, vom Körper leicht aufgenommen. Da die resorbierende Oberfläche der Lunge sehr groß ist, sind die Mengen, die auf diesem Wege in den Körper gelangen können, sehr groß, und die Wirkungen treten entsprechend schneller ein. Während z. B. bei der Aufnahme eines Narkoticum der Fettreihe (Chloralhydrat) durch Resorption vom Magendarmkanal aus auch nach Einnahme großer Dosen die Wirkung nach etwa 30—40 Minuten eintritt, kann durch Inhalation von Chloroform oder Ätherdämpfen die Wirkung in viel kürzerer Zeit beobachtet werden. Solche Stoffe wie Chloroform werden auf demselben Wege vom Körper ausgeschieden, auf dem sie in den Körper aufgenommen worden sind. Stellen wir die Chloroformzufuhr ein, so erwacht der Betreffende schnell wieder, weil der Körper die Hauptmenge des flüchtigen Giftes durch die große Oberfläche der Lunge wieder eliminiert. Bei den Giften, die durch die Lunge in den Körper gelangen, kommt es nicht auf die absolute Menge des Giftes, sondern auf den relativen Giftgehalt der Luft an. Folgende Tabelle von H. H. Meyer und Gottlieb (45) zeigt für Chloroform die Abhängigkeit der Wirkung von der Konzentration.

Gehalt in Volum.-Proz.	Dauer bis zum Eintritt der Narkose	Tiefe der Narkose	Bemerkungen
0,54—0,69	nach 2 Std.	noch keine Narkose	nur Hypnose
0,96—1,01	nach 30—40 Min.	volle Narkose	anfangs normaler, dann während 4 Std. ganz langsam fallender Blutdruck. Normale Respiration
1,16—1,22	nach 30 Min.	volle Narkose	Respirationsstillstand nach zweistündiger Einatmung
1,41—1,47	nach 37 Min.	tiefe Narkose	Respirationsstillstand nach einstündiger Einatmung
1,63—1,65	nach 12 Min.	Respirationsstillstand	schon nach halbstündiger Einatmung

Es ließen sich auch für andere flüchtige Gifte und Gase wie CO, AsH_3 Beispiele anführen.

c) Magen- und Darmkanal.

Die Resorptionsfähigkeit der einzelnen Abschnitte des Magendarmkanals ist sehr verschieden. Meltzer (42) hat die Resorptionsfähigkeit der einzelnen Abschnitte des Magendarmkanals in der Weise verglichen, daß er bei Hunden und Kaninchen die wirksame Dosis für Strychnin feststellte nach Applikation des Giftes in den betreffenden Abschnitt. Wurde das Gift in den Magen gebracht, wobei natürlich ein Übertritt in den Dünndarm verhindert wurde, so vertrug das Tier große Dosen, und die Krämpfe traten spät auf, während bei Applikation in den Oesophagus der Tetanus früher beobachtet wurde. In der Resorptionsfähigkeit des Dünndarms, Kolon und des Rectum sind nennenswerte Unterschiede nicht vorhanden. Die Resorption vom Rectum aus ist von der Resorption von anderen Darmabschnitten aus insofern verschieden, als das Blut hier durch die Venae haemorrhoidales sup., med. und inf. fortgeführt wird; während nun das

Blut aus den Venae haemorrhoidales sup. und med. in die Venae portae gelangt, kommt das Blut der Venae haem. inf. direkt in die Vena cava. Dies ist insofern von Bedeutung, als wir wissen, daß viele Gifte in der Leber mannigfache Veränderungen erfahren. Es können demnach Gifte von der Rectalschleimhaut aus direkt in die Blutbahn gelangen, ohne dieses eigenartige Filter, das die Leber darstellt, zu passieren. Die rectale Applikation kommt der subcutanen, intravenösen, intramuskulären Applikation sehr nahe.

2. Parenterale Zufuhr.

Das Verfahren, Gifte direkt unter die Haut zu bringen, stammt von dem Engländer Alexander Wood (1855). Er benutzte eine von dem Chirurgen Pravaz zur Behandlung von Aortenaneurysmen angegebenes Instrument. Später hat man Gifte auch intramuskulär und schließlich auch intravenös injiziert. Die intravenöse Injektion hat große Anwendung in der Medizin gefunden, nachdem der Italiener Baccelli vor etwa 30 Jahren Malaria mit intravenöser Chinininjektion zu behandeln gelehrt hatte. Es liegt auf der Hand, daß bei der subcutanen, intramuskulären und intravenösen Injektion die Gifte am schnellsten ihre Wirkungen entfalten, weil wir ja bei diesen Applikationsarten den Magendarmkanal umgehen, indem die Gifte ja viele Veränderungen erfahren können, daher auch die Bezeichnung „parenterale Zufuhr".

3. Ausscheidung.

a) Nieren.

Der Organismus kann ein Gift unschädlich machen, indem er es wieder ausscheidet oder in eine ungiftige Verbindung überführt. Davon soll weiter unten die Rede sein. Wir betrachten zunächst die Ausscheidungswege. Das wichtigste Ausscheidungsorgan sind wohl die Nieren. Bei manchen Giften, z. B. bei Curare, geht die Ausscheidung durch die Nieren so schnell vor sich, daß dieses Gift nach Applikation per os gar nicht wirkt. Dies kann leicht dadurch nachgewiesen werden, daß nach Unterbindung der Nierenarterien die charakteristische Wirkung eintritt. Die einzelnen Gifte verhalten sich in bezug auf ihre Ausscheidung durch die Nieren sehr verschieden, während z. B. Stoffe wie Jodide, Bromide, Salicylate usw. in der Hauptsache schon nach 24 Stunden mit dem Harn ausgeschieden werden, geht die Ausscheidung bei einigen Schwermetallen sehr langsam vor sich. In einem Falle von Vergiftung mit arseniger Säure konnte Heffter (19) noch 2 Monate nach der Vergiftung Arsen im Harn nachweisen. Auch die Ausscheidung des Hg und Pb durch die Nieren geht sehr langsam vor sich. Allgemeine Regeln über die Schnelligkeit der Ausscheidung lassen sich nicht aufstellen. Es ist klar, daß die Ausscheidung vieler Gifte durch die Nieren bei Erkrankungen dieses Organes verlangsamt ist. Auf diesem Verhalten beruhen ja viele Methoden der Funktionsprüfung der Nieren (verlangsamte Ausscheidung von Farbstoffen wie Indigocarmin).

b) Magendarmkanal.

Die Schleimhaut des Intestinaltraktus ist nicht nur ein Resorptionsorgan, sondern auch ein Ausscheidungsorgan. Namentlich Schwermetalle, wie Cu, Pb, Hg, Bi, werden in erheblichen Mengen in den Magendarmkanal ausgeschieden. Auch As verläßt auf diesem Wege den Körper; daß dabei eine Rückresorption des Giftes stattfinden kann, liegt auf der Hand. Am größten ist die Ausscheidung durch den Magendarmkanal bei Morphin. E. Faust (9) fand bei Hunden, nach subcutaner Applikation dieses Giftes, in den Faeces der Tiere nicht weniger als 70% der zugeführten Menge.

c) Drüsen.

Am wichtigsten ist wohl die Ausscheidung von Giften durch die Galle. Pb, Cu, Hg, Zn, As können mit der Galle ausgeschieden werden. Daß Gifte auch in den Schweiß, Speichel, Milch übergehen, ist vielfach einwandfrei nachgewiesen worden.

d) Haut.

Auch die Haut kann als Ausscheidungsorgan fungieren. Eigentümlich ist in dieser Beziehung das Verhalten des Arsens. HEFFTER (20) hat den Übergang dieses Giftes in die Haut bzw. in die Haare eingehend studiert. Es unterliegt keinem Zweifel, daß wir es auch hier mit einem Mechanismus zu tun haben, durch den der Körper einen Teil des Giftes eliminiert. Der Übergang des Arsens in die Haare findet später statt als die Ablagerung in Leber, Nieren usw., so daß bei akut verlaufenden Vergiftungen diese Organe arsenhaltig sind, die Haare aber arsenfrei. Tritt das Arsen auch sehr spät in die Haare über, so wird es dort Monate und Jahre lang festgehalten. Liegt zwischen Arsenzufuhr und Tod eine lange Zeitspanne, so können Nieren, Leber und Knochen As-frei, die Haare dagegen arsenhaltig sein. Wir sehen, daß die Haare das Arsen spät aufnehmen, aber auch am längsten zurückbehalten. Eine derartige Retention des Giftes stellt auch die bekannte Agyrie dar. Darunter verstehen wir die nach der Zufuhr von Silberverbindungen auftretende Verfärbung der Haut und der inneren Organe. Hat die Abscheidung der braunen Körnchen, die nicht metallisches Silber sind, da sie sich in Cyankaliumlösungen lösen, einmal stattgefuuden, so kommt es nicht mehr zur Rückbildung; es ist bekannt, daß die Agyrie unheilbar ist.

4. Entgiftung.

Der andere Weg, auf dem der Körper sich eines Giftes entledigt, ist die Umwandlung des Giftes in weniger oder gar nicht giftige Verbindungen, davon einige Beispiele.

a) Entgiftung durch Synthesen.

α) Ätherschwefelsäure.

E. BAUMANN fand, daß Phenol im Organismus mit Schwefelsäure gepaart wird und als Ätherschwefelsäure in den Harn übergeht. Die Bildung der Phenylschwefelsäure kann durch folgende Gleichung wiedergegeben werden:

$$\underset{\text{Phenol}}{C_6H_5OH} + \underset{\text{Schwefelsäure}}{H_2SO_4} = \underset{\text{Phenolschwefelsäure}}{C_6H_5 \cdot O \cdot SO_2 \cdot OH} + \underset{\text{Wasser}}{H_2O}.$$

Zweifelsohne haben wir es hier mit einem Entgiftungsprozeß zu tun, denn diese gepaarten Verbindungen sind kaum giftig.

Die bei der Verdauung entstehenden Phenole werden ebenfalls als Ätherschwefelsäuren ausgeschieden, so daß diese Stoffe in jedem normalen Harn vorhanden sind. Bei der Vergiftung mit Phenolen ist ihre Menge selbstverständlich vermehrt. Ihr Nachweis im Harn beruht darauf, daß sie mit $BaCl_2$ nicht gefällt werden. Kocht man den Harn mit HCl, wodurch eine Verseifung eintritt, so entsteht Schwefelsäure, die mit Bariumchlorid unlösliches Bariumsulfat gibt.

β) Paarung mit Glykuronsäure.

Eine große Anzahl von Giften, wie Campher, Chloralhydrat, Alkohole, Phenole, Phlorrhizin, paaren sich im Organismus mit Glykuronsäure. Diese eigentümliche Säure kommt im Organismus nicht frei vor. Sie ist von EMIL FISCHER und PILOTY (11) synthetisch durch Reduktion der Zuckersäure gewonnen worden. Ihre Verwandtschaft mit Glykose ergibt sich aus folgenden Formeln:

$$COH(CHOH)_4COOH \text{ Glykuronsäure}$$
$$COH(CHOH)_4CH_2O \text{ Glykose.}$$

Die Glykuronsäure dreht die Ebene des polarisierten Lichtes nach rechts, während die gepaarten Glykuronsäureverbindungen linksdrehend sind.

γ) Paarung mit Glykokoll (Aminoessigsäure).

Aromatische Carbonsäuren wie Benzoesäure C_6H_5COOH, Salicylsäure (Orthooxybenzoesäure), $C_6H_4(OH)COOH$ werden mit Glykokoll gepaart. Aus Benzoesäure entsteht Hippursäure wie folgende Gleichung zeigt[1]):

$$\underset{\text{Benzoesäure}}{C_6H_5COOH} + \underset{\text{Glykokoll}}{CH_2NH_2COOH} = \underset{\text{Benzoylglykokoll-Hippursäure}}{C_6H_5CO \cdot CHNH_2COOH} + H_2O.$$

Ähnlich entsteht aus Salicylsäure Salicylursäure. Wie JAFFÉ gefunden hat, wird bei Vögeln die Benzoesäure nicht mit Glykokoll, sondern mit Diaminovaleriansäure zu Ornithursäure gepaart. Bemerkenswert ist, daß auch die isolierte Hundeniere die Hippursäuresynthese bewerkstelligen kann. SCHMIEDEBERG und BUNGE (50) fanden, daß, wenn man in einer geeigneten Versuchsanordnung durch die überlebende Hundeniere benzoesäurehaltiges Blut schickt, das von der Niere abfließende Blut Hippursäure enthält. Einen bemerkenswerten Gesichtspunkt für die Entgiftung von Giften durch Paarung mit Schwefelsäure, Glykuronsäure und Glykokoll liefern die Studien von SCHÜLLER (52). Dieser Forscher weist darauf hin, daß bei diesen Reaktionen aus sehr leicht lipoidlöslichen zellpermeierenden Substanzen (Phenol, Campher) durch die Paarungen lipoidunlösliche und schwer penetrierende (Phenolschwefelsäure, Campherglykuronsäure) entstehen.

b) Methylierungen.

Eigentümlich ist die Überführung einiger Gifte in Methylverbindungen. HOFMEISTER (24) hat nachgewiesen, daß aus Tellurverbindungen im Körper Tellurmethyl $Te(CH_3)_2$ entsteht. Diese Verbindung hat einen widerlichen Knoblauchgeruch, und da das Tellur lange im Körper bleibt, so riecht bei Leuten, die therapeutisch z. B. tellurige Säure bekommen haben, der Atem sehr lange nach Knoblauch. Die Bildung des Tellurmethyls geht auch außerhalb des Körpers vor sich. Bringt man zerkleinerte Organe mit Tellurverbindungen zusammen, so kann nach kurzer Zeit das Tellurmethyl am Geruch erkannt werden.

c) Entgiftung der Nitrile.

Es ist lange bekannt, daß Blausäure im Körper in Rhodan übergeführt wird. Die Bildung des Rhodans kann durch Natriumthiosulfat unterstützt werden, so daß auch letale Dosen von Blausäure sich durch intravenöse Injektion von Natriumthiosulfat entgiften lassen. Organische Cyanverbindungen, wie Acetonitril, Propionitril, Butyronitril, werden ebenfalls in Rhodan übergeführt und können auch durch Natriumthiosulfat entgiftet werden.

d) Entgiftung durch Oxydation.

Viele organische Verbindungen werden im Körper zu CO_2 und H_2O oxydiert. Dazu gehören z. B. die organischen Säuren der Fettreihe, Äthylalkohol usw.

---

[1]) Diese Synthese war schon WÖHLER bekannt. Er schrieb am 28. November 1830 an LIEBIG: „Was sagst Du dazu, daß, wenn man einem Hund Benzoesäure zu fressen gibt, er Hippursäure pißt?" WÖHLER-LIEBIG: Briefwechsel Bd. I, S. 35.

Diese sind auch ungiftig, während Oxalsäure, die im Körper nicht verbrannt wird, sehr giftig ist. Auch die Ameisensäure zeigt ein abweichendes Verhalten, sie wird im Körper sehr langsam oxydiert. Ameisensäure entsteht auch bei der Oxydation des Methylalkohols (vgl. POHL [48]), der im Gegensatz zum Äthylalkohol stark giftig wirkt. Auch der Formaldehyd wird zu Ameisensäure oxydiert. Der Benzolring wird im Organismus nur in Ausnahmefällen völlig verbrannt, dagegen ist die Oxydation von Seitenketten des Benzolkerns sehr häufig (vgl. HEFFTER [16]). Aus Toluol (Methylbenzol), Äthyl- und Propylbenzol entsteht Benzoesäure. Auch Benzylalkohol wird zu Benzoesäure oxydiert. Das einwertige Phenol, die Carbolsäure, geht in o-Dioxybenzol (Brenzkatechin) und p-Dioxybenzol (Hydrochinon) über. Es ließen sich noch viele Beispiele von Oxydationen im Körper anführen. Offenbar ist das der einfachste Weg, den der Körper einschlägt, um ein Gift zu entgiften.

5. Gewöhnung.

Die Gewöhnung an Gifte ist eins der interessantesten Kapitel der experimentellen Pharmakologie. Uralt ist die Kenntnis davon. Sind auch die Erzählungen über den König Mithridates fraglos übertrieben, so enthalten sie doch ein Korn Wahrheit. Man hat durch Tierexperimente versucht, in den Mechanismus dieser Gewöhnung an Gifte einzudringen. Für einige Gifte ist uns die Ursache der Gewöhnung bekannt. Nach den Untersuchungen von FAUST (9) beruht die Gewöhnung an Morphin darauf, daß der Körper in höherem Maße die Fähigkeit erlangt, das Gift zu verbrennen. Während normale Hunde etwa 70% des subcutan zugeführten Morphins in den Magendarmkanal ausscheiden, sind die Mengen, die auf diesem Wege ausgeschieden werden, bei Morphin gewöhnten Tieren äußerst gering. Da auch die Organe dieser Tiere sehr wenig Morphin enthalten, so hat FAUST den Schluß gezogen, daß bei Morphin gewöhnten Tieren ein viel größerer Teil des Giftes oxydiert wird als bei normalen.

Die von den Morphinisten subcutan injizierten Dosen betragen zuweilen 2—4 g täglich. Trotz der erhöhten Fähigkeit des Organismus, das Gift zu zerstören, wird es in den Geweben angereichert. RÜBSAMEN (49) hat bei Ratten, die an Morphin gewöhnt worden waren, das Gift in erheblichen Mengen nachweisen können. Die gefundenen Quantitäten würden bei normalen Tieren schwere Krankheitserscheinungen hervorrufen. Es muß deshalb angenommen werden, daß, abgesehen von der erhöhten Fähigkeit des Organismus, das Gift zu zerstören, auch eine geringere Empfindlichkeit der Körperzellen für das Gift eintritt.

Beim Campher konnten SCHMIEDEBERG und MEYER (51) nachweisen, daß bei fortschreitender Vergiftung mit Campher der Organismus in erhöhtem Maße das Gift durch die Paarung mit Glykuronsäure entgiftet.

Bei Tieren hat man eine Gewöhnung an Cocain nicht erzielen können[1]). Die von Cocainisten verbrauchten Cocainmengen sind vielfach so groß (3—4 g), daß man eine Gewöhnung beim Menschen annehmen muß. Der Mensch verhält sich also in bezug auf das Cocain ganz anders als die gewöhnlichen Laboratoriumstiere.

Eigentümlich ist die Resistenz verschiedener Tiere auch im normalen Zustande gegenüber einigen Giften. Das stark wirkende Cantharidin ruft beim Igel, Huhn und Frosch keine Giftwirkungen hervor. Bei einzelligen Lebewesen (Schimmelpilzen usw.) sind Fälle von natürlicher Widerstandsfähigkeit wiederholt beobachtet worden; es sei an die Unempfindlichkeit verschiedener Schimmelpilze (Penicillium brevicaule usw.) gegenüber Arseniklösungen erinnert.

[1]) Vgl. die Versuche GRODES (14) an Meerschweinchen, Kaninchen, Hunden, Katzen.

Eine celluläre Unempfindlichkeit wird auch durch die fortgesetzte Alkoholzufuhr erreicht. Der Körper erlangt auch hier wie beim Morphin die Fähigkeit, das Gift rascher zu verbrennen als unter normalen Verhältnissen. Daneben besteht aber auch eine erhöhte Toleranz der Körperzellen, und zwar nicht nur gegenüber Alkohol, sondern auch gegenüber anderen Narkoticis der Fettreihe. Daß ein Alkoholiker schwer durch Äther oder Chloroform zu narkotisieren ist, ist eine alltägliche Erfahrung.

Eingehend hat man die Gewöhnung an Arsenik studiert, und die Arsenikesser in Steiermark haben vielfach zu wissenschaftlichen Untersuchungen Anlaß gegeben. Diese Leute nehmen Arsenik in steigenden Mengen, um gegen Strapazen widerstandsfähig zu sein. Daß eine Gewöhnung an das Gift damit erreicht wird, ist einwandfrei durch KNAPP (36) nachgewiesen worden, der auf der Naturforscherversammlung in Graz im Jahre 1875 einen Knecht demonstrierte, der coram publico 0,4 g arsenige Säure zu sich nahm. Irgendwelche Krankheitserscheinungen hat der Mann nicht gezeigt. Wenn diese Dosis auch nicht in jedem Falle bei Erwachsenen ad exitum führen muß, so daß man nicht berechtigt ist, daraus auf eine Gewöhnung an letale Dosen zu schließen, so zeigt doch dieser Versuch, daß eine Gewöhnung an sicher krankmachende Dosen vorliegt.

Man hat versucht, die Gewöhnung an Arsenik mit den Vorgängen der Immunität gegenüber Giften mit Antigencharakter in Parallele zu setzen. Von französischen Autoren (vgl. E. METSCHNIKOFF [44]) ist auch behauptet worden, daß das Serum von Tieren, die gegen Arsenik immunisiert sind, Antistoffe enthält, ebenso wie ein gegen Toxine immunisiertes Tier. Die Versuche von BESREDKA, auf die sich diese Ansicht gründet, sind von MORISHIMA (46) widerlegt worden. Man hat auch bei anderen Giften antitoxische Eigenschaften des Serums gefunden; es hat sich immer gezeigt, daß hier Beobachtungsfehler vorliegen, und man muß streng unterscheiden zwischen chemisch definierten Giften und der Immunität gegenüber Antigenen. Diese Antigene sind von Eiweißsubstanzen einwandfrei nicht getrennt worden, und wir sagen, Antigen ist ein Stoff, der Antikörper erzeugt, ohne diesen Begriff schärfer definieren zu können. Jedenfalls zeigt das Experiment, daß das Serum eines etwa mit Diphtherietoxin behandelten Tieres auch extra corpus in vitro Diphtherietoxin entgiften kann. Ein solches Verhalten zeigen chemisch definierte Stoffe nicht.

CLOETTA (6) hat darauf hingewiesen, daß bei fortschreitender Gewöhnung an Arsenik die Resorption vom Magendarmkanal vermindert wird, so daß der Körper bei kleinen Arsenmengen mehr resorbiert als bei letalen Dosen. Demnach wäre die Arsengewöhnung eine lokale Gewöhnung in dem Sinne, daß die Darmschleimhaut für Arsen weniger durchlässig wird. JOACHIMOGLU (29) konnte die Versuche CLOETTAS nicht bestätigen. Er fand, daß bei Hunden, die durch steigende Arsendosen an das Gift gewöhnt wurden, die resorbierte Arsenmenge relativ zu der zugeführten etwas abnimmt, die absoluten Werte werden jedoch bei fortschreitender Gewöhnung größer. Eine Gewöhnung der Schleimhäute des Verdauungskanals an das Gift tritt insofern ein, als sie gegenüber der lokal reizenden und nekrotisierenden Wirkung des Arseniks allmählich eine gewisse Resistenz erlangen. Dies geht schon daraus hervor, daß bei gewöhnten Menschen und Hunden krankmachende Dosen ohne Erbrechen und Durchfälle vertragen werden. Auch eine genaue histologische Untersuchung der Magendarmschleimhaut bei gewöhnten Tieren zeigt nicht die charakteristischen Veränderungen, die man bei nicht gewöhnten Tieren durch Arsenik leicht hervorrufen kann. Doch ist diese Gewöhnung nur eine beschränkte. Gibt man den Tieren Natriumarsenitlösungen, so treten pathologisch-anatomische Veränderungen ein. Die Hypothese CLOETTAS, die in ganz einfacher Weise die Gewöhnung an Arsenik erklären sollte, kann experimentell nicht gestützt werden.

6. Antagonismus und Synergismus.

Die Giftigkeit des CO beruht darauf, daß seine Affinität zum Blutfarbstoff 200 mal größer ist als die des Sauerstoffs zum Blutfarbstoff. Die Wirkung des CO auf den Blutfarbstoff kann durch Sauerstoff antagonistisch beeinflußt werden, indem bei starken Sauerstoffkonzentrationen der Sauerstoff das Kohlenoxyd aus der Verbindung Kohlenoxydhämoglobin wieder verdrängt. Demnach wird die Wirkung des CO durch Sauerstoff antagonistisch beeinflußt. Injiziert man einem Menschen oder Tier Magnesiumsalze, so tritt Narkose ein (vgl. MELTZER und AUER [43]). Die Narkose läßt sich durch Injektion von Calciumsalzen sofort aufheben. Die Wirkung des Chloralhydrats oder eines anderen Schlafmittels auf das Zentralnervensystem kann durch Coffein beseitigt werden. Wir sprechen in allen diesen Fällen von *Antagonismus*. Im Gegensatz dazu bezeichnen wir als *Synergismus* die Verstärkung der Wirkung eines Giftes durch ein anderes. Beim Menschen sehen wir, daß durch eine geringe Morphin- und Scopolamingabe die Wirkung von Chloroform oder Äther auf das Zentralnervensystem verstärkt wird. Dieses Verhalten läßt sich auch an Tieren leicht zeigen. FÜHNER (13) hat in einwandfreien Versuchen eine ganze Reihe Beispiele synergetischer Giftwirkungen geliefert. BÜRGI (vgl. Zeitschr. f. exp. Pathol. u. Therapie Bd. 8, S. 523. 1911) hat ein Gesetz aufgestellt, wonach bei Giften mit verschiedenem Angriffspunkt eine potenzierte Wirkung zustande kommt. Dieses BÜRGIsche Prinzip ist in zahlreichen Fällen nachgeprüft worden. Wenn es auch in vielen Fällen zutrifft, so ist ebenso oft eine derartige Gesetzmäßigkeit nicht festzustellen. Es läßt sich a priori nicht sagen, ob bei gleichzeitiger Applikation zweier Gifte eine Potenzierung eintritt oder nicht. Es muß in jedem Falle nachgeprüft werden.

7. Chemische Konstitution und pharmakologische Wirkung.

Kein anderes Problem der allgemeinen Pharmakologie ist so eingehend studiert worden wie die Frage, ob die Wirkungen eines Giftes als eine Funktion seiner chemischen Konstitution zu betrachten sind. Seitdem PAUL EHRLICH einen solchen Zusammenhang als vorhanden angesehen hat und auf Grund von Überlegungen über chemische Konstitution und Wirkung ein so wichtiges Arzneimittel wie das Salvarsan gefunden hat, haben viele Forscher geglaubt, daß Gesetzmäßigkeiten in dieser Beziehung bestehen. Der heuristische Wert solcher Überlegungen ist nicht zu verkennen[1]).

Jedoch ergeben sich bei näherer Betrachtung eine große Anzahl von Schwierigkeiten. Man hat geglaubt, daß bei bestehender Gesetzmäßigkeit zwischen chemischer Konstitution und pharmakologischer Wirkung es möglich wäre, die Wirkungen eines Giftes aus seiner chemischen Konstitution und seinen physikalischen Eigenschaften vorauszusagen.

Diese Erwartungen sind nicht in Erfüllung gegangen. Einige Autoren stellten Theorien auf, die ganz unhaltbar sind und heute nur ein historisches Interesse beanspruchen können. Es sei die Theorie von CURCI (vgl. FRÄNKEL [12]) erwähnt, wonach die Wirkung eines organischen Moleküls aus den Wirkungen der einzelnen Elemente resultiert, und zwar soll der Kohlenstoff eine lähmende, der Wasserstoff

[1]) Ein Mitarbeiter von PAUL EHRLICH schreibt folgendes: „Von einer wissenschaftlichen Erkenntnis des Zusammenhanges zwischen chemischer Konstitution und chemotherapeutischer Wirkung wird man an dem Tage sprechen können, wo zum erstenmal auf Grund einer irgendwie gearteten Konstitutionsformel eine zutreffende Voraussage der Wirkung auf eine bestimmte Infektion erfolgen wird. Das Problem selbst, das EHRLICHS Denken erfüllte, wird auch wohl für die nächsten Jahre und Jahrzehnte die Chemotherapie beherrschen. Bis jetzt ergibt sich, dies muß man offen gestehen, eine zunehmende Komplikation, sowohl von der chemischen wie von der biologischen Seite her. (MORGENROTH: Naturwissenschaften Jg. 12, S. 227. 1924.)

eine erregende und der Sauerstoff eine indifferente Wirkung haben. Die Kohlenwasserstoffe der fetten und aromatischen Reihe sind lähmende Gruppen, weil der Kohlenstoff den Wasserstoff, welcher antagonistisch wirkt, in der Wirkung überwindet. Es ist daher die lähmende Wirkung um so größer, je mehr Kohlenstoff und je weniger Wasserstoff vorhanden, und umgekehrt um so kleiner, je weniger Kohlenstoff und je mehr Wasserstoff im Molekül enthalten ist. In den Wasserstoff und Stickstoff enthaltenen Gruppen überwiegt die aufregende Wirkung des Wasserstoffes die schwach lähmende Wirkung des Stickstoffes. In den Hydroxylgruppen hat der Wasserstoff eine beträchtlicher regende Wirkung, weil der Sauerstoff indifferent ist: es folgt nun daraus, daß die hydroxylierten Kohlenwasserstoffe eine doppelte Wirkung haben müssen. Einerseits eine erregende durch das Hydroxyl, andererseits eine lähmende durch den Kohlenwasserstoff. Mit solchen Theorien werden wir uns hier nicht beschäftigen.

Wenn man bedenkt, daß es uns nicht einmal möglich ist, die Beziehungen zwischen chemischer Konstitution und physikalischen Eigenschaften klarzulegen, so wird man die Schwierigkeiten der vorliegenden Frage ermessen können. Weiter kommt folgendes in Betracht. Die Wirkung eines Körpers ist als eine Reaktion zwischen diesem und dem lebenden Protoplasma anzusehen. Bei der Aufstellung einer Konstitutionsformel werden alle Eigenschaften der betreffenden Verbindung berücksichtigt, nicht aber ihre pharmakologischen Wirkungen. Aus diesem Grunde ist es gewagt, aus dieser Formel die Erklärung für ihre Wirkungen abzuleiten. Man muß auch die Begriffe starke oder schwache pharmakologische Wirkung etwas präziser zu definieren suchen. Wenn wir sagen, die Substanz A wirkt stärker als die Substanz B, so ist damit wenig ausgesagt, wenn wir nicht gleichzeitig angeben, welche Wirkung wir dabei im Auge haben. Die Substanz A kann eine Wirkung zeigen auf das Herz, auf das Zentralnervensystem, auf Muskeln usw. Es kann sein, daß sie eine starke Wirkung zeigt auf das Herz, aber schwach wirkt auf das Zentralnervensystem oder umgekehrt. Ein Beispiel dieser Art werden wir weiter unten näher kennenlernen.

Bei dieser Sachlage darf man die Bedeutung der verschiedenen aufgestellten Theorien und Betrachtungen nicht überschätzen. Nur innerhalb enger Grenzen und in vereinzelten Fällen ist es uns bis jetzt gelungen, einige Regeln über die Beziehungen zwischen chemischer Konstitution und pharmakologischer Wirkung aufzustellen.

In den folgenden Ausführungen sollen einige Pharmaka von diesem Gesichtspunkte aus betrachtet werden.

Bei den organischen und anorganischen Arsenverbindungen beobachten wir eine höhere Giftigkeit des dreiwertigen Arsens. Vergleicht man z. B. die Wirksamkeit der Natriumsalze der arsenigen Säure und Arsensäure nach intravenöser Injektion bei Kaninchen, so findet man, daß die Giftigkeit der arsenigen Säure sich zu der Giftigkeit der Arsensäure verhält wie 10 : 6, das heißt 6 g Arsen der dreiwertigen Form entsprechen in bezug auf die Giftigkeit 10 g der fünfwertigen Form. Untersucht man diese Salze an isolierten Organen von Kaltblütern, so findet man, daß die arsenige Säure etwa 300 mal giftiger ist als die Arsensäure. An isolierten Organen von Warmblütern (Kaninchen, Dünndarm) sind die Unterschiede zwischen arseniger Säure und Arsensäure nicht so groß. Das hängt offenbar damit zusammen, daß das Gewebe des Warmblüter die Arsensäure reduziert, während bei Kaltblütern das Reduktionsvermögen sehr gering ist (vgl. JOACHIMOGLU [26]). Ähnliche Unterschiede findet man beim Vergleich der Salze der tellurigen und Tellursäure, selenigen und Selensäure. Auch hier sind die Verbindungen des vierwertigen Selens und Tellurs wirksamer als die Verbindungen des sechswertigen Selens bzw. Tellurs. Diese Tatsache kann sowohl in

Versuchen mit Bakterien als auch bei dem Studium der Wirkung auf das isolierte Froschherz beobachtet werden. Die Blutdrucksenkung, die nach intravenöser Injektion von Natriumtellurit auftritt, ist bei einem gleichen Tellurgehalt bzw. Selengehalt stärker als bei Injektion von Natriumtellurat und -selenat (vgl. JOACHIMOGLU [33]). Wir können also den Satz aufstellen, daß bei den Verbindungen des Arsens, Tellurs, Selens und vielleicht auch noch einiger anderer Elemente die Verbindungen mit der hohen Valenz schwächer wirken als die Verbindungen mit der niedrigen Valenz.

Von vornherein ist anzunehmen, daß die optischen Isomeren bei organischen Verbindungen gleiche pharmakologische Wirkungen aufweisen. Das genaue Studium dieser Frage hat jedoch gezeigt, daß sich hier kaum allgemeine Regeln aufstellen lassen. Das verschiedene Verhalten der vier Weinsäuren gegenüber Mikroorganismen ist bereits von PASTEUR gefunden worden. CHABRIÉ (4) hat bei intraperitonealer Injektion wäßriger Lösungen der vier Weinsäuren an Meerschweinchen gefunden, daß ihre Giftigkeit in der Reihenfolge l-Weinsäure, d-Weinsäure, Traubensäure, Mesoweinsäure abnimmt. Die erste ist fünfmal giftiger als die letzte und zweimal giftiger als die zweite, während der Unterschied zwischen Traubensäure und Mesoweinsäure gering ist. CHIO (5) hat später die verschiedene Giftigkeit der vier Weinsäuren auf ihr verschiedenes Vermögen, den Geweben Kalk zu entziehen, zurückgeführt.

ABDERHALDEN und MÜLLER (1) haben gezeigt, daß l-Suprarenin den Blutdruck viel stärker beeinflußt als d-Suprarenin, während das optisch inaktive Suprarenin eine Mittelstellung zwischen den beiden einnimmt. Auch bei einigen optisch aktiven Alkaloiden bestehen solche Unterschiede.

Zu recht interessanten Ergebnissen kommt man beim Vergleich einiger Chlorderivate des Methans, Äthans und Äthylens. Diese Verbindungen wirken, soweit sie löslich sind, auf das Zentralnervensystem, und zwar erst auf das Großhirn, dann auf das Rückenmark und schließlich auf das verlängerte Mark. Es handelt sich dabei um eine reversible Lähmung dieser Organe, d. h. um eine Narkose. Sie besitzen aber auch noch andere Wirkungen. Bringen wir Blutkörperchen in Berührung mit wäßrigen Lösungen dieser Stoffe, so tritt der Blutfarbstoff aus den Blutkörperchen heraus. Wir bezeichnen diesen Vorgang als Hämolyse. Weiter wirken sie auf das Herz und auf Mikroorganismen, z. B. Hefezellen und Bakterien. Für wäßrige Lösungen können für alle diese Körper die Grenzkonzentrationen, die gerade noch einen bestimmten Wirkungsgrad zeigen, festgestellt werden. Es zeigt sich nun, daß derjenige Körper, der am stärksten, z. B. narkotisch, wirkt, keineswegs auch in bezug auf die anderen Wirkungen das gleiche Verhalten zeigt (vgl. JOACHIMOGLU [32]).

Es seien noch einige Beispiele aus anderen Kapiteln der Pharmakologie angeführt. MORGENROTH hat gefunden, daß die Eigenschaft des Chinins, Trypanosomen abzutöten, durch Hydrierung gesteigert wird. Man darf aber auch hier aus diesem Beispiel keine allgemeine Regel aufstellen, denn bei der Hydrierung eines anderen Alkaloids, nämlich des Strychnins zeigt sich, daß man zu einem schwächer wirkenden Körper gelangt.

Eigentümlich ist das Verhalten einer Reihe von Tetramethylammoniumbasen. Sie wirken curareartig. Das Chlorid des Trimethylamins, d. h. die tertiäre Base, zeigt keine Curarewirkung, während die Salze des Tetramethylammoniums und Tetraäthylammoniums diese Wirkung besitzen. Auch der wirksame Stoff des Curare, das Curarin, ist nach BOEHM eine quartäre Base. Die entsprechenden Verbindungen des Arsens, Antimons, Phosphors und Schwefels zeigen eine Curarewirkung. Wir hätten hier also eine experimentell gut gestützte Regel, wonach Verbindungen basischen Charakters mit einer bestimmten Konstitution unabhängig von dem Element, d. h. einerlei ob es sich um Stickstoff, Arsen oder Antimonverbindungen handelt, eine bestimmte Wirkung zeigen. Man darf auch hier nicht glauben, daß nur diese Körper curareartig wirken, denn auch Campher und andere Verbindnugen mit ganz anderer Konstitution zeigen dieselbe Wirkung. Für das pharmakologische Verhalten spielen auch die physikalischen Eigenschaften, Löslichkeit in Wasser, in Fetten usw. eine hervorragende Rolle, die bei der Aufstellung der chemischen Konstitutionsformel nicht berücksichtigt werden. Eine Verbindung z. B., die in Wasser vollkommen unlöslich ist und auch im tierischen Körper keine derartige Veränderung erleidet, daß aus ihr eine lösliche Verbindung entsteht, wird keinerlei pharmakologische Wirkungen zeigen.

Aus der chemischen Konstitution eines Körpers darf man für das pharmakologische Verhalten nur mit Vorsicht Schlüsse ziehen. Freilich haben die Überlegungen in dieser Richtung fraglos einen großen heuristischen Wert gehabt. Die Forschung muß weiter auf diesem Wege gehen. Vielleicht wird man später, wenn ein genügendes Tatsachenmaterial vorliegt, einen etwas klareren Einblick in diese Dinge gewinnen.

8. Einteilung der Gifte.

Die Gifte können nach verschiedenen Gesichtspunkten eingestellt werden. Die Einteilung nach ihrer chemischen Konstitution wäre rationell, wenn die Wirkung chemisch verwandter Körper pharmakologisch ähnlich wäre. Eine solche Einteilung bietet jedoch große Schwierigkeiten. Die Gründe sind zum Teil in dem Kapitel über Zusammenhang zwischen chemischer Konstitution und pharmakologischer Wirkung dargelegt worden. Curare und Campher weisen chemisch keine Verwandtschaft auf, während sie an den motorischen Nervenendigungen pharmakologisch gleich wirken. Eine Klassifikation nach Organen kann ebenfalls streng nicht durchgeführt werden. Wir könnten z. B. Herzgifte, Muskelgifte usw. unterscheiden. Die Schwierigkeit liegt dabei darin, daß z. B. die verschiedenen Muskelgifte nicht nur auf Muskeln wirken, sondern auch auf Gefäße, auf das Zentralnervensystem, wie es z. B. beim Coffein der Fall ist. BUCHHEIM hat in seinem Lehrbuch der Arzneimittellehre (1856) pharmakologische Gruppen unterschieden und bei Aufstellung derselben sowohl ihre chemischen Eigenschaften als auch ihre Wirkungen berücksichtigt. Dieses System hat am meisten Anklang gefunden.

Im folgenden sollen einige pharmakologische Gruppen, die toxikologisch von Interesse sind, behandelt werden.

a) Narkotica der Fettreihe.

Sie sind chemisch Abkömmlinge des Methans. Sind sie in Wasser löslich und nicht flüchtig, so können sie vom Magendarmkanal aus resorbiert werden. Vielfach handelt es sich aber um mehr oder weniger flüchtige Stoffe, die mit der Atemluft aufgenommen werden können, in die Lungen gelangen, von dort in das Blut, um das Zentralnervensystem zu erreichen, auf das sie eine charakteristische Wirkung ausüben. Diese besteht darin, daß die verschiedenen Abschnitte des Zentralnervensystems in der Reihenfolge Großhirn, Rückenmark, Medulla oblongata gelähmt werden. Die Lähmung kann verschiedene Grade erreichen. Bei der Aufnahme geringer Mengen handelt es sich zunächst um Trübungen des Bewußtseins. Ist das Rückenmark gelähmt, so hören die Reflexe auf, und bei Lähmung der Medulla oblongata hört die Atmung und endlich auch die Tätigkeit des Herzens auf. Nach praktischen Gesichtspunkten hat man allgemeine Anaesthetica wie Chloroform, Äther usw. und Schlafmittel (Hypnotica) wie Chloralhydrat, Veronal, Sulfonal usw. unterschieden. Die Anaesthetica sollen sowohl das Großhirn wie auch das Rückenmark vollständig lähmen, während bei den Schlafmitteln eine leichte Lähmung des Großhirns genügt, um Schlaf, der dem normalen Schlaf entspricht, hervorzurufen. Charakteristisch für alle diese Wirkungen ist ihre Reversibilität. Sobald das Narkoticum aus dem Zentralnervensystem entfernt ist, tritt vollständige Restitutio ad integrum ein.

Die Narkotica der Fettreihe sind sowohl chemisch als auch pharmakologisch gut charakterisiert, und es sind eine ganze Reihe von Theorien aufgestellt worden, um ihre Wirkungen zu erklären. Da sie alle eine Affinität zu Fetten und fettähnlichen Substanzen (Lipoiden) haben, so lag es nahe, diese Eigenschaft zur Erklärung der Wirkung in erster Linie heranzuziehen. Man hat zunächst geglaubt (v. BIBRA und HARLESS), daß das Narkoticum aus dem Zentralnervensystem Fette herauslöst. Diese Anschauung kann jedoch nicht richtig sein, weil die Reversibilität der Narkose dadurch nicht erklärt wird. Einen großen Fortschritt bedeutet die Theorie, welche von HANS H. MEYER und E. OVERTON aufgestellt worden ist. Diese Theorie basiert auf folgenden experimentell gewonnenen Sätzen:

1. Alle chemisch zunächst indifferenten Stoffe, die für Fett und fettähnliche Körper löslich sind, müssen auf lebendes Protoplasma, sofern sie sich darin verbreiten können, narkotisch wirken.

2. Die Wirkung wird an denjenigen Zellen am ersten und stärksten hervortreten müssen, in deren chemischem Bau jene fettähnlichen Stoffe vorwalten und wohl besonders wesentliche Träger der Zellfunktion sind, in erster Linie also an den Nervenzellen.

3. Die verhältnismäßige Wirkungsstärke solcher Narkotica muß abhängig sein von ihrer mechanischen Affinität zu fettähnlichen Substanzen einerseits, zu den übrigen Körperbestandteilen, d. i. hauptsächlich Wasser, anderseits, mithin von dem Teilungskoeffizienten, der ihre Verteilung in einem Gemisch von Wasser und fettähnlichen Substanzen bestimmt (aus MEYER-GOTTLIEB [45]).

Daß eine solche Verteilung auch intra vitam vorhanden ist, zeigen die zahlreichen Analysen bei Tieren und Menschen nach Applikation von Narkoticis. Insbesondere geht aus den Untersuchungen von NICLOUX (47) hervor, daß das Gehirn von Hunden, die mit Chloroform narkotisiert wurden, relativ viel mehr Chloroform enthält als die übrigen Organe. Aber nicht nur das Gehirn und das Rückenmark, sondern auch das Fett in der Umgebung der Niere speichert Chloroform, so daß wir die Affinität des Chloroforms zu Fett, die wir in vitro leicht nachweisen können, auch im Körper wiederfinden. Bemerkenswert ist, daß auch Benzol und Toluol, Substanzen, die nicht zu den Narkoticis der Fettreihe gehören, weil ihre pharmakologischen Wirkungen erheblich von den Wirkungen der Narkotica der Fettreihe abweichen, ebenfalls in den Lipoiden des Zentralnervensystems angereichert werden, wie JOACHIMOGLU (27) nachgewiesen hat. Es empfiehlt sich also, bei Vergiftungen mit diesen Giften zum Nachweis des Giftes in erster Linie das Gehirn zu untersuchen (vgl. auch KURODA [39]). Bestimmt man den Teilungskoeffizienten sowie auch die molare Grenzkonzentration, die bei kleinen Fischen oder Kaulquappen Narkose hervorruft, so zeigt sich eine strenge Parallelität zwischen Teilungskoeffizienten und der wirksamen Molarkonzentration.

Bei einigen Stoffen, die bei verschiedenen Temperaturen einen verschiedenen Teilungskoeffizienten haben, nimmt entsprechend die wirksame molare Konzentration bei Änderung der Temperatur zu bzw. ab, wie folgendes Beispiel zeigt:

Eine Chloralhydratlösung, die in 1 Liter $^1/_{250}$ Mol[1]) enthält = 0,66 g Chloralhydrat im Liter, wirkt bei niedriger Temperatur auf kleine Fische nicht narkotisch. Die Narkose tritt aber beim Erwärmen der Lösung auf 30° ein, weil bei dieser Temperatur der Teilungskoeffizient erhöht wird und demnach das Zentralnervensystem mehr Chloralhydrat aufnimmt als bei niedriger Temperatur.

Ob die Narkotica in den Zellipoiden des Gehirns gelöst werden oder wie S. LOEWE (41) behauptet, durch Adsorption aufgenommen werden, ist eine viel diskutierte Frage. Nun hängt die Adsorptionsfähigkeit von der Oberflächenspannung der betreffenden Flüssigkeit ab. Auf die Bedeutung der Oberflächenspannung für die narkotische Wirkung hat J. TRAUBE (57) in zahlreichen Arbeiten hingewiesen.

Lassen wir aus einer Capillare Flüssigkeit abtropfen, so bilden sich Tropfen, weil an der Oberfläche der Flüssigkeit Kräfte vorhanden sind, die wir als Oberflächenkräfte oder Oberflächenspannung bezeichnen. Je größer die Oberflächenspannung ist, um so größer sind auch die Tropfen, und erst wenn sein Gewicht die Oberflächenspannung überwindet, reißt der Tropfen, der aus der Capillare heraustritt, ab. Es gibt kaum Flüssigkeiten, die die Oberflächenspannung des Wassers erhöhen, wohl gibt es aber viele, welche die Oberflächenspannung erniedrigen. Stoffe, welche die Oberflächenspannung des Wassers beeinflussen, nennt man oberflächen- oder capillaraktiv. Setzen wir zu Wasser eine minimale Menge Amylalkohol zu, so werden wir die Beobachtung machen, daß die Tropfen, die aus der Capillare in dem oben angedeuteten Versuch heraustreten, viel kleiner sind als beim gewöhnlichen Wasser, d. h. der Amylalkohol hat die Oberflächenspannung erniedrigt, infolgedessen können sich große Tropfen nicht mehr bilden. Viele Narkotica der Fettreihe, wie Alkohole, Aldehyde, Äther, sind oberflächenaktiv. Auf der anderen Seite kennen wir aber exquisite Vertreter dieser Körperklassen, welche die Oberflächenspannung des Wassers nicht im geringsten beeinflussen. Dazu gehört z. B. Chloroform, Tetrachlorkohlenstoff, Acetylentetrachlorid und viele andere Verwandte des Chloroforms (vgl. JOACHIMOGLU [31]). Demnach kann die TRAUBEsche Theorie hier nicht maßgebend sein. Auf andere Narkosetheorien wollen wir nicht eingehen. Die Lipoidtheorie von H. H. MEYER und OVERTON ist diejenige, welche mit den experimentellen Tatsachen am besten im Einklang steht. Freilich ist sie nur eine Transporttheorie, sie erklärt uns, auf Grund welcher physikalischen Eigenschaften das Narkoticum das Zentralnervensystem erreicht und dort gespeichert wird. Sie vermag uns aber wenig darüber auszusagen, was letzten Endes die Ursache der Narkose ist. In dem Kapitel „Chemische Konstitution und pharmakologische Wirkung" haben wir darauf hingewiesen, welche Schwierigkeiten entstehen, wenn wir nicht nur die narkotische Wirkung, sondern auch andere Wirkungen betrachten. Es zeigt sich, daß eine Substanz, die stark narkotisch wirkt, in bezug auf Hämolyse oder andere Eigenschaften schwach wirkt. Es liegt auf der Hand, daß uns hier Theorien im Stich lassen müssen, weil wir nicht in der Lage sind, die Reaktion zwischen lebendem Protoplasma und Narkoticum zu übersehen. Es sei noch ein Beispiel erwähnt.

[1]) Das Molekulargewicht einer Substanz in g ausgedrückt, bezeichnen wir als Mol. Mit Hilfe einer Atomgewichtstabelle läßt sich diese Zahl für jede Substanz, deren chemische Zusammensetzung wir kennen, leicht berechnen. Beim Chloralhydrat $CCl_3CH(OH)_2$ haben wir:

2 C	(Atomgewicht des Kohlenstoffs = 12, 2 · 12 = 24) . . .	24
3 Cl	(Atomgewicht des Chlors = 35,46, 3 · 35,46 = 106,38) .	106,38
2 O	(Atomgewicht des Sauerstoffs = 16, 2 · 16)	32,0
3 H	(Atomgewicht des Wasserstoffs = 1,0008, = 3,0024) . .	3,0
		165,38

Demnach beträgt das Molekulargewicht 165,38. Eine Lösung, die 165,38 g im Liter enthält, bezeichnen wir als eine molare Lösung. Eine Lösung, zu deren Herstellung wir die Hälfte nehmen, enthält im Liter $^1/_2$ Mol usw.

Tetrachloräthan ist ein starkes Stoffwechselgift. Narkotisiert man damit einen Hund oder einen Menschen, so tritt Ikterus, Leberverfettung, Verfettung anderer Organe usw. auf. Diese Wirkung zeigt auch das Chloroform, aber in viel geringerem Maße, während andere Verwandte des Chloroforms, wie Trichloräthylen (Chlorylen) und Tetrachloräthylen, eine solche Wirkung nicht zeigen. Dagegen sind Dichloräthylen und Pentachloräthan ebenso starke Stoffwechselgifte wie das Tetrachloräthan. Keine Theorie kann uns das verschiedene Verhalten so eng verwandter Körper erklären.

b) Blutgifte.

Jedes Gift, welches im Körper zur Resorption gelangt, muß auch in das Blut gelangen, denn dies ist ja der Hauptweg, auf dem die Gifte im Körper verteilt werden. Es gibt viele Gifte, die das Blut dabei in keiner Weise verändern, einige davon haben jedoch eine besondere Affinität zu den Bestandteilen des Blutes, und man bezeichnet sie deswegen auch mit Recht als Blutgifte. Sie sind auch für die Toxikologie von großer Bedeutung.

α) Kohlenoxyd.

Die Giftigkeit dieses farb- und geruchlosen Gases mit einem spezifischen Gewicht von 0,967 (Luft = 1) beruht darauf, daß seine Affinität zu dem Blutfarbstoff (Hämoglobin) eine 200 mal stärkere ist als die Affinität des Sauerstoffes zum Hämoglobin. Dem in den roten Blutkörperchen enthaltenen Blutfarbstoff kommt die Aufgabe zu, den Sauerstoff der Luft zu den Geweben zu transportieren. In der Lunge wird der Sauerstoff von den roten Blutkörperchen aufgenommen und durch den Kreislauf allen Geweben zugeführt. Wir nennen die Verbindung, welche sich dabei bildet, Oxyhämoglobin. In den Geweben gibt diese den locker gebundenen Sauerstoff ab, und das Oxyhämoglobin wird zu Hämoglobin reduziert. Die stärkere Affinität des Kohlenoxyds zum Blutfarbstoff bedingt nun, daß auch bei einem ganz geringen Gehalt der Luft an Kohlenoxyd ein großer Teil des Hämoglobins in Kohlenoxydhämoglobin übergeht. Beträgt z. B. der Gehalt der Luft an Sauerstoff 20 v. H. und ist der Gehalt an Kohlenoxyd 200 mal geringer, also 0,1 v. H., so wird die Hälfte des Hämoglobins in Kohlenoxydhämoglobin übergeführt. Dem Körper stehen für den Transport des Sauerstoffes nur noch 50 v. H. des Blutfarbstoffes zur Verfügung. Wenn nun die Hälfte des Hämoglobins im Körper als Kohlenoxydhämoglobin kreist, so entstehen durch mangelhafte Versorgung der Gewebe mit Sauerstoff erhebliche Krankheitserscheinungen. Sind Sauerstoff- und Kohlenoxydgehalt der Luft bekannt, so läßt sich der mit Kohlenoxyd beladene Blutfarbstoff in Prozenten nach folgender Formel berechnen:

$$x = \frac{100}{0{,}006\,518 \frac{V_O}{V_C} + 1}.$$

V_O bedeutet Prozentgehalt an O, V_C Gehalt an CO.

Enthält die Luft 21 v. H. Sauerstoff und 0,1 v. H. Kohlenoxyd, so ergibt sich folgendes:

$$x = \frac{100}{0{,}006\,518 \cdot \frac{21}{0{,}1} + 1} = \frac{100}{2{,}3688} = 42{,}21 \text{ v.H.}$$

Beträgt der Kohlenoxydgehalt der Luft 0,3 v. H., so ist $x = 68{,}7$ v. H., d. h. bei diesem Gehalt bleiben dem Körper nur etwa 30 v. H. seines Oxyhämoglobins zur Verfügung. Eine solche Konzentration muß beim Menschen zum

Tode führen. Vögel sind gegen CO viel empfindlicher, hier tritt der Tod ein, wenn die Hälfte des Blutfarbstoffes mit Kohlenoxyd beladen ist. Umgekehrt sind Tiere mit einem geringen Sauerstoffverbrauch, wie Frösche, gegen CO sehr widerstandsfähig.

β) Methämoglobinbildende Gifte.

Ihre Zahl ist sehr groß, man kann die Umwandlung des Oxyhämoglobins in Methämoglobin in vitro studieren. Setzt man zu einer Blutlösung etwas Kaliumnitrit zu, so nimmt das Blut eine schokoladenbraune Färbung an, untersucht man spektroskopisch, so sieht man im Rot einen für das Methämoglobin charakteristischen Streifen. Vergiftet man ein Tier mit Kaliumnitrit, so tritt die gleiche Umwandlung des Blutfarbstoffes ein. Es gibt jedoch Gifte, wie z. B. das Antifebrin, die in vitro keine Methämoglobinbildung hervorrufen, wohl aber in vivo. Methämoglobin ist eine Verbindung des Hämoglobins mit Sauerstoff. Es unterscheidet sich vom Oxyhämoglobin dadurch, daß wir es hier mit einer festen Verbindung des Sauerstoffs zu tun haben. Es ist klar, daß eine solche Umwandlung des Oxyhämoglobins in Methämoglobin zu einem Sauerstoffmangel des Körpers führen muß. Geringe Mengen kann der Körper in der Weise unschädlich machen, indem er das Methämoglobin zu Hämoglobin reduziert, dieses kann wieder zu Oxyhämoglobin oxydiert werden. Vielfach führen methämoglobinbildende Gifte zu Ikterus, der Farbstoff tritt in den Harn über (Hämoglobinurie), und es können auch Störungen der Nierenfunktion auftreten.

Die Gifte, welche in diese Gruppe gehören, sind chemisch nicht verwandt. Folgende seien genannt: Kali chloricum, Ferrocyankalium, Kaliumpermanganat, Arsenwasserstoff, Nitrate, Nitrite, Nitroglycerin und eine große Anzahl aromatischer Verbindungen wie Acetanilid, Mono- und Dinitrobenzol, Pyrogallol, Phenylhydrazin usw.

γ) Hämolytisch wirkende Gifte.

Setzt man zu einer Aufschwemmung von roten Blutkörperchen in einer 0,9 proz. Kochsalzlösung destilliertes Wasser zu, so wird durch Erniedrigung des osmotischen Druckes der Flüssigkeit, in der die roten Blutkörperchen aufgeschwemmt sind, das Hämoglobin heraustreten, und das vorher undurchsichtige Blut wird lackfarben und durchsichtig. Eine 0,9 proz. Kochsalzlösung ist mit dem Blute isotonisch (physiologische Kochsalzlösung), Lösungen, die weniger NaCl enthalten, bezeichnen wir als hypotonische Lösungen. Solche Lösungen wirken im Reagensglas hämolytisch. Bei Aufnahme von hypotonischen Lösungen durch den Magendarmkanal tritt eine solche Hämolyse in vivo selbstverständlich nicht ein, weil sie das Blut im hypotonischen Zustande nicht erreichen kann. Es gibt jedoch Gifte, die nicht auf Grund der osmotischen Verhältnisse, sondern durch spezifische Wirkungen hämolytisch wirken. Dazu gehören z. B. der Arsenwasserstoff. Wir haben oben dieses Gift bei den methämoglobinbildenden Giften erwähnt. Für die Deutung der Wirkungen des Arsenwasserstoffs ist aber seine hämolytische Wirkung viel wichtiger. Noch bei einer Verdünnung von 1 : 500 000 Arsenwasserstoff in physiologischer Kochsalzlösung wird Kaninchenblut in vitro hämolysiert. Das Menschenblut ist etwas widerstandsfähiger, hier tritt Hämolyse bei einer Konzentration von 1 : 217 000 ein (vgl. JOACHIMOGLU [30]). In der Speiselorchel (Helvella esculenta) findet sich die Helvellasäure, welche ebenfalls stark hämolytisch wirkt. Aus dem durch Hämolyse gelösten Hämoglobin entsteht in der Leber Gallenfarbstoff, was offenbar die Ursache des Ikterus, den man bei hämolytisch wirkenden Giften beobachtet, ist. In den Nieren kann es durch das ausgeschiedene Hämoglobin zur Verstopfung der Harnkanälchen und zur Anurie kommen.

c) Ionenwirkungen.

Die anorganischen Gifte (Salze, Säuren, Basen) werden in wäßrigen Lösungen in Ionen gespalten, und ihre Wirkungen sind vielfach abhängig von der Zahl der Ionen, die dabei auftreten. Zum Verständnis ihrer Wirkungen sind einige Daten aus der physikalischen Chemie notwendig. Verbindet man die Enden einer elektrischen Batterie mit einem Metalldraht und schaltet man ein geeignetes Meßinstrument ein, so wird man die Beobachtung machen, daß durch den Draht ein elektrischer Strom fließt, und wenn wir den Versuch noch so lange ausdehnen, so werden wir niemals an dem Draht eine stoffliche Veränderung wahrnehmen, d. h. der Strom fließt ohne Transport ponderabler Materie. Anders verhält es sich, wenn wir die beiden Enden in eine wäßrige Lösung einer Säure, Base oder eines Salzes bringen. Auch hier zeigt unser Meßinstrument, daß ein elektrischer Strom fließt mit dem Unterschiede, daß hier der Durchgang des Stromes von chemischen Erscheinungen und von Bewegung der Materie begleitet ist. Wir sprechen in diesem Falle von Elektrolyse, und wir können zwei Arten von elektrischer Leitung unterscheiden, nämlich metallische und elektrolytische Leitung. Hatten wir eine Kochsalzlösung genommen, so können wir nachweisen, daß das Kochsalzmolekül (NaCl) gespalten wird in ein positiv geladenes $\overset{+}{\mathrm{Na}}$ und ein negativ geladenes $\overset{-}{\mathrm{Cl}}$. Diese Spaltprodukte bezeichnen wir mit einem von dem englischen Physiker FARADAY eingeführten terminus Technicus als Ionen (vom Griechischen *ἰών, ἰόνος*). Folgendes Schema soll die Spaltung des NaCl illustrieren:

$$\underset{\text{Anion}}{\overset{-}{\mathrm{Cl}}} \rightarrow \underset{\text{Anode}}{+\,\mathrm{Pol}}$$

$$\underset{\text{Kation}}{\overset{+}{\mathrm{Na}}} \rightarrow \underset{\text{Kathode}}{-\,\mathrm{Pol}}$$

Die elektrolytische Dissoziationstheorie, die wir ARRHENIUS (1887) und anderen Forschern verdanken, lehrt nun, daß diese Spaltung bei den Stoffen, die wir als Elektrolyte bezeichnet haben, nicht erst durch den Einfluß des elektrischen Stromes entsteht, sondern daß in jeder wäßrigen Lösung von Säuren, Basen oder Salzen primär die Spaltung der Moleküle in Ionen vorhanden ist. Tauchen wir entsprechend dem oben angedeuteten Versuch die Enden der Batterie in eine Traubenzucker- oder Harnstofflösung ein, so werden wir hier beobachten, daß kein elektrischer Strom das System durchfließt. Wir können aber auch durch eine andere Versuchsanordnung den Beweis führen, daß zwischen Traubenzucker- und Kochsalzlösung Unterschiede bestehen. Lösen wir 1 Mol Traubenzucker, d. h. (entsprechend der chemischen Zusammensetzung $C_6 = 72$, $H_{12} = 12$, $O_6 = 96$ $[72 + 12 + 96 = 180]$ 180 g, in 1 Liter Wasser und bestimmen den Gefrierpunkt dieser Lösung, so werden wir ihn bei $-1{,}85°$ finden. Nehmen wir $^1/_2$ Mol, d. h. 90 g Traubenzucker, so beträgt er $-0{,}93°$. Anders beim Kochsalz. Lösen wir 1 Mol Kochsalz, d. h. 58,46 g (Na = 23, Cl = 35,46 $[23 + 35{,}46 = 58{,}46]$ in 1 Liter Wasser, so beträgt der Gefrierpunkt der Lösung nicht 1,85, sondern 3,42. Durch die Spaltung des NaCl in die Ionen Na und Cl wird der Gefrierpunkt der Lösung stark erniedrigt, und zwar üben die Ionen auf den Gefrierpunkt den gleichen Einfluß aus wie die ungespaltenen Moleküle.

Wie die Erniedrigungen des Gefrierpunktes, so verhält sich auch die Erhöhung des Siedepunktes. Und es gibt noch eine ganze Reihe von experimentellen Daten, die uns alle zu der Annahme führen, daß in wäßrigen Lösungen die Elektrolyte in Ionen gespalten sind. Für die analytische Chemie ist die Dissoziationstheorie von der allergrößten Bedeutung. Wenn wir uns z. B. fragen, warum eine Chloroformlösung mit Silbernitrat keinen Niederschlag gibt, während NaCl, KCl, HCl usw. mit Silbernitrat den charakteristischen weißen käsigen AgCl-Niederschlag geben, so ist auch dieses Verhalten einfach dadurch zu erklären, daß das Chloroform $CHCl_3$ als Nichtelektrolyt keine Cl-Ionen abgibt, während die genannten Chloride Chlorionen abspalten.

Von großer Wichtigkeit sind die Wasserstoffionen ($\overset{+}{H}$) und die Hydroxylionen ($\overset{-}{OH}$). Die Säuren sind dadurch charakterisiert, daß sie H-Ionen abspalten; die Basen dadurch, daß sie OH-Ionen abspalten. Salzsäure (HCl) dissoziiert nach dem Schema $HCl \rightleftarrows \overset{+}{H} + \overset{-}{Cl}$, Salpetersäure zerfällt in $\overset{+}{H}$ und $\overset{-}{NO_3}$. Die Stärke einer Säure hängt von ihrem Dissoziationsgrade ab. Je mehr H-Ionen eine Säure abspaltet, um so stärker ist sie. Salpetersäure, Salzsäure, Schwefelsäure, die stark dissoziieren, wirken auch viel stärker als Essigsäure und Ameisensäure, die nur schwach dissoziieren. Ähnliche Verhältnisse haben wir bei den Basen. NaOH zerfällt nach dem Schema $NaOH \rightleftarrows \overset{+}{Na} + \overset{-}{OH}$. Auch die Stärke der Base hängt von ihrem Dissoziationsgrade ab.

d) Metallgifte.

Die angedeuteten physikalisch-chemischen Beziehungen sind für das Verständnis der Wirkung der Metallgifte ebenfalls von größter Bedeutung. Wir wissen z. B., daß die antiseptische Wirkung des Sublimats durch NaCl herabgesetzt wird. Der Grund ist folgender: Die Sublimatlösung dissoziiert nach dem Schema $HgCl_2 \rightleftarrows \overset{++}{Hg} + \overset{-}{Cl} + \overset{-}{Cl}$. Die antiseptische Wirkung ist von der Zahl der dissoziierten Hg-Ionen abhängig. Setzen wir Kochsalz zu, so muß nach dem Massenwirkungsgesetz die Zahl der Hg-Ionen abnehmen[1]). Nach diesem Gesetz ist $\frac{(Hg) \times (Cl)}{HgCl_2} = K$. Dieses K ist eine für jeden Elektrolyten charakteristische Konstante. Setzen wir eine Verbindung zu, welche Chlorionen dissoziiert, so muß die Zahl der Hg-Ionen abnehmen. Man kann diese Gesetzmäßigkeit durch folgenden leicht auszuführenden Versuch illustrieren. Zu 50 ccm destilliertem Wasser setze man 2 Tropfen Ammoniaklösung und 1 Tropfen Phenolphthalein zu, die Lösung färbt sich durch dissoziierte OH-Ionen rot. Die Dissoziation kann durch folgendes Schema dargestellt werden:

$$NH_4OH \rightleftarrows \overset{+}{NH_4} + \overset{-}{OH}.$$

Setzen wir nun einen Stoff zu, der ebenfalls NH_4-Ionen abspaltet, z. B. Ammoniumchlorid, so wird die Dissoziation in OH-Ionen zurückgedrängt, und die Lösung wird farblos. Vergleicht man eine Sublimatlösung mit einer Quecksilberbromid- oder Quecksilbercyanidlösung, so werden wir feststellen, daß bei gleichem Hg-Gehalt die antiseptische Wirkung des Bromids und Cyanids viel geringer ist, weil sie viel weniger dissoziiert sind. Eine Quecksilberverbindung wie z. B. das Quecksilberthiosulfat wirkt auf Hefezellen nicht giftig, weil hier das Hg in dem komplexen Anion $Hg(S_2O_3)_2$ enthalten ist; obwohl also die Verbindung Hg enthält, zeigt sie keine Quecksilberwirkung, weil hier Hg-Ionen nicht auftreten können; es handelt sich um eine komplexe Verbindung (vgl. DRESER [7]).

---

[1]) Wahrscheinlich spielt auch die Lipoidlöslichkeit des $HgCl_2$ eine Rolle (vgl. KRAHÉ [37]). Interessant sind die Mitteilungen von W. HEUBNER (23) über Komplexbildung zwischen $HgCl_2$ und Eiweiß.

Die Wirkung der arsenigen Säure H_3AsO_3 ist auf das dreiwertige negative Ion AsO_3 zurückzuführen. Organische Arsenverbindungen wie Kakodylsäure sind viel weniger giftig, weil hier das Ion nur sekundär im Körper auftritt (vgl. HEFFTER [18]). Auch bei den Schwermetallen Antimon, Quecksilber, Eisen, Kupfer, Zink, Blei, Aluminium, Chrom haben wir es vielfach mit Ionenwirkungen zu tun. Die Schwermetalle zeigen zunächst eine lokale Wirkung, die dadurch bedingt ist, daß Metallsalze Eiweiß als Metallalbuminate fällen. Von der Beschaffenheit dieses Metallalbuminats hängt es ab, ob die lokale Wirkung als eine adstringierende oder ätzende zu bezeichnen ist. Das Blei bildet ein festes Metallalbuminat, hier bleibt die Wirkung auf der Oberfläche beschränkt, während z. B. Quecksilber ein sehr lockeres Albuminat bildet. Sublimat, welches stark dissoziiert, zeigt diese Wirkung am stärksten, daher auch die Bezeichnung Hydrargyrum bichloratum corrosivum. Man wird nicht fehlgehen, wenn man annimmt, daß dieses Verhalten des Quecksilbers auch die Tatsache erklärt, warum lösliche Quecksilbersalze vom Magendarmkanal in erheblichen Mengen resorbiert werden, während die Resorption der anderen Metalle vom Magendarmkanal aus sehr gering ist. Wichtig ist, daß die Metallalbuminate durch Neutralsalze gelöst werden. Quecksilberalbuminat kann durch Kochsalzzusatz gelöst werden. Die lokale Wirkung der Schwermetalle hängt nicht nur von dem positiven Metallion, sondern vielfach auch von dem negativen Säureion ab. Bleichlorid dissoziiert stärker als Bleiacetat und wirkt auch stärker; wir können hier mehr von einer ätzenden als von einer adstringierenden Wirkung sprechen. Die resorptiven Wirkungen kommen zustande, wenn größere Giftmengen in den Körper gelangen. Toxikologisch sind hier namentlich die chronischen Vergiftungen von Bedeutung. Akute Bleivergiftungen kommen kaum vor, oder wenn sie vorkommen, haben wir es mit einem Überwiegen der lokalen Wirkungen zu tun. Wird aber eine komplexe Bleiverbindung, wie Bleitriäthyl, einem Tier injiziert, so können hier große Mengen von Blei auf einmal in den Körper gelangen, und dementsprechend treten auch die Wirkungen auf Nerven usw. sehr schnell ein (vgl. HARNACK [15]). Ob eine Vergiftung mit allgemeinen Wirkungen auftritt, hängt also von dem Grade der Resorption der Schwermetalle ab. Wir haben oben gesehen, daß Quecksilbersalze vom Magendarmkanal aus ziemlich schnell resorbiert werden. Blei, Silber und Eisen werden langsam resorbiert, während Wismut, Kupfer, Zink und Aluminium praktisch nicht resorbiert werden. Gelangen Metallgifte in den Organismus, so werden sie auch lange zurückgehalten und sehr langsam ausgeschieden. Dadurch kommt es natürlich zu einer Akkumulation in den inneren Organen des Körpers, und dies ist wohl die Ursache der chronischen Vergiftungen. Hauptsächlich werden sie im Magendarmkanal ausgeschieden, aber auch die Nieren sind ein wichtiges Ausscheidungsorgan, wobei es auch zu spezifischen Veränderungen (Nephrosen) kommen kann.

Weiter kommen Wirkungen auf den Stoffwechsel in Betracht. Bei kleinen Mengen ist eine günstige Wirkung zu beobachten, während größere Mengen zu fettiger Degeneration der inneren Organe führen können. Auch spezifische Veränderungen des Blutes, die wir als degenerative ansehen müssen, kommen vor und sind ja für die Diagnose der Metallvergiftungen (z. B. Blei) von praktischer Bedeutung.

Endlich ist die Wirkung auf die Gefäße zu erwähnen. Injiziert man einem Tier arsenige Säure, so nimmt der Blutdruck stark ab, es handelt sich um eine Wirkung auf die peripheren Gefäße; namentlich die Bauchgefäße (Splanchnicusgebiet) sind stark erweitert, und es sind Capillaren, die von dieser Wirkung, die man auch bei Schwermetallen beobachtet hat, betroffen sind. Aus diesem Grunde spricht man von Capillargiften (vgl. HEUBNER [22]).

Literatur.

1. ABDERHALDEN u. MÜLLER: Hoppe-Seylers Zeitschr. f. physiol. Chem. Bd. 58, S. 185. 1908/09. — 2. ADLER, O.: Verhandl. d. Kongr. f. inn. Med. 1914, S. 332. — 3. BAUMANN, E.: Pflügers Arch. f. d. ges. Physiol. Bd. 13, S. 297. 1876 u. Hoppe-Seylers Zeitschr. f. physiol. Chem. Bd. 1, S. 244. 1877. — 4. CHABRIÉ: Cpt. rend. hebdom. des séances de l'acad. des sciences Bd. 116, S. 1410. 1893. — 5. CHIO: Arch. internat. de pharmaco-dyn. et de thérapie Bd. 22, S. 473. 1912. — 6. CLOETTA: Arch. f. exp. Pathol. u. Pharmakol. Bd. 54, S. 196. 1906. — 7. DRESER: Ebenda Bd. 32, S. 456. — 8. EULER, H. v. u. ERIK WALLES: Hoppe-Seylers Zeitschr. f. physiol. Chem. Bd. 132, S. 179. 1924. — 9. FAUST, E.: Arch. f. exp. Pathol. u. Pharmakol. Bd. 44, S. 214. 1900. — 10. FAUST, E.: Ebenda Bd. 44, S. 217. 1908. — 11. FISCHER, E. u. PILOTY: Ber. d. dtsch. chem. Ges. Bd. 24, S. 522. 1891. — 12. FRÄNKEL, S.: Die Arzneimittelsynthese, S. 26. Berlin 1919. — 13. FÜHNER: Arch. f. exp. Pathl. u. Pharmakol. Bd. 82, S. 51. 1917 u. Bd. 88, S. 179. 1920. — 14. GRODE: Ebenda Bd. 67, S. 172. 1912. — 15. HARNACK: Ebenda Bd. 9, S. 158. 1878. — 16. HEFFTER, A.: Die Ausscheidung körperfremder Substanzen im Harn. 2. Teil. Ergebn. d. Physiol. Jg. 4. — 17. HEFFTER, A.: Arch. f. exp. Pathol. u. Pharmakol. Bd. 51, S. 175. 1904 u. Bd. 69, S. 263. 1912. — 18. HEFFTER, A.: Ebenda Bd. 46, S. 230. 1901. — 19. HEFFTER, A.: Arch. internat. de pharmaco-dyn. et de thérapie Bd. 15, S. 399. 1905. — 20. HEFFTER, A.: Vierteljahrsschr. f. gerichtl. Med. u. öff. Sanitätswesen Bd. 49, S. 2. 1915. — 21. HEFFTER, A. u. G. JOACHIMOGLU: Ebenda 3. Folge, Bd. 48, Suppl. — 22. HEUBNER, W.: Arch. f. exp. Pathol. u. Pharmakol. Bd. 56, S. 370. 1907. — 23. HEUBNER, W.: Biochem. Zeitschr. Bd. 145, S. 434. 1924. — 24. HOFMEISTER: Arch. f. exp. Pathol. u. Pharmakol. Bd. 33, S. 198. — 25. JAFFÉ: Ber. d. dtsch. chem. Ges. Bd. 10. 1925. — 26. JOACHIMOGLU, G.: Biochem. Zeitschr. Bd. 70, S. 144. 1915. — 27. JOACHIMOGLU, G.: Ebenda Bd. 70, S. 193. 1915. — 28. JOACHIMOGLU, G.: Ebenda Bd. 77, S. 1. 1916. — 29. JOACHIMOGLU, G.: Arch. f. exp. Pathol. u. Pharmakol. Bd. 79, S. 419. 1916. — 30. JOACHIMOGLU, G.: Ebenda Bd. 85, S. 32. 1919. — 31. JOACHIMOGLU, G.: Biochem. Zeitschr. Bd. 120, S. 203. 1921. — 32. JOACHIMOGLU, G.: Ebenda Bd. 124, S. 130. 1921. — 33. JOACHIMOGLU, G.: Ebenda Bd. 125, S. 5. 1921. — 34. JOACHIMOGLU, G.: Ebenda Bd. 130, S. 239. 1922. — 35. JOACHIMOGLU, G.: Ebenda Bd. 134, S. 493. 1923. — 36. KNAPP: Allg. Wien. med. Zeitung Jg. 20, S. 363. 1875. — 37. KRAHÉ, E.: Klin. Wochenschr. 1924, Nr. 2, S. 70. — 38. KRÖNIG u. PAUL: Zeitschr. f. Infektionskrankh. Bd. 25, S. 1. 1897. — 39. KURODA, S.: Biochem. Zeitschr. Bd. 144, S. 287. 1923. — 40. LANGE: Arch. f. exp. Pathol. u. Pharmakol. Bd. 37, S. 247. — 41. LOEWE, S.: Biochem. Zeitschr. Bd. 42, S. 150. 1912. — 42. MELTZER: Journ. of exp. med. Bd. 1 u. Americ. journ. of the med. sciences S. 560. 1899. — 43. MELTZER u. AUER: Americ. journ. of physiol. Bd. 21, S. 400. 1908. — 44. METSCHNIKOFF, E.: Immunität bei Infektionskrankheiten, S. 313. Jena 1912. — 45. MEYER u. GOTTLIEB: Experimentelle Pharmakologie. 7. Aufl. S. 131. Berlin 1925. — 46. MORISHIMA: Arch. internat. de pharmaco-dyn. et de thérapie Bd. 7, S. 65. 1900. — 47. NICLOUX: Les Anesthésiques généraux. Paris 1908. — 48. POHL: Arch. f. exp. Pathol. u. Pharmakol. Bd. 31, S. 281. — 49. RÜBSAMEN: Ebenda Bd. 59, S. 227. 1908. — 50. SCHMIEDEBERG u. BUNGE: Ebenda Bd. 6, S. 233. 1877. — 51. SCHMIEDEBERG u. MEYER: Hoppe-Seylers Zeitschr. f. physiol. Chem. Bd. 3, S. 422. 1879. — 52. SCHÜLLER: Verhandl. d. dtsch. pharmakol. Ges., 3. Tagung, Leipzig 1922. — 53. SCHULZ, HUGO: Virchows Arch. f. pathol. Anat. u. Physiol. Bd. 108, S. 423. 1887 u. Pflügers Arch. f. d. ges. Physiol. Bd. 42, S. 517. 1888. — 54. STARKENSTEIN: Münch. med. Wochenschr. 1915, Nr. 27. — 55. STRAUB: Pflügers Arch. f. d. ges. Physiol. Bd. 98, S. 239. 1903. — 56. TAYLOR: Die Gifte. Deutsch von Seydeler. Bd. I, S. 6. Köln 1862. — 57. TRAUBE, J.: Biochem. Zeitschr. Bd. 98, S. 177. 1919. (Dort die frühere Literatur.) — 58. WIECHOWSKI, W.: Fortschr. d. Med. 1910, S. 400 u. Verhandl. d. Kongr. f. inn. Med. 1914. S. 329. — 59. WINTERNITZ: Arch. f. exp. Pathol. u. Pharmakol. Bd. 28, S. 406. 1891.

Vergiftungen durch Blei.

Von

LUDWIG TELEKY

Düsseldorf.

Mit 5 Abbildungen.

Die Giftigkeit des Bleies und seiner Verbindungen war schon den Alten bekannt; HIPPOKRATES beschreibt die Bleikolik, NICANDER beschreibt die nach Einnahme von Lithargyrum oder Bleiweiß entstehenden Koliken und Lähmungen. Die Verwendung von Blei zu Giftmorden und Giftmordversuchen, die auch heute noch als Seltenheit vorkommt, ist scheinbar seit ältesten Zeiten geübt worden, und im späteren Mittelalter scheint es unter den Giften, die dazu bestimmt waren, Menschen „hektisch" zu machen, also eine chronische Vergiftung und langsamen Tod herbeizuführen, eine Rolle gespielt zu haben (LEWIN: Die Gifte in der Weltgeschichte. S. 14. Berlin: Julius Springer 1920). Schon im alten Rom — ebenso wie heute in England — ist es als Abortivum gebraucht worden.

Bis zu dem Entstehen der chemischen Großindustrie war die Bleivergiftung die vor allem, ja die zahlenmäßig fast allein in Betracht kommende gewerbliche Vergiftung; neben ihr spielten nur Quecksilber- und Kohlenoxydvergiftung und die Phosphornekrose eine Rolle. Im Jahre 1899 waren der englischen Gewerbeaufsicht bekannt geworden: 1258 Fälle von Bleivergiftung, 8 von Phosphorvergiftung, 10 von Quecksilbervergiftung, kein Fall (im darauffolgenden Jahre jedoch 22 Fälle) von Arsenikvergiftung. Ausweise über giftige Gase aus diesem Jahre sind nicht vorhanden.

Im Jahre 1923 waren teils infolge der industriellen Entwicklung, vor allem aber infolge der energischen Bekämpfung der Bleigefahr die Zahlenverhältnisse wesentlich andere, aber das Überwiegen der Bleivergiftung besteht nach wie vor: 337 Bleivergiftungen stehen 295 andere Vergiftungen (einschließlich der giftigen Gase) gegenüber (vgl. Tabelle S. 28). Dabei ist zu berücksichtigen, daß in den englischen Zahlen die Bleivergiftungen der Hausanstreicher, die zahlreicher sind als die aller anderen Berufe zusammen, nicht mitzählen.

Während die meisten übrigen Vergiftungen auf bestimmte industrielle Gegenden oder sogar auf die Arbeiter bestimmter Fabriken beschränkt sind, kommt die Bleivergiftung in den verschiedensten Berufen vor, daher ist wegen ihrer großen Verbreitung *ihre Kenntnis für jeden praktischen Arzt von Bedeutung.*

Die gewerbliche Bleivergiftung ist — mit Ausnahme von Vergiftungen durch Bleitetraäthyl — stets eine *chronische*; ihr Entstehen erstreckt sich meist auf Wochen, Monate, selbst Jahre. Nur selten dürften heute Fälle zur Beobachtung kommen, in denen Bleiarbeit unter 2 Wochen zur Erkrankung führt. Bei dieser ganz allmählichen Aufnahme von Blei erlangt die oben (S. 30) dargelegte Unterscheidung zwischen Giftaufnahme, Gifteinwirkung und Vergiftung eine große Bedeutung, wobei wir uns aber dessen bewußt bleiben müssen, daß die Übergänge von einem Stadium zum anderen fließende sind und sich scharfe Grenzlinien nicht ziehen lassen. Lediglich von *Bleiaufnahme* werden wir dann sprechen, wenn Blei aufgenommen wird, sich aber außer Bleisaum keinerlei klinische Zeichen feststellen lassen, von *Bleivergiftung*, wenn die durch Bleiaufnahme hervorgerufenen Erscheinungen, sei es durch starke Ausprägung eines Symptoms, sei es bei Zusammenfassung aller zu einem Gesamtbilde, die Befürchtung rechtfertigen, daß es in kurzer Zeit bei Fortsetzung der Bleiaufnahme im bisherigen Maße zu solcher Störung der Körperfunktionen oder zu einer solchen Störung des Wohlbefindens kommen würde, daß die Verrichtung der Erwerbsarbeit dem Betreffenden nicht weiter zugemutet werden kann, oder wenn dieser Zustand bereits eingetreten ist. Von *Bleieinwirkung* können wir sprechen, wenn die durch Bleiaufnahme hervorgerufenen körperlichen Veränderungen zwischen den eben geschilderten Zuständen liegen, wenn also Bleisaum, Streckerschwäche, Blässe, punktierte Erythrocyten, jede der drei letzteren Erscheinung für sich allein oder in verschiedenen Kombinationen, zwar vorhanden sind, jede dieser Erscheinungen und ebenso alle zusammengenommen jedoch nur in einem so geringen Maße, daß uns das Wohlbefinden und die Leistungsfähigkeit des Individuums noch nicht gefährdet erscheinen.

Zunächst nun müssen wir uns die Frage vorlegen, wie groß die (durchschnittliche) Tagesaufnahme sein muß, um nach Ablauf kürzerer oder längerer Zeit zur Bleivergiftung, zu krankhaften Erscheinungen zu führen. Aus den Gewerbebetrieben können wir hierfür keine exakten Angaben erhalten; die täglich aufgenommene Menge ist allzu schwer bestimmbar. Einen guten Anhaltspunkt geben uns da die Beobachtungen von Vergiftungen durch bleihaltiges Wasser. AGNUS SMITH und RUBNER halten auf Grund ihrer Beobachtungen Wasser dann für schädlich, wenn es mehr als 0,36 mg Blei in 1 l enthält. Das Leitungswasser von Berlin und Dessau enthielt 0,3 mg (zitiert nach GÄRTNER: Vierteljahrsschr. f. gerichtl. Med. u. öff. Sanitätswesen Bd. 40. 1910). GÄRTNER hält das Wasser erst dann für schädlich, wenn es nach 12 Stunden Stehen im Leitungsrohr 1 mg Blei in 1 l enthält. Nehmen wir den Tagesverbrauch des Erwachsenen an Wasser (als Getränk, in Suppe und Speisen) mit 2 l an, so liegt die Schädlichkeitsgrenze für die Aufnahme von gelöstem Blei durch den Verdauungstrakt bei einer Tagesaufnahme von 0,72 bzw. 2 mg.

Wir können auf Grund der Feststellungen über Aufnahme bleihaltigen Wassers sagen, daß *2 mg Blei pro Tag in gelöstem Zustande durch mehrere Monate in den Magen gelangt, zur Bleivergiftung führen, 10 mg und mehr pro Tag schon nach einigen Wochen.* Wir werden später sehen, daß Blei, in Staubform durch die Lungen aufgenommen, eine sehr viel stärkere Wirkung entfaltet als das durch den Magen resorbierte, so daß wir — auch bei Berücksichtigung des Umstandes, daß bei Einatmung von Bleistaub nur ein Drittel bis drei Viertel in die Lungen gelangt — die *Grenze der Schädlichkeit bei Aufnahme durch die Atmung noch beträchtlich tiefer, wohl bei einer Tagesaufnahme noch weit unter 1 mg annehmen müssen* — allerdings führen der Schädlichkeitsgrenze nahe Dosen erst nach vielmonatiger täglicher Aufnahme zu Schädigungen. Diese außerordentliche Kleinheit der schädlichen Dosen (in noch kleineren Dosen ist Quecksilber schädlich) müssen wir uns vor Augen halten, wenn wir die Schädlichkeit einer Gefahrenquelle beurteilen wollen.

Was geschieht nun mit dem in den Körper gelangten Blei? Die verbreitete Vorstellung ist, daß es „aufgestapelt" wird, und wenn sich im Körper oder in bestimmten Organen eine größere Menge „angehäuft" hat, es zur Erkrankung kommt. Neuere, im physiologischen Laboratorium der Harvard-Universität von Minot und Aub (2) ausgeführte Untersuchungen haben Klarheit gebracht und die früher von Straub (Dtsch. med. Wochenschr. 1911, S. 1469), zum Teil auch von Erlenmeyer (Zeitschr. f. exp. Pathol. u. Therapie Bd. 14, S. 310. 1913) aufgestellten Hypothesen bestätigt. Vor allem zeigen diese Untersuchungen, daß bei Einverleibung einer Bleilösung vom Versuchstier (Katze) nur ein sehr geringer Teil im Körper zurückgehalten wird (s. auch Tabelle S. 250). Von diesem findet sich nur ein geringer Teil des Bleies im übrigen Körper (außer Leber und Knochen) verteilt, und es wird diese Menge auch mit längerdauernder Bleiaufnahme nicht größer. Die einzelnen Organe (abgesehen von Leber und Knochen) enthalten nur so viel Blei, als sich aus ihrer Versorgung durch bleihaltiges Blut ergibt; im allgemeinen steht der Bleigehalt im Verhältnis zu dem Gefäßreichtum des Gewebes; hingegen findet sich ein größerer Prozentsatz des im Körper enthaltenen Bleies unter Umständen in der Leber, die Hauptmasse aber, bei den Tieren, die erst einige Zeit nach dem Aufhören der Bleizufuhr getötet werden, fast die Gesamtmenge (97% und 98,5%) im Knochensystem. Die an bleivergifteten Tieren vorgenommenen Untersuchungen fanden ihre volle Bestätigung durch die chemische Untersuchung der Organe von an Bleivergiftung Gestorbenen bzw. kürzere oder längere Zeit vor dem Tode der Bleiaufnahme ausgesetzt Gewesenen. Die amerikanischen Forscher und ihre Mitarbeiter fassen das Ergebnis ihrer Untersuchungen, die auch die Bedeutung der Aufnahmewege klarstellen, in die Worte zusammen: „Bei frischer Bleiaufnahme finden sich in bezug auf die Verteilung des Bleies im Körper Unterschiede je nach dem Aufnahmewege. Nach Aufnahme durch den Verdauungstrakt enthält die Leber relativ große Bleimengen infolge Zurückhaltung des durch die Pfortader zugeführten Giftes. Von Lunge und Unterhautzellgewebe geht das Blut zunächst in den Körperkreislauf, und so wird nur ein kleiner Teil der Leber zugeführt. Durch den Körperkreislauf wird das Blei im ganzen Organismus verteilt; aber das *Knochengewebe ist das einzige Gewebe, das dauernd eine größere Menge von Blei zurückhält*, und ein immer wachsender Teil des aufgenommenen Bleies wird dort aufgespeichert. Wenn die Bleiaufnahme aufgehört hat, findet sich das im Körper vorhandene Blei nahezu vollständig im Knochensystem. Solange das Blei im Knochensystem aufgespeichert ist, ist es harmlos; *die Symptome der Bleivergiftung treten nur dann auf, wenn das Blei im ganzen Körper verteilt ist, entweder als Folge frischer Aufnahme von außen oder durch Mobilisierung der Depots im Knochen.*" Diese Mobilisierung kann, da eine weitgehende Übereinstimmung zwischen Blei- und Kalk-Stoffwechsel besteht, durch alle jene Momente gefördert werden, die die Kalkausscheidung befördern: durch alle Umstände (Erkrankungen, Hunger, unzweckmäßige Ernährung), die zu einer Acidosis führen und durch in demselben Sinne wirkende Medikamente.

Es ist also, wie schon Erlenmayer und Straub betont haben, *nicht die Anhäufung des Bleies im Körper, sondern der diesen durchströmende Bleistrom das schädigende Moment.* Es kommt jedoch, wie die Betrachtung der Klinik im Zusammenhalt mit diesen Untersuchungen zeigt, nicht so sehr auf die augenblicklich den Körper durchströmende Menge an, sondern das Blei setzt gewisse Schädigungen, die sich bei wiederholtem Durchströmen summieren. Beim Bleistrom kommt nun seine Dichte und die Dauer des Durchströmens in Betracht, das Produkt beider gibt die Bleimenge, die den Körper durchströmt hat. Die Verhältnisse liegen aber nicht so einfach, daß es nur auf diese letztere ankommt. Dichte und Zeitdauer scheinen jede für sich eine Rolle zu spielen. Ein sehr dichter Bleistrom führt rasch zu Bleikolik; auch bei relativ reichlicher Bleiaufnahme tritt die Lähmung fast stets erst nach längerer Dauer des Bleistroms auf; hingegen kann ein Bleistrom von ganz geringer Dichte — Aufnahme von kleinsten Mengen Blei — durch Jahre fortgesetzt, zur Bleilähmung führen, ohne daß je Kolik vorangegangen. Es scheint, als ob die Nervenzellen durch das sie passierende Blei zunächst nur in geringem Grade, dafür aber um so nachhaltiger geschädigt würden, so daß schließlich nach Ablauf von vielen Jahren selbst ein Bleistrom, der stets nur so wenig dicht war, daß er nie zu Verdauungsstörungen geführt hat, durch die unendliche Summation der kleinsten Schädigungen Lähmung verursacht. Über die Stellung der Erkrankungen der Großhirnrinde soll später gesprochen werden; die typische Encephalopathie scheint zu den durch einen dichten Bleistrom in kurzer Zeit hervorgerufenen Vergiftungsformen zu gehören. Ganz langsam entwickeln sich auch die Gefäßveränderungen, u. zw. mindestens bis zu einem gewissen Grade unabhängig von den anderen Erscheinungen.

In voller Übereinstimmung mit dieser von mir schon seit Jahrzehnten vertretenen Anschauung (Internat. Kongr. f. Hyg. u. Demographie, Berlin 1907) stehen die Ergebnisse von Erfahrungen, die Blair Bell, Williams und Cuningham (Lancet 17. X. 1925) bei der Behandlung von 200 an malignen Tumoren leidenden Personen mit intravenösen Injektionen von Bleiverbindungen gemacht haben. Solange sie kleine Einzeldosen gaben, konnten sie wohl Übelkeiten, aber keine Bleikolik hervorrufen; diese trat häufig auf, seitdem sie große Einzeldosen anwendeten. Sie konnten 2 Fälle von Encephalopathie, 4 von Sehstörungen (darunter einer mit dauernder Erblindung) beobachten, aber keinen Fall von Lähmung. Die Einzeldosen waren — verglichen mit denen bei gewerblicher Vergiftung in Betracht kommenden — relativ groß, die Behandlungsdauer relativ kurz.

Ehe wir auf die klinischen Symptome näher eingehen, seien noch die *Aufnahms- und Ausscheidungswege* des Bleies, die Frage der Disposition und einiges andere erörtert.

Durch die Haut kann zweifellos eine Bleiaufnahme stattfinden (Süssmann: Arch. f. Hyg. Bd. 90), auch sozusagen gewerbliche Bleivergiftungen können durch Aufnahme durch die Haut veranlaßt werden, wenn Bleisalben als Schminke auf große Teile der Körperfläche, Gesicht, Brust, Arme, Beine aufgetragen werden. Bei Schauspielern, Soubretten sind solche Vergiftungen vorgekommen.

In anderen Berufen aber, in denen nur Beschmutzung der Hände evtl. eine leichte des Gesichtes mit Bleiverbindungen erfolgt, in denen auch das Blei nicht eingerieben wird, wie die Bleischminke, spielt die Aufnahme durch die Haut praktisch keine Rolle. Hier kommen zwei andere Wege in Betracht: die *Einführung in den Mund* und von da in den *Verdauungstrakt*, wobei die Einführung in den Mund vor allem durch die beschmutzte Hand — sei es direkt, sei es auf dem Umwege über in die Hand genommene Lebensmittel oder Rauchwaren — erfolgt; dann *die Einatmung von Staub oder Dämpfen*, wobei zwar ein Teil des Eingeatmeten in Mundhöhle oder Nase zurückgehalten, ein Teil mit dem Speichel verschluckt in den Verdauungstrakt, der weitaus größte Teil aber *in die Lunge gelangt*. Für den Praktiker liegt die Frage so: Welches ist die Bedeutung der Beschmutzung, welches die der Einatmung, *welches Gewicht* ist daher der *persönlichen Reinlichkeit*, also der vom Arbeiter selbst auszuübenden Prophylaxe, welches der *Verhütung von Eindringen von Staub und Dämpfen in die Atmungsluft*, also den *Betriebseinrichtungen* beizumessen.

War man früher an manchen Stellen geneigt, gerade der Beschmutzung größte Bedeutung beizumessen — eine Anschauung, die ihren Niederschlag in manchen Verordnungen, in vollster Schärfe aber in manchen von Arbeitgebern herausgegebenen Merkblättern gefunden hat —, so haben doch schon Stockhausen (1656) und Tanquerel (1839) auf die überragende Bedeutung der Einatmung hingewiesen, und es wurde gerade von praktisch erfahrenen Gewerbehygienikern zu allen Zeiten betont, wie groß die Rolle sei, die die Einatmung spiele, daß deren Bedeutung die der Beschmutzung bei weitem überrage. Nun ist diese Tatsache durch tierexperimentelle und chemische Untersuchungen vor allem der Amerikaner (2) vollständig sichergestellt worden.

Schon vor diesen hat insbesondere Legge (15) mit aller Schärfe betont, daß er dem eingeatmeten Blei eine bei weitem größere Rolle bei der Entstehung der Bleivergiftung beimesse als der Einführung von der Hand in den Mund. Auch ich bin auf Grund meiner Erfahrungen zu dieser Anschauung gekommen. Um nur einige Beispiele anzuführen: bei Bleiverladern, die Bleibarren auf- und abladen, deren Hände also immer mit Blei beschmutzt sind, wird Bleivergiftung, wenn überhaupt, so nur höchst selten beobachtet, in Bleiwalzwerken ist Bleivergiftung verhältnismäßig selten, in halbwegs modern eingerichteten Buchdruckereien ist die Gefährdung der Schriftsetzer, die doch stets bleihaltige Lettern in die Hand nehmen, eine geringe, die der Schriftgießer (Bleidämpfe) ist eine größere — am weitaus häufigsten erkranken in Schriftgießereien die Schleiferinnen, die starker Staubwirkung ausgesetzt sind. Von Anstreichern erkranken diejenigen am häufigsten, die mit Trockenschleifen beschäftigt sind. Die Untersuchungen des österreichischen Handelsministeriums (1) (KAUP) haben ergeben, daß in Wien bei einer Verwendung von 1600 dz Bleiweiß zu Innenanstrichen (bei denen allein Trockenschleifen vorkommt) 163 Vergiftungsfälle vorkamen, bei einer Verwendung aber von schätzungsweise 4750 dz Bleiweiß und Mennige zu Außenanstrichen (ohne Trockenschleifen) nur ungefähr 50. Nach derselben Richtung beweisend ist auch die kürzlich erschienene Schrift von ENGEL (8).

GOADBY (15) hat Tierexperimente angestellt, bei denen es ihm gelang, mit den kleinsten Mengen inhalierten Bleistaubes Vergiftungen zu erzeugen, die 10—20fach verfütterte Menge aber wirkungslos blieb, wenn nicht Alkohol zugesetzt wurde. Beweisend für die große Bedeutung eingeatmeter Bleimengen ist auch die folgende, dem mehrfach erwähnten Buche der Amerikaner (2) entnommene Tabelle. Erklärt ist die größere Gefährlichkeit des eingeatmeten Staubes durch das oben über die Bedeutung der Leber für die Rückhaltung des durch den Verdauungstrakt aufgenommenen Bleies Gesagte sowie das über die Ausscheidung noch Auszuführende. Bemerkenswert erscheint die reichliche Bleiaufnahme beim Hund vom Nasenrachenraum aus (wobei der Weg durch Luftröhre und Speiseröhre verschlossen war), woraus man auf eine wenn auch weit geringere Aufnahme des Bleies von der Nasenschleimhaut des Menschen schließen muß. Man kann nach den Versuchen von LEHMANN, SAITO und GFRÖRER (Arch. f. Hyg. Bd. 78) wohl annehmen (siehe S. 23), daß ungefähr 50—60% des in der eingeatmeten Luftmenge enthaltenen Staubes in die Lunge gelangen, während der in Mund und hinteren Nasenrachenraum zurückgehaltene Staub mit dem verschluckten Speichel in den Magen gelangt und von dem in der Nase zurückgehaltenen Rest ein Teil von der Nasenschleimhaut aus resorbiert wird. Bei der vielfach stärkeren Wirkung des von der Lunge (und auch von der Nasenschleimhaut) resorbierten Bleies gegenüber dem vom Verdauungstrakt aufgenommenen ist es klar, daß (s. oben) selbst eine Menge von unter 1 mg täglich eingeatmet (also ein Gehalt von weniger als 0,25 mg im Kubikmeter Luft bei 8stündiger Arbeitszeit) zur Schädigung führen wird — allerdings erst nach durch lange Zeit fortgesetzter Aufnahme. LEGGE sieht 2 mg als die kleinste Dosis an, die bei täglicher durch Jahre fortgesetzter Einatmung zur Erkrankung führen kann (15).

Vergleich der Bleiaufnahme auf verschiedenen Aufnahmewegen.

Nasenrachenraum von Hunden (nach BLUMGART)			Lunge (Katze)			Verdauungstrakt (Katze)		
Blei eingeblasen als $PbCO_3$ mg	Dauer des Experimentes Stunden	Blei im Körper außerhalb des Kopfes mg	Blei eingeblasen als $PbCO_3$ mg	Dauer des Experimentes Stunden	Blei im Körper außerhalb der Lungen mg	Blei verfüttert als Lösung von Bleiacetat mg	Dauer des Experimentes Tage	Blei im Körper außerhalb des Verdauungstraktes mg
480	18	8,0	250	19	26,6	2 000	9	5,8
410	24	24,6	250	24	16,7	2 580	18	24,8
180 } 300 }	30—36	30,6	250	42	72,4	2 800	30	37,1
300 } 470 }	30—36	24,3	250	72	71,9	7 110	67	23,9
			250	90	35,1	11 400	99	86,3
			250	94	42,6	6 280	124	88,9

Andererseits ist durch eine Reihe von Untersuchungen festgestellt worden, daß die an den Händen haftenden Mengen von Blei recht bedeutend sind. Aber bei noch so unsauberem Essen kommt doch nur ein sehr kleiner Bruchteil davon in den Magen; es sind nur bestimmte Teile der Finger, vor allem die Fingerspitzen, die mit der Nahrung in Berührung kommen, und ein sehr großer Teil des Bleies haftet so fest an der Haut, daß er selbst durch gewöhnliches Waschen sich nur unvollkommen entfernen läßt. Untersuchungen darüber, wieviel Blei von der Hand in den Mund gelangt, sind bisher noch nicht angestellt worden. Ich habe solche Untersuchungen vor kurzem angeregt — erst diese werden uns ermöglichen, die Bedeutung der Aufnahme von der Hand in den Mund richtig einzuschätzen.

Was die Aufnahme durch den Magen anbelangt, so geht die Resorption bei leerem Magen am raschesten vor sich; Milch und schleimige Substanzen wirken resorptionshemmend [BLUM (6)] und daher erscheint es *zweckmäßig, wenn von betriebswegen den Arbeitern Milch, Schleimsuppen oder sonstige vor Beginn oder während der Arbeit zu nehmende Speisen verabfolgt werden.*

Begreiflicherweise hängt die Menge des in die Körpersäfte übergegangenen Bleies von der Löslichkeit der aufgenommenen Bleiverbindung in den Körpersäften ab. Allzusehr hat man dabei bisher nur die Löslichkeit im Magensaft berücksichtigt. Für diese gibt die von BECKER und STEGMÜLLER aufgestellte Übersicht über die Löslichkeit der Bleiverbindungen (in absteigender Reihenfolge) einen gewissen Anhaltspunkt. In Wasser löslich: Bleinitrat, Bleiacetat, Bleichlorid; in Wasser schwer löslich, in praktischem Sinne unlöslich, aber a) in verdünnter Salzsäure leicht löslich: Bleioxyd, Mennige, Bleinitrat, basisches Bleicarbonat (Bleiweiß), Bleimonosilicat; b) in verdünnter Salzsäure schwer löslich: Bleisulfat, Bleichromat, Bleisulfid (Bleiglanz), Bleidisilicat. Daneben aber müßte für die Aufnahme durch den Verdauungstrakt die Pankreasverdauung noch Berücksichtigung finden.

Ganz anders als im saueren Magensaft sind natürlich die Löslichkeitsverhältnisse in den übrigen Körpersäften, insbesondere auch die in der Lunge. AUERBACH und PICK (Arb. a. d. Reichs-Gesundheitsamte Bd. 45. 1913) haben gefunden, daß bei Gegenwart von Natriumcarbonat im Überschuß auch schwerlösliche Verbindungen, wie Bleichromat und Bleisulfat, in Bleicarbonat umgewandelt werden. Die Amerikaner (2) halten es für möglich, daß diese Umwandlung in der Lunge, wo die eingedrungenen Partikelchen von einer Flüssigkeit, die kleine Mengen von Natriumbicarbonat enthält, umgeben sind, zustande komme und daß sich vielleicht so die Aufnahme von an sich nahezu unlöslichen Verbindungen in die Körpersäfte erkläre. Die auffallende Löslichkeit von metallischem Blei und Bleioxyd im Blutserum erkläre vielleicht die von vielen Autoren besonders betonte Gefährlichkeit der Einatmung von Bleirauch und Bleioxyd. Das Blei werde wahrscheinlich im Blute in Form eines kolloidalen Bleiphosphats weitergeführt, um dann im Knochen als Bleitriphosphat deponiert zu werden. Diese Untersuchungen haben uns auch gezeigt, daß das im Knochen deponierte Blei wieder ausgeschwemmt werden kann, daß eine gewisse Übereinstimmung zwischen dem Kalkstoffwechsel und der Bleizurückhaltung bzw. -ausscheidung besteht und daß die Ausscheidung des Bleies durch Einverleibung von Säuren, säurebildenden Salzen, Alkalien bei entsprechender Diät gesteigert werden kann (siehe S. 284). Aber auch durch besondere Verhältnisse oder krankhafte Zustände hervorgerufene Veränderungen im Stoffwechsel können zu der Mobilisierung der Knochendepots führen.

Die *Ausscheidung* des Bleies erfolgt wie die aller Schwermetalle *durch den Darm.* Oben schon ist auf die Ansammlung von Blei in der Leber hingewiesen worden, dieses Blei wird durch die Galle in den Darm ausgeschieden; aber auch außerdem findet eine direkte Ausscheidung von Blei aus dem Körperkreislauf in den Darm statt, andererseits kann insbesondere aus den oberen Partien das Blei neuerlich resorbiert werden. Je weiter das Blei im Darm abwärts gelangt, um so mehr wird es unter der Wirkung des in den unteren Darmpartien sich bildenden Schwefelwasserstoffs in das nur sehr schwer lösliche Bleisulfid umgewandelt. Die weitaus größte Menge des Bleies wird mit den Faeces ausgeschieden. Demgegenüber tritt die Bedeutung des durch den Urin ausgeschiedenen Bleies zurück. Diese letztere Ausscheidung erfolgt auch ganz unregelmäßig in der Art, daß es einige Tage vorhanden sein, dann wieder fehlen, dann später wieder auftreten kann. *Es ist daher das Fehlen von Blei im Urin in keiner Weise diagnostisch zu verwerten.*

Daß Blei durch die Haut ausgeschieden wird, wird behauptet; es ist aber wahrscheinlich, daß die diesbezüglichen positiven Befunde darauf zurückzuführen sind, daß von außen in die Tiefen der Haut- und Schweißdrüsen sowie der Haarbälge eingeführtes Blei wieder ausgeschwemmt wird. Bleiausscheidung durch den Speichel ist wahrscheinlich.

Das den Organismus passierende Blei schädigt die verschiedensten Organe und Gewebe: Nervensystem, Verdauungstrakt, Nieren, Knochenmark, Gefäße. Auf der, wie mir scheint, nicht ganz begründeten Suche nach der Schädigung *einer* bestimmten Zellart, die alle vorkommenden Erscheinungen erklären könnte, hat man das Hauptaugenmerk auf das Gefäßsystem gerichtet und will in Gefäßschädigungen den Ursprung aller weiteren Erscheinungen sehen. Die älteren deutschen Autoren R. MAYER, GESENIUS, OELLER, DRESSLER, der Italiener ANNINO, der Franzose DAUWE und der Engländer GOADBY geben an, als *charakteristischen pathologisch-anatomischen Befund kleinste Aneurysmen an den kleinsten Gefäßen und kleinste Hämorrhagien gefunden zu haben.*

GESENIUS beschreibt die Gefäßveränderungen: „Beinahe in jedem Präparat (mikroskopischer Schnitt) ist in einem in der Längsrichtung getroffenen Gefäß eine teils zylindrische, teils aneurysmatische Erweiterung desselben zu beobachten. Als eine Folge dieser Erweiterung ist sodann an vielen Stellen eine Blutung per rhexin in das Gewebe eingetreten." „Dabei zeigt sich, daß von den Schichten der Wand *vorzugsweise die Muscularis die besonders affizierte ist* und daß die Intima nur sekundär und passiv nachfolgt und die Adventitia erst später, bald in Form von Dehnung und Zerreißung oder in Form von Sklerosierungsveränderungen folgt." „Aus den aneurysmatischen Stückchen treten Blutungen hervor."

ELSCHNIG hat bei Amblyopie den Gefäßkrampf mit dem Augenspiegel beobachtet; daß Vorgänge in den Gehirngefäßen durch erhöhten Hirndruck und Krampfischämie zur Ursache der Encephalopathie werden, ist in hohem Grade wahrscheinlich. Nach meinen eigenen Beobachtungen tritt an den Blutgefäßen das stärkere Ergriffensein der Media ganz besonders deutlich hervor; sie erscheint auf dem Schnitt verbreitert mit stark gewuchertem Bindegewebe (s. Abb. 2). Bei weiter vorgeschrittener chronischer Bleivergiftung beherrschen Gefäßerkrankungen das Krankheitsbild (S. 279 ff.).

Selbstverständlich ist es, daß die *Empfindlichkeit verschiedener Individuen* gegen das Blei eine verschiedene ist. Verfehlt ist es aber, bei einer Erkrankung kurzerhand die „Disposition" des Erkrankten als Ursache anzusehen, und wir müssen uns auch vor Augen halten, daß nicht nur die mehr oder weniger Giftfesten Anspruch auf Schutz haben, sondern auch die stärker Empfindlichen, wenigstens so lange, als wir kein Mittel haben, die Giftfesten von vornherein zu erkennen und so für bestimmte Arbeiten auszuwählen (s. S. 39). Klare Kenntnisse hierüber würden es uns ermöglichen, das zu tun, was eine Reihe von Verordnungen anstreben und vorschreiben: besonders empfängliche Individuen von der Bleiarbeit auszuschließen. Leider sind wir, soweit es sich dabei um normale gesunde Individuen desselben Geschlechts handelt, noch weit davon entfernt, irgendwelche Anhaltspunkte für die größere oder geringere Empfindlichkeit eines Individuums zu haben.

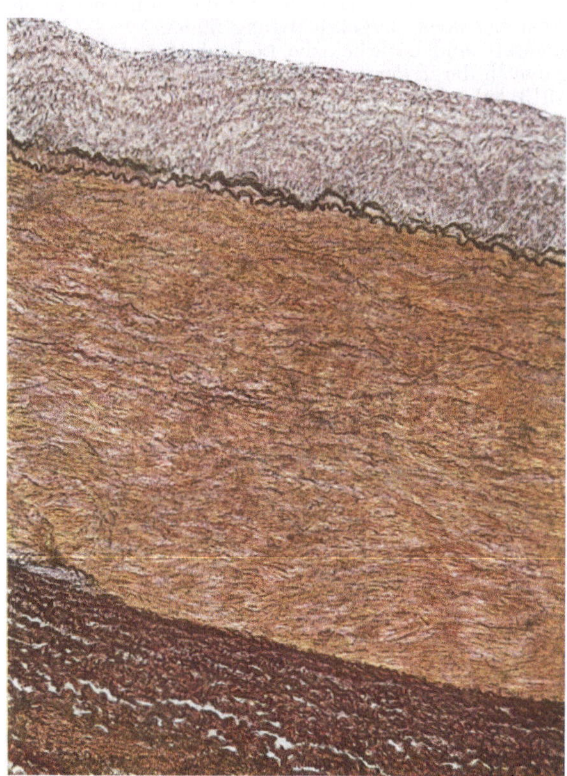

Abb. 1. Arterie bei Bleivergiftung.
(Kombinierte VAN GIESON-WEIGERT-Färbung der elastischen Fasern.)
Zu oberst eine dünne violette Schicht, die Intima; in der Mitte als breiteste vorwiegend gelbe Schicht die Media und zu unterst die ganz dunkle, nicht vollständig im Bilde enthaltene Adventitia. Die Intima und die Media sind voneinander durch die schwarze etwas ausgefaserte und stellenweise unterbrochene innere Grenzelastica getrennt. In der Media sind die elastischen Fasern spärlich und fein, in der Adventia jedoch sehr zahlreich und dicht, da der dunkle Farbenton dieser Schicht hauptsächlich auf ihren Elasticareichtum zu beziehen ist. Sehr bemerkenswert ist der große Reichtum an Bindegewebe in der Media, welche, da das Präparat nach VAN GIESON gefärbt ist, deutlich rot in der sonst gelben Media erscheint. Diese Bindegewebsvermehrung in der Media ist für die Bleiintoxikation charakteristisch.

Die Gesetzgebung schließt von der Bleiarbeit *Frauen* in weitem Umfange aus: mit vollem Recht, da ihre Generationsaufgaben unter der Bleiwirkung leiden, die zu Fehl- und Frühgeburt und zur Geburt minderwertiger Kinder führt. Ich habe auch den Eindruck, als ob junge Mädchen besonders empfindlich wären, als ob sie besonders rasch und schwer erkrankten und auch die Blutveränderungen bei ihnen besonders früh und stark auftreten würden [SCHOENFELD (26)]. Auch muß ich darin den meisten Autoren (OLIVER, LEGGE, ATKINS) beistimmen, daß die gefährlichste Form der Bleivergiftung, die Encephalopathie, bei Frauen besonders häufig beobachtet wurde. Doch leiden alle diesbezüglichen Vergleiche an dem Mangel, daß Männer und Frauen kaum in einem

Betriebe dieselben Arbeitsverrichtungen haben, demnach in verschiedenem Maße gefährdet sind. Dazu kommt, daß fabrikarbeitende Frauen meist einer tieferen sozialen Schicht angehören als die Masse der männlichen Arbeiter und sich auch weniger als diese an die Regeln der persönlichen Prophylaxe halten.

Darüber, ob *Kinder und Jugendliche* empfindlicher sind als Erwachsene (gegen die relativ gleich große Bleimenge), fehlt jede verläßliche Feststellung; es ist dies aber mit Rücksicht auf die größere Labilität ihres Organismus mit Wahrscheinlichkeit anzunehmen; und da sie außerdem weniger imstande sind, durch zweckmäßiges Verhalten und durch persönliche Maßnahmen sich zu schützen, ist ihr Ausschluß von Bleiarbeit voll berechtigt.

Von *erwachsenen Männern* wird man von Bleiarbeit jene ausschließen, die schon einmal eine *Bleilähmung* oder ein *Bleigehirnleiden* durchgemacht haben, ferner jene, die noch deutliche Zeichen der Bleieinwirkung darbieten. Nicht für berechtigt würde ich den Ausschluß von an Bleischrumpfniere leidenden alten Bleiarbeitern von ihrer gewohnten Beschäftigung halten, weil ihnen dadurch wirtschaftlich sehr geschadet wird, ohne daß aber ein tiefergehender Einfluß auf den Krankheitsprozeß durch die Fernhaltung erwartet werden kann. Ferner sind zur Bleiarbeit nicht aufzunehmen Leute, deren *Gefäßsystem* geschädigt ist, also Arteriosklerotiker, an Schrumpfniere leidende Nichtbleiarbeiter sowie überhaupt Personen *über 50 Jahren.* Ich habe gerade unter solchen verhältnismäßig rasch ernstere Erscheinungen sich entwickeln sehen. Ebenso sind *Alkoholiker* zur Bleiarbeit nicht zuzulassen, da ja beide Gifte auf das Gefäßsystem, das Gehirn und auch die peripheren Nerven wirken. Man sieht auch manchmal nach einem schweren Alkoholexzeß bei Bleigeschädigten plötzlich auftretende Bleilähmung. *Luetiker* sind zur Bleiarbeit nicht zuzulassen; ich sah in einem Fall ein luetisches Nervenleiden unter Bleiwirkung sich verschlimmern, in einem anderen die Wiederherstellung nach Bleikolik sehr verzögert.

Über *Tuberkulose und Bleivergiftung* ist viel geschrieben worden. Mir scheint es sicher, daß ein Tuberkulöser durch einen schweren Bleikolikanfall schwerer geschädigt wird, sich weit langsamer von ihm erholt als ein sonst Gesunder, ebenso auch, daß durch mit der Bleivergiftung einhergehende Abmagerung und Verschlechterung des Ernährungszustandes auch der Verlauf einer Tuberkulose ungünstig beeinflußt, unter Umständen eine latente oder inaktive wieder zum Aufflackern gebracht werden kann. Auch ist es ja nicht unwahrscheinlich, daß ein in seiner Ernährung herabgekommener Tuberkulöser wie jeder durch irgendwelche Ursachen Geschwächte gegen Bleiwirkung ebenso wie gegen andere äußere Schädlichkeiten empfindlicher ist als ein Gesunder.

Auch an Erkrankungen des Magens (Ulcus ventric., Hyperacidität) Leidende sind wahrscheinlich gefährdeter und empfindlicher.

Haben wir es mit gesunden Männern zu tun, so können wir nach dem oben Ausgeführten wohl im allgemeinen sagen, daß *Nasenatmer* weniger Blei sich einverleiben als Mundatmer, daß die Bleiausscheidung von an sich zur *Verstopfung* Neigenden unvollkommener sein wird als bei zu Diarrhöe Neigenden. Aber abgesehen von der Berücksichtigung dieser objektiv meist nicht ohne weiteres feststellbaren Eigenschaften, die außerdem doch nur von untergeordneter Bedeutung sind, haben wir heute — ein Schluß von dem allgemeinen Körperbau auf die Empfindlichkeit ist gewiß unberechtigt — kein Mittel, den Empfindlichen von dem weniger Empfindlichen zu unterscheiden, und die Breite individueller, auf uns unbekannten Ursachen beruhender Verschiedenheiten der Empfindlichkeit ist wahrscheinlich weit größer als die durch die genannten Umstände veranlaßte.

Betrachten wir nun den *Verlauf der Bleivergiftung*.

Einige Wochen, selten vor der 3. Woche, unter Umständen einige oder mehrere Monate nach Beginn der Bleiarbeit, zeigen sich die ersten Erscheinungen der Bleiwirkung in einer gewissen Blässe und Abmagerung. Bleisaum kann vorhanden sein oder fehlen; die Blässe nimmt allmählich zu, geht dann in das eigentliche „*Bleikolorit*" — eine gelblichgraue, ganz charakteristische Färbung der Gesichtshaut — über, die Scleren werden leicht subikterisch. Dann stellen sich, oft bei verschlechtertem, nicht selten aber bei gut erhaltenem Appetit Verdauungsstörungen ein, manchmal leichte Beschwerden von seiten des Magens, fast stets aber eine allmählich zunehmende *Verstopfung*; dann treten kolikartige Schmerzen auf, anfangs meist leichten Grades und zunächst häufig nur nachts, bis es dann — bei zunehmender Verstopfung — zum eigentlichen Kolikanfall kommt. Meist ist dieser Ausbruch — im Vergleich zu den bisher geringen Beschwerden — ein plötzlicher; in manchen Fällen steigern sich die Beschwerden allmählich, manchmal aber gehen dem Kolikanfall überhaupt keine Beschwerden voraus. Temperaturerhöhung gehört nicht zum Bilde der Bleikolik, doch kommt Temperatursteigerung bis 38° C (in Axilla) und etwas darüber vor. Stärke und Dauer der Anfälle sowie der Verlauf wechseln.

Wenn der Kranke nach Ablauf der Kolik zu seiner Arbeit wieder zurückkehrt, so kommt es in sehr vielen Fällen nach kurzer oder längerer Zeit zu neuer Kolik — aber keineswegs in allen Fällen.

Die Beobachtungen von LEGGE (15), KOELSCH (14a) und meine eigenen stimmen darin überein, daß meist kürzere Zeit, einige Monate nach Beginn der Bleiarbeit, krankhafte Erscheinungen auftreten, daß der Bleiarbeiter in ein Stadium kommt, in dem sein Befinden mehr oder weniger gestört ist, er unter Umständen erkrankt, daß dann später aber scheinbar eine gewisse Gewöhnung an das Gift eingetreten ist, daß es dann wenigstens zu den subakuten Erscheinungen, zu denen wir die Kolik rechnen müssen, nicht mehr kommt. Es ist eine der später noch zu besprechenden Aufgaben des Untersuchungsarztes, dem Bleiarbeiter über diese kritische Zeit durch im richtigen Augenblick durchgeführtes Aussetzen der Bleiarbeit hinwegzuhelfen. Allerdings dürfen wir das, was damit erreicht wird, nicht überschätzen: die chronischen Veränderungen der Bleivergiftung, Lähmung, Gefäßveränderungen, Schrumpfniere, sind damit keineswegs vermieden.

In jenen Fällen aber, wo die weitere Bleiaufnahme keine ganz geringe ist, kommt es nach Wochen oder Monaten zu neuer Kolik, und zwar um so früher, je vorzeitiger die Bleiarbeit wieder aufgenommen wurde. Meist erst, nachdem eine oder mehrere Koliken vorangegangen, aber nicht sehr selten auch ohne diese, tritt *Bleilähmung* ein, in der Regel eine Radialislähmung oder richtiger Streckerlähmung der Finger und des Handgelenks, unter Umständen eine Lähmung anderer Muskeln. Heilung der Lähmung tritt bei Aussetzen mit der Bleiarbeit meist nach Monaten, oft erst nach 1—2 Jahren ein. Bei vorzeitiger Wiederaufnahme der Bleiarbeit kommt es überhaupt nicht zu voller Ausheilung. Ist Heilung eingetreten, so kommt es bei längere Zeit fortgesetzter Bleiarbeit zu einem Rezidiv, oft ohne daß Kolik vorangegangen, und dann ist die Prognose beträchtlich ungünstiger als bei der ersten Erkrankung. Es gibt — wie oben schon erwähnt wurde — auch Fälle, bei denen, ohne daß Verdauungsbeschwerden oder Kolik vorgekommen sind, es nach längerer Bleiarbeit zur Lähmung kommt. Wir haben in der Kolik die akutere, in der Lähmung die chronische Form der chronischen Bleivergiftung vor uns.

Eine eigenartige und noch nicht ganz klare Stellung im Verlauf der chronischen Vergiftung nehmen die Gehirnerkrankungen, die *Encephalopathia saturnina*, ein. Die eine Form derselben entwickelt sich ganz allmählich durch Abnahme der Intelligenz und der geistigen Regsamkeit und führt zu einem der progressiven Paralyse ähnlichen Bilde; die andere aber tritt ganz plötzlich in Erscheinung — nach Angabe mancher Autoren, selbst ohne daß irgendwelche Anzeichen oder Erscheinungen von Bleierkrankung vorausgegangen — oft bei Personen, die im ganzen den Eindruck schwerer Bleischädigung machten, aber doch insofern plötzlich, als keinerlei stärkere subjektive Beschwerden den bedrohlichsten Erscheinungen vorangehen, unter Umständen nach Aufhören eines Kolikanfalles, aber auch nach mehrwöchiger, nach Angaben in der Literatur selbst nach mehrmonatigem oder jahrelangem Fernbleiben von jeder Bleiarbeit. Man könnte demnach vermuten, daß eine plötzliche stärkere Durchströmung des vorher geschädigten Organismus mit Blei unter Umständen aus den im Körper selbst befindlichen Depots zum Ausbruch dieser Form der Encephalopathie führt, die mit epileptischen Krämpfen, Halluzinationen, Koma oft tödlich verläuft, oder daß irgendwelche andere Einflüsse die geschädigten Zellen der Großhirnrinde plötzlich zu schwer krankhafter Reaktion bringen. Die Amblyopie scheint eine ähnliche Stellung wie die akute Form der Encephalopathie einzunehmen.

Ihr Ende findet die lange anhaltende chronische Bleivergiftung in den *Gefäßveränderungen* und der *chronischen Schrumpfniere*. Diese und die mit ihr verbundene Arteriosklerose kann natürlich zu den verschiedensten Erscheinungen Anlaß geben: Sehstörungen infolge Retinitis albuminuria, Apoplexien, sonstigen Störungen im Gehirn, Urämie.

Wenn wir nun auf die einzelnen Symptomenkomplexe und die *einzelnen Symptome* eingehen wollen, so seien zuerst jene Erscheinungen besprochen, die einzeln und an sich überhaupt nicht oder wenigstens am Beginne ihrer Entwicklung noch nicht als Krankheitserscheinungen, nur als Zeichen der Bleiaufnahme oder Bleieinwirkung anzusehen sind, und die deshalb, soweit sie damals bekannt waren, ältere Autoren, insbesondere Tanquerel (30) als zur „Intoxication saturnine primitive“, andere als zum „präsaturninen Stadium“ gehörig angesehen haben. Ihnen kommt deshalb großer praktischer Wert zu, weil sie als objektiv feststellbare, der Bleieinwirkung oder -vergiftung mehr oder weniger eigentümliche Erscheinungen für die Diagnosestellung von großer Bedeutung sind. Wir müssen uns dabei bewußt sein, daß, wie oben schon dargelegt, der Übergang von Aufnahme und Einwirkung zur Vergiftung ein allmählicher ist und daß einzelne dieser Zeichen (punktierte Erythrocyten und Streckerschwäche) bei ihrer Steigerung zu Krankheitserscheinungen werden. Als wichtigstes Symptom der Bleieinwirkung, weil wir es bei Erkrankungen nur *höchst* selten vermissen, erscheint mir die *Änderung der Gesichtsfarbe*: anfangs nur eine leichte Blässe, die aber bald den eigenartig gelben Ton mit einem leichten Stich ins Graue annimmt; damit ist eine leichte subikterische Verfärbung der Skleren verbunden. Auf diese Änderung in der Gesichtsfarbe, das so charakteristische *Bleikolorit*, weisen schon die ältesten Autoren hin. Ramazzini spricht von der Blässe der Maler; von „Teinte jaune plombée“ sprachen die älteren französischen Autoren; von „ictère saturnine“ Tanquerel (30). Dieser betont auch, daß es unmöglich ist, ihn mit dem gewöhnlichen Ikterus zu verwechseln — am ehesten scheint mir Verwechslung mit manchen Krebskachexien möglich — und daß er so charakteristisch ist, daß er ermöglicht, im Wartezimmer die Bleikranken sofort auf den ersten Blick zu erkennen. Jeder Student, jeder praktische Arzt, dem auch nur halbwegs ausgesprochene Fälle vorgeführt werden, erfaßt sofort das Charakteristische — nur manchen Theoretikern scheint der Blick hierfür zu fehlen. In den frühesten Anfängen allerdings mag die Unterscheidung von gewöhnlichem schlechten Aussehen Schwierigkeiten machen, und es bestehen tatsächlich auch hier fließende

Übergänge — nur höchst selten aber vermissen wir das charakteristische Kolorit bei Leuten, die schon etwas stärker unter Bleieinwirkung stehen. Zu beachten ist neben dem Kolorit aber auch der *Gesamthabitus*, Zeichen von Abmagerung, mattes Aussehen, verschlechterter Allgemeinzustand. Bei Aufhören der Bleiaufnahme schwindet das Kolorit relativ rasch, verliert in leichteren Fällen meist in 2—4 Wochen seine charakteristische Ausprägung, um dann allmählich im Laufe weiterer 2 Wochen ganz zu verschwinden; bei schwerer Erkrankten bleibt es 2—3 Monate deutlich, nur bei sehr schwer Erkrankten und bei langjährigen Bleiarbeitern (s. S. 279) bleibt es sehr lange bestehen.

Sehr viel Wert als diagnostisches Hilfsmittel wird oft auf den „*Bleisaum*" gelegt, der in einer feineren oder breiteren, hellblau bis schwärzlichen Linie im äußersten feinen Zahnfleischsaum besteht. Oft genug wird er verwechselt mit Auflagerungen auf den Zähnen, von denen er aber vollständig verschieden ist. Er besteht aus feinsten Bleiablagerungen in diesem feinen Zahnfleischsaum. Er kann sich dort nicht entwickeln, wo ein solcher Saum nicht vorhanden ist, also nicht an Zahnlücken und nicht an zahnlosen Kiefern; wir finden ihn meist nicht an allen, sondern nur an einzelnen Zähnen, vor allem an den Schneide-, evtl. auch Eckzähnen. Er kommt dadurch zustande, daß durch Capillargefäße der Schleimhaut ausgetretenes gelöstes Blei durch in die Tiefe gedrungenen H_2S in unlösliches schwarzes Schwefelblei übergeführt wird. Mit entzündlichen Prozessen, mit Gingivitis, Stomatitis, mit Pyorrhoea alveolaris hat er gar nichts zu tun; wir finden ihn am schönsten und typischsten ausgebildet an dem straffen Zahnfleisch jugendlicher Personen[1]). Voraussetzung für sein Entstehen ist neben dem Vorhandensein eines feinen Zahnfleischsaumes auch das Vorhandensein von Schwefelwasserstoff in der Mundhöhle. Aber auch dies ist nicht durch Vorhandensein von Entzündungs- oder Eiterungsprozessen bedingt; es findet sich H_2S auch genügend in ungepflegter gesunder Mundhöhle. Gute Mund- und Zahnpflege erschwert demnach das Entstehen eines Bleisaumes — sie aber als ein Mittel zur Verhütung der Bleivergiftung anzusehen, ist ganz unberechtigt.

Wenn ein Arbeiter infolge der Einatmung von Bleistaub Blei in seiner Mundhöhle hat, so schluckt er unzählige Male am Tage mit dem Speichel Blei; wenn er dreimal am Tage den Mund spült und damit jedesmal einen Bruchteil des in der Mundhöhle befindlichen Bleies ausspült, so ist dies an sich und auch im Vergleich mit der den ganzen Tag über geschluckten Menge eine so minimale Menge, daß sie überhaupt nicht in Betracht kommt.

Vielleicht beruht die Verschiedenheit der Angaben über die Häufigkeit des Bleisaumes bei verschiedenen Verfassern (14—90%) zum Teil auf dem größeren oder geringeren Maße der ortsüblichen Zahnpflege. LINENTHAL gibt an, daß der Bleisaum sehr selten ist bei guter Mundpflege; HARRIS fand ihn bei Anstreichern nur in 14% der frischen Bleivergiftungsfälle; OLIVER in 72% seiner Bleikranken. SCHOENFELD-Leipzig fand unter 128 Fällen von sicherer Bleivergiftung 48 mal deutlichen, 36 mal unsicheren, 44 mal keinen Saum; NAEGELI (19) vermißte ihn unter 140 leichteren, aber zweifellosen Bleivergiftungen 38 mal vollständig, 11 mal war er zweifelhaft, 10 mal spurweise angedeutet, unter 27 mittelschweren Fällen fehlte er 4 mal völlig, in 9 schweren Fällen war er vorhanden. Ich schätze, daß er bei 80% der *frischen* Bleikranken vorhanden ist. KOELSCH (14) fand Bleisaum bei 11,8% der arbeitsfähigen Anstreicher, bei 40,6% der „unpäßlichen".

Erwähnt sei, daß ich und Andere Fälle gesehen haben, in denen der Bleisaum sich erst nach Aufhören der Bleiaufnahme und nach Ablauf der Bleikolik entwickelte.

Eine nicht gerade häufige Abart des Bleisaums sind braune Flecken, die wir flächenhaft entweder an der Schleimhaut des Processus alveolaris meist des Oberkiefers, an der inneren Seite der Unterlippe oder an der Wangenschleimhaut finden können. Erwähnt sei noch, daß eine ähnliche Niederschlagung von Blei

---

[1]) Nur bei schwerster *akuter* Bleivergiftung soll Stomatitis vorkommen.

durch H_2S auch an anderen Körperstellen beobachtet werden kann: am Dickdarm, vor allem am Blinddarm, insbesondere bei Tieren.

Nach Angabe mancher Autoren [KOELSCH (14), den Amerikanern (2)] geht der Entstehung des Bleisaums eine Hyperämie und leichte livide Verfärbung des Zahnfleischsaumes voraus. Nach meinen Beobachtungen kommt dies tatsächlich vor, ist aber keineswegs stets der Fall. Hört die Bleiaufnahme auf, so schwindet der Bleisaum allmählich, und zwar wird zuerst die Begrenzung in seinem der übrigen Schleimhaut zugekehrten Rand unscharf, wie ausgefranst; es tritt ein allmähliches Verschwimmen gegenüber dem übrigen Zahnfleisch ein. Nach KOELSCH (Jahreskurse für ärztliche Fortbildung 1919) schwindet der Bleisaum in 4—6, nach STERNBERG (29) in 6—10 Wochen, nach meinen Erfahrungen meist in 2—3 Monaten. Doch kann er insbesondere bei alten Leuten länger bestehen; so sah ich bei einem alten Manne eine Andeutung von Bleisaum noch nach 11 Monaten.

Der Bleisaum läßt sich — wie aus der Tiefenlage der ihn bildenden feinsten Partikelchen im Gewebe hervorgeht — weder künstlich hervorrufen noch künstlich entfernen. Er ist eine der Bleivergiftung durchaus eigentümliche Erscheinung; ähnliches scheint nur vorzukommen, wenn Kohle als Zahnpulver benutzt wird, aber auch dann ist die Färbung des Zahnfleischsaumes eine andere als die des Bleisaums. Neuerdings wird behauptet, daß durch therapeutische Wismutanwendung ein ähnlicher Saum sich bilden kann.

Bei Wertung des Saums für die klinische Diagnose und vor allem für die Frage der Notwendigkeit der Entfernung von Bleiarbeit müssen wir uns aber vor Augen halten, daß er nicht als Zeichen einer Bleierkrankung, sondern nur als Zeichen der Bleiaufnahme anzusehen ist, daß aber seine rasche Entwicklung zeigt, daß Blei in größerer Menge aufgenommen wird und daß weitere Aufnahme in diesem Tempo bald zu Erkrankung führen müsse. Dabei müssen wir aber weiter berücksichtigen, daß er sich, je besser die Mundpflege ist, um so langsamer entwickelt, um so später auftritt, daß er auch trotz bestehender Erkrankung fehlen kann.

Darauf, daß sich bei Bleiarbeitern geringe Grade von *Streckerschwäche* finden, hat GLIBERT gelegentlich des Mailänder Kongresses für Berufskrankheiten 1906 hingewiesen; englische Gewerbeaufsichtsbeamte prüfen seit langem auf die ersten Zeichen der Bleilähmung dadurch, daß sie die im Handgelenk aktiv überstreckte Hand im Sinne der Beugung herabzudrücken suchen. Eine feinere Prüfungsmethode habe ich angegeben (Klin. Wochenschr. 1923, Nr. 19), die vor allem darauf beruht, daß zwar die Möglichkeit der aktiven Überstreckung im Handgelenk bei verschiedenen Personen eine sehr verschiedene ist, daß aber die Bleilähmung bei Rechtshändern stets zuerst rechts einsetzt. Läßt man bei rechtwinklig gebeugtem Ellbogengelenk und wagerecht gehaltenen Unterarmen beide mit dem Handrücken nach oben gekehrten Hände gleichzeitig im Handgelenk aktiv maximal überstrecken — wobei ich evtl. durch passives Zurückdrücken der Finger den Leuten klar mache, was ich will und sie zu stärkerer aktiver Anstrengung aneifere, das Aufrechterhalten der passiv erzeugten Überstreckung aber ihrer aktiven Tätigkeit überlasse — und blickt man dann von oben, nicht seitlich!, auf die Handrücken, so findet man sehr häufig bei Bleiarbeitern, sehr selten (2% der Untersuchten) bei Nichtbleiarbeitern, daß die aktive Überstreckung der rechten Hand nicht in demselben Umfange möglich ist wie die der linken, bei Linkshändern ist das Verhältnis das umgekehrte. Selbstverständlich muß bei dieser Feststellung eine mechanische Behinderung der rechten Hand durch eine Verletzung oder Erkrankung oder ein Gelenksleiden ausgeschlossen werden. Dieses Zurückbleiben der rechten Hand — bei Linkshändern der linken — habe ich in seinem Verhalten zu andern Erscheinungen der Bleierkrankung studiert und kam zu folgendem: „Die Streckerschwäche ist ein Symptom, das zwar selten als erstes Symptom schon nach kurzer Arbeit auftritt; wir sehen sie aber häufig sowohl als einziges Symptom als auch mit Änderung der Gesichtsfarbe (Blässe, Kolorit) vereint bei langjährigen Bleiarbeitern. Sie entwickelt sich auch in jenen Fällen, bei denen die Bleiaufnahme so sehr langsam erfolgt, daß es nicht zu eigentlich krankhaften Erscheinungen kommt. Wir konnten aber feststellen, daß die Streckerschwäche, wenn einmal entstanden, eine gewisse Hartnäckigkeit aufweist" (Münch. med. Wochenschr. 1924, Nr. 9). Ich konnte sie noch Jahre und Jahrzehnte nach Aufhören der Bleiarbeit feststellen, und es kommt ihr deshalb vielleicht für die Begutachtung, für Beantwortung der Frage, ob ein Individuum einmal unter starker Bleieinwirkung gestanden hat, Bedeutung zu. Durch neuere Untersuchungen am Ergographen konnte ich gemeinsam mit W. SCHULZ feststellen, daß bei Bleiarbeitern, auch wenn diese keinerlei andere Anzeichen von Bleieinwirkung darbieten und selbst, ohne daß solche Streckerschwäche klinisch nachzuweisen ist, eine Schwächung der rechten langen Strecker der Hand und Finger regelmäßig vorhanden ist (Zeitschr. f. Hyg. u. Inf.-Krankh. 1926).

Etwas stärkere Grade der Streckerschwäche können auch in der Weise festgestellt werden, daß man sich bemüht, die im Handgelenk bei gestreckten Fingern maximal überstreckte Hand durch langsamen Druck mittels der auf den Handrücken aufgelegten Finger des Prüfenden (nicht durch plötzliches Reißen!) herabzudrücken. Bei mittelkräftigen gesunden Menschen gelingt dies dem Prüfenden kaum oder meist überhaupt nicht; ein baldiges Nachgeben der Hand des Geprüften weist schon auf stärkere Grade der Streckerschwäche. Eine andere Methode besteht darin, daß man den zu Untersuchenden auffordert, in beiden Handgelenken bei gestreckten Fingern maximal zu überstrecken und (ohne Vergleich beider Hände) betrachtet, wieweit dies möglich ist, doch ist dabei zu beachten, daß die Bewegungsmöglichkeit im Handgelenk bei verschiedenen Menschen eine sehr verschiedene ist; nur wenn Überstreckung nicht bis zu mindestens 30° möglich ist, kann man das Vorhandensein von Streckerschwäche annehmen. Natürlich ist auch bei all diesen Prüfungsmethoden darauf zu achten, ob die Handstrecker nicht durch irgendwelche alte Verletzungen (Narben) geschwächt oder die Beweglichkeit des Handgelenks durch Gelenksveränderungen herabgesetzt ist; über die letztere unterrichtet man sich durch passive Bewegungen im Handgelenk bei leicht zur Faust geschlossenen Fingern.

Ein in der deutschen Literatur allzuviel erörtertes und allzu hoch eingeschätztes Symptom ist das Vorhandensein *„punktierter Erythrocyten"* im Blute in vermehrter Zahl.

Bei Färbung mit basischen Farbstoffen finden wir sich stark färbende Körnchen in einzelnen roten Blutkörperchen, und zwar von feinsten staubförmigen bis zu dicken punktförmigen entweder gleichmäßig über das ganze Körperchen verstreut oder mehr nur einen Teil desselben einnehmend. Wir wissen heute, vor allem dank der Arbeiten von SCHWARZ und HEFKE (Dtsch. med. Wochenschr. 1923, Nr. 7) und HEFKE (Dissert. Hamburg 1922), daß die Häufigkeit ihres Erscheinens im Blutpräparat wesentlich von der Art der Härtung, daneben auch von der der Färbung abhängt. Im ungehärteten Präparat findet man auch bei Gesunden stets sowohl wirkliche punktierte Erythrocyten als auch solchen ähnliche Knotenpunkte eines retikulären Systems. Der Grad der Härtung ist aber auch weiter von Einfluß; die genannten Autoren fanden bei 3 Minuten Härtung in 96 proz. Alkohol punktierte Erythrocyten über der SCHMIDTschen Grenzzahl noch in 39%, bei 3 Minuten Härtung in absolutem Alkohol nur in 4,3% der untersuchten Nichtbleiarbeiter. Auch je nach Art der Färbung ergeben sich weitgehende Unterschiede, und zwar in Verhältniszahlen ausgedrückt: Färbung nach HAMEL 100, Azur II 95, MAY-GRÜNWALD 41,6. Infolge dieser Umstände sind die in der Literatur befindlichen Angaben oft nicht verwertbar. Sollen die Angaben verschiedener Untersucher vergleichbar werden, so muß man sich auf gleiche

Art der Härtung und Färbung einigen. Als solche empfiehlt sich am besten: *3 Minuten Härten des lufttrockenen Präparates in Methylalkohol, dann Färben mit Löfflerschem Methylenblau durch wenige Sekunden.* Die Färbung kann entweder unmittelbar nach dem Härten und Abspülen mit Wasser durch Aufbringen des Farbstoffes auf das noch nasse Präparat erfolgen oder durch Aufbringen des Farbstoffes auf das gehärtete und lufttrockene Präparat. Die Dauer der Färbung richtet sich nach der Beschaffenheit des Farbstoffes. Das Präparat muß bei der Daraufsicht hellblau erscheinen, ebenso die roten Blutkörperchen unter dem Mikroskop; es treten dann die Körnchen als dunkle Punkte deutlich hervor. Erwärmung des Präparates nach der Färbung führt zu einem grünlichen Farbton der Erythrocyten, was die dunklen Körperchen etwas deutlicher hervortreten läßt. Etwas umständlicher als diese Färbung nach HAMEL ist die von SCHMIDT-KOCH empfohlene mit Azur II (Arch. f. Hyg. Bd. 63, H. 1) und die von SCHWARZ modifizierte Mansonfärbung (Klin. Wochenschr. 1922, Nr. 49). Einigung auf eine Methode aber ist mit Rücksicht auf die Vergleichbarkeit der Resultate dringend notwendig und hierfür wegen ihrer Einfachheit die oben ausführlich beschriebene am geeignetsten (TELEKY: Dtsch. med. Wochenschr. 1925. Nr. 22). Die weiteren von verschiedenen Seiten empfohlenen Färbemethoden sind teils wegen ihrer Umständlichkeit, teils weil bei ihnen sich zahlenmäßig ganz andere Resultate ergeben, nicht zu empfehlen.

SCHWARZ (Zentralbl. f. Gewerbehyg. 1921, Sept.) u. a. empfehlen, ehe man sich an die Färbung des Ausstrichpräparates macht, eine Untersuchung im „dicken Tropfen" vorzunehmen. Man bringt auf den Objektträger einen Bluttropfen, verstreicht ihn auf die Größe eines Zehnpfennigstückes, läßt ihn eintrocknen, färbt das lufttrockene, ungehärtete Präparat mit Methylenblau. Glaubt man in diesem Präparat punktierte Erythrocyten bzw. Körnchen sehen zu können, dann ist eine Untersuchung im Ausstrichpräparat notwendig, um den positiven Befund mit Sicherheit festzustellen; negative Befunde im dicken Tropfen sind für das Nichtvorhandensein von punktierten Erythrocyten beweisend. Mir scheint diese Methode keinerlei Vorteile zu bieten; sie erfordert das Einarbeiten in eine neue Technik und bringt — bei der Unsicherheit des Befundes — neue Fehlerquellen. Ihr einziger Vorteil soll die rasche Ausscheidung der Negativen sein.

Die von SCHMIDT (24) angegebene Grenzzahl, nach der das Pathologische bei 100 punktierten Erythrocyten auf 1 Million rote Blutkörperchen beginnt, wurde bis vor kurzem allgemein als beiläufige Richtschnur angenommen, LEHMANN (Die deutsche Bleifarbenindustrie. Springer 1925) nimmt jetzt 250 auf 1 Million als Beginn des Pathologischen, NAEGELI (19) läßt nur noch höhere Zahlen für positiven Befund gelten. TRAUTMANN (Münch. med. Wochenschr. 1909, Nr. 27) sieht 300 auf 1 Million als beweisend im gerichtsärztlichen Sinne an. Übrigens haben MEYER und SPERONI (Münch. med. Wochenschr. 1906), neuerdings LEHMANN auf recht beträchtliche Schwankungen in der Zahl der punktierten Erythrocyten hingewiesen. Als vollständig überflüssig für praktische Zwecke und *Zeitvergeudung* erscheint daher das genaue Auszählen der punktierten Erythrocyten. Ich unterscheide nach GOETZL (11) bei Durchmusterung mit der $^1/_{12}$ Ölimmersion folgende Gruppen: negativ: bei 10—15 Minuten Durchsuchen des Präparates überhaupt keine punktierten Erythrocyten zu finden; „vereinzelt": einige wenige in jedem Präparat; „spärlich": mehrere in jedem Präparat; „mittel": in mehreren Gesichtsfeldern ein punktierter Erythrocyt; „reichlich": fast in jedem Gesichtsfeld ein punktierter Erythrocyt; „massenhaft": in jedem Gesichtsfeld mindestens ein punktierter Erythrocyt. Die Gruppe „vereinzelt" ist noch unterhalb der SCHMIDTschen Grenzzahl, „spärlich" oberhalb derselben.

Was die Entstehung der punktierten Erythrocyten anbelangt, so sieht SCHMIDT (2) (und ebenso KEY) in ihr eine Folge der Reizwirkung des Bleies auf das Knochenmark, die zur Ausschwemmung noch nicht voll ausgereifter Blutkörperchen führt, deren Kerne unter Bleiwirkung zugrunde gehen und dabei zur Entstehung der Körnchen Anlaß geben.

Die punktierten Erythrocyten treten in sehr vielen Fällen als Frühsymptome der Bleivergiftung auf; es können aber andere Zeichen der Bleieinwirkung früher als die punktierten Erythrocyten auftreten, und es kann in einzelnen, auch akuteren Fällen zur Erkrankung (Kolik) kommen, ohne daß ihr punktierte Erythrocyten vorangegangen oder verhanden sind [NAEGELI (19) fand unter 134 Fällen von leichter Kolik 34mal kleine punktierte Erythrocyten]; bei ganz langsamer Bleiaufnahme entwickeln sich andere Symptome (Änderungen der Gesichtsfarbe, Streckerschwäche), während punktierte Erythrocyten fehlen, ebenso sollen sie in schwersten Fällen von Bleikachexie fehlen; andererseits können, und zwar scheinbar insbesondere bei jungen Mädchen, punktierte Erythrocyten selbst in größerer Zahl auftreten, ohne daß ihnen eigentliche Krankheitserscheinungen — in dem oben dargelegten Sinne — folgen müssen. Ein Parallelismus zwischen den übrigen Symptomen und der Zahl der punktierten Erythrocyten besteht im allgemeinen nicht, doch besteht bei *ein und demselben* Individuum ein Parallelismus insofern, als mit Zunehmen der übrigen Symptome und der subjektiven Beschwerden auch die Zahl der punktierten Erythrocyten zunimmt. Ich sehe in den punktierten Erythrocyten stets den Beweis, daß ein dichter Bleistrom, evtl. ein mäßig dichter, durch längere Zeit den Körper passierte und daß dadurch die Bleischädigung einen gewissen Grad erreicht hat. Sie sind immer ein Zeichen dichteren Bleistromes, also einer *relativ* akuteren Giftwirkung [TELEKY (35)].

Bei Aussetzen der Bleiarbeit schwinden die punktierten Erythrocyten relativ rasch, meist in 2—4 Wochen, und zwar um so langsamer, je ausgesprochener die Anämie ist, in schweren Fällen können sie auch einige Monate in pathologischer Menge vorhanden sein — so sah ich bei einem Falle von Bleilahmung und bei einem Kranken, dessen Bleivergiftung durch Lues kompliziert war, noch nach mehr als 3 Monaten punktierte Erythrocyten; bei Kindern scheinen sie länger bestehen zu bleiben als bei Erwachsenen.

Die Angabe SCHÖNFELDS (26), noch nach 2 Jahren punktierte Erythrocyten gefunden zu haben, steht ganz vereinzelt und ist meiner Meinung nach vielleicht so zu erklären, daß ihm die Fortsetzung der Bleiarbeit verheimlicht wurde.

Punktierte Erythrocyten kommen auch bei einzelnen anderen Vergiftungen (Cer, Sublimat, Nitrobenzol, Chlorkalium usw.) vor; dann noch, aber stets kombiniert mit anderen schweren Veränderungen, bei verschiedenen Blutkrankheiten. Praktisch können wir also die punktierten Erythrocyten bei sonst nicht wesentlich geändertem Blutbilde als eine der Bleivergiftung eigentümliche Erscheinung ansehen.

Außer den Körnchen enthaltenden roten Blutkörperchen finden wir auch polychromatische rote Blutkörperchen, die sich bei Färbung mit den basischen Farbstoffen stärker färben als die normalen; sie haben ein dunkleres, wolkiges Aussehen. Es scheinen von ihnen zu den punktierten Erythrocyten Übergänge zu bestehen; vielleicht, daß sie ein Vorstadium der punktierten Erythrocyten sind. Ihr zahlreiches Vorkommen muß uns verdächtig erscheinen. Bis zu einer praktisch verwertbaren Zählung oder Schätzung ihrer Häufigkeit ist man bisher noch nicht gelangt. SCHÖNFELD (26) mißt ihnen aber Bedeutung bei. Manche, so THIELE, betonen das Vorkommen einer Änderung der Leukocytenformel. Auch hier, ebenso wie bei den Angaben über Änderung der Elastizität, der Resistenzfähigkeit (GLIBERT, RAMBOUSEK, die Amerikaner) sind weitere Erhebungen notwendig und muß die praktische Wertung dem Ergebnis weiterer Forschung vorbehalten werden. Andere tiefgreifende Veränderungen des Blutes sind bei der Bleivergiftung nicht beobachtet worden.

Der Hämoglobingehalt des Blutes sinkt bei schwerer Bleivergiftung auf 70—80%, in seltenen Fällen tiefer.

Eine weitere bei Bleivergiftung auftretende Erscheinung ist die *Hämatoporphyrinurie.* Der exakte Nachweis derselben kann nur durch Anwendung des Spektroskops erfolgen; doch kann sich der praktische Arzt durch Versetzen des Harnes mit Natronlauge von dem wahrscheinlichen Vorhandensein größerer Mengen von Hämatoporphyrin überzeugen. Bei Anwesenheit von reichlichem Hämatoporphyrin färben sich die durch Versetzen mit Natronlauge ausgefällten Phosphate rosenrot bis dunkelviolett (GARROD), manchmal wird auch schon durch Zusatz kleinerer Mengen der Harn selbst, der an sich durch seine Farbe durchaus nicht auffällt, dunkelviolett gefärbt (GOETZL). Die genauere Untersuchung des Harnes erfolgt zweckmäßig nach dem Verfahren von GARROD. Zu 500 ccm Harn (einschließlich des Morgenharnes) sind 100 ccm 10proz. Natronlauge zuzusetzen. Fallen die Phosphate rötlich bis rotviolett zu Boden, so ist Hämatoporphyrin mit großer Wahrscheinlichkeit reichlich vorhanden, vorausgesetzt, daß die Guajacblutprobe negativ ausfällt. Die Phosphate läßt man dann in einem hohen Zylinder sich absetzen, gießt den klaren Harn ab, füllt mit Wasser auf und läßt nochmals behufs Entfernung des Alkali absetzen. Das Sediment wird auf Fließpapier filtriert und möglichst getrocknet (es ist hierzu mindestens einen halben Tag lang bei Zimmertemperatur zu halten); hierauf wird es in einer Reibschale mit 5% Salzsäure enthaltendem absoluten Alkohol allmählich gelöst, einige Stunden stehen gelassen und alsdann durch ein Fließpapierfilter filtriert; das Filter wird mit salzsaurem Alkohol so lange ausgewaschen, bis das Filtrat 10 ccm an Menge beträgt. Das klare Filtrat ist sodann im Spektroskop zu untersuchen, z. B. im gradsichtigen Taschenspektroskop; sind Absorptionsstreifen im Orange und besonders im Grün sichtbar, so ist Hämatoporphyrin vorhanden. Es ist hierauf mit 2% Salzsäure enthaltendem Alkohol zu verdünnen, bis die Streifen im Spektroskop verschwinden. Die zur Verdünnung erforderlich gewesene Menge hat man zu vermerken: ist der Streifen im Grün noch bei Verdünnung von 1 : mehr als 50 (d. h. 10 ccm ursprüngliches Filtrat + 40 ccm salzsaurer Alkohol) sichtbar geblieben, so ist Bleiwirkung anzunehmen. Die Spektroskopie soll immer in derselben, mindestens 5 cm langen Glaskammer vorgenommen werden. (Nach der Dienstanweisung des Reichsarbeitsministers für ärztliche Untersuchung vom 27. I. 1920.)

Bisher liegen eingehendere Untersuchungen von van Emden, Stockvis und Nackari und von Goetzl (11) vor; sie stimmen darin überein, daß Hämatoporphyrinurie bei Bleivergiftung häufig ist. Goetzl vermißte sie nur in 12% der Fälle. Sie scheint in einem innigeren Verhältnis zur Kolik zu stehen als die übrigen Symptome; bei leichteren gastrischen Erscheinungen klingt sie rasch, bei schweren langsam ab. Es wären noch weitere Untersuchungen notwendig, um den diagnostischen Wert dieser immerhin umständlichen Untersuchung genauer festzustellen.

Erwähnt sei hier noch der *Bleitremor*, dem manche Autoren eine große Bedeutung beimessen. Es ist ein feinschlägiger Tremor der Finger, der an sich kaum vom Alkoholtremor zu unterscheiden ist. Er ist für mich stets ein Zeichen eines stärker Ergriffenseins des Gesamtorganismus, insbesondere des Zentralnervensystems und veranlaßt mich, besonders dann, wenn auch noch Zuckungen in der Gesichtsmuskulatur (beim Zeigen des Bleisaums) oder gesteigerte Sehnenreflexe vorhanden sind, den ganzen Zustand ernster anzusehen.

Fragen wir nach dem praktischen Wert und der Bedeutung der besprochenen, öfters bereits im präsaturninen Stadium, dem Stadium der Bleieinwirkung auftretenden Symptome (Bleikolorit, Bleisaum, Streckerschwäche, punktierte Erythrocyten, Hämatoporphyrinurie), so muß vor allem darauf hingewiesen werden, daß dem Arzt bei der Bleivergiftung (und ebenso bei einzelnen anderen gewerblichen Erkrankungen) von der Praxis und von der Gesetzgebung die schwierige Aufgabe gestellt wird: an Vorläufern der Erkrankung ihren drohenden Ausbruch zu erkennen, damit die dann zu ergreifenden Maßnahmen den Ausbruch verhindern.

Der Arzt soll nicht nur die Bleiaufnahme und die Bleieinwirkung feststellen — daß eine solche stattfindet, erscheint uns leider noch immer in vielen Berufen und Betrieben als selbstverständlich —, er soll auch sagen können: jetzt, an diesem Tage, hat die Bleieinwirkung einen solchen Grad erreicht, daß eine weitere Bleiaufnahme zu einer Erkrankung führen wird; um dies zu verhüten, ist Ausscheiden des Arbeiters aus der Bleiarbeit notwendig.

Wie ist nun diese Aufgabe zu lösen? Alle die hier erwähnten Symptome sind Zeichen der Bleiaufnahme bzw. Bleieinwirkung; welches von ihnen zuerst auftritt, ist verschieden einerseits nach individueller Veranlagung, andererseits nach Dichte und Dauer des Bleistromes, dem Tempo der Bleiaufnahme. Den Ausbruch drohender Erkrankung können wir nicht voraussagen, indem wir uns auf *eines* dieser Symptome verlassen: Bleisaum kann lange bestehen ohne Erkrankung; es tritt aber häufig Erkrankung auf ohne Vorhandensein von Bleisaum; ähnlich verhält es sich mit der Streckerschwäche. Stark ausgesprochenes Bleikolorit zeigt immer — abgesehen von alten Bleiarbeitern, über die noch gesprochen werden soll — den baldigen Ausbruch ernster Erscheinungen an, aber auch bei erst wenig charakteristischem kann es schon zur Kolik kommen. Punktierte Erythrocyten in großer Zahl weisen in der Regel auf drohende Erkrankung — aber in manchen Fällen finden wir sie, ohne daß auf sie eine Erkrankung folgt, und auch bei ihrem Fehlen oder Vorhandensein in geringer Zahl kann es zu Erkrankungen kommen. Da jedes der genannten Symptome fehlen oder nicht deutlich ausgesprochen sein und es trotzdem zur Erkrankung kommen kann, so ist es natürlich verfehlt, von dem Vorhandensein eines bestimmten Symptomes, und noch mehr verfehlt, von dem gleichzeitigen Vorhandensein von 3 oder 4 Symptomen die Entscheidung abhängig zu machen. Dahin zielende Anweisungen, die in vollem Widerspruch zu den klinischen Beobachtungen — ich verweise nur auf NAEGELI (19) — stehen, entstammen dem bereits von HIRSCH (Dtsch. med. Wochenschr. 1914) gekennzeichneten Bestreben mancher Kreise, eine Erniedrigung der Bleivergiftungsziffer durch Diagnosestellung herbeizuführen.

Am ehesten werden wir unserer schweren Aufgabe gerecht werden, wenn wir — wie wir es ja stets zu tun gewohnt sind — uns nicht an *ein* Symptom halten, sondern an den Symptomen*komplex*, dabei werden wir den Hauptwert auf den Allgemeinzustand, das Bleikolorit und die punktierten Erythrocyten legen. Sehen wir bei einem Arbeiter (abgesehen von „alten Bleiarbeitern") stärker ausgesprochenes Bleikolorit, so werden wir selbst ohne punktierte Erythrocyten zur Ausschließung von der Bleiarbeit schreiten; finden wir bei Fehlen aller anderen Symptome punktierte Erythrocyten in großer Zahl — ich habe dies bei jungen Mädchen gesehen —, so werden wir zwar keine unmittelbar drohende Erkrankung erwarten, aber uns doch für den Ausschluß von der Bleiarbeit, mit Rücksicht auf die schwere Beeinflussung der blutbereitenden Organe, aussprechen. In den meisten Fällen aber werden die Verhältnisse nicht so liegen; wir werden auf Grund der Abwägung aller Symptome und unter besonderer Berücksichtigung von Kolorit und punktierten Erythrocyten zu einem Urteil kommen können. Bei dieser Beurteilung ist auch zu berücksichtigen, in welchem Zeitraum sich die Erscheinungen entwickelten. Ist es in kurzer Zeit zu starken Erscheinungen gekommen, so müssen wir daraus schließen, daß bei Weiterarbeit an dieser Stelle es bei diesem Individuum sehr bald zur Erkrankung kommen wird; haben sich mäßige Erscheinungen im Laufe von vielen Monaten entwickelt, so ist die Gefahr bei Weiterarbeit keine so drohende.

Wir werden uns vor übergroßer Ängstlichkeit ebenso hüten müssen wie davor, die Erscheinungen allzu leicht zu nehmen. Daß bei dieser schwierigen Voraussage der drohenden Erkrankung Fehlurteile vorkommen können, daß auch der erfahrene Arzt einmal durch eine ohne deutliche Vorzeichen auftretende Bleikolik überrascht werden kann, daß ein Arbeiter, der trotz stärkster Vorzeichen weiter arbeitet, nicht erkrankt, ist selbstverständlich — beides aber werden nur Ausnahmefälle sein.

Über die allgemeine Technik der Untersuchung, Untersuchungsraum usw. s. S. 54. Im besonderen aber ist der Vorgang zweckmäßig der folgende (TELEKY, Zeitschr. f. Soziale u. Gewerbehyg. 1923, H. 4/5). Ein Arbeiter nach dem anderen tritt vor den Arzt. Dieser erfaßt mit einem Blick den Gesamteindruck, beachtet die Gesichtsfarbe, evtl. durch Herabziehen des unteren Augenlides die der Skleren, läßt sich die Zähne zeigen, wobei er eventuell, um den Zahnfleischrand sichtbar zu machen, mit den Fingern mit möglichster Vermeidung der Berührung des Lippenrots die Oberlippe hebt oder die Unterlippe nach abwärts oder beide voneinander zieht. Dann fordert er den Arbeiter auf, die mit dem Handrücken nach oben sehenden Hände bei im Ellbogengelenk gebeugtem, möglichst wagerecht gehaltenen Unterarmen und gestreckten Fingern im Handgelenk möglichst zu überstrecken und prüft in der oben angegebenen Art auf Streckerschwäche. Erscheint dem Arzt auf Grund dieser klinischen Untersuchung ein Arbeiter verdächtig, ohne daß aber die Erscheinungen so stark ausgeprägt sind, daß er auf sie hin bereits mit dem Ausschluß von der Bleiarbeit vorgehen will, so wird ein Blutpräparat angefertigt, und zwar wird das Blut dem Ohrläppchen entnommen — die Fingerbeere ist dazu zu schmutzig und zu schmerzhaft —, der Blutstropfen mit der kurzen Kante eines Objektträgers aufgenommen und diese bei schräggestelltem Objektträger über die Fläche eines anderen Objektträgers geführt; dann ist bei Vertauschen der beiden Objektträger miteinander auf dem erstbenutzten in ebensolcher Weise ein Ausstrich anzubringen, die Objektträger sind gleich zu bezeichnen und dann an der Luft trocknen zu lassen. Je erfahrener ein Arzt ist, um so seltener wird er die Entscheidung durch Blutpräparat brauchen; aber auch dem Erfahrenen wird es in manchen Fällen gute Dienste tun, insbesondere dann, wenn gegen seinen Ausspruch von irgendeiner Seite Widerspruch zu erwarten ist.

Die Forderung, bei allen Arbeitern Blutuntersuchung durchzuführen, kann praktisch meist nicht erfüllt werden; sie entspringt auch nur jener Überschätzung der punktierten Erythrocyten als einer mikroskopischen Untersuchungsmethode, gegenüber den klinischen, die in Deutschland eine Zeitlang üblich war.

Da die mikroskopische Blutuntersuchung recht zeitraubend ist, andererseits der praktische Arzt in Verfertigung und Durchsicht von Blutpräparaten meist nicht so geübt ist, daß seine Untersuchung zu klaren Ergebnissen führt, so geht heute das Bestreben dahin, die Untersuchung der Blutpräparate zu zentralisieren und vor allem in die Laboratorien der Gewerbeärzte zu verlegen. Koelsch in München und ebenso Teleky in Düsseldorf stellen den Ärzten ihres Aufsichtsbezirkes Packungen mit Objektträgern zur Verfügung und untersuchen unentgeltlich die übersandten Präparate. Eine ähnliche Einrichtung besteht beim hygienischen Institut der Universität Leipzig. Dies Vorgehen der genannten Institute darf aber den Untersuchungsarzt nicht dazu verleiten, sich ganz auf die mikroskopische Untersuchung zu verlassen; diese bildet stets nur einen Behelf *neben* der anderen Untersuchung, und nur durch Wertung des klinischen Gesamtbildes kann man zu richtigem Urteil gelangen.

Befragen der Arbeiter nach subjektiven Beschwerden ist im allgemeinen nicht zu empfehlen, da die zu erhaltende Auskunft meist unverläßlich sein wird; liegt Verdacht auf drohende Erkrankung vor, dann kann nach Verstopfung, Schmerzen, Abmagerung gefragt werden, doch sind die Angaben *nur* dann zu berücksichtigen, wenn sie den objektiven Befund bestätigen; denn der Arbeiter, der Entfernung von seinem Arbeitsplatz fürchtet, da diese manchmal mit Entlassung, meist mit Verdienstverringerung verbunden ist, wird häufig dissimulieren. Berechtigt ist aber vor allem bei solchen, die nervöse Erregbarkeit zu zeigen scheinen, die Frage nach subjektiven Symptomen von seiten des Nervensystems: Kopfschmerz, Schlaflosigkeit. Werden diese angegeben, dann ist (s. weiter unten) sofort mit dem Ausschluß von der Bleiarbeit vorzugehen.

Wichtig ist, daß alle vom Arzte festgestellten Befunde in ein geeignetes Buch eingetragen werden (s. S. 54), damit der Arzt bei der darauffolgenden Untersuchung weiß, welche Erscheinungen sich in der Zwischenzeit neu entwickelt oder verschlimmert haben und welche verschwunden sind; denn auch dies ist nach dem oben Dargelegten von Bedeutung.

Der Arzt soll aber bei der Untersuchung nicht vergessen, daß es nicht nur seine Aufgabe ist, drohender Erkrankung durch Entfernung von der Bleiarbeit vorzubeugen, sondern daß er dabei auch die Aufmerksamkeit des Arbeitgebers und evtl. der Behörden auf solche Stellen des Betriebes zu lenken hat, an denen sich besonders rasch oder besonders häufig Bleischädigungen entwickeln, bei denen also durch *technische Verbesserungen* die Gefährdung der Arbeiter verringert werden muß. Denn das zu erstrebende Ziel: Verhütung jeder Gesundheitsschädigung, kann nur durch technische Maßnahmen, die die Bleiaufnahme verhüten, erreicht werden — nicht dadurch, daß Arbeiter kurz vor ihrer Erkrankung aus der Gefahrenzone entfernt werden.

Wir wollen uns nun der Besprechung der einzelnen Krankheitszustände zuwenden:

Bleikolik. Es ist oben dargestellt worden, wie es meist nach vorangegangenen gastrischen Erscheinungen, manchmal ohne diese, mit zunehmender Verstopfung zum Ausbruch der Bleikolik kommt. Die Kolik kann die furchtbarsten Grade erreichen, so daß der Kranke sich vor Schmerzen am Boden wälzt; sie kann sich aber auch in solchen Grenzen halten, daß der Arbeiter bei einiger Energie zu seinem Schaden noch fortzuarbeiten imstande ist. Die einzelnen Anfälle können kürzer oder länger dauern, sich in kurzen oder längeren Zwischenräumen wiederholen. Bei schweren Fällen bleibt der Gesichtsausdruck auch im schmerzfreien Intervall noch ängstlich und schmerzverzerrt; bei manchen Fällen bleibt auch zwischen den Anfällen noch ein wehes Gefühl im Abdomen bestehen. In den allermeisten Fällen ist der Bauch eingezogen, nur selten aufgebläht. Druck auf die Bauchwand während des Kolikanfalles wird meist als wohltuend empfunden. Im Intervall besteht manchmal allgemeine, meist aber an umschriebenen Stellen, mäßige Druckempfindlichkeit: in der Blinddarmgegend, am Mac Burneyschen Punkt, aber auch in der Magengegend in der Mittellinie. Starke Verstopfung ist für die Bleikolik charakteristisch, aber in seltenen Fällen ist an Stelle der Verstopfung Diarrhöe vorhanden; im allgemeinen aber spricht Diarrhöe gegen die Diagnose Bleikolik. Häufig wird über erfolglosen Stuhldrang geklagt. Aufstoßen und Übelkeit sind fast stets vorhanden, häufig auch Erbrechen. Ausstrahlende Schmerzen gegen den Hoden kommen vor, ebenso Erschwerung des Urinlassens bis zur vollständigen Retention; häufig findet man während und nach der Kolik geringe Eiweißmengen im Urin. Ganz leichte Temperaturerhöhungen sind beobachtet, doch übersteigen sie kaum je 38—38,2° in Axilla. Die Kolik kann mit wechselnder Stärke und Dauer der Anfälle 2—8 Tage anhalten; Erleichterung tritt immer erst nach Stuhlgang ein, häufig aber ist sie nur vorübergehend; nach einer Stuhlentleerung mit Nachlassen der Schmerzen treten Verstopfung und Schmerzen wieder ein. Erst dann, wenn regelmäßiger Stuhlgang erzielt ist, klingt die Erkrankung allmählich ab. Es gibt aber Fälle, in denen unter Schwankungen der Zustand sich durch 2—3 Wochen fortsetzt, auch können verschiedene Beschwerden: geringer Appetit, Verstopfung, leichte Schmerzen durch längere Zeit, selbst bis zu einigen Monaten, erhalten bleiben. In anderen Fällen beobachtet man 1—2 Wochen später, meist nach einem Diätfehler oder bei mangelnder Sorge für regelmäßigen Stuhlgang, ein Rezidiv, in seltenen Fällen auch noch einige Wochen später — selbst bei Aussetzen mit der Bleiarbeit. In der Literatur finden sich Angaben über nach Jahren bleifreier Arbeit auftretende Rezidive.

Ich sah typische Bleikolik erst einige Wochen nach Aussetzen der Bleiarbeit zum Ausbruch kommen — ein Mann, der durch mehrwöchentliche Arbeitslosigkeit in seiner Ernährung stark herabgekommen war, dann körperlich schwere Arbeit übernommen hatte, bekam einige Tage nach Aufnahme der Arbeit einen schweren typischen Kolikanfall.

Spätrezidive sowie verspätet eintretende Kolik scheinen nach dem oben über Bleidepots im Knochen und deren Ausschwemmbarkeit Gesagten durchaus verständlich, sie sind wohl auf Mobilisierung von im Körper befindlichen Bleidepots zurückzuführen. Erkrankungen, Körperveränderungen, die mit Acidosis einhergehen, Medikamente (Jodkali) können diese Mobilisierung veranlassen.

Ist es zur Bleikolik gekommen, so ist die Diagnosestellung meist leicht, sowie man überhaupt an die Diagnose Bleikolik denkt. Es müßte aber an unseren

Kliniken gelehrt werden, daß man — ohne Rücksicht auf die Anamnese — bei Auftreten einer Krankheitserscheinung ebenso an die Möglichkeit einer Bleivergiftung denkt wie an die irgendeiner anderen, oft viel selteneren Erkrankung, und daß man andererseits — auch wenn die Anamnese auf Bleiwirkung hinweist — doch auch an die übrigen diagnostisch möglichen Erkrankungen denkt — kurz: daß man die Diagnose stets auf Grund klinischer Erscheinungen und nicht auf Grund einer Anamnese stellt.

Gelegentlich einer Endemie von Bleivergiftung durch Weinverfälschung (Winter: Das österr. Sanitätswesen 1909, Nr. 25) sah ich drei Leute, denen — weil an Bleikolik nicht gedacht worden war — der Appendix entfernt worden war und andererseits sah ich auch schon einige Bleiarbeiter mit der Diagnose Bleikolik, die große appendicitische Abscesse hatten und viele, die nicht an Bleikolik, sondern an Ulcus ventriculi litten. Haihurst sah zwei Arbeiterinnen einer Abziehbilderfabrik, die wegen Appendicitis operiert worden waren; die Einlieferung weiterer Mädchen aus demselben Betrieb in das Krankenhaus veranlaßte Erhebungen über die Ursache der Epidemie von „Blinddarmentzündung" und führte zur richtigen Diagnosestellung „Bleikolik". Hamilton (12) berichtet über einen Mann, der einmal wegen Appendicitis, ein zweites Mal wegen Adhäsionen operiert wurde, bis unmittelbar vor der dritten Operation eine Radialislähmung zur richtigen Diagnosestellung führte.

Die *Diagnose* wird gestellt auf Grund des oben beschriebenen typischen Bildes bei Vorhandensein von einem oder mehreren der erwähnten Symptome der Bleiaufnahme, in vom Typus abweichenden Fällen nur auf Grund der letzteren. Gegenüber Gallensteinkolik kommt das Fehlen stärkerer, genau lokalisierter Druckempfindlichkeit in der Gegend der Gallenblase, einer Gallenblasen- oder Lebervergrößerung, eines typischen Ikterus in Betracht; doch verleitet den Ungeübten manchmal das Bleikolorit zu dieser Diagnose. Auch die Konfiguration des Abdomens ist bei Bleikolik (eingezogener Leib) eine andere als bei Gallensteinleiden. Die Differentialdiagnose gegenüber Nierensteinkoliken wird sich auch auf die bei letzterer vorhandenen Druckempfindlichkeit der Nierengegend und den Urinbefund stützen. Gegenüber Appendicitis ist insbesondere das Fehlen eines Tumors in der Blinddarmgegend — Druckempfindlichkeit ist dort bei Bleikranken häufig — sowie das Fehlen von Fieber und von Leukocytose von Bedeutung.

Die Möglichkeit, daß auch Hernien der Linea alba Schmerzen auslösen, wird uns insbesondere bei leichten Kolikanfällen, die sich über längere Zeit hinziehen, veranlassen müssen, auch hierauf zu untersuchen. Die von solchen Hernien ausgehenden Kolikschmerzen sind meist nicht überaus heftig und häufig an einen bestimmten Füllungszustand von Magen und Darm gebunden.

Ältere Autoren legen Wert auf den ganz eigenartigen Mundgeruch Bleikranker. Ich habe diesen Geruch in der Tat häufig bei den schwer an Kolik Leidenden feststellen können; er ist ganz charakteristisch, aber weder findet man ihn in allen Fällen, noch insbesondere im Frühstadium; dem Erfahrenen wird er ein wertvoller Anhaltspunkt mehr sein.

Was die *Behandlung* anbelangt, so spukt noch immer in manchen Lehrbüchern die ausschließlich theoretischen Erwägungen entsprungene Angabe, Kolik sei mit Opium, vor allem aber mit Belladonna wegen deren krampflösender Wirkung zu behandeln, Abführmittel seien sinnwidrig. Ich habe diese Behandlungsweise versucht, die Kolik ist schließlich abgeklungen — ob infolge dieser Mittel oder von selbst, weiß ich nicht —, aber die Kranken haben durch mehrere Tage schwer gelitten. Nach meiner Erfahrung an weit über 1000 Fällen muß stets die schmerzstillende Wirkung eines Opiates (oder Belladonnapräparates) mit der eines kräftigen Abführmittels kombiniert werden. Je rascher es durch reichlich gegebene Abführmittel gelingt, einen Stuhlgang herbeizuführen — und es gelingt in den meisten Fällen bei Verabfolgung großer Dosen in 1 bis 3 Tagen —, um so rascher hören die Schmerzen auf.

Ich gab in leichteren Fällen Extr. Belladonna fol. 0,02 in Pillen mit Pulv. et extr. liquiritiae 3 mal täglich eine Pille; in schweren Fällen Extr. Belladonna und Extract. opii à 0,02, ebenfalls 3—5 mal täglich eine Pille. In den schwersten Fällen kann man bis zur Maximaldosis gehen, doch ist bei der individuell sehr verschiedenen Empfindlichkeit gegen Belladonna auf die ersten Zeichen einer Belladonnavergiftung (Erweiterung der Pupillen, Gefühl von Trockenheit im Halse) zu achten. Außerdem können Opium-Stuhlzäpfchen oder subcutane Morphiuminjektionen notwendig werden. Auch von den bekannten Hausmitteln: heiße Kompressen, feuchte heiße Umschläge ist reichlicher Gebrauch zu machen, auch Druck auf das Abdomen lindert meist die Schmerzen. Daneben sind Abführmittel reichlich zu geben, am besten Ol. Ricini in dreisten Dosen (daher nicht in Kapseln, sondern in heißer Milch, schwarzem Kaffee 2—3 mal täglich 50 g), Aufguß von Folia sennae, evtl. kombiniert: Folia sennae 15, Mana communis, Magnesia sulfurica āā 10, da signa Tee (Portion für 1—2 Tage). Auch Klystiere mit Salzwasser, Seifenwasser, einem Aufguß von Fol. sennae können gegeben werden. Zu warnen ist vor dem früher gerade bei Bleivergiftung beliebten Crotonol mit Rücksicht auf seine nierenreizende Wirkung.

Die Mittel sind so lange in großen Dosen zu geben, bis Stuhl eintritt; ist dieser erfolgt, so müssen die Mittel weiter noch in so reichlicher Menge gegeben werden, daß fortdauernd täglich mehrere Stühle herbeigeführt werden. Damit wird nicht nur dem Auftreten neuerlicher heftiger Kolikschmerzen vorgebeugt, die sich meist sofort wieder einstellen, sowie die Stuhlverhaltung wieder eintritt, sondern nach dem oben über die Ausscheidung des Bleies durch den Darm und seine eventuelle Wiederresorption Gesagten auch der Indicatio causalis genügt. Die Diät während des Kolikanfalles muß ganz leicht sein, am besten nur Milch (die auch die Wirkung hat, der Ausschwemmung von Bleidepots aus den Knochen entgegenzuwirken (S. 284), löffelweise — allmählich und vorsichtig nur kann zur normalen Lebensweise zurückgekehrt werden; häufig wird Fleisch besonders schlecht vertragen. Die zur Verhütung der Bleivergiftung wohl mit einem gewissen Recht empfohlene kräftige und fettreiche Kost (Speck usw.) ist natürlich im Kolikanfall streng zu vermeiden; ein Diätfehler kann zu neuen Kolikanfällen führen. Auch noch längere Zeit nach Abklingen der Kolik muß für regelmäßigen Stuhlgang und leichte Diät gesorgt werden. Die Amerikaner (32) empfehlen im Kolikanfall Milch und Calc. lactat 2 g täglich. Bei der chronischen, sich über Wochen hinziehenden Bleikolik oder bei langer Zeit anhaltenden starken Verdauungsbeschwerden leistet eine Karlsbader Kur gute Dienste. In schweren Fällen, wenn neben der Kolik auch Erscheinungen der allgemeinen Vergiftung sehr ausgesprochen sind, erfolgt die Erholung oft recht langsam; dann ist allgemeine Kräftigung, gute Ernährung, viel Aufenthalt im Freien, in Landluft notwendig.

Mit der Verabfolgung von Kali jodat. (5—10 g auf 200) 2—3 Eßlöffel täglich, soll erst einige Zeit nach Abklingen der akuteren Erscheinungen begonnen werden. Hierüber s. S. 284.

Ein sehr häufig gemachter Fehler ist es, daß Kranke mit Bleikolik, sobald die Kolik abgeklungen ist, wieder in Bleiarbeit gehen; das hat zur Folge, daß sehr bald wieder Kolik eintritt. Ein Arbeiter, der an Kolik gelitten hat, muß so lange von der Bleiarbeit fernbleiben, bis er sich ganz erholt hat. Als Zeichen hierfür gelten vor allem Hebung des Allgemeinzustandes, Verschwinden des Kolorits; auch Kontrolle durch Blutuntersuchung: vor Verschwinden der punktierten Erythrocyten soll Bleiarbeit unbedingt nicht wieder aufgenommen werden. Nach einem Bleikolikanfall sollen mindestens 2—3 Wochen vor Aufnahme einer anderen Arbeit, 5—8 Wochen vor Aufnahme von Bleiarbeit vergehen.

Eine unter Umständen für die Begutachtung bedeutungsvolle Frage ist die, wie lange, wenn Bleiarbeit nicht wieder aufgenommen wird, alle Erscheinungen zu ihrem vollen Verschwinden benötigen. Die zur Hebung des Allgemeinzustandes, dem Verschwinden aller Erscheinungen von seiten des Verdauungstraktes notwendige Zeitdauer wird natürlich wesentlich von der Schwere der vorhanden gewesenen Erscheinungen bedingt. Zur gänzlichen Erholung sind 1—2, unter Umständen auch 3—5 Monate notwendig. Auch die Zeit, innerhalb der die einzelnen Symptome schwinden, ist eine sehr schwankende. Aber es darf nicht vergessen werden, daß alle „präsaturninen" Erscheinungen nur vorübergehender Art sind, daß sie bei Aufhören der Bleiaufnahme verhältnismäßig rasch verschwinden. Darüber, welche Zeit jedes der Symptome braucht, siehe oben bei der Besprechung der einzelnen.

Magenstörungen. Es muß hier erwähnt werden, daß nach den Beobachtungen von A. SCHIFF (Wien. klin Wochenschr. 1919, Nr. 15) es bei Bleiarbeitern, sei es nach vorangegangenen typischen Bleikoliken, sei es ohne solche, in nicht seltenen Fällen kommt „zu protrahierten, chronisch rezidivierenden Schmerzzuständen, die sich durch Wochen und Monate täglich, bisweilen zu bestimmten Tageszeiten, wiederholen, dann wieder zeitweise remittieren, um dann neuerlich für längere Zeit zu exacerbieren". Als Ursache für diese Beschwerden fand er unter 48 Kranken 14 Fälle von sicherem Ulcus ventriculi, 26 mit hochgradiger Hyperacidität oder Hypersekretion, darunter 10 mit typischem Symptomenkomplex des Ulcus duodeni, 7 mit ulcusähnlichen Beschwerden ohne sekretorische Reizerscheinungen. Er nimmt als Ursache der Häufigkeit des Ulcus bei Bleiarbeitern einerseits die durch das Blei hervorgerufenen spastischen Reizerscheinungen, anderseits die Gefäßschädigungen durch Blei an.

Die **Bleilähmung** tritt meist nach wiederholter Kolik, in manchen Fällen aber ohne daß je eine Kolik vorangegangen, meist erst nach monate- oder jahrelanger Bleiarbeit auf. Auch nach Aussetzen mit der Bleiarbeit kann Lähmung auftreten. MÜNZ (Dissert. Königsberg 1916) beobachtete dies auch bei einem Versuchstier, Katze, bei der $7^1/_2$ Monate nach Aufhören der Bleiaufnahme Lähmung der Hinterbeine auftrat. Die Lähmung entwickelt sich meist allmählich, kommt dem Erkrankten erst relativ spät zum Bewußtsein; nur in besonderen Fällen kann sie plötzlich entstehen, oder wohl richtiger: plötzlich eine solche Steigerung erfahren, daß ihr Entstehen dem Kranken und seiner Umgebung als plötzlich imponiert; derartiges ist beobachtet worden nach Schlafen oder Liegen auf dem Arme, nach einem schweren Alkoholexzeß, auch nach Unfall (?? WINDSCHEID, Ärztl. Sachverständigenzeitung 1909).

Der gewöhnlichste Typus der Bleilähmung ist der der Lähmung der Streckermuskulatur am Unterarme, der langen Hand- und Fingerstrecker, also der vom Nervus radialis versorgten Muskeln des Unterarmes, mit Ausnahme des Musc. supinator. Das Ergriffensein dieser Muskeln setzt, wie die oben besprochene „Streckerschwäche" zeigt, oft schon früh ein und für den Mann selbst unmerkbar; von Lähmung spricht man zweckmäßig wohl erst dann, wenn ein Heben der Hand im Handgelenk bei gestreckten Fingern über die Horizontale nicht mehr möglich ist. Zum Bewußtsein des Mannes kommt die Lähmung meist erst dann, wenn so die Horizontale nicht erreicht werden kann, oft selbst dann noch nicht, oder sie erscheint ihm als „Schwäche". Auch noch in diesem Stadium ist volle aktive Überstreckung der Hand im Handgelenk bei gebeugten Fingern möglich, aber mit verringerter Kraft. Versucht man, bei gestreckt gehaltenen Fingern die Hand passiv, durch Druck auf die Metacarpalknochen in der Hohlhand zu überstrecken, so tritt sofort Beugung der Finger in den Metacarpophalangealgelenken ein. Anfangs sind meist nicht alle Finger gleichmäßig von der Lähmung betroffen. Der 2. und 5. Finger, die neben dem Extensor communis noch eigene Extensoren haben, sind weniger gelähmt, so daß die Lähmung häufig mit einem Herabsinken des 3. und 4. Fingers beginnt (Abb. 2). Bei vollständiger Lähmung hängt die

Hand im Handgelenk schlaff herab und ebenso die im Grundgelenk gebeugten Finger (Abb. 3), wobei sehr häufig der Zeigefinger am wenigsten ergriffen erscheint. Über der Handwurzel entwickeln sich dann nicht selten Verdickungen in den Sehnenscheiden und Sehnen der Strecker (GUBLERsche Anschwellungen). Die Streckung im Mittel- und Endglied erfolgt durch die Musc. interossei und

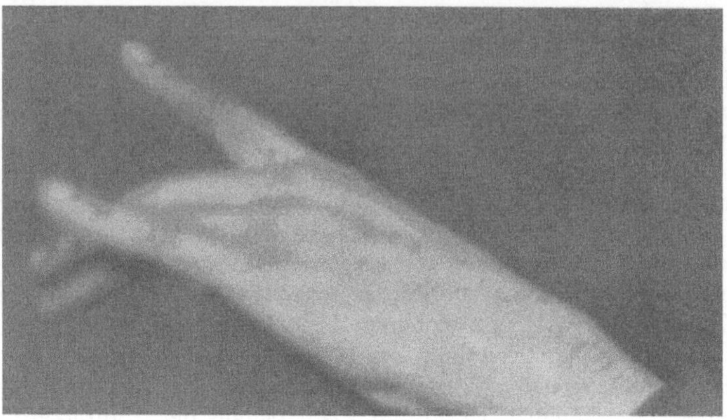

Abb. 2. Beginnende Streckerlähmung.

lumbricales, die aber bei gebeugtem Grundgelenk unter sehr ungünstigen Bedingungen arbeiten. Streckt man passiv die Grundglieder im Grundgelenk, dann geht die Streckung der übrigen Fingerglieder prompt vor sich, solange die kleinen Handmuskeln intakt sind. Da zu kräftigem Faustschluß eine Überstreckung der Hand im Handgelenk notwendig ist, ist durch die Unmöglichkeit dieser auch die Kraft des Faustschlusses sehr erheblich verringert.

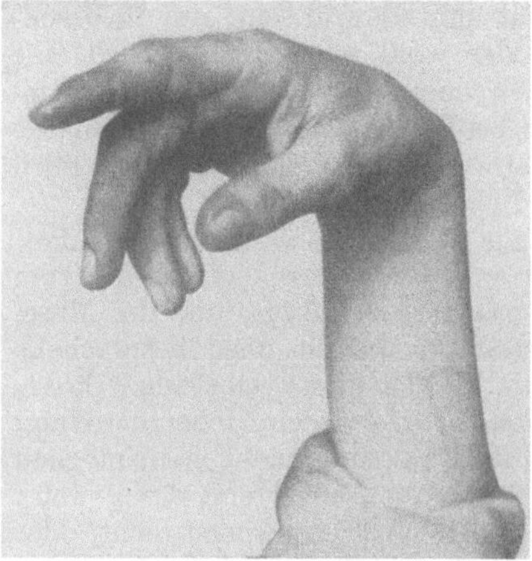

Abb. 3. Vollständige Streckerlähmung.

Während bei den kleinen Handmuskeln die Atrophie stets sehr frühzeitig in die Augen springt, ist die Atrophie der langen Strecker zwar häufig sichtbar aber nur in schweren Fällen auffallend.

In schweren Fällen gesellt sich zu der vollständigen Lähmung der Handstrecker und der Strecker des 2.—5. Fingers auch noch eine Parese der Strecker und Abzieher des Daumens, so daß der Daumen nicht voll abgespreizt, nicht voll gestreckt, nicht über den Handrücken emporgehoben werden kann. Bei noch weiter fortschreitender Lähmung werden auch die kleinen Handmuskeln ergriffen, und zwar zunächst meist die Zwischenknochenmuskeln des ersten Zwischenknochenraumes und die Daumenballenmuskulatur, dann die übrigen Interossei, eventuell auch die Kleinfingerballenmuskulatur. Der Musc. supinator longus bleibt auch nicht immer frei. Erwähnt sei dabei, daß die Lähmung meist noch nach der Krankmeldung, nach Aussetzen mit der Bleiarbeit, Fortschritte macht.

So wie schon bei den leichten Erscheinungen von Streckerschwäche sich stets eine stärkere Beeinflussung der Strecker der rechten Hand — bei Linkshändern der Linken — findet, so ergreift auch die Lähmung stets die Arbeitshand (also meist die Rechte) zuerst und stärker als die linke Hand; in manchen Fällen ist die rechte allein von der Lähmung ergriffen.

Eine weitere Form der Bleilähmung ist der „Oberarmtypus“ (REMAK). Bei voller Ausbildung sind ergriffen: der Mus. deltoideus, die Schulterblattmuskeln (Musc. infraspinatus und supraspinatus), Musc. biceps, Musc. brachioradialis, supinator longus, triceps, zu denen in ganz besonders schweren Fällen noch der Musc. pectoral. und seratus anticus kommen können; die Reihenfolge und die Schwere des Ergriffenseins ist die hier angegebene. Wir sehen zuerst und am häufigsten ergriffen die den Arm im Schultergelenk bewegenden, insbesondere ihn hebenden Muskeln, sehr auffallend ist oft frühzeitig die Atrophie des Musc. supra- und infraspinatus — dann erkranken die Beuger des Unterarms, woran sich die übrigen Schulter- und Armmuskeln anschließen. Da der Oberarmtypus selten isoliert und primär auftritt, sondern meist kombiniert mit der Lähmung der Streckmuskeln von Unterarm und Hand, so haben wir in ganz schweren Fällen das Bild einer fast vollständigen Lähmung der betreffenden oberen Extremität vor uns. Am häufigsten aber ist es, daß zu dem Bilde der Streckerlähmung noch das der Schulterlähmung tritt, während die Beugung im Ellbogengelenk noch, wenn auch evtl. mit verringerter Kraft, möglich ist. Mehr oder weniger ausgesprochene Mitbeteiligung der Schultermuskeln, insbesondere eine deutlich sichtbare Atrophie der Schulterblattmuskeln, finden wir bei starker Streckerlähmung gar nicht selten, besonders bei Arbeitern, die mit erhöhtem Arm zu arbeiten haben: ich sah sie bei Anstreichern, die vor ihrer Erkrankung Zimmerdecken gestrichen oder sonst eine Arbeit mit hochgehobenem Arme verrichtet hatten. Die seltenere Mitbeteiligung auch der übrigen Oberarmmuskeln ist vor allem bei Schwerarbeitern beobachtet worden.

Ein ganz anderer *Typus* (*Aran Duchenne*) findet sich bei den Feilenhauern, die auf Bleiunterlagen von Hand Feilen hauen. Mit dem Handwerk ist der Typus im Verschwinden begriffen. Die Arbeit der Feilenhauer besteht darin, durch Schlagen mit einem Hammer auf den Kopf eines in der linken Hand zwischen Daumen und Zeigefinger gehaltenen und nach jedem Schlage um einen Bruchteil eines Millimeter verschobenen Meißels die für die Feile charakteristischen Riffen in Stahl zu schlagen.

Die Feilenhauerlähmung beginnt mit der Unmöglichkeit, das Endgelenk des linken Daumens zu fixieren (was sich auch als Ermüdungserscheinung findet); dann folgt Atrophie der Daumenballenmuskulatur links, dann rechts; daran schließt sich eine Atrophie der übrigen kleinen Handmuskeln. Die Daumenballenmuskulatur ist — entsprechend gerade der Anstrengung dieser Muskelgruppe — meist besonders stark befallen, die Streckerlähmung entwickelt sich meist zeitlich später und ist nicht so vollständig und schwer wie bei den Anstreichern. Die ganz im Vordergrund stehende Lähmung und Atrophie der kleinen Handmuskeln führt zu einem dem Type *Aran Duchenne* (Klauenhand) ähnlichen Bilde.

Eine eigenartige Verteilung der Lähmung, ein zuerst oder vorwiegendes Befallensein anderer kleiner Handmuskeln konnte ich bei verschiedenen Arbeitern mit besonderen Verrichtungen (Metallpoliererinnen, Schuhmacher, Schriftgießer) beobachten [TELEKY (32)].

Auch an den unteren Extremitäten kommt Bleilähmung vor; es ist dies die typische Bleilähmung der Kinder. Fast immer finden wir bei Kindern die Lähmung der unteren Extremitäten stärker ausgesprochen und zeitlich früher auftretend als die der oberen. Es ist dies, wie wir sehen werden, auch ganz begreiflich; denn das spielende Kind beansprucht vor allem seine unteren Extremitäten, während die Beanspruchung der oberen eine relativ geringe ist. Doch ergreift die Bleilähmung an den unteren Extremitäten keineswegs so regelmäßig bestimmte Muskeln wie an den oberen; wir sahen aber doch in der Mehrzahl der Fälle ein Ergriffensein der Musc. peronei und der Extensores digitor. also eine Lähmung der vom Nervus peroneus versorgten Muskeln, häufig bei Freibleiben des Musc. tibialis anticus. Beim Erwachsenen tritt die Lähmung der unteren Extremitäten hinter der der oberen stark zurück. Wir finden sie meist nur als geringer ausgesprochene Nebenerscheinung neben der Lähmung an den oberen Extremitäten, wenn nicht ganz besondere Umstände mitwirken: starke Anstrengung der Beine bei Schwerarbeitern (Beförderung von Lasten in Hütten, keramischen Fabriken), Halten eines zu bearbeitenden Gegenstandes zwischen den Beinen.

Fragen wir nach dem Grund der eigenartigen Lokalisation der Bleilähmung, so weist schon bei Betrachtung der häufigsten Lähmungsform, der Streckerlähmung, vieles auf die große Rolle hin, die die Anstrengung, die Ermüdung, „der Aufbrauch" im Sinne der Edingerschen Aufbrauchtheorie spielt. Die rechte Hand erkrankt früher und schwerer als die linke. Die Lähmung hält sich an kein bestimmtes Nervengebiet. Vom Gebiet des Nervus radialis wird der Musculus supinator, der kräftigste der von ihm versorgten Muskeln, frei gelassen; die Lähmung geht dann auf andere vom Nervus median. und ulnaris versorgte Gebiete über. Gerade die zuerst ergriffenen Muskeln, die langen Strecker der Hand und der Finger sind relativ schwach angelegt, viel schwächer als die Beuger; sie kommen aber als die Antagonisten dieser vor allem bei feiner abgestufter Arbeit in fortwährende Tätigkeit. Es scheint so, als sei der menschliche Unterarm mit seinen kräftigen Beugern, seiner schwächlichen Streckmuskulatur für schwere Arbeit geschaffen. Bei irgend feiner abgestufter Arbeit werden die Strecker allzu sehr beansprucht; eine solche Arbeit ist die der Anstreicher, und die Streckerlähmung erscheint eben als die typische Lähmung der bleikranken Anstreicher. Die Schultermuskeln werden bei jenen ergriffen, die sie durch Hochheben des Armes bei der Arbeit besonders anstrengen. Die starke Anstrengung der kleinen Handmuskeln (Feilenhauer) führt zu ihrer Erkrankung, die starke Inanspruchnahme der Beine (Kinder, bestimmte Arbeitergruppen) führt zum Befallensein der Beinmuskulatur. Wie bei besonderen, eigenartigen Arbeiten wieder besondere und gerade immer die besonders angestrengten Muskeln befallen werden, habe ich in einer größeren Arbeit (32) gezeigt. Die Bedeutung des „Aufbrauchs" nach der Edingerschen Theorie für das Zustandekommen und die Lokalisation der Bleilähmung ist heute allgemein anerkannt. Tierexperimentell ist die Rolle, die die Anstrengung beim Zustandekommen der Lähmung spielt, in neuester Zeit von den Amerikanern (2) bewiesen worden; sie befestigten an einer der Extremitäten eines bleivergifteten Versuchstieres ein Gewicht und ließen es in der Trettrommel laufen; an der beschwerten Extremität trat Lähmung auf.

Begreiflicherweise können für die Lokalisation einer Lähmung neben dem durch Ermüdung bedingten „Aufbrauch" auch andere Momente von Bedeutung sein, die zu einer Schwächung der betreffenden Partien geführt haben. Ich sah leichte Lähmung des rechten Beines bei Fehlen aller anderen Lähmungserscheinungen bei einem Manne mit Bleivergiftung sich entwickeln und dann wieder schwinden, der 9 Jahre früher auf luetischer Grundlage eine Lähmung dieses Beines, von der ein kleiner Rest zurückgeblieben war, durchgemacht hatte. Oliver berichtet über einen ähnlichen Fall.

Auf das Vorkommen von Lähmung der *Kehlkopfmuskeln* hat schon Tanquerel hingewiesen. Weitere Fälle sind von Sajous, Mackenzie, Schech, Seifert (Berl. klin. Wochenschr. 1884), Remak (Berl. klin. Wochenschr. 1886) beschrieben worden. Zum Teil wurden sie isoliert, zum Teil als Teilerscheinungen oder Vorläufer bei allgemeiner Lähmung oder Gehirnerkrankung beobachtet.

Auch die Lähmung von *Augenmuskelnerven* ist beschrieben, vor allem Lähmungen des vom Nerv. abducens versorgten Musc. externus (Schröder [v. Graefes Arch. f. Ophth. Bd. 31, 1885], Pal [Samml. med. Schriften Bd. 20], Müller [Wien. klin. Wochenschr. 1895, S. 458]), auch der übrigen, vom Nerv. oculomotorius versorgten Augenmuskeln (Chvostek [Wien. klin. Wochenschr. 1896, S. 1243], Mannaberg [Wien. klin. Rundschau 1897, S. 3]). Auch Lähmung der inneren Augenmuskeln und damit der Akkomodation werden mehrfach beschrieben (Redlich). Alle diese Lähmungen können isoliert auftreten oder in verschiedener Art miteinander vereint; so ist auch ein Fall von vollständiger Ophthalmoplegie eines Auges beschrieben (GALEZOWSKI [Jahrb. f. Augenheilk. 1877, S. 382]). Meist aber nicht immer sind die Augenmuskellähmungen verbunden mit schweren Erscheinungen von seiten des Großhirns.

Auch Lähmungen *aller anderen Hirnnerven* sind beobachtet worden, aber auch diese meist als Teilerscheinungen einer Gehirnerkrankung.

Bei isoliertem Auftreten von Lähmungen des Kehlkopfes, der Augenmuskeln oder anderer Hirnnerven wird man gut tun, nach einer anderen Ätiologie dieser Erscheinungen zu fahnden, wenn auch das Vorkommen solcher Lähmungen auf der Basis der Bleivergiftung festzustehen scheint. Ist eine solche Ätiologie nicht auszuschließen, dann werden wir diesen Lähmungen als eventuellen Vorläufern einer drohenden Gehirnerkrankung besonderes Augenmerk zuwenden müssen.

Ausgehend meist von einer der gewöhnlichen Lokalisationen der Bleilähmung, kann es zu fortschreitender *multipler Neuritis* kommen; immer mehr Muskeln des Körpers werden von der Lähmung ergriffen, die entweder langsam fortschreitend sich auf die Muskeln der Extremitäten beschränkt und hier vor allem die auch sonst von der Bleilähmung mit Vorliebe ergriffenen mit besonderer Schwere befällt, oder es kann rasch, gleichsam stoßweise fortschreitend sich das Bild der Paralysie générale spinale antérieure subaigue (DUCHENNE), das Bild der subakuten atrophischen Spinallähmung, entwickeln. Auch das Bild der spastischen Spinalparalyse kann zustande kommen. Sind all dies auch sehr seltene Erscheinungen und werden sie um so seltener, je mehr hygienisch technische Einrichtungen zur Wirkung kommen, vor allem aber je mehr ausreichende Sorge für die leichter Erkrankten zu rechtzeitigem Ausschluß derselben von der Bleiarbeit führt, so sind sie doch gut beglaubigt (OLIVER [22b], EICHHORST [Med. Klinik 1913, S. 201], BECHTOLD [Münch. med. Wochenschr. 1904, S. 1648]); die Literatur (insbesondere auch mehrere französische Beobachtungen) findet sich vor allem bei DEJERINE-KLUMKPE (7) zusammengestellt.

Kehren wir zu der Besprechung der oben erwähnten Formen der Bleilähmung zurück, so sei noch erwähnt, daß es sich hierbei nach der heute allgemein geltenden Auffassung um degenerative Vorgänge im peripheren Nerven oder im peripheren Neuron handelt; die Amerikaner (2) aber nehmen direkte Wirkung auf den Muskel an. Leichte Parästhesien vor Entwicklung der Lähmung sind beobachtet worden, ganz leichte Störungen der Sensibilität im Bereich der gelähmten Muskeln, bzw. der betroffenen Nervenstämme kommen vor; sie gehören aber nicht zum typischen Bilde, das die Erkrankungserscheinungen auf die motorischen Nerven beschränkt zeigt. Die elektrische Erregbarkeit bietet nichts von dem sonst bei Degeneration der motorischen Nerven Beobachteten Abweichendes. Auf das Sinken der faradischen Erregbarkeit folgt deren Erlöschen während bei der Prüfung mit dem galvanischen Strom sich in den ersten Stadien nichts Anormales zeigt, sich dann aber die Entartungsreaktion entwickelt, bis auch die galvanische Erregbarkeit erlischt. Die Feststellung der elektrischen Erregbarkeit ist für die Prognose von Bedeutung.

Verlauf. Über den Beginn der Bleilähmung ist schon oben gesprochen worden. Ihr weiterer Verlauf hängt eng mit ihrem Entstehen zusammen; die beste Prognose scheinen jene Fälle zu geben, die unter Mitwirkung einer anderen äußeren Ursache entstehen.

Ich sah in 2 Fällen die Lähmung nach 8- bzw. 10tägiger Arbeitsruhe wieder verschwinden. Diese im Gegensatz zu allen anderen Erfahrungen so kurze Dauer der Lähmung macht es wahrscheinlich, daß nicht das Blei allein, sondern vor allem eine andere mitwirkende Ursache (Druck auf den Nerven, starke Ermüdung) zu den Erscheinungen geführt hat. In zwei andern Fällen sah ich nach bereits einem Monat sehr erhebliche Besserung. Auch dies ist ein auffallend rascher Verlauf.

In der Regel nimmt die Heilung lange Zeit in Anspruch, insbesondere in jenen Fällen, die ganz allmählich sich entwickelt haben und bei denen der Arbeiter trotz auch ihm bereits bewußt gewordener Lähmungserscheinungen die Arbeit so lange fortgesetzt hat, bis vollständige Streckerlähmung sie unmöglich machte. Aber auch in diesen Fällen ist, wenn es sich um erstmalige Erkrankung handelt, die Prognose keineswegs ungünstig; es kommt auch bei vollständiger Streckerlähmung, bei schweren Atrophien der kleinen Handmuskeln und bei Schulterlähmung — wenn die Bleiarbeit nicht wieder aufgenommen wird — im Laufe von vielen Monaten, $1^1/_2$—2 Jahren zur, für grobe Betrachtung und im praktischen Sinne wenigstens, vollen Wiederherstellung der Funktion. Dabei beobachten wir, daß jene Lähmungserscheinungen, die zuletzt — oft erst während unserer Beobachtung und nach Aussetzen der Bleiarbeit — aufgetreten sind, auch zuerst wieder verschwinden. Stets ist die Rückkehr der Bewegungsmöglichkeit und die Wiederkräftigung der atrophischen Muskeln eine ganz allmähliche. Leider verhindert die Ungeduld des Arztes und des Kranken, die beschränkte Dauer der gegebenen Krankenunterstützung, der Wunsch des Kranken, die gelernte oder die gewohnte Arbeit wieder aufzunehmen, häufig die volle Ausheilung. Der Kranke kehrt noch mit einem mehr oder weniger großen Rest von Lähmung wieder zur Bleiarbeit zurück. Während andere bleifreie Arbeit in späterem Stadium den Verlauf der Heilung nicht ungünstig beeinflußt, kommt es durch Wiederaufnahme der Bleiarbeit nicht zur vollen Ausheilung; im günstigsten Falle bleibt der Zustand unverändert, dauernd bleibt mehr oder weniger von der Lähmung zurück; in weitaus der Mehrzahl der Fälle tritt in relativ kurzer Zeit, manchmal noch innerhalb eines Jahres und häufig, ohne daß andere Bleierkrankungen vorangegangen, Verschlimmerung ein, die wieder zur vollen Lähmung führt. Auch bei vollständig ausgeheilter Bleilähmung tritt bei Wiederaufnahme der Bleiarbeit, oft ohne vorhergehende andere Erkrankung, wieder Lähmung ein. Die Prognose der zweiten Lähmung ist wesentlich ungünstiger als die der ersten; es bleibt ein Teil der Lähmung oder Atrophie unbehebbar, die Funktion ist dauernd gestört. Noch größer ist der zurückbleibende Rest nach dem zweiten Rezidiv. Jemand, der einmal an Bleilähmung erkrankt ist, sollte dauernd jeder Bleiarbeit fernbleiben. In den Fällen von Bleilähmung wenigstens sollten die Berufsgenossenschaften von dem ihnen durch § 6 der Verordnung vom 12. V. 1925 gegebenen Recht der Gewährung eines Teiles der Rente behufs Berufswechsel Gebrauch machen.

Diagnose. Bei einer frisch entstehenden Bleilähmung werden wir *fast* stets eines oder mehrere Zeichen von Bleieinwirkung, die wir oben beschrieben haben, finden. Diese zusammen mit der charakteristischen Lokalisation: Streckerlähmung bei Freibleiben des Supinators; Feilenhauerlähmung wird uns auch ohne jede Anamnese — nicht gewerbliche Bleivergiftung! — die Stellung der Diagnose mit Sicherheit verbürgen. Es darf aber nicht daran vergessen werden, daß all die erwähnten Zeichen der Bleiaufnahme nach kurzer Zeit schwinden, daß die Lähmung meist alle diese Zeichen überdauert; nach Ablauf mehrerer Wochen, einiger Monate oder gar Jahre sind alle diese Zeichen verschwunden, nur die Lähmung erhalten; dann aus dem Fehlen von Bleisaum, punktierten Erythrocyten, Kolorit den Schluß ziehen zu wollen, daß es sich nicht um Bleilähmung handele, wäre natürlich gänzlich verfehlt. Dann wird uns Lokalisation und Anamnese für die Diagnosestellung genügen müssen, die natürlich schwieriger ist, wenn die Lokalisation keine typische. Ist neben der anamnestisch festgestellten Bleiwirkung noch ein anderes, möglicherweise ätiologisches Moment:

Alkoholismus, Lues, vorhanden, so werden wir dann annehmen müssen, daß für das Zustandekommen der Lähmung mindestens vorwiegend das Blei verantwortlich zu machen ist, wenn die Lokalisation eine der oben beschriebenen typischen ist.

Was die *Therapie* der Bleilähmung anbelangt, so ist das Wichtigste: Fernhalten von jeder Bleieinwirkung, daneben gute Ernährung, allgemeine Kräftigung; außerdem Sorge für regelmäßigen Stuhlgang. Daneben werden der elektrische Strom, Massage, warme Armbäder usw. angewandt. Ob die Jodbehandlung von Einfluß, vermag ich, trotzdem ich schätzungsweise 70—80 Fälle von Bleilähmung gesehen und behandelt habe, nicht zu sagen, jedenfalls ist sie nicht bei ganz frischen Fällen und nur mit Vorsicht anzuwenden. Fernbleiben von Blei und die Zeit sind die mächtigsten Heilfaktoren.

Encephalopathie. Leichte Mitbeteiligung des Großhirns an der Bleivergiftung finden wir gar nicht selten. Bei der Durchuntersuchung von Bleiarbeitern fällt schon häufig bei solchen mit deutlichem Bleikolorit eine eigenartige Muskelerregbarkeit auf: bei Zeigen der Zähne (zur Besichtigung des Bleisaums) gerät die Gesichtsmuskulatur in leichtes Zucken, auch finden wir nicht selten starkes Zittern der vorgestreckten Finger. Die schweren und ernsteren Erscheinungen von seiten des Großhirns aber gehören glücklicherweise zu den selteneren Vorkommnissen, wenn sie auch keineswegs so selten sind, wie von mancher Seite behauptet wird. So sah ich in den letzten Jahren 5 Fälle, darunter einen tödlichen.

Mit dem Worte „Encephalopathie" werden alle Erscheinungen von seiten des Großhirns zusammengefaßt, die ein so vielgestaltiges Bild bieten, daß eine übersichtliche Einteilung und Abgrenzung der verschiedenen Formen kaum möglich ist. TANQUEREL (30) unterscheidet 4 Formen: eine delirierende, eine komatöse, ein konvulsive, je nachdem welche dieser Erscheinungen das Krankheitsbild beherrscht, und daneben noch eine vierte, die häufigste, die alle diese Erscheinungen zusammen darbietet. WESTPHAL (36) hält bei der Vielgestaltigkeit des Krankheitsbildes es für unmöglich, eine Einteilung nach klinischen Symptomen zu treffen, und kommt dann auf Grund ätiologisch-pathologischer Erwägungen zu einer Einteilung in 4 Gruppen, die mir nicht ganz glücklich zu sein scheint. Die „Richtlinien" des Reichsarbeitsministeriums (Reichsarbeitsblatt 1925) unterscheiden nach einem Vorschlage ENGELS: 1. Bleieklampsie sowie Gehirnkrankheiten akuter und subchronischer Art, welche klinisch von Bleieklampsie oder ihren Äquivalenten ausgehen oder durch das Auftreten von Bleieklampsie während ihres Verlaufes ausgezeichnet sind; 2. Gehirnerkrankungen ausgesprochen chronischen, aber häufig intermittierenden Verlaufes, als deren Entstehungsgrundlage Gefäßveränderungen (arteriosklerotischer oder endarteriitischer Art) erkennbar sind. Mir erscheint diese Einteilung zweckmäßig (nur das Wort „Eklampsie" deswegen nicht glücklich, weil es dazu führt, andere cerebrale Symptome als „Äquivalente" der epileptiformen Krämpfe anzusehen), wenn es auch natürlich außerordentlich schwerfällt, die einzelnen Symptome oder Fälle immer mit Sicherheit einzureihen. Sie unterscheidet aber scharf zwischen jenen Erscheinungen, die durch Ereignisse vorübergehender Natur bedingt sind: allgemeine Erhöhung des Gehirndruckes oder Gefäßkrämpfe, die sich über mehr oder weniger große Partien des Gehirnes erstrecken können, und jenen, die auf nur in längeren Zeiträumen sich entwickelnden, nur langsam oder überhaupt nicht reparablen Veränderungen, vor allem des Gefäßsystems (vielleicht auch der Großhirnzellen) selbst beruhen, die allerdings auch zu plötzlichen Krankheitserscheinungen (Apoplexie) führen können. Begreiflicherweise können sich beide Fälle kombinieren; es kann in einem Falle von Blei„eklampsie" auch zu Hirnblutungen kommen [SEIFERT: Berlin. klin. Wochenschr. 1884, Nr. 35; WESTPHAL (36) Fall IV]. Ein Teil der in diese zweite Gruppe gehörenden Gehirnerscheinungen kommt auf dem Umwege über die Schrumpfniere zustande; auf diese letzteren (Apoplexie, Retinitis albuminurica, Urämie) soll hier nicht näher eingegangen werden.

Gehen wir in der klinischen Beschreibung von den leichteren zu den schweren Fällen über, so sind die leichtesten Erscheinungen — Zittern der Gesichtsmuskulatur, der Finger — schon oben erwähnt worden, hinzu kommen: gestörter Schlaf, nervöse Unruhe, heftige Kopfschmerzen. Alle diese Erscheinungen verlangen größte Aufmerksamkeit von seiten des Arztes, und da nach einzelnen Beobachtern (PAUL LEHMANN [Dissert. Halle 1890]) ernste Erscheinungen auch bei Fehlen jedes Anzeichens von Bleiaufnahme (auch von Bleisaum) auftreten können, so wird der Arzt hier *allein* auf subjektive Angabe solcher Beschwerden — entgegen den sonst zu befolgenden Grundsätzen — mit dem Arbeitsausschluß vorgehen müssen. Nach solchen Vorläufern, aber manchmal auch ohne daß irgendwelche derartige Erscheinungen vorangegangen, kommt es dann zu ernsten Erscheinungen verschiedenster Art.

In dem oben erwähnten Falle P. LEHMANNS kam es nach mehrtägigem Kopfschmerz und Schwindel zu einem 12 Stunden anhaltenden komatösen Zustand (Pupillen mittelweit, ohne Lichtreaktion), von dem sich Patientin in einigen Tagen erholte; sie litt aber noch viele Wochen an Kopfschmerz und Schwindel, und es entwickelte sich eine Neuroretinitis optica.

Häufiger als derartige Fälle finden sich in der Literatur — ob auch in Wirklichkeit? — stürmisch verlaufende Fälle: manchmal, nachdem außer den oben erwähnten Erscheinungen noch Halluzinationen leichter Art vorangegangen, kommt es zu schweren epileptiformen Anfällen mit lang anhaltendem Bewußtseinsverlust, und es tritt — unter Umständen ohne daß das Bewußtsein wiedererlangt wurde — nach wiederholten epileptischen Anfällen der Tod ein.

Ein Mann meiner Beobachtung, mit Bleikolik 7 Wochen in Krankenhausbehandlung gewesen, dann bei gutem Allgemeinbefinden nach Hause entlassen, begann 3 Wochen später und ohne daß er die Arbeit wieder aufgenommen hätte, eines Morgens nach dem Aufstehen irre zu reden; bald danach stellte sich ein epileptiformer Anfall mit Bewußtseinsverlust ein; der Mann kam überhaupt nicht mehr vollständig zum Bewußtsein, die Krämpfe wiederholten sich, und nach 36 Stunden trat der Tod ein. Bei der Obduktion wurde außer Bleisaum nichts, was die Erscheinungen hätte erklären können, gefunden. Blei konnte im Gehirn nicht nachgewiesen werden.

In diesen so foudroyant verlaufenden Fällen wechseln oft Delirien mit leicht soporösen oder komatösen Zuständen. Meist — aber nicht immer! — sind epileptiforme Anfälle vorhanden. Diese Anfälle können die gesamte Körpermuskulatur erfassen oder sich nur auf einzelne Gliedmaßen beschränken. Daneben beobachtet man Lähmungen einzelner Muskelgruppen, insbesondere die oben erwähnte Lähmung von Kehlkopf- und Augenmuskeln und die Bleiamaurose (s. S. 277), auch Facialisparese, Sprachstörungen, Störungen der Sensibilität, auch Hemianästhesie, Herabsetzung des Geruchs- und Geschmackssinns [WESTPHAL (36)] sind beobachtet worden.

TRIMBORN (Dissert. Bonn 1890) sah bei einem Kranken, der wie „vom Schlage gerührt" zusammengestürzt, dann leicht soporös geblieben war, nach 3 Wochen einen schweren epileptischen Anfall, an den sich Halluzinationen und furibunde Delirien schlossen; ungefähr eine Woche später trat Lähmung sämtlicher Extremitäten mit hochgradiger Herabsetzung der Sensibilität ein. Der Kranke verließ 1 Jahr später gebessert (es bestand noch eine Schwäche der oberen Extremitäten mit Parese der Strecker und Fehlen der Sehnen- und Periostreflexe) das Krankenhaus. Auch HAMILTON (12) berichtet von 6 Fällen, bei denen das Leiden mit plötzlichem Bewußtlos-Hinstürzen während der Arbeit begann.

Die Delirien sowie die Halluzinationen können verschiedenster Färbung und verschiedensten Inhalts sein. Bei einer Kranken QUENSELS (23) stand die sexuelle Erregung im Vordergrunde; häufiger sind es aber Angst- und Verfolgungsideen. Im Einzelfall liegen die mannigfachsten Kombinationen der verschiedenen erwähnten Symptome und Erscheinungen vor. Bei Häufung der konvulsivischen Anfälle kommt es in vielen Fällen, unter zunehmendem Koma, zum Tode, meist innerhalb weniger Tage. In der Mehrzahl der Fälle aber kommt es zur allmählichen Besserung des Zustandes, die stürmischen Erscheinungen klingen ab; Verwirrtheit, Kopfschmerz bleiben meist noch einige Zeit bestehen,

Heilung tritt in Wochen oder Monaten ein, doch bleibt oft dauernd ein psychischer Defekt zurück.

Bemerkenswert ist, daß Vergiftungen mit Bleitetraäthyl, das zu der akuten Form der Bleivergiftung führt, unter einem Bilde verlaufen, das dieser Form der Encephalopathie ähnlich ist: Schlaflosigkeit, Aufgeregtheit, maniakalische Anfälle, Erscheinungen ähnlich dem Delirium tremens, Erschöpfung, Tod.

Eine von dieser — nicht nur in ihrem Verlauf, sondern auch in ihrer inneren Veranlassung — wesentlich verschiedene Form stellen jene Fälle dar, bei denen sich der Krankheitszustand allmählich ohne stürmische Erscheinungen entwickelt; es kommt zu Kopfschmerz, Schwindelanfällen, Veränderungen der Psyche, des Intellekts, Gedächtnisschwäche, Apathie, Veränderungen der Sprache: erschwertem Sprechen, Silbenstolpern; daneben entwickeln sich allgemeine Schwäche, manchmal Gangstörungen, Erloschensein seltener Steigerung der PSR., träge oder aufgehobene Pupillenreaktion. Ganz allmählich verschlechtert sich der Zustand, es können dann die oben beschriebenen heftigen Erscheinungen auftreten; meist aber führt das Fortschreiten der Erscheinungen zur Arbeitsunfähigkeit, zum Aufgeben der Bleiarbeit, und es tritt dann allmähliche Besserung ein; im Laufe von Wochen oder Monaten hebt sich die Intelligenz, die Pupillenreaktion wird wieder prompt, aber eine verringerte Intelligenz, eine leichte Apathie, Kopfschmerzen bleiben oft dauernd bestehen. Ich hatte einige Male Gelegenheit, solche Fälle zu beobachten, die meist alte Leute, bei denen zum Teil vielleicht schon eine vorher bestehende Arteriosklerose die Entstehung begünstigte, betraf. Westphal (36) (Fall 6, 7) beschreibt ähnliche Fälle in jüngeren Jahren, bei denen er aber die auffallend rigiden Arterien hervorhebt. Eine jüngere Frau meiner Beobachtung zeigt Abb. 4.

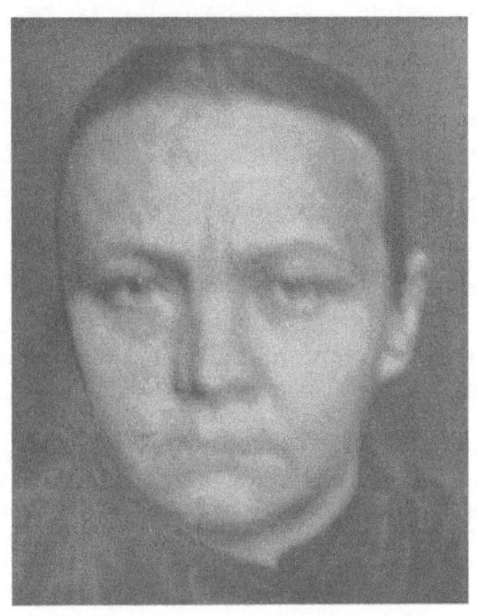

Abb. 4. Chronische Encephalopathia saturnina.

Quensel (23) weist darauf hin, daß sich durch Zusammenwirken von chronischer Alkohol- und Bleivergiftung ein dem Delirium tremens ähnliches Bild entwickeln kann, das aber durch die längere Dauer, Intermissionen mit Amnesie für die Zeit des Delirien auffällt.

Erwähnenswert ist noch, daß Putnam (Journ. of nerv. a. ment. dis. Bd. 10, S. 466. 1886), Withe Hule (Journ. of nerv. a. ment. dis. Bd. 56. 1886), beide zitiert nach A. Hamilton (12), und Hirt-Schulz (Dissert. Breslau 1885) Bleiarbeiter beobachtet haben, bei denen sich das Bild einer genuinen Epilepsie entwickelte.

Bei einem mäßige Zeichen der Bleiaufnahme bietenden Manne meiner Beobachtung traten — ohne daß Anzeichen psychischer Art vorangegangen — Zuckungen am linken Daumen auf, die sich auf den ganzen Arm fortsetzten; dann trat Bewußtlosigkeit ein, die nach 1 Stunde schwand, ein Gefühl der Mattigkeit zurücklassend, ohne daß es aber weiter zu irgendwelchen Erscheinungen gekommen wäre. Solche Anfälle wiederholten sich im Laufe der folgenden 3 Monate in größeren Zwischenräumen und in abnehmender Stärke; seit 3 Monaten ist Patient anfallsfrei.

Auch Entwicklung neurasthenischer Zustände auf Grund der Bleivergiftung wird mehrfach angegeben. Westphal (36) bezeichnet den oben erwähnten

Fall 6 als Neurasthenia saturnina. D. HIRSCH (Dtsch. med. Wochenschr. 1914, S. 382) beschreibt das Bild einer Neurasthenia saturnina, zu deren Bild psychogene Klagen (Kopfschmerzen, Leibschmerzen), depressive Zustände mit Schreckhaftigkeit und leichter Erregbarkeit gehören. Auch OPPENHEIM (Berl. klin. Wochenschr. 1891, S. 1157) weist auf die große Zahl von Neurasthenikern unter den Bleiarbeitern hin. Auch das Bild der Hysterie kann sich entwickeln, unter Umständen als Vorläufer ernster Encephalopathieerscheinungen. Jedenfalls muß der Arzt solche Erscheinungen bei den der Bleiwirkung Ausgesetzten beachten und für Fernhaltung von der Arbeit sorgen.

Auf die Frage, welche pathologisch-anatomischen Vorgänge der Encephalopathie zugrunde liegen, kann hier nicht näher eingegangen werden; die verschiedensten Ansichten sind geäußert worden. Die Amerikaner (2) wollen im Anschluß an andere Autoren den Meningen eine besondere Rolle dabei zuschreiben. Ich glaube, im Anschluß an die meisten Autoren [QUENSEL (23), ELSCHNIG; Wien. med. Wochenschr. 1898, Nr. 27—29], daß eine Drucksteigerung in der Schädelhöhle, hervorgerufen durch spastische Kontraktion der Hirngefäße überhaupt, verbunden mit solchen Kontraktionen in einzelnen Gefäßgebieten (Herdsymptome), der Entwicklung der Encephalopathie in ihrer erstbeschriebenen Form zugrunde liegt, während die mehr chronisch verlaufenden Formen wohl auf endarteriitische Prozesse und vielleicht direkte Gehirnschädigung zurückzuführen sein dürften.

Was den Zeitpunkt des Erkrankens an Encephalopathie anbelangt, so muß bemerkt werden, daß die Encephalopathie sehr früh auftreten kann, aber auch erst nach Aussetzen der Bleiarbeit.

OLIVER (21) erwähnt den Fall eines jungen Mädchens, das 5 Wochen nach Beginn der Arbeit in einer Bleiweißfabrik an Encephalopathie erkrankte, andere erkrankten und starben nach einer Arbeit von wenigen Wochen oder Monaten, und er sowohl wie HAMILTON (12) berichten über andere Personen, die erst mehrere Wochen nach Aufhören der Bleiarbeit erkrankten (s. auch meinen oben beschriebenen Fall), nach einzelnen Berichten selbst Jahre nachher. Zur Erklärung des Auftretens von Encephalopathie nach Aufhören der Bleiarbeit sei auf das über Knochendepots Gesagte verwiesen.

Meist handelt es sich bei der Encephalopathie um besonders intensiver Bleiaufnahme ausgesetzte Personen. Schon TANQUEREL (30) hat darauf hingewiesen, daß vor allem solche Personen an Encephalopathie erkranken, die in einer mit Bleistaub oder -dämpfen erfüllten Atmosphäre zu arbeiten haben. Die Stellung der Encephalopathie in der Reihe der Bleisymptome ist, wie schon S. 254 dargelegt wurde, nicht vollkommen klar; die akut verlaufenden Fälle dürften — darauf weisen schon die Angaben TANQUERELS (30) hin — die Wirkung eines dichten Bleistroms zur Voraussetzung haben; diejenigen Formen, die sich allmählich und vor allem bei älteren Leuten entwickeln, dürften vor allem auf längere Einwirkung eines etwas weniger dichten Stromes auf ein geschwächtes Gefäßsystem (alte Leute) zurückzuführen sein.

WELBER und CHRISTENSEN (Arch. Neurol. a. Psychiatr. 1925) fanden in der Literatur über 300 Fälle von Encephalopathie veröffentlicht, daneben viele andere mit weniger deutlicher Bezeichnung.

Erwähnt sei, daß auch bei Tieren Encephalopathie vorkommt (Katzen im Haushalt von Töpfern), und daß sie auch tierexperimentell erzeugt wurde (2).

Die *Diagnose* kann, wenn Encephalopathie in ihrer typischen Form auftritt, in den meisten Fällen aus dem Vorhandensein der oben beschriebenen Symptome der Bleieinwirkung und dem so auffallenden, bei jüngeren Personen durch andere Einflüsse nicht erklärlichen Krankheitsbilde gestellt werden. Schwierig kann die Diagnose werden bei jenen Fällen, in denen Zeichen der Bleieinwirkung noch nicht oder — bei Spätrezidiven der Bleivergiftung — nicht mehr vorhanden sind. Da kann nur eine genaue Erhebung der Anamnese, verbunden mit der Beurteilung des klinischen Bildes und Ausschluß anderer Ursachen für dessen Zustandekommen die Diagnosestellung ermöglichen. Besonders schwierig ist in manchen Fällen die Differentialdiagnose gegenüber der progressiven Paralyse, und dies um so mehr, als bei Bleikranken Wassermannsche Reaktion ohne das gleichzeitige Vorhandensein von Lues beobachtet worden sein soll.

Dreier (Dtsch. med. Wochenschr. 1911) hat unter 5 Bleikranken 3 mal Wassermann positiv gefunden, bei weiteren Untersuchungen unter 35 Bleiarbeitern 4 mal, ohne daß sonst irgendwelche Zeichen von Lues festzustellen gewesen wären. Oliver, Irvine und Shade (22b) haben insgesamt 780 Arbeiter, von denen mehrere Bleisaum zeigten, untersucht; sie fanden bei 34 positiven Wassermann, und Oliver glaubt, auf Grund seiner Erhebungen bei dem weitaus größten Teil dieser Fälle eine luetische Infektion ausschließen zu können. Zur Klarstellung wären weitere umfassende Untersuchungen notwendig.

In einer Anzahl von Fällen ist Blei im Gehirn nachgewiesen worden, in anderen [Oliver-Bedson (22a), Sternberg (29), Mott, zit. nach Legge-Goadby (15), Teleky] fehlte es.

Therapie. Der Encephalopathie gegenüber ist unsere Therapie meist machtlos. Lumbalpunktion scheint in einzelnen Fällen (Seegelken) von günstigem Einfluß gewesen zu sein. Vielleicht daß hier durch die weiter unten zu besprechende Diätregelung sich in den langsamer verlaufenden Fällen günstige Wirkung erzielen läßt. Vor Jodkali ist zu warnen.

Sehstörungen. Auch hier können wir — abgesehen von der Retinitis albuminurica, die sich auf Grund einer Bleischrumpfniere entwickelt — zweierlei Formen der Erkrankung unterscheiden: eine plötzlich auftretende und eine sich langsam entwickelnde. Die erstere kann als Teilerscheinung einer Encephalopathie auftreten, aber auch ohne solche als isoliertes Symptom entstehen, dem vielleicht später encephalopathische Erscheinungen nachfolgen. Es tritt plötzlich volle Erblindung oder Herabsetzung des Sehvermögens bis auf Unterscheidung von Hell und Dunkel ein. Bei einzelnen dieser Fälle blieb die Erblindung bestehen (Miller und King [Americ. journ. of the med. sciences Bd. 3. 1896] und Reid [Zentralbl. f. Augenheilk. Bd. 1, S. 95. 1876]). In der Mehrzahl der Fälle aber kehrt das Sehvermögen wieder, jedoch ist die Wiederherstellung öfters keine vollständige. Der Augenspiegelbefund wird als Stauungspapille, neuritische Atrophie, Neuritis angegeben. Hutchinson u. a. (Ophth. hosp. therap. Bd. 7, H. 1, S. 6) geben an, die Arterien seien sehr eng. Elschnig fand in einem Falle Anämie durch arteriellen Gefäßkrampf, der bei länger fortgesetzter Untersuchung deutliche Schwankungen zeigte, ähnlich auch Blum (Dtsch. med. Wochenschr. 1912, Nr. 14). Mit diesen Beobachtungen scheint mir die Erklärung des ganzen Vorganges gegeben, und sie wirft auch ein Licht auf die Vorgänge bei der Encephalopathie (Rambousek). Es ist wohl anzunehmen, daß diese plötzlich auftretende Blindheit stets, sei es auf plötzlich erhöhten Hirndruck, sei es auf Gefäßkrämpfe in den den Opticus und die Netzhaut versehenden Gefäßen zurückzuführen ist. Sind diese sehr heftig und sehr lange dauernd, dann geht der Nerv zugrunde; gehen sie rasch vorüber, so tritt wieder Erholung und damit Heilung ein.

Neben diesen so stürmisch verlaufenden Fällen kommen häufiger andere Fälle vor, bei denen es zu allmählicher Abnahme des Sehvermögens kommt; auch hier ist es anatomisch das Bild der Stauungspapille, der Neuritis und der neuritischen Atrophie, unter dem die Krankheit verläuft und es allmählich zur Erblindung kommt. In einzelnen Fällen sieht man nur einzelne Bündel in der Papille atrophisch, auch scheint der Prozeß zu vollem Stillstand kommen zu können. Der Prozeß besteht meist annähernd gleichmäßig an beiden Augen, doch ist auch ein Fall, der nur das eine Auge betraf (Oeller [Virchows Arch. f. pathol. Anat. u. Physiol. Bd. 86, S. 329]), und vereinzelt andere, bei denen der Prozeß nicht an beiden Seiten gleich entwickelt war, beobachtet worden. In einzelnen Fällen besteht Akkommodationslähmung. Dauernd erhöhter Hirndruck, neuritische Prozesse, vielleicht auch Gefäßkrämpfe in engumgrenzten Partien sind wohl als unmittelbare Ursache dieser Erkrankungen anzusehen. Erscheinungen der Encephalopathie können diese Erkrankungen einleiten oder während ihres Verlaufes auftreten, sind aber mit dieser Form nicht so eng verbunden wie mit der akuten. Bei beiden Formen kommen Augenmuskellähmungen vor, bei beiden auch Akkommodationslähmung, in selteneren Fällen eine Verengerung des Gesichtsfeldes und Skotome. In anderen Fällen ist mit der Erkrankung des Sehnerven auch die der Retina verbunden, es besteht Neuroretinitis. Daß, wie manche Autoren [OLIVER (20), HAMILTON (12)] annehmen, die Frauen mehr zu der Amblyopia saturnina neigen als die Männer, scheint mir nicht ganz festzustehen.

GALLEY (9) hat 1902 die in der Literatur veröffentlichten Fälle von Sehstörungen bei Bleivergiftung, mit Ausnahme der aus der vorophthalmoskopischen Zeit, zusammengestellt: 72 Fälle von Erkrankungen des Sehnerven (davon 11 mit Beteiligung der Augenmuskeln), 16 von Erkrankungen des Sehnerven und der Retina, 3 Erkrankungen der Retina (außerdem 9 Fälle von Retinitis albuminurica), 12 Fälle mit vorübergehender Sehstörung — diese gehören scheinbar alle zu der oben beschriebenen akuten Form der Bleiamaurose —, 22 unklare Fälle und 30 Fälle von Augenmuskellähmung (davon 2 mit Amaurose), zusammen 164 Fälle. Außerdem sind in der vorophthalmologischen Zeit 12 Fälle von TANQUEREL (30) und ungefähr ebensoviel von anderen Autoren, nach 1902 noch eine Reihe von englischen und amerikanischen Autoren veröffentlicht worden.

Es sei auch noch darauf hingewiesen, daß Zusammenwirken von Blei und Alkohol ganz besonders den Boden für die verschiedensten Störungen des Nervensystems zu schaffen scheint.

Arthralgie. Häufig hören wir von Bleikranken Klagen über Schmerzen, vor allem in der Muskulatur, aber auch in den Gelenken; manchmal treten diese Schmerzen nachts besonders stark auf; im allgemeinen machen sie Schwankungen durch, auch Muskelkrämpfe kommen vor, sanfter Druck wirkt in der Regel schmerzlindernd. TANQUEREL (30) und HIRT (Die Krankheiten der Arbeiter Bd. 3, Leipzig 1875) beschreiben diese Zustände sehr ausführlich. Bei Sektionen zeigt sich kein krankhafter Befund.

Bleigicht. Echte Gicht, hervorgerufen durch Bleivergiftung, scheint zuerst MASGRAVE (1703) erwähnt zu haben. GARROD hat 1854 zuerst in klarer und bestimmter Form den Zusammenhang zwischen Gicht und Bleivergiftung behauptet. Einer Reihe von Autoren, die sich der Anschauung GARRODS anschlossen (CHARCOT, DUCKWORTH [A treatise on gout, London 1890], SENATOR [Ziemsens spez. Pathol. Bd. 13, 1875], PEDELL [Berl. med. Wochenschr. 1884), stehen andere gegenüber (EBSTEIN [Wiesbaden 1882], CUNNING, FRERICHS [zitiert bei LÜTHJE]), die sich über den Zusammenhang von Gicht und Bleivergiftung zweifelnd oder ablehnend aussprechen, unter diesen letzteren deutsche und englische Bleihüttenärzte, die viele Bleikranke zu beobachten Gelegenheit hatten. LÜTHJE [Klinik LEYDEN (17)] und HAENISCH (Klinik GERHARDT [Dissert. Freiburg 1903]) haben Fälle von Bleigicht veröffentlicht. Ersterer, dem wir eine schöne Monographie verdanken, tritt für den Zusammenhang zwischen Bleivergiftung und Gicht ein; als charakteristisch für die Bleigicht sieht er an: ihr Auftreten in jugendlichem Alter, die Schnelligkeit, mit der sie verläuft und sich über die meisten Gelenke des Körpers verbreitet, Lokalisation an sonst selten von der Gicht ergriffenen Gelenken, große Neigung zur Tophusbildung, Häufigkeit deformierender Prozesse.

Ich selbst habe unter einigen tausend Fällen von Bleivergiftung nur sehr vereinzelte gesehen, bei denen Anzeichen echter Gicht vorhanden waren; allerdings stammt der weitaus größte Teil meiner Erfahrungen aus einem Gebiet, in dem die Arthritis urica überhaupt selten ist; daß in diesen vereinzelten Fällen ein Zusammenhang zwischen Bleiwirkung und Gicht bestand, vermag ich nicht mit Sicherheit zu sagen. STERNBERG, der aus demselben Material schöpfte wie ich, ist von diesem Zusammenhang überzeugt. In der Literatur finden sich Fälle (LÜTHJE), bei denen weder Erblichkeit noch Alkoholismus als verursachende Momente in Betracht kommen können. Die Statistik der Leipziger Ortskrankenkasse untersuchte die Frage: Bleivergiftung und Gicht auf statistischem Wege; sie findet bei den Bleiberufen die Gicht häufiger, in den polygraphischen Berufen 2,3—3,8 mal so häufig als der Erwartung nach der Verbreitung in anderen Berufen entspricht. STRÜMPELL (Lehrbuch der speziellen Therapie und Pathologie, 19. Aufl. 1914) schreibt, daß bei Personen, die viel mit Blei zu tun haben, sich *verhältnismäßig* häufig eine echte Gicht mit Harnsäure-Ablagerungen in den Gelenken und sonstigen gichtischen Erscheinungen entwickle. „Auffallend oft ist die Bleigicht mit Schrumpfniere verbunden; bemerkenswert scheint mir zu sein, daß, wie ich wiederholt beobachtet habe, namentlich die Vereinigung von chronischem Alkoholismus und chronischer Bleivergiftung zur Entstehung der Gicht führt."

Die Diagnosestellung „Bleigicht" wird unter Berücksichtigung der von LÜTHJE angegebenen besonderen Momente bei Feststellung der länger dauernden Bleiarbeit zu stellen sein; Fehlen der hereditären Belastung wird die Diagnose „Bleigicht" erheblich stützen, bei ihrem Vorhandensein wird die Beantwortung der Frage, wieviel auf Bleieinwirkung, wieviel auf vererbte Veranlagung zurückzuführen sei, Schwierigkeiten verursachen.

Der Vollständigkeit halber sei erwähnt, daß GOADBY nicht im Blei, sondern im Terpentin die Ursache der Häufigkeit der Gicht unter den Malern sieht.

Parotitis *saturnina.* In seltenen Fällen finden wir mit der Kolik kombiniert, auch selbständig, eine Anschwellung der Parotis, meist beiderseits. Schmerzhaftigkeit der Anschwellung kann vorhanden sein (sowohl spontan als auch auf Druck) oder fehlen. Die Anschwellung schwindet langsam, langsamer als die Kolik, und kann, sich allmählich verringernd, lange (in geringem Grade dauernd!) erhalten bleiben (ALLEVI, „Ramazzini" 1913).

Bleikachexie. Bei manchen Fällen von Bleivergiftung, vor allem bei lang dauernder Bleivergiftung mit wiederholten Koliken oder nach Erscheinungen von seiten des Nervensystems, entwickelt sich allmählich eine Kachexie, verbunden mit Verringerung des Hämoglobingehalts, ein Verfall der körperlichen und oft auch der geistigen Kräfte, der nur sehr langsam oder überhaupt nicht behebbar ist. Die Diagnose einer solchen Kachexie können wir natürlich nur dann stellen, wenn andere Vergiftungserscheinungen oder wenigstens länger dauernde Bleieinwirkung vorangegangen sind und andere Ursachen der Kachexie, vor allem ein maligner Tumor, auszuschließen sind.

Eigenartige Verhältnisse finden wir bei *alten* Bleiarbeitern. Solche können Bleikolorit, Bleisaum, Streckerschwäche aufweisen und jahrelang unverändert zeigen, ohne daß es bei ihnen zu Koliken oder Lähmungen kommt. Einen solchen Arbeiter werden wir auch bei Vorhandensein aller dieser Erscheinungen nicht von der Weiterarbeit ausschließen dürfen. Aber doch scheint es in vielen dieser Fälle zu einem frühzeitigen Altern oder vielleicht zu anderen Erscheinungen (Anämie, Schrumpfniere) zu kommen; darauf weist der Umstand hin, daß in den schlesischen Zinkhütten, insbesondere früherer Jahrzehnte, Invalidisierung und Tod der Arbeiter zu einem sehr frühen Zeitpunkte erfolgte.

Gefäß- und Nierenerkrankungen. Wie wir oben dargelegt haben, ist wahrscheinlich der allgemeine Angriffspunkt des Bleies das Gefäßsystem, es sind Veränderungen der Arterienwände oder spastische Zustände derselben, die zu vielen, wenn nicht zu allen den besprochenen Krankheitserscheinungen führen. Alle besprochenen Erscheinungen sind aber nicht nur besondere Lokalisationen, es sind wahrscheinlich immer noch Erscheinungen relativ akuter Bleiwirkung. Die in der Literatur öfter gemachten Angaben, daß man bei Bleivergiftung allgemein einen erhöhten Blutdruck finde, ist für diese akuteren Formen — abgesehen vom Augenblick des Kolikanfalles — gewiß nicht richtig. Er ist immer ein Zeichen ganz chronischer Bleivergiftung, die sich auch ganz unabhängig von den akuten Erscheinungen und nur unter Umständen gefördert durch die zeitweiligen lokalen spastischen Gefäßzustände allmählich entwickelt.

Der Blutdruck findet sich bei Bleiarbeitern in einem den Durchschnitt überragenden Prozentsatz, bei langjährigen Bleiarbeitern häufig erhöht. So fand ENGEL (8) Blutdruckerhöhung bei 13% der von ihm untersuchten Bleiarbeiter; nur bei 13% der Fälle von Blutdrucksteigerung war auch auf Grund der übrigen Untersuchungen „Verdacht einer Bleischädigung", während bei 80% der „Verdächtigen" der Blutdruck normal war. ENGEL sieht bei seinen Blutdruckmessungen einen systolischen Blutdruck von über 145 als erhöht an. Bei den 21—40-jährigen fand er bei 13,7%, bei den 41—50-jährigen bei 29,2%, bei den über 50-jährigen (13 Untersuchte) bei 54,8% den Blutdruck erhöht, oder — nach Berufsjahren betrachtet — bei 7,6% der mit einem Berufsalter von 6—10 Jahren, bei 26,5% mit einem von über 10 Jahren. Bei zwei Drittel der Blutdrucksteigerungen kann mit einer gewissen Wahrscheinlichkeit diese auf Bleiwirkung zurückgeführt werden. Unter den 14 Fällen der 40—50-Jährigen fanden sich 3mal, unter den 7 Fällen der über 50-Jährigen ebenfalls 3mal Eiweiß und Formelemente im Urin, so daß wir in diesen Fällen die Blutdrucksteigerung mit Nierenveränderungen (Schrumpfniere) in Zusammenhang bringen können, während sie in den übrigen Fällen von ENGEL als „gutartige Hypertonie" aufgefaßt wird. Die Niederländische Gewerbeaufsicht hat 1913 unter 238 Bleiweißfabrikarbeitern bei 111 den Blutdruck gemessen — sie rechnet erhöhten Blutdruck von 125 mm an — und fand so erhöhten Blutdruck bei 39 Personen; von diesen wurde bei 27 der Urin untersucht, wobei sich bei 19 Zeichen von Nierenerkrankung fanden, von denen 16 mit Wahrscheinlichkeit auf Bleiarbeit zurückzuführen waren. Aus diesen Zahlen geht wohl mit aller Deutlichkeit hervor, daß Blei blutdruckerhöhend wirkt, daß wir in der Blutdruckerhöhung wohl ein Zeichen von Bleischädigung sehen können, daß sie aber vor allem ein Zeichen der ganz chronischen Bleischädigung ist, dessen Fehlen wir keineswegs bei anderen akuteren Bleischädigungen irgendwie differentialdiagnostisch verwerten können, trotz der Angaben, die wir vielfach in Handbüchern finden. Im Kolikanfall selbst ist wohl der Blutdruck erhöht, nicht aber im schmerzfreien Intervall oder sonst bei relativ akuter Bleischädigung.

In manchen Fällen von chronischer Bleivergiftung oder langjähriger Bleiarbeit fällt bei Betastung der Arteria radialis die zwar weiche und elastische, aber doch deutlich verdickte Wandung auf, deren eigenartige Beschaffenheit auch im anatomischen Präparat und auch mikroskopisch zu erkennen ist (s. S. 252); die Arterienwand ist verdickt, aber noch ohne arteriosklerotische Veränderungen, die Verdickung trifft vor allem die Media, erst sekundär kommt es dann zu arteriosklerotischen Veränderungen. Sind diese hochgradig entwickelt, so verwischen sie auch am anatomischen Präparat das ursprüngliche Bild der starken Verdickung der Media mehr oder weniger vollständig.

Nicht selten sieht man bei Kolik eine Albuminurie, die in wenigen Tagen verschwindet. Auch sah ich bei Kranken erst bei Abklingen der Kolik Albuminurie entstehen, die einige Wochen anhielt, aber schließlich für dauernd verschwand. Es scheinen dies die ersten Zeichen der Reizwirkung des Bleies auf die Niere zu sein. Mir fiel auf, daß sich Albuminurie und Nierenveränderungen häufig gerade bei solchen Leuten finden, die mit Bleizucker zu tun haben.

Dieser Reiz des Bleies auf das Nierengewebe, mehr aber wohl noch die eben beschriebenen Gefäßveränderungen, die auch an den arteriellen Nierengefäßen zu beobachten sind — auch auf dem mikroskopischen Schnitt einer chronischen Bleiniere (Abb. 5) sieht man eine fibrös verdickte Arterienwand — führen zur Entstehung der Schrumpfniere, die wieder ihrerseits die Entwicklung arteriosklerotischer Veränderungen fördert, den Blutdruck weiter erhöht und alle jene klinischen Erscheinungen (Herzhypertrophie mit folgender Insuffizienz, Apoplexie, Retinitis albuminurica, Urämie) hervorzurufen vermag, die uns als Folgeerscheinungen der Schrumpfniere bekannt sind. Auf sie hier einzugehen, erübrigt sich.

Wir haben in den Gefäßveränderungen die Wirkung langsamster Bleischädigung, die chronischste Form der Bleivergiftung vor uns, die sich mit oder ohne interkurrente Erscheinungen akuter Vergiftung entwickeln kann.

Diagnose. Schwieriger als alle anderen bei der Bleivergiftung auftauchenden differentialdiagnostischen Fragen ist die nach der Entstehung einer sichergestellten Schrumpfniere. Die Zeichen der Bleieinwirkung werden nur dann festzustellen sein, wenn die Bleiarbeit bis nicht allzulange vor der Krankmeldung wegen Schrumpfniere fortgeführt wurde. Als objektives Zeichen der stattgehabten Bleieinwirkung wird sich in manchen Fällen das Vorhandensein von Streckerschwäche, die ja jahrelang nach Aufhören der Bleiarbeit fortbestehen kann, nachweisen lassen. Bei rascher verlaufenden Fällen wird — ich verfüge hier nicht über genügend eigene Erfahrungen, ich muß mich hier mehr auf mündliche Äußerungen KOLISKOS stützen — am Obduktionstisch die oben geschilderte charakteristische Verdickung der Media die Diagnosestellung ermöglichen. Sonst werden wir vor allem auf Erhebung einer genauen Anamnese über die Dauer und Intensität der Bleiarbeit Gewicht legen müssen.

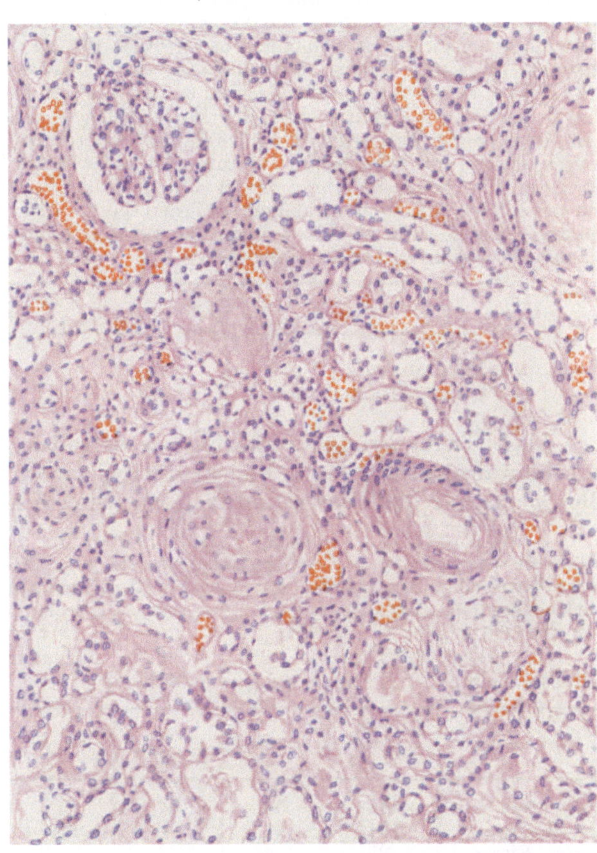

Abb. 5. Chronische Nephritis im Stadium der Schrumpfung (hervorgerufen durch Bleivergiftung).

Nahe dem Zentrum, etwas nach links unten davon, sieht man einen fast vollständig obliterierten Glomerulus; dieser hat außen eine konzentrisch geschichtete fibröse Kapsel und im Zentrum besteht er aus hyalinem Bindegewebe mit spärlichen Kernen. Rechts von diesem Glomerulus findet sich ein Schrägschnitt einer größeren Arterie mit auffallend verdickter fibröser Wand. Die Tubuli sind klein, atrophisch weit auseinanderliegend. An anderen Stellen, so z. B. links unten, ferner in der Mitte der Höhe rechts ist das Stroma nicht vermehrt, die Tubuli nicht atrophisch und das Epithel infolge postmortaler Desquamation defekt. Nahe dem Zentrum etwas links oben davon ein mit einem hyalinen Zylinder erfüllter erweiterter Tubulus.

Therapie. Die Therapie kann nur eine symptomatische sein. Oben schon habe ich darauf hingewiesen, daß der Ausschluß eines an Schrumpfniere leidenden langjährigen Bleiarbeiters von weiterer Bleiarbeit mir nicht gerechtfertigt erscheint, weil der Krankheitsprozeß durch diese Maßnahme doch nicht aufgehalten, der Arbeiter aber durch sie wirtschaftlich schwer geschädigt wird.

Die Wirkung des Bleies auf die Nachkommenschaft. Daß Bleivergiftung und Bleiarbeit der Mutter zu Früh- und Fehlgeburten sowie zu einer minderwertigen Nachkommenschaft führen, ist von den verschiedensten Seiten festgestellt worden.

Die Verwendung von Bleipräparaten zur Herbeiführung des Abortus ist uralt. TARDIEU hat in den 60er Jahren des vergangenen Jahrhunderts darauf hingewiesen, daß von 1000 Schwangerschaften von Bleiarbeiterinnen 700 zu Fehl- oder Frühgeburten führen; ARLIDGE (Hygiene, Disease and Mortality of occupations. London 1892), REID, OLIVER (22—22b) u. a. haben ebenfalls Material zu dieser Frage beigebracht. Ich konnte feststellen, daß in der Wiener Krankenkasse der Buchdrucker und Schriftgießer bei den starker Bleivergiftungsgefahr ausgesetzten Gießereihilfsarbeiterinnen Fehlgeburten und Frühgeburten relativ dreimal so häufig waren wie unter den nicht gefährdeten Druckereihilfsarbeiterinnen. In einer Flaschenkapselfabrik, unter deren Poliererinnen (Putzerinnen) zahlreiche und schwere Bleivergiftungen vorkamen, während die übrigen Arbeiterinnen des Betriebes wenig gefährdet waren, kamen (man beachte das Verhältnis der Zahl der Fehl- und Frühgeburten zu der der Geburten) 1902—1906 vor:

	Entbindungen	Fehl- und Frühgeburten	Gebärmutterblutungen
Putzerinnen	34	15	2
übrige Arbeiterinnen .	129	20	12

Auch Tierexperimente führten zu derselben Erkenntnis der Gefährdung der Schwangerschaft durch Bleieinwirkung; auch fanden verschiedene Autoren Blei im Körper der Foeten und frühgeborenen Kinder.

Wenig Material liegt über die schädliche Wirkung des *väterlichen* Saturnismus auf die Nachkommenschaft vor. Einzelne Fälle, wie sie manche Autoren anführen, sind natürlich nicht beweisend. Am meisten scheinen für die Einwirkung väterlicher Bleivergiftung auf die Nachkommenschaft die folgenden Angaben zu sprechen, die ich dem Buche von A. HAMILTON (12) entnehme:

DENEUFBOURG (Thèse de Paris 1905) kam nach dem Material der BAUDELOQUEschen Geburtshilfeklinik in Paris zu folgenden Zahlen:

Bleivergiftung	Zahl der Schwangerschaften	Abortus	Totgeburten	Prozent	Lebendgeburten	Das erste Jahr überlebend	Prozent der das erste Jahr Überlebenden
des Vaters . .	442	66	47	25,5	329	246	74,4
der Mutter .	134	17	6	17,0	111	82	73,9
beider Eltern .	23	4	4	35,0	15	10	66,6

WELLER (Journ. of metabolic research Bd. 33, S. 271. 1915) kam durch Versuche an Meerschweinchen, die er mit Bleiweiß vergiftete, zu folgenden Zahlen:

	Dasselbe bleifreie weibliche Tier gepaart mit einem	
	bleifreien Männchen	bleivergifteten Männchen
Zahl der Nachkommen	58	65
Durchschnittliches Geburtsgewicht .	81,5	66,3
Zahl der Totgeborenen	3	3
Gestorben in der 1. Woche	2	9

In der Literatur finden sich mehrfach Angaben über die Kinder von Heimarbeitern, die mit Blei arbeiten (CHYZER). Bei diesen Kindern sind vielfach nervöse Störungen beobachtet worden, die aber in der Bleivergiftung der Kinder selbst — nicht in ihrer, durch Bleivergiftung der Eltern hervorgerufenen Minderwertigkeit — ihre Erklärung finden können.

Die Frage, ob auch die väterliche Bleivergiftung ungünstig auf die Nachkommenschaft wirkt, scheint mir noch nicht geklärt.

Über die Frühdiagnose der Bleivergiftung ist schon oben gesprochen worden. Die *Diagnose* der einzelnen Bleikrankheiten hat bei jeder derselben kurze Erörterung gefunden. Hier sei nur auf einzelne allgemeine Grundsätze eingegangen. Sind klinische Symptome einer der Erscheinungsformen der Bleierkrankung vorhanden und daneben noch eines oder mehrere der als für die Bleieinwirkung oder Bleivergiftung charakteristischen Symptome: Bleisaum, punktierte Erythrocyten, Streckerschwäche, evtl. Hämatoporphyrin, so wird die Diagnose in der Regel leicht zu stellen sein; daß auch bei bestehender Bleivergiftung interkurrente Erkrankungen anderer Art auftreten können, ist selbstverständlich. Daß auch bei vollentwickelter Bleivergiftung eines oder mehrere dieser genannten Symptome — in seltenen Fällen alle — fehlen können, ist oben auch schon erwähnt worden. Vor allem aber müssen wir uns vor Augen halten, daß alle diese Erscheinungen — vielleicht mit alleiniger Ausnahme der Streckerschwäche — relativ rasch nach Aussetzen der Bleiarbeit verschwinden, u. U. rascher als die eigentlichen Symptome der Erkrankung, selbst wenn diese nicht irreparable Erscheinungen gesetzt hat. In späteren Stadien der Bleilähmung oder Bleischrumpfniere werden wir alle diese Erscheinungen vermissen. Was den Nachweis von Blei in den Ausscheidungen, vor allem im Urin, anbelangt, so ist ein positiver Befund für das Vorhandensein von Blei im Körper — aber noch nicht für einen Zusammenhang aller beobachteten Erscheinungen mit Bleivergiftung — beweisend, ein negativer ohne jede Beweiskraft. Vielleicht, daß es in einzelnen negativen Fällen gelingt, durch entsprechende Medikation das Auftreten von Blei im Urin hervorzurufen. Daß in Fällen von ernster Erkrankung in den betroffenen Organen keinerlei Blei nachweisbar sein muß, ist oben bei der Encephalopathie dargelegt worden, doch wäre in manchen Fällen der Nachweis von Blei in den Knochen von Bedeutung.

Therapie Bei den einzelnen Bleierkrankungen ist die Behandlung eine symptomatische. Eine Gruppe der von altersher angewendeten Heilmittel genügt auch der kausalen Indikation: Die Darreichung von Abführmitteln verhindert wenigstens bis zu einem gewissen Grade die Resorption des in den Magen-Darmtrakt aufgenommenen, vor allem aber die Wiederresorption des in den Darmtrakt ausgeschiedenen Bleies. Sorge für reichliche Entleerung ist deshalb in allen Fällen mit akuten Erscheinungen angezeigt.

Ganz anders aber liegt die Frage der Entfernung des noch im Körper befindlichen, in Depots abgelagerten Bleies. Solange man der Meinung war, daß in den Organen abgelagertes Blei deren Erkrankung verursacht, schien es geboten, die verschiedensten Mittel zu versuchen, um das Blei aus dem Organismus zu entfernen. Anders heute, da wir durch Straub und Erlenmayer, insbesondere aber durch Untersuchungen der Amerikaner (s. oben) wissen, daß die Depots an sich harmlos sind, daß nur das durchströmende Blei dem Körper gefährlich wird. Wir werden uns hüten müssen, zur Unzeit durch unsere Behandlung die Depots beweglich zu machen oder ihre Beweglichkeit zu erhöhen und damit den ohne unser Zutun entstandenen Bleistrom noch zu verstärken. Ich habe so von jeher mich davor gehütet und in meinen Vorlesungen davor gewarnt, Jodkali bei Vorliegen akuter Erscheinungen in Anwendung zu bringen. Die Amerikaner haben auf Grund ihrer Forschungen sich auch bemüht, die Therapie auszubauen, und wenn sie ihre Methode auch erst in relativ kleinem Maßstabe erprobt haben, so sei sie doch hier zur weiteren — wie ich glaube erfolgreichen — Erprobung empfohlen. Ausgehend von der oben erwähnten Anschauung über das Zustandekommen von Bleivergiftungssymptomen und von der Feststellung, daß eine weitgehende Übereinstimmung zwischen dem Kalkstoffwechsel und der Festhaltung oder Ausscheidung von Blei besteht und daß decalcinierende Mittel die Bleiausscheidung erhöhen, zur Kalkaufspeicherung führende seine Aufspeicherung begünstigen, kamen sie dazu, für die Zeit des akuteren Anfalls eine kalkreiche Diät: Milch (1 l) und 2 g Calciumlactat täglich, zu empfehlen (bei Kolik außerdem Atropin und Abführmittel). Nach Abklingen der akuten Erscheinungen sollen Versuche zur „Entbleiung" durch Verabreichung einer kalkfreien Diät: Fleisch, Kartoffeln, Reis, Tomaten, Äpfel, Birnen, Butterfett, Brot — alles ohne Milch zubereitet —, Zucker, Salz, Pfeffer, gemacht werden. Dazu reichlich Verabfolgung von Phosphorsäure, Ammoniumchlorid (10—12mal täglich 1 g); Jodkalium 1,5—2,5 g oder Natr. bicarbonat. 20—40 g täglich, haben auch ohne besondere Diät dieselbe Wirkung. Es ist aber unmöglich, den Körper zu „entbleien"; nur der am leichtesten bewegliche Teil des aufgespeicherten Bleies kann entfernt werden, deshalb ist zu lange Fortsetzung der Behandlung nicht am Platze. Darauf soll dann wieder Festhaltung der Depots an ihrem Platze durch kalkreiche Kost folgen.

Bleivergiftung kommt in allen Betrieben vor, in denen mit Blei oder seinen Verbindungen gearbeitet wird. Die Gefährdung ist um so größer, je größer die Staub- oder Dampfentwicklung, je löslicher die betreffende Verbindung in den Körpersäften ist.

Über die Gefährdung der Arbeiter in *Bleibergwerken, Bleihütten, Zinkhütten* s. S. 636, *der Schriftsetzer und Schriftgießer* S. 765, *der Akkumulatorenarbeiter* S. 653.

Weiter haben mit metallischem Blei zu arbeiten: die an der Bleipresse *tätigen Kabelarbeiter, die Arbeiter in Bleiwalzwerken* und in den verschiedenen *Bleigießereien* (Erzeugung von Devotionalien, Eierbechern, „Menagen"), wobei die mit dem Schleifen und Polieren Beschäftigten infolge der Staubentwicklung mehr gefährdet sind als die eigentlichen Gießer, in *Flaschenkapselfabriken* (Gefährdung vor allem der Poliererinnen), die *Bleilöter* (sowohl die in der chemischen Großindustrie mit der Herstellung und Instandhaltung von Bleiauskleidungen Beschäftigten als auch die mit dem Löten beschäftigten Klempner, Installateure), die mit der Herstellung von *Lötzinn* Beschäftigten, die *Diamantschleifer* (Einsetzen der Diamanten in den Hälter), *Edelsteinschleifer* (Benützung von Bleischeiben zum Schleifen), **Marmorschleifer** (Verwendung von Blei als Schleifmittel), **Verbleier** (sehr gefährdet die mittels des Spritzverfahrens arbeitenden), auch **Messingarbeiter** (bleihaltiges Messing).

Bei allen Arbeitern, die Blei zu schmelzen oder mit geschmolzenem Blei zu arbeiten haben, muß die Frage aufgeworfen werden, ob und in welchem Maße geschmolzenes Blei zur Entstehung von Bleidämpfen oder Bleistaub Veranlassung geben kann. Blei hat eine Schmelztemperatur von 335°; theoretisch muß die Verdampfung unmittelbar nach der Verflüssigung einsetzen, doch ist die abgegebene Menge bedeutungslos (nach HEISE-GREENWOOD bei 400° C 0,002 mg auf den Kubikmeter Luft). HEISE (13) fand bei einer Temperatur von unter 500° in sehr geringer Entfernung über der Bleioberfläche einen Bleigehalt der abgesaugten Luft von 0,031—0,052 mg im Kubikmeter; nach neueren Untersuchungen von SEITZ (Die Hygiene im Schriftgießereigewerbe, Leipzig 1924) hat die Luft unmittelbar über einer Gießpfanne, deren Temperatur zwischen 423—558° C schwankte, einen Bleigehalt von 0,122 bzw. 0,214 mg im Kubikmeter — Mengen, die nach dem oben Gesagten nicht zu vernachlässigen wären (eine Gesamtmenge im Arbeitstag von 0,42—0,92 mg), wenn sie tatsächlich zur Einatmung gelangten, doch befinden sich die Atmungsorgane des Schmelzers ja in erheblich größerer Entfernung. Dazu ist zu bemerken, daß es sich bei diesen Versuchen um Hartblei handelt, das nach Angaben von Heise (17) und Legge-Goadby (15) weniger Dämpfe und auch weniger Bleioxydstaub abgibt als reines Blei.

Die abgegebene Bleimenge wird natürlich größer, je höher die Temperatur steigt; mehr aber als die Gefährdung durch Bleidämpfe — in Wirklichkeit kommen übrigens nicht Dämpfe, sondern ein aus dem Dampf sich rasch bildender feinster Bleioxydnebel in Betracht — ist bei niedriger Temperatur die durch von der Oberfläche beim Abschöpfen, Rühren, Nachlegen entstehende Verstäubung von Bleioxyd in Betracht zu ziehen. Mit Rücksicht hierauf sowie weil bei den Schmelzkesseln auch dort, wo keine höhere Temperatur notwendig ist doch überall, mit Ausnahme der Setzmaschinen, leicht eine stärkere Überhitzung stattfinden kann — Seitz fand bei gleichem Material Schwankungen zwischen 376—581° —, ist die Anbringung von gut wirkenden Abzughauben über allen Schmelzkesseln notwendig.

Beim *Bleilöten* hängt merkwürdigerweise die Gefährdung nicht nur von der durch die Lötflamme erzeugten Temperatur ab. Heißer als die Wasserstoff-Druckluftflamme (1950°) ist die Wasserstoff-Sauerstoffflamme (2400°) und die Acetylen-Sauerstoffflamme (3000°) und doch gibt diese letztere infolge chemischer Vorgänge innerhalb der Flamme zur Entstehung sehr viel geringerer Mengen von Bleidampf Anlaß als die Wasserstoff-Sauerstoff-, ja unter Umständen selbst als die Leuchtgas-Sauerstoffflamme (Engel und Froboese, Archiv f. Hygiene, Bd. 96).

Engel (8) findet bei der homogenen Verbleiung (flächenhaftes Anlöten von Blei) bei Anwendung der Wasserstoff-Sauerstoffflamme im Kubikmeter Luft 0,192 bzw. 0,465 mg bei einer Versuchsanordnung, die eine geringere als die eingeatmete Menge zur Erfassung bringt. Englische Untersucher finden bei loser Verbleiung 0,33—0,75 mg. Engel hat auch festgestellt, daß bei der homogenen Verbleiung die Gefährdung der Arbeiter eine sehr beträchtliche ist (17% der Arbeiter erwiesen sich bei der Untersuchung als bleigeschädigt), auch Änderungen im Gefäßsystem kommen verhältnismäßig häufig vor. Nach englischen Untersuchungen kommt beim Löten (ebenso wie beim Verzinken) bei Anwendung entsprechender Lötmittel die Bildung von Bleichlorid in Betracht.

Absaugung der Bleidämpfe und — wenigstens bei homogener Verbleiung — regelmäßige ärztliche Untersuchung hält Engel für notwendig.

Beim Zerschneiden von mit Bleifarbenanstrich versehenen Eisenkonstruktionen *(Abwrack-Betriebe)* mittels des Wasserstoff-Sauerstoff- oder Acetylenbrenners entstehen reichliche Bleidämpfe, die in den Kieler Betrieben zur Einatmung von 33,240 mg Pb im 8 Stundentag führten und Anlaß zu entsprechend zahlreichen Bleivergiftungen gaben (Engelsmann, Klin. Wochenschrift 1923 u. 1924).

Die *Feilenhauer* benutzten früher zu ihrer Seite 269 beschriebenen Arbeit als Unterlage für die zu behauenden Feilen Weichblei, da beim Behauen der zweiten Seite die erste auf eine nicht allzu harte und elastische Unterlage zu liegen kommen soll. Heute ist in weitem Umfange der Ersatz des Weichbleies durch Zinkblech und Zinn durchgeführt und damit die Gefährdung durch den beim Behauen sich loslösenden und aufgewirbelten Bleistaub vermieden. Auch die vielfach verwendete Blei-Zinn-Unterlage stellt gegenüber der Weichbleiunterlage eine sehr erhebliche Verringerung der Gefährdung dar, natürlich um so mehr, je geringer ihr Bleigehalt ist. Beim Hauen von Raspeln aber scheinen bis jetzt die Weichbleiunterlagen unersetzbar. Eine sehr wesentliche Assanierung hat der Beruf durch die Einführung des Maschinenbetriebes erfahren; meist dient Zinkblech als Unterlage, selten Zinn-Bleilegierungen, Vergiftungen kommen hier in den meisten Betrieben überhaupt nicht, in anderen nur sehr vereinzelt vor. Mit der Handarbeit schwindet auch die charakteristische „Feilenhauerlähmung".

Auch das Härten von Feilen in Blei gibt zur Entstehung von Bleivergiftungen Anlaß, ebenso das Bleihärten verschiedener anderer Gegenstände.

Auch in anderen Berufen werden dauernd und gelegentlich Bleiunterlagen benützt: beim Stanzen von Blech oder Papier. Bei der Metallbearbeitung werden häufig die Schraubstockbacken mit Blei überkleidet — all das kann gelegentlich zur Bleivergiftung führen.

Die mit der Erzeugung von Bleiverbindungen beschäftigten Arbeiter sind meist sehr erheblich gefährdet. Über Arbeiten in Bleifarbenfabriken s. S. 657 ff.

Die Verwendung der Bleiverbindungen ist eine äußerst mannigfaltige; sie werden als Farben zu den verschiedensten Zwecken verwendet; vor allem sei hier auf die Maler-, Anstreicher-, Lackiererarbeiten (S. 757 ff.) und die keramische Industrie (S. 677 ff.) sowie auf die Erzeugung keramischer Abziehbilder und Glasuren, auf die Erzeugung von Bleiglas (Gefährdung der Gemengearbeiter, aber auch unter besonderen Umständen der Glasbläser) hingewiesen. Weiter kann es zu Erkrankungen kommen von Musterzeichnern, Schriftmalern, Glas- und Porzellanmalern, Retuscheuren, Handschuhmachern (Verschönern und Ausbessern von weißen Handschuhen), Schuhmachern (Verschönern weißer Schuhe, weiße Schuhpaste), Hutmachern, Färbern (Beschweren schwarzer Seide mit Bleizucker, Färben von Geweben und Garnen), mit der Weiterverarbeitung mit Blei beschwerter oder gefärbter Stoffe und Garne Beschäftigten (Fransenknüpferinnen, Näherinnen), Schlossern (Anstreichen mit Bleifarben oder Abbrennen derselben), Emailleuren, Drechslern, Installateuren, Glühlampenfabrikarbeitern (Verwendung von Mennige und Bleiweiß zu Kitten und Dichtungsmitteln), Gummiarbeitern (Mennige- und Bleiweißzusatz zur Gummimasse) und vielen anderen.

Eine neue Gefahrenquelle bildet das Bleitetraäthyl, das in neuester Zeit als Zusatz zu Automobilmotorölen verwendet wird. In den ersten 17 Monaten seiner Herstellung sind hierbei 11 Mann zugrunde gegangen, eine weit größere Zahl ist erkrankt. Gefährdet sind auch die, die das Bleitetraäthyl dem Motorenöl zuzumischen haben, und schließlich durch die Auspuffgase die in Garagen Beschäftigten und vielleicht auch — neuere amerikanische Untersuchungen stellen dies in Abrede — bei stärkerem Gebrauch solcher Motorenöle das gesamte Publikum. Bleitetraäthyl ist nicht nur eingeatmet giftig, sondern wird durch die Haut in großen Mengen aufgenommen (HAMILTON, REZNIKOFF, BURNHAM [Journ. of the Americ. med. assoc. 15. I. 1925], ZANGGER).

Die Zahl der Gewerbe, in denen gelegentlich, zufällig, durch irgendein besonderes oder neues Verfahren Blei oder Bleiverbindungen zur Verwendung gelangen, ist ungemein groß. LAYET hat Ende des vorigen Jahrhunderts (zitiert nach „Poisons industriels“ Office du Travail 1901) 111 Berufe, in denen Bleivergiftung vorkommen kann, zusammengestellt; deren Zahl ließe sich heute wohl noch beträchtlich vermehren.

Von nicht gewerblichen Bleivergiftungen seien erwähnt: Bleivergiftungen durch Wasser, das durch bleihaltige Röhren geflossen oder in ihnen längere Zeit gestanden ist; durch Nahrungsmittel, die in schlecht glasierten Gefäßen aufbewahrt wurden (Wein, Mus, eingelegte Früchte); durch Verfälschung von Lebensmitteln (Zusatz von Mennige zu Paprika, spanischem Pfeffer); durch bleihaltiges Mehl (Ausgießen schadhafter Mühlsteine mit Blei).

Verhütung der Bleivergiftung. In der Hauptsache sei hier auf die Ausführungen auf S. 37 u. ff. verwiesen. Demnach kommt in Betracht: Aufgeben der Verwendung von Blei oder Bleiverbindungen (s. S. 41), Einführung der Deklarationspflicht für Bleifarben (s. S. 42). Hygienisch-technische Vorkehrungen: Bei der großen Bedeutung, die der Aufnahme durch die Einatmung zukommt (s. S. 249), ist auf Verhütung der Entstehung von Dämpfen und Staub, bzw. die Absaugung von Dämpfen und Staub größtes Gewicht zu legen. Diese Maßnahmen müssen nach den Angaben des englischen ärztlichen Chefinspektors LEGGE in den Vordergrund aller Bestrebungen zur Bekämpfung der Bleivergiftung gestellt werden. Besserung wurde nach seiner Angabe nur in jenen Industrien erreicht, wo direkte Staubabsaugung und periodische ärztliche Untersuchung durchgeführt worden war. Je mehr durch Praxis und Theorie die überragende Bedeutung des durch Einatmung aufgenommenen Bleies nachgewiesen wurde, um so mehr mußte man zu der Annahme kommen, *daß nur durch Verhütung der Einatmung von Staub und Dämpfen eine Assanierung der Bleiarbeit herbeigeführt werden kann.* Da allgemein Respiratoren nur als unvollkommener Notbehelf angesehen werden (s. S. 44), Bleirauch von den Filtern der gewöhnlichen Respiratoren überhaupt nicht zurückgehalten wird (ENGELSMANN, Klin. Wochenschrift 1924), so ist *Vermeidung von Staub und Dämpfen, bzw. Absaugung entstandener an der Entstehungsstelle das allein wirklich wirksame Mittel.* Respiratoren sind nur bei Blei**staub** und nur dort anzuwenden, wo es sich bei technischer Unmöglichkeit wirksamer Absaugung um durch kurze Zeit oder nur ausnahmsweise zu verrichtende Arbeiten handelt. Zweckmäßig ist hier die Verwendung von Preßluftmasken. Gegen Bleirauch wäre die von der Auergesellschaft neuerlich konstruierte Schutzmaske gegebenenfalls zu versuchen.

Der Fußboden soll in Bleibetrieben fugendicht, glatt und undurchlässig sein, um die Reinhaltung von herabgefallenen Bleiteilchen und eine Reinigung auf feuchtem Wege zu ermöglichen. Gegen das Aufstellen von leicht entfernbaren Lattenrosten auf diesen Böden ist nichts einzuwenden.

Die Oberfläche der Mauern muß ebenfalls glatt und fugendicht sein und Reinigung auf feuchtem Wege zulassen. Schränke, Maschinen sollen entweder vollkommen dicht auf dem Fußboden aufstehen oder zwischen ihrer Unterfläche und dem Boden einen solchen Raum lassen, daß die Reinigung leicht möglich ist.

Die Reinigung soll am besten durch Absaugung oder durch starkes Abspritzen erfolgen, evtl. durch feuchtes Abwischen; trockenes Abstauben ist unbedingt zu vermeiden. Der Fußboden, die Wände und alle Gegenstände bis in Reichhöhe, sowie alle Gegenstände, die durch die betriebsüblichen Vorgänge so erschüttert werden oder auf die Luftzug so wirken kann, daß der auf ihnen abgelagerte Staub aufgewirbelt wird, müssen dauernd möglichst staubfrei gehalten und zu diesem Zwecke täglich feucht gereinigt werden. Staubansammlungen auf hochgelegenen Maschinenteilen, Gesimsen, Dachsparren, Decken usw. sind nur in größeren Zwischenräumen zu entfernen, da die Gefährdung der Reinigenden eine große ist, die von solchen zur Ruhe gekommenen Staubablagerungen sonst ausgehende eine sehr geringe. Doch ist bei Einrichtung des Betriebes darauf zu achten, daß möglichst wenig solche Absetzgelegenheit geschaffen wird.

Größter Wert ist auf Trennung der verschiedenen Arbeitsverrichtungen zu legen, damit nicht andere wenig oder gar nicht gefährdete Arbeiter durch die im selben Raume vor sich gehende gefährliche Arbeit geschädigt werden.

Auch dem *Arbeitswechsel* (s. S. 40) kommt große Bedeutung zu. Es wäre in Betrieben mit großer Bleigefährdung, vor allem in den Bleifarbenfabriken, Akkumulatorenfabriken, dringendst zu empfehlen, den Arbeitswechsel nicht auf jene einzelnen Fälle zu beschränken, in denen er über ärztliche Anordnung durchgeführt werden muß, sondern in regelmäßigen Zwischenräumen eine Versetzung der mit gefährlichen Verrichtungen beschäftigten Arbeiter zu ungefährlichen oder wenig gefährlichen vorzunehmen, sie nach einigen Wochen dann wieder zur gefährlichen Arbeit zurückzuversetzen, so einen zweimonatlichen Wechsel durchzuführen. Allerdings wird diese Möglichkeit nur dann gegeben sein, wenn dieser Betrieb mit einem anderen verknüpft ist: wenn z. B. die Bleifarbenfabrik in einer anderen Abteilung des Betriebes Zinkweiß erzeugt. Dem Arbeiterwechsel soll damit keineswegs das Wort geredet werden, wenn auch bei den gefährlichsten Verrichtungen eine Gesamtarbeitsdauer von 4—5 Jahren nicht überschritten werden sollte.

Überkleider und Kopfbedeckungen. LEGGE (15) sagt, daß es das Ziel aller Fabrikanten und Ventilationstechniker sein sollte, die Fabrikationsvorgänge so weit frei von Staub zu machen, daß Überkleider unnötig werden. Wo irgend Anlaß zur Staubentwicklung oder zur Beschmutzung entsteht, sind aber Überkleider und Kopfbedeckungen unbedingt notwendig, doch sollen sie aus solchem Stoff gefertigt sein, daß sie selbst möglichst wenig zur Quelle der Verstaubung werden, also nicht aus allzu dünnem Baumwollstoff. Zweckmäßig ist es insbesondere dort, wo es sich um verspritzende Flüssigkeit handelt, die Vorderseite der Kleider aus wasserdichtem Stoff zu verfertigen oder damit zu überkleiden.

Das *Rauchen* wird von den meisten Verordnungen, und zwar mit Recht, verboten. Das Tragen von Zigaretten, Zigarren und Pfeifen in den Taschen der Arbeitskleider, ihr Herausnehmen aus diesen oder aus ihrer Umhüllung, das dabei erfolgende gelegentliche Anfassen auch des Mundstücks, das Weglegen auf die Tische oder Bänke oder Arbeitsmaschinen und dann wieder In-den-Mund-nehmen, kann zur Einführung kleiner Bleimengen in den Mund Veranlassung geben.

Ebenso ist das *Essen* in den Arbeitsräumen und das Aufbewahren von Nahrungsmitteln in den Arbeitsräumen zu untersagen; insbesondere bei letzterem, unter Umständen aber auch beim Essen setzen sich kleinste Staubmengen an die Nahrungsmittel, eine Berührung der Nahrungsmittel mit den beschmutzten Händen findet allzu leicht statt. Auch Aufbewahren von Getränken im Arbeitsraum soll möglichst vermieden werden; wo die Art der Arbeit (Bleihütten, Zinkhütten) häufiges Trinken erfordert, müssen die Getränke in gutverschlossenen Gefäßen aufbewahrt werden.

In allen Betrieben müssen *Waschvorrichtungen* mit fließendem Wasser, Seife, Nagelbürsten, Handtücher den Arbeitern zur Verfügung gestellt werden. Die Akreminseife und verwandte Mittel, die zur Umsetzung des noch an den Händen befindlichen Bleies in Schwefelblei und damit zur Schwarzfärbung führen, haben sich in der Praxis nur wenig eingebürgert. LEGGE weist wohl auch mit Recht darauf hin, daß das nach dem Waschen der Hand mit Seife und Bürste noch daran haftende Blei so fest an der Haut haftet, daß die Gefahr der Verunreinigung der Speisen auf diesem Wege außer Betracht gelassen werden kann.

Die Wasch- und Garderoberäume sind zweckmäßig so gelagert, wie es die Verordnung vom 21. I. 1920 über die Bleifarbenfabriken bestimmt, daß die Arbeiter, nachdem sie die Arbeitskleider abgelegt haben, durch den Waschraum gehen müssen, um zu den Schränken mit den Straßenkleidern zu gelangen. Zum wenigsten aber müssen die Kleiderschränke so gebaut sein, daß Arbeits- und Straßenkleider voneinander durch eine die ganze Länge des Schrankes teilende Wand getrennt sind. Die Waschräume müssen so gelegen sein, daß sie von der Arbeitsstelle aus leicht und ohne großen Zeitverlust erreicht und die Wascheinrichtungen so zahlreich, daß sie bequem benutzt werden können. Badeeinrichtungen sind in allen Betrieben, in denen zu einer etwas stärkeren Beschmutzung Anlaß gegeben ist, unbedingt notwendig. Da die Nahrungsaufnahme in den Arbeitsräumen untersagt ist, müssen entsprechend eingerichtete und gehaltene und in der Nähe der Arbeitsplätze gelegene Speiseräume vorhanden sein. Diese dürfen nur nach entsprechender Reinigung und Ablegen der Arbeitskleider betreten werden.

Arbeitspausen sind so zu bemessen, daß — neben der Zeit für Ruhe und Nahrungsaufnahme — Zeit zur gründlichen Reinigung der Hände bleibt.

Auf die Nützlichkeit der Beistellung von Milch oder schleimigen Suppen an die Arbeiter ist S. 250 verwiesen worden.

Wenn wir auch wissen, daß die größte Gefahr von dem eingeatmeten Bleistaub und Bleidämpfen stammt, die Gefährdung durch in den Magen gelangtes Blei geringer ist, so zeigt uns doch der Umstand, daß bei Kaltverarbeitung von Blei (Bleiwalzwerke usw.) zwar seltener akute Vergiftungen vorkommen, aber doch öfters Zeichen von chronischer Einwirkung auftreten, daß auch dieser Vergiftungsquelle Bedeutung zukommt, und sie kann gewiß verhängnisvoll werden, wenn sie sich zur Aufnahme aus anderen Quellen als ein Mehr hinzugesellt; deshalb ist auch auf all die genannten Maßregeln persönlicher Prophylaxe Wert zu legen.

Dabei aber darf nicht daran vergessen werden, daß ihre Bedeutung weit zurücktritt hinter den die Einatmung von Staub und Dämpfen verhütenden hygienisch-technischen Maßnahmen, daß deren weitestgehende und exakteste Anwendung das Um und Auf in der Verhütung der Bleivergiftung darstellt und daß durch Arbeitgeber, Behörden, Gesetzgebung in allererster Linie die Assanierung der Bleibetriebe durch hygienisch-technische Maßnahmen anzustreben ist.

Der *regelmäßigen ärztlichen Untersuchung* kommt Bedeutung insofern zu, als sie, solange diese Einrichtungen unvollkommen sind, durch rechtzeitige Ausscheidung von am Beginne der Erkrankung Stehenden ernstliche Erkrankung verhütet, dann aber dadurch, daß sie geeignet ist, auf diejenigen Betriebe und Stellen im Betriebe aufmerksam zu machen, bei denen die technischen Mittel zur Staub- und Dampfverhütung verbessert werden müssen.

Literatur.

Die einzelnen Literaturangaben finden sich im Texte. Hier werden nur jene Werke aufgezählt, die irgendeine Frage im größeren Umfange behandeln oder die sonst auf allgemeineres Interesse Anspruch erheben können.

1. Arbeitsstatistisches Amt im K. K. Arbeitsministerium: Bleivergiftungen in hüttenmännischen und gewerblichen Betrieben. I.—IX. 1905—1915. — 2. Aub, J. C., L. T. Fairhall, A. S. Minot u. P. Reznikoff: Lead poisoning. Medicine Bd. 4, Nr. 1/2. Febr.-Mai 1925. — 3. Auerbach u. Pick: Das Verhalten von Bleicarbonat, Bleichromat und schwerlöslichen Bleisalzen in wässerigen Lösungen kohlensaurer Alkalien. 3 Arbeiten. Arb. a. d. Reichs-Gesundheitsamte Bd. 45. 1913. — 4. Beck u. Stegmüller: Über die Löslichkeit von Bleisulfat und Bleichromat. Arb. a. d. Reichs-Gesundheitsamte Bd. 34. 1910. — 5. Blaensdorf, Else: Bleiliteratur. Berlin: Julius Springer 1922. — 6. Blum, F.: Untersuchungen über Bleivergiftung und ihre Verhütung. Frankfurt a. M. 1900. — 7. Dejerine-Klumpke: Des polynéuritis en général et des paralysies et atrophies saturnines en particulière. Paris 1889. — 8. Engel, H.: Über die Gesundheitsgefährdung bei der Verarbeitung von metallischem Blei. Berlin: Julius Springer 1925. — 9. Galley, Paul: Über Augenerkrankungen bei Bleivergiftung. Dissert. Breslau 1902. — 10. Gesenius: Über Veränderungen in Muskeln und Knochen bei Bleivergiftung. Dissert. Jena 1887. — 11. Goetzl, A.: Die Bedeutung der Hämatoporphyrinurie für die Diagnose der Bleivergiftung. Wiener Arb. a. d. Geb. d. soz. Med. Heft 2. 1912 (Beiheft zum Österr. Sanitätswesen). — 12. Hamilton, Alice: Industrial poisons in the United States. New York: Macmillan Comp. 1925. — 13. Heise: Der Bleigehalt der Luft oberhalb der Bleischmelzkessel in Schriftgießereien. Arb. a. d. Reichs-Gesundheitsamte Bd. 51. 1918. — 14. Koelsch: a) Gesundheitliche Erhebungen über das Malergewerbe. (In: Erhebungen der kgl. bayr. Gewerbeaufsichtsbeamten über das Malergewerbe.) München: Th. Ackermann 1912. b) Einiges von der gewerblichen Bleivergiftung. Jahreskurse für ärztl. Fortbild. 1919. — 15. Legge u. Goadby: Bleivergiftung und Bleiaufnahme. Übersetzt von Katz, herausgeg. von Teleky. Berlin: Julius Springer 1921. — 16. Leymann: Die Bekämpfung der Bleigefahr in der Industrie. Jena: G. Fischer 1908. — 17. Lüthje: Über Blei-

gicht. Dissert. Berlin 1895. Dtsch. Arch. f. klin. Med. — 18. MAYER: Virchows Arch. f. pathol. Anat. u. Physiol. Bd. 90. 1882. — 19. NAEGELI: Beiträge zur Kenntnis der Bleivergiftung mit besonderer Berücksichtigung des Wertes der Symptome. Korrespondenzbl. f. Schweiz. Ärzte 1913, S. 1483. — 20. OLIVER, TH.: Dangerous Trades. London: J. Murray 1902. — 21. OLIVER, TH.: Diseases of occupation. London: Methum, Comp. 1907. — 22. OLIVER, TH.: a) Industrial lead poisoning. Bull. of the bureau of labor. Nr. 95, Juli 1911. b) Lead poisoning in Diseases of occupation and vocational hygiene, herausgeg. von KOBER u. HANSON. Philadelphia 1916. — 23. QUENSEL: Zur Kenntnis der psychischen Erkrankungen durch Bleivergiftung. Arch. f. Psychiatrie u. Nervenheilk. Bd. 35. 1902. — 24. SCHMIDT, P.: Über Bleivergiftungen und ihre Erkennung. Arch. f. Hyg. Bd. 63. 1907. — 25. SCHOENFELD: Erfahrungen über den Wert der Blutuntersuchung bei Bleivergiftung. Sonderabdruck a. d. Geschäftsbericht der Leipziger Ortskrankenkasse, Leipzig 1912. — 26. SCHOENFELD: Das drohende Bleiweißverbot und die Methode der Blutuntersuchung als Abwehrmittel. Zentralbl. f. Gewerbehyg. 1921, Nov. — 27. SCHWARZ u. HEFKE: Fehlerquellen bei der Frühdiagnose der Bleivergiftung. Dtsch. med. Wochenschr. 1923, Nr. 7. — 28. STERNBERG: Erfahrungen über gewerbliche Bleivergiftungen in Wien. Das österr. Sanitätswesen 1906. — 29. STERNBERG: Pathologie und Frühdiagnose der Bleivergiftung. Wien. klin. Wochenschr. 1910, Nr. 50. — 30. TANQUEREL DES PLANCHES: Traités des maladies de plomb. Paris 1839. — 31. TELEKY: Die gewerbliche Bleivergiftung in Österreich. Referat a. d. 14. Internat. Hyg.-Kongreß Berlin 1907. — 32. TELEKY, L.: Zur Kasuistik der Bleilähmung. Ein Beitrag zur Edingerschen Aufbrauchtheorie. Dtsch. Zeitschr. f. Nervenheilk. Bd. 37. 1909. — 33. TELEKY, L.: Die ärztliche Überwachung und Begutachtung der in Bleibetrieben beschäftigten Arbeiter. Protokoll d. Sitzung d. Großen Rates d. Inst. f. Gewerbehyg. Berlin: A. Seydel 1912. — 34. TELEKY, L.: GERBIS u. SCHMIDT: Die Frühdiagnose der Bleivergiftung. Berlin: Julius Springer 1919. — 35. TELEKY, L.: Die Symptome der Bleivergiftung und ihre Bedeutung. Münch. med. Wochenschr. 1924, S. 266. — 36. WESTPHAL: Über Encephalopathia saturnina. Dissert. Berlin 1888.

Vergiftungen durch Quecksilber.

Von

LUDWIG TELEKY

Düsseldorf.

Die Gefährlichkeit des metallischen Quecksilbers in gewerblichen Betrieben beruht vor allem auf seiner Eigenschaft, schon bei normaler Temperatur zu verdampfen, dann auf seiner relativ leichten Aufnahme durch die Haut, und auch auf seiner Eigenschaft, beim Herabfallen sich in viele kleine Kügelchen zu zerteilen und infolge seines hohen spezifischen Gewichtes in alle Fugen und Ritzen einzudringen. Der Grad der Gefährlichkeit seiner Verbindungen hängt von deren Löslichkeit in den Körpersäften ab. Die zur Entstehung einer chronischen Vergiftung notwendige Menge Hg ist noch beträchtlich kleiner als die zum Entstehen einer Vergiftung notwendige Bleimenge.

GÖTHLIN (Hygienisk tidskrift 1909) hat 1909 auf Grund seiner Untersuchung die Behauptung aufgestellt, daß schon die monatelang fortgesetzte Aufnahme von 0,4—1 mg Hg täglich genüge, um Vergiftung zu erzeugen. TURNER (Public health reports Nr. 39) hat festgestellt, daß eine tägliche Aufnahme von 0,771—1,283 mg bei allen zwei oder mehr Monate ihr ausgesetzten Personen zu Rötung des Rachens, Zahnfleischschwellung, oberflächlichen Geschwüren an Zahnfleisch und Mundschleimhaut, vermehrtem Speichelfluß, Neigung zu Diarrhöe geführt hat. Nun sind dies alles Erscheinungen, die wir zu den akuteren Formen der Quecksilbervergiftung rechnen. Ich habe aber Arbeiter beobachtet, die nach jahrzehntelanger Quecksilberarbeit, ohne — nach ihrer Angabe — jemals derartige akutere Erscheinungen dargeboten zu haben, an Quecksilberzittern erkrankten. Dabei gelang es nicht, in einer Werkstätte, in der derartige Arbeit verrichtet wurde, mittels durch 6 Wochen dort aufgehängter Goldfolie Quecksilber nachzuweisen. Es dürfte also weit weniger als selbst ein Zehntel der oben erwähnten Menge genügen, um nach jahrelanger Arbeit Vergiftung hervorzurufen.

Noch deutlicher als beim Blei sind hier die auftretenden Symptome von dem Tempo der Giftaufnahme abhängig. Das erste Zeichen ist — von den nichtgewerblichen ganz akuten Vergiftungen sehe ich hierbei ab — meist vermehrte Salivation, dann Rötung des Zahnfleisches, Gingivitis, Stomatitis. Eine Empfindlichkeit des Zahnfleisches, Klagen über Schmerzhaftigkeit desselben beim Essen können schon zu einer Zeit auftreten, da höchstens leichte Salivation nachweisbar, aber noch keine Veränderung des Zahnfleisches sichtbar ist. Die Stomatitis kann schwerste Grade mit ausgedehnter Geschwürbildung auch an der Wangenschleimhaut erreichen, Speicheldrüsen und Lymphdrüsen schwellen an, in ganz vereinzelten Fällen wurde Kiefernekrose beobachtet. Abgesehen von der durch Entzündung der Mundschleimhaut bedingten Behinderung der Nahrungsaufnahme sind auch Magenbeschwerden, Appetitlosigkeit vorhanden, häufig bei den akuteren Fällen auch Diarrhöe. Es treten dann manchmal auch „flüchtige und stumpfe“ Schmerzen in den Gliedern und Gelenken auf (Kussmaul), dann Allgemeinerscheinungen und Erscheinungen von seiten des Nervensystems: die Arbeiter verlieren ihr frisches Aussehen, klagen über Schwäche und Mattigkeit. Ganz charakteristisch aber ist der „Erethismus“, eine eigenartige Reizbarkeit und Schüchternheit: sowie die Kranken sich beobachtet fühlen, können sie selbst die ihnen geläufigsten Arbeiten nicht mehr verrichten, fühlen sich dauernd verlegen. „Ich fühlte mich so, wie ich mich als Gymnasiast in Gesellschaft gefühlt hatte, wußte nicht, was mit mir anfangen“, erzählte mir ein Ingenieur. Dann später stellt sich ein eigenartiges Zittern ein. Läßt man den Kranken die Arme ausstrecken, so beginnen zunächst die Finger zu zittern; dann geht dieses Zittern in ein Schütteln über, an dem sich bald die Hände und Arme beteiligen. Das Zittern macht Schwankungen durch: nach $^1/_2$ bis 1 Minute nimmt es ab, um sich dann wieder zu steigern. Zwischen den groben Schwankungen ist feines Zittern der Finger bemerkbar. In schweren Fällen kommt es auch zu einem groben Zittern von Kopf, Rumpf, Beinen und schließlich des ganzen Körpers: es ist ein ausgesprochener Intentionstremor, wobei der Kranke gewohnte, insbesondere schwere und gröbste Arbeit noch zu einer Zeit fortzusetzen imstande ist, da das Zum-Munde-Führen eines Glases Wasser ihm kaum möglich ist; in schweren Fällen ist er, auf der Straße zusammengestürzt, nicht imstande, sich zu erheben, da jeder Bewegungsversuch heftiges Schütteln auslöst. Durch jede psychische Erregung, durch das Sich-beobachtet-Wissen, wird das Zittern stärker. Das Mitergriffensein der Kehlkopfmuskeln führt zu Sprachstörungen. In dem jetzt wohl kaum mehr vorkommenden höchsten Grade der Krankheit kann infolge der bei jeder gewollten Bewegung, selbst im Bette, eintretenden Schüttelkrämpfe der Tod eintreten.

Bei hochgradigem Zittern tritt häufig eine Schwäche der Glieder ein, in vereinzelten Fällen sind Lähmungen beschrieben. Ich sah zweimal Radialislähmung, die wahrscheinlich auf Quecksilbervergiftung zurückzuführen war.

Bei verhältnismäßig rascher Aufnahme großer Dosen können Stomatitis, Erethismus, Zittern rasch aufeinanderfolgen; in ganz chronischen Fällen kann es nach durch viele Jahre hindurch fortgesetzter Arbeit, ohne daß je die beiden anderen Erscheinungen vorhanden gewesen, zu typischem Tremor kommen.

Schwerkranke magern oft ab; es kann zu der Mercurialkachexie, allgemeinem Kräfteverfall, unter Umständen unter Delirien und Halluzinationen zum Tode kommen.

Kussmaul beschreibt einen habituellen Mercurialismus mit chronischer Gingivitis, kupferroter Rötung des Rachens und der Mundschleimhaut, Reizbarkeit, Kopfschmerz, Schwindel, Parästhesien, Zittern. Ich habe derartige Fälle, die nicht in das oben beschriebene Krankheitsbild einzureihen gewesen wären, nicht gesehen. Die kupferrote Färbung des Rachens und der Mundschleimhaut sah ich bei chronischer Quecksilberwirkung auch bei sonst vollkommen gesunden Personen. Das Quecksilber scheint auf die Sexualfunktion der Frau in ebensolcher Weise einzuwirken wie das Blei, es soll zu Fehl- und Frühgeburten kommen (Kussmaul); genaue Beweise auch aus früherer Zeit liegen nicht vor.

Die individuelle Empfindlichkeit gegen Quecksilber ist eine ungemein verschiedene.

Die Ausscheidung erfolgt durch Kot und Harn ebenso wie beim Blei sehr langsam und sehr unregelmäßig.

Diagnose: Der voll ausgeprägte Symptomenkomplex: Stomatitis, Erethismus, Tremor ist so charakteristisch, daß eine Verwechslung mit anderen Erkrankungen kaum möglich ist. Schwieriger ist die Diagnose unter Umständen in jenen Fällen, in denen nur eins der Symptome vorhanden ist: die Stomatitis unterscheidet sich in nichts von anderen ulcerösen Stomatitiden, sie ist aber als akute Entzündung mit starker Salivation leicht von der in Arbeiterkreisen sehr häufigen chronischen Gingivitis zu unterscheiden.

Die *aller*leichtesten, *aller*ersten Anfangsstadien des Quecksilbertremors sind von anderem Zittern, wenn sie für sich allein, ohne jedes andere Symptom der Hg-Vergiftung, auftreten, kaum zu unterscheiden; ist aber das Zittern über diesen geringsten Grad hinausgeschritten, so bietet es selbst in leichteren Fällen so charakteristische Erscheinungen, daß es kaum verwechselt werden kann. Der Tremor der Alkoholiker ist ein ganz feinschlägiger, gleichmäßiger, und erstreckt sich nur auf die Finger, nicht auf Hand und Arme, aber außerdem noch auf die Lider und die Zunge; das Greisenzittern hält auch noch in der Ruhe an. Bei Paralysis agitans ist der Charakter des Zitterns anders; es sind rasche und *gleichmäßige* oszillatorische Bewegungen, auch verstärken aktive Bewegungen das Zittern nicht, sondern es läßt häufig gerade bei kräftigen aktiven Bewegungen nach. Bei multipler Sklerose und Hysterie sind stets auch andere nervöse Symptome vorhanden. Es ist also auch in leichten Fällen — abgesehen von den allerleichtesten, kaum angedeuteten — die Diagnose unschwer zu stellen.

Die *Prognose* der Erscheinungen von seiten des Verdauungstraktes ist eine günstige, wenn auch in schweren Fällen die Krankheit mehrere Wochen dauern und zum Verlust von Zähnen führen kann; bei leichteren Fällen von Tremor kann die Heilung in einigen Wochen erfolgen, schwere brauchen viele Monate. Bei alten Leuten ist die Prognose des Zitterns ungünstig; wenn sich auch das Zittern allmählich bessert, so bleibt es doch auch noch viele Jahre nach Aussetzen der Quecksilberarbeit bestehen.

Die Quecksilbervergiftung beobachtet man überall dort, wo mit metallischem Quecksilber gearbeitet wird. In den *Bergwerken* findet sich neben dem praktisch ungiftigen Zinnobererz, aus dem die große Menge des Quecksilbers durch Verhüttung gewonnen wird, auch in geringerem Maße, in je nach dem Orte schwankenden Verhältnisse, metallisches Quecksilber. Die Bergleute sind nur dort — aber dann hochgradig — gefährdet, wo sie mit dem metallischen Quecksilber in Berührung kommen. Viel größer als die der Bergleute, ist die Gefährdung der Hüttenarbeiter (s. S. 644).

Die größten Quecksilberbergwerke finden sich in Idria, am Monte Amiata (Italien), Almaden (Spanien), in Neu-Almaden (Vereinigte Staaten) und in Nikitomka (Rußland). In Deutschland werden als Nebenbetrieb bei einzelnen Zink- und Bleihütten aus Spuren von Hg enthaltenden Zinkerzen einige tausend Kilo Quecksilber jährlich gewonnen.

Die frühere Hauptquelle gewerblicher Quecksilbervergiftung, das *Belegen der Spiegel* mit Quecksilber, ist heute, praktisch gesprochen, verschwunden;

nur mehr ganz vereinzelte solche Spiegel scheinen erzeugt zu werden; über das Verschwinden der Quecksilberspiegel s. S. 42.

Quecksilber wird verwendet in der *Barometer- und Thermometerindustrie* (zum Teil Hausindustrie), der *elektrischen Industrie* (Quecksilberunterbrecher), bei der Erzeugung von Quecksilberdampflampen, ferner bei der *Erzeugung von Röntgenröhren und Glühlampen* mit Hilfe der Verwendung von Quecksilberluftpumpen. Bei allen diesen Verrichtungen ist es das Verdampfen des Quecksilbers, sowohl des beim Arbeitsprozeß selbst benutzten, vor allem aber auch des auf dem Fußboden verstreuten, das die Arbeiter gefährdet. Bei der Thermometerindustrie gesellt sich als das die Gefahr erhöhende Moment die Erwärmung des Quecksilbers beim Füllen der Thermometer hinzu. Bei Verwendung der Quecksilberluftpumpen war es die Zerbrechlichkeit der alten Systeme, die zur Verstreuung des Quecksilbers führte; die heute meist verwendeten Pumpen sind besser konstruiert, zerbrechen seltener, zum Teil auch ist die Quecksilberluftpumpe durch andere Pumpensysteme ersetzt, so daß nicht mehr so sehr die zahlreichen Frauen in den Pumpstationen, unter denen früher viele Vergiftungen vorkamen, sondern nur mehr die vereinzelten mit der Reparatur der Pumpen und deren Reinigung beschäftigten Männer gefährdet sind. Hier sowie in der Thermometerindustrie muß durch Tische mit Randleisten und einer leichten Neigung gegen einen Behälter hinunterfallendes Quecksilber am Zubodenfallen gehindert und gesammelt werden.

Das *Feuervergolden* wird noch immer für bestimmte Zwecke, insbesondere zur Erzeugung von möglichst wetterbeständigen Vergoldungen, angewendet, während es auf anderen Gebieten durch die galvanische Vergoldung verdrängt worden ist. Das Feuervergolden besteht darin, daß ein Goldamalgam erzeugt, auf den zu vergoldenden Gegenstand aufgetragen und dann durch Erhitzen das Quecksilber zum Verdampfen gebracht wird. Dabei ist die Gefährdung der Feuervergolder eine sehr große, und sie kann durch entsprechende Abzugsvorrichtungen nur verringert, nicht ganz beseitigt werden. Bei ganz großen Gegenständen (Kirchendächern u. dgl.) ist ein Schutz der Arbeiter nur insofern möglich, als sie sich bei der im Freien vorgenommenen Arbeit gegen den Wind stellen, der die Dämpfe von ihnen forträgt — natürlich nur ein sehr unvollkommener Schutz.

Bei der technischen Ersetzbarkeit des Feuervergoldens durch das galvanische Vergolden und der Unmöglichkeit, die beim Feuervergolden Beschäftigten wirkungsvoll zu schützen, erscheint mir ein *Verbot des Feuervergoldens* am Platze. Das Ausgeführte gilt ebenso für das sehr selten vorkommende Feuerversilbern.

Auch bei der Gewinnung von Gold und Silber aus ihren Erzen spielte und spielt das Quecksilber und der Amalgamierungsprozeß eine Rolle.

Metallisches Quecksilber wird auch bei der Erzeugung von Knallquecksilber (siehe S. 367) verwendet und zur Erzeugung anderer Quecksilberverbindungen, ferner als Katalysator zur Einleitung bestimmter chemischer Prozesse; auch als Zusatz zu Lötmitteln wurde es mehrfach verwendet. Stets ist dabei große Sorgfalt nötig, um Erkrankungen zu vermeiden.

Neben der Einatmung des Quecksilbers spielt bei allen diesen Berufen wohl auch die Aufnahme durch die Haut eine Rolle. Neben den hygienisch-technischen Einrichtungen zur Verhütung des Verspritzens des Quecksilbers auf den Fußboden und der Absaugung der Dämpfe muß auch für Reinlichkeit der Arbeiter (Bade- und Waschgelegenheit) gesorgt werden; Arbeitskleider sind unbedingt notwendig. Es ist vorgekommen, daß Familienmitglieder des Arbeiters durch das mit der beschmutzten Kleidung in die Wohnung gebrachte Quecksilber und die daraus sich entwickelnden Quecksilberdämpfe ernstlich erkrankten.

In früherer Zeit waren Quecksilbervergiftungen unter den die Schmierkur durchführenden *Heilpersonen* nicht selten, auch medikamentös hervorgerufene Vergiftungen, sei es durch Verabfolgung zu großer Dosen oder durch Anwendung bei überempfindlichen Individuen, kamen mehrfach vor.

Von den Quecksilberverbindungen ist von größter Bedeutung das salpetersaure Quecksilber, das in der Hasenhaarschneiderei und Hutindustrie Verwendung findet und heute wohl die größte Zahl der in Deutschland vorkommenden Quecksilbervergiftungen veranlaßt (s. S. 751 ff.).

Auch die Erzeugung und Verpackung von Sublimat und von anderen Quecksilberverbindungen gibt zur gewerblichen Quecksilbervergiftung Anlaß. Daß Sublimat zu Selbstmorden häufig benutzt wird, braucht ja nicht erst erwähnt zu werden. Bei der früher überaus reichlichen Verwendung von Sublimat zur Reinigung der Hände von Heilpersonen kamen bei diesen manchmal Erscheinungen leichter Quecksilbervergiftung vor. Auch in der Akkumulatorenerzeugung findet ausnahmsweise Sublimat oder schwefelsaures Quecksilberoxyd zur Streichmasse Anwendung.

LAYET (Poissons industriels. Office du travail 1901) hat 1894 eine Liste von 24 Beschäftigungen zusammengestellt, bei der Quecksilbervergiftung vorkommen kann. Auch diese Liste ließe sich noch vermehren. Erwähnt seien aus ihr Juweliere und Goldarbeiter, die aus dem Staub und Schmutz der Werkstätte das Gold durch Amalgamieren und darauffolgendes Erhitzen des Amalgams wiedergewinnen; Verwendung von amalgamiertem Zinn zu elektrischen Batterien, Erzeugung von „Pharaoschlangen“ (Rhodanwasserstoffsäure und schwefelsaures Quecksilber), Damaszieren von Gewehrläufen u. dgl., Photographieren (Verstärkung der Platten durch Sublimatbäder), ferner Vergiftungen bei Angestellten von Schießstätten durch zahlreiche Explosionen der Zündhütchen, die mit Knallquecksilber gefüllt sind.

Auch hier müssen die anzuwendenden Schutzmittel vor allem hygienisch-technischer Natur sein: Verhüten von Staub und Dampf, dann die Maßregeln persönlicher Prophylaxe.

In bezug auf die Bedeutung der periodischen ärztlichen Untersuchung gilt das Seite 39, für die Technik der Untersuchung, das Seite 54 Gesagte. Zu achten ist vor allem auf vermehrten Speichelfluß, Nervosität, Zittern.

Literatur.

KUSSMAUL, A.: Untersuchungen über den konstitutionellen Mercurialismus. Würzburg 1861. — TELEKY, L.: Die gewerbliche Quecksilbervergiftung. Berlin: A. Seydel 1912.

Vergiftungen durch Metalle

(außer Blei und Quecksilber).

Von

H. FISCHER

Stuttgart.

I. Allgemeiner Teil.

Die Metalle nehmen sowohl bezüglich der chemischen Form, in welcher sie auf den menschlichen und tierischen Körper einzuwirken vermögen, als bezüglich der Art ihrer Einwirkung eine gewisse Sonderstellung gegenüber der Reihe der übrigen Gifte ein. Die chemischen Körper besonders der organischen Gruppe, es sei nur an Benzol, Blausaure, die Nitroverbindungen usw. erinnert, besitzen als Ganzes eine mehr oder weniger spezifische Giftwirkung und reagieren meist unmittelbar als Molekül mit dem lebendigen Protoplasma der Zellen. Ganz anders verhält sich Form und Art der primären und sekundären Einwirkung bei den Metallen. Freies Metall wird nur giftig, wenn es in Berührung mit dem lebenden Körper die Bedingungen findet, in wirksame Verbindungen überzugehen [HARNACK (16)]. Daß die freien Metalle, d. h. Moleküle, als solche in den Körper aufgenommen werden, trifft streng genommen wohl nur für das Quecksilber (in Dampfform) zu, schon weniger rein beim Blei und Silber. Sämtliche anderen Metalle sind nur in ihren Verbindungen: Oxyden, Hydroxyden und Salzen wirksam, welche entweder als fertige Substanzen mit dem Körper in Reaktion treten oder im Körper erst entstehen. Diese Verbindungen wirken nach neueren Anschauungen teils als elektrisch neutrale Moleküle, welchem Zustand wahrscheinlich die osmotischen Wirkungen, die allgemeine Salzwirkung, größtenteils auch die Ätzwirkungen zuzuschreiben sind, teils als dissoziierte, elektrisch positiv (bzw. negativ) geladene Metall- (bzw. Halogen- oder Hydroxyl)-ionen [BÖHM (4)]. Wir haben es also hier mit qualitativ sehr verschiedenen Vorgängen zu tun; dieser Umstand erschwert die Beurteilung, welche Erscheinungen im gegebenen Fall auf Rechnung des Metalls bzw. des Säure- oder Laugenanteils gesetzt werden müssen. So setzt sich nach KOBERT (26) z. B. die Ätzwirkung der Metallsalze aus 2 Komponenten zusammen: 1. aus der Wirkung des Metalloxyds, welche in Umwandlung des lebenden Organeiweißes in totes Metallalbuminat besteht, und aus der Wirkung der Säure, d. h. aus der gewöhnlichen Säureätzung. Bei den löslichen Metallchloriden ist nach demselben Autor z. B. die Wirkung der daraus freiwerdenden Salzsäure die Hauptsache. Nach BÖHM (4) soll allerdings die Bildung der kolloidalen Metallalbuminate zur Ätzwirkung die wesentliche Rolle spielen, die spezifische, besonders die resorptive Wirkung der Metallverbindungen sei an ihre Ionen gebunden (z. B. Chrom, Mangan, Zink).

Ist einmal das Metall oder eine seiner Verbindungen mit dem lebenden Körper in Reaktion getreten, so haben wir zu unterscheiden zwischen einer primären Veränderung am Ort der Einwirkung (Lokalwirkung) und einer sekundären im ganzen Körper oder in einzelnen bevorzugten Organsystemen, welche durch die Resorption des Giftes in das Blut und die Zellen hervorgerufen wird. So wichtig die resorptiven Wirkungen, neben den örtlichen an der Applikationsstelle, für die medizinischen, ökonomischen sowie die absichtlichen oder unabsichtlichen Metallvergiftungen sind, so spielen gerade diese für die gewerblichen Vergiftungen eine geringere Rolle. Die vorzüglichste Applikationsstelle für das Zustandekommen reichlicherer Resorption ist der Verdauungskanal, und eben dieser ist dem Zutritt von Metallgiften bei der gewerblichen Arbeit sehr viel weniger ausgesetzt als die äußere Haut und die oberflächlich gelegenen, für eindringende Schädlichkeiten leicht erreichbaren Schleimhäute der Augen, des Mundes, Rachens und des gesamten Atmungsapparates.

Wir sehen daher bei den gewerblichen Vergiftungen in erster Linie Schädigungen dieser Gebilde, welche mit mehr oder weniger starker Reaktion — je nach der Konzentration des Giftes — auf das eindringende chemische Agens antworten. Diese lokale Einwirkung metallischer Substanzen wird Ätzung genannt, welche von leichter Reizung der Haut- und Schleimhäute alle Grade bis zur grobanatomischen Nekrotisierung mehr oder weniger ausgedehnter Partien darstellen kann. Ob eine mehr oberflächliche oder tiefergehende Nekrotisierung erfolgt, hängt zum großen Teil vom Charakter des Ätzschorfs ab. Ist dieser, wie z. B. bei Zink und Silberverbindungen, unlöslich, derb, so ist ein weiteres Eindringen des Ätzmittels in die Tiefe verhindert, während umgekehrt weiche, halbflüssige breiartige Nekrosen (der Ausdruck „Schorf“ ist hierfür nicht mehr ganz passend) dem Tieferdringen des Giftes keinen wesentlichen Widerstand entgegen zu setzen vermögen (Beispiel: Laugenkolliquation). So entstehen die vom einfachen Erythem zum Ekzem und bis zur Geschwürsbildung führenden Erkrankungen der äußeren Haut und die diesen analogen Veränderungen der, wie eben geschildert, exponiert liegenden Schleimhäute (z. B. durch Chromate, Ätzkalk, Nickelsalze usw.). Letztere werden infolge ihrer zarten, meist mit nur einer oder wenigen Epithellagen versehenen Oberfläche auch im unverletzten Zustand schon von weniger intensiv wirkenden Ätzgiften stark angegriffen; dabei lassen die Schleimhäute durch ihre stets feuchte Beschaffenheit die Ätzgifte besonders leicht in die Zellen diffundieren, wo sie ihre schädigende Wirkung auszuüben vermögen. Die zum Schutz des Körpers mit mehrfachen Lagen derberen, verhornenden Epithels ausgestattete gesunde, unverletzte äußere Haut kann nur von stärksten Ätzgiften unmittelbar angegriffen werden (z. B. von Ätzkalk), während die durch kleine Risse, Schrunden usw. verletzte Haut auch weniger stark wirkenden keinen Widerstand zu leisten vermag (z. B. den Chromaten). Besondere Bedingungen der Hautbeschaffenheit begünstigen in weitgehendem Maße das Zustandekommen der Ätzwirkung, so: verschiedene Derbheit oder Weichheit der Haut an einzelnen Körperregionen, Gelegenheit des längeren Verweilens des Ätzgiftes in Hautfalten, besonders in solchen mit reichlicher Schweißdrüsenentwicklung. Von maßgebendem, jedoch noch nicht völlig geklärtem Einfluß für das Zustandekommen, die Stärke und Ausbreitung einer Ätzwirkung ist ferner die individuelle Disposition; hauptsächlich spielt sie beim akuten und chronischen Ekzem eine Rolle.

Wichtig zur Verhütung von Verätzungen sind Schutzmaßnahmen in der Form geeigneter, dicht anschließender, undurchlässiger Kleidung, Tragen von Holzschuhen, Gummihandschuhen, Schutzbrillen, Respiratoren, Beseitigung ätzenden Staubes durch staubdichten Abschluß von Maschinen, durch mechanische staubsicher gebaute Transport- und Verpackungseinrichtungen u. ä.

Bei eingetretener Schädigung ist sofortige reichliche Wasseranwendung Haupterfordernis, ganz besonders wichtig bei den Verätzungen des Auges; derartige Augenverletzungen sind unverzüglich spezialistischer Behandlung zuzuführen. Die Behandlung der übrigen Ätzschädigungen der Haut hat nach dermatologischen, die der Schleimhäute nach allgemein medizinischen Gesichtspunkten zu geschehen.

Zu den interessantesten, allgemein-pathologisch und gewerbehygienisch für die Wirkungsweise von Metallen immer mehr an Bedeutung gewinnenden Fragen gehören die „gießfieberartigen“ Erkrankungen, welche besonders in den letzten Jahren Gegenstand spezieller Untersuchungen geworden sind. Der Typus des Gießfiebers ist seit langem als eine spezifische Erkrankung der Messinggießer bekannt; seine Ursache, die Einatmung von Zinkoxyd in feinster Verteilung, ist von LEHMANN (32) mit Sicherheit festgestellt worden (Näheres siehe Zink). Das Vorkommen dieses Gießfiebers beschränkt sich nach neueren Feststellungen besonders von KISSKALT (25), HANSEN (14) u. a. jedoch nicht auf die Einatmung von Zinkoxyd, sondern wird auch durch solche von Quecksilber- und Kupferdampf, Nickel- und Eisencarbonyl verursacht. Die Schädigung durch diese Körper tritt neben einer lokalen Reizwirkung auf die Atmungswege (Tracheïtis, Bronchitis, Pneumonie) in der Form allgemein toxischer Erscheinungen auf, wie Erbrechen, Schwindelgefühl, Blutungen in Lungen und Gehirn. In welcher Form, bzw. in welchem chemischen Zustand diese Körper auf die Körperzellen wirken, bildet ein noch nicht völlig gelöstes Problem. Es kann vor allem ebenfalls an eine Metallionenwirkung von solchen im Körper nachgewiesenermaßen sofort zerfallenden Verbindungen gedacht werden, wie sie von KISSKALT (25) für Nickel- und Eisencarbonyl angenommen wird. Für Nickel ist von KISSKALT (25) die Aufnahme in der Lunge chemisch nachgewiesen worden, weshalb er die Erkrankung direkt als eine Nickelvergiftung der Lunge bezeichnet. Es sei jedoch auch in diesem Zusammenhang auf die bekannten Wirkungen der in der modernen Therapie eine große Rolle spielenden parenteral einverleibten kolloidalen Metalle (insbesondere Silber) hingewiesen. Auch die von LEHMANN (32) angeschnittene Frage der möglichen sekundären bakteriellen Infektion nach primärer Ätzung durch das Metall ist noch nicht entschieden.

Resorptive Giftwirkungen kommen neben den eben beschriebenen nur bei einem kleinen Teil der hier zu behandelnden Metalle und Metallverbindungen in Betracht (z. B. Chrom, Mangan, Vanadium). Die Resorption der Metallverbindungen erfolgt in der Hauptsache durch die Schleimhäute der Atmungs- und Verdauungswege, nicht oder wenigstens nicht in praktisch wichtigem Grade durch die unverletzte äußere Haut, wohl aber durch vorher vorhandene oder erst z. B. infolge von Ätzwirkung entstandene Wundflächen (siehe Chrom). Im allgemeinen ist auch über die feineren Vorgänge bei der Resorption von Metallverbindungen durch die Darmwand noch sehr wenig bekannt; für die Aufnahme des Silberalbuminats (siehe Silber) ist die Resorption durch die Intercellularsubstanzen der Darmwandepithelien nicht unwahrscheinlich [BÖHM (4)].

Die in die Körpersubstanz eingeführten metallischen Gifte werden entweder für längere oder kürzere Zeit in dieser zurückgehalten oder durch die verschiedenen Exkretionsorgane mehr oder minder rasch wieder ausgeschieden. Das klassische Beispiel für lebenslange Retention, die nur bei schwerlöslichen, im Gewebe abgelagerten Stoffen vorkommt, ist die Argyrie (siehe diese). Schwermetallsalze, z. B. Kupfer- und Zinksalze, werden längere Zeit in der Leber an Nucleine und Nucleoalbumine gebunden zurückgehalten und erst allmählich den Ausscheidungsorganen zugeführt; hierauf beruht zum Teil die sog. entgiftende Funktion der Leber. Ausgeschieden werden die Metallverbindungen durch die Nieren, wenn auch in manchen Fällen in relativ geringen Mengen. Das Hauptausscheidungsorgan für die Schwermetallsalze dürfte der (Magen-) Darmtractus darstellen, z. B. für Blei, Eisen, Nickel, Kobalt, Silber, Mangan (KOBERT). Auch die Galle kommt als Ausscheidungsquelle in Betracht, nachgewiesen ist sie für Kupfer (Blei und Quecksilber).

Streng genommen nicht zu dem Gebiet der eigentlichen Metallvergiftungen gehörig, aber praktisch zum Teil wesentlich wichtiger sind die Gefahren, welche von chemischen Körpern drohen, welche entweder bei der Herstellung und Weiterverarbeitung der Metalle verwendet werden oder als Zwischenprodukte entstehen oder als nicht vermeidbare Verunreinigungen den verschiedenen Materialien beigemischt sind (z. B. Kohlenoxyd, Kohlensäure, schweflige Säure, Cyankalium, Blausäure, Arsen u. a.). Weitaus die größte Bedeutung beansprucht hierbei das Blei (siehe dieses in besonderem Abschnitt vorliegenden Werkes), das einer großen Anzahl von Erzen natürlich beigemengt bei der Aufbereitung der Metalle oder als Legierungsbestandteil zu Vergiftungen Anlaß gibt, für welche in früheren Zeiten andere Metalle, insbesondere Zink, Zinn und Kupfer angeschuldigt worden waren. Es können hier im allgemeinen nur kurze Hinweise auf diese Vergiftungsmöglichkeiten bei der Besprechung der einzelnen Metalle gegeben werden; im übrigen muß auf die ausführliche Darstellung dieser Vergiftungen in anderen Abschnitten hingewiesen werden.

II. Spezieller Teil.

Metalle, welche selbst oder in ihren Verbindungen gewerbehygienische Bedeutung besitzen.

Baryum.

Baryummetall selbst ist ohne gewerbehygienische Bedeutung, diejenige der an sich sehr giftigen Baryumsalze (Baryumhydroxyd, -carbonat, -chlorid) ist gering. Die tödliche Dosis ist nach Erben 2—4 g; giftig wirken bereits Dosen von 0,2 [Kobert (26)] bis 0,5 g [Neumann, zit. nach Wolff (49)]. Die Vergiftungserscheinungen sind nach Higier (20): Übelkeit, Druckschmerz im Epigastrium, Blässe des Gesichts, Erbrechen, Durchfälle, Parästhesien, Bradykardie, Blutdrucksteigerung, Augenmuskelstörungen, vorübergehende mehr oder weniger ausgebreitete Lähmungen der gesamten Skelettmuskulatur auf vasomotorisch-ischämischer Grundlage; schwere Vergiftungen erreichen eine Mortalität von 60%. Für den Frosch sind die Baryumsalze typische Krampfgifte [Böhm (4)]. Nach Wolff (49) ist die Lähmung der Skelettmuskeln eine typisch von den Beinen an bis zu den Atem- und Schlingmuskeln und Sprachmuskeln aufsteigende; ferner sind Zuckungen und Krämpfe der Muskulatur beobachtet, sowie starke Kontraktionszustände der glatten Muskulatur, besonders des Darmes. Als Gegengifte werden Atropin subcutan und Natr. sulfur. zu Magenspülungen empfohlen.

Die Möglichkeit für Baryumcarbonatvergiftung ist in „Witherit"-Mühlen gegeben, für Chlorbaryumvergiftungen in Härtereien, in letzteren wohl nur durch Verwechslungen, Unachtsamkeit und Unkenntnis der Giftigkeit des Stoffes. Eine tödliche Vergiftung mit Baryumoxyd ereignete sich bei einem Arbeiter, der dieses in einer Mühle fein zu mahlen hatte; das Baryumoxyd wurde in Lungenalveolen und im Magen in reichlicher Menge nachgewiesen. Baryumsulfat = Schwerspat ist als unlöslich vollständig ungiftig (Kontrastmittel für Röntgenuntersuchungen).

Calcium.

Calciummetall selbst ist ohne gewebehygienische Bedeutung. Von den zahlreichen Verbindungen des Calciums ist hauptsächlich wichtig das Calciumoxyd = Ätzkalk (CaO) wegen seiner vielseitigen Verwendung in den verschiedensten Fabrikationszweigen. Die durch ihn wie durch die Oxyde der Alkalien und Erdalkalien überhaupt hervorgerufenen Schädigungen sind stets Reizungen bzw. Ätzungen der Haut und Schleimhäute, also Lokalwirkungen. Sie kommen vor in Kalk- und Zementwerken, im Bauhandwerk, Gerbereien („Kalklöcher"), Zuckerfabriken, Vernicklungsbetrieben (Beihilfe zur Entstehung der Nickelkrätze?), bei der Acetylenbereitung, u. a. Einatmung von Ätzkalk als Bestandteil der Thomasschlacke (bis zu 20% Ätzkalk + phosphorsaurer Kalk) kann zu Lungenentzündungen führen. Erhebliche Verätzungen der Unterschenkel durch Thomasschlacke ereigneten sich bei Arbeitern, welche mehrere Stunden lang in reichlich Thomasschlacke enthaltendem Wasser gestanden waren. Ebenso schwere Verätzungen der Hände und Unterschenkel und anderer Körperstellen sind bei der Hantierung mit Calciumcyanamid beschrieben; auch hierbei ist der wirksame Bestandteil der Ätzkalk (etwa 21%). Dagegen ist für die resorptive Giftwirkung des Calciumcyanamids [Koelsch (27, 28), Hesse (18, 19)] das Cyanamid verantwortlich zu machen (siehe hierüber an anderer Stelle des Werkes).

Von wesentlich geringerer Bedeutung ist der gelöschte Kalk ($Ca[OH]_2$). Die durch Wasserzusatz hieraus hergestellte Kalkmilch ist ein schwaches Ätzmittel und wirkt nur auf Schleimhäute ätzend.

Resorptive Giftwirkungen durch Calciumverbindungen sind in der Gewerbepathologie nicht bekannt.

Bei der Herstellung des Ätzkalks durch Brennen von Kalkstein ($CaCO_3$) mit Koks entstehen giftige Abgase: CO_2, CO, H_2S, SO_2 evtl. AsH_3. Bei der Chlorkalkherstellung in Bleikammern aus Ca und Cl ist neben der Möglichkeit der Bleivergiftung die Gefahr der Chlorvergiftung beim Umschaufeln des Kalkes und beim zu frühen Betreten der Kammern gegeben. Der Chlorkalk findet u. a. ausgedehnte Anwendung in den Bleichereien. Weiteres siehe Chlor.

Chrom.

Während metallisches Chrom sowie die meisten Chromo- und Chromiverbindungen ohne gewerbehygienische Bedeutung sind [LEHMANN (32)], stellen die freie Chromsäure und von ihren Salzen die Alkalichromate vor allem hygienisch wichtige Ätzgifte dar. Außer in den eigentlichen Chromatfabriken haben Arbeiter in Farbenfabriken, Gerbereien und Färbereien in ausgedehntem Maße mit Chromaten (ganz überwiegend Natriumchromaten) umzugehen. Von diesen wirken die Bichromate sehr viel stärker als die Monochromate. Sie schädigen sowohl in Form feinst verstäubter Tröpfchen und Kryställchen [WISSER (47)] als besonders in mehr oder minder grober Staubform. Es sind daher die mit Kochen und Eindampfen von Chromatlösungen, dem Trocknen und Mahlen, Aus- und Einfüllen, dem Transport und der Verpackung der festen krystallisierten Chromate beschäftigten Arbeiter besonders gefährdet.

Die Ätzwirkungen treten in Erscheinung:

1. als Reizungen der Augenbindehäute, wahrscheinlich auch, wie aus experimentellen Erfahrungen an Katzen geschlossen werden kann, der Schleimhäute der Bronchien (und des Verdauungskanals ?).

2. Als Geschwüre der Nasenschleimhaut und der knorpeligen Nasenscheidewand mit sekundärer Perforation; in einzelnen Fällen reichte hierzu schon eine Einwirkungsdauer von 1—2 Monaten zur Entstehung der Perforation hin, doch ist im allgemeinen eine längerdauernde mehrmonatliche bis jahrelange Beschäftigung hierfür notwendig. Von älteren Arbeitern haben fast alle Perforationen.

Der Sitz der Geschwüre an dieser Stelle der Nasenscheidewand ist erstens dadurch begründet, daß der Luftstrom die Staubteilchen gerade auf diesen Punkt zuführt; der Beweis ist durch die Beobachtung gegeben, daß ein- oder doppelseitige Undurchgängigkeit der Nasenhöhlen, in welchen also auch keine Luftströmung stattfinden kann, keine Geschwürsbildung aufkommen läßt. Zweitens bildet der Knorpel durch seine geringere Blutversorgung und das hier die Schleimhautoberfläche bildende zarte Cylinderepithel einen Locus minoris resistentiae. Im allgemeinen heilen die Geschwüre und Perforationen bei Unterbrechung der Arbeit und unter indifferenter Salbenbehandlung glatt aus; nur selten schließen sich schwerere eitrige Entzündungen des knöchernen Nasengerüstes an, auch tritt keine Störung des Geruchssinns auf, so daß wirklich erheblichere Störungen überhaupt nur selten entstehen dürften. Die meisten Geschwüre und Perforationen entwickeln sich ziemlich unbemerkt, so daß die Mehrzahl der betroffenen Arbeiter nicht einmal Kenntnis von ihren Perforationen hat. Eine besondere Art der Behandlung der Geschwüre beschreibt GERBIS (11): Es wird durch künstliche Entfernung des Ätzschorfs möglichst rasch die Bildung von Narbengewebe gefördert und so das Auftreten von Perforation verhindert. Das Verfahren soll sich bewährt haben.

Die Häufigkeit der Geschwüre hat seit Einführung der notwendigen Schutzmaßnahmen (Entstaubung, Tragen von Respiratoren) nicht in dem erwarteten

Grade abgenommen, weil eine vollkommene Chromatstaubfreiheit nicht durchweg zu erzielen ist und Respiratoren nicht dauernd getragen werden können.

3. Als Chromatgeschwüre („Chromlöcher“) der äußeren Haut, und zwar nur an den Stellen, wo vorher kleine Verletzungen (Schrunden, Schürfungen) vorhanden waren. Sie treten in Form mehr oder weniger tiefgreifender oft bis auf den Knochen gehender, wie ausgestanzt aussehender Löcher mit glattem, aufgewulstetem Rand auf. So unbemerkt die Nasenscheidewandgeschwüre oft entstehen, so schmerzhaft sind eben diese Hautgeschwüre. Unter indifferenter Salbenbehandlung, unter Okklusivverband (Gummihandschuhe) oder vollständiger zeitweiliger Entfernung von der schädlichen Arbeit heilen die Geschwüre, wenn auch langsam, aus (längere Arbeitsunfähigkeit).

An prophylaktischen Maßnahmen gegen die Chromatschädigungen sind zu erwähnen: wirksame Entstaubungsanlagen, Tragen von Respiratoren, Gummihandschuhen, Einfetten der Haut vor der Beschäftigung und nach der gründlichst zu erfolgenden Reinigung. Durch tägliche Kontrolle der Arbeiter auf kleine Verletzungen an den mit den Chromaten in Berührung kommenden Hautpartien und angebrachten Deckverband oder Nichtverwendung solcher Arbeiter zur Chromarbeit kann ziemlich weitgehend dem Auftreten von Geschwüren Einhalt getan werden. Weiteres siehe die Bekanntmachung des Bundesrates betr. die Einrichtung und den Betrieb von Anlagen zur Herstellung von Alkalichromaten vom 16. Mai 1907 Reichgesetzblatt Seite 233.

In Fabriken, wo Bleichromat hergestellt wird, ist zudem die Gefahr der Bleivergiftung vorhanden (Bleiweiß oder Bleiglätte).

Ausgedehnte Gelegenheit zu klinischen und pathologisch-anatomischen Erfahrungen der resorptiven Giftwirkung des Chroms gab eine von Urban, Colden, Hanser und Forschbach (6) beobachtete medizinische Massenvergiftung mit einer durch Versehen anstatt mit Schwefel wahrscheinlich mit monochromsaurem Kali (40%) zur Krätzebehandlung hergestellten Salbe. Die Hautverätzungen boten gegenüber dem bisher Bekannten nichts wesentlich Neues; nur kam auch hier experimentell eklatant zum Ausdruck, daß die Chromätzwirkung nur an vorher verletzten Hautpartien, nämlich an den Kratzeffekten, einsetzte und erst durch Eindringen in Wundgrund und -rand sekundär zu den beobachteten ausgedehnten Nekrosen führte; die unverletzte Haut wurde nicht angegriffen. Außerordentlich rasch, schon innerhalb 1—2 Tagen, erfolgten die Erscheinungen der resorptiven Giftwirkung, in erster Linie an den Nieren: extreme Oligurie, hochgradige Funktionsstörung für Ausscheidung fester, besonders stickstoffhaltiger Bestandteile, tiefe Atmung, rasches Versagen der Herzkraft (kleiner irregulärer und inäqualer Puls), blitzartige fibrilläre Zuckungen der Skelettmuskulatur, cyanotische Marmorierung des Gesichts, sub finem Steigerung des Reststickstoffgehalts des Blutes. Blutdrucksteigerung, eklamptische Symptome, manifestes Ödem und Kopfschmerzen fehlten; bluthaltiges Erbrechen wurde nur zu Beginn der Erkrankung beobachtet. Sehr bemerkenswert war der hochgradige Reizzustand des leukopoetischen Anteils des Knochenmarks mit sehr starker Leukocytose (bis 41 000), Auftreten von zahlreichen Jugendformen (Metamyelocyten, Myelocyten und Myeloblasten) unter den Erscheinungen schwerer sekundärer Anämie; Regenerationserscheinungen am erythropöetischen Apparat (Normoblasten) wurden nur selten festgestellt, die Blutplättchenzahl war ebenfalls enorm vermehrt. Der Tod erfolgte unter Symptomen der Oligurie und der nach dem pathologisch-histologischen Befund einer hochgradigen fettigen Degeneration ebenfalls auf das Chrom zu beziehenden Herzmuskelschädigung.

Von pathologisch-anatomischen Ergebnissen sei noch hauptsächlich erwähnt — neben hochgradigen entzündlichen Veränderungen der Darmschleimhaut —

der Befund eines frischen Duodenalgeschwürs, dessen Zusammenhang mit der Chromvergiftung (primäre oder sekundär auf dem Umweg über das Nervensystem — Plexus solaris — zustande kommende Gefäßschädigung?) als sehr wahrscheinlich angenommen wird. Hierfür spricht ein gleicher Befund von RÖSSLE [zit. nach HANSER (6)] sowie die Analogie mit den bei Bleivergiftung vorkommenden Magengeschwüren [SNAPPER (38) und eigene Beobachtung]. Einer Erklärung wären diese Vorkommnisse zugänglich durch die von BÖHM (4) angenommene Wahrscheinlichkeit einer Lokalisierung der vasomotorischen Wirkungen bei den Metallintoxikationen im Gebiet des Plexus coeliacus (Gefäßkrämpfe im Splanchnicusgebiet bei Bleikoliken).

Von ganz besonderem Interesse waren die histologischen Befunde an den Nieren. Im Vordergrund der im einzelnen oft schwer zu deutenden Bilder stand die Tubulusschädigung, wie wir sie von den tierexperimentellen Studien her kennen; hierzu kamen bei den länger am Leben gebliebenen Erkrankten ganz überraschend reichliche, überstürzte Regenerationserscheinungen an den Tubulis selbst; diese Beobachtungen decken sich mit denen von THOREL und FRIEDLÄNDER (zit. nach HANSER). HANSER ist geneigt, die Befunde LEHMANNS, der in Chromatfabriken trotz der hochgradigen Giftigkeit des Chroms speziell für die Nieren keine Nierenstörungen gesehen hatte, dadurch zu erkären, daß bei den gewerblichen Chromschädigungen, wo naturgemäß nur relativ kleine Dosen, und diese nur verzettelt, tatsächlich zur Resorption gelangen, die rasch eintretende Epithelregeneration nach ursprünglich leichterer Epithelschädigung in kurzer Zeit wieder zu normalen Verhältnissen führt und so etwaige Nierenschädgungen dem Nachweis entgehen können. Diese, wie zugegeben werden muß, merkwürdige Diskrepanz ist durch den Erklärungsversuch HANSERS jedoch m. E. nicht ganz restlos beseitigt; es ist notwendig, der Frage eventueller Nierenschädigung durch Chrom bei gewerblichen Arbeitern gegebenenfalls mit modernen klinischen Nierenfunktionsprüfungen näher zu treten.

Von Augenbefunden werden erwähnt: Gefäßveränderungen an der Netzhaut, Blässe des Opticus, Anisokorie, Netzhautblutungen (in einem tödlich verlaufenen Fall).

Von KOSSA [zit. nach BÖHM (4)] wurde nach experimenteller Chromvergiftung nephrogene Glykosurie gesehen.

Die gewerbliche Arbeit gab glücklicherweise bis jetzt keine Ursache für so schwere Allgemeinvergiftung, wie eben beschrieben, ab, doch ist von FISCHER und LEHMANN (32) statistisch eine Vermehrung der Respirations- und Magendarmkrankheiten in Chromatfabriken zu bemerken, welche auf Chromataufnahme beruhen könnten.

Die Behandlung der internen Chromvergiftung hat nach den üblichen therapeutischen Gesichtspunkten zu geschehen.

Kalium.

Kaliummetall gibt theoretisch außer zu Verbrennungen keine Gelegenheit zu gewerblichen Schädigungen; auch von jenen ist bis jetzt nichts bekannt geworden.

Von den Kaliumverbindungen ist die wichtigste das Ätzkali (KOH), dessen Ätzwirkung mit derjenigen der Ätzalkalien übereinstimmt (siehe Calcium).

Kobalt.

Von Kobalt oder seinen Verbindungen sind gewerbliche Vergiftungen im gewöhnlichen Sinn nicht bekannt, dagegen scheinen die Kobalterze, welche nebenher fast stets noch Arsen enthalten, auf irgendeine zur Zeit noch unbekannte

Weise mit zur Entstehung des „Schneeberger Lungenkrebses“ beizutragen, möglicherweise als alleinige Ursache ihn hervorzurufen. Die Aufnahme der Kobalterze in die Lungen geschieht in Staubform; es sollen hierdurch chronisch entzündliche Prozesse geschaffen werden, auf deren Boden die maligne Lungenerkrankung zur Entwicklung komme.

Nach Arnstein (1) sind laut Sterbeziffern der in Betracht kommenden Orte aus den Jahren 1907—1910 44% aller Bergleute an Lungenkrebs gestorben, ein Drittel aller Invaliditätsursachen sei Lungenkrebs. Wenn auch zweifellos diese Zahlen der Kritik nicht stand zu halten — unerkannte Tuberkulose, insbesondere die so oft verkannte Altersphthise, und Pneumokoniose werden ein nicht unbeträchtliches Kontingent hierzu geliefert haben —, so sind doch einwandfrei gehäufte maligne Neubildungen der Lungen bei den Schneeberger Bergleuten pathologisch-histologisch nachgewiesen. Wohl die ersten Veröffentlichungen hierüber stammen aus den Jahren 1878/79 von Hartung und Hesse, sowie Weigert und Wagner (zit. nach Arnstein), welche die Erkrankung als ein von den Bronchiallymphdrüsen ausgehendes Lymphosarkom oder seltener Endotheliom ansprechen; von ihnen wurde als Ätiologie die Aufnahme von Arsenkobalt angenommen. Cohnheim dachte mehr an die Wirkung eines organischen Giftes (Schimmelpilze?). Nach neueren Untersuchungen von Arnstein kommen sowohl Plattenepithelcarcinome und kleinzellige bronchiale Carcinome vor (dessen Zellen allerdings stellenweise mehr Sarkomcharakter besitzen, aber carcinomähnlich den Lymphwegen entlang fortschreiten), als nach Uhlig (43) auch echte kleinzellige Lymphosarkome (mikroskopische Diagnose von Schmorl). Ob die Kobalterze und gegebenenfalls auf welche Art diese an der Entstehung beider malignen Neubildungen mitwirken, ist bis jetzt nicht bekannt. Umfangreiche klinisch-röntgenologische und pathologisch-anatomische Untersuchungen zur Erforschung dieser Fragen sind geplant.

Kupfer.

Sichere gewerbliche Vergiftungen mit (metallischem) Kupfer bei seiner Herstellung und Weiterverarbeitung sind bis auf zwei Ausnahmen (der neuesten Zeit angehörig) bis jetzt nicht bekanntgeworden. Diese bestehen in der Mitteilung von Hansen (14) über Kupferdampfvergiftung von 10 Arbeitern, welche nach Schmelzen von Elektrolytkupferabfällen im Dreiphasenbogenofen vorübergehend mit gießfieberartigen Erscheinungen (Atmungsbeschwerden, Übelkeit, Erbrechen) erkrankten; es wurde eine Vergiftung durch Verdampfung des Kupfers (Siedepunkt 2240°) an den Elektroden (3000°) angenommen. Eine weitere Beobachtung von Koelsch (29) spricht im gleichen Sinne: bei Arbeitern eines Kupferwalzwerkes zeigten sich gegen Ende der Arbeitszeit Brustbeklemmung, Frösteln, Schüttelfrost, Mattigkeit, Fieber bis 38,5—39° mit entsprechender Steigerung der Herztätigkeit auf 120 Schläge in der Minute, Erhöhung des Blutdrucks auf 150 mm Hg. Im Laufe der Nacht trat starker Schweiß auf, die Beschwerden verschwanden bis auf eine gewisse Müdigkeit. Koelsch erinnert an die Untersuchungen besonders Kisskalts (25), daß durch Einatmung der Dämpfe verschiedener Schwermetalle (Nickel, Quecksilber, Eisencarbonyl) ähnliche Erscheinungen zustande kommen wie beim Gießfieber (siehe Zink). Weiteres hierüber siehe Allgemeiner Teil und Zink.

Die Kupfersalze, welche bekanntermaßen zu Vergiftungen durch Mord, Selbstmord oder Verwechslungen mit ungiftigen Stoffen geführt haben, sind nach den kritischen Darlegungen Lehmanns und Lewins (zit. nach Lehmann) keine Gewerbegifte. Alle diesbezüglichen Mitteilungen der Literatur über Kupferneuritis [Auerbach (2)], Kupfervergiftung durch Tragen schlechter Goldlegierungen im Mund [HARNACK (17)], angeblicher grüner Schweiß eines Messingarbeiters [GOODMANN (12)], Messingkolik (ALTHOFF zit. nach LEHMANN), Wurzelneuritis von PATSCHKE (zit. nach LEHMANN) sind zweifelhaft. Die bekannte Erscheinung der grünen Haare von Kupferarbeitern fand LEWIN durch Auflagerung von Kupferverbindungen bedingt; OPPENHEIMER konnte auf den Haaren mikroskopisch feinste Krystalle nachweisen, die in Ammoniak mit blauer Farbe sich lösten. Die früher so häufigen angeblichen (nicht gewerblichen) Kupfervergiftungen durch Kochgeschirre (Grünspan = basisch kohlensaures Kupfer) haben sich mit fortschreitender Kenntnis der Vergiftungen durch verdorbene Nahrungsmittel (Paratyphus, Ptomaine, Gifte des Bac. botulinus und Bac. Enteritidis Gärtner) zum größten Teil als solche herausgestellt.

Von den zahlreichen Legierungen des Kupfers mit anderen Metallen: Bronze (Kupfer + Zinn) in der Bronzefarbenindustrie, Argentan-Neusilber (Kupfer + Zinn + Nickel), Christofle mit Packfong und Tombak sind keine gewerblichen Vergiftungen bekannt. Allein beim Gießen von Messing kommt eine wohlumschriebene Erkrankung, das „Gießfieber", vor, dessen Ursache jedoch nicht das Kupfer, sondern das Zink ist (siehe dieses).

Arsenvergiftungen sind möglich bei der Kupferverhüttung und bei der Herstellung von Schweinfurter Grün, außerdem geben Kupfer und Messing Ursache zur Entwicklung der außerordentlich giftigen nitrosen Gase beim „Gelbbrennen".

Mangan.

Das metallische Mangan hat bisher keine gewebehygienische Bedeutung erlangt; dagegen haben die Manganoxyde, besonders der Braunstein, zu einem wohlumschriebenen Krankheitsbild, der Manganvergiftung, geführt, das vor allem von COUPER, JAKSCH (zit. nach LEHMANN), EMBDEN (8), CASAMAJOR (5) u. a. studiert worden ist (siehe auch Berichte der Gewerbeaufsichtsbeamten). Die Erkrankung kommt nur bei Arbeitern vor, die monatelang mit staubförmigen Manganerzen bzw. Oxyden zu tun haben. Die betreffenden Oxyde sind: Braunstein = Mangandioxyd (MnO_2), Manganoxydul = Manganooxyd (MnO) und Manganoxyduloxyd (Mn_3O_4), welch letztere bei der Regeneration des Weldonschlammes (Mangandioxyd + Calciummanganit) erhalten werden. Gefährlich sind die Braunsteinmühlen (24b) sowie das Sortieren durch „Klauben" oder durch Elektromagnete aus scharf getrockneten Roherzmischungen. Neuerdings sind noch von DAVIS und HUEY [zit. nach SCHWARZ und PAGELS (37)] 2 Fälle von Manganvergiftung durch Mangandämpfe aus dem elektrischen Schmelzofen einer Manganstahlfabrik beschrieben worden; ob hierbei tatsächlich Mangandampf oder bei der hohen Temperatur und Anwesenheit von Luftsauerstoff sofort entstehende Manganoxyde eingewirkt haben, mag dahingestellt bleiben.

Die Aufnahme des Giftes erfolgt nach CASAMAJOR durch den Magendarmkanal, indem mit der Salzsäure des Magens lösliche Verbindungen gebildet werden; dies wird als besonders leicht möglich angenommen bei den niedrigeren Oxydationsstufen (Manganoxydul und -oxyduloxyd), welche den verschiedenen Braunsteinsorten in verschiedener Menge beigemischt sind. So soll sich die größere Giftigkeit des thüringischen und japanischen Braunsteins, der reichlichere Mengen dieser niederen Oxydationsstufen enthält, erklären lassen gegenüber dem weniger giftigen, an diesen Stoffen armen kaukasischen Braunstein; auch brasilianische Erze wurden als giftig befunden. Nach neuesten Untersuchungen von SCHWARZ und PAGELS soll jedoch die wechselnde Giftigkeit des Braunsteins hauptsächlich nur auf dem quantitativ verschiedenen Gehalt an MnO_2 beruhen.

Der Angriffspunkt des Giftes ist das Zentralnervensystem, und zwar sind sowohl Störungen der motorischen Pyramidenbahnen (ähnlich der multiplen

Sklerose), als des durch die Erfahrungen über Grippeencephalitis, Wilsonsche und Parkinsonsche Erkrankungen neuerdings in den Vordergrund des neurologischen Interesses gerückten extrapyramidalen motorischen Systems speziell des Linsenkernes, beschrieben worden. Sektionsbefunde ergaben nach CASAMAJOR Vergrößerung der perivasculären Räume in den Nucl. lentiformes und den Thalam. optici. Von klinischen Krankheitserscheinungen wurden beobachtet: spastisch-paretischer Gang, gesteigerte Sehnenreflexe, Spitzfußstellung, skandierende Sprache, Bewegungsarmut, larvenartiger Gesichtsausdruck, Zittern vom Typus der Paralysis agitans. Die Motilitätsstörung ist stärker ausgesprochen an den Beinen als an den Armen.

Neben diesen motorischen Störungen kommen auch sensible vor: Empfindungsstörungen, Parästhesien (Ameisenlaufen, Taubheitsgefühl); Schmerzen scheinen in der Regel zu fehlen. Affektstörungen zeigen sich in Form von gehobener Stimmung, Zwangslachen und -weinen, wie sie besonders von der multiplen Sklerose bekannt sind. Dazu kommen noch Allgemeinstörungen wie Appetitlosigkeit, Nachtschweiße, Schlafsucht.

Der Ausgang der Krankheit ist verschieden: Leichtere Fälle können nach Entfernung aus der schädlichen Beschäftigung gebessert, bzw. einer relativen Heilung zugeführt werden, schwere Lähmungssymptome bilden sich meist nicht mehr zurück, so daß dauerndes Siechtum bestehen bleibt. Todesfälle kommen vor unter Kräfteverfall und Ödemen. Die Behandlung ist rein symptomatisch (Elektrisierung, Massage, Hydrotherapie usw.).

Experimentell konnte die Erkrankung an Katzen von SCHWARZ und PAGELS durch Verfütterung von MnO_2 bzw. durch Einblasen in die Luftröhre erzeugt werden. Sie fanden zunächst eine Zunahme von Hämoglobin und Erythrocyten im strömenden Blut, der bei stärkerer Vergiftung eine rapid einsetzende schwere Anämie und Lähmungen der Körpermuskulatur folgten. Die Leukocyten wiesen normale Werte auf. SCHWARZ und PAGELS regen an, die erwähnten Blutveränderungen zur Frühdiagnose der Manganvergiftung zu verwerten, um gefährdete Arbeiter möglichst frühzeitig aus der schädlichen Beschäftigung entfernen zu können.

Zur Verhütung der Vergiftung sind einwandfrei wirkende Staubabsaugung und dichte Ummantelung der Maschinen zu fordern; auch sollten die Arbeiter vor ihrem Eintritt und in regelmäßigen Zwischenräumen auf ihren Gesundheitszustand ärztlich untersucht werden.

Natrium.

Vergiftungen mit metallischem Natrium kommen nicht vor, wohl aber können tödliche Verbrennungen durch Berührungen mit feuchter Kleidung usw. auftreten, doch sind solche gewerblichen Ursprungs bis jetzt noch nicht bekanntgeworden. Ebenso kann das Natriumsuperoxyd (Na_2O_2) bei unzweckmäßiger Verarbeitung (mit feuchten organischen Stoffen) Entzündungen und leichte Explosionen hervorrufen (LEHMANN). Von den Natriumverbindungen haben gewerbehygienische Bedeutung:

1. Das Natriumhydroxyd = Ätznatron (NaOH), das sehr starke Ätzwirkung hervorruft: Verätzungen der Augen und der übrigen leicht zugänglichen Schleimhäute, sowie bei längerer Einwirkung auch der äußeren Haut. Das Ätznatron findet sehr vielseitige Verwendung in den verschiedensten Industriezweigen, besonders in der organischen und anorganischen chemischen Technik.

2. Von Soda (Natriumcarbonat) und Kochsalz (Natriumchlorid) sind in den letzten Jahren nicht ganz selten Ätzwirkungen bekannt geworden, und zwar z. B. bei Salzmüllern und -verladern in Salzbergwerken und Sodaarbeitern

Anätzungen der Nasenschleimhaut (wie bei den Chromaten), die bis zur Perforation führen können (MÜLLER, zit. nach LEHMANN, eigene Beobachtung), und Ekzeme, wie bei Beschäftigung mit Kochsalz in den Heringssalzereien (24c).

Auch Erkrankungen der Verdauungsorgane bei Arbeitern in Soda- und Schwefelnatriumfabriken durch Aufnahme eingeatmeten und mit dem Speichel verschluckten Staubes sind beschrieben worden [ROTH (36)].

Die übrigen Natrium- (und Kalium- sowie Ammonium-) Salze haben nur insoweit gewerbehygienische Bedeutung, als sie giftige Anionen enthalten (Cyannatrium-kalium, die Verbindungen mit arseniger Säure usw.).

Nickel.

Metallisches Nickel ist ungiftig (Nickelgeschirre); auch von Vergiftungen mit Nickeldämpfen ist nach KISSKALT (25) nichts bekannt. Dagegen entwickelt Nickelcarbonyl ($NiCO_4$) = Nickelkohlenoxyd, eine bei Zimmertemperatur gelbe Flüssigkeit vom Siedepunkt 43°, welches bei der technischen Herstellung von Nickelmetall durch das MONDsche Verfahren entsteht, intensiv riechende giftige Dämpfe. Nach ARMIT (zit. nach KISSKALT), machen diese Unbehagen, Schwindelgefühl, Atemnot und Erbrechen; in schweren Fällen kommen blutiger Auswurf, asthmaähnliche Atemnot sowie Todesfälle vor. Bei Sektionen wurden Lungenödem und Blutungen in den Lungen und im Gehirn gefunden. Die Ursache dieser schweren Veränderungen ist nach KISSKALT eine Nickelvergiftung der Lungen durch das dort in Nickel und Kohlenoxyd gespaltene Nickelcarbonyl. In den Lungen ließen sich massenhaft ausgeschiedene Nickelpartikelchen nachweisen. KISSKALT glaubt eine Mitwirkung des Kohlenoxyds am Vergiftungsbild, die von anderen Autoren angenommen wird, wegen der zu geringen hierbei in Betracht kommenden Mengen ausschließen zu dürfen und setzt die Vergiftungserscheinungen in Analogie zum „Gießfieber". Eisencarbonyl macht dieselben Vergiftungsbilder.

Mit LEGGE und JONES (31), welche eine Konzentration von 0,5 Vol.-% in der Luft für gefährlich erklären, stellen sich KISSKALT und ARMIT die Wirkung des Nickelcarbonyls so vor, daß das Nickeldissoziationsprodukt zunächst gelöst bleibt und erst später durch Einwirkung von Proteinen eine komplexe giftige Nickelverbindung entsteht; hierdurch würde die beobachtete Inkubationszeit zu erklären sein, wie HEPP (zit. nach KISSKALT) bei seinen Tierversuchen mit Quecksilberdiäthyl solche von tagelanger Dauer gesehen hatte.

VAHLEN (45) lehnt auf Grund von Tierversuchen ebenfalls das Kohlenoxyd als alleinige Ursache der Vergiftung ab, welche nur durch die Einwirkung des Nickelcarbonyls als Ganzes zu erklären sei; erst nach Abspaltung des Nickels in den Lungen bzw. in den übrigen Körperzellen überhaupt könne eine Einwirkung des freiwerdenden Kohlenoxyds auf die Zellen selbst möglicherweise in Betracht kommen. MITTASCH (35), der beim Experimentieren mit Nickelcarbonyl an sich selbst eine gießfieberartige Störung beobachtet hatte, vertritt eine ähnliche Anschauung.

Als Todesursache wird von TUNICLIFFE (zit. nach LEGGE und JONES) eine Degeneration der Nervenzellen des Respirationszentrums angenommen. Als Gegenmittel sind frische Luft, evtl. Sauerstoff und die übrigen symptomatischen Mittel anzuwenden.

Von Nickelsalzen hat nur das Nickelsulfat ($NiSO_4$) gewebehygienische Bedeutung, als es zu galvanischen Vernicklungsbädern viel verwendet die Ursache der Nickelkrätze oder Nickelflechte, eines chronischen Ekzems, abgeben soll. Ob dieses Salz allerdings die einzige Ursache der Erkrankung ist, oder ob nicht wenigstens teilweise die bei der Vernicklerei sonst noch gebrauchten chemischen

Mittel wie Benzin, Petroleum, Wienerkalk, kochende Natronlauge usw. zum mindesten begünstigend auf die Entstehung der Erkrankung mitwirken, darf als noch nicht völlig geklärt angesprochen werden. Vorbeugungs- bzw. Heilmittel sind: auf das notwenigste Maß beschränkte Berührung mit den angeführten Mitteln, Benützung von Gummihandschuhen, gründliches Waschen, Anwendung von Salbe, Eintauchen und Herausnehmen der Gegenstände mit Werkzeugen.

Das Leiden ist im großen und ganzen besonders bei Anwendung der notwendigen Schutzmaßnahmen etwas seltener geworden und beschränkt sich auf leichtere Erkrankungen [*Soziale Praxis* (39)]; die individuelle Disposition spielt eine große Rolle.

Nach Mitteilungen in der *Sozialen Praxis* sei noch auf die SO_2- und Cl-Gefahr in Nickelwerken hingewiesen.

Osmium.

Metallisches Osmium hat keine gewerbehygienische Bedeutung. Überosmiumsäure (OsO_4) entwickelt stark reizende, Augen und Nasenschleimhäute ätzende und durch Osmiumausscheidung schwärzende Dämpfe. Größere Mengen geben die Ursache für Lungenaffektionen, Hautätzungen und Ausschläge, selbst von Erblindungen ab. Auch sind vereinzelt Todesfälle durch Pneumonie, Nierenentzündungen und periphere Lähmungen infolge parenchymatöser Degeneration und Entzündungen in Muskeln und Nerven bekannt geworden (EULENBURG und E. FRÄNKEL, zit. nach LEHMANN).

Silber.

Die Aufnahme von Silber in den menschlichen Körper erzeugt die sog. Argyrie; diese ist teils medikamentösen (Argentum-nitricum-Kuren bei Ulcus ventr. und Tabes), teils gewerblichen Ursprungs. Nach den Arbeiten von KOELSCH (30) und TELEKY (41, 42) ist zwischen 2 Arten der Silberaufnahme zu unterscheiden; sie bedingen auch etwas verschiedene Bilder.

1. Es dringen abspringende feinste Splitterchen metallischen Silbers in die Haut ein, werden nach ihrer Lösung zu Silberalbuminat in die Umgebung verschleppt und erzeugen nach Reduktion stecknadel- bis hirsekorngroße und größere schwarzblaue Flecke in der Haut selbst. Im Zentrum der Flecke befinden sich die Splitterreste, von welchen ein Netzwerk von feinsten Silberkörnchen ausstrahlt, die auf den elastischen Fasern des Corium niedergeschlagen sind. Diese Form der Silberaufnahme beschränkt sich in der Regel als die von BLASCHKO und LEWIN (zit. nach LEHMANN, KOELSCH) 1886 zuerst beschriebene gewerbliche lokale Argyrie auf den Angriffsort oder seine nächste Umgebung; sie kann gelegentlich aber auch durch die Weiterverschleppung des Silberalbuminats auf dem Lymphweg in die Blutbahn und sekundäre Ablagerung mit Reduktion in den verschiedensten Geweben (Niere, Haut, Schleimhäute) diese imprägnieren.

2. Diese allgemeine Silberimprägnierung ist jedoch weit häufiger bedingt durch die Aufnahme von Silbersalzen in den Körper, und zwar hauptsächlich durch den Magen. Ob in den Fällen, wo anscheinend das Silber nicht innerlich aufgenommen wurde (Schneiden und in Büchelchenlegen von Blattsilber, Sieben von Argentum nitricum, Verpacken von Argentum nitricum-Stiften) die Aufnahme als Staub durch die Lungen oder die Haut erfolgt, ist zwar nicht ganz von der Hand zu weisen, aber nicht sehr wahrscheinlich. Die Aufnahme des Silberstaubes durch den Magen auch bei diesen Verrichtungen bleibt doch am einleuchtendsten (durch Verschlucken des im Mund und Nasenrachenraum sich festsetzenden oder durch unsaubere Finger in den Mund gebrachten Staubes).

Auch die Resorption vom Munde aus bzw. durch die Zunge dürfte eine Rolle spielen; nach den Angaben von Mendel (34) und Urbantschitsch (44) lassen sich bei perlingualer Anwendung mit weit kleineren Dosen von Arzneimitteln dieselben, ja noch bessere Erfolge erzielen als bei der Anwendung durch den Magen.

Die weitaus häufigste Gelegenheit zur Einverleibung des Silbers in den Körper bietet oder bot die Glasperlenversilberung durch Aufsaugen von Silberlösung mit dem Munde in Glasröhrchen, welche Beschäftigung im Isergebirge (Gablonz a. d. Neiße, Böhmen) in großem Umfang getrieben wird. Es soll früher 40—50 mit Argyrie behaftete Arbeiter in dieser Gegend gegeben haben; jetzt ist die Zahl infolge Einführung maschinellen Betriebes wesentlich zurückgegangen. Bei dieser Tätigkeit ist die Möglichkeit des Aufsaugens der Silberlösung in den Mund dauernd gegeben, wo entweder sofort die Resorption von der Zunge aus oder erst nach Passieren des Magens (Bildung von $AgCl_2$ bzw. Ag-Albuminaten) im Darm stattfindet, während ein Teil unresorbiert abgeht.

Einzelne Gewebsbezirke besitzen eine besondere Affinität für das in der Blutbahn zirkulierende Silberalbuminat; es wird zu feinsten Silberkörnchen reduziert, wahrscheinlich als Umwandlungsprodukt des Silberalbuminats, nicht als metallisches Silber [Böhm (4)], hauptsächlich in den Gewebsspalten niedergeschlagen, und zwar nach Kobert (26) durch verschiedene biologisch-chemische Vorgänge, wie z. B. in Darm und Leber durch den Schwefelwasserstoffgehalt der Darmgase, in den Nieren, Schweißdrüsen und den Plexus chorioidei des Gehirns durch reduzierende Prozesse bei den Sekretionsvorgängen, in der Haut durch die photochemische Wirkung des Lichts. Nach Löw soll das Zellprotoplasma selbst reduzierende Eigenschaften besitzen.

Das Bild der allgemeinen Argyrie ist folgendes: Beginn mit grauer Verfärbung der Lippen, der Augenbindehäute und der Lider, sodann des ganzen übrigen Gesichts, der Mundhöhle (hauptsächlich stark gefärbt), des Nackens und Halses. Bemerkenswert ist das von Teleky (42) konstant beobachtete Freibleiben des Zahnfleischsaumes. Brust und Rücken sind meist schwach gefärbt, noch schwächer die Beine; blaß sind auch die Arme, stark gefärbt die Hände, besonders das Nagelbett. Im allgemeinen ist die Stärke der Schwärzung von der Dicke der Haut (zarte, dünne Hautpartien sind stärker geschwärzt als dickere) und von der Möglichkeit der Belichtung abhängig, doch ist hiermit die Farbenintensitätsverteilung, insbesondere die stets vorhandene Abschwächung der Färbung vom Nabel abwärts nicht völlig erklärt.

Einwandfreie Funktionsstörungen durch die Silberimprägnation der Gewebe sind mit Sicherheit bis jetzt noch nicht bekannt geworden. Nicht unerwähnt soll sein, daß von Blum (3) (Diskussionsbemerkung zu Teleky) auf den möglichen Zusammenhang lokaler Argyrie der Blase mit malignen Neubildungen (Plattenepithelcarcinom der Blase) hingewiesen wurde, wobei die Anwesenheit des Silbers als Fremdkörper zu chronischen Reizzuständen und atypischer Epithelwucherung führen soll. Experimentell wurden von Nissl [zit. nach Böhm (4)] bei silbervergifteten Tieren die Vorderhornzellen des Rückenmarks bedeutend verkleinert, gleichsam atrophiert gefunden. Ob die von Koelsch beschriebenen Ausfallserscheinungen — Appetitverminderung, Schlaflosigkeit, Arbeitsunlust, nervöse Unruhe, Reizbarkeit — tatsächlich auf die Silberimprägnation zurückzuführen sind, kann wohl noch nicht als ganz zweifelsfrei angenommen werden; Chlorose, Neuropathie, Autosuggestion bei den mit Argyrie behafteten Mädchen können sehr wohl gleiche Erscheinungen hervorbringen. Durch die Beteiligung der unbedeckten Haut und sichtbaren Schleimhäute ist aber eine mehr oder weniger erhebliche Entstellung bedingt, welche unter Umständen zu Unannehmlichkeiten oder wirtschaftlichen bzw. gesellschaftlichen Benachteiligungen führen kann; daß solche sich bereits daraus ergeben haben sollten, ist nicht bekannt.

Eine Heilung des Zustandes ist ausgeschlossen; das früher angewandte Jodkalium blieb wirkungslos. Eine geringe Aufhellung der Haut ist gelegentlich beobachtet worden, wahrscheinlich durch teilweisen Abtransport noch nicht festgebundenen Silbers durch den Lymphstrom in die Lymphdrüsen. Prophylaktisch kommt nur sofortige dauernde Entfernung aus der Silberarbeit bei den ersten Anzeichen der Imprägnation in Betracht, wobei zu beachten ist, daß Blondinen und Bleichsüchtige besonders leicht zur Silberaufnahme neigen sollen (oder die Pigmentarmut bzw. die blassere Haut- und Schleimhautfarbe die Erkennung der Silbereinlagerung erleichtert ?).

Vanadium.

Über Schädigungen durch metallisches Vanadium ist nichts bekannt. Von Vanadiumverbindungen wird das Pentoxyd als Entwickler in der Photographie, das Chlorid und Trioxyd als Ätzmittel in den Zeugdruckereien verwendet.

Bei der Herstellung von Vanadiumverbindungen zeigen sich (die Vergiftung geschieht anscheinend durch Staubeinatmung) Anämie, trockener Krampfhusten, Blutreichtum der Lungen und Schädigungen der Alveolarepithelien; nicht selten seien Lungenblutungen, Lungentuberkulose soll sich leicht anschließen (?), die Schleimhäute des Atmungs- und Verdauungsapparates sowie die Augenbindehäute werden gereizt, es treten Appetitlosigkeit, Übelkeit, Verstopfung und Durchfälle auf. Auch vermehrter Blutgehalt der Nieren und hämorrhagische Nephritis sind als Folgen der Vergiftung angegeben. Von seiten des Nervensystems zeigen sich feinschlägiges Zittern, Kopfschmerzen, psychische Störungen, Erblindung durch Neuroretinitis (DUTTON, zit. nach LEHMANN). Die Erfahrungen am Menschen wurden durch Tierversuche bestätigt. JAKSON (23) fand nach intravenöser akuter Vergiftung Blutdrucksteigerung im Lungenkreislauf durch Vasoconstriction der Bauchgefäße und Dauerkontraktion der Bronchialmuskulatur. Die Wirkung wird als eine direkt am Muskel bzw. an seiner Nervenendplatte angreifende aufgefaßt (wie die der übrigen Metalle).

Die Behandlung der Vergiftung ist neben der dauernden Entfernung aus der gefährlichen Arbeit bzw. der Einrichtung entsprechender Schutzvorrichtungen gegen die Staubinhalation eine rein symptomatische.

Zink.

Metallisches Zink führt zu keiner gewerblichen Vergiftung. Von den Zinksalzen ist das Chlorzink insofern von gewerbehygienischer Bedeutung, als es ein starkes Ätzgift darstellt. Zinkcarbonat wurde nach LEHMANN von Tieren in Dosen von mehreren Milligramm im Tag ohne Schaden vertragen. Daß überreichliche Mengen Zink — 250 g Zinksalbe = etwa 25 g Zinkoxyd auf ausgebreitem Ekzem (gute Resorptionsbedingung!) innerhalb 18 Tagen eingerieben — resorptive Organerkrankung hervorrufen kann, wird durch die Mitteilung STEPPS (40) über einen daraufhin vorgekommenen Fall von akuter hämorrhagischer Nephritis wahrscheinlich gemacht. Als gewerbliche Zinkvergiftung ist der von ENGELSMANN (9) mitgeteilte Fall eines in einem Abwrackbetrieb zu Kiel beschäftigten Arbeiters anzusehen, der beim Durchschneiden einer Zinkoxyd (?)-platte mittels des 1200—1500° heißen Schneidebrenners mit Übelkeit, Schwindel, Durchfällen und Erbrechen erkrankt war. ENGELSMANN hat ähnliche Symptome bei einer medizinischen Vergiftung (Vaginalspülungen mit 50proz. Chlorzinklösung) gesehen. Die Erscheinungen in beiden Fällen stimmen mit der Darstellung Koberts über die Symptome der Zinkvergiftung überein.

Gesundheitsschädigungen in den Zinkhütten sind meist auf das in den Zinkerzen fast stets vorhandene Blei zurückzuführen (ausländische Erze enthalten bis zu 30% Blei!). Die ebenfalls oft vorhandenen Arsenbeimischungen bedeuten wegen ihrer meist geringen Menge keine wesentliche Vergiftungsgefahr. Stets bleifrei ist die aus Schwefelzink und Baryumsulfat bestehende Anstrichfarbe Lithopone. Dagegen wird dem an sich bleifreien Zinkweiß = Zinkoxyd oft 3—4% Bleiweiß zugesetzt, das bei den mit der Herstellung beschäftigten Arbeitern und bei Malerarbeiten zu Erscheinungen von Bleiaufnahme und Bleierkrankung führen kann.

Nach Lehmanns Auffassung ist Zink ebensowenig ein wichtiges Fabrikgift wie Kupfer. Von dieser Regel besteht eine nicht nur gewebehygienisch sondern auch allgemein pathologisch-physiologisch bemerkenswerte Ausnahme. Das erstmals von Thakrah 1830 als intermittierendes Fieber beschriebene und von Greenhow (zit. nach Lehmann) im Jahre 1858 dem Zink als alleiniger Ursache zur Last gelegte „Gießfieber“ hat sich nach den einwandfreien Feststellungen Lehmanns 1910 zweifelsfrei als Zinkvergiftung herausgestellt, nachdem man bis dahin die Schuld auch in anderen Substanzen (Arsen, Kohlenoxyd und Cadmium) gesucht hatte.

Das Zink wird beim Messingguß durch die zum Schmelzen des Kupfers notwendige Temperatur von mindestens 1080°, wobei der Siedepunkt des Zinks von 930° überschritten wird, zur Sublimation und Oxydierung in feinsten Zinkoxydnebeln gebracht. Dies findet nicht statt beim Schmelzen reinen Zinks, bei dem nur eine Temperatur von 420° erreicht zu werden braucht. In analoger Weise bilden sich nach Roth (36) auch bei der Verwendung von Hartlot (aus Messing und Zink bestehend) Zinkdämpfe, welche durch den Luftsauerstoff sofort zu feinen Zinkoxydnebeln oxydieren. Neuerdings sind Gießfiebererscheinungen in Zinkhütten sowie beim autogenen Schweißen von verzinkten Kesseln beobachtet worden; ebenso bei der Gewinnung von Zink aus Abfällen in Öfen alten Systems und bei der Reduktion von Zinkoxyd auf elektrometallurgischem Wege mittels Hochspannungsströmen (22).

Diese beim Messingguß in großen Mengen auftretenden Zinkoxydnebel dringen infolge ihrer allerfeinsten Verteilung (man kann an die Bildung einer kolloiden Dispersion von Zinkoxyd und Luft denken) mit der Atmungsluft bis tief in die Lungen ein. So sicher die ursächliche Bedeutung des Zinkoxyds an der Gießfiebererkrankung an sich ist, so wenig Sicheres wissen wir über die eigentliche Wirkungsweise des Zinkoxyds bzw. des Zinkmoleküls oder Zinkions nach erfolgter Inhalation, Einwirkung auf die Epithelien und Resorption. Lehmann selbst hat auf die Möglichkeit aufmerksam gemacht, daß das eingeatmete Zinkoxyd nur indirekt die Krankheitsursache sei, indem es in der Luftröhre Epithelien oder Bakterien anätze, wodurch fiebererzeugendes Protein zur Resorption gelange. Nach den Untersuchungen Kisskalts (siehe Nickel und Kupfer) kommt die Fähigkeit, Fieber zu erzeugen, auch anderen Metallen (Nickel, Kupfer, Eisen und Quecksilber) zu, und zwar speziell ihren Dämpfen bzw. ihrem Auftreten in statu nascendi; es kann hierbei an eine der Wirkung parenteral einverleibter Metallkolloide (Kollargol u. a.) analoge Erscheinung gedacht werden. Daß beim Gießfieber Zink in den Körper resorbiert wird, beweisen die im Urin von Lehmann und Siegel [zit. nach Weyl (46)] gefundenen Zinkspuren. Lehmann hat berechnet, daß die Aufnahme während zweistündigen Aufenthalts in einem Raum, der in 1 l Luft 0,4 mg Zinkoxyd enthält, etwa 400 mg betragen kann.

Symptomatologie und Verlauf der Erkrankung [nach Lehmann und Weyl (46)]: Einige bis 8 Stunden nach einem kürzeren oder längeren Aufenthalt im Gießraum (je länger der Aufenthalt, desto rascher der Eintritt der Wirkung) erkrankt der Arbeiter an leichtem Frostgefühl, verbunden mit Kratzen und Brennen im Rachen und juckenden, zum Husten reizenden Empfindungen in der Luftröhre, bei schwereren Erkrankungen mit Erbrechen. Die Symptome steigern sich manchmal bis zu einem wirklichen leichten Schüttelfrost, wobei Temperaturen bis 39° beobachtet werden. Es sind dabei alle üblichen Fiebersymptome: Ziehende Schmerzen in den Muskeln, unangenehme Empfindungen in den Gelenken, Mattigkeit, Kopfweh vorhanden. Nachdem der Zustand einige Stunden gedauert hat, erfolgt unter starkem Schweiß, der von dem Kranken durch möglichst festes Zudecken instinktmäßig hervorgerufen oder befördert wird, Erholung unter Temperaturrückgang zur Norm. In der Regel kann der Arbeiter am folgenden Tage seiner Beschäftigung wieder nachgehen; zuweilen wiederholen sich aber die Anfälle an den nächsten Abenden. Manche Arbeiter haben alle paar Tage die Krankheit. Bei einigen scheint eine Gewöhnung gegen die Schädlichkeiten einzutreten; sie nehmen das Fieber als so gewöhnlich und selbstverständlich hin — nur wenige bleiben verschont, und manche haben es bis 100mal und darüber gehabt —, daß sie deswegen nicht zum Arzt gehen oder schicken.

Im Urin können Eiweiß (gefunden bis zu $^3/_4$ pro mille), Leukocyten und Zylinder auftreten.

Wenn im allgemeinen sowohl die einzelnen Gießfieberanfälle harmlos verlaufen als auch nach häufigeren Erkrankungen in der Regel keine dauernden Schädigungen zurückbleiben, ja nach obigem vielfach Gewöhnung angenommen werden muß, so sind doch einzelne Fälle (GRAEVE, zit. nach WEYL) beschrieben worden, in welchen der ursächliche Zusammenhang des zeitlich kurz nach einer Gießfiebererkrankung eingetretenen Todes mit dieser nicht unwahrscheinlich ist. Daß Arbeiter mit Erkrankungen des Atmungs- und Zirkulationsapparates (besonders Tuberkulose und Herzmuskelerkrankungen) beträchtlich gefährdet sind, liegt auf der Hand; diese, ebenso wie Nierenkranke, müssen von der Arbeit beim Gelbguß Abstand nehmen, soweit nicht wirksame Schutzmaßnahmen vorhanden sind.

Was die Behandlung anlangt, so sind Bettruhe, warme Einpackungen, warme Getränke in Form von Milch und schweißtreibenden Tees seit langem als nützlich erprobt. Ob von Diureticis, wie angenommen, eine wirklich kausale Wirkung durch raschere Entfernung des Zinks aus dem Körper zu erwarten sein kann, mag dahingestellt bleiben.

Prophylaktisch wird in Messinggießereien durch energische Abführung der Zinkoxydnebel die Krankheit erfolgreich bekämpft. Bei der Herstellung des Zinkweiß (ZnO) ist Gießfieber unbekannt; es scheint nicht genug oder nicht fein genug verteiltes Zinkoxyd in die Luft zu gelangen. Es ist aber nicht immer einfach, die Dämpfe abzuführen, ohne die Arbeit zu verlangsamen. Zunächst hat man zur Verminderung der Belästigung durch Dämpfe hohe Anlagen geschaffen, in denen ein starker Zug herrscht. Eine Ventilation der Gießstelle macht insofern Schwierigkeit, als abwechselnd an verschiedenen Stellen der Halle aus dahin getragenen Tiegeln Messing gegossen wird, doch läßt sich durch schwenkbare Rauchabzüge, die jedesmal über die Gußstelle gedreht werden, befriedigende Ventilation erreichen. In dem Kabelwerk Oberspree hat man zur Vermeidung von Zinkdampfbelästigung davon Abstand genommen, daß die Arbeiter das geschmolzene Messing in Tiegeln an die Gußform tragen, sondern die Schmelztiegel bleiben stehen, die Formen werden hingefahren. Starke Ventilation verhütet Zinkvergiftung, auch die Belästigung durch die strahlende Hitze der Tiegel und die Verbrennungsgefahr ist sehr vermindert (LEHMANN).

Metalle, welche weder selbst noch in ihren Verbindungen gewerbehygienische Bedeutung besitzen, von welchen jedoch einige durch schädliche Nebenprodukte oder bei der Verarbeitung verwendete Gifte, Verunreinigungen u. a. gewerbliche Schädigungen bewirken können.

Aluminium.

Aluminiummetall selbst hat sich durch die ausgedehnte Anwendung des Aluminiumgeschirrs als ohne gesundheitsschädliche Bedeutung herausgestellt; lösliche Aluminiumsalze bedingen erst in Gaben von mehreren Grammen akute Magendarmstörungen, chronische Schädigungen sind nicht bekannt geworden. Ebensowenig sind in Aluminiumfabriken auf das Metall zu beziehende Störungen vorgekommen.

Technisch wichtig, aber ebenfalls als solche keine Fabrikgifte, sind u. a. folgende Aluminiumverbindungen: Aluminiumoxyd als Schmirgel für Bohr- und Schleifzwecke, Aluminiumsilicat = Ton als Ausgangsmaterial für Ziegel, Steingut, Porzellan.

Bei der Herstellung von Aluminium und Ultramarin entstehen für Menschen und Pflanzen schädliche Gase, und zwar bei ersterem Fluorwasserstoff, beim letzteren schweflige Säure.

Beryllium.

Beryllium ist ohne praktische Bedeutung.

Cadmium.

Gewerbliche oder sonstige Vergiftungen sind nicht bekannt; ein von den sächsischen Gewerbeaufsichtsbeamten (24d) angeführter Fall von vermutlicher Cadmiumvergiftung (Schwächeanfälle, Appetitlosigkeit und Brechreiz) ist nach den angestellten chemischen Untersuchungen nicht als solcher anzusprechen. Cadmiumsulfid als Malerfarbe (Cadmiumgelb) ist ungiftig. Cadmiumchlorid ist dem Zinkchlorid in bezug auf Ätzwirkung sehr ähnlich.

Bei der Cadmiumerzeugung sind in letzter Zeit mehrfach Arsenwasserstoffvergiftungen z. T. mit Todesfolge beobachtet worden.

Caesium.

Caesium ist in seinen Verbindungen von ätzender Wirkung, ähnlich denen der Ätzalkalien; ohne gewerbehygienische Bedeutung.

Cer.

Cer ist als Metall ohne gewerbehygienische Bedeutung, ebensowenig die von Hara (15) neuestens an Tieren erforschte Wirkung von Cersalzen auf quergestreifte und glatte Muskeln, Nervensystem usw. (Appetitverlust, starker Durst, Abmagerung, Haarausfall). Bei der Gewinnung von Cermetall aus Cerchlorid zur Herstellung von Cereisen für Feuerzeuge entsteht reichlich freies Chlorgas, das, sofern seine Unschädlichmachung unterbleibt, zu Vergiftungen der Arbeiter und Nachbarschaftsbelästigung führen kann.

Eisen.

Eisen selbst ist kein gewerbliches Gift; von den Eisenverbindungen sind einige (z. B. Eisenchlorid) Ätzgifte wie alle Schwermetallsalze.

Vergiftungen infolge der aus Ferrosilicium durch Wasserzutritt sich entwickelnden Gase sind Arsen- und Phosphorwasserstoffvergiftungen (siehe diese).

Bei der Erzeugung und Verarbeitung des Eisens in Hochöfen und Cupolöfen ist Gelegenheit zu Vergiftungen mit schwefliger Säure, Blausäure, Kohlenoxyd, Kohlensäure, Arsenwasserstoff u. a. gegeben.

Bemerkenswert ist, daß nach KISSKALT (25) Eisencarbonyl dieselben Vergiftungserscheinungen wie Nickelcarbonyl (siehe dieses) hervorbringt durch Einwirkung des Eisens als Atom bzw. Ion auf das Lungengewebe; gewerbliche Vergiftungen durch Eisencarbonyl sind bis jetzt nicht bekannt.

Gold.

Gold als Metall gibt keine Veranlassung zu Vergiftungen. Bei seiner Verarbeitung ist Gelegenheit zu Blausäurevergiftung bei der galvanischen Vergoldung (Cyankaliumbäder) und schwerer Quecksilbervergiftung bei der Feuervergoldung gegeben. Verätzungsgefahr beim Arbeiten mit Scheidewasser (rohe Salpetersäure).

Iridium.

Iridium ist ohne gewerbehygienische Bedeutung.

Lithium.

Lithiumsalze haben Ätzwirkung und lähmende Wirkung auf die Muskulatur, besonders des Herzens, sind aber gewerbehygienisch wie das Lithiummetall selbst ohne Bedeutung.

Magnesium.

Metallisches Magnesium ist kein gewerbliches Gift. Beachtenswert ist die leichte Entzündbarkeit der feinen Drehspäne des Elektronmetalls (ca. 90% Magnesium + 10% Zink). Näheres siehe HILGENSTOCK (21).

Magnesiumsalze finden als stärkere Abführmittel in der Medizin Verwendung; seit einigen Jahren sind narkotische, das Atemzentrum lähmende und besonders die Muskelerregbarkeit herabsetzende Wirkungen der Magnesiumsalze näher bekannt geworden, sie werden zum Teil therapeutisch verwertet [MELTZER und AUER (33), zit. nach SPIRO]. Gewerbliche Vergiftungen sind bis jetzt nicht beschrieben.

Molybdän.

Weder das als Stahlzusatz verwendete Metall, noch die als Reagenzien benutzten Molybdänsalze haben trotz ihrer erheblichen Giftigkeit bis jetzt zu gewerblichen Vergiftungen geführt.

Palladium und Platin.

Beide sind ohne gewerbehygienische Bedeutung.

Radium.

Gefahr der Bleivergiftung bei der Herstellung aus den stets Blei enthaltenden Uranpecherzen.

Gesundheitliche Schädigungen siehe Strahlenwirkungen (in besonderem Abschnitt dieses Werkes).

Rubidium.

Gewerbliche Schädigungen bei der Herstellung der den Kaliumverbindungen in ihrer Ätzwirkung ähnlichen Rubidiumsalze sind unbekannt.

Strontium.

Die Verwendung des Strontiums (weniger giftig als das verwandte Baryum) ist in der Zuckerindustrie und Feuerwerkerei (Rotfeuer) ohne gewerbehygienische Bedeutung geblieben (LEHMANN).

Thorium.

Weder bei der Verarbeitung des Thoriummetalls noch bei der ausgedehnten Verwendung des Thoriumnitrats zur Herstellung von Glühstrümpfen sind bis jetzt gewerbliche Schädigungen bekannt geworden.

Titan.

Titan ist ohne gewerbehygienische Bedeutung.

Uran.

Bei der Gewinnung des Urans aus der Pechblende (Uranpecherz) ist die Möglichkeit der Schädigung durch den stets vorhandenen Begleiter Blei gegeben. Obwohl Uran nach KOBERT das giftigste aller Metalle ist, das selbst in Form nicht ätzender Doppelsalze subcutan eingespritzt Nephritis parenchymatosa, hämorrhagische Enteritis, Hepatitis und Glykosurie bedingt, sind gewerbliche Schädigungen weder durch das Metall selbst noch durch seine in der Technik vielseitig verwendeten Salze bekannt (Uranyloxyd zum Gelbgrünfärben von Glas, Uranylnitrat u. a. in der Photographie, Natriumdiuranat als Farbe = Urangelb).

Wolfram.

In der Giftigkeit geringer als Uran ist Wolfram ebensowenig wie jenes gewerbehygienisch von Bedeutung geworden.

Zinn.

Weder bei der Gewinnung des Zinns in den Zinnhütten noch bei der Verarbeitung des Zinnmetalls sind bisher Krankheitserscheinungen beobachtet worden (LEHMANN).

Von den als Zinnvergiftungen nach Konservengenuß angesehenen Erkrankungen dürften die meisten auf Ptomain usw. -wirkung beruhen; doch sind die Beobachtungen von GÜNTHER (13) [und EBER (7)] mit großer Wahrscheinlichkeit als Zinnvergiftungen anzusprechen. Eine gewisse Disposition ist offenbar Grundbedingung, da Versuchspersonen dieselben und noch größere Mengen von Zinn als die Vergifteten ohne Schaden ertragen haben. Experimentell konnte LEHMANN an Katzen durch Verfütterung von Zinnsalzen keine Vergiftung hervorrufen. WITTE (48) beschreibt eine fragliche Zinnvergiftung durch Milch, die in verzinnten Gefäßen aufbewahrt war.

Von den Zinnsalzen besitzt nur Zinnchlorid Ätzwirkung (KOBERT). Bei innerlichen Vergiftungen durch große Dosen von Zinnsalzen (Dosis letalis ist unbekannt) wurden am Menschen Lähmungen des Zentralnervensystems und der Extremitäten, Magendarmreizung und Nierenreizung beobachtet. Gewerbehygienisch sind die Salze ohne Bedeutung, obwohl sie in der Farbenindustrie und in den Färbereien ausgedehnte Anwendung finden (Zinnsalz, Pinksalz, Präpariersalz); Zinnsulfid wird als Musivgold zum Bronzieren verwendet.

Wichtig ist die Legierung mit Blei zu den verschiedensten Zwecken: Kinderspielwaren enthalten bis zu 40—95% Blei, „Lot“ zum Löten 40% Blei; Innenlot für Nahrungsmittelbüchsen darf nur 10% Blei enthalten.

In einer Zinnfolienfabrik Oberfrankens (24a) beobachtete Fälle von sog. Zinnkrätze dürften anderen Substanzen zuzuschreiben sein.

Erwähnenswert ist, daß beim Entzinnen alten Weißblechs durch Säuren oder Chlorgas entsprechende Gesundheitsschädigungen durch diese Körper möglich sind.

Literatur

1. Arnstein: Über den sogenannten Schneeberger Lungenkrebs. Verhandl. d. dtsch. pathol. Ges. 1913. — 2. Auerbach: Ein Fall von Kupferneuritis. Dtsch. Zeitschr. f. Nervenheilk. Bd. 39. — 3. Blum: Diskussionsbemerkung zu Teleky. Wien. klin. Wochenschr. 1913, S. 1773. — 4. Böhm: Die chem. Krankheitsursachen. Handb. d. allg. Pathol. v. Krehl-Marchand 1908. — 5. Casamajor: Gewerbliche Manganvergiftung. Zentralbl. f. Gewerbehyg. (Ref.) 1913, S. 504. — 6. *Chromatvergiftungen*, über: Urban, Colden, Hanser und Forschbach. Berlin. klin. Wochenschr. 1919, S. 363. — 7. Eber: Ein Fall von Zinnvergiftung beim Hunde usw. Münch. med. Wochenschr. 1910, S. 767. — 8. Embden: Manganvergiftung und Manganstottern bei einem Braunsteinmüller. Dtsch. med. Wochenschr. 1922, S. 472. — 9. Engelsmann: Zwei Fälle von Zinkvergiftung. Dtsch. med. Wochenschr. 1922, S. 488. — 10. Friedemann: Zinnvergiftung. Zeitschr. f. Hyg. u. Infektionskrankh. Bd. 75, S. 55. — 11. Gerbis: Wie sind Chromatschädigungen der Nasenscheidewand zu verhüten? Zentralbl. f. Gewerbehyg. N. F. Bd. 1, Nr. 1, S. 10. 1924. — 12. Goodmann: Über die Isolierung von Kupfer aus Harn und Schweiß eines Messingarbeiters. Münch. med. Wochenschr. 1911, S. 624. — 13. Günther: Über Zinnvergiftung. Dtsch. med. Wochenschr. 1911, Nr. 15. — 14. Hansen: Eine eigentümliche Vergiftung durch Kupfer. Chemiker-Zeitung 1911, S. 302. — 15. Hara: Beiträge zur Pharmakologie der seltenen Erdmetalle. I. Über das Cerium. Arch. f. exp. Pathol. u. Pharmakol. Bd. 100, S. 217. — 16. Harnack: Ebstein-Schwalbes Handb. d. prakt. Med. 1906. — 17. Harnack: Chron. Kupfervergiftung durch Tragen von schlechter Goldlegierung im Munde. Dtsch. med. Wochenschr. 1914, S. 1516. — 18. Hesse: Über die Cyanamidwirkung. Zeitschr. f. d. ges. exp. Med. Bd. 25/26. — 19. Hesse: Neue Versuche auf dem Gebiet der Kalkstickstoffkrankheiten. Med. Klinik 1922, Nr. 15. — 20. Higier: Schwere paroxysmale Lähmung — als Brotvergiftungserscheinung (Baryumintoxikation). Dtsch. Zeitschr. f. Nervenheilk. Bd. 73, S. 336. — 21. Hilgenstock: Zeitschr. f. Gewerbehyg. 1925, Nr. 4. — 22. *Jahresberichte* der preußischen Gewerbeaufsichtsbeamten, Reichsausgabe 1920, Bd. 1, S. 727 und 1921, Bd. 1, S. 595. — 23. Jakson: Die Wirkung des Vanadiums auf die Lungen usw. Zentralbl. f. Gewerbehyg. (Ref.) 1913, S. 412. — 24. *Internat. Übersichten* über Gewerbekrankheiten von Brezina: a) 1910, S. 153; b) 1911, S. 28; c) 1913, S. 117ff; d) 1914—1918, S. 76. — 25. Kisskalt: Über das Gießfieber und verwandte gewerbl. Metalldampfinhalationskrankheiten. Zeitschr. f. Hyg. u. Infektionskrankh. Bd. 71, S. 472. — 26. Kobert: Kompendium der prakt. Toxikologie 1912. — 27. Koelsch: Hautschädigungen durch Kalkstickstoff. Zentralbl. f. Gewerbehyg. 1916, S. 103 u. 113. — 28. Koelsch: Über neuartige gewerbl. Erkrankungen in Kalkstickstoffbetrieben. Münch. med. Wochenschr. 1914, S. 1869. — 29. Koelsch: Bayer. Jahresber. d. Gewerbeaufsichtsbeamten 1922. — 30. Koelsch: Über gewerbl. totale Agyrie. Münch. med. Wochenschr. 1912, S. 304. — 31. Legge u. Jones: Eine neue Vergiftungsgefahr durch Nickelcarbonyl. Zeitschr. f. Gewerbehyg. 1903, S. 302. — 32. Lehmann, K. B.: Arbeits- und Gewerbehygiene. 1919. — 33. Meltzer u. Auer, zit. nach Spiro: Jahresk. f. ärztl. Fortbild. 1923, Augustheft, S. 6. — 34. Mendel: Die perlinguale Applikation der Medikamente. Münch. med. Wochenschr. 1923, S. 1526. — 35. Mittasch: Notiz über die Giftwirkung des Nickelcarbonyl. Arch. f. exp. Pathol. u. Pharmakol. Bd. 49. — 36. Roth: Kompendium der Gewerbekrankheiten. 1909. — 37. Schwarz u. Pagels: Versuche zur Frühdiagnose der gewerbl. Manganvergiftung. Arch. f. Hyg. Bd. 92. — 38. Snapper: Porphyrinurie usw. Dtsch. med. Wochenschr. 1922, S. 619. — 39. *Soziale Praxis*: Gesundheitsschutz der Arbeiter in Nickelwerken usw. 1920, S. 524. — 40. Stepp: Über Zinkvergiftung. Med. Klinik 1917, S. 1272. — 41. Teleky: Argyrie eines Perleneinziehers. Wien. klin. Wochenschr. 1913, S. 1773. — 42. Teleky: Über gewerbl. Argyrie. Zentralbl. f. Gewerbehyg. 1914, S. 128. — 43. Uhlig: Über den Schneeberger Lungenkrebs. Virchows Arch. f. pathol. Anat. u. Physiol. Bd. 230. — 44. Urbantschitsch: Über perlinguale Applikation der Medikamente. Münch. med. Wochenschr. 1924, S. 176. — 45. Vahlen: Über das Verhalten des Kohlenoxydnickels im Tierkörper. Arch. f. exp. Pathol. u. Pharmakol. Bd. 48. — 46. Weyl: Handb. d. Arbeiterkrankh. 1908. — 47. Wisser: Chromathaltige Dämpfe in Chromatfabriken. Arch. f. Hyg. Bd. 82, H. 3/4. — 48. Witte: Zinnvergiftung. Chemiker-Zeitung 1911, S. 257 (Repertor.). — 49. Wolff: Über die Wirkung der Baryumsalze auf den menschlichen Organismus. Dtsch. Zeitschr. f. d. ges. gerichtl. Med. 1922, S. 522.

Gewerbliche Vergiftungen durch nichtmetallische anorganische Gifte (Metalloide) und deren Verbindungen.

Von

HEINRICH ZANGGER

Zürich.

Mit 2 Abbildungen.

Die nichtmetallischen Substanzen, die in Fabriken, Gewerben usw. zu Vergiftungen führen, erzeugen im Verhältnis zu den wichtigsten metallischen Giften (Blei und Quecksilber) relativ weniger, vor allem viel seltener erkannte Vergiftungen. Trotz der statistisch geringen Wichtigkeit haben sie neuerdings an Bedeutung zugenommen: einmal weil eine relativ recht große Zahl von nichtmetallischen anorganischen Verbindungen im Gewerbe eine Rolle spielen, vor allem aber auch als Nebenprodukte, Verunreinigungen in Konzentrationen auftreten, die zu Vergiftungen führen, ohne daß in der Anlage des chemischen Prozesses selbst und oft auch ohne daß vom technischen Chemiker an diese Stoffe gedacht wird (z. B. große Variation der Verunreinigungen der Ausgangsprodukte).

Bei den nichtmetallischen anorganischen giftigen Substanzen zeigt die Erfahrung der letzten Jahre, daß die große Zahl der erkannten Vergiftungen immer mehr durch gasförmige flüchtige Verbindungen zustande kommt, während allgemein noch die Vorstellung herrscht, daß die Gifte mehr als flüssige und feste Stoffe aufgenommen werden.

Aufnahmebedingungen und Aggregatzustände. Für das Verständnis des Vergiftungsaktes, die Kenntnis der Quelle, des Weges und der Aufnahmeverhältnisse ist gerade mit Rücksicht auf die Gewerbe die Kenntnis der physikalischen Verhältnisse nötig. Die Aufnahmebedingungen müssen einerseits nach den Gesichtspunkten der gas- und dampfförmigen giftigen Substanzen (Aufnahme der Gifte hauptsächlich durch die Atmung) gegenüber flüssigen und festen Stoffen, die kompakter und mit anderen Methoden erfaßbar, untersucht werden. Viele feste und flüssige Stoffe werden anderseits aber auch durch die Atmungsorgane (Verdampfen, Verstauben) aufgenommen, so daß für die quantitativen Überlegungen gerade das quantitative Verhältnis der festen, flüssigen oder gasförmig wirkenden Gifte beachtet werden muß.

Die Aufnahmebedingungen müssen immer mehr festgestellt werden durch die Ärzte, weil die *Prophylaxe* von dieser Erkenntnis abhängt, wie auch die *Rechtsurteile* — speziell in *Versicherungsfragen* — auf den bewiesenen Kausalzusammenhang abstellen müssen. Im allgemeinen ist eine Diagnose rechtlich nur dann ein zureichender Beweis und gleichzeitig der Wegweiser zur Prophylaxe, wenn die Quelle, der Weg zum Körper und die Aufnahmeumstände in den menschlichen Körper klar bewiesen sind.

Durch die Verordnung über Ausdehnung der Unfallversicherung auf gewerbliche Berufskrankheiten vom 12. Mai 1925 (auf Grund des § 547 der Reichsversicherungsordnung) und der dazu gehörigen Richtlinien vom 6. Aug. 1925 bekommen eine Reihe der im folgenden Abschnitt behandelten Stoffe eine ganz neue diagnostische Bedeutung: Arsen und seine Verbindungen, Phosphor und Schwefelkohlenstoff; — Kohlenoxyd, Schwefelwasserstoff und andere Stoffe, die weniger leicht deutbare Krankheitsbilder geben und sehr häufig in Kombination mit andern Vergiftungssubstanzen auftreten, sind vorläufig in die Verordnung nicht aufgenommen worden.

Den Ärzten liegt ein großer Teil der Beweisführung, z. B. für die Instanzen und Gerichte ob: Gerade die *flüchtigen* Gifte, die chronischen Vergiftungen durch flüchtige Gifte verlangen genaue Untersuchung aller Zusammenhänge.

Der Arzt darf nicht auf die Angaben der Arbeiter abstellen. Sie kennen die Prozesse meistens nicht, halten nur das Stinkende, Reizende für giftig usw.

Da heute bereits die Mehrzahl der gewerblichen Vergiftungen auf dem Wege der Einatmung zustande kommen, hauptsächlich auch sehr viele Vergiftungen der Metalloidgruppe, folgt hier eine Übersicht über die Besonderheiten der *Vergiftungen durch die Atmung*, und zwar

a) in bezug auf den Mechanismus und die Physiologie der Aufnahme;
b) in bezug auf die Wirkung und Wirkungsweise;
c) in bezug auf die Besonderheiten der Nachweismethoden.

a) Die Aufnahme durch die Atmung geschieht automatisch und *zwangsläufig*. Sie erstreckt sich fast immer über längere Zeiträume, mindestens mehrere Atemzüge. Durch die Atmungsorgane können aufgenommen werden sowohl Gase wie Dämpfe, Nebel und Staube.

Die giftigen Gase und Dämpfe kommen auf ganz verschiedenen Wegen an den menschlichen Organismus heran, fast immer aber *vermischt mit Luft oder mit anderen Gasen*; meistens anfangs in geringen, dann in steigenden Konzentrationen, besonders bei Betriebsstörungen.

Sehr viele giftigen Gase und Dämpfe werden *unbemerkt* und ohne Warnung durch die Sinne eingeatmet, entweder weil sie die Sinne in keiner Weise reizen oder nicht unangenehm wirken, manchen Menschen sogar angenehm sind; oder weil die Reizschwelle durch die langsame Einwirkung nie erreicht wird, oder weil die Substanzen an sich oder weil beigemischte Substanzen lokal anästhetisieren, die Empfindlichkeit des Geruchssinnes irgendwie verändern.

Eine große Zahl von giftigen Gasen wird durch die Sinne erkannt: entweder am Geruch oder einem lokalen Reiz. Es stellen sich auch Hemmungsreflexe ein, die aber natürlich nur rettend sind, wenn der betreffende Gewarnte sich aus dem Gebiet der gifthaltigen Luft in kurzer Zeit flüchten kann.

b) Die *Wirkungsformen* der gasförmigen Gifte sind sehr verschieden: die einen wirken hauptsächlich lokal reizend auf die Schleimhäute von Nase, Augen, wie manche organische Bromsubstitutionsprodukte. Andere reizen sogar direkt die Haut. Eine weitere Gruppe: speziell organische Substitutionsprodukte, wie viele flüchtigen Lösungsmittel, Methylierungsmittel (die in diesem Kapitel nicht betrachtet werden), werden sowohl durch die Atmung und damit durch die Lungen wie auch durch die unversehrte Haut hindurch percutan aufgenommen (vgl. Carbonyle).

Eine weitere Gruppe umfaßt giftige Gase, welche die Schleimhaut sofort reizen und zu starker lokaler Reaktion Veranlassung geben — wie Chlor-, Brom-, Jod-, Salzsäure-, Ammoniak-, Säurechloriddämpfe —, während andere giftige Gase, wie speziell die sog. nitrosen Gase, die verschiedenen Stufen der Stickoxyde und Begleitstoffe, bei langsam sich steigernden Konzentrationen kaum noch Husten erzeugen, vor allem nicht unerträglich wirken, weil bei langsam ansteigender Konzentration eine Art Gewöhnung eintritt. Nach einer kürzeren oder längeren Latenzzeit, die oft 12—24 Stunden dauern kann, tritt die lokale Reaktion ein, Lungenödem.

Im Gegensatz zu diesen Gruppen lokal reizender Giftstoffe, giftiger Gase und Dämpfe, ist eine große Serie von Substanzen bekannt, die ganz *ohne lokale* Reizwirkung oder nur von sehr geringer Reizwirkung sind, deren Giftwirkung aber doch sehr stark ist (während die giftigen Gase und Dämpfe der ersten Gruppe, weil sie wegen ihrer Reizwirkungen meistens nicht solange eingeatmet werden, in ihrer allgemeinen Giftwirkung nicht in den Vordergrund treten, wird die zweite Gruppe, ohne Warnung oft längere Zeit in schwer giftigen, tödlichen Dosen eingeatmet [Typus Kohlenoxyd, aber auch Arsenwasserstoff, organische flüchtige Arsenverbindungen analog den organischen Bleiverbindungen usw.]).

Diese allgemeinen Wirkungen haben dadurch ihre Besonderheit und direkte Wirkung, daß die Gifte von der Lunge aus direkt ins linke Herz kommen, ohne daß diese Substanzen vorher, wie bei der Resorption durch den Darm, das große Giftfilter der Leber passieren.

Gerade diese letztere Gruppe ist besonders verhängnisvoll, weil die Arbeiter die Gefahr nicht spüren resp. weil andere Gerüche, die sie im Betriebe ohne weiteres ertragen müssen, manchmal viel unbequemer und unangenehmer sind als die schwer giftigen. Auch sind Situationen sehr häufig, in welchen die Arbeiter Gemische verschiedener giftiger Gase einatmen und irgendein übelriechendes unschädliches Gas oder einen Dampf anklagen. Die nichtgeübten Ärzte vergessen die Komplikationen der heutigen technischen Einrichtungen und deren Wandel sehr oft.

c) Schwierigkeiten des *Nachweises und die Nachweismethoden* (soweit der Arzt mitarbeitet).

Giftige Gase und Dämpfe haben gewerbehygienisch deshalb eine ganz besondere Stellung, weil der Nachweis der Herkunft des Giftes häufig sehr kompliziert ist, sehr oft schwierig, die Substanz flüchtig, nicht aufdringlich. Der Nachweis des Giftes oder der Giftkombinationen durch die bloß klinische Analyse ohne Kenntnis des Milieus ist in vielen Fällen nicht möglich (Kombinationen, die immer häufiger werden). Und doch ist der *Beweis der Existenz der giftigen Substanz im Arbeitsmilieu erst der Abschluß der Diagnose* und ist unbedingt zu erstreben für die *rechtlichen Konsequenzen* (Versicherungsfragen, Entschädigungsfragen). Der Schutz gegen weitere Vergiftungen, die Prophylaxe, ist nur möglich auf Grund des Nachweises der gesamten Kausalkette bis zum Entstehungsort, Menge und Weg.

Die *Ursprungsorte* der giftigen Gase sind häufig große Reservoire, Röhrensysteme, Gasometer, Bomben, die unvermerkt an einer Stelle undicht werden. Der Austritt erfolgt langsam, die Konzentration nimmt langsam und häufig unvermerkt zu. Bei sehr großen Mengen bleibt die Gefahr nach den ersten Vergiftungen weiter bestehen, kann aber oft leicht gefunden werden; in anderen Fällen läuft das giftige Gas aus, und die Quellen sind manchmal nicht mehr nachzuweisen.

Den Ursprungsort giftiger Gase bilden auch die Betriebsstörungen (Zerschlagen von Salpetersäureflaschen, Zutritt von Salpetersäure zu Metallen und organischem Material).

Quellen vieler Gasvergiftungen oder Vergiftungen durch giftige Gase sind heute die Motoren, Benzinmotoren (speziell Kohlenoxyd, evtl. giftige Zusätze, Verstärke- und Zersetzungsprodukte). Dann die Sprenggase: Fast alle Sprengstoffe, die bekannt sind, vor allem alle kohlenstoffhaltigen, geben giftige Abgase. Sprenggase, die hauptsächlich bei Mangel an Ventilation (Arbeiten unter Tag) gefährlich sind. Die Zusammensetzung variiert stark, je nach dem Explosionsdruck und der Zusammensetzung.

Tabelle über die Wirkungen reizender und giftiger Gase und Dämpfe hauptsächlich nach Lehmann in Milligramm pro Liter und nach einer Zusammenstellung der neuen Resultate von Hess, nach eigenen Versuchen und Kampfgasliteratur.

Name	Seite	Sofort tödlich	In $^1/_2$—1 Stunde sofort oder später tödlich	Nach Hess $^1/_2$—1 Stunde lebensgefährliche Erkrankung	$^1/_2$—1 Stunde erträglich ohne sofortige oder spätere Folgen	Nach Hess mehrstündiger Einwirkung minimal wirken	6 Stunden ohne wesentliche Symptome
hlor	321	2,5	0,1 —0,15	0,04—0,06	0,01	0,001	0,003—0,005
rom	324	3,5	0,22	0,04—0,06	0,022	0,001	0,005
alzsäure	321	—	1,84—2,6	1,5 —2,0	0,6 —0,13	0,01	0,013
chweflige Säure . . .	327	—	1,4 —1,7	0,4 —0,5	0,17—0,64	0,02—0,03	0,06—0,1
mmoniak	326	—	1,5 —2,7	2,5 —4,5	0,18	0,1	0,06
chwefelwasserstoff . .	326	1,2—2,8	0,6 —0,84	0,5 —0,7	0,24—0,36	0,1 —0,15	0,12—0,18
itrosegase	325	—	—	—	—	—	—
alpetersäure	325	—	0,6 —1,0	—	0,2 —0,4	—	(0,2)
alpetrige Säure . . .	325	—	—	—	—	—	—
lausäure	316	0,3	0,12—0,15	0,12—0,15	0,05—0,06	0,02—0,04	0,02 (0,04
rsenwasserstoff . . .	315	5,0	0,05	0,02	0,02	0,01	0,01
hosphorwasserstoff .	343	—	0,56—0,84	0,4 —0,6	0,14—0,26	0,01 (in 6 Stunden noch tödlich)	—
ohlensäure	351	4,5	90—120	60—80	60—70	20—30	30—45
ohlenoxyd	343	—	—	—	—	—	—
Rauch 0,1—0,5% .	344	—	—	—	—	—	—
Leuchtgas 5—10% .	344	—	2—3	2,3	0,5—1,0	0,2	0,1
Generatorgas 24% .	344	—	—	—	—	—	—
Sprenggas 30—60%	344	—	—	—	—	—	—
hosgen	322	—	0,02—0,1	0,005	—	—	—
etrachlorkohlenstoff .	328	—	400—500	150—200	60—80	10	60
chwefelkohlenstoff . .	328	—	15	10—12	3—5	1—1,2	1,5—2,6

Die Quellen der giftigen Gase und Dämpfe sind oft leicht, oft schwer zu finden, müssen aber in Zusammenarbeit mit der Technik mit allen Mitteln gesucht werden (Prophylaxe, Recht). In vielen Fällen können die Techniker Auskunft geben; in anderen Fällen, speziell bei Nebenprodukten, Abgasen, Folgen verunreinigter Rohprodukte, Betriebsstörungen, Giftwirkungen, speziell bei Putzarbeiten und Reparaturen, ist der Arzt in erster Linie auf die klinische Analyse des Falles angewiesen, und das charakteristische Gift wird oft erst später durch eine systematisch technisch-chemische Untersuchung des Milieus gefunden und festgestellt.

Für die *Erforschung der Quellen und der Herkunft*, des Weges zum Körper sind die *Prinzipien der Physik, der Chemie und physikalischen Chemie* in erster Linie zu beachten (*Flüchtigkeit, spezifisches Gewicht, Temperaturverhältnisse, Luftbewegung, Größe der verdunstenden Fläche, Richtung eines Luft- oder Dampfstrahles bei Röhrenbrüchen*, welche die Verteilung und die *Konzentrationsverhältnisse für bestimmte Zeitabschnitte zureichend rekonstruieren lassen*).

Flüchtige Gase, Nebel, Dämpfe werden hier in einer Tabelle zusammengestellt. Es muß aber darauf verwiesen werden, daß eine sehr große Zahl der flüchtigen Zwischenprodukte, speziell die vielen anorganischen substituierten Lösungsmittel der modernen Technik, der chemischen Technik (Lackfabrikation, Putzmittel, Wäschereien, Färbereien), in diesem Abschnitt nicht angeführt werden (vgl. Kapitel KOELSCH).

Es gibt nur wenige Stoffe, die in verschiedenen Formen aufgenommen werden, sowohl als a) feste Körper; als Staub, durch die Atmung, durch die schmutzigen Hände in den Mund: b) als flüssige Körper; c) durch Dampf und einzelne percutan, besonders die Verbindungen mit organischen Radikalen (doch sind die giftigsten Substanzen der Gewerbe heute nicht die organischen Verbindungen der Metalloide, sondern die organischen Verbindungen der Metalle, speziell die organischen Quecksilber- und Bleiverbindungen).

Die Vergiftungen durch gasförmige Gifte nehmen in der Technik außerordentlich zu und betragen ca. 80% aller Vergiftungen, die wir zu sehen bekommen; also eine ganz wesentliche Umstellung der allgemeinen Vorstellung über die Vergiftungsursachen ist notwendig.

Gerade bei der Vergiftung durch Nichtmetalle zeigt die Erfahrung, daß eine sehr große Zahl von giftigen Gasen wenig beachtete, technisch entweder gar nicht verwendete oder nur selten verwendete *Nebenprodukte* sind, sei es nun infolge von Verunreinigung der Rohprodukte (As, P) oder infolge von abnormalen Vorgängen im Betrieb oder infolge von kurzen Betriebsstörungen (wie Folgen von Undichtigkeiten von Röhren, Gefäßen, Manometern, Bomben; Kühlmaschinen und anderen maschinellen Einrichtungen mit Gasen unter Druck).

Die Besonderheit und das Außergwöhnliche der Gefahr der gasförmigen Stoffe besteht nun darin, daß durch eine oder mehrere Vergiftungen die Giftquelle meist nicht erschöpft ist, daß die Vergiftungsquelle weiter besteht, ja bestehen muß, wenn man nicht aus der kausalen Diagnose die Quelle sucht und auf Grund der Feststellung der Art, der Herkunft und des Weges der giftigen Substanz diese Gefahrquelle abstellt. (Serienvergiftungen von 6, ja 30 und mehr Fällen infolge Verkennung der Ursache der Vergiftung durch ein gasförmiges Gift gehören nicht zu den Seltenheiten, nur werden sie meist verschwiegen.)

In diesem Zusammenhange mit den Vergiftungsursachen in Form von gasförmigen Nebenprodukten, Abfallprodukten, sich verflüchtigenden Substanzen, wie Lösungsmittel usw., dem Entstehen gasförmiger Produkte, Phosphorwasserstoff, Arsenwasserstoff, bei Wasserstoffentwicklung zur Reinigung mit Säure, ist ganz besonders zu beachten, daß in einer überraschend großen Zahl von Fällen — insofern man Gelegenheit hat, alle Umstände chemisch systematisch zu untersuchen — es sich immer mehr ergibt, daß die Vergiftungen einerseits eine große Variabilität zeigen in ihren Erscheinungsformen, und daß andererseits die eingeatmeten, körperfremden, gefährlichen Substanzen meist in variablen Gemischen vorliegen, selten rein. Fast immer konkurriert gleichzeitig noch eine Veränderung der Sauerstoffkonzentration, der Kohlensäurekonzentration in der gleichen Luft, ferner kommt Phosphorwasserstoff fast immer mit Arsenwasserstoff oder auch anderen flüchtigen Wasserstoffen, die nicht indifferent sind, vor. Bei Synthesen, in denen anorganische Metalloide eine Rolle spielen, müssen wir immer und immer wieder bei Vergiftungen an solche Nebenprodukte denken. (Flüchtige Arsenverbindungen sind sehr häufig.)

Ich sah eine große Zahl von Fällen, wo ich entgegen der Idee der Techniker sehr bald flüchtige Nebenprodukte vermutete, deren Existenz man erst nicht gelten lassen wollte, die sich aber fast immer haben finden lassen.

Die Tatsache, daß gerade viele gefährliche Metalloidverbindungen nur Nebenprodukte und Abfallprodukte nach Art und Menge sind, die man nicht voraussieht, nicht mißt, ergibt die Notwendigkeit, daß solche Substanzen, speziell flüchtige Substanzen, in Gemischen variabler Zusammensetzung auftreten, deren Zusammensetzung man *nachher* oft nicht mehr rekonstruieren kann, so daß solche Vergiftungsdiagnosen im Sinne des Quantitativen lückenhaft bleiben auch bei der besten wissenschaftlichen Methodik.

Andererseits wird viel zuwenig beachtet, daß die Vergiftungen durch die *gleichzeitig nebeneinander oder bald nacheinander wirkenden verschiedenartigen giftigen Stoffe* Krankheitsbilder erzeugen werden, die nach der Lehrbuchsymptomatologie keinem der erkannten Gifte entsprechen, die infolgedessen — weil man von einem chemischen Körper ein ganz evidentes, bestimmtes, immer gleiches Krankheitsbild verlangt und nur dann eine Diagnose zu machen wagt — fast immer übersehen werden resp. für irgendeine Krankheit unklarer Art oder als eine besondere durch die Symptome auffallende Organerkrankung erklärt werden. Bei diesen Überlegungen bleibt man auf der Stufe der pathologischen Anatomie oder Symptomatologie stehen und bei einer symptomatischen Therapie, ohne auch nur an die Möglichkeit zu denken, daß hier eine Vergiftung durch die „Industrie“- resp. außergewöhnliche, unbeachtete variable Gemische von Industrieprodukten vorliege.

Das ist in jedem Staat, der sich gesetzlich der gewerblichen Vergiftungen annimmt, besonders verhängnisvoll, weil die Statistik dann ein ganz falsches Bild gibt.

Wasserstoff.

Reiner Wasserstoff ist selbstverständlich nicht giftig resp. nur so weit schädlich, als er den Sauerstoff verdrängt. Wo Wasserstoff aus Zink und Schwefelsäure oder Salzsäure entwickelt wird, entsteht fast immer Arsenwasserstoff. (Durch das Reinigen und Befreien vom Arsenik würden die technischen Säuren natürlich kolossal verteuert. Es wurden in Salzsäure 0,24%, in Schwefelsäure bis 1,2 bis 1,6% Arsen nachgewiesen. Neben Arsenwasserstoff ist der künstliche Wasserstoff häufig mit Antimonwasserstoff, Phosphorwasserstoff, auch Schwefelwasserstoff verunreinigt.)

Bei allen technischen Verfahren, in denen die Reduktionen mit Zinkstaub gemacht werden, der sehr häufig Arsenik enthält und wo Verunreinigungen des Wasserstoffes mit Arsenwasserstoff nicht stören, muß man bei Auftreten starker Übelkeit, Niedergeschlagenheit, Schwindel, gelblichem Aussehen, Angstgefühl, speziell schwarzblutigem Harn, Schwäche, an Arsenwasserstoffwirkung denken, auf alle Fälle wenn sich Hämoglobinurie einstellt, evtl. mit Krämpfen (vgl. Arsenwasserstoff und Phosphorwasserstoff; [Stickstoff und Sauerstoff spielen keine Rolle als technische Gifte]).

Sauerstoff, O_2.

An Vergiftungssymptomen nimmt Sauerstoff in 2 Formen Anteil:

Bei vermindertem Partialdruck, wenn die Sauerstoffkonzentration von 21% auf 17 und 16% sinkt, sei es durch Absorption oder durch Verdünnung durch indifferente Gase. Wenn die Kohlensäure auf mehrere Prozent steigt, tritt schon Unruhe, Angst, Erstickungssymptome bei ca. 20% Sauerstoff auf.

Akute Vergiftungen mit sehr schneller Bewußtlosigkeit sind häufig Kombinationen von Sauerstoffmangel, Kohlensäureüberschuß. Mitwirkung anderer gasförmiger Gifte.

Ozon, O_3, wirkt in geringen Konzentrationen reizend auf Atmungsorgane und Augen und bewirkt (allgemeine) starke Müdigkeit. 0,001—0,006 mg pro Liter. 0,01 mg pro Liter ist für kleine Tiere tödlich in einigen Stunden (ausgedehnte Lungenblutungen; LEHMANN).

Technisch spielt Ozon kaum eine Rolle. In elektrischen Versuchslaboratorien und wo viele elektrische Funken auftreten entstehen neben Ozon Stickoxyde, die gefährlicher sind (s. dort).

Die Alkalien.

Die Alkalien in fester und flüssiger Form sind gewerbehygienisch wichtig, weil sie lokal ätzen. Die Ätzwirkung wird durch Temperaturerhöhung stark beschleunigt.

Ätznatron, Kali, gebrannter Kalk in Substanz ätzen und entwickeln Hitze bei Berührung mit Feuchtigkeit. Verdünnte Laugen sind für die Haut nur bei längerer Einwirkung und hauptsächlich erwärmt reizend (starke individuelle Differenzen).

Arbeitsgebiete, in denen Schädigungen der Haut durch Alkalien beachtet werden müssen: alle Fabrikationen, in denen Soda und Laugen verwendet werden; bei der Herstellung von Cyankali und Cyannatrium; Erkrankung bei Arbeiten mit Zement, Kalk.

Calciumcarbid, carbidhaltiges Cyanamid wirken auf Schleimhäute und auf die Augen ätzend durch Entstehung von Ätzkalk unter starker Erwärmung.

Thomasschlacke enthält neben phosphorsaurem Kalk auch Ätzkalk.

Der nicht verstaubende, gelöschte Kalk ist kalt, nur bei längerer Einwirkung ätzend.

Einleitung von Chlor in gelöschten Kalk zur Herstellung von Chlorkalk.

Die Alkalien sind sehr häufig unrein oder sind mit anderen Verbindungen vermischt in der Technik, welche in Anwesenheit von Säurenwasser giftige, gasförmige Nebenprodukte abgeben.

Arsenwasserstoff, Phosphorwasserstoff, Schwefelwasserstoff, Blausäure.

(Calciumcarbid vgl. Acetylen.)

Barium. Alle Bariumsalze sind giftig mit Ausnahme von schwefelsaurem Barium, das unlöslich ist.

Verwechslungen sind der Hauptgrund von Vergiftungen.

Die Anwendung der Bariumsalze nimmt zu. Verwendung in Spezialpräparaten. Verhütung der Kesselsteine, Bariumsuperoxyd als Bleichmittel in einigen Strohindustrien, Zusatz von Bariumsalzen zu Stärkemehl, salpetersaurem Barium in der Feuerwerkerei, Enthaarungsmittel.

Es wurde gelegentlich neben Strontium in der Zuckerfabrikation verwendet.

Symptome: Bei mehreren Gramm Erbrechen, Durchfall, oft nur mäßige Leibschmerzen; Herzsymptome variieren. Manchmal sehr schnell schlechter Puls, oft Arhythmien, Extrasystolen; Blutdruckerhöhung nur vorübergehend, später Lähmungserscheinungen mit Krämpfen, häufig in den Beinen beginnend. Bewußtsein und Sensibilität sind lange erhalten. Der Tod erfolgt meist nach etwa 6—24 Stunden, wenn nicht die Hauptmasse erbrochen wird, d. h. wenn mehrere Gramm resorbiert werden.

Die meisten Todesfälle kamen bei mindestens 2—10 g zur Wirkung.

In einzelnen Fällen schon bei mindestens einigen Dezigrammen.

Therapie: Lebensrettend ist der Genuß von Sulfaten, Bitterwässern und Abführmitteln, evtl. intravenöse Injektion von 2—3 proz. Natriumsulfatlösung in wiederholten Dosen bis zu 20—50 g.

Ammoniak.

Ammoniak macht meistens lokale Wirkungen beim Einatmen; wegen der starken Reizung wird es leicht vermieden.

Vorkommen: In Gaswerken (Ammoniakwasser), chemischen Fabriken, neuerdings in einer großen Zahl von Eismaschinen resp. Kühlanlagen. Es wird auch verwendet in Bleichereien, Druckereien, speziell Kattundruckereien, im Ammoniak-Sodaverfahren.

Eigenschaften: Ein stark reizendes, Brennen und Stechen erzeugendes Gas. Schon 0,1—0,2 mg pro Liter erzeugen Reizzustände der Augen.

Die meisten gewerblichen Vergiftungen erfolgen durch Platzen von Röhren. Dadurch können lokal starke Giftkonzentrationen entstehen: starke Verätzungen der Augenschleimhäute, Verätzungen des Nasen- und Rachenraumes, Verätzung des Kehlkopfeinganges. Glottisödem. Sekundäre Zustände wie akutes Lungenödem oder infektiöse Bronchitis bei Aufnahme großer Mengen (speziell wenn Arbeiter eingeklemmt werden, wie bei Einstürzen, wo gleichzeitig Kältemaschinen undicht werden). Es treten nach den ersten Reizerscheinungen bald Krämpfe und Bewußtlosigkeit ein als Folge der Allgemeinwirkung.

Halogene, Halogenverbindungen der stark sauren und der sauren Dämpfe.

Chlor, Chlorverbindungen.

Chlor ist ein lokal sehr reizendes Gas; schon 0,01% wirkt in 1—2 Stunden ätzend auf die Schleimhäute, 0,0015% erzeugt Entzündung bei längerem Einatmen, 0,0001% reizt bereits empfindliche Menschen, 0,05% erzeugen Verätzungen und Pseudomembrane. Schon geringe Konzentrationen machen Reizsymptome in Hals, Schlund, Stechen auf der Brust, reflektorischen Atemstillstand, Angstzustand, Erstickungsanfälle. Es folgt dann während des Hustens starkes Kopfweh.

Charakteristisch ist, daß nach Einatmung von reizenden Chlormengen längere Zeit das Atmen nur ganz oberflächlich möglich ist. Bei größeren Chlormengen kann merkwürdig schnell Bewußtlosigkeit und Tod eintreten. Bei nicht sehr schweren Vergiftungen hält der Angstzustand, die Atmungsbeklemmung, das Stechen auf der Brust einige Stunden an. Dann treten starke Katarrherscheinungen auf, relativ selten Lungenödem.

Tatsache ist, daß die Arbeiter sich etwas an Chlor gewöhnen.

Vergiftungsgelegenheiten: In der Technik erfolgen Vergiftungen hauptsächlich bei der Kochsalzelektrolyse, in den Chlorkalkkammern, Chlorkalktransport, bei dem Loslösen von Zinn, auch dem von Blechabfällen, nach dem Goldschmidtverfahren, auch bei der Herstellung von Methylen, Chloräthyl, Chlormethyl, bei der Chlorierung organischer Substanzen überhaupt, in der Farbindustrie, bei Herstellung von modernen Lösungsmitteln.

Das Chlor ist ein schweres Gas und kann sich in tiefen Abschnitten und Gruben ansammeln.

Chlorvergiftungen kommen gelegentlich vor durch komprimiertes Chlor, Chlorbomben, Schlauchbrüche (wir sahen Vergiftungen infolge von Durchfressen der Ventile mit Flammenerscheinungen, durch Abbrennen der Ventile); natürlich auch beim Zerschlagen von Gefäßen, z. B. mit Chlorwasser gefüllt (Eau de Javelle).

Gasförmige Salzsäure.

Chlorwasserstoff, Salzsäure, ist ebenfalls flüchtig, macht ähnliche Erscheinungen wie Chlor, aber erst in viel höheren Konzentrationen. Auch eine Angewöhnung an diese Reize erfolgt auffällig weitgehend; 0,05‰ reizen schon, 0,1‰ wirken giftig, von 0,5‰ an treten schon schwere Erscheinungen auf.

Chlorwasserstoff entwickelt sich beim Metallbeizen mit konzentrierter Salzsäure. Kautschukvulkanisierung mit Chlorschwefel, bei Hüttenverfahren, bei der sog. chlorierenden Röstung, gelegentlich bei der Herstellung von Kunstdünger, beim sog. Carbonisieren der Gewebe.

Symptome: Akute Wirkungen, Reizungen von Nase, Rachen, Kehlkopf, länger dauernde Katarrhe, bei starken Konzentrationen auch Bluthusten. In einzelnen Fällen besonders starke Entzündung der Augen, sogar Hornhauttrübung. Bei chronischer Aufnahme Verätzung der Nasenscheidewand, sogar Durchlöcherung analog wie bei Chromat, Arsenikwirkung und gelegentlich Cocain.

Nur bei ganz frischen Vergiftungen hat Sprayen verdünnter Carbonatlösung einen Sinn, weil die Umsetzung sehr schnell erfolgt.

Das Chlor gibt eine große Zahl von Verbindungen, deren Giftigkeit durch das Chlor bedingt ist. Die Chloroxyde, Chlormonoxyde, Chlordioxyd sind sehr giftig (auch explosiv).

Lokale Reizung und Störung im Nervensystem. Die Leute sind auch sehr empfindlich gegen alkoholische Getränke (vgl. Cyanamid, Chlorschwefel, Schwefelchlorür, ein sehr stark reizender Körper, ätzend; Chlorstickstoff, stark giftig, auch sehr explosiv, reizt anfangs sehr wenig). Nach einiger Zeit (Stunden) starker Schmerz auf der Brust, mit starker Rötung und Reizung der Luftwege und sehr langsamer Heilung.

Phosgen. Das Chlorkohlenoxyd.

Es wirkt schon bei geringen Konzentrationen reizend, gelangt aber doch tief in die Lungen hinein. Es zerfällt weniger schnell als die meisten Säurechloride, hat deshalb auch allgemeine Wirkung. Die schweren Symptome beginnen meist erst nach Stunden: Atembeklemmung, Übelkeit, Kraftlosigkeit, Schwindelgefühl, Cyanose, Blutdrucksenkung, blutiger, dünnflüssiger Auswurf, Lungenödem.

Das Phosgen wird in der Technik sehr umfassend verwendet, auch als Kriegsgift, als Ausgangsprodukt der Harnstoffderivate. Vergiftungen durch undichte Bomben. Schwere Vergiftungen entstehen, wenn solche Bomben, die nicht ganz geleert sind, als altes Eisen verkauft werden und ahnungslos zerschlagen werden.

Phosgen oder Dichlorkohlenoxyd entsteht überall da, wo auf Kohlenmonoxyd Chlor einwirkt durch direkte Addition. Es wird hergestellt als Ausgangsprodukt der Harnstoffderivate, so zu Farbstoffen; es ist das bekannteste Kriegsgift. Phosgen wird in Bomben transportiert.

Die meisten Vergifteten gehen sehr schnell zugrunde an Blutdrucksenkung, an Lungenödem; andere bekommen Infektionen in den Lungen; es besteht Neigung zu Thrombosen, in einzelnen Fällen Leberstörungen mit Ikterus.

Wenn das akute Stadium überwunden ist, haben wir es oft monate- und jahrelang mit asthmatischen Zuständen zu tun oder gelegentlich auch mit interstitiellen Wucherungen und emphysematischen Beschwerden.

Therapie (s. nitrose Gase bei Lungenödem): Absolute Ruhe, kein Transport, warmes Zimmer, Wärme, Zuführung feuchter Luft, Dämpfe, Sprayen. Alkalien schädigen meist mehr. Bei drohendem Lungenödem wird von FRIEDRICH VON MÜLLER ca. 500 ccm an verschiedenen Stellen subcutan zu injizierende 5proz. Calciumchloridlösung empfohlen.

Bei Cyanose, schon bestehendem Lungenödem Aderlaß 300—500 ccm. Endovenöse Injektion von stark hypertonischer Traubenzuckerlösung, langsames Einfließenlassen von 300—500 ccm 20proz. steriler Traubenzuckerlösung, mit gleichzeitiger Beigabe von Digitalis. Coffein wirkt in solchen Fällen sicher nur ganz vorübergehend. Hypertonische Natriumchloridkonzentrationen bewirken eher eine Neigung zu weiterer Steigerung des Lungenödems.

Chlorwirkungen haben noch die Säurechloride, Oxalylchlorid, Chlorameisensäureester (Chlorkohlensäureester, Chlormethyl, Chloroformiat, Trichlormethylformiat, Trichlormethylchlorformiat, Superpalit, Diphosgen).

Fluor, Fluorwasserstoff, Fluorverbindungen.

Die wasserlöslichen Fluorverbindungen sind Gifte, die lokal reizen und die hauptsächlich durch Calciumausfällung in höheren Dosen stark allgemeine Gifte sind.

Daß die Fluorverbindungen Plasmagifte sind, gehört zum Anerkanntesten. Für den Menschen sind jedoch erst Dosen von 5—10 g tödlich. Der Verlauf der Vergiftung ist äußerst ungleich: Tod in 10—15 Minuten, in einzelnen Fällen in mehreren Tagen, bis in 15 Tagen.

(Die Inhalation von *Flußsäure* war lange Zeit in der Tuberkulosetherapie eingeführt und wird immer und immer wieder versucht.)

Ronzani stellte fest, daß 0,2—0,45 mg pro Liter Luft in kurzer Zeit (Stunden) tötet. 0,01 mg pro Liter, also ca. 1 : 100 000, macht noch Reizsymptome und zeigt im Experiment schädigende Wirkungen.

Fluor wirkt konzentriert sehr heftig, macht aber auch eine Art Anästhesie (stärker als nitrose Gase), so daß giftige Dosen aufgenommen werden können.

Fluorwasserstoffsäure, Flußsäure, wirkt auch auf die äußere Haut (weiße Flecken, bald ein starkes Beißen im Laufe von Stunden, Blasenbildung, Zerstörung der Epidermis, sehr starke Schmerzen, sekundäre Eiterungen). Inhalation erzeugt ebenfalls in größeren Mengen schwere Katarrhe, wirkt aber auch allgemein giftig, viel giftiger als Salzsäuredämpfe. Kieselfluorwasserstoffsäure hat ähnliche Eigenschaften wie Flußsäure: wässerige Lösung als Desinfektionsmittel im Handel unter dem Markenschutz („Montanin").

Technisch kommt hauptsächlich Fluorwasserstoff (FH) und Fluoride in Betracht und Kieselfluorwasserstoffsäure, die sich mit Wasser ebenfalls umsetzt. (Die dem Tetrakohlenstoff analoge Verbindung „Tetrafluorkohlenstoff" entsteht selten und in sehr geringen Mengen, zersetzt sich mit Wasser nicht und ist offenbar in den vorkommenden Mengen nicht giftig [nicht giftiger als gleiche kleine Konzentrationen Tetrachlorkohlenstoff].)

Verwendungsgebiet: Fluorsilicium und seine Präparate werden zu *Desinfektionszwecken* verwendet, speziell im Brauereigewerbe (Montanin). Dann werden Siliciumfluoride heute als Grundlage von säurefesten Anstrichen zusammen mit Zement verwendet. Fluorverbindungen haben in letzter Zeit im landwirtschaftlichen Betriebe, aber auch in der Technik, zu Vergiftungen geführt, weil sie als *Parasitenmittel* verwendet werden, deren Giftigkeit für den Menschen man infolge der Reklame stark unterschätzt.

Als *Nebenprodukte* treten Fluorverbindungen überall da auf, wo starke Säuren mit fluorhaltigen Verbindungen zusammenkommen: Phosphorsäureverbindungen, die Fluorverbindungen als Verunreinigung enthalten. Bei der Elektrolyse im Kryolithbad entstehen nach neuesten Untersuchungen außerordentlich wenig flüchtige Fluorverbindungen.

Die Vergiftungssymptome durch a) feste oder gelöste Fluorverbindungen; b) flüchtige Fluorverbindungen, speziell Fluorwasserstoff.

Die Gefahr besteht hauptsächlich in den Superphosphatfabriken und bei der Glasätzerei (die nun im großen Umfange durch andere Techniken ersetzt sind).

Fluornatrium als *Konservierungsmittel* für Gemüse, Weine, Butter war regionenweise ausgedehnt verwendet worden. (Es wird oft mit einem erlaubten, leicht nachweisbaren Konservierungsmittel gemischt, von dem dann mit Fluor zusammen nur geringe Mengen notwendig sind; der erlaubte Stoff wird als Konservierungsmittel angegeben, auch von Chemikern gefunden, und die kleinen Mengen Fluor werden übersehen; es wird eben auch gar nicht danach gesucht.) Fluor hat für bestimmte unlautere Techniken und für den Zwischenhändler geradezu ideale Eigenschaften: Es ist sehr billig, sehr wenig auffällig, schwer nachzuweisen resp. leicht verdeckbar; man denkt nicht an das Fluor. Deshalb konnte dieses an sich schwere Gift bis zum Auftreten von zufälligen schweren Unglücksfällen durch Versehen sich als geheimes Konservierungsmittel in verschiedenen Staaten lange halten.

Fluoride sind auch im Handel als Geheimmittel, sogar als Konservensalze „Crysolin“, „Salufer“; sie wurden verwendet zur Konservierung von Fleisch, „Remarcol“ zur Konservierung von Wein gebraucht. Unter dem Namen „Buttersalz“ sind viele fluorhaltigen Verbindungen im Handel als Konservierungsmittel für Butter, speziell weil Fluorverbindungen die Eigenschaft haben, in den großen Verdünnungen keinen besonderen Geschmack zu haben.

In der zahnärztlichen Praxis sind die Fluorverbindungen als zahnsteinlösendes Mittel bekannt unter einer Reihe von Phantasienamen.

Nachdem Phosphor, Arsen, Strychnin usw. schwer zugänglich geworden waren, hat der Zwischenhandel Parasitenmittel gesucht, die nicht verboten waren. In erster Linie *Bariumverbindungen* und *Fluorverbindungen*, die billig und in großen Mengen zugänglich waren.

Fluorverbindungen sind als weiße Pulver im Handel als Mittel gegen Käfer und andere Insekten, „Orwin“ und „Eru“ und vor allem als „Montanin“, das in großen Mengen im Handel ist und zum Teil zu noch ganz unbekannten Zwecken verwendet wird.

Die *schwierige Nachweisbarkeit des Fluors* einerseits, die Verwendung des Fluors in der Tuberkulosetherapie, das Vorkommen von Fluor im Karlsbader Wasser hat eine genau ausgebildete Kenntnis der toxischen Fluorwirkungen verhindert, trotzdem die Aufnahme von Fluor ins Blut in größeren Dosen eine ausgesprochene Vergiftung ist, zur Hauptsache offenbar aber Calciumentzugswirkung.

Die *Symptome* sind: Würgen, Übelkeit, starkes Brechen, blutiges Brechen und blutige Diarrhöen, allgemeine Contractur, sehr bald schlechter, schneller Puls.

Ein Fall, den ich auswärts zu begutachten hatte, zeigte folgende Symptome: außerordentlich starkes Erbrechen, schokoladeartiges Erbrechen. Wenig Durchfall (Epithelfetzen abgestoßen). Leicht blutiger Magen- und Darminhalt erbrochen (entsprechend Quellung der Magen- und Darmschleimhaut bei der Sektion). Starkes Durstgefühl, Krämpfe, Tod nach ungefähr 1 Stunde bei schnell eintretendem, schlechtem Puls.

Fälle mit Heilung habe ich nicht gesehen. Dieses Jahr wurden aus verschiedenen Städten eine ganze Reihe von tödlichen Vergiftungen durch Fluorpräparate bekanntgegeben, die höchstwahrscheinlich früher einfach übersehen worden sind.

Es ist nun eine Tatsache, daß die brutalen, bedrohenden Symptome, Brechen, Blutbrechen, Leibschmerzen, flüssiger Stuhl, bei bald einsetzenden Herzstörungen und geringen Bewußtseinsstörungen bei einer großen Zahl von Giften, die heute als technische Gifte in Betracht kommen, gerade in den bedrohlichen Krankheitsstadien sehr ähnlich sind, so die Wirkungen von Arsenik, Fluoriden, Bariumsalzen, auch Quecksilbersalze und Kupferverbindungen in großen Dosen, ebenso Oxalsäure und Oxalsäureverbindungen.

Alle diese Stoffe verraten sich nicht durch auffälligen Geruch. Phosphor nur in größeren Dosen, Carbolsäure, Lysol usw. und andere Gifte verraten sich (gewissermaßen durch die Verdunstung isoliert) in der Luft durch ihren Geruch.

Therapie: Die einzige kausale Therapie ist der Calciumersatz, analog auch bei Oxalsäurevergiftung. Calciumzufuhr speziell endovenös bei sicherer Diagnose ($CaCl_2$ subcutan höchstens 1%, macht sonst Nekrosen).

Anmerkung: Im Gegensatz z. B. zum Arsenik ist Fluor schwerer nachzuweisen, die Methoden sind erst neuerdings ausgebaut worden.

Brom und Jod.

Brom, eine schwere braune Flüssigkeit, gibt sehr stark reizende Dämpfe. Bromsalze führen technisch sehr selten zu Vergiftungen. Gefährlich sind hauptsächlich die Dämpfe von Brommethyl (s. d.).

Jod gibt reizende Dämpfe, trotzdem er ein fester kristallisierter Körper ist. Gefährlicher sind die Jodalkylverbindungen (s. d.).

Stickoxyde. „Nitrose Gase.“

Eine sehr häufige Vergiftung chronischer, vor allem akuter Art ist die Vergiftung durch *nitrose Gase* (d. h. die verschiedenen Oxydationsstufen des Stickstoffes), in einzelnen Fällen (Gelbbrennen, Décapage) auch vermischt mit anderen flüchtigen Verbindungen.

Hauptvorkommen: Oxydation des Luftstickstoffes im Flammenbogen (Salpetersäurefabriken) in chemischen Fabriken, Nitrierarbeiten — Pikrinsäure, Anilinfarben, Sprengstoffe, Celluloidfabriken — Gelbbeizen: in sehr vielen Metallindustrien — speziell Messing-Kupfergegenstände — Vorbereitungen zur Galvanoplastik: Schwefelsäurefabriken.

Relativ häufig sind akute Vergiftungen infolge von Betriebsstörungen (Störungen der Ventilation bei Unterbrechung des elektrischen Stromes), Bruch von Salpetersäureflaschen, wenn sich die Salpetersäure auf organisches Material ergießt oder auf Metalle und sich dadurch die rotbraunen Dämpfe der nitrosen Gase entwickeln, wenn die Salpetersäure auf Holz, Sägemehl, Leder, Kleider, Papier, Metallsplitter kommt. Ferner in der Sprengstoffindustrie, Farbstoffindustrie und Superphosphatindustrie.

Die *Symptome:* Bei *höheren* Konzentrationen tritt *sofort* Reiz von seiten der Atmung auf: Husten, Stechen auf der Brust, im Rachen, oft auch Erbrechen; bei *geringen* Konzentrationen und besonders bei indolenten Menschen sind die Reizerscheinungen gering, vor allem, man gewöhnt sich; die Menschen fühlen sich etwas unbehaglich, etwas benommen, können die Arbeit aber weiter ausführen, nach Hause gehen und bekommen erst nach 6—12—24 Stunden flüssigen, gelblichen Auswurf mit Beengung, *Lungenödem.* Mit der Entwicklung des Lungenödems geht parallel: Angstzustand, Erstickungsgefühl, Herzschwäche, kleiner Puls.

Die Erkennung erfolgt meistens durch Angabe der Arbeit oder bei schon Bewußtlosen durch Beachtung der gelben Flecken auf den Fingern, der gelben Färbung der Haare, im Schnurrbart, an der Nase. Diese Erkrankungen und Todesfälle werden häufig falsch interpretiert.

In seltenen Fällen tritt eine Veränderung im Blut ein (Methämoglobin), Herzstörungen, von denen sich die Kranken sehr schwer erholen, manchmal auch Nierenstörungen.

Zu beachten ist, daß die nitrosen Gase keine chemische Einheit sind und z. B. bei Unglücksfällen in chemischen Fabriken, bei Bränden mit anderen gasförmigen Substanzen zusammen eingeatmet werden. Die Folgezustände solcher Vergiftungen sind dann sehr kompliziert (Lehmann, Köhler).

Prophylaxe: Die Prophylaxe hat besonders zu beachten, daß die nitrosen Gase sehr schwer sind, auf den Boden sinken, also nur mit einem sehr scharfen Luftstrom durch einen Aspirationsventilator weggesogen werden können, daß die Ventilationsöffnungen tief liegen müssen, oder daß man z. B. in ganz geschlossenen Apparaten gelbbrennt (Lewin).

Therapie: Ruhe, Wärmezufuhr, Campher, Herzmittel; Beruhigung des Hustenreizes anfangs; bei Lungenödem ist Morphium-Nervin wegen Lähmung des Atemzentrums gefährlich. Hypertonische sterile Traubenzuckerlösung endovenös vermindert Blutviscosität und oft das Lungenödem.

Die Gefahr bei Nitrosengasvergiftung ist namentlich groß, wenn in irgendeinem verschlossenen Nebenraume (wie in Kellerräumen, Abtritten ohne Lüftung) salpetersaure Dämpfe, Nitrosegase, entstehen, besonders wenn die Arbeiter, wie so oft der Fall, diese Gefahren gar nicht kennen, bei Gelbbrennen, aber auch beim Mischen von Nitraten z. B. mit Phosphaten und Säuren und analogen Versuchen, Düngergemische zu machen. Analog sind die Gefahren, wenn fluorhaltige Superphosphate mit stark salpetersäurehaltigen Säuren aufgeschlossen werden.

Schwefel und Schwefelverbindungen.

Der Schwefel in allen Formen, als Pulver, Flocken, Stangen, und die Verbindung von Schwefel mit Metallen sind unschädlich. Sehr verschiedenartig gefährlich sind die bei der Verarbeitung entstehenden Schwefelverbindungen, speziell die flüchtigen: Schwefelwasserstoff, Schwefeldioxyd, Schwefelkohlenstoff, Schwefelchlorür.

Schwefelwasserstoff gehört mit Arsen und Phosphorwasserstoff, Kohlenoxyd und Blausäure zu den giftigsten Gasen. Er hat etwas höheres spezifisches Gewicht als die Luft.

Vorkommen: Schwefelwasserstoff entsteht bei Wirkung von Säuren auf Sulfide (deshalb sind auch Alkalisulfide viel giftiger als andere Alkalisalze; deshalb ist auch Ultramarin giftig — Natriumammoniumsilicat mit Polysulfiden —, weil die Salzsäure des Magens Schwefelwasserstoff entwickelt). Er ist häufig ein Bestandteil des Leuchtgases. Technisch wird er zur Abscheidung von Metallsulfiden in großen Mengen benutzt. Er entsteht in der Technik hauptsächlich in Laboratorien bei Fällung von Metallen, dann auch beim Reinigen der starken Säuren von Arsenik, bei der Verwendung von Polysulfiden (z. B. bei der Ultramarinherstellung), aus unreinem Natriumsulfid. Auch in der Farbstoffindustrie werden Metallzusätze durch Schwefelwasserstoff ausgefällt. Schwefelwasserstoff ist eine verbreitete Gefahr, weil er überall bei Gärung und Zersetzung von schwefelhaltigen resp. organischen Substanzen mit schwefelhaltigen Eiweißkörpern auftritt: in Kanälen, Gruben, Kloaken, Gerbereien, Abdeckereien in sehr variablen Mengen. Bei der Herstellung von Schwefelkohlenstoff und bei der Verwendung (offenbar mehr, als man annimmt) auch in der Kautschuk- und Kunstseidenindustrie. Schwefelwasserstoff kann auch in Fabrikabwässern auftreten, er bildet eine Gefahr bei den Caissonarbeiten im faulenden Morast (Dockarbeiten). Beachtenswert ist die Gefahr bei Exhumationen, besonders bei Massengräbern in den ersten Wochen.

Schwefelwasserstoff kommt vor allem auch vor in Höhlen unter der Erde (Zusammenwirken von Wasser und Schwefelkies), ferner in vielen Schwefelquellen.

Wenn Abwässer von Zellulosefabriken mit Säure zusammenkommen, entwickelt sich Schwefelwasserstoff. Der Schwefelwasserstoff kann für die Caissonarbeiter im gärenden Morast ebenfalls gefährlich werden. Er ist in der Luft auffällig explosibel.

Giftige Dosen: Experimentell zeigt sich, daß Schwefelwasserstoff schon in Dosen von 0,4—0,6 mg pro Liter in einigen Stunden giftig ist; ca. 1 mg pro Liter 1 Stunde lang eingeatmet erzeugt schwere Vergiftungen.

Symptome: Im Vordergrunde steht der Geruch, der einem frisch Eintretenden in einem Raum mit Schwefelwasserstoff schon in ungefähr einem Hundertstel der schweren giftigen Konzentrationen bemerkbar ist. Größere Konzentrationen bewirken metallischen Geschmack im Munde, Speichelfluß, Reizung in den Augen, Tränenfluß, auch Sekretion in den Lungen. Dann tritt gelegentlich Kopfweh ein, Übelkeit, Brechneigung und Brechen, Zittern, manchmal sehr bald Atembeschwerden und Ohnmacht. Bei Konzentrationen von 0,1—0,01% Übelkeit, Brechen, Kopfweh, Schwindelgefühl, Zittern, Atembeschwerden, häufig anschließend Diarrhöen, Koliken, bei längerer Aufnahme des Gases Ohnmacht. Schon 0,01% wirkt schnell tödlich.

(Heute ist zu beachten, daß Verwechslungen von Bariumsulfat mit Bariumsulfid in der Röntgentechnik schon zu schweren kombinierten Vergiftungen geführt hat, indem Bariumsulfid mit der Salzsäure des Magens offenbar zu Schwefelwasserstoff sich entwickelte. In einem Falle, wo Bariumsulfid anstatt Bariumsulfat in den Mastdarm eingespritzt wurde, erfolgten mehr die Bariumvergiftungssymptome.)

Auch Schwefelwasserstoffvergiftungen werden selten diagnostiziert. Die Symptome der per akuten Schwefelwasserstoffwirkung sind: Hinfallen, Übelkeit, nachher starke Darmstörungen und oft medulläre Symptome.

Ich beobachtete einen Vergiftungsfall einer Frau eines Laboratoriumabwartes, die tuberkulös war und außerordentlich viel Übelkeit hatte. Als ich die Frau in ihrer Wohnung besuchte, fiel mir ein eigenartiger Geruch auf. Es stellte sich heraus, daß der Geruch von einer Schwefelwasserstoffkapelle mit schlechtem Abzug kam.

Erwähnt werden muß noch, daß die Leute, die durch die Gase der Fosses d'aisances, der Abtritte, in den Fabrikabwässern umkommen, gewöhnlich nicht an Schwefelwasserstoffvergiftung zugrunde gehen. Man hat in der Praxis Versuche gemacht und diese Gase analysiert. Es stellte sich heraus, daß nur 0,03% Schwefelwasserstoff vorhanden war, dagegen 8—9—10% Kohlenoxyd, oft nur etwa 4% Sauerstoff, 10% Wasserstoff, daneben CH_4-Reduktionsprodukte und Stickstoff. Die Wirkung dieser Gase ist dann eine kombinierte. Mangel an Sauerstoff, sehr hohe Konzentrationen, CO_2. Trotzdem Schwefelwasserstoff ein giftiges Gas ist, ist er bei den Unfällen wie den Kloakengiften nicht der Hauptgrund, weil die Ohnmacht eintritt, ehe er zur Wirkung kommt. Die Leute fallen gewöhnlich, wenn sie in eine solche Atmosphäre kommen, wie Blei hin.

Es ist zu bemerken, daß die Kloakengase selbst höchstvariabler Zusammensetzung sind. Bei ammoniakalischem Geruch haben wir eine andere Wirkung als bei Schwefelwasserstoffgärung, wo meistens noch Kohlensäure und wenig Sauerstoff vorhanden sind.

An diesen brutalen Doppelvergiftungen gehen die Leute vor allem zugrunde.

Schwefelwasserstoff ist auch in Kombination mit sehr viel anderen Gasen, z. B. mit Acetylen, dann beim Leuchtgas.

Die chronische Vergiftung durch Schwefelwasserstoff wird zu wenig beachtet. Die Empfindlichkeit nimmt zu. Ich sah starke Neigung zu Brechen, Appetitstörung, Diarrhöen, Neigung zu Kopfweh und zu Erkältungen in den Respirationsorganen. Es wird auch Pulsverlangsamung angegeben. Häufig ist auch Reizung der Augenbindehaut.

Chronische und subakute Vergiftungen mit Schwefelwasserstoff sind meist kombinierte Wirkungen mit anderen schädlichen Gasen. Kanalarbeiten, Gerbereien.

Nachweis von Schwefelwasserstoff erfolgt, wenn nicht andere Gerüche konkurrieren, leicht durch den Geruch, ferner durch schnelle Schwärzung von feuchtem Bleipapier.

Schwefeldioxyd SO_2.

Schweflige Säure ist ein stechendes und zu Husten reizendes Gas. Es ist schwerer als Luft, analog den nitrosen Gasen, lokal reizend, relativ wenig allgemein giftig.

Eine Angewöhnung an den Reiz wird oft, ja regelmäßig beobachtet. 0,1 bis 0,2 mg pro Liter werden von Arbeitern ohne besondere Reizsymptome ertragen, währenddem der Ungewohnte schon bei ein Viertel dieser Konzentrationen Hustenreiz, Reiz in der Nase, unter Umständen sogar Stimmritzenkrampf bekommt. LEHMANN fand „0,04 mg pro Liter schon recht unangenehm, und 0,06 mg die höchste Konzentration, die noch ca. $^1/_2$ Stunde ertragen werden konnte von Ungewohnten“. SO_2 wird im Körper zu Schwefelsäure oxydiert. Da der lokale Reiz so stark ist, kommt es kaum zu chronischen Vergiftungen allgemeiner Art.

Vorkommen und *Verwendung:* Über SO_2 wird aus schwefelhaltigem Material die rohe Schwefelsäure gemacht.

Die stärkste Verwendung ist heute in den Sulfitcellulosefabriken, ferner als Bleichmittel, hauptsächlich für Wolle, Stroh, seltener für Fette, ferner als Desinfektionsmittel für Räume, Wäsche, Kältemaschinen.

Der Geruch ist so charakteristisch, daß nur der quantitative Nachweis einer speziellen Methode bedarf.

Schwefelkohlenstoff.

Die *Schwefelkohlenstoff*vergiftung ist für die Versicherung deshalb sehr wichtig, weil heute in relativ vielen neu auftretenden Industrien und Betrieben Schwefelkohlenstoff verwendet wird.

Schwefelkohlenstoff ist ein heute noch viel verwendetes Lösungsmittel, zum Teil allerdings ersetzt durch Tetrachlorkohlenstoff, Tetrachloräthan, Trichloräthylen und andere substituierte organische Produkte. Er ist aber in vielen Verwendungsformen nicht ersetzbar, hauptsächlich in der Kautschuktechnik (Lösung von Kautschuk, Vulkanisation, Erzeugung von Schläuchen, medizinischen Gummiartikeln usw.) und Kunstseideindustrie. Er ist ferner ein ausgezeichnetes Lösungsmittel für Schwefel, Phosphor, Jod, Fette und Lipoide. Beachtenswert ist auch, daß er eine sehr umfassende Verwendung hat in der Landwirtschaft als Antiparasiticum gegenüber der Reblaus, daß er auch verwendet worden ist als Schutzmittel gegen Bremsen (durch Anstreichen auf die Haut). Der technische Schwefelkohlenstoff ist auch nie rein, er hat immer einen unangenehmen Geruch; der ganz reine Schwefelkohlenstoff riecht nicht ausgesprochen unangenehm, mehr ölartig.

Wir haben im allgemeinen die schwersten Symptome und Vergiftungen in der Kautschukindustrie, ebenso in der Kunstseideindustrie Viscoseverfahren, die heute hauptsächlich mit Schwefelkohlenstoff arbeitet. Weiter kommt in Betracht die Verwendung des Schwefelkohlenstoffes als Extraktionsmittel für Fette, Öle (dessen Reste sind besonders auch in Ölkuchen für Milchtiere zu beachten.)

Eine Ursache, daß wir bei der Diagnose der Schwefelkohlenstoffvergiftung Irrtümer begehen, liegt auch darin, daß der Schwefelkohlenstoff noch andere Stoffe enthält, wie Schwefeldioxyd, und was noch schlimmer ist, Schwefelwasserstoff. Natürlich sind die Schmelz-Destillationsprodukte der Kohle und des Schwefels Gemische mit komplizierten Verbindungen.

Beim Schwefelkohlenstoffkrankheitsbild haben wir vor allem das Perfide, daß es z. B. beim Alkoholiker stark durch den Alkohol beeinflußt wird.

Schwefelkohlenstoff wird hauptsächlich durch die Atmung und durch die Haut aufgenommen (beschmutzte Kleider), sog. percutane Resorption.

Akute Vergiftung: Schwefelkohlenstoff ist tödlich in Dosen von 10—50 g. Die Gefahr ist relativ groß, denn es kommen schon bei $^1/_2$ mg pro Liter nach wenigen Stunden Anzeichen von Vergiftungen vor mit Symptomen wie Kopfweh, Übelkeit, Psychosen. Wir müssen also betonen: der Schwefelkohlenstoff ist ein sehr schweres Gift. Wenn mehrere Milligramm pro Liter Luft vorhanden sind, haben wir in 1 Stunde bei Tieren schwere Zustände bis zur Bewußtlosigkeit.

Die *chronische Vergiftung* ist hauptsächlich durch Inhalation bedingt. Die Stimmung ist im Anfang sehr gut, die Leute lachen, machen zum Teil alberne Dinge, einzelne werden derart aufgeregt, daß sie die Umgebung verkennen, daß sie handeln wie beim pathologischen Rausch, durch die Fenster springen usw.; nach einigen Wochen folgen dann aber Neigungen zu Depressionen, gleichzeitig Inappetenz, Abmagerung, Durchfall und dann Parästhesien in Händen und Beinen und Störungen in den Augen. Die Männer sind erst sexuell erregt, beklagen sich zugleich aber über Kältegefühl in den Hoden anfangs bei gleichzeitiger Erektion. Die unbegründeten Durchfälle sind merkwürdigerweise analog wie bei der ADDISONschen Krankheit. Wenn man an Addison denkt, muß man auch an Schwefelkohlenstoff denken, und vor allem nach der Arbeit und dem Beruf fragen.

Ein fast typisches Symptom, wenn eine Vergiftung durch Schwefelkohlenstoff vorliegt, ist das „Gefühl der fremden Hand", mit anderen Worten, das Bild einer Neuritis. Diese Neuritiden haben aber im Gegensatz zu anderen Neuritiden sehr bald Reflexschwund zur Folge, doch haben wir fast nie atrophische Störungen. Die Verteilung der Hyperästhesie in segmentaler Form ist Grund geworden, daß man diese Sensibilitätsstörungen in den Vordergrund gestellt hat und das ganze Bild als Hysterie betrachtete. Es gibt auch schwere Zustände mit Krämpfen, tetanischen Störungen, Gedächtnisschwund, Niedergeschlagenheit, Mangel an jeder Aufmerksamkeit, so daß man leicht eine falsche Diagnose einer Spontanpsychose macht.

Psychotische Anfälle, die hauptsächlich und ganz besonders ausgesprochene ängstliche Inhalte haben: Erregung, Schlaflosigkeit, Tobsucht, Übergang in Demenzformen mit schlechter Prognose (LAUDENHEIMER, KÖSTER usw.). Diese ängstlichen Erregungen bewirken oft Fluchtbewegungen, die zu Sturz aus dem Fenster (Selbstmord) führen (OLIVER). Der Angriffspunkt des Giftes sind sowohl die Nerven wie die Ganglienzellen (auffällig vielgestaltige morphologische Veränderungen in der inneren Struktur).

Symptome: Fast regelmäßig werden Kopfschmerz, Übelkeit, Appetitlosigkeit, Müdigkeit mit abnehmender Muskelkraft, häufig Zittern und fibrilläre Muskelzuckungen angegeben. Bei Fehlen der Sehnenreflexe auch sensible Störungen (Gefühl der fremden Hand bei Berührung eigener Körperteile; auch Lähmung einzelner Nervenbezirke wie N. facialis, N. ulnaris, N. perenaeus). Häufig ist Nebelsehen mit dauernder Störung des zentralen Sehens (LEWIN und GUYLLERY). Träge Pupillenreaktion, Herzerregbarkeit, Herzarrhythmie und Schwinden der Libido werden ebenfalls bei mittelstarken chronischen Vergiftungen häufig angegeben, seltener und nur bei schwereren Vergiftungen Incontinentia urinae et alvi.

Diagnose: Die Diagnose kann nur in einzelnen Fällen aus den Symptomen allein gemacht werden, hauptsächlich aus den Symptomen von seiten des Nervensystems, und der Abhängigkeit der Symptome von der Arbeit, Steigerung von Kopfschmerzen, Übelkeit, Appetitlosigkeit, Müdigkeit gegen den Abend, dabei Auftreten von *Nebelsehen* bei *fehlenden Sehnenreflexen* und Abnahme der Libido.

Bei akuten Vergiftungen ist der *Ausatmungsgeruch* der Patientin charakteristisch. Bei Verdacht kann die Substanz auch im Blute nachgewiesen werden: Destillation des Blutes; mit dem Wasserdampf geht der Schwefelkohlenstoff über, Auffangen mit ammoniakalischem Alkohol, langsames Verdampfen des Alkohols. Es bleibt ein Rückstand von Rhodanammonium ($CNSNH^4$), der mit Eisenchlorid eine Rotfärbung gibt.

Bei schweren Vergiftungen, die als Psychoseformen sich äußern, ist die Diagnose, wenn keine anderen Symptome von seiten des Nervensystems vorliegen, aus dem Krankheitsbild nicht möglich.

Die wichtigsten Störungen sind die Augenstörungen. Die Schwefelkohlenstoffwirkungen auf das Auge sind komplexer Art: Einmal klagen viele über Nebligsehen, Unklarsehen, Farbenskotome. Alkohol und Nicotin tritt in Konkurrenz. Schwefelkohlenstoff ist unbedingt ein neurotropes Gift, das die Sinnesorgane und die Nerven ergreift.

Interessant ist es, daß es gelegentlich gelingt, mit einfacher Methode Schwefelkohlenstoff im Harn nachzuweisen mit der FEHLINGschen Lösung nach akuten Vergiftungen.

Ein Beispiel: Es wurde mir von einer Lebensversicherung ein Abwart eines Institutes zugeschickt. Nun hieß es, verschiedene Ärzte hätten ganz merkwürdige Reaktionen gefunden, der Mann habe Durchfall, zittere und sage, er sehe hier und da etwas weniger. Auf Befragen sagte er mir, daß er eine Substanz brauche, die, wenn sie aufs Wasser komme, so eigentümlich schillere. Es stellte sich dann heraus, daß es Schwefelkohlenstoff war.

Andere Fälle von Schwefelkohlenstoffvergiftung habe ich bei Landwirten beobachtet, die Schwefelkohlenstoff als Parasitenmittel zur Reblausvertilgung benutzten. Abends wurden die mit dem Gift verunreinigten Kleider neben dem Bett aufgehängt und dadurch die Gifte eingeatmet.

Die Richtlinien vom 6. August 1925 weisen auf toxische Erkrankungen des Nervensystems, die bei Beschäftigung mit Schwefelkohlenstoff eintreten: Sensibilitätsstörungen, Störungen der Augen, der Pupillen, natürlich auch Scotame und allgemeine Störungen, Störungen der Verdauung, Schwindel, Kopfschmerzen, Ermüdbarkeit, insofern sie nicht als eine Hysterie oder Neurasthenie resp. als allgemeine Neurose betrachtet werden können. Die häufigen psychischen Störungen als Folgen von Schwefelkohlenstoffeinwirkungen werden nur allgemein erwähnt.

Prognose und *Therapie:* Schwere Schwefelkohlenstoffvergiftungen heilen nur langsam aus, sie heilen in bezug auf die Resistenz mit Defekt aus. Die Menschen bleiben stark empfindlich und müssen aus dem Betrieb entfernt werden, dann können sie wieder vollständig leistungsfähig werden. Wo starke psychische Störungen in den Vordergrund getreten sind, ist eine volle Heilung selten.

Gegengifte gibt es *nicht.* Entfernung aus der Umgebung von Schwefelkohlenstoff und frische Luft, gute, fettreiche Ernährung, speziell Milch, Bewegung im Freien.

Prophylaxe: Schwefelkohlenstoff kann technisch nur zum Teil ersetzt werden durch unschädliche Stoffe; die Arbeit muß deshalb durch zweckmäßig eingerichtete Ventilation — Absaugung der Dämpfe von den Atmungsöffnungen der Arbeiter weg — unschädlich gemacht werden.

Schwefelkohlenstoffersatzprodukte (Spezielles vgl. organische Stoffe).

Tetrachlorkohlenstoff, Siedepunkt 78,5°: Die tödliche Dosis ist der narkotisierenden *sehr nahe,* viel weniger anästhesierende Wirkungen als Chloroform, deshalb auch die Möglichkeit schwerer Vergiftungen, speziell von Herzschädigungen (Tetrachlorkohlenstoff ist etwa 10mal so stark hämolysierend als Chloroform). Die Dämpfe sind aber im Gegensatz zu Schwefelkohlenstoff nicht explosibel mit Luft.

Acetylentetrachlorid, Siedepunkt 147°: Das stärkste Gift der substituierten flüchtigen Kohlenwasserstoffprodukte. Früher hauptsächlich verwendet als Lacklösungsmittel, in erster Linie zu Flugzeuglacken, aber bei der Umstellung der Lackindustrie auf viele Speziallacke auch sonst verwendet.

Trichloräthylen, Siedepunkt 87°, ist weniger giftig, d. h. ein weniger starkes Plasmagift; bei Aufnahme durch die Atmung kann das Gesicht unempfindlich werden, auch der Vorderteil der Zunge, Innenseite der Wangen, Trigeminus, währenddem der Vagus und die weiter hinten liegenden Nerven kaum getroffen werden (deshalb versuchsweise Verwendung bei Anfall von Trigeminusneuralgien).

Eine Ansicht, auf die man immer wieder stößt, beweist, wie gerade bei der Vergiftungslehre die Grundvorstellungen physikalisch-chemischer und physiologischer Art fehlen, so daß z. B. immer wieder behauptet wird, es gäbe vollständig *unschädliche* Lösungsmittel, d. h. Fettlösungsmittel, die Ersatzmittel für Äther, Schwefelkohlenstoff, Tetrachlorkohlenstoff sind, ist falsch. Gerade die physikalisch-chemische Eigentümlichkeit der starken Lösungskraft schließt in sich die starke Wirkung auf die Lipoide, speziell auf die Strukturen des Nervensystems und ebenso auch auf andere lipoidhaltige Organe, bei welchen nur die Veränderung der Funktion nicht so schnell auffällt.

Schwefelsäure.

Konzentrierte Schwefelsäure wirkt sehr stark ätzend, auch wasseranziehend, sogar auf die unveränderte Haut. Wenn die Schwefelsäure schnell abgewaschen wird, ist gewöhnlich nur die Oberhaut verändert. Bei tiefer Ätzung besteht sehr schlechte Heilungstendenz wie bei Salpetersäure.

Viele Verätzungen erfolgen durch das Spritzen und sog. „Stoßen“ der Schwefelsäure im Reagensglasversuch und durch Eingießen von Wasser in konzentrierte Schwefelsäure: Starke Erhitzung, Spritzen, ferner Explosionsgefahr mit Permanganat, Chloraten, Alkalimetallen, konzentrierten Alkalien und Jod. Technische Schwefelsäure, Oleum, sog. rauchende Schwefelsäure enthält neben H_2SO_4 noch Schwefeldioxyd gelöst, gibt auch saure Nebel ab.

Die Schwefelsäure ist wenig flüchtig, dagegen entwickeln sich aus Oleum sehr stark reizende Schwefeldioxyddämpfe. Die Verwendung von Schwefelsäure — speziell arsenhaltiger Schwefelsäure — ist Grund von Vergiftungen; so können bei Wasserstoffentwicklung mit H_2SO_4 Vergiftungen entstehen (Akkumulatoren, Laderäume, beim Beizen von Metallen). Chlor, Fluorwasserstoffsäureentwicklung bei Rohphosphat in den Superphosphatfabriken, bei der Petroleumdestillation.

Die Halogenverbindungen der Schwefelsäure sind flüchtig und giftig (Chlorsulfosäure).

Selen und Tellur.

Selen und Tellur sind beachtenswert als Verunreinigung und neuerdings als technisch verwendete Verbindungen, doch ist wenig über Vergiftung bekannt. Es entstehen sehr leicht Wasserstoffverbindungen, analog wie bei Arsen, die merkwürdigerweise nicht sehr giftig scheinen.

Wichtiger sind die organischen Verbindungen: Selen- und Tellur-, Alkyl- und Methylverbindungen (die neuerdings nach amerikanisch-schweizerischen Patenten als sog. Benzinverstärker in Betracht kommen). Diese Verbindungen sind sehr starke, hauptsächlich chronisch wirkende Nervengifte.

Arsen, Arsenverbindungen[1]), Arsenwasserstoff.

Das Arsenik spielt deshalb eine sehr große Rolle, weil es ein häufiger Begleitkörper einer ganzen Reihe von Metallen ist, speziell Silber, Wismut, aber auch Kupfer, Nickel, Kobalt; speziell ein Begleitkörper der Sulfide, die durch die Oxydation in ein flüchtiges Oxyd, das Arsentrioxyd, das unter dem Namen „Arsenik" geht, übergehen. Es ist im Wasser wenig löslich, bei höherer Temperatur sublimiert es.

Unter Arsen fassen wir alle Verbindungen zusammen, die im Organismus Arsenoxydverbindungen geben. Arsentrioxyd = Arsenik, arsenige Säure, die arsenhaltigen grünen Farbstoffe (Schweinfurtergrün, Scheelesgrün, Parisergrün; Braunschweiger-, Neuwiidergrün, Uraniagrün sind Arsenkupferverbindungen). Diese stehen im Gegensatz zu den metallorganischen Arsenverbindungen, die keine Ionen geben.

(Arsenwasserstoff wird im Zusammenhang mit Phosphorwasserstoff behandelt.)

Vorkommen: Arsenik, Arsentrioxyd, kommt in sehr vielen Hütten im Gichtstaub, Flugstaub (Giftkammern) vor, wird dort zur Hauptsache gewonnen (bei Verarbeitung von Zinkerz, Eisenerz, Bleierz, Wismut, Arsenkies usw.).

Verwendet wird Arsenik heute im allgemeinen in geringen Mengen in der Glasfabrikation, durch Kürschner (Ausstopfen von Tierbälgen) in der Bearbeitung von Haaren. Arsenikgehalt ist in vielen Fabrikaten verboten oder auf eine minimale Menge beschränkt. Arsenik kommt immer noch vor in Tapeten, Wachstüchern, in der Email- und Papierfabrikation, in der Fabrikation von Zeichenmaterialien (farbige Kreide) und künstlichen Blumen; neuerdings hauptsächlich wieder in Fabrikaten gegen Pflanzenparasiten im großen Umfange Calciumarsenat,

---

[1]) Arsenik, analog wie Antimon, ist in seiner akuten toxischen Wirkung ganz wesentlich vom Sättigungsgrad abhängig. Die dreifach gesättigten Verbindungen sind im allgemeinen schwer toxisch, die fünffach gesättigten überraschend wenig.

Bleiarsenat. Beachtenswert sind Verwechslungen solcher Antiparasitenmittel (sog. Bordeauxbrühe, mit Arsenik statt Kalk, mit akuten Vergiftungen der Arbeiter und chronischen Vergiftungen durch Weine). Als ungewolltes und unbeachtetes Nebenprodukt infolge dem heute viel *häufigeren Arsengehalt der Schwefelsäure*, kommt Arsenik in den verschiedensten Verbindungen ins Gewerbe hinein (vgl. Schwefelwasserstoff).

Die Arsenikvergiftungen im Gewerbe sind meist Vergiftungen durch Einatmen des Staubes oder — seltener — durch Verwechslungen.

Arsenik, analog wie Antimon, sind in ihrer akuten toxischen Wirkung ganz wesentlich vom Sättigungsgrad abhängig. Die dreifach gesättigten Verbindungen sind im allgemeinen schwer toxisch, die fünffach gesättigten überraschend wenig.

Symptome und *Diagnose:* Die akuten und chronischen Symptome sind wesensdifferent. Die akute Arsenikvergiftung bei Aufnahme des Arseniks durch den Magen, wie auch bei subcutaner Aufnahme, bedingt in erster Linie eine akute Enteritis mit starkem Erbrechen und Durchfall; beginnt meist schon nach wenigen Stunden, nur wenn das Arsenik mit dickem Püree gemischt ist, langsam. Bei unreinem Arsenik riecht die Ausatmungsluft nach Knoblauch. Die akute Arsenikvergiftung geht bei höheren Dosen im Laufe der folgenden Tage meist in starke Prostration mit Herzschwäche über; oft folgt nach scheinbarer Besserung unvermuteter tödlicher Ausgang. Die akuten Symptome bei Einnahme per os sind starke Reizungen von seiten des Magens, dann vor allem von seiten des Darmes. Hauptsächlich starke Erweiterung und Lähmung der Capillaren. (Das Epithel hebt sich in Fetzchen ab, wird nekrotisch, an einzelnen Stellen treten auch Exsudate auf. Die Schleimhaut ist vom Magen bis zum Dickdarm dunkelrot gequollen.) Der Darminhalt ist flüssig, sehr dünn (reiswasserähnlich). Sehr starkes Brechen ist die Regel: Starker Tenesmus. Sehr viel Durchfall bei sehr starken Schmerzen. Das Bewußtsein ist meistens erhalten; starkes Schwächegefühl, gelegentlich Delirien, Krämpfe. Der Blutdruck sinkt, der Tod tritt nach Dosen über 0,1—0,15 g in verschiedenen Zeitabständen ein (wenige Stunden bis einige Tage mit Rezidiven, sogar ohne daß neues Gift genommen wurde).

Die *Nachkrankheiten* betreffen in erster Linie das Nervensystem, speziell die peripheren Nerven: Schmerzhaftigkeit und Lähmung der verschiedenen Nervengebiete mit an sich guter Prognose, aber langer Heilungsdauer. Die Schmerzhaftigkeit der Arsenneuritiden nach akuten Arsenikvergiftungen ist manchmal relativ gering gegenüber der Schmerzhaftigkeit bei chronischen Vergiftungen.

Die akuten oralen Arsenikvergiftungen kommen im Gewerbe selten vor, hauptsächlich durch Verwechslung (s. oben).

Bei subakuten Vergiftungen durch Einatmen sind die ersten Symptome bei geringeren Dosen: Entzündungen der Augenbindehäute, dann häufig Appetitsstörungen, starke Reizzustände der Nasenschleimhaut, sogar Perforation des Nasenseptums, Durchfälle, Störungen in der Haut.

Die *chronische Vergiftung* befällt in erster Linie in charakteristischer Weise das Nervensystem, daneben treten Ernährunggstörungen auf: Appetitlosigkeit, Störungen des Herzens. Die Aufnahme erfolgt meist durch Einatmung und sekundäres Verschlucken. Am auffälligsten und charakteristischsten sind: starke Schmerzen in den Extremitäten, speziell auch an den Enden (Acrodynien), starke Druckempfindlichkeit der Nerven (analog wie bei Alkohol und Diabetes-Neuritis), besonders starke Empfindlichkeit auf Kitzeln. Bei weiteren Wirkungen Lähmungserscheinungen und Atrophien, ausgesprochen in den Streckmuskeln. Psychische Störungen sind kaum beobachtet, gelegentlich depressive Zustände (wenn nicht N. vagus oder N. phrenicus getroffen sind, was selten vorkommt, ist die Prognose gut). Neben den nervösen Störungen, oft schon vorher, treten Müdigkeitsgefühl, Blässe, Appetitmangel, leicht blutendes Zahnfleisch, gelegentlich auch Geschwürsbildungen und Diarrhöen auf. Seltener als diese Störungen sind Störungen von seiten der Haut: Verfärbungen, atrophische Störungen an den Nägeln, Haaren, in Kombination mit den neuritischen Symptomen auch Ausschläge.

Aufnahme von Arsenikstaub kann natürlich durch Respiratoren weitgehend vermieden werden, hingegen ist das nicht ohne weiteres möglich bei Dämpfen und arsenwasserstoffhaltigen Gasen.

Die Richtlinien vom 6. August 1925 heben als entschädigungspflichtige Folgen der chronischen Arsenvergiftungen hervor: Allgemeine Verdauungs- und Ernährungsstörungen, Parästhesien, Schmerzen, neuritische Störungen, Lähmungen, herpesartige Hautaffektionen und Hyperkeratosen. Arsenwasserstoff-Vergiftungen gehören, insofern sie nicht definitionsgemäß Unfällen entsprechen, auch hierher.

Nach dem Tierexperiment ist eine Angewöhnung der Schleimhäute, ein Undurchlässigerwerden der Schleimhäute (analog den arsenresistenten Trypanosomen) wahrscheinlich.

Beachtenswert ist auch bei der Diagnose: gewerbliche Arsenvergiftung, die heute ungeheuer übertriebene Verwendung von arsenhaltigen Heilmitteln: alle Stärkungsmittel wie Geheimmittel. (Die organischen Arsenverbindungen [s. dort] wirken ganz anders.)

Der früher bekannte Geruch fehlt bei ganz reinen Arsenpräparaten und bei kleinen im Laufe von einigen Wochen aufgenommenen wiederholten Dosen. Bei größeren Dosen und bei stärkerem Hervortreten der Lähmungserscheinungen beobachtet man am Anfange die sog. paralytischen Formen der Arsenikvergiftung; weil man nichts riecht, weil der Durchfall nicht Zeit hat, sich einzustellen, denkt man nicht an Arsenik. Wenn Arsenik schnell resorbiert wird, dann können Schwächezustände, Zuckungen, zentrale Lähmungserscheinungen und Koma sehr schnell eintreten und der Tod am ersten Tage. Die Mehrzahl aller Arsenikvergiftungen, wahrscheinlich sogar 80% der akuten Vergiftungen, werden nach unserer Erfahrung irrtümlicherweise als Darminfektionen betrachtet, sogar die typischen gastrointestinalen Formen (Brechen nach $^1/_2$ Stunde bis nach einigen Stunden mit Leibschmerzen und dauerndem Durchfall, Auftreten von heiserer Stimme, Singultus, kleiner Puls, Magenkrämpfe); besonders wenn das Arsenik in wiederholten kleineren Dosen gegeben wird, wird von den Ärzten auch heute noch geradezu regelmäßig die Vergiftung übersehen, hauptsächlich dann, wenn sonst gehäufte Intestinalstörungen zu Analogiediagnose verleiten.

Metallorganische Verbindungen von Arsen.

Die *metallorganischen* Verbindungen sind wesensdifferent von *anorganischen Salzen* der Metalle und ferner von allen anorganischen Komplexverbindungen, welche irgendwie ionisieren. Die in Wasser und damit im Blute ionisierbaren Verbindungen haben im Vordergrunde ihrer biologischen Wirkungen die Ionenwirkungen. Dagegen die *metallorganischen Verbindungen* wirken im wesentlichen als *ganzes Molekül*, und nur diejenigen metallorganischen Verbindungen, die leicht abgebaut werden, haben entweder andeutungsweise oder im Vordergrunde die Wirkung des zwar organisch gebundenen Elementes, z. B. die Arsenwirkung.

Die *organischen Arsenikverbindungen* müssen eingeteilt werden in dreiwertige und fünfwertige (dreiwertig viel giftiger als fünfwertig, ebenso Antimon).

Als Wirkung der leicht abbaubaren organischen Arsenikverbindungen steht im Vordergrunde die Wirkung des Arseniks: In großen Dosen starkes Erbrechen, Durchfall, Gefäßerweiterungen, Temperaturabfall und sekundäre Herzlähmung. In geringeren aber schon lange Zeit wirkenden toxischen Dosen: Pigmentierungen der Haut, Melanosen und Hyperkeratosen. Niedergeschlagenheit. In noch geringeren Dosen Knochenmarksreizung, Blutkörperchenproduktion, wie sie therapeutisch erstrebt wird.

Die Wirkung ist eine Funktion der Verteilung und des Abbaues. Kakodyl, das Dimethyl-Natriumarseniat des Kakodylsäurenatriums, geht z. B. sicher drei Wege: Ein Teil wird direkt durch die Lunge ausgeschieden als flüchtige Dimethylarsenverbindung, bei einem anderen Teile wird die Methylgruppe abgespalten, und es tritt arsenige Säure auf. Ein dritter Teil wird in den Darm hinein ausgeschieden und zersetzt.

Schwer abgespalten und schwerer verändert wird an Phenylreste gebundenes Arsenik, so daß die Phenylarsenverbindungen als ganzes Molekül wirken, deshalb auch besondere Lokalisation und besondere Art der Vergiftungen.

Das *Atoxyl* macht in einzelnen seltenen Fällen im Laufe von Tagen langsam zunehmende Mattigkeit, Taumeln, auch Erblindung; Inkontinenz; dann gelegentlich Neuritis mit Muskelatrophie, Parästhesien. (Pathologisch-anatomisch häufig multiple Blutungen, Verfettungen in Leber und Niere.) Besonders giftig ist das oxydierte Atoxyl.

Das *Salvarsan* kann nach verschiedenen Richtungen abgebaut werden; es wirkt als ganzes Molekül, aber auch als Aminoxyphenyl-Arsinoxyd oder als oxydiertes Salvarsan, das auf Trypanosomen außerordentlich stark giftig wirkt.

Nach Salvarsan sieht man heute noch gelegentlich nach 2—3 Tagen starkes Zunehmen von Kopfweh, Übelkeit, Brechen, sogar Krämpfe tonischer und klonischer Art, die sich wiederholen, mit Fieber einhergehend. Pathologisch-anatomisch: Kongestion, Stasen, Thrombosen, Hämorrhagien im Gehirn, gelegentlich degenerative Vorgänge in Leber und Niere (während z. B. an Stelle der Hydroxylgruppen in Parastellung stehende Carboxylgruppen im Salvarsan ausgesprochene schwere Nephritis machen).

Arseniknachweis.

Beim Arseniknachweis wird viel zu wenig beachtet, daß im allgemeinen zu geringe Mengen von Material eingeschickt werden, z. B. 10—20 g Organstücke, also ein Fünftausendstel der Gesamtkörpermenge. Wenn nun auch mit relativ kleinen Volumina gearbeitet werden kann, so ist es doch selbstverständlich, daß z. B. bei den Feststellungsmethoden immer eine bestimmte Menge in Lösung bleibt und evtl. beim Abdampfen sich verflüchtigt. So kommen also im ganzen nur Mengen in Betracht, die von der Größenordnung von $^1/_{10}$—$^1/_{100}$ mg sind. Da ist der Verlust von einigen hundertstel Milligrammen schon für die Untersuchung verhängnisvoll.

Die Prinzipien der bekannten Methoden.

1. Die Methoden der Zerstörung der organischen Substanz und der direkten Verwendung im MARSHschen Apparat.

Die organische Substanz können wir nie vollständig zerstören. Die Methode besteht darin, daß man z. B. mit Salpetersäure und Schwefelsäure erwärmt, immer wieder Salpetersäure zum Gemisch zugibt, daß es sich nicht stark bräunt, nachherige Oxydation durch Kalichlorat, was unter Umständen bei größeren Mengen Organsubstanz gefährlich ist, wie auch direkte Mischung mit Schwefelsäure).

2. Fällung im zerstörten Material durch Schwefelwasserstoff, Filtrieren, Auflösen, Auswaschen mit Ammoniak.

Bei sehr kleinen Mengen hat man sich damit geholfen, daß man genau bekannte Vergleichsmengen verarbeitete und unter den verschiedenen Bedingungen die Arsenspiegel herstellte, die einer bestimmten Menge Ausgangsmaterial mit genau bekannten Arsenmengen entsprachen. (Wenn Quecksilber oder Sublimat beigefügt wird oder sowieso vorhanden ist, oder bei Quecksilber- und Arsenbehandelten, ist der Arsennachweis außerordentlich schwer, wenn rechtlich, leicht resultatlos, auch bei Anwesenheit größerer Mengen Arsenik.)

3. Die heute beste Methode ist die Methode der Zerstörung mit Salpetersäure und Schwefelsäure; die Fällung und das Abdestillieren des Arsens aus einer Salzsäurelösung als Arsenchlorid; Isolieren durch Abdestillation des Arsenchlorid (BILLETER).

Flüchtige Arsenikverbindungen.

(Arsenchlorid, Arsentrichlorid und Arsenwasserstoff.)

Arsentrichlorid ist ein relativ flüchtiger Stoff; er bekommt technisch Bedeutung dadurch, daß Arsentrichlorid heute zum Isolieren des Arsens durch Destillation verwendet wird wie auch zur quantitativen Isolierung des Arsens in der Analyse: Einkochen von Arsenik in salzsaurer Lösung, Einleitung von Chlor in arsenikhaltige Gemische mit entsprechender Erhitzung machen Arsentrichlorid frei. Bei Arsentrichlorid konkurrieren sowohl die Chlorionenwirkung wie die Arsenikionwirkung: in erster Linie lokal in den Lungen bei der Aspiration. Es treten Reizungen auf in kurzer Zeit, selten in der ersten halben Stunde, meistens in mehreren Stunden bis wenigen Tagen, weil sich offenbar die Arsenikwirkung addiert zur Salzsäurewirkung.

Neben dieser lokalen Wirkung treten auch allgemeine schwere Störungen auf, die zwar nicht den Arsenikvergiftungen als solchen entsprechen. Die Symptome variieren in breiten Grenzen, aber sie stehen zwischen der chronischen und akuten Vergiftung.

Arsenwasserstoff.

Arsenwasserstoff ist ein unerwünschtes, häufig ganz *unbeachtetes*, flüchtiges *Nebenprodukt*, das technisch fast immer zusammen mit anderen giftigen Gasen entsteht. Es ist kein reizendes Gas, hat aber einen mehr oder weniger charakteristischen Geruch nach Knoblauch. Es ist häufig begleitet von Phosphorwasserstoff. Es ist fast immer nur eine Folge von unerwünschten Verunreinigungen, die in variablen Mengen vorkommen; so sind die Aufnahmebedingungen und Aufnahmekonzentrationen meist gar nicht vorauszusehen.

Vorkommen: Im Prinzip kann Arsenwasserstoff überall da vorkommen, wo Wasserstoff entsteht: aus arsenhaltigen Säuren oder arsenhaltigen Metallen. Während des Krieges und nach dem Kriege sind viel mehr technische Säuren und Metalle arsenhaltig gewesen als vorher (Schwefelsäure und Salzsäure können nach LEHMANN pro Liter bis 0,5 g Arsen enthalten).

Die Laboratoriumsarbeit des Arsennachweises zeigt, daß es zeitweise fast unmöglich ist, arsenfreies Zink zu bekommen.

Die Arsenwasserstoffherstellung als Selbstzweck erfolgt nur bei der Isolierung von kleinen Mengen Arsenik zu Analysen.

Arsenwasserstoff als Nebenprodukt: Die Angaben über das Vorkommen von Arsenwasserstoff variieren ziemlich stark. Arsenik selber ist aber außerordentlich verbreitet, so daß beim Zusammentreffen von Metallen und Säuren, die nicht mit großer Gewissenhaftigkeit gereinigt worden sind, Arsenwasserstoff entsteht.

Da Arsenwasserstoff sehr giftig ist, sind auch sehr geringe Mengen nicht indifferent. Arsenwasserstoff tritt in größeren Mengen auf, wenn arsenhaltige Säuren mit Metallen zusammenkommen, speziell wenn Säuren verdünnt werden, da verdünnte Säuren viel eher Wasserstoff entwickeln als konzentrierte Säuren (Reinigungsarbeiten). Die Arsenwasserstoffwirkung wird deshalb fast nie diagnostiziert, weil niemand an Arsenwasserstoff denkt. Ich sah eine Reihe von Chemikern, die durch Arsenwasserstoff als Nebenprodukt in ihrer Tätigkeit vergiftet worden waren, und die selber nicht an Arsenwasserstoff dachten, weil es ein Nebenprodukt ist, an das man nicht denkt, man denkt nur an die Hauptprodukte. So kommt es, daß Arsenwasserstoff häufig als Mitursache der Krankheiten auftritt und deshalb ein verschleiertes, unklares Krankheitsbild bewirkt. Arsenwasserstoff entsteht auch bei organischen Arbeiten, hauptsächlich bei

Reduktionen, wenn größere Mengen Zink verwendet werden oder arsenhaltige Schwefelsäure, auch bei einigen Arten von Bronzieren durch Eintauchen von Messing usw. in Salpetersäuregemische mit Arsenik.

Arsenwasserstoffvergiftungen beobachtete ich selber durch unreines Carbid (Phosphorwasserstoff, Arsenwasserstoff), durch Calcium-Cyanamid, das noch Carbid enthielt, durch Wasserstoffentwicklung bei großen Akkumulatorenbatterien mit wenig Abzug; überhaupt hat nach neueren Untersuchungen der künstlich hergestellte Wasserstoff (sogar der Wasserstoff aus Wasserelektrolyse) Arsenwasserstoff als Verunreinigung. Ferrosilicium gibt unter Feuchtigkeitseinwirkung (wenn es unter 70% und über 30%) Phosphorwasserstoff und Arsenwasserstoff ab. Die Gefahr besteht besonders in geschlossenen wenig ventilierten Aufbewahrungsräumen in Schiffen.

Die ganz *akute* Arsenwasserstoffvergiftung ist in der Technik sehr selten, eben weil mit Arsenwasserstoff nicht gearbeitet wird. Es tritt in kurzer Zeit Prostration, Übelkeit, Brechen ein; es können auch Ohnmachten eintreten.

Die subakute chronische Arsenwasserstoffvergiftung: Übelkeit, Brechen, schlechter Geruch aus dem Mund, belegte Zunge, Schwere im Leib, nach einigen Tagen Druckgefühl in der Lebergegend, Spannen, Druckempfindlichkeit in der Leber, Ikterus, schlechter Puls, sehr große Müdigkeit, gelegentlich Spuren von Eiweiß im Urin. Bei höheren Konzentrationen *Blutzerfall*, Blutabbau, Ausscheidung von *Hämoglobin, Methämoglobin im Urin*. An Arsenwasserstoffwirkungen können sich auch Neuritiden anschließen, wenn sie auch offenbar selten sind, weil der Arsenwasserstoff vorher andere schwere Symptome macht, die die Menschen zum Verlassen der Arbeit zwingen.

Akute Vergiftungen durch Arsenwasserstoff entstehen bei Einatmung von 1% bis 1‰ Arsenwasserstoff in der Luft in wenigen Minuten. Bei unter 1‰ treten nachträglich Vergiftungen ein nach Einatmung über einige Stunden. Eine Immunität gegen Arsenwasserstoff scheint es nicht zu geben. Die Empfindlichkeit ist ziemlich allgemein.

Symptome: Die Symptome sind im Zeitmoment der Einatmung außerordentlich gering, eigentlich nur Belästigung durch den Geruch; nach einigen Stunden, oft aber schon nach $^1/_2$ Stunde bis 1 Stunde treten Prostration, ungeheure Müdigkeit, Übelsein, Schwierigkeit, sich zu bewegen, ein, die bei schweren Vergiftungen mit Herzschwäche einhergehen und sehr schnell zum Tode führen (Verwendung des Arsenwasserstoffs als Kriegsgas und experimentell).

Die in den ersten 12 Stunden erfolgenden Todesfälle zeigen in erster Linie ausgesprochene Hämolyse, viel braunes Methämoglobin und Hämoglobin, hauptsächlich in Milz und Nieren bei Methämoglobin-, Hämoglobin- und Blutkörperchenausscheidung durch den Urin.

Die Zahl der roten Blutkörperchen sinkt durch Zerstörung; regenerative Prozesse in Blut und Knochenmark sind bei den akuten Vergiftungen noch nicht zu sehen. Ebenso scheint beim Menschen die Umwandlung des Blutfarbstoffes in Gallenfarbstoff und Auftreten von Gelbsucht erst am 2. oder 3. Tage zu erfolgen. Bei Tod nach 2—4 Tagen findet sich, speziell im Experiment, konstant Gelbsucht, Gallenfarbstoff in allen Schleimhäuten, verfettete Leber mit stark erweiterten Gallengängen; Methämoglobin in den Kupfferschen Sternzellen, währenddem die Nieren sich nach wenigen Tagen vollständig befreien und, soweit die Struktur erkennen läßt, sich vollständig erholt haben durch Regeneration (im Experiment). Wenn der Tod nach einer Arsenwasserstoffvergiftung nicht im Verlaufe der ersten Woche eintritt, erfolgt eine sehr langsame Wiederherstellung. Anfangs starke Anämie, Hämoglobin bis 30—50% bei 2—3 Millionen roter Blutkörperchen. Anfangs auch Anisocytose, Normoblasten, gelegentlich Megaloblasten und viele basophile rote Blutkörperchen.

Die anfangs bestehende Gelbsucht geht in wenigen Tagen zurück, das Druckgefühl und die Schmerzen in der Lebergegend ebenfalls, aber es besteht eine lange dauernde Empfindlichkeit des Herzens auf Anstrengung (wie ich das auch bei 2 Chemikern beobachtet habe). Das Knochenmark ist nach experimentellen Ergebnissen gereizt mit starker Produktion von roten Blutkörperchen, während die übrigen Organe mikroskopisch unverändert erscheinen. Hämosiderin scheint längere Zeit auch in der Leber gefunden zu werden.

Bei in wenig Stunden erfolgenden Aufnahmen giftiger Dosen treten vor allem starke Niedergeschlagenheit, Übelkeit, gelegentlich Kältegefühl und Brechreiz auf; manchmal Frieren, Ohnmachtsgefühl, Brechen, vollständiger Mangel an Appetit. Wird wiederholt in kleinen Mengen Arsenwasserstoff aufgenommen, so kann ein schweres Krankheitsbild mit Depression, Übelkeit sich entwickeln, häufig auch vollständige Schlaflosigkeit, Unruhe, Angst.

Von einer an sich unbekannten (individuell verschiedenen) Konzentration an, tritt auch ein sehr charakteristisches Symptom auf: Es zerfallen Blutkörperchen, der Harn wird „blutig" durch Blutfarbstoff. Gleichzeitig oder nachher entwickeln sich Schmerzen im Abdomen, Druckschmerzen in der Leber und Nierengegend bei vergrößerter Leber und Milz. Gelegentlich Krämpfe, Muskelschmerzen, Gelbsucht mit Gallenfarbstoff im Harn. Sehr langsame Erholung. Es gibt relativ häufig Rezidive, wenn die Ursache dieser Erkrankung nicht gefunden wird (vgl. Haffkrankheit).

Tödlicher Ausgang bei schweren Vergiftungen im Laufe von etwa einer Woche. Zu den obenerwähnten Symptomen treten oft schwere Erscheinungen von seiten des Nervensystems: Aufregung, Benommenheit, Krämpfe, Delirien, Verlangsamung der Atmung und schnell kleiner Puls, meist parallelgehend mit starker Eiweißausscheidung.

Die Arsenwasserstoffvergiftung, wenn sie nicht akutest zu schweren Vergiftungen führt, wird häufig verkannt (GLAISTER, GERBIS). Aber auch die schweren Vergiftungen mit Blutstörung werden sehr häufig auf andere Ursachen zurückgeführt, weil man an Arsenwasserstoff nicht denkt, ihn „ausgeschlossen hat".

Experimentelle Vergiftungen zeigen vor allem eine ganz dunkelschwarze Färbung der Nieren, Milz durch Blutzerfallsprodukte. Überraschend ist die Regeneration; nach neueren Untersuchungen (WILSON) degenerieren die größte Mehrzahl der Epithelien in den Nieren, bei Überlebenden setzt eine ganz überraschende Regeneration ein, die noch nicht genau untersucht ist.

Die schädigenden und tödlichen Dosen: Schon 0,1—0,2 mg pro Liter erzeugen nach mehreren Stunden Einatmung die schwersten Erkrankungen mit meist tödlichem Ausgang. Die Empfindlichkeit scheint aber ziemlich stark zu schwanken, trotzdem es keine Immunität gibt.

Die *Behandlung* kann nur symptomatisch sein.

Prophylaxe: Da ohne Zweifel weitaus die größte Zahl der Arsenwasserstoffvergiftungen nicht vorausgesehen wird, ist eine systematische Prophylaxe auf Arsenwasserstoff nicht möglich. Das Wichtigste wäre, daß die Säuren und Metalle wieder arsenfrei geliefert würden wie vor dem Kriege.

Antimon.

Antimon ist häufig begleitet von Arsenik. Es wird als Metall verwendet, und zwar in erster Linie aus Zusatz zu Lagermetall und anderen Legierungen: Letternmetall, Hartblei, Schrot, Rotguß; ferner in der Emailindustrie, in der Metallindustrie (Bronzieren von Eisen). Es wird auch verwendet als Beize in den Färbereien, Druckereien, gelegentlich in den Kunstseidefärbereien, in Lackfabriken, Feuerwerkereien, auch in einzelnen Zündholzfabriken. Gewonnen wird das Antimon aus den Schwefelarsenverbindungen.

Wie beim Arsenik sind die fünfwertigen Verbindungen viel weniger gefährlich als die dreiwertigen. So ist Brechweinstein mit dreiwertigem Antimon sicher ein gefährliches Gift.

Die *Symptome* der Brechweinsteinwirkung (als der Hauptform der Antimonverwendung): sehr starkes Brechen, Durchfall, starke Prostration (seltene Vergiftungen durch Verwechslungen). In kleinen Dosen — in wenigen Tagen eingenommen — scheint er eine Art Idiosynkrasie zu bedingen, so daß dann eine kleine Dose, z. B. am 3. Tage, schwere Krämpfe und schwerste Darmerscheinungen erzeugt (Beobachtung beim Sticken mit sehr stark mit Brechweinstein gebeizten und beschwerten Kunstseiden). Ekzembildung beim Tragen von solchen antimonbeizenhaltigen Kunstseiden und anderen antimonhaltigen Geweben. Eine Gewöhnung scheint nicht zu erfolgen, sondern im Gegenteil Erhöhung der Empfindlichkeit, degenerative Vorgänge in den parenchymatösen Organen. Doch ist wenig bekannt: Experimentell wirkt Antimon als Metall ebenfalls giftig. Über längere Zeit kleine Dosen bei Kaninchen (bis zu einigen Zentigrammen) scheinen wenig zu schaden, größere Dosen wirken offenbar dann plötzlich schädigend: Darmstörungen, Verfall, Tod; bewirkt auch Abort.

Bei der Frage nach Antimonvergiftung und bei der Beurteilung der Literatur ist zu beachten, daß Antimon sehr häufig mit Blei verwendet wird, daß die Bleierkrankungen im Vordergrunde des Interesses standen, und daß man an Antimon nicht gedacht hat. Bei starken antimonhaltigen Letternmetallen ist der Antimongehalt bei Verdacht auf Vergiftung zu beachten. ZABEL macht darauf aufmerksam: Eigentümliche Nervosität, Schlaflosigkeit, Niedergeschlagenheit, Schwindel, Kopfschmerzen, neuralgische Schmerzen in den Armen und Beinen, gleichzeitig mit Appetitlosigkeit, Übelkeit, Störungen der Darmfunktionen, und speziell wurde darauf aufmerksam gemacht, daß bei einer Verminderung der Leukocyten Eosinophilie besteht. (In 2 Parallelfällen, wo Antimon sicher mitwirkte, konnte ich in einem Falle Eosinophilie finden, im anderen Falle nicht.) Das häufigste sind Verdauungsstörungen und gleichzeitig Hautausschläge.

Antimonwasserstoff.

Antimonwasserstoff ist sehr wenig bekannt. Er ist eine flüchtige Substanz, die zum Teil als Kriegsgift verwendet worden sei. Er tritt auch auf beim Kochen von antimonhaltigen Materialien (Eindampfen mit starker Salzsäure).

Phosphor

(weißer, roter Phosphor, Phosphorwasserstoff).

Trotz der Nachbarstellung des Phosphors zum Arsenik und trotz mancher Ähnlichkeit der Phosphorvergiftung mit der Arsenvergiftung ist die Phosphorvergiftung wesensanders.

Die Phosphorvergiftung ist bedingt durch das Element Phosphor, den elementaren gelben Phosphor. Die Oxydationsstufen sind entweder weniger oder überhaupt nicht giftig (außer daß sie Calcium fixieren), währenddem Arsenik gerade als Arsenoxyd, als ionisierendes Salz, giftig wirkt.

Der gelbe Phosphor unterliegt an der Luft der Selbstoxydation. Er ist leicht löslich in Fetten, Schwefelkohlenstoff, Chloroform, Schwefelchlorür, weniger in Alkohol und Äther, nicht in Wasser.

Bei der Herstellung des Phosphors kommt es selten zur Vergiftung, schon weil die Einrichtung geschlossen sein muß. (Die Destillation des Phosphors zur Reinigung wird meist in Kohlensäureatmosphäre durchgeführt.)

Bei der Herstellung aus Knochen durch Zusammenschmelzen mit Kohle können Phosphordämpfe in die Luft kommen, natürlich gemischt mit Kohlenoxyd oder auch mit Lösungsmitteln. (Eine Gefahr der Phosphorlösungen, speziell in Schwefelkohlenstoff bei Verdampfen in der Luft oder bei Verdampfen auf Kleidern, ist die Selbstentzündlichkeit.) Da zur Herstellung von Phosphorchlorid in die Schmelze Chlor eingeleitet wird, entsteht (mit CO) auch Phosgen ($COCl_2$).

Neuerdings wird der Phosphor in den verschiedenen Staaten, nachdem er jahrelang verpönt war, wieder als Parasitenmittel eingeführt. Es treten deshalb auch wieder Selbstmorde mit Phosphor auf.

Der gelbe Phosphor ist in der Technik möglichst weitgehend durch *roten Phosphor* ersetzt, der die akut wirkenden, giftigen Eigenschaften nicht hat, weil er nicht löslich ist.

Verwendet wird der rote Phosphor heute in der Metallurgie (Legierungen, Härtung) bzw. Feuerwerkerei, vor allem in der Militärtechnik zu allem möglichen: zu Rauchbomben, Zündbomben usw. Da der rote Phosphor oft fein verteilt in die Luft kommt und oft über 1 $^0/_{00}$ gelben Phosphor enthält, muß man (z. B. bei Leberstörungen) an eine Mitwirkung dieser Substanzen denken (s. roter Phosphor).

Vergiftungsgelegenheiten bei der Verarbeitung des Phosphors zu Parasitenmitteln. Phosphoraufnahme durch Unreinheiten, durch Staub und durch Dämpfe. Die Aufnahme des Phosphors beim Phosphorbronzieren, bei der Verarbeitung in der Feuerwerkerei, in der Zündartikelindustrie (paraffinierte, phosphorhaltige Bänder). Verwendung des Phosphors bei der Verarbeitung des Phosphors in der Metallindustrie, wo Phosphor flüchtig werden kann beim Legieren als Zusatz, speziell auch während des Krieges bei der Herstellung von Rauch- und Zündprojektilen.

Phosphor selbst wird an der Luft oxydiert, aber nicht sofort. Die Phosphordämpfe sind sehr giftig. Der Phosphor wird als Dampf aufgenommen durch die Lunge und schnell resorbiert, im wässerigen Milieu des Körpers sehr langsam oxydiert. Auch die niedrigen Phosphoroxyde, die eine grüne Flamme geben, sind ebenfalls giftig. Nur die Phosphorsäure als Bestandteil des Körpers hat nicht mehr die Giftwirkung einer körperfremden Substanz.

Akute Vergiftungen durch Einatmen der Phosphordämpfe sind möglich.

Die Verwendung des Phosphors ist auf relativ wenige Betriebe beschränkt. Durch die Entzündlichkeit des weißen Phosphors müssen die Behandlungsvorschriften so rigoros sein, daß das Vorkommen des Phosphors in einer Industrie den Arbeitern bekannt sein muß (im Gegensatz zu Phosphorwasserstoff, der an vielen Orten aus unbekannten Quellen entstehen kann; s. dort).

Symptome: Die *akuten Phosphorvergiftungen* zeigen 2 Stadien:

Die meisten Vergiftungen sind erzeugt durch absichtliche Aufnahme zu Selbstmord (nach Entwenden von phosphorhaltigen Substanzen in der Industrie oder durch Parasitenmittel): Starke Leibschmerzen, Brechen, evtl. Blutbrechen, Brechen dunkler Massen schon im Laufe der ersten Stunden. Dann folgen starke Durchfälle, große Übelkeit, Niedergeschlagenheit, schlechter Puls.

Neben diesen intestinalen Formen kann eine schnelle Störung des Bewußtseins mit Verwirrung eintreten; schnell eintretender Tod. In anderen Fällen steht die gefäß- und herzlähmende Wirkung so stark im Vordergrund, daß die intestinalen Symptome gar nicht zustande kommen können resp. nicht zum Ausdruck kommen vor Schwäche. In seltenen Fällen werden gleich anfangs die Capillaren so stark lädiert, daß Blutungen aus den Körperöffnungen stark im Vordergrunde stehen.

Die starken Leibschmerzen, Brechen und Durchfall mit dem charakteristischen Phosphorgeruch verschwinden häufig nach 1—2 Tagen, die Krankheit geht in ein Stadium relativer Ruhe über (Remission), um dann einige Tage später mit ganz neuen Symptomen mindestens in der Hälfte der Fälle zu schweren meist tödlichen Organerkrankungen zu führen: Schmerzen im oberen Bauchabschnitt; Druckempfindlichkeit der Leber, leichte Gelbsucht, dann Gallenfarbstoff im Urin und oft Fehlen des Gallenfarbstoffes im Stuhl. Häufig gleichzeitig Verminderung des Urins, Eiweißausscheidung, oft Blutausscheidung. Temperaturabfall. Kleiner schwacher, oft langsamer, oft schneller Puls, mit schneller Atmung, Angst; wieder neu eintretendes Brechen, Übelkeitsgefühl, Diarrhöen, starke sensorische Empfindlichkeit, gelegentlich Krämpfe, offenbar entsprechend der Wasserverarmung und als Folge der Leberinsuffizienz von seiten des Nervensystems; als Folge Schlaflosigkeit, Erregung, Knirschen mit den Zähnen, gelegentlich Halluzinationen. Der Tod tritt meist im Laufe der ersten Woche ein. Häufig sind in irgendeinem Stadium Hautblutungen, manchmal zu Beginn des ersten Stadiums Genitalblutungen bei den Frauen.

Die Heilungen sind selten, vor allem sind Nachkrankheiten zu erwarten von seiten des Herzens (Empfindlichkeit, Labilität), ebenfalls von seiten der Niere und der Leber.

Chronische Vergiftungen hauptsächlich durch Dämpfe. Die subakuten und chronischen Vergiftungen erfolgen durch Aufnahme von Phosphordämpfen und den Dämpfen der niederen Oxyde.

Die allgemeinen Wirkungen: Appetitlosigkeit, schlechtes Aussehen, Reizung der Schleimhäute der Augen, Nase, Mund, Kehlkopf, und meistens starke Anämie; relativ häufig Kopfweh, Koliken, Magenschmerzen, Bronchitis. Diese letzteren Symptome treten bei sehr vielen Arbeitern auf, die eben erst die Phosphorarbeit aufnehmen, und schwinden dann wieder, während sie bei anderen die Einleitung zu schweren subakuten Vergiftungen werden.

Interessant ist die Reaktion des Blutbildes: Zunahme der roten Blutkörperchen, der Leukocyten, mit häufiger Verklumpung der Kerne der polymorphkernigen Zellen; Fettkörnchengehalt dieser Zellen. Im Urin tritt eine stärkere Harnstoffausscheidung ein, sogar freier Phosphor, besonders in Fällen, bei denen auch die Atmungsluft einen knoblauchartigen Geruch zeigt. Häufig sind die Entzündungsprozesse in Rachen und Mund so stark, daß das Schlucken schwierig wird. Es kann aber auch die Anämie in den Vordergrund treten mit leichter Gelbsucht, Fieber, Gedächtnisstörungen, Schlaflosigkeit, Niedergeschlagenheit, auch Nierensymptome. In einzelnen Fällen Albuminurie, Cylindrurie, bei chronischen Wirkungen selten Blut.

Daneben bestehen etwa *lokale Erkrankungen*, speziell die sog. Kiefernekrose, die aber selten geworden ist: Reizung des Kieferperiostes mit Infektion, Sequesterbildung. Der lokale Entzündungsprozeß tritt meist in ein Latenzstadium, wenn die Arbeit mit Phosphor aufgegeben wird. In den meisten Fällen treten die Erkrankungen in den ersten Monaten oder Jahren der Arbeit auf, in anderen Fällen aber auch noch periostitische Prozesse der Kiefer nach Verlassen der Arbeit (sogar noch nach mehreren Jahren nach dem Verlassen der Arbeit).

(Bei Augenscheinen über solche Erkrankungsursachen in technischen Ateliers muß man neben dem Phosphor, Phosphorwasserstoff, vor allem auch die häufigen giftigen Begleitgase beachten: Schwefelkohlenstoff, Phosphorwasserstoff, evtl. auch Arsenwasserstoff und häufig saure Dämpfe.)

Die Prognose der schweren chronischen Vergiftungen mit Organläsionen ist im allgemeinen nicht gut, auf alle Fälle eine lange Krankheitsdauer; gegen 50% sind unheilbar.

Die Behandlung der Kiefernekrose beschränkt sich heute meist auf die chirurgische Entfernung des Sequester.

Diagnose: Die klinische Diagnose der akuten Phosphorvergiftung gehört zu den sichersten Vergiftungsdiagnosen, z. B. im Gegensatz zu Arsenik.

Relativ langsames Auftreten von Brechen; Gebrochenes und Atemluft mit Knoblauchgeruch müssen veranlassen, daß man das Erbrochene im Dunkeln umschüttet; bei guter Adaptation durch längeres Verweilen im Dunkeln bemerkt man Phosphorescenz des umgeschütteten Mageninhaltes, das beweist, zusammen mit dem Geruch, Phosphorvergiftung (die heute relativ häufig durch Verwechslung zustande kommt; Parasitenmittel, Parasitenmittelfabrik). Es muß sofort gehandelt werden auf Grund dieser Feststellungen (Entleerung des Magens). Der Nachweis des Phosphors durch Destillation: Nachweis des Phosphorringes kann meistens nicht abgewartet werden. Verwechslung mit Morbus Weil, mit Nitrotoluol Pilzvergiftungen, bei Lebersymptomen mit Agaricusvergiftung und mit denjenigen Vergiftungen, die akute Leberatrophie machen.

Die Phosphorescenz des freien Phosphors beim Destillieren und Umschütten in Gegenwart von Luft ist das nächstliegendste und der ohne Vorbereitung und Hilfsmittel mögliche Beweis der Anwesenheit von freiem, gelbem Phosphor als Gift. (Doch ist zu beachten, daß es eine Reihe *anderer Stoffe* gibt, die ebenfalls phosphorescieren bei Bewegung und Umschütteln. Man muß in technischen Betrieben ja mit sehr viel verschiedenartigen chemischen Stoffen arbeiten und evtl. muß man nach solchen Stoffen fragen, besonders wenn man ein spezifisches Bindemittel des Phosphors als Gegengift anwenden will.)

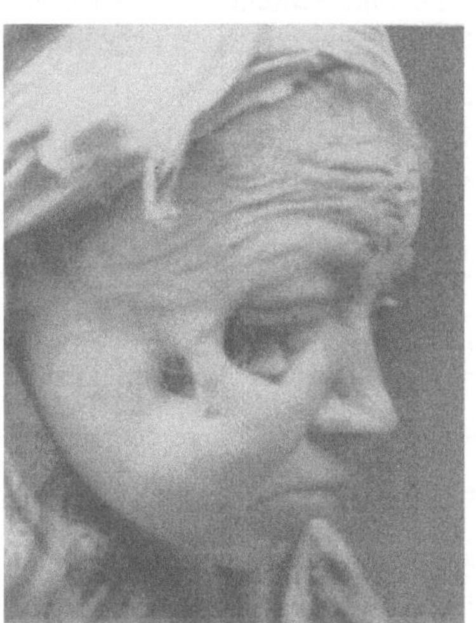

Abb. 1. Oberkiefernekrose.

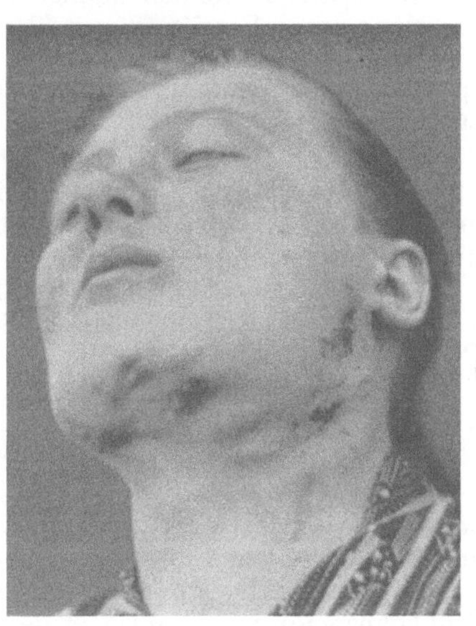

Abb. 2. Unterkiefernekrose.

Nach dem Tode bleibt der Phosphor im menschlichen Körper in den Geweben relativ lange nachweisbar, verschwindet dann aber nach und nach durch Oxydation.

Auch wenn kein deutlicher Phosphorring auftritt, kann man mit Wasserstoff, den man durch eine siedende verdächtige Flüssigkeit durchtreibt und in Silbernitrat auffängt, nachher durch Molybdänsäure einen gelben Niederschlag bekommen, der wieder in Ammoniak sich löst; durch Sublimat und Magnesium kann man den Ammonium- und Magnesiumphosphatniederschlag erhalten.

Diagnose der chronischen Vergiftung: Das Auftreten einer Anämie mit starken Schleimhauterscheinungen von seiten der Nase, Mund, Rachen, Bronchien, Magen, Darm bei Phosphorarbeitern muß veranlassen, diese Personen von der Phosphorarbeit zu entfernen, ebenso Auftreten von Neuralgien bei Menschen mit guten Zähnen soll veranlassen, diese Menschen mindestens temporär von der Phosphorarbeit zu entfernen. Untersuchung der Zähne oder Untersuchung des Blutes (Sudanfärbung des Blutpräparates). Sudanophile resp. fetttragende Leukocyten, polymorphkernige Leukocyten. Zeichen von Gelbsucht. Albuminurie, Hämorrhagien, Neigung zu Blutungen, doch sind die letzteren natürlich vieldeutig, wenn sie nicht mit anderen Phosphorsymptomen und ausgesprochener Phosphorarbeit zusammen vorkommen.

Bei Arbeit mit Phosphorpasten Reizung der Haut der Hände, der Finger, gelegentlich auch der Füße: Jucken und Schmerzgefühl, auch Entzündungen der Augen, des Rachens, der Nase, der Zunge, Husten und Appetitverlust.

Therapie: Die Therapie der akuten Vergiftung: Sofortiges Entleeren des Magens, Brechen. Unter keinen Umständen Milch oder Öl, auch das früher verwendete Terpentinöl löst den Phosphor und beschleunigt die Resorption. Das beste Gegenmittel ist Kupfersulfat, etwa 0,1 g im Wasser gelöst, 2—3mal im Abstand von $^1/_2$ Stunde (da Kupfersulfat ein Brechmittel und gleichzeitig den Phosphor in eine weniger lösliche Kupfersulfatphosphorverbindung überführt, also 2 Funktionen eines Gegengiftes betätigt).

Die späteren Stadien können nur symptomatisch behandelt werden. Bei der chronischen Vergiftung mit Periostitis Sequesterentfernung usw.

Nach den Richtlinien vom 6. August 1925 sind in erster Linie Störungen der Knochenbildungen, Kiefernekrose und Spontanbrüche der langen Röhrenknochen entschädigungspflichtig.

Der rote Phosphor.

Der rote Phosphor hat den weißen oder gelben Phosphor in der weitaus größten Ausdehnung ersetzt und selber eine Reihe neuer technischer Anwendungsgebiete gefunden.

Der rote Phosphor, der durch Erhitzen erhalten worden ist, wird im allgemeinen auch heute noch durch Schwefelkohlenstoff und Alkali vom gelben Phosphor gereinigt.

Es soll erwähnt werden, daß bei Untersuchungen von rotem Phosphor, die Prof. TREADWELL bei Verdacht von giftigen Wirkungen durch roten Phosphor durchführte, in einzelnen Fällen in rotem Phosphor 0,1—1$^0/_{00}$ löslicher gelber Phosphor nachgewiesen werden konnte.

Der rote Phosphor ersetzt den gelben Phosphor in der Zündholzindustrie, er wird verwendet zur Herstellung von Chlor-, Jod-Phosphorverbindungen und anderen Verbindungen, die in der chemischen Industrie verwendet werden. Ferner wird er verwendet als Sauerstoffabsorptionsmittel in einzelnen Abteilungen der Glühlampenindustrie, endlich in der Feuerwerkerei und der Kriegstechnik.

Erfahrungen über Giftwirkungen. Die allgemeine Lehre über die Ungiftigkeit des roten Phosphors muß für die Technik revoziert werden, wenn er in *großen* Mengen, z. B. als Staub absorbiert wird. In einer eigenen Beobachtung wurden durch Verstäuben von rotem phosphorhaltigen und kaliumchlorathaltigen Emulsionen und durch Einatmung dieser Nebel über Monate und Jahre Zustände festgestellt, die Ähnlichkeit haben mit chronischen Phosphorvergiftungen. (Die Experimente von NASSE, FERRANINI und die chemischen Untersuchungen von TREADWELL sprechen ebenfalls dafür.) Erwähnenswert ist, daß im Experiment, bevor irgendwelche äußerliche sichtbare Symptome auftreten, das System der Immunkörper, der isolierbaren Immunfunktionen, die Amboceptoren und Komplemente in ihrer Kraft reduziert werden, wie auch später die Formen der polymorphkernigen Leukocyten verändert werden, zuerst ansteigend, nachher absinkend: die Koagulationsfähigkeit des Blutes wird reduziert. Gleichzeitig tritt langsam Anämie ein. In der Leber, mehr in der Mitte der Azini, degenerative Prozesse mit Verminderung des Stickstoffgehaltes und eine Reihe weniger charakteristischer Prozesse. Parenchymatöse und später interstitielle Veränderungen in der Niere. Ausgesprochene Verminderung des Adrenalingehaltes der Nebenniere. Steigerung der Produktion der Sexualdrüsen. Neigung zu Blutungen und auch Neigung zu periostalen Reizungen.

Beachtenswert ist auch, daß in einer ganzen Reihe von organischen Stoffen der rote Phosphor unter Entwicklung giftiger Gase sich löst, mit diesen Substanzen sich umsetzt.

Der rote Phosphor ist nicht ganz ungiftig, er wirkt aber nur bei jahrelanger mäßiger Aufnahme, besonders natürlich bei *unreinem* Phosphor, wo er dann ähnliche Symptome macht, wie der gelbe Phosphor bei chronischer Vergiftung.

Die Aufnahme erfolgt offenbar auch hier meist durch die Respirationsorgane (nicht als Dampf, sondern verstaubt als Nebel oder Staub).

Phosphorverbindungen (spez. flüchtige).

Als flüchtige, reizende technische Produkte kommen Phosphortrichlorid in Betracht: Phosphorpentachlorid als stark wasserentziehendes Pulver, das relativ wenig giftig ist, Phosphoroxychlorid, Phosphortrioxyd, Phosphorpentoxyd. Phosphorsäureanhydrid, Phosphorsesquichlorid hauptsächlich in der Zündholzfabrikation. Phosphorverbindungen von Calcium, Strontium, Barium als Feuersignale. Zinkphosphorverbindungen werden als Gifte verwendet.

Phosphortrichlorid siedet bei 76° und ist sehr flüchtig. Phosphortrichlorid, Phosphoroxychlorid reizen die Schleimhäute, da sie sich mit Wasser zersetzen; sie sind flüchtig. Die Wirkung ist ähnlich der Salzsäure, die entsteht, aber viel stärker. Bei Aufnahmen größerer Mengen starke Reizung von Nase, Rachen, Bronchien, blutiges Sputum, Husten, Dispnöe; Anfälle mit anschließenden infektiösen Bronchitiden.

In der Technik kommen Unglücksfälle hauptsächlich bei Gefäßbruch und undichten Apparaturen vor, da die Herstellung und der Transport entweder in Blei-, Kupfer- oder Eisengefäßen erfolgt. Bei der Herstellung von Phosphorsesquisulfid wirkt höchstwahrscheinlich Schwefelkohlenstoff giftig. Die niederen Phosphoroxyde, die giftig wirken, sind nicht genauer untersucht. Das Phosphorsesquisulfid ist heute der Ersatz für gelben Phosphor in der Zündholztechnik; es wird aus rotem Phosphor hergestellt.

Die Arbeiten mit all diesen Stoffen können dadurch gefährlich werden, daß der sehr giftige Phosphorwasserstoff entsteht, gelegentlich auch Arsenwasserstoff. Häufig wird zu diesen Prozeduren Schwefelkohlenstoff als Lösungsmittel verwendet (s. d.).

Phosphorwasserstoff.

(Flüchtige Phosphorverbindungen, vgl. Arsenwasserstoff.)

Phosphorwasserstoffgefahr tritt unter sehr verschiedenartigen Bedingungen auf: Überall da, wo starke Reduktionsprozesse, stark reduzierende Vorgänge in der Nähe von Phosphorverbindungen vorkommen, so auch bei der Gewinnung des Phosphors aus Knochen während der Erhitzung mit Quarz und Kohle, neben Kohlenoxyd. Aus den Phosphorgemischen entwickelt sich durch Einwirkung von Schwefelsäure Phosphorwasserstoff, Schwefelwasserstoff (neben Kohlensäure auch Blausäure, Fluorwasserstoffsäure). Die wichtigsten technischen Gefahren durch Phosphorwasserstoff sind bedingt durch feuchtes Ferrosilicium, stark mit Carbid verunreinigten Kalkstickstoff, Calciumcyanamid, ferner speziell Acetylen.

Eine weitere Gruppe gasförmiger Gifte bei der Bearbeitung von phosphorhaltigen Verbindungen ist der Arsenwasserstoff, ferner Phosphorlösungsmittel, in erster Linie Schwefelkohlenstoff (der auch gleichzeitig die Explosions- und Entzündungsgefahr vergrößert).

Dasselbe Verfahren wie zur Herstellung des Phosphors wird auch verwendet zur Herstellung des Phosphoroxydchlorids, indem in die erhitzt gemahlenen Knochen, Quarz, Kohle und Chlor eingeleitet wird. Dabei entsteht Phosphoroxychlorid, weil gleichzeitig große Mengen Kohlenoxyd vorhanden sind, auch Phosgen, Dichlorkohlenoxyd. Es handelt sich also hier eher sehr häufig um Zusammenwirken recht verschiedener flüchtiger Gifte bei der Herstellung des Phosphors und der Phosphorprodukte und bei der Verwendung des Phosphors.

Kohlenoxyd.

Die Kohlenoxydvergiftung ist weitaus die häufigste Vergiftung im Gewerbe. Sogar *akute* Vergiftungen mit schweren Symptomen (z. B. Bewußtlosigkeit) und Fälle mit tödlichem Ausgang werden noch relativ häufig übersehen, besonders wenn es sich nicht um Massenvergiftungen, sondern um Vergiftungen von einzelnen (Nachtwächter, Heizer, Reparaturarbeiter usw.) handelt. (Sie sind als zeitlich begrenzte, äußere, ungewollte „während einer Arbeitsschicht" sich vollziehende Vorgänge, Unfällen gleichgestellt.)

Die *chronischen* Vergiftungen sind sicher häufig, zeigen aber sehr vielgestaltige Symptome, werden meistens ätiologisch nicht erkannt und als Neurose, Sekretionsstörungen, endokrine Erkrankungen, oft auch als Simulation usw.

behandelt. (Die chronische Vergiftung ist in das Reichsgesetz vom 12. Mai 1925 nicht aufgenommen.)

Vorkommen: Absichtliche Herstellung von Kohlenoxyd und dessen technische Verwendung: In der Leuchtgasindustrie (ca. 4—12%); in anderen Industriegasen (Wassergas, Generatorgas und dessen Modifikationen, ca. 30—50% Kohlenoxyd). Die neueste Verwendung erfolgt zur Herstellung von synthetischen Produkten, z. B. zu Phosgen und davon ableitbaren Harnstoff- und Thioharnstoffderivaten der organisch-synthetischen Chemie; dann ist CO Quelle für Methylalkohol, Formaldehyd und eine Reihe hoher Organrestketten, die gleichzeitig entstehen.

Die meisten Vergiftungen erfolgen auch in Gewerben dadurch, daß das Kohlenoxyd als ein *Nebenprodukt*, Abfallprodukt oder Endprodukt oft in recht variablen Mengen auftritt und als Gas (meist zufällig) in den Atmungsraum der Arbeiter gelangt. Hauptbeispiele:

a) *Rauchgase* resp. Verbrennungsgase aller Art, die besonders dann sehr gefährlich sind, wenn sie reich an Kohlenoxyd sind und nicht riechen, wie z. B. bei Koksfeuerung (hauptsächlich Rauchgase, beim Ausbrennen aller Arten von Öfen, sobald nur noch glühende Kohlen vorhanden sind), Leuchtgas usw.

b) Verbrennung von kohlenstoffhaltigem Material unter sehr wenig Luftzufuhr (z. B. wenn Arbeiter, um die Formen zu trocknen, Benzin eingießen und anzünden).

c) Kohlenoxyd ist auch ein Abgas in einzelnen technischen Verfahren (z. B. LE BLANCsches Sodaverfahren).

d) Abgase aller *Explosionsmotoren*, die mit Mineralölen, Alkohol, Äther, Acetylen betrieben werden, sind sehr CO-reich.

e) Sprenggase aller *Sprengstoffe*, die Kohlenstoff und Sauerstoff enthalten, also praktisch aller wichtigen Sprengstoffe: Sprenggase von Schwarzpulver, Dynamit (die hochbrisanten Sprengstoffe, auch Oxyliquidsprengstoffe, enthalten 50—60 Vol.-% Kohlenoxyd, je nach den Explosionsbedingungen).

f) Bei der Zersetzung und Explosion von *Nitrocellulose:* Filme, Kunstseide, Celluloidartikel und Celluloidlager, Kämme usw., ferner der Celluloidlacke usw. entsteht viel CO neben anderen Giftgasen (Cyan).

g) Herstellung und Verwendung der *Carbonyle:* Herstellung des reinen Nickels durch Nickelcarbonyl, ferner Eisencarbonyl (patentiert als Autobenzinzusatz). Entstehen der Carbonyle als Nebenprodukte, wenn kohlenoxydhaltige Gase lange Zeit unter Druck, speziell in der Wärme, auf Eisenbestandteile wirken.

Quellen in der Technik und Situationen, in denen kohlenoxyhaltige Luft und Gasgemische gefunden werden resp. zu Vergiftungen Anlaß geben:

Fast in allen Hochofengasen (Gichtgasen), in den Trockenabteilungen der Technik, wo Verbrennungsgase direkt verwendet werden; in den elektrochemischen Schmelzprozessen (Graphitherstellung usw.), in der Elektrotechnik mit Kohlenstoffelektroden usw.

Bei allen Reduktionsprozessen, ferner bei der Löterei, Glasbläserei mit schlechtem Abzug.

Leuchtgasluftgemische: Leuchtgassauerstoff, Acetylenluft, Acetylensauerstoff, Schweißmetallschneideeinrichtungen mit den gleichen Gemischen.

Bei der Montage und Reparatur von Leuchtgasleitungen und -einrichtungen, speziell in engen Räumen, Kellerräumen, Gruben, unterirdischen Gängen (unbemerkter Austritt durch Gasleitungsbrüche im Boden, speziell im Winter, und Eindringen dieser Gase in Lagerräume, Kellerräume in geruchlosem Zustand). Ablöschen großer Mengen glimmender Kohle; kleinere und größere Brände,

Mottfeuer. Die Gase der Sprengstoffe erzeugen besonders Vergiftungen bei Arbeit unter der Erde mit schlechter Ventilation, z. B. im Caisson. Die Abgase der Explosionsmotoren, die 4—15% Kohlenoxyd enthalten, wirken stark giftig, wenn sie in abgeschlossenen Räumen bleiben.

Motorenprüfungsräume ohne Ableitungen der Auspuffgase, geschlossene Autogaragen.

Reparaturen an Hochöfen, Ziegelöfen während des Betriebes, besonders bei schlechtem Wetter, Mangel an Ventilation, z. B. bei elektrischem Betrieb von Ventilatoren während der Gewitter.

Heizungen: bei „nieder"gestellten Öfen; Ausräumen von nicht ausgebrannten Öfen, Kaminreparaturen (Vergiftungen der Nachtwächter, Nachtheizer usw.).

Kohlenoxyd entsteht auch in Gießereien, zum Teil aus den Öfen, zum Teil aus den mit Graphit behandelten Formen.

Die Mengen von Kohlenoxyd sind im allgemeinen groß, so daß die *technischen Einrichtungen so eingerichtet sind, daß sie im Normalbetriebe verhindern*, daß kohlenoxydhaltige Gase in den Atemraum der Arbeiter kommen. Es handelt sich also bei Vergiftungen sehr häufig um Folgen vorübergehender oder dauernder Störungen oder anormaler Betriebsverhältnisse wie Brände, Gasaustritt, Mangel an Ventilation, gelegentliche Forcierung der Produktion.

Besondere Massengefährdungen veranlassen Explosionen, Brände, Katastrophen durch Kohlenoxyd.

Bei Explosionen von Erdgasen, bei schlagenden Wettern von Kohlenstaubluftgemischen und anderen organischen Staubarten, z. B. in Mühlen, gehen die Verletzten in der Mehrzahl an Kohlenoxydgasen zugrunde, da die Ventilation durch die Explosion meistens zerstört ist und die Ausgänge schwer zu finden sind; sogar die meisten Überlebenden und auch oft ein Teil der Rettungsmannschaft werden durch diese eingeschlossenen Explosionsgase bewußtlos und vergiftet.

Fast in allen *Großkatastrophen* spielt das Kohlenoxyd eine verhängnisvolle Rolle, sowohl für die eingeschlossenen Überlebenden wie für die Rettungsmannschaft. Häufig bei Explosionen und Bränden unter Tag, Minen, Tunnelbauten (Hauenstein, Tauern usw.), Einstürzen mit Brandausbruch, Zerreißung von Gasleitungen, Eisenbahnzusammenstößen mit Brandausbruch in Tunnelbauten.

Die Technik bereitet sich in allen Ländern immer systematischer auf die Ausbildung von Mannschaft und Rettungswerkzeugen vor für solche Ereignisse. Die Tatsache, daß bei Katastrophen die Mehrzahl der Todesopfer Kohlenoxydvergiftungen sind, wird aber noch viel zu wenig beachtet.

In den meisten Gasgemischen, die Kohlenoxyd enthalten, tritt das Kohlenoxyd derartig in den Vordergrund, daß die anderen Begleitsubstanzen toxikologisch selten in Betracht kommen, im Krankheitsbild meist übersehen werden. Es muß aber erwähnt werden, daß im Rohleuchtgas in variablen Mengen Phosphorwasserstoff, Arsenwasserstoff, Siliciumwasserstoff, ungesättigte Teerprodukte auftreten. Sehr häufig (z. B. in der Löterei, wo mit Acetylen und Acetylengemischen gearbeitet wird) können dieselben Gase auftreten, wenn Acetylen nicht gereinigt und eben aus „*unreinem*" Carbid hergestellt wird.

Die wichtigsten Eigenschaften. CO ist ein geruchloses und farbloses durchsichtiges Gas, ohne Geschmack, überhaupt ohne jede sinnesphysiologische äußere Reizwirkung. Sehr wenig löslich in Wasser (wichtig für das Auffangen). Spezifisches Gewicht 0,96 im Verhältnis zur Luft. CO enthält 57% Sauerstoff und 43% Kohle. Charakteristisch ist die bläuliche Flamme. Kohlenoxydluftgemische sind bereits von 16% an explosibel. (Bei Anwesenheit von Kohlendioxyd ist die Explosibilität stark vermindert.)

Kohlenoxyd ist schwer zu verflüssigen resp. der kritische Punkt ist bei — 141°. Kohlenoxyd wird sehr schwer absorbiert.

CO verbindet sich 200—250mal leichter mit dem Bluthämoglobin als Sauerstoff: Grund der sukzessiven Anreicherung im Körper bei geringer Kohlenoxydkonzentration in der Luft.

Allgemeine Eigenschaften für den Nachweis: Toxikologisch ist heute der *Nachweis der Verbindung von Kohlenoxyd mit Bluthämoglobin* das wichtigste: Rotfärbung des Blutes der höheren Sättigungsgrade und Entstehen einer roten Fällung in verdünntem Blut durch Tannin, Ferrocyanwasserstoffsäure, Schwermetallsalze, Formalin.

Durch spektroskopische Absorption im sichtbaren und ultravioletten Spektrum und die Nichtumwandelbarkeit des Kohlenoxydhämoglobins durch Reduktionsmittel (wie Schwefelammonium) in reduziertes Hämoglobin. (Doch ist diese Nichtumwandlung nur charakteristisch und beweisend bei frischem Blut. Im faulen Blute entstehen Methämoglobinstreifen, von denen zwei in der gleichen Gegend liegen wie die Kohlenoxydhämoglobinstreifen. Da die Wellenlängen nicht gemessen werden mit den gewöhnlichen einfachen Apparaten, sind Verwechslungen schon öfter vorgekommen.)

Beachtenswert ist, daß die gewöhnlichen Spektroskope erst bei 27—30% der Hämoglobinsättigung ansprechen, also bei einem Sättigungsgrade, wo bei kranken Menschen der Tod schon eintreten kann, währenddem bei kräftigen gesunden Menschen erst bei $^2/_3$ Sättigung, also 60—70% Kohlenoxydsättigung, der Tod erfolgt und bei 30% Sauerstoffhämoglobin erst Unbehagen eintritt.

Nachweis: Bei Vergiftungsverdacht muß das Kohlenoxyd *sofort* gesucht werden:

a) Im Körper des Vergifteten, evtl. von Drittpersonen, die sich gar nicht für vergiftet halten. Sofortige Blutentnahme (weil der Sauerstoff der Luft das Kohlenoxyd aus dem Blute verdrängt).

b) Bei schwereren Vergiftungen genügt der spektroskopische Nachweis: Frisches Blut der Vergifteten resp. der frischen Leiche mit Wasser bis zu Rotweinfarbe verdünnt zeigt zwei dunkle Absorptionsstreifen im Gelbgrünen in der Nähe der D-Linie, welche zwei Linien bei Zusatz von Schwefelammonium bei normalem sauerstoffhaltigen Blute in *einen* weniger intensiven breiten, *gleichmäßigen* Streifen sich verwandeln, währenddem bei Kohlenoxydgehalt das Schwefelammon die beiden Streifen nicht reduziert, also die beiden Streifen bestehen bleiben, gleichzeitig wird der immer vorhandene kleinere oder größere Prozentsatz sauerstoffhaltigen Hämoglobins reduziert und zwischen den beiden persistierenden Streifen entsteht eine weitere leichte Verdunklung. Diese zwei persistierenden Streifen können bei der gewöhnlichen Methodik bei 27—30% relativer Sättigung mit Kohlenoxyd erkannt werden.

Zur Kontrolle sind Fällungsreaktionen wertvoll mit Tannin, Formalin, ungefärbten Schwermetallsalzen: diese fällen das Hämoglobin mit einem roten Ton aus, während das von CO-freie Blut grau ausfällt.

c) Quantitative Bestimmungen nach dem gasanalytischen Verfahren, mit bekannter Blutmenge.

d) Durch kleine Tiere (schnelle Feststellung bei bestehender Gefahr, z. B. für die Rettungsmannschaft).

Nachweis in der Außenluft: Bei vermuteter CO-Gefahr, z. B. bei Bränden, bei Rettungsarbeiten bei Einstürzen, schlagenden Wettern: Wenn die CO-Konzentration relativ gering ist, ist der Nachweis durch kleine Tiere praktisch. Wenn die kleinen Tiere nicht mehr erkranken, besteht keine unmittelbare Gefahr (weiße Mäuse, Vögel).

Quantitative Bestimmung durch Absorption in Blutlösung oder Bestimmung durch Palladiumchlorür (aber viele organische Stoffe, auch Schwefelwasserstoff, schwarzen Palladium). Quantitative Bestimmung durch Absorption in frischer Kupferchlorürlösung und analytische Bestimmung.

Die Symptome der Vergiftungen: Konzentrationen von Größenordnung 1 : 10 000 bedingen bei ständigem Atmen in einigen Stunden eine Sättigung von etwa 30%: allgemeines Unwohlsein, Kopfweh, manchmal Schwindel.

Konzentrationen von 1 : 2000 bis 1 : 1000 erzeugen in $^1/_2$ Stunde eine Sättigung von über 60% und führen — wenn keine Rettung erfolgt — so regelmäßig zum Tod, hauptsächlich in der Nacht.

0,25‰ erzeugen nach 1 Stunde ruhiger Atmung bereits einen Kohlenoxydhämoglobingehalt von 14%.

Bei einem Gehalt von 2‰ zeigen sich in $^1/_2$ Stunde Störungen, 3‰ mindestens schon in $^1/_4$ Stunde (Haldan).

Nach amerikanischen Untersuchungen ist ein Gehalt von 0,15‰ schon als gefährlich zu betrachten, z. B. im Minenbetrieb. Für amerikanische Minen wird als Grenzgehalt angegeben 0,02‰; 0,05‰ erzeugten schon in 1 Stunde Sättigung bis 30% und allgemeine leichtere Symptome, 0,5‰ eine Sättigung bis 70% in 15—30 Minuten.

Es bestehen sehr große Differenzen zwischen den einzelnen Menschen: die meisten empfinden Unwohlsein erst bei 20—30% Sättigung. Da das Gift im Körper angereichert wird, wird bei schneller Atmung, großer Hitze, großem Feuchtigkeitsgehalt der Luft mehr Kohlenoxyd aufgenommen, weil mehr geatmet wird. (Die Vergiftung erfolgt wegen der Reizlosigkeit oft bei intensiv Arbeitenden, ohne daß die ersten Symptome beachtet werden, im Schlaf, ohne daß die Menschen erwachen.)

Erste Symptome: Etwas Unbehagen, Schwindelgefühl, Ringgefühl um den Kopf, leichtes Kopfweh, manchmal Ohrensausen, später Übelkeit, Brechreiz, Schwäche in den Beinen, Neigung zu Ohnmacht, Vornüberstürzen, Unmöglichkeit zu gehen, Unmöglichkeit sich zu erheben, Bewußtlosigkeit.

Manchmal beginnt das subjektive Gefühl des Vergiftetseins mit Unruhe, Druck auf der Brust, Gefühl des Frierens, Blässe.

Die Bewußtseinsstörungen treten meist zwischen 40—60% Sättigung auf. Bei manchen ist eine Rettung schon nicht mehr möglich zwischen 30—40%. Vorstellungen und intellektuelle Fähigkeiten können merkwürdig klar bleiben, besonders bei Menschen, die intensiv arbeiten und eine aufregende Tätigkeit haben. Diese neigen dann zu Rauschzuständen und Erregungen, Verkennung der Umgebung, Halluzinationen, ängstlichen Visionen, Neigung zu Flucht, starken Abwehrbewegungen, die Veranlassung zu falschen Diagnosen werden und zu falscher Therapie.

Häufig sind Zuckungen: tonische Zuckungen, selten ausgesprochen starkes Zittern, ebenfalls selten Krampfzustände, Trismus bis zu tetanischen Zuständen. Beachtenswert ist, daß auch relativ leichte Vergiftungen ohne Bewußtseinsstörung schwere Krankheitszustände als Nachkrankheiten von seiten des Nervensystems zur Folge haben.

Die Erholung ist sehr verschieden. Junge, kräftige Menschen erholen sich meist in 1—2 Stunden, andere behalten oft 1—2 Tage etwas Kopfweh, leichtes Schwächegefühl, etwas weniger Appetit.

Bei etwa einem Drittel der durch Kohlenoxyd bewußtlos Gewordenen bleiben Kopfweh, Ohrensausen, Schwindelgefühl längere Zeit und klingen langsam ab, am schnellsten bei Aufenthalt im Freien. Bei einer kleineren Gruppe von Menschen bleibt eine länger dauernde Ermüdbarkeit, Gedächtnisschwäche; unregelmäßige Herzaktion zeigt leicht Beschleunigung.

Häufiger, als man früher annahm, sind schwerere Nachkrankheiten nach akuter Kohlenoxydvergiftung, auch wenn sie nicht bis zur Bewußtlosigkeit ging: Zirkulationsstörungen, Thrombosen, speziell im Gehirn, hauptsächlich in den zentralen Ganglien (Cystenbildung, Thalamus opticus mit mimischen Störungen), sind recht häufig beobachtet worden. Störungen der Sinnesorgane,

Sehnervatrophie, Verlust des Riechvermögens, Schluckstörungen usw., so daß man an eine Auslösung einer multiplen Sklerose denkt. Häufig aber erfolgt wesentliche Besserung. Andererseits sind neuritische Erscheinungen in den verschiedensten Abstufungen, bis zu trophischen Zuständen, Hautnekrose, Hautödeme beobachtet worden.

Gefährdete Berufe: Chemiker, Architekten, Maschineningenieure, Arbeiter; ferner Feuerschau, Feuerpolizei und Feuerlöschmannschaft, Installateure usw.

Als *Nachkrankheiten* kommen in Betracht: Herdförmige Lungenentzündung (Wirkung von Kohlenoxyd und anderen Gasen, Hitze oder heißen Gasen), dann evtl. „Verschlucken" während der Bewußtlosigkeit; gelegentlich tritt Diabetes als Nachkrankheit auf, manchmal Darmstörungen (Schmerzen; bei den akuten Vergiftungen findet man in 20—30% Zucker im Urin). Selten sind dauernde Störungen von seiten der Nieren: man findet trübe Veränderungen, Schwellungen der Tubuli contorti, Verfettung der Glomerulusepithelien.

Herzsymptome sind in verschiedenen Phasen häufig; schon zu Anfang der Vergiftung verändert sich der Puls, erst überraschend voll, weich und relativ langsam. (Dieser Umstand wird häufig Grund einer zu guten Prognosestellung.) Während der Erholung tritt meist auch Labilität ein, die manchmal recht lange anhält. Von seiten der Versicherung wird hier oft unrecht getan.

Diese Nachkrankheiten sind versicherungsmedizinisch wichtig. Es müssen natürlich vorgängige Zustände in die Differentialdiagnose gezogen werden.

In der Mehrzahl der Fälle erfolgt eine weitgehende Herstellung, nur in selteneren Fällen ein Verfall, ohne daß man in der Vorgeschichte — in mehr als der Hälfte der Fälle — Besonderheiten nachweisen könnte. Sehr häufig bleibt lange Neigung zu Schwindel, Schwierigkeit, sich zu erinnern, Schwankung in der körperlichen und geistigen Leistungsfähigkeit, Druck- und Stichgefühl in der Herzgegend, Herzklopfen.

Diesen Fällen gegenüber stehen diejenigen, die von vornherein eine schlechtere Prognose haben: Vergiftete mit epileptiformen Zuständen und lange dauernden Angstzuständen, mit mimischen Störungen. Auch bei anderen lokalisierten, motorischen Störungen ist die Prognose reserviert zu stellen. Weitgehende Wiederherstellung ist möglich durch Arbeit im Freien.

Inwiefern die Gefäßerkrankungen sich an die akuten Vergiftungen anschließen und welche Phasen sie durchmachen, ist nicht genügend abgeklärt. Tatsache ist, daß die Arterien oft unmittelbar nach der akuten Vergiftung auf Druck schmerzhaft sind, daß als Nachkrankheiten relativ häufig Thrombosen auftreten, die je nach der Lokalisation verschiedene Symptome machen (HEDINGER).

Versicherungsmedizinisch muß auf die zeitliche Entwicklung von der Vergiftung bis zum stabilen Zustand jede Phase genau beachtet werden, ebenso die Anamnese, hauptsächlich in jenen Fällen, in denen der Kohlenoxydnachweis, wie so oft bei Überlebenden, versäumt wurde.

Gründe der Verkennung und Verschiedenartigkeit der Folgen.

1. Die Ärzte sehen die Vergifteten häufig erst während des Erwachens, z. B. in der Aufregung oder in einer Art Bewegungsdrang, blaß, vielleicht mit Schluckbewegungen, währenddem die Ärzte bei Kohlenoxydvergiftung auffallend kirschrot gefärbte Haut, Bewußtlosigkeit erwarten. (Die rote Farbe fehlt fast immer bei Überlebenden.)

2. In vielen Kohlenoxydvergiftungen steht das *Erbrechen* im Vordergrund, das zu der Annahme von Verschlucken eines Giftes führt, zu Magenspülung verleitet usw., sogar im gleichen Raum, wo die Vergiftung stattfand, so daß nicht selten Ärzte während der Therapie erkranken.

3. Aufregungszustände, Fluchtversuche (Sichwehren, Spucken, Beißen) verleiten zur Diagnose einer akuten Psychose. (Die Therapie mit großen Dosen Narkotica bedingt oft Rückfall in einen schweren komatösen Zustand mit starker Verschlechterung der Prognose.)

4. Annahme von Verbrechen, wenn mehrere Personen bewußtlos oder tot sind und einer den Eindruck von stark berauscht macht.

5. Bei Bewußtlosigkeit mit hemiplegischen Symptomen, wie nicht gar selten, wird eine Hirnblutung angenommen und der Betreffende im Kohlenoxydzimmer belassen.

Übersehen wird die Kohlenoxydvergiftung sehr häufig, weil irgendeine Todesursache präsumiert wird: bei jungen gesunden Leuten z. B. Herzschlag, geschweige denn bei älteren. Dann wird bei Erbrechen eine Darmstörung angenommen, eine Lebensmittelvergiftung oder eine Arsenvergiftung, wenn nicht auf die psychischen Symptome, Bewußtseinsstörungen, Ohrensausen, Kopfschmerzen usw., geachtet wird. Gelegentlich werden bei Erbrechen Brechmittel gegeben, die dann das ganze Bild verändern. Fast regelmäßig werden Kohlenoxydvergiftungen mit atypischen Reaktionen falsch gedeutet: Viele Kohlenoxydvergiftete erwachen aus der Bewußtlosigkeit mit Aufregungszuständen, Abwehrbewegungen, negativistischer Einstellung, die stark an Psychose erinnern.

Die Kohlenoxydvergiftung wird vor allem aber übersehen, weil das Gas sich nicht bemerkbar macht oder weil sehr viele Ärzte sogar noch der Meinung sind, daß man das Kohlenoxyd rieche, speziell glauben dies aber Polizei- und Untersuchungsbeamte. Dann wird die Quelle übersehen, und damit fällt der *versicherungsrechtliche* Beweis des Kausalzusammenhanges.

Die *chronischen Kohlenoxydvergiftungen* erzeugen im allgemeinen ein relativ schwer zu beweisendes Krankheitsbild: Schwächezustände, Anämien, einzelne auffällige Reizbarkeit, besonders nach einer bestimmten Arbeit, häufig Übelkeit und Appetitlosigkeit mit objektiv feststellbarer Abnahme der Muskelkraft, Herzkrämpfe bis zu den schwereren Formen von Angina pectoris, schlechter Schlaf, Gedächtnisschwäche. In manchen Fällen treten einzelne Symptome stark in den Vordergrund: Kopfschmerzen, Leibschmerzen, die aller Therapie trotzen und die nach 1—2 Wochen Spitalaufenthalt oder Änderung der Arbeitsweise zurückgehen. Sodann auch neuroseähnliche Zustände: Erkrankungen des Herzens, die als Myokarderkrankungen betrachtet werden, bis ein Zufall die Quelle der Vergiftung zeigt.

Daß die Gefäße durch akute wie auch durch chronische Kohlenoxydwirkung lädiert werden, ist nach manchen Beobachtungen wahrscheinlich. Die psychischen Nachkrankheiten nach akuten Kohlenoxydvergiftungen (diese wurden hauptsächlich nach Massenvergiftungen im Zusammenhang mit Kohlenoxydwirkungen untersucht, Brandunglücksfälle, schlagende Wetter) sind vielgestaltig. Das Kohlenoxyd kann auf Grund einer bestimmten Individualität Psychosen verschiedenen Charakters auslösen: katatoner Typus, Demenzformen, Apathien, im Gegensatz zu den Rentenneurosen inaktiv, gleichgültig bei träger Pupillenreaktion, Störungen in der Innervation. Der Eintritt dieser Störungen kann sehr schnell nach akuten Vergiftungen erfolgen, in anderen Fällen nach einem Intervall, in dem der Vergiftete sich durch Müdigkeit, Mangel an Impuls auszeichnet.

Therapie: Sofortige Entfernung aus dem kohlenoxydhaltigen resp. verdächtigen Milieu. Künstliche Atmung. Neuerdings zur Erregung des Atemzentrums Lobelin (z. B. 0,03—0,05) wiederholt, wenn die Atmung wieder schlechter wird. Während der Erholung wird der Puls meist schlechter. Coffein 0,2 wirkt, aber auch nur relativ kurze Zeit, so daß bei schweren Zuständen endovenös Digitalis angezeigt ist. (Campher wirkt in diesen Fällen nicht prompt.)

Diese therapeutischen Eingriffe müssen sofort gemacht werden. In der Zwischenzeit wird am besten Sauerstoff beschafft, der bei sehr beschränkter Menge mit einem gewöhnlichen Röhrchen in den Mund eingeführt werden kann, wo er sich während der Atempause ansammelt und dann aspiriert wird. Neuerdings gibt man in großen Etablissements noch Kohlensäure zu zur Reizung des Atemzentrums und zur Vertiefung des Atmens.

Prophylaxe: Besteht im Aufsuchen der Quellen. (Man kann in Betrieben immer weitere Vergiftungen sehen, wenn die Ursache beim ersten Fall nicht gesucht wird. Ferner besteht Gefahr der Explosion.)

Die Carbonyle.

(Zusatz zur Kohlenoxydvergiftung.)

Die Carbonyle bekommen erst neuerdings gewerbetoxikologisch eine sehr große Bedeutung. Das Nickelcarbonyl resp. Nickeltetracarbonyl $Ni(CO)_4$ ist Grundlage des Hauptisolierungsprozesses in der Herstellung des reinen Nickels (Mondverfahren 1890).

Das Nickelcarbonyl ist eine Substanz, die bei ca. 43—45° siedet und schon bei gewöhnlicher Temperatur sehr flüchtig ist. Das ist der Grund, daß Vergiftungen durch Einatmung möglich sind. Es ist auch ein percutan wirkendes Gift (wie metallorganische Vergiftungen).

Die Substanz ist sehr giftig, unbedingt giftiger als dem Kohlenoxydgehalt entsprechend. Es ist sicher ein Protoplasmagift, und wird infolge der Fettlöslichkeit auch ins Nervensystem und Gehirn aufgenommen. Es zersetzt sich leicht, so daß neben dem Carbonylnickel das kolloidale Nickeloxyd an der toxischen Wirkung Anteil hat. Die Metalloxydkolloide verschwinden relativ schnell aus dem Blute (KUPFERsche Sternzellen und Endothelien, gelegentlich Blutungen).

Die Nickelcarbonylvergiftung ist also offenbar eine kombinierte Vergiftung von dem lipoidlöslichen Nickelcarbonyl, Kohlenoxyd und kolloidalem Nickeloxyd. Größere Dosen sind tödlich; kein genaues Krankheitsbild.

Symptome: Die Wirkung nach Inhalation größerer Mengen ist sehr schwer: Schwindelgefühl, Übelkeit, die zurückgehen können; nach 12—24 und mehr Stunden tritt häufig ohne neue Carbonyleinatmung Dyspnöe ein mit Fieber, oft mit blutigem Auswurf. In einzelnen Fällen treten Störungen im Zentralnervensystem auf: Verwirrung, Erregung. Der Tod scheint in den ersten 4 Tagen zu erfolgen.

Anatomischer Befund: Fettige Degeneration der Endothelien, der Nieren, des Herzens; punktförmige Blutungen im Gehirn in der weißen Substanz, in der Medulla, Hämorrhagien, gelegentlich Ödem in den Lungen.

Eisencarbonyl.

Das Eisencarbonyl $Fe(CO)_5$ hatte früher nur da Bedeutung, wo kohlenoxydhaltige Gase unter höheren Temperaturen komprimiert wurden und mit Eisen, speziell mit Eisen als Katalyt, in Verbindung kamen, wie das ja bei einer Reihe der modernen Synthesen der Fall ist.

Bis vor kurzem war Eisencarbonyl ein sehr unangenehmes Nebenprodukt, das giftig, zersetzlich und explosibel war und die eisernen Einrichtungen angriff. Neuerdings wird das Eisencarbonyl von ungeheuer großer Bedeutung, weil es als Verstärker in das Automobilbenzin gegeben wird (zur Herabsetzung der Nebenexplosionen, Ausgleichung des Explosionsverlaufes wie Bleitetraäthyl, Selendiäthyl, Tellurdiäthyl).

Eisencarbonyl ist toxikologisch ähnlich dem Nickelcarbonyl, im Tierexperiment eher giftiger. Es macht weniger nervöse Symptome, als vielmehr Leberdegeneration, Nekrose.

Nachdem wir in der modernen Technik einerseits schon eine größere Zahl von Produkten haben, speziell die Chlorsubstitutionsprodukte usw., und nachdem in der pathologischen

Anatomie eine starke Zunahme der schweren Veränderungen der Leber konstatiert wird, ist natürlich der Eisencarbonylproduktion (auch als nicht seltenes Nebenprodukt) und der Verwendung eine besondere Aufmerksamkeit zu schenken im Zusammenhang mit ähnlich wirkenden Stoffen, die nach amerikanischen Patenten als „Verstärkungen" von Automobilbenzin verwendet werden.

Kohlendioxyd.

Das Kohlendioxyd ist kein eigentliches Gift; es hat auch keine Nachwirkungen. Es verursacht Atemschwierigkeiten bei ungewohnten Menschen, wenn über 4% in der Luft sind, Engigkeit, Beengungsgefühl; plötzliches Hinstürzen etwa bei 8%. Die Erholung erfolgt sehr schnell in frischer Luft. Kohlensäuregehalt ist meistens in der Technik, wie für viele Aufenthaltsräume, ein Indicator von „schlechter Luft" (indem schädliche Ausdünstungen parallel der Kohlensäurezunahme gehen). Die Methode der Feststellung s. Hygiene der Aufenthaltsräume.

In der Technik und im Gewerbe kommen solche hohe Kohlensäurekonzentrationen vor in tiefliegenden Räumen und speziell am Boden dieser Räume, weil das Kohlendioxyd im Verhältnis zur Luft schwer ist [Gärkeller, undichte Kohlensäure- resp. Kältemaschinen, Kohlensäurebomben, Herstellung von Kohlensäure in Kohlensäurefabriken[1])].

Vergiftungen: Aliphatische Verbindungen.

Von

FRANZ KOELSCH

München.

Kohlenwasserstoffe.

Aus der Gruppe der *aliphatischen* Körper und ihrer Verbindungen haben zahlreiche Substanzen eine gewerbepathologische Bedeutung.

Methan CH_4, Sumpfgas, Grubengas. Es ist ein geruchloses Gas, welches mit entsprechenden Luftmengen ein explosibles Gemenge bildet (Schlagwetter, $CH_4 + 4\,O = CO_2 + 2\,H_2O$). Es findet sich in der Luft der Steinkohlengruben und über stehenden Gewässern, zuweilen im Steinsalz und in den Abraumsalzen. Es ist in der Grubenluft zu mehreren Prozenten, im Leuchtgas zu 30—50% enthalten.

Beim Menschen erzeugen stärkere Konzentration (50—80%) Kopfschmerzen und Schläfrigkeit (Narkosewirkung).

Die höheren Homologen können in der Naphthadestillation und in der Petroleumraffinerie schädigend wirken. Dabei wirken die gasförmigen Verbindungen *Äthan* (C_2H_6), *Propan* (C_3H_8), *Butan* (C_4H_{10}), ähnlich wie das Methan. Die höheren Homologen vom *Pentan* (C_5H_{12}) ab sind flüssige, von *Hexadekan* ($C_{16}H_{34}$) ab feste Substanzen (Paraffine).

Das amerikanische und indische *Rohpetroleum* ist ein Gemenge von flüssigen Kohlenwasserstoffen der Methan- und Äthylenreihe, welche gasförmige und feste Kohlenwasserstoffe gelöst enthalten, während das Kaukasus-Petroleum mehr cyclische Verbindungen enthält. Das dicke, braune *Rohöl* (Naphtha) wird einer fraktionierten Destillation unterworfen, welche zunächst Rohbenzin und Brenn-

[1]) Literatur über Berufskrankheiten vgl. Internat. Arbeitsamt Literatur der Gewerbehygiene Dez. 1925, Nr. 12, S. 34 ff.

petroleum, weiterhin Solar-, Gasöl usw. ergibt. Der hierbei verbleibende Rückstand, eine dicke bräunliche Masse, wird z. T. als Heizmaterial verwendet (Masutt), z. T. weiterverarbeitet auf Paraffinöl, Vulkanöl, Schmieröle, Vaseline und feste Paraffine. Als Rückstand bleibt eine schwarze Masse über (Koks, Grudekoks). Durch weitere fraktionierte Destillation werden aus den vorgenannten Rohfraktionen gewonnen bei Temperaturen ca. 70—80° siedend Petroläther (Rigolen, Gasolin); bei 80—130° siedend Ligroin, Wasch- und Lackbenzin; bei 100° bis etwa 140° siedend Schwerbenzin; bei ca. 140—300° siedend Petroleum, Kerosin, Formöl, Schleiföl usw. Für die Schmieröl- und Paraffinerzeugung bietet ein weiteres Ausgangsmaterial der in den Torf-, Braunkohlen- oder Teerschieferschwelereien gewonnene *Teer*. Endlich kommen feste Paraffine auch als *Naturprodukte* vor in Form gelblicher bis schwarzbrauner Massen (Erdwachs, Neftigil, Ozokerit, Asphalt), aus denen durch Raffinierung die Handelsprodukte Paraffin, Cereosin, Belmontin, Montanwachs usw. dargestellt werden.

In der Naphtha- bzw. *Petroleum*industrie kommen als gewerbliche Schädigungen hauptsächlich Einatmung von Dämpfen und Hautverschmutzung in Frage. Gewerbliche Allgemeinerkrankungen durch Einatmung der im *Rohöl und im Rohparaffin* enthaltenen flüchtigen Kohlenwasserstoffe sind mehrfach bekannt. Derartige Inhalationen kommen zunächst in Petroleumdestillationen oder bei gewerblicher Petroleumverwendung vor, dann auch in Paraffinraffinerien. Weiterhin können auch auf resorptivem Wege von der gesunden oder erkrankten Haut aus Allgemeinwirkungen verursacht werden. Die Krankheitserscheinungen sind verschieden nach Art bzw. Herkunft des Produkts, Reinheitsgrad und quantitativer Anwesenheit von höher oder niederer siedenden Kohlenwasserstoffen. Wichtig ist endlich, ob gleichzeitig noch genügende Luft- bzw. Sauerstoffmengen inhaliert oder konzentrierte Dämpfe ohne genügenden O_2 zur Wirkung gelangen (z. B. in Kesseln, Tanks, Gruben, engen Arbeitsräumen usw.).

a) *Plötzliche Einatmung konzentrierter Dampfmengen* ohne genügende Sauerstoffbeimengung erzeugte wiederholt rasche Bewußtlosigkeit und Tod, wenn die Verunglückten nicht in kürzester Zeit an die frische Luft gebracht wurden.

b) Inhalation *geringer Gasmengen* erzeugt rauschähnliche Zustände, evtl. Kopfdruck und Schwindel, die an der frischen Luft bald wieder verschwinden.

c) Einatmung *mittlerer Dampfmengen für längere Zeit* (bei genügend Sauerstoffanwesenheit) hat eigenartige Krankheitszustände zur Folge. Hierbei wurden beobachtet: Mattigkeit, Schläfrigkeit, Druckgefühl im Kopf, Ohrensausen, Bild der schweren Trunkenheit, tagelange Lethargie, Bewußtlosigkeit, retrograde Amnesie; oder aber Aufgeregtheit bis zur Tobsucht, Delirien und Halluzinationen, Zittern, Muskelzuckungen, klonische Krämpfe; Neuritis und Paraesthesien, Rücken-, Schluck- und Sprachstörungen, schnürende Schmerzen in Hals und Brust; Absinken der Körpertemperatur, besonders an der Peripherie, mit Cyanose und Kältegefühl, Verminderung der Atmungs- und Pulsfrequenz. Am Verdauungstractus traten in Erscheinung: Appetitlosigkeit, Magenbeschwerden mit Aufstoßen und Erbrechen, Durchfälle; im Harn wurde Indican gefunden. Von *örtlichen Reizwirkungen* wurde hierbei weiter beobachtet: Reizung der Augenbindehaut, Schleiersehen, Bronchitis. Einige Autoren beobachteten als Folge der Einatmungen von *Rohpetroleum* heftige Reizerscheinungen der Luftwege: Husten, Erstickungsanfälle, Bronchitis usw. In einem Falle schloß sich Schüttelfrost mit Pneumonie an; in einem anderen Falle kam es zu Husten mit blutigverfärbtem Auswurf, später zu exsudativer Pleuritis (mechan. Überdehnung der Lungenalveolen durch Gasdruck?). Auch bei Verwendung einiger unreiner Schmieröle wurden ähnliche Reizwirkungen angegeben: Augenentzündungen, Hustenreiz, Atembeschwerden usw.

d) Als Folgen einer *lange Zeit hindurch fortgesetzten Gasinhalation* (chron. Wirkung) werden angegeben: Schwere und Schmerzen im Kopf, Schwindel, Neuralgien, Gedächtnisschwäche, Anämien, Katarrhe der oberflächlichen Schleimhäute und der Luftwege, Dyspnoe, Muskelschwäche, Zittern. Die tödliche Dosis für den Menschen (per os) wird mit 6 ccm per Kilogramm Körpergewicht angenommen. *Nachkrankheiten* sind nicht bekannt.

e) *Hautkrankheiten* sind nicht selten, besonders bei stärkerer Verunreinigung der Kleidung und mangelhafter Reinlichkeit. Häufigkeit, Art und Schwere der Hauterkrankungen sind z. T. von der Art der Rohöle bzw. der Fraktionen abhängig. Bei Arbeit mit *reinem* Petroleum sind meist nur harmlose Dermatitiden bzw. Folliculitis oder Acne zu beobachten, meist allerdings mit lebhaftem Juckreiz, der zu sekundären Hautschädigungen Veranlassung gibt. In den *Rohölraffinerien*, aber auch bei Verwendung von *unreinem Petroleum* zum Putzen, zum Ausstreichen von Formen in der keramischen Industrie (Formöl) usw. finden sich häufig akute oder chronische entzündliche Reizzustände, Dermatitis z. T. mit Neigung zu Hyperkeratosen oder örtlichen warzenartigen Wucherungen und Rhagaden, z. T. mit Neigung zu Furunkeln, Phlegmonen, z. T. in Form schwerer Erytheme mit Juckreiz, Nässen, Blasenbildung usw. Die Folliculitis bzw. örtliche Pustelbildung tritt hier im allgemeinen gegenüber der flächenhaft-entzündlichen Form zurück. Diese Eigentümlichkeit ist nach ULLMANN wohl darauf zurückzuführen, daß in diesen Erdölgemengen noch das ganze Benzin und selbst gasförmige Kohlenwasserstoffe enthalten sind — im Gegensatz zu den durch Paraffin bzw. die hochsiedenden Anteile erzeugten Dermatosen. Bei den *Paraffinarbeitern* finden sich meist schon kurze Zeit nach Aufnahme der Arbeit Folliculitis, Acnepusteln, die sekundär zu Kratzaffektionen, Ekzemen usw. führen. Eine Gewöhnung der Haut kann in späterer Zeit stattfinden. Außerdem finden sich hier als Folge eines längeren und intensiven Hautreizes neben schmutzigbrauner Verfärbung diffuse Verdickungen der Haut, multiple warzenartige Wucherungen bzw. Papillome mit starkem Juckreiz. Übergang in ulcerierendes Carcinom ist bekannt und wiederholt beobachtet. Befallen sind besonders die unbedeckten Körperstellen, weiterhin die Scrotalgegend, der Lieblingssitz des Paraffinkrebses. Diese Wirkungen beruhen teils auf mechanischer Reizung (Verstopfen der Follikel), teils auf chemischen Inhaltsstoffen, denen besonders eine epithelreizende Eigenschaft zukommt. Vgl. hierüber den Abschnitt „Pech" (s. S. 370) bzw. „Neubildungen" (s. S. 462 und Hautkrankheiten S. 578).

Die *Diagnose* beruht zunächst auf der Anamnese bzw. Art der Beschäftigung, in den meisten Fällen wird die gesichert durch den intensiven charakteristischen Geruch der Kleider und der Haut des Erkrankten; dieser Geruch bleibt auf der Haut selbst nach mehrmaligem Baden noch tagelang haften. Auch Stuhl, Urin und Atemluft riechen längere Zeit nach Petroleum. Bei den *Haut*erkrankungen vermag das vielgestaltige Bild die Diagnose wohl zu erschweren; als charakteristisch ist besonders beim Paraffin die Comedonenbildung, Epithelproliferation, Pigmentierung hervorzuheben.

Bei den *Allgemeinwirkungen* stehen im Vordergrunde die Erscheinungen seitens des Zentralnervensystems: Lethargie, Kälte der Extremitäten, Muskelzuckungen können hier gewisse Anhaltspunkte geben.

Therapie. Bei Allgemeinvergiftung sofortige Entfernung aus der Dampfatmosphäre bzw. Arbeitsraum; frische Luft, evtl. Sauerstoff; Bäder, Wärmeanwendung, Exzitantien. Bei Sprachstörungen bewährte sich Strychnin. Die Prognose ist im allgemeinen günstig.

Für die Behandlung der *Hautaffektionen* sind besondere therapeutische Hinweise an dieser Stelle nicht erforderlich; sie unterliegen den üblichen dermatologischen Maßnahmen. Wichtig ist sofortige Arbeitsunterbrechung, d. h. Entfernung der krankmachenden Noxe, bis zur Abheilung. Wucherungen bzw. Warzen sind baldigst gründlich auf chirurgischem Wege zu entfernen. Bei Folliculitis bzw. Acne wurden mit Erfolg Röntgenoberflächenbestrahlungen vorgenommen. Gegen die Melanosen können Umschläge mit Wasserstoffsuperoxyd verwendet werden, doch ist die Behandlung sehr langwierig.

Prophylaxe. Zunächst sind die Arbeiter ausreichend vor Verschmutzung zu schützen: Schutz des Gesichts bzw. des Kopfes durch imprägnierten breitkrempigen Hut mit Nackenschützer, undurchlässige breite Schürzen, Stulpenstiefel, dichte Handschuhe evtl. Zinksalbenschutzverbände sind erforderlich. Weiteres ist durchzuführen: Tägliche Besichtigung der Arbeiter bezüglich des Zustandes der sichtbaren Haut durch den Aufseher, Belehrung darüber, wie bei der Arbeit eine stärkere Beschmutzung vermieden werden kann, ständige Kontrolle der richtigen Durchführung der zugewiesenen Beschäftigung, des Tragens der Schutzkleidung, Benutzung der Wasch- und Badeeinrichtungen usw. Kontrolle über den Wechsel der mit Öl oder Paraffin durchtränkten Arbeiterkleider und regelmäßiges „Entfetten" derselben. Die vielfach übliche Reinigung der Hände mit Benzin oder mit bezinangefeuchteten Sägespänen ist sehr wirksam, schädigt jedoch auf die Dauer die Haut, indem sie dieselbe fettlos und spröde macht. Manche Haut ist an sich schon benzinempfindlich und reagiert darauf mit Reizsymptomen. Dagegen ist Abreiben der beschmutzten Haut mit feinen trockenen Sägespänen, evtl. ganz flüchtige Benzinwaschung nach Arbeitsschluß mit folgender Seifenwaschung (Linoxynseife!), nachtsüber Einfetten der Haut mit Lanolin, Carbolglycerin zu empfehlen, Bereithaltung entsprechend eingerichteter und geräumiger Wasch- und Badeeinrichtungen ist Voraussetzung; die Wasch- und Badezeit ist in die bezahlte Arbeitszeit einzurechnen. Nach Arbeitsschluß bzw. Reinigung sind die Arbeitskleider mit den Straßenkleidern zu wechseln; dies hat selbstverständlich auch für die Leibwäsche zu gelten. Weiterhin ist Sorge zu tragen für einen Sanitätsraum mit Bad und Ruhelager, Sauerstoffapparat, Rettungsapparaten und den notwendigen Materialien für erste Hilfe.

Von den *Benzinen* kommen im Handel meist vier Marken vor, die je nach der Herkunft des Rohpetroleums in ihrer chemischen Zusammensetzung erhebliche Unterschiede aufweisen. Während im amerikanischen die aliphatischen Verbindungen vorherrschen, überwiegen im Borneo-Sumatra-Benzin die aromatischen Verbindungen, besonders die Naphthene (C_6H_{12} u. a.); im galizischen, z. T. auch im russischen finden sich Kohlenwasserstoffe beider Reihen. Je größer der Gehalt an aromatischen Verbindungen, desto höher ist das spezifische Gewicht (zwischen 0,66—0,76). Reines Benzin ist eine farblose, leicht entzündliche Flüssigkeit, fett- und ätherlöslich. Die Leichtbenzine werden verwendet zum carburieren von Wassergas usw., zum Lösen von Fetten, Harzen, Kautschuk, in chemischen Wäschereien, zum Betrieb von Gaskraftmaschinen, z. T. auch für Beleuchtungszwecke. Die Schwerbenzine haben (als Terpentinersatz) in der Farben-, Lack- und Firnisfabrikation Bedeutung gewonnen (Silicatfarben, Naphthapatentfarbe, Apexior usw.). Gewerbliche Vergiftungen wurden daher, außer in den Destillationsanlagen auch in chemischen Wäschereien, Gummiwarenfabriken, Entfettungsanlagen, an Motorprüfgängen, in Garagen usw. beobachtet. Schwere Vergiftungen sind relativ selten, leichte häufiger. Eine persönliche Disposition ist für das Zustandekommen einer Vergiftung von Belang; manche Menschen vertragen relativ große Mengen ohne Schädigung (abgesehen von leichter Rauschwirkung); eine Gewöhnung selbst an mittlere Dosen tritt ein und ist auch im Tierversuch festgestellt. Manche Arbeiter(innen) atmen sogar absichtlich Benzindampf ein, um den Erregungszustand zu provozieren („Benzinsucht"). Im Versuch am

Menschen wurden 10—20 mg in 1 Ltr. Luft für $^1/_2$ Stunde ohne Störung vertragen. Schwerbenzin ist etwa $1^1/_2$—2 mal so giftig als Leichtbenzin. Die Ausscheidung aus dem Körper erfolgt zum größten Teil durch die Lungen; im Urin wurde Benzin nicht nachgewiesen.

Die Aufnahme erfolgt in Dampfform durch die Atmung, seltener durch die Hautresorption der Flüssigkeit. Die Wirkung erstreckt sich vorwiegend auf das Zentralnervensystem und ist begründet im Fettlösungsvermögen. Der Tod tritt durch Lähmung des Atemzentrums ein. Auch die peripheren Nerven können u. U. geschädigt werden.

Das *Symptomenbild* ist verschieden je nach Dauer und Intensität der Einwirkung bzw. nach Zusammensetzung. Verunreinigungen durch Körper der aromatischen Reihe verstärken die Giftwirkung. Gelegentliche Aufnahme kleiner Dampfmengen erzeugt Kopfschmerz, Übelkeit, Schwindelgefühl, rauschähnlichen Zustand. Eine Gewöhnung tritt meist ein. In schweren Fällen steigern sich die Narkosewirkungen. Bei Entfernung aus der Dämpfeatmosphäre tritt baldige Erholung ein. Die Einatmung größerer Dampfmengen führt *schnell* zu tiefen Bewußtseinsstörungen mit mühsamer und unregelmäßiger Atmung, Erbrechen, kleinem und schnellem Puls; die Gesichtsfarbe wird bläulich, die Haut ist kühl. Eigenartig sind fibrilläre Muskelzuckungen bzw. Muskelzittern; u. U. treten Krämpfe oder spastische Contracturen auf. In schweren Fällen kommt es zu Reflexlosigkeit, Blasen- und Mastdarmlähmung, Herzschwäche und Tod.

Die Zeichen der *chronischen* Vergiftung infolge fortgesetzter Einatmung kleiner Gasmengen sind Apathie, Benommenheit, Vergeßlichkeit, Änderungen des Charakters, Muskelschwäche, Zittern, nervöse Störungen verschiedener Art. Auch Anämie und Reizung der Rachenschleimhaut, der Luftwege, sogar Lungenblutungen wurden beobachtet. Im Harn ist gelegentlich Eiweiß zu finden.

Beimengungen cyclischer Verbindungen (Kaukasuspetroleum) können auch der Benzolvergiftung verwandte Erscheinungen hervorrufen. In russischen Gummiwarenfabriken wurden u. a. Kopfschmerzen, nervöse Störungen, Aufregungszustände, epileptoide Krämpfe beobachtet (Dworetzky).

Nachkrankheiten wurden mehrfach mitgeteilt in Form von Benommenheit, Gedächtnisschwäche, geistiger Trägheit, Neuritis; in einem Falle kam es zur Erblindung, in einem anderen zu retrobulbärer Neuritis.

Schließlich sind die *Hautwirkungen* zu erwähnen, die nach wiederholter Benetzung der Haut auftreten und teils in Sprödigkeit und ekzematösen Veränderungen, teils in Parästhesien und Muskelschwäche bestehen. Wenn die Verdunstung behindert ist, kann es auch zu schmerzhaften Verbrennungen 1. oder 2. Grades kommen. Eindringen von Benzin in den *Gehörgang* macht starke Ohrschmerzen. Auf die große *Feuers- und Explosionsgefahr* bei Benzinverwendung sei auch hier nachdrücklich hingewiesen.

Die *Diagnose* stützt sich auf die Anamnese bzw. Beschäftigungsart. In manchen Fällen sind Verwechslungen mit Vergiftung durch Benzol oder andere narkotisch wirkende Lösungs- usw. Mittel wohl möglich, zumal dieselben vielfach in Mischungen oder unter Phantasiebezeichnungen auf den Markt kommen.

Die *Therapie* muß in erster Linie für Entfernung aus der Benzinatmosphäre bzw. Zufuhr frischer Luft sorgen; evtl. werden Sauerstoffatmung oder künstliche Atmung notwendig. Die weitere Behandlung ist symptomatisch (Exzitantien, kalte Übergießungen usw.).

Die *Prophylaxe* erstreckt sich auf Vorsichtsmaßregeln beim Einsteigen in Kessel oder Tanks, Bereitstellung luftiger evtl. mechanisch ventilierter Arbeitsräume, Ausschaltung empfindlicher Arbeiter; evtl. wäre an Ersatz des Benzins durch weniger giftige Stoffe (Tetrachlorkohlenstoff = Benzinoform, Trichloräthylen) zu denken.

Ein Destillationsprodukt aus ostasiatischen Erdölen kommt unter dem Namen *Terapin bzw. Sangajol* auf den Markt. Es enthält reichlich Naphthene und Paraffine, dagegen relativ wenig (6%) aromatische Kohlenwasserstoffe; es dient als Verdünnungsmittel für Farben und Lacke, Imprägniermaterial usw.

Nach Versuchen von K. B. Lehmann ist die Giftigkeit dieser Substanz etwa der des Benzols gleich, doch ist es etwa 5 mal weniger flüchtig. Die Wirkung ist ähnlich, doch etwas schwächer als die des Terpentins; es erzeugt u. U. Kopfschmerz, Übelkeit, Brechreiz, Augenbrennen. Auch Hautreizungen wurden aus der Praxis mitgeteilt.

Acetylen, C_2H_2, wird in der Praxis durch Zersetzung von Calciumcarbid mit Wasser erzeugt. Der nicht unangenehme Geruch des reinen Gases wird durch Verunreinigungen stinkend; gelegentlich kann es auch Phosphorwasserstoff bis 0,1%, daneben evtl. Arsenwasserstoff, Schwefelwasserstoff, Tellurverbindungen usw. enthalten, herrührend von Verunreinigungen des Calciumcarbids bzw. der Kohle. Die Wirkung ist eine schleimhautreizende und narkotische und setzt bei Gehalt der Atemluft von etwa 40 Volumprozent Acetylen ein. Giftwirkungen sind also nur bei hohen Konzentrationen zu erwarten. Die Flamme selbst ist nicht giftig, die dabei entstehenden Oxyde sind höchstens lokal reizend; jedoch entweichen vor dem Anzünden und nach dem Auslöschen die ungereinigten Acetylengase und können Schädigungen hervorrufen: Kopfweh, Übelkeit, großes Unbehagen, Würgen, Blässe, Empfindlichkeit der Leber wurden beobachtet.

Ein 2. Typ von Acetylenvergiftung entsteht durch schlechte Verbrennung des Acetylen im Sauerstoffacetylengebläse beim autogenen Schneiden oder Schweißen usw.; beide Substanzen müssen dabei in einem ganz bestimmten Verhältnis gemischt sein; das Optimum, bei welchem eine vollständige Verbrennung stattfindet, liegt bei einem Acetylengehalt von 7,3%. Tritt mehr Acetylen aus, so wird die Verbrennung unvollständig; als Resultat tritt CO_2 und CO auf. Hierzu kommt u. U. noch unverbranntes Acetylen (mit Verunreinigungen), so daß verschiedene Gase zusammenwirken können. Die Vergiftungsgefahr steigert sich bei mangelhafter Ventilation, insbesondere bei Arbeiten im Innern von Kesseln, Tanks u. dgl. Hierbei können also recht wohl atypische kombinierte Vergiftungen vorkommen.

Halogen-Substitutionsprodukte der Kohlenwasserstoffe.

Bei den sogenannten *gechlorten Kohlenwasserstoffen* der Methan-, Äthan- und Äthylenreihe handelt es sich um aromatischriechende, wasserhelle Flüssigkeiten von relativ hohem spezifischen Gewicht, deren Dämpfen zunächst eine narkotische Wirkung zukommt; weiterhin wirken sie reizend auf die Schleimhäute und bei fortgesetzter Inhalation schädigend auf die Leberzellen. Die Methanabkömmlinge sind harmloser als die Äthanderivate; die Äthylenabkömmlinge nehmen eine Mittelstellung ein. Gewerbehygienische Bedeutung haben besonders die nachstehenden 3 Körper:

Tetrachlormethan (Tetrachlorkohlenstoff, Benzinoform) CCl_4; spezifisches Gewicht 1,59; Siedepunkt 76°, ist unbrennbar und nicht explosibel; es wird verwendet als Lösungs- und Extraktionsmittel für Fett, Gummi usw., als Putzmittel, zur Verdünnung von Teerölen, zum Imprägnieren von Pelzen (Lösung von Chromchlorid) usw. Die Einatmung der Dämpfe kann bei empfindlichen Personen Kopfschmerz, Hustenreiz, Übelkeit, Brechreiz erzeugen. Bei Verwendung in mangelhaft gelüfteten Räumen oder in engen Behältern, Kesseln usw. treten die narkotischen Wirkungen mit Benommenheit, Anästhesien, bis zur Bewußtlosigkeit ein; vorheriges Aufregungsstadium wurde beobachtet. Als chronische Giftwirkung fand Verfasser einmal Leberschwellung mit Ikterus. Im allgemeinen werden bei entsprechender Ventilation nennenswerte Schädigungen bei der gewerblichen Verwendung nicht beobachtet; eine Gewöhnung findet ohne weiteres statt; manche Arbeiter zeigten jedoch einen derartigen Widerwillen, daß dort die Verwendung wieder eingestellt wurde.

Tetrachlormethan wird neuerdings auch zum Füllen von Handfeuerlöschapparaten verwendet. Auf den Brandherd aufgespritzt zersetzt es sich in der Flamme, das dabei freiwerdende Chlor und Phosgen erstickt dieselbe. Bei ungünstiger Windrichtung kann dem Löschenden das Chlorgas (oder bei feuchtem Wetter Salzsäuregas) bzw. Phosgen ins Gesicht getrieben werden. Bei Verwendung derartiger Löschapparate ist daher die Stellung zur Windrichtung zu beachten; geschlossene Räume sind sofort zu lüften.

Tetrachloräthan (Acetylentetrachlorid) $C_2H_2Cl_4$, spezifisches Gewicht 1,60, Siedepunkt 147°, unbrennbar, ist ein gutes Lösungsmittel für verschiedene Substanzen, hauptsächlich für Acetylcellulose (Cellit); es kommt daher vorzugsweise in Betracht bei der Herstellung unverbrennlicher Filme, bei der Herstellung und Verarbeitung der Celluloselacke in der Flugzeugindustrie (Aviatol, Emaillit, Novavia usw.). Die eingeatmeten Dämpfe erzeugen zunächst Kopfschmerzen, Übelkeit, Magenverstimmung, Reizung der sensiblen Hautnerven (Parästhesien), Reizung der oberflächlichen Schleimhäute, besonders der Atmungswege. Bei längerdauernder Einwirkung wurden Magendarmsymptome, Druckempfindlichkeit der Lebergegend, Ikterus, Leberatrophie, weiterhin nervöse Störungen (Tremor, Reflexstörungen, Parästhesien, periphere Lähmungen) und Blutarmut beobachtet. Die Anfälligkeit der Beschäftigten ist ziemlich groß; in einem Lackierbetrieb waren z. B. alle 15 Arbeiter bis auf einen erkrankt; 2 starben unter dem Bilde der akuten gelben Leberatrophie. Verfasser beobachtete bei 9 Lackierern Ikterus bzw. Leberschwellung mit 1 Todesfall. In der amerikanischen, englischen, französischen Flugzeugindustrie insbesondere während des Weltkrieges kamen zahlreiche tödliche Erkrankungen vor.

Die gewerbliche Verwendung des Tetrachloräthans bzw. der diesen Körper enthaltenden Zubereitungen ist daher möglichst zu vermeiden oder nur unter besonderen Vorsichtsmaßnahmen (dichtgeschlossene Behälter, Entnahme nur kleiner Mengen, geräumige Arbeitsräume mit künstlicher Ventilation nach unten (spez. Gewicht!), regelmäßige ärztliche Überwachung der Beschäftigten unter Ausschluß von Blutarmen, Leberkranken, Fettleibigen, Alkoholikern, Frauen, Jugendlichen) gestattet.

Das *Trichloräthylen* („Tri") C_2HCl_3, spezifisches Gewicht 1,46, Siedepunkt 88°, dient ebenfalls als Lösungs- und Extraktionsmittel, als Fleckputz- und Entfettungsmittel usw.; es ist unbrennbar und nicht explosibel. Es erzeugt in der Praxis gelegentlich leichte narkotische Wirkungen, wie Schwindelgefühl, eingenommenen Kopf. Schädigungen sind bisher nicht beobachtet worden. Das Verdunsten in warmen Arbeitsräumen kann evtl. durch Aufgießen einer Wasserschicht auf das spezifischschwere „Tri" gemindert werden. Im übrigen ist auch hier gute Raumventilation, Aufbewahrung oder Verarbeitung in möglichst geschlossenen Behältern angezeigt.

Allerdings sind auch (bei Verwendung in engen Räumen oder bei fehlender Ventilation) stärkere Narkosen, ferner Übelkeit, Erbrechen, Brennen der Augen usw. bekannt geworden. Eigenartig ist die Wirkung auf den sensiblen Trigeminus ohne Schädigung des motorischen Anteils; es fand sich bei einigen Arbeitern schon nach kurzer Einwirkung eine vollkommene Empfindungsstörung im Trigeminusgebiet mit Fehlen der Nasen- und Hornhautreflexe, des Geruchs und

Geschmacks; bei einem Patienten kam es außerdem zu Zahnausfall. Die Anästhesie ist ziemlich hartnäckig, während sich die übrigen Symptome bald wieder zurückbilden.

Die übrigen gechlorten Kohlenwasserstoffe *Trichlormethan* = *Chloroform*, *Pentachloräthan*, *Dichloräthylen*, *Perchloräthylen* haben keine erhebliche gewerbemedizinische Bedeutung.

Von den Halogensubstitutionsprodukten der Methylgruppe *Chlor-Brom-Jodmethyl* gaben die beiden erstgenannten wiederholt Veranlassung zu schweren Vergiftungen in der chemischen Industrie. Sie sind ausgesprochene Gehirn- und Nervengifte, die in Gasform eingeatmet werden bzw. direkt auf die oberflächlichen Schleimhäute wirken.

Brommethyl, $CH_3 \cdot Br$, ist eine farblose, ätherartige Flüssigkeit mit Siedepunkt 4°; es ist daher außerordentlich flüchtig. Von Brommethyl sind in Deutschland bisher 12 Vergiftungen mit 3 Todesfällen, in der Schweiz 8 Vergiftungen mit 3 Todesfällen bekannt geworden. Nach Einatmung schon geringer Dampfmengen treten, vielfach erst nach längerem (bis 2 Tage) beschwerdefreiem Intervall, Kopfschmerzen, Benommenheit, Teilnahmslosigkeit, Schwindel und Taumeln, Doppelsehen, Schwächegefühl auf. In schweren Fällen kommt es zu Delirien, Tobsuchtsanfällen, Krämpfen, Bewußtlosigkeit, Tod. Bei Genesung, die auch in schweren Fällen noch eintreten kann, können nervöse Nachkrankheiten monate- und jahrelang zurückbleiben. Die Mindestgiftdosis für die Menschen ist nicht bekannt; sie ist jedenfalls sehr gering. Als Schutzmaßnahmen kommen in Frage: absolut dichte und widerstandsfähige Apparaturen, evtl. mit Ummantelung und Absaugung überall dort, wo Undichtigkeiten auftreten bzw. Dämpfe austreten können. Die bisher beobachteten Vergiftungen ereigneten sich immer im Anschluß an Betriebsstörungen; bei normalem Betrieb wurden Erkrankungen noch nicht bekannt.

Chlormethyl, $CH_3 \cdot Cl$, bewirkte Rauschzustand, Verwirrung und sehr starke Schläfrigkeit.

Jodmethyl, $CH_3 \cdot J$, ist eine farblose stechend riechende Flüssigkeit von Siedepunkt 45°. Gewerbliche Vergiftungen sind bisher nicht bekannt geworden; die Symptome dürften ähnlich sein wie beim Brommethyl.

Nitrierte Kohlenwasserstoffe. Von praktischer Bedeutung ist das *Tetranitromethan*, $C \cdot (NO_2)_4$, welches in der chemischen Industrie, u. a. auch als Verunreinigung des Trinitrotoluols praktische Bedeutung hat. Im letzteren Falle sind auch die Arbeiter der Munitionsindustrie gefährdet. Es ist eine ölige, unter 13° C erstarrende und leicht flüchtige Substanz von stechendem Geruch; Siedepunkt 126°. Die Wirkung ist örtlich reizend und allgemein vergiftend. Die Einatmung der Dämpfe verursacht starke Reizung der oberflächlichen Schleimhäute mit Tränenträufeln, Rhinitis, Speichelfluß, Bronchitis; schon kurzdauernde Inhalation vermag ferner schwere Reizung des Lungengewebes mit Atemnot, Cyanose, Bronchopneumonien, Sugillationen im Lungengewebe und Lungenödem hervorzurufen. Weiterhin wurden Kopfschmerzen, Mattigkeit, Schlafsucht, Anämien, endlich auffällige Pulsverlangsamung und Methämoglobinbildung beobachtet.

Behandlung: Sofortige Entfernung aus der Giftatmosphäre, Kleiderwechsel, Reinigungsbad; bei Atemstörungen: Sauerstoff, evtl. Aderlaß mit Infusion von Kochsalz- oder Ringlerlösung; Analeptica. Gute technische Einrichtungen; mechanische Absaugung, Abblasen des Tetranitromethan aus dem unreinen Trinitrotoluol durch Wasserdampf oder Preßluft; oder Entfernung des Tetranitromethan durch Umkristallisieren.

Die übrigen *Nitro*verbindungen: *Nitromethan*, $CH_3 \cdot NO_2$, *Nitroäthan*, $C_2H_5 \cdot NO_2$, *Nitropentan*, $C_5H_{11} \cdot NO_2$ usf. machten im Tierversuch narkotische und vasomotorische Wirkungen, z. T. auch Reizung der Luftwege. Gewerbliche Vergiftungen wurden bisher noch nicht beobachtet.

Diazomethan, $CH_2 \cdot NH_2$, ist ein sehr flüchtiges gelbes Gas, welches in der chemischen Industrie zu Methylierungen aller Art verwendet wird. Die Wirkung erfolgt durch Einatmung auf die Luftwege sowie direkt auf die Haut. Als Vergiftungserscheinungen wurden beobachtet: starke Kopfschmerzen, körperliche Niedergeschlagenheit, heftige Reizerscheinungen der Schleimhäute mit schweren Lungenveränderungen, Verätzung der Haut und der Schleimhäute. Die Wirkungen sind denen des Dimethylsulfats ähnlich.

Dimethylsulfat $(CH_3 \cdot O)_2 \cdot SO_2$, Dimethylester der Schwefelsäure, ist eine farblose ölige Flüssigkeit, Siedepunkt 188°, wird in der chemischen Industrie zur Methylierung bzw. in der Riechstoffindustrie häufig verwendet. Die Dämpfe zersetzen sich auf der Haut bzw. Schleimhaut in Schwefelsäure und Methylalkohol; erstere wirkt dabei stark wasserentziehend und ätzend. Die Einwirkung der Dämpfe machte Verätzung der Haut und der Schleimhäute, Brennen in den Augen, Hornhauttrübung, Kratzen im Hals, Heiserkeit, Verätzungen der Luftwege, Pneumonie, Albuminurie, Tod unter Bewußtlosigkeit, Krämpfen oder Lähmungen. In den inneren Organen wurden zahlreiche Blutungen festgestellt.

Alkohole.

Der *Methylalkohol*, $CH_3 \cdot OH$ (Holzgeist, Carbinol, Methanol, Spritol, Spritogen) enthält als *Rohprodukt* Holzgeistöl und brenzliche Stoffe, Methyl- und Allylalkohol, Aceton u. a. Das *reine* Produkt hat einen Siedepunkt von 65°, spezifisches Gewicht von 0,79. Die physiologischen Wirkungen werden durch den Reinheitsgrad z. T. wesentlich beeinflußt. Bei warmer Witterung ist die Verdunstung, daher auch die Wirksamkeit, erheblich gesteigert.

Die Aufnahme per os hat — abgesehen von mißbräuchlicher Verwendung, z. B. Politurtrinken — keine gewerbepathologische Bedeutung. Hier interessiert nur die Aufnahme *in Dampfform* bei der Herstellung und Verarbeitung des reinen Methylalkohols (chemische und pharmazeutische Industrie) oder der damit hergestellten Anstrich- und Lösungsmittel (Farben, Lacke, Polituren, Firnisse usw.) Auch *von der Haut aus* sind Vergiftungen bekannt geworden. Die amerikanische Untersuchungskommission stellte 64 gewerbliche Inhalationsvergiftungen zusammen; auch in der europäischen Literatur sind zahlreiche derartige Fälle, z. T. mit Erblindung bekanntgegeben. Die Wirkungen sind zunächst örtliche Reizerscheinungen, wie Augenbrennen, Tränenträufeln, Bindehautentzündung, Reizung der oberen und tieferen Luftwege; dazu können resorptive Allgemeinwirkungen kommen: Kopfschmerzen, Schwindelgefühl, Benommenheit, Übelkeit, Brechneigung, „gastrische Unordnung", krampfartige Zuckungen, Beklemmung, endlich Sehstörungen bis zur völligen Erblindung; auch Blasenreizung wurde beobachtet. Bei diesen mehr chronischen Vergiftungen kommt es meist zu akutem Ausbruch; vielfach sind die Wirkungen nur auf das Sehorgan beschränkt. Die persönliche Empfindlichkeit ist außerordentlich verschieden; es sind Fälle bekannt, wo eine einmalige Einwirkung von Methylalkohol in Dampfform oder durch Hautresorption eine Erblindung bewirkte. Meist treten die Störungen jedoch als Folge wiederholter Einwirkungen auf, begünstigt durch äußere Umstände, wie hohe Temperatur, mangelhafte Ventilation, kleine Räume. Manche Personen zeigen dagegen eine hochgradige Unempfindlichkeit.

Über die zu Schädigungen bei Menschen ausreichenden Dampfkonzentrationen liegen Erfahrungen nicht vor; es gehen jedoch schon bei relativ niederen Methylalkoholdampfspannungen erhebliche Mengen in den Organismus über; die Aufnahme erfolgt allerdings sehr langsam, bis zur Sättigung vergehen mehrere

Stunden. Unter ungünstigen Verhältnissen, d. h. bei Verdampfung größerer Mengen von reinem Methylaklohol oder von hochkonzentrierten Lösungen desselben in engen Räumen, bei ungenügender Ventilation und hoher Temperatur können allmählich derartige Mengen in den Körper übergehen, daß sie die bei Aufnahme per os als giftig anerkannten Mengen erreichen oder sogar übertreffen.

Von den eingeatmeten Dampfmengen werden wohl bis etwa 50% wieder ausgeatmet; der im Körper zurückbleibende Teil wird in verschiedenen Organen gespeichert (kumulierende Wirkung) und langsam wegoxydiert unter Bildung von Ameisensäure. Letztere greift besonders gewisse Teile des Nervensystems, die nervösen Elemente der Netzhaut, des Sehnerven an. Die Fähigkeit, den Methylalkohol zu oxydieren, hängt in erster Linie von der individuellen Konstitution ab. Bezüglich der *hautreizenden* Wirkungen vgl. die Ausführungen auf S. 363, ferner S. 581ff.

Vorbeugende Maßnahmen sind: gute Ventilation der Arbeitsräume, Belehrung der Arbeiter, Bezeichnung aller methylalkoholhaltigen Behälter und Zubereitungen als „giftig". In Deutschland wurde neuerdings die Anordnung getroffen, daß alle Methylalkohol enthaltenden Gefäße mit der Aufschrift „Methanol! Nicht trinken! Höchst gefährlich!" versehen werden müssen. Besonderes Augenmerk ist auch der Arbeiterauslese zuzuwenden. Wenn direkte Berührungen mit den Händen erforderlich ist, sind undurchlässige Handschuhe zu verabreichen. Bei der Spiritusdenaturierung soll Methylalkohol durch andere, unschädlichere Mittel ersetzt werden.

Äthylalkohol, $C_2H_5 \cdot OH$ (Weingeist, Äthanol, Spiritus), Siedepunkt 78,5°, spezifisches Gewicht 0,79, ist das Produkt der Hefevergärung kohlenhydrathaltiger Stoffe; er wird neuerdings auch synthetisch — ausgehend vom Calziumcarbid — hergestellt (Carbid-, Mineralspiritus). Gewerbliche Schädigungen im engeren Sinne sind mir nicht bekannt. Jedoch führt der ständige berufliche Umgang mit alkoholhaltigen Getränken in recht vielen Fällen zu mißbräuchlichem Genuß, zum akuten und chronischen Alkoholismus. Die hauptsächlichen Wirkungen sind: Schädigungen der Gesundheit und Leistungsfähigkeit, der Intelligenz und des Charakters, der Nachkommen, endlich des Geldbeutels. Bezüglich der Einzelheiten muß auf den Abschnitt „Alkoholismus" verwiesen werden. Die Alkoholtoleranz ist bei den einzelnen Individuen sehr verschieden; sie wird durch Gewöhnung und kräftige Ernährung gesteigert; sie ist bei Kopftrauma, Epilepsie und anderen Geisteskrankheiten meist außerordentlich vermindert. Bemerkenswert sind die unter Alkoholwirkung zustande kommenden *kombinierten Vergiftungen;* der Alkohol begünstigt erfahrungsgemäß die Wirkungen mancher Industriegifte in hohem Grade, sei es infolge Veränderung des Zellstoffwechsels (chemisch-physikalische Wirkung) oder der natürlichen Abwehrkräfte der Zellen bzw. des Zellstaates (funktionelle Wirkung) oder infolge Schädigung lebenswichtiger Organe (anatomische Wirkung). Hierbei wird entweder die Resorption des Industriegiftes gefördert oder dessen toxische Wirkung verstärkt oder dessen Ausscheidung herabgesetzt; auch eine Verbesserung der Löslichkeit kommt hierbei in Betracht. Bekannt ist die Steigerung der Giftwirkung beim Zusammentreffen von Alkoholismus mit Blei, Quecksilber, Arsen, Zink, Äther, Schwefelkohlenstoff, Cyanamid, Nitroglycerin, Benzol, aromatischen Nitro- und Amidoverbindungen u. a. Dazu kommt als äußeres Moment, daß Alkoholiker vielfach die gebotene Reinlichkeit und Ordnung mißachten und sich dadurch der Vergiftungsgefahr mehr aussetzen. Weiterhin kommt in Betracht, daß bei Alkoholikern die Übungs- und Leistungsfähigkeit und die Aufmerksamkeit bei der Arbeit vermindert ist, und zwar nicht nur an den auf die sogenannten

Alkoholtage folgenden Arbeitstagen, sondern auch die ganze Woche hindurch; verminderte Arbeitsleistung, erhöhte Anfälligkeit an gewerblichen Erkrankungen und Vergiftungen, gesteigerte Unfallhäufigkeit sind die Folgen.

Unter die sogenannten *Alkoholberufe* werden gerechnet: Brauer, Küfer, Brenner, Wirte, Weinreisende — die Hitzearbeiter (Dunst) —, die Freiluftarbeiter (Wärmeschnaps) bzw. die früh mit der Arbeit Beginnenden (Morgenschnaps). Nach dem vorher Gesagten ist ihre körperliche Widerstandskraft vielfach beeinträchtigt, die Kränklichkeit und Sterblichkeit gesteigert. Näheres siehe unter „*Alkoholismus*"!

Amylalkohol, $C_5H_{11}OH$, ist eine farblose, ölige, widerlich riechende Flüssigkeit vom Siedepunkt 131°. Es ist der Hauptbestandteil des Fuselöles. Gewerbliche Verwendung kommt in Frage in Spiritusfabriken, in der chemischen Industrie (Herstellung von Fruchtäther, Anilinfarben usw.); evtl. kann er als Extraktionsmittel Verwendung finden.

Die Einatmung der Dämpfe erzeugt Kopfweh, Kratzen im Hals, Reizung der Luftwege, Brustbeklemmung.

Die übrigen höheren Alkohole: *Propyl-* ($C_3H_7 \cdot OH$), *Butyl-* ($C_4H_9 \cdot OH$) Alkohol usf. haben kein besonderes gewerbemedizinisches Interesse.

Weiterhin dürfte an dieser Stelle gleich die gewerbemedizinisch wichtige Nitroverbindung des dreiwertigen Alkohols *Glycerin* $C_3H_5(OH)_3$ angefügt werden.

Nitroglycerin, $C_3H_5 \cdot (NO_3)_3$ = Glycerintrinitrat, Sprengöl, ist eine farb- und geruchlose, ölige Flüssigkeit, welche bei Zimmertemperatur ziemlich flüchtig ist. Es explodiert heftig bei schnellem Erhitzen, durch Schlag oder Stoß; sein Gemisch mit Kieselgur gibt eine teigige Masse = Dynamit; letzteres ist stoßsicher und kommt erst durch Initialzündung zur Detonation.

Die Einatmung des verdunstenden Nitroglycerins oder die Beschmutzung der Haut oder der Schleimhäute (Hautresorption!) erzeugt bei Arbeitsaufnahme heftigen Kopfschmerz, der aber in den nächsten Tagen (evtl. in 1—2 Wochen) verschwindet. Längere Arbeitsunterbrechung unterbricht auch diese erworbene „Immunität", weshalb sich die Arbeiter bei längeren Arbeitsunterbrechungen etwas Nitroglycerin auf das Hutband aufzustreichen pflegen. Bei Aufnahme größerer Nitroglycerinmengen oder bei besonderer Empfindlichkeit werden neben dem Kopfschmerz auch Unruhe, Verstimmung, Schlaflosigkeit, Magenstörungen, Durchfälle und Erbrechen, Lähmungen der Kopf- und Augenmuskeln sowie an den unteren Extremitäten, Nachlaß von Atmungs- und Herztätigkeit bis zum Stillstand beobachtet. Bei gleichzeitigem Alkoholmißbrauch können sich die Beschwerden u. U. bis zu Tobsuchtsanfällen steigern. Chronische Vergiftungen bzw. Dauerschädigungen wurden bisher nicht bekannt.

Außerdem werden beim Mengen und Sieben des Dynamits *Hautaffektionen* beobachtet: Geschwürchen an den Fingerspitzen und unter den Nägeln, Ekzeme besonders in den Interdigitalfalten und an den Handflächen, Trockenheit und Rissigwerden der Haut u. ä. An dieser Stelle muß auch kurz der Wirkung der *Explosionsgase* des Nitroglycerins gedacht werden; hierbei kommen außer Resten von unzersetztem Nitroglycerin auch CO, CO_2, NO bzw. NO_2 in Frage. Sie bewirken in geringen Konzentrationen Kopfschmerz, Kongestion, Schweißausbruch, Erbrechen, Zittern, Kälte der Haut; stärkere Konzentrationen erzeugen außerdem Atemstörungen, Cyanose, aussetzenden Puls, Bewußtlosigkeit, Tod. Bei fortdauernder Gasaufnahme werden Magendarmstörungen, Tremor, neuralgische Beschwerden beobachtet.

Äther, $C_2H_5 \cdot O \cdot C_2H_5$ (Schwefeläther), spezifisches Gewicht 0,72; Siedepunkt 35°, ist eine charakteristisch riechende, leicht entzündliche Flüssigkeit; seine Dämpfe bilden mit Luft ein explosibles Gemenge. Wird verwendet als Lösungsmittel für Harze, ätherische Öle usw. — besonders in der Munitionsindustrie zum Gelatinieren der Schießbaumwolle (Nitrocellulose).

Einatmung der Dämpfe erzeugt den sogenannten „Ätherrausch" mit Erregungszuständen euphorischer oder depressiver Art, besonders bei Jugendlichen bzw. Mädchen und bei Alkoholikern. Die Störungen werden meist bald überwunden; die Arbeiter werden immun oder sie scheiden aus. Andererseits macht langdauernde Arbeit in Ätheratmosphäre intolerant gegen Alkohol. In der amerikanischen Literatur finden sich Angaben über Nephritis infolge Ätherarbeit; bei anderen trat Appetitlosigkeit, chronische Mattigkeit und Schläfrigkeit sowie Gewichtsabnahme ein, die Erscheinungen verloren sich, sobald die Ätheratmosphäre verlassen wurde. Mir ist auch ein Fall von Geistesstörung nach derartiger Beschäftigung bekannt.

Aldehyde.

Formaldehyd, $CH_2 \cdot O$ (Methylaldehyd, Methanal), ist ein stechend riechendes Gas, leichtlöslich in Wasser; die handelsübliche 10—40proz. Lösung ist das Formalin. Es findet Verwendung zum Konservieren organischer Stoffe, als Desinfektionsmittel, ferner vielfach in der chemischen Industrie.

Es wirkt in Dampfform auf die Schleimhäute, besonders der Luftwege, als Formalinlösung auch direkt auf die Haut. Gewerbliche Schädigungen werden beobachtet in Form von mehr oder weniger intensiven Reizerscheinungen der Schleimhäute (Bindehaut, Nase, Rachen, Kehlkopf, Luftröhre). An geringen Gehalt der Luft findet bald eine Gewöhnung statt; andererseits besteht bei manchen Personen eine besondere Empfindlichkeit. Im forcierten Tierversuch (2 mg auf 1 l Luft für 4 Stunden) wurden Ätzerscheinungen des Lungengewebes, Lungenblutung, -ödem, Emphysem beobachtet. Auf der Haut finden sich oft *Ekzeme*, besonders zwischen den Fingern.

Acetaldehyd, $CH_3 \cdot COH$ oder $C_2H_4 \cdot O$ (Äthylaldehyd, Äthanal) stellt eine farblose, stechend riechende, ziemlich flüchtige Flüssigkeit dar; Siedepunkt 21°. Technische Verwendung kommt in Frage in der chemischen Industrie, außerdem in der Schnellessigfabrikation und Silberspiegelfabrikation. Im allgemeinen werden nur Reizwirkungen auf die Schleimhäute (wie oben) beobachtet. Auch beschleunigte Herztätigkeit und profuse Nachtschweiße sollen vorkommen.

Im Tierversuch wurde eine Schädigung der Arterienwand durch Aldehyde beobachtet. Vom Menschen sind derartige Schädigungen zwar noch nicht mit Sicherheit festgestellt, doch scheinen Gefäßschädigungen gelegentlich vorzukommen.

Acrolein, $C_2H_3 \cdot CHO = C_3H_4 \cdot O$ (Allylaldehyd), ist eine farblose, unangenehm stechend (nach angebranntem Fett) riechende Flüssigkeit; Siedepunkt 52°. Es entsteht überall dort, wo Fette stark erhitzt werden (Talgschmelzen, Seifenfabriken, Knochenkochereien, Firnissiedereien, Linoleum- und Wachstuchfabriken usw.). Die dabei entstehenden Dämpfe reizen sehr stark die Schleimhäute. Im Tierversuch machten schon 0,025 mg pro Liter Luft derartige Reizwirkungen; 0,2 mg wirkten schwerkrankmachend; 1,6 mg tödlich (nach $2^1/_2$ Std. Einatmung) unter Anätzung der Luftröhre bzw. Lungenentzündung. Beim Menschen wurden Reizerscheinungen der Augen und der Luftwege, Kratzen im Rachen u. ä. beobachtet.

Ketone.

Aceton, $CH_3 \cdot CO \cdot CH_3$ (Dimethylketon, Propanon), farblose, aromatisch riechende Flüssigkeit; Siedepunkt 56°. Das Handelsprodukt soll oft verunreinigt sein. Es dient in der Technik als Lösungs- und Extraktionsmittel. Die eingeatmeten Dämpfe machen bei gewerblicher Verwendung eingenommenen Kopf,

Bronchialreizung und Beklemmungsgefühl; manche Arbeiter haben eine besondere Empfindlichkeit. Schwere gewerbliche Vergiftungen scheinen jedoch bisher nicht beobachtet worden zu sein. In einem Falle von Hautresorption trat schweres Koma mit kaum fühlbarem Puls, kalten Extremitäten, stertoröser Atmung auf.

Amylacetat, $C_5H_{11} \cdot CH_3 \cdot CO_2$, ist eine wasserhelle, birnenartig riechende Flüssigkeit, brennbar und explosibel. Es wird in der Technik in Form der Celluloidlacke (Lösung von Celluloid in Amylacetat) viel benutzt zum Lackieren von Metallwaren, optischen Apparaten, Metallpapier, um das Anlaufen an der Luft zu verhindern, in Buchbindereien, Holzrahmen-, Federhalter- und Bleistiftfabriken usw. Derartige Lacke kommen als Zapon-, Viktoria-, Galvanolack, Krystalline, Brasseline und anderen Phantasienamen auf den Markt. Auch als Klebemittel für Celluloid wird Amylacetat vielfach verwendet in Celluloidwarenfabriken, Bürstenfabriken, Akkumulatorenfabriken usw. Die eingeatmeten Dämpfe erzeugen Kratzen im Hals, Hustenreiz, Kopfschmerz, leichte Benommenheit und Schwindelgefühl, Hitze im Kopf, Magenstörungen, Übelkeit, Herzklopfen. Dauerschädigungen wurden beim Menschen nicht beobachtet. In der Praxis findet bald eine Gewöhnung statt; nur wenige Personen bleiben dauernd empfindlich und müssen die betreffende Beschäftigung aufgeben. Durch mechanische Raumventilation, Vornahme des Zaponierens unter Abzügen, dichten Verschluß der Trockenschränke bzw. Trennung der Trockenräume von den Arbeitsräumen können die Belästigung wesentlich vermindert werden.

Als Ersatzmittel wurde das *Cyclohexanolacetat*, $(CH_2)_5 \cdot CHO \cdot CO \cdot CH_3$, Siedepunkt 172—174°, empfohlen. Die narkotische Wirkung ist zwar größer als die des Amylacetats, doch ist es weniger flüchtig. Einer verständigen Anwendung in der Praxis unter den obigen Vorsichtsmaßnahmen dürfte nichts im Wege stehen.

Lösungs-, Reinigungs-, Imprägniermittel, Lacke, Polituren usw.

Lacke sind Lösungen eines oder mehrerer *Harze* in einem flüchtigen Lösungsmittel (Spiritus oder anderen Flüssigkeiten); bei fetten (Öl-)Lacken kommt noch ein Zusatz von Leinöl oder chinesischem Holzöl u. ä. hinzu. Durch Zusatz von Farbstoffen werden die „Farblacke" hergestellt. *Zaponlacke* sind Lösungen von Nitrocellulose (Celluloid usw.) in geeigneten Lösungsmitteln. *Rostschutzanstriche* enthalten als festen Körper Asphalt, Pech u. dgl., gelöst in rasch verdunstenden Lösungsmitteln. Solche Präparate sind Auxulin, Preolith, Siderosthen Lubrose, Glasurit, Ficusfarbe u. dgl. m. Die verschiedenen festen Körper, natürliche und künstliche Harze u. a. haben kein besonders gewerbemedizinisches Interesse, um so mehr jedoch die Lösungs- und Verdünnungsmittel: Alkohol, Vor- und Nachlauf des Holzgeistes, Aceton, gechlorte Kohlenwasserstoffe der Fettreihe, Schwerbenzin, Schwefelkohlenstoff, ferner Benzol und -vorlauf, Solventnaphtha, Tetralin, u. U. auch gechlorte Benzole, Amylacetat, Cyclohexanol, Dichlorhydrin und deren Gemische usf. — Als *Imprägniermittel* dienen Lösungen von Gummi oder Harze in Naphtha- und Benzolabkömmlingen oder gechlorten Kohlenwasserstoffen; in der Schuhindustrie werden als *Klebemittel* Lösungen von Celluloid oder Collodiumwolle in Holzgeist, Aceton, Chloraceton, Formaldehyd, Benzol, Benzin u. dgl. m. verwendet, die Präparate kommen unter verschiedenen Phantasienamen (Kernol, Lefusin, Keton, Acetonit, Agokitt, Asolin, Schuhzement u. dgl.) auf den Markt. — Endlich sei der *Reinigungs- und Extraktions-* (*Fleckputz-*) *Mittel* gedacht, als welche ebenfalls Naphtha- und Benzolabkömmlinge, gechlorte Kohlenwasserstoffe usw. oder deren Gemische z. T. unter Phantasienamen in den Handel kommen. Die gesundheitlichen Wirkungen dieser Gemische und

Lösungen sind von den Grundsubstanzen abhängig; gemeinsam ist jedoch allen *die Flüchtigkeit und das Fettlösungsvermögen*, daher die Wirkungen auf das Zentralnervensystem und auf die Haut. Einige der genannten Stoffe entfalten noch eine spezifische Wirkung (z. B. Schwefelkohlenstoff, Methylalkohol, Tetrachloräthan usw.); vgl. die entsprechenden Abschnitte dieses Handbuchs!

Was im besonderen die *Hautreizungen* bei Verarbeitung von Lacken, Polituren u. dgl. betrifft, so sind diese immer noch relativ häufig. Die klinische Form dieser „Polierkrätze" ist wenig charakteristisch; es finden sich teils akute Ekzeme verschiedener Art, teils chronische Hautaffektionen mit Sprödigkeit und Verdickung der Haut, Krusten- und Rhagadenbildung, Formen von Acne, meist mit heftigem Juckreiz verbunden. Als Usrachen können sowohl die *festen* (Harze, besonders Schellack) als auch die *flüssigen* Komponenten (Methylalkohol, die Denaturierungsmittel Pyridin, Terpentin, ferner Benzol u. a. Stoffe) in Frage kommen; begünstigt wird die Entstehung durch gleichzeitige andere Schädlichkeiten (Beizen, Öle, Farben, reizende Waschmittel, Hautverletzungen usw.). Eine gewisse persönliche Disposition liegt meist vor.

Die *Vorbeugung* muß auf persönliche Reinhaltung und Bereitstellung entsprechender Waschmittel bedacht sein; Reinigung mit Spiritus ist zu untersagen. Die Hände sind nach der Arbeit mit warmem Wasser zu reinigen und sodann mit Glycerin, Zinkpaste usw. einzureiben. Im akuten Stadium des Ekzems wirken 2—3% Tonerdeumschläge u. ä. zweckmäßig; für die Salbenbehandlung werden Ungt. Diachylon, Pasta salicyl. cum Bals. Peruv. usw. empfohlen. Ausschaltung der Hautempfindlichen ist nötig.

Auf die bei „Politurtrinkern" vorkommenden *Schellacksteine* im Magen sei hier nur flüchtig hingewiesen; sie entstehen infolge Ausfällen des Schellacks durch den Magensaft, werden bis faustgroß und größer und können erhebliche Magenstörungen verursachen. Die Therapie ist im allgemeinen chirurgisch.

Organische Säuren (Fettsäuren).

Ameisensäure, $CH_2 \cdot O_2$ (Methansäure), ist eine stechend riechende, ätzende Flüssigkeit; Siedepunkt 101°. Sie wirkt örtlich reizend auf Haut und Schleimhäute. Auf der Haut entsteht heftiges Brennen, Blasenbildung, selbst örtliche Nekrose; die Schleimhautverätzungen ähneln den durch die Mineralsäuren erzeugten. Die Dämpfe wirken stark reizend.

Essigsäure, $C_2H_4 \cdot O_2$ (Äthansäure). Die wasserfreie Säure (Eisessig) ist krystallinisch, schmilzt bei 17° zu einer stechend riechenden, bei 118° siedenden Flüssigkeit. In der Praxis werden Reizwirkungen auf die Schleimhäute, besonders die Augenbindehaut, beobachtet. Ernstere Schädigungen sind mir nicht bekannt geworden. Der Eisessig macht auf der Haut Blasen, während schon geringe Verdünnungen eine wenig schädigende Hautwirkung besitzen, besonders wenn die Säure bald abgewaschen wird. Bedenklicher dagegen ist die Wirkung auf das Auge, wo u. U. schwere Verätzungen der Hornhaut mit Beeinträchtigung des Sehvermögens vorkommen können. Bereitstellung von alkalischen Lösungen (Na bicarbon., Na carbon., Na biborac u. dgl.) ist hier erforderlich.

Außerordentlich starke Reizwirkungen und Verätzungen hingegen beobachtete ich durch *Chloressigsäure*, $C_2H_3 \cdot Cl \cdot O_2$, und *Trichloressigsäure*, $C_2H \cdot Cl_3 \cdot O_2$.

Oxalsäure, $C_2H_2 \cdot O_4$, bildet große, wasserhelle Krystalle. Sie findet technische Verwendung zum Metallputzen, in der Färberei, in chemischen Wäschereien, in der Strohhutindustrie, doch sind gewerbliche Schädigungen selten. Die Wirkungen sind hauptsächlich örtlich durch Berührung bzw. Staubablagerung. Beobachtet werden gelegentlich Brüchigwerden der Nägel, bläuliche Verfärbung der Hände und Nägel (Stase), Ätzwirkungen auf den Schleimhäuten mit Magendarmstörungen. U. U. können wohl auch einmal Allgemeinvergiftungen mit Herzstörungen, Krämpfen u. a. vorkommen.

Cyangruppe.

Die Blausäure, CN · H (Cyanwasserstoffsäure), ist eine farblose, sehr flüchtige Flüssigkeit von stechendem und kratzendem Geruch; Siedepunkt 27°.

Geringe Mengen von Blausäuregas entstehen bei Darstellung der Blutlaugensalze und bei ihrer Verwendung als Härtebad, zum Stoffärben oder Beizen, bei Verwendung der Cyanmetalle in der Galvanostegie, Galvanoplastik und in der leonischen Industrie, bei Gewinnung und Verarbeitung von Gold, beim Abhaaren von Häuten unter Verwendung von Gaskalk mit flg. Säurezusatz, beim unvollkommenen Verbrennen von Celluloid und anderen stickstoffhaltigen organischen Körpern, in Hochöfen und Gaswerken u. dgl. m. Größere Gasmengen können auftreten bei Laboratoriumsarbeiten, in chemischen Betrieben, bei der Ungeziefervertilgung (Entwicklung von Blausäuregas aus Cyannatrium und Schwefelsäure in Mengen von 1—2 Vol. %).

Die Aufnahme erfolgt durch Inhalation; auch von der benetzten Haut aus ist eine Vergiftung möglich. Manche Personen zeigen eine hochgradige persönliche Empfindlichkeit. Die Blausäure ist ein Fermentgift, welches schon in Spuren die Wirkungen der Fermente aufhebt, also auch die Hämase lähmt und die Reduktion des Oxyhämoglobins bzw. die Abgabe des O_2 aus dem Blut an das Gewebe und die Aufnahme des O_2 aus dem Blut in die Zellen aufhebt; dadurch kommt es zur „inneren Erstickung". Nebenher gehen noch Lähmung des Atemzentrums, der Nervenendapparate sowie Kongestion. Im Tierversuch führten Mengen von 0,06 mg Gas pro Liter Luft in wenigen Stunden zum Tode; beim Menschen dürften etwa 60 mg, also 0,8—1 mg per kg Gewicht eingeatmet, tödlich wirken.

Die Symptome der *akuten* Vergiftung sind bei Aufnahme *kleiner Mengen* Schwindel, Kopfschmerz bzw. Druckgefühl in der Stirngegend Angst- und Beklemmungsgefühl, Lufthunger, Kratzen in Nase und Rachen, Rötung der Augenbindehaut, Appetitlosigkeit, Erbrechen, Muskelzittern, Schwäche, Ohnmacht. Als *Nachkrankheiten* können folgen Arhythmie und Labilität des Pulses, Bradykardie, Schwäche- bzw. Ohnmachtsanfälle, Schlaflosigkeit, Sprachstörungen usw. Einatmung *größerer* Gasmengen erzeugt plötzliches Zusammenstürzen, tiefes, stundenlanges Koma mit Contracturen, erschwertem bzw. aussetzendem Atem, kaum fühlbarem Puls, Pupillenerweiterung, fahler Blässe, Tod. Fortgesetzte Aufnahme kleiner Gasmengen kann *subakute oder chronische* Vergiftungen machen; die Erscheinungen sind: Kopfschmerzen, Schwindel, Ohrensausen, Kratzen im Hals, Dyspnöe, Herzklopfen; auch vorübergehende Sehstörungen wurden beobachtet. Eine Gewöhnung scheint nicht stattzufinden, eher eine Steigerung der Empfindlichkeit. Allerdings werden geringe Blausäuremengen vermutlich im Körper durch Aufnahme von Schwefel (aus dem Eiweißstoffwechsel) sofort in ungiftiges Rhodan übergeführt und so durch Speichel und Harn ausgeschieden.

Die Cyanalkalien *Cyannatrium und Cyankalium* sind weiße Salze. Bei beiden kann auch die Aufnahme in Staubform geschehen; gewerbliche Vergiftungen wurden jedoch bisher ganz selten beobachtet.

Cyangas, C_2N_2 (Dicyan), ist ein farbloses Gas, ebenfalls mit Bittermandelgeruch. Es ist im Leuchtgas vorhanden. Die Wirkungen sind ähnlich wie bei der Blausäure; es ist jedoch wesentlich weniger giftig als diese.

Schutzmaßnahmen: In der Industrie müssen die blausäurehaltigen Dämpfe durch mechanische Absaugung entfernt werden; die Forderungen der modernen Werkstatthygiene bezgl. Raumgröße, Luftkubus, Reinhaltung usw. sind genau durchzuführen. Benetzen der Haut (besonders bei Vorhandensein von Wunden) ist streng zu vermeiden. Was die Ungeziefervertilgung mittels Blausäure betrifft, so ist diese der D. Gesellschaft für Schädlingsbekämpfung als Monopolträgerin überwiesen; für sonstige Personen ist bei der Ungeziefervertilgung die Blausäureverwendung in jeder Form verboten (mit Ausnahme der Heeres- und Marineverwaltung und der wissenschaftlichen Anstalten). Zur Kontrolle der evtl. Anwesenheit von Blausäure in der Raumluft dient ein von obiger Gesellschaft zusammengestellter Blausäurenachweisapparat. Die Probe geht derart vor sich, daß ein mit Benzidinkupfersulfat getränkter Filtrierpapierstreifen der Luft im Raum bzw. am Arbeitsplatz ausgesetzt wird; bei Anwesenheit von Blausäure erfolgt eine Bläuung, und zwar sehr schnell, wenn die Blausäuregasmenge etwa 0,1 mg auf 1 l Luft beträgt, langsamer bei geringeren Konzentrationen. Findet eine starke Reaktion bereits *vor* Ablauf *einer* Minute statt, so ist der längere Aufenthalt im Raum zu beanstanden, bzw. es sind hygienische Schutzmaßnahmen zu treffen. Neuerdings setzt die D. Gesellschaft für Schädlingsbekämpfung der Blausäure ein Schutzgas „Cyklon“ zu; dieses reizt die Schleimhäute derart, daß ein Betreten des vergasten Raumes ausgeschlossen ist, solange dort noch wesentliche Gasmengen vorhanden sind.

Therapie: Frische Luft; Sauerstoffinhalation, evtl. in Verbindung mit künstlicher Atmung; Reizmittel; Magenspülungen evtl. unter Zusatz von Wasserstoffsuperoxyd (Blausäure wird, ähnlich wie Morphium, durch die Magenschleimhaut ausgeschieden). Evtl. Natriumthiosulfat in 5 proz. Lösung subcutan bis zu 100 ccm und mehr. Die Erholung pflegt in günstigen Fällen relativ rasch einzutreten; wer eine Stunde nach der Vergiftung noch lebt, wird im allgemeinen nicht mehr daran zugrunde gehen.

Cyanamid, $CN \cdot NH_2$, ist die wirksame Substanz des Düngemittels Kalkstickstoff, in welcher sie an Kalk gebunden als Calciumcyanamid $CN \cdot NCa$ vorhanden ist. Beim Lagern bzw. durch Feuchtigkeit können sich aus dem Calciumcyanamid abspalten bzw. umsetzen: Cyanamid, Dicyandiamid, ein- und zweibasisches Calciumsalz des Cyanamids, cyanamidokohlensaures Calcium; weitere Umsetzungen führen zu Harnstoff, Ammoncarbonat, carbaminsaurem Kalk, Guanidin usw.

Vom Cyanamid wirken im *Tierversuch* (Kaninchen) krankmachend subcutan 0,5 g pro Kilo Gewicht; per os wirken 0,75—1 g per Kilo tödlich; bei Fleischfressern ist die Dosis 5—6 mal kleiner. Eine Kumulation scheint nicht stattzufinden. Zur tödlichen Vergiftung eines Erwachsenen dürften 40—50 g Kalkstickstoff notwendig sein. Beim Menschen wird das Cyanamid in Form des Kalkstickstoffstaubes aufgenommen; letzteres spaltet sich im Körper leicht in kohlensauren Kalk und Cyanamid. Die physiologischen Wirkungen bestehen in charakteristischen vasomotorischen Störungen der oberen Körperhälfte, vermutlich auch in Beeinflussung des Atemzentrums. In schweren Fällen findet sich im Blut ein eigenartiges spektroskopisches Bild, ähnlich dem des Cyanmethämoglobins. Die Giftwirkung wird besonders sinnfällig bei Anwesenheit von *Alkohol* im Körper. Nach Anschauung des Verfassers sensibilisiert der Alkohol für die Cyanamidwirkung, nach E. HESSE potenziert umgekehrt das Cyanamid die Alkoholwirkung, jedoch kommen hierbei noch spezifische Cyanamidwirkungen ebenfalls zur Geltung. Die relative Flüchtigkeit der Erscheinungen ist bedingt durch den raschen Abbau des Cyanamids im Organismus.

Das *Krankheitsbild* zeigt in leichten Fällen flüchtige Röte des Gesichts mit Kopfschmerz; in schweren Fällen findet sich eine starke kongestive Hyperämie des Gesichts bzw. des obersten Körperdrittels, die an der Haut wie an den Schleimhäuten (Bindehaut, Nase, Rachen, Luftwege) in Erscheinung tritt. Dabei bestehen beschleunigte und vertiefte Atmung, erregte Herztätigkeit, meist erniedrigter Blutdruck, Schwindelgefühl. Das Sensorium ist im übrigen frei. Die Erscheinungen treten bei disponierten Personen in leichtester Form auf, wenn große Mengen Kalkstickstoffstaub aufgenommen wurden (also auch ohne Alkoholzufuhr!); sie treten jedoch bei fast jeder Person sofort auf und werden außerordentlich sinnfällig, wenn kurze Zeit vorher oder nachher Alkohol konsumiert wurde. Dauer und Schwere der Anfälle ist verschieden und von der aufgenommenen Staub- bzw. Alkoholmenge abhängig; meist dauert der Anfall $^1/_2$—2 Stunden. Eine Gewöhnung erfolgt anscheinend nicht; Dauerschädigungen wurden nicht beobachtet.

Therapeutisch sind besondere Maßnahmen nicht erforderlich; evtl. kommen Ruhelage und kalte Umschläge bei Vermeidung alkoholhaltiger Medikamente (Spir. e vino, Spir. aether., Tct. Valerian. usw.) in Betracht.

Um so wichtiger sind die *vorbeugenden* Maßnahmen: Vermeidung der Verstaubung durch vollendete technische Einrichtungen, Zusatz von 10—20% Teeröl oder Mineralöl zum gemahlenen Kalkstickstoff; Ausschluß von Frauen, Jugendlichen, Schwächlingen, Alkoholikern von Arbeiten im Kalkstickstoffstaub; strenge Alkoholabstinenz (!); entsprechende Belehrung der Arbeiter und Bereitstellung alkoholfreier Getränke.

Weitere Wirkungen des Kalkstickstoffes erstrecken sich *auf Haut und oberflächliche Schleimhäute*; sie sind bedingt durch den relativ hohen Calciumgehalt (rund 20%), also reine Ätzwirkungen. Als solche finden sich auf der Haut Erytheme, Ekzeme verschiedener Form, Ätzgeschwüre verschiedener Größe, und zwar *kleine* besonders an den Übergangsstellen von Haut zur Schleimhaut, in den Interdigitalfalten, in der Achsel- und Ellbogenfalte usw. — *größere* z. B. an den Füßen, wenn Kalkstickstoff in den Stiefeln sich festsetzt. Durch Kratzen oder Nichtbeachtung können weitere Komplikationen erfolgen. Schweiß und elementare Feuchtigkeit begünstigen die Ätzwirkung. An den Schleimhäuten kommt es zu entzündlichen Reizerscheinungen (Conjunctivitis, Rhinitis, Pharynitis, Tonsillitis, Bronchitis u. dgl.). Die *Behandlung* richtet sich nach den üblichen Grundsätzen. *Prophylaktisch* kommt — außer den staubverhütenden technischen Maßnahmen — in Betracht: Ausscheidung der Hautkranken, der Leute mit empfindlicher Haut, mit Schweißhänden und -füßen, mit Krankheiten der Augen- und oberen Luftwege; daher ärztliche Aufnahmeuntersuchung und regelmäßige ärztliche Überwachung der Betriebe. Bereitstellung von dichten Arbeitskleidern und Mützen, von ausreichender Wasch- und Badegelegenheit, Sorge für regelmäßige Benutzung. Vor der Arbeit wird die Haut zweckmäßig leicht eingefettet, auch vor dem Waschen soll der auf der Haut liegende Staub mit Vaselinläppchen abgerieben werden. Auch die Kalkstickstoffverbraucher in der Landwirtschaft haben sich vor Verstaubung und Verschmutzung in sinngemäßer Weise zu schützen. Im übrigen gibt die Verkaufsvereinigung für Stickstoffdünger an die Landwirte ein entsprechendes Merkblatt hinaus und läßt an jeden Sack Kalkstickstoffdünger einen belehrenden Anhänger anbringen.

Das Dicyandiamid, $(CN)_2 \cdot (NH_2)_2$, ist erheblich (etwa dreimal) weniger giftig. Wirkungen am Menschen sind mir nicht bekannt.

Knallquecksilber, $C \cdot (NO_2) \cdot (CN) \cdot Hg$ oder $C_2N_2O_2Hg$, bildet grauweiße Kristalle; es ist ein sehr energisch wirkender Initialsprengstoff. Gewerbliche Schädigungen können vorkommen bei der Herstellung bzw. Verarbeitung zum Zündsatz (Gemisch mit chlorsaurem Kali, Schwefelantimon, Salpeter, Glasstaub usw.), beim Probeschießen bzw. Abknallen unbrauchbarer Munition u. dgl. m.

Durch *Verschmutzen* der Haut bzw. *Einatmen* der beim Abknallen entstehenden Gase kann es zu verschiedenen Gesundheitsschädigungen kommen. Als solche werden beobachtet: *örtliche Reizwirkungen* auf Haut und Schleimhäute in Form juckender Erytheme mit ödematöser Schwellung, besonders im Gesicht und an den Händen, akuter Ekzeme, pustulöser Folliculitis, Entzündung der Augenlider. Durch Kratzen werden sekundär verschiedenartige Bilder erzeugt. Auch Nasenreizungen, Rachenkatarrhe usw. kommen vor. Die persönliche Empfindlichkeit ist sehr verschieden; Rezidive sind nicht selten.

Angaben über *Allgemeinvergiftungen* liegen mehrfach vor, so bei Heinzerling, Oppenheimer, im Bericht der englischen Munitionsarbeiter-Gesundheitskommission u. dgl. Ich selbst konnte sie bei der Munitionserzeugung an einem relativ großen Material nie beobachten, wohl aber in leichterer Form beim Abknallen. Als Symptome werden angegeben: Stomatitis, Diarrhöen, Kopfschmerz, verschiedene nervöse Beschwerden, Niedergeschlagenheit; Appetitstörungen und Schlaflosigkeit bestehen meist als Sekundärerscheinungen, erstere im Gefolge der Stomatitis, besonders wenn künstliches Gebiß getragen wird, letztere als Folge des Juckreizes durch den Hautausschlag. Auch leichter Tremor wurde beobachtet. Mehrfach wurde Quecksilber im Urin nachgewiesen.

Weitere Gesundheitsschädigungen können bei der Herstellung des Knallquecksilbers auftreten durch die dabei entstehenden Zwischenprodukte, einerseits durch nitrose Gase, andererseits durch verschiedene organische Verbindungen (Cyansäure, Cyanäthyl, vielleicht auch organische Quecksilberverbindungen u. a.). Die Erscheinungen bestehen in Schwindel, Kopfschmerz, verschiedenen nervösen Störungen, Brustbeklemmung, u. U. Ohnmachtsanfällen.

Eigenartig sind die *Zahnveränderungen*, die bei den meisten der mit der Herstellung von Knallquecksilber (in den Koch- und Waschräumen) beschäftigten Arbeitern auftreten; sie bestehen in schwärzlich-bräunlicher Verfärbung, Abschleifen besonders der vorderen Zähne ähnlich wie bei der sogenannten Säurenekrose. Es dürfte sich bezüglich der Nekrose auch tatsächlich weniger um typische Knallquecksilberwirkungen als vielmehr um Wirkungen der auftretenden sauren Dämpfe (Salpetersäure, nitrose Gase) handeln, während die Schwärzung auf der Quecksilberkomponente beruht (Bildung von Quecksilbersulfid, ähnlich wie beim Bleisaum). Eine typische Stomatitis mercurialis wird indes bei diesen Arbeitern fast nie gefunden. — Schließlich sei der Vollständigkeit halber auf die *Unfallgefährdung* bei Hantierungen mit der hochexplosiblen Substanz hingewiesen.

Die *Therapie* der Allgemeinvergiftung besteht in sofortigem Arbeitsausschluß der erkrankten Personen, roborierender Diät, Förderung der Hg-Exkretion durch Schwitzprozeduren, Jodkali, Schwefelpräparate, Strychnin. Die örtlichen Erscheinungen verlangen Mundspülungen, Betupfen evtl. auftretender Mundgeschwüre mit Chromsäure (10%) oder Arg. nitr. oder Jodtinktur usw. Gegen Conjunctivitis wurden Spülungen mit 2% Natriumhyposulfitlösung empfohlen.

Die *Prophylaxe* erfordert peinliche Sauberkeit im ganzen Betrieb sowohl im Interesse des Unfall- als auch des Gesundheitschutzes. Außerdem ist die individuelle Vorbeugung besonders wichtig: ärztliche Auslese der Arbeiter unter Ausschaltung von Hautkranken, Alkoholikern; Belehrung der Neueingestellten und Instandsetzung cariöser Zähne; periodische ärztliche Überwachung mit Ausschluß der Empfindlichen, Hautkranken usw. Die Arbeiter sind mit dichtschließenden Arbeitskleidern, Mützen, evtl. Gummihandschuhen und Atemschützer auszustatten. Zweckmäßig wird die Haut vor Arbeitsbeginn eingepudert; in der Pause und nach der Arbeit sind Mundspülungen angezeigt. Beim Versuchsschießen oder Abknallen von unbrauchbarer Munition sind die entstehenden Dämpfe mechanisch zu entfernen; das gleiche gilt für die bei den häufigen kleinen Explosionen in den Füllräumen auftretenden Gase. Zum Schutze gegen die Unfallgefahren liegen eingehende Verordnungen verschiedener Landesbehörden bzw. der zuständigen Berufsgenossenschaft der chemischen Industrie vor.

Literatur.

Bohrer: Vierteljahrsschr. f. gerichtl. Med. Bd. 60, S. 1. 1920. — Chajes, B.: Formalinekzeme durch Kleister. Zentralbl. f. Gewerbehyg. 1922, H. 5. — Cossmann: Münch. med. Wochenschr. 1903, S. 1556. — Dworetzky, A.: Münch. med. Wochenschr. Vgl. hierzu A. Hamilton in Journ. of ind. hyg. Bd. 7, 2. S. 54. 1925. — Floret: Zentralbl. f. Gewerbehyg. 1915, S. 148. — Gerbis: Münch. med. Wochenschr. 1914, Nr. 16. — Goldschmidt: Zentralbl. f. Gewerbehyg. 1920, S. 28. — Grimm, Heffter u. Joachimoglu: Gewerbliche Vergiftungen in Flugzeugfabriken. Vierteljahrsschr. f. gerichtl. Med. 3. Folge, 48. Suppl. 1914. — Hesse, E.: Die Cyanamidwirkung. Zeitschr. f. d. ges. exp. Med. Bd. 26. 1921; Bd. 27. 1922. — Iwanoff, N. (K. B. Lehmann): Experimentelle Studien usw. XVI—XVIII. Formaldehyd, Acetaldehyd, Acrolein. Arch. f. Hyg. Bd. 73, S. 331. — Jaquet: Dtsch. Arch. f. klin. Med. Bd. 71. 1901. — Koelsch, F.: Gesundheitsschädigungen durch Amylacetat. Concordia 1912, Nr. 12. — Koelsch, F.: Über neuartige gewerbliche Erkrankungen in Kalkstickstoffbetrieben. Münch. med. Wochenschr. 1914, 35. — Koelsch, F.: Zur Hygiene der Kalkstickstoffindustrie. Dtsch. Zeitschr. f. öff. Gesundheitspfl. Bd. 47, S. 4. 1915. — Koelsch, F.: Gewerbliche Vergiftungen durch Celluloidlacke in der Flugzeugindustrie. Münch. med. Wochenschr. 1915, Nr. 46. — Koelsch, F.: Zur Toxikologie des Tetrachloräthans und des Tetrachlormethans. Zentralbl. f. Gewerbehyg. 1916, H. 4. — Koelsch, F.: Die Giftwirkung des Cyanamids. Ebenda 1916, H. 6. — Koelsch, F.: Hautbeschädigungen durch Kalkstickstoff. Ebenda 1916, Nr. 5. — Koelsch, F.: Die Giftwirkung des Tetranitromethans. Ebenda 1917, H. 10. — Koelsch, F.: Über Hautschädigung durch Teer- und Naphthaabkömmlinge durch ihre photodynamischen Beziehungen. Ebenda 1919, H. 10/12. — Koelsch, F.: Untersuchungen über die gewerbliche Quecksilbervergiftung. Ebenda 1919, H. 1. — Koelsch, F.: Gewerbliche Vergiftungen durch gasförmige Blausäure. Ebenda 1920, H. 5/6. — Koelsch, F.: Über Lacke, Imprägnier-, Klebe-, Lösungs- und Reinigungsmittel. Ebenda 1921, H. 9. — Koelsch, F.: Die Gesundheitsschädigungen beim Arbeiten mit denaturiertem Spiritus. Das Polierekzem. Ebenda 1921, H. 9. — Koelsch, F.: Die gewerbliche Bedeutung des Holzgeistes bzw. Methylalkohols. Ebenda 1921, H. 9. — Koelsch, F.: Alkoholminderung und Arbeiterschaft im Weltkriege. In dem Sammelwerk: Die Wirkungen der Alkoholknappheit während des Weltkrieges, herausgeg. von der Dtsch. Forschungsanst. f. Psychiatrie in München. Berlin: Julius Springer 1923. — Koelsch, F. u. G. Seiffert: Über gewerbliche Blausäurevergiftung und Blausäurenachweis. Zeitschr. f. Hyg. u. Infektionskrankh. Bd. 101, H. 2. 1923. — Lehmann, K. B.: Experimentelle Studien usw. XVI—XXIII. Arch. f. Hyg. Bd. 74. — Lehmann, K. B.: Experimentelle Studien usw. XXXII—XXXIII. Ebenda Bd. 78, S. 260. — Lehmann, K. B.: Ebenda Bd. 83, H. 6. — Lewin, L.: Über allgemeine und Hautvergiftungen durch Petroleum. Virchows Arch. f. pathol. Anat. u. Physiol. Bd. 112. 1888. — Lewin, L.: Über die Verwendungsgefahren des Methylalkohols und anderer Alkohole. Med. Klinik 1912, Nr. 3. — Löb, O.: Arch. f. exp. Pathol. u. Pharmakol. Bd. 69, H. 2. — Löffler u. Rütimeyer: Vierteljahrsschr. f. gerichtl. Med. Bd. 60, H. 1. 1920. — Memmelsheimer, A.: Über ein Gewerbeekzem durch Gebrauch von Kalkstickstoffdünger. Dissert. Bonn 1920. — Ullmann, K.: Über das Wesen und die Verbreitung einiger bei der Erdölgewinnung und Paraffinfabrikation entstehender Berufsdermatosen. Wiener Arbeiten von L. Teleky H. 2, S. 82 ff. 1912.

Vergiftungen: Cyclische Verbindungen.

Von

Franz Koelsch

München.

Als *cyclische Verbindungen* oder aromatische Kohlenwasserstoffe bezeichnet man jene große und wichtige Gruppe organischer Körper, deren Molekül einen oder mehrere Kohlenstoffringe enthält. Die meisten dieser Körper stammen in letzter Linie aus dem *Steinkohlenteer*.

Teer.

Der *Teer* wird durch trockene Destillation der Steinkohle oder Braunkohle gewonnen. Außer in den Gasfabriken, Kokereien und Destillationsanlagen hat er gewerbemedizinische Bedeutung in Holzimprägnieranstalten, Korkstein- und Dachpappenfabriken, Brikettfabriken, bei Verwendung als Anstrich oder Pflasterkitt, bei der Herstellung von Isoliermaterial usw. Er wirkt dabei in Staub- oder Dampfform örtlich auf Haut und oberflächliche Schleimhäute; die Dämpfe können auch durch die Atmungsluft aufgenommen werden.

Die *Hautwirkungen* erscheinen als Ekzeme verschiedener Form, als Folliculitis bzw. Acne, Melanose, breite Hautinfiltrationen oder warzenförmige Wucherungen. Hautentzündungen wurden bei disponierten Personen schon beobachtet, auch wenn sie gar nicht mit Teer selbst arbeiteten, sondern sich nur vorübergehend für einige Tage im Betrieb aufhielten (LEYMANN). Demnach muß die wirksame Substanz ein flüchtiger Inhaltsstoff des Teers sein. Auf der Basis derartiger Teerdermatitis („Teerkrätze") kommt es in manchen Fällen zu Hautkrebs, indem die warzenartigen Wucherungen nach der Tiefe sich ausbreiten und geschwürig zerfallen. Dieser Teerkrebs wurde an verschiedenen Körperstellen beobachtet; charakteristisch ist die Lokalisation am Scrotum. Näheres hierüber siehe im Abschnitt „Neubildungen". Als *Resorptivwirkungen* werden beobachtet Kopfschmerz, Benommenheit, Schwindelgefühl, Appetitmangel, Brechneigung, Durchfälle, Albuminurie, Dysurie.

Anschließend muß der Steinkohlen- und Braunkohlenteerdestillate gedacht werden, die *als Ersatz* für die aus der Naphthadestillation kommenden *Schmieröle* gelegentlich (besonders war dies in der Kriegszeit der Fall) auf den Markt kommen. Sie enthalten Kreosot und andere Phenole, dazu ungesättigte Kohlenwasserstoffe u. ä. m. Auch als *Bohröle* können derartige niedrigsiedende Braunkohlenteerdestillate (in Seifenwasser oder ähnlicher alkalischer Flüssigkeit emulgiert) Verwendung finden.

Die genannten Stoffe, besonders die *Schmierölersatzstoffe*, erzeugen charakteristische Hauterkrankungen (Ölkrätze); befallen sind zunächst die am meisten exponierten unbedeckten Körperteile, also Gesicht, Arme, Hände, dann aber auch die von den ölimprägnierten Kleidern ständig bedeckte Haut, wobei auch das mechanische Einreiben in Frage kommt. Die Hautreizungen setzen bald nach Arbeitsbeginn ein; weibliche Arbeiter zeigen sich besonders empfindlich. Die Krankheitsform zeigt z. T. das Bild des nässenden, knötchen- oder bläschenförmigen Ekzems mit Brennen und Juckreiz, z. T. der Folliculitis mit Acnepusteln, z. T. in Verbindung mit Verhornungsprozessen, so daß die Haut oft reibeisenförmige Oberfläche aufweist. Bei Abheilung der Pusteln bleiben oft eingezogene Narben zurück. Gelegentlich finden sich auch, z. T. in Verbindung mit den oben genannten Bildern, psoriasis-ähnliche Herde. Eigenartig sind die recht häufig bestehenden fleckigen oder gleichmäßigen, bräunlichen Pigmentierungen, die sich in ausgeprägten Fällen bis zur intensiven Braunfärbung meist der unbedeckten, z. T. auch der bedeckten Körperstellen steigern. Die Haare sind an den befallenen Stellen oft brüchig und fallen aus. Allgemeinerscheinungen pflegen, von Juckreiz abgesehen, meist zu fehlen; bei den erstgenannten Formen finden sich oft Lymphdrüsenschwellungen. Auch Bindehautreizungen kommen vor infolge Verschmierens oder Verspritzens. Die *Bohröle* machen mehr typische Ekzeme, Rhagaden usw., z. T. wohl begünstigt durch die Maceration der Haut im Gefolge der Naßarbeit, durch oberflächliche Hautverleztungen an den scharfen Drehspänen usw.

Als *Schutzmaßnahmen* kommt in erster Linie persönliche Reinlichkeit in Frage (Waschen, Baden, Tragen öldichter Schürzen oder Armstulpen usw.); Einpudern der Haut vor Arbeitsbeginn hat sich bewährt. Merkwürdigerweise hat ein Zusatz von (1%) Carbolsäure zu den Teerschmierölen die hautreizende Wirkung vermindert (nach Erfahrungen in Deutschland, England, Nordamerika).

Bei der Weiterverarbeitung wird der Teer in Destillationsblasen unter allmählich ansteigender Temperatur erhitzt (fraktionierte Destillation). Die aus dem heißen bzw. siedenden Teer entweichenden Dämpfe werden in Kühlern kondensiert und zunächst in verschiedene Kessel geleitet. Bei der allmählichen Erwärmung der Blasen entweichen zunächst die leichtflüchtigen Bestandteile des Teers, die sogenannten *Leichtöle* (leichte Steinkohlenteeröle), die bei Temperaturen unter 100° C beginnend bis etwa 170° überdestillieren. Mit zunehmenden Temperaturen gehen die höhersiedenden Teeröle über, die *Mittel-, Schwer- und Anthracenöle*; den Rückstand bildet das *Pech.*

I. Die gelblich-bräunlichen *Leichtöle* werden zunächst in besonderen Lagerbehältern gesammelt und sodann gewaschen; das gereinigte Waschöl wird durch abermalige fraktionierte Destillation im Enddestillierapparat zerlegt in *Vorlauf*, bis 70° siedend, enthält neben verschiedenen flüchtigen Kohlenwasserstoffen insbesondere 15—60% Schwefelkohlenstoff; *Rohbenzol,* bei 70—140° siedend (mit den Homologen Toluol, Xylol, Pseudokumol = Mesitylen); *Solventnaphtha,* bei 130 bis 170° C siedend.

II. Bei Steigerung der Temperatur destillieren sie sogenannten *Mittelöle* über (150—220° C); in ihnen sind u. a. enthalten (außer Pyridinbasen, Pyridin $= C_5H_5 \cdot N$) Naphthalin $C_{10}H_8$ — Phenole $C_6H_5(OH)$ — Kresole $= C_6H_4(CH_3) \cdot (OH)$ = Oxytoluol. Aus dem Phenol leitet sich ab das Anisol $C_6H_5 \cdot O \cdot CH_3$.

III. Bei Temperaturen von 220—260° C gehen die sogenannten *Schweröle* über: Naphthalin — Kresole — Chinolin $(C_9H_7 \cdot N)$ u. andere flüssige und feste Kohlenwasserstoffe.

IV. Von 260—400° C destilliert das *Anthracenöl* (Grünöl) $C_{14}H_{10}$ (isomer Phenanthren), Carbolineum usw.

V. Der Rückstand endlich ist das *Steinkohlenpech.*

Leichtöle.

Das *Rohbenzol* enthält neben den angegebenen Homologen zahlreiche Verunreinigungen, insbesondere Schwefelkohlenstoff (CS_2) und Cyclopentadien (C_5H_6) letzteres (Siedepunkt 41°) ist eine stark narkotische, lokalreizende, auch Konvulsionen erzeugende Substanz.

Das Rohbenzol wird in besonderen Rektifikationsapparaten weiter zerlegt in:

a) *Reinbenzol.* Das reine Benzol (C_6H_6), auch Steinkohlenbenzin benannt, ist eine farblose, stark lichtbrechende, leicht bewegliche und flüchtige Flüssigkeit von spezifischem Gewicht 0,88. Es siedet bei etwa 81° und wird bei 0° krystallinisch. Es ist unlöslich in Wasser, löslich in Alkohol und Äther, leicht entzündlich und dann leuchtend brennend. Sein Geruch ist unangenehm; auf Schleimhäuten brennt es leicht, auf offenen Wunden verursacht es Schmerzen; es ist jedoch nicht ätzend. Auf niedere Organismen wirkt es abtötend.

b) *Handelsbenzol I,* sog. 90er Benzol, da 90% bis zu 100° überdestillieren, während der Rest höher siedet (spez. Gewicht 0,880—0,883); es besteht aus etwa 80—85 Teilen Benzol, 13—15 Teilen Toluol, 2—3 Teilen Xylol, enthält als Verunreinigung Olefine, Paraffine, Schwefelkohlenstoff zu 0,2—0,3%, Thiophen $(C_4H_4S$ mit Siedepunkt 84°) zu 0,1—0,2%.

c) *Handelsbenzol II,* sog. 50er Benzol, da 50% bis zu 100° überdestillieren; ein sehr unreines Produkt mit nur 40—50% Benzolgehalt und 90% bis 120 flüchtigen Bestandteilen.

d) *Toluol* = Methylbenzol $CH \cdot CH_3$; Reintoluol mit Siedepunkt 110°, bzw. gereinigtes Toluol (Handelsware) mit Siedepunkt 109—112°. — *Xylol* = Dimethylbenzol $C_6H_4 \cdot (CH_3)_2$, Siedepunkt 136—140°. Pseudokumol, Mesitylen = Trimethylbenzol $C_6H_3 \cdot (CH_3)_3$.

e) *Solventnaphtha I*, Siedepunkt 130—160°; 90% gehen bis 160° über; es enthält kein Benzol mehr, dagegen Xylol, Mesitylen und Pseudokumol, mit Siedepunkt 163—169°, ferner Phenole und unbekannte Kohlenwasserstoffe.

f) *Solventnaphtha II* (Schwernaphtha), Siedepunkt 160—170°; 90% gehen bis 70—75° über; es enthält ähnliche Verunreinigungen.

Die *technische Verwendung* des Benzols und seiner Homologen ist eine sehr ausgedehnte. Das Reinbenzol, Toluol und Xylol, zum Teil auch das Handelsbenzol, wird hauptsächlich als Grundsubstanz in der Anilinfarbenfabrikation, in der Sprengstoff-, in der pharmazeutischen und Riechstoffindustrie benötigt. Benzol und seine Verwandten sind gute Lösungsmittel für Fette, Öle, Harze, Kautschuk, Schwefel, Phosphor, Jod, Alkaloide und verschiedenen anderen Substanzen; sie dienen daher zur Fettextraktion von Knochen, Fleisch- und Fischrückständen, Ölkuchen, als Wasch- bzw. Entfettungsmittel in chemischen Waschanstalten, als Lösungsmittel für Kautschuk in der Gummiindustrie, für Linoleum, Celluloid, zur Extraktion des Coffeins aus den Kaffeebohnen u. dgl. Besondere Bedeutung beansprucht die Verwendung in der Lack- und Farbenindustrie zur Herstellung von Lacken, Firnissen, Sikkativen, schnelltrocknenden Farben, von Kessel- und Schiffsanstrichen, von Rost- und Kesselsteinschutzmitteln, säurefesten Isolierlacken und -farben für elektrische Apparate, von Decklacken für die Spiegelglasindustrie, Fußbodenölen, Parkettwichse u. dgl. Diese Lacke und Anstrichmittel enthalten durchschnittlich 20—30, in manchen Fällen bis zu 40% Benzol; als Beispiele wären zu nennen die Rostschutz- bzw. Kesselanstriche Auxulin, Dermatin, Preolith, Original-Anticorrosivum, Asphaltlack, Siderosthen-Lubrose, Solution, Patentfarbe (mit 30—40% Benzolgehalt), Black Varnish Oil (= Steinkohlenpech in 31—33% Leichtölen), Inertol u. a.

Schließlich wäre noch an die umfangreiche Verwendung des Benzols zum Antrieb von Explosionsmotoren zu erinnern. Das Benzol (90er) dient außerdem als Zusatz zum Spiritus zur Steigerung der Leucht- und Heizkraft (Ersatz für Petroleum) bzw. zur Denaturierung des Motorspiritus (2—20% Zusatz), Benzolgas mit Luft gemischt dient zur Beleuchtung an Stelle von Leuchtgas, zum Heizen von Glühöfen, zum Löten u. dgl. mehr. Für die meisten der genannten technischen Zwecke wird das Handelsbenzol (90er und 50er) verwendet, seltener Leichtöle oder Rohbenzol — letzteres evtl. als Motortreibmittel. Als Terpentinersatz kommt meist Handelsbenzol I in Frage, als Lösungsmittel für Gummi und Verdünnungsmittel für Lacke und Farben wird auch der Vorlauf benutzt. Toluol, Xylol und Solventnaphtha I gehen als Lösungsmittel für verschiedene Zwecke; Solventnaphtha II dient u. a. zur Beleuchtung und zum Carburieren von Leucht- und Wassergas. Reinbenzol und seine Homologen werden für allgemeine technische Zwecke wohl weniger verwendet, vielmehr die Handelssorten mit mehr oder minder weitgehenden Verunreinigungen, z. T. auch Leichtöle oder Vorlauf, oder Solventnaphtha I oder II. Häufig handelt es sich in der Technik um Gemische genannter Substanzen mit mehr oder minder weitgehenden Verunreinigungen. Die Arbeitgeber wissen oft selbst nicht genau, welche Art sie augenblicklich verarbeiten; noch weniger wissen dies meist die Arbeiter, zumal da die benzol- usw. haltigen Produkte, Lösungsmittel, Lacke usw. häufig unter Phantasiebezeichnungen (s. oben) in den Handel kommen. Hierzu kommt die weitverbreitete Gewohnheit, das Benzol fälschlich als „Benzin“ zu bezeichnen. Diese Mängel erschweren die ärztliche Beurteilung der vorkommenden Vergiftungen in hohem Grade; sie trübt auch den Überblick über Zahl und Art der vorkommenden gewerblichen Schädigungen.

Gewerbliche Vergiftungen durch Benzol und verwandte Destillationsprodukte sind nach unseren Erfahrungen durchaus nicht selten. Allerdings haben daran die chemischen Großbetriebe, die Benzol- und Sprengstoffbetriebe usw. nur einen relativ geringen Anteil; hier sind es hauptsächlich Störungen in der Apparatur, ferner Reinigungs- und Reparaturarbeiten in den Kesseln, Tankwagen u. dgl., oder grobe Nachlässigkeiten der Arbeiter, die gelegentlich zu Unfallvergiftungen durch Einatmung von Benzoldämpfen führen. Mehr Gefährdung besteht in den Betrieben, welche Benzol und verwandte Destillate als Extraktions- oder Lösungs- oder Anstrichmittel oder als Treibmittel verwenden, wobei vielfach weder seine Anwesenheit noch seine evtl. Giftwirkung bekannt ist, wo überdies die Arbeitsbedingungen oft recht ungünstig sind.

Das Benzol ist bei jeder Art der Aufnahme in den Körper ein Gift für den Menschen. Als Eingangswege kommen bei der gewerblichen Vergiftung in Frage die Atmungswege und die unverletzte Haut. In den meisten Fällen findet eine Einatmung der Dämpfe statt. Besonders gefährlich sind die warmen Dämpfe. Die Dämpfe werden bei Menschen in den Luftwegen fast vollkommen resorbiert; nach LEHMANN werden in der ersten halben Stunde rund 80—85% des in der Atmungsluft enthaltenen Benzols aufgenommen. Die Hautresorption beruht auf der fettlösenden Eigenschaft des Benzols. Hiergegen hat hier die innerliche Aufnahme eine untergeordnete Bedeutung; es werden, innerlich genommen, erhebliche Mengen ertragen, ohne schwere Vergiftungen hervorzurufen.

Die Giftwirkung ist zunächst abhängig von der Dauer der Aufnahme und von der Giftmenge, weiterhin von der angeborenen oder zeitlich erworbenen persönlichen Empfindlichkeit des betreffenden Individuums, außerdem von der Lüftung der Arbeitsräume, von der Außentemperatur, schließlich von der Art des verwendeten „Benzols“ bzw. von dem Grade der Verunreinigungen.

Die *persönliche Disposition* zur Benzolvergiftung ist — wie ja bei den meisten gewerblichen Giften — sehr verschieden. *Schwächezustände des Körpers, Organleiden, insbesondere Herz- und Nervenkrankheiten, Alkoholismus, Exzesse aller Art erhöhen die Empfindlichkeit. Eine Gewöhnung scheint nicht stattzufinden; vielfach pflegt das einmalige Überstehen zu weiterer Vergiftung zu disponieren.* Frauen, Jugendliche und alte Leute gelten als besonders empfindlich. Dicke vertragen Benzol besser als Magere (Bindung durch Fett? LEHMANN). Die örtlichen Reizwirkungen kommen natürlich besonders an solchen Körperstellen zur Auswirkung, die schon vorher abnorme Zustände aufwiesen.

Je größer die *Anreichung der Atmungsluft* an Benzoldämpfen, desto gefährlicher im allgemeinen der Aufenthalt in dieser Atmosphäre. Die Lüftung der Arbeitsräume, der Kessel und Tankwagen usw. muß daher so ausgiebig sein, daß die Ansammlung größerer Dampfmengen vermieden wird. LEHMANN fand in Benzolfabriken bei bestem Schluß der Apparaturen 0—0,1 mg in 1 l Luft, bei Undichtigkeit der Apparaturen 0,2—0,3 mg in 1 l Luft, also Mengen, die für die Menschen durchaus nicht schädlich wirken. Als unangenehm wirkend wurde im Selbstversuch festgestellt 10 mg in 1 l Luft; es stellten sich hierbei Unbehagen, leichte Benommenheit, Apathie, Kratzen in der Luftröhre ein; 20 bis 30 mg in 1 l Luft dürften demnach wohl genügen, um in der Zeit von mehreren Stunden ein Umsinken hervorzurufen.

Die Verdampfung des Benzols wird wesentlich gesteigert durch erhöhte Temperaturen; bei hohen Sommertemperaturen, in noch warmen Apparaten, in schlechter, schwüler Raumluft, ist die Gefahr der Vergiftung stark erhöht. Unter solchen begünstigenden äußeren Bedingungen genügen schon wenige Züge, um eine derartige Dampfmenge in die Luftwege und damit in die Blutbahn zu bringen, daß Vergiftungserscheinungen auftreten.

Von maßgebendem Einfluß ist schließlich *die Art des verarbeiteten „Benzols“*. Es wurde bereits oben erörtert, welche zahlreiche, in ihrer chemischen Konstitution wesentlich voneinander verschiedene Substanzen hier in Frage kommen können. Selbstverständlich ist deren physiologische Wirkung keine einheitliche, wenn wir auch heute noch keine restlose Klarheit über die spezifische Wirkung der einzelnen Produkte auf den Menschen besitzen.

Die *Wirkungsweise* des Benzols ist begründet in seiner *Flüchtigkeit* und in seinem *Fettlösungsvermögen*; es entwickelt wie alle ähnlich gearteten Substanzen eine spezifische Affinität zu den Lipoidsubstanzen, insbesondere zu den lipoidreichen Zellen des Zentralnervensystems, die durch das Benzol gelöst bzw. zerstört werden. *Das Benzol ist demnach primär ein ausgesprochenes Nervengift.* Außerdem ist es imstande, eine fettige Degeneration zu erzeugen.

Sekundär findet sich eine Erweiterung der Blutgefäße mit Sinken des Blutdrucks, Beschleunigungen der Herztätigkeit; durch die fettige Degeneration der Gefäßwandungen werden diese brüchig und lassen Blut austreten; auch durch das Auftreten von Fettembolien in den feinen Gefäßen werden Blutungen eingeleitet.

Die *Ausscheidung* des Giftes aus dem Körper erfolgt bei der Inhalationsvergiftung durch die Atmung (die Ausatmungsluft kann noch tagelang nach Benzol riechen), doch scheint die Entgiftung recht langsam vor sich zu gehen; das Benzol bleibt noch ziemlich lange im Organismus zurück.

Die *Erscheinungen der Benzolvergiftung* sind verschieden, je nach Dauer und Massigkeit der Giftwirkung. Wir unterscheiden zweckmäßig:

a) *Leichtere Fälle bei vorübergehender Einatmung kleinerer Mengen:* Rauschzustand mit vorwiegender Euphorie, Ohrensausen, Schwindelgefühl, Unsicherheit beim Gehen, Kopfschmerzen, Unwohlsein, Erbrechen. Charakteristisch ist im Beginn die Nichteinsicht der Gefahr, in der die Vergifteten vielfach die Unterstützung ablehnen und sich gegen Entfernungsversuche gewalttätig sträuben. Diese Euphorie geht aber bald in Schläfrigkeit und Schlaffheit über, welche die Vergifteten zur notwendigen Flucht physisch unfähig macht.

b) *Schwerere Fälle, nach längerer Einatmung größerer Mengen* (10 g und mehr ?): Stärkere Erscheinungen seitens des Zentralnervensystems: Sensibilitätsstörungen, tonische und klonische Zuckungen, die sich zu Krampfanfällen steigern, auch Muskelzuckungen, dann Lähmungen (Narkose), Bewußtlosigkeit. Die Pupillen sind meist weit, auf der Höhe der Vergiftung reaktionslos. Die Atmung ist anfangs beschleunigt und oberflächlich, gegen das Ende immer langsamer. Der Puls ist klein und frequent, der Blutdruck herabgesetzt. Nach Lewin sollen auch hier schon Blutungen in die Gewebe vorkommen. Die Hautfarbe ist meist blaß, auch die sichtbaren Schleimhäute sind anämisch.

c) *Schwere Fälle nach (wenn auch kurzer) Aufnahme großer Mengen*: Schwindelgefühl, Taumeln, Bewußtlosigkeit, schneller Tod, wahrscheinlich infolge Atemlähmung.

d) *Fortgesetzte Aufnahme kleinster und kleiner Mengen (chron. Vergiftung)*: Mattigkeit, Schwindel, Kopfschmerz, verschiedene nervöse Störungen, Magenbeschwerden, Erbrechen (Fieber?), Zeichen von Blutarmut. Charakteristisch sind die *Blutungen*, sowohl zahlreiche Hautblutungen als auch ein skorbutähnlicher Zustand der Mundschleimhaut; geringfügige äußere Verletzungen rufen starke, schwer stillbare Blutungen hervor; bei weiblichen Personen finden sich starke Gebärmutterblutungen. Das Krankheitsbild hat demnach Ähnlichkeit mit dem Morbus maculosus Werlhofii. Mit diesen Blutungen ist meist ein bedeutendes Sinken der Körpertemperatur verbunden. In schweren Fällen ist die Zahl der roten Blutzellen stark vermindert; häufig besteht gleichzeitig eine stärkere Lymphocytose. Das Blut ist sehr fettreich. Der Urin kann reichlich Eiweiß und Zylinder enthalten, auch Blutfarbstoffe und Fett wurden nachgewiesen. Ein Teil dieser Fälle kam zur Genesung, mehrere starben.

e) Außer den genannten Vergiftungssymptomen können sich bei jeder Art von Giftaufnahme auch *örtliche Reizerscheinungen* an den von Benzoldämpfen betroffenen Schleimhäuten geltend machen, insbesondere wenn es sich um Rohbenzol handelte (örtliche Wirkung des Cyclopentadien; s. oben!).

f) *Nachkrankheiten* wurden beim Menschen zweifellos beobachtet, so noch längere Zeit nachher bestehende Erscheinungen von Übelkeit, Schwindelgefühl, Kopfschmerz, Herzbeklemmung, Atemnot. LEWIN begutachtete einen Fall, bei dem gelbliche Gesichtsfarbe, blasende Herzgeräusche und allgemeine Nervenabspannung zurückblieben.

Auch *Rückfälle* scheinen bei früher Erkrankten nach Neuaufnahme der Beschäftigung leicht vorzukommen, wobei schwere nervöse Störungen (Verwirrtheit, epileptiforme Anfälle, komplette Anästhesie, langdauerndes tiefes Koma beobachtet wurden.

Natürlich kommen auch Verschiebungen und Kombinationen obiger „Typen" vor, insbesondere hinsichtlich des Ausgangs der Vergiftung, so beispielsweise Genesung selbst nach Einatmung an sich tödlicher Gasmengen, oder Dauerschädigungen nach nur kurzdauernder und geringfügiger Giftwirkung.

Diagnose: Bei akuten Vergiftungen muß zunächst die Anamnese auf die Spur leiten. Arbeiten mit Farben, Lacken, Sikkativen, in chemischen Wäschereien, Fettextraktionsanlagen usw. müssen an eine mögliche Benzolvergiftung denken lassen.

Am Patienten selbst kann der Benzolgeruch in der Ausatmungsluft und die livide Hautfarbe, die aber nicht mit Cyanose verwechselt werden darf, auf die Diagnose hinweisen. Die sichtbaren Schleimhäute zeigen oft eine auffallende Hellrotfärbung. Bei subakuten Fällen wäre besonders nach den Haut- und Schleimhautblutungen zu fahnden, nach häufigem Nasenbluten, bei Mädchen nach stärkeren menstrualen oder außermenstrualen Blutungen. Zeichen stärkerer Anämie geben hier gewisse Hinweise; besondere Bedeutung hat die Blutuntersuchung: Verminderung der roten Blutzellen und des Hämoglobingehalts, Poikilo- und Anisocytose, gelegentlich auch kernhaltige rote Blutzellen und Polychromasie, meist auffällige Lymphocytose, Mangel an Blutplättchen sind bezeichnende Erscheinungen. Arbeiter, die mit *Benzin* zu tun haben, weisen einen derartigen Befund nicht auf.

Therapie: Sofortige Entfernung aus dem Arbeitsraum und Zufuhr frischer Luft. Bei schweren Vergiftungen Sauerstoff mit evtl. künstlicher Atmung, Reizmittel (evtl. kalte Übergießungen); später reichliche Ernährung. Bei den chronischen Vergiftungen ist die Behandlung symptomatisch.

Prophylaxe: Monatliche Untersuchung der Arbeiter, sofortige Entfernung, wenn eine Veränderung der weißen Blutzellen oder eine Hemmung in der Blutgerinnbarkeit festgestellt wird. Absaugung der Dämpfe nach unten!

Chlorbenzol, $C_6H_5 \cdot Cl$, ist eine farblose, schwach stechend riechende Flüssigkeit, Siedepunkt 132°. Die Wirkung der eingeatmeten Dämpfe ist narkotisch; im Tierversuch (Katze) wirkten innerlich 17 mg in 7 Stunden, 37 mg in 2 Stunden tödlich. Ähnlich, doch etwas giftiger, wirkten *Ortho-* und *Paradichlorbenzol*. Letzteres ist eine gelbliche, pulverförmige Substanz, die sich schon bei Zimmertemperatur stark verflüchtigt. Ein Gemisch von 75% Ortho- und 25% Paradichlorbenzol wird als Lösungsmittel für Harze, Lacke, Schwefel (Extraktion aus der Gasreinigungsmasse) empfohlen. Das Paradichlorbenzol allein wird (ähnlich wie das Monochlorbenzol) als Ungeziefervertilgungsmittel verwendet und unter dem Namen Globol vertrieben. Das Pulver wird in Kleider, Pelze, Polstermöbel eingestreut, oder es werden die Gegenstände in geschlossenen Räumen bei erhöhten Temperaturen den Dämpfen ausgesetzt. Diese Gase reizen stark die

Schleimhäute; ernstere Gesundheitsschädigungen sind noch nicht bekannt geworden.

Werden die erstgenannten Teerdestillationsprodukte *nitriert*, d. h. mit Salpeter-Schwefelsäure behandelt, so entstehen die sogenannten *aromatischen Nitroverbindungen* (Einschaltung der NO_2-Gruppe), je nach der Anzahl der Nitrierung die Mono-, Bi-, Tri-Nitroverbindungen. Dieselben haben in ihrer Wirkungsweise gewisse Ähnlichkeiten, zeigen aber doch, je nach der Grundsubstanz erhebliche Unterschiede. Die Aufnahme der Nitrokörper erfolgt in Dampfform durch die Atmungswege, in Staub oder Tröpfchenform durch den Magen-Darmkanal, endlich infolge Verschmutzung durch die verletzte oder unverletzte Haut. Letzteres wird begünstigt durch mechanisches Reiben, Schwitzen, Hautkrankheiten usw. Die Art der Aufnahme ist für die Vergiftung selbst gleichgültig.

Von der Hautresorption ist auseinanderzuhalten die bei allen mit Nitrokörpern beschäftigten Arbeitern zu beobachtende *Gelb- bzw. Braunfärbung der Hände*; diese Verfärbung stellt lediglich eine Salpetersäure-Eiweißreaktion (Xanthoproteinreaktion) bzw. eine Färbewirkung dar; auf der gleichen Ursache beruht die rötliche bzw. rotgelbe Verfärbung der Haare, besonders der vorstehenden Stirnhaare.

Nicht alle Personen sind gegen die einzelnen giftigen Nitrokörper *in gleicher Weise empfindlich,* indem eine Anzahl von Individuen eine gewisse Immunität gegen dieselben besitzt; diese „Giftfestigkeit" mindert sich bei krankhaften Störungen verschiedener Art. Insbesondere erkranken schwächliche und blutarme Personen, sogenannte Lymphatiker, Herz- und Nierenkranke, ferner zu jugendliche oder zu alte Personen besonders leicht.

Zu den Voraussetzungen der gewerblichen Vergiftungen gehören schließlich auch einige *äußere Umstände*; mangelhafte Intelligenz des Arbeiters (Verkennung oder Mißachtung der Betriebsgefahren, Außerachtlassung der gebotenen Vorsichtsmaßnahmen und Reinlichkeitsvorschriften), die Gestaltung der Arbeitsräume und Betriebseinrichtungen (mangelhafte Durchlüftung und Wärmestauung), die Temperaturenverhältnisse (Schweißbildung, gesteigerte Verflüchtigung, Aufnahme alkoholischer Getränke).

Der *Alkohol* begünstigt selbst in kleinen Mengen erfahrungsgemäß die Giftwirkung in hohem Grade zunächst infolge Schädigung des Zellstoffwechsels, weiter durch verbesserte Löslichkeit und Resorption, endlich durch Störung der Ausscheidung oder Organkrankheiten.

Vom Benzol kommen drei Nitrierungsstufen in Frage. Das *Mononitrobenzol,* $C_6H_5 \cdot NO_2$, ist eine gelbliche, leicht flüchtige Flüssigkeit mit Bittermandelgeruch (künstl. Bittermandelöl, Mirbanöl); erstarrt bei $+ 3°$, siedet bei 208°. Das Nitrobenzol findet im Großen Verwendung als Ausgangsprodukt für die Anilinfabrikation, im Kleinen zum Parfümieren von Seife, Haarwasser, Schuhfett, Wachs, Politur, Schnaps usw.

Bi-(Di-)nitrobenzol, $C_6H_4(NO_2)_2$, bildet gelbliche Krystalle; Schmelzpunkt 91°, ist in Wasser schwer, in Alkohol leicht löslich, destilliert mit Wasserdampf über; sein Geruch ist ähnlich dem Nitrobenzol. Es wird — abgesehen von der chemischen Großindustrie — auch in der Sprengstoff- und Munitionsindustrie verwendet.

Trinitrobenzol, $C_6H_3 \cdot (NO_2)_3$ bildet ebenfalls gelbe Kristalle.

Die *Wirkungsweise* der nitrierten Benzole ist eine ziemlich einheitliche; die Höhe der Nitrierungsstufe, d. h. der Gehalt an NO_2-Gruppen hat auf das Krankheitsbild keinen prinzipiellen Einfluß. Wohl wirkt das Binitrobenzol energischer und stärker wie die Monoverbindung. *Als Typus der gewerblichen Schädigungen durch die nitrierten Benzole sei die Binitrobenzolvergiftung im folgenden eingehender besprochen.*

Im Vordergrunde der Giftwirkungen stehen die *Blutschädigungen*, welche den nitrierten Benzolen ihre Stellung unter den Blutgiften geben. Sie setzen sich im Organismus um in Hydroxylamine, welche ihrerseits Blutfarbstoff (Methämoglobin) und Blutzellen (Cytolysis) verändern. Diese Veränderungen wirken ungünstig auf Atmung und Herz; der im Säftestrom freigewordene unveränderte Blutfarbstoff führt zum (hämatogenen) Ikterus, während das methämoglobinhaltige kreisende Blut die Cyanose bedingt, indem der bräunliche veränderte Blutfarbstoff in die feinsten Hautgefäße eindringt und so eine blaugraue Mischfarbe der Haut erzeugt. Als Folge der mangelhaften O-Zufuhr treten zunächst Allgemeinstörungen auf, später Dyspnöe und Reizerscheinungen des Zentralnervensytsems, welche sich bei schweren Vergiftungen zu Krämpfen und allgemeinen Lähmungen steigern können; vielleicht liegt auch eine primäre Schädigung des Zentralnervensystems vor. Weiterhin finden sich noch Schädigungen der parenchymatösen Organe, insbesondere der Leber, die hier unter dem Bilde der akuten gelben Atrophie ablaufen.

Je nach Dauer und Intensität der Giftwirkung lassen sich charakteristische *Krankheitsformen* wohl auseinanderhalten. Übergänge zwischen den einzelnen Formen kommen selbstverständlich vor.

1. Aufnahme kleiner Mengen in beschränkter Zeit: *Subjektiv*: Klagen über Mattigkeit, heftige Kopfschmerzen, Schwindelgefühl, Appetitlosigkeit, Magen-Darmstörungen, evtl. auch Hautjucken. — *Objektiv*: Blässe, leichte bläuliche Verfärbung der Lippen und Wangen, vielfach leichte gelbliche Verfärbung der Sclera.

2. Aufnahme größerer Mengen in beschränkter Zeit: *Subjektiv*: Verstärkung obiger Klagen, ferner Angstgefühl, Beklemmung auf der Brust, Kurzatmigkeit, Herzklopfen, Parästhesien, Ohrensausen, Taumeln, Ohnmacht. — *Objektiv*: Blausucht bis zur mulattenbraunen Verfärbung, dabei ikterische Verfärbung der Sclera, Atemstörungen, beschleunigte matte Herztätigkeit, Krämpfe, fibrilläre Muskelzuckungen, Sehstörungen, Amblyopie, Neuritis optica, Schweißausbruch, Erbrechen, Reflexsteigerung, Benommenheit bis zu mehrstündiger Bewußtlosigkeit. Bei Frauen werden außerdem häufig Amenorrhöe oder starke Menstruationsblutungen mit lebhaften Schmerzen beobachtet. Das Blut ist bräunlich verfärbt, zähflüssig (teerartig); Methämoglobin ist nachweisbar; die Blutkörperchen zeigen Zerfallserscheinungen. Im Harn lassen sich häufig Hämatoporphyrin, Hämoglobin und Methämoglobin, Gallenfarbstoffe, Eiweiß und Zylinder nachweisen.

Die *Prognose* dieser Fälle ist überwiegend günstig; die Wiederherstellung erfolgt in der Regel auffallend rasch, die Krankheitserscheinungen bilden sich ziemlich schnell und meist ohne Dauerfolgen (vgl. später) wieder zurück, in den leichteren Fällen in wenigen Tagen, in den schweren in 1—2—4 Wochen. Tödliche rAusgang ist hierbei relativ selten; er tritt im Koma ein unter Herabsinken von Atmungs- und Herztätigkeit (Lungenödem), z. T. unter Krämpfen, Kühlwerden der Extremitäten, unfreiwilligem Harn- und Stuhlgang.

3. Längere Zeit fortgesetzte Aufnahme kleiner Mengen: Subjektiv: Klagen wie oben, meist sehr geringfügig. Allgemeinbefinden und Appetit anfangs gut; manchmal, außerdem Druckempfindlichkeit oder Schmerzen in Magen- und Lebergegend. Erbrechen. — *Objektiv*: Mehr oder minder ausgeprägte Anämie mit z. T. erheblicher Hämoglobinabnahme (bis auf 30%); Gelbsucht, die sich immer mehr steigert (die Cyanose ist hierbei vielfach nur angedeutet); Leberdämpfung erst verbreitert, Leberrand meist zu tasten, später zunehmende Verkleinerung der

Leberdämpfung (Bild der akuten gelben Leberatrophie)[1]; Puls anfangs verlangsamt, später beschleunigt; Temperatursteigerung besonders ante exitum. Allmählich zunehmender Verfall; Parästhesien, Schlaflosigkeit, Aufregungszustände, Krämpfe, Desorientiertheit, Benommenheit. Tod im Koma. Genesung ist bei dieser Verlaufsart selten. Harn tiefdunkelbraun, enthält reichlich Gallenfarbstoff, meist auch Eiweiß und Zylinder.

Der *Verlauf* ist hier relativ langsam (1—3 Krankheitswochen). Die vorherige Beschäftigung mit dem Gift dauerte meist mehrere (1—4) Monate, leichtere Vergiftungen sind meist vorhergegangen. In einigen Fällen entwickelten sich die tödlichen Leberveränderungen im Anschluß an die ersten leichten Vergiftungserscheinungen. Diese unter dem Bilde der akuten gelben Leberatrophie ablaufenden Vergiftungen traten in der Mehrzahl *bei jungen weiblichen Arbeitern* auf.

4. Gelegentlich sind auch *Hautreizungen* bzw. knötchenförmige Ekzeme mit Rötung und Schwellung festzustellen, z. T. ohne Allgemeinsymptome, z. T. als Begleiterscheinung der Allgemeinvergiftung.

5. Als *Nachkrankheiten* können blasses Aussehen (Anämie), Müdigkeit, Ernährungsstörungen, nervöse Symptome funktioneller und organischer Natur, Denkschwäche und Zerstreutheit, auch Herzbeschwerden und Magenstörungen gelegentlich noch für längere Zeit zurückbleiben. Ziemlich hartnäckig sind die Sehstörungen. Die Empfindlichkeit gegen neue Giftmengen ist deutlich gesteigert, besonders wenn die nach der ersten Vergiftung eingeschaltete Erholung zu knapp bemessen war.

Diagnose und Therapie siehe später S. 381/82.

Nitrochlorbenzol. Ein Gemisch von Ortho- und Paranitrochlorbenzol wird als „Tropföl" in der chemischen und Sprengstoffindustrie verwendet; es ist eine Flüssigkeit, während die beiden *einzelnen* Komponenten feste, nach Nitrobenzol, doch stechender riechende Körper sind; ihre Flüchtigkeit ist relativ gering. Im Tierversuch erkrankten die Tiere unter Erscheinungen des Anilismus bei Inhalation und bei Hautresorption. 0,05—0,18 mg pro Liter Luft töteten eine Katze in 17 Stunden (K. B. Lehmann). Die gewerbliche Vergiftung kann durch Inhalation oder percutan (wichtiger!) erfolgen, doch ist die Zahl der bisher bekannt gewordenen Fälle nicht sehr zahlreich. Die Wirkungen erstrecken sich auf das Blut und auf das Nervensystem. Die Symptome sind: Cyanose mit Atemnot und Herzstörungen, Icterus; motorische Erregungszustände, Koordinationsstörungen. Das Blutbild zeigt Abnahme der roten Blutzellen, u. U. bis zur Hälfte, dagegen starke Vermehrung der Eosinophilen. Im Harn treten meist reduzierende Substanzen auf. In günstigen Fällen kann die Heilung innerhalb einiger Wochen erfolgen.

Dinitrochlorbenzol soll ähnlich, vermutlich noch giftiger wirken; bekannt sind starke Reizwirkungen auf Haut und Schleimhäute.

Von *Dichlordinitrobenzol* ist eine hautreizende Wirkung bekannt.

Nitrobrombenzol hat gewerbliche Vergiftungen hervorgerufen.

Von den Homologen haben *Toluol* (Methylbenzol), $C_6H_5 \cdot CH_3$, Siedepunkt 105—115° und *Xylol* (Dimethylbenzol), $C_6H_4 \cdot (CH_3)_2$, Siedepunkt 135—139° größeres Interesse. Der Geruch der beiden Flüssigkeiten ähnelt dem des reinen Benzols. Die Wirkungen sind ähnlich wie die des Benzols; im Tierversuch erwiesen sie sich etwas giftiger. Ein Fall von Xylolvergiftung (?) zeigte Parästhesien, Zittern, Angstgefühl, Schwindel, Atembeklemmung. Später blieben noch Kopfschmerz, Vergeßlichkeit, Mattigkeit, Schlaflosigkeit, Herzbeschwerden usw. zurück.

[1] Dinitrobenzol wird im Reagensglasversuch durch Lebergewebe zu Nitranilin reduziert.

Chlortoluole: Benzylchlorid $C_6H_5 \cdot CH_2 \cdot Cl$, Benzalchlorid $C_6H_5 \cdot CH \cdot Cl_2$ (Siedepunkt 203°), Benzotrichlorid $C_6H_5 \cdot C \cdot Cl_3$ (Siedepunkt 214°) stellen aromatisch-stechend riechende Flüssigkeiten dar, die im Tierversuch nach mehrstündiger Einatmung starke Reizerscheinungen machten.

Von den *nitrierten Toluolen* hat hauptsächlich das *Trinitrotoluol*, $C_6H_2 \cdot CH_3 \cdot (NO_2)_3$, größere praktische Bedeutung. Es bildet in reiner Form gelbbraune Krystalle und dient als vielverwendeter Sprengstoff.

Die Giftwirkungen des reinen Trinitrotoluols (ähnlich auch des *Dinitrotoluols*) sind nicht sehr aufdringlich; bei besonderer Disposition oder großer Unreinlichkeit kann es zu Klagen über Kopfschmerzen, Schwindelgefühl, Mattigkeit mit geringer Anämie oder Cyanose kommen. Diese gegenüber den nitrierten Benzolen so sehr verminderte Giftigkeit beruht zunächst auf den günstigen physikalischen Verhältnissen (feste Körper, geringe Flüchtigkeit und Löslichkeit, bessere Verarbeitungsbedingungen), dann auf der chemischen Struktur (entgiftende Wirkung der CH_3-Gruppe, geringe Umbildung zu Hydroxylaminen im Organismus, daher geringe Blutwirkung usw.).

Die Giftigkeit der nitrierten Toluole steigert sich jedoch in dem Grade, als sie durch andere Stoffe *verunreinigt* sind; dann können u. U. auch sehr schwere Krankheitserscheinungen auftreten, die denen durch Dinitrobenzol wenig nachstehen. Solche wurden während des Weltkrieges hauptsächlich in England, Frankreich, in den Vereinigten Staaten beobachtet; sie lassen sich im allgemeinen in zwei Hauptgruppen trennen: lokale Reizerscheinungen und allgemeine Giftwirkungen. Die einzelnen Krankheitsbilder sind nicht als verschiedene Stadien der Erkrankung, vielmehr als selbständige Krankheitsformen aufzufassen, die in den einzelnen Fällen auch nebeneinander vorkommen können.

Die *Reizerscheinungen* treten besonders bei Arbeiten mit pulverförmigem Trinitrotoluol auf; als Hauptursache kommt demnach die Verstaubung in Frage. Sie verschwinden fast regelmäßig bei Arbeitswechsel oder entsprechender Behandlung. Im allgemeinen sind sie als relativ ungefährlich zu bezeichnen, haben jedoch sehr häufige Krankmeldungen zur Folge und beeinträchtigen dadurch eine geregelte Betriebsführung und Produktion sehr empfindlich. Sie machen sich geltend an den Luftwegen, im Magendarmkanal, an der Haut. An den *Luftwegen* finden sich katarrhalische Reizerscheinungen meist mit Brennen der Augen, Tränenträufeln und Kopfschmerz, Brennen im Rachen, Beklemmungsgefühl auf der Brust, gelegentlich mit zähem, trockenen Husten verbunden. Von den Erscheinungen im *Magendarmkanal* sind zu nennen bitterer Geschmack im Munde, Brechneigung oder Erbrechen und Aufstoßen, krampfartige Schmerzen im Leib; anfänglich besteht oft Verstopfung mit Auftreibung des Leibes, später Durchfall mit kolikartigen Schmerzen. Auf der *Haut* entwickelt sich unter lebhaftem Jucken und Brennen eine Entzündung, teils in Form zahlreicher winziger roter Pünktchen, teils in Bläschenform; auch stark juckende Quaddeln können auftreten. Durch Kratzen wird dieses ursprüngliche Bild verändert, so daß auch stärkere Entzündungen und Eiterungen zu beobachten sind. Die Heilung erfolgt unter Abschuppung bzw. Ablösung der Haut in großen zusammenhängenden Fetzen. Vorzugsweise sind diejenigen Körperstellen befallen, die dem Staub bzw. der Verunreinigung am meisten ausgesetzt sind, ferner solche, wo Reibung stattfindet. Eine persönliche Empfindlichkeit besteht zweifellos, besonders bei Neueintretenden; Schweiß und Unreinlichkeit, Neigung zu Hautkrankheiten begünstigen die Entstehung.

Die *allgemeingiftigen Wirkungen* zeigen sich am Blut und an den Blutgefäßen, am Nervensystem und ganz besonders an den Verdauungsorganen. Hier spielt als Eingangsweg besonders die Aufnahme durch die Haut und Schleimhäute eine Rolle bzw. das Verschlucken in Staubform, weniger die Gaseinatmung. — *Blutwirkungen*: Bei manchen Arbeitern zeigt sich leichte Blausucht, Blässe (Methämoglobin im Blute), dazu Lufthunger, Herzklopfen und Pulsbeschleunigung; mehrfach bestehen Blutungen unter der Haut oder Schleimhäute. Die roten Blutzellen weisen nur wenig Veränderungen auf, hingegen finden sich solche zahlreich unter den weißen Blutkörperchen. Diese Veränderungen dürften mit nachgewiesenen Veränderungen im Knochenmark in Zusammenhang stehen. Die Menstruation wird bei den Arbeiterinnen unregelmäßig oder erlischt. — Unter den Erscheinungen seitens des *Zentralnervensystems* sind zu nennen Schläfrigkeit und Schwindelgefühl, Ohnmachtsanfälle, Gedächtnisstörungen, in schweren Fällen auch Krämpfe, Delirien, Bewußtlosigkeit. Bei Beginn der Erkrankung bestehen bei Mädchen oft psychische Depressionszustände, denen später Erregungszustände folgen. — Die Giftwirkungen auf die *Verdauungsorgane* äußern sich zunächst in Appetitlosigkeit, Magenverstimmung, Gallbrechen, Gelbsucht und Verstopfung („Bilious attacks"). Im weiteren Verlauf tritt die Gelbsucht immer mehr in Vordergrund („toxic jaundice") und führt allmählich zu schweren Degenerationserscheinungen des Lebergewebes unter dem Bilde der akuten gelben Leberatrophie.

Diese schweren Leberschädigungen führen in zahlreichen Fällen zum Tode. Allerdings bestehen zwischen Schwere des Krankheitsbildes und Aussichten auf Heilung oft gar keine Beziehungen, indem einerseits oft bei schweren Erkrankungen die Genesung rasch einsetzt, während andererseits manche anscheinend leichte Gelbsuchtsfälle unheimlich rasch zum Tode führen. In manchen Fällen tritt die schwere Erkrankung erst einige Zeit später auf, wenn die betreffenden Arbeiter den Betrieb bereits verlassen und anderwärts Arbeit gefunden haben. Mehrfach treten Rückfälle ein, wenn die Arbeiter, von der ersten leichten Erkrankung anscheinend genesen, von neuem die Arbeit aufnehmen. Besonders empfindlich zeigen sich Jugendliche, ferner bleichsüchtige und blutarme Personen, solche mit Neigung zu starkem Schweiß, Alkoholiker, sehr unreinliche Arbeiter.

Solche Fälle wurden während des Krieges ziemlich zahlreich beobachtet; so erkrankten in einem englischen Betriebe 11% der Arbeiter an Gelbsucht, in einem anderen erkrankten 62 Arbeiter mit 16 Todesfällen; der amtliche Bericht des englischen Munitionsministeriums verzeichnet bis Herbst 1916 etwa 150 Erkrankungen mit mehr als 50 Todesfällen = 0,05% Sterblichkeit, berechnet auf alle mit Trinitrotoluol beschäftigten Arbeiter. Männliche und weibliche Arbeiter erkrankten ziemlich gleichmäßig, jedoch war die erhöhte Sterblichkeit der Jugendlichen unter 18 Jahren auffällig (bei diesen etwa 72% Sterblichkeit gegen 30% im Durchschnitt). Die Arbeitsdauer betrug bis zum Ausbruch der Gelbsucht meist 4—16 Wochen; im allgemeinen konnte man zwei Gruppen von Arbeitern unterscheiden, nämlich besonders Empfindliche, die dann meist nach relativ kurzer Beschäftigung erkrankten, und solche die trotz erheblicher Gefährdung dauernd unempfindlich blieben.

Auch in *Deutschland* wurden im Verlauf der Kriegsjahre neben den schon geschilderten verschiedenartigen Reizwirkungen und Blutschädigungen ebenfalls derartige mit Gelbsucht einhergehende schwere Leberschädigungen bei Trinitrotoluolarbeitern beobachtet, allerdings in einer sehr viel kleineren Anzahl (etwa in zwei Dutzend Fällen), und nur in einigen wenigen Betrieben, und auch hier nicht regelmäßig, sondern nur schubweise; beispielsweise wurde in Bayern während der ganzen Kriegszeit kein einziger derartiger Fall von tödlicher Gelbsucht in Erfahrung gebracht. Man müßte nun wohl annehmen, daß, falls eine derartige schwere Giftwirkung für Trinitrotoluol *spezifisch* wäre, nicht nur massenhafte

Vergiftungen während des Weltkrieges, sondern auch schon vorher hätten auftreten müssen, was aber tatsächlich nicht der Fall war. Wir können uns diese auffällige Tatsache nur damit erklären, daß das „krankmachende" Trinitrotoluol anders beschaffen war bzw. besondere Verunreinigungen (nitrierte Benzole!) enthielt. Jedenfalls möchte ich auf Grund umfangreicher Eigenbeobachtungen behaupten, daß die einigermaßen reinen nitrierten Toluole bei der Verarbeitung sich als relativ harmlose Substanzen erweisen und nur in Ausnahmefällen, wie bei besonderen disponierten Personen und bei langdauernder Beschäftigung oder hauptsächlich infolge von Verunreinigungen Gesundheitsschädigungen verursachen. Für die *Reiz*wirkungen kommt wohl hauptsächlich das Tetranitromethan in Frage (vgl. S. 358).

Die *nitrierten Xylole* haben eine geringere praktische Bedeutung; über ihre evtl. Giftigkeit ist wenig bekannt. In der Literatur finden sich Angaben, daß das Nitroxylol analog dem Nitrobenzol wirke, jedoch schwächer als dieses. In den neuerdings von ILZHÖFER vorgenommenen Tierversuchen mit Trinitroxylol erwies sich dieses als praktisch ungiftig.

Für die *Diagnose* der Vergiftungen durch die erwähnten aromatischen Nitrokörper ist wohl in erster Linie die Anamnese wertvoll; sie versagt jedoch nicht selten, da die Arbeiter, vielfach sogar die Betriebsleiter, von Name und Art der verarbeiteten Substanzen meist schlecht unterrichtet sind und diese gelegentlich auch unter Phantasienamen verarbeiten. Für die Arbeit mit Nitrokörpern im allgemeinen spricht die gelbbraune Verfärbung der Hände bzw. die besonders bei blonden Personen wahrnehmbare braunrote Verfärbung der vorderen Haarpartien; gelegentlich finden sich auch im Gesicht (in Mund- und Nasengegend) derartige gelbbräunliche Hautstellen, die natürlich, weil auf der Xanthoproteinreaktion beruhend, nicht abwischbar sind. Die Blutschädigungen erscheinen sowohl im mikroskopischen Blutbild als auch in Form des hämatogenen Ikterus (Sclera!) und der Anämie. Ikterus ist bei Arbeiten mit nitrierten Teerprodukten ein Frühsymptom. Insbesondere aber weist die Blausucht, d. h. die mehr oder minder intensive blaugraue Verfärbung zunächst der Lippen und Wangen, dann besonders der peripheren Körperstellen, soweit sie in dem sonstigen Zustande des Patienten (Emphysem, Herzfehler) keine Erklärung findet, direkt auf die Vergiftung durch nitrierte (oder amidierte s. später) Teerabkömmlinge hin.

Der spektroskopische Nachweis des *Methämoglobins* gelingt nicht in jedem Falle, am besten noch gleich in den Anfangsstadien, wo noch eine leicht ikterisch-bläuliche Verfärbung besonders der Gesichtshaut besteht; merkwürdigerweise scheint der Methämoglobinnachweis besonders in den mit schwerer, tiefdunkler Cyanose einhergehenden Fällen nicht selten zu versagen. Die spektroskopische Untersuchung auf Methämoglobin beginnt zweckmäßig mit starker Konzentration der Blutlösung, so daß das Spektrum bis auf Rot völlig ausgelöscht ist; sodann tritt bei Vorhandensein des Methämoglobins der typische Streifen im Rotorange (λ 634 $\mu\mu$) deutlich heraus. Bei weiterer Verdünnung erscheinen sodann noch die beiden normalen Oxyhämoglobinstreifen, erst der α-, dann der β-Streifen, schließlich ein breites Band in Blauviolett; dabei verblaßt der charakteristische Orangestreifen immer mehr. Wird die Blutprobe alkalisch gemacht, so erscheint bei positivem Ausfall das Spektrum des alkalischen Methämoglobins, das jedoch nur durch den sog. Vorschlagschatten bzw. einen zarten Streifen vor dem α-Streifen des Oxyhämoglobins sich vom Spektrum des letzteren unterscheidet; mit zunehmender Verdünnung verschwinden die drei Streifen allmählich und machen dem Band in Blauviolett Platz. Beigefügt sei, daß auch bei einiger Übung die direkte Spektroskopie des zirkulierenden Blutes möglich ist, zumal wenn man (nach E. ROST) das zu betrachtende Ohr auf eine elektrische Glühbirne unmittelbar auflegt.

Die Zeichen schwerer Blutschädigung treten am aufdringlichsten in Erscheinung bei den nitrierten Benzolen, sie sind bei gewerblichen Schädigungen durch die nitrierten Toluole vielfach nur andeutungsweise ausgeprägt, vielleicht nur in dem Maße, als letztere verunreinigt sind. Im Harn sind die Gifte meist nachweisbar.

Die *Therapie* muß bei Allgemeinvergiftungen in erster Linie die weitere Giftaufnahme verhindern, daher Entfernung der beschmutzten Arbeitskleider und Wäsche, Reinigungsbad, besonders Säuberung von Bart und Kopfhaar von etwa anhaftenden Giftteilchen. Frische Luft; *Sauerstoffeinatmung*, mit kurzen Unterbrechungen bis zur Erholung fortgesetzt, evtl. in Verbindung mit künstlicher Atmung. Bei schweren Blutveränderungen ein nicht zu großer Aderlaß mit Kochsalzinfusion, evtl. Salzwasserklysmen. Auch sonst ist reichliche Flüssigkeitszufuhr (Alkalien!) zweckmäßig, die Verabreichung von Alkoholicis jedoch streng verboten. Bei Kollapserscheinungen sind Excitantien nicht zu entbehren (unter Vermeidung alkoholhaltiger); ferner leisten kühle Bäder und Waschungen gute Dienste, während durch warme Bäder Verschlimmerung beobachtet wurde. Bei den übrigen Schädigungen, vorzugsweise der Haut, ist die Therapie symptomatisch. Der akuten gelben Leberatrophie stehen wir machtlos gegenüber.

Bezüglich der *Prophylaxe* sei auf die allgemeinen Richtlinien (S. 354) verwiesen.

Anilin, $C_6H_5 \cdot NH_2$ (Amidobenzol, Phenylamin), ist in reinem Zustande eine klare, ölige Flüssigkeit von schwach-aromatischen Geruch, die sich bei längerem Stehen verfärbt; spezifisches Gewicht 1,024, Siedepunkt 189°; es ist in Wasser nur wenig (1 : 31), in Alkohol und Äther leicht löslich; es löst selbst Kautschuk, Schwefel, Indigo usw. *Anilinöl* (Rotöl) ist ein in der chemischen Industrie verwendetes Gemisch von 1 Teil Anilin und je 1 Teil Ortho- und Paratoluidin. Das Anilin bildet ein wichtiges Ausgangsprodukt für die Farbstoffindustrie, für photographische und pharmazeutische Artikel; weiter findet es Verwendung in der Gummiindustrie.

Bei der gewerblichen Vergiftung handelt es sich hauptsächlich um die Hautresorption, z. T. auch um Einatmung der Dämpfe. Die Vergiftung wird begünstigt durch individuelle Verhältnisse (Jugendliche und alte Leute, Rekonvaleszenten, Leute mit Schweißhänden und -füßen sind empfindlicher, auch Frauen, besonders z. Z. der Menstruation; Fettleibige sind weniger empfindlich als schlecht Genährte) — durch hohe Temperaturen bzw. mangelhafte Ventilation der Arbeitsräume — durch Alkohol usw. Im Tierversuch (Katze) wirkte die Einatmung von etwa 0,5 mg pro Liter Luft krankmachend (Cyanose); von 1,6 mg tödlich. Umhüllung mit anilindurchtränkten Tüchern führte in 3—4 Stunden unter zunehmender Lähmung zum Tode. Die Ausscheidung erfolgt z. T. durch die Atmung, z. T. durch Magendarm und Harn in Form von Paraamidophenol. Die Paraverbindungen scheinen giftiger zu sein als die ortho- und meta-Verbindungen. Das Anilin ist einerseits ein Blutgift; es erzeugt Methämoglobin und Auslaugung des Blutfarbstoffes mit folgender Sauerstoffverarmung des Gewebes; andererseits hat es Wirkungen auf das Zentralnervensystem. Die Wirkungsweise ist demnach nahezu identisch mit der der aromatischen Nitroverbindungen. Demgemäß haben die *Krankheitsbilder* viele Ähnlichkeiten. In den *leichtesten Fällen* zeigen manche Arbeiter außer der Blausucht keinerlei andere Symptome, höchstens Mattigkeit nach Schluß der Arbeit. Vermutlich heben sich hier Einnahme und Ausscheidung des Anilins gegenseitig auf. Gelegentlich findet man bei *leichteren* Vergiftungen Rötung des Gesichts, Erregungszustände mit Schwatzhaftigkeit, Ausgelassenheit, mangelhaftem Orientierungsvermögen („Anilinpips"). — Bei den *mittelschweren* Vergiftungen sind die Frühsymptome Cyanose, besonders der vorspringenden Gesichtsteile, der Fingerspitzen mit Kältegefühl usw., Kopfschmerzen, Schwindelgefühl, Übelkeit, Appetitlosigkeit, Schwäche und Mattigkeit, taumelnder Gang, schwerfällige Sprache. In *schweren* Fällen wird die Gesichts- bzw. Hautfarbe bläulichbräunlich (Methämoglobinbildung), der Puls ist anfangs stark gespannt und beschleunigt, der Blutdruck erhöht, später findet

Verlangsamung des Pulses und Blutdruckverminderung statt, die Atmung wird beschleunigt, mühsam, unregelmäßig. Weiterhin finden sich Trockenheit im Schlund, Würgen, Erbrechen und Appetitmangel, Verstopfung und Diarrhöen, Gelenk- und Muskelschmerzen, Stechen der Augenlider, Sensibilitäts- und Reflexstörungen, Fleckensehen, Sprachstörungen; Dysurie, seltener Hämaturie. Als *Komplikationen* bzw. Sekundärerscheinungen werden beobachtet: Anämie infolge mangelhafter Neubildung der roten Blutzellen, chronische gastritische oder ulcusähnliche Erscheinungen, chronische Hautleiden (Furunculose u. a.), besonders an den sogenannten Reibestellen, Reizblase, bei Alkoholikern auch Nephritis.

Bei *schwersten* Fällen kommt es zum plötzlichen Umsinken bzw. Bewußtlosigkeit, tiefer Cyanose, die peripheren Körperpartien sind blaß und kühl; Puls und Atmung verflachen, gelegentlich treten Krämpfe auf. Der Tod erfolgt im Koma.

Die *chronische* Anilinvergiftung zeigt sich zunächst in Abnahme des Hämoglobingehalts (u. U. bis 60% und weniger) mit blaß-gelblicher oder grauer Hautfarbe, verlangsamtem Puls, erhöhtem Blutdruck (130 mm Hg und mehr), trägreagierenden Pupillen, Reflexabschwächung, allgemeiner Mattigkeit. Verdauungsstörungen, wie Aufstoßen, Ekel, Erbrechen sind nicht selten; auch Nierenschädigungen und Blutharnen sollen dabei gelegentlich zu beachten sein. Bei manchen Patienten überwiegen die nervösen Symptome: Kopfschmerz, Schwindelgefühl, Ohrensausen, Schlafstörung, Parästhesien, allgemeine Energielosigkeit. Auch Motilitätsstörungen, rheumatoide und neuralgische Beschwerden, pustulöse oder ekzematöse Hautausschläge werden beobachtet. Das mikroskopische Blutbild soll dabei unverändert sein. Als *Nachkrankheiten* können Anämien, Schwäche, Energielosigkeit, verschiedene nervöse bzw. neurasthenische Beschwerden zurückbleiben. Derartige Arbeiter sind oft sehr reizbar und daher schwer zu behandeln; ihre Leistung ist meist vermindert[1]).

Örtliche Wirkungen kommen vor in Form von Hautreizungen und Bindehautentzündung. Bei Anilinschwarzfärbung kommt es gelegentlich zu grünlicher oder bräunlicher Verfärbung und zu bläschenförmigen Ausschlägen auf der Hornhaut, besonders im Gebiet der Lidspalte.

Die *Diagnose* stützt sich — abgesehen von den anamnestischen Daten — hauptsächlich auf die Cyanose bzw. Methämoglobinbildung im Zusammenhang mit den geschilderten Symptomen; vgl. auch das bei den Nitrokörpern (S. 381) Gesagte. Bei der chronischen Form haben Anämie, Blutdruckerhöhung und Pulsverlangsamung diagnostische Bedeutung. Im Gegensatz zu Nitrovergiftung treten hier die degenerativen Veränderungen der roten Blutzellen zurück.

Die *Behandlung* besteht bei der akuten Vergiftung in sofortiger Entfernung aus der Giftatmosphäre, Kleiderwechsel, Reinigungsbad oder gründlicher Waschung des Körpers mit warmem Wasser; weiterhin ist für reine Luft, evtl. Sauerstoffzufuhr mit und ohne Aderlaß bzw. Kochsalzinfusion, Analeptica usw. Sorge zu tragen. Empfohlen werden weiterhin Diurese, Laxieren, Einläufe, Milch, alkalische Wässer, Glucose. Zur Vermeidung starker Abkühlung ist der Körper in reine warme Decken zu hüllen. Bei Atemstörungen kann künstliche Atmung evtl. mit Pulmotor notwendig werden. Alkoholhaltige Exzitantien sind zu vermeiden.

Prophylaktisch werden empfohlen: Peinliche persönliche Reinlichkeit, entsprechende Belehrung, Arbeitskleider (Gummihandschuhe, Gummischuhe oder Gummisohlen, wenn der Boden benetzt ist). Bei Verunreinigung der Kleider

---

[1]) Die *Blasenerkrankungen* der „Anilinarbeiter" werden an anderer Stelle zusammenfassend besprochen (vgl. Abschnitt „Neubildungen" S. 364 ff., „Augenerkrankungen" S. 557).

sofortiges Bad mit Kleiderwechsel. Reichliches Trinken von Citronensäure- oder Essigsäurelimonaden (um evtl. das Anilin im Magen zu binden!), ferner abführende und diuretische Wässer; Alkohol ist verboten. Vgl. hierzu auch S. 354.

Toluidine, $C_6H_4 \cdot CH_3 \cdot NH_2$. Die Orthoverbindung ist flüssig, Siedepunkt 199°; die Paraverbindung ist fest, Schmelzpunkt 43°, Siedepunkt 198°. Sie verhalten sich im Tierversuch und in der industriellen Praxis wie Anilin. Das gleiche wäre wohl auch von den *Xylidinen*, $C_6H_3 \cdot (CH_3)_2 \cdot NH_2$ = isomer dem Dimethylanilin zu sagen. In England wurde u. a. auch ein Gemisch von Anilin mit o-m-p-Toluidinen und Xylidinen in Sprengstoffabriken verarbeitet. Die hierbei beobachteten Krankheitserscheinungen bestanden in Hitzewallungen im Gesicht mit wahnsinnigem Kopfschmerz bzw. Kopfdruck, weiterhin Schläfrigkeit und Mattigkeit, Schwindelgefühl, Übelkeit, leichter Verwirrtheit, Trockenheit im Schlund mit Schluckbeschwerden. Die Cyanose war meist ziemlich ausgebildet bis zu tiefpurpur („blue boys"). Der Puls ist schnell und schwach, die Atmung dyspnoisch, die Temperatur subnormal. Schwere Fälle gehen unter zunehmender Bewußtseinstrübung evtl. epileptiformen Krämpfen zum Koma und Tod. Als Spätsymptome sind zu nennen Ikterus, Methämoglobinbildung, Blasenreizung und Bronchitis; diese Symptome sind wohl als Eliminationsschädigungen aufzufassen. In leichteren Fällen ist oft die Cyanose das einzige Zeichen und kann zur Verwechslung mit Herzleiden führen; hier tritt rasch wieder Erholung ein. Das Blutbild zeigt (nach Malden) eine erhöhte Erythrocytenzahl bei herabgesetztem Hämoglobingehalt (Minderung von 5—50%). Die roten Blutzellen sind wenig gut ausgebildet, zeigen verschiedene Größen, zum Teil auch basophile Granulationen. Methämoglobin ist spektroskopisch nachweisbar bei einem Verhältnis von 1 : 10 Oxyhämoglobin. Zwecks Vorbeugung wird auf reichliche Frischluftzuführung und Ventilation Wert gelegt; wichtig ist die Belehrung der Arbeiter.

Nitroaniline, $C_6H_4 \cdot NH_2 \cdot NO_2$. Die *Ortho*verbindung zeigt braungelbe Nadelkrystalle, Schmelzpunkt 71,5°; die *Para*verbindung ist ein gelbes krystallisches Pulver, Schmelzpunkt 147°, ist (im Gegensatz zur o- und m-Verbindung) mit Wasserdampf nicht flüchtig. Im Tierversuch erwies sich die o-Verbindung weniger giftig als die p-Verbindung. Die Wirkung ist im wesentlichen ähnlich dem Anilin; Blutschädigungen und Methämoglobinbildung stehen im Vordergrunde.

Gesundheitsschädigungen durch *Tetranitromethylanilin* (meist „Tetryl" benannt) wurden von England (während 9 Monate an etwa 250 Arbeiterinnen) und in den Vereinigten Staaten genauer studiert. Die wichtigsten Symptome waren Hautreizungen; dabei wurde jede Art von Ekzem beobachtet, in leichteren Fällen Rauhwerden und geringe entzündliche Erscheinungen, die sich in schwereren Fällen zu einem papulösen Ekzem steigerten, das in schwersten Fällen mit einem akuten Ödem (besonders des Gesichts) einherging. Conjunctivitis kann dabei vorhanden sein oder fehlen. Außerdem bestanden Reizerscheinungen der Nase (Niesen, Sekretion, Bluten) und gelegentlich des Rachens. In zwei Fällen veranlaßten asthmatische Anfälle Wechsel der Beschäftigung. Die Hände waren regelmäßig gelb gefärbt, meist auch Gesicht und Haare sowie die Füße, so daß die Arbeiterinnen als „Kanarienvögel" verspottet wurden. Die bedeckten Körperteile sowie die Conjunctivae waren nicht verfärbt. Allgemeinsymptome fehlten im allgemeinen, doch war Schlaflosigkeit relativ häufig. Der Appetit war meist sehr gut, so daß bei schwächlichen Arbeiterinnen gelegentlich sogar eine Verbesserung des Ernährungszustandes beobachtet wurde. „Biliouness", d. h. mit Ikterus einhergehende Magendarmstörungen, kamen vor zur Zeit der Menses, doch führten sie nie zur Arbeitsunterbrechung.

Die *Behandlung* erfordert in leichten Fällen nur Aussetzen der Tetrylarbeit, in schweren Fällen muß völlige Arbeitsunterbrechung stattfinden. Ungenügend Geheilte sind besonders empfindlich. Eine Gewöhnung findet gelegentlich statt, jedoch ist es zweckmäßig, wenn beim zweiten Auftreten einer schweren Affektion die Tetrylarbeit ganz aufgegeben und eine andersartige Beschäftigung gesucht wird.

Therapeutisch werden empfohlen, in leichteren Fällen von Hautreizung Umschläge mit „Calamine lotion", ferner Einfetten mit einer Salbe aus Zinc. oxydat. Lanolin-Ol. Ricini $\overline{aa}$. Bleiwasserumschläge wurden mit Absicht vermieden wegen der chemischen Affinität des Bleies zum Tetryl. In schweren Fällen wurden Gesichtsdampfbäder und Einpackungen in nasse Tücher erprobt. Bei Bindehautentzündungen bewährt sich Argent. colloidale, bei Nasenreizungen Paraffin. liquid.

Große Bedeutung besitzt die *Prophylaxe.* Personen, die zu Hautkrankheiten oder Augenleiden neigen, sind von vornherein auszuschalten. Überhaupt soll die Einstellung immer erst probeweise erfolgen, da die persönliche Empfindlichkeit recht verschieden ist. Beim jeweiligen Arbeitsbeginn haben die Arbeiter ihre besonderen Arbeitskleider und -schuhe anzuziehen, sodann Hände und Gesicht zu versorgen, erstere zu „härten" durch Eintauchen in Spiritus (20 Methylalkohol : 80 Wasser), letztere durch Einpudern (1 Zinc. oxydat. : 3 Amylum); eine besondere Aufsichtsperson hat über diese Vorbereitungen zu wachen. Die Arbeiter sind außerdem zu belehren, daß sie mit ihren unsauberen Händen nicht das Gesicht berühren. Teilweise benutzen die Arbeiter auch Gesichtsschleier bzw. Musselinmundtücher. Bei Beendigung der Arbeit werden die Hände mit Olivenölseife oder Kleie gereinigt; jeder Arbeiter soll ein eigenes Handtuch haben. Das Gesicht wird vom Puder durch Abwischen gereinigt und leicht eingefettet. — Die Arbeitsplätze und der Fußboden sind reinzuhalten bzw. gründlich abzuwischen und zu scheuern. Jede Staubentwicklung ist zu vermeiden. Da höhere Raumtemperaturen die Erkrankungen begünstigen, sind die Arbeitsräume kühl und luftig zu halten unter Vermeidung der Zugluft. — Bei der Reinigung der Arbeitskleider wurden auch Erkrankungen der Wäscherinnen beobachtet; die Kleider sind daher zunächst in kaltem Wasser und Paraffin einzuweichen („soaked in cold water and paraffin") und darin gut auszuwaschen, ehe sie gekocht werden, da besonders der „Dampf" beim Kochen Reizwirkungen macht.

Phenylhydrazin $C_6H_5 \cdot NH \cdot NH_2$, bildet eine gelbliche ölige Flüssigkeit von scharfem Geruch; es hat in der chemischen und pharmazeutischen Industrie Bedeutung. Es wirkt zunächst auf die Haut und wird von hier aus resorbiert. Die örtlichen Wirkungen sind: hartnäckiger bläschenförmiger Ausschlag mit Jucken und Brennen; als Allgemeinwirkungen treten auf: allgemeines Krankheitsgefühl, Appetitlosigkeit, Durchfälle; Atemnot mit Cyanose infolge Methämoglobinbildung; Schädigung der roten Blutzellen.

Diamine, $C_6H_4 \cdot (NH_2)_2$. Die Verwendung des Para- und Metaphenylendiamins ist eine ziemlich ausgedehnte in der Rauchwarenindustrie bzw. Pelzfärberei, als Haarfärbemittel usw. Dabei entsteht durch Oxydation als Zwischenprodukt Chinondiamin bzw. Chinondichlordiimin (ERDMANN). Außer der oben genannten Substanz werden in ähnlicher Weise verwendet *Ortho- und Paraamidophenol, Ortho- und Paraamidoparanitranilin, Paraamidodiphenylamin, Paratoluilendiamin u. a.* (Ursol- und Nakofarben, Furrine, Furrole, Arktole usw.). In der Pelzfärberei kann eine Gefährdung der Arbeiter auftreten beim Bereiten der Lösung, beim „Streichen" der Felle, beim „Läutern", wobei der Farbstoff selbst oder das Oxydationsprodukt durch Verflüchtigung und Verstäubung auf den Schleimhäuten und auf der Haut zur Wirkung gelangt. Eine gewisse Immunität ist bei etwa $^1/_3$ der Arbeiter vorhanden; beide Geschlechter reagieren in gleicher Weise; auch Anwohner derartiger Betriebe oder Familienangehörige werden gelegentlich befallen. Eine Gewöhnung der empfindlichen Personen findet im allgemeinen nicht statt. Alkohol steigert die Anfälligkeit. Die *Schleimhautreizungen* schwanken zwischen einfachem Niesreiz und schwerstem Asthma. Witterungswechsel begünstigt den Ausbruch. Demgemäß ist die Erkrankungsziffer an Krankheiten der Luftwege bei diesen Arbeitern erheblich erhöht, bei der Leipziger Ortskrankenkasse auf 21—31% gegenüber 18% bei allen Versicherten. Sehr häufig sind Bronchialkatarrhe, meist mit reichlich Auswurf, oft auch mit Fieber verbunden, die den Befallenen ins Bett zwingen. Noch häufiger sind typische Asthmaanfälle mit Giemen, verlängertem pfeifenden Exspirium, Verschiebung der Lungengrenzen nach unten, Auswurf von Asthmaspiralen und -krystallen. Die Anfälle treten besonders abends oder nachts auf. Gleichzeitig mit den Schleimhautreizungen oder für sich treten auch *Haut*erkrankungen auf, manchmal ganz plötzlich, nachdem vorher jahrelang und ohne Beschwerden gearbeitet worden war, oft begünstigt durch Verwendung von Chlorkalk zur Reinigung der Hände. Die Zahl der Hautkrankheiten mit Arbeitsunfähigkeit ist bei den Leipziger Pelzfärbern etwa 6—8 mal so groß als bei den anderen Kassenmitgliedern. Das Bild ist recht verschieden; es finden sich akute Ekzeme mit starkem Juckreiz, erysipelartige Erscheinungen mit Hautverdickung, subakute und chronische Ekzeme. Letztere sitzen meist am Handrücken, seltener im Gesicht oder an den „Reibestellen“, ähneln oft der Sykosis oder Scabies; auch kleine Geschwürchen sind zu finden. Rezidive sind häufig.

Die *Diagnose* muß sich in erster Linie auf die Anamnese stützen.

Therapie: Bei Asthma wird die Calciumbehandlung empfohlen, per os oder per inhalationem. Bei den akuten und subakuten Hauterkrankungen ist Arbeitsunterbrechung notwendig; die Heilung ist oft recht langwierig. Es werden verschiedene indifferente Salben verwendet, wie Ugt. cerussae, Ugt. camphor., Pasta Lassari usw. Zum Reinigen der Hände kann (außer Chlorkalk) eine 1—2 proz. Formaldehydlösung versucht werden.

Prophylaxe: Vermeidung bzw. Abführung von Staub und Dämpfen, guter Abschluß der Farbbottiche; evtl. Tragen von Respiratoren oder Mundtüchern; Benutzung von Gummihandschuhen oder langen Holzstangen, Gabeln usw. beim Hantieren an den Farbflotten usw.; persönliche Reinlichkeitspflege; Arbeiterauslese und Belehrung.

Ergänzend sei bemerkt, daß auch bei Verwendung der oben genannten Diamine als *Haarfärbemittel* z. T. schon bei erstmaliger, z. T. bei wiederholter Anwendung schwere Hautentzündungen mit Juckreiz am Kopf, Gesicht, Hals, Armen usw., Lidschwellung usw. beobachtet wurden. In einem Falle traten nach jahrelanger Benutzung schwere nervöse Störungen mit Krämpfen, Schlaflosigkeit, Mattigkeit auf.

Von den *Toluylendiaminen* machte die Para-Verbindung ähnliche Erscheinungen wie das Paraphenylendiamin. Die Meta-Verbindung verursachte durch Einatmung der Dämpfe in einem Falle heftiges Unwohlsein mit Erbrechen und Ikterus. Der Tod erfolgte an akuter gelber Leberatrophie, die durch Sektion bestätigt wurde.

Benzidin, $C_6H_4 \cdot NH_2—NH_2 \cdot C_6H_4$ (= Diamidodiphenyl).

Tolidin, $C_6H_3 \cdot NH_2 \cdot CH_3—CH_3 \cdot NH_2 \cdot C_6H_3$ (= Dimethylbenzidin).

Dianisidin, $C_6H_3 \cdot NH_2 \cdot CH_3O—CH_3O \cdot NH_2 \cdot C_6H_3$ (= Dioxymethylbenzidin). Die drei Körper sind Methämoglobinbildner. Gewerbliche Vergiftungen unter den Symptomen des „Anilismus“ sind bekannt. In der Ätiologie der Blasentumoren spielen sie eine bedeutsame Rolle (vgl. Abschnitt „Neubildungen“).

Von den sogenannten Benzidinfarbstoffen (Azofarbstoffe) ist keiner giftig. Auch das *Diphenylamin*, $C_6H_5NH \cdot C_6H_5$, wird in den engeren Kreis der Blasentumoren erzeugenden Substanzen einbezogen.

Mittelöle und Schweröle.

Pyridin, $C_6H_5 \cdot N$ (und Methylpyridin = Picolin). Es bildet eine farblose, charakteristisch scharf riechende Flüssigkeit, ist schon bei Zimmertemperatur ziemlich flüchtig; Siedepunkt 115°. Gewerbliche Schädigungen sind zu erwarten bei der Herstellung in der Teerdestillation, bei der Verwendung zum Denaturieren des Alkohols (auf 100 l Alkohol 0,5 l Pyridin + 2 l Holzgeist) sowie bei Verarbeitung des denaturierten Spiritus als Politur usw. in Holzbearbeitungswerkstätten, Vergoldereien, Bleistiftfabriken usw. Es wirkt in Dampfform auf die Schleimhäute, besonders der Luftwege, wo es entzündliche Reizerscheinungen, Augenbrennen, Speichelfluß, Kratzen, Hustenreiz macht. Als Resorptivwirkung wären Kopfschmerz, Schwindelgefühl, Mattigkeit, Atembeklemmung, Zittern usw. anzusprechen. Ich selbst habe ernstere Gesundheitsschädigungen bei Verarbeitung pyridinhaltiger Polituren usw. jedoch nie beobachtet, wohl aber Augenreizungen und Hautausschläge. Vgl. unter Polierekzem!

Phenol, $C_6H_5 \cdot OH$ (Oxybenzol, Carbolsäure), in reinem Zustande farblose Krystalle; Schmelzpunkt 40—43°. Leichtlöslich in Alkohol, Äther, in Wasser 1:15. Gewerbliche Schädigungen sind möglich in der Teerdestillation bzw. chemisch-organischen Industrie, in Verbandstoffabriken. Die Wirkung erfolgt hierbei auf Haut und oberflächliche Schleimhäute. Gewerbliche Allgemeinvergiftung sind mir nicht bekannt geworden. Auf der *Haut* erzeugt die Carbolsäure vorübergehendes Brennen, dann Gefühllosigkeit, Verschorfungen, an den Fingern und Zehen Gangrän; verdünnte Lösungen machen Parästhesien, Schmerzen, pergamentartige Veränderungen. Bei größerer Hautschädigung kann es auf resorptivem Wege zu Nierenreizung, Schädigung der roten Blutzellen mit Ikterus, Kollaps usw. kommen.

Nitrophenole: Die *Mono*-Verbindungen $C_6H_4 \cdot OH \cdot NO_2$ (o-, m-, p-) sind feste Körper, von denen die beiden erstgenannten leicht wasserlöslich sind; Schmelzpunkt 45 bzw. 96°. Die Para-Verbindung ist wasserlöslich 1:200; Schmelzpunkt 114°. Sämtliche sind gut alkohollöslich. Sie erwiesen sich im Tierversuch per os als giftig unter Methämoglobinbildung, besonders bei gleichzeitiger Alkoholzufuhr; am giftigsten wirkte die Para-Verbindung.

Dinitrophenol, $C_6H_3 \cdot OH \cdot (NO_2)_2$ (o und p), wirkten im Tierversuch ähnlich auch von der Haut aus. Bei gewerblichen akuten Vergiftungen wurden beobachtet Brustschmerzen, Erbrechen, Atemnot, hochgradige Pulsbeschleunigung, Krampfanfälle, Kollaps, Bewußtlosigkeit, Tod. Die Zahl der tatsächlich beobachteten Vergiftungen ist sehr klein. Mir selbst fehlen eigene Beobachtungen.

Trinitrophenol = Pikrinsäure, $C_6H_2 \cdot OH \cdot (NO_2)_3$, ist eine hellgelbe krystallinische Substanz; Schmelzpunkt 122°, wenig löslich in Wasser (1,1 : 100), mehr in Alkohol, Äther, Benzol; wird in der Technik verwendet als Farbstoff, als brisanter Sprengstoff (u. a. Hauptbestandteil der Sprengstoffe Melinit, Lyddit, Shimose), als Holzbeize usw. Bei der Herstellung oder industriellen Verwendung erfolgt die Aufnahme hauptsächlich in Staubform durch die oberen Luftwege bzw. durch nachfolgendes Verschlucken; auch die Hautresorption hat Bedeutung. Beim Umgang mit geschmolzener Pikrinsäure können auch die Dämpfe eingeatmet werden, die mit Wasserdampf flüchtig sind.

Die *Wirkung* ist hauptsächlich örtlich reizend; Allgemeinerscheinungen sind selten und nur bei besonders persönlicher Empfindlichkeit oder Unsauberkeit bzw. recht mangelhaften Betrebseinrichtungen zu erwarten. Alle

Pikrinsäurearbeiter zeigen schon nach kürzester Beschäftigung eine charakteristische Verfärbung der Haut und der Haare. Die Haut wird gelb-grünlich („Kanarienvögel"), die Haare werden gelblich bis olivgrün, besonders die blonden und weißen Haare. Die Hände sind — wie bei allen Arbeitern mit Nitrokörpern — braungelb verfärbt. Die Gelbfärbung von Haut und Haaren ist eine Echtfärbung, daher nicht durch einfaches Abwaschen zu entfernen.

Als *Krankheitszeichen* bei der üblichen Einwirkung kleinster Mengen in längerer Zeit kommen in erster Linie *Hautreizungen* in Frage, besonders zur warmen Jahreszeit (Schweiß!). Ihre Form ist jedoch keineswegs typisch; es finden sich z. T. nässende bzw. bläschenförmige Ekzeme mit lebhaftem Brennen und Jucken, z. T. kleine Geschwürchen, z. T. richtige Toxikodermien mit Rötung und ödematöser Schwellung, Fieber, allgemeine Abgeschlagenheit. Ähnliche Reizerscheinungen finden sich auch an den oberflächlichen Schleimhäuten: Conjunctivitis, Rhinitis, Stomatitis, Pharyngitis, Bronchitis; inwieweit einige besonders schwere Pneumonien durch die Staubreizung beeinflußt waren, konnte ich nicht entscheiden. In einem Falle wurde eine Perforation des Nasenseptums beobachtet. Häufig sind ferner Klagen über unbestimmte Magenstörungen und Magendrücken; der Appetit ist teils vermindert, teils gesteigert (Bittermittel!). Einwirkung auf die Genitalsphäre bei weiblichen Arbeitern konnte ich nie beobachten, wurden mir aber berichtet (Metrorrhagie, Amenorrhöe usw.).

Allgemeinvergiftungen sind nur wenige bekannt; ich beobachtete einmal Magenkatarrh, Bronchitis, Temperatursteigerung, Neuritis mit Schmerzen und Parästhesien der Beine, Reflexabschwächung; in anderen Fällen bestanden intensive Kopfschmerzen mit eigenartigen Muskelcontracturen (Hysterie?). Nierenreizung bzw. Albumiurie konnte ich nie feststellen, kann aber wohl vorkommen. Auch Methämoglobinbildung bzw. Cyanose wurde nie beobachtet. Der sogenannte Pikrinikterus, bestehend in gelblicher Verfärbung der Haut und der Schleimhäute, orange- bis dunkelroter Verfärbung des Urins, beruht auf der Aufnahme des Farbstoffes in die Blutbahn; er pflegt der Aufnahme größerer Pikrinmengen (per os) zu folgen, meist in Verbindung mit allgemeinen Vergiftungserscheinungen, wie Kopfschmerzen, Appetitlosigkeit, belegte Zunge, Übelkeit, Schmerzen in Magen- und Lebergegend; unter Herzschwäche und zunehmender Hinfälligkeit kann der Tod eintreten. Derartige schwere Vergiftungen sind jedoch aus der gewerblichen Praxis nicht bekannt; sie wurden bei Leuten beobachtet, welche durch Einnehmen von täglich 0,5—1 g Pikrinsäure (insgesamt bis 30 und 40 g) eine „künstliche Gelbsucht" provozierten (Strafgefangene, militärische Drückeberger usw.).

Besondere *therapeutische* Ratschläge sind nicht erforderlich. Gegen die Gelbfärbung des Gesichts bietet jeweiliges kräftiges Einpudern vor Arbeitsbeginn einigen Schutz; auch Waschungen mit warmer Molke werden empfohlen. Gegen die Verfärbung der Haare hilft nur „Abschneiden"; mehrmaliges *Auswaschen* mit heißer alkoholischer Traubenzuckerlösung soll entfärbend wirken. Selbstverständlich müssen dicht schließende Arbeitskleider, Mützen, möglichst auch Handschuhe getragen werden, die nach Arbeitsschluß täglich auszustäuben sind. Vor dem Essen sind Hände und Gesicht gründlich zu reinigen, der Mund zu spülen. Arbeiter mit offenen Wunden dürfen nicht beschäftigt werden. Wöchentlich einmal ist ein warmes Bad zu nehmen und dabei die Leibwäsche zu wechseln. Aufnahme von Nahrungs- und Genußmitteln oder Aufbewahrung derselben in den Arbeitsräumen ist verboten. Ärztliche Aufnahme- und regelmäßige Zwischenuntersuchung der Arbeiter erscheint zweckmäßig. Außerdem sind die üblichen technisch-sanitären Einrichtungen zu treffen.

Von Phenol leitet sich weiterhin das *Anisol* ab, $C_6H_5 \cdot O \cdot CH_3$ = Methylphenyläther, eine ätherisch riechende Flüssigkeit; Siedepunkt 152°.

Trinitroanisol, $C_6H_2 \cdot O \cdot CH_3 \cdot (NO_2)_3$ = Methylester des Trinitrophenols, bildet gelbliche Krystalle vom Schmelzpunkt 64°. Es wird in der chemischen Industrie und in der Munitionsindustrie (Sprengstoff) verwendet. Im Tierversuch zeigte es sich per os weniger giftig als die Pikrinsäure. Wie alle Nitrokörper macht auch das Trinitroanisol eine intensiv gelblich-bräunliche Verfärbung der Haut, der Finger und der Haare. In der Praxis stehen die *Hautreizungen* im Vordergrunde, die bei disponierten Arbeitern schon nach wenigen Stunden Beschäftigung auftreten können. Eine kleine Anzahl zeigt wenig oder gar keine Beschwerden, die meisten reagieren jedoch äußerst heftig. Die Erscheinungen sind zunächst an den unbedeckten Körperstellen entwickelt, greifen aber vielfach auch auf benachbarte Partien bzw. auf den ganzen Körper über. Die Form ist nässend, teils furunkulös bzw. pustulös, mit starkem Juckreiz und meist mit lebhaften örtlichen Entzündungserscheinungen und Anschwellungen (Ödem mit hochgradigem Schmerz- und Spannungsgefühl). Auch entzündliche Anschwellungen der benachbarten Lymphdrüsen und Allgemeinsymptome, wie starke Abgeschlagenheit und Unruhe, Fieber, Appetitstörungen, Kopfschmerzen, Beklemmungsgefühl, treten gelegentlich auf; in einigen schweren Fällen wurden entzündliche Erscheinungen der Lungen und der Nieren beobachtet. Auch an den Schleimhäuten (Augenbindehaut, Rachen und Kehlkopf) zeigen sich entzündliche Reizerscheinungen. Ähnliche Erfahrungen liegen auch aus England vor; es wurden dort mehr oder minder heftige Kopfschmerzen, Müdigkeit, Appetitlosigkeit, insbesondere lästige Hautkrankheiten beobachtet.

Die *Heilung* erfolgt im Verlauf von einigen Wochen unter Salben- und Puderbehandlung; die empfindliche Haut verlangt dann meist noch 1—2 Wochen Schonung. Dauerfolgen sind nicht bekannt, doch bleibt in manchen Fällen eine ausgesprochene Idiosynkrasie sowie eine lebhafte Empfindlichkeit gegen Hautreize verschiedener Art, die sonst wohl nie zu Störungen geführt hätten, zurück. Als *besondere* Schutzmaßnahmen sind durchzuführen: sorgsame Arbeiterauslese und Überwachung; Einpudern der Haut vor Arbeitsaufnahme bzw. Einfetten nach dem Waschen nach Arbeitsschluß; Tragen von dichtschließenden Arbeitskleidern, Mützen, Gazeschleiern usw. während der Arbeit; Vornahme der Arbeit unter Glaskästen mit Armlöchern bzw. unter Absaugung usw.

Kresole, Methylphenol, $C_6H_4 \cdot OH \cdot CH_3$; bekannt sind 3 Isomere: Ortho- und Parakresol (krystallinisch) und Metakresol (flüssig). In der Praxis kommen noch unreine Körper und Gemische bzw. Seifenlösungen vor, so die sogenannte *rohe Carbolsäure*, ein Gemenge hochsiedender Teeröle, besonders Kresole. — *Saprol:* 40% Kresolkupferverbindung mit Kohlenwasserstoffen von niedrigem spezifischen Gewicht (daher Schwimmfähigkeit). — *Carbolineum:* 85% Phenole, 6,5% Kohlenwasserstoffe, 1% Pyridin. — *Kreolin und Kresolin:* Lösungen von Rohkresol in Harzseife mit 45% Kohlenwasserstoffen, 13% Phenolen, 2—3% Pyridin. — *Lysol:* 25% Lösung von Kresol in kresotinsaurem Natron. — *Solutol:* 60% Kresollösung in Kresolnatrium — ähnlich auch *Bazillol* u. a. Patenterzeugnisse.

Die Kresole sind im allgemeinen weniger giftig als die Phenole. Örtlich machen sie Zellschädigungen an den Berührungsstellen bzw. Hautreizungen; diese sind meist charakterisiert durch Folliculitis, warzenförmige Wucherungen, z. T. von Pigmentierung der befallenen Hautpartien begleitet. Am Scrotum wurden Papillome mit degenerativen Zellwucherungen beobachtet.

Von *Allgemeinerscheinungen* wurden Schwächeanfälle und Abmagerung beobachtet. Als Resorptivwirkungen sind zu nennen: parenchymatöse Schwellung der Leber, Hämolyse, Nierenreizung, sekundäre Herz- und Gehirnschädigungen. Wirkungen von Dämpfeeinatmung konnte ich nicht beobachten. Bei mit heißem Carbolineum längere Zeit beschäftigten Arbeitern beobachtete ich an den unbedeckten oder an den (von damit imprägnierten Kleidungsstücken) bedeckten Hautpartien Folliculitis mit wallartigen Epithelwucherungen bei mäßigem Juckreiz, im Gesicht auch kleine schuppende Herde mit brauner Verfärbung. An den Augen entstehen beim Verspritzen sehr schmerzhafte Entzündungen.

Naphthalin, $C_{10}H_8$, bildet weiß glänzende, blättchenförmige Krystalle von charakteristischem Geruch; Schmelzpunkt 80°, Siedepunkt 218°. Es ist aber trotz des hohen Siedepunktes sehr flüchtig, löst sich schwer in Wasser oder kaltem Alkohol, leicht in heißem Alkohol und Äther. Im allgemeinen gelten nur die heißen Dämpfe als gesundheitsschädlich. Von *Krankheitszeichen* werden angegeben: Kopfschmerz, Übelkeit, Erbrechen, Schweißausbruch. Einatmung konzentrierter Naphthalindämpfe führte in einem Falle (?) zu flüchtigem Ödem und roten Blutzellen im Urin, bedingt durch Schädigung der Gefäßwand. Am Auge wurden oberflächliche Hornhautveränderungen in Form punkt- oder bläschenförmiger Trübungen angegeben. Mir ist ein Fall von beiderseitiger Neuritis optica bekannt, die vermutlich auf längere Einatmung von Naphthalindämpfen zurückzuführen ist; Besserung in 4—5 Wochen.

Chlorierte Naphthaline. Perchlornaphthalin = Perna ist eine schwarzbraune Masse, fettlöslich und leicht verdunstend; sie wird verwendet als Ersatz für Harze, Kautschuk usw. zum Imprägnieren von Geweben. Die Dämpfe der geschmolzenen Masse bzw. die sich sublimierenden Staubteilchen wirken hautreizend unter Bildung von Folliculitis bzw. Acne, manchmal in hochgradigster Form, besonders an den unbedeckten Körperstellen und an den sogenannten „Reibe“stellen. Gleichzeitig bestehen Klagen über Allgemeinwirkungen: Kopfschmerz, Schwächegefühl, besonders der Beine mit unsicherem Gang. Die persönliche Disposition ist recht verschieden; durchschnittlich erkrankt etwa die Hälfte der Arbeiter. Die *Vorbeugung* besteht in Absaugung der Dämpfe, Niedrighalten der Schmelztemperatur; Tragen dichter Schutzkleidung; persönliche Reinhaltung; Einpudern der Haut vor Arbeitsbeginn; Arbeiterauslese. *Therapeutisch* bewährte sich künstliche Höhensonne; außerdem wurden Proteinkörper- und Arseninjektionen sowie Resorcin- und Schwefelsalben verwendet.

Von den *hydrierten Naphthalinen* haben besonders zwei Verbindungen in neuerer Zeit praktische Bedeutung erlangt, das *Tetralin* = Tetrahydronaphthalin, $C_{10}H_{12}$, Siedepunkt ca. 205°, und das *Dekalin* = Dekahydronaphthalin, $C_{10}H_{18}$, Siedepunkt ca. 190°, im Handel als „Tetralin extra“ bekannt; außerdem kommt noch eine Mischung „Tetralinessenz auf den Markt, welche aus Tetralin + Cyclohexanol (= Hexohydrophenol) besteht; Siedepunkt 160—207°. Es handelt sich um wasserklare Flüssigkeiten von spezifischem Geruch, relativ geringer Flüchtigkeit und relativ hohen Entflammungspunkten (53—78°), die für Harze und Fette gute Lösungsmittel abgeben. Es findet daher Verwendung in der Farben- und Lackindustrie, bei Herstellung von Schuhwaren, Bohnermasse, zum Entfetten und Reinigen usw. Ein Gemisch von Tetralin mit Benzol und Alkohol wird auch als Antriebsmittel für Motoren benutzt (sog. „Reichskraftstoff“). Die Giftigkeit ist im Tier- und Menschenversuch gering. Bei der gewerblichen Verarbeitung (auch bei Aufenthalt in frischgestrichenen oder gebohnerten Räumen) wurde über Kopfschmerzen, Übelkeit und Erbrechen, Reizung der Augenbindehaut, der Nasen- und Kehlkopfschleimhaut (Schnupfen, Husten usw.) geklagt. In einigen Betrieben lehnten daher die Arbeiter die weitere Verwendung ab. Schwerere Schädigungen (Nierenreizung usw.) sind jedoch noch nicht beobachtet worden. Eigenartig ist das Auftreten eines olivgrünen Harns nach Einatmung der Tetralindämpfe oder z. B. nach Aufenthalt in einem unter Verwendung einer tetralinhaltigen Bohnermasse frisch gebohnerten Zimmer usw. Der Farbstoff rührt her von der Umsetzung des Tetralins im Organismus zu Tetralol, welches z. T. als Naphthalin, z. T. als gepaarte Glykuronsäure ausgeschieden wird.

Von den *Nitronaphthalinen* bestehen vier Nitrierungsstufen, $C_{10}H_7 \cdot NO_2$ bis $C_{10}H_4(NO_2)_4$; alle sind gelbliche feste Körper mit fast durchweg hohen Schmelzpunkten; die Löslichkeit ist im allgemeinen sehr gering. Die vom Verfasser vorgenommenen Tierversuche und umfangreiche Erhebungen in den einschlägigen Industrien ergaben keine Anhaltspunkte über gewerbliche Vergiftungen durch diese Substanzen. Klagen wurden gelegentlich mitgeteilt über Belästigung durch Staub und Dämpfe, über Brennen in den Augen, beruhend in leichten Bindehautreizungen. Im übrigen erwiesen sich die verarbeiteten Nitronaphthaline in der Praxis als ungiftig.

Eine gesonderte Besprechung beanspruchen die Fälle von lokalen *Augenschädigungen* durch Nitronaphthalindämpfe bzw. Einspritzen von Nitronaphthalinbenzinlösung ins Auge. Es bildete sich auf der Hornhaut eine Trübung, bestehend aus kleinsten, dicht aneinandergelagerten Bläschen auf einem graugrünen Grund, die von breiten Strichen und Linien durchkreuzt waren. Dabei bestand Herabsetzung des Sehvermögens. Die Erscheinungen bildeten sich sehr langsam im Verlaufe von Monaten wieder zurück. In der Literatur sind ca. sechs derartige Fälle mitgeteilt, jedoch keiner mehr aus den letzten Jahren.

Naphthol, $C_{10}H_7 \cdot OH$ = Oxynaphthalin. Bei Einatmung des Staubes wurde Kopfschmerz und Erbrechen beobachtet.

Naphthylamin, $C_{10}H_7 \cdot NH_2$ = Amidonaphthalin. Als Vergiftungserscheinungen werden mitgeteilt: Appetitlosigkeit, Übelkeit, Erbrechen; es gehört auch zu den blasenreizenden Substanzen.

Acridin, $C_{13}H_9 \cdot N$, bildet farblose Krystallnadeln; die Salze fluorescieren grünblau. Schädigungen sind evtl. in der organischen Farbenindustrie zu erwarten, wo es in Dampfform oder in Substanz zur Wirkung gelangt. Die Vergiftungserscheinungen beruhen in heftigem Brennen und Jucken, teilweise mit entzündlicher Schwellung der Haut und der Schleimhäute (Niesreiz!). Innerlich wirkt es als heftiges Gift für das Zentralnervensystem. Acridin wird von mehreren Seiten als das in Teer, Kresolen, Pech u. a. wirksame hautreizende Prinzip angesprochen; bezüglich der hier in Frage kommenden photodynamischen Wirkungen siehe bei „Pech".

Anthrazen, $C_{14}H_{10}$, isomer *Phenanthren*. Allgemeinvergiftungen sind mir nicht bekannt, hingegen Hautreizungen; sie sind oft charakteristisch durch Folliculitis, Melanose und Keratose der befallenen Hautpartien. Hautkrebs wurde anscheinend bisher nicht beobachtet. Vom Anthrazen leiten sich ab *Anthrachinon*, $C_{14}H_8 \cdot O_2$ und *Alizarin*, $C_{14}H_8 \cdot O_4$; sie bilden die Ausgangsprodukte für die vielverwendeten Alizarinfarben.

Anilinfarben.

Die sogenannten *Anilinfarben* leiten sich von verschiedenen der vorgenannten Substanzen ab. Ihre Giftigkeit ist — soweit es sich um die *fertigen* Produkte handelt — sehr gering; weitaus die meisten sind harmlos, nur wenige üben eine haut- oder schleimhautreizende Wirkung aus. Hingegen stellen die Ausgangs- oder Zwischenprodukte meist gewerbliche Gifte dar; bezüglich ihrer Wirkungen muß auf die vorliegenden Ausführungen verwiesen werden. Von den Farbstoffen selbst wurden Schädigungen beobachtet bei einigen *Diphenylaminfarbstoffen:* Aurantiagelb — *Rosanilin- bzw. Triphenylmethanfarben:* Wasserblau, Spritblau, Methylviolett, Malachit- oder Krystallgrün, Fuchsin, Eosin, Erythrosin —

Naphthalinfarben: Martius-, Manchester-, Naphtholsäuregelb, Viridin — *Azofarben:* Chrysoidin, Bismarck-, Manchesterbraun (Vesuvin), Echtblau, Echtgelb. Dabei handelt es sich durchweg um Hauterkrankungen, gelegentlich auch um Reizungen der Augenbindehaut. Persönliche Empfindlichkeit gegen alle oder einzelne Teerfarben ist Voraussetzung.

Allgemeine Schutzmaßnahmen.

Die *Prophylaxe* der gewerblichen Schädigungen durch die sogenannten aromatischen Nitro- und Amidoverbindungen ist in Deutschland zur Zeit vorgezeichnet durch die im Jahre 1911 erlassenen amtlichen „*Grundzüge für die Einrichtung und den Betrieb von Anlagen, in denen gesundheitschädliche Nitro- (oder Amido-) Verbindungen hergestellt oder regelmäßig in größeren Mengen wiedergewonnen werden*“. Diese Grundzüge gelten sinngemäß für alle Betriebe, welche derartige Substanzen in nennenswertem Umfang verarbeiten, wie dies z. B. auch in der Sprengstoff- und Munitionsindustrie und der pharmazeutischen Industrie geschieht. Die Grundsätze der technischen Prophylaxe lauten: Beschaffung einwandfreier, gut ventilierter Arbeitsräume, Sauberkeit der Räume, Apparate und Geräte, Vermeidung von Verunreinigungen des Betriebes durch die flüssigen, staub- oder gasförmigen Substanzen (geschlossene Apparaturen, pneumatischer oder mechanischer Transport usw.). Im allgemeinen ist es der fortschreitenden Technik gelungen, die Apparaturen so zu verbessern, daß die ganzen Prozesse sich in geschlossenen Kessel- und Röhrensystemen abspielen. Bei diesen Vorgängen braucht der Arbeiter meist nichts weiter zu tun als die Hähne zu stellen, Thermometer abzulesen, einen Mannlochdeckel zu verschließen, eine Rohrleitung an- oder abzuschrauben usw. Er kommt also mit den giftigen Stoffen Nitrobenzol, Anilin usf. kaum in direkte Berührung. Solange es sich um flüssige Körper handelt, ist die Gefahr der Vergiftung leicht zu überwinden; schwerer allerdings, wenn es sich um feste Körper handelt (salzsaures Anilin, Dinitrobenzol, Paratoluidin, Paranitranilin usw.), obwohl auch hier durch Verbesserung der Apparatur die Gefahren einer Vergiftung ganz erheblich vermindert werden können. Gewisse Dinge lassen sich allerdings nur durch die Hand des Arbeiters erledigen (z. B. Räumung von Kühlschiffen, Bedienung der Zentrifugen, Zuschlagen der Fässer usw.). Die bei *normalem* Betrieb vorkommenden Vergiftungen sind meist leicht, gehen rasch vorüber und hinterlassen in der Regel keine Folgen. Anders jedoch, wenn *Störungen*, Undichtigkeiten usw. vorkommen oder Reparaturen auszuführen sind; in diesem Falle ist die Gefährdung regelmäßig eine sehr hohe. Auch durch Verschütten, Einsteigen in Kessel und dergleichen wird die Gefährdung erheblich gesteigert. Als *individuell-sanitäre Maßnahmen* kommen in Frage: Bereitstellung von Arbeitskleidern, Alkoholverbot, Belehrung, dann Einrichtung von Garderobe-, Wasch- und Baderäumen. Weiterhin bestimmen die Grundzüge (Ziff. 15), daß zur Arbeit nur solche erwachsene männliche Personen eingestellt werden dürfen, welche die Bescheinigung eines von der oberen Verwaltungsbehörde dazu ermächtigten, dem zuständigen Gewerbeaufsichtsbeamten namhaft zu machenden approbierten Arztes beibringen, daß sie nach ihrem Gesundheitszustande für diese Beschäftigung geeignet sind. Kränkliche und anämische Personen, Tuberkulöse, Hautkranke, Luetiker, Alkoholiker, dann recht unreinliche Personen sind von der Aufnahme auszuschließen; auch ältere Personen vertragen die Nitrokörper schlecht. Auf die Beschaffenheit der Hände und Füße (Hyperhidrosis, Ausschläge, Verletzungen usw.) ist besonders zu achten. Jugendliche und weibliche Arbeiter sind von Arbeiten mit diesen Körpern ausgeschlossen. Der Arbeitgeber hat ferner für die regelmäßige Überwachung des Gesundheitszustandes der Arbeiter zu sorgen derart, daß der hierzu behördlich autorisierte

Arzt dieselben mindestens einmal monatlich im Betrieb aufsucht, bei ihnen auf die Anzeichen etwa vorhandener Erkrankungen achtet und solche, welche ihm verdächtig erscheinen, eingehend untersucht (Ziffer 15, 2). Der Arzt wird demnach zunächst den Arbeiter über subjektive Beschwerden (Kopfschmerz, Schwindelgefühl, Magendarmstörungen usw.) befragen, dann vor allem das Kolorit des Gesichtes, die Farbe der Sklera, der oberflächlichen Schleimhäute betrachten. Bei verdächtigen Fällen muß diese Inspektion durch genauere Untersuchung ergänzt werden; insbesondere wäre, soweit durchführbar, eine genauere Untersuchung des Blutes (mikroskopisches Bild, Methämoglobinnachweis usw.) vorzunehmen. Arbeiter mit Vergiftungserscheinungen sind sofort von der „Giftarbeit" bis zur völligen Genesung (3—4 Wochen nach völliger Behebung aller Bluterscheinungen bzw. der Anämie) zu entfernen. Besonders empfindliche oder unzuverlässige und unsaubere Personen, Alkoholiker, endlich Arbeiter mit Erkrankungen oder Reizzuständen der Blase sind dauernd auszuschließen. Die Ergebnisse der Untersuchung sind in einem Kontrollbuch vorzutragen; letzteres muß außerdem enthalten (abgesehen von Personalien und Beschäftigungsart) Tag und Art jeder Erkrankung sowie Tag der Genesung. Für die Vollständigkeit und Richtigkeit der Eintragungen, soweit sie nicht durch die Ärzte selbst gemacht werden, ist der Arbeitgeber verantwortlich. Mit der periodischen Untersuchung ist auch die Belehrung der Arbeiter über Vermeidung der Vergiftungsgefahren und des Alkohols zweckmäßig zu verbinden. Die ärztliche Überwachung erstreckt sich sinngemäß nur auf diejenigen Arbeitergruppen, welche mit den giftigen Substanzen tatsächlich in Berührung kommen bzw. sich regelmäßig in den betreffenden Arbeitsräumen aufhalten. Die Vergütung für die ärztlichen Untersuchungen hat der Arbeitgeber aus eigenen Mitteln zu übernehmen. Wie aus den früheren Ausführungen hervorgeht, ist die Giftigkeit der einzelnen Substanzen nicht gleichwertig; nach unseren Erfahrungen verlangen die nitrierten und amidierten Benzole mit Rücksicht auf ihre hohe Giftigkeit das Höchstmaß an technischen und individuellen Schutzmaßnahmen. Demgegenüber kann beispielsweise bei Verarbeitung annähernd reiner Phenole oder Naphthaline wohl eine gewisse Erleichterung eintreten. Die bei manchen Stoffen zu beobachtenden Hautreizungen müssen eine besonders sorgfältige Auslese der Arbeiter veranlassen; empfindliche oder hautkranke Personen dürfen nicht weiterbeschäftigt werden. Häufiges Baden mit Wechseln der Wäsche und Arbeitskleider, überhaupt größte Reinlichkeitspflege ist hier ein unentbehrliches Schutzmittel.

Pech.

Pech ist der Rückstand der Teerdestillation. Gewerbliche Schädigungen können vorkommen in Teerdestillationsbetrieben, beim Zerkleinern und Verladen der Pechkuchen, bei Verwendung in Brikettfabriken, zum Faßpichen, zur Herstellung von Isoliermaterial, von elektrotechnischen Kleinartikeln, von Korksteinen usw. Die *Pechdämpfe* wirken unangenehm reizend auf die Schleimhäute der Augen und der Luftwege; ernstere Schädigungen konnte ich nicht beobachten. Bei Beschlupfen eines frischgepichten großen Bierfasses kam es bei zwei Arbeitern zur Bewußtlosigkeit, Krämpfen, mit weiter reaktionsloser Pupille, jagendem kleinen Puls, kalten Schweiß; der eine Arbeiter erholte sich rasch wieder, er klagte noch einige Tage über Kopf- und Rückenschmerzen; bei dem anderen war künstliche Atmung nötig. In den Pechdämpfen waren schwere Kohlenwasserstoffe vorhanden, die der Benzolreihe nahestehen und wohl den Harzölen, Pinolinen, Terpenen zuzurechnen sind. — Am *Auge* können durch Pechstaub entzündliche Reizwirkungen verursacht werden. — Auf der *Haut* kommt es sowohl durch Einwirkung des Staubes als auch der Dämpfe zu eigenartigen Veränderungen, die durch Comedonenbildung, diffuse oder umschriebenen Hyperkeratosen und Melanose (Braunfärbung mit Vergilbung des Skleraweiß im Auge) ausgezeichnet sind. Befallen sind hauptsächlich die unbedeckten Hautpartien. Dazu kommt bei Einwirkung des Sonnenlichtes (oder Schneelichts) eine eigenartige intermittierende Reizerscheinung an den unbedeckten Hautstellen in Form eines mehr oder weniger stark ausgebildeten Erythems mit Schwellung, Spannen und lebhaftem Jucken. Nach Ablauf dieses Reizzustandes findet meist eine lamellöse Abschuppung statt. Im Schatten oder zur Nachtzeit gehen Brennen und Juckreiz zurück. Eine Gewöhnung kann stattfinden, doch sind Rückfälle durchaus nicht selten. Idiosynkrasie ist vorhanden; Blonde und Rothaarige sind besonders empfindlich; manche Leute müssen schon nach einigen Stunden Arbeit diese dauernd niederlegen. Verfasser fand in einem Betrieb von 40 exponierten Personen 20 derart erkrankt; LEWIN beobachtete 103 derartig leidende Pecharbeiter, von denen 88 die Reizerscheinungen nur bei Belichtung, 15 auch im Dunkeln verspürten.

Die eigentliche Ursache dieser bei Pecheinwirkung auftretenden Hauterkrankungen ist noch nicht geklärt; jedenfalls treten sie nicht bei allen Pechsorten auf. Vermutlich sind es Inhaltsstoffe des Teers bzw. Teerpechs, die der Acridin-, Anthracen- und Anthrachinonreihe nahestehen, von denen wir wissen, daß sie photodynamische Wirkungen ausüben, vielleicht das *Acridin* bzw. Hydroacridin; auch Anthracen und Methylanthracen wurden in diesem Sinne als wirksam befunden. Die menschliche Haut ist schon gegen Spuren solcher Substanzen sehr empfindlich; sie wird dadurch gegen die photochemischen Wirkungen der Lichtstrahlen hochgradig empfindlich gemacht (sensibilisiert), entzündet sich und sucht durch die Pigmentbildung eine Abwehr gegen die Lichtschädigung zu schaffen.

Prophylaxe: Pechdämpfe sind durch Kutten bzw. Abzüge abzufangen und zu beseitigen. Die geschilderten Hautreizungen können manches Kopfzerbrechen verursachen. An erster Stelle steht größte persönliche Sauberkeit, gründliches Waschen evtl. Baden nach der Arbeit unter Wechsel der Arbeitskleider. Während der Arbeit werden in der Praxis Schutzbrillen, Schleier, Schirmmützen mit großen Schirmen getragen, auch kräftiges Bepudern der Haut nach Bestreichen mit Zinkpaste usw. vor Arbeitsbeginn kann in Frage kommen; alte Praktiker bestreichen sich das Gesicht vor der Arbeit mit einem dünnen Lehmbrei, der abends mit *warmem* Wasser abgewaschen wird. Von anderer Seite wird dafür ein Liniment auf Bolus alba und rubra, Magnesia usta, Natrium bicarbon. und Sacch. alb. oder eine Zinkglycerinpaste empfohlen, um eine stärkere Einwirkung von der Haut abzuhalten. Beim Verlassen des Betriebes müssen sich die Arbeiter, solange noch stärkeres Sonnenlicht oder frischer Schnee vorhanden ist, durch Umhüllen von Gesicht, Hals, Händen usw. schützen. Manche Betriebe, in denen viel Pechstaub entsteht, verlegen die Arbeitszeit im Sommer auf die Nachtstunden. Außerdem ist eine weitgehende Mechanisierung anzustreben. Empfindliche Personen sind dauernd zu entfernen.

Therapeutisch kommen in Betracht: Auftragen von Zinkpaste nachtsüber nach vorheriger warmer Waschung; Bleiwasserumschläge; Salicylsalbe (Eucerin, Mitin); gegen die Lichtempfindlichkeit Ultrazeozonsalbe. Gegen die hartnäckige Folliculitis werden empfohlen: Röntgenoberflächenbestrahlung, Bäder mit Kal. permangan., Betupfen mit 10% Formalinlösung, 2—5% Salicylsalbe, Quecksilberpräcipitatsalbe. Die therapeutische Beeinflußbarkeit der Melanose ist gering; Wasserstoffsuperoxydumschläge können versucht werden.

Terpentin.

Terpentinöl ist ein Gemisch verschiedener Pinene, $C_{10}H_{16}$, verschieden nach Herkunft bzw. Pflanze. Es dient zur Herstellung von Farben, Firnissen, Lacken usw. Die dabei bzw. bei der Verwendung sich entwickelnden Dämpfe wirken zunächst örtlich auf die Schleimhäute, in geringen Graden resorptiv. Auch die benetzte Haut kann geschädigt werden. Die Wirkungen sind demgemäß Reizungen der Augen, Nase, Luftwege, Benommenheit, Schwindelgefühl, Kopfschmerzen, Tremor, Muskelzuckungen usw. Das Vorkommen von Nierenreizung (veilchenartig riechenden Harn) wird angegeben, doch scheint dies in der Praxis selten zu sein. Die Hautreizungen, besonders durch russisches Terpentinöl (Kienöl) verursacht, verlaufen mit verschiedener Heftigkeit und in mannigfachen Formen als akute und chronische Ekzeme.

Literatur.

ARNSTEIN: Ref. in Med. Klinik 1922, Nr. 18 (Tetralin). — BACHFELD: Gewerbehyg. Erfahrungen über die Giftigkeit der Teerfarben. Zentralbl. f. Gewerbehyg. 1920, Nr. 7. — CAROZZI, L.: Il Lavoro 1912 (Paraphenylendiamin). — CHLOPIN: Hyg. Rundschau 1903, Nr. 15, S. 753 (Hautreizungen durch Teerfarben). — CURSCHMANN, F.: Die gewerblichen Vergiftungen mit Benzol und seinen Derivaten usw. Dtsch. Vjschr. f. öff. Gesundheitspfl. 1911, H. 2. — CURSCHMANN, H.: Münch. med. Wochenschr. 1921, Nr. 7, S. 195 (Ursolasthma). — DEARDEN, W. F.: On the injurious influence of fast aniline black dyeing Process. Brit. med. journ. 1902, Nr. 2, S. 750. — EHRMANN: Die „Pechhaut", eine Gewerbedermatose. Monatsschr. f. prakt. Dermatol. 1909, Nr. 48, S. 18. — EISNER, E.: Zentralbl. f. Gewerbehyg. 1924, Nr. 2, S. 20 (Naphthalin). — ERDHEIM, S.: Arch. f. klin. Chir. Bd. 113, S. 772. 1920 (Tintenstift; 23 Eigenbeobachtungen). — ERDMANN: Theoretisches und Praktisches zur Ursolfärberei. Zeitschr. f. angew. Chem. Bd. 35, S. 1377. 1905. — ERDMANN u. VAHLEN: Arch. f. exp. Pathol. u. Pharmakol. Bd. 53. (Über Ursol.) — EVERT: Untersuchung über die Wirkung von Teerdämpfen auf Pflanzen. Landwirtschaftl. Jahrb. H. 5. — FOCKE: Beitrag zur Kenntnis und Verhütung der Hautkrankheiten bei Anilinarbeitern. Dtsch. Vierteljahrsschrift f. öff. Gesundheitspfl. Bd. 30, S. 711. 1898. — GALEWSKY: Über Dermatitiden durch Terpentinersatz. Dermatol. Wochenschr. 1922, Nr. 12, S. 273. — GAULE: Korrespondenzbl. f. Schweiz. Ärzte 1916, Nr. 46, S. 303 (Pikrinsäure). — GERDON, C.: Zentralbl. f. Gewerbehyg. 1920, H. 9 (Ursol-Asthma). — GLASS, E. u. E. KRÜGER: Dtsch. Zeitschr. f. Chir. Bd. 189, H. 4/6 (Tintenstift) und Münch. med. Wochenschr. 1925, Nr. 15, S. 610. — GRANDHOMME: Die Farbenfabriken der Farbenwerke, A.-G., vorm. Meister, Lucius & Brünings zu Höchst a. M. 1. Aufl. Heidelberg 1883; 4. Aufl. Heidelberg 1896. — HAMILTON, ALICE: Trinitrotoluene as an industrial poison. Journ. of ind. hyg. Bd. 3, S. 102. 1921. — HANZLIK, P. J.: The Pharmacology of some Paraphenylendiamines. Ebenda Bd. 4, H. 9, S. 386. 1922/23. — HOFFMANN, H.: Hexanitrodyphenylamin-Dermatitis. Med. Klinik 1925, Nr. 1, S. 18. — HUNZIKER u. KÖCHLIN: Zentralbl. f. Gewerbehyg. 1922, H. 5 (Nitrochlorbenzol). — JAPHA, A.: Vergiftung mit Anilinöl. Münch. med. Wochenschr. 1917, Nr. 40, S. 1317. — JLZHÖFER, H.: Beiträge zur Giftwirkung aromatischer Nitroverbindungen. Arch. f. Hyg. Bd. 87. 1918. — KOELSCH, F.: Zwei Vergiftungsfälle beim Beschlupfen frischgepichter Fässer. Concordia 1911, Nr. 20. — KOELSCH, F.: Die Gesundheitsschädigungen beim Arbeiten mit denaturiertem Spiritus. Das Polierekzem. Zentralbl. f. Gewerbehyg. 1921, H. 9, S. 203. — KOELSCH, F.: Beiträge zur Toxikologie der aromatischen Nitroverbindungen. Ebenda 1917, H. 3—7. — KOELSCH, F.: Über die Giftigkeit der Pikrinsäure. Ebenda 1919, H. 11/12. — KOELSCH, F.: Über Hautschädigungen durch Teer- und Naphthaabkömmlinge und ihre photodynamischen Beziehungen. Ebenda 1919, H. 9—11. — KOELSCH, F.: Gewerbliche Schädigungen durch Benzol und seine Nitroabkömmlinge. Jahresk. f. ärztl. Fortbild. 1918, H. 9. — KOELSCH, F.: Die Giftigkeit der aromatischen Nitroverbindungen. Münch. med. Wochenschr. 1917, Nr. 30. — KOELSCH, F.: Vergiftung durch Trinitrotoluol in England und in Deutschland. Zentralbl. f. Gewerbehyg. 1918, H. 1—5. — Lancet vom 18. Dez. 1915, S. 1379; Parlamentsbericht (Pikrinsäure). — LEWIN: Arch. f. exp. Pathol. u. Pharmakol. Bd. 35, S. 401. 1895 (Phenylhydroxylamin). — LEWIN: Über photodynamische Wirkungen von Inhaltsstoffen des Steinkohlenteerpeches am Menschen. Dtsch. med. Wochenschr. 1913, Nr. 28, S. 1529. — LEWIN: Die Vergiftung durch Trinitrotoluol. Arch. f. exp. Pathol. u. Pharmakol. Bd. 89, H. 5/6, S. 340. 1921. — LEYMANN: Erkrankungsverhältnisse in einer Anilinfarbenfabrik. Concordia 1910, S. 355. — LEYMANN: Ebenda 1906, S. 106—107 u. 132. — LEYMANN: Ebenda 1902, Nr. 5. — LIPSCHITZ, W.: Mechanismus der Giftwirkung aromatischer Nitroverbindungen usw. Habilitationsschr., Berlin 1920. — Malden: Lancet 1916. II, S. 115; Journ. of hyg. 1907, VII, S. 672 (Nitrokörper), — Zeitsch. f. Gewerbehyg. 1911, S. 207 (Toluilendiamin). — Mehl, O.: Zentralbl. f. Gewerbehyg. 1921, H. 5 (Ursol-Asthma). — Neuland, W.: Über Vergiftungen von Säuglingen und Kindern durch methämoglobinbildende Substanzen (Anilin, Naphthalin usw.). Med. Klinik 1921, Nr.30, S.903. — Oppenheim, M.: Arch. f. Dermatol. u. Syphilis Bd. 147, H. 3. 1924 (Pechhaut). — Parsous, A. C.: Four dermatitis. Reports on publ. health a. med. subj. Nr. 27. Ministry of Health. London 1924 (Ursole u. ä.). Vgl. auch Dtsch. Zeitschr. f. d. ges. gerichtl. Med. Bd. 4, H. 4, S. 394—395. 1924. — Patschke, W. u. R. Plaut: Über einen Fall von allgemeiner Anhydrosis. Münch. med. Wochenschr. 1921, Nr. 35, S. 1117 (Naphthalin). — Pinkus: Arch. f. Dermatol. u. Syphilis Bd. 47, Kongreßbericht S. 132 (Naphthalin u. a.). — Pohl u. Rawitz: Hoppe-Seylers Zeitschr. f. physiol. Chem. 1918, S. 95 (Tetralin). — Pulay, E.: Ein Beitrag zur Frage Sensibilisierung und Ekzem. Med. Klinik 1924, Nr. 21 (Naphthalin). — Röckermann: Arch. f. exp. Pathol. u. Pharmakol. Bd. 92, H. 1/3 (Tetralin). — Rosenberger, F.: Zur Ätiologie des flüchtigen Ödems. Med. Klinik 1920, Nr. 41 (Naphthalin). — Rosenblatt: Ärztl. Sachverst.-Zeit. Bd. 8, S. 197. 1902. (Xylol). — Saalfeld: „Pulverkrätze" durch Pikrinsäure. Ref. in Münch. med. Wochenschr. 1918, S. 195. — Sachs, O.: Klinisch-experimentelle Untersuchungen über die Einwirkung von Anilinfarbstoffen auf die menschliche und tierische Haut. Arch. f. Dermatol. u. Syphilis Bd. 116, H. 3, S. 555f. 1913. Mit Literatur. — Schmitt, W.: Erörterung über Gesundheitsverhältnisse der Arbeiter in den Leipziger Pelzzurichtereien. Öff. Gesundheitspfl. 1920, H. 9. — Smith, Enid: Tetryldermatitis. Brit. med. journ. 1916. — Stark: Therapeut. Monatshefte 1892, H. 7 (Toluidin). — Teleky u. Weiner: Über Benzolvergiftung. Klin. Wochenschr. 1924, Nr. 6. — Voegtlin, Hooper, Johnson: Trinitrotoluene poison. Journ. of ind. hyg. Bd. 3, S. 239f. 1921. — Wauer: Zentralbl. f. Gewerbehyg. 1918, Nr. 6, S. 100 (Perna). — Weyl: Die Teerfarben usw. Berlin: Aug. Hirschwald 1889. Vierteljahrsschr. f. öff. Gesundheitspfl. Bd. 22, H. 2, S. 313. 1890 u. Handb. d. Hyg. Bd. III, 2, S. 254. 1912. — Williamson, R.: The effect of aniline black dyeing on factory workers. Journ. of ind. hyg. Bd. 4, Nr. 12. 1923. — Witt: Über neue organische Gerbmittel. Zentralbl. f. Gewerbehyg. 1924, S. 50. — Witt: Zeitschr. f. Gewerbehyg. 1904, S. 236 und 256 (Anthracen).

2. Andere Berufseinflüsse und deren Folgeerscheinungen.

Wirkung von Wärme und Feuchtigkeit.

Von

Oscar Spitta

Berlin.

1. Lokale Wärme- und Kälteeinwirkungen.

Schädigungen der Haut, hervorgerufen durch starke Wärmestrahlung oder durch unmittelbaren Kontakt mit heißen Stellen, sind naturgemäß sehr häufig. Je nach der Temperatur des den Schaden verursachenden Hitzeträgers, der Entfernung, in welcher er sich von der Haut befindet, je nach der Dauer, ferner der Einwirkung und der Größe der Berührungsfläche entstehen dabei entweder nur lästige Wärmeempfindungen oder Verbrennungen 1. bis 3. Grades. Rein (1) bezeichnet die Empfindungen, die sich unter der Einwirkung von Temperaturen zwischen 43 und 47° einstellen, als „Wärmeschmerz", Rubner (2) stellte fest, daß bei mittlerer Lufttemperatur eine Wärmestrahlung von 0,09-g-Calorien pro Kubikzentimeter im Gesicht bereits das Gefühl von Hitze hervorruft, eine Wärmemenge von 0,37-g-Calorien aber bereits als unerträglich heiß empfunden wird. Im allgemeinen vermag sich die Haut bis 50° der erhöhten Temperatur ohne weiteres anzupassen, jenseits dieser Grenze kommt es dann allmählich zu den Erscheinungen der Verbrennung 1. Grades, also Rötung und leichte Schwellung. Höhere Hitzegrade führen dann zur Blasenbildung (2. Grad) oder gar Verschorfung (3. Grad). An solche schweren Verbrennungen, namentlich wenn sie ausgedehnt sind, schließen sich dann oft schwere Allgemeinerscheinungen an, bestehend in Störungen des Temperaturgleichgewichts, soporösen oder Aufregungszuständen usw. Nicht selten verlaufen solche Fälle auch in den ersten Tagen schon tödlich. Während nach Verbrennungen 1. Grades höchstens eine leichte bräunliche Pigmentierung der Haut zurückbleibt, hinterlassen solche 2. und 3. Grades Narben.

Der Umstand, daß die Annäherung eines heißen Gegenstandes an die Haut sofort eine lebhafte Wasserverdunstung hervorruft, macht es erklärlich, daß bisweilen ganz kurze Berührungen der Haut selbst mit glühenden Metallteilen ohne Folgen bleiben. Explosionen verursachen ebenfalls Brandverletzungen.

Brandverletzungen kommen sowohl in gewerblichen Kleinbetrieben (Klempner, Schmiede, Schlosser, Bäcker) vor, wie auch in Großbetrieben, bei denen ausströmender heißer Wasserdampf, kochende Flüssigkeiten usw. in der Nähe der Arbeitsstätte sich befinden. Ferner sind besonders Arbeiter in Glasfabriken, in Hochöfenwerken, in Hütten- und Stahlwerken gefährdet. In den Flammöfen z. B. herrschen Temperaturen von 1600 und mehr Graden. Die Verbrennungen finden entweder durch die strahlende Wärme oder durch Metallspritzer statt. Daß Feuerwehrleute Verbrennungen sehr häufig ausgesetzt sind, ist selbstverständlich.

Als Schutzvorrichtungen benutzbar sind Leder- oder Asbesthandschuhe und -stiefel, Asbestschutzkappen, Schutzmasken, Schutzbrillen (z. B. die der Firma ZEISS nach VOGT-Zürich) usw. Diese und andere Schutzmittel werden aber leider von den Arbeitern vielfach aus Bequemlichkeit abgelehnt.

Die Therapie der Verbrennungen besteht nach Reinigung der Umgebung der Wunde in Bedeckung der Brandstellen mit aseptischen Verbänden, später Salbenverbänden, im übrigen erfolgt sie nach den allgemeinen Regeln der Wundbehandlung.

Näheres über Verbrennungen nebst Literatur s. bei ULLMANN (3).

Im Gegensatz zu den Schädigungen durch Hitze sind *lokale Kälteschäden* seltener. Sie werden gelegentlich beobachtet bei Arbeitern im Freien, bei Kühlhausarbeiten und ähnlichen Berufen. Es handelt sich dabei um Zirkulationsstörungen (Erfrierungen 1. Grades) mit nachfolgenden Hautveränderungen. Die sog. Frostbeulen (Erfrierungen 2. Grades) entstehen bei dazu disponierten Personen schon bei Temperaturen, die über dem Gefrierpunkt liegen und namentlich dort, wo die Betreffenden die Hände viel mit kaltem Wasser in Berührung bringen müssen (Waschen u. dgl.). Auch das Übel der kalten Füße ist weitverbreitet und verlangt Abhilfe durch Warmhaltung des Fußbodens usw. Vielfach handelt es sich dabei um anämische Personen. Die Prophylaxe besteht bei den Frostbeulen in Anregung des Blutkreislaufs durch kalte Waschungen in der wärmeren Jahreszeit, die Behandlung im Einpinseln von 10proz. Campherkollodium, Ichtyolsalben oder Jodtinktur. Frostgeschwüre sind sorgfältig ärztlich zu behandeln.

Schwere Erfrierungen 3. Grades kommen in geschlossenen Gewerbebetrieben wohl kaum jemals vor, bei Arbeitern im Freien auch nur beim Zusammentreffen ganz besonderer Umstände. Einzelheiten siehe bei KYRLE (4).

2. Einwirkung von Wärme, Feuchtigkeit und Kälte auf den Gesamtorganismus.

Die Einwirkung von Wärme auf den Gesamtorganismus läßt sich nur im Zusammenhange mit der Luftfeuchtigkeit betrachten. Näheres darüber s. in dem betreffenden Abschnitte des Bandes „Soziale Physiologie“.

Abnorm hohe Temperaturen sind selbstverständlich in zahlreichen Gewerbebetrieben etwas Alltägliches, namentlich während der Sommerszeit. Um diese Zeit bleibt natürlich auch der im Freien Arbeitende von den mit solchen hohen Temperaturen verbundenen Gefahren nicht verschont, wenn er sich gerade unter ungünstigen Arbeitsbedingungen (schattenloser Arbeitsplatz, schwüle Luft, schwere Arbeit) befindet.

Unter den tödlichen Betriebsunfällen durch Hitzschlag, die FRANZ (5) in seiner Zusammenstellung bringt, finden sich eine ganze Reihe, bei denen der Unfall Bauarbeitern, Feldarbeitern, Straßenarbeitern, Tagelöhnern usw., also im Freien tätigen Personen zugestoßen ist. Immerhin wird die Gelegenheit, an Hitzschlag zu erkranken, in geschlossenen heißen Betrieben noch größer sein.

Bekanntlich muß man zwischen Hitzschlag und Sonnenstich (der in unseren Breiten seltener vorkommt) scharf unterscheiden. Der Hitzschlag besteht in einer Überhitzung des ganzen Körpers und tritt namentlich bei gleichzeitiger körperlicher Anstrengung auf, während der Sonnenstich, der wahrscheinlich in einer Meningitis serosa besteht, durch unmittelbare Bestrahlung des Schädels meist bei Körperruhe hervorgerufen wird [HILLER (6)].

Man findet beim Hitzschlag typische und atypische Formen. Am häufigsten trifft man Formen mit tiefen Bewußtseinsstörungen, Pulsverlangsamung, Krampfzuständen und erhöhter Reflexerregbarkeit. Neben der komatösen Form wird aber auch das Hitzschlagdelirium öfter beobachtet mit motorischer Unruhe, Bewußtseinstrübung und Sinnestäuschungen. Die atypischen Formen verlaufen unter dem Bilde von Dämmerzuständen, Muskelkrämpfen u. dgl.

Bei der ungeheuren Rolle, die der Dampf, trotz aller Fortschritte in der Benutzung des elektrischen Stromes, in der Industrie weiter spielt und spielen muß, sei es für motorische oder Heizungszwecke, und nicht zum wenigsten weil er vielfach unmittelbaren Anteil am Fabrikationsprozeß hat, ist es nicht verwunderlich, daß durch ihn in viele Fabrikgebäude ein Moment hineingetragen wird, das einer normalen Wärmeregulation im Körper des Arbeiters abträglich ist. Tritt zu diesen Wärmequellen noch die natürliche sommerliche Hitze, so können Verhältnisse entstehen, die den Hygieniker mit Besorgnis erfüllen. Die Bekämpfung dieser Hitzezustände ist nicht immer leicht. Eine Reihe theoretisch sehr guter Maßnahmen läßt sich praktisch nicht immer durchführen. Anbringung von Sonnenvorhängen oder Strohmatten vor den Oberlichtern, Dachberieselung, Besprengen der Fußböden mit Wasser, motorische Lüftung, evtl. mit Wasserzerstäubung; bei strahlender Wärme: Schutzschirme, Asbestvorhänge, Anbringung schlechter Wärmeleiter um die Hitzequellen, das sind so eine Reihe von Mitteln, die je nach Lage des Falles in Frage kommen können. Übermäßiger Wasserdampf ist, wenn möglich, gleich am Orte der Entstehung ins Freie abzuleiten. Räume, in denen eine unerträglich heiße Temperatur im Interesse der Fabrikation herrschen muß (Trockenräume u. a.), dürfen von Arbeitern nur für ganz kurze Zeit betreten werden. Für Frauen und Jugendliche ist das Arbeiten in Räumen mit besonders hohen Temperaturen bekanntlich überhaupt durch besondere Bestimmungen untersagt.

Zur Stillung des meist in solchen Betrieben sehr gesteigerten Durstgefühles und zur Abkühlung überhaupt muß einwandfreies kühles Wasser in reichlicher Menge und bequem erreichbar stets vorhanden sein.

Schon das Wohlbefinden des *ruhenden* Menschen hängt in hohem Maße von den richtigen klimatischen Verhältnissen seiner Umgebung ab. Wieviel mehr ist das aber beim körperlich tätigen Menschen der Fall! Das Gefühl lästiger *Kälte* kommt für ihn kaum in Betracht, dafür aber sehr leicht das der Wärmestauung. Für die große Zahl industriell tätiger Menschen allerdings, deren Tätigkeit nur in der Ausführung einer oder weniger Handbewegungen an Maschinen besteht, kann auch die mangelhafte Erwärmung eine Pein bedeuten, zumal wenn diese Tätigkeit im Sitzen ausgeübt wird. Man kann also die Lüftung und Beheizung von Fabrikräumen nicht rein schematisch betreiben, sondern muß sie jeweils nach der Art der daselbst betriebenen Arbeit sorgsam abstufen.

Wärme und Arbeit sind nur zwei verschiedene Formen von Energie. Nach dem Satze von der Äquivalenz von Wärme und Arbeit entsprechen 424 kgm einer großen Calorie, d. h., restlos in Wärme umgewandelt, würde die Arbeit von 1 kgm 0,002 Cal. liefern. Im allgemeinen wird man die durch Arbeit erzeugte Wärme der durch den Stoffwechsel im Ruhezustand erzeugten zuaddieren können.

Der beim Gesunden so ungemein präzis arbeitende Mechanismus der Wärmeregulation erreicht die Einhaltung der nämlichen Körpertemperatur unter den verschiedensten äußeren Bedingungen. Weder die Zufuhr von Wärme von außerhalb, noch die Zuführung reichlicher Nahrung, die, namentlich wenn sie aus animalischem Eiweiß besteht, den Stoffwechsel anfacht (spezifisch-dynamische Wirkung nach RUBNER), darf normalerweise die Bluttemperatur erheblich in die Höhe treiben. Größere wenn auch vorübergehende Temperatursteigerungen werden nur nach starken körperlichen Anstrengungen beobachtet, und zwar kann man diese Beobachtung an fettleibigen Personen eher machen als an mageren.

Die Wege, die der Organismus für die Wärmeregulation benutzt, sind zweierlei Art. Sie werden nach dem Vorgange Rubners mit chemischer und physikalischer Wärmeregulation bezeichnet. Ein erwachsener etwa 70 kg schwerer Mann bedarf bei mittlerer Arbeit einer Nahrung, die ihm täglich etwa rund 3000 Cal. liefert. Diese Wärme muß auch wieder abgeführt werden, und zwar erfolgt die Entwärmung unter gewöhnlichen Verhältnissen der Hauptsache nach durch Leitung und Strahlung, zum geringeren Teile durch Wasserverdunstung (1 l Wasser bindet beim Verdunsten rund 600 Cal.). Im Bande „Soziale Physiologie" ist des näheren erörtert worden, wie sich die Verteilung des Wärmeabflusses auf diesen 3 Wegen unter Umständen ändern kann. Es wird dort durch eine graphische Darstellung gezeigt, daß mit steigender Außentemperatur die Wärmeabgabe des Körpers durch Leitung und Strahlung abnimmt, und daß allmählich an Stelle von Leitung und Strahlung die Wasserverdunstung tritt. Die Wasserverdunstung von der Haut zeigt die geringsten Werte bei einer Außentemperatur von 18—20°, dann aber steigt sie rasch und bestreitet bei einer Außentemperatur von 37,5° z. B. fast die ganze Entwärmung. Die Wasserverdunstung ist aber auch in hohem Maße abhängig von der relativen Feuchtigkeit der Luft (auch diese Verhältnisse sind im Bande „Soziale Physiologie" graphisch dargestellt). Je höher der Feuchtigkeitsgehalt der Luft ist, um so geringer ist ihr Sättigungsdefizit, um so weniger Wasserdampf wird von der Haut abgegeben. Wird mehr Wasser von der Haut produziert, als durch die Perspiratio insensibilis fortgeschafft werden kann, so kommt es zur Schweißbildung, und dieser Punkt sollte eigentlich bei der Arbeit nur ausnahmsweise erreicht werden, wenigstens nicht dort, wo das Klima der Arbeitsräume ein beeinflußbares, künstliches ist. Die Temperatur der Haut ist ein guter Maßstab dafür, ob ein Mensch sich thermisch im sog. Behaglichkeitszustande befindet oder nicht. Gemessen an der Haut des Stammes liegen diese Hauttemperaturen zwischen 32 und 33°. Sinkt die Temperatur tiefer, so entsteht das Gefühl der Kühle, steigt sie höher, das unbehaglicher Wärme. Nicht unberücksichtigt für die Entwärmung darf auch die Luftbewegung bleiben. Merkwürdigerweise haben die ganz schwachen Luftbewegungen, die wir als Zugerscheinungen bezeichnen und bei denen es sich um kaum meßbare Windgeschwindigkeiten handelt, eine weit störendere Wirkung als mäßiger Wind. Diese Zugerscheinungen erzeugen bekanntlich, namentlich bei feuchter Haut, leicht Erkältungskrankheiten mancherlei Art. Über die Wirkung des Windes selbst bestehen vielfach Vorstellungen, deren Richtigkeit das Experiment nicht bestätigen kann. Nach den Ergebnissen der Versuche liegen die Verhältnisse so, daß bei niederer Temperatur der Wind die Verdunstungsgröße überhaupt nicht ändert, bei höheren Temperaturen (bis 34°) sie vermindert, weil er uns abkühlt und erst von 34° an aufwärts wirkt die Luftbewegung mächtig beschleunigend auf die Wasserverdunstung ein. Die unmittelbar abkühlende Wirkung des Windes muß also von der mittelbar abkühlenden durch Beschleunigung der Wasserverdunstung scharf getrennt werden.

Wird körperliche Arbeit geleistet, so summiert sich die Arbeitswärme der im Ruhezustand produzierten. Die für den Ruhezustand passenden Entwärmungsverhältnisse müssen dann also entsprechend geändert werden, damit das Plus an Wärme ungehindert abfließen kann. Es müßte also eigentlich die Temperatur der Umgebung entsprechend gesenkt, d. h. das Temperaturgefälle vergrößert oder die Wärmeschleusen des Körpers müssen weiter geöffnet werden. Das geschieht z. B. durch stärkere Durchblutung der Haut und vermehrte Abdunstung. In fast schrankenloser Weise ist ein solcher Wärmeabfluß möglich in sehr trockener Luft. Erhebliche Wärmemengen, die der Körper bei kräftiger Wärme produziert, lassen sich dann auf dem Wege der Perspiratio insensibilis ohne gleichzeitige lästige und ungesunde Bildung tropfbar flüssigen Schweißes bei vollem Wohlbefinden abbürden. Doch sind unter unseren natürlichen klimatischen Verhältnissen und bei der gewerblichen Arbeit solche Trockenheitsgrade selten vorhanden, vielmehr haben wir meist mit einer ziemlich hohen relativen Feuchtigkeit der Luft zu rechnen. Diese wirkt immer arbeitsfeindlich. Bald kommt es zur Schweißbildung und Wärmestauung. Die Körpertemperatur steigt langsam an und damit tritt eine Erschlaffung und ein Übelbefinden ein, das die Fortsetzung der Arbeit erschwert, wenn nicht gar unmöglich macht. Zwar kann, worauf RUBNER (7) hinweist, die Blutwärme auch bei trockener Hitze etwas ansteigen. Damit sind aber nicht die unangenehmen Erscheinungen des Schlappwerdens wie in feuchter Wärme verknüpft. Die verschiedenen Arbeitsmöglichkeiten einerseits in trockener, andererseits in feuchter Luft bei den verschiedenen Temperaturen zeigt folgendes von RUBNER gewähltes Beispiel: Es kann sich leichter arbeiten lassen bei 25° und 50% relativer Feuchtigkeit als bei 17° und 87% relativer Feuchtigkeit. Besonders ungünstig liegen die Entwärmungsverhältnisse bei fetten Personen, die bekanntlich zu schwerer Arbeit überhaupt schon aus diesem Grunde ungeeignet sind. Bei extrem hohen trockenen Temperaturen kann durch Luftbewegung die Verdunstung von der Haut aus so stark gesteigert werden, daß körperliche Arbeit noch möglich ist.

Hohe relative Feuchtigkeit steigert im übrigen bei niedrigen Temperaturen die Kälteempfindung, bei hohen Temperaturen die Wärmeempfindung.

Beim ruhenden Menschen fanden WOLPERT und PETERS als Tagesmittel der Wasserdampfabgabe bei 24° und 65% relativer Feuchtigkeit (Windstille) 1650 g, d. h. also je Stunde 70 g.

Die relative Feuchtigkeit ist ein für die Entwärmung so wichtiger Faktor, daß Hygrometer in Arbeitsräumen mit kritischen klimatischen Verhältnissen nie fehlen sollten. Allerdings müssen sie auch wirklich richtig zeigen.

WOLPERT (8) zieht aus seinen Untersuchungen folgende Schlüsse: Auch in hochwarmer Luft, d. h. in Luft, deren Temperatur nur einige Grade unter Körpertemperatur liegt, läßt sich ohne hygienische Bedenken ebensoviel arbeiten, dieselbe maximale Arbeitsleistung wie bei 12—15° erzielen, wenn die Arbeitsbedingungen zweckmäßige sind. Zweckmäßige Arbeitsbedingungen für maximale Leistungen in hochwarmer Luft sind: 1. Trockenheit der Luft, 2. Ablegen der Kleidung während der Arbeit, 3. Luftbewegung. Trockenheit der Luft (20—30% relativer Feuchtigkeit oder weniger) ist für maximale Leistungen in hochwarmer Luft die wichtigste Vorbedingung, wichtiger als Ablegen der Kleidung. Aber nacktes Arbeiten bei Windstille ist unbedenklicher als bekleidetes Arbeiten bei 8 m Windgeschwindigkeit. Absolut unbedenklich lassen sich bei hoher Lufttemperatur die größten Arbeitsleistungen nur nackt in bewegter trockener Luft, geringere nackt in ruhender trockener Luft, noch geringere bekleidet in bewegter trockener Luft, wieder geringere bekleidet in ruhender trockener Luft, die geringsten bekleidet in ruhender feuchter Luft ausführen. Bekleidet in ruhender trockener Luft von 33° und 24% relativer Feuchtigkeit kann man ungefährdet höchstens halb so viel, bekleidet in ruhender auch nur mäßig feuchter Luft von 33° und 60% relativer Feuchtigkeit nicht ein Viertel so viel als nackt in bewegter trockener Luft von 33° und 24% relativer Feuchtigkeit arbeiten.

Daß eine hygienisch falsch aufgebaute oder zur Unzeit angelegte Kleidung eine vorzeitige Ermüdung des körperlich Arbeitenden herbeiführen und somit die Leistungsfähigkeit des einzelnen stark herabmindern kann, geht nicht nur aus dem vorstehend Gesagten hervor, sondern erhellt auch aus nachstehenden Überlegungen.

Die Grundlagen der *Kleidungshygiene* sind im Bande „Soziale Physiologie" besprochen. An dieser Stelle mögen folgende Bemerkungen zu diesem Thema genügen. Ein ruhender Mensch empfindet in unbekleidetem Zustande bei trockener unbewegter Luft Lufttemperaturen von 27° abwärts als zu kalt, solche über 33° als zu warm. In leichter Kleidung tritt die Empfindung der Kühle erst von 15° abwärts, die Empfindung der Überwärmung bereits von 27° aufwärts ein, mithin verbreitert schon eine leichte Kleidung das Temperaturintervall, innerhalb dessen Behaglichkeitsgefühl besteht, um das Doppelte. Charakteristisch für die thermische Zone des Wohlbefindens ist immer, daß innerhalb derselben die Abgabe von Wasserdampf von der Haut sich in mäßigen Grenzen hält. Die Hauttemperatur am Stamm unterhalb der Kleidung beträgt in diesem Zustande ungefähr 32°.

Wenn schon in der Ruhe es für den Menschen von Bedeutung ist, eine Kleidung zu tragen, die relativ trocken und lufthaltig ist, so spielt diese Frage für den körperlich Arbeitenden erst recht eine Rolle. Die in einer porösen Kleidung (dies sind in erster Linie die Trikotstoffe) vorhandene Kleiderluft wird bei körperlicher Arbeit in Bewegung versetzt und tauscht ihre Bestandteile mit der atmosphärischen Luft aus, vor allem auch den Wasserdampf. Die unmittelbar der Haut anliegenden Kleidungsstoffe (Hemd) sind hygienisch am wichtigsten. Bestehen sie aus glatten, nur wenig Poren enthaltenden Stoffen (Hemdentuch), so leidet nicht nur die Lüftung der Körperoberfläche, sondern, was weit wichtiger ist, die Wärmedurchlässigkeit der Stoffe wird schon bei relativ mäßiger Wasserabgabe von der Haut sehr stark erhöht, weil die lufthaltigen Poren durch Wasser verschlossen werden. Luft ist ein schlechter, Wasser ein weit besserer Wärmeleiter. Während der körperlichen Arbeit geht die Entwärmung durch ein solches luftleeres, feuchtigkeitgetränktes Kleidungsstück leidlich vonstatten. In den Arbeitspausen aber geht die Entwärmung dann leicht zu schnell vor sich, so daß die Gefahr der Erkältung eintritt. Für den körperlich Arbeitenden ist demnach ein auch bei stärkerer Wasserausscheidung lufthaltig bleibendes dünnes Trikotgewebe die richtige Unterkleidung.

Die praktischen Erfahrungen der Balneotherapie zeigen, daß gesunde Personen eine gewisse Zeit hindurch hohe Grade trockener und unter Umständen auch feuchter Hitze ertragen können (römisch-russische Bäder). Im römischen Heißluftvollbad, d. h. in einem Luftbade, in dem sich der Mensch einschließlich des Kopfes befindet, werden gewöhnlich trockene Temperaturen von 60—80° angewendet, die man 10—25 Minuten lang einwirken läßt, im russischen Bade, das ebenfalls für den ganzen Körper bestimmt ist, feuchte Luft von 45—50°, die bis zu 20 Minuten vertragen zu werden pflegt. Allerdings ist der Aufenthalt in Räumen dieser Art, namentlich in den feuchtwarmen Luftbädern (Dampfbädern), nur für Personen angezeigt, die ein gesundes Herz und ein normales Gefäßsystem besitzen. Denn die Prozedur ist angreifend und führt leicht zu Kopfkongestionen, die durch kalte Kompressen auf den Kopf gemildert werden müssen. Der Aufenthalt nackt in Räumen mit trockenen Temperaturen von 40—45° kann, wie die Erfahrungen der ärztlichen Praxis lehren, sogar bis zu 2 Stunden ausgedehnt werden, ohne daß daraus gesundheitliche Gefahren entstehen. Die Herztätigkeit wird innerhalb dieser zuletzt angegebenen Temperaturspanne nur wenig alteriert. Eine nachfolgende Abkühlung durch lauwarme Bäder ist allerdings erwünscht. Diese Verhältnisse kann man mutatis mutandis auf manche gewerbliche Betriebe übertragen und entsprechende Schlußfolgerungen daraus ableiten. Die Tatsache, daß man bei *lokaler* Heißluftbehandlung sogar trockene Temperaturen von 80—120° anwenden kann, ohne daß die Haut (die sich durch ausgiebige Schweißverdunstung schützt) Schaden erleidet, erklärt, warum auch in gewerblichen Betrieben für kürzere Zeit und lokalisiert exzessive Temperaturen von der Haut ertragen werden können.

Derartige Temperaturen dürfen natürlich nur ausnahmsweise und innerhalb sehr begrenzter Zeit zur Einwirkung gelangen, und wenn es wohl auch feststeht, daß bei manchen Personen eine gewisse Akklimatisation an diese abnormen Wärmegrade erfolgt, so darf dieser Umstand doch nicht dazu führen, diese hohen Wärmegrade als unschädlich zu betrachten. Als die zuträglichste Raumtemperatur für Arbeiten, bei denen der Körper in Bewegung ist, wird man 15—17° annehmen dürfen, während Arbeiter, die ihre Arbeit in sitzender Stellung ohne erhebliche Muskeltätigkeit ausüben, eine Raumtemperatur von 20—22° beanspruchen können. Im letzteren Falle ist auch für ausreichende Fußbodenwärme zu sorgen.

Im folgenden möge an einzelnen *Beispielen* gezeigt werden, welche gewerblichen Beschäftigungen vornehmlich zum Ertragen hoher Temperaturen zwingen. Dabei wird sich nicht immer scharf die Wärmeeinwirkung durch Strahlung und Leitung, die Einwirkung trockener und feuchter Hitze trennen lassen. Tatsächlich mischen sich die verschiedenen Wärmeeinflüsse ja auch oft.

Die Kessel- und Ofenheizer (Feuerarbeiter), die Arbeiter an Schmelzöfen in der Eisenindustrie und in ähnlichen Berufen leiden unter Umständen besonders unter großen Wärmeangriffen. Besonders häufig wird auf die Schiffsheizer hingewiesen, die bei sommerlicher Witterung und namentlich in den Tropen in dieser Beziehung Ungewöhnliches auszustehen haben, bisweilen so exzessive Temperaturen, daß die Arbeit für den Europäer unmöglich ist, und Farbige, an Tropentemperaturen Gewöhnte an ihre Stelle treten müssen. KURRER (9) hat auf einer Seereise von Hamburg nach Java und zurück durch das Mittel- und Rote Meer an 34 Heizern — bis auf 5 Europäer sämtlich Hindus — die Körpertemperatur während der Arbeit in den Maschinenräumen gemessen und dabei selbst bei den hitzegewöhnten Hindus bei 56° im Heizraum und 40% relativer Feuchtigkeit ein Ansteigen der Körpertemperatur über 38° beobachtet. Von den 5 weißen Heizern erlitten 3 Hitzschläge. Auch geistige Verwirrung und plötzliche Selbstmorde infolge der unerträglichen Hitze sind bei Heizern oft beobachtet worden (KOELSCH).

Die hygienischen Verhältnisse in den Glashütten sind unlängst erst wieder Gegenstand amtlicher Untersuchungen und der Darstellung gewesen (LEYMANN, 10; GERBIS, 11). Es konnte von den Autoren von neuem festgestellt werden, daß die Arbeiter in den Glashütten, besonders in den Tafelglashütten einer ganzen Anzahl von gesundheitsnachteiligen Einwirkungen und Verhältnissen ausgesetzt sein können. Zu diesen gehören unter anderem die große Hitze, der die Glasmacher besonders beim Entnehmen von flüssiger Glasmasse aus dem Ofen und bei deren Verarbeitung, aber auch bei sonstigen Arbeiten ausgesetzt sind. Durch diese fortgesetzten übermäßigen Wärmereize büßt die Haut an Reaktionsfähigkeit gegenüber Temperaturänderungen ein, so daß die Arbeiter leicht Erkältungskrankheiten anheimfallen, besonders dem Rheumatismus der Muskeln und Gelenke. Feuchte und zugleich warme Luft findet sich auf Glashütten besonders in den Hafenstuben. Somit sind die Leute allen Arten der Überwärmung ausgesetzt. Da die Glasmacher bei ihrer heißen Arbeit zur Abkühlung große Mengen kalter Getränke (z. B. Bier) zu sich zu nehmen pflegen, sind auch Magen- und Darmleiden bei ihnen nicht selten.

Zur Abwehr der drohenden gesundheitlichen Schäden in Glashütten aus den genannten Ursachen befürwortet man daher schon immer die reichlichere Einrichtung und Benutzung von Brausebädern, durch welche einer Erschlaffung der Haut entgegengewirkt werden kann. Ferner müßten vor den Arbeitsöffnungen der Öfen bewegliche Schutzschirme aus Eisen und Asbest oder feinmaschige Messingsiebe angebracht werden. Desgleichen sind nach Möglichkeit Einrichtungen zu treffen, um die Hüttenluft durch eingeblasene Frischluft zu verbessern und abzukühlen unter Vermeidung von lokalen Zugerscheinungen. An Stelle der Frischluftzuführung kann auch schon die bloße Luftbewegung Besserung der Verhältnisse bringen. Gegen die strahlende Hitze gewährt schließlich auch die doppelte Ummantelung der Öfen mit einem Zwischenraum, in dem die isolierende Luft durch Absaugen erneuert werden kann, dem Arbeitenden guten Schutz.

Wie die Glasarbeiter haben auch viele andere vor dem Ofen tätige Arbeiter in anderen Berufen wie Hüttenarbeiter, Arbeiter in der Eisenindustrie, manche Arbeiter in der keramischen Industrie (Ziegelarbeiter, Porzellanarbeiter usw.), Arbeiter in Gasanstalten, schließlich auch die Bäcker unter der strahlenden Wärme mehr oder minder schwer zu leiden. In allen diesen Berufen sind daher, genau wie bei den oben schon genannten Arbeitern, Erkältungskrankheiten, namentlich Rheumatismus, häufig. In anderen Gewerbebetrieben, so in vielen chemischen Industrien, in den Zuckerfabriken (PACH, 12) u. dgl. kommt mehr die eigentliche Wärmestauung zur Geltung. Diese macht sich auch besonders fühlbar im *Bergbau,* und zwar hauptsächlich im Kohlenbergbau und Erzbergbau, während die Verhältnisse im Salzbergbau darum erträglicher zu sein pflegen, weil hier die Luft nicht feucht, sondern trocken ist.

In einer bekannten Publikation haben sich REICHENBACH und HEYMANN (13) mit den ungünstigen Entwärmungsverhältnissen bei Bergleuten (und Tunnelarbeitern) befaßt. Treibt man einen Schacht in den Boden, so beobachtet man für je 30—35 m zunehmende Tiefe einen Temperaturanstieg von 1° (geothermische Tiefenstufe). Bei einer Tiefe von 900 m, wie sie z. B. in Kohlenbergwerken sehr häufig ist, würde also der Wärmezuwachs rund 30° betragen. Die Bewetterung hat unter anderen Aufgaben auch das Ziel, diese Temperaturen herunterzudrücken. Da im Kohlenbergbau jede Kohlenstaubbildung der Explosionsgefahr wegen vermieden werden muß, so müssen die Gänge durch Berieselung feuchtgehalten werden[1]), und dieses Zusammentreffen von Wärme und Feuchtigkeit ist für die körperlich tätigen Bergleute ein gesundheitlich ungünstiges Moment. In Anerkennung dieser die Arbeit erschwerenden Verhältnisse hat man daher auch bergpolizeilich die Arbeitszeit vor warmen Örtern (bei 28° und mehr) entsprechend reduziert. Noch schlimmer liegen die Verhältnisse anscheinend in den heißen Zinn- und Kupferminen, über deren klimatische Verhältnisse uns HALDANE (14) unterrichtet hat, und bisweilen beim Tunnelbau. STAPFF (15) hat seine bekannten diesbezüglichen Beobachtungen an Tunnelarbeitern beim Bau des Gotthardtunnels angestellt. Während nach den Feststellungen REICHENBACHS und HEYMANNS die Körpertemperatur von Arbeitern über Tage selbst bei schwerer Arbeit nicht über 37,2° (Achseltemperatur) hinausgeht (Mitteltemperatur bei völliger Ruhe 36,4°), konnten sie in Steinkohlengruben bei Temperaturen der Luft zwischen 14,9 und 29° und einer relativen Feuchtigkeit von meist über 90% und verhältnismäßig geringer Luftbewegung bei rund 100 Bergleuten in einigen tiefen Bergwerken Oberschlesiens und des Saarreviers Achseltemperaturen feststellen, die fast ausnahmslos über 37° lagen und maximal 37,7° erreichten.

---

[1]) Neuerdings vielfach durch Besprengung mit Gesteinsstaub ersetzt.

Die Wärmestauung ließ sich also fast stets objektiv an der gesteigerten Körpertemperatur nachweisen, trotzdem zweifellos bei den Bergarbeitern eine gewisse Gewöhnung an das Bergklima eintritt, wie schon aus dem Fehlen von Klagen über subjektive Beschwerden geschlossen werden konnte. Wenn sich auch akute Schädigungen durch die Wärmestauung nicht nachweisen ließen, so läßt doch die von REICHENBACH und HEYMANN angeführte Tatsache, daß bei Bergarbeitern in Steinkohlengruben die Ganzinvalidität der Arbeiter bereits nahezu um 9 Jahre früher einzusetzen beginnt als beim Bergbau, darauf schließen, daß die chronischen Einwirkungen der Wärmestauung nicht ohne nachteilige gesundheitliche Folgen an den Kohlenbergleuten vorübergehen.

VERNON (16) will die höhere Sterblichkeit der Arbeiter in geschlossenen Räumen gegenüber den Freiluftarbeitern an Schwindsucht und an Lungenentzündung auf die Überhitzung der Arbeitsräume zurückführen, doch liegt für eine solche Ansicht wohl nicht genügendes Beweismaterial vor.

Auch die Bergarbeiter leiden häufig an Erkältungskrankheiten. Wie die klimatischen Verhältnisse in den Kohlengruben zu verbessern sind, ergibt sich aus dem Gesagten von selbst. Die Verbesserung der Ventilationseinrichtungen, die hierfür in erster Linie in Frage kommt, stößt allerdings bisweilen nicht nur auf technische, sondern auch auf andere Hindernisse. Immerhin hat, wie z. B. aus einer Mitteilung von STAPFF (17) hervorgeht, stellenweise sich durch Vermehrung der Wettermenge eine nicht unwesentliche Herabsetzung der Grubentemperatur erzielen lassen, und es hat sich dabei gezeigt, daß die Unkosten für diese gesteigerte Grubenventilation ausgeglichen wurden durch eine erheblich gesteigerte Mehrleistung der Belegschaft.

Von industriellen Betrieben, in welchen die feuchte Wärme eine besondere Rolle spielt, möge als weiteres Beispiel noch der *Spinnereien* gedacht werden. Da sich die trockenen Gespinstfasern nicht zu Fäden zusammendrehen lassen, muß die Luft in den Räumen, in denen die Spinnmaschinen laufen, künstlich feucht gehalten werden (KÖRTING, 18), auch muß die Lufttemperatur eine gewisse Höhe haben. Dadurch herrscht in Spinnereisälen eine schwüle Treibhausluft, die erschlaffend auf das Befinden der Arbeiterinnen wirkt, weil sie zur Wärmestauung Veranlassung gibt. Je nach dem Material, das versponnen wird (Baumwolle, Wolle, Seide, Kunstseide), sind Feuchtigkeitsgehalte zwischen 75 und 85% erforderlich und Temperaturen bis 24°. GRIESBACH (19) hat an jugendlichen und älteren Arbeitern und Arbeiterinnen in Baumwoll- und Kammgarnspinnereien Blutdruckmessungen vorgenommen und dabei über der Norm liegende Werte und starke Druckschwankungen gefunden, die sich namentlich gegen Schluß der Arbeitszeit bemerklich machten und sich gegen Ende der Woche vergrößerten. Da im Vorstadium des Hitzschlages sich auch starke Blutdrucksteigerungen finden, während bei Schweißausbruch der Blutdruck zu sinken pflegt, so bezieht GRIESBACH die bei den Arbeitern in Spinnereien gefundene Hypertonie auf die durch Wärme und Feuchtigkeit bedingte Wärmestauung. Falls diese Beobachtungen auch in anderen gewerblichen Arbeiten bei hohen Temperaturen und hoher Luftfeuchtigkeit sich bestätigen lassen, wäre die zweifellose Schädlichkeit solcher klimatischer Zustände, wenn sie chronisch einwirken, erwiesen. L. SCHMIDT führt die bei Spinnereiarbeitern häufig beobachtete flache Atmung auf die drückendschwüle Luft in den Arbeitssälen zurück (20). WYATT (21) betont die Herabsetzung der Arbeitsfähigkeit unter diesen Bedingungen. Über die Wirkung hoher Temperaturen auf die Zirkulation beim Menschen hat ADOLPH (22) im Laboratorium der Pittsburger Bergwerke Untersuchungen an einer Reihe von Personen ausgeführt, die sich bis zu 1 Stunde lang in einem Raume von 40° bei 100% relativer Feuchtigkeit und unbewegter Luft aufhielten. Er stellte fest: erhebliche Steigerung der Herztätigkeit, rasch steigende Pulsfrequenz und Erhöhung des systolischen Blutdrucks. Trotz dieser kompensatorischen Tätigkeit des Herzens wird der Rückstrom des Blutes infolge Fehlens eines stärkeren Tonus der erheblich erweiterten peripheren Blutgefäße schließlich unregelmäßig. Infolgedessen kommt es zu Ohnmachtserscheinungen (Zirkulationsstörung). Die Erhöhung der Hauttemperatur scheint den Anfang für die Reaktionserscheinungen des Respirations- und Zirkulationsapparates zu bilden.

Auch in den Spinnereien scheint sich übrigens, wie in den Bergwerken, eine gewisse Akklimatisation der Arbeiter an die schwüle Atmosphäre einzustellen, leider aber auch eine verminderte Reaktionsfähigkeit der Haut auf Kältereize. Dafür dürfte wenigstens die Beobachtung sprechen, daß auch bei den Spinnereiarbeitern das Bedürfnis nach Wärme erheblich ist, und daß sie leicht frieren. Bei weiblichen Arbeitern wird als Grund hierfür sicher auch oft die Blutarmut anzuschuldigen sein, die man gerade in diesen Betrieben häufig findet (K. B. LEHMANN).

Zur Bekämpfung der Schwüle in diesen Betrieben hält NUSSBAUM (23) Bewegung der Luft für das beste Mittel, ebenso WYATT.

Die Erörterung der Erscheinung der Wärmestauung leitet zwanglos über zu der Frage der *Luftverschlechterung* in gewerblichen Betrieben überhaupt. Wir finden hier oft eine Luft, die wir als „verbraucht" oder „verdorben" zu bezeichnen gewöhnt sind. Allerdings nicht in den großen Fabrikationsräumen, in denen eine genügende Lufterneuerung meist nicht zu vermissen ist, wohl aber in kleineren Arbeitsräumen, wo Arbeiter oder Arbeiterinnen, in größerer Anzahl beieinander sitzend, mechanische Handarbeit verrichten. Im Bande „Soziale Physiologie" ist auch auf diesen Punkt im Schlußkapitel des Abschnittes „Die Einwirkung klimatischer Faktoren usw." etwas näher eingegangen worden, so daß ich mich im wesentlichen darauf beziehen kann. Es mag genügen, an dieser Stelle darauf hinzuweisen, daß nach den experimentellen Feststellungen FLÜGGES und seiner Schule die üblen Einwirkungen „verdorbener" Luft auf das Befinden des Menschen in der Hauptsache auf Wärmestauung zurückzuführen sind, gegen die verschiedene Personen verschieden empfindlich zu sein scheinen. Die Verschlechterung der Luft durch abstoßende Gerüche, Staub usw. ist im übrigen eine Frage, die in diesem Abschnitt nicht zur Erörterung steht.

Da die beobachteten ungünstigen Einwirkungen auf das Befinden des Menschen sich nur selten lediglich aus den hohen Temperaturen, sondern meist aus dem Zusammenwirken von hoher Temperatur und Feuchtigkeit herleiten, ist zur objektiven Feststellung der jeweiligen Verhältnisse die Temperaturmessung der Luft allein gewöhnlich nicht ausreichend. Sie müßte zum mindesten durch eine Bestimmung der relativen Feuchtigkeit ergänzt werden. Die Instrumente, an denen man die Feuchtigkeit unmittelbar und bequem ablesen kann (Haarhygrometer u. dgl.), sind aber — wenn sie nicht ständig nachgeeicht werden — in ihren Angaben sehr unzuverlässig. Bestimmungen mit dem ASSMANNschen Aspirationspsychrometer sind zu umständlich, und das Instrument ist für die gewöhnliche Praxis der Überwachung auch zu teuer. Da ist es denn als ein zweifelloser Gewinn zu bezeichnen, daß nach mannigfachen Versuchen anderer Autoren (vgl. den Band „Soziale Physiologie") LEONARD HILL sein sog. *Katathermometer* herausbrachte, das trocken dazu bestimmt ist, die durch Strahlung und Leitung bedingte Abkühlungsgröße zu bestimmen, während das feuchte Katathermometer die Abkühlung durch Strahlung, Leitung und Verdunstung mißt. Bekanntlich besteht das Instrument aus einem einfachen, mittels besonderer Methoden geeichten Alkoholthermometer, das je eine Marke bei 37,7° und 35° besitzt. Durch Eintauchen in warmes Wasser läßt man den Alkoholfaden zunächst über 38° hinaufsteigen und halt dann die trockene (oder zu bestimmten Untersuchungen auch die mit einer feuchten Hülle versehene) Kugel freischwebend in der zu prüfenden Luft. Mit der Stoppuhr in der anderen Hand beobachtet man den Moment der Einstellung des Meniscus auf 37,7°, setzt in diesem Augenblick die Sekundenuhr in Gang und stellt mit ihr fest, wie lange Zeit vergeht, bis der Meniscus die 35°-Linie erreicht hat. Teilt man den auf jedem Instrument (hinter dem Buchstaben F) angegebenen empirisch gefundenen „Faktor" durch die in Sekunden anzugebende beobachtete Abkühlungszeit, so gibt die errechnete Zahl (der „Kataindex") die Abkühlungsgröße in Millicalorien pro Quadratzentimeter an. Beispiel: Faktor des Instrumentes 459, beobachtete Zeit 121 Sekunden, Kataindex $\frac{459}{121} = 3{,}79$. Nach HILLS Angaben soll z. B. diese Zahl beim trockenen Thermometer für Räume, in denen Arbeiter sitzend beschäftigt werden, nicht unter 6 liegen. Allgemein anerkannte Grenzwerte für verschiedene Arbeitsbedingungen, d. h. für das Optimum der Entwärmung im gegebenen Falle, stehen noch aus. Wenn auch ein gleichsinniges Verhalten zwischen dem Alkoholgefäß des Katathermometers und der Oberfläche (Haut) des menschlichen Körpers nicht angenommen werden darf, so geht doch die Meinung auch deutscher Sachverständiger, z. B. von WEISS (24), dahin, daß das Instrument für gewerbehygienische Zwecke und in der Lüftungshygiene überhaupt gute Dienste leisten wird. In der Praxis hat man denn auch von diesem Instrumente schon Gebrauch gemacht, wie aus der Literatur zu ersehen. Auf der Jahresvers. d. Dtsch. Ges. f. Gewerbehyg. in Essen, am 15. Sept. 1925 — ein Bericht lag zur Zeit der Niederschrift dieser Zeilen im Druck noch nicht vor —, sind weitere Mitteilungen dieser Art erfolgt. VERNON und BEDFORD fanden bei der Untersuchung der klimatischen Verhältnisse von Bergwerken mittels des HILLschen Katathermometers (25) an günstigen Stellen einen trockenen Katawert von etwa 6 (und einen feuchten von etwa 16), an den ungünstigsten Stellen (d. h. bei mangelhafter Bewetterung) dagegen Werte von 3,1 (bzw. 9,5).

Das Katathermometer ist auch als selbstregistrierendes Instrument gebaut worden, ist aber in dieser Form sehr kompliziert und kostspielig. Einen Mittelweg zwischen Einzelbeobachtung und Selbstregistrierung haben THILENIUS und DORNO (26) beim Bau des sog. Frigorimeters eingeschlagen. Mit diesem Instrument läßt sich der mittlere Katawert von beliebig lang gewählten Perioden (z. B. mehreren Stunden) feststellen. Man wird dadurch von Zufallswerten etwas unabhängiger.

Nach den neueren Auffassungen ist für die medizinische Klimatologie der Nullpunkt nicht durch den Nullpunkt der Celsiusskala, sondern durch die normale Körpertemperatur des Menschen (36,5°) gegeben. „Kalt" und „warm" sind für sie andere Begriffe als für den Meteorologen. In der medizinischen Klimatologie charakterisieren diese Begriffe die „Abkühlungsgröße" und nicht die Temperatur der Luft.

Wo die Entwärmungsverhältnisse für den Arbeitenden so ungünstig werden, daß es zum Schweißausbruch kommt, tritt die Gefahr von *Erkältungskrankheiten* auf, namentlich dann, wenn die Arbeiter sich notgedrungen oder freiwillig, aus Unachtsamkeit oder Gleichgültigkeit, wohl auch der Zeitersparnis halber, ohne eine Abkühlung in den vor Kühle geschützten Räumen abzuwarten, sich sofort dem Zuge, der kalten Außentemperatur und dem Winde aussetzen. Es ist im vorhergehenden schon öfter bemerkt worden, daß die an heißen Öfen und in heißen Betrieben überhaupt beschäftigten Leute häufig eine gesteigerte Erkrankungsziffer an Erkältungskrankheiten und besonders an rheumatischen

Leiden aufweisen. In diese Kategorie gehören also beispielsweise Bergleute, Bäcker, Eisenarbeiter, Hüttenarbeiter, Heizer, Glasfabrikarbeiter, Schmiede, Arbeiter in Zementfabriken, Zuckerfabriken usw. Gewiß tritt auch bei vielen von diesen Personen allmählich eine gewisse Abhärtung gegen diese krankmachenden Einflüsse ein, aber umgekehrt kann man auch beobachten, daß zahlreiche Angehörige dieser Berufe eine schlaffe, schlecht durchblutete Haut zeigen, die auf Temperatursprünge nicht mehr in der wünschenswerten Weise durch reaktive Gefäßtätigkeit antwortet. Die Erkältungskrankheiten, wohl die häufigsten aller Gesundheitsstörungen, sind merkwürdigerweise noch ein ziemlich dunkles Gebiet der menschlichen Pathologie. Von den zahlreichen zu ihrer Erklärung aufgestellten Theorien befriedigt wohl keine restlos, wie Autoren, die sich mit dieser Frage beschäftigten, oft resigniert feststellen mußten (STICKER, GÄHWYLER, 27, 28). Der Weltkrieg hat im größten Umfange Gelegenheit geboten, das Erkältungsproblem zu studieren, und auf Grund der in den Feldzügen gemachten Beobachtungen hat SCHADE (29) versucht, dem Kerne der Sache näherzukommen. Nach SCHADE ist die Erkältung durch 3 verschiedene Arten von Körperschädigungen zu charakterisieren: 1. Periphere Abkühlungsschädigungen des Gewebes unmittelbar am Ort des Kälteangriffs, 2. Fernwirkungen auf Organe, auf den Bahnen des vegetativen Nervensystems (im besonderen des Sympathicus) vom Ort des Kälteangriffs aus fortgeleitet, und 3. Herabsetzung der immunisatorischen Abwehrkräfte des menschlichen Körpers gegenüber Infektionen verschiedener Art. Nach ihm bestehen insofern wichtige Beziehungen zur Entstehung der Tuberkulose auf Grund von Erkältungen, als die Erkältung die Lungenschutzeinrichtungen des Schleimhautapparates der oberen Luftwege sowie die Schutzleistung der dem Respirationsapparat zugehörigen Lymphdrüsen schädigt und weiter die Erkältung nicht nur durch Verursachung von Schleimhautdefekten Eingangspforten für sekundäre Infektionen schafft, sondern auch die inneren immunisatorischen Abwehrkräfte des Körpers herabsetzt. Die Gefahr der Ausbildung einer Tuberkulose wird also nach der Ansicht SCHADES durch die Akquirierung von Erkältungen gesteigert. Eine Bekämpfung dieser Gefahr ist nach diesem Autor nur durch Abhärtung der Haut, d. h. Kräftigung der in der Haut gelegenen Wärmeregulationsvorrichtungen, erkennbar in besserer Reaktionsfähigkeit auf thermische Reize, möglich. Bei der Arbeiterbevölkerung käme dafür also in Betracht die Gewährung ausreichender Gelegenheit zum Baden (Brausebäder) und zum Aufenthalt und Bewegung in frischer Luft (Arbeitersiedlungen). Ob übrigens die von SCHADE vertretene Anschauung in allen Punkten das Richtige trifft, muß einstweilen noch dahingestellt bleiben.

Erkältungen können auch unter Umständen als Betriebsunfall gewertet werden (WIEGAND, 30).

Die Einwirkung von Kälteschäden spielt im übrigen in der Gewerbehygiene eine geringere Rolle als die Schädigung durch übermäßige Wärmeeinwirkung, am ehesten noch bei den Freiluftarbeitern. Hier kommen gewiß nicht nur häufig rheumatische Erkrankungen zur Beobachtung, sondern wohl auch Neuritiden usw., deren unmittelbare Entstehung durch Kälteschäden sichergestellt ist (31).

Literatur.

1. REIN: Beiträge zur Lehre von der Temperaturempfindung der Haut. Zeitschr. f. Biol. Bd. 82, S. 189. 1924. — 2. RUBNER: Die strahlende Wärme irdischer Lichtquellen in hygienischer Hinsicht. I. Wirkung der Wärmestrahlung auf den Menschen. Arch. f. Hyg. Bd. 23, S. 87. 1895. — 3. ULLMANN: Über die durch Hitzeeinwirkungen hervorgerufenen gewerblichen Hautschädigungen, in dem Werke: Die Schädigungen der Haut durch Beruf und gewerbliche Arbeit. Bd. I, S. 97. Leipzig: Leopold Voss 1922. — 4. KYRLE: Über Pathologie usw. der durch Kältewirkung hervorgerufenen Veränderungen der Haut. Ebenda S. 73. —

5. FRANZ: Über Betriebsunfälle in Industriebetrieben. Zeitschr. f. Hyg. u. Infektionskrankh. Bd. 79, S. 249. 1915. — 6. HILLER: Hitzschlag und Sonnenstich. Leipzig 1917. — 7. RUBNER: Arbeit und Wärme. Festschr. d. Kaiser Wilhelm-Ges. z. Förd. d. Wiss. 1921, S. 185. — 8. WOLPERT: Über die Ausnutzung der körperlichen Arbeitskraft in hochwarmer Luft. Arch. f. Hyg. Bd. 36, S. 203. 1899. — 9. KURRER: Über Temperaturerhöhungen bei Heizern. Dtsch. Zeitschr. f. öff. Gesundheitspfl. Bd. 24, S. 291. 1892. — 10. LEYMANN: Ein Beitrag zur Beurteilung der Gesundheitsverhältnisse der Glasarbeiter. Reichsarbeitsbl. 1925, nichtamtl. Teil, S. 57 u. 118. — 11. GERBIS: Der Gesundheitsschutz in Glashütten. Zentralbl. f. Gewerbehyg. Bd. 2, S. 83 u. 103. 1925. — 12. PACH: Die Hygiene in Zuckerfabriken. Zeitschr. f. Gewerbehyg. 1907, S. 225. (Vgl. auch die Bekanntmachung des Reichskanzlers zu § 120e der Gewerbeordnung vom 24. XI. 1911.) — 13. REICHENBACH u. HEYMANN: Untersuchungen über die Wirkungen klimatischer Faktoren auf den Menschen, II. Mitt. Zeitschr. f. Hyg. u. Infektionskrankh. Bd. 57, S. 23. 1907. — 14. HALDANE: The influence of high air temperatures. Journ. of hyg. Bd. 5, S. 494. 1905. — 15. STAPFF: Studien über den Einfluß der Erdwärme auf die Ausführbarkeit von Hochgebirgstunneln. Du Bois' Arch. f. Anat. u. Physiol. 1879, Suppl.-Bd. S. 72. — 16. VERNON: The influence of atmospheric conditions on the health of the industrial worker. Journ. of state med. Bd. 31, S. 561. 1923; zitiert nach Zeitschr. f. phys. u. diät. Therapie. — 17. STAPFF: Ergebnisse der Wärmebekämpfung auf der Zeche Radbod. Glückauf Jg. 58, S. 893. 1922. — 18. KÖRTING: Luftbefeuchtungs- und Ventilationseinrichtungen für Textilfabriken. Zeitschr. f. Gewerbehyg. 1907, S. 155, 180, 203 u. 228. — 19. GRIESBACH: Beobachtungen über Blutdruck und dessen Verhalten bei Arbeiten in einigen gewerblichen Betrieben. Arch. f. Hyg. Bd. 94, S. 73. 1924. — 20. SCHMIDT: Zur Gewerbehygiene des Baumwollspinnereiberufes. Arch. f. Hyg. Bd. 94, S. 105. 1924. — 21. WYATT: The effect of atmospheric conditions on health and efficiency with special reference to the cotton industry. Journ. of ind. hyg. Bd. 7, S. 317. 1925. — 22. ADOLPH, E. F.: The effects of exposure to high temperatures upon the circulation in man. Americ. journ. of physiol. Bd. 67, S. 573. 1924; zitiert nach Zeitschr. f. phys. u. diät. Therapie. — 23. NUSSBAUM: Die Bedeutung lebhafter Luftbewegung in den Arbeitssälen der Baumwollspinnereien u. -webereien. Gesundheits-Ing. 1913, S. 649. — 24. WEISS: Die hygienischen Grundlagen der Lüftungstechnik mit spezieller Berücksichtigung der Katathermometrie zur Bestimmung der Entwärmungsverhältnisse. Arch. f. Hyg. Bd. 96, S. 1. 1925. — 25. VERNON u. BEDFORD: An investigation of the atmospheric conditions in coal mines by means of the kata-thermometer. Journ. of industr. hyg. Bd. 6, S. 281; zitiert nach Zentralbl. f. d. ges. Hyg. — 26. THILENIUS u. DORNO: Das Davoser Frigorimeter. Zeitschr. f. d. ges. physikal. Therapie Bd. 29, S. 230. 1925. — 27. STICKER: Erkältungskrankheiten und Kälteschäden, ihre Verhütung und Heilung. Berlin 1916. — 28. GÄHWYLER: Der heutige Stand der Erkältungsfrage. Schweiz. med. Wochenschr. 1922, S. 648. — 29. SCHADE: Beiträge zur Lehre von der Erkältung. Zeitschr. f. d. ges. exp. Med. Bd. 7, S. 275. 1919. — Derselbe: Untersuchungen in der Erkältungsfrage, I. Münch. med. Wochenschr. 1919, S. 1021; II: ebd. 1920, S. 449. — Derselbe: Über die Bedeutung der Erkältung für die Klinik der Tuberkulose. Beitr. z. Klin. d. Tuberkul. Bd. 59, S. 328. 1924. — Derselbe: Über die Bedeutung der Erkältung für die Klinik der Tuberkulose. Zeitschr. f. ärztl. Fortbild. 1925, Nr. 10, S. 295. — Derselbe: Artikel „Wärme“ im Handb. d. norm. u. pathol. Physiol. Bd. XVII, Korrelationen III, S. 424. Berlin: Julius Springer 1926. — 30. WIEGAND: Erkältung als Betriebsunfall. Zeitschr. f. ärztl. Fortbild. 1925, S. 541. — 31. SCHARFETTER: Erfahrungen über Neuritis durch Kälteeinwirkungen. Dtsch. Zeitschr. f. Nervenheilk. Bd. 83, S. 134. 1924.

Sonstige benutzte allgemeine Literatur.

LEHMANN, K. B.: Arbeits- und Gewerbehygiene. Handbuch der Hygiene von RUBNER-v. GRUBER-FICKER. Bd. IV, Abt. 2. Leipzig 1919. — KÖLSCH: Allgemeine Gewerbepathologie und Gewerbehygiene. Weyls Handb. d. Hyg. 2. Aufl., Bd. VII, Abt. 1. S. 205, 1914. — HEROLD u. LINDEMANN: Hygiene der Bergarbeiter. Ebenda. 2. Aufl. Bd. VII, Abt. 2, S. 1. 1913. — SAEGER-GÜNTHER: Hygiene der Hüttenarbeiter. Ebenda. S. 275. — ZADEK: Hygiene der Müller, Bäcker und Konditoren. Ebenda. S. 457. — SCHREBER: Hygiene der keramischen Industrie. Ebenda. S. 611. — SCHREBER: Hygiene der Glasarbeiter. Ebenda. S. 685. — FISCHER, R.: Die Leuchtgasindustrie. Ebenda. S. 981. — THOMPSON: The occupational diseases. Teil IV. New York u. London 1914.

Wirkung von Preßluft.

Von

WILHELM MAGER

Brünn.

Mit 5 Abbildungen.

Bei Arbeiten, welche unter Wasser oder in einem für Wasser durchlässigen Boden bis zu größeren Tiefen ausgeführt werden müssen, wird seit dem Vorschlage von TRIGER, 1839, *Preßluft* dazu verwendet, um aus dem Arbeitsraume das Wasser zu verdrängen und so den Aufenthalt und das Arbeiten von Menschen zu ermöglichen.

Hierbei muß die Verdichtung der Luft, die in die Arbeitskammer gepreßt wird, eine derartige sein, daß sie dem Drucke des Wassers das Gleichgewicht hält bzw. um etwas überschreitet, und hängt daher die Höhe der Verdichtung, der Kompression der Luft, in der sich die Menschen aufhalten müssen, von der Tiefe unter dem Wasserspiegel, wo gearbeitet werden soll, derart ab, daß der Tiefe von 10 m, genau 10,3 m, unter Wasser ein Überdruck von einer Atmosphäre in der Verdichtung der Luft entsprechen muß.

Aus dem Prinzipe der Taucherglocke hervorgegangen, stellt der Luftkasten „*Caisson*" den Arbeitsraum dar, der als fixe Unterlage das Fundament eines Bauwerkes bildet, und bei dem durch eine über Wasser angebrachte *Schleuse* der Verkehr mit der Außenwelt vermittelt wird. Auf den Luftkasten, den Caisson, wird das Mauerwerk aufgeführt, im Arbeitsraum durch weiteres Tiefergraben der Weg freigelegt, den das gemauerte Bauwerk zu nehmen hat, bis es auf eine feste, wasserundurchlässige Bodenschicht oder auf Felsen kommt. Auf diese Art werden Brückenpfeiler und Docks gegründet, aber auch in für Wasser durchlässigen Erdschichten Schächte, besonders Kohlenschächte, vorgetrieben. Auch bei der Erbauung von Tunnels in einem für Wasser durchlässigen Boden, besonders unter Flußläufen, werden Caissons zur Verwendung genommen.

Die Konstruktion einer Brückenpfeilergründung, die Anwendung des Caissons und die Arbeit der Menschen in demselben ist aus der beistehenden Abbildung ersichtlich.

Bei der Caissonarbeit, der Preßluftarbeit, geschieht der Übergang der in den Arbeitsraum Eintretenden oder deren Rückkehr aus dem Arbeitsraum dadurch, daß eine Schleuse zu passieren ist, ein mehr oder minder kleiner Raum, in welchem beim „Einschleusen" die Druckvariation vom normalen Atmosphärendruck bis zum im Caisson konstant herrschenden Überdruck, bzw. beim „Ausschleusen" umgekehrt in einer verhältnismäßig kurzen Zeit durchgeführt wird, um so die Möglichkeit zu geben, in den Arbeitsraum hinein- bzw. aus demselben herausgelangen zu können. Die Konstruktion einer solchen „Personenschleuse" ist der Abbildung zu entnehmen.

Durch die Notwendigkeit der Arbeit in Preßluft ergeben sich Einwirkungen auf den menschlichen Organismus, die auch zu schweren Gesundheitsstörungen Veranlassung bieten, ja selbst Todesfälle im Gefolge haben.

Beim Übergang des Menschen aus dem normalen Atmosphärendruck in die komprimierte Luft und ebenso beim Aufenthalte in der Preßluft selbst werden bei der Atmung allmählich die in der komprimierten Luft in eben den der Kompression entsprechend vermehrten Mengen enthaltenen Bestandteile der Luft, Kohlensäure, Sauerstoff und Stickstoff, ins Blut aufgenommen und vom Blut in die Gewebe abgegeben, und zwar bis zur vollständigen Sättigung der Gewebe mit Gas. Kohlensäure und Sauerstoff befinden sich hierbei in chemischer Bindung, Stickstoff eben nur absorbiert.

Durch den Mehrgehalt des Blutes und der Gewebe an Sauerstoff und Kohlensäure werden nun gewisse *physiologische Veränderungen* hervorgebracht, welche

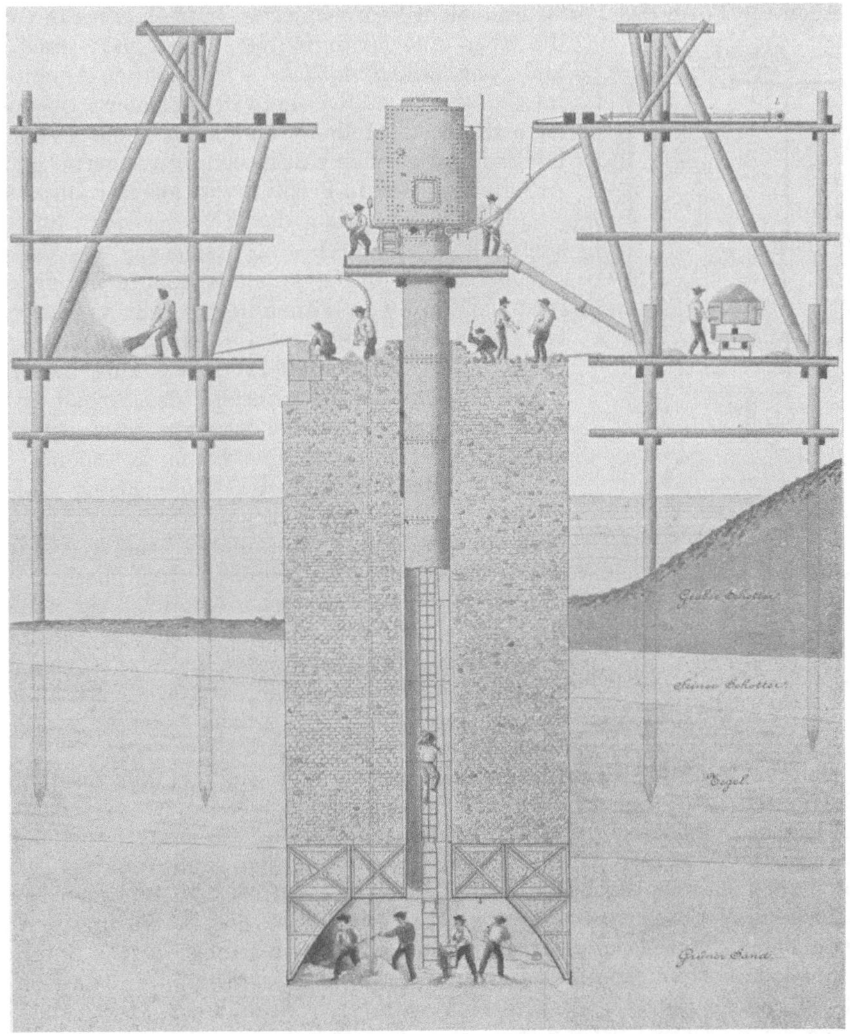

Abb. 1. Skizze einer Pfeilergründung mit Preßluft (Caisson).

bei den Menschen während des Aufenthaltes *in komprimierter Luft* festzustellen sind. Dieselben bestehen vor allem anderen in einer Veränderung der *Respiration und Zirkulation* in der Art, daß beim Aufenthalte im Caisson, bereits auch bei dem Übergange aus der normalen Atmosphäre in die komprimierte Luft, mit dem zunehmenden Drucke eine *Herabminderung der Atemfrequenz* festzustellen ist. Ebenso ist auch die Zirkulation, die Zahl der Pulsschläge bzw. Herzkontraktionen eine verminderte und beträgt im Mittel ca. 14 Schläge weniger, als die betreffenden Personen beim Aufenthalt in normaler Atmosphäre zeigen.

Es ist nur gleich hier zu erwähnen, daß die verminderte Zahl der Atemzüge und der Pulsschläge nach der Rückkehr in die normale Atmosphäre nach dem Verlassen des Caissons nicht nur zur früheren Norm zurückkehrt, sondern nahezu konstant in eine stärkere Beschleunigung übergeht, die bei den einzelnen Individuen in größeren Grenzen schwankt.

Auch die Form des *Pulses* erfährt in komprimierter Luft eine Veränderung, die aber nur geringfügiger Natur ist; eine Veränderung des *Blutdrucks* während des Aufenthalts im Caisson gegenüber dem in normaler Atmosphäre ist nicht festzustellen. Die körperliche Leistungsfähigkeit ist aber eine auffallend gesteigerte, und die Arbeiten werden in Preßluft viel leichter ausgeführt.

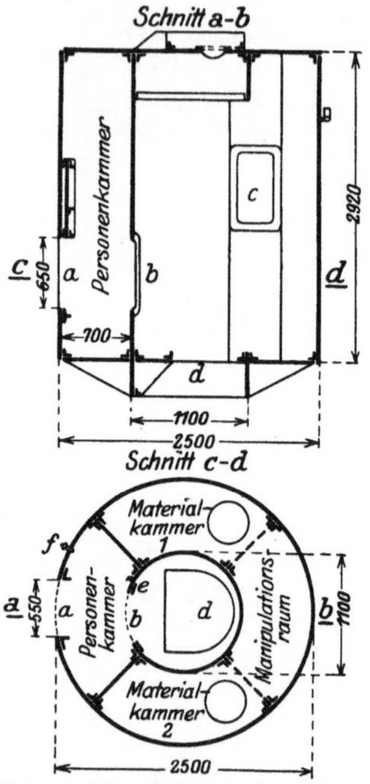

Abb. 2. Konstruktionsskizze einer Personenschleuse.

Eine Veränderung des *Körpergewichts* im Sinne einer Abnahme durch eine Steigerung des Verbrennungsprozesses im Organismus konnte nur in einer geringen Zahl von Fällen festgestellt werden, eher fand sich eine Zunahme des Körpergewichts, die wohl auch ganz besonders darauf zurückzuführen wäre, daß die Leute während der Arbeit in der Preßluft durch die hierbei besseren Erwerbsverhältnisse zu einer besseren Ernährung kommen.

Interessant ist nur die Beobachtung, daß die *Stimme* des Menschen in komprimierter Luft eine Veränderung in ihrer Klangfarbe erfährt, sie erhält einen näselnden, vornehmlich metallischen Beiklang. Auch ist es nicht möglich, bei höherem Drucke zu *pfeifen*, d. h. weder bei der Ausatmung noch bei der Einatmung den Luftstrom mit einer bestimmten Geschwindigkeit durch die Öffnung der Lippen durchzutreiben, welche notwendig ist, um einen Ton hervorzubringen.

Eine Veränderung der Lungenstellung oder der Stellung des Zwerchfelles im Caisson ist nicht nachzuweisen.

Alle diese physiologischen Veränderungen kehren, wie gesagt, wieder nach dem Verlassen des Caissons und dem Übergang aus dem komprimierten in den gewöhnlichen Atmosphärendruck zum Normalen zurück. In einzelnen Fällen ist nach dem Verlassen des Caissons eine Auftreibung des Leibes und der vermehrte Abgang von Gasen zu beobachten, eine Erscheinung, welche durch das Verschlucken von verdichteter Luft während des Aufenthaltes im Caisson bedingt ist und ebenso wie der plötzlich eintretende Stuhldrang, durch die Ausdehnung der im Darme befindlichen komprimierten Luft in der normalen Atmosphäre erzeugt wird.

Pathologische Veränderungen und Gesundheitsstörungen werden *während des Aufenthalts* in der Preßluft nicht beobachtet.

Wohl aber treten bei Caissonarbeitern typische *Krankheitserscheinungen auf, die mit der Veränderung des Druckes der Luft in zeitlichem und ursächlichem Zusammenhange stehen.*

Während bei der Kompression, dem Anstiege des Druckes der Luft, also beim „Einschleusen“, nur manchmal Schädigungen des Gehörorgans auftreten, stellen sich die häufigsten und wichtigsten Gesundheitsstörungen beim Übergange bzw. *nach dem Übergange aus der Preßluft in die normale Atmosphäre*, beim und nach dem „Ausschleusen“ ein. Diese Gesundheitsstörungen, die wohl am besten als „*Dekompressionserkrankungen*“ bezeichnet werden, stellen die eigentlichen „*Preßlufterkrankungen*“, die *Caisson sickness, Caisson disease, Caissonkrankheit*, dar.

Die *während des Druckanstieges* beim „*Einschleusen*“ beobachteten Krankheitsveränderungen betreffen das Gehörorgan und sind *mechanisch* bedingt, durch die Druckerhöhung der den Menschen umgebenden Luft an sich hervorgerufen. Beim Druckanstieg der Luft in die Schleuse kommt es durch die bestehende Druckdifferenz zwischen Mittelohr und äußerem Gehörgang zu schmerzhaften Sensationen im Ohre, hervorgerufen durch die Einwölbung des Trommelfelles, Erscheinungen, welche meist durch das mechanische Einblasen von Luft durch die EUSTACHIsche Ohrtrompete, eine einfache kräftige Schluckbewegung oder den VALSALVAschen Versuch, ausgeglichen und zum Verschwinden gebracht werden können. Ist aber durch eine Erkrankung, Katarrh usw. der EUSTACHIschen Ohrtrompete, dieser Druckausgleich nicht möglich, so tritt Hyperämie im Trommelfell ein, es kommt zu Blutaustritten am Trommelfell und im Mittelohre, evtl. zur traumatischen Perforation des Trommelfelles. Sekundär kann sich natürlich an eine Blutung im Mittelohr durch Infektion eine Otitis media suppurativa mit ihren Folgezuständen anschließen.

Diese durch die mechanische Druckdifferenz zwischen Mittelohr und äußerem Atmosphärendrucke bedingten Erkrankungen des Gehörorgans können als die *Kompressionsaffektionen* bezeichnet werden.

Auch während des Druckabfalles, während der Dekompression treten manchmal ganz ähnliche Krankheitserscheinungen am Gehörorgane auf, die ebenfalls aus rein mechanischer Ursache, durch den erschwerten Druckausgleich der nunmehr verdichteten Luft im Mittelohr gegenüber der relativ verdünnten Luft in der Umgebung hervorgerufen werden, wenn dieser Ausgleich durch die EUSTACHIsche Ohrtrompete nicht erfolgen kann. Da aber der Austritt der verdichteten Luft aus dem Mittelohr ein viel leichterer ist, sind Störungen von seiten des Ohres bei der Dekompression ziemlich selten.

Eine ganz besondere Stellung, nicht nur in gewerbehygienischer Beziehung, sondern in derPathologie überhaupt, nehmen die *nach der Dekompression auftretenden Krankheitserscheinungen* ein.

Allen diesen nach der Dekompression auftretenden Krankheitserscheinungen, *der eigentlichen Caisson- und Taucherkrankheit*, kommt die Eigentümlichkeit zu, daß dieselben nicht *sofort nach* dem Verlassen des Caissons bzw. der Personenschleuse auftreten, sondern erst nach einem *beschwerdefreien Intervall* von kürzerer oder längerer Zeit, einer *Latenz* bis selbst zu einigen Stunden sich einstellen; und ferner, daß dieselben erst von einem Überdrucke von mehr als 1,0 Atmosphären, meist erst von 1,5 Atmosphären an, zur Beobachtung gelangen.

Wenn auch die einzelnen Symptomenbilder in mannigfachster Kombination eintreten, so können doch bestimmte Gruppen von Krankheitsbildern unterschieden und eine gewisse Einteilung getroffen werden, wie eine solche die Beobachtungen von HELLER, MAGER, v. SCHRÖTTER ergeben haben, und wurde diese Einteilung auch von englischen Autoren (so L. HILL) übernommen.

Als *erste Gruppe* der Dekompressionsaffektionen sind Erscheinungen in der Haut, in der Muskulatur und in den Gelenken, die auch teilweise mit Reizerscheinungen in den großen Nervenstämmen einhergehen, zusammenzufassen.

In die *zweite Gruppe* sind Störungen von spinalem und cerebralem Charakter zu nennen, denen als *dritte Gruppe* die Affektionen des inneren Ohres, des Labyrinthes, anzureihen wären.

In die *vierte Gruppe* fallen Affektionen, bei denen in vorwiegender Weise Herz- und Lungenstörungen auftreten.

Periphere Reizaffektionen.

Als häufigste Form tritt „*Jucken*" in der Haut des Stammes und der Extremitäten auf, das aber oft so bedeutend ist, daß starkes Kratzen geübt wird und handgroße Excoriationen als Folgen des Kratzens bleiben, die „Puces" der Franzosen.

Eine zweite Erscheinung ist das von den Arbeitern selbst sogenannte „Reißen", die „bends" der Engländer und Amerikaner.

Meist 1—2 Stunden nach dem Verlassen des Caissons setzen plötzlich Schmerzen reißenden Charakters in den Muskeln der Extremitäten, des Stammes oder auch in den Gelenken der Extremitäten ein, die von solcher Heftigkeit sein können, daß der Betroffene laut schreit und mit den Zähnen knirscht und sich nicht weiterzubewegen vermag, zusammenstürzt.

Diese von Heller, Mager, v. Schrötter als *Myalgien* und *Arthralgien* benannten Symptomenkomplexe zeigen objektiv einen meist nur geringen Befund. Außer der auch bei Berührung oder passiver Bewegung gesteigerten Schmerzhaftigkeit der befallenen Teile ist nur geringgradige Schwellung der Muskelpartien oder der Gelenke vorhanden. Meist sind gerade die größeren Nervenstämme auf Druck äußerst schmerzhaft. Ein besonderes Befallensein der am meisten gebrauchten Glieder ist nicht festzustellen. Länger dauernde Gesundheitsstörungen treten als Folgen dieser Affektion nicht ein, dieselben verschwinden in leichteren Formen oft schon nach kurzer Zeit.

In einzelnen Fällen hört und spürt man über dem befallenen Gelenk oder der Muskelpartie ein eigentümliches Geräusch, welches am besten mit „*Quatschen*" bezeichnet werden kann.

Oftmals erscheint die Haut über den schmerzhaften Partien „marmoriert", blasse und rote, violette Flecken nebeneinander zeigend. Beim Drücken dieser Hautpartien empfindet der Untersuchte manchmal ein „*Knistern*", wie es bei Hautemphysem sich einstellt.

Die dritte Art der hierher gehörigen Krankheitsbilder enthält Erkrankungen, bei denen die Schmerzen am Stamm allein oder dort besonders lokalisiert sind und mit einem direkt als „Gürtelgefühl" bezeichneten Schmerze einhergehen.

Cerebrospinale Affektionen.

Zu den cerebrospinalen Störungen zählt eine große Krankheitsgruppe, Beobachtungen von *Lähmungserscheinungen*, die als motorische und sensible *Monoparesen* und *Monoplegien* meist mit Schwellung der betroffenen Extremitäten und mit „Reißen" kombiniert aufzutreten pflegen.

Die Lähmungserscheinungen schwinden in meist kurzer Zeit, ohne bleibende Störungen zu hinterlassen.

Schwere Affektionen stellen dann *Paraplegien* dar. Neben Paraparesen, meist die Motilität allein betreffend, oft nur mit Hyperästhesien verbunden, treten Paraplegien auf, die ganz den Typus der Querschnittläsion des Rückenmarkes, der Myelitis disseminata, in verschiedener Höhe, meist des Dorsalmarkes, haben und oft von bleibenden Gesundheitsstörungen gefolgt sind.

Aber sowohl Paraparesen als auch Paraplegien können nach mehr oder minder kurzer Zeit in vollständige Restitution übergehen.

Lähmungserscheinungen von *hemiplegischem* Typus, einer Cerebralläsion entsprechend, sind ziemlich seltene Vorkommnisse. Heller, Mager, v. Schrötter sahen in ihrem großen Beobachtungsmaterial nur einen derartigen Fall.

Auch isolierte cerebrale Herdstörungen, so *Aphasie*, allein oder zusammen mit Paraplegie, sind beobachtet worden.

Labyrinthaffektionen.

Häufiger wiederum tritt der *Menièresche Symptomenkomplex* und apoplektiforme Taubheit auf, Krankheitserscheinungen, die nahezu immer als irreparabel angesehen werden müssen.

Einige Male trat Schwindel cerebralen Charakters mit Erbrechen und Schwäche auf.

Herz- und Lungenaffektionen.

Endlich ist eine Gruppe von Krankheitssymptomen aufzuzählen, bei der *Herz- und Lungenerscheinungen* das Bild beherrschen.

Ebenfalls nach einer Latenzzeit stellt sich nach dem Ausschleusen plötzlich Atemnot, Cyanose, heftiger Hustenreiz, kaum fühlbarer Puls, kalter Schweiß ein. Die Atmung ist beschleunigt, über den Lungen manchmal feinblasiges Rasseln, Lungenödem festzustellen.

Diese Erkrankungen stellen die schwersten, lebensbedrohenden Fälle dar, und auch die von HELLER, MAGER, v. SCHRÖTTER beobachteten zwei Todesfälle gehören dieser Gruppe an.

Nochmals hervorgehoben sei die *Kombination der Typen der Krankheitsbilder*. Oft beginnen die krankhaften Erscheinungen mit „Reißen", das einige Zeit anhält, dann ist plötzlich oder in verhältnismäßig kurzer Zeit die Paraplegie oder absolute Taubheit, MENIÈREscher Schwindel vorhanden, wobei die peripheren Reizerscheinungen weiter andauern oder aber schon wieder geschwunden sein können. So kommt es auch, daß bei allen Krankheitsgruppen die Marmorierung und fleckige Rötung der Haut auftritt, die vollständig verschwindet oder, später von Blutaustritten gefolgt, längere Zeit bestehen bleibt.

Was die *Häufigkeit des Auftretens der Erkrankungen* betrifft, so beobachteten HELLER, MAGER, v. SCHRÖTTER bei 198 Arbeitern 320 Erkrankungen, die bei einem Überdrucke von 1,2—1,7 Atmosphären angefangen, sich einstellen. Gehäuft traten Krankheitsfälle bei einem Überdrucke von 2,4 Atmosphären auf.

Auf die einzelnen Krankheitsgruppen verteilten sich die Erkrankungen wie folgt, wobei bemerkt sei, daß die Einreihung in die betreffende Krankheitsgruppe nach der Art der schwersten Krankheitserscheinung stattfand.

Myalgien	105	=	32,8%
Arthralgien	60	=	18,8%
Gürtelschmerz	10	=	3,1%
Monoplegien	17	=	5,3%
Paraplegien	26	=	8,1%
Menière-Symptomenkomplex	14	=	4,4%
Apoplektiforme Taubheit	2	=	0,6%
Vertigo	4	=	1,3%
Aphasie	1	=	0,3%
Hemiplegie	1	=	0,3%
Asphyxie	13	=	4,0%

Bis zum Jahre 1900 waren 137 *Todesfälle* durch Preßluftarbeit bekannt, darunter 41 Todesfälle bei Tauchern und 96 bei Caissonarbeitern. F. L. KLAYS beobachtete beim Bau des East-River-Tunnels allein 20 Todesfälle.

Bezüglich *der Erklärung über das Zustandekommen dieser Dekompressionserkrankungen* kann die alte mechanische Theorie, nach welcher die Schädigung auf eine abnorme Blutverteilung im Organismus durch die von außen wirkende komprimierte Luft (POL und WATELLE, 1854), sowie die Erkältungstheorie,

„the theory of exhaustion and cold“ (VAN RENSSELAER u. a.), als überwunden betrachtet werden.

Es sei nur gleich erwähnt, daß die mit der Arbeit in Preßluft, speziell im Caisson verbundenen Einwirkungen von Feuchtigkeit und Nebelbildung in der Luft nur geringfügiger Art sind und vernachlässigt werden können.

Durch die grundlegenden Arbeiten von HOPPE-SEYLER (1857), P. BERT (1872) und anderer, durch die zusammenfassenden Untersuchungen von HELLER, MAGER, V. SCHRÖTTER (1895—1900) ist es nachgewiesen, daß diese Dekompressionserkrankungen durch eine *Gasentwicklung im Körper des Menschen, durch das Freiwerden von Gasen hervorgerufen sind.*

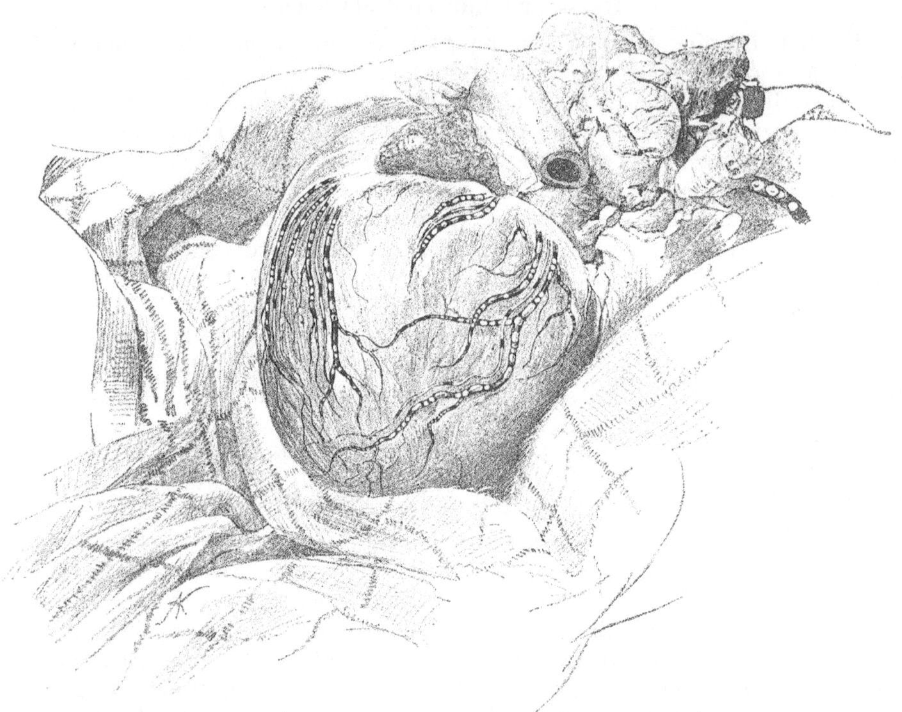

Abb. 3. Herz eines Hundes nach rascher Dekompression von hohem Überdrucke.

Werden Tiere, welche eine Zeitlang in Preßluft geweilt hatten, nach einer verhältnismäßig raschen Dekompression getötet und dann sofort nach einem von GÄRTNER gemachten Vorschlage unter Wasser seziert, so sind in den Gefäßen und Geweben deutlich die Gasblasen, ja selbst das Freiwerden, die Entwicklung der Gase zu beobachten, wie dies aus der Abb. 3, die ebenso wie die anderen Abbildungen der Arbeit „Luftdruckerkrankungen“ von HELLER, MAGER, V. SCHRÖTTER entnommen ist, ersehen werden kann.

Durch eine Analyse dieser frei gewordenen Gase aus dem Herzen konnte P. BERT und in Übereinstimmung damit HELLER, MAGER, V. SCHRÖTTER nachweisen, daß das Gas der Hauptsache nach aus *Stickstoff* besteht, und HELLER, MAGER, V. SCHRÖTTER nahmen an, daß es vorwiegend Gasembolien und Zirkulationsstörungen durch die im Blute selbst und von den Geweben ins Blut abgegebenen freien Gase sind, welche die einzelnen Krankheitserscheinungen und Krankheitsbilder erzeugen, wenn auch bereits von diesen das Hauptemphysem und das Freiwerden von Gas im Zellgewebe selbst erwähnt ist.

BOYKOTT, DAMANT und HALDANE sowie von deutscher Seite besonders QUINKE (1910) haben nun gezeigt, daß eine Gasentwicklung nach der Dekompression ganz *besonders in den Geweben selbst* stattfindet, und daß dieses Gas ebenfalls Stickstoff ist.

Die von HOPPE-SEYLER, PAUL BERT und seiner Schule inaugurierte, durch HELLER, MAGER, V. SCHRÖTTER wieder bewiesene Gastheorie für das Zustandekommen der Dekompressionserkrankungen hat durch die genannten englischen und deutschen Autoren (QUINKE, PLESCH, BORNSTEIN u. a.) eine Erweiterung erfahren insofern, *als gerade den Geweben die wichtigste Rolle für die Entstehung der Gase und für das Zustandekommen der Krankheitserscheinungen zugesprochen werden muß.*

Nicht nur Gasembolien, sondern autochthon in den Geweben selbst, freiwerdendes Gas, Stickstoff führt zu Gewebsveränderungen an Ort und Stelle, die dann die klinischen, pathologischen Symptome hervorrufen.

Um diese Vorgänge nach der Dekompression zu verstehen, muß vorerst auf die Bedingungen eingegangen werden, unter welchen die *Aufnahme von Stickstoff in komprimierter Luft erfolgt* sowie auch *die Abgabe bei der Rückkehr aus der Preßluft* in den normalen Atmosphärendruck geschieht. Nach diesen Betrachtungen wird nicht nur das Auftreten von Gas im Blute und den Geweben verständlich, sondern auch der Umstand, daß pathologische Erscheinungen nur dann eintreten, wenn der Organismus eine *bestimmte Zeit in Preßluft*, in gewissem Drucke, geweilt hat. Untersuchungen von ZUNTZ, LOEWY, BOYKOTT, HALDANE und DAMANT sowie von PLESCH u. a. haben sich mit diesem Gegenstande genauer beschäftigt, auf den schon HELLER, MAGER, V. SCHRÖTTER eingegangen sind.

Bei dem Übertritt aus der normalen Atmosphäre in die komprimierte Luft werden, wie schon früher kurz erwähnt, die in der verdichteten Luft in größerer Menge vorhandenen Gase durch die Lungen ins Blut aufgenommen, welches vollbeladen die Lungen verläßt und die Gase wieder so lange an die gesamten Körperflüssigkeiten abgibt, bis dieselben jene Gasmengen enthalten, die dem herrschenden äußeren Drucke entsprechen. Sauerstoff und Kohlensäure erfahren eine chemische Bindung; der Stickstoff der Luft wird nur in Absorption gehalten.

Zur Herstellung des Spannungsgleichgewichts der Gewebe an absorbierten Gasen, also Stickstoff, mit der umgebenden äußeren Luft ist daher eine gewisse Zeit notwendig und wird ein vollständiger Spannungsausgleich zwischen den Geweben und der Außenluft eben nur nach einer gewissen Dauer des Aufenthaltes in komprimierter Luft möglich sein.

Wenn der Mensch nun den Caisson wieder verläßt und aus der verdichteten Luft in die normale Atmosphäre zurückkehrt, so wird wieder umgekehrt der in den Geweben vorhandene absorbierte Stickstoff an die Außenwelt mit der Atmung durch die Lungen abgegeben werden. Mit dem Druckabfall und der Verminderung der Verdichtung der komprimierten Luft wird das Blut in den Lungen wohl momentan seinen Stickstoff abgeben, und zwar geschieht dies proportional der Druckabnahme, und das arterielle Blut wird eben nur jene Mengen von Stickstoff enthalten, welche dem abnehmenden Druck entspricht. Im Körperinnern wird sich das Blut aber entsprechend der Spannung, bei welcher der Körper saturiert wurde, mit dem aus den Körperflüssigkeiten sich sammelnden Stickstoff wieder sättigen, das Venenblut wird wieder reichlich mit Stickstoff beladen sein, und dieser wird wieder durch die Lungen an die Außenwelt oder an die Umgebung abgegeben.

PLESCH hat nun folgende Berechnung angestellt, welche den Stickstoffgaswechsel bei Aufenthalt in Preßluft illustrieren soll.

Nimmt man einen Menschen von 60 kg Körpergewicht an, so hat dieser bei normalem Atmosphärendruck 600 ccm Stickstoff in seinem Körper absorbiert, 1200 ccm Stickstoff bei 2 Atmosphären, 1800 ccm Stickstoff bei 3 Atmosphären usw., wobei vorausgesetzt wird, daß der ganze Körper, als Flüssigkeit betrachtet, imstande ist, ein Volumprozent Stickstoff pro 6000 mm Hg Partialdruck aufnehmen zu können. Plesch konnte nun auch zeigen, daß das Minutenvolumen des Blutes etwa 4300 ccm ist, indem die Blutmenge 5% des Körpergewichtes ausmacht und die Umlaufszeit 55 Sekunden beträgt. Wenn nun der Druckabfall derartig geschieht, daß in einer Minute sich der Druck der komprimierten Luft nur um $^1/_{10}$ Atmosphäre vermindert, so wird also der Mensch 0,1% seines Minutenvolumens, also 4 ccm Stickstoff in der ersten Minute des Druckabfalles abgeben können, in der zweiten Minute 8 ccm usw., also pro Atmosphäre und 10 Minuten etwa 220 ccm Stickstoff. Da aber, wie oben erwähnt, die Menge des absorbierten Stickstoffes im Körper nur 600 ccm bei einem Überdruck von 1 Atmosphäre mehr beträgt, so bleibt demnach eine ganz beträchtliche Menge von Stickstoff (380 ccm) im Körper zurück, eine Menge, welche um so größer sein wird, je schneller sich der Druckabfall vollzieht, je kürzere Zeit also der Mensch dazu verwendet, um durch Herabminderung des Druckes aus der komprimierten Luft des Caissons in die normale Atmosphäre zu gelangen.

Dieser Gasrest im Körper, welcher nicht die Möglichkeit hatte, abgegeben zu werden, wird nun, nachdem er in der normalen Atmosphäre durch den niedrigeren außen herrschenden Druck *nicht mehr in Absorption* gehalten wird, wohl noch teilweise bei der Atmung nach außen gelangen, aber sowohl im Blute als auch ganz besonders in den Geweben selbst als Gas in Form von Blasen frei werden.

Nach den Untersuchungen von Quinke sind nun fett- und lipoidreiche Gewebe imstande, in Preßlust das 5—6fache an Stickstoff zu absorbieren wie andere wasserhaltige Gewebe, und Quinke wies auch nach, daß die Abgabe des absorbierten Stickstoffes unter sonst gleichen Bedingungen in den verschiedenen Geweben je nach ihrem Wasser- oder Fettgehalte verschieden erfolgt; es bildet also gerade das Fettgewebe ein reiches Reservoir an absorbiertem Stickstoff im Körper.

Wenn danach dem Organismus, der eine gewisse Zeit in Preßluft geweilt hat und dessen Gewebe mit Stickstoff dem herrschenden Drucke der komprimierten Luft entsprechend gesättigt sind, nicht durch einen sehr langsamen Druckabfall die Möglichkeit gegeben wird, seinen Stickstoff durch die Lunge abzugeben, *so wird dieser in den Geweben zurückgebliebene Stickstoff nach der Rückkehr in den normalen Atmosphärendruck den Gasdruckgesetzen entsprechend als Gas frei werden.*

Nach den obigen Berechnungen von Plesch kann auf eine vollkommene Entgasung des Organismus nur dann gerechnet werden, wenn *pro $^1/_{10}$ Atmosphäre 3 Minuten Wartezeit* durchgemacht werden würden, d. h. daß in der Personenschleuse die Arbeiter die Druckverminderung vom Überdruck im Caisson bis zum normalen Luftdruck so durchmachen, daß für den Abfall des Druckes um je $^1/_{10}$ Atmosphäre je 3 Minuten gebraucht werden.

Wenn daher diese Zeit nicht eingehalten wird, wenn z. B. Experimentiertiere, Hunde, Katzen usw., sehr schnell die Dekompression durchmachen, muß Stickstoff in den Geweben als Gas frei werden.

So sind die experimentell erwiesenen Tatsachen des Freiwerdens der Gase nach relativ rascher Dekompression durch atmungsphysiologische Erwägungen und nach den Gesetzen des Gasaustausches der Gewebe und des Blutes erklärt.

Durch das Auftreten von Gasblasen in den Geweben sowohl als auch in den die Gewebe versorgenden Gefäßen werden vorübergehende oder auch bleibende Störungen erzeugt, welche die im obigen beschriebenen Krankheitsbilder ergeben und hervorrufen. Das Auftreten von Gasblasen im Fettgewebe, in der Synovia der Gelenke und im Muskelgewebe erzeugen die als Myalgien und Athralgien zur Beobachtung kommenden Symptomenkomplexe, und es ist auch gewiß das oben erwähnte „Quatschen" in den Gelenken, welches von Heller, Mager, v. Schrötter beschrieben wurde, auf das Freiwerden von Gasblasen in den Gelenken selbst zurückzuführen, ebenso das Hautemphysem auf Gasblasen im Unterhautfettgewebe.

Gerade aber die häufigen Erscheinungen von seiten des zentralen Nervensystems, speziell des Rückenmarks, sind darauf zu beziehen, daß, wie Quinke zeigte, das Gehirn und das Rückenmark den höchsten Absorptionskoeffizienten für Stickstoff besitzen und das Rückenmark auch eine ungünstige Blutversorgung, demnach schlechte Entgasungsbedingungen hat. Es wird das Zentralnervensystem sich wohl mit dem Stickstoff saturieren, welchen dasselbe in größerer Menge als alle anderen Gewebe absorbiert hält, es wird aber Gehirn und Rückenmark auch am schwersten seinen Stickstoff durch die Blutbahn nach außen abgeben können, so daß gerade in diesen Geweben es am relativ häufigsten zur Bildung von Gasblasen kommt, die entweder vorübergehende Störungen der Inner-

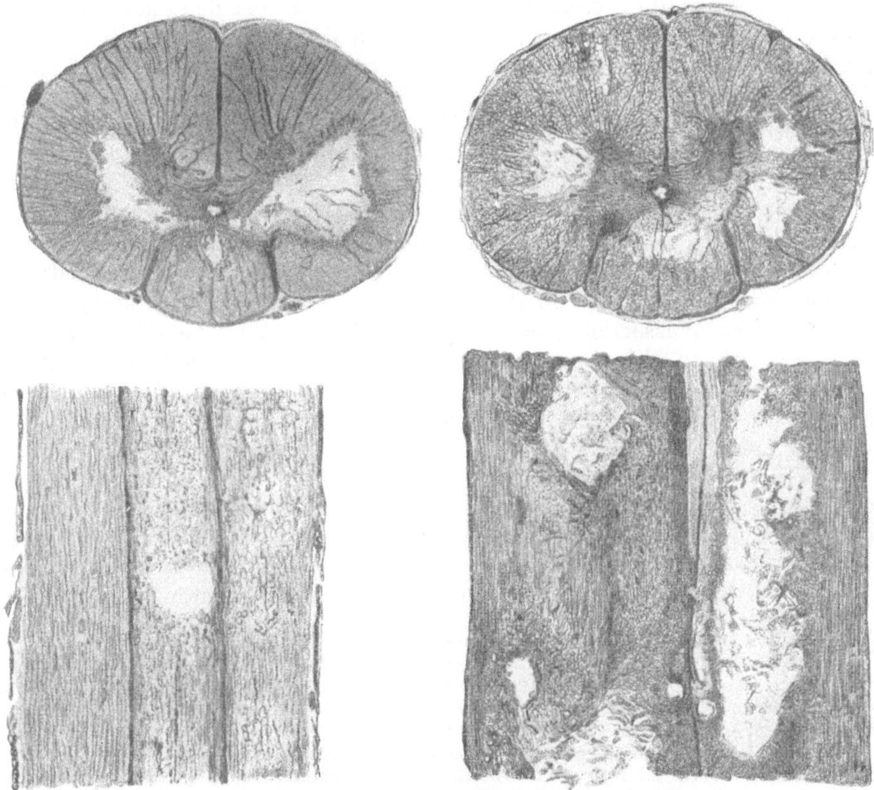

Abb. 4. Querschnitte und Längsschnitte durch das Rückenmark von Hunden, die nach rascher Dekompression Lähmung des Hintertieres zeigten.

vation, evtl. Reizerscheinungen, oder durch Zerstörung und Sprengung der Substanz bleibende Schädigungen hervorrufen.

So kommt es zu partiellen oder totalen Querschnittsläsionen, disseminierten Herden gerade durch die schlechte Blutversorgung, die eine Abfuhr der freien Gase nicht so gut gestattet, am meisten im Rückenmarke, zu Monoplegien und Paraplegien, wie sie oben beschrieben sind.

Auch die Versuchstiere zeigen die bei Menschen gleichen Krankheitsbilder, so besonders Paraplegien des Hintertieres, denen anatomische Veränderungen im Rückenmarke zugrunde liegen. In dem Rückenmarke von Hunden fanden sich disseminierte Nekroseherde, ihrer Form und Ausbreitung ähnlich den bei der akuten Myelitis auftretenden (Heller, Mager, v. Schrötter).

Die Befunde bei Menschen, die an einer nach Dekompression erlittenen Paraplegie gestorben sind, sind den experimentell erzeugten völlig gleich (Catsaras, Leyden, Rensselaer, Hoche u. a.).

Auch das innere Ohr mit seiner Endolymphe wird für das Freiwerden von Gasblasen sehr geeignet sein, wobei darauf hingewiesen werden soll, daß gerade wieder QUINKE zeigen konnte, daß fremde Körper (hier die Otolithen) in den Flüssigkeiten die Bläschenbildung begünstigen. Es treten so Schädigungen auf, welche den MENIÉREschen Symptomenkomplex ausmachen.

In allen jenen Fällen aber, wo gerade im Venenblute durch reiche Aufnahme von Stickstoff aus den Geweben das Gas selbst im Blute frei wird, tritt eine Blähung des rechten Herzens durch Überfüllung von Gas ein, und wir kommen zu den Erscheinungen der akuten Herzblähung mit Asphyxien und den dadurch bedingten Todesfällen, wie ja auch in dem einen Falle von MAGER, HELLER, v. SCHRÖTTER die Gasblähung des rechten Herzens bei der Sektion nachgewiesen werden konnte.

Die frei werdenden Gase im Unterhautfettgewebe geben auch Veranlssung zur Marmorierung, zum subjektiven Hautjucken, wenn auch vielleicht für letzteres Symptom teilweise spinale Wurzelreize maßgebend sind.

Hier sei nun angeführt, daß die Menschen, die im *Taucheranzuge, im Skaphander*, in die Tiefe des Wassers sich begeben, *den gleichen Bedingungen unterworfen sind wie der Arbeiter im Caisson.* Auch dem Taucher muß, sollte nicht sein Körper durch den Druck der umgebenden Wassermassen zusammengedrückt werden und soll er überhaupt in die Wassertiefe steigen können, *komprimierte Luft* in einer der Wassertiefe entsprechenden Verdichtung zugeführt werden. Der Gasaustausch in den Geweben und in der Lunge erfolgt genau gleich dem des Caissonarbeiters. Beim Taucher geschieht aber die Dekompression durch das Aufsteigen aus der Wassertiefe selbst, durch den Übertritt aus dem Wasser ans Land.

Eine Verhütung des Auftretens krankhafter Erscheinungen bei Leuten, welche unter Preßluft gearbeitet haben, sei es entweder im Caisson oder im Skaphander, ist dadurch zu erzielen, *daß die Dekompression so erfolgt, daß die im Blute absorbierten Gase vollständig aus dem Körper durch die Atmung entfernt werden* und so ein Freiwerden derselben in den Geweben und im Blute nicht möglich ist.

Wie aus den oben angeführten Erwägungen und Berechnungen von PLESCH hervorgeht, kann, wenn sich der Körper und die Gewebe durch einen längeren Aufenthalt in Preßluft mit Stickstoff gesättigt haben, einen entsprechenden Überdruck von mehr als einer Atmosphäre vorausgesetzt, auf eine vollkommene Entgasung des Organismus nur dann gerechnet werden, wenn für die Herabsetzung des Druckes um $^1/_{10}$ Atmosphäre eine Wartezeit von 3 Minuten durchgemacht wird, d. h. daß die in der Personenschleuse sich befindenden Menschen die Druckverminderung vom Überdruck im Caisson bis zum normalen Luftdruck so durchmachen, daß sie für den Abfall des Druckes um $^1/_{10}$ Atmosphäre jedesmal 3 Minuten verwenden. Es würde sich demnach die Entschleusung bei einem Überdruck von 1 Atmosphäre auf $^1/_2$ Stunde, von 2 Atmosphären auf 1 Stunde hinziehen, wobei immer ein *gleichmäßiger Druckabfall* um je $^1/_{10}$ Atmosphäre vorausgesetzt ist. Die Erkenntnis, daß eine Verlängerung der Dekompressionszeit imstande ist, das Auftreten von Gasen in den Geweben zu verhindern, und demnach Krankheitserscheinungen zu verhüten, hat auch bereits bestimmte Vorschriften betreffend die Herabsetzung des Druckes bei der Dekompressionszeit entstehen lassen. In den früheren deutschen Vorschriften ist für je $^1/_{10}$ Atmosphärendruckerniedrigung mindestens 1 Minute Dekompressionszeit vorgeschrieben, und die Vorschriften, die von HELLER, MAGER, v. SCHRÖTTER vorgeschlagen wurden, enthalten die Norm, daß für je $^1/_{10}$ Atmosphärendruckabfall 2 Minuten Zeit verwendet werden muß. Es sind diesbezüglich besondere Konstruktionen an den Hähnen vorgesehen und in Vorschlag gebracht worden, welche eine Druckverminderung durch Drosselung auf längere Zeit hinausschieben und dieselbe regulieren lassen.

Wenn wir aber die Berechnungen und Erwägungen in Betracht ziehen, die oben ausgeführt sind, so ist durch die Handhabung dieser Vorschriften keineswegs eine volle Entgasung des Organismus gewährleistet und damit im Zusammenhange mit Sicherheit das Freiwerden von Gasen und das Auftreten von Krankheitserscheinungen nach der Kompression *nicht* verhindert. Die Dekompressionszeiten sind zu kurz bemessen, um dies zu bewirken, andernteils ist es aber auch sicher, daß dieselben von den Arbeitern nicht eingehalten werden, sie sind hierfür zu lang, ja, von den Arbeitern nicht eingehalten werden können, wenn man bedenkt, daß in dem kleinen Raum der Personenschleuse die Leute zusammengepfercht eine so lange Zeit ruhig bleiben sollen.

John Haldane hat im Report of the Admirality Commitee on Deep Sea Diving (1905 und 1907) nun auf Grund theoretischer und experimenteller Erwägungen und bekräftigt durch Erfahrungen eine Methode für die Dekompression in Vorschlag gebracht, welche darin besteht, daß *schnell der Überdruck, der im Caisson herrscht, in der Personenschleuse auf die Hälfte des Druckes herabgesetzt wird*, und daß die Arbeiter auf dieser Stufe des Druckes eine Zeitlang verweilen. Dann erfolgt abermals eine stärkere Druckherabsetzung, ein Verweilen von einigen Minuten beim gleichen Drucke und so fort.

Bei der Halbierung des Totaldruckes ist das Volumen des frei werdenden Gases, und auf das Volumen kommt es ja überhaupt bei dem Zustandekommen von Erkrankungen an, das gleiche, wenn man von 6 auf 3 oder wenn man von 2 Atmosphären Überdruck auf 1 Atmosphäre herabgeht. In der nach der Herabsetzung auf die Hälfte des stets herrschenden Totaldruckes folgenden Wartezeit besteht nun die Möglichkeit, daß die in den Geweben frei werdenden Gase wieder ins Venenblut aufgenommen und durch die Lungen an die Umgebung abgegeben werden können, so daß also damit eine Erleichterung der Entgasung des Organismus erfolgt. Die englischen Autoren haben diese Art der Druckverminderung als „*Stage Decompression*" („*stufenweise Dekompression*") gegenüber der früher gehandhabten „*gleichmäßigen Druckverminderung*" der „*Uniform-Decompression*", gleichförmige Dekompression, bezeichnet.

Theoretische und experimentelle Untersuchungen auch deutscher Autoren, so besonders Bornsteins, ebenso des Engländers L. Hill haben die Annahme von Boykott, Damant und Haldane bestätigt, und auch praktische Erfahrungen bei Bauten haben es erwiesen, daß mit der Stage-Dekompression tatsächlich eine Verminderung der Gefahren für den Arbeiter in Preßluft verbunden ist, und die Zahl der auftretenden Erkrankungen eine weitaus kleinere wird.

Der Vorteil dieser Art der stufenweisen Druckherabsetzung liegt auch darin, daß damit die Ausschleuszeiten im ganzen verkürzt werden, demnach viel eher von den Arbeitern eingehalten werden.

Ganz das gleiche gilt aber auch für *den Taucher*, sind ja gerade die Untersuchungen Haldanes an Tauchern gemacht. Der Taucher soll an seiner Leitlinie, die ihm ja an angebrachten Knoten die Wassertiefe, in der er sich befindet, anzeigt, nicht gleichmäßig aufsteigen, sondern kann immer bis zur Hälfte seiner Wassertiefe schnell emportauchen, um dann an dieser Stelle sich eine Zeitlang aufzuhalten.

Als Zeit, welche immer in der entsprechend erreichten Druckverminderung verweilt werden soll, werden von Haldane jedesmal 5—8 Minuten angegeben und soll, je niedriger die Druckherabsetzung wird, stets verlängert werden.

Eine wichtige Frage betrifft die *Dauer des Aufenthaltes* in der Preßluft bzw. die Abhängigkeit des Auftretens von krankhaften Erscheinungen nach der Dekompression von der Länge der Zeit, die unter Preßluft verbracht wird. Ein ganz kurzer Aufenthalt unter Preßluft, wobei auch der Druckanstieg in kürzerer Zeit erfolgt ist, wird wohl nach den schon mehrmals angeführten Atmungsberechnungen und den theoretischen Erwägungen nicht zu einem völligen Sättigungszustande der Gewebe mit dem eingeatmeten Stickstoff führen, da ja, wie erwähnt, die Sättigung nicht momentan erreicht wird, sondern hierzu eine gewisse Zeit verwendet werden muß, eine Anzahl von Umlaufszeiten des Blutes notwendig sind, um eine völlige Sättigung der Gewebe herbeizuführen. Ist dieser Zustand aber einmal erreicht, hat das Gewebe jene Stickstoffmenge aufgenommen, welche es eben bei dem herrschenden Überdrucke aufnehmen kann, so ist die weitere Dauer des Aufenthaltes von keiner Bedeutung, und dieser kann ganz entschieden eine Verlängerung erfahren, ohne daß hierdurch ein Schaden für den Organismus sich einstellt. Die Menge des von den Geweben absorbierten Stickstoffes hängt ja nicht von der Dauer des Aufenthaltes, sondern von dem Drucke ab, unter welchem die Absorption in den Körper erfolgt. Die früher so oft in Diskussion gezogene Frage über die Dauer des Aufenthaltes in der Preßluft ist daher jetzt nicht mehr so sehr in Betracht zu ziehen und *könnte ohne weiteres eine Verlängerung der Arbeitszeit in verdichteter Luft vorgenommen werden*, wenn nur gleichzeitig die Bedingung erfüllt wird, daß in jedem Falle die dem Druck entsprechende Form und Zeit für die *Dekompression* zur Verwendung gelangt.

Meist beträgt *die Arbeitszeit im Caisson* 4—6 Stunden, und die gesamte Zahl der am Baue beschäftigten Arbeiter ist in 6—4 Schichten eingestellt. Die Arbeitszeit des Tauchers ist meist kürzer angesetzt, indem dieser nur 1—2 Stunden in größeren Tiefen unter Wasser zu verbringen hat.

Neben der Einhaltung der Dekompressionsart und der Dekompressionszeiten sind *zur Verhütung des Auftretens von Krankheitserscheinungen aber noch einige Bedingungen nicht außer acht zu lassen.*

Zur entsprechenden Entgasung des Organismus ist eine *normale Zirkulation eine Voraussetzung.* Die Berechnungen und theoretischen Überlegungen sind aufgebaut auf eine Umlaufsdauer des Blutes des Menschen von ca. 1 Minute. Ist die Umlaufsdauer verlangsamt, so ist die Entgasung auch eine dementsprechend langsamer erfolgende.

Ferner ist zu berücksichtigen, daß nach den Untersuchungen von QUINKE besonders das *Fettgewebe und die lipoiden Substanzen als Stickstoffreservoir* anzusehen sind, so daß also Fettleibige mehr Stickstoff aufnehmen und denselben schwerer abgeben.

Aus diesen beiden Momenten ergibt sich die Notwendigkeit, durch *vorherige ärztliche Untersuchung eine Auswahl unter den Arbeitern* zu treffen und ungeeignet erscheinende, das sind solche, bei denen die Entgasung nach der Dekompression erwiesenermaßen schwieriger erfolgt, von der Arbeit in der Preßluft auszuschalten. In erster Linie sind dies alle *fettleibigen Menschen,* welche ja in ihrem Fettgewebe mehr Stickstoff zurückhalten und denselben schwerer abgeben als Menschen, die nicht über eine größere Menge von Fett in ihrem Körper verfügen. Weiter wären alle Menschen, welche mit irgendwelchen *Zirkulationsstörungen* behaftet sind, von der Arbeit in Preßluft auszuschließen, da dieselben eine normale Zirkulation und daher eine normale Entgasung ihres Körpers nicht gewährleisten. Leute mit Herzfehlern, auch im Stadium der Kompensation, ferner mit Nierenaffektionen und Arteriosklerose werden in komprimierte Luft nicht zugelassen, ebenso aber auch nervöse Menschen, da ja deren Gefäßsystem eine gewisse Labilität aufweist und demnach Störungen in der Zirkulation leichter auftreten.

PLESCH schlägt vor, Anämische nicht für Preßluftarbeiten aufzunehmen, und zwar aus dem Grunde, weil ja die Gewebe der Anämischen viel leichter empfänglich sind als die anderer Menschen mit normaler Blutbeschaffenheit.

Dazu kommen noch alle Leute, die an einer *Ohraffektion* leiden, da ja bei der Druckvariation Ohrstörungen mechanischer Art sich leicht einstellen können. Es sind auch, wenigstens zeitweise, für die Dauer der Affektion alle diejenigen von der Preßluftarbeit fernzuhalten, welche an vorübergehenden *Hals- und Rachenaffektionen* leiden, weil diese gerade den Druckanstieg in ihrem Mittelohr nicht entsprechend ausgleichen können und daher Schädigungen ihres Gehörorgans davontragen könnten.

Die *souveräne Therapie der Dekompressionssrkrankungen* ist die „*Rekompression*“, die Widerherstellung des Überdruckes, unter der der Erkrankte gewesen ist. Dadurch werden die freigewordenen oder freiwerdenden Stickstoffgasblasen in den Geweben wieder zur Resorption gebracht.

Es soll daher bei allen Bauten, wo Preßluft angewendet wird, *eine Sanitätsschleuse, Rekompressionsschleuse,* die nach Art eines pneumatischen Kabinetts eingerichtet ist (Abb. 5) und die Möglichkeit bietet, Erkrankte auch in liegender Stellung unter den höheren Druck zu bringen, vorhanden sein. Nach Wiederherstellung des Druckes werden die Krankheitserscheinungen, wenn nicht bereits Gewebszerstörungen erfolgt sind, schwinden, und soll dann der Druckabfall mit jener Langsamkeit, 3—5 Minuten für je $^1/_{10}$ Atmosphäre Überdruck, vorgenommen werden, die eine völlige Entgasung des Körpers sichert.

Die Rekompression darf aber, sollen nicht eben bereits Gewebsstörungen gefolgt sein, *nicht zu spät* vorgenommen werden, muß gleich bei den ersten, wenn auch leichten Störungen zur Anwendung kommen. Denn auch nur ganz leichte Störungen zeigen an, daß eben die Entgasung des Körpers nicht völlig erfolgt ist, daß freies Gas in den Geweben sich bildet, und es ist selbstverständlich nie vorauszusehen, in welchem Organe des Körpers die Gasbildung folgt.

Einem Vorschlage von ZUNTZ folgend, kann die Entgasung durch Einatmung von Sauerstoff wesentlich gefördert werden, da hierbei durch die Herabsetzung des Stickstoffpartialdruckes der Körper ohne Druckverminderung von seinem Stickstoffe befreit wird. Es muß aber nur darauf hingewiesen werden, daß Sauerstoff unter höherem Partiardrucke direkt toxisch wirkt, wie dies auch Untersuchungen von BORNSTEIN gezeigt haben.

Daß es notwendig wäre, zur Anregung der Zirkulation im Caisson selbst die Lüftung zu reduzieren und die Luft im Caisson durch Kohlensäure aus Bomben so weit zu sättigen, daß das Atmungszentrum hierdurch angeregt wird, wie es PLESCH vorschlägt, erscheint nicht zutreffend. Es könnte nur durch Kohlensäurebomben die Zirkulation und das Atmungszentrum eventuell in der *Ausschleuskammer* gereizt werden.

Die Ergebnisse der wissenschaftlichen Forschungen über die Einwirkung der Preßluft auf den menschlichen Organismus sollen, auf das Praktische über-

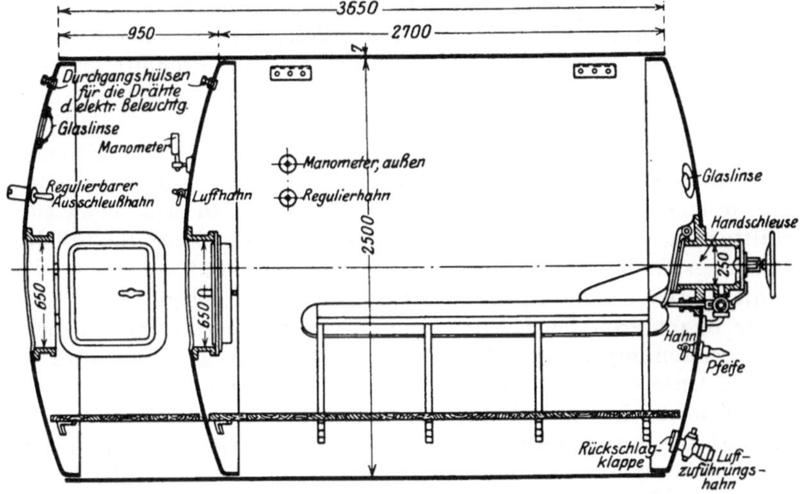

Abb. 5. Konstruktionsskizze einer Sanitäts-(Rekompressions-)Schleuse.

tragen, in *Vorschriften* zusammengefaßt werden, welche bei allen Arbeiten, bei denen Preßluft zur Anwendung kommt, eingehalten werden müssen, da es ja möglich ist, das Auftreten von Erkrankungen bei Menschen, welche in Preßluft Arbeiten verrichten, zu verhüten, andernteils aber auch durch ein rechtzeitiges entsprechendes therapeutisches Eingreifen allenfalls auftretende Krankheitserscheinungen völlig zum Verschwinden gebracht und bleibende Gesundheitsstörungen hintangehalten werden können.

Um aber eine Wirkung dieser Vorschriften zu erzielen, ist es auch notwendig, daß auch die Arbeiter über die Einflüsse, welche mit dieser Art der Arbeit verbunden sind, unterrichtet, und daß über die Art und Weise der Verhütung des Auftretens krankhafter Erscheinungen sowie über die zu ergreifenden Maßnahmen der Behandlung von etwa auftretenden Störungen aufgeklärt werden.

Die bisher von den einzelnen Autoren, so auch von HELLER, MAGER, v. SCHRÖTTER (1900) veröffentlichten prophylaktisch-therapeutischen Vorschriften sind bisher nur fallweise herangezogen worden, wenn es sich um die gewerbebehördlich oder sanitätspolizeiliche Beaufsichtigung von Bauten, bei denen Preßluft verwendet wird, gehandelt hat.

Es ist aber dringend geboten, daß überall derartige Vorschriften durch Gesetzeskraft der entsprechende Nachdruck verliehen wird.

Im Deutschen Reiche ist nun am 28. Juni 1920 eine *Verordnung des Reichsarbeitsministeriums* erschienen, in welcher auf Grund des § 120 der Gewerbeordnung mit Zustimmung des Reichsrates Vorschriften zum Schutze der Preßluftarbeiter erlassen sind, demnach eine direkte gesetzliche Regelung und Festlegung erfolgt ist (veröffentlicht im Reichsgesetzblatte Nr. 146, Jahrg. 1920). Diese Verordnung ist auf den neuesten Ergebnissen der Forschung über das Wesen der Preßluftwirkung auf den Menschen aufgebaut, und sind in derselben alle aus den wissenschaftlichen Erfahrungen sich ergebenden Forderungen berücksichtigt.

In dieser Verordnung sind auch alle *Betriebseinrichtungen* berücksichtigt und Maßnahmen angeordnet, welche eine mechanische Schädigung der Arbeiter durch Explosion oder Druckherabsetzung im Senkkasten selbst verhüten sollen, und ist auch gerade durch Vorschriften möglichste Reinhaltung der komprimierten Luft in der Arbeitsstelle gefordert.

Die *ärztliche Überwachung* sowohl in bezug auf die Auswahl der Arbeiter als auch auf die Bereitstellung ständiger ärztlicher Hilfe von einem gewissen Überdruck an, eine ärztliche Überwachung der aus der Preßluft ausgetretenen Menschen ist in einer Reihe von Paragraphen dieser Verordnung genaueste Aufmerksamkeit geschenkt.

Die neue deutsche Verordnung bezieht sich in ihren Vorschriften auf die *stufenweise Herabsetzung* des Druckes, indem verordnet ist, daß der Überdruck zunächst in je einer Minute nur um 0,15 Atmosphären zu ermäßigen ist, bis er auf die Hälfte gesunken ist und sodann in dem Reste der Zeit allmählich gleichmäßig sehr langsam bis auf den äußeren Luftdruck herabgesetzt werden muß und sind die Zeiten diesbezüglich in einer Tabelle festgelegt.

In einer besonderen Dienstanweisung für den Preßluftarzt ist dem Arzte auch die Überwachung dieser Ausschleuszeiten aufgetragen und wird derselbe verhalten, bei Unterschreitungen der vorgeschriebenen Zeiträume der höheren Verwaltungsbehörde davon Meldung zu erstatten.

Ebenso ist die Bereitstellung von *Krankenkammern*, d. h. einer Krankenschleuse, zur Rekompression von an Preßlufterkrankungen befallenen Personen in den §§ 21 und 22 vorgeschrieben, wenn der Überdruck in dem Arbeitsraume 2 Atmosphären überschreiten oder an mehr als 14 Tagen 1,3 Atmosphären erreicht.

Sehr wäre noch der Kasernierung der Arbeiter in der Nähe des Arbeitsplatzes das Wort zu reden, um eben die ständige ärztliche Überwachung zu erleichtern und um auch im Falle eines späteren Eintretens von Krankheitserscheinungen sofort eingreifen zu können, da ja auf sofortige Rekompression gleich nach dem Auftreten von Dekompressionserscheinungen der größte Wert gelegt werden muß.

Die Deutsche Verordnung enthält noch ein *Merkblatt für Preßluftarbeiter* selbst, in welchem unter anderem auch denselben angeraten wird, nach dem Ausschleusen im Aufenthaltsraume auf und abzugehen und völlige Untätigkeit nach dem Ausschleusen zu vermeiden, eine Vorschrift, welche bei den alten Caissonarbeitern schon in ständigem Brauche ist und welche ja auch ihre Begründung darin hat, daß durch eine Anregung der Zirkulation durch körperliche Bewegung eine Beschleunigung der Entgasung des Körpers herbeigeführt wird.

So enthält tatsächlich die neue Deutsche Verordnung vom Jahre 1920 alles das, was durch praktische Erfahrung und wissenschaftliche Forschung über die Einwirkung von Preßluft auf den menschlichen Organismus sichergestellt ist und eben alle sich daraus ergebenden Maßnahmen zum Schutze der Gesundheit der Arbeiter in Preßluft.

Schädigung durch Elektrizität.

Von

Bruno Sellner

Brünn.

Arbeiter erhalten in den Betrieben öfters im Tage elektrische Schläge. Um aber von einem Unfalle reden zu können, muß als Folge eines elektrischen Schlages eine, wenn auch kurze Störung der völligen Arbeitsfähigkeit eintreten. Jellinek versteht unter einem elektrischen Unfall jene Schädigung, welche durch den Übergang von Elektrizität auf den menschlichen Körper verursacht wird. Schoenke definiert den elektrischen Unfall als jene Gesundheitsstörung, die durch einen einmaligen, zeitlich scharf begrenzten Elektrizitätsübergang auf den menschlichen Körper entstanden ist.

Seit altersher sind die Verletzungen durch die Luftelektrizität, durch den Blitz bekannt. Unser Interesse beanspruchen aber in erster Linie die Verletzungen durch die technische Elektrizität.

Die wichtigsten Grundvorstellungen vom elektrischen Strome mögen im folgenden rekapituliert werden. Elektrizität kann durch Reibung, Eintauchen von Metallen in Elektrolyte und durch dynamoelektrische Maschinen erzeugt werden. In der Technik kommt in erster Linie die letzte Art in Betracht und wir haben es da mit zwei Stromarten zu tun, dem Gleich- und Wechselstrom. Die Vorstellung des Gleichstromes ist an drei Voraussetzungen gebunden. Zunächst muß an zwei verschiedenen Punkten ein verschiedenes elektrisches Potential sein. Als Potential einer Elektrizitätsmenge in einem bestimmten Punkte, der um r von e entfernt ist, bezeichnet man jene Arbeit, die erforderlich ist, um die Einheit der + Elektrizität aus dem Unendlichen in diesen Punkt zu bringen. Eine Potentialdifferenz zwischen zwei Punkten eines Leiters bewirkt dann eine Bewegung der Elektrizität und wird deshalb elektromotorische Kraft genannt. Die zweite Bedingung ist, daß die Potentialdifferenz ständig aufrecht bleibt. Als Drittes muß zwischen diesen Punkten verschiedenen Potentiales ein elektrisch leitender Weg vorhanden sein. Unter diesen Umständen kommt es zu einem elektrischen Strom, der bei gleichbleibender Höhe immer in einer Richtung, nämlich vom Punkte des höheren Potentiales zum Punkte des niederen Potentiales fließt. Wir pflegen das Potential der Erde gleich Null zu setzen und jeder mit derselben verbundene Körper hat das Potential Null. Den zeitlichen Verlauf des Gleichstromes stellen wir graphisch durch eine gerade Linie dar. Das Maß des fließenden Stromes hängt von der ursächlichen Potentialdifferenz und von der Qualität des Weges ab. Für die einzelnen Größen dieser Stromvorstellung wurden bestimmte Namen eingeführt. Der zehnte Teil der absoluten elektromagnetischen Stromeinheit gilt als praktische Stromeinheit, um das Maß des fließenden Stromes auszudrücken, und heißt ein Ampere (A). Die Elektrizitätsmenge, welche durch jeden Querschnitt eines Stromleiters in einer Sekunde geht, wenn die Stromstärke ein Ampere ist, wird ein Coulomb genannt. Als praktische Widerstandseinheit nahm man das 10^9-fache des Wertes der absoluten elektromagnetischen Einheit des Widerstandes an und nannte es ein Ohm (O). Die Größe der Potentialdifferenz zwischen zwei Punkten, das ist die elektromotorische Kraft, messen wir in Volt (V). Es ist dies jene elektromotorische Kraft oder Potentialdifferenz, die zwischen zwei Stellen eines Leiters, zwischen denen der elektrische Widerstand 1 Ohm beträgt, herrschen muß, damit der zwischen diesen Stellen fließende Strom die Intensität von 1 Ampere besitzt. Joule fand, daß die in einem Drahte erzeugte Stromwärme dem Quadrate der Stromstärke und dem Widerstande des Drahtes proportional ist. Der Effekt des Stromes ist bedingt durch das Produkt aus der Potentialdifferenz des Leiterstückes in Volt mit der Stromstärke in Ampere, und zwar in einer Einheit, die man Voltampere oder ein Watt nennt. Als größere Einheit verwendet man in der Praxis das 1000 fache eines Watt, das Kilowatt. Das Ohmsche Gesetz lautet: Die Potentialdifferenz zwischen den beiden Enden eines Leiters ist gleich dem Produkte aus Stromstärke (A) und Leitungswiderstand (O).

Bezüglich ihrer Fähigkeiten, den elektrischen Strom weiterzuleiten, teilt man alle Körper in zwei Gruppen, in Leiter und Nichtleiter. Als Leiter werden in der Technik hauptsächlich Metalle, am meisten das Kupfer verwendet. Nebst den festen Stoffen kommen noch wässerige Lösungen von Säuren, Basen und Salzen in Frage, sog. elektrolytische Leiter. Die Nichtleiter werden als Isolatoren verwendet.

Ist zwischen zwei Punkten, zwischen welchen ein Strom fließen soll, ein bestimmter Leitungsweg eingeschaltet, so wird der Leiter um so besser leiten, je kürzer die Leitung ist und je größer der Querschnitt desselben ist. Je länger und dünner der Leiter ist, einen um so größeren Widerstand setzt er dem Strom entgegen. Nach dem bisher Gesagten wäre die Amperezahl bei einer angenommenen Potentialdifferenz von 2 V und dem Widerstande des Kupferdrahtes von 30 gleich der Zahl $\frac{2}{3}$. Diese Zahl bedarf jedoch einer Korrektur. Fließt der Strom, den wir z. B. durch Schließen der beiden Pole eines Elementes erhalten, durch den Leiter hindurch, so kommt es im Innern des Elementes zu einer elektrolytischen Reaktion, die einen Widerstand zu überwinden hat und dadurch zu einer Verminderung der Strommaßzahl, der Ampere, führt. Man bezeichnet diesen sich im Innern des Elementes abspielenden Widerstand als inneren Widerstand im Gegensatz zum äußeren Widerstand im Schließungsbogen selbst. Das Ohmsche Gesetz erhält damit die Formel $A = \frac{V}{W_a + W_i}$.

Die Strommaßzahl eines Gleichstromes, den wir am einfachsten durch Eintauchen zweier verschiedener Metallplatten in einen Elektrolyten erhalten, können wir durch Parallelschaltung mehrerer solcher Elemente erhöhen, d. h., wir verbinden die gleichen Pole der einzelnen Elemente miteinander. Verbinden wir die ungleichnamigen Pole miteinander, so schalten wir hintereinander und erhöhen damit die Spannung (elektromotorische Kraft).

Für die Vorstellung eines inkonstanten Stromes, eines Wechselstromes haben wir von den eingangs besprochenen Bedingungen nur eine zu ändern. Wir sagten, daß die Voraussetzung des Gleichstromes ein ständig gleich groß bleibendes Potential an beiden Strompunkten sei. Nehmen wir an, daß das Potential an beiden Punkten nicht ständig gleich bleibt, sondern daß das Potential an dem einen Punkte absinkt, dagegen das des anderen während dieser Zeit ansteigt, dann ändert sich in jedem Augenblick der Unterschied der beiden Potentiale. Er ist zu Anfang am größten, wird kleiner, endlich gleich Null. Damit ändert sich auch die Stromrichtung im Leiter, der Strom fließt von dem neuen Punkte höheren Potentiales zum Punkte des vordem höheren Potentiales. Die graphische Darstellung des zeitlichen Verlaufes eines Wechselstromes ergibt eine Sinuskurve über, respektive unter der Ordinatenachse. An der Hand dieser Sinuskurven führte man neue Namen und Begriffe ein. Jedes Überschreiten der Ordinatenachse nennen wir einen Wechsel. Die Stellen, wo der Wechselstrom seine höchste Stärke erreicht, die Amplitude. Jede einzelne Sinuskurve nennen wir eine Phase, die Summe aller Phasen einmal genommen, nennen wir eine

Periode. Ein Wechselstrom von 1/100 Perioden sagt, daß 100mal in der Sekunde ein Polwechsel stattfindet. Durch ein Leitungssystem können gleichzeitig mehrere Wechselströme fließen, doch müssen die Phasen gegeneinander verschoben sein. Wir nennen sie Mehrphasenströme. Wechselströme mit drei Phasen heißen Drehstrom. Zu ihrer Fortleitung dient das Dreiphasensystem; wir haben statt zweier, drei Drähte zur Leitung. Der Wechselstrom wird am einfachsten durch Öffnen und Schließen eines primären Stromkreises erzeugt, wie wir dies am sog. Induktionsapparat sehen.

Beim Baue moderner elektrischer Zentralen wird der Wechselstrom stets bevorzugt. Die Übertragung elektrischer Energie auf weite Entfernung, über Land, die Verteilung auf große Bezirke läßt sich rationeller gestalten, weil man durch Transformatoren den Wechselstrom in jede beliebige Spannung umformen kann.

Jeder Leiter wird beim Stromdurchgang erwärmt, er verwandelt einen Teil der Energie in Wärme. Die Menge der in einer Zeiteinheit in einem Leiter gebildeten Wärme ist abhängig von dem Quadrate der Stromstärke und dem Widerstand des Leiters. Diese sog. JOULEsche Wärme wird nach der Formel $A^2 \cdot O \cdot t$ berechnet. Ist die Zahl der Ampere zu groß, tritt oft eine mächtige Erwärmung des Leiters auf, so daß er selbst verdampfen kann. Praktisch richtet dieser Umstand oft Schaden durch den sog. Kurzschluß an. Für die Entwicklung der JOULEschen Wärme ist auch der Widerstand maßgebend. Ist dieser am menschlichen Körper ein großer, so wird viel JOULEsche Wärme erzeugt und der Effekt ist eine *verbrennungsähnliche* Gewebsveränderung. Welche Höhe die JOULEsche Wärme beim Durchströmen des menschlichen Gewebes erreichen kann, beweist der von ZIEMKE beobachtete Fall, wo bei einem elektrisch Getöteten in der linken Achselhöhle, woselbst Zeichen der elektrischen Schädigung an der Haut sichtbar waren, noch eine Stunde nach dem Tode eine Temperatur von 67 Graden, in der rechten Achselhöhle eine solche von 46 Graden gemessen wurde.

Die Wirkungen des elektrischen Stromes sind in der Physiologie genau studiert worden und es sind uns die Ergebnisse der Reizversuche am Protoplasma der Urtiere bis zu den Geweben der Metazoen bekannt. Längere Einwirkung des elektrischen Stromes führt zur Schädigung und zum Untergang des Protoplasmas der Protozoen, die körnig-molekular zerfallen. Bezüglich des Bakterienwachstums ist es festgestellt, daß es durch den Strom zumindest dadurch geschädigt wird, daß elektrolytische Produkte, Cl und HCl an der Anode, Alkalien an der Kathode störend einwirken. Die bactericide Wirkung des elektrischen Stromes hat bereits ZEYNEK im Jahre 1907 am lebenden Kaninchen nachgewiesen. Untersuchungen über die Einwirkung elektrischer Ströme auf die Blutzirkulation des Menschen ergeben eine Herabsetzung der Pulsfrequenz um 4—12 Schläge in der Minute und meistens ein leichtes Sinken, selten ein Steigen des Blutdruckes.

Zur Verwendung kommt in der Industrie der *Gleich-* sowie der *Wechselstrom.* Wir sprechen vom Schwachstrom, wenn die Spannung nicht über 100 Volt geht, vom Starkstrom, wenn sie eine höhere ist. Der Starkstrom ist niedrig gespannt, wenn die Spannung nicht höher als 250 Volt (1000 Volt in der Schweiz), er ist hoch gespannt, wenn sie mehr als 250 Volt beträgt. Im allgemeinen ist ein Wechselstrom von 100—150 Volt mit Vorsicht zu behandeln, Spannungen von 200 Volt sind gefährlich, von 500 Volt tödlich. Aus der Kriegszeit sind aber Fälle bekannt, wo bei Anwendung von sinusoidalem Wechselstrom zu therapeutischen Zwecken bei 50 Volt Spannung 111 Todesfälle vorkamen. Erwähnen will ich noch, daß die Grenze zwischen niedriger und hoher Spannung noch nicht international festgelegt ist.

Bei den Schädigungen durch den elektrischen Strom sind im allgemeinen folgende Umstände maßgebend. Die Art und Weise wie der Strom eindringt, ob der ganze Körper in den Stromkreis eingeschaltet wird (*bipolar*) oder es berührt nur ein Pol den Körper, und die Entladung findet durch den Körper hindurch zwischen Leitungspol und Erdboden statt (*unipolar*). Die Körperschädigung hängt ferner ab von der *Spannung*, der *Stromstärke* und *Stromdichte* in den getroffenen Körperstellen und ob lebenswichtige Organe von dem Strome getroffen wurden. Der Wechselstrom gilt im allgemeinen als der gefährlichere. Ströme von 0,1 Ampere sind als gefährlich anzusehen, doch können schon Ströme von 0,01 Ampere schwere Schädigungen herbeiführen. Der Widerstand der Haut, der dabei eine große Rolle spielt, schwankt zwischen 2000 und 2 000 000 Ohm, je nach der Durchfeuchtung der Haut, Schwielenbildung usw. Die Stromdichte ist um so größer, je weiter Ein- und Austrittsstelle des Stromes liegen. Von den Organen bieten Gehirn und Rückenmark sehr geringen Widerstand. Der Widerstand des menschlichen Körpers ist gegen Gleichstrom wegen der dabei auftretenden Polarisation des Gewebes ein höherer als gegen den Wechselstrom. Der Widerstand gegen den Wechselstrom hängt wieder von der Frequenz desselben ab, er ist gegen den niederfrequenten Wechselstrom größer als gegen hochfrequenten (Gildemeister). Die Wirkung des elektrischen Stromes auf den menschlichen Organismus ist bekanntlich bei gleicher Stromstärke eine verschiedene. Die Dauer der Einwirkung, die Zahl der berührten Pole kommt nicht immer in Betracht, sondern mehr der Hautwiderstand und vielleicht eine Schockwirkung, sowie die Stromausbreitung. Die Wirkung des psychogenen Schocks wird von mancher Seite entschieden überwertet.

Die durch den elektrischen Strom am menschlichen Gewebe gesetzten Veränderungen können wir zweckmäßig einteilen in *primäre*, d. i. solche, die lediglich durch den Stromdurchgang bedingt sind, und *sekundäre*, das sind solche, die sich entwickeln, wenn das Individuum, wenn auch kurze Zeit, nach dem Schlage gelebt hat.

Ihrer Symptomatologie nach sind die Schädigungen teils *örtlicher* Art — an der Hautoberfläche —, teils betreffen sie die *inneren Organe*. Die durch Blitzschlag erzeugten Hautverletzungen sind seit langem als Blitzfiguren bekannt und dürften einer Vasoparese ihre Entstehung verdanken, während die brandartigen Veränderungen wie Brandwunden der verschiedensten Grade aussehen.

Bei den Hautverletzungen durch technische elektrische Ströme müssen wir die durch den unmittelbaren Übertritt der Elektrizität in die Haut erzeugten *spezifischen Verletzungen* — Jellineks *Strommarken* — von den *Verbrennungen* durch den *elektrischen Lichtbogen* strenge unterscheiden. Selbstverständlich kommen auch Mischformen vor. Die echten, *spezifisch* elektrischen Hautveränderungen sind meist flache, punkt- oder streifenförmige Erhebungen der Epidermis, die daselbst ihre normale Färbung verloren hat und grauweiß aussieht. In der Mitte einer solchen Erhebung sieht man mitunter eine lineare oder rundliche Einkerbung, deren Grund und Ränder häufig dunkel verfärbt, seltener blutig tingiert sind. Charakteristisch ist, daß jede reaktive Rötung fehlt, eher tritt ein weißer Saum hervor (Jellinek). Die Stellen sehen nicht wie frische Verletzungen, eher wie in Abheilung begriffene Schnittwunden oder abgetrocknete Blasen aus. Verunreinigungen dieser Hautverletzungen können dadurch entstehen, daß Metallteile durch Elektrolyse zerstört werden und an den Kontaktstellen die Haut imprägnieren. Die Agnoszierung bietet selbst dem Fachmanne oft große Schwierigkeiten. Eine weitere Eigenschaft dieser Verletzungen ist, daß sie schmerzlos sind, und zwar während des ganzen Heilverfahrens. Die Heilung geht ohne Fieber und ohne Eiterung vor sich. Diese Verletzungen — Strommarken —

nehmen während des Heilungsprozesses oft an Umfang zu und erreichen den doppelten, ja dreifachen Umfang des Erstaffektes. Die resultierenden Narben sind weich und verschieblich. Als Beweis, daß es sich um keine Brandwunden handelt, führt Jellinek an, daß die Haare in der Umgebung solcher Strommarken völlig unversehrt sind. Die Hautwirkung erklärt man als Nachwirkung des Durchtrittes des elektrischen Stromes in einen Leiter zweiter Ordnung. Die menschliche Haut vermag den elektrischen Strom zu leiten, jedoch nur unter Überwindung eines großen Widerstandes, während innerhalb des menschlichen Körpers der Widerstand ein ganz geringer ist. Die Überwindung dieses Leitungswiderstandes in der Haut kommt in der Entwicklung der Jouleschen Wärme zum Ausdruck, die das Gewebe abtötet. An den Haaren kommt die Joulesche Wärme überhaupt nicht, an den inneren Organen nur unmerklich zum Ausdruck. Die echten elektrischen Verletzungen kommen nur dort vor, wo durch unmittelbare innige Berührung ein unsichtbarer Elektrizitätsübergang stattgefunden hat. Kawamura, der in letzter Zeit die bisherigen histologischen Befunde an den Strommarken einer Nachprüfung unterzog, fand, daß sie mit Verbrennungen nichts gemeinsam haben. Es sind dies nicht eigentümliche Hautverbrennungen, sondern spezifische Hautveränderungen mit pathologischer Sonderstellung, welche in einer Sinterung der Oberhaut (Verschmälerung und Homogenisierung, Färbbarkeit erhalten, keine Verkohlung), einer mehrfachen Höhlenbildung unter der veränderten Epidermis und einer Abplattung der Cutispapillen bestehen. Die Basalzellen des Rete Malpighii werden zu Fäden ausgezogen, die sich in einer eigenartigen, der Stromrichtung entsprechenden Richtungseinstellung vorfinden. Erwähnen will ich noch die schrotschußähnlichen Hautdurchlöcherungen. Berührt jemand eine stromführende Leitung, so kann zunächst an der Berührungsstelle eine Brandwunde entstehen, deren Gestalt oft von der Form des stromführenden Gegenstandes abhängig ist und alle Grade der Verbrennung bis zur völligen Verkohlung aufweisen kann. Derartige Brandwunden entstehen auch durch Blitzschlag und sind dann oft dendritisch, mitunter in der bizarrsten Weise geformt. Sie kommen auch symmetrisch über den ganzen Körper verteilt vor. Zu den genannten Hautverletzungen tritt mitunter eine Versengung der Haare, ferner Hämorrhagien der Haut und Schleimhäute und lochförmige Durchtrennungen der Haut hinzu. Am Knochen finden sich allerdings als seltene Befunde bei schwersten Verbrennungen die sog. *Knochenperlen.* Zwei Fälle sind von Reuter-Graz und ein Fall von Ziemke-Kiel veröffentlicht worden. Die chemische Untersuchung ergab, daß diese Gebilde aus phosphorsaurem Calcium bestehen und infolge Vergasung des Knochens entstehen.

Alle diese Hautveränderungen sind ein sicheres Zeichen dafür, daß ein Stromübergang stattgefunden hat. Jedoch gibt es zweifellos Stromübergänge, ohne daß sich an der Haut irgendwelche Veränderungen nachweisen ließen. Dies ist von eminenter Bedeutung bei der Entscheidung der Frage, ob ein natürlicher plötzlicher Tod vorliegt oder eine Tötung durch den elektrischen Strom.

Wenn das Individuum nicht durch den elektrischen Schlag getötet wird, wenn sich der Mensch vom ersten Schock erholt, so können doch über kurz oder lang die mannigfaltigsten Krankheitsbilder auftreten. Ihre Symptome sind ungemein vielfältig und bisher nur zum Teile erst bekannt. Es sind Schädigungen fast aller Organgruppen beschrieben worden.

Von Gehirnsymptomen kommt sofort nach dem elektrischen Schlage eine mehr oder weniger langdauernde Bewußtlosigkeit, oft mit nachheriger, völliger Amnesie bezüglich des Unfallherganges, vor. Anschließend an dieses erste Stadium, oft sich erst in Monaten entwickelnd, sehen wir maniakalische Psychosen (Eulenburg), Demenzzustände, Pseudoparalyse, selbst völlige Verblödung entstehen.

Auch eine Apoplexie, die 4 Wochen nach einem elektrischen Unfall auftrat, glaubte man mit der Verletzung in Zusammenhang bringen zu können. Von Schädigungen des Rückenmarks sind eine Reihe von Krankheitsbildern bekannt. HOCHE berichtet von einem Knaben, bei welchem sich nach einer Verletzung mit einem 200-Voltstrom das Bild einer Lateralsklerose entwickelte. WEDRINGER beschreibt eine Starkstromverletzung (120 000 Volt), die als Folge eine Lähmung beider Beine sowie Incontinentia urinae hatte, was bis auf eine Lähmung des rechten Beines abheilte. Er nimmt eine Hämatomyelie in der Höhe des 10. Brustwirbels an. STOEVESANDT und RIEKE brachten multiple Sklerose in ursächlichen Zusammenhang mit elektrischen Unfällen.

Eigene Beobachtung. F. E. arbeitet am 12. 3. 1913 in einer Transformatorenzelle der Überlandzentrale und erhält Strom (Wechselstrom 8000 Volt). Der Mann ist bewußtlos, erholt sich bald und hat ausgedehnte Brandwunden. Befund 3 Monate später: dünne, spannende Brandnarben am rechten Vorderarm und Handrücken. Faustschluß unmöglich. Narben hinter dem rechten Ohr. Eine geschlängelte, bandförmige Narbe am Halse, eine 15 cm lange in der rechten Leiste. Patellarreflexe hochgradig gesteigert, Fußklonus, Babinsky, Romberg stark positiv, Rigidität der atropischen Beinmuskulatur, Gang spastisch-paretisch. Es entwickelte sich in den nächsten Monaten das Bild der spastischen Spinalparalyse. Vom Jahre 1919 trat eine wesentliche Besserung ein. Der Gang ist heute nur ganz leicht spastisch. — Ein interessanter Fall von trophoneurotischer Störung nach Blitzschlag ist folgender: Der 40jähr. Monteur I. M. prüft am 17. 7. 1914 auf freiem Felde die interurbane Telephonleitung. Den Untersuchungsapparat hatte er umgeschnallt. Er sprach gerade mit der Zentrale, als 30 km entfernt der Blitz in die Leitung einschlug. Er fiel sofort zu Boden, war kurze Zeit bewußtlos, hatte leichte Verbrennungen am Kopfe, Ellbogen und Fuße. Er erholte sich rasch, bemerkte aber, daß sein linker Arm schwer beweglich sei. Befund am 8. 3. 1915: Zirkulärer Haarausfall am Kopfe links, linke Schnurrbarthälfte fehlt völlig, die rechte gut erhalten, Haare brüchig. Nach seiner Angabe sind die bis dahin schwarzen Haare rasch grau geworden. Linker Handrücken ödematös, Tremor der Hände, neuralgische Schmerzen.

KAUFMANN berichtet von einer schweren Schädigung des Gehirnstammes durch Starkstrom, als dessen Folge sich eine statische und dynamische Dissymmetrie, Hypometrie, Störungen der Harnentleerung — Harnträufeln — entwickelten. Äußerlich wahrnehmbare Verletzungen waren nicht nachweisbar.

Wenn früher einige Autoren annahmen, daß alle nervösen Störungen nach Verletzung durch elektrischen Strom teils funktioneller Art, teils simuliert wären, so ist diese Ansicht schon lange als völlig unhaltbar erkannt worden. Hysterische Lähmungen, wie sie nicht selten als Teilbild einer Neurose auftreten, sind durch den Mangel an Muskelatrophie und Erhaltung der elektrischen Muskelerregbarkeit charakterisiert. RAEBINGER berichtet über nervöse Störungen bei Telephonistinnen, die zum Teil funktioneller Art waren und durch elektrischen Schlag bei Gewittern hervorgerufen wurden. Nur indirekt mit dem elektrischen Strom haben die Störungen hysterischer Natur zu tun, die sich bei Telephonistinnen durch vehemente Schallempfindung an den Hörmuscheln einstellen. Erwähnen will ich, daß der Telephonbetrieb mit einem Strom von 30—35 Volt arbeitet und der sog. Kurbelstrom eine Spannung von 40 Volt besitzt.

Sehr häufig sind nach der Verletzung auftretende Störungen der Herz- und Lungentätigkeit. Erholt sich das Individuum vom Schock, so regelt sich zuerst die Herztätigkeit, dann die Respiration und später erst kehren die Reflexe zurück. Beachtenswert ist die nach der Verletzung auftretende Rigidität der Gefäße, auf deren Nachlassen das oft verspätete Auftreten der Strommarken zu setzen wäre. Pneumonien sind als Folgeerscheinungen bekannt. Es kommen auch Blutungen aus der Nase, dem Darme und dem Genitale vor. Albuminurie und Ikterus weisen auf eine Beteiligung der Niere und der Leber hin. DE LA CAMP hat als Spätfolgen Ergüsse in die Gelenke beschrieben. Ein Unikum dürfte die von JELLINEK beschriebene Urethritis sein. Taubheit kommt seltener als die Schädigung des Auges vor. LUNSGAARD beschrieb nach 550-Volt-Verletzungen chorioretinitische Veränderungen am Auge, später Netzhautablösung, 5 Monate post trauma. Außerdem beschreibt er eine Conjunctivitis electrica mit hanfkorngroßer, diffuser Hornhautentzündung auf dem dem Kurzschluß zugewendeten Auge. Häufiger ist eine ein- oder doppelseitige Starbildung nach elektrischer Verletzung. ROCHE, DALÉN und LEKOUX beschreiben solche nach Starkstromverletzung. BRAUN stellt 5 Fälle von Starbildung bei technisch elektrischem Strom, 39 Fälle nach Blitzschlag zusammen. Den ultravioletten Strahlen kommt nach ihm keine Bedeutung zu, es handelt sich um eine direkte Schädigung des Kapselepithels. Charakteristisch für diese Art der Starbildung ist, daß sie erst spät, meist erst in 4—5 Monaten nach dem Unfalle, auftritt. Auch ich sah einen Fall, wo 5 Monate nach einer Starkstromverletzung beiderseitige Starbildung auftrat.

Die Möglichkeit, daß ernste Nachkrankheiten, unabhängig von den oft geringfügigen primären Erscheinungen, sich erst spät einstellen können, legt es uns nahe, die Schadenansprüche nicht zu rasch abzuschließen. Den Versicherten sollte eine mehrjährige Frist zugestanden werden.

Bei den Todesfällen durch den elektrischen Strom müssen wir die unmittelbaren Todesfälle von den späteren unterscheiden. Bei diesen kommt es vor, daß der Verletzte noch sprechen, schreien kann und dann tot zusammenbricht, bei ersteren ist er sofort tot. Der Umstand also, daß der Verletzte noch nach dem Unfalle reden konnte, darf nicht gegen den ursächlichen Zusammenhang sprechen.

Über die Ursache des Todes durch den elektrischen Strom sind verschiedene Hypothesen aufgestellt worden, ohne daß es bisher auf Grund von Tierexperimenten, Leichenschau und histologischen Untersuchungen gelungen wäre, eine allen Einwendungen standhaltende These aufzustellen. Heute stehen sich drei Auffassungen entgegen. Der ersten Erklärung nach ist der elektrische Tod durch eine zentrale Atemlähmung, eine Art innerer Erstickung, bedingt. Ihr Vertreter ist KRATTER. Die zweite sieht die im Gehirn und verlängerten Mark gefundenen Veränderungen als Todesursache an und wird von JELLINEK vertreten, während der dritten Hypothese nach der elektrische Tod ein Herztod ist, bedingt durch Herzkammerflimmern. PREVOST und BATELLI zeigten experimentell, daß sehr hochgespannte Ströme durch Einwirkung auf die Nervenzentren tödlich wirken, niedriggespannte durch Herzflimmern. Basierend auf die Erfahrung bei 340 Fällen, griff BORUTTAU 1918 die Theorie JELLINEKS, daß der elektrische Tod ein Scheintod sei, an und erklärte, daß $^9/_{10}$ aller Fälle von Bewußtlosigkeit nach elektrischem Schlag an *Herzkammerflimmern* zugrunde gehen. BORUTTAU sieht den elektrischen Tod als *definitiven Tod* an und negiert den Wert der von JELLINEK so warm empfohlenen sofortigen Einleitung der künstlichen Atmung. Beweisend für KRATTER scheint die Übereinstimmung der klinischen und Leichenbefunde von Erstickten und in manchen Fällen von solchen Menschen zu sein, die durch Elektrizität getötet wurden. In beiden Fällen sofort einsetzender Atemstillstand, starke Blutdurcksteigerung, Muskelkrämpfe und Fortdauer der Herzbewegung über den Atemstillstand hinaus, an der Leiche locker geronnenes, oft flüssiges Blut, Blutaustritte und Hyperämien. Nach KRATTER geht der elektrische Tod das eine Mal sekundenschnell ohne Todeskampf vor sich, im anderen Falle geht ihm ein längerer Todeskampf voraus, der unter dem Bilde einer Erstickung verläuft und an der Leiche die sog. Erstickungszeichen hinterläßt.

JELLINEK führt zugunsten seiner Ansicht eine Reihe histologischer Veränderungen an. Diese sind nach genanntem Autor und CORRADO Veränderungen der Ganglienzellen, Zellzertrümmerungen, Verlagerung von Kernen, Blutungen in der Olive, verlängertem Mark und Gehirnrinde. Chromolyse und Tigrolyse konnten nachgewiesen werden. Diese Befunde sind von RODENWALDT an 20 Kaninchen nachgeprüft und nicht bestätigt worden. Er stellt die Befunde JELLINEKS als postmortale Veränderungen und Kunstprodukte hin. KAWAMURA, der sich in der letzten Zeit mit diesem Thema befaßte, fand im Pons und der Medulla Gefäßzerreißungen, Parenchymblutungen, Homogenisierung des Gefäßinhaltes, Veränderungen an den Ganglienzellen und Schwellung der Achsenzylinder. Am Herzen erwiesen sich die Muskelfasern als gerissen und von frischen Blutungen durchsetzt. Durch Tierversuche wurden diese Befunde bestätigt. Zugleich fand sich an den Lungen ein emphysemartiges Bild mit Zerreißung der Alveolarwände, in der Leber Kontinuitätstrennungen des Parenchyms, in der Nebenniere Blutungen. Nimmt man an, daß wenigstens ein Teil der von JELLINEK und KAWAMURA gefundenen Veränderungen intra vitam entsteht, so hätten wir doch wichtige anatomische, durch den Strom bedingte Veränderungen sichergestellt.

Die meiste Anerkennung haben die Arbeiten von PREVOST und BATELLI gefunden. Bei den elektrischen Hinrichtungen hatte man die Erfahrung gemacht, daß eine Spannung von 1700 Volt bei gutem Kontakt keinen primären Atemstillstand hervorrief. Nach Unterbrechung des Stromes nahmen Herz und Lunge ihre Tätigkeit wieder auf. Erst nach mehrmaligem Wechsel von 1800 auf 300 bis 400 Volt trat der Tod ein. Bei der sofort vorgenommenen Leichenschau wurden noch Flimmerbewegungen des Herzens festgestellt. ALVENSLEBEN, BARUTTAU und HERING haben die Experimente PREVOSTS nachgeprüft und sich seiner Anschauung angeschlossen. In neuester Zeit haben GILDEMEISTER und DIEGLER Versuche angestellt, welche die Lehre vom Herztode bestätigen. Dementgegen sieht KAWAMURA im elektrischen Tode auch nur einen *Scheintod*, wahrscheinlich bedingt durch eventuell reversible Funktionsstörungen auf Grund histologischer Veränderungen im Vaguskern oder im Bereich der Herzganglien, so daß also teils Momente der Funktion, teils anatomische Grundlagen in Frage kommen.

Alle diese Behauptungen tragen noch immer das Kleid der mehr oder minder bewiesenen Hypothese an sich; die eigentliche Ursache, warum der elektrische Tod einmal plötzlich, das andere Mal mittelbar eintritt, wird durch sie nicht ergründet. Gleichgültig ob man das Herzkammerflimmern oder den Atemstillstand als das Primäre ansieht, so erfährt man dadurch nur über die Art des Sterbens, nichts aber über die tatsächlichen Veränderungen, welche diese Todesart bedingen. Studiert man den Todesvorgang bei den gut beobachteten Fällen, so muß man zu der Überzeugung kommen, daß es eine einheitliche Todesursache nicht geben kann; einmal bleibt das Herz stehen und die Atmung geht weiter, das andere Mal ist das Umgekehrte der Fall.

Nach DE LA CAMP und JELLINEK spielen beim Zustandekommen des elektrischen Todes zwei Komponenten eine Rolle, eine psychische und eine anatomische. Die erstere wäre der heftige, lähmend wirkende Reiz, der durch den plötzlich und unerwartet eintretenden elektrischen Strom hervorgerufen wird, der sog. „plötzliche Einbruch in die Psyche" (JELLINEK). Als Beweis für seine Ansicht führt letztgenannter Autor seine Versuche an narkotisierten Mäusen und die Beobachtungen von ASPINALL an, daß schlafende Monteure, die mit hochgespannten Strömen in Berührung kamen, wohl Brandwunden hatten, sonst aber gesund blieben. BORUTTAU nimmt mit Recht gegen diese Beweisführung Stellung. J. BLAKE teilt die Erfahrung mit, daß Leute mitunter davonkamen, die gleich nach der Verletzung von einer Höhe herabstürzten; wenn sie nicht den Schädel gebrochen hatten, erholten sie sich relativ bald. Blake sieht dies als Konterschock an. In Amerika wurde sogar der sonderbare Vorschlag gemacht, den Verletzten bei den Schultern und Füßen aufzuheben und auf den Boden zu werfen (bump). In einer amerikanischen Fabrik wurde der durch den Strom bewußtlos Gewordene mit Stöcken auf die Fußsohlen geschlagen und erholte sich. Zu Jellineks „Einbruch in die Psyche" möchte ich folgendes bemerken. Vom Schock sprechen wir, wenn wir voraussetzen können, daß es zu einer, wenn auch vorübergehenden, Lähmung wichtiger vegetativer Zentren im verlängerten Mark gekommen ist, zur Lähmung von Vasomotoren- und Gefäßzentren. Daher ist auch der tatsächliche Schock von stürmischen Erscheinungen begleitet. Seine hauptsächlichsten Symptome sind Blässe, fadenförmiger Puls, Trübung oder Verlust des Bewußtseins, alles dies die gleichen Erscheinungen wie bei Commotio medullae. Daß es sich bei elektrischen Verletzungen von Menschen, welche gewerbsmäßig, und dabei oft technisch vorgebildet, ständig mit dem Strom hantieren, immer um etwas Unerwartetes handeln sollte, ist schwer anzunehmen. Ich glaube, daß fast ein jeder, der in solchen Betrieben arbeitet, stets mit der Möglichkeit, Strom zu bekommen, rechnet und darauf vorbereitet ist. Zur Erklärung der tatsächlich beobachteten Schockerscheinungen, die nach elektrischem Schlag auftreten, brauchen wir vielleicht nicht immer die Psyche heranzuziehen, wir können sie als eine direkte Folge einer Schädigung obgenannter Zentren im verlängerten Mark durch den Strom ansehen.

Wie bei allen Noxen, spielt auch beim elektrischen Strom die individuelle Disposition eine große Rolle. Sehen wir doch, daß, wenn der gleiche Strom zwei Individuen gleichzeitig trifft, das eine getötet wird, das andere mit dem Leben davonkommt, anderseits ein Unfall bei hochgespanntem Strom glimpflich abläuft, dagegen die unipolare Berührung eines Zimmerlampenkabels den sofortigen Tod zur Folge hat. Boruttau berichtet von einem Todesfall bei 46 Volt Spannung. Daß die Empfindlichkeit im Tierreiche eine verschiedene ist, lehren uns die Experimente Jellineks, welcher zeigte, daß Frosch und Schildkröte gegen den elektrischen Strom beinahe immun, das Pferd aber hochgradig empfindlich ist.

Die Erfahrung am Leichentisch hat gelehrt, daß Menschen mit Status thymico-lymphaticus, jugendliche Personen, Herzkranke und Alkoholiker gegen den elektrischen Strom besonders empfindlich und daher in erhöhtem Maße gefährdet sind. Meixner fand eigentümliche Veränderungen an den Nieren, die in den anatomischen Lehrbüchern nicht beschrieben sind, sich aber häufig bei der Sektion von plötzlich Verstorbenen finden. Kolisko war geneigt, sie für das allererste Stadium der frischesten Glomerulonephritis zu halten, was Meixner für manche Fälle nicht gelten läßt. In den von mir begutachteten Fällen fand sich einigemale ein Status thymicus. Unter anderen betraf dies einen 18jährigen Lehrling, der beim Reinigen eines Dampfkessels die Lampe (110 Volt Wechselstrom) in der Hand hielt, vom schlecht isolierten Lichtkabel Strom bekam und sofort tot niederfiel. Dieser Fall gehört zu denen, wo keine Zeichen des Stromüberganges nachweisbar waren.

Aus dem mir zur Verfügung stehenden Material will ich noch auszugsweise einige Sektionsbefunde elektrisch Getöteter anführen, die im großen und ganzen das ständig in solchen Fällen wiederkehrende Bild zeigen, nämlich geringe Veränderungen am Herzen oder einen eigentlich negativen Befund, mitunter Zeichen des Erstickungstodes.

J. M., 29jähr. Arbeiter, wird im feuchten Keller der Brauerei am 7. 3. 1923 tot mit der brennenden Lampe in der Hand aufgefunden (110 Volt Wechselstrom). Die Sachverständigen des Ortes negieren die Möglichkeit eines Stromüberganges. Der berufene Hochschulprofessor bejaht nach genauer Untersuchung die Möglichkeit eines solchen. Sektion: Unter dem Kinn eine 5 cm lange Borke, am Endglied des rechten Mittelfingers eine linsengroße Borke. Das Herz vergrößert und schlaff.

F. R., 21jähr. Arbeiter, will den Drahtschirm der Handlampe richten und bekommt Strom. Er fällt sofort tot zusammen. Sektion: Auf der rechten Hand Strommarke. Gehirn und Gehirnhäute hyperämisch. Linke Herzkammer kontrahiert und völlig leer. Sonst negativer Befund.

F. S., 30jähr. Arbeiter, bekommt von einem Motor — Wechselstrom von 50 Perioden, 380 Volt Spannung — einen Schlag und fällt sofort nieder. Er atmete noch nachher kurze Zeit. Der sofort herbeigeholte Arzt findet als einziges Lebenszeichen fibrilläre Zuckungen der Oberlippe. Eine Stunde lang künstliche Atmung und Injektion von Adrenalin ins Herz. Sektion: Strommarke am linken Zeigefinger, weiche Gehirnhäute stark hyperämisch, Gehirn und verlängertes Mark normal durchblutet, sonst keine Veränderungen. Lungengewebe stark hyperämisch, mit blutigem Schaum gefüllt. Auf der Pleura visceralis bis weizenkorngroße Hämorrhagien. Aus den großen Bronchien ergießt sich Mageninhalt. Herz vergrößert, die Muskulatur des linken Herzens brüchig und schlaff. Rechte Kammer verbreitert und leer. Schleimhäute des Kehlkopfes und des Rachens hyperämisch und von Hämorrhagien durchsetzt. Nieren normal.

L. A., 22jähr. Monteur, isolierte am 3. 8. 1924 die letzte Klemme an einem 500-Volt-Drehstromfahrmotor, erhält elektrischen Schlag und fällt sofort bewußtlos zu Boden. Die künstliche Atmung wird ohne Erfolg $2^1/_2$ Stunden durchgeführt. Sektion: Auf der rechten Thoraxseite in der mittleren Axillarlinie zwei pergamentartig trockene Hautabschürfungen, von denen die eine vitale Reaktion zeigt. Dura stark hyperämisch, ebenso die Stammganglien, Pons, Kleinhirn und verlängertes Mark. Lungen und Herz ohne pathologischen Befund. Milz und Leber etwas vergrößert, die Ränder stumpf. Lymphatischer Apparat des Dickdarmes vermehrt. Äußere Zeichen eines Stromübertrittes wurden nicht festgestellt.

Bei der Beurteilung, ob es sich tatsächlich um einen Tod durch Elektrizität handelt oder ob die Verletzungen durch Auffallen auf die Leitung intra mortem entstanden sind, ergeben sich oft große Schwierigkeiten, namentlich wenn bei dem Unfalle keine Zeugen zugegen waren. Selbst vorhandene Strommarken können während der Agonie, ja selbst noch nach dem Tode entstanden sein, da nach Meixner nicht angenommen werden kann, daß bei der Entstehung der Strommarken Kreislaufvorgänge eine besondere Rolle spielen. Trotzdem bleiben aber die spezifisch elektrischen Hautveränderungen, wie wir sie früher kennengelernt haben, der Hauptbeweis für den Tod durch Elektrizität. Eventuelle Veränderungen an den Ganglienzellen können wohl derzeit noch nicht als beweiskräftig angesehen werden, da sie denn doch noch zu strittige Befunde darstellen. Ziemke hat bei einem zweifellosen Falle von elektrischem Tode diese Veränderungen nicht nachweisen können. Wie schon früher ausgeführt, gibt es zweifellose Fälle von elektrischem Tod, wo äußerlich keine Verletzungen — Strommarken oder Verbrennungen — nachweisbar sind: Da ist es nötig, den Fall in all seinen Einzelheiten zu prüfen, den genauen Lokalaugenschein vornehmen zu lassen und von unbeteiligten Sachverständigen feststellen zu lassen, ob die Möglichkeit eines Stromübertrittes nicht ausgeschlossen werden kann. Man verlange, daß immer eine Sektion gemacht wird, um die Möglichkeit einer anderen Todesursache halbwegs ausschließen zu können. Bedeutende Dienste kann die Feststellung der Stromstärke leisten, die nach dem Ohmschen Gesetz $\frac{V}{O} = A$ berechnet wird. Hat diese annähernd 100 MA erreicht, ist ein elektrischer Tod nicht auszuschließen. Bei hochgespannten Strömen ist diese Möglichkeit ohne weiteres zuzugeben, da der Widerstand des menschlichen Körpers nicht ausreicht. Um so eher wird die Möglichkeit eines Stromübertrittes wahrscheinlich sein, je stärker die Person geschwitzt hat, je feuchter der Boden war und je besser sie geerdet war.

Es ist selbstverständlich, daß in schwierigen Fällen, wo es sich darum handelt, die Möglichkeit einer Stromschädigung zuzugeben oder verneinen zu müssen, dies nur dann mit einiger Wahrscheinlichkeit gelingt, wenn man die Unfallsituation genau rekonstruieren kann und die Einrichtungen und Vorgänge im Momente des Unglücks bis ins Detail untersucht wurden. Diese Rekonstruktion der Unfallsituation (Wyss-Weydlich) ist im allgemeinen viel zu oberflächlich, sowohl von ärztlicher als auch von technischer Seite. Es wird dabei nicht bedacht, daß die Entscheidung der Frage, ob ein natürlicher Tod oder ein Elektrotod vorliegt, nur dann entschieden werden kann, wenn Ein- und Austrittsstelle des Stromes, Spannung, Widerstandsverhältnisse und der detaillierte Situationsplan dem Begutachter zur Verfügung stehen.

Fälle von zweifellosem elektrischen Tod ohne äußere Verletzung sind in den letzten Jahren von Meixner und Ziemke veröffentlicht worden. Zu den schon oben erwähnten Fällen will ich noch zwei weitere Fälle erwähnen.

J. T., 34jähr. Monteur, bohrt mit elektrischem Bohrer am 17. 1. 1922 ein Loch. Während er den Bohrer im Bohrloch hatte, sah er nach, ob das Loch groß genug sei. In diesem Momente blitzte es im Kollektor auf und T. fiel augenblicklich zu Boden und war tot. Der Strom war ein Gleichstrom von 110 Volt Spannung. Die Sachverständigenuntersuchung bejahte den Stromübertritt. Sektion: Keinerlei Zeichen einer äußeren noch inneren Verletzung, Gehirn- und Lungenödem.

K. G., 20jähr. Monteur, arbeitet im Prüffeld eines Motors, durch den er einen Wechselstrom von 400 Volt, 50 Perioden durchleitet. Um den Strom zu unterbrechen, zieht er die Leitungsdrähte, mit jeder Hand einen, auseinander und erhält elektrischen Strom. Er stürzt wie vom Blitz getroffen nieder. Sofort künstliche Atmung. Er wurde cyanotisch, kein Herzschlag fühlbar, Adrenalininjektion ins Herz ohne Erfolg. Keinerlei Strommarken, keinerlei Verletzungen.

Die Diagnose der elektrischen Verletzungen und des Todes ergibt sich an der Hand der früher erwähnten Hautveränderungen, eventuell der Sektion und des Lokalaugenscheines; daß die Differentialdiagnose zwischen plötzlichem Tod im Sinne Koliskos und elektrischem Tod oft ungemein schwierig ist, geht aus dem Obgeagten hervor. Die Leichenbefunde bei Menschen, die durch den elektrischen Strom getötet wurden, ähneln völlig denen, welche wir beim plötzlichen Tode aus natürlichen Ursachen finden. Hier wie dort so gut wie nichts, was uns die natürliche Todesursache, den Vorgang beim Sterben, erkennen ließe. In beiden Fällen aber, wenn auch geringfügige Veränderungen an lebenswichtigen Organen, namentlich am Herzen, die seit längerer Zeit bestanden und die uns die Annahme gerechtfertigt erscheinen lassen, daß durch sie die Widerstandsfähigkeit des Körpers für das plötzlich herantretende Plus an Arbeit — hier der Einbruch des Stromes — herabgesetzt wurde. In solchen Fällen hilft nur die sorgfältigste Erwägung aller Begleitumstände, um zu der vom Gesetze geforderten Wahrscheinlichkeit zu kommen. In jenen Fällen, wo die pathologisch-anatomischen Untersuchungen uns im Stiche lassen, wäre es denkbar, daß es durch den Stromeinbruch zu einer molekularen Verschiebung in den lebenswichtigen Ganglienzellen gekommen ist, die mit unseren heutigen Mitteln nicht nachweisbare irreversible Veränderungen setzt, welche den Tod zur Folge haben.

Auch auf rein nervösem Wege kann Kammerflimmern entstehen, wie Rothberger und Winterberg nachgewiesen haben, wenn z. B. durch Vagusreizung die normalen Ursprungsreize ausgeschaltet und das Tempo der tertiären Reize durch Accelleransreizung erhöht wird. Steigert man die Erregbarkeit der Apparate von denen die automatischen Kontraktionsreize der Herzkammern ausgehen, durch Chlorbarium oder Chlorcalcium und macht man nacheinander Vagus- und Accelleransreizung, so gelingt es sehr leicht, Kammerflimmern herbeizuführen (Braun). Diesen experimentellen Erfahrungen nach könnte man sich vorstellen, daß in Analogie mit den Chlorbarium- und Chlorcalciumversuchen obengenannter Autoren in ganz geringfügigen anatomischen Veränderungen die Disposition zum Kammerflimmern (E. H. Hering, Lubarsch) beruhen kann, wobei dann der Einbruch des elektrischen Stromes in den Körper bei Änderung der elektrolytischen Verhältnisse — nach Nernst tritt an der Grenze von Protoplasma und der dasselbe berührenden Lösung eine Konzentrationsänderung ein — durch Reizung des Vagus und Accellerans zum Kammerflimmern führt. Daß auch durch Hyperthermie, Überhitzung des Atemzentrums, der Tod eintreten kann, haben die Tierversuche von Hirschberg und Schittenhelm bewiesen.

Die statistischen Angaben über elektrische Unfälle und Todesfälle sind bis jetzt ungemein dürftig. Namentlich in den vom Weltkrieg betroffenen Ländern gähnen große Lücken.

In *Preußen* betrug die Zahl der Todesfälle in den Jahren 1908—1915 1007, wobei die Zahl von 60 Todesfällen im Jahre 1908, auf 188 im Jahre 1913 stieg. Eine der interessantesten Arbeiten ist die von Jaeger, welcher einen Teil der Unfälle in der *Schweiz* statistisch bearbeitet hat. Das Resultat, zu welchem er kommt, sei hier kurz wiedergegeben.

Seit den Jahren 1904—1920 wurden in der *Schweiz* 996 Unfälle, darunter 199 Todesfälle, an Starkstrom gemeldet. Es besteht eine absolute Zunahme der Unfälle, dagegen eine relative Abnahme, gemessen an der Zunahme der elektrifizierten Betriebe. Die Sachkundigen (Monteure) machen zwei Drittel, die Nichtsachkundigen ein Drittel der Verunfallten aus. Die Unfälle an niederer Spannung (in der Schweiz bis 1000 Volt) belaufen sich auf ein Drittel, die der Hochspannung auf zwei Drittel. Die ersteren nehmen an Zahl zu. Es besteht eine Häufung der Unfälle in den Sommermonaten Juni, Juli, August. Diese ist durch meteorologisch-physikalische und biologische Faktoren zu erklären.

In *England* betrug die Zahl der Todesfälle nach Scott Ram in den Jahren 1902—1912 45 Fälle an Wechselstrom, 3 an Gleichstrom, in den Jahren 1913 bis 1921 150 Todesfälle, davon 29 Fälle bei Stromspannungen von 250—650 Volt, 19 Fälle bei 650—3000 Volt und 41 Fälle bei über 3000 Volt. Im Jahre 1919 waren alle Unfälle bis auf einen durch Wechselstrom bedingt, die Mehrzahl ereignete sich (20 von 28) bei niedriger Spannung, d. i. bei einer unter 250 Volt (Teleky-Brezina).

In der Arbeiter-Unfallversicherungsanstalt für *Mähren* und *Schlesien* wurden in den Jahren 1919 17 elektrische Unfälle angemeldet, darunter 4 Todesfälle, im Jahre 1920 22 Unfälle mit 4 Todesfällen, 1921 32 Fälle mit 8 Todesfällen, 1922 30 Unfälle mit 8 Todesfällen, 1923 31 Unfälle, darunter 8 tödliche, 1924 50 Unfälle mit 18 Todesfällen. Bemerkenswert ist, daß sich im Bergbau kein tödlicher Unfall durch Elektrizität ereignete. In diesen Jahren starben von den durch den elektrischen Strom Verletzten 27,3%. Die meisten Todesfälle wurden durch niedriggespannten Wechselstrom verursacht.

Die Prognose der elektrischen Verletzungen ist nicht immer leicht zu stellen. Im allgemeinen kann man sagen, daß die Schädigungen, die nicht sofort tödlich sind, anfangs schlechter aussehen, als sie tatsächlich verlaufen. Gewöhnlich bessern sich die nervösen Symptome bald. Böse sind, nach Jellinek, die leeren, schnappenden Inspirationen. Lähmungen gehen meist in Stunden, seltener in Tagen zurück. Bedenklich ist es, wenn die Allgemeinsymptome durch Tage oder Wochen dauern. Nervenläsionen können sich erst spät äußern, ebenso Augenerkrankungen. Die Hautverbrennungen haben die Tendenz, noch nach Tagen sich zu vergrößern. Die meisten Narben nach elektrischen Verbrennungen sind weich, nicht spannend, behindern meist die Beweglichkeit der Gelenke nicht. Jellinek veröffentlichte einen Fall, wo ein vom Periost vollkommen entblößtes Knochenstück nach 3 Monaten völlig einheilte. Daß dies nicht immer der Fall ist, beweist ein von mir gesehener Fall, wo 5 Monate nach einer Starkstromverletzung noch ein Geschwür bestand, das ganz den Eindruck eines

Röntgengeschwürs machte und ein großer, lockerer Sequester eine Sequestrotomie erforderte.

Der Eigenart der elektrischen Verletzungen nach muß die Behandlung eine streng *konservative* und *exspektative* sein, ja sich nicht mit der Amputation des verletzten Gliedes oder einer Transplantation der granulierenden Flächen übereilen. Die Hauptaufgabe liegt in der kunstgerechten ersten Hilfe. Die allererste Maßregel ist, den Verletzten aus dem Stromkreis zu entfernen, ohne selbst durch den Strom gefährdet zu werden. Dies geschieht, falls nicht Isolierhandschuhe vorhanden sind, in der Weise, daß man den Verunglückten mit in ein trockenes Tuch gehüllten Händen ergreift oder ihn bei den Kleidern oder Schuhen anfaßt. Ist eine Manipulation an der Leitung selbst nötig, so stelle man sich auf einen hölzernen Schemel. Um Menschen aus der Umwicklung von Leitungsdrähten zu befreien, hat Jellinek eine eigene Isolierzange erfunden.

Bei allen elektrisch Verunglückten, die bewußtlos daliegen, ist *unbedingt sofort künstliche Atmung* einzuleiten, und zwar so lange, bis der sachkundige Arzt sicheren Tod konstatiert. Von Repert und Jellinek sind je 2 Fälle veröffentlicht worden, bei welchen die Rettung nach dreistündiger, ja vierstündiger künstlicher Atmung glückte. Morisson-Legge befürwortete 1922, die künstliche Atmung 3 Stunden fortzusetzen und den *Sauerstoffapparat* in Anwendung zu bringen. Die künstliche Atmung soll sachgemäß unbedingt *mindestens* vier Stunden lang durchgeführt werden. In Frage käme noch, vorausgesetzt, daß das Herz noch weiter arbeitet, der Versuch mit einer intravenösen Lobelininjektion von 0,003, kombiniert mit einer intrakardialen Adrenalininjektion. Jellinek beantragt bei erfolgloser künstlicher Atmung die Vornahme einer Lumbalpunktion. Dieser Vorschlag, sowie die empfohlene abermalige Durchleitung des elektrischen Stromes bei bestehendem Herzflimmern sind praktisch schwer durchführbar. Von englischen Ärzten wurde Herzmassage, intravenöse Injektionen von Urethan, Strontium und Adrenalininjektionen ins Herz empfohlen. Trotzdem die Aussicht auf Rettung durch die künstliche Atmung eine recht geringe zu sein scheint, so ist doch mit Rücksicht auf die geglückten Fälle die künstliche Atmung stundenlang fortzusetzen. In der weitaus größten Anzahl der von mir begutachteten Fälle wurde sofort die künstliche Atmung ohne Erfolg eingeleitet. Zugegeben muß allerdings werden, daß die Dauer derselben in den meisten Fällen nur 1 Stunde, in wenigen 3—4 Stunden, betrug.

Mannigfache Zufälligkeiten vereinigen sich oft, um einen elektrischen Unfall herbeizuführen. So z. B. das Auftreten von Ladungen in Leitern, die normalerweise oder aller Voraussetzung nach ungeladen sein sollen, wie z. B. Reparaturen an temporär stromlosen Leitungen und unzeitiges Einschalten. Eine schon längere Zeit stromlose Leitung oder eine Schwachstromanlage kann durch atmosphärische Einflüsse starkstromführend werden. Schlechte Erdung im trockenen Fels, evtl. Übergang der Elektrizität auf in der Nähe geerdete Netze mit Niederspannungen, Durchbruch der Isolierung an Transformatoren und Stromübergang von Leitungen hoher Potentiale auf Leitungen niederer Potentiale können Unfälle herbeiführen, doch sind hier die Sicherungseinrichtungen, der sog. Feinschutz und Grobschutz gegen Überspannungen, so ausgebildet, daß sich die Überspannungen rasch ausgleichen. Infolge Durchbruches der Isolation an der Berührungsstelle geschehen derzeit die meisten Unglücksfälle, denen auch intelligente und erfahrene Menschen erliegen. Gelegenheitsursachen geben kriminelle Störungen der Isolierung und gelegentliche Ladung von sonst ungeladenen Gegenständen, so das Einschlagen von Nägeln durch den isolierenden Gummihandschuh, Herstellung falscher Kontakte mit eisernen Gegenständen, die mit Sicherheit berührt werden, so Türklinken, falsche Kontakte an elektrischen Lampen.

Wie überall, so ist auch hier die Verhütung die Hauptaufgabe. Technisch hat sich eine weitgehende Isolierung der leitenden Bestandteile bewährt. Diesbezüglich werden die Vorschriften immer strenger und reichhaltiger. Trotzdem ist eine große Anzahl von Verletzungen selbst bei technisch Ausgebildeten auf ihren grenzenlosen Leichtsinn zurückzuführen, auf das Spielen mit der Gefahr. Die von Jellinek behauptete Anpassungsfähigkeit der Elektrizitätsarbeiter an die Gefährdung durch den Strom ist mehr als fraglich. Ein technisch nicht ernst zu nehmender Vorschlag ging von Italien aus, daß wenigstens in den Verbrauchsstätten nur Spannungen von 40—60 Volt verwendet werden sollen. Ein anderer Vorschlag bemüht sich, den Arbeiter dadurch vor der Gefahr zu schützen (Kübler), daß alle Räume und Gänge mit allem, was darinnen ist, hoch isoliert werden sollen. Wo Arbeiten am stromführenden Teilen unvermeidlich sind, soll ganz entschieden auf dem Gebrauch von Isolierhandschuhen und Gummihandschuhen bestanden werden. Vor Jahren hat Artemjew einen Schutzanzug aus Draht erfunden, der über die Kleidung getragen, dem Strome bessere Leitungsverhältnisse bietet als der menschliche Körper. Wegen Unbequemlichkeit wird diese Vorrichtung als praktisch unbrauchbar bezeichnet, und Sache der Unfallverhütung wäre es, diese Unbequemlichkeit zu bekämpfen. Da die Durchströmung durch eine Hand und ein Bein (Widerstand der Stiefel) weniger gefährlich ist als durch beide Hände, hat man den Arbeitern an elektrischen Leitungen den Rat gegeben, wenn möglich eine Hand — und zwar die linke — in die Tasche zu stecken. Warnungstafeln und Abbildungen, wie sie namentlich in England in den Fabriken angewandt werden, haben sich bis jetzt nicht recht bewährt. Hier kann nur eine weitgehende Belehrung und Aufklärung helfen. Mit Recht wurde gefordert, daß man für diesen Teil der Unfallverhütung die Schule nutzbar machen soll. Nicht nur in den Werk- und Gewerbeschulen sollte diese Materie behandelt werden, auch in den Bürgerschulen sollte man die Jugend auf die Gefahren des elektrischen Stromes aufmerksam machen. Vielleicht würden tatsächlich nach dem Vorschlage Grempes Lesestücke, die solche Themen behandeln, zum Ziele führen.

Literatur.

Alvensleben: Physiologische Wirkungen elektrischer Starkströme bei Unfällen. Elektrotechn. Zeitschr. 1915; Arch. of radiol. a. electrotherapy Nr. 263. 1922. — Asher, B.: Med. Klinik 1912. — Aspinall: Elektrische Schläge. Lancet 1902. — Batelli: Schädigungen durch Elektrizität. Leipzig 1909. — Boruttau: Tod durch Elektrizität. Berlin. klin. Wochenschr. 1918 usw. — Capello u. Pellegrini: Unfälle durch niedrig gespannte elektrische Ströme. Vierteljahrsschr. f. öffentl. Gesundheitspfl. 1915. — Gildemeister u. Diegler: Klin. Wochenschr. 1915, Nr. 26. — Hering: Sekundenherztod. Berlin 1917. — Jaeger: Statistische Gesetzmäßigkeit des elektrischen Unfalles. Zentralbl. f. Gewerbehyg. 1921, Nr. 8. — Jellinek, S.: Elektropathologie usw. — Kawamura: Virchows Arch. f. pathol. Anat. u. Physiol. 1921, Nr. 231. — Kaufmann, C.: Handb. d. Unfallmed. 1915. — Kratter: Tod durch Elektrizität. Vierteljahrsschr. f. gerichtl. Med. Bd. 31. — Lewandowsky: Tod durch Sinusströme. Dtsch. med. Wochenschr. 1917. — Meixner: Tod durch elektrischen Strom. Wien. klin. Wochenschr. 1922. — Oberst: Verletzungen durch den elektrischen Strom. Münch. med. Wochenschr. 1909. — Prevost u. Batelli: Journ. de physiol. et de pathol. gén. 1900. — Repert, D.: Repert. d. prakt. Med., Juli 1912. — Reuter, Graz: III. Unfallkongreß, Düsseldorf 1912. — Rodenwaldt: Vierteljahrsschr. f. gerichtl. Med. 1909. — Weiss: Arch. d'électr. méd. 1897. — Wyss, Weydlich: Inaug. — Dissert. Zürich 1912. — Ziemke: Todesfälle durch elektrischen Strom und ihre Beziehungen zum Unfall. Monatsschr. f. Unfallheilk. u. Invalidenw. 1923.

Gewerbliche Infektionskrankheiten.

Von

F. Holtzmann

Karlsruhe.

Milzbrand (Anthrax).

Der Erreger des Milzbrandes wurde 1849 von Pollender im Blute milzbrandkranker Tiere gefunden, aber in seiner Bedeutung zunächst noch nicht richtig erkannt. Dies wurde das Verdienst von R. Koch. Der *Milzbrandbacillus* ist ein verhältnismäßig starkes, kurzes, an den Enden verdicktes und scharfkantig abgeschnittenes Stäbchen. Länge zu Dicke verhält sich etwa wie 3 : 1. Die einzelnen Bacillen legen sich im mikroskopischen Bild mit kleinen Zwischenräumen mit den Enden fadenförmig aneinander, so daß das Bild eines Bambusrohres entsteht. Stark virulente Stämme bilden indes keine langen Reihen. Die Bacillen sind mit allen Färbemethoden leicht färbbar. Schon die einfache Methylenblaufärbung läßt häufig eine sie umschließende Kapsel erkennen. Die Kolonien auf Gelatine und Agar sind durch ihr wattiges Aussehen charakterisiert.

Der Milzbrandbacillus bildet bei geeigneten Temperaturen von 16—43° und bei Luftzutritt, also nicht im unverletzten Tierkörper, Dauerformen, sog. Sporen, die, in geeignete Nährlösungen gebracht, selbst noch nach Jahrzehnten wieder zu Stäbchen auskeimen können. Jeder Bacillus bildet nur eine mittelständige Spore. Nach Bildung der Spore geht der Bakterienleib rasch zugrunde. Die Spore ist ein eiförmiges, stark lichtbrechendes Gebilde und im Gegensatz zum Stäbchen nur schwer färbbar. Der Bacillus ist chemischen und physikalischen Einflüssen gegenüber nicht besonders widerstandsfähig, anders die Spore, die namentlich das Austrocknen sehr gut vertragen und sich in diesem Zustand jahrelang virulent erhalten kann. Die Sporenstämme sind allerdings in ihrer Virulenz recht unterschiedlich, doch wird auch die widerstandsfähigste Spore durch strömenden Wasserdampf oder durch Kochen in 12 Minuten abgetötet, was technisch von Bedeutung ist. Den einzelnen Desinfektionsmitteln gegenüber verhalten sich die Sporen verschieden. Wasserstoffsuperoxyd ist am wirksamsten, Sublimat und Kalkmilch brauchen verhältnismäßig lange Zeit bis zur Abtötung (vgl. auch Ledererzeugung). Der direkten Sonnenbestrahlung hingegen erliegen die Sporen verhältnismäßig rasch. Genaue Zahlen darüber lassen sich nicht angeben, weil die Wirkung von der Intensität der Bestrahlung nach Stand der Sonne und nach Absorption durch die Luft abhängt.

Der Milzbrand ist eine unter dem Herdenvieh stark verbreitete Krankheit, die rasch zum Tode führt. Die einzelnen Tierarten und Rassen sind in ihrer Empfänglichkeit recht verschieden. Rinder, Schafe und Ziegen sind am empfänglichsten, weniger Pferde und Schweine. Hunde und Katzen sind sehr wenig empfänglich, Geflügel scheint ganz immun zu sein. Die Tiere entleeren blutige Ausscheidungen aus After, Nase und Mund, womit das Fell äußerlich verunreinigt und infiziert wird. Die Milz ist bei der Erkrankung stark vergrößert und sehr blutreich. Die Infektion erfolgt durch direkte Berührung von Tier zu Tier, meist jedoch durch das Futter. Wir kennen bestimmte *Milzbranddistrikte,* woselbst die Krankheit nie ganz verschwindet und wo die Wiesen durch die Ausscheidungen milzbrandkranker Tiere infiziert sind. Öfters auch ist die Bewässerung der Wiesen durch milzbrandhaltige Abwässer aus Gerbereien als Ursache anzusprechen.

Der Mensch ist gegen Milzbrand nicht sehr empfänglich. Hat er ihn einmal überstanden, so tritt auf einige Jahre *Immunität* ein, die jedoch nicht das ganze Leben hindurch anhält. Fälle zweimaliger Infektion sind bekannt.

Bei weitem am häufigsten, in etwa 95% der Fälle, erfolgt die Infektion des Menschen von der *äußeren Haut* aus. Gesicht, Hals, Nacken und die unbedeckten Unterarme sind meist der Sitz der Ansteckung. In der Regel bilden kleine Verletzungen der Haut die Eingangspforte. Auch die Übertragung durch Insektenstich ist nicht auszuschließen. Nach 2—3 Tagen tritt an der infizierten Stelle ein rotes, erhabenes, erbsengroßes, juckendes Fleckchen auf, das sich rasch vergrößert und in der Mitte ein Bläschen mit blutig-serösem Inhalt zeigt. Längere Inkubationszeiten bis zu 13 Tagen werden berichtet, sind jedoch selten. Das Bläschen trocknet bald ein und bildet einen schwarzen nekrotischen Schorf, der sich nach dem Rande zu vergrößert und mit einem stark geröteten Hautwall umgeben ist (Pustula maligna). In der Umgebung ist bisweilen ein Kranz kleinerer eitriger Bläschen zu sehen. Die umgebende Haut ist hart infiltriert, stark gerötet und ödematös. Wir haben jetzt das Bild eines ausgesprochenen Milzbrandkarbunkels, der sich handtellergroß ausbreitet und dessen Mittelpunkt der schwarze Schorf bildet. Die regionären Lymphdrüsen sind meist geschwollen, bis zu ihnen zieht sich oft sichtbar die Infektion.

Wichtig für die Beurteilung der Schwere des Verlaufes ist die *Fieberkurve*. In leichteren Fällen ist die Temperatur kaum erhöht. Temperaturen von 39° und darüber am 2.—3. Tage sind Zeichen heftiger Infektion. Das Allgemeinbefinden ist, wie bei jeder fieberhaften Erkrankung, gestört, belegte Zunge, Appetitlosigkeit, Unruhe zeigen sich. Starker Kopfschmerz und Benommensein sind ungünstige Anzeichen.

Allmählich demarkiert sich der Schorf, Entzündung und Schwellung bilden sich zurück, die Fieberkurve sinkt lytisch, am Ende der ersten Woche ist in der Regel der *Heilungsprozeß* im Gange. In schlimmen Fällen verfärbt sich die befallene Hautpartie blaurot, Bläschen mit blutigem Inhalt heben sich ab, die Infektion breitet sich aus, das Fieber bleibt konstant hoch, das Bewußtsein ist getrübt. Der Puls wird klein und frequent, der Tod tritt Ende der ersten Woche, selten später ein. Mischinfektionen mit Eitererregern und Gasbrand sind nicht selten. Die Kranken gehen dann unter dem Bilde der *allgemeinen Sepsis* zugrunde. Die erste Infektionsstelle zerfällt jauchig, die Milzbrandbacillen werden überwuchert, so daß sie an der Leiche oft gar nicht mehr nachweisbar sind, obgleich es sich um sichere Milzbrandinfektion gehandelt hat.

Milzbrandinfektionen an den Mandeln gehen mit starken ödematösen Schwellungen der Mund- und Rachenpartien einher, die bedrohlich werden können. Auch bei Infektionen der Augenlider und der Achselhöhle zeigen sich sehr starke *Ödeme*. Milzschwellung findet sich nur bei Allgemeininfektion.

Durch Einatmen und Verschlucken milzbrandhaltigen Staubes kann es zu einem inneren *Lungen-* und *Darmmilzbrand* kommen. Die sog. *Hadernkrankheit*, die beim Sortieren von Lumpen und Haaren öfters auftrat, wurde schon durch die Untersuchungen von Frisch 1878 als Milzbrandinfektion erkannt. Der innere Milzbrand setzt plötzlich und mit hohem Fieber ein. Auf der Lunge lassen sich bronchitische Geräusche und Verdichtungen des Gewebes nachweisen. Die Erkrankung läßt sich vom Bild einer Pneumonie schwer unterscheiden. Der Verlauf ist sehr stürmisch, die pneumonischen Erscheinungen nehmen zu, die Herztätigkeit läßt nach, und am 3.—4. Tage tritt der Tod ein. Die Diagnose wird meist erst bei der Obduktion gestellt, wobei die auffallend stark geschwollenen dunkelroten und weichen Bronchialdrüsen den Verdacht erwecken.

Mit dem Lungenmilzbrand verbindet sich bisweilen Darmmilzbrand, der auch für sich gesondert vorkommt. Auf der Schleimhaut des Darms, besonders des Dünndarms, entwickeln sich kleine Knötchen, die geschwürig zerfallen. Die Umgebung ist stark hyperämisch und infiltriert. Die Mesenterialdrüsen sind stark geschwollen und enthalten reichlich Bacillen. Die *Prognose* des inneren Milzbrands ist schlecht. Auch der Hautmilzbrand kann durch Übertritt von Bacillen in die Blutbahn zu sekundärer Infektion innerer Organe führen, was immer von schlimmer Vorbedeutung ist.

Außer den Veränderungen am Herde der ersten Infektion finden sich bei den *Obduktionen* Schwellung und schwarzrote Verfärbung der Milz, Hyperämie und Degeneration von Leber und Nieren, brüchige und weiche Herzmuskulatur, Blutungen im Endokard, starke Schwellung der Lymphdrüsen und blutige Durchtränkung der weichen Hirnhaut und des Gehirns.

Die rasche Ausbreitung der Entzündung bei geringer Schmerzhaftigkeit, namentlich der charakteristische, von rotem Wall umgebene schwarze Schorf, lassen die *Diagnose* auf Milzbrand meist stellen, wenn man nur an die Möglichkeit dieser Infektion denkt. Hierbei kann die Anamnese wertvolle Fingerzeige geben. Eine sichere Diagnose ist nur durch den Nachweis der Bacillen zu stellen. Das Material wird aus dem freien Sekret der Pustel selbst oder der peripheren Bläschen entnommen, ausgestrichen und mit LÖFFLERS Methylenblau gefärbt. Man hüte sich jedoch, zur Entnahme des Probematerials blutende Verletzungen zu setzen. Die besprochene Morphologie der Bacillen gestattet in der Regel die Diagnose unter dem Mikroskop. Zur Nachprüfung im Tierexperiment eignen sich Mäuse und Meerschweinchen.

Mit Messer, scharfem Löffel, Glüheisen, Ätzkali und Carbolsäure ist man dem Milzbrandkarbunkel zu Leibe gegangen. Alle diese energischen Mittel sind nach moderner Anschauung unbedingt zu verwerfen. Die konservative *Behandlung* des Milzbrands verspricht die besten Erfolge. Durch das Messer kann im Gegenteil Schaden gestiftet werden; Blutbahnen werden eröffnet, die das Vordringen der bacillären Infektion begünstigen. Diesen Standpunkt vertreten in der Literatur SCHWARZ, LENGFELLNER, WOLFF-WIEWIOROWSKI, BECKER, REBENTISCH, LEXER, JOCHMANN. Die erkrankte Körperpartie muß absolut ruhiggestellt werden, weswegen Bettruhe und Krankenhausaufnahme dringend zu empfehlen sind. Sehr mit Recht verlangt die Lederindustrie-Berufsgenossenschaft in ihren Unfallverhütungsvorschriften die Überführung milzbranderkrankter Arbeiter in das Krankenhaus. Dort wird die infizierte Stelle durch einen dicken Borsalbenverband geschützt, der Scheuern und Bewegung nach Möglichkeit verhindert.

Leichte Fälle kommen ohne weitere therapeutische Maßnahmen zur Abheilung. Doch zögere man nicht in jedem irgend schwereren Falle mit Fieber über 38° oder stärkerer Beteiligung der regionären Drüsen mit der *Serumtherapie*. SOBERNHEIM hat bei E. MERCK-Darmstadt ein Serum herstellen lassen. Man injiziere 20 ccm intramuskulär, in schweren Fällen intravenös und wiederhohle, wenn nötig, die Injektion. Der Stillstand der Infektion und das Schwinden bedrohlicher Symptome machen sich nach 24 Stunden geltend. Die Maßregel wird empfohlen von LÄWEN, WILMS, KOELSCH, BECKER, MENDEZ, SCLAVO, HOLTZMANN. Wegen der Gefahr der Anaphylaxie, Serumkrankheit, befrage man den Kranken, ob er schon mit Serum vorbehandelt ist. Auch die Behandlung mit Salvarsan 0,3 g, Neosalvarsan 0,45 g, intravenös zweimal im Abstand von 2 Tagen wird angeraten (BETTMANN und LAUBENHEIMER, SCHUSTER, BECKER), Die Nachprüfung durch Tierexperimente und im Reagensglase bestätigt die abtötende Wirkung des Salvarsans auf Milzbrandkeime. Nach Übertritt von

Bacillen ins Blut empfiehlt Baumann die Injektion von Methylen-Blausilber (Argochrom-Merck), die auch noch in schwersten Fällen Erfolg haben kann. Die Behandlung des inneren Milzbrands erfolgt im übrigen nach den Regeln für septische Erkrankungen.

Die *Prognose* des *Hautmilzbrands*, der rechtzeitig in richtige Behandlung kommt, ist, falls es sich nicht um einen in seiner Widerstandsfähigkeit schon geschwächten Menschen handelt, entschieden günstig. Die statistische Sterblichkeit von etwa 10% der Hautmilzbrandfälle könnte noch weiter herabgemindert werden. Innerer Milzbrand hingegen ist fast stets tödlich. Als bedrohliches Zeichen gilt der Nachweis von Bacillen in der Blutbahn. In den wenigen Fällen inneren Milzbrands, die in der Statistik als geheilt erscheinen, handelt es sich um eine Infektion der Mandeln, also um eine regionäre, noch begrenzte Infektion.

Vorbeugend gegen die Milzbrandinfektion wirkt Reinlichkeit. Arbeiter, die der Gefahr der Infektion ausgesetzt sind, sollen stets vor Verlassen des Betriebes ihre Kleider wechseln, Hände und Gesicht mit warmem Wasser waschen, den Mund ausspülen. Auch die kleinste Verletzung ist nach Bestreichung durch Jodtinktur mit einem Verband zu schützen. Bei jeder verdächtigen Pustel ist ärztliche Hilfe aufzusuchen und anzugeben, daß die Gefahr der Milzbrandinfektion durch den Beruf gegeben ist.

Statistik der Milzbrandfälle im Deutschen Reich von 1911—1920.

	1911		1912		1913		1914		1915		1916		1917		1918		1919		1920	
	Erkrankt	Davon gestorb.	Erkrankt	Davon gestorb.	Erkrankt	Davon gestorb.	Erkrankt	Davon gestorb.	Erkrankt	Davon gestorb.	Erkrankt	Davon gestorb.	Erkrankt	Davon gestorb.	Erkrankt	Davon gestorb.	Erkrankt	Davon gestorb.	Erkrankt	Davon gestorb.
Zahl der Fälle .	288	40	274	36	224	33	202	40	67	14	37	6	34	11	29	7	18	2	35	9
Hautmilzbrand .	266	28	262	24	211	21	188	26	64	11	35	4	33	10	27	5	18	2	28	2
Innerer Milzbr. .	15	12	12	12	13	12	14	14	3	3	2	2	1	1	2	2	—	—	7	7
Nachweisliche Berufsinfektionen	257	36	249	29	188	27	181	29	56	12	35	4	28	7	24	5	18	2	29	2
Im Verkehr mit Fleisch notgeschlacht. Tiere	150	17	127	11	88	5	87	9	30	4	22	1	20	5	6	2	9	1	12	—
In Gerbereien u. Fellhandlung.	81	10	77	7	71	11	61	12	14	5	8	1	5	1	17	3	6	1	7	1
Bei der Bearbeitung von Tierhaaren . . .	16	4	13	1	14	3	11	2	4	1	—	—	1	—	—	—	2	—	7	1
Bei Bürsten- und Pinselmachern	1	—	10	3	3	1	5	1	2	2	—	—	1	1	—	—	1	—	—	—
Bei der Güterbeförderung .	7	4	10	5	10	6	12	5	—	—	1	1	—	—	—	—	—	—	—	—
Andere berufliche Ansteckungen	1	1	12	2	2	1	5	—	6	—	4	1	1	—	1	—	—	—	3	—

Die vorliegende *Statistik* läßt erkennen, daß der Hautmilzbrand etwa 95% der Infektionen ausmacht. Befallen werden fast ausschließlich Leute, deren Beruf den Umgang mit milzbrandkranken Tieren oder tierischen Stoffen herbeiführt. In den nicht unter den Berufsinfektionen aufgeführten Fällen handelt es sich meist um Familienangehörige von Landwirten und Metzgern, die indirekt durch den Beruf des Mannes angesteckt wurden. Als besonders gefährdet gelten

Abdecker, Metzger, Tierärzte, Tierhalter, Kutscher, Gerber, Roßhaarspinner, Bürstenmacher, Wollsortierer, Filzarbeiter, Lumpensortierer und Transportarbeiter. Über 90% der Infizierten sind männlichen Geschlechts. Die Statistik zeigt ferner, daß es meist ausländisches Material war, das die Milzbrandinfektion verursacht hat. Mit dem Kriege und dem Ausbleiben ausländischer Haare, Borsten und Felle nahm auch der Milzbrand bedeutend ab, in den letzten Jahren ist entsprechend wieder eine Zunahme zu bemerken.

Der Milzbrand beim Menschen ist durch Bekanntmachung des Reichskanzlers vom 28. September 1909 unter die Zahl der vom Arzte amtlich zu meldenden Infektionskrankheiten aufgenommen.

Rotz (Malleus).

Der *Rotz* ist eine Krankheit der Pferde, Esel und Maultiere. Dementsprechend erstreckt sich die Übertragung beim Menschen in erster Linie auf Pferdepfleger, Kutscher und Tierhalter. Der Rotz ist eine seltene Krankheit. Die Statistik weist jährlich im Deutschen Reiche nur 2—3, allerdings meist tödlich verlaufende Fälle auf. Im Jahre 1912 stieg die Zahl der Todesfälle auf 5.

Der *Erreger* ist ein kleines Stäbchen, ähnlich dem Tuberkelbacillus. Er färbt sich ungleichmäßig, die Pole stärker als die Mitte. Seine Resistenz gegen Eintrocknen ist erheblich, er läßt sich aber durch geeignete Desinfektionsmittel, Temperaturen über 60° und Sonnenbestrahlung leicht abtöten.

Die *Erkrankung* beim Menschen (s. Abb. 26, S. 590) wie beim Tier tritt in akuter und chronischer Form auf. Die Eingangspforte ist meist eine kleine Hautwunde, an der sich nach einer Inkubation von 3—8 Tagen Pusteln zeigen, die bald aufbrechen und Geschwüre bilden. Die Infektion geht den Lymphbahnen entlang rasch weiter. Eiterpusteln treten an verschiedenen Hautstellen, namentlich auf den Schleimhäuten auf, die wiederum zu Geschwüren zerfallen. Die Gelenke schwellen an. Leber und Milz sind vergrößert, Fieber oft vorhanden. Die Infektion kann auch von der Schleimhaut der Nase ausgehen, die eitrig sezerniert, Geschwüre aufweist und die Umgegend erysipelatös infiziert. Der Prozeß kann bis in die Lunge vordringen. Die Erkrankung kann aber auch einen sehr chronischen Verlauf über Monate und Jahre hin nehmen. An verschiedenen Stellen treten Knoten unter der Haut auf, die erweichen und abscedieren, dann kommen freie Intervalle, denen wieder Gelenkschwellungen und Fieber folgen. Immer aber kann die Erkrankung in akuten Rotz übergehen und durch Sepsis zum Tode führen.

Die *Prognose* ist schlecht, die *Diagnose* beim chronischen Rotz mit schleichendem Verlauf nicht leicht. *Therapeutisch* sind wir ziemlich machtlos, es gelten die allgemeinen Regeln der Chirurgie. Über die Heilwirkungen des Mallein, gewonnen aus Bouillonkultur von Rotzbacillen, liegen keine genügenden Erfahrungen vor. Versuche mit Salvarsan scheinen angezeigt.

Maul- und Klauenseuche (Stomatitis epidemica).

Maul- und *Klauenseuche* befällt in erster Linie Rinder, auch Schweine und Schafe. Blasen zeigen sich auf der Schleimhaut des Mauls und im Klauenspalt. Der Erreger ist noch unbekannt. Auch der Mensch ist empfänglich. Melker, Stallknechte und Schlächter erkranken besonders. Durch den Genuß von Milch kranker Kühe kann Übertragung erfolgen.

Beim *Menschen* zeigen sich 3—6 Tage nach der Infektion in der Mundhöhle und an den Lippen rote Flecke, die sich zu Bläschen von Linsengröße ausbilden. Die Blasen stehen dicht beieinander und fließen zusammen, die Nase, die Umgebung des Mundes, auch die Bindehaut des Auges sind in Mitleidenschaft gezogen. Lippen und die Umgegend des Mundes sind geschwollen, die Speichelabsonderung ist stark vermehrt, Sprechen und Nahrungsaufnahme sind gestört, leichtes Fieber ist vorhanden. Die Prognose ist günstig, nach 1—2 Wochen tritt in der Regel Heilung ein. Die *Behandlung* besteht in Pinselung mit 5 proz. Boraxlösung, desinfizierenden Mundausspülungen und Anwendung von Zinksalbe.

Pocken (Variola).

An Bettfedern, Lumpen, Kleidungsstücken, auch Hanf haften bisweilen die Erreger der *Pocken.* Diese selbst sind uns noch unbekannt, wir müssen annehmen, daß sie gegen Austrocknen sehr widerstandsfähig sind, da Übertragungen über weite Strecken und lange Zeiträume beobachtet sind. Verleserinnen von Bettfedern und Daunen sowie Lumpensortiererinnen sind gefährdet. Ihnen ist die Schutzpockenimpfung anzuraten, erzwingen läßt sie sich auf Grund des Reichsimpfgesetzes nicht. Desinfektion der Lumpen durch strömenden Wasserdampf wäre wünschenswert, wurde auch schon öfters angeregt, so 1887 vom Internationalen Hygienekongreß in Wien, ist aber wegen der dem Material gegenüber unverhältnismäßig hohen Kosten nicht durchführbar. Der Verkauf von Lumpen und Verbandstoffabfällen aus Krankenhäusern wäre zu verbieten. Infiziertes Material ist unbedingt durch Dampf oder mehrstündiges Einlegen in 2,5 proz. Kresollösung zu desinfizieren.

Andere Infektionen.

Die *Cholera* folgt auf ihren verheerenden Zügen den Verkehrsstraßen, namentlich den Wasserwegen. Die Schiffer sind oft die ersten Erkrankten. Der Choleravibrio, Kommabacillus, hält sich bei warmer Temperatur in Wasser und verursacht die Infektion.

Der Erreger des *Wundstarrkrampfs* (Tetanus) hält sich in der Garten- und Ackererde und im Dung der Pferde und Rinder auf, so daß Kutscher, Gärtner und Erdarbeiter bei Verwundungen sich damit infizieren. In manchen Gegenden verursacht der in der Erde sich aufhaltende Keim gehäufte Erkrankungen. Auch durch Vermittlung von Fremdkörpern kann der Keim in die Wunde kommen. Der Erreger, ein abgerundetes Stäbchen, wächst nur unter Luftabschluß und bildet endständige Sporen, die außerordentlich widerstandsfähig sind. Die Inkubationszeit beträgt 4—14 Tage. Die Behandlung geschieht durch Injektionen von Heilserum. Vorbeugende Injektionen bei verunreinigten Wunden sind sehr anzuraten.

Über eine *Dreschkrankheit* beim Haferdreschen, hervorgerufen durch Schimmelpilze, die sich dem Staub beimengen, berichtet Dreisbach. Die Erkrankung verläuft mit Fieber, großer Mattigkeit und Kopfweh und klingt nach 2 bis 3 Tagen ab. Nach Sternberg handelt es sich hierbei wohl um anaphylaktische Erscheinungen.

Auch *Tuberkulose* und Syphilis können gewerbliche Infektionen sein. Der Tuberkelbacillus kann sich im Staub der Lumpensortierereien aufhalten und bei der Arbeit eingeatmet werden. Die wegen ihrer mechanischen Wirkung auf die Lunge gefürchteten Staubsorten — Steinstaub, Glasstaub, Eisenstaub — sind niemals direkt für die tuberkulöse Ansteckung verantwortlich zu machen.

Syphilis wird überall dort übertragen, wo virushaltige Körpersäfte auf einen kleinen Epitheldefekt stoßen. Sie kann in Fabrikbetrieben, hauptsächlich in Glasbläsereien, vorkommen, wo zwei Arbeiter, Glasmacher und Motzer, die gleiche Pfeife benutzen, doch nur dann, wenn einer an Syphilis mit Munderscheinungen erkrankt ist, der andere kleine Verletzungen der Lippen oder der Zunge hat. Tatsächlich sind solche Übertragungen sicher beobachtet. Die Verbreitung der Flaschenmaschine und die Einführung der pneumatischen Glasmacherpfeife (Erfinder Lorentz in Verbindung mit W. Lippold in Dresden), wobei das Blasen mit dem Mund in Wegfall kommt, läßt die Gefahr zurückgehen.

Gegen Austrocknung ist der Syphiliserreger sehr wenig widerstandsfähig. Deshalb ist auch die Gefahr der Ansteckung in Webereien beim Schifflikuß, dem Einsaugen des Fadenendes in den Schützen mit dem Munde, was trotz geeigneter anderer Methoden vielfach üblich ist, nicht hoch anzuschlagen. Das gleiche Schiffchen wird nicht unmittelbar hintereinander von zwei verschiedenen Webern mit dem Munde berührt.

Literatur.

Baumann: Klin. Wochenschr. 1922, Nr. 50. — Becker: Münch. med. Wochenschr. 1912, Nr. 4; Dtsch. med. Wochenschr. 1912, Nr. 12. — Bettmann-Laubenheimer: Dtsch. med. Wochenschr. 1912, Nr. 8. — Dreisbach: Münch. med. Wochenschr. 1913, Nr. 11. — Holtzmann: Dtsch. Vierteljahrsschr. f. öffentl. Gesundheitspfl. Bd. 44. 1912. — Jochmann: Lehrb. d. Infektionskrankh. Berlin: Julius Springer. — Koelsch: Münch. med. Wochenschr. 1910, Nr. 31. — Läwen: Dtsch. Zeitschr. f. Chir. Bd. 95, H. 6. 1908. — Lengfellner: Münch. med. Wochenschr. 1906, Nr. 49. — Lexer: Lehrb. d. allg. Chir. Stuttgart: F. Enke. — Mendez: Zentralbl. f. Bakteriol., Parasitenk. u. Infektionskrankh. 1904, S. 405. — Rebentisch: Gutachtl. Äußerung an die Lederindustrie-Berufsgenossenschaft in Mainz. — Schuster: Münch. med. Wochenschr. 1912, Nr. 7. — Schwarz: Dtsch. Zeitschr. f. Chir. Bd. 92. 1908. — Sclavo: Berlin. klin. Wochenschr. 1901, Nr. 19. — Wilms: Münch. med. Wochenschr. 1905, Nr. 23. — Wolff-Wiewiorowski: Ebenda 1911, Nr. 52. — Sternberg: Wien. med. Wochenschr. 1925, Nr. 18.

Durch Eingeweidewürmer bedingte Berufskrankheiten.

Von

Hayo Bruns

Gelsenkirchen.

Mit 7 Abbildungen.

Die durch Eingeweidewürmer oder deren Brut bedingten Krankheiten spielen mit Ausnahme der Ankylostomiasis unter den beruflichen Schädigungen keine große Rolle. Der Grund dafür liegt darin, daß in den bei weit meisten gewerblichen Betrieben ausreichend für die Beseitigung der menschlichen Fäkalien, in denen ja meist die Infektionskeime der Erreger dieser Krankheiten vorhanden sind, gesorgt ist. Nur wo ordnungsmäßige Abortanlagen nicht vorhanden sind oder nicht dafür gesorgt wird, daß sie immer rein und benutzbar gehalten werden, ist eine Verbreitung derjenigen Krankheiten denkbar, deren Ursache Eingeweidewürmer sind.

Weder der *Spulwurm* (*Ascaris lumbricoides*), noch der *Madenwurm* (*Oxyuris vermicularis*), noch der *Peitschenwurm* (*Trichocephalus dispar*) oder gar einer der seltener vorkommenden Darmwürmer, z. B. *Gordius aquaticus* (*Roßhaarwurm*), zeigen die Neigung, bestimmte menschliche Berufe zu bevorzugen. Es ist vielleicht nur zu erwähnen, daß Oxyuren und Ascariden verhältnismäßig häufig bei Kindern vorkommen. Das hängt aber nur damit zusammen, daß bei ihnen der Sinn für Reinlichkeit nicht so entwickelt ist, wie das durchschnittlich bei Erwachsenen der Fall ist oder wenigstens der Fall sein sollte. Hinsichtlich derjenigen Eingeweidewürmer, bei denen die Verbreitung der Krankheit nicht durch menschliche Fäkalien, sondern auf andere Weise, z. B. Fleisch erfolgt (Bandwurmkrankheiten, Trichinose), ist in diesem Zusammenhang nur hervorzuheben, daß *Echinokokken* verhältnismäßig häufig bei Leuten, die mit Hunden zu tun haben (z. B. Hundezüchtern) gefunden werden, da diese Taenien im Dünndarm des Hundes als geschlechtsreife Tiere leben und somit der Hund bei ihrer Übertragung die wesentlichste Rolle spielt. Die Verbreitung dieser Krankheit hängt einmal von dem Hundereichtum der Gegend, zweitens von der Zahl der Schlachttiere, besonders Rinder und Schafe, in deren Organen die Finnen des Echinokokkus gefunden werden, ab, sowie ganz natürlich von den Lebensgewohnheiten des Menschen; vertraulicher Verkehr mit Hunden (Liebkosungen und Küssen derselben), sowie wenig ausgeprägter Reinlichkeitssinn der Bevölkerung sind für die Verbreitung dieser Krankheit von wesentlicher Bedeutung. Die Eier des Echinokokkus werden im Hundekot ausgeschieden; sie werden dann mit dem Kot verstreut und können auch durch Zerbeißen der abgehenden geschlechtsreifen Glieder an die Lippen der Hunde oder an ihre Haare kommen, von wo sie direkt (Küssen) oder indirekt durch verunreinigte Gegenstände auf den Menschen übertragen werden. Außerhalb von Deutschland sind insbesondere in Argentinien, Paraguay, Uruguay, Australien, Rußland (Krim), Island, in den nördlichen Teilen der Niederlande, nördlichen Provinzen von Schweden Fälle von Echinokokkenerkrankungen bekannt geworden. In Deutschland sollen in Mecklenburg, Vorpommern, Teilen von Schlesien, Thüringen und Ostpreußen etwas zahlreichere Erkrankungen sich ereignet haben. Von einem Vorkommen bei besonderen Berufen ist jedoch nichts bekannt.

Von den übrigen Bandwurmkrankheiten ist hier zu erwähnen, daß *Bothriocephalus latus* häufig bei Fischern vorkommt. So ist bekannt, daß in zwei an der kurischen Nehrung gelegenen Dörfern, deren Bevölkerung zum größten Teil aus Fischern besteht, eine größere Anzahl der Einwohner, besonders Frauen und Kinder, an Bothriocephalus-Anämie leidet. In diesen Dörfern besteht die Unsitte, Fische, besonders Hechte, Barsche, Quappen, in denen Bothriocephalus-Finnen vorkommen, in rohem oder leicht angebratenem Zustande zu verspeisen. Die mit diesen Speisen aufgenommenen Finnen wachsen dann im menschlichen Darm zu geschlechtsreifen Würmern heran und geben so zur Bothriocephalus-Anämie die Ursache. Die in jenen Dörfern sehr stark verbreitete Lungentuberkulose wird mit der Bothriocephalus-Anämie in Zusammenhang gebracht. Die Verbreitung der übrigen Bandwürmer, *Taenia solium* und *Taenia mediocanellata*, hängt ebenfalls nicht mit beruflichen Schädigungen zusammen; nur die mehr oder weniger große Häufigkeit des Genusses von rohem und nicht genügend gekochtem und gebratenem Rind- und Schweinefleisch kommt in Frage. Es ist denkbar, daß bei Metzgern die Taenia-Erkrankungen vielleicht häufiger vorkommen als bei anderen Berufen, weil sie eben mehr Fleisch verzehren. Einzelne Beobachtungen sprechen sicher dafür, doch sind mir Statistiken darüber nicht bekannt. Dagegen kommen in geographischer Beziehung interessante Unterschiede vor. In Abessynien[1]) z. B. besaß fast jeder Einwohner einschließlich des vor einer Reihe von Jahren verstorbenen Kaisers Menelik Taenien, weil hier ganz allgemein die Sitte besteht, Fleisch in rohem Zustande zu genießen. Die Somalineger dagegen sind fast frei von Taenien, da sie Fleisch nur gekocht oder gut durchgebraten essen. Ähnlich wie bei den durch Taenien bedingten Krankheiten steht es wohl auch bei der *Trichinosis*. Die Gewohnheit, Fleisch in rohem Zustande zu genießen, die ja immerhin bei Fleischern besonders naheliegt, und damit die Möglichkeit, Muskeltrichinen wieder in den Körper hineinzubringen, ist wichtiger als die Zugehörigkeit zu einem bestimmten Beruf.

Hinsichtlich der *Taenia nana*, die in Deutschland verhältnismäßig sehr selten ist[2]), ist bekannt, daß sie unter den italienischen in Belgien beschäftigten Bergarbeitern verhältnismäßig oft gefunden wird. Nach belgischen Autoren sollen sogar bis zu 80% der untersuchten Fälle bei diesen Taenia nana gehabt haben. Hier handelt es sich aber wohl auch nicht um ein berufliches Vorkommen des Parasiten; vielleicht hängt es damit zusammen, daß in bestimmten Gegenden von Italien der Parasit verhältnismäßig häufig ist. Zudem scheint eine Neigung zu einem familienweise vorkommenden Auftreten des Parasiten zu bestehen, was ja erklärlich ist, wenn man annimmt, daß Mäuse als Zwischenwirte dienen können, oder wenn direkt die Eier dieser Parasiten wiederum von Menschen aufgenommen werden und sich entwickeln können. Wenn dann noch erwähnt wird, daß eine Reihe von *tropischen Eingeweidewürmern*, z. B. *Distomum hepaticum* und *pulmonale*, *Bilharzien* und *Filarien*, durch Seeleute oder Übersee-Kaufleute hierher verschleppt werden, so ist wohl das Wichtigste über den Zusammenhang von beruflicher Tätigkeit mit Eingeweidewurmkrankheiten gesagt worden — immerhin abgesehen von Ankylostomiasis und der mit ihr oft vorkommenden Anguillulaliasis.

---

[1]) Zitiert nach Braun-Seiffert: Handbuch der tierischen Parasiten des Menschen, dem auch ein großer Teil der vorigen und folgenden Angaben entnommen sind.

[2]) Ich selbst erinnere mich, unter Hunderttausenden von Stuhlproben, die ich aus Anlaß der Bekämpfung der Ankylostomiasis durchgesehen habe, im hiesigen Gebiet ein einziges Mal bei einem Bergmann mit voller Sicherheit Eier der Taenia nana gefunden zu haben. Nähere Nachforschungen nach dem Fall waren leider aus äußeren Gründen nicht möglich.

Ankylostomiasis als Berufskrankheit[1]).

Seit längerer Zeit ist bekannt, daß Ankylostomiasis vielfach bei Angehörigen bestimmter Berufe vorkommt. LEICHTENSTERN[2]) hat die Krankheit besonders bei Arbeitern gefunden, die auf Ziegelfeldern in der Nähe von Köln beschäftigt waren; seit dem großen Ausbruch der Krankheit bei der Durchbohrung des St.-Gotthard-Tunnels[3]) in den Jahren 1877—1880 gilt sie als eine Berufskrankheit der Tunnelarbeiter. Zahlreiche Beobachtungen, die seit der Zeit gemacht sind, und besonders die starke Verbreitung, die die Ankylostomiasis in den Jahren von 1900 bis etwa 1910 im Ruhrkohlenbezirk[4]) gehabt hat, haben sie als eine Berufskrankheit der unterirdisch beschäftigten Kohlenarbeiter erscheinen lassen. Die Beobachtungen, die besonders auch die amerikanische „Commission for the eradication of Hookworm disease" [The Rockefeller Sanitary Commission[5])] in der ganzen Welt gemacht habt, zeigen, daß sie in den Tropen und subtropischen Gegenden, vor allem bei Plantagenarbeitern und sonstigen Landarbeitern, besonders wenn sie auf feuchten Feldern (Tabak-, Zuckerrohr-, Reisfeldern) usw. arbeiten müssen, vorkommen. Um den Zusammenhang dieser Verhältnisse zu verstehen, ist wohl ganz kurz ein Eingehen auf die Biologie des Erregers der Krankheit nötig.

Bei Menschen sind bisher zwei Arten von Ankylostomen bekannt, das *Ankylostomum duodenale Dubini* und den *Necator* oder *Dochmius americanus Stiles*[6]). Beide gehören zur Klasse der Nematoden (Fadenwürmer), und zwar zur Gattung der Strongyliden. Sie unterscheiden sich voneinander dadurch, daß die Mundkapsel und die Bursa copulatrix gewisse Verschiedenheiten aufweisen, auf die jedoch hier nicht eingegangen werden kann. In Deutschland ist bisher über das Vorkommen des Necator americanus nichts bekannt, jedenfalls

---

[1]) Die Literatur über Ankylostomiasis bis zum Jahre 1922 ist nahezu vollständig in der von der nachher zu besprechenden Rockefeller-Stiftung herausgegebenen Bibliography of hookworm disease, New York 1922, Verlag der Rockefeller Foundation (International Health Board) enthalten. Das Verzeichnis enthält auf 417 Seiten nicht weniger als 5680 Veröffentlichungen über Ankylostomiasis.

[2]) LEICHTENSTERN: Dtsch. med. Wochenschr. 1885, Nr. 28—30; 1887, Nr. 26—32; 1888, Nr. 42; 1889, Nr. 3. Wien. klin. Rundschau 1898, Nr. 23—27. Zentralbl. f. Bakteriol., Parasitenk. u. Infektionskrankh. 1898, Nr. 24. Zentralbl. f. klin. Med. 1885, Nr. 12 und 1886, Nr. 39.

[3]) PERRONCITO: Osservaz. elmintologiche Publ. della Reale acad. Bd. 4. 1880. Cpt. rend. hebdom. des séances de l'acad. des sciences 1880, S. 619; 1882, Nr. 1. Zentralbl. f. d. med. Wiss. 1881, Nr. 24. — BOZZOLO u. PAGLIONI: L'anemia al traforo del Gottardo. Mailand 1880.

[4]) Von deutschen Arbeiten seien genannt außer den Arbeiten von LEICHTENSTERN: GRIESINGER: Arch. f. phys. Heilk. 1853 u. 1854. — WUCHERER: Dtsch. Arch. f. klin. Med. 1866, Bd. 10. — LUTZ: Volkmanns Samml. klin. Vortr. Nr. 255 u. 256. Leipzig 1885. — GOLDMANN: Ankylostomiasis. Wien 1900; Wien. klin. Wochenschr. 1898, Nr. 19; Wien. med. Wochenschr. 1905, Nr. 10; 1906, Nr. 36. — MENCKE: Zentralbl. f. klin. Med. 1882, Nr. 11; 1884, Nr. 23. — BEUKELMANN u. FISCHER: Dtsch. med. Wochenschr. 1892, Nr. 50. — LÖBKER: Ankylostomiasis. Wiesbaden 1896; Arb. a. d. Reichs-Gesundheitsamte 1906, Bd. 23, Nr. 2. — TENHOLT: Gesundheitswesen d. Allg. Knappschaftsvereine zu Bochum. Bochum 1897; Münch. med. Wochenschr. 1903, S. 563; Zentralbl. f. Bakteriol., Parasitenk. u. Infektionskrankh. Bd. 34, H. 1 u. 2. 1903; Med. Klinik 1905, H. 19. — LOOSS: Zentralbl. f. Bakt., Parasitenk. u. Infektionskrankh. Bd. 21. 1897; Bd. 24. 1898; Bd. 25. 1899; Bd. 29. 1901; Bd. 31. 1902; Bd. 33. 1903; Bd. 35. 1904. The anatomy and life history of Ank. duod. Cairo 1905 u. 1911. — BRUNS: Klin. Jahrb. Bd. 1. 1904; Münch. med. Wochenschr. 1905 bis 1906; Dtsch. med. Wochenschr. 1911; Zeitschr. f. Hyg. u. Infektionskrankh. Bd. 78. 1914. — SCHAUDINN: Dtsch. med. Wochenschr. 1904, Nr. 37.

[5]) Annual Reports of the Rockefeller Foundation 1915—1922; Selbstverlag New York, Broadway 61. Annual Reports of the Rockefeller Sanitary Commission for the eradication of hookworm disease, Jahrgänge 1910—1914. Selbstverlag in Washington. Von den Mitarbeitern dieser Kommission sind zahlreiche Einzelarbeiten besonders im Americ. journ. of hyg. Bd. 3, Jahrg. 1923 erschienen.

[6]) STILES: A new species of hookworm (Uncinaria americana) parasitic in man. Journ. of the Americ. med. assoc. Bd. 3, S. 777. 1902; Brooklin med. journ. 1903, S. 51.

sind unter den Ankylostomenwürmern, die ich hier zu Gesicht bekommen habe, nur Exemplare des Ankylostomum duodenale gewesen. Ich muß allerdings bekennen, daß ich seit etwa 15 Jahren keinen geschlechtsreifen, frisch abgetriebenen Wurm gesehen habe.

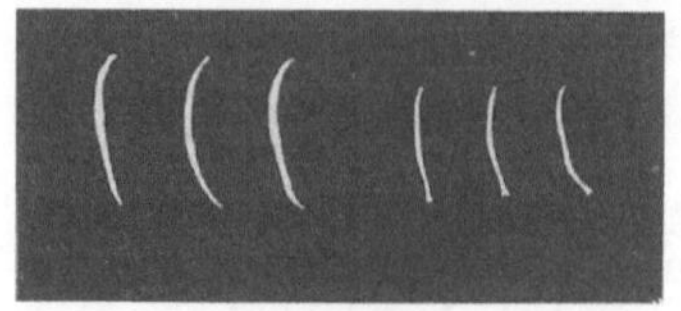

Abb. 1. Ankylostoma duodenale. Nat. Größe. Links drei Weibchen, rechts drei Männchen. (Nach Neumann-Mayer.)

Das *Ankylostomum duodenale Dubini* kommt nur (s. Tafel I, II, entnommen dem Handb. d. pathogenen Mikroorganismen, 2. Aufl., Bd. VIII) beim Menschen vor, anscheinend auch nicht bei menschenähnlichen Affen (Gorilla und Gibbon). Auch die künstliche Übertragung auf Versuchstiere ist bisher einwandfrei nirgends geglückt, wenn auch Looss und Schaudinn bei Übertragung auf junge Hunde und Affen eine Entwicklung der Parasiten fast bis zur Geschlechtsreife gesehen haben. *Necator americanus Stiles* soll nach Annahme der amerikanischen Autoren James Ackert und Florence King Payne[1]) auch beim Gorilla vorkommen. Eine Übertragung dieses Parasiten auf anderweitige Versuchstiere, z. B. Schweine (bei Schweinen kommt ein sehr ähnlicher Parasit Necator suillus in Amerika gelegentlich vor) ist aber auch nicht möglich gewesen. Für die Übertragung der Krankheit spielen also Tiere keinerlei Rolle. Früher hat man Pferde, Schweine, Hunde, gelegentlich auch Ratten und Mäuse als Überträger der Krankheit angeschuldigt, weil man in ihnen ähnliche Parasiten gefunden hatte; doch hat es sich bisher in allen Fällen um Verwechslungen gehandelt. Beide Parasiten, das eigentliche Ankylostomum sowohl wie der Necator americanus sehen äußerlich gleich aus; die Weibchen sind nicht unerheblich länger als die Männchen. Der Körper der Tiere ist rund, gelblichweiß oder leicht rötlich, gelegentlich auch durch veränderten Blutfarbstoff dunkelrot und von einer Epidermis umgeben. Die Länge des Weibchens beträgt 12—18 mm, die des Männchens 8—12 mm. Das Kopfende der Tiere ist nach dem Rücken zu leicht umgebogen. Das geschlechtsreife Weibchen legt im Darm der Menschen eine große Anzahl von befruchteten Eiern, die sich dem Darmsaft beimischen und in den Faeces leicht nachgewiesen werden können. Nach Leichtenstern sollen von jedem erwachsenen weiblichen Wurm im Durchschnitt täglich etwa 6—8000 Eier ausgeschieden werden. Sie fallen bei mikroskopischen Präparaten sofort durch ihre glashelle Farbe, durch ihre einfach konturierte Hülle und ihre ovale Gestalt auf. Der Eidotter erscheint grauglänzend und ist in frisch entleerten Faeces in 4—6 Furchungskugeln geteilt. Die Größe der Eier beträgt etwa 55—60 μ, ihre Breite 35—40 μ; in frischem Zustande sind die Eier kaum mit irgendwelchen anderen in den Faeces vorkommenden Gebilden zu verwechseln, am leichtesten vielleicht noch mit hüllenlosen Ascariseiern und den Eiern von Taenia nana. Erstere sind aber plumper, mehr rundlich und haben nicht eine so ausgesprochene Furchung des Eidotters, vor allen Dingen auch eine mit schwachen Ver-

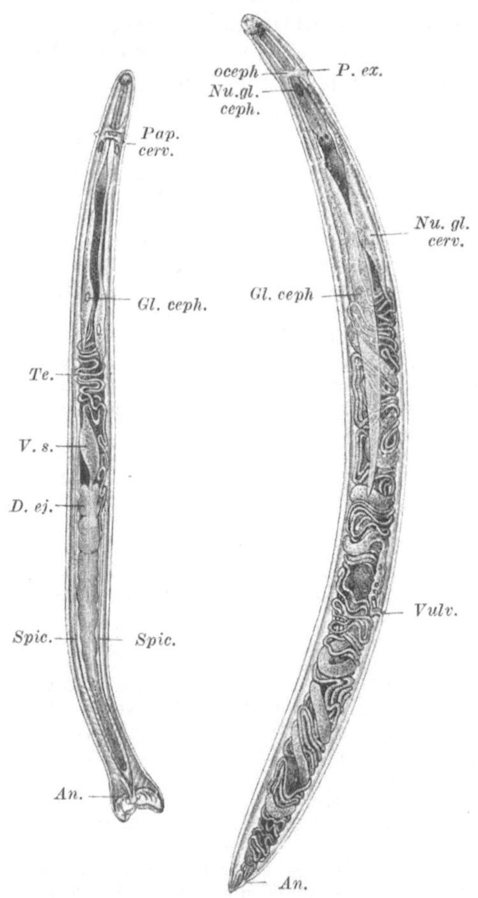

Abb. 2. Ankylostoma duodenale, links Männchen vom Rücken, rechts Weibchen von der Seite. Vergr. etwa 10:1. *An* Anus, *coceph* Nervensystem, *D. ej.* Ductus ejaculatrius, *Gl. ceph.* Kopfdrüsen, *Nu. gl. ceph.* deren Kerne, *Nu. gl. cerv.* Kerne der Halsdrüsen, *Pap. cerv.* Halspapillen, *P. ex.* Exkretionsporus, *Spic.* Spicula, *Te.* Hoden, *V. s.* Samenblase, *Vulv.* Vulva. (Nach Looss.)

[1]) Americ. journ. of hyg. Bd. 3. 1923.

größerungen schon deutlich erkennbare doppelte Kontur der Schale. Die Eier von Taenia nana sind glashell, rund, zeigen aber ein wesentlich anderes Innere als wie die Ankylostomumeier.

Bringt man ankylostomumhaltige Faeces in günstige Bedingungen hinein (Zutritt von Sauerstoff zu den Eiern und gewisse höhere Temperatur), so findet eine weitere Entwicklung statt, zunächst zu Embryonen, dann zu jungen Larven, die sich nach 2—3 Tagen mit einer Chitinhaut („Kapsel") umgeben. Die *Entwicklung vom Ei* bis zur eingekapselten Larve *geht am schnellsten* und am besten bei Temperaturen, die *etwa zwischen 26 und 30° liegen, vor sich.* Bei dieser Temperatur ist meist schon nach 1—2 Tagen die Entwicklung des Embryo, nach 3—5 Tagen die der eingekapselten Larve vollendet. Sowohl die jungen wie die eingekapselten Larven zeichnen sich bei etwas höherer Temperatur durch lebhafte Bewegungen aus. Die jungen Ankylostomumlarven haben eine Länge von etwa 50 μ, eine Breite von 16—18 μ, die ausgewachsene eingekapselte Larve etwa die doppelte Größe. Die eingekapselte Larve wird durch ihre aus Chitin bestehende, den Larvenkörper vollständig umgebende Kapsel geschützt gegen äußere Schädlichkeiten, besonders Eintrocknen, aber auch gegen Desinfektionsmittel. In diesem Zustande hat man sie bei Brutschranktemperatur 8—12 Monate lang aufbewahren können, ohne daß sie anscheinend in ihrer Lebensfähigkeit gelitten haben. Mit der Einkapselung ist die Entwicklung der freiwerdenden Larven abgeschlossen. Sie können sich nur dann weiter entwickeln, wenn sie in einen neuen Wirtskörper eindringen. Erfolgt das nicht, so gehen sie, nachdem die in ihrem Darmepithel aufgespeicherten Reservenahrungsstoffe verbraucht sind, was allerdings meist erst nach einer größeren Anzahl von Monaten der Fall ist, zugrunde. Im übrigen sind die eingekapselten Larven gegen äußere Schädigungen, abgesehen von Erhitzung, sehr widerstandsfähig. Temperaturen, die etwa zwischen 10 und 40° liegen, machen ihnen verhältnismäßig wenig aus. Selbst Einfrieren tötet die Larven meist erst nach Stunden. Gegen höhere Temperaturen dagegen sind sie empfindlich. Erhitzung auf 50—52° tötet sie rasch. Zusatz von Chemikalien und Desinfektionsmitteln macht ihnen wenig aus. 2—5proz. Lösung von Mineralsäuren, 10proz. Lösung von Salzen, 2—5proz. Lösung von Desinfektionsmitteln töten sie erst nach Stunden bis Tagen ab. Die *Übertragung der Larven auf den Menschen* geschieht entweder *durch Aufnahme in den Mund* oder *durch aktives Einbohren der Larven in die unverletzte Haut.* Für beide Infektionswege liegen gelungene Versuche an Menschen vor[1]; Eier und junge Larven vermögen dagegen eine Infektion nicht hervorzurufen, auch bei Verfütterung nicht. In der Praxis erfolgt die Aufnahme eingekapselter Larven beim zufälligen Hineingelangen von Kotteilchen, die vielleicht an den Fingern saßen, in den Mund (Essen des Butterbrots in der Grube bei Bergarbeitern, Reinigung der beschmutzten Bergwerkskleidung und Stiefel, Abwischen des Schweißes vom Gesicht bei der Grubenarbeit, Tragen des Lampenhakens im Munde usw.).

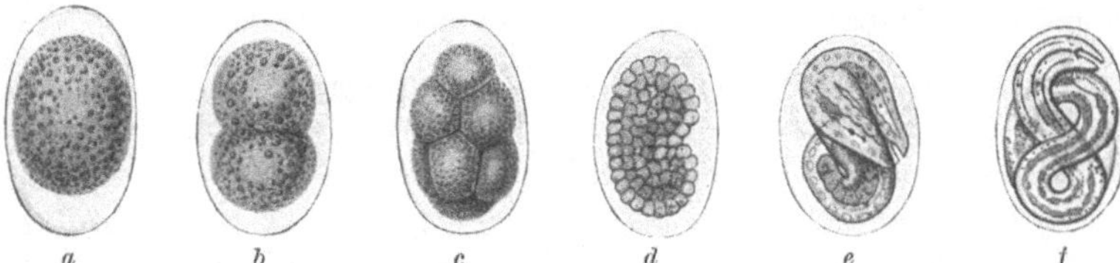

Abb. 3. Ankylostoma-Eier mit verschiedenen Stadien der Embryonalentwicklung. *a*, *b* und *c* finden sich gelegentlich in frischen, *d*, *e* und *f* nur in älteren Stühlen. 200 : 1. (Nach Looss.)

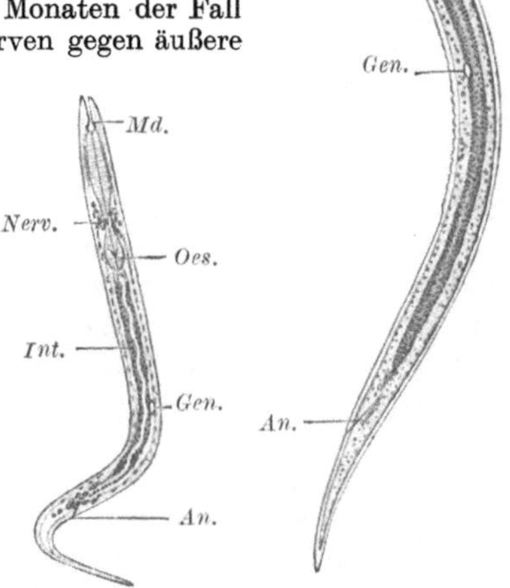

Abb. 4. Junge Ankylostomumlarve, kurz nach dem Ausschlüpfen aus dem Ei. Vergrößert etwa 110:1.

Abb. 5. Eingekapselte Ankylostomumlarve, etwa fünf Tage alt. Vergr. etwa 110:1.

An. Anus, *Ch.* Chitinhülle, *Gen.* Genitalanlage, *Int.* Darm, *Md.* Mund, *Nerv.* Nerven, *Oes.* Oesophagus. (Nach Looss.)

[1]) Besonders von Leichtenstern, Looss (Selbstversuche!), Lambinet, Herman, Tenholt, Bruns.

In den Tropen scheint auch die vielfach verbreitete Unsitte des Erdeessens viel zur Verbreitung der Krankheit beizutragen. Bei dem aktiven Weg der Infektion, d. h. der Wanderung der Larven durch die Haut, streifen die infizierten Larven ihre Kapseln ab, dringen in die Haarfollikel ein und treten von der Haarwurzel in die Lymphcapillaren oder Venencapillaren zur Unterhaut ein. Mit dem Lymphstrom oder dem Blutstrom kommen sie in das rechte Herz und dann in die Lunge; hier treten sie aus der Blutbahn aus, durchbohren die Schleimhaut der Lungen, wandern aktiv auf der Schleimhaut der Bronchien in den Kehlkopf und in den Oesophagus und werden von hier in den Magen und Darm verschluckt. Im Dünndarm wachsen sie innerhalb von 5—6 Wochen wieder zu geschlechtsreifen Tieren heran.

Der Umstand also, daß die entwickelten Larven, die allein die Infektion des Menschen bewirken können, erst bei tropischen Temperaturen sich in größerer Zahl bilden können, erklärt es, daß die Krankheit einmal in den *Tropen* überall in der ganzen Bevölkerung, namentlich auf dem Lande, sehr weitverbreitet ist, andererseits, *daß sie in den gemäßigten Gegenden im allgemeinen nur bei unterirdisch beschäftigten Bergleuten und Tunnelarbeitern*, die ja beide gelegentlich unter Verhältnissen arbeiten müssen, die den tropischen ähnlich sind, *vorkommen*. In der Tat finden wir die Wurmkrankheit, d. h. die durch Ankylostomum bzw. Necator bedingte Anämie, in den Tropen überall verbreitet, und zwar in einem Gürtel, der etwa 30—35° nördlich und südlich des Äquators liegt. Da in diesen Gegenden die weitaus größte Anzahl der Bewohner der Erde leben, und da ferner durch die vorhin erwähnte amerikanische Kommission[1]) festgestellt ist, daß in vielen dieser Gegenden 50, 75 ja 90% der Gesamtbevölkerung infiziert sind, so wird geschätzt, daß etwa 500 Millionen Menschen auf der Erde Träger von Ankylostomen sind. Besonders sind es in den Tropen die Landarbeiter und Plantagenarbeiter, vor allen Dingen dort, wo Aborteinrichtungen nicht zur Verfügung stehen oder von den Arbeitern, sei es aus Unverstand oder Bequemlichkeit, nicht benutzt werden, die in erschreckend hohem Maße infiziert sind. Nach vielen Untersuchungen sind an manchen Stellen die Plantagenarbeiter bis zu 100% schwer infiziert. In den Städten der Tropen und subtropischen Gegenden, in denen ja auch die Fäkalienbeseitigung einigermaßen geregelt ist, sind die Parasiten lange nicht so verbreitet. In anderen Berufen richtet sich die Häufigkeit des Vorkommens der Krankheit ganz nach der Häufigkeit der Möglichkeit, sich mit eingekapselten Larven zu infizieren. In den Tropen muß man im ganzen die Krankheit als Pandemie bzw. Endemie auffassen, während sie in den nichttropischen Gegenden tatsächlich sich nur auf die oben erwähnten Berufe beschränkt.

In den Gegenden, die wir gewissermaßen als Übergänge zwischen den Tropen und der gemäßigten Zonen bezeichnen können, bieten auch diese beiden Arten der Verbreitung Übergänge dar. Hier in Deutschland müssen wir die Ankylostomiasis ausschließlich als eine Berufskrankheit der unterirdisch beschäftigten Bergleute auffassen. Über Tage ist eine Verbreitung nur unter ganz besonderen Umständen möglich. Das geht unter anderem auch daraus mit Sicherheit hervor, daß wir vor etwa 15—20 Jahren annähernd 2000 Angehörige von sicher wurmbehafteten Bergleuten auf Ankylostomiasis untersucht haben, ohne daß wir auch nur in einem einzigen Fall eine Übertragung der Infektion auf Frauen oder Kinder haben feststellen können. Im hiesigen Gebiet ist nur ein einziger Fall[2]) ermittelt worden, und zwar bei einem 12jährigen Jungen, dessen Vater schwer infiziert war. Es bestand aber der dringende Verdacht, daß der Vater seinen halberwachsenen Sohn ohne Erlaubnis gelegentlich mit in die Grube hineingenommen hat und daß der Sohn sich dort infiziert hat. Abgesehen von 3 Laboratoriumsinfektionen, die sich im Institut in Gelsenkirchen bei Personen ereignet haben, die

[1]) S. die oben erwähnten Jahresberichte.
[2]) DIEMINGER: Klin. Jahrb. Bd. 12. 1904 u. Bd. 14. 1905.

mit eingekapselten Larven zu tun hatten, stellt der oben erwähnte Fall die einzige nachgewiesene Infektion dar, die sich in hiesiger Gegend über Tage ereignet hat. Auch die Infektionen, die in den 80er Jahren des vorigen Jahrhunderts insbesondere von LEICHTENSTERN auf deutschen Ziegelfeldern beobachtet sind, kann man wohl nicht als Berufskrankheit der Ziegler auffassen. Vielmehr hat es sich hier um Wallonen gehandelt, die nur im Sommer Ziegelarbeit verrichteten, während sie im Winter auf belgischen Bergwerken in der Gegend von Lüttich, die in den 80er und 90er Jahren des vorigen Jahrhunderts sehr stark verseucht waren, gearbeitet hatten. Die Ankylostomuminfektion wurde erst während ihrer Arbeit auf deutschen Ziegelfeldern erkannt. Ob von diesen Fällen gelegentlich eine Übertragung auf Angehörige über Tage stattgefunden hat, ist nicht ganz sicher. LEICHTENSTERN erwähnt gelegentlich in seinen Arbeiten, daß er auch bei Frauen wurmbehafteter Ziegler eine Infektion festgestellt hat. Ob aber diese Frauen früher auch auf den verseuchten belgischen Bergwerken unter Tage tätig gewesen sind, ist leider nicht festgestellt. Die Möglichkeit liegt vor, da in den 80er und 90er Jahren in Belgien und Frankreich auch Frauen unterirdisch beschäftigt wurden. Andererseits waren gerade auf den Kölner Ziegelfeldern die Abortverhältnisse so ungünstig, daß hier eine Infektion über Tage immer passieren konnte; da Aborte vielfach fehlten, wurden die Fäkalien überall verstreut und kamen sicher auch gelegentlich in Teile des Ziegelfeldes hinein, deren Lehm später verarbeitet werden sollte.

Da es im Sommer auch in Deutschland gelingt, bei den im Freien vorkommenden Temperaturen aus den Ankylostomumeiern eingekapselte Larven zu erzielen, wenn auch wesentlich langsamer und spärlicher als bei Temperaturen, die dauernd um 30° herum liegen, ist natürlich theoretisch unter besonderen Umständen auch eine Verbreitung der Krankheit über Tage in Deutschland möglich. Die Erfahrung hat aber gezeigt, daß dieser Möglichkeit keine praktische Bedeutung unter unseren Verhältnissen beizumessen ist. Dazu sei auch erwähnt, daß wir im Jahre 1911 etwa 1000 Ziegelarbeiter, die auf Ziegelfeldern der hiesigen Gegend arbeiteten, aber sicher nie im Bergbau tätig gewesen waren, auf das Vorhandensein von Wurmkrankheit untersucht haben, ohne daß wir auch nur einen einzigen Fall haben auffinden können.

Was im übrigen die Verbreitung der Krankheit im deutschen Bergbaubetrieb anlangt, so sind auch nicht sämtliche Betriebe infiziert. Aus dem Erzbergbau[1]), dem Kalibergbau und dem Braunkohlenbergbau[1]) sind Infektionen mit Ankylostomen nicht bekannt und, soweit sich die Verhältnisse übersehen lassen, auch unwahrscheinlich. Unter den Steinkohlenbetrieben ist die Krankheit in Oberschlesien, Niederschlesien, Sachsen und im Saarbrückener Bezirk nicht bekannt. Sie ist vielmehr auf einige Schachtanlagen des Aachener Reviers (Wurmrevier) und auf den Ruhrkohlenbezirk beschränkt geblieben. Daß sie in anderen Bergbaubezirken nicht aufgetreten ist bzw. sich nicht hat verbreiten können, liegt einmal daran, daß die Temperaturen hier nicht so besonders hoch sind, oder aber daß die Gruben verhältnismäßig trocken sind, dann aber auch vielfach daran, daß die Art der Arbeit eine etwas andere ist als im westfälischen Bergbau. Der letztere ist dadurch charakterisiert, daß die Flöze meist verhältnismäßig niedrig sind, das Nebengestein dagegen größere Mächtigkeit aufweist und die Lagerung des Gesteins oft flach ist. Dadurch ist bedingt, daß der ganze Betrieb sich auf sehr vielen einzelnen Betriebspunkten abspielt, die weit voneinander entfernt sind und meist nur einige wenige Mann Belegschaft haben. Die Kontrolle ist

[1]) Gelegentlich aber können auch Erzgruben (z. B. die Zinngrube Dolcoath-mine in Wales(und Braunkohlentiefbaubetriebe (Grube Brennberg bei Ödenburg, Ungarn) schwer verseucht sein.

dadurch sehr erschwert und andererseits die Verschmutzung der einzelnen Arbeitsstellen durch Fäkalien leichter möglich, als z. B. im schlesischen Bergbau, in dem die Flöze größere Mächtigkeit haben und die ganze Arbeit sich mehr auf einige wenige mit einer größeren Anzahl von Arbeitern belegte Betriebspunkte zusammendrängt. Aber auch im rheinisch-westfälischen Bergbau ist die Krankheit durchaus nicht gleichmäßig auf allen Zechen aufgetreten, sondern vorzugsweise sind immer diejenigen Zechen befallen, welche in bezug auf die Weiterverbreitung der Krankheit günstige Bedingungen darboten. In erster Linie waren früher diejenigen Zechen, deren Arbeitsstätten Temperaturen von 25—28° aufweisen, die Hauptherde der Verbreitung der Krankheit. In den Jahren 1902 bis 1905, die den Höhepunkt der Infektion des hiesigen Gebiets darstellten, waren von den etwa 270 Schachtanlagen des hiesigen Gebiets etwa 15 schwer, d. h. zu mehr als 30% der unterirdischen Belegschaft verseucht, etwa 50 zeigten eine mäßige Verseuchung (vielleicht 5—10% der Belegschaft), auf weiteren 120 waren einzelne Fälle zur Beobachtung gekommen, der Rest war frei von der Krankheit.

Ähnlich wie in Deutschland, wo die Ankylostomiasis immer nur eine Krankheit einer bestimmten Berufsgruppe ist, so daß sie hier sogar als „Wurmkrankheit der Bergleute“ bezeichnet ist, verhält sie sich auch in anderen Ländern, die unter ähnlichen Kultur- und Klimaverhältnissen leben. Auch hier sind es im wesentlichen nur einzelne Betriebe des Steinkohlenbergbaues, die verseucht sind, in Frankreich vor allen Dingen eine Anzahl von Gruben bei St. Etienne[1]), ferner in der Nähe von Anzin, in Belgien in der Nähe von Lüttich, Mons und Charleroi[2]). Auch aus dem Gebiet, das die frühere Monarchie Österreich-Ungarn umfaßt, weiß man, daß die Wurmkrankheit hauptsächlich auf verschiedenen Kohlengruben, die feuchtwarme Temperaturen haben, so Brennberg[3]) bei Ödenburg, Annina und Resicza in Mähren, Kremnitz und Schemnitz[4]) in Ungarn und endlich im nordwestlichen böhmischen Bezirk aufgetreten ist. Aus England ist vor etwa 20 Jahren eine schwere Verseuchung der Erzarbeiter auf der Erzgrube Dolcoath[5]) bekannt geworden.

Was das Vorkommen der Krankheit bei Tunnelarbeitern anlangt, so ist ja bereits erwähnt, daß sie seinerzeit beim Bau des St.-Gotthardt-Tunnels sehr große Bedeutung gehabt hat. Für die anfangs rätselhafte Gotthardt-Tunnel-Anämie ist durch die Untersuchungen von PERRONCITO, CONCATO, BOZOLO und PAGLIANI[6]) u. a. als Ursache die Behaftung mit Ankylostomen festgestellt worden.

[1]) MANOUORIEZ: Cpt. rend. du congrès des science méd., Genf 1877. — BARBIER: La lutte contre Ankylostomasis. Lüttich 1904. — CALMETTE u. BRETON: L'Ankylostomasie. Paris 1905.

[2]) MALVOZ: Le sang dans l'Ankylostomasie. Scalpel, Lüttich 1903. — LAMBINET: Bull. de l'acad. de méd. de Belgique 1901, 1902, 1903; Dtsch. med. Wochenschr. 1904, Nr. 50. — HERMAN: La prophylaxie de l'Ankylostomasie. Scalpel, Lüttich 1900—1904.

[3]) S. die oben zitierten Arbeiten von GOLDMANN.

[4]) TOTH, E.: Med. Wochenschr., Budapest 1883 u. Verhandl. a. d. XI. internat. Kongr. f. Hyg. 1903 in Brüssel.

[5]) BOYCOTT u. HALDANE: An Outbreak of Ankylostomiasis in a Cornish mine. Journ. of hyg. Bd. 3. 1903; Bd. 4. 1904. The Colliery guardian 1904, Nr. 2264.

S. auch Verhandlungen über Ankylosomiasis (Wurmkrankheit) auf dem XI. und XII. internat. Kongreß für Hygiene in Brüssel 1903 und Berlin 1907 (Berichte von TENHOLT, BARBIER, MALVOZ, WATTEYNE, BRUNS, TOTH, CONTI usw.), auf dem I. und II. internat. Kongreß für Gewerbekrankheiten in Mailand 1906 und Brüssel 1910 (Berichte von BOYCOTT, BRUNS, CONTI, GOLDMAN, MALVOZ, SICCARDI) und die Verhandlungen, die auf dem III. internat. Kongreß für Gewerbekrankheiten, der 1914 in Wien projektiert war, aber wegen des Krieges nicht stattfinden konnte. (Schriften des III. internat. Kongr. f. Gewerbekrankh., herausgeg. von L. TELEKY. Wien: A. Hölder 1918.) — Verhandl., betr. Maßregeln zur Bekämpfung der Wurmkrankheit der Bergleute; Konferenzen im preuß. Handelsministerium am 4. 4. 1903 und 5. 12. 1903 zu Berlin.

[6]) S. oben.

Nach den offiziellen Berichten sind in den Jahren 1875—1880 dort Hunderte von Tunnelarbeitern lediglich an der durch die Ankylostomen bedingten Blutarmut zugrunde gegangen, und Tausende haben schweres Siechtum davongetragen. Beim Bau der später in der Schweiz hergestellten großen Tunnels, des Simplon- und des Lötschbergtunnels, hat man sich die mittlerweile, besonders hier im Ruhrgebiet, gemachten Erfahrungen zunutze gemacht und hat bei den Tunnelarbeiten überall Abortkübel aufgestellt und hat ferner als Tunnelarbeiter nur Leute eingestellt, die nach mikroskopischer Untersuchung als frei von Ankylostomen befunden wurden. Dadurch ist es möglich gewesen, sowohl beim Bau des Simplon- wie des Lötschbergtunnels die Ankylostomiasis vollständig zu vermeiden. So ist auch bei den Tunnelarbeitern eine Verbreitung der Krankheit nur dort möglich, wo ungeregelte Fäkalienbeseitigung mit Bedingungen zusammentreffen, die die Entwicklung der Eier zu Larven begünstigen, d. h. *höhere* Temperatur und Feuchtigkeit.

Hinsichtlich der *Pathologie* der Krankheit ist zu erwähnen, daß die Schwere der Krankheit vor allen Dingen von der Zahl der Würmer abhängt, die von den Patienten beherbergt werden, sodann von der Dauer der Erkrankung. Sind nur wenig Ankylostomumwürmer im Darmkanal vorhanden, so braucht noch kein Krankheitsgefühl zu bestehen, auch noch kein objektiv wahrnehmbares Krankheitszeichen. Wir haben es dann mit sog. Wurmträgern zu tun. Andererseits verläuft auch oft der Beginn der Krankheit sehr langsam und schleichend, und es kann schon zu erheblichen Störungen gekommen sein, ehe die Patienten den Arzt aufsuchen. Sind sehr viel Würmer im Darmkanal vorhanden (es sollen in Ausnahmefällen bis zu 3000 und 5000 Ankylostomumwürmer bei Sektionen gezählt worden sein), so verläuft die Krankheit rapide und führt in kurzer Zeit zum Tode. Nach THORNHILL sind ungefähr 500 Würmer imstande, bei ihrem Wirt in Zeit von $1-1^1/_2$ Jahren deutliche Erscheinungen der Blutarmut zu bewirken. Die Krankheit besteht in Störungen der Verdauungsorgane, verbunden mit schwerer Anämie und Erscheinungen von seiten des Herzens [Herzklopfen, Kurzatmigkeit, Herzerweiterung, Ascites und Ödeme][1]). Die Erkrankung kann mehrere Jahre dauern, kann aber beim Vorhandensein vieler Würmer auch in Wochen zum Tode führen. Im allgemeinen ist die Zahl der gesunden Wurmträger vielfach so groß, wie die Zahl der an Anämie Leidenden; wir haben früher im hiesigen Gebiet die Zahl der sog. gesunden Wurmträger 10—20mal so hoch geschätzt wie die der „Wurmkranken".

Die *Diagnose* der Ankylostomiasis wird in der Weise gestellt, daß von den frisch entleerten Faeces auf Objektträger dünne Ausstriche gemacht werden, die mit 80facher Vergrößerung durchmustert werden. Wird ein verdächtiger Gegenstand gesehen, so wird etwa mit 200—300facher Vergrößerung, bei der die Eier unverkennbar sind, die Diagnose gestellt. In den Fällen, in denen reichlich Würmer vorhanden sind, genügt diese Diagnose meistens. Sind jedoch nur wenig Würmer vorhanden, so sucht man zunächst die Faeces zu homogenisieren, dadurch, daß man sie in einer Verdünnungsflüssigkeit auflöst und sie dann zentrifugiert. Als Verdünnungsflüssigkeit kann man entweder Salzsäure-Alkohol, Antiformin oder auch warmes Wasser benutzen. FÜLLEBORN verreibt die Faeces mit konzentrierter Kochsalzlösung, in der die Ankylostomumeier nach oben steigen; in den auf der Oberfläche sich sammelnden Massen sind sie angereichert und leicht nachzuweisen. Noch genauere Resultate gibt das Kulturverfahren, das darin besteht, daß man nach LOOSS etwa fingergroße Stücke Faeces mit gepulverter Tierkohle und etwas Wasser zu einem dünnen Brei verrührt, und dieses Gemisch in den Brutschrank bei 26—30° stellt. Nach etwa 5 Tagen wird das Gemisch mit etwa 10—20 ccm angewärmten Wassers übergossen und zentrifugiert. Die Larven wandern dann aus dem Kot-Kohlegemisch aus in das reine Wasser und können im Zentrifugat schon durch ihre lebhaften Bewegungen leicht nachgewiesen werden.

---

[1]) Im Blut findet sich neben den Erscheinungen der Anämie (Abnahme des Hämoglobingehaltes und der roten und weißen Blutkörperchen bis auf $^1/_{10}$ des Normalen) eine relative Vermehrung der eosinophilen Leukocyten auf etwa 4—30%.

Über die *Therapie der Ankylostomiasis* können hier nur einige wenige Worte gesagt werden. Sie geht darauf aus, die Ursache der Krankheit, d. h. die Würmer selbst, durch systematische Abtreibungskuren zu beseitigen. Hier im Ruhrkohlengebiet ist hauptsächlich frischbereitetes Farnkrautextrakt verwandt worden, am besten wohl in Gelatinekapseln. Am Tage vor der Darreichung des Mittels versucht man zweckmäßig, den Darminhalt, namentlich auch den Darmschleim, durch Abführmittel, Kalomel (Karlsbader Salz) oder auch durch einen Einlauf zu entleeren. Dann werden 2 Tage hintereinander je 6—10 g Extr. fil. mar. aether. (frisch bereitet) in Gelatinekapseln gegeben. Etwa 3 bis 4 Stunden nach Einnahme der Dosis am 2. Tage gibt man wiederum ein mildes Abführmittel, etwa Senna-Infus, um die Ankylostomumwürmer auch aus dem Darm zu entfernen. So dauert die Kur im ganzen 3—4 Tage; der Kranke bleibt dann zweckmäßig noch einige Tage im Krankenhause, während deren die Faeces auf Eier erneut untersucht werden. In einigen Fällen sind im hiesigen Gebiet bei diesen Farnkrautkuren ungünstige Nebenerscheinungen aufgetreten. Gelegentlich tritt Gelbsucht auf, etwa in 3—4% der Fälle; in selteneren Fällen auch Sehstörungen. Bei den im ganzen im hiesigen Gebiet vorgenommenen etwa 50 000 Abtreibungskuren sind auch 4 Fälle von Erblindungen vorgekommen. Eine einmalig derartig durchgeführte Farnkrautextraktkur hat in etwa 60—70%, je nach der Sorgfalt, mit der sie vorgenommen wird, vollen Erfolg. In manchen Fällen aber hat eine einmalige Kur wohl die Abtreibung einzelner Würmer oder die vorübergehende Schädigung der noch im Körper vorhandenen Würmer, so daß keine Eier nachgewiesen werden können, zur Folge, aber nicht vollständige Heilung. Es kann dann nach einigen Wochen eine erneute Kur mit Farnkraut angeschlossen werden. Vielfach hat man auch in solchen Fällen hier irgendein anderes Mittel herangezogen, so besonders Thymol, und zwar auch in Dosen von etwa 8—10 g pro Tag, ebenfalls nach einer vorbereitenden Darmentleerung. Es scheint, als ob Thymol verhältnismäßig gut auf den Necator americanus wirkt, nicht ganz so günstige Erfolge dem Ankylostomum duodenale gegenüber gibt. In einigen Fällen ist nach der Verabreichung von Thymol mäßige Eiweißausscheidung im Harn beobachtet worden, gelegentlich auch Blutausscheidung im Harn. Sonst sind noch Chenopodiumöl, das nach dem Vorgange von SCHÜFFNER besonders von amerikanischen Ärzten empfohlen wird, Tetrachlor-Kohlenstoff (3—5 ccm pro Tag) mit Erfolg verwandt worden. Andere Mittel, Filmaron, Betanaphthal, Chloroform, Santonin, Taeniol (GOLDMAN), Eucalyptusöl, haben sich gegenüber den erstgenannten Mitteln nicht behaupten können, da sie in ihrer Wirkung zum Teil unsicher sind, andererseits ebenso wie die erstgenannten Mittel nicht ohne Nebenerscheinungen sind.

Nach vollständiger Beseitigung der Würmer können oft die schwersten Erscheinungen der Krankheit, selbst wenn es schon zu Stauungen der Blutzirkulation gekommen ist, ganz von selbst schwinden, so daß in der bei weitem größten Mehrzahl der Fälle vollständige Wiederherstellung der Gesundheit erreicht wird. Im übrigen wird die durch Ankylostomiasis bedingte Anämie nach den allgemeinen Regeln der Medizin bekämpft, etwa durch gute Ernährung, Kräftigung des ganzen Körpers, frische gesunde Luft, Eisenpräparate.

Für die *allgemeine Prophylaxe der Krankheit* sind drei Punkte von besonderer Bedeutung.

1. Die Einrichtung von Abortkübeln an allen Arbeitsplätzen bzw. in der Nähe derselben, und die Durchführung des Verbots, den Kot anderswo zu entleeren, als auf diesen Aborten.

2. Ermittelung aller Wurmbehafteten und Fernhaltung derselben von den Arbeitsstellen, an denen sie die Infektion verbreiten können.

3. Befreiung der Infizierten von ihren Würmern.

Nach diesen Grundsätzen ist seit 1902 im Ruhrkohlengebiet die Bekämpfung der Ankylostomiasis unter der unterirdisch beschäftigten Bergarbeiterbevölkerung vorgenommen. Da wohl bisher an keiner Stelle auf der Erde in gleich systematischer Weise die Bekämpfung dieser Krankheit vorgenommen wurde, scheint es mir richtig, auch hier etwas näher darauf einzugehen. Für die einwandfreie Beseitigung der Fäkalien unter Tage ist die Berg-Polizeiverordnung des Oberbergamts in Dortmund[1]) betr. Maßregel zum Schutz der Bergleute im Jahre 1900 maßgebend gewesen. Die Paragraphen 4—8 dieser Berg-Polizeiverordnung besagen folgendes:

Auf jedem Bergwerke ist unter und über Tage für die zweckmäßige Aufstellung einer dem Bedürfnis genügenden Anzahl von Aborten Sorge zu tragen. Unter Tage sind insbesondere Aborte herzustellen:

a) bei allen Schachtfüllörtern;

b) in den Hauptförderstrecken bei denjenigen Punkten, wo die Zusammenstellung der Züge stattfindet;

c) in jeder Bauabteilung an einer geeigneten Stelle;

d) außerdem an solchen Punkten, wo nach der Bestimmung des Bergrevierbeamten die Einrichtung von Aborten notwendig ist.

Sämtliche Aborte unter Tage müssen so eingerichtet sein, daß die zur Aufnahme des Kotes dienenden Gefäße undurchlässig, mit Deckel versehen und transportabel sind. Die Entleerung dieser Gefäße darf nur über Tage und nur in besonders dazu hergerichtete undurchlässige Gruben erfolgen.

Die Aborte sind dauernd in einem sauberen, gebrauchsfähigen, sowie unter Benutzung geeigneter Zusätze in möglichst geruchlosem Zustande zu erhalten.

Beim Auftreten von Krankheiten, welche durch die menschlichen Ausscheidungen verbreitet werden können, sind auf Anordnung des Revierbeamten die Kotgefäße mit Desinfektionsmitteln zu versehen und die Abortsitze beim Auswechseln dieser Gefäße unter Verwendung geeigneter Desinfektionsmittel zu reinigen.

Die Entleerung des Kotes an andere Stellen als auf den Aborten, ist verboten.

Die Verunreinigung der Aborte ist untersagt.

Die Durchführung dieser Polizeiverordnung[2]) hat bewirkt, daß überall unter Tage für die Aufstellung einer großen Zahl von zweckmäßigen, wasserdicht und mit gut schließendem Deckel versehener Abortkübel Sorge getragen wurde. Nach einer Umfrage an sämtliche Bergwerke des hiesigen Gebiets waren im Jahre 1913 nicht weniger als wie 17 000 Abortkübel gleichzeitig unter Tage vorhanden, bei einer unterirdischen Belegschaft von rund 280 000 Mann. Zur Zeit der Höchstbelegung, während der Morgenschicht, wo vielleicht 150 000 Bergleute in der Grube waren, entfiel also durchschnittlich auf 8,5 Mann 1 Abortkübel. Auf vielen Zechen war die Zahl der Abortkübel so reichlich, daß 1 Abortkübel nur von durchschnittlich 5 Personen benutzt werden mußte. Die Zechen haben besondere Leute mit der Sorge für die Bearbeitung der Abortkübel beauftragt. Die Sauberkeit unter Tage, die vor 1900 sehr viel zu wünschen übriggelassen haben soll, ist jetzt im allgemeinen als eine recht gute zu bezeichnen. Verschmutzungen der Arbeitsstelle durch Kot gehören zu den allergrößten Seltenheiten. Zusatz eines Desinfektionsmittels zum Abortkübelinhalt wird nur insoweit für notwendig gehalten, als dadurch eine Beseitigung des üblen Geruchs erzielt werden soll. Benutzt wurde hauptsächlich Saprol, Kresolseifenlösung, Kalkmilch bzw. Ätzkalk und Chlorkalk. Die zweite Maßregel, der wir hauptsächlich den Rückgang der Ankylostomiasis zuschreiben, ist die wiederholte mikroskopische Untersuchung aller unterirdisch beschäftigten Bergleute. Diese wurde durch eine Bergpolizeiverordnung vom 13. Juli 1903, betr. Maßregeln zur Bekämpfung der Verbreitung der Wurmkrankheit der Bergleute angeordnet.

Während man im Jahre 1903 lediglich die infolge der Ankylostomiasis bereits anämisch gewordenen Wurmkranken ausgesondert und der Abtreibungskur zugeführt hatte, wurden jetzt auch die noch sich gesund fühlenden Wurmträger durch diese Verordnung getroffen.

---

[1]) S. besonders die oben erwähnten Verhandlungen auf den Kongressen im preuß. Handelsministerium vom 4. 4. 1903 und 5. 12. 1903 in Berlin.

[2]) S. u. a. auch Mitteilungen über die Wurmkrankheit (herausgeg. v. preuß. Minister für Handel und Gewerbe). Berlin 1903.

Es wurden zunächst durch 20%ige Stichproben der gesamten Belegschaft der Prozentsatz der Wurmbehafteten der gesamten Belegschaft festgestellt. Es wurde nun ermittelt, ob die Zeche als verseucht anzusehen war oder nicht. Stellte sich heraus, daß die Zeche verseucht war, d. h. daß auf ihr Infektionen vorgekommen waren, so erfolgte sofort eine Gesamtdurchmusterung der gesamten Belegschaft. Diejenigen Bergleute, bei denen sich durch mikroskopische Untersuchungen Ankylostomumeier in ihren Faeces gefunden hatten, wurden so lange von der unterirdischen Bergarbeit ferngehalten, bis sie sich einer Abtreibungskur unterzogen hatten und bei einer 3mal wiederholten mikroskopischen Untersuchung bei ihnen keine Eier mehr gefunden waren. War die erste Untersuchung beendigt, so wurde, je nach dem Grade der Verseuchung einer Zeche, nach kurzer oder längerer Zeit eine neue Durchmusterung gefordert. Je mehr die Krankheit abnahm, um so längere Pausen wurden zwischen den einzelnen Untersuchungen gewährt. Außerdem wurde angeordnet, daß jeder Bergmann, der seine Arbeitsstelle wechselte, bevor er auf der neuen Zeche angelegt wurde, sich einer erneuten Untersuchung auf Wurmkrankheit unterwerfen mußte und daß die Annahme erst erfolgten durfte, wenn diese Untersuchung negativ ausgefallen war. Die Zahl dieser Neuanlegungsuntersuchungen war sehr beträchtlich, da in manchen Jahren, besonders

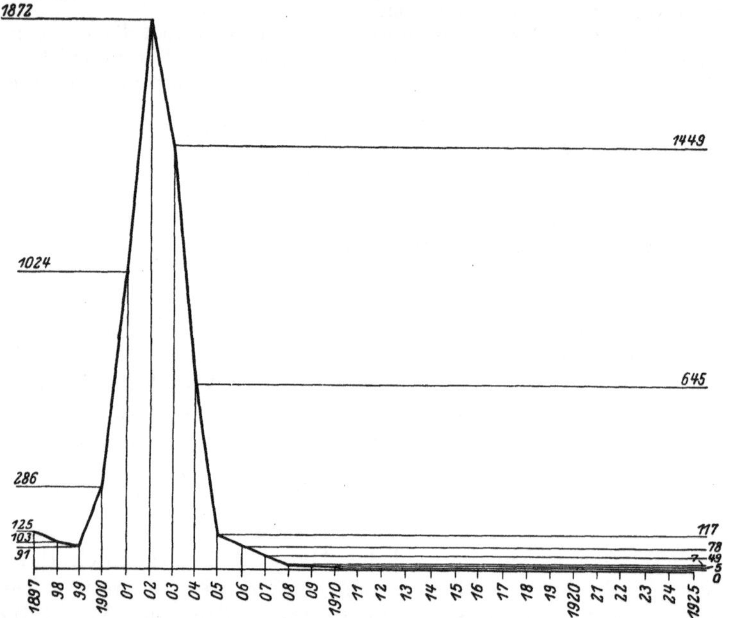

Abb. 6. Abnahme der Zahl der durch Wurmkrankheit anämisch gewordenen Bergleute des Oberbergamtsbezirks Dortmund in den einzelnen Jahren von 1897 bis 1925.

zur Zeit einer Hochkonjunktur, der Wechsel der Belegschaft mehr als 100% der gesamten Belegschaft ausgemacht hatte. Im ganzen schätze ich, daß im Ruhrkohlengebiet seit 1902 mehr als 7 Millionen mikroskopische Untersuchungen auf Wurmkrankheit vorgenommen sind, von denen vielleicht 2 Millionen auf die Durchmusterungsuntersuchungen, der größte Teil aber auf die Neuanlegungsuntersuchungen entfallen. Die Zahl der Abtreibungskuren, die im hiesigen Gebiet vorgenommen sind und die meist mit Farnkraut gemacht wurden, in wenigen Fällen mit Thymol oder einem anderen der erwähnten Mittel, schätze ich auf etwa 50 000 im ganzen.

Vom Jahre 1914 ab wurde eine wesentliche Erleichterung in den Untersuchungen zugestanden. Die Neuanlegungsuntersuchungen sind ganz fortgefallen und die Zahl der Durchmusterungen sind verringert. Seit dem Kriege hat man sich im großen und ganzen auf Stichprobenuntersuchungen beschränkt, wobei natürlich die jemals verseucht gewesenen Zechen und die besonders warmen und feuchten Arbeitsplätze stets berücksichtigt wurden. Da mittlerweile die Zahl der ermittelten Wurmträger immer mehr abnahm, so hat man auch seit 1922 darauf verzichtet, die Wurmbehafteten regelmäßig dem Krankenhauss zuzuführen. Man hat nur auf den Zechen, auf denen noch vereinzelte Wurmträger vorkamen, Stichprobenuntersuchungen verlangt zur Kontrolle, daß die Krankheit sich nicht weiter verbreitete. Außerdem ist seit etwa 3 Jahren angeordnet, daß aus einer Reihe von Krankenhäusern die Bergleute, die wegen irgendeines anderen Leidens dort in Behandlung sind, auch auf Ankylostomiasis untersucht werden sollten. Dazu kommt, daß das Untersuchungsverfahren wesentlich verschärft worden ist. Statt der einfachen mikroskopischen Untersuchungen der Faecesproben ist ein Kulturverfahren eingeführt worden, das durchschnittlich 3—6mal so viel positive Resultate ergibt wie die mikroskopische Untersuchung.

Welche Resultate die Bekämpfung der Ankylostomiasis im Ruhrkohlengebiet gehabt hat, mag zunächst durch 2 Tabellen illustriert sein.

Die erste Tabelle gibt wieder, wieviel *Krankheitsfälle* in den einzelnen Jahren im ganzen Bezirk zur Beobachtung gekommen sind, und ist nach den Meldungen, die in jedem Jahre in den Jahresberichten des Allgemeinen Knappschaftsvereins veröffentlich werden, zusammengestellt. Während danach in den Jahren 1901 bis 1904 zwischen 650 und 1870 Fälle von Anämie, die durch Ankylostomiasis bedingt waren, vorkamen, ist seit dem Jahre 1911 bis 1926 kein einziger Fall von Anämie, der durch Ankylostomiasis bedingt wäre, hier bekannt geworden. Wohl sind noch eine ganz geringe Anzahl von leichten Infektionen sogenannter Wurmbehafteter nachgewiesen; doch auch diese haben ganz kolossal nachgelassen.

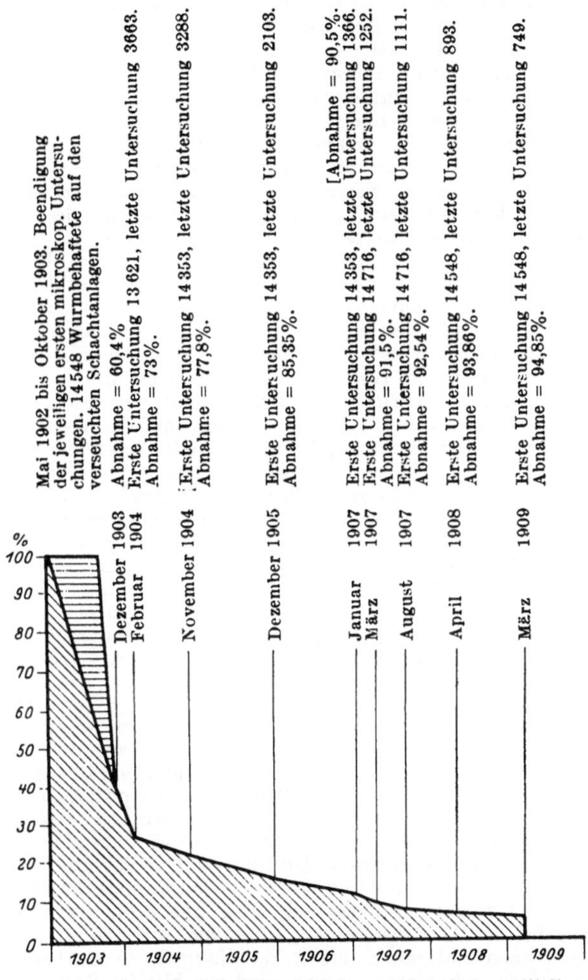

Abb. 7. Abnahme der Zahl der als wurmbehaftet ermittelten Bergleute der sämtlichen verseucht gewesenen Zechen des Oberbergamtsbezirks Dortmund in den Jahren 1903 bis 1909.

Über das Resultat einiger Sammelstatistiken der sämtlichen Wurmbehafteten bis zum Jahre 1909 gibt die zweite Tabelle Aufschluß. Bis 1909 hatte danach die Abnahme der Zahl der Wurmbehafteten fast 95% ausgemacht. Während im Jahre 1903 die erste mikroskopische Untersuchung rund 14 500 Wurmbehaftete auf den verseuchten Schachtanlagen ergab, hatte die in Rücksicht gezogene jeweilig letzte Untersuchung im Jahre 1909 noch 795 Wurmbehaftete ergeben. Mittlerweile sind wesentliche weitere Erfolge erzielt worden, und wir schätzen die *Abnahme der Wurmbehafteten zur Zeit tatsächlich auf mehr als 99,4%*; d. h. es ist durch die im hiesigen Gebiet geleistete systematische Arbeit gelungen, die Ankylostomiasis nahezu vollständig von Grund aus zu beseitigen. Genaue Zahlenangaben darüber zu machen, muß ich mir in diesem Zusammenhange versagen, ich muß auf meinen im Arch. f. Hyg. Bd. 95, S. 209 im Jahre 1925 veröffentlichten Bericht „Der heutige Stand der Ankylostomiasis in Deutschland nach 20jähriger rationeller Bekämpfung“, der Einzelheiten enthält, verweisen.

Diese wohl bis jetzt einzig dastehende Abnahme beruht nicht etwa auf Zufälligkeiten oder auf Änderung der meteorologischen Faktoren oder sonstiger der Einwirkung der Menschen entzogenen Verhältnisse, sondern ist ausschließlich auf die *zielbewußte systematische Zusammenarbeit aller im hiesigen Gebiet in Betracht kommenden Faktoren* zurückzuführen.

Anhang.

Infektionen mit Anguillula intestinalis als Berufskrankheit.

Mit Ankylostomen kommt vielfach eine andere Nematodenart, die Anguillula intestinalis, vergesellschaftet vor; es zeigt daher auch die durch diese Parasiten bedingte Krankheit gewisse Beziehungen zu den gleichen Berufen wie die Ankylostomiasis. In den Tropen kommt sie ebenfalls weit verbreitet vor; so werden z. B. diese Parasiten von vielen Seiten als die Erreger blutiger Diarrhöen, wie sie in den Tropen oft vorkommen, z. B. der sog. Cochinchina-Diarrhöe[1]) angesehen. In Ägypten, Brasilien, Indien, China, Japan, Westafrika, im südlichen Teil von Nordamerika kommen die Anguillula-Würmer mit Ankylostomen zusammen vor; PERRONCITO[2]) hat sie im Anfang der 80er Jahre des vorigen Jahrhunderts bei den Gotthardtunnelarbeitern gefunden, LEICHTENSTERN[2]) bei den an Ankylostomiasis leidenden Kölner Ziegelarbeitern, die in Wirklichkeit aber ja belgische Bergarbeiter waren; bei englischen Bergleuten[2]) sind sie ebenfalls gefunden worden. Auch im hiesigen Ruhrkohlengebiet haben wir zahlreiche Fälle beobachtet. So sind im Jahre 1921 nicht weniger als 174 Fälle im Ruhrkohlengebiet von uns gefunden. Über ihre pathologische Bedeutung ist viel gestritten worden. Wir glauben jedoch, an einer solchen nicht mehr zweifeln zu können, seitdem wir vor einigen Jahren hier 2 Krankheitsfälle an perniziöser progredienter Anämie, verbunden mit sehr starken blutigen Durchfällen, von denen auch einer zum Tode führte, gesehen haben, bei denen weder im Leben, noch auch bei der genau ausgeführten Sektion irgendein anderer Grund für die Darmblutungen und die Anämie gefunden wurde, als eben das Vorhandensein von zahlreichen Anguillulawürmern. Auch die bei Anguilluliasis beobachtete starke Hypereosinophilie, oft bis 40% und darüber, spricht für eine pathogene Bedeutung der Würmer. Der Wurm selbst, der wesentlich kleiner ist als der Ankylostomumwurm, etwa $2^1/_2$ mm lang, lebt in bzw. auf der Darmschleimhaut; das weibliche Tier, das bisher allein bekannt ist, bringt entweder lebende junge Larven zur Welt oder Eier, die auch bis zum Embryonalstadium bereits entwickelt sind, deren Embryonen dann bald darauf meist in den Darm selbst ausschlüpfen. Die jungen Larven können zwei verschiedene Entwicklungsprozesse durchmachen; entweder es werden aus den jungen Larven in 2 bis 3 Tagen die verhältnismäßig langen „filariformen" Larven (direkte Metamorphose), oder aber die jungen Larven entwickeln sich zunächst zu einer getrenntgeschlechtlichen Larven-Zwischengeneration, bei denen wir die männlichen und weiblichen Exemplare genau kennen. Die weiblichen Tiere bringen ihrerseits nach erfolgter Kopulation wiederum junge Larven hervor, wobei die Muttertiere absterben, und diese werden erst jetzt nach 2—3 Tagen zu „filariformen Larven". Mit diesen „filariformen Larven", und zwar sowohl mit solchen, die eine direkte Metamorphose durchgemacht haben, sowie solchen, die aus der geschlechtlichen Zwischengeneration entstanden sind, kann man erst wieder Menschen infizieren. Als Infektionsweg ist ebenso wie bei Ankylostomiasis sowohl das Einführen in den Mund, sowie das aktive Eindringen durch die unverletzte Haut, durch die sich die Larven hindurchbohren, möglich. Etwa 3—7 Wochen nach der Infektion findet man in den Faeces die ersten jungen Larven wieder. In vielen Fällen zeigen die mit Anguillula behafteten Personen so gut wie gar keine Krankheitserscheinungen; gelegentlich treten mehr oder weniger schwere Darmstörungen auf, in schwersten Fällen blutige Durchfälle, die gelegentlich, wie erwähnt, sogar zum Tode führen können. Die individuelle Therapie der Anguilluliasis ist recht schwierig, da bisher alle Abtreibungsmittel (Farnkrautextrakt, Thymol, Eucalyptusöl, Chenopodiumöl usw.) vergeblich angewandt sind. Die Prophylaxe der Krankheit ist genau die gleiche wie bei der Ankylostomiasis; es sei hier auf das im vorigen Gesagte verwiesen. Daß aber im großen und ganzen die Bekämpfung der Krankheit schwieriger ist als die der Ankylostomiasis, geht daraus hervor, daß wir hier im Ruhrkohlengebiet in den letzten 15 Jahren sicher keine Abnahme der Fälle von Anguillula, sondern eher eine, wenn auch nur langsame, Zunahme derselben zu verzeichnen haben.

---

[1]) NORMAND: Sur la maladie dite diarrhée de Cochinchine. Cpt. rend. hebdom. des séances de l'acad. des sciences 1876 u. Arch. de méd. navale 1877. — BAVAY: Cpt. rend. hebdom. des séances de l'acad. des sciences 1877.

[2]) Lit. s. oben.

Neubildungen und Beruf.

Von

Franz Koelsch

München.

Zahlreiche Beobachtungen zeigen, daß zwischen Entstehung *gutartiger* und *bösartiger* Neubildungen und dem Beruf gewisse Beziehungen bestehen, und zwar *direkte*, die sicher oder wahrscheinlich mit der eigentümlichen Berufstätigkeit zusammenhängen — und *indirekte*, die durch die gesamte soziale Lage der einzelnen Berufsgruppen bedingt sind.

Was die *gutartigen* Neubildungen betrifft, so wäre hier nur kurz auf die Entstehung von Hautverdickungen, Warzen, Papillomen hinzuweisen, die bei verschiedenen Berufen mehr oder minder häufig zu beobachten sind; nachdem dieselben aber nicht selten bösartig werden, soll hierüber erst bei den bösartigen Neubildungen gesprochen werden. Auf die Häufigkeit von Myomen bei den Frauen aus den wohlhabenderen Kreisen hat Theilhaber aufmerksam gemacht. Gutartige Geschwülste können weiterhin auch im Anschluß an ein *Trauma* auftreten; Fibrome, Lipome, Osteome, Angiome sind nach örtlichen Verletzungen als Unfallsfolgen mehrfach beobachtet worden.

Viel größere Bedeutung haben die *bösartigen* Tumoren, von denen der Krebs an erster Stelle steht. Aber ebenso wie unsere Kenntnisse von Ursache und Wesen der Krebskrankheit heute noch nicht voll befriedigend sind, so sind auch die allgemeinen Beziehungen zwischen Krebs und Beruf noch wenig geklärt. Es sind eben verschiedene Ursachen, welche die Entstehung einer bösartigen Geschwulst verursachen können. Voraussetzung ist zunächst die individuelle Disposition; als zweiter Faktor kommen hinzu verschiedene „Reizmomente", die eine Änderung der Zellstruktur oder des Zellinnenlebens zur Folge haben. Solche finden sich in verschiedenen Berufen zahlreich vor als Reize mechanischer, thermischer, aktinischer oder chemischer Art; vielleicht wirken auch parasitäre Schädlichkeiten mit. Im allgemeinen führen diese Reize nicht direkt zur Krebsbildung, sondern zunächst nur zu krankhaften Veränderungen der Haut oder der Schleimhäute, welche dann sekundär den Boden für die bösartigen Neubildungen abgeben.

Die *Statistik* der Krebstodesfälle zeigt, daß manche Berufsgruppen eine gesteigerte Anfälligkeit besitzen. So berechnete Kolb nach dem Krebsmaterial aus Bayern (1905—1911 unter Voraussetzung des gleichen Altersaufbaus) Krebstodesfälle auf 1 Mill. lebende Erwerbstätige über 30 Jahre

in Landwirtschaft	2428
„ Industrie	3472
„ Handel und Verkehr	3585

Weitere Untersuchungen über die Anfälligkeit der verschiedenen Berufsarten liegen aus mehreren Ländern vor (Preußen, Bayern, England, Schweden, Ungarn, Vereinigte Staaten von Nordamerika usw.). In zehn derartigen Statistiken stellte Verfasser als nahezu übereinstimmend fest:

als *krebsreich*:
- Land- und Forstwirtschaft,
- Holzindustrie (einschl. Säger, Zimmerer),
- Gast- unsd Schankwirtchaften,
- Beamte, Geistliche,
- z. T. auch Metallindustrie (einschl. Schlosser, Schmiede),
- Textil- und Bekleidungsindustrie.

als *krebsarm*:
- Industrie der Steine und Erden, Bergbau,
- Hüttenwesen,
- Chemische Industrie,
- Polygraphische Industrie,
- Militär und Marine.

Krebsreiche Berufe sind nach den Untersuchungen von BEHLA in Preußen (1907—1908) und KOLB in Bayern (1905—1911) übereinstimmend: Holzindustrie — Gast- und Schankwirtschaft (Gastwirte, Küfer) — Nahrungs- und Genußmittelindustrie (bzw. Müller, Metzger). — *Krebsarme* Berufe: Bergbau, Steine und Erden, Hütten und Salinen, Chemische Industrie.

Andere Berufe nehmen in den verschiedenen Untersuchungen wechselnde Stellungen ein. Die Erklärung dieser Verschiedenheiten ist allerdings schwierig und nicht voll befriedigend, zumal es sich um verschiedenartiges Urmaterial, um verschiedenen Altersaufbau, z. T. auch um mangelhafte Aufarbeitung handelt. In der Landwirtschaft, bei Beamten und Geistlichen werden die höheren Altersstufen, in denen an sich schon Krebs häufig ist, meist erreicht, während es sich bei Heer und Marine vorzugsweise um jüngere Leute handelt. Über die Anfälligkeit der sogenannten Alkoholberufe vergleiche später! Bezüglich der Land- und Forstwirtschaft bzw. Holzbearbeitung äußert BEHLA die Vermutung, daß der ständige Umgang mit organischen Stoffen, die zersetzungsfähig sind und leicht faulen, die Erkrankung an Krebs begünstigt, während bei „reinen" Berufen Krebs seltener sei (Pilztheorie der Ca.-Entstehung). Dabei darf nicht verschwiegen werden, daß auch die „deutsche Sammelforschung" eine auffällig hohe Krebsbeteiligung der Holzindustrie feststellt, daß ferner in stark beholzten und feuchten Gegenden Krebs relativ häufig vorkommt. Augenblicklich reichen die verschiedenen Sammelstatistiken noch nicht aus, um die Frage „Krebs und Beruf" zu klären; vermutlich sind es wohl weniger direkte Berufsauswirkungen, vielmehr indirekte, mit dem Beruf lose zusammenhängende Einflüsse, welche hier bestimmend sind.

Nur bei einigen wenigen Berufen heben sich — weniger bei statistischer Untersuchung als bei klinischer Beobachtung — *typische Formen von „Berufskrebs"* heraus. Seit Jahren kennt man den Krebs der Schornsteinfeger, der Teer- und Paraffinarbeiter, der Anilinarbeiter, den Röntgenkrebs u. ä. m. Bei verschiedenen Berufen finden sich eigenartige Lokalisationen des Tumors, so bei den Ruß- und Pecharbeitern am Scrotum, bei den Anilinarbeitern in der Harnblase, bei den Schneeberger Bergleuten in den Lungen usf. Auf diese Einzelheiten muß im folgenden weiter eingegangen werden.

1. Auf das gehäufte Auftreten des Hautkrebses bei Leuten, die berufsmäßig den *Witterungs- bzw. Lichteinflüssen* ausgesetzt sind (Landarbeiter, Fischer, Seeleute usw.) hatte schon THIERSCH im Jahre 1865 hingewiesen; seither wurden diese Zusammenhänge wiederholt bestätigt. Die Ursachen sind einerseits Ernährungsstörungen der Hautzellen, andererseits photochemische Reizwirkungen. Zunächst sucht sich die Haut gegen die Lichtwirkung durch Pigmentanhäufung zu schützen; bei Störung dieser Schutzreaktion bzw. mangelhafter oder ungleichmäßiger Pigmentablagerung können die chemisch wirksamen (ultravioletten) Strahlen direkt auf das Zellprotoplasma einwirken. Die Folgen sind Hyperämie, Hyperkeratosen, Atrophie; auf dieser Grundlage kommt es zur krebsigen Entartung. Der Verlauf der Erkrankung ist ein langsamer, die Erkrankung selbst ist relativ gutartig. — Sinnfälliger tritt diese Reizwirkung des Lichtes in Erscheinung bei den an chemisch wirksamen Strahlen reicheren Lichtquellen, wie bei den *Röntgenstrahlen* usw. Der erste Fall von Röntgenkrebs wurde 1902 von FRIEBEN in Hamburg veröffentlicht, 1911 berichtete HESSE schon von 94 klinisch beobachteten Fällen; seither wurden fortlaufend solche Neuerkrankungen bekannt. Eine Gewöhnung erfolgt nicht, vielmehr eine gesteigerte Empfindlichkeit; insbesondere kann durch gleichzeitige Anwendung anderer hautreizender Substanzen eine Sensibilisierung der Haut erzeugt werden. Die Wirkungen sind in *akuten* Fällen: Braunfärbung (Pseudopigmentierung), Haarausfall, Schweißver-

minderung — bei schwereren Reizungen Entzündung (Erythem), die meist erst 2—3 Wochen nach der Bestrahlung auftritt. Diesen als ersten Grad der Verbrennung zu deutenden Erscheinungen folgen die Symptome des zweiten bzw. dritten Grades: blasenförmige Abhebung der Epidermis, Zerfall der tiefen Hautschichten mit schmerzenden Geschwüren von geringer Heiltendenz. Als *chronische* Schäden finden sich charakteristische Ernährungsstörungen der Haut: Schwellung, Verdickung, Rötung oder Bräunung, Elastizitätsschwund, Hyperkeratosen, Rissigwerden der Nägel, Rhagaden, Geschwürbildung. Auf der Basis der chronisch entzündlichen Veränderungen geht die krebsige Entartung vor sich: meist in Form langsam sich verbreitender Geschwüre mit harten, knötchentragenden Rändern oder in Form pilzförmiger, der Haut aufsitzender Wucherungen. Es handelt sich fast stets um einen Plattenepithelkrebs, umgeben von chronisch entzündlichen Gewebsveränderungen. Multiples Auftreten kommt vor; Metastasen sind relativ selten, doch ist der Verlauf in manchen Fällen recht bösartig. Das Alter der Patienten hat geringen Einfluß. HESSE berechnete eine durchschnittliche Beschäftigungsdauer mit Röntgenstrahlen bis zur Carcinomentwicklung von etwa 9 Jahren. Die *Prognose* ist nicht günstig; eine *Heilung* ist nur von möglichst frühzeitiger und radikaler chirurgischer Behandlung zu erwarten. Neuerdings werden auch Versuche mit Radiumbestrahlung oder vorsichtig dosierten Röntgenstrahlen gemacht. Dagegen ist die *Prophylaxe* von größter Wichtigkeit: Abhaltung der Strahlen von der Haut unter Benutzung der Absorbtionskraft des Bleis in jeder Form; ferner Einfetten der Haut. Bei bereits bestehenden Hautreizungen wäre dauernde Enfernung aus der Strahlenwirkungszone dringend zu raten.

Auch durch die sogenannten „*radioaktiven Substanzen*“ können Veränderungen der Haut, wie Hyperkeratosen, Rhagaden, Atrophie, verursacht werden, aus denen sich im Laufe der Jahre eine krebsige Wucherung entwickeln kann.

2. *Thermische* Reize spielen z. T. beim Hautkrebs der Freiluftarbeiter, der Seeleute usw. wohl auch eine Rolle mit; sie werden verantwortlich gemacht für den Magenkrebs bei Köchen und Köchinnen (Kosten heißer Speisen), für den Hautkrebs der Schienbeingegend beim Lokomotivpersonal, für den Gesichtskrebs bei Heizern und sonstigen, der strahlenden Wärme ausgesetzten Arbeiter[1]).

3. Daß im Gefolge *mechanischer* Traumen an der verletzten Stelle bösartige Neubildungen sich entwickeln können, ist allbekannt; wir beobachten solche im Gefolge von Gewebeschädigungen durch plötzlichen Schlag und Stoß, durch fortgesetzten Druck oder Reibung, als Folgen alter offener Verletzungen oder Verbrennungen in den Narben, an Frakturstellen u. dgl. m. Befallen sind an traumatischen Neubildungen besonders die körperlich arbeitenden Berufsstände; $^3/_4$ der Fälle betreffen die Männer entsprechend der stärkeren Exposition derselben gegenüber Verletzungen. Nach den neueren Untersuchungen beruhen etwa 2% aller bösartigen Neubildungen auf einem Trauma, die hohen Zahlen (10 bis 20%) älterer Statistiken sind irrig. Der größte Teil entfällt auf Knochensystem und Haut; Sarkome überwiegen. Für die versicherungsrechtliche Beurteilung der Neubildung als evtl. Unfallsfolge sind zu beachten: Intensität des Traumas, örtliches Zusammenfallen, Kontinuität der Krankheitssymptome, zeitlicher Zusammenhang zwischen Trauma und Entstehung der Neubildung (Höchstzeitspanne etwa 2 Jahre). Die sogenannten *indirekten* Zusammenhänge zwischen Trauma und Neubildung (Verminderung der gesamten körperlichen Widerstandskraft durch das Trauma usw.) sind im allgemeinen abzulehnen. Hingegen ist

[1]) Ein bekanntes Beispiel für die Hitzewirkung ist das Kangir-Carcinom an der Bauchhaut der Eingeborenen Kaschmirs genau an der Stelle, an welcher diese kleine irdene Thermophore auf der bloßen Haut zu tragen pflegen.

die Verschlimmerung eines bestehenden gutartigen oder eines an sich schon bösartigen Tumors durch ein Trauma wohl möglich; allerdings ist dabei zu bedenken, daß ein unbehandeltes Carcinom oder Sarkom immer zum Tode führt. Bezüglich der Einzelheiten muß auf die Spezialliteratur der Unfallmedizin verwiesen werden. — Unter den *mechanischen* Ursachen wären vielleicht auch die Staubreizungen der Luftwege zu nennen, die von manchen Autoren für häufigeres Auftreten von Lungenkrebs bei gewissen Metallstaubarbeitern und Zigarrenarbeitern verantwortlich gemacht werden. Häufiger Druck auf die Magengegend soll bei Webern und Zimmerleuten Magenkrebs, gehäufte Verletzungen der Finger bei Näherinnen, der Schienbeine beim Lokomotivpersonal Hautkrebs verursachen. Bei Boxern soll Magenkrebs als Folge von Stößen auf den Leib nicht selten vorkommen. Der unter Beamten relativ häufige Mastdarmkrebs wird mit der Beschäftigung im Sitzen („Staatshämorrhoidarier") in Beziehung gebracht.

4. Eine Zwischenstellung in ätiologischer Beziehung nimmt der sogenannte „*Schneeberger Lungenkrebs*" ein. Im Bergwerksbezirk von *Schneeberg* in Sachsen kommt unter der Belegschaft der dortigen Kobalt-Arsen-Gruben seit vielen Jahren ein auffallend gehäuftes Auftreten von „Lungenkrebs" vor. Es handelt sich dabei meist um eine peribronchiale, von der Lungenwurzel ausgehende Neubildung vom Bilde eines Lymphosarkoms oder um echtes Lungencarcinom. Nach den ersten Mitteilungen von Härtig und Hesse (1878) litten 75% der verstorbenen Bergleute an Lungenkrebs. Von 1879—1915 starben an dieser Erkrankung ca. 140 Bergleute; von 124 invalid gewordenen Bergleuten litten 52 an „Lungenkrebs". Die *Ursache* ist noch nicht geklärt; es wird zunächst die mechanische Reizung des Gewebes durch den eingeatmeten harten Steinstaub als ätiologisch wichtig angenommen; außerdem müssen aber wohl noch spezifische Noxen vorliegen (Kobalt-Arsen?); die Einheimischen sprechen den in den feuchten Gruben üppig gedeihenden Schimmelpilzen eine Rolle zu. Neuerdings wurden amtliche Untersuchungen eingeleitet, die noch nicht abgeschlossen sind.

5. *Ruß- und Teerkrebs.* Von den hier zu besprechenden Formen ist am längstem bekannt der Schornsteinfegerkrebs (Chimney-Sweepers-Cancer), erstmals von Percival Pott im Jahre 1775 ätiologisch richtig erkannt. Die eigenartige Erkrankung wurde zunächst vorwiegend in England, später auch in anderen Ländern (doch hier wesentlich seltener) beobachtet. Die Sterblichkeit der englischen Schornsteinfeger an Krebs war um die Jahrhundertwende immer noch etwa achtmal höher als beim Durchschnitt der männlichen Gesamtbevölkerung im Alter von 25—65 Jahren. Mehrfach wurde die Erkrankung auch bei Familienmitgliedern, die ebenfalls den Schornsteinfegerberuf ausübten, in gehäufter Zahl beobachtet. Weiter war auffällig der Sitz des Carcinoms am Scrotum; unter 49 Krebsfällen war das Scrotum 23 mal befallen. Die Erkrankung beginnt meist unter dem Bilde des schuppenden Ekzems, später treten warzenförmige Verdickungen auf, die u. U. krebsig degenerieren bzw. sich in ulcerierende Epitheliome umbilden. Sie verläuft im allgemeinen gutartig, Metastasen treten relativ spät auf. Die höheren Altersklassen (über 45 Jahre) sind vorzugsweise befallen. Ganz ähnliche Krankheitserscheinungen wurden, wenn auch nicht in dieser Häufigkeit, auch bei anderen mit *Ruß* umgehenden Arbeitern beobachtet. — Auch die Anfälligkeit der *in der Teer- oder Naphthadestillation* tätigen oder mit solchen Produkten umgehenden Arbeiter an Hautkrebs war in England längst beobachtet, doch erst in Deutschland (Stöhr 1820) ätiologisch richtig erkannt worden. Seither wurden solche Fälle wiederholt und aus allen Ländern mitgeteilt bei Beschäftigung mit Braunkohlen- und Steinkohlenteer, Gasteer, Anthracen, Kreosot, Asphalt, Teerfettölen, Naphtha, Paraffin und deren Gemischen. Hierher gehören auch die Brikettarbeiter, welche teerige Substanzen als Bindemittel verwenden.

In England ergab beispielsweise eine Sonderuntersuchung unter 245 Teer- oder Pecharbeitern 51 Warzenträger; 1907—1913 wurden 48 Brikettarbeiter wegen Pechwarzen oder Hautkrebs entschädigt. Eine amtliche Erhebung in Preußen ergab unter rund 2500 Brikettarbeitern 10 Fälle von Carcinomen; 4 weitere Fälle betrafen Kokereiarbeiter. Unter den Naphtha- bzw. Paraffinarbeitern sind besonders die mit den Rohölen bzw. ungereinigten Stoffen beschäftigten gefährdet. Gasteerpech soll mehr reizen als Hochofenteerpech, Braunkohlenteer mehr als Steinkohlenteer. Die Zeit bis zum Auftreten der Hautveränderungen ist meist ziemlich lang, einige (bis 10) Jahre; eine Entstehung der Neubildungen bald nach Eintritt in die Beschäftigung ist beobachtet, doch selten; die Erkrankten stehen meist in mittleren Jahren. Eine persönliche Empfindlichkeit scheint vorzuliegen; vielleicht hängt diese zusammen mit der Reinlichkeitspflege. Die Entwicklung der Neubildung setzt ein mit Reiz- und Entzündungserscheinungen an den mit den genannten Substanzen vorwiegend in Berührung kommenden Hautpartien, also vorzugsweise an den unbedeckten Körperstellen (Gesicht, Arme) und am Scrotum. Es tritt dort zunächst eine Folliculitis auf, hervorgerufen durch mechanische Verstopfung der Drüsenausführungsgänge; die Haut wird spröde und trocken, es entstehen ekzematöse Veränderungen mit der Tendenz zur Schuppenbildung und Verhornung. Weiterhin kann in Verbindung mit Pigmentierung ein Übergang zu hyperplastischen Formen eintreten (multiple Warzen, Hyperkeratosen), die unter Umständen jahrelang oder dauernd unverändert bleiben. Im weiteren Verlauf können die ekzematösen Veränderungen unter lebhaftem Juckreiz sich vordrängen, oder aber die warzenförmigen Gebilde fangen zu wuchern an nach der Tiefe und Breite, zerfallen stellenweise, bilden Geschwüre mit harten Rändern und geringer Heiltendenz: Teer- bzw. Paraffinkrebs. Der klinische Verlauf ist im allgemeinen gutartig; Metastasen bilden sich relativ spät, können u. U. auch fehlen. Allerdings machen die am Scrotum sitzenden Tumoren hiervon meist eine Ausnahme. Bei rechtzeitiger Entfernung aus dem Betriebe kann eine Abheilung oder Stabilisierung eintreten, bei Fortsetzung der Beschäftigung können evtl. neue Wucherungen mit ihren Folgeerscheinungen auftreten. Jedenfalls sind alle bei derartigen Arbeitern auftretenden Hautveränderungen fortlaufend zu überwachen, zumal da der Zeitpunkt der krebsigen Entartung besonders bei den am Scrotum sitzenden Wucherungen oft nur schwer feststellbar ist.

Pathologisch-anatomisch handelt es sich beim Ruß- und Teer- usw. Krebs fast ausnahmslos um einen verhornenden bzw. exulcerierenden Plattenepithelkrebs, meist in Verbindung mit kleinzelliger Rundzelleninfiltration als Zeichen der begleitenden chronischen Entzündung. Die Entstehung setzt nicht eine vorherige papillomatöse Wucherung voraus; sie kann vielmehr direkt auf dem Boden einer durch die chemischen Reize entzündeten Haut erfolgen.

Die Gleichartigkeit des Krankheitsbildes einerseits, die Verwandtschaft der chemischen Noxen andererseits legen wohl die Vermutung nahe, daß hier *ein gemeinsames Agens* in Frage kommen müßte. Es handelt sich bei allen genannten Substanzen um Produkte der unvollkommenen Verbrennung organischer Substanzen (Ruß, Teer und Teerabkömmlinge, Naphtha). Außer den oben geschilderten Erfahrungen der industriellen Praxis haben auch zahlreiche in neuerer Zeit vorgenommenen Tierversuche die epithelproliferierende Wirkung dieser Substanzen ergeben. Es kommt dabei zu charakteristischen Reaktionen der Teerstoffe mit dem Zellprotoplasma im Epithel wie im anschließenden Bindegewebe, wobei eine Strukturänderung des kolloidalen Zellsystems und damit eine Funktionsänderung der Zelle eintritt. Das Epithel wächst erst nach der Höhe aus, später auch nach der Tiefe; beim Bindegewebe erfolgt zuerst eine Quellung der Fasern und der Grundsubstanz, doch bildet sich dieselbe wieder zurück, wenn das Epithel in das Bindegewebe hineingewuchert ist. Welcher der verschiedenen Inhaltsstoffe des Teers usw. im besonderen derartige Wirkungen macht, ist noch nicht endgültig geklärt. Nach DEELMANN sind es nur die hochsiedenden Kohlenwasserstoffe, am wirksamsten das bei 150—255° und 15 mm Hg abgehende, nach BLOCH und DREYFUSS das über 300° siedende, von Basen und Phenolen befreite Destillat; die nähere chemische Struktur dieser „cancrogenen" Gruppe ist noch nicht bekannt. Von älteren Autoren wurde besonders auf das *Acridin* hingewiesen, welches sowohl im Teer wie im Rohanthracen wie im unreinen Paraffin enthalten ist. Außer dieser chemischen Noxe kommt auch das *mechanische* Moment in Betracht, besonders für die bevorzugte Beteiligung des Scrotums. Bei Beschmutzung der Kleider bzw. der Haut der Unterbauchgegend mit Ruß, Teerprodukten, Paraffin usw. bleiben diese Substanzen in der faltigen Scrotalhaut haften, zumal die übliche tägliche Reinigung nicht bis zu dieser Körperstelle hingelangt. Dazu kommt das stete Reiben der Kleidung beim Gehen. Vielleicht spielt hier auch die höhere Temperatur und Schweißbildung eine gewisse Rolle.

Die *Therapie* kann bei Feststellung der Bösartigkeit nur eine chirurgische sein. Auftretende Warzen sind frühzeitig zu entfernen. Wichtiger ist die *Prophylaxe*: weitgehende persönliche Reinlichkeit und Hautpflege in derartigen Betrieben, Bereithaltung entsprechender Wasch- und Badeeinrichtungen, Tragen von gut abschließenden Schutzkleidern und Mützen; vor Arbeitsbeginn täglich Einpudern oder Salben der Haut; periodische ärztliche Überwachung der Warzenträger; Entfernung dieser sowie aller hautempfindlichen Personen aus den gefährdeten Betriebsabteilungen; Belehrung der Arbeiter. Dazu kommen als technische Maßnahmen: größtmöglichste Reinhaltung der Arbeitsräume und Betriebseinrichtungen, weitestgehende Mechanisierung des Arbeitsvorganges; Ummantelung der Staubquellen, Absaugung der Dämpfe, gute Ventilation der Arbeitsräume u. ä. m. Infolge zunehmender Reinlichkeitspflege und verbesserter Betriebseinrichtungen scheinen die Neubildungen neuerdings seltener zu werden.

6. Im Jahre 1895 machte REHN auf dem deutschen Chirurgenkongreß Mitteilung über *Blasentumoren* bei *drei Anilinfabrikarbeitern* und gab damit den Anstoß zur öffentlichen Erörterung dieses Problems. Seither liegt eine größere Anzahl von Veröffentlichungen hierüber vor; in der deutschen chemischen Industrie sind bisher etwa 250 derartiger Fälle bekanntgeworden. Auch im Auslande sind in neuerer Zeit mehrfach derartige Fälle beobachtet worden. Es handelt sich hierbei zunächst um eigenartige Veränderungen der Harnblasenschleimhaut, die als Schleimhautreizungen mit Dysurie, Strangurie und Blutharnen einsetzen, u. U. stationär bleiben, oder mehrfach rezidivieren, oder zu gutartigen Papillomen oder (direkt oder auf dem Umweg über Papillome) zu bösartigen Zottengeschwülsten oder breit aufsitzenden Carcinomen sich weiterentwickeln; auch ein Nebeneinanderbestehen gutartiger und bösartiger Formen ist beobachtet. Die Tumoren sitzen meist am Blasengrund zwischen den Harnleitermündungen, nur selten an der Blasenkuppe. In seltenen Fällen wird auch das Nierenbecken befallen.

Die *Ursache* des Leidens ist bisher noch nicht einheitlich festgestellt; in Frage kommen Anilin, Toluidin, Xylidin, Cumidin, Anisidin, β-Naphthol, Naphthylamin, Benzidin, Tolidin und ähnliche chemische Körper; vielleicht auch Kongorot, Safranin, Benzoepurpurin, blaue Rosanilinfarbstoffe; eine genaue Ausscheidung ist schwierig, da die befallenen Arbeiter meist im Laufe der Jahre mit mehreren dieser Substanzen beschäftigt waren oder im gleichen Arbeitsraume mehrere der genannten Stoffe hergestellt usw. wurden. Als *Eingangswege* kommen in Frage die Atmungsorgane, vielleicht auch die Hautresorption; der Magendarmkanal spielt eine ganz untergeordnete Rolle. Die Noxe wird in die Blutbahn aufgenommen und erzeugt, durch die Niere ausgeschieden, die Reizung bzw. Gewebswucherung. Vermutlich wirken also nicht die genannten chemischen Substanzen selbst, sondern ihre Umsetzungs- bzw. Abbauprodukte. Nach NASSAUER kommt bei allen diesen Substanzen nur das ihnen anhaftende Anilin in Betracht, welches sich infolge seiner physikalischen Eigentümlichkeiten als feinster Dunst in den Arbeitsräumen und deren näherer Umgebung verbreitet; allerdings wird diese Anschauung bestritten. Experimentelle Untersuchungen haben bisher Ergebnisse noch nicht gebracht. Befallen waren in der Hauptsache die bei der Herstellung beschäftigten „chemischen“ Arbeiter, doch sind auch Fälle bekannt, wo die nächsten Anwohner dieser Betriebe (Portier, Buchhalter, Kantinenwirt usw.), Familienmitglieder der Arbeiter oder „Färber“ erkrankten. Eine persönliche Empfindlichkeit dürfte auch hier vorliegen; kränkliche, schlecht genährte oder unreinliche Individuen, Alkoholiker usw. sind mehr disponiert. Immerhin setzt die Affektion eine mehrjährige (2 bis etwa 30 Arbeitsjahre) Beschäftigung mit den genannten chemischen Substanzen voraus. Die Entwicklung der Neubildungen ist eine ausgesprochen chronische; sie treten durchschnittlich erst etwa 17 Jahre ($9^1/_2$—30 Jahre) nach Beginn der schädigenden Beschäftigung auf und werden daher in manchen Fällen erst sinnfällig, wenn der Befallene schon längst den gefährdenden Betrieb verlassen hat. In jedem Falle besteht also ein längeres Latenzstadium, in welchem weder örtliche noch allgemeine Erscheinungen vorhanden sind. Wenn einmal örtliche Gewebswucherungen wahrnehmbar sind, kann die weitere Geschwulstentwicklung rasch vor sich gehen. Nachdem niemals Geschwülste anderer Organsysteme, auch nicht des Nierengewebes, beobachtet wurden, muß eine besondere biologische Affinität der genannten chemischen Substanzen oder ihrer Abbauprodukte zum Epithel der ableitenden Harnwege angenommen werden. Intensität wie Dauer der Reizwirkung sind auf das zeitliche Auftreten und auf die Art der Geschwülste ohne Einfluß (R. OPPENHEIMER).

Die *Prognose* ist bei den bösartigen Tumoren ungünstig, bei den Papillomen zweifelhaft, da Weiterwuchern, Blutungen oder carcinomatöse Degeneration in Frage stehen.

Die *Therapie* ist eine operative; in Betracht kommen je nach Lage des Falles intravesicale Elektrokoagulation, Röntgentiefenbestrahlung, Excision bei hohem Blasenschnitt u. dgl. m. Wichtiger ist die *Prophylaxe*: Der Harn aller gefährdeten Arbeiter soll mehrmals im Jahr auf das Vorhandensein von roten Blutkörperchen geprüft werden; bei Verdachtsfällen ist sofort eine cystoskopische Untersuchung anzuschließen. Jeder bereits behandelte Fall muß in dreimonatigen Zwischenräumen cystoskopisch nachkontrolliert werden. Arbeiter mit Reizerscheinungen oder Erkrankungen der Harnwege sind sofort aus dem gefährdenden Betriebe für immer zu entfernen. Die weitere Prophylaxe erstreckt sich auf die Betriebseinrichtungen; vergleiche das an anderer Stelle darüber Gesagte. Die Beschäftigungsdauer der einzelnen Arbeiter ist zeitlich zu beschränken.

7. Mehrfache Beobachtungen haben gezeigt, daß auch *verschiedene andere chemische Substanzen* die Carcinomentstehung begünstigen können. Ähnlich wie nach längerem innerlichen Gebrauch von *Arsen* chronische Hauterkrankungen (Melanose, Pachydermie, Rhagaden usw.) mit Übergang zum Hautkrebs vorkommen, können auch durch äußere Einwirkung arsenhaltiger Präparate krebsige Wucherung an der Haut erzeugt werden. Allerdings ist die weitergehende Theorie, daß auch der Ruß- und Teerkrebs oder der Blasenkrebs der Anilinarbeiter usw.

auf die diesen Substanzen anhaftenden arsenikalischen Verunreinigungen zurückzuführen sei, nicht bewiesen und daher vorerst abzulehnen[1]).

Der Originalität halber sei auch kurz die sogenannte *Schwefelsäuretheorie* von GREEN erwähnt, der engere Beziehungen zwischen Carcinomvorkommen und Einwirkung von schwefliger Säure oder Schwefelsäure festgestellt haben will; er führt gehäufte Krebsfälle in der chemischen und Kunstdüngerindustrie, in der Metallurgie und Metallindustrie, bei Kürschnern, Bierbrauern usw. auf die Verarbeitung von Schwefelsäure selbst oder von mit Schwefelsäure oder schwefliger Säure behandelten Produkten zurück. Das gehäufte Krebsvorkommen bei Landwirten wird auf mit Schwefelsäure hergestellte Düngemittel, bei der Großstadtbevölkerung auf die sauren Rauchgase zurückgeführt.

Tabaksaft soll (beim Rauchen oder Kauen) ebenfalls carcinomatöse Wucherungen begünstigen.

Bei den *Alkoholberufen* wurde in verschiedenen Ländern eine erhöhte Krebsanfälligkeit berechnet. KOLB berichtet aus Bayern für das Wirtsgewerbe eine um die Hälfte, für die Alkoholerzeuger eine um das $3^1/_2$fache über dem Landesdurchschnitte stehende Carcinomsterblichkeit. Dabei zeigte sich eine eigenartige Organbelastung insofern, als bei den männlichen Berufszugehörigen in Nordbayern Krebs der Speiseröhre, in Südbayern des Darmes wesentlich überwog. Bei den Wirtinnen war der Gebärmutterkrebs nahezu doppelt so häufig als beim Landesdurchschnitt. Diese erhöhte Anfälligkeit der sogenannten Alkoholberufe wurde auch in England und Holland beobachtet; beispielsweise war in der enlischen Statistik (1900—1902) die Krebssterblichkeit der Bierbrauer in den Altersklassen 45—65 um nahezu das Doppelte, in der Altersklasse über 65 Jahre um die Hälfte gegenüber dem Durchschnitt erhöht; in den Niederlanden war die Carcinomsterblichkeit bei den Bierbrauern und Schnapsbrennern 2,36 gegen 0,93 Standard aller Berufstätigen. Die im Gefolge des Alkoholmißbrauchs auftretenden chronischen Schleimhautkatarrhe im Magendarmkanal veranlassen atypische Epithelwucherungen als präcanceröse Erkrankungen. Auch die erfahrungsgemäß eine hohe gesundheitliche Belastung durch Alkoholmißbrauch besitzenden Berufsgruppen, wie Seeleute, Kutscher, Hausierer usw., weisen eine erhöhte Anfälligkeit an Krebs des Magendarmkanals auf.

Literatur.

ARNSTEIN, A.: Der Krebs als Berufskrankheit. Beiheft z. Österr. Sanitätswesen 1912, Nr. 18 (mit Literaturnachweis). — BEHLA: Krebs (und Tuberkulose) in beruflicher Beziehung usw. Med. statist. Nachr. II. 1910. — BERNSTEIN: Die Berufskrankheiten der Land- und Forstarbeiter. Stuttgart 1910. — CURSCHMANN: Statistische Erhebungen über Blasentumoren bei Arbeitern in der chemischen Industrie. Zentralbl. f. Gewerbehyg. 1920, Nr. 8/9. — DEPENTHAL: Münch. med. Wochenschr. 1919, Nr. 13, S. 354. — HESSE: Fortschr. a. d. Geb. d. Röntgenstr. 1911, H. 7. — HOFFMANN, FR. L.: The Mortality from Cancer throughout the World. Newark, U. St. 1915. — KOELSCH, F.: Über Hautschädigungen durch Teer- und Naphthaabkömmlinge usw. Zentralbl. f. Gewerbehyg. 1919, H. 9/11. — KOLB, K.: Der Einfluß des Berufes auf die Krebshäufigkeit. Zeitschr. f. Krebsforsch. Bd. 9. 1910. — KOLB, K.: Zeitschr. d. bayer. statist. Landesamts 1909, H. 1; 1914, H. 3. — LEUENBERGER, S. G.: Die unter dem Einfluß der synthetischen Farbenindustrie beobachtete Geschwülsteentwicklung. Bruns' Beitr. z. klin. Chir. 1912, S. 208. — NASSAUER: Über bösartige Blasengeschwülste bei Arbeitern der organischen Großindustrie. Dissert. Frankfurt a. M. 1919. Zeitschr. f. angew. Chem. Jg. 39, S. 333. 1919. — OPPENHEIMER: Über die bei den Arbeitern chemischer Betriebe beobachteten Geschwülste des Harnapparates und deren Beziehung

[1]) So stellte A. HAMILTON die Theorie auf, daß beim Anilinkrebs Arsen- oder Arsenwasserstoff, die den genannten organischen chemischen Substanzen als Verunreinigungen anhaften, die eigentliche krebserregende Ursache sei. HAMILTON stützt sich dabei auf Beobachtungen von WIGNALL in Manchester, der bei mehreren Anilinfarben- bzw. Benzidinarbeitern im Urin Spuren von Arsen (0,03—0,2 mg As_2O_3 in 100 ccm) nachgewiesen hat.

zur Geschwülstepathogenese. Münch. med. Wochenschr. 1920, H. 1. — PRINZING, F.: Krebs und Beruf. Arch. f. soz. Hyg. Bd. 7. 1911. — ROSENBACH: Das Röntgencarcinom und seine Entstehung. Arch. f. klin. Chir. Bd. 92. 1910. — SCHWERIN: Blasengeschwülste bei Arbeitern in chemischen Fabriken. Zentralbl. f. Gewerbehyg. 1920, S. 64. — THEILHABER, A.: Einfluß der sozialen Lage auf die Entstehung von Geschwülsten. In Mosse-Tugendreich: Krankheit und soziale Lage. München: J. F. Lehmann 1912. — TILLMANNS, H.: Über Teer-, Ruß- und Tabakkrebs. Dtsch. Zeitschr. f. Chir. 1880, H. 13. — UHLIG, M.: Über den Schneeberger Lungenkrebs. Dissert. Leipzig 1920. — VOLKMANN, K.: Beiträge zur Chirurgie. Leipzig 1875. — WACKER u. SCHMINCKE: Experimentelle Untersuchungen zur kausalen Genese atypischer Epithelwucherungen. Münch. med. Wochenschr. 1911, Nr. 30/31. — WOLFF, J.: Die Lehre von der Krebskrankheit. 3 Bde. Jena: Fischer 1907—1913. — ZWEIG: Über Berufscarcinome. Dermatol. Zeitschr. Bd. 16. 1909.

Über den Einfluß der Berufe auf das Herz.

Von

RUDOLF KAUFMANN

Wien.

Unser Zirkulationsapparat ist unser ganzes Leben hindurch der Wirkung zahlreicher Schädigungen ausgesetzt: der Wirkung von Infektionen, Giften, körperlichen Anstrengungen, Kränkungen, Unfällen. Erkranken dann Herz und Gefäße, so ist es nur in solchen Fällen möglich, eine bestimmte Schädigung als Ursache oder Hauptursache zu bezeichnen, wenn sie wie die Lues, das Blei, die Diphtheritis zu typischen Folgeerscheinungen Anlaß gibt. In den übrigen Fällen haben verschiedene Schädigungen, alle gleichzeitig am Zirkulationsapparat angreifend, ihre Wirkungen vermischt. Es ist oft nicht möglich, diese zu isolieren.

Will man diejenigen Erfahrungen zusammenstellen, welche aus der Betrachtung einer großen Zahl von Einzelfällen sich als Berufsschädigungen zu erkennen geben, so werden die Schwierigkeiten ganz besonders groß. Es ergibt zunächst die tägliche Beobachtung, daß die Gleichheit des Berufes zu wenig über die Gleichheit der Tätigkeit aussagt. So betrifft der erste Fall, welchen CURSCHMANN (1) seiner Schilderung der fettigen Degeneration des Herzens infolge von Anstrengung zugrunde legt, einen Kellner, welcher nach der besonderen Art seiner Tätigkeit mit Recht als Schwerarbeiter geschildert wird, während zweifellos andere Angehörige des gleichen Berufes als Leichtarbeiter zu betrachten wären. Wie wenig gleichartig die Tätigkeit in einem und demselben Berufe ist, geht aus der uns naheliegenden Betrachtung der Tätigkeit von Ärzten hervor. Wie verschieden ist die Tätigkeit des Arztes in verschiedenen Fächern, wie verschieden im selben Fache, je nach dem Wirkungskreis und der persönlichen Eigenart. Nicht nur die Unterschiede im Ausmaß der Tätigkeit, sondern sicher in hohem Grade die Unterschiede in der Art, wie sie geleistet wird, muß in vielen Fällen die Beobachtung von Berufsschädlichkeiten erschweren. Wie verschieden arbeiten zwei Maurer am selben Bau, zwei Kofferträger am selben Bahnhof, wie verschieden sind die Maschineneinrichtungen von Fabriken der gleichen Art, so daß der anscheinend in gleicher Verwendung stehende Arbeiter hier dem Schwerarbeiter, dort dem Leichtarbeiter gleichzustellen ist. Viele Berufe führen ihrer Natur nach zu begleitenden Schädlichkeiten, die in gewissem Sinne demnach gleichfalls als Berufsschädlichkeiten anzusehen sind. Aber wenn auch die Kellner, die Schankburschen, die Wirte fast alle trinken, so wechselt doch die Neigung zum Alkohol von einem zum andern ohne jedes Verhältnis zu der Schwere der

Arbeit, die zu verrichten ist. Dazu tritt als eines der wichtigsten Momente die Zeit des Berufsbeginnes, da zweifellos schwere Arbeit das jugendliche Herz anderes belastet als das des Erwachsenen. Rechnen wir dazu, daß eine Reihe der oben genannten Schädlichkeiten den Angehörigen aller Berufe gemeinsam sind, daß Armut, Sorgen, Nicotin und Lues an keinen Beruf gebunden sind, so wird es klar, warum trotz der Bemühungen vieler Dezennien die Frage nach den Berufsschädigungen des Herzens in vielen Beziehungen erfolglos geblieben ist.

Soll hier jemals Klarheit geschaffen werden, so ist es nötig, an alle Feststellungen mit größter Kritik heranzugehen.

In dem nachfolgenden Versuch, den Einfluß der Berufsarbeit auf das Herz darzustellen, wurde die Wirkung der einer Reihe von Berufen gemeinsamen schweren körperlichen Anstrengungen von den Wirkungen der geistigen Anstrengungen und denen der „begleitenden Schädlichkeiten" getrennt. Soweit charakteristische Schädlichkeiten einzelner Berufe bekannt sind, sollen sie schließlich angeführt werden.

1. Die Wirkung schwerer körperlicher Berufsarbeit auf das Herz.

Es gibt eine fast unübersehbare Reihe von Arbeiten und Meinungsäußerungen über die Wirkung der Schwerarbeit auf das Herz, und die besten Namen der medizinischen Literatur sind unter den Mitarbeitern an dieser Frage vertreten. J. Seitz, welcher im Jahre 1873 eine eingehende klinische Arbeit über die spontanen Dilatationen veröffentlichte und sie im Jahre 1875 zusammen mit 5 Arbeiten anderer Autoren, welche das gleiche Thema behandeln, unter dem Titel „Die Überanstrengung des Herzens" herausgab, führt bereits Peacock (1868), Baur (1860), Förster (1863), Friedreich (1867) als diejenigen Autoren der 70er Jahre an, welche Herzdilatationen als Folge körperlicher Anstrengungen annahmen, Stokes (1855), Skoda (1864), Niemeyer (1858), Dusch (1868) als diejenigen, welche einen Einfluß körperlicher Anstrengungen auf das gesunde Herz im Sinne einer Entstehung einer Dilatation oder Hypertrophie bezweifeln oder geradezu in Abrede stellen. Aber schon vor den Genannten haben Corvisart, Bouilland, Hope sich mit dieser Frage beschäftigt, und 1 Jahr vor der Arbeit Seitz' hat Traube zu ihr Stellung genommen. In fast ununterbrochener Folge schließen sich die großen Arbeiten von Leyden (2), Fraentzel (3), Münzinger (4), Bauer und Bollinger (5) an. In den folgenden Jahren scheint das Interesse an der Frage des Einflusses körperlicher Arbeit auf das Herz geringer zu sein, vielleicht deshalb, weil die große Leydensche Arbeit die Frage des Einflusses der Anstrengungen auf das Herz (1886) gelöst zu haben schien. Es erwacht aber auf das Lebhafteste wieder, als seit dem Jahre 1908 besonders durch die Arbeiten von Moritz und seiner Schule die radiologische Untersuchung zur Beurteilung der Herzgröße ausgebildet worden war. Von da an ist das Studium der Frage wieder an der Tagesordnung und hat ganz besonders vor dem Kriege, als die Beurteilung des Einflusses des Sportes auf das Herz an Wichtigkeit zunahm, und im Kriege, als die Frage der Kriegsschädigungen die Herzklinik beherrschte, wieder an Ausbreitung gewonnen. Eine so große Zahl von Untersuchungen liegt auf diesem Gebiete vor, daß eine einigermaßen ausführliche Angabe und Berücksichtigung hier nicht möglich ist. Vielleicht wären als die wichtigsten Dokumente auf rein klinischem Gebiete die Publikationen von Moritz (6), Schieffer (7), Dietlen (8), v. Kraus (9), Zondek (10), Nicolai (11), Krehl (12), Bruns (13), die experimentellen Arbeiten von Külbs (14), Grober (15), Bruns (16), die pathologisch-anatomischen von Aschoff, E. Hecht (17), Dibbelt (18), die anatomischen Studien von C. Hirsch (19) hervorzuheben.

Aber ein Unstern scheint über der wissenschaftlichen Arbeit auf dem Gebiete der Beeinflussung des Herzens durch schwere Arbeit zu walten. Während auf anderen Gebieten eine durch Dezennien fortgesetzte Forschung sich dem Ausbau eines auf sicherer Grundlage ruhenden Gebäudes widmen kann, scheint auf diesem Gebiete jede folgende Arbeit früheren zu widersprechen. Die autoptisch gestützten Diagnosen von Seitz und Leyden wiederholen sich nicht. Das Tübinger Herz der Jürgensenschen Schule, das Bier- und Arbeitsherz von Bollinger und Bauer werden als Teilerscheinungen einer Arteriolosklerose, also ganz anders als im Sinne der ersten Autoren gedeutet. Die Versuche, radiologisch die unmittelbare Wirkung der körperlichen Arbeit zu beobachten, geben Moritz und Dietlen andere Resultate als Nicolai und Zuntz, diesen andere als Bruns. Dasselbe wiederholt sich bei den anatomisch-experimentellen Arbeiten von Külbs und Grober auf der einen, von Bruns auf der anderen Seite. So läßt sich trotz der ungeheuren Arbeit, welche geleistet wurde, nur weniges als sichergestellt betrachten.

Ich glaube, daß die nachfolgenden Sätze — freilich nur in Verbindung mit den anschließenden Einschränkungen — als bisher gesicherte Erfahrungen ausgesprochen werden können:

1. Das Herz des Schwerarbeiters ist durchschnittlich größer als das Herz des Leichtarbeiters oder des geistigen Arbeiters.

2. Anatomische, anatomisch-experimentelle und klinische Untersuchungen ergeben gemeinsam, daß zugleich mit der durch schwere körperliche Arbeit bedingten Zunahme der Körpermuskelmasse auch eine entsprechende Vergrößerung der Herzmuskelmasse zustande kommt.

3. Das Vorkommen von Herzvergrößerungen, welche über das Maß der Zunahme der Körpermuskelmasse hinausreichen, ist, soweit es sich um gesunde Herzen handelt, bisher nur aus klinischen Erfahrungen in verhältnismäßig seltenen Fällen bekannt geworden. Diese klinischen Befunde entbehren der pathologisch-anatomischen Bestätigung.

4. Eine progressive, unter Insuffizienzerscheinungen zum Tode führende, ausschließlich durch die Wirkung körperlicher Anstrengungen auf ein gesundes Herz zurückzuführende Herzhypertrophie wurde seit den Fällen von Baur, Seitz, Fraentzel, Münzinger, Leyden nicht mehr autoptisch diagnostiziert.

Ad 1 und 2. Daß das Herz des Schwerarbeiters durchschnittlich, d. h. in vielen Fällen, größer ist als das des Leichtarbeiters, wird von einer so großen Zahl von Beobachtungen bestätigt, daß dieses Vorkommnis als sicher betrachtet werden muß. Hierin sind sich alle Beobachter, wie immer sie diese Vergrößerung auffassen, einig, sowohl die klinischen als die anatomischen und anatomisch-experimentellen. „So finden wir denn auch anatomisch, daß Menschen, deren stark entwickelte Muskulatur auf reichliche Muskelarbeit hinweist, auch ein muskulöses Herz haben“ (C. Hirsch). „Ohne weiteres ist ersichtlich, daß bei den die Norm etwas erheblicher, beispielsweise um 10 cm^2 und mehr überschreitenden Herzen überwiegend nur schwere Berufe zu finden sind“ (orthodiagraphische Messungen von Schieffer). „Jede durch irgendwelche Reizung dauernd gesteigerte Funktion des Herzens muß Anlaß zur Hypertrophie werden können. Auch die heutige pathologische Anatomie, ich nenne z. B. Aschoff, rechnet die Hypertrophie unter die Anpassungserscheinungen bei erhöhter Arbeit, so lange nicht ein Optimum überschritten ist.“ (Friedrich Kraus). Sind aber alle Beobachter über die Tatsache einig, so ging deren Beurteilung seit jeher weit auseinander und hat noch keine einheitliche Lösung gefunden. Die Verschiedenheit der Beurteilung findet ihren Ausdruck in den verschiedenen Benennungen, welche das größere Herz der Schwerarbeiter gefunden hat. Es scheint, daß die Bezeichnung „reine Hypertrophie“ von Wilhelm Baur (20) bereits für diesen Zustand gebraucht wurde, obwohl er im übrigen diese Diagnose für eine von ihm bei Schwerarbeitern beschriebene progressive Herzerkrankung verwendet. Von Bauer, welchem wir den klinischen Teil der bekannten Bollinger-Bauerschen Arbeit „Über idiopathische Herzhypertrophie“ verdanken, stammt der Ausdruck „Erstarkung des Herzmuskels“. Er führt ihn ausdrücklich im Gegensatz zu der „dilatativen Hypertrophie“ ein. Diese letztere, mit Erweiterung der Herzhöhlen einhergehende Hypertrophie beweist, daß „jeweilig eine Insuffizienz der Herzwandungen gegenüber den Kraftanforderungen bestanden haben müsse“. — Als Erstarkung des Herzens dagegen ist Zunahme des Herzens an Masse zu verstehen, welche ohne jede Änderung des Lumens verläuft und welche bei schwer arbeitenden, dabei aber gut genährten Individuen in Analogie mit der Volumszunahme der willkürlichen Muskeln auftritt. In ähnlichem Sinne finden wir die Bezeichnung „Erstarkung“ unter Berufung auf Bauer im Gebrauch der Moritzschen Klinik, wenngleich hier bereits eine Anwendung Platz greift, welche nicht im strengen Sinne BAUERS liegt. Denn, wenn die orthodiagraphisch gemessene Oberfläche eines Arbeiterherzens um 10—21 cm^2 größer ist als die Norm und die Durchmesser des Herzens dementsprechend um die Breite von Zentimetern gegen die Norm abweichen, dürfte die Vergrößerung bestimmt nicht nur die Wand, sondern auch das Lumen betreffen. FRIEDRICH KRAUS wiederum lehnt unter Berufung auf ASCHOFF grundsätzlich den Unterschied zwischen Hypertrophie und Erstarkung ab und spricht nur von dem verschiedenen Verlauf, den die Hypertrophien je nach ihren Entstehungsbedingungen nehmen.

Will man ein Herz bezeichnen, welches größer ist als das muskelschwacher Menschen, dessen Größe aber im Verhältnis zur Ausbildung der Muskulatur steht, so scheint es am zweckentsprechendsten, solche Herzen nach dem Vorgange von C. HIRSCH und DIBBELT als „muskelkräftige" oder als kräftige Herzen zu bezeichnen. So könnte es zunächst als anerkannt gelten, daß Schwerarbeitern ein muskelkräftigeres Herz zuzukommen pflegt als Leicht- und Nichtarbeitern.

Hier ist nun eine interessante Tatsache hervorzuheben: Wenngleich die Herzen von Schwerarbeitern durchschnittlich größer sind als die anderer Personen und wenngleich die anatomischen Untersuchungen zumeist die muskelkräftigen Herzen nachweisen, so besteht doch kein zwangsläufiger Zusammenhang zwischen schwerer körperlicher Arbeit und Herzgröße. Das geht nicht nur aus der klinischen Beobachtung hervor, welche vielfach unter der Tatsache leidet, daß vergrößerte Pendelherzen häufig normal große Herzen vortäuschen, sondern ist auch anatomisch nachgewiesen. „Man sieht aber auch, daß das Herzgewicht bei körperlicher Arbeit nicht unbedingt zuzunehmen braucht" (DIBBELT, vgl. auch BAUER, l. c.).

Wenn das Vorkommen des im Vergleich zum Normalherzen größeren, also des muskelkräftigen Herzens beim Schwerarbeiter als das physiologische Vorkommnis sich zu erkennen gibt, weil es einerseits der Majorität der Fälle entspricht, andererseits nicht die Kennzeichen des Krankhaften trägt (FR. KRAUS), so ist es klar, daß eine über dieses Maß hinausgehende Vergrößerung nicht mehr der Schwerarbeit als solcher, sondern anderen Umständen zugeschrieben werden muß. Solche könnten einerseits in der Art der Arbeit, andererseits in der Art des Herzens, im weiteren Sinn in der Art des Individuums begründet sein oder aber sie könnte in Umständen gelegen sein, welche mit der Schwerarbeit nicht zwangsläufig, aber oft verbunden sind. Doch ist, bevor diese Unterfragen in Betracht gezogen werden, vor allem die Frage zu beantworten, ob das Vorkommen übergroßer Herzen bei Schwerarbeiter als ein häufiges oder verhältnismäßig häufiges Ereignis sichergestellt ist.

Sehen wir zunächst von den Bildern einer progredienten, durch Herzinsuffizienz zum Tode führenden Herzerkrankung ab, welche z. B. von SEITZ und LEYDEN geschildert worden ist, so ist doch durchaus wahrscheinlich, daß die älteren Autoren, wie CORVISART, HOPE, BOUILLAND, FRIEDREICH, STOKES, FOERSTER, BAUR, andere Herzen als die muskelkräftigen Herzen von C. HIRSCH vor sich gehabt hatten, als sie die Diagnose „idiopathische Hypertrophie" und „spontane Dilatationen" stellten. BAUER stellt die Fälle von „dilatativer Herzhypertrophie" ausdrücklich den „Erstarkungen" gegenüber und schreibt: „Es ist in der Tat nicht zu leugnen, daß übermäßige Körperanstrengung in einer Reihe von Fällen die Veranlassung für die Entstehung dilatativer Herzhypertrophie werden kann." In der neuen Literatur gehen die Fälle von SCHIEFFER nach unserer Meinung zum Teil über diejenige Art von „Erstarkung" hinaus, welche BAUER kennzeichnete. SCHIEFFER selbst läßt die Entscheidung offen, indem er nach Beschreibung der Herzgröße seiner Schwerarbeiter von der Möglichkeit eines Plus spricht, das die Grenzen des Physiologischen überschreitet.

Wenn nun die Entstehung eines „muskelkräftigen“ Herzens die physiologische Reaktion eines gesunden Herzens auf Schwerarbeit ist, wenn es aber andererseits Fälle gibt, bei welchen die Herzen größer werden als es einem kräftigen Herzen entspricht, so dürfen derartige Vergrößerungen — ob Hypertrophien oder Dilatationen — nicht der Schwerarbeit als solcher, sondern sie müssen besonderen Umständen zugeschrieben werden, welche nicht alle, sondern gewisse Schwerarbeiter betreffen. Soweit diese in der Art des Herzens begründet sind, ist von jeher die Anwesenheit von organischen Herz- und Gefäßschädigungen als ein Moment angesehen worden, das mit Sicherheit zum Auftreten von Erweiterungen führt; von SEITZ wird eine besondere, noch unbekannte Beschaffenheit des Herzmuskels in Frage gezogen. Eine Einbuße der Elastizität „aus irgendwelchem Grund“ wird nach BOLLINGER von den meisten Autoren als Voraussetzung der dilatativen Herzhypertrophie genannt. Dort, wo besondere Umstände, welche mit der Schwerarbeit zusammen auf das Herz wirken, als Ursache der Arbeitshypertrophie in Betracht gezogen werden, wird immer die große Rolle des Alkohols, sei es als eines den Arteriendruck steigernden Faktors (TRAUBE) (21), sei es als eines die Blutmenge steigernden Faktors in Betracht gezogen. Was die Art der Arbeit betrifft, so werden gewisse Berufe so häufig unter den Trägern idiopathischer Herzhypertrophien angeführt, daß darin wohl auch kein Zufall liegen kann. So sind die häufig genannten Fleischhauer, Schankburschen, Lastträger Männer, deren Schwerarbeit besonders mit dem Heben schwerer Gewichte (Fleischstücke, Fässer, Lasten) verbunden ist.

Die Erfahrungen älterer Autoren und unsere eigenen legen es nahe, auf zwei weitere Momente hinzuweisen, welche eine über das Maß des muskelstarken Herzens hinausgehende Vergrößerung bewirken können. Das eine ist das Überstehen gewisser Infektionskrankheiten, oder aber Schwerarbeit unmittelbar nach dem Überstehen von Infektionskrankheiten, das andere ist das jugendliche Alter, in welchem körperliche Anstrengungen bereits mitgemacht werden.

Es ist bekannt, daß zahlreiche Infektionskrankheiten Herzdilatationen hervorrufen. So wurden von ROMBERG (22) die Dilatationen im Verlauf von Typhus, Scharlach und Diphtherie auf das Genaueste untersucht. MORITZ (23) konnte in einem Falle von Gelenkrheumatismus bei ruhigem Liegen innerhalb von sechs Tagen eine Vergrößerung der Herzfläche um 39 cm^2 finden. DIETLEN (24) teilt mit, daß er eine vollständige Rückbildung der Herzdilatation auf die Ausgangsgröße in keinem der orthodiagraphisch gemessenen Fälle von Gelenksrheumatismus beobachtet hat. Von besonderer Wichtigkeit aber ist es in unserem Zusammenhang, daß sowohl FRAENTZEL (3) wie ROMBERG gefunden haben, daß die Neigung zur Dilatation mit dem Abschluß der Rekonvaleszenz nicht aufhört, sondern lange Zeit bestehen bleibt. Nach ROMBERG stellt sich bisweilen mehrere Wochen nach gänzlicher Zurückbildung der ersten Dilatation eine neue ein; FRAENTZEL beschreibt nicht nur Fälle, bei welchen autoptisch die Herzdilatation im Verlauf des Gelenksrheumatismus sichergestellt worden ist, sondern er sagt darüber auch folgendes: „Wenn man nun ohne weiteres zugeben muß, daß bei Menschen, welche durch eine Infektionskrankheit einst eine abnorme Dehnung des Herzmuskels erfahren haben, mag dieselbe ganz zurückgegangen sein oder nicht, der Herzmuskel in einem labilen Gleichgewicht sich befindet, d. h. auf jeden auch nur wenig vermehrten Widerstand hin sich von neuem stark dehnen wird, so beobachtet man wirklich Menschen, deren Anamnese mit Sicherheit ergibt, daß sie eine Infektionskrankheit überstanden haben und bei denen eine so leichte Dehnbarkeit des Herzmuskels vorhanden ist, daß auf geringfügige Veranlassung hin der Spitzenstoß sofort nach außen und unten rückt und die Herzdämpfung sich vergrößert.“

Ich habe bei Gelegenheit der Untersuchungen an einrückenden Rekruten in den Jahren 1917 und 1918 Untersuchungen über den Einfluß verschiedener Faktoren auf die Herzgröße 18 jähriger junger Männer gemacht und kann das Resultat hier heranziehen, um zu zeigen, daß einerseits das Überstehen von Infektionskrankheiten, andererseits in früher Jugend mitgemachte Berufsanstrengungen einen nachweisbaren Einfluß auf die Herzgröße nehmen. Die Untersuchungen wurden in der Art gemacht, daß bei 100 18 jährigen Burschen, welche weder an Herzfehlern noch an Nierenerkrankungen litten, Orthodiagramme, Telebilder und genaue Anamnesen aufgenommen wurden, bei deren Abfassung ganz besonders auf Momente geachtet wurde, welche die Herzgröße beeinflussen konnten: Schwerarbeit seit früher Jugend, Infektionskrankheiten, Sport. Die Krankengeschichten wurden nach der Größe des Herzdurchmessers geordnet. Wenn auch Körpergewicht und Länge nicht in allen Fällen bestimmt sind, so erlauben doch die der Sammlung beigefügten Körperphotographien der Untersuchten einen beiläufigen Schluß darauf, ob die angegebenen Herzdurchmesser im Verhältnis zur Körperausbildung stehen oder nicht.

Die Resultate der Untersuchungen gehen, soweit sie unsere Fragestellung betreffen, dahin: Zur Untersuchung gelangten 39 Burschen, deren Herzen einen Transversaldurchmesser zwischen 10,1 und 11,9 cm hatten (kleine Herzen), 35 mit Herzen vom Transversaldurchmesser 12,1—13 (mittlere Herzen), 26 mit Herzen vom Transversaldurchmesser 13,1—15,1 (große Herzen). Unter den Fällen der ersten Gruppe (kleine Herzen) finden sich 7, welche starke Berufsanstrengungen seit dem 14. Lebensjahre mitgemacht haben, 1, welcher seit dem 12. Lebensjahre eine akute Infektionskrankheit mitgemacht hat, 1, welcher viel Sport getrieben hat; in der zweiten Gruppe (mittlere Herzen) sind die entsprechenden Zahlen 8, 7, 4; in der dritten Gruppe (große Herzen) 8, 9, 2. Es zeigt sich demnach, daß in der Gruppe I 18% frühzeitige Berufsanstrengungen, 3% Infektionskrankheiten und 3% starken Sport in der Anamnese aufweisen, daß ferner, von den Trägern mittlerer Herzen 23% frühzeitige Berufsanstrengungen, 20% Infektionskrankheiten, 11% Sport, von den Trägern großer Herzen 31% frühzeitige Berufsanstrengungen, 35% Infektionskrankheiten, 8% Sportanstrengungen mitgemacht haben. Was die Infektionskrankheiten betrifft, so ist zu erwähnen, daß in dieser Aufstellung nur die seit dem 12. Lebensjahr mitgemachten aufgenommen sind, weil die Angaben über die Krankheiten in der Kindheit zu unverläßlich sind; die verzeichneten Krankheiten sind fast durchwegs Pneumonie und Gelenksrheumatismus.

Sicher ist diese Statistik viel zu klein, um bindende Schlüsse aus ihr ziehen zu können. Sie gewinnt vielleicht nur dadurch an Wert, daß die Anamnesen immerhin ziemlich eingehend, wenn auch nicht, wie es sein sollte, unter Zuziehung der Eltern und unter anderen Kontrollmaßregeln gemacht wurden. Nach unserer Meinung ist nur von derartigen Aufstellungen, welche auf Einzelanamnesen beruhen, Aufschluß über die Wirkung von gewissen Schädlichkeiten, insbesondere der Berufsschädlichkeiten auf die Herzgröße zu erwarten. So hat z. B. gerade diese Untersuchung an 100 18 jährigen Burschen uns gezeigt, wie wenig verläßlich es ist, aus der Anführung des Berufes allein Schlüsse auf die Schwere der Arbeit zu ziehen. In diesen Zusammenstellungen finden sich z. B. 3 Fleischselcher, von welchen 2 sehr schwer arbeiteten, halbe Schweine schleppen mußten usw., während der dritte, der in der Fleischselcherei seines Vaters arbeitete, ganz leichte Arbeit verrichtete; dann 3 Kellner, von denen einer ein Schwerarbeiter war, weil er das ganze zu verarbeitende Material in einem kleinen Handwagen von einem weit entfernten Magazin zu transportieren hatte; 2 schwerarbeitende Metalldreher und dann ein dritter, welcher nur mit der Fabrikation eines Spezialartikels, dem Drehen von Operngückergestellen, zu tun hatte. Es kann kein Zweifel sein, daß Schlüsse, welche nur auf der Angabe des Berufes beruhen, in vielen Fällen zu Irrtümern Anlaß geben müssen.

Wenn wir demnach unter den Schwerarbeiterherzen in der Klinik immer wieder Herzen finden, deren Größe über das Maß des muskelkräftigen Herzens hinauszugehen scheint, ja wenn wir sogar der Meinung sind, einige derjenigen besonderen Umstände zu kennen, unter welchen die Schwerarbeit zu solchen Vergrößerungen führt, so ist doch andererseits immer wieder auf die negativen Befunde der Anatomen und pathologischen Anatomen hinzuweisen. DIBBELT (18), welcher genau auf die Verhältnisse zwischen Herzgröße und schwerer körperlicher Arbeit geachtet hat und unter dessen Sektionsmaterial Männer waren, welche, vom Schwerberuf kommend, die schwersten Kriegsanstrengungen mitgemacht hatten, verweist ausdrücklich darauf, daß er eine einseitige Zunahme der Herzmuskulatur nicht gefunden habe und daß im großen Ganzen das Herzgewicht proportional dem Körpergewicht zunehme, freilich, „ohne daß für den Einzelfall eine strenge Gesetzmäßigkeit besteht". HIRSCH (19) sagt, daß er bei Fleischern, Schmieden, Athleten usw. zwar außerordentlich muskelkräftige Herzen gesehen, daß er aber weder in der Literatur noch unter den vielen von ihm gewogenen Herzen muskelkräftiger Menschen einen Fall von Arbeitshypertrophie gefunden hat, d. h. einen Fall, bei dem das Herzgewicht größer war als es dem durch zu starke Muskelentwicklung bedingten hohen Körpergewicht entsprach. E. HECHT (17), welcher mit Hilfe G. HERXHEIMERS unter 3066 Soldaten 185 Fälle von Herzhypertrophie gefunden und ihre Pathogenese untersucht hat, kommt zu dem Schluß, daß eine Arbeitshypertrophie (d. i. eine über das normale Verhältnis zum Muskelgewicht hinausgehende Zunahme des Herzgewichts) nicht erwiesen ist.

Vielleicht ist es am sichersten, wenn man derzeit sich darauf beschränkt, diesen zwischen Klinik und Anatomie bestehenden Gegensatz der Erfahrungen ohne weiteren Kommentar festzustellen. Will man aber die beiderseitigen Erfahrungen als feststehend betrachten, so kann man wohl nur zu folgenden Schlüssen kommen: Die von den Klinikern gesehenen, über das Maß der Zunahme des Muskelgewichtes anscheinend hinausgehenden Herzvergrößerungen können weder Hypertrophien noch passive Dilatationen sein. Die ersteren müßten an der Höhe des Herzgewichtes, die letzteren an der Beschaffenheit der Herzwand, der plattgedrückten Papillarmuskeln, zur anatomischen Kenntnis gelangen. So kann es sich um nichts anderes als um anatomisch nicht erkennbare Vergrößerungen, um funktionelle Dilatationen handeln, um solche demnach, welche am besten durch Tonusänderung des Herzens erklärt werden können, deren Bestehen postmortal infolge der Starre-Kontraktion des großen Herzens nicht mehr nachweisbar ist. Es wäre begreiflich, daß solche atonische Dilatationen Funktionsstörungen hervorrufen, Beschwerden und Einschränkungen der Leistungsfähigkeit bewirken, ohne daß der Anatom oder der pathologische Anatom über das Maß individueller Anomalien hinausgehende Größenänderungen findet. Zur Unterstützung dieser Ansicht lassen sich die von H. H. MEYER und KAUFMANN (25) beschriebenen Fälle heranziehen, in welchen bei rückkehrenden Frontsoldaten vergrößerte Herzen durch energische Digitaliskur sich verkleinern ließen, auch wenn spontan keine Rückbildung der Dilatation eingetreten war. Doch wäre zweifellos die Wiederholung solcher Erfahrungen, speziell bei Schwerarbeiterherzen zur Erhöhung ihres allgemeinen Wertes notwendig.

ad 3. Die Literatur über Herzerkrankungen ist so ausgedehnt, daß es gewiß entschuldbar ist, wenn einzelne Fälle der Kenntnis entgehen. Doch glaube ich nicht fehlzugehen, wenn ich sage, daß seit der Arbeit LEYDENS im Jahre 1886 (Über die Herzkrankheiten infolge von Überanstrengung) größere Reihen von Herzinsuffizienzen infolge idiopathischer Herzhypertrophie in der deutschen und österreichischen Literatur nicht mehr veröffentlicht worden sind. Es fehlen auch Angaben über derartige Publikationen in den Ausführungen von KREHL und FR. KRAUS über das Thema der Herzhypertrophie. HASEBROEKS (26) Arbeit aus dem Jahre 1919 enthält eine Krankengeschichte. Die Studien über Herzerweiterungen (durch Kriegsanstrengung) von KAUFMANN (27) ergaben als Resultat, daß es unter der großen Zahl von Herzerweiterungen eine relativ sehr geringe Zahl von Fällen gibt, welche in Kreislaufinsuffizienz übergehen und daß die Auffassung solcher Fälle als Myokarditis oder Myodegeneration berechtigt ist.

Es wäre eine sehr dankenswerte historische Studie, zu zeigen, wie es gekommen, daß ein vor 40—50 Jahren von den erfahrensten Herzklinikern klinisch und anatomisch genau beschriebenes Krankheitsbild im Laufe weniger Dezennien von allen folgenden Forschern so gut wie vollständig aufgegeben worden ist. Wenn man die Arbeit von SEITZ liest und sieht, mit welcher Genauigkeit hier die Fälle der Klinik BIERMER beobachtet und gesammelt wurden, wenn man bedenkt, daß LEYDEN, als er seine Arbeit schrieb, auf dem Höhepunkt seiner ärztlichen Erfahrung stand und bereits 22 Jahre Leiter interner Kliniken war („nach meiner Überzeugung kann die ärztliche Erfahrung keinen Zweifel daran aufkommen lassen, daß die geschilderte Herzaffektion ihren Grund hat in körperlichen Überanstrengungen"), wenn Namen, wie JÜRGENSEN, FRAENTZEL andere Reihen gleichartiger Erkrankungen verbürgen, so kann man sich nicht genug darüber wundern, daß die klinische und autoptische Diagnose dieses Karnkheitsbildes nunmehr seit Jahren wieder aufgegeben ist.

Es ginge durchaus über die Absicht und den Raum dieses Handbuches hinaus, eine derartige historische Arbeit hier durchzuführen. Da es aber im Rahmen desselben liegt, darzustellen, inwieweit Berufsanstrengungen zu Herzerkrankungen führen können, so seien zur Aufklärung des Verschwindens der Krankheit: idiopathische Herzhypertrophie nur folgende Tatsachen angeführt: Als SEITZ im Jahre 1873 seine Arbeit schrieb, fehlte zum mindesten in Deutschland noch jene Kenntnis der Erkrankung der Coronararterien, welche LEYDEN (28) im Jahre 1884 durch seine Studien über die Sklerose der Coronararterien, des akuten myokarditischen Herdes, der Myocarditis fibrosis disseminata und diffusa verbreitete. So kommt es, daß einer der wichtigsten Fälle von SEITZ — wie FR. KRAUS hervorhebt — ein durchbluteter Herzinfarkt zu sein scheint, bei einer Reihe von anderen Fällen autoptische Angaben über die Coronararterien fehlen. Das Jahr 1876 bringt die Arbeiten von RÜHLE (29) und KÖSTER, welche die Häufigkeit der chronischen Myokarditis betonen, und in welchen RÜHLE als das pathognomische Kennzeichen der chronischen Myokarditis diejenige Pulsart ansieht, welche wir heute als Arythmia perpetua bezeichnen. Da fast alle Fälle von SEITZ und LEYDEN der Beschreibung nach Arythmia perpetua aufweisen, so ist es verständlich, wenn solche Fälle überall dort, wo an den Zusammenhang von Pulsunregelmäßigkeit und Myokarditis (Myodegeneratio) festgehalten wurde, nicht mehr als idiopathische Hypertrophie, sondern als Myocarditis chronica zur Sektion gebracht worden sind. Im Jahre 1892 weist KELLE (30) (Klinik CURSCHMANN) darauf hin, daß für einige Gruppen des früher unter dem Namen „primäre Dilatation" bekannt gewesenen Krankheitsbildes jetzt die anatomische Natur der Myokardveränderungen sichergestellt ist. „So zunächst für die Herzinsuffizienzen, welche bei akuten Infektionskrankheiten und bei Syphilis auftreten, ferner die mehr chronischen Schwächezustände des Herzens, die sich bei Stenose der Coronararterien finden." Die genannten Arbeiten RÜHLES, KÖSTERS, KELLES, die fast gleichzeitigen Arbeiten ROMBERGS und KREHLS über die chronisch interstitielle Myokarditis haben die Wichtigkeit dieser Erkrankung so sehr in den Vordergrund gestellt, daß es nicht wundernehmen kann, wenn unter dem Einfluß dieser Anschauungen Herzhypertrophien und Dilatationen nicht mehr nach dem Vorgang von SEITZ als spontane bezeichnet werden, falls Grund vorlag, sie als myokarditische zu bezeichnen. Wenn auch in späterer Zeit die Wertung geringgradiger interstitieller Prozesse der Herzwandungen in der Klinik wieder geringer geworden ist und insbesondere die Rhythmusstörungen derzeit nicht mehr mit chronisch entzündlichen Vorgängen der Herzmuskulatur im allgemeinen in Zusammenhang gebracht werden, so hat diese Wendung der Anschauungen dem Krankheitsbild der idiopathischen Herzhypertrophie wenig genützt. Seit PAL im Jahre 1909 das Krankheitsbild der „permanenten Hypertonie", welches seit TRAUBE (21) verschollen war, neuerdings entdeckte und ausbaute, und seit VOLHARD im Jahre 1910 das Krankheitsbild, „welches früher besonders in seinen Anfangsstadien als idiopathische Herzhypertrophie bezeichnet worden ist", auf das Bestehen bestimmter Nierenveränderungen („rote Granularniere") bezogen hat, steht das Interesse an der Arteriolosklerose so sehr im Vordergrund, daß Herzhypertrophien, bei welchen sich Arteriolosklerose der Niere oder anderer Organe findet, auf diese Gefäßerkrankung bezogen und danach bezeichnet werden.

Die gegenwärtigen klinischen und pathologisch-anatomischen Anschauungen entsprechen also nicht dem Standpunkt, daß es eine zur Herzinsuffizienz und zum Tode führende „idiopathische“ oder „spontane“ Arbeitshypertrophie gibt. Wenn SEITZ die Frage, warum nur einige wenige unter den Schwerarbeitern zu dem Enderfolge der spontanen Dilatation gelangen, damit zu beantworten geneigt ist, daß das Herz dieser wenigen an einer „unbekannten Muskelentartung“ leidet, so hat die Forschung der letzten Dezennien diese unbekannte Entartung durch den Nachweis der Myocarditis fibrosa, der Sklerose der Coronararterien, der Arteriolosklerose ersetzt.

Ob die zukünftige Forschung aber, auch wenn die „idiopathische“ Arbeitshypertrophie ausgestrichen bleibt, die Diagnose der *Arbeitshypertrophie* bzw. Arbeitsdilatation zur Bezeichnung gewisser Formen von letal ausgehender Herzinsuffizienz *so wenig kennen wird wie die gegenwärtige Forschung, erscheint uns zweifelhaft.*

Es erscheint uns sicher, daß man bei der pathologisch-anatomischen Erklärung von Herzhypertrophien und Dilatationen mit der Feststellung der Grundkrankheit allein nicht das Auslangen finden kann, wenn man nicht nur das Vorhandensein, sondern auch den Grad der bestehenden Herzgrößen und -stärkenveränderungen erklären will. So kann die Coronarsklerose mit mäßiger, aber auch mit extremer Herzvergrößerung einhergehen (PAL) und es reichen bekanntlich zur Erklärung der Herzveränderungen bei Hypertonie die arteriolosklerotischen Veränderungen sehr häufig nicht aus, so daß der funktionelle Zustand der Hypertonie zur Erklärung der hochgradigen Hypertrophie herangezogen werden muß. Ist aber die Hypertonie selbst bereits ein Zustand, in dessen Ätiologie geistige und körperliche Überanstrengungen eine große Rolle spielen, so gibt es nach unserer Meinung in der Klinik Fälle, bei welchen am Krankenbett die Hypertonie, auf dem Sektionstisch die vorgefundene Coronarsklerose, diffuse Myodegeneration, Arteriosklerose nicht ausreicht, um den hohen Grad der Insuffizienz und der Herzvergrößerung zu erklären. Während bekanntlich die Hypertonien bis zum Tod oder fast bis zum Tod einen übernormalen systolischen Druck behalten, ist in solchen Fällen der Druck in den Monaten oder Wochen vor dem Tod niedrig und es finden sich bei ihnen bemerkenswerterweise einige Symptome, welche sich gerade in einzelnen Fällen von SEITZ, LEYDEN und FRAENTZEL, im übrigen aber sehr selten finden: eine auffallende Schwäche des Spitzenstoßes bei großer Ausdehnung des Herzens und eine Zirkulationsstörung in den Extremitäten, welcher von stärkster Zyanose bis zur Gangrän reicht. Es ist zweifellos richtig, daß solche Fälle nach ihrer anatomischen Grundkrankheit teils als Myodegeneration, teils als Coronarsklerose usw. verzeichnet bleiben. Es kann aber, wenn sich die klinische Forschung wieder einmal mehr der Pathogenese als der Ätiologie zuwendet, besonders aber wenn vom schädigenden Einfluß der schweren körperlichen Arbeit gesprochen wird, sich wiederum als richtig erweisen, sie nach demjenigen Plus, welches sie von anderen Fällen des gleichen anatomischen Befundes unterscheidet, als Fälle von Anstrengungsdilatation zu betrachten.

Bei der Aufzählung derjenigen Berufe, in welchen sich die schwersten körperlichen Anstrengungen finden und welche deshalb am meisten in Gefahr stehen, über das Maß des „muskelkräftigen Herzens“ hinausgehende Vergrößerungen zu erwerben, wären vor allem die folgenden Berufe anzuführen: Schankburschen (Heben schwerer Fässer), Fleischhauer, Lastträger, Steinsetzer, Schmiede, Metalldreher, Akrobaten, Pflasterer.

2. Die schädigende Wirkung geistiger Schwerarbeit auf das Herz.

Die schädliche Wirkung, welche angestrengte geistige Arbeit, ganz besonders wenn sie mit psychischer Erregung und großer Verantwortung verbunden ist, auf den Zirkulationsapparat ausüben, läßt sich in erster Linie an den Angehörigen des ärztlichen Berufes nachweisen. Viele Träger der größten Namen der ärztlichen Schule in Wien sind, wenn auch in reiferem Alter, so doch auf der Höhe der Schaffenskraft von Herzkrankheiten weggerafft worden. Wer in einer großen Stadt lebend, sich mit Herzkrankheiten beschäftigt, wird sicher eine große Reihe von Kollegen kennen, welche am Herzen leiden und welche mit Mühe ihrem Berufe nachgehen.

Nach meiner persönlichen Erfahrung, die sich auf Österreich bezieht und möglicherweise nach Gewohnheiten und Lebensweise für andere Länder nicht gilt, sind eine große Zahl dieser Herzerkrankungen auf Coronarsklerose zu beziehen.

An Häufigkeit dürfte die Hypertonie dieser Erkrankung am nächsten stehen. Bereits Fraentzel charakterisiert bei der Beschreibung derjenigen idiopathischen Herzvergrößerungen, welche durch „Luxuskonsumption" entstehen und als deren Symptome er Hochspannung, Schlängelung der Radial- und Temporalgefäße, Hypertrophie und Dilatation beider Herzkammern bei voluminösem Thorax (Zwerchfellhochstand) und fehlender Arteriosklerose bezeichnet, die Opfer dieser Erkrankung in folgender Weise: „Es verdient hervorgehoben zu werden, daß am häufigsten solche Menschen, welche sich aus großer Armut oder wenigstens einer großen Dürftigkeit zu einem großen Wohlstand hinaufgearbeitet, also auch erst allmählich diese Luxuskonsumption angewöhnt haben, derartig erkranken, daß außerdem Männer von jüdischer Abstammung eine größere Disposition zu diesem Leiden haben als Nichtjuden und sich dabei auch eine gewisse erbliche Anlage geltend macht." Wenn man aus diesem Satze die Annahme der Luxuskonsumption streicht und den Unterschied zwischen Nichtjuden und Juden weniger hervortreten läßt, dann enthält er eine Beobachtung, deren Richtigkeit von jedem Beobachter des Vorkommens der Hypertonie bestätigt werden kann. Es sind in der Tat meist Menschen von rastloser Tätigkeit, welche große Verantwortung auf sich genommen haben, Jahre hindurch Tag und Nacht einem Werke, einer Idee oder auch der Hebung ihres eigenen Wohlstandes widmen, welche das größte Kontingent zu der Erkrankung an Hypertonie beistellen. Deshalb finden wir sie so häufig bei Menschen, welche durch angestrengte geistige Leistungen auf den Gipfelpunkt ihrer Tätigkeit oder Laufbahn stehen. Direktoren großer Fabriken, Bankiers, vielbeschäftigte Advokaten und Ärzte sind die Berufe, welche die meisten Hypertonien erzeugen. Damit soll durchaus nicht gesagt werden, daß wir diese Krankheit nicht auch bei den Angehörigen körperlich arbeitender Berufe finden, namentlich wenn deren körperliche Arbeit mit Verantwortung oder mit organisatorischer Tätigkeit verbunden ist. So sind Inkassanten, Agenten, Verwalter, welche die Verantwortung für Geldangelegenheiten zugleich mit zahlreichen Geschäftsgängen lange Zeit auf sich genommen haben, häufige Opfer der Hypertonie. Es wird oft hervorgehoben, daß Frauen weniger an Hypertonie leiden als Männer. Munk schreibt, daß sich das seit der Kriegszeit geändert habe, weil die Frauen die Geschäfte der abwesenden Männer betreiben. Aber auch, wenn wir von dieser Gelegenheitstätigkeit absehen, wird es wohl jedem auffallen, wie häufig Hypertonie bei denjenigen Frauen zu finden ist, welche selbständig große Geschäfte leiten, ganz besonders bei den Inhaberinnen von großen Kleider- und Wäschegeschäften, aber auch bei solchen, welche einen mühsamen Beruf unter Verantwortung und Ärger, mit der Sorge für den nächsten Tag kämpfend ausfüllen, wie Krankenpflegerinnen, Privatlehrerinnen, Sängerinnen und Schauspielerinnen. Von diesen letzteren gilt die schöne Beobachtung Bouillands: Haß, Zorn, Eifersucht usw. können ebenfalls Erweiterungen des Herzens herbeiführen und dasselbe muß man von solchen Beschäftigungen sagen, die es hauptsächlich, wie es z. B. die Rolle des Tragöden ist, mit der Darstellung von Leidenschaften zu tun haben.

Berufe, in welchen weniger die Schwere der geistigen Arbeit oder der Verantwortung, sondern in erster Linie eine erzwungene Hast in der Erledigung an sich nicht schwerer geistiger Arbeit lange Zeit hindurch die tägliche Tätigkeit beherrscht, scheinen eine Eignung zu denjenigen Herzstörungen zu schaffen, welche als Herzneurose bezeichnet werden, d. i. zu Frequenz- und Rhythmusstörungen. Die Vorstellung, schon irgendwo anders sein zu müssen, schon etwas anderes zur Hand nehmen zu sollen, scheint in der Pathogenese der nervösen Extrasystolie eine große Rolle zu spielen. Wir finden diese Störungen der Schlagfolge dementsprechend sehr häufig bei gewissen Telegraphen- und Postbeamten, noch häufiger bei den Beamtinnen des gleichen Faches, bei den Korrespondenzbeamten der Banken, auch wiederum bei Ärzten, welche oft plötzlich gerufen werden, besonders bei den Frauenärzten. Die Ausartung dieser leichteren Rhythmusstörungen zu den schwereren Bildern der paroxysmalen Extrasystolie, Flattern und Flimmeranfällen scheint dagegen von Faktoren abhängig, welche den Einfluß der Berufe bereits verdecken.

3. Der Einfluß der die Berufsarbeit begleitenden Schädlichkeiten.

Als solche wäre in erster Linie der Alkoholkonsum und die Einwirkung von Witterungseinflüssen, in weiterer Folge Lues und Nicotin zu nennen.

Bekanntlich waren BAUER und BOLLINGER die ersten, welche 1893 in klinischen und anatomischen Studien auf die direkte Beeinflussung des Herzens durch großen Bierkonsum hingewiesen haben, während die vorhergehenden Arbeiten TRAUBES und FRAENTZELS besonders die Wirkung des Alkohols auf den Blutdruck in den „kleinen“ Arterien, demnach eine indirekte Schädigung des Herzens hervorgehoben haben. Nach BAUER und BOLLINGER hat der Alkoholkonsum eine doppelte Rolle bei der Entstehung der dilatativen Hypertrophien: Er erzeugt erstens eine Plethora, welche eine vermehrte Herzarbeit im Gefolge hat, und zweitens führt er — „wie Anämie, ungenügende Ernährung“ und andere Einflüsse — zu einer abnormen Dehnbarkeit der Herzwandung. Diese Einbuße an Elastizität bewirkt es, daß körperliche Überanstrengung das Herz erweitern kann. Die Annahme, daß der Alkohol gerade am Herzen eine vermehrte Dehnbarkeit erzeugt, scheint uns nicht erwiesen. Dagegen, daß die Plethora an und für sich zur Herzhypertrophie führen muß, sind in den letzten Jahren immer mehr gewichtige Stimmen laut geworden. „Zuweilen begegnet man der Vorstellung, als ob übermäßiges Trinken per se, als ob die Plethora per se eine Vermehrung der Kreislaufgeschwindigkeit und Herzarbeit zur Folge habe. Aber beide Annahmen sind unbegründet und lassen sich rein hämodynamisch gar nicht begründen“ (WEIZSÄCKER) (31). — KREHL hebt hervor, daß er bei Herzstörungen nach übermäßigem Bier- und Weingenuß nur bei einem Teil der Fälle Hypertrophie, regelmäßig aber Herzinsuffizienz gefunden habe und daß das Verständnis dieser Insuffizienz noch sehr unvollkommen sei. Er verweist für einen Teil der Fälle auf entzündliche Veränderungen in der Muskulatur des Herzens, welche freilich ihrerseits zwar direkte, aber auch indirekte Folge des Alkoholgenusses sein könnten. Sie haben die größte Ähnlichkeit mit denjenigen Entzündungen, welche infolge von Infektionskrankheiten oder von Lues auftreten. Nun findet man sehr häufig Lues mit Alkoholismus kombiniert und es ist auch bekannt, daß Infektionskrankheiten besonders Herzen schädigen, welche aus irgendeinem Grund hypertrophisch sind. Von FRIEDRICH MÜLLER (32) stammt die sehr wichtige Beobachtung, daß die Kranken mit hypertrophischen Bierherzen immer Hypertonie zeigen und je nach der Stellungnahme zu dem System dieser letzteren Erkrankung könnte darin ein Hinweis darauf erblickt werden, daß das Bierherz selbst nichts anderes ist als die Projektion eines durch den Alkohol geschädigten Nierenkreislaufs auf das Herz (Jores, Volhard). Es ist sicher als Dokument der wechselnden Strömungen der ärztlichen Anschauungen interessant zu sehen, daß Bollinger die Sklerose und Verdickung der Wand der feineren Arterien wohl kennt, aber mit anderen Autoren (Thoma, Israel) geneigt ist, hierin eine Form der Kompensationserscheinung gegen die mechanische Überlastung der kleinen Gefäße zu erblicken.

Mit Ausnahme der von Krehl gefundenen entzündlichen Veränderungen im Herzmuskel sind die folgenden anatomisch-pathologischen Befunde für das Trinkerherz charakteristisch: Fettinfiltration des Herzmuskels, welche so stark sein kann, daß das in die Muskulatur vordringende Fett eine Muskelschwäche der Herzwände mit sich bringt; Hypertrophie und Dilatation der Herzen, welche klinisch entweder denen gleichen, welche man bei Arteriolosklerose gewisser Arterienbezirke oder bei Hypertonie ohne ausgesprochene Arteriolosklerose findet. Häufig sind diese Befunde an ein und demselben Herzen zu erheben und oft sind sie mit allgemeiner Fettsucht kombiniert, so daß die verringerte Triebkraft des Herzens in um so größerem Widerspruch zu der Schwere des Körpers steht, welchen das Herz als Motor zu bedienen hat. In vielen Fällen führen die Erkrankungen des Herzens um so eher zu Insuffizienzen, weil der Alkoholiker zu psychischen Erregungen und zu Unvernunft in seiner Lebensführung neigt.

Als Berufskrankheit können Schädigungen durch den Alkohol nur in denjenigen Berufen gelten, welche bis zu einem gewissen Grad notgedrungen mit dem Trinken von alkoholhaltigen Getränken verbunden sind. Dazu gehört wohl das Wirtsgewerbe, insofern die Besitzer kleinerer Gasthäuser sich genötigt fühlen, bei ihren Kunden zu sitzen und ihnen mit schlechtem Beispiel voranzugehen; dann der Beruf der Agenten mit Lebensmitteln, das Fleischkommissionsgeschäft und die Vermittlung solcher Geschäfte, welche häufig in Gasthäusern abgeschlossen werden, weil der Käufer die schlechten Gewohnheiten der Verkäufer mitzumachen gezwungen ist. Auch könnte der bei Schauspielern, Schauspielerinnen, Volkssängern usw. vielfach verbreitete Alkoholismus immerhin als Berufskrankheit angesehen werden, weil die Angehörigen dieser Stände, um ihrem Berufe nachkommen zu können, sich oft veranlaßt fühlen, ihre Stimmung durch Alkoholgenuß zu fälschen. Die Trunksucht in vielen anderen Berufen, wie in dem der Kellner, der Arbeiter im Alkoholgewerbe, der Schwerarbeiter, der Studenten und Offiziere kann, wenn es sich auch um eine in diesen Berufen vielfach verbreitete Unsitte handelt, nicht als Berufskrankheit bezeichnet werden.

Das gleiche muß von den Folgen des Nicotingenusses und der Lues gesagt werden. Sicher ist das Rauchen in manchen Berufen stärker verbreitet als in anderen, aber niemand ist in Ausübung seines Berufes zum Rauchen gezwungen oder dringend veranlaßt, wie z. B. manche Wirte zum Trinken. Da die Lues zwangsweise nur mit der gewerbsmäßigen Ausübung der Prostitution verbunden ist und diese kaum als Beruf aufgefaßt werden kann, so dürfte die ausführliche Schilderung der immer noch problemreichen Nicotinschädigungen und der überaus verbreiteten luetischen Schädigungen des Herzens außerhalb des Rahmens dieser Studie stehen.

Es gibt zahlreiche Berufe, welche mit Schädigungen durch Witterungseinflüsse zwangsweise verbunden sind, vor allem diejenigen, welche in freier Luft, dann diejenigen, welche in sehr heißen Räumen, bei deren Verlassen ein rascher Übergang in die Außenluft erfolgt, ausgeübt werden. Zu den ersteren gehören die Berufe der Kutscher, Chauffeure, der Angehörigen der Wehrmacht und Polizei, der Briefträger usw., zu letzteren die Berufe der Bäcker, Schmiede,

Postbeamten usw. Die Einflüsse des Wetters und der Witterung haben auf das Herz insoweit Einfluß, als sie Gelenksrheumatismus erzeugen, welcher zu Myokardschädigungen und Klappenerkrankungen führt. Wir glauben aber nicht, daß unter denjenigen Herzkranken, welche an den Folgen rheumatischer oder postrheumatischer Herzerkrankungen sterben, sich mehr Angehörige der genannten Berufe als anderer Berufe finden dürften. Das rührt daher, daß der akute Gelenksrheumatismus selten Personen in reiferem Alter befällt, die die gleiche Erkrankung nicht schon in früheren Jahren mitgemacht haben und dadurch zu Berufswahlen veranlaßt wurden, welche sie möglichst vor rheumatischen Schmerzen schützt. Jedenfalls ist die Disposition zum Gelenksrheumatismus, worin immer sie bestehen mag, so stark ausgesprochen und spielt in der Pathogenese dieser Erkrankung eine solche Rolle, daß sie die Berufsunterschiede zu verwischen vermag. Der Verlauf und Ausgang der rheumatischen Endokarditiden und Myokarditiden ist aus der allgemeinen Pathologie so bekannt, daß diese Erkrankungen einer eigenen Besprechung als Berufskrankheiten nicht bedürfen.

4. Einzelne Berufsarten, welche mit Gefahren für das Herz verbunden sind.

Wir haben in den letzten Jahren in unserem Spital wiederholt Fälle von Coronarsklerose an Patienten beobachtet, welche Gelegenheit zu chronischer Bleivergiftung hatten und deren peripheres Gefäßsystem die Zeichen der Blei-Endarteritis aufwies. Da die Coronarsklerose eine sehr verbreitete Krankheit und ihre Ätiologie zum Teil noch unbekannt ist, kann sie natürlich im Einzelfalle nicht mit Sicherheit auf Bleivergiftung zurückgeführt werden, solange nicht diesbezügliche pathologisch-anatomische Untersuchungen vorliegen. Doch ist das nicht seltene Vorkommen solcher Fälle immerhin bemerkenswert.

L. v. Schrötter (33) hat darauf hingewiesen, daß bei den Caissonarbeitern unter den Symptomen der Dekompressionserkrankung außer Anfällen von Herzschwäche auch Bradykardie häufig zur Beobachtung kommt. Er war geneigt, auch dieses Symptom auf Gasembolie zurückzuführen, sei es, daß die medullaren Zentren durch kleinste Embolien ischämisch werden, sei es, daß die Stickstoffblasen kleinste Äste der Coronararterien verstopfen. Da aber diese Bradykardien, welche zu einer Erniedrigung der Minutenfrequenz bis zu 40 Pulsen führen, eher zu den Spätsymptomen der Dekompressionskrankheit gehören und nicht mit Arhythmie verbunden sind, wie sie bei experimentellem Verschluß der Coronararterien gesehen wird, so wäre vielleicht auch auf die Möglichkeit hinzuweisen, sie als Erschöpfungssymptom zu betrachten. Es ist ja bekannt, daß derartige Erschöpfungsbradykardien vorkommen und z. B. in den letzten Jahren bei den aus der Front zurückkommenden Soldaten häufig zur Beobachtung kamen.

Die Piloten der Flugfahrzeuge erkranken insbesondere nach gefahrvollen Fahrten an Herzneurosen, welche der Ausdruck einer allgemein erhöhten Erregbarkeit sind. Daß auch schwerere Herzerscheinungen, welche bis zum Lungenödem reichen können, vorkommen oder zu erwarten sind, lehren die Beobachtungen von Hirschlaff.

Durig (34) führt bei folgenden Berufen eine besondere Häufigkeit von Herzerkrankungen an: bei Metallarbeitern, welche schwere Hämmer benutzen oder schwere Gewichte zu heben haben (Herzdilatationen), bei Schmieden (frühzeitiger Tod durch Herzveränderungen), bei Bäckern (Vasomotorenstörungen) und Schuhmachern. Hier führt Durig an, daß 15% der in der Genossenschaftskrankenkasse Wiens eingetragenen Schuster infolge der Stauung bei der gebückten Stellung Herzerkrankungen hatten und hierdurch arbeitsunfähig wurden.

Literatur.

Außer der insbesondere in den Arbeiten von FR. KRAUS (9) und E. HECHT (17) genannten Literatur wurden besonders folgende Arbeiten verwertet: 1. CURSCHMANN: Zur Lehre vom Fettherz. Dtsch. Arch. f. klin. Med. Bd. 12, S. 193. 1874. — 2. LEYDEN: Über die Herzkrankheiten infolge von Überanstrengung. Zeitschr. f. klin. Med. Bd. 11, S. 105. 1886. — 3. FRAENTZEL: Die idiopathischen Herzdilatationen. Berlin 1889. — 4. MÜNZINGER: Das Tübinger Herz. Dtsch. Arch. f. klin. Med. Bd. 19, S. 449. 1877. — 5. BAUER u. BOLLINGER: Über idiopathische Herzvergrößerung. Festschr. d. med. Fakultät d. Univ. München f. Pettenkofer. München 1893. — 6. MORITZ: Über Herzdilatation. Münch. med. Wochenschr. 1905, Nr. 15, S. 681. — MORITZ: Über Veränderungen des Herzvolumens unter normalen und pathologischen Verhältnissen. Münch. med. Wochenschr. 1908, Nr. 16, S. 882. — 7. SCHIEFFER: Über den Einfluß der Berufsarbeit auf die Herzgröße. Dtsch. Arch. f. klin. Med. Bd. 92, H. 5 u. 6. — 8. DIETLEN u. MORITZ: Über das Verhalten des Herzens nach langdauerndem und anstrengendem Radfahren. Münch. med. Wochenschr. 10. III. 1908. — 9. FR. KRAUS: Über sog. idiopathische Herzhypertrophie. Berlin. klin. Wochenschr. 1917, Nr. 32. — 10. ZONDEK: Zur Frage des Ermüdungsherzens bei Kriegsteilnehmern. Zentralbl. f. Herz- u. Gefäßkrankh. Bd. 8, S. 112. — 11. NICOLAI u. ZUNTZ: Blutfüllung des Herzens bei Ruhe und Arbeit. Physiol. Ges. Berlin 13. I. 1914, Ref. von ZUNTZ: Dtsch. med. Wochenschr. 1914, Nr. 15, S. 777. — NICOLAI u. ZUNTZ: Füllung und Entleerung des Herzens bei Ruhe und Arbeit. Berlin. klin. Wochenschr. 1914, Nr. 18. — 12. KREHL: Die Erkrankungen des Herzmuskels und die nervösen Herzkrankheiten. Wien u. Leipzig: Hölder. — 13. BRUNS: Untersuchungen über Herzgröße, Blutdruck und Puls vor, während und nach kurzdauernder starker körperlicher Anstrengung. Münch. med. Wochenschr. 22. VII. 1921, S. 907. — 14. KÜLBS: Experimentelles über Herzmuskel und Arbeit, S. 288. Arch. f. exp. Pathol. u. Pharmakol. Bd. 55. 1906. — 15. GROBER: Über die Beziehungen zwischen Körperarbeit und Maße des Herzens und seiner Teile. Arch. f. exp. Pathol. u. Pharmakol. Bd. 59. 1908. — 16. BRUNS: Welche Faktoren bestimmen die Herzgröße. Münch. med. Wochenschr. 1909, Nr. 20. — 17. HECHT, E.: Statistisches über die Ursachen der Herzhypertrophie. Zentralbl. f. Herz- u. Gefäßkrankh. Bd. 10, S. 180. 1918. — 18. DIBBELT: Die Beeinflussung des Herzgewichts durch körperliche Arbeit. Dtsch. med. Wochenschr. 1917, Nr. 1. — 19. HIRSCH, C.: Über die Beziehung zwischen dem Herzmuskel und der Körpermuskulatur und über sein Verhalten bei Herzhypertrophie. Dtsch. Arch. f. klin. Med. Bd. 64, 68. 1899, 1900. — 20. BAUR, W.: Über reine Hypertrophie des Herzens ohne Klappenfehler. Inaug.-Dissert. Gießen 1860, Ref. in Schmidts Jahrbücher Bd. 105, Jg. 1860, S. 177. — 21. TRAUBE: Ein Fall von Pulsus bigem. nebst Bemerkungen über die Leberschwellungen bei Klappenfehlern und über akute Leberatrophie. Berlin. klin. Wochenschr. 15. IV. 1872. — 22. ROMBERG: Über die Erkrankungen des Herzmuskels bei Typhus abdominalis, Scharlach und Diphtherie. Dtsch. Arch. f. klin. Med. Bd. 48, S. 369; Bd. 49, S. 413. 1891/92. — 23. MORITZ: Über funktionelle Verkleinerung des Herzens. Münch. med. Wochenschr. 7. IV. 1908. — 24. DIETLEN: Orthodiagraphische Beobachtungen. Münch. med. Wochenschr. 1908, Nr. 40. — 25. MEYER u. KAUFMANN: Therapeutische Herzverkleinerungen. Med. Klinik 1917, Nr. 44, 45. — 26. HASEBROEK: Über die Arbeitshypertrophie des Herzens. Dtsch. Arch. f. klin. Med. Bd. 131. 1920. — 27. KAUFMANN, R.: Über Herzerweiterungen. Wien. Arch. f. inn. Med. Bd. 1. — 28. LEYDEN: Über die Sklerose der Coronararterien und die davon abhängigen Krankheitszustände. Zeitschr. f. klin. Med. Bd. 7, S. 458. 1884. — 29. RÜHLE: Zur Diagnose der Myokarditis. Dtsch. Arch. f. klin. Med. Bd. 22, S. 82. 1878. — 30. KELLE: Über primäre chronische Myokarditis. Ebenda Bd. 49, S. 442. 1892. — 31. WEIZSÄCKER: Die Entstehung der Herzhypertrophie. Ergebn. d. inn. Med. u. Kinderheilk. Bd. 19, S. 377. — 32. Zitiert nach KREHL: Die Erkrankungen des Herzmuskels und die nervösen Herzkrankheiten, 2. Aufl., S. 300. — 33. Zitiert nach H. SCHRÖTTER: Le travail dans l'air comprimé. — 34. DURIG: Die Ermüdung. Schriften d. III. internat. Kongr. f. Gewerbekrankheiten. Wien: Alfred Hölder 1916.

Gewerbekrankheiten der oberen Luftwege.

Von

ALFRED PEYSER

Berlin.

In den gewerbehygienischen Statistiken verschwinden die Krankheiten der *oberen* Luftwege gewöhnlich in der Rubrik „Luftwege überhaupt", so daß brauchbare statistische Angaben schwer zu gewinnen sind. Die *oberen* Luftwege interessieren die Gewerbehygiene, wie es scheint, nur wenig als selbständige Organe, hauptsächlich dagegen als Wächter für die Gesundheit der *tieferen* Luftwege, allenfalls noch des Gehörorgans. Gleichwohl liegt durch die Arbeiten von SEIFERT, WINKLER, RÖPKE, NECK u. a. Material genug vor, das beweist, wie verbreitet gewerbliche Affektionen der Nase, des Rachens, des Kehlkopfes und der Luftröhre sind.

1. Berufseinflüsse.

I. Von *Berufseinflüssen* nimmt der Staub in der Gefährlichkeitsskala die oberste Stufe ein. Die Schleimhaut wird schon durch den Anprall *mechanisch* gereizt, vielfach kommt es zu feinen Verletzungen, ferner auch zum Überzug ihrer Oberfläche mit einem mehr oder weniger kontinuierlichen und anhaftenden Belage von verschiedener Dicke und Konsistenz, sei dieser nun schleimig-gelatinös, kleisterartig, filzig oder trocken-borkig. Über die Gefährlichkeit der einzelnen Staubarten in *dieser* Beziehung herrscht noch keine Übereinstimmung. Partikel, die zu grob und schwer sind, um in die *tieferen* Luftwege zu gelangen, können gerade die *oberen* schädigen, indem sie zu Nasenbluten, Ekzemen usw. führen. Wichtig für die Gefährlichkeit ist Herkunft, Form der Partikel und Arbeitsart. Näheres darüber siehe in meiner Arbeit gleichen Titels, DENKER-KAHLER, „Handbuch der Hals-, Nasen-, Ohrenleiden" Bd. VIII. Berlin: Julius Springer. Von *metallischen* Staubarten ist *Kupfer* von Wichtigkeit. WINKLER fand an Gaumenbögen, in Rachenhöhle Entzündungen, POLYAK bei Bronzierern der Steindruckereien Nasenerkrankungen, RÖPKE in der Bronzefarbenfabrikation Katarrhe der oberen Luftwege. Ähnliche Erkrankungen sind beobachtet durch Grünspanstaub, Zinnober- und Bleistaub. — Von *mineralischen* Staubarten interessieren *Diamant*staub und die zahlreichen *kieselsäure*haltigen (Rheinmetallkiesel, Quarz, Granit, Basalt, Sandstein, dazu Sand- und Glasstaub). Als gefährdende Arbeitsmethode hat in erster Reihe das *Schleifen* zu gelten. Hier macht die Arbeitsart und Körperhaltung gewisse Unterschiede (vgl. CHAJES „Berufskunde" S. 100ff.). Die Stein*zerkleinerung*, Sandstein, Mühlstein-, Schmirgelsteinarbeit, das *Mahlen* von Steinen und Erden, z. B. das von *Chamotte*steinen, Ton, Porzellan, Glas, die Herstellung von Schmirgel-, Sand-, Glaspapier, Schiefergriffeln, die Benutzung von Meißelhämmern im *Baugewerbe* wirbelt Staub in die oberen Luftwege. Außer den genannten Reizungen und Entzündungen kommt es auch zu Konkrementbildungen, z. B. in der *Zement*industrie zu *Nasensteinen*. — *Kohlen*staub findet sich, lose auf der Schleimhaut liegend, massenhaft bei ausfahrenden Bergleuten (RÖPKE), macht aber nur wenig Reiz und wird bald ausgeschnaubt und ausgehustet.

Von *vegetabilischen* Staubarten hat der *Bast*staub Bedeutung. Er füllt oft die Nase vollkommen an und reizt die oberen Luftwege, ebenso im *Müllerei*betrieb der sog. „Fruchtputzstaub". Der *Holz*staub in *Sägereien* hängt sich fest an die Schleimhäute und leistet Hustenstößen Widerstand, das gleiche tut der *Baumwollen*staub; *Mehl*staub führt zu dem bekannten „Bäckerhusten". 1905—1907 erkrankten bei der Berliner Ortskrankenkasse der Bäcker an Krankheiten der Atmungswege 4,4%, an Lungenleiden 2,4%. — Der Mehlstaub bildet kleisterartige Überzüge. — Von *animalischen* Staubarten hat Glogau die der *Straußfeder-* und *Pelzindustrie* untersucht. Bei 49 Untersuchten der ersteren hatten Arbeitsmaterial in der Nase 40, im Hals 33, von 62 der letzteren 51 in der Nase, 37 im Hals.

Meist entstehen nicht reine Staubarten, sondern *Staubgemische*, meist auch handelt es sich nicht um *mechanische* Wirkung allein, sondern dazu um *chemische, bakterielle, biologische.* Es ist auch nicht die Einatmung allein, die den Staub auf die oberen Luftwege bringt, sondern Schneuzen mittels der Hand und schmutziger Tücher, sowie Bohren in der Nase mit dem Finger kommen oft dazu. *Ätzwirkung* auf die *oberen* Luftwege entfaltet *Kalkstaub*, der die *tiefen* wenig zu beeinflussen scheint. *Schweinfurter Grün* macht Geschwüre und Durchbohrungen der Nasenscheidewand, ebenso Zinnchlor, Phosphor und besonders *Chrom*; bei 165 *Salz*arbeitern sah C. Möller 62 Nasenscheidewandperforationen.

Ganz besonders bekanntgeworden sind *Thomasschlacken-* und *Chromstaub.* Ersterer entsteht außer in den Mühlen auch bei Verwendung des Schlackenmehls als *Düngemittel*, der des *Chroms* in der Färberei, Zinkdruckerei, Bleicherei, Gerberei, Photographie, Metallbeizerei, Zündholzfabrikation, Stockdrechselei. Die typische Erkrankung bei beiden ist das *Nasenscheidewandgeschwür* und die *Nasenscheidewandperforation.*

Von *vegetabilischen* Staubarten macht *Zucker*staub Caries der Zähne, *Tabak*staub Zahnfleischentzündung und Reizung der Schleimhäute.

Biologische Staubwirkungen äußern sich in direkter Übertragung von *Erregern* und im Einfluß von *Proteinen.* Beim *Lumpensortieren* führen staubförmig aufgewirbelte *Bakteriengemische* besonders häufig zu *Mandelentzündungen*, der Inhalationsmilzbrand wird als „*Wollsortiererkrankheit*“ bezeichnet, bei der Fabrikation von Feuerschwamm und der Verarbeitung von Schilfrohr zum Decken- und Wandverputz macht Schimmelpilzstaub wunde Stellen an Nasen- und Mundschleimhaut. — Auf die *berufliche Kehlkopftuberkulose* kann hier, bei dem geringen zur Verfügung stehenden Raum, nicht genauer eingegangen werden. Ferreri sah Kehlkopftuberkulose bei *Pelz*arbeitern, in *Gummi-* und *Guttaperchafabriken* besonders häufig durch Aufwirbelung organischen Staubes in geschlossenen Räumen, nach Laub waren von Kehlkopftuberkulösen ausgesetzt: einer Inhalation von Metallstaub 30,7%, vegetabilischem Staub 15,7%, animalischem Staub 6,1%.

Gewisse beruflich entstandene *asthmaähnliche* Erkrankungen wurden noch bis vor kurzem ausnahmslos als mechanisch von der Schleimhaut der *Nase* oder anderer Teile der oberen Luftwege ausgelöste Reflexe angesehen. Jetzt wissen wir, daß es sich dabei vielfach um *toxische Idiopathien*, besonders Protein-Überempfindlichkeit handelt. Ich erwähne *Hanf, Flachs, Grasarten* (Landwirtschaft), *Ipecacuanha* (Apotheker, Drogisten), *Kaffee, Reispuder.* Ferner gewisse *tropische Holzarten.* Dazu kommen *animalische* Beimischungen zum Arbeitsstaub bei *Pferdewärtern, Stalleuten, Vieh-* und *Geflügelzüchtern, Fellfärbern.* Bei letzteren hat Curschmann das *Ursol*, das wirksam wird, wenn es auf das Tierfell zum Färben gebracht wird, als Ursache des Asthmas herausgefunden.

Wegen der Wirkung von *Rauch* und *Ruß* wird auf die betreffenden Kapitel dieses Handbuches verwiesen. Es liegt auf der Hand, daß bei dauernder oder intensiver *Rauchatmung* auch Entzündungen der oberen Luftwege entstehen müssen. Unter dem Rauch offener *Koksfeuer* leiden in dieser Beziehung *Bauhandwerker*, unter *Pech*rauch *Faßarbeiter* der Brauereien. In der gesamten Industrie finden sich außerdem *Dämpfe und Dünste von Säuren und Laugen*, die Reizwirkungen auf die Atemwege ausüben können. Diese ist einmal eine grobmechanische Schädigung der Gewebe in Form der *Ätzung*, zweitens eine Reizung der vom Trigeminus versorgten Partien mit *reflektorischen Erscheinungen*, schließlich auch manchmal eine Schädigung des *Geruchsnerven*. Erfahrungen in dieser Beziehung liegen vor über *Salzsäure, Chlor, Salpetersäure, schweflige Säure, Schwefelsäuredämpfe, Essigsäure, Zinkdämpfe, Blausäuredämpfe, Osmiumsäure, Senföl, Flußsäure, Holzgeist, Allylalkohol, Naphthagase, Verbrennungs-* und *Sprenggase, Ammoniak, Acroleindämpfe.*

Neben dem *Staub*, dem *Rauch, Dämpfen* und *Dünsten*, sind es die Einflüsse der *Witterung, Temperatur, Feuchtigkeit*, die zu Krankheiten der oberen Luftwege im Berufe führen können. Die gewerbeärztliche Praxis erweist, daß im allgemeinen Anpassung und Gewöhnung der Erkrankungsgefahr erfolgreich begegnen. Arbeiter, die sich beständig im Freien bewegen, erkranken in dieser Beziehung nicht häufiger als die Allgemeinbevölkerung. Nicht jede *Rötung* der Schleimhäute, die bei Reihenuntersuchungen gefunden wird, darf als *Entzündung* angesprochen werden. GRÜNWALD bezeichnet sie bei Leuten, die dauernd heftigem Luftzuge ausgesetzt sind (z. B. Chauffeuren), als „*Winderythem*". Bei häufigem Wechsel zwischen Aufenthalt im Freien und im geschlossenen, besonders überhitztem Arbeitsraum wächst die Zahl der Erkältungskrankheiten (*Großstadtbriefträger, Bauarbeiter*). Ungünstige Verhältnisse ergeben sich im *Bergbau, Hüttenwesen, Tunnelarbeit, Brauereibetrieb, Zuckerfabriken*; hier wirkt jäher Temperaturwechsel bei Schweiß, manchmal auch Durchnässung und Zugluft. — Zu *trockenen* Katarrhen der oberen Luftwege neigen infolge großer Hitze und strahlender Wärme *Heizer* und *Maschinisten, Schmelzer* und *Metallgießer, Schmiede, Glasbläser, Bäcker*. Kräftige Arbeiter zeigen hier oft auffallende *Blässe* der Rachen- und Nasenschleimhaut. — Die oberen Luftwege sind auch an Krankheitsbildern beteiligt, die entstehen, wo zu reichliche Wassermengen in der Atemluft enthalten sind, ebenso bei plötzlicher Verdunstung und Wärmeentziehung, bei Eintritt in eine weniger mit Wasserdampf geschwängerte Atmosphäre (*Wäschereien, Färbereien, Walkereien, Hutmachereien*). *Die Einführung von Entnebelungsanlagen hat hier die Zahl der akuten und chronischen Entzündungen des Halses und der Nase erheblich eingeschränkt.* — Arbeit im *Wasser* selbst, in Feuchtigkeit, in Arbeitsräumen mit niederer Temperatur und großer Luftfeuchtigkeit führt gleichfalls zu lokalen Entzündungen, besonders wo noch dazu, wie bei *Schiffern* und *Fischern*, enge feuchte Unterkunftsräume bezogen werden oder wo Kleider und Schuhzeug nach Durchnässung nicht rechtzeitig gewechselt werden können. Als weniger bekanntes Beispiel schildert BACKERT das „*Faßschlupfen*" im *Brauereigewerbe*.

Die gewerblichen *Vergiftungen* können bei dieser kurzen Schilderung übergangen werden, da sie für die oberen Luftwege nur eine nebensächliche Rolle spielen.

Gewerblich wichtig dagegen sind einige *Bakterien, Pilze* und *Parasiten*. So ist beobachtet *Rotz* bei *Kutschern* und *Pferdewärtern, Maul- und Klauenseuche* bei *Viehwärtern*, bei letzteren auch ebenso wie bei *Erntearbeitern* und *Dreschern, Aktinomykose*. Bei der *Ankylostomiasis* der *Ziegel-, Minen-, Tunnelarbeiter* und *Bergleute*, insbesondere der *Steinkohlenbergleute* kommen Nasenbluten und manchmal charakteristische Veränderungen der Zunge vor.

Beispiele *lokaler* Überanstrengung finden sich in *Glasbläserei* und beim Instrumentenblasen der Musiker. In der ersteren beobachtet man durch *Lufteintritt in die Ohrspeicheldrüse* Pneumatocele, nach REICHERT soll das Backenblasen in Glaswerken zu *tiefen Furchen und Einrissen der Wangenschleimhaut* führen. Die *Nase* kann als *Geruchsorgan* durch übermäßige Zuleitung adäquaten Reizes in der chemischen Industrie bei Fabrikation aromatischer Substanzen, ätherischer Öle, *Parfümerien*, ebenso bei *Kloakenreinigung*, *Abdeckerei* und sonstigen Betrieben, in denen *Fäulnisgerüche* auftreten, in später zu schildernderWeise geschädigt werden. — Berufliche Überanstrengung des *Sprechorgans* führt vielfach zu funktionellen Krankheiten der Sprech- und Singstimme, deren Erkennung und Behandlung in neuerer Zeit dadurch vertieft worden ist, daß sich ein besonderer Zweig, die Phoniatrie, von der Laryngologie abgespalten hat.

In den meisten Betrieben wirken die bisher geschilderten Berufsschädlichkeiten *kombiniert* auf die Schleimhäute der oberen Luftwege. Ein Musterbeispiel dafür ist der Dienst auf der *fahrenden Lokomotive*. Mit den Komponenten: Beständige sturmartige Zugluft während der Fahrt, Kälte, Wind, Regen, Schnee; strahlende und fortgeleitete Hitze der Feuerung mit besonders lästiger Wärmestrahlung, namentlich auf den Heizer beim jedesmaligen Öffnen der Feuertüre; körperliche Kraftanstrengung mit starker Erregung der Transpiration und der Atemwerkzeuge; plötzlicher Temperaturwechsel beim Tunneldurchfahren und Halten auf den Stationen; Einatmung von Staub-, Ruß-, Verbrennungsgasen (NECK); mangelnde Ruhe (Tagesschlaf), unregelmäßige Ernährung (W. STERNBERG). Darum steht das Lokomotivpersonal unter den Eisenbahnbeamten mit Erkrankungen der *Atmungsorgane* statistisch an der Spitze, *während sich bei Zählung der Krankheitstage die niedrigste Zahl ergibt.* Daraus ergibt sich die *akute* Entstehung und leichte Überwindung der Berufsleiden, zu der die sorgfältige Auslese führen dürfte.

2. Klinische Erscheinungen.

Die erwähnten *Berufseinflüsse* führen zu Krankheitsbildern, wie wir sie auch außerberuflich entstehen sehen in Nase, Rachen, Kehlkopf und Luftröhre. Es sind das: *Hyperämie, Hypersekretion, Rhinitis, Pharyngitis, Laryngitis, Tracheitis* acuta und chronica, *Angina follicularis, Ekzem, Furunkel, Stomatitis* sowie Tuberkulose und andersartige Infektionen. Für den *Ablauf* dieser Krankheitsbilder spielt die *Beschäftigung* eine bedeutsame Rolle, da die für die Entstehung maßgeblichen Einflüsse fortzudauern pflegen. So kommt es, daß einmal Anginen, Laryngitiden, Asthmaanfälle sich durch berufliche Witterungs-, Temperatur-, Feuchtigkeits-, bakteriell-biologische Staubeinflüsse häufig wiederholen, akute Katarrhe bei fortdauernder mechanischer und chemischer, Staub-, Rauch-, Dunstschädigung schon bei jungen Arbeitern unverhältnismäßig schnell in das chronische Stadium, z. B. mit *Atrophie der Nasen- und Rachenschleimhaut, granulöser Pharyngitis* usw. übergehen.

Außer diesen Leiden *ohne* besonderes Berufsgepräge gibt es aber eine Anzahl Krankheitsbilder *mit* einem solchen.

In der *Nase* bestehen Konkrementansammlungen wohl ausschließlich aus Berufsstaub, Zement kann die Riechspalte ausfüllen und *Geruchsstörungen* herbeiführen, sonstige Erscheinungen sind beständiger *Reizzustand, Schnupfen* und *Nasenbluten.* Die Erkrankungen der Nasenscheidewand beruflicher Art hat PASSOW in dem erwähnten DENKER-KAHLERschen Handbuch für Hals-, Nasen-, Ohrenleiden nach Betriebsart und Form der Schädigung tabellarisch zusammengestellt.

Hervorzuheben ist das *Chromgeschwür,* das an charakteristischer Stelle des Nasenscheidewandknorpels aufzutreten pflegt. Hierüber besteht eine große fachärztliche Literatur. Neuerdings hat MENZEL eine gewerbliche umschriebene *Atrophie* des Scheidewandknorpels an gleicher Stelle bei Stockdrechslern in höherem, bei Bäckern in geringerem Prozentverhältnis beschrieben. Während man also früher nur Geschwüre annahm und *chemische* Wirkung des Staubes vorraussetzte, handelt es sich hier um Einschmelzung *ohne Schleimhautverletzung* und augenscheinlich um *mechanische* Staubwirkung. Das Hauptsymptom der Geschwüre sind Blutungen; im allgemeinen nehmen die Arbeiter das Leiden nicht besonders ernst. — *Neuralgien des Kopfes* finden wir in Riechbetrieben als Anfängerkrankheit, man hat sie sogar als *Geruchsvergiftung* bezeichnet. Wahrscheinlich liegen Idiosynkrasien gegen bestimmte Verbindungen vor, besonders gegen Phenylacetaldehyd und Indol (Parfümbranche). Auch Nasenbluten kann auf diese Weise entstehen und ist bei Moschusjägern als Reaktion auf den Riechreiz beobachtet. Der Geruchssinn selbst kann gewerblich krankhaft *gesteigert* werden, so daß eine Weile die Arbeitsgerüche überall anderwo, z. B. auch beim Essen störend wahrgenommen werden, meist tritt Gewöhnung ein, manchmal aber auch *Geruchsermüdung.* — *Geruchsverlust* in gewerblichen Betrieben ist durch Jodoform, Carbol, Phenyl, Äther, Osmiumsäure, schweflige Säure, Salpeter-, Salz-, Fluorwasserstoffsäure, Schwefelkohlenstoff (Gummifabriken), Schwefelwasserstoff (Kloaken, Abdeckereien) festgestellt.

Im *Rachen* finden sich gleichfalls manchmal Beläge durch Arbeitsmaterial, die Pharyngitis der Heizer und Büglerinnen zeigt häufig eine geradezu lederartige Trockenheit der Rachenschleimhaut. *Reizhusten in Staubbetrieben* ist vielfach darauf zurückzuführen, daß die Arbeiter versuchen durch Husten und Würgen unangenehme Sensationen im Rachen loszuwerden oder anhaftendes Material zu entfernen, besonders Fasern des Textilmaterials („Härchengefühl"). Nicht unerwähnt bleibe, daß bei Gewerbekrankheiten der tieferen fast nie intakte obere Luftwege gefunden werden.

Von den beruflichen *Stimmstörungen* war bereits andeutungsweise die Rede. Sonst kann es im Kehlkopf in Ausnahmefällen durch Überanstrengung gelegentlich zu Stimmlippenblutungen und durch Einatmung ätzender Dämpfe (*Zink*) zu Geschwürsbildungen kommen, wie sie auch manchmal der Kehlkopf von *Chromarbeitern* zeigt.

3. Arbeiterschutz.

Der Personen- und Betriebsschutz gegen Krankheiten der Luftwege ist in anderen Kapiteln dieses Handbuches abgehandelt. Ich erinnere an die älteren Bestimmungen über Höchstarbeitszeit in *Steinbrüchen, Steinhauereien,* die Einlegung von Pausen in *Thomasschlackenmühlen,* Verbot der Arbeit von Frauen und Jugendlichen beim Verarbeiten von *Thomasschlackenmehl,* Ausklopfen der Säcke, in *Zinkhütten* und *Zinkerrösthütten, Glasarbeit* am *Sandstrahlgebläse,* Herstellung von *Alkalichromaten, Zuckerfabrikation, Zichoriendarrerei,* wo es sich um Arbeiten in Räumen mit ungewöhnlich hoher Temperatur handelt. Ebenso verweise ich auch bezüglich des *technischen* Schutzes auf die entsprechenden Kapitel, besonders den *Staubschutz.*

Individuell sollten die anerkannten Vorschriften über Körperpflege auch im Interesse der *oberen Luftwege* mehr befolgt werden (saubere Hände, gurgeln, wechseln durchnäßter Kleider, baden). Hinzuweisen bliebe darauf, daß *Mißbrauch von Alkohol* und *Tabak* bei vielen Personen die Widerstandskraft einfachen Infektionen der oberen Luftwege gegenüber herabsetzt und daß die Nichtachtung geringer Anfangsbeschwerden, z. B. von leichtem aber andauerndem Kitzel im Halse, Nasenlaufen, Nasenverstopfung, häufigem Niesreiz es verschuldet, daß ärztliche Hilfe oft zu spät aufgesucht wird. — Die Hals-, Nasenärzte haben neuerdings auch in der *Berufsberatung* ihren Standpunkt zur Geltung zu bringen versucht, um von bestimmten Tätigkeiten Personen fern zu halten, deren obere Luftwege in ihnen gefährdet sein würden. Ich verweise auf MARSCHIKS ausführlichen Beitrag dazu in LAUBERS „Handbuch der Berufsberatung".

Berufskrankheiten der Lunge.

Von

MAXIMILIAN STERNBERG

Wien.

Mit 4 Abbildungen.

1. Erkrankungen durch Staub.

Geschichte. Die älteste Nachricht über schädlichen Staub und Schutz durch eine Art von Respirator findet sich bei PLINIUS (Lib. 23 c. 7): Die mit der Reinigung des Miniums beschäftigten Arbeiter binden Blasen vor das Gesicht, „ne in respirando pulverem pernicialem trahant et tamen per illas spectent". Gleiches berichtet DIOSKURIDES (Lib. 5 c. 69) aus den Bergwerken in Spanien, denkt jedoch an eine schädliche gasförmige Ausdünstung.

Erst das 16. Jahrhundert hat neue Tatsachen hinzugefügt. AMATUS LUSITANUS teilte 1551 mit, daß die mit der Bereitung von *Gips* und *Kalk* beschäftigten Arbeiter, auch robuste Männer, zum größten Teile an *Lungenschwindsucht* sterben (Cent. 4 cur. 41).

Das chronische *Lungenleiden der Bergleute* hat THEOPHRASTUS PARACELSUS entdeckt. In seiner nachgelassenen Schrift „Von den Bergkrankheiten" nennt er als Symptome „*Lungsucht,* schwegrung des Leibes, Magengeschwer. *Asthma, Keicken*" (Keuchen), und betont, „daß von diesen Krankheiten bei den alten Scribenten nichts gefunden wird". Die Ursache der Krankheit sucht er in einer Art Vergiftung, unterscheidet jedoch diese „Bergsucht" genau von anderen Vergiftungen der Berg- und Hüttenleute, z. B. der Quecksilberkrankheit.

MARTIN PANSA, Stadtarzt zu Annaberg in Sachsen, hat 1614 das Leiden ein wenig ausführlicher besprochen, auch das *Asthma der Getreidemesser* zuerst erwähnt („Consilium peripneumoniacum").

Auf 12jähriger Erfahrung beruht die Beschreibung der „Bergsucht oder Bergkrankheit", die SAMUEL STOCKHAUSEN, Stadt- und Bergwerksarzt zu Goslar, 1656 als Anhang zu seinem berühmten Buche über Bleivergiftung veröffentlicht hat. Ursachen sind: Einatmung schlechter Luft, der „Dünste der Erden und Metalle", des *massenhaften Staubes* und des *Rußes von den Fackeln und Lampen.* Symptome sind „Tussis frequens, raucedo" und „phtisis superveniens". Er gebraucht dafür die Bezeichnung „Asthma montanum", die sich in England als „miner's asthma" erhalten hat und auch auf andere Staubberufe, wie „grinder's asthma" und „potter's asthma", ausgedehnt worden ist.

Die *erste Sektion einer Steinhauerlunge* machte ISBRAND VAN DIEMERBROEK 1649. Später sah er noch 2 weitere Fälle. Auch beobachtete er in seinem Spital einen *Bettfedernreiniger,* der an tödlich endigendem „Asthma" litt; die Sektion zeigte die Lungenbläschen mit feinem Staube vollgestopft (Anatome Lib. 2 c. 13).

Das Asthma montanum und die Staublunge wurden im 17. und auch im ganzen 18. Jahrhundert für verschiedene Krankheiten gehalten, das erste nach VAN HELMONT auf „mineralium gas" zurückgeführt, so in den damals gangbaren Lehrbüchern von ETTMÜLLER und WEDEL.

Diese Auffassung teilt RAMAZZINI. Sein inhaltsreiches Buch ist zwar größtenteils Kompilation, enthält aber auch mehrere wichtige eigene Beobachtungen über die Wirkungen *organischen Staubes.* Er berichtet von Husten, Atembeschwerden und häufiger Lungenschwindsucht bei Leuten, die sich mit Reinigung und Verkauf *alter Kleider,* mit Reinigung von *Wolle, die zur Füllung von Polstern dient,* und dem Sammeln und Sortieren von *Hadern* beschäftigen. Er beschreibt, wie sich Bronchien und Lungen der *Bäcker* und *Müller* durch Einatmung des Mehlstaubs mit Teig füllen; die Arbeiter werden erst katarrhalisch, dann asthmatisch und gehen schließlich an Wassersucht zugrunde. C. GERHARDT hat diese „Verkleisterung der Luftröhrenäste" 1896 wiederentdeckt. Die typische Erkrankung der *Flachsbrecher* und *Hanfhechler* — Husten, Atembeschwerden und Augenentzündung — wird genau dargestellt. Besonders bemerkenswert ist die Schilderung des Asthmas der *Fruchtputzer* und *Getreidemesser* — übrigens auch schon von PANSA erwähnt —, das mit Tränenträufeln und einer juckenden Hautkrankheit verbunden ist, zu dauernden Atembeschwerden und schließlich zu allgemeiner Wassersucht führt. Er weiß, daß das in Betracht kommende Getreide mit verschiedenen Arten parasitischer Insekten und deren Exkrementen verunreinigt ist, sieht jedoch die Schädlichkeit nicht in diesen, sondern vermutet, daß im Getreidestaub enthaltene, mit freiem Auge nicht sichtbare, „Würmchen" die Ursache der Krankheit seien, wobei er sich auf mikroskopische Befunde von LEEUWENHOEK beruft. Diese geniale Hypothese ist 1923 von ANCONA bestätigt worden. Er hat in dieser Krankheit eine anaphylaktische Störung erkannt, hervorgerufen durch Pediculoides ventriculosus, eine 0,12—0,2 mm lange Milbe, die als Parasit in den Larven der schon RAMAZZINI bekannten Insekten lebt, welche in den Getreidekörnern schmarotzen.

Das sog. normale Lungenschwarz hat PEARSON 1813 durch genauen chemischen Nachweis und Vergleich der Lungen verschiedener Altersstufen als eingeatmete Kohlenteilchen erkannt.

Die wahre Natur des Miner's asthma wurde 1831 aufgeklärt, als GREGORY über die *erste Sektion einer Bergmannslunge mit Anthrakose* berichtete. Der chemische Nachweis, daß die schwarze Masse Kohle sei, wurde von CHRISTISON geführt. Diese Arbeit geriet auch in ihrem Vaterlande in Vergessenheit, so daß CLIFFORD ALBUTT 1872 das Miner's asthma als Herzleiden durch Überanstrengung deutete.

Die Beschreibung einer mit *Eisenoxyd* imprägnierten Lunge lieferte ZENKER 1866. Er nannte den Zustand *Siderosis pulmonum*, die Erkrankung der Lunge durch Staub im allgemeinen *Pneumonokoniosis*, anstatt dessen man jetzt gewöhnlich *Pneumokoniosis* sagt. Für die Steinstaublunge führte MEINEL 1869 den Namen *Chalikosis* ein.

Mannigfache Irrtümer haben die Erkenntnis der Staubkrankheiten der Lunge im 19. Jahrhundert behindert.

Insbesondere hat die übermächtige Autorität VIRCHOWS durch vorgefaßte Meinungen in zwei Fragen lange den richtigen Weg versperrt. Er hatte behauptet, daß alles Pigment aus dem Blute stamme, ebenso auch das schwarze Pigment der Lunge; demnach sollte es keine Anthrakose geben. Umfangreiche Erörterungen knüpften sich daran, bis in einem Falle TRAUBES Teilchen von Holzkohle in der Lunge nachgewiesen wurden (Geschichte bei ZENKER und FRÄNKEL). Ferner hatte VIRCHOW nur jene Fälle von Lungentuberkulose als „tuberkulös" anerkannt, bei welchen miliare Tuberkel in seinem Sinne gefunden wurden. Daher sind viele ältere Beobachtungen von Verdichtung und Zerfallshöhlen bei Kohlen- und Steinstaublungen nicht mehr recht zu deuten.

Von französischen Forschern ist 2 mal die irrtümliche Ansicht vertreten worden, daß die Lungenanthrakose nicht durch Einatmung, sondern durch *Verschlucken* des Kohlenstaubes entstehe, der aus dem Darm mit dem Blutstrom in die Lunge gelange. 1862 war es VILLARET, 1905 VANSTEENBERGHE und GRYSEZ im Institut von CALMETTE. Die Geschichte dieses Irrweges berichtet BEITZKE.

Ätiologie. Der Staub der gewerblichen Betriebe ist entweder *Produkt,* wie bei der Erzeugung von Gips, Zement, Thomasschlackenmehl, Farben, Getreidemehl, oder er ist *Abfall,* wie bei der Gewinnung von Steinkohle, bei der Arbeit des Steinmetzen, in der Porzellanindustrie, Textilindustrie, Holzbearbeitung usw.

Nach der Herkunft kann man *tierischen, pflanzlichen, mineralischen* Staub und *Staub von Artefakten* unterscheiden.

Tierischer Staub entsteht bei der Verarbeitung von Horn, Schildkrot, Elfenbein, Knochen, Fischbein, Korallen, Perlmutter (Muschelschalen von Avicula margaritifera, Haliotis gigantea, Turbo marmoratus), Fellen, Leder, Schafwolle, Borsten, Hasenhaar, Roßhaar, Kuhhaar, Federn, Seidenwürmerkokons u. a.

Pflanzlicher Staub wird entwickelt bei der Reinigung und Verarbeitung von Getreide, Mehl, Arzneipulvern, Gewürzen, Baumwolle, Jute, Hanf, Flachs, Piassava, Ramieh, Kokos, Tabak, Holz, Palmkern, Steinnuß, Kopranuß (Samen von südamerikanischen Palmen, hauptsächlich Phytelephas macrocarpa), Eichen-, Tannen- und Fichtenrinde (als Gerberlohe), Hadern, Kunstwolle, Papier usw.

Beim *mineralischen Staub* kommt nur selten der Staub von *Mineralien im engeren Sinne* in Betracht, wie Gips, Quarz, Feldspat, Bernstein, Asbest, Talk, Meerschaum, gewöhnlich handelt es sich um *Gesteine:* Steinkohle, Marmor und andere Kalksteine, Granit, Gneis, Syenit, Diorit, Porphyr, Schiefer, Ton- und Porzellanerde (die letztere wird noch mit Quarz und Feldspat gemischt), Schmirgel, Bimsstein, verschiedene Konglomerate, die Sandstein genannt werden usw.

Von *Artefakten* sind zu nennen: Holzkohle, Hartkautschuk, Celluloid, Galalith, Glas, Glasuren und Email, gebrannter Ton, Porzellan, Ziegel, Zement (ein gebranntes Gemenge von Calciumcarbonat, Ton und Sand), Thomasschlacke (die bei der Entkohlung des Roheisens nach dem Verfahren von THOMAS und GILCHRIST gebildete phosphorsäurereiche Schlacke), Polierrot (Fe_2O_3), Eisen, Stahl,

Bronze, Bleilegierungen, endlich zahlreiche Erzeugnisse der chemischen Industrie, besonders solche, die als Beizen oder Farbstoffe dienen.

In der Praxis hat man es vielfach mit *Staubgemischen* zu tun: der *Schleifstaub* setzt sich aus dem Staub des Schleifmittels (Glas, Eisenoxyd, Bimsstein, Schmirgel) und dem des Arbeitsstückes (Holz, Eisen, Stahl, Marmor, Glas u. a.) zusammen; der *Getreidestaub* enthält Erde, Mäusekot, Bruchteile von Insekten und ihre Exkremente, Milben (S. 487, 503), der Staub von *Wolle, Fellen und Borsten* wird bei Verunreinigung mit Milzbrandkeimen zu einer ganz besonderen Gefahrenquelle.

Eingehende *Beschreibung* und *Abbildung* der einzelnen Staubarten bei MIGERKA, WEGMANN, KOELSCH und ARNSTEIN.

Da der Durchmesser der Alveolen der menschlichen Lunge 0,1—0,2 mm beträgt, könnten Staubteilchen bis zu dieser Größe hineingelangen. Doch werden im allgemeinen so große Teilchen kaum je die ganzen Luftwege durchfliegen; die von NICHOLSON angenommene obere Grenze von 0,01 mm dürfte den tatsächlichen Verhältnissen entsprechen. Je feinkörniger der Staub, desto leichter die Einatmung und das Eindringen in das interstitielle Gewebe der Lunge (LUBENAU).

Für die Beurteilung der Staubgefahr eines Betriebes gibt die im Arbeitsraum, namentlich an hoch gelegenen Stellen, abgelagerte und die von der Arbeitsmaschine mit Exhaustor abgesaugte Staubmenge gewisse Anhaltspunkte.

Beispielsweise hat man in einer mechanischen Werkstätte in 1/2 Jahre von einer kleinen Schmirgelscheibe fast einen *halben Kubikmeter Staub* abgesaugt und gesammelt (BREZINA).

Wichtiger ist die in der Luft *schwebende Staubmenge* und deren *Verteilung.*

Die *Menge* des in der Luft tatsächlich *schwebenden* Staubes ist abhängig von seiner *Flugfähigkeit*, von der *Geschwindigkeit*, mit der er in die Luft geschleudert wird, und von der *Beschaffenheit der Luft.* Die *Verteilung* in der Luft wird von *Luftströmungen*, von der *elektrischen Ladung* der Staubteilchen und von *elektrischen Vorgängen im Arbeitsraume* sehr wesentlich beeinflußt.

Die *Flugfähigkeit* hat ORSI untersucht. Sie ist von der *Größe* der Staubteilchen, dem *spezifischen Gewicht* und der *Gestalt* abhängig. Unregelmäßige, zackige Oberfläche vermehrt die Reibung in der Luft. Ferner ist der *Wassergehalt* des Staubes von Bedeutung.

Die *Geschwindigkeit*, die den Staubteilchen erteilt wird, ist bei rotierenden Werkzeugen besonders groß. Sie beträgt bei Schleifsteinen und bei Holzbearbeitungsmaschinen, die bis 3600 Umdrehungen in der Minute machen, 15—400 m in der Sekunde, je nach dem Durchmesser des rotierenden Teiles.

Erhöhung der *Luftfeuchtigkeit* vermindert den Staubgehalt durch Kondensation an den Staubteilchen; andererseits vermehrt sie die Gelegenheit zur Nebelbildung im Arbeitsraum, wie in einigen Betrieben der Textilindustrie.

Bei manchen primitiven Arbeitsweisen ist es erforderlich, den Arbeitsraum hermetisch *von jedem Luftzug abzuschließen.* So bei dem Schlagen von Gold- und Silberblättchen mit dem Handhammer und bei der Erzeugung von Filz für Hüte und Filzschuhe durch Fachen (Durcheinanderwirbeln und Absetzenlassen) der feinen Härchen mit dem Fachbogen. Dieses Verfahren dürfte in Kulturländern allerdings kaum mehr zu finden sein. Solche Luft ist natürlich sehr staubreich.

Messungen der in der Luft schwebenden Staubmenge sind nach zahlreichen Methoden mit verschiedenen Graden der Genauigkeit vorgenommen worden von AHRENS, HESSE, DIRKSEN, PALMER, MAYER, DRINKER, THOMSON und FITCHET u. A.

AHRENS fand 1894 im Kubikmeter Luft in einer Roßhaarspinnerei 10 mg, in einer Kunstwollfabrik 20 mg, in einer Eisengießerei vor dem Formen 28 mg, in einer Zementfabrik während der Arbeitspause 130 mg, während der Arbeit, als 2 Zementmühlen im Gange waren, 224 mg. HESSE fand im Putzraum einer Eisengießerei (wo die rohen Gußstücke durch Abmeißeln und Schleifen von den Gußnähten befreit und gereinigt werden) 71,7 mg, im Fachraum einer Filzschuhfabrik (siehe oben) 175 mg.

Durch *zweckmäßige Einrichtungen* werden diese Staubmengen auf ein Minimum herabgesetzt; obige Angaben gehören zum Teile schon der Vergangenheit an. Mühlen für irgendwelche staubförmige *Produkte* können von dem Einlieferungsraume für das Rohmaterial bis zur Expedition des verpackten fertigen Erzeugnisses völlig staubfrei gehalten werden, richtig konstruierte Absaugevorrichtungen entfernen staubförmigen *Abfall* ohne Belästigung der Arbeiter und sammeln ihn, oft zu anderweitiger gewinnbringender Verwertung. Insbesondere hat Ersatz der Handarbeit durch maschinellen Betrieb manche früher gefürchteten Staubkrankheiten verschwinden lassen.

Ein Beispiel statt vieler. Nach HOFFMANN betrug im Zentrum der keramischen Industrie Englands die Zahl der Kranken mit „potters fibrosis of the lungs" im North-Staffordshire Infirmary in Stoke-upon-Trent:

1873—1878	. . . . .	145 Kranke
1892—1897	. . . . .	107 „
1901—1906	. . . . .	4 „

Die Art der Diagnosenstellung ist während dieses Zeitraums nicht geändert worden.

Pathologische Anatomie. Es gibt mehrere typische Lungenbefunde bei Staubarbeitern. Man pflegt sie unter dem Namen *Pneumokoniosen* zusammenzufassen; die einzelnen unterscheiden sich jedoch so weit voneinander, daß es zweckmäßiger ist, sie gesondert zu beschreiben.

Die *Steinhauerlunge* (Chalicosis) ist dichter und schwerer (MORGAGNI). Der Pleuraüberzug ist verdickt, grau, nicht selten mit dem der Rippen zu einer dicken Schwarte verwachsen. Wenn die Pleura frei ist, zeigt sie außerdem zahlreiche, ganz unregelmäßig angeordnete, meist in Entfernungen von einem Millimeter bis zu einem Zentimeter gesondert stehende, flache, meist stecknadelkopfgroße, schmutziggraue, sehr derbe Knötchen, die von dunkleren Pigmenthöfen umgeben sind. Anordnung, Größe, Farbe und Konsistenz unterscheiden diese „Steinhauerknötchen" meist von Tuberkulose oder Krebs und anderen Neubildungen des Lungenfells. Außer diesen Knötchen, die man früher auch miliare Fibrome genannt hat, kommen umschriebene, mehr strahlige Verdickungen der Pleura vor.

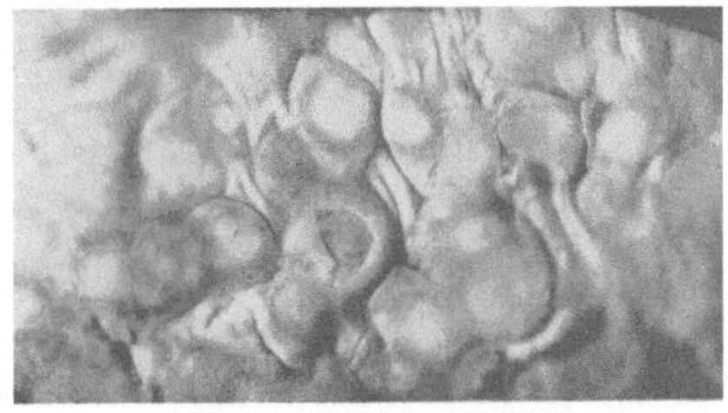

Abb. 1. Steinhauerlunge von außen. Knötchen, Verdickungen und bandartige Adhäsionen der Pleura. 2,5:1.

Beim Durchschneiden ist die Substanz der Lunge hart und dicht (MORGAGNI), zuweilen hat man das Gefühl, durch einen sandigen, knirschenden Körper zu schneiden (DIEMERBROEK). Manchmal ist das Gewebe so hart, daß das Messer gar nicht durchdringt. Die Lunge ist von kleineren derben Knötchen und großen harten konfluierten Knoten durchsetzt. Ihre Größe reicht von der des Hirsekorns bis zu Erbsengröße, sie sind grau mit schwarzer Umrandung oder auch ganz schwarz. Auch die Anteile der Lunge zwischen den Knoten können verdichtet und geschrumpft sein, so daß ein Großteil der Lunge fibröse Umwandlung erfahren hat. Meist sind die oberen Abschnitte der Lunge verdichtet, die eigentliche Lungenspitze kann dabei frei sein, was aber nicht Regel ist. Gewöhnlich ist das übrige Lungengewebe durch (vikariierendes) Emphysem rarefiziert, und zwar ganz auffallend groblückig.

Die Steinhauerknötchen bestehen aus konzentrischen oder spiralig angeordneten Zügen von faserigem Bindegewebe, mitunter in hyaliner Umwandlung, sind sehr gefäßarm und enthalten feinste Staubteilchen. Der Bau ist schon bei ganz schwacher Vergrößerung zu erkennen. Die äußersten Schichten führen dichtgelagertes schwarzes *Kohlenpigment*, das teils der Beheizung und Beleuchtung entstammt, teils in vielen Gewerben gleichzeitig mit dem Steinstaub oder zeitweise neben ihm (Bergwerke, Gießereien u. a.) eingeatmet wird. Daher in manchen Fällen innigere Mischung, in anderen Schichtung beider Staubarten. Auch sonst liegt ja bekanntlich das schwarze Pigment in den Narben und

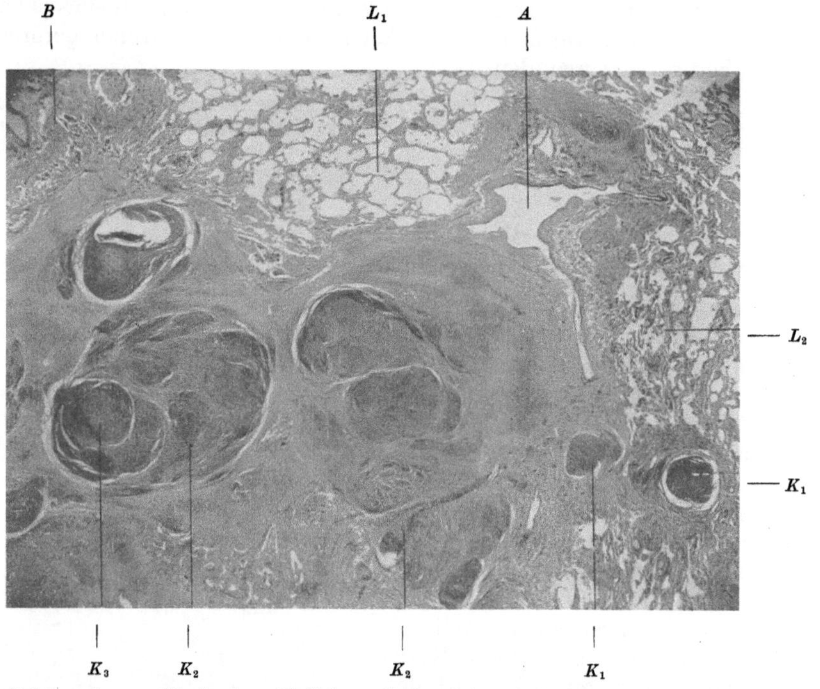

Abb. 2. Steinhauerlunge. K_1 einzelnes Knötchen. K_2 konfluierende Knötchen, von fibrösem Gewebe umschlossen. K_3 Knötchen mit starker Pigmentanhäufung in den peripheren Schichten. A Teilungsstelle einer Arterie, dorsal davon eine kleine Vene und ein perivasculäres Knötchen. B bronchopneumonischer Herd, die Lungenalveolen von pigmenthaltigen Zellen dicht erfüllt. L_1 normales und leicht emphysematöses Lungengewebe. L_2 kollabierter Lungenteil mit Verdichtung der interalveolären Septen. 10:1.

Schwielen der Lunge, die nach entzündlichen Vorgängen aller Art, besonders aber bei ausgeheilter und bei indurierender Tuberkulose gebildet werden.

Die Steinhauerknötchen können nach ARNOLD auf dreifache Weise entstehen: erstens aus einer oder mehreren Alveolen, die von indurativer Bronchopneumonie betroffen werden (Endoperialveolitis nodosa), zweitens aus Lymphräumen und Lymphgefäßen, die an Bronchien, Blutgefäßen oder größeren Lymphgefäßen liegen (Peribronchitis, Perivasculitis oder Perilymphangitis nodosa), drittens aus intrapulmonalen peribronchialen und perivaskulären Lymphknötchen.

ARNOLD beschreibt in den Lungen von Personen, die längere Zeit Staub eingeatmet hatten, eine große Zahl von Alveolen, welche mit *Staubpfröpfen* gefüllt sind. Diese enthalten epitheliale und lymphoide staubführende Zellen und freie Staubkörnchen. Sie können längere Zeit ohne Veränderung liegen. Allmählig zerfallen die Zellen, die interalveolare Leiste wird von Rundzellen durchsetzt, an deren Stelle dann zellenarmes derbes Bindegewebe tritt. Die Inhaltsmasse wird kompakter und kleiner, schließlich bleibt ein derber, aus fibrösem oder hyalin degeneriertem Gewebe bestehender Herd. Das ist die Genese der aus Alveolen hervorgegangenen *Steinhauerknötchen.*

Die *Verteilung des Staubes auf die einzelnen Lappen* und Abschnitte der Lungen hängt von der Weite und Stellung der Bronchien, von der Exkursionsfähigkeit der Lungenlappen, daher von dem Bau der Lungen, der Form des Brustkorbes, dem Typus der Respiration, eventuellen pleuritischen Verwachsungen usw. ab. In jedem Falle ist sie das Gesamtergebnis aus Zufuhr, Retention und Abfuhr des Staubes (S. 496ff.). In vielen Fällen ist die rechte Seite etwas stärker betroffen.

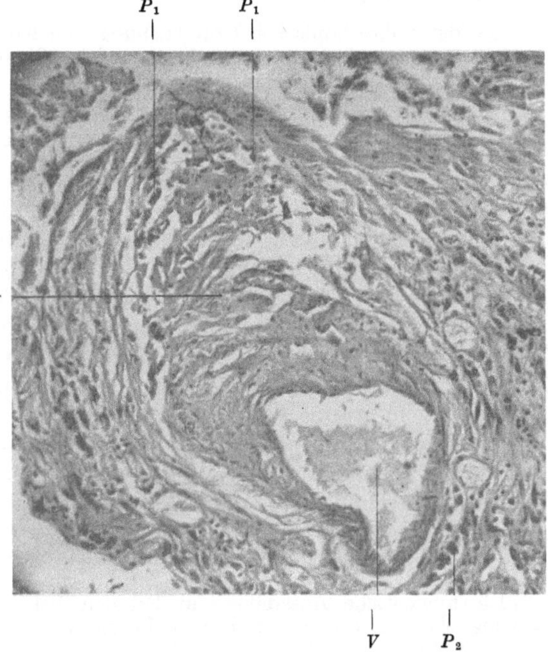

Abb. 3. Steinhauerknötchen an einer Lungenvene, von einem Pigmenthof umgeben (Perivasculitis nodosa nach ARNOLD). *K* Knötchen. P_1 Kohlenpigment in den äußeren Schichten des Knötchens. P_2 Kohlenpigment in der Adventitia der Vene. *V* Venenlumen. 150:1.

In den größeren *Bronchien* findet man bei Zementarbeitern einen Brei von Zement und Inkrustation der Schleimhaut (PESENTI). Bronchiektasien sind in Staublungen häufig. ARNOLD hat an Versuchstieren katarrhalische Veränderungen der Mucosa und Submucosa gesehen, *Aufrecht* Durchbohrung der Bronchialwand durch ein spitzes Staubteilchen, allerdings nicht nach Einatmung, sondern nach Einspritzung einer Aufschwemmung von Thomasphosphatschlacke.

Die *Kohlenlunge* (Anthrakose, STRATTON 1838) fällt durch die Färbung sofort auf. In geringen Graden findet man schwarze Streifen und Fleckchen, welche alle Lappen betreffen, und regelmäßige Zeichnungen auf der Pleura. In höheren Graden ist die ganze Lunge schwarzblau bis schwarz. Der genauere Befund ist nicht einheitlich. Es gibt ganz schwarze Lungen ohne die geringste Induration (Rußlungen) und andere mit deutlicher Verdichtung und mit Knötchen, welche, den Steinhauerknötchen ganz ähnlich, aus konzentrischen Bindegewebslagen mit eingelagerten Kohlenteilchen bestehen. Bei

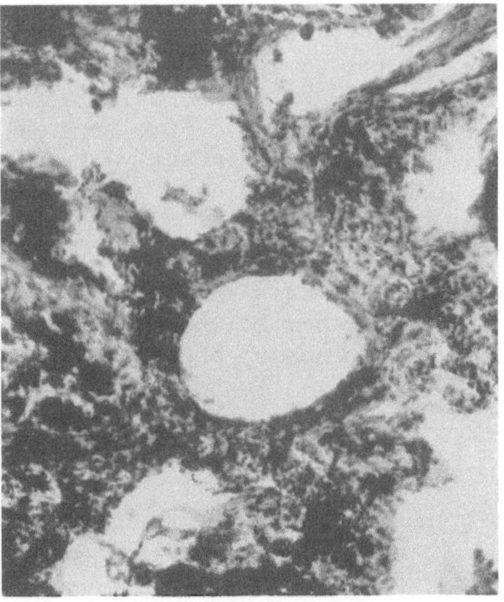

Abb. 4. Anthracosis indurativa (60 jähriger Eisengießer). Interalveoläres Gewebe verdickt, mit Kohlenpigment erfüllt, letzteres auch im Alveolarepithel. 150:1.

den leichteren Fällen von Kohlenlunge ist das Pigment, wie in der normalen Lunge das gewöhnliche schwarze Pigment, im peribronchialen und perivaskulären Gewebe dicht angehäuft.

Bei der mikroskopischen Untersuchung von Kohlenlungen ist auf gleiche Dicke aller Schnitte zu achten, da man sonst in bezug auf den Pigmentgehalt einzelner Teile den gröbsten Täuschungen unterliegen kann.

Andere Formen der Staublunge, mit der Steinlunge im Wesen übereinstimmend, sind: die *rote Eisenlunge* (Fe_2O_3) von ZENKER, MERKEL u a , die *schwarze Eisenlunge* (Fe_3O_4) von MERKEL, *Porzellanlunge* (GREENHOW), *Brauneisensteinlunge* (LANGGUTH), *Specksteinlunge* (THOREL). Die beiden erstgenannten werden infolge von Änderungen im Herstellungsverfahren nicht mehr beobachtet, die Porzellanlunge ist neuerdings von RÖSSLE eingehend untersucht worden.

Vegetabilischer Staub scheint in manchen Fällen chronische Katarrhe, Bronchiektasien, ungewöhnliche Färbungen des Lungengewebes, jedoch *keine Verdichtung* hervorzurufen. Die Lehrbücher sprechen zwar von der *Tabaccosis* ZENKERS als einer Pneumokoniose, sein Originalbericht beschreibt aber nur „eigentümliche braune Flecke im Lungengewebe und den Bronchialdrüsen neben hochgradigen atrophischen Zuständen der Lunge“ bei zwei Arbeiterinnen einer Tabakfabrik. Bei einem *Fruchtputzereiarbeiter* hat STAEHELIN ausgedehnte Bronchiektasien gesehen, keine Pneumokoniose. Ich habe bei einem viele Jahre mit derselben Arbeit Beschäftigten eine akute Miliartuberkulose in sonst unveränderten Lungen gefunden.

Die hygienische Ausstellung in Dresden 1911 enthielt mehrere Tabaklungen, vom Pathologischen Institut in Zürich, vom Bayrischen Arbeitermuseum und von Prof. SOMMERFELD in Berlin ausgestellt, genauere Beschreibungen wurden nicht veröffentlicht. Ein Fall von PALITZSCH entbehrt des Sektionsbefundes. Das Museum des Wiener pathologisch-anatomischen Universitätsinstituts besitzt die dunkelblaue Lunge eines 41 jährigen Tuchwebers, der mit Anilinschwarz arbeitete, auffällige Verdichtung ist nicht vorhanden.

Die Staublungen zeigen außer den beschriebenen typischen Veränderungen in vielen Fällen noch andere krankhafte Befunde. Ein Teil davon ist mit Sicherheit als Komplikation aufzufassen, über die anderen herrscht unter den Forschern keine Übereinstimmung.

Eine häufige Komplikation der Staublunge bildet die *katarrhalische Pneumonie,* in lobulärer und lobärer Ausdehnung. Namentlich bei Steinhauern „trifft man sehr häufig solche Prozesse, welche offenbar den Abschluß bedeuten, mit oder ohne gleichzeitige chronische derartige Veränderungen“ (ARNOLD).

Auch echte *croupöse Pneumonien* kommen gelegentlich vor (eigene Beobachtung bei Kohlenlunge). Übergang von akuter Pneumonie in *Induration* ist bei Bergleuten häufig, weil die Verödung der Lymphbahnen die Resorption des Exsudats aus den Alveolen erschwert (WILKE).

Bei manchen Staubarten sind *akute Pneumonien* auffallend häufig auch *ohne Pneumokoniose* beobachtet worden, so in Brauneisensteingruben und Brauneisensteinmühlen. Besonders schwere Lungenentzündungen werden bei Arbeit mit *Thomasschlacke* beobachtet, sowohl bei der Vermahlung als beim Ausstreuen als Kunstdünger auf dem Felde (ERHARDT). ENDERLEN fand bei der Sektion in zwei Fällen den FRÄNKEL-WEICHSELBAUMschen Bacillus. Die Erzeugung im Tierversuch ist nicht gelungen (LOEB, ENDERLEN, LUBENAU).

Zu den seltenen und einigermaßen umstrittenen Befunden gehören die *Höhlenbildungen* in den Staublungen. Man pflegt sie teils auf Vereiterung von Bronchien und Bronchiektasien, teils auf nekrotische Prozesse im indurierten Lungengewebe zurückzuführen. „Bei der indurativen Anthrakose sind durch Nekrose des Gewebes vermittelte Höhlenbildungen die größten Seltenheiten, bei der Chalicosis werden solche Vorgänge verhältnismäßig häufiger getroffen" (ARNOLD). ZENKER hielt die direkte Nekrosierung für wenig wahrscheinlich.

Die alten Berichte beschreiben bei Anthrakose vielfach solche Höhlen mit torfartiger, bröckliger Wand und flüssigem, tinten- oder tuscheartigem Inhalt. Doch hat man damals manchmal zweifellos tuberkulöse, käsige Infiltrate entweder nicht erkannt oder doch nicht als Tuberkulose aufgefaßt, „weil sie nicht mit Miliartuberkulose im VIRCHOWschen Sinne kompliziert waren. Es lassen sich somit die diesen Gegenstand betreffenden Angaben nur sehr bedingt verwerten" (ARNOLD). Es gibt aber auch sorgfältige Beobachtungen von anämischen Nekroseherden und Kavernen aus neuerer Zeit (THOREL, ARNOLD, STEPP, BÖHME). Allerdings hat in den Fällen von THOREL, ARNOLD und STEPP gleichzeitig Tuberkulose bestanden.

Zuweilen werden richtige *Lungensteine* als isolierte Konkremente in Staublungen gefunden. In einem Falle ARNOLDS hatten sie ein organisches Gerüst aus faseriger hyaliner Masse und waren durch Nekrose freigewordene Teilchen der Steinhauerlunge. In einer Kaverne des rechten Oberlappens war ein spitzer Stein in die Kavernenwand und einen Ast der Arteria pulmonalis eingekeilt. Gleichzeitig bestand Tuberkulose.

Die *ausgehusteten Lungensteine* sind jedoch nicht immer Derivate des eingeatmeten Steinstaubes, sondern mitunter durch sekundäre Verkalkung in Bronchien entstanden (BROCK).

Die wichtigste und häufigste Komplikation der Staublunge ist die *Tuberkulose.* Sie wird dabei in allen Formen gefunden, auch im Kehlkopf, Darm, in der Wirbelsäule, in den Hirnhäuten usw. An Lungen, die gefärbten Staub enthalten, sieht man die tuberkulösen Herde in den pigmentfreien Stellen liegen, die sich als Inseln von der pigmentierten Schnittfläche abheben (THOREL). Die Staublunge der Porzellanarbeiter ist nach LEMAISTRE gelegentlich, nach RÖSSLE aber niemals mit akuter Tuberkulose verbunden.

Man hat die Vermutung ausgesprochen, daß die Steinhauerknötchen tuberkulöser Natur sein könnten. ARNOLD hat sich durch genaue Untersuchung vom Gegenteil überzeugt. Sie enthalten keine epitheloiden Zellen, keine Riesenzellen, keine käsigen Metamorphosen, man kann in ihnen keine Tuberkelbacillen nachweisen und durch ihre Verimpfung in die vordere Augenkammer des Kaninchens keine Tuberkulose erzeugen.

Die Kombination von *Lungensyphilis* und *Porzellanlunge* haben HOMMA und HOGENAUER beobachtet.

Als Folgen der Staubeinatmung werden von manchen Untersuchern auch *primäre Neubildungen* der Lunge aufgefaßt (ROSTOSKI). Insbesondere gilt das vom „Schneeberger Lungenkrebs", bei dem der Arsengehalt des Gesteines als Ursache betrachtet wird. Es scheint sich, im Gegensatze zu früheren Angaben, stets um Bronchialcarcinom zu handeln (SCHMORL). BEYREUTHER fand Zylinderzellenkrebs und Plattenepithelzellenkrebs in je einer Lunge desselben Menschen, daneben noch Tuberkulose.

Bei Arbeitern in Petroleumraffinerien kommt nach HALL Lungenkrebs als Inhalationskrankheit vor.

Der eingeatmete Staub und die dadurch erzeugten Veränderungen sind nicht bloß in den Lungen, sondern auch *in anderen Organen* nachweisbar (Staubmetastasen).

Die Steinhauerknötchen finden sich in den bronchialen, axillaren und cervicalen *Lymphknoten,* mitunter auch auf der caudalen Seite des Zwerchfells und in den abdominalen Lymphknoten. Bei Personen, die längere Zeit vor dem Tode nicht mehr beruflich tätig waren, können die Lymphknoten sogar mehr Steinstaub (als SiO_2 bestimmt) enthalten, als die Lungen (CHRIST).

Besonders gut läßt sich bei der *Anthrakose* durch die auffallende Färbung die Verschleppung des in die Lunge eingeführten Staubes in andere Organe verfolgen. Nebst den Lymphknoten findet man das schwarze Pigment in der Pleura costalis, in Milz, Milzkapsel, Leber, Niere, Knochenmark. Der Transport geschieht auf dem Lymphwege oder in der Blutbahn. Die Lymphbahnen des Lungenfelles scheiden Farbstoffteilchen in die Pleurahöhle aus, die Stomata der Lymphbahnen des Rippenfelles nehmen sie auf (FLEINER, GRAWITZ). Auch neugebildete Lymphbahnen in pleuritischen Adhäsionen können den Übergang auf die Pleura costalis vermitteln, ebenso in die axillaren Lymphknoten. In diese und die cervicalen führt der Weg auch über normale thorakofugale Lymphbahnen. Daß das Kohlenpigment in die großen Drüsen und die Lymphknoten des Bauchraums durch retrograden Transport in thorakopetalen Lymphbahnen gelangt, wird mancherseits noch bestritten. Eine Anthrakose periportaler Lymphknoten bei Freibleiben der Leber spräche für ein solches Verhalten, während bei intestinaler Aufnahme infolge reichlicher Beschmutzung der Nahrung mit Kohlenstaub die Leber, die mesenterialen und periportalen Lymphknoten in gleicher Weise Kohle enthalten sollten. Die Blutbahn kann durch Einbruch eines Lymphknotens in eine Vene des kleinen Kreislaufs oder in eine Arterie, selbst in die Aorta, durch Übergang von Pigment in den kleinen Kreislauf innerhalb der Lungen (Intravasation), endlich durch Übergang des Pigments aus einem Lymphknoten in den Ductus thoracicus, Kohlenteilchen in die verschiedensten Organe führen (SOYKA, WEIGERT, CHIARI, OHKUBA, ASKANAZY, FRANKE, BEITZKE, LUBARSCH, LANGGUTH, CHRIST).

Von großer klinischer Bedeutung sind *entzündliche Vorgänge*, die sich häufig in den mit Staub gefüllten Lymphknoten, besonders den anthrakotischen, abspielen. Die Lymphknoten können erweichen, wobei sich in ihnen Hohlräume bilden; sie können in benachbarte Hohlorgane durchbrechen, nicht selten in mehrere gleichzeitig, oder sie können schrumpfen und dadurch wesentliche Zerrungen an benachbarten Teilen verursachen.

Die *Durchbrüche* und ihre Folgen hat C. STERNBERG eingehend studiert. Man beobachtet: Durchbruch in einen Bronchus, gleichzeitig in den linken Bronchus und die Aorta (auch FRÄNKEL), gleichzeitig in einen Bronchus und die Arteria pulmonalis, in den Oesophagus, auch mit eitriger oder jauchiger Mediastinitis, gleichzeitig in den Oesophagus und einen Hauptbronchus (gewöhnlich den rechten unterhalb der Bifurkation der Trachea) mit Lungengangrän, gleichzeitig in Oesophagus, Bronchus und Arteria pulmonalis. *Schrumpfung* periaortaler Lymphknoten erzeugt Traktionsdivertikel der Speiseröhre, Schrumpfung eines Lymphknotens zwischen Aortenbogen und linkem Hauptbronchus linksseitige Recurrenslähmung (GERHARDT, BÄUMLER, eigene Beobachtung). Auch kann ein Lymphknoten, der gleichzeitig in eine Lungenvene und in die Speiseröhre durchbricht, aus der letzteren Infektionskeime in die Blutbahn bringen, die Septicämie verursachen.

Der restliche *Leichenbefund* wird bei vorgeschrittenen Fällen von Staublunge gewöhnlich von der *Herzerkrankung* beherrscht, die sich als Folge der Behinderung des kleinen Kreislaufs allmählich entwickelt: Dilatation und Hypertrophie des rechten Herzens, Stauungsorgane, Hydrops in den serösen Höhlen, Blässe der Haut, allgemeine Wassersucht.

Chemische Untersuchungen. Nach KUSSMAUL und SCHMIDT ist in der Lunge eines 2 Wochen alten Kindes keine Kieselsäure enthalten, in der eines dreiviertel Jahre alten finden sich Spuren. Nach WOSKRESENSKI sind die Lungen von Kindern bis zu einem Jahre stets davon frei. Die Lunge des gesunden Erwachsenen enthält stets Kieselsäure, im Durchschnitte 1,0 g in beiden Lungen zusammen. Die Lunge eines Steinhauers enthielt etwa dreimal so viel (KUSSMAUL und SCHMIDT). Systematische Untersuchungen an Steinmetzlungen haben MEINEL und RIEGEL, an Bergarbeiterlungen BÖHME angestellt. In den indurierten Teilen der Lungen kann der Aschengehalt bis 5,57% ansteigen. Sandfreie Bergarbeiterlungen sind nicht induriert, auch wenn sie ganz schwarz sind. Bei einem Sandgehalt von 0,73% wurde jedoch bereits Verhärtung gefunden. Bei Gesunden ist in der Lunge stets weniger Kieselsäure enthalten als in den bronchialen Lymphknoten (WOSKRESENSKY), bei Steinhauern dann, wenn sie längere Zeit nicht gearbeitet hatten (CHRIST). Die Ablagerung des Metallstaubes bei Gold- und Silberarbeitern hat ARNOLD mittels der „Kapellenmethode" untersuchen lassen. Sie haben reichlich Gold und Silber in den bronchialen Lymphknoten, und zwar mehr als in den Lungen, oft mehr als in Lungen, Leber und Milz zusammen. Dieser Metallstaub wird demnach mit der Atmung aufgenommen. Doch ist auch der Verdauungskanal an der Aufnahme beteiligt (Essen mit beschmutzten Händen), denn es ist in anderen Fällen mehr Gold und Silber in den mesenterialen Lymphknoten und im Mesenterium als in den Organen des Brustraums enthalten.

Experimentelle Untersuchungen. An Phtisikern im letzten Stadium hat MAGGIORANI Versuche gemacht, indem er feinstes Kohlenpulver inhalieren ließ. Die Kohle wurde bei der Autopsie in den Bronchien und Kavernen gefunden.

Sehr zahlreich sind die *Tierversuche.* Die älteren reichen noch in die Zeit vor der Entdeckung des Tuberkelbacillus zurück, als viele die spezifische Natur der Tuberkel nicht anerkennen wollten und durch Einatmung und Einspritzung der verschiedensten Substanzen allerlei „Knötchen" erzeugten. Hierüber bei WALDENBURG und PREDÖHL. Von späteren sind besonders ARNOLD, FLEINER, GRAWITZ, LUBENAU zu nennen. Sehr genau sind die quantitativen Versuche von LEHMANN und seinen Mitarbeitern. RÓNA hat in origineller Weise Öl mit Ruß in Venen eingespritzt und so Staublunge durch Fettembolie erzeugt. Ähnlich ging WISLOCKI vor. In den letzten 2 Jahrzehnten haben englische und amerikanische Forscher die einschlägigen Fragen vielfach bearbeitet, insbesondere seit WAINWRIGHT und NICHOLS die Beziehung der Staublunge zur Tuberkulose.

Pathogenese. Die Wirkungen des Staubes pflegt man in *mechanische, chemische* und *infektiöse* einzuteilen.

Die Trennung zwischen *rein mechanischer* und chemischer Wirkung ist jedoch nach dem heutigen Stande der physikalischen Chemie nicht mehr zulässig. Gerade bei diesen kleinen Gebilden kommen mannigfache physikochemische Vorgänge in Betracht: Hydrophilie, Hydrophobie, Adsorption von Gasen und gelösten Substanzen und deren Abgabe an die Umgebung, Quellungsvermögen und jedenfalls auch elektrische Erscheinungen. Außerdem aber gibt es zwischen „vollkommen löslichen" und „vollkommen unlöslichen" Stoffen fließende Übergänge und es genügen bei manchen Substanzen, wie die Immunitätsforschung gezeigt hat, Mengen von einer Größenordnung, deren Kleinheit unser Vorstellungsvermögen übersteigt, um die schwersten Erscheinungen hervorzurufen. Die unmerklich kleinen Anteile, die von den ins Gewebe eingedrungenen Stäubchen in Lösung gehen, vermögen sicherlich unter Umständen beträchtliche Wirkungen zu entfalten. Daher ist auch jene vielfach beliebte Betrachtungsweise, die die Gefährlichkeit des Staubes für die Lunge nach seiner Form im mikroskopischen Bilde beurteilen will, gänzlich unzureichend.

Die *„rein chemische"* Wirkung kann sich *örtlich* in der Lunge äußern oder durch Übergang in die Blutbahn *allgemeine Giftwirkung* oder *Sensibilisierung* und später *Anaphylaxie* hervorrufen. Wir werden hier nur jene Fälle besprechen, in denen *Lungenerscheinungen* auftreten.

Infektiöse Wirkung von gewerblichem Staub ist mit Sicherheit nur bei *Milzbrand* bekannt. Insbesondere wurde Milzbrandpneumonie in Lumpensortierereien und Papierfabriken (Hadernkrankheit), sowie beim Sortieren von roher Wolle (wool-sorters disease) beobachtet. Ob die Mehltausporen, die von COLLIS als Ursache akuter endemischer, von Erbrechen und Nasenbluten begleiteter Tracheobronchialkatarrhe bei Baumwollwebern angeschuldigt werden, in der Tat menschenpathogen sind, ist nicht erwiesen. Wahrscheinlich handelt es sich um Erzeugung von Allergie (S. 504). Dagegen mögen manche Fälle von *Aspergillose* der Lungen durch gewerblichen Staub entstanden sein.

Übertragung der *Tuberkulose* durch Staub dürfte im allgemeinen nicht häufig vorkommen, im Gegensatz zu der früher von CORNET vertretenen Ansicht (BEITZKE). Auch *Straßenstaub* ist keine solche Infektionsquelle für Tuberkulose, wie in populären Schriften vielfach behauptet wird. Die Straßenkehrer von Wien, durchwegs Leute in vorgerückteren Jahren, leiden an chronischer Bronchitis und Emphysem, aber nur sehr selten an Tuberkulose (eigene Beobachtungen). Die Straßenkehrer von Madrid, Männer zwischen 22 und 40, haben eine Mortalität, die weit unter dem Gesamtdurchschnitte der Madrider Bevölkerung liegt und fast genau der der männlichen Altersgruppen zwischen 22 und 40 entspricht. Demnach haben sie weder ungewöhnlich häufige oder bösartige Tuberkulose, noch sind sie anderen besonderen Gefahren durch den Straßenstaub ausgesetzt (BALLOTA TAYLOR). Anders in Bergwerken. Hier werden bacillenreiche Hustentröpfchen „in den schornsteinengen Arbeitsstrecken unter Tag vielen Hunderten von Bergleuten durch den ziehenden Luftstrom (Wetterstrom) als Einatmungsluft zugeführt" (ICKERT).

Wird zum erstenmal staubreiche Luft eingeatmet, so wird anfangs ein großer Teil des Staubes durch *Niesen* entfernt. Bald fällt das Niesen durch Gewöhnung weg. Dann bleiben etwa 50% des eingeatmeten Staubes in der Nase und können durch die Choanen in den Magen gelangen (LEHMANN). Über Staubkrankheiten der Nase vgl. den betreffenden Abschnitt.

Ein weiterer Teil des Staubes bleibt in der *Luftröhre* und deren *Verzweigungen*, wird durch den Flimmerstrom der Wandauskleidung mit dem Schleim zurückbefördert und ausgehustet.

Der *Auswurf* enthält den Staub teils frei, teils in Zellen eingeschlossen. Die Zellen können von proliferierenden Epithelien und Ersatzzellen der Tracheobronchialschleimhaut stammen oder von Alveolarzellen, oder tracheobronchiale oder alveolare Wanderzellen sein (ARNOLD).

Bei der *Inspiration* werden die *Alveolen* gedehnt, die Zellen auseinandergezogen, die Staubteilchen, die mit der Inspirationsluft bis dahin gelangt sind, können nach TENDELOO eingesogen werden.

Die größere Menge des feinsten Staubes scheint nach ARNOLD zwischen den Alveolarepithelien einzudringen, da sich nach Rußinhalation netzförmige Zeichnungen, entsprechend den Kittlinien finden, während er Durchbohrung von Zellen zwar für möglich, aber jedenfalls nicht für häufig hält. Der Staub tritt dann in das Saftkanalsystem der Alveolarwände ein und wird mit dem Lymphstrom weiter geführt, zum großen Teile frei, zum kleineren innerhalb der Zellen der Lymphe. Die Kraft, die den Lymphstrom weiter befördert, ist wieder die Atmung (TENDELOO). An den Stellen, wo das Gefälle des Lymphstroms geringer ist, bleiben Staubteilchen liegen. Daher findet man die größeren peribronchialen und perivasculären Lymphgefäße gewöhnlich leer, dagegen reichlichen Staub im peribronchialen, periinfundibulären und perivasculären Bindegewebe sowie in den pleuralen und subpleuralen Lymphgefäßen. Bei Kaninchen liegt er in den sternförmigen Knotenpunkten der interlobulären Lymphgefäße der Pleura. Das sind die Prädilektionsstellen, wo sich bei fortgesetzter Steinstaubeinatmung die Steinhauerknötchen und fleckigen Verdickungen der Pleura entwickeln (vgl. S. 489). Sind bei Steinhauern einmal Knötchen entstanden, so bildet deren Umgebung ihrerseits eine Stelle geringeren Gefälles für den Lymphstrom. Daher sammelt sich die eingeatmete Kohle hier an und bildet schwarze Pigmenthöfe um die

Steinhauerknötchen (Tendeloo). Jedenfalls sind es „die Ufer des Lymphstroms, an denen der Staub abgelagert wird“ (Rindfleisch).

Die bronchialen *Lymphknoten* der Versuchstiere enthalten den Staub schon bald nach einer Inhalation; zerstäubtes Ultramarin war schon nach 3 Stunden in den an der Außenseite der Follikel gelegenen Lymphräumen (Arnold) zu finden. Zuerst wird der Staub in den Lymphsinus, der Kapsel und teilweise in der Marksubstanz abgelagert, später dringt er in alle Teile des Lymphknotens ein (Rindfleisch).

Hört die Staubzufuhr auf, so vollzieht sich allmählich eine *Selbstreinigung der Lunge*, die beim Versuchstier proportional der Lebensdauer fortschreitet, bis die Lunge nahezu vollständig gereinigt und depigmentiert ist (Arnold, Lubenau, Rössle). Die Staubabfuhr kann nach Arnold teils direkt aus den Alveolen durch schleimige Erweichung der Staubpfröpfe (S. 490) geschehen, teils durch den nach den Lymphknoten gerichteten Lymphstrom, teils durch Ausscheidung zwischen den Epithelzellen der Bronchien ins Bronchiallumen.

Auch beim Menschen gibt es eine sehr weitgehende Abfuhr des Staubes. Die direkte Ausfuhr aus den Alveolen geschieht in stärkerem Maße und längere Zeit wohl nur bei Zerfall des Lungengewebes, dagegen ist die Abfuhr nach den Lymphknoten sehr beträchtlich (S. 493 und 494). Für Durchbruch durch die Bronchialwand ins Lumen spricht nach Arnold der Befund von sehr stark pigmentierten Stellen in der Bronchialschleimhaut, die außer Atrophie keine Veränderungen zeigen.

Die *Wirkung des Staubes auf das Lungengewebe* wechselt im Experiment mit der Tierart. Beim Menschen sind etwaige Verschiedenheiten nach der Konstitution noch nicht bekannt. Jedenfalls gehen *Staubgehalt und Induration nicht parallel;* bei alten Prozessen kann der Staubgehalt durch Selbstreinigung gering sein, während schwere fibröse Veränderungen vorliegen.

Die einzelnen Staubarten verhalten sich sehr verschieden, auch zwischen den anscheinend unlöslichen mineralischen Staubarten bestehen so große Unterschiede der Wirkung, daß sie nicht allein in der kantigen oder runden Form der Teilchen begründet sein können, sondern zur Annahme einer *spezifischen fibroplastischen Wirkung* gewisser Staubarten, besonders der Silikate, zwingen.

Fenn hat bei Versuchen über *Phagocytose* gefunden, daß die polymorphkernigen Leukocyten der Milz aus einer Suspension von Kohle und Quarz die Kohlenteilchen 4 mal so schnell aufnehmen als die Quarzteilchen.

Gye und Kettle haben durch Einspritzung von Siliciumoxydaufschwemmung lokale Nekrose erzeugt. Brachten sie Tuberkelbacillen in die Blutbahn ein, so reicherten sich diese hier an. Die Gewebsnekrose war bei anderen Substanzen, z. B. Calciumchlorid, viel stärker, die Bacillenzahl aber bei Siliciumoxyd am größten. Kettle vermutet, daß das Silicium die Phagocytose hemme.

Legge führt Untersuchungen von Higgins, Lanza, Laney und Rice an, nach denen die Hauer in den Zinkminen von Missouri erst nach 4—5jähriger Beschäftigung klinisch und röntgenologisch nachweisbare Lungenveränderungen bekommen, die Bergleute in den Quarzminen der pazifischen Küste schon nach 6—8 Monaten.

In bezug auf den *Kohlenstaub* hat schon der Gesundheitsrat des Seinedepartements 1858 die Meinung vertreten, daß nicht die Kohle an sich, sondern die Beimengung von Silikatstaub das schädliche Agens sei.

In der Tat spricht manches dafür, daß die Induration bei Anthrakose nicht auf dem Kohlenstaub allein beruht, sondern durch die Beimengung von Steinstaub hervorgerufen wird, so daß solche Fälle als Kombination von Steinstaub- und Kohlenlunge aufzufassen sind. Das mikroskopische Bild ist nicht entscheidend, weil die schwarzen Kohlenteilchen im optischen Bilde begreiflicherweise die meist kleineren farblosen Steinteilchen völlig verdecken — auch die Untersuchung auf Doppelbrechung versagt; erst die chemische Untersuchung weist den vermehrten Silikatgehalt nach.

Reine Rußlungen bei Köhlern, Schornsteinfegern, Holzkohlenträgern (TRAUBE) zeigen keine Verdichtung, dagegen ist bei Leuten, die mit Steinkohle zu tun haben, die ja in höherem Grade Mineralbestandteile enthält, die Lunge eher verdichtet, bei Kohlenberghauern besonders dann, wenn die Gänge durch hartes Gestein führen oder die Leute selber zeitweise als Gesteinshauer gearbeitet haben. BÖHME fand bei reinen Kohlenhauern nur sehr schwarze Lungen, aber keine Fibrose; solche Lungen erwiesen sich bei chemischer Untersuchung als frei von Sand. Auch bei Heizern von Fabriks- und Lokomotivkesseln findet man ganz schwarze Lungen ohne Fibrose.

ARNOLD konnte im Tierversuch nur selten und in geringem Ausmaße durch Rußinhalation Verdichtung erzeugen. Er unterscheidet daher „Anthracosis simplex" = „Melanosis anthracotica pulmonum" von „Anthracosis indurativa". Letztere tritt insbesondere bei Kombination von Kohle mit Kieselstaub auf. CLAISSE und JOSUÉ, LUBENAU, WILLIS konnten bei gesunden Tieren durch reine Rußinhalation niemals Fibrose hervorrufen.

Von *organischen Staubarten* hat LUBENAU im Tierversuch den *Holzstaub* besonders gefährlich gefunden: heftige eitrige Bronchitis, Staubteilchen in die Mucosa eingesprengt, Blutungen unter die Pleura. Vielleicht ist hier auch Anaphylaxie im Spiele (S. 504). Mit dieser Angabe stimmen die Beobachtungen teilweise überein, die MENZEL an der Schleimhaut der oberen Luftwege bei Drechslern und Tischlern gemacht hat.

Die Beziehungen zwischen *Staub und pathogenen Mikroorganismen* hat ARNOLD bereits 1885 durch Einatmung von ausgeglühtem Schmirgel untersucht. Es entstanden akute entzündliche Veränderungen in den Bronchien. Daraus schloß ARNOLD, daß die chronischen Vorgänge bei der Staublunge, insbesondere in den Alveolen, gleichfalls ohne Vermittlung von Bakterien zustande kommen. Versuchsanordnung und Schlußfolgerung genügen allerdings den heutigen Anforderungen nicht mehr.

Besonders wichtig sind die Beziehungen zur *Tuberkulose*. Leider ist man hier trotz sehr zahlreicher klinischer, röntgenologischer, anatomischer, experimenteller und statistischer Arbeiten von einer endgiltigen Lösung des Problems noch weit entfernt.

Viele Angaben stammen freilich aus vorbakteriologischer Zeit oder von grundsätzlichen Gegnern der Bakteriologie, wie z. B. ARLIDGE (1892), und sind gänzlich veraltet.

Vielfach hat man die Frage durch *statistische Untersuchungen* zu klären versucht. Die statistische Erfassung der Krankheits- und Todesfälle stößt aber auf diesem Gebiete auf ganz außerordentliche Schwierigkeiten. Die klinische Unterscheidung der Pneumokoniosen von anderen Lungenkrankheiten und namentlich von der Tuberkulose der Lunge ist selbst bei Anwendung der feinsten Hilfsmittel in vielen Fällen nicht nur sehr schwer, sondern sehr oft ganz unmöglich, schon darum, weil eben alle Erkrankungen am selben Patienten vereinigt auftreten können. Bei den vorgeschrittenen Fällen geht das pulmonale Krankheitsbild häufig in ein kardiales über, dessen Zusammenhang mit dem Grundleiden mitunter verkannt wird. Daher sind sowohl die Krankheitsbezeichnungen der Lebenden, besonders bei den Krankenkassen, als der Totenscheine, mögen sie auch amtlich „festgestellt" sein, und der Kirchenbücher höchst unverläßlich. Die Tuberkulose des einzelnen hängt aber von einer ganzen Reihe von Faktoren ab: der ererbten Konstitution, dem Ausmaße der Infektion, der Virulenz der Erreger, eventueller Reinfektion, dem ganzen sozialen Milieu (Ernährung, Wohnung, Lebensführung usw.) und endlich von Art und Dauer der Beschäftigung. Hierzu kommt bei anstrengenden Berufen eine Selbstauslese der nicht berufsfähigen Arbeiter, wodurch diese Berufe eine Auswahl besonders kräftiger und gesunder Leute bilden, während andere Berufszweige mit kränklichen Personen belastet werden. Darum sind die Ergebnisse dieser mühevollen Untersuchungen mehr zu einer allgemeinen Orientierung über hygienische Gefahren bestimmter Berufe oder Betriebe, zur Belehrung von Behörden und Volksvertretern verwendbar, eignen sich aber nicht zur Ermittlung ursächlicher Beziehungen.

Viele ältere Zahlenangaben, mit reichlicher Literatur nebst eigenen Untersuchungen, hat SOMMERFELD zusammengestellt, eine sehr umfangreiche Darstellung, besonders amerikanischer und englischer Verhältnisse, gibt HOFFMANN. Ein beliebtes Zitat ist die Statistik der *Schleifer von Solingen* nach OLDENDORFF. Sie betrifft die Jahre 1811—1875 und ist überholt durch neuere Angaben von MORITZ, STRATMANN, OLIVER und den Bericht des Chief-Gewerbeinspektors von England für 1906. In den letzten Jahren sind die Verhältnisse der Porzellanindustrie — „potters consumption or potters asthma" — mehrfach bearbeitet worden: SOMMERFELD, TATHAM, LEYMANN, HOLITSCHER, KOELSCH, HOLTZMANN und HARMS, LANDIS, VOLLRATH.

Das Tuberkuloseproblem gipfelt in der praktisch sehr wichtigen Frage: *Begünstigen* Staub und Staubveränderungen die Entwicklung von Lungentuberkulose, oder *hemmen* sie sie, oder wirken sie vielleicht sogar *heilend* auf einen tuberkulösen Infekt? Alle drei Ansichten haben ihre Vertreter.

Was zunächst die *fibrösen Veränderungen* im allgemeinen betrifft, sind MERKEL, BÄUMLER, TENDELOO und LUBARSCH der Meinung, daß die Verödung der Lymphgefäße die Verschleppung der Bazillen aus den Tuberkeln des Lungengewebes *verhindere* und die Ausbreitung der Tuberkulose *hemme.* Auch biete das schwielig verödete Gewebe der Lunge nach MERKEL keinen günstigen Boden für eine junge Invasion von Tuberkelbacillen.

STAEHELIN meint dagegen, daß durch die Obliteration der Lymphgefäße die Ansiedlung von Tuberkelbacillen *erleichtert* werde.

Die Tierversuche von CESA-BIANCHI würden für diese Ansicht sprechen. Meerschweinchen inhalierten 8—10 Wochen verschiedene anorganische Staubarten und wurden dann mit menschlicher Tuberkulose infiziert. Die Kontrolltiere erkrankten nur wenig an der Lunge und niemals ausschließlich, die Staubtiere bekamen ausgesprochene Lungentuberkulose, teils in miliarer Form, teils als käsige Pneumonie, sogar mit Kavernen.

Die *einzelnen Staubarten* werden von verschiedenen Beobachtern sehr verschieden beurteilt.

Zement hemmt nach PESENTI die Entwicklung der Lungentuberkulose. Ebenso soll *Kalk* nach GRAB, PIZZINI und Anderen vor Tuberkulose schützen und sogar auf Phthisiker heilend einwirken. Die Kalkbrenner erkrankten nur an croupöser Pneumonie, die gewöhnlich tödlich ist. ROTA bestritt diese Angaben: unter 35 gestorbenen Kalkbrennern waren 9 an Tuberkulose gestorben. Auch sonst wird diese Meinung durch die Erfahrung nicht bestätigt (RECKZEH).

Der *Kohlenstaub* soll vor Tuberkulose schützen, besonders in den englischen Kohlendistrikten (COLLIS). LUBARSCH hat im Zwickauer Kohlengebiet nur ungefähr halb so viel Fälle von Lungentuberkulose seziert als an anderen Orten seiner Tätigkeit, während Knochen- und Gelenkstuberkulose dort ebenso häufig ist wie anderwärts.

Nach LEGGE regt Kohle die Phagocytose an und fördert dadurch die Elimination anderer Staubteilchen. WILLIS hat dagegen Meerschweinchen Kohle einatmen lassen und dann Bacillen eingespritzt; es bildeten sich reichlicher Tuberkel in den Lungen als bei den Kontrolltieren.

Quarzstaub von Mühlsteinen befördert nach PEACOCK bei jugendlichen Arbeitern den Ausbruch der Tuberkulose. GIGLIOLI fand im Quecksilberbergbau am Monte Amiato bei den Arbeitern im Silikatgestein schwere Lungenerkrankungen und häufig Lungentuberkulose, bei den im tonigen Gestein Beschäftigten dagegen nur „banale Erkrankungen", wie Bronchitis und Emphysem. KRIZ fand Tuberkulose bei den im Silikatgestein von Pribram arbeitenden Bergleuten 10mal so häufig als bei den Hauern in Kohlenbergwerken. Nach COLLIS verursacht Kieselsäure eine den Durchschnitt übersteigende Häufigkeit der Tuberkulose, die Steingutarbeiter haben besonders hohe Mortalität. Auch nach LEUBUSCHER, STAEHELIN und HALDANE disponiert Silikat zur Phthise.

Dagegen ist nach SLEESWIJK Tuberkulose bei Steinhauern selten; ROESSLE findet in Lungen von Porzellanarbeitern „starke Retardation des tuberkulösen Prozesses durch Hemmung des Zerfalls, Abkapselungen und Trocknungen der Käseherde, frühzeitige schwielige Umwandlung von Tuberkeln und Neigung zu indurativer Gestaltung". Auch sein Schüler VOLLRATH schreibt dem Porzellanstaub eine gewisse Schutzwirkung zu.

Für Begünstigung der Tuberkulose durch Silikatstaub sprechen Versuche von GARDNER und DWORSKI sowie von GYE und KETTLER (S. 497).

Man hat auch zur *therapeutischen Einatmung von Staub bei Tuberkulose der Lungen* geraten, so schon 1863 CROCQ. LEMAISTRE hat dabei Hämoptöe beobachtet. Besonders eifrige Gelehrte verkauften Lungenpulver und Apparate zur Trockeninhalation. HENNIUS will den Staub bronchoskopisch einblasen, damit er nicht durch die stärkere Atmung der gesunden Lunge von den Kavernen abgezogen werde, was freilich nach MAGGIORANI überflüssig ist (S. 495). Sorgfältige kritische Darstellung der Frage bei FRANK.

Eine Gruppe von Forschern erblickt in der Staublunge die Wirkung einer *Kooperation von Tuberkulose und Staub.*

RILLIET scheint zuerst vertreten zu haben, daß die Kavernen der Anthrakose von gleichzeitiger Tuberkulose herrühren. Ungefähr der gleichen Meinung waren RINDFLEISCH, BOULLAND, AUFRECHT. FRAENKEL bespricht die innige Verbindung von Tuberkulose und diffuser schwieliger Entartung des Lungengewebes mit Kohlenimprägnation. Der erste Anstoß zur fortschreitenden Bindegewebsentwicklung gehe vom tuberkulösen Virus selbst aus. RIBBERT geht noch weiter und hält die meisten anthrakotischen Herde für Endstadien ausgeheilter tuberkulöser Erkrankung, da sie sich histologisch in keinem Punkte von unzweifelhaften Vernarbungen früherer Tuberkulosen unterscheiden. Wie bei gewöhnlicher indurierender Lungentuberkulose die fibrösen Narben durch Kohlenpigment schiefergrau bis schwarz gefärbt sind, so entstünden bei massenhafter Kohlenstaubeinatmung die dichten anthrakotischen Herde. ICKERT und HUEBSCHMANN können „reine Staublungen" und Tuberkulose weder klinisch noch pathologisch-anatomisch trennen. Durch mächtige Bindegewebsentwicklung verschwänden die Reste des tuberkulösen Infekts, so daß die wahre Natur und der Ursprung des Narbengewebes nicht mit Sicherheit nachweisbar seien, aber doch durch Analogie erschlossen werden können.

Jedenfalls bedarf es noch weiterer Untersuchungen über diese Kette von Problemen (weitere Literatur bei HART).

GARDNER hat durch Inhalation von Carborundumstaub erst nach sehr großen Mengen Fibrose der Meerschweinchenlunge gesehen. Wurden gleichzeitig Tuberkelbacillen inhaliert, entstand ausgesprochene Fibrose.

Symptome, Verlauf, Diagnose. Für die klinische Betrachtung kann man die Staubkrankheiten der Lunge in *drei* Hauptgruppen teilen: *akute Pneumonie, chronische Staublunge, asthmatische Erkrankungen.*

1. Die *akuten Pneumonien*, die nach Einatmung von *Thomasschlacke* und *Brauneisenstein* beobachtet werden, unterscheiden sich klinisch nicht von anderen schweren Lungenentzündungen. Die Leute gehen von der Arbeit gesund weg und erkranken nach mehreren Stunden mit Atemnot, Schüttelfrost und blutigem Auswurf. Bei der Thomasschlackenpneumonie wurde Diplococcus lanceolatus gefunden (S. 487 u. 492).

2. Die *chronische Staublunge* hat kein scharf umschriebenes klinisches Bild und macht, so lange sie unkompliziert ist, nur sehr geringe Beschwerden.

Die *subjektiven Beschwerden* treten erst bei hochgradiger Staublunge oder bei Komplikation durch chronische Bronchitis, Bronchiektasie, Bronchopneumonien, Schrumpfung oder Durchbruch von Lymphknoten oder bei tuberkulösen

Prozessen hervor. Mitunter beginnen sie ganz akut nach einer Erkältung, langer Arbeit in der Nässe beim Bergbau oder im Steinbruch, nach einem Unfall usw.

Das führende Symptom ist in vorgeschrittenen Fällen die *Atemnot.* Häufig arbeiten die Leute trotzdem noch längere Zeit, bis um das 40. oder 50. Jahr eine Grippe oder eine Pneumonie eine chronische Bronchitis oder chronisch-bronchopneumonische Herde hinterläßt. Nun tritt bei der bisher fast symptomenlos verlaufenen Erkrankung ein rauher, unaufhörlicher, erschöpfender *Husten* auf, der bei hinzutretenden fieberhaften Bronchitiden noch verstärkt wird. Nicht selten wird über *Schmerz in der Brust,* namentlich in der Herzgegend, sowie über *Gliederschmerzen* geklagt, die wohl zum Teile auf toxischer Osteoperiostitis beruhen dürften. Auch *trockenes Gefühl im Halse, Schwindel* und *Mattigkeit* werden angegeben. Im weiteren Verlaufe treten *kardiale Beschwerden,* in vielen Fällen die der *Tuberkulose* hinzu.

Von *Allgemeinerscheinungen* werden Blässe und fahle Hautfarbe, leichte oder stärkere Zyanose, niedriger Puls, Schwäche und Mattigkeit geschildert.

Die *physikalischen Symptome* sind spärlich, die physikalische Untersuchung ist in vielen Fällen sogar ergebnislos, wie erfahrene Beobachter betonen. *Inspektion* und *Perkussion* ergeben gewöhnlich einen gewissen Grad von *Emphysem.* Ausgesprochene *Dämpfungen fehlen* in der Regel, weil zwischen den Verdichtungsknötchen und um die größeren fibrösen Herde stets lufthaltiges und nicht selten stark emphysematöses Gewebe liegt. Auch ist der Prozeß doppelseitig, daher fehlt der Vergleich mit der gesunden Seite, der für die Erkennung schwacher Dämpfungen maßgebend ist; endlich handelt es sich oft um muskulöse Personen.

BÄUMLER fand zuweilen neben emphysematöser Vergrößerung der übrigen Lunge am linken Sternalrand vom Sternoclaviculargelenk abwärts einen schmalen Dämpfungssaum, neben und zum Teil auf dem Brustbein verlaufend, der auf Retraktion des linken Lungenrandes hinweist. Der Befund wurde von einigen Untersuchern bestätigt.

Die *Auskultation* ergibt meist nur Verschärfung oder Abschwächung des Vesiculäratmens, doch kommen alle Arten trockener und feuchter Rasselgeräusche vor, bei ausgedehnter Fibrose auch klingendes Rasseln. Ob es bei reiner Pneumokoniose so ausgedehnte Höhlen gibt, daß amphorisches Atmen auftritt, wird von KLEHMET bezweifelt. Mitunter hört man systolische Geräusche, sie entstehen in Ästen der Pulmonalarterie, die durch Schwielen komprimiert werden.

Heiserkeit ist häufig, entweder durch chronische Laryngitis oder durch Lähmung des linken Recurrens vagi infolge von Schrumpfung der Lymphknoten am linken Hauptbronchus bedingt.

Das *Röntgenbild* ist von sehr zahlreichen Forschern beschrieben worden (BELTZ, ENTIN, WEIL, STAUB-OETIKER, STRAUSS, BÖHME, JARVIS, JAENSCH, KOELSCH, KLEHMET, POKORNY-WEIL, HARMS und HOLTZMANN, MAY und PETRI, PATSCHKOWSKI, MATHES, KÜCHENMANN, ICKERT und viele andere). Die Angaben weichen erheblich voneinander ab, in vielen Fällen fehlt die autoptische Kontrolle. Jedenfalls hat man die Schattenzeichnung der pneumokoniotischen Lunge, wenn man von groben Konkrementen und sekundärer Verkalkung absieht (S. 493), nicht auf die Anhäufung des Staubes zu beziehen, dessen absolute Menge gering ist, sondern auf die fibröse Verdichtung des Lungengewebes. Verstärkung und Vergrößerung des Hilusschattens bis zur Ausbildung einer Schmetterlingsfigur scheint für die Anfangsstadien charakteristisch zu sein. Im weiteren Verlaufe breitet sich die Verstärkung der normalen Lungenzeichnung über das ganze Lungenfeld aus, zum Teil dünnstreifig, zum Teil feinwabig. Vielfach hat man die rechte Seite stärker befallen gesehen. Ferner werden dichte feinste Schattenfleckchen und eine radiärstreifige Trübung geschildert, wobei gewöhnlich die Spitzen und fast immer die unteren seitlichen Teile frei bleiben. Die Herde sollen grobfleckiger und zackiger und weniger dicht als bei Miliartuberkulose sein. Auch dichte massive Schatten, grobknotige Schattenflecke, besonders im Bereiche des Lungenhilus, und ganz diffuse homogene Beschattung werden beschrieben. Ein vollkommen charakteristisches Röntgenbild gibt es jedoch nicht. Sollten die Angaben von ICKERT auch nur teilweise Bestätigung finden, so bedürfte der Röntgenbefund der Pneumokoniosen einer gründlichen Revision.

Der *Auswurf* enthält bei Leuten, die im Berufe stehen, die charakteristischen Staubteilchen, teils frei, teils in Zellen eingeschlossen (S. 496). Nach wenigen Tagen schwindet der Berufsstaub aus dem Sputum (MERKEL), wenn nicht Zerfallshöhlen bestehen. Ich habe nur bei gleichzeitiger Tuberkulose Andauern des pigmentierten Sputums gesehen. *Bluthusten* ist häufig, er kann aus bronchopneumonischen Herden, aus Bronchiektasien, aus einem Gefäß, das von einem Lungenstein angebohrt oder von einem durchbrechenden Lymphknoten eröffnet wurde, aus einer Zerfallshöhle usw. stammen. Zuweilen kommt es zu Verblutung. Tuberkelbacillen sind manchmal sehr spärlich, die Untersuchung muß wiederholt und mit bewährten Anreicherungsverfahren vorgenommen werden. Bei Durchbruch eines anthrakotischen Lymphknotens in einen Bronchus wird eine kurze Zeit hindurch ein dickes schwarzes gelatinöses Sputum, schwarzem Lack ähnlich, ausgehustet (eigene Beobachtung).

Im Laufe der Jahre tritt das *Lungenemphysem* und die *chronische Bronchitis* immer mehr in den Vordergrund. Dann stellen sich Kreislaufsstörungen, insbesondere Cyanose und Herzklopfen, ein, schließlich entwickelt sich das Bild des *chronischen Herzleidens* mit allgemeiner Wassersucht.

Gehen die Leute frühzeitig zu einer anderen Beschäftigung über oder werden sie auf einige Jahre zum Militär einberufen, so können sie leistungsfähig bleiben, obwohl die einmal erworbene emphysematöse Thoraxform, Husten und leichte Kurzatmigkeit weiter bestehen (HOLLAND). Bei Kriegsdienstleistung versagen sie freilich (WEIL). Auch Heilstättenbehandlung ist im Anfangsstadium von Erfolg, bei vorgeschrittenen Fällen ist dagegen selbst von einem Kuraufenthalte im Hochgebirge (Arosa, Davos) nichts zu erwarten (ENTIN).

Die *Diagnose* der chronischen Staublunge gründet sich auf Anamnese, physikalischen Befund und Röntgenbild; das letztere darf man jedoch nicht überschätzen und es kann der Röntgenbefund niemals die letzte Entscheidung in einer differentialdiagnostischen Erwägung abgeben. Die Unterscheidung von Tuberkulose beruht nur auf dem Nachweis von Tuberkelbacillen. Da diese mitunter auch bei ausgesprochener Tuberkulose lange Zeit im Auswurfe fehlen und da beide Erkrankungen gleichzeitig vorkommen, ist die Unterscheidung häufig unmöglich.

Wenn der Staubberuf nicht bekannt ist, erscheint die Kurzatmigkeit durch nachweisbares Emphysem oder chronische Nierenerkrankung genügend erklärt, die Staublunge wird dann ganz übersehen und erst bei der Röntgenuntersuchung oder gar erst auf dem Sektionstische zufällig entdeckt.

3. Als *asthmatische Störungen* kann man vorläufig verschiedene Staubkrankheiten zusammenfassen, von denen einige nachweislich allergisches Asthma sind, während bei anderen, noch ungenügend bekannten, der gleiche Ursprung aus den lückenhaften Beschreibungen mit einer gewissen Wahrscheinlichkeit vermutet werden kann. Sie sind mit juckenden Dermatosen verbunden, die zum Teil als selbständige Hautleiden beschrieben worden sind.

Als Grundlage diene das *Asthma der Fellfärber und Kürschner*, welches v. CRIEGERN genauer beschrieben, H. CURSCHMANN als anaphylaktischen Schock aufgeklärt hat. Es kommt nur bei Personen vor, die mit *schwarz* gefärbter Pelzware zu tun haben.

Die Felle werden nach einer Vorbehandlung mit einer Mischung von p-Phenylendiamin (welches als „Ursol“ oder „Pelzschwarz“ in den Handel kommt) und verdünntem Wasserstoffsuperoxyd getränkt. Es bildet sich dabei durch schwache Oxydation auf der tierischen Faser ein tiefschwarzer Farbstoff, wobei Chinondiimin $C_6H_4(NH)_2$ als Zwischenprodukt entsteht. Hierauf werden die Felle getrocknet, mit Sägespänen „geläutert“, auf der Fleischseite glatt geschabt und vom überschüssigen Farbstoff durch Ausschütteln befreit. Sie gelangen dann in den Handel und zur Verarbeitung. Daher erkranken Färber, Kürschner, Schneider, Angestellte in Pelzhandlungen, und Personen, die frischgefärbte Pelze tragen. Die am stärksten befallenen Arbeiter, Färber und Kürschner sind bei der Arbeit an Gesicht und Händen mit dichten Schmutzkrusten bedeckt, die aus Farbstoffkrystallen und zertrümmerten Haaren bestehen.

Die Leute manipulieren jahrelang ungestört mit schwarzem Pelzwerk. Eines Tages tritt mehrere Stunden nach einer solchen Arbeit ein typischer asthmatischer Anfall auf: Auffallende Trockenheit im Munde, Kopfschmerz, Schwindel, große Mattigkeit, häufiger Harndrang mit ganz hellem Harn, fleckige Röte des Gesichtes, juckender Nesselausschlag, schließlich heftiger Husten mit Atemnot, Rasseln und Pfeifen auf der Brust, glasiger, zäher oder reichlicher, schaumiger Auswurf, reichlich eosinophile Zellen in Sputum und Blut, bei einigen auch Exophthalmus und Gesichtsödem. Dauer des Anfalls 1—4 Tage.

Das Asthma wird durch die geringsten Mengen des Farbstoffs ausgelöst und tritt bei Sensibilisierten jedesmal auf, wenn nach jahrelangem Ausbleiben der Anfälle der Färberberuf auch nur 2 Wochen wieder ausgeübt wurde, hört aber dauernd auf, wenn der Arbeiter den schädigenden Betrieb verläßt. Auch nach längerem Tragen eines neuen ursolgefärbten Pelzes kann Arbeit mit Ursol einen asthmatischen Anfall mit Dyspnöe, Husten, Eosinophilie usw. hervorrufen. Bei alten Färbermeistern besteht schweres Emphysem.

Am Meerschweinchen wurde durch Injektion von Serum des Ursolasthmatikers und nachfolgende Injektion oder Inhalation von Ursol schwerer asthmatischer Schock mit Lungenblähung, subpleuralen Blutungen, Verengung der Bronchiallumina usw. erzeugt (passive Anaphylaxie); auch Schock nach intravenöser Reinjektion (aktive Anaphylaxie). Calciumchlorid verhindert oder mildert den Anfall bei Mensch und Tier.

Das *Asthma der Fruchtputzereien*, bei Müllern und Getreidemessern, verläuft in ganz ähnlicher Weise, wird gleichfalls von einer juckenden Dermatose begleitet und führt bei alten Arbeitern zur Ausbildung eines schweren Emphysems. Als Ursache der Dermatose ist seit langem eine Milbe, Pediculoides ventricosus, bekannt, die parasitisch auf den Larven verschiedener Insekten, wie Sitotroga cerealella, Tinea granella usw. lebt, welche in Getreidekörnern schmarotzen. Ancona hat nun gezeigt, daß Hautleiden und Asthma eine Allergie zur Grundlage haben, die durch Inhalation des Getreidestaubes erworben wird, der die Tiere, ihre Sekrete und Exkremente enthält. Diese Allergie läßt sich durch Cutan- und Intracutanreaktion mit Extrakten der Milben nachweisen. Storm van Leeuwen, Bien und Varekamp haben die Untersuchung weitergeführt und das anaphylaktische Milbenasthma auch beim Meerschweinchen hervorgerufen.

Das *Asthma der Seidenspinnereien* tritt bei der Verarbeitung der Kokons des Seidenspinners, Bombyx mori, auf (Beschreibung u. a. bei Hoffmann) und ist mit Augenentzündung und einer juckenden Dermatose verbunden, die unter dem Namen „mal des bassines“ bekannt und wiederholt von dermatologischer Seite beschrieben worden ist. Als Ursache des Hautleidens hat der Entomologe Fabre die Exkremente der Raupe angesehen.

Das *Hechelfieber* tritt beim Brechen, Schwingen und Hecheln des Flachses und des Hanfes auf, welche Arbeiten mit massenhafter Staubentwicklung verbunden sind. Als Symptome werden Mattigkeit, Hustenreiz, Beklemmung, Bronchialkatarrh und leichtes Fieber beschrieben. Auch Hautschwellungen im

Gesichte und an den Händen werden beobachtet. Man beschuldigt wohl mit Unrecht das Schwefeln des italienischen Hanfes und die Bakterien, die sich beim Rösten (Fäulnisprozeß) des Flachses bilden.

In *Jutespinnereien* werden heftige Katarrhe mit Atembeschwerden beobachtet. Auch hier wird von einer eigenartigen Hautkrankheit der Vorderarme und des Gesichtes berichtet, die man allerdings dem „Batschöl" zuzuschreiben pflegt, womit die Jute vor der Verarbeitung behandelt wird.

Bei der *Entkernung der Baumwolle* (Cotton ginning), die in den Südstaaten der Vereinigten Staaten mit der Mac-Carthy-Maschine geschieht, werden schwere akute Katarrhe mit Atemnot beobachtet, an die sich Lungenabscesse und Tuberkulose anschließen sollen. Ob die von van Coetsem 1836 beschriebene *Pneumonie der Baumwollenarbeiter* (Sektionsbefunde) zu dieser Affektion in Beziehung steht, läßt sich bei den mangelhaften Schilderungen nicht erörtern.

In *Baumwollwebereien* wird über den „Weberhusten" geklagt, wobei ein Gefühl von Schwere auf der Brust, Hustenreiz, Krampfhusten, auch mit Erbrechen, Nasenbluten ,Kopfschmerz und Mattigkeit beschrieben werden (S. 495).

Asthmatische Anfälle werden auch bei der Verarbeitung gewisser *Holzarten* beschrieben. Hierzu gehört das afrikanische Buchsbaumholz (Sarkocephalus Diderichii oder Gonioma Kamassi), das zu Weberschiffchen verarbeitet wird, ferner Mahagoni, Satinholz, Sandelholz und Teakholz, aber auch europäische Hölzer (Gade). Ob es sich um echt toxische Wirkung oder um anaphylaktische Störungen handelt, ist nicht bekannt. Das letztere könnte aus der Analogie mit dem Ipekakuanha-Asthma und dem Auftreten von urtikariellen Exanthemen bei Satinholz (Chloroxylon Swietenii), afrikanischer Eiche, Mwuleholz, indischem Rosenholz (einer Zäsalpineenart, die Affektion von Sternberg beschrieben), vermutet werden.

Das seit langem bekannte *Ipekakuanha-Asthma* der Pharmazeuten, welche diese Wurzel zu Pulver zerstoßen, wird als anaphylaktisches Asthma aufgefaßt (Peshkin, Widal und Mitarbeiter), ebenso das *Asthma der Pferdeknechte*, das durch Einatmung von Epidermiszellen und Härchen ausgelöst werden kann.

An diese Gruppe kann man endlich noch die *Verkleisterung der Luftröhrenäste* bei Müllern und Bäckern anreihen (S. 486). Auch hier entwickelt sich Emphysem.

Faßt man die bisher bekannten anatomischen und klinischen Tatsachen zusammen, so ergibt sich folgende *Einteilung der Staubkrankheiten der Lunge* nach den Wirkungen des Staubes:

1. *Chromatische Wirkung* — Abnorme Färbung der Lunge ohne Verdichtung des Gewebes: Reine Rußlunge, Tabaccosis.
2. *Lokale mikrochemische Wirkung* — Lungenfibrose oder Pneumokoniose im engeren Sinne.
3. *Lokale kolloidale Wirkung* — Verkleisterung der Bronchien.
4. *Allergische Wirkung* auf den Gesamtorganismus — Asthma, mit anderen allergischen und anaphylaktischen Erscheinungen.
5. *Infektiöse Wirkung* — Milzbrand, Tuberkulose, Pneumonie. Eine Infektionen aktivierende und eine Infektionen hemmende Wirkung gewerblichen Staubes, vielleicht auch eine Carcinom befördernde, müssen wohl noch durch weitere Untersuchungen näher umschrieben werden.

2. Lungenemphysem als Berufskrankheit.

Laennec, der Entdecker des Emphysems, hatte angenommen, daß Spielen von Blasinstrumenten eine Ursache für die Entstehung des Emphysems abgeben könne. Diese Ansicht ist ohne Kritik in alle Lehrbücher übergegangen und das mechanisch entstandene Emphysem der Berufsmusiker und Glasbläser galt als typisch. Erst in neuester Zeit haben eingehende Untersuchungen der betreffenden Berufe gezeigt, daß es diese Art von beruflichem Emphysem gar nicht gibt

(FORLANINI, LEUBUSCHER, FISCHER, PRETTIN und LEIBKIND, SCHMIDT, JAGIC und LIPINER).

Dagegen entsteht berufliches Emphysem bei rezidivierender und chronischer Bronchitis, also bei Personen, die den Unbilden der Witterung im Freien ausgesetzt sind, wie *Förstern* und *Gärtnern*, bei Berufen, die mit Staub zu tun haben, der nicht zu Pneumokoniose führt, wie *Straßenkehrern, Hadernsortierern, Müllern, Bäckern*, durch Übergang der asthmatischen Lungenblähung in einen Dauerzustand bei den *asthmatischen Staubkrankheiten* (S. 502), endlich als gewöhnliche Komplikation in dem nicht von der Fibrose ergriffenen Teil der *pneumokoniotischen Lunge*.

Literatur.

AHRENS: Staubmengen in Fabriken. Arch. f. Hyg. 1894. — ANCONA, G.: Asma epidemico. Il Policlin. Bd. 30, S. 45. 1923. — ARAI: Chalicosis. Virchows Arch. f. pathol. Anat. und Physiol. Bd. 228, S. 510. — ARNOLD, J.: Untersuchungen über Staubinhalation und Staubmetastase. Leipzig 1885. — ARNOLD, J.: Geschicke des eingeatmeten Metallstaubes. Beitr. z. pathol. Anat. u. z. allg. Pathol. Bd. 8. — ARNOLD, J.: Lentikuläre Lungennekrose. Münch. med. Wochenschr. 1897, S. 1317. — ARNSTEIN, A.: Bergleute in den Schneeberger Kobaltgruben. Österreich. Sanitätswesen Bd. 38. 1913. — ASKANAZY: Staubverschleppung. Zentralbl. f. Pathol. 1906. — AUFRECHT, E.: Lungenentzündungen, in H. Nothnagels Spezieller Pathol. u. Ther. Bd. 14, S. 302. Wien 1899. — BÄUMLER, CH.: Recurrenslähmung. Dtsch. Arch. f. klin. Med. Bd. 37, S. 233. — BÄUMLER, CH.: Durch gewerbliche Staubinhalation hervorgerufene Lungenveränderungen. Münch. med. Wochenschr. 1900, S. 525. — BEITZKE, H., in O. Lubarsch u. Ostertags Ergebn. d. Pathol. Bd. 14, 1, S. 229. — BEITZKE, H.: Lungenanthrakose. Virchows Arch. f. pathol. Anat. u. Physiol. Bd. 187, S. 183. — BEITZKE, H.: Retrograde Staubmetastasen. Verhandl. d. dtsch. pathol. Ges. 12. Tagung, S. 237. — BELTZ: Pneumokoniose im Röntgenbild. Münch. med. Wochenschr. 1914, S. 1706. — BERGER, H. u. F. HELWES: Zementarbeiter. Vierteljahrsschr. f. gerichtl. Med. u. öffentl. Sanitätswesen Bd. 21, S. 104. — BEYREUTHER, H.: Schneeberger Lungenkrebs. Virchows Arch. f. pathol. Anat. u. Physiol. Bd. 250, S. 230. — BÖHME, A.: Röntgenbild der Lungenanthrakose. Fortschr. a. d. Geb. d. Röntgenstr. Bd. 29, S. 301. — BÖHME, A.: Chemische Untersuchungen an Bergarbeiterlungen. Klin. Wochenschr. 1924, S. 1909. — BOULLAND: Tuberculose des porcelainiers. Congr. de la tuberc. 1891. — BRAUER, L.: Tuberkulose in Zigarrenfabriken. Kongr. z. Bekämpf. d. Tuberkul. S. 140. — BROCK: Steinhauerlunge und Lungensteine. Med. Klinik 1924, S. 1474. — BROCKMANN, C. H.: Die metallurgischen Krankheiten des Oberharzes. Osterode o. J. — BREZINA, E.: Gewerblicher Staub. Zentralbl. f. d. ges. Hyg. Bd. 6, S. 337. — BREZINA, E.: Internationale Übersicht über Gewerbekrankheiten. Berlin 1921. — CAMP, O. DE LA: Pneumokoniosen, in F. Kraus u. Th. Brugschs Spez. Pathol. u. Therapie Bd. 3, 2, S. 272. Berlin 1924. — CESA-BIANCHI, D.: Staubinhalation und Lungentuberkulose. Zeitschr. f. Hyg. Bd. 73, S. 166. — CHARCOT: Rev. mens. de méd. et de chir. Bd. 2, S. 369. 1878. — CHIARI: Intravasation d. anthrak. Pigments. Münch. med. Wochenschr. 1907, S. 1309. — CHRIST, A.: Staubmetastasen und Staubtransport. Frankf. Zeitschr. f. Pathol. Bd. 29, S. 398. — CLAISSE, P. u. O. JOSUE: Pneumoconioses. Arch. de méd. exp. Bd. 9, S. 205. — CLIFFORD-ALBUTT, T.: Folgen der Überanstrengung, übers. in J. Seitz' Überanstrengung des Herzens, S. 1. Berlin 1875. — COETSEM, VAN: Ann. de méd. belg. 1836 (ausführlich zitiert bei HALFORT). — COLLIS: 17. Internat. med. Kongr., London 1912. — CORNET, G.: Tuberkulose. 2. Aufl. Wien 1907. In H. Nothnagels Spezieller Pathol. u. Therapie Bd. 14, 2. — v. CRIEGERN: Gewerbliche Vergiftung bei der Rauchwarenfärbung. 20. Kongr. f. inn. Med. Wiesbaden 1902, S. 457. — CROCQ: Inhalations de poussière de charbon. Bull. de l'acad. roy. de méd. belg. 1863. 11. — CURSCHMANN, H.: Anaphylaktisches Asthma der Fellfärber. 32. Kongr. f. inn. Med., S. 250. München u. Wiesbaden 1921. — DIRKSEN: Staubbestimmung. Arch. f. Hyg. Bd. 47, S. 93. — DRINKER, C. K.: Developement of lung fibrosis. Journ. of industr. hyg. Bd. 3, S. 295. — DRINKER, R. W. THOMSON u. S. M'. FITCHET: Atmospheric. partic. matter. Journ. of industr. hyg. Bd. 5, S. 62. — EHRHARDT: Thomasschlackenpneumonien. Festschr. z. 50jähr. Jub. d. Ver. pfälz. Ärzte, Frankenthal 1889. — ENDERLEN: Wirkung des Thomasschlackenstaubes auf die Lunge. Münch. med. Wochenschr. 1892, S. 869. — ENTIN, M.: Pneumokoniosen. Fortschr. a. d. Geb. d. Röntgenstr. Bd. 23, S. 19. — FENN, W.O.: Phagocytosis. Journ. of gen. physiol. Bd. 3, S. 465. — FISCHER, H.: Lungenemphysem Folge des Spielens von Blasinstrumenten? Münch. med. Wochenschr. 1902, S. 702. — FLEINER, W.: Resorption corpusculärer Elemente durch Lungen und Pleura. Virchows Arch. f. pathol. Anat. u. Physiol. Bd. 112, S. 97. — FÖRSTER: Sog. Bergmannskrankheit. Kongr. z. Bekämpf. d. Tuberkul., S. 617. Berlin 1899. — FORLANINI: Etiologia dell' enfisema polmonare. Policlinico 1890, 8. Juni. — FRAENKEL, A.: Pathologie und Therapie der Lungenkrankh. Berlin u. Wien 1904. — FRANK: Kieselsäuretherapie bei Tuberkulose. Beitr. z. Klin. d. Tuberkul. Bd. 55, S. 470. — FRANKE: Anthrakose retroperitonealer Lymphdrüsen. Beitr. z. pathol. Anat. u. z. all. Pathol. Bd. 54. — GADE: Holzsägereiarbeiter. Münch. med. Wochenschr. 1921, S. 1144. — GARDNER,: Studies on relation of mineral dust to tubercul. III. Americ. rev. of tubercul. Bd. 7, S. 344. — GARDNER u. M. DWORSKI: Studies on relation of mineral dusts to tuberc. Americ. rev. of tubercul. S. 728. — GERHARDT, C.: Verkleisterung der Luftröhrenäste. Zentralbl. f. inn. Med. 1896, S. 521. — GIGLIOLI, G. Y.: Un centro di tipica „Tisi dei Minatori". II. Congr. Malad. Prof. Bruxelles 1910. — GRAB: Kalkindustrie und Lungenschwindsucht. Prag. med. Wochenschr. 1890, S. 291. — GRAWITZ: Zur Physiologie und Pathologie der Pleura. Berlin. klin. Wochenschr. 1897, S. 621. — GREENHOW: Districts with Excessive Mortality from Lung Diseases. III. Annual Report of Medical Officers of the Privy Council, London 1861, S. 102; IV. Annual Report of Medical Officers of the Privy Council, London 1862, S. 138. — GREENHOW: Potters Lung. Transact. of the pathol. soc. London 1866, S. 36. — GREGORY: Case of peculiar black infiltration of the lungs. Edinburgh med. a. surg. journ. Bd. 36, S. 389. — GYE, W. E. a. E. H. KETTLE: Path. of Miner's Phthisis. Lancet 1922, 2, S. 855. — HALDANE: Effects of Dust Inhalation. Engineer. a. min. journ. 1918. — HALFORT, A. C. L.: Entstehung, Verlauf und Behandlung der Krankheiten der Künstler und Gewerbetreibenden. Berlin 1845. (Viele Literatur.) — HALL, J. W.: New growth within the chest. Americ. journ. of roentgenol. a. radium therapy Bd. 10, S. 182. — HART, C., in O. Lubarsch u. R. Ostertags Ergebn. d. allg. Pathol. Bd. 14, 1, S. 405. — HENNIUS, K.: Behandlung der Tuberkulose vermittels Einblasung von Kohle, Kalk usw. Beitr. z. Klin. d. Tuberkul. Bd. 59, S. 313. — HESSE, W.: Staubbestimmungen in Arbeitsräumen. Vierteljahrsschr. f. gerichtl. Med. Bd. 36, S. 329. — HOFFMANN, F. I.: Mortality from Consumption in dusty trades. Bull. of the bureau of labor. Nr. 79, S. 633, Washington 1908 (17 Seiten Literatur). — HOFFMANN, F. I.: Pneumokoniosis in the stone industry. Americ. review of tubercul. Bd. 6, S. 772. — HOLITSCHER: Porzellanarbeiter, in Th. Weyls Handb. d. Arbeiterkrankheiten, S. 318. Jena 1908. — HOLLAND, G. C.: Diseases of the Lungs from mechanical causes. London 1845. (Ausführlich zitiert bei HALFORT.) — HOLTZMANN u. HARMS: Zur Frage der Staubeinwirkung auf die Lungen der Porzellanarbeiter. Tuberkulose-Bibliothek Bd. 10. Leipzig 1923. — HOMMA, H. u. F. HOGENAUER: Zur Kenntnis der Lungensyphilis. Wien. klin. Wochenschr. 1925. S. 269. — ICKERT, F.: Staublunge und Tuberkulose bei den Bergleuten des Mannsfelder Kupferschieferbergbaues. Tuberkulose-Bibliothek Bd. 15. Leipzig 1924. — Internationale Übersicht über Gewerbekrankheiten, herausg. von NEISSER, später BREZINA. — JAGIC, N. u. J. LIPINER: Lunge und Atmung bei Bläsern. Wien. klin. Wochenschr. 1919, S. 683. — JAENSCH, W.: Röntgenbild der Pneumokoniosen. Fortschr. a. d. Geb. d. Röntgenstr. Bd. 28, S. 299. — JARVIS, D. C.: Roentgen-ray study of granite dust inhalation. Americ. journ. of roentgenol. a. radium therapy Bd. 8, S. 560. — KETTLE, E. H.: Silica in determining Bacillus Tuberculosis Infections. Brit. journ. of exp. pathol. Bd. 5, S. 158. — KLEHMET, M.: Zur Diagnose der Pneumokoniosen. Beitr. z. Klin. d. Tuberkul. Bd. 46, S. 153. — KOELSCH, F. u. A. ARNSTEIN: Lungenerkrankungen der Steinhauer. Zentralbl. f. Gewerbehyg. 1915. S. 259. — KOELSCH: Porzellanindustrie und Tuberkulose. Beitr. z. Klin. d. Tuberkul. Bd. 42, S. 184. — KOELSCH,: Staubeinwirkung auf die Lungen der Porzellanarbeiter. Zeitschr. f. Tuberkul. Bd. 39, S. 116. — KRIZ: II. Congr. internat. Malad. Profess. Bruxelles 1910. — KÜCHENMANN: Lungenanthrakose. Fortschr. a. d. Geb. d. Röntgenstr. Bd. 32, S. 23. — KUSSMAUL, A. u. SCHMIDT, C. W.: Aschenbestandteile der Lungen und Bronchialdrüsen. Dtsch. Arch. f. klin. Med. Bd. 2, S. 89. — LANDIS, H. R. M.: Pneumokoniosis and tuberculosis in potters. Americ. review of tubercul. Bd. 31, S. 766. — LANGGUTH, F.: Siderosis pulmonum. Dtsch. Arch. f. klin. Med. Bd. 55, S. 255. — LEGGE, R. T.: Miners Silicosis. Journ. of the Americ. med. assoc. Bd. 81, S. 809. — LEHMANN, K. B., SAITO u. W. GFÖRER: Quantitative Absorption von Staub. Arch. f. Hyg. Bd. 75, S. 152. — LEMAISTRE (Lancereaux): Sclérose pulmonaire des ouvriers en porzellaine. Bull. de l'acad. de méd. 1896, 24. März. — LEUBUSCHER: Tuberkulose in Sachsen-Meiningen. Kongr. z. Bekämpf. d. Tuberkul., S. 605. Berlin 1899. — LLOYD, J. H.: Diseases of Occupation. Twentieth Century Practice of Med. 1895. — LEYMANN, H.: Gesundheitsverhältnisse der keramischen Industrie. Zentralbl. f. Gewerbehyg. 1915, S. 105. — LOEB, J.: Thomasphosphatpneumokoniose. Virchows Arch. f. pathol. Anat. u. Physiol. Bd. 138, S. 42. — LUBARSCH: Verhandl. d. dtsch. pathol. Ges. 1908. Diskussion zu BEITZKE. — LUBARSCH, O.: Tuberkulose. Zeitschr. f. ärztl. Fortbild. 1918, S. 35. — LUBENAU, C.: Staubinhalationserkrankungen. Arch. f. Hyg. Bd. 63, S. 391. — MAGGIORANI, C.: Sul ingresso delle sostanze polverolente nella via della respirazione. Rom 1858. — MAVROGORDATO, A.: Dust Inhalation. Journ. of hyg. Bd. 17, S. 439. — MAY, W. u. TH. PETRI: Pneumokoniose. Beitr. z. Klin. d. Tuberkul. Bd. 58, S. 168. — MAYER, A. S.: Journ. of industr. hyg. 1921, S. 61. — MEINEL, F.: Über Erkrankung der Lungen durch Kieselstaubinhalation. Inaug.-Dissert. Erlangen 1869. — MEINEL, F.: Staubinhalationskrankheiten.

Vierteljahrsschr. f. öffentl. Gesundheitspflege Bd. 8, S. 666. MENZEL, K. M.: Erkrankungen in den oberen Luftwegen der Stockdrechsler. Arch. f. Laryngol. u. Rhinol. Bd. 29, H. 1. — MENZEL, K. M.: Schleimhautschädigungen in den oberen Luftwegen der Tischler. Zeitschr. f. Hals-, Nasen- u. Ohrenheilk. Bd. 9, S. 101. — MERKEL, G.: Siderosis pulmonum. Dtsch. Arch. f. klin. Med. Bd. 6, S. 616. — MERKEL, G.: Staubinhalationskrankheiten. Ebenda Bd. 8, S. 206; Bd. 9, S. 66. — MERKEL, G.: Die Staubinhalationskrankheiten, in v. Ziemssens Handb. d. Hyg. u. Gewerbekrankh. 2. Teil, Abt. 4, S. 143. 1882. — MERKEL, G.: Tuberkulöse Erkrankung siderotischer Lungen. Dtsch. Arch. f. klin. Med. Bd. 42, S. 179. — (MIGERKA, F.:) In den gewerblichen Betrieben vorkommende Staubarten in Wort und Bild. Wien 1892. — MORITZ: Tuberkulose unter den mit Staubentwicklung verbundenen Berufsarten. Kongr. z. Bekämpf. d. Tuberkul., S. 158. Berlin 1899. — NICHOLSON, B. S.: Dusted Lung. Journ. of industr. hyg. Bd. 5, S. 220. — OHKUBA: Intravasation des anthrakotischen Pigments. Virchows Arch. f. pathol. Anat. u. Physiol. Bd. 191. — OLDENDORFF, H.: Der Einfluß der Beschäftigung auf die Lebensdauer des Menschen. Berlin 1878. — OLDENDORFF, H.: Metallschleifer in Solingen. Zentralbl. f. Gesundheitspflege 1882, S. 238. — OLIVER, TH.: Diseases of Occupation. London 1908. — ORSI, G.: Flugfähigkeit des Staubes. Arch. f. Hyg. Bd. 68, S. 22. — PALITZSCH: Tabak-Pneumokoniose. Zentralbl. f. Gewerbehyg. 1921, S. 225. — PALMER: Americ. journ. of public health 1916, S. 1049. — PATSCHKOWSKI: Pneumokoniosen bei Bergarbeitern. Beitr. z. Klin. d. Tuberkul. Bd. 58, S. 113. — PEACOCK, TH. B.: French millstone-makers Phthisis. Brit. Rev. 1860, S. 214. (Schmidts Jahrb. Bd. 116, 4, S. 57.) — PEACOCK, TH. B.: On some of the causes and effects of valvular diseases of the heart. Croonian Lecture, S. 64. London 1865. — PEARSON, G.: Colouring matter of the black gland and of the black spots of the lungs. Phil. Transact. of the Roy. Soc. London 1813, S. 159. — PESENTI, P.: Lavoratori del cemento e del gesso. I. Congr. internat. per le Malattie del Lavoro, S. 760. Milano 1906. — PESHKIN, M. M.: Ipec Sensitization and Bronch. Asthma. Journ. of the Americ. med. Assoc. Bd. 75, S. 1133. 1920. — PESHKIN, M. M.: Bronch. Asthma and allergic manifestations in pharmacists. Journ. of the Americ. med. Assoc. Bd. 82, S. 1854. 1924. — PIZZINI: Diskussion. I. Congr. per le Malattie del Lavoro, S. 347. Milano 1906. — POKORNY-WEIL, L.: Pneumokoniose. Fortschr. a. d. Geb. d. Röntgenstrahlen Bd. 31, S. 22. — PREDÖHL, A.: Die Geschichte der Tuberkulose. Hamburg u. Leipzig 1881. — PRETTIN u. LEIBKIND: Glasblasen und Lungenemphysem. Münch. med. Wochenschr. 1904, S. 259. — PROUST, A.: Pneumoconiose anthracosique. Arch. gén. de méd. 1878, S. 148. — Rapport général du conseil de salubrité de la Seine 1849—1858, S. 136. — RECKZEH: Kalkstaub und Lungentuberkulose. Berl. klin. Wochenschr. 1903, Nr. 45. — RIBBERT, H.: Primäre Tuberkulose und Anthrakose der Lungen. Dtsch. med. Wochenschr. 1906, S. 1615. — RIEGEL, F.: Chalicosis. Dtsch. Arch. f. klin. Med. Bd. 15, S. 215. — RILLIET (wörtlich zitiert bei PROUST). — RINDFLEISCH, E.: Lehrb. der path. Gewebelehre, 2. Aufl., S. 375. Leipzig 1871. — RÖSSLE, R.: Tuberkulose der Staubarbeiter. Beitr. z. Klin. d. Tuberkul. Bd. 47, S. 325. — RONA, N.: Staublunge auf intravenösem Wege. Ebenda Bd. 58, S. 327. — ROSTOSKI: Lungentumoren bei Bergarbeitern. 35. Kongr. f. inn. Med. S. 234. München 1923. — ROTA u. FINZI: Lavoratori del cemento e della calce. I. Congr. int. Malatt. Lavoro S. 329. Milano 1906. — SAITO, V.: Quantitative Absorption von Staub. Arch. f. Hyg. Bd. 75, S. 134. — SCHMIDT, C. F.: Glasarbeiter, in Th. Weyls Handb. d. Arbeiterkrankh. S. 349. Jena 1908. — SCHMORL: Schneeberger Lungenkrebs. Verhandl. d. dtsch. pathol. Ges. 19. Tagung, S. 192. — SELTMANN: Anthrakosis der Lungen. Dtsch. Arch. f. klin. Med. Bd. 2, S. 300. — SLEESWIJK, J. G.: Sterben die Steinhauer an Tuberkulose? 3. Kongr. f. Gewerbekrankh. S. 556. (Österr. Sanitätswesen 1918). — SOMMERFELD, TH.: Handbuch der Gewerbekrankheiten. Berlin 1898. — Sonderkatalog „Spezielle Berufsstatistik" der Dresdener Hygien. Ausstellung 1911 (Literaturverzeichnis). — SOYKA: Wanderung corpusculärer Elemente. Prager med. Wochenschr. 1878. — STAEHELIN, R., in L. Mohr u. R. Staehelins Handb. d. inn. Med. Bd. 2, S. 350 u. 653. Berlin 1914. — STAUB-OETIKER, H.: Pneumokoniosen. Dtsch. Arch. f. klin. Med. Bd. 119, S. 469. — STEPP, W.: Staubinhalationskrankheiten. Med. Klinik 1916, S. 589. — STERNBERG, C.: Erweichung bronchialer Lymphdrüsen. Wiener klin. Wochenschr. 1905, S. 1214. — STERNBERG, M.: Tischler, in Th. Weyls Handb. d. Arbeiterkrankh. S. 433. Jena 1908. — STORM VAN LEEUWEN, W., Z. BIEN u. H. VAREKAMP: Experimentelle allergische Krankheiten. Zeitschr. f. Immunitätsforsch. u. exp. Therapie Bd. 40, S. 552. — STRATMANN: Tuberkulose unter den Stahlschleifern. Kongr. z. Bekämpf. d. Tuberkul. S. 155. Berlin 1899. — STRAUSS, O.: Staublunge. Fortschr. a. d. Geb. d. Röntgenstr. Bd. 30, S. 62. — TATHAM, J.: Mortality of Occupations, in Olivers Dangerous Trades, S. 118. London 1902. — TAYLOR, R. BALLOTA: Nosographie et pathogenie de la tuberculose, S. 43. Santander 1903. — TENDELOO, N. PH.: Studien über die Ursachen der Lungenkrankheiten. Wiesbaden 1901. — TENDELOO, N. PH.: Allgemeine Pathologie 1919. — THAKRAH, C. T.: Effects of Arts, Trades and Professions on Health and Longevity. London 1832. (Vielfach ausführlich zitiert bei HALFORT u. HOFFMANN.) — THIELE, ROSTOSKI, SAUPE u. SCHMORL: Schneeberger Lungenkrebs. Münch. med. Wochenschr. 1924, Nr. 1. — THOREL, CH.: Specksteinlunge. Beitr. z.

pathol. Anat. u. z. allg. Pathol. Bd. 20, S. 85. — TRAUBE, L.: Gesammelte Beiträge Bd. 2, S. 765. — VOLLRATH: Tuberkulosesterblichkeit der Porzellanarbeiter. Beitr. z. Klin. d. Tuberkul. Bd. 47, S. 237. — WAINWRIGHT u. NICHOLS: Americ. journ. of the med. sciences S. 130. 1905. — WALDENBURG, L.: Tuberkulose. Berlin 1869. — WEGMANN, H.: Staub in den Gewerben. Arch. f. Hyg. Bd. 21, S. 359. — WEIGERT: Eintritt des Kohlepigments aus den Atmungsorganen in den Blutkreislauf. Fortschr. d. Med. 1883. — WEIL, A.: Siderosis. Fortschr. a. d. Geb. d. Röntgenstr. Bd. 24, S. 111. — WIDAL, F., P. ABRAMI u. JOLTRAIN: Presse méd. 1922, S. 341. — WILKE: Dtsch. med. Wochenschr. 1921, S. 976. — WILLIS, H. ST.: Studies in Tuberculosis VIII. Americ. review of tubercul. Bd. 5, S. 189; IX, Bd. 6, S. 798. — WISLOCKI, C. B.: Carbone particles injected in the circulation. Americ. Journ. of Anat. Bd. 32, S. 253. — WOSKRESENSKY: Silikate in Lungen und Bronchialdrüsen. Zentralbl. f. allg. Pathol. u. pathol. Anat. 1898, S. 296. — ZENKER, F. A.: Amtl. Ber. d. 40. Vers. Dtsch. Naturforsch. u. Ärzte in Hannover 1865, S. 271. — ZENKER, F. A.: Staubinhalationskrankheiten der Lunge. Dtsch. Arch. f. klin. Med. Bd. 2, S. 116.

Einfluß der Berufe auf die Verdauungsorgane.

Von

A. ALEXANDER

München.

Der Verdauungsapparat setzt sich zusammen aus: Mundhöhle mit Lippen, Zähnen, Zunge und Speicheldrüsen, ferner Rachen und Speiseröhre und schließlich Magen und Darm mit den drüsigen Nebenorganen Leber und Bauchspeicheldrüse. Alle diese Organe sind den verschiedensten beruflichen Schädigungen — mechanischer, thermischer, chemischer Natur — ausgesetzt.

Die Stellung, die ihre Erkrankungen in der *Morbiditäts-* und *Mortalitätsstatistik* einnehmen, ist nicht recht zu präzisieren. Die vorhandenen einschlägigen Arbeiten gehen von verschiedenen, mehr oder weniger einseitigen Gesichtspunkten aus und kommen deshalb zu schwer vergleichbaren Ergebnissen[1]).

Auf Grund der Statistik der *Leipziger Ortskrankenkasse* (1910) wurden folgende Beziehungen berechnet:

	Absolute Zahl der sämtlichen			Auf 100 Mitgl. kommen		Auf 100 Krankheitsfälle komm. Todesfälle	Erkrankungen der Verdauungsorgane					
										Todesfälle		
											auf 100	
	Mitglieder	Krankheitsfälle	Todesfälle	Krankheitsfälle	Todesfälle		Absolute Zahl	Auf 100 Mitglieder	Auf 100 der sämtlichen Krankheitsfälle	Absolute Zahl	der sämtl. Todesfälle	Erkrank. d. Verd.-Org.
M.	996 445	411 179	8 714	41,27	0,89	2,12	61 982	6,22	15,07	651	7,47	1,05
W.	288 131	127 629	1 830	44,30	0,64	1,43	25 691	8,92	20,18	141	7,71	0,55
S.	1 284 576	538 808	10 544	41,95	0,82	1,96	87 683	6,83	16,27	792	7,51	0,90

Danach sind von den ein Jahr lang beobachteten Mitgliedern dieser Kasse überhaupt erkrankt etwa 42%, an Krankheiten der Verdauungsorgane etwa 7%. Letztere machten etwa $16^1/_4$% aller Erkrankungen aus. Während fast 1% aller Mitglieder und fast 2% aller Erkrankten starben, kommen 7,5% aller Todesfälle

[1]) Vgl. z. B. F. PERUTZ: Die Belastung der Krankenkassen, Versicherungsanstalten und Berufsgenossenschaften durch die Verdauungs- und Stoffwechselkrankheiten usw. Zeitschr. f. soz. Med. usw. Bd. 4. 1909. Ferner die Statistiken von KARUP und GOLLMER sowie von FUNK, zitiert in MOSSE-TUGENDREICH: Krankheit und soziale Lage. Bd. I, S. 15./17. München: Lehmann 1912.

auf Rechnung der Erkrankungen der Verdauungsorgane, und fast 1% der letzteren führten zum Tode. In der Zahl der Erkrankten überwiegt das weibliche Geschlecht, in der Zahl der Gestorbenen das männliche. Ein Verhältnis, das auf einen Einfluß der beruflichen Tätigkeit hinweist.

Ein bekannter Mangel der Statistik der Leipziger Ortskrankenkasse ist, daß sie nur diejenigen Erkrankungen erfaßt, die zu Erwerbsunfähigkeit geführt haben. In welchem Maße die leichteren, keine Erwerbsunfähigkeit bedingenden Erkrankungen und dabei besonders das weibliche Geschlecht überwiegen, zeigt folgende von PERUTZ (l. c.) angeführte, für einige Berufe aufgestellte Frankfurter Statistik. Danach kamen auf je 100 Mitglieder an Krankheiten der Verdauungsorgane Leidende:

	Tagelöhner und Fabrikarbeiter	Schlosser	Schneider	Kaufleute	Buchdrucker	Schreiner	Fuhrleute und Kutscher	Kellner	Maler	Dienstboten	Kellnerinnen	Ladnerinnen	Näherinnen
Erwerbsf.	5,7	7,3	7,0	9,4	6,3	6,4	6,4	7,4	4,9	8,3	12,6	10,2	9,8
Erwerbsunf.	4,9	4,1	3,7	3,3	3,6	3,6	3,3	3,0	5,3	4,1	4,3	5,5	6,7

Dementsprechend werden diese Erkrankungen auch seltener zur Ursache der Invalidität und stehen als solche erst an neunter Stelle.

Wenden wir uns nun der Betrachtung der einzelnen, eingangs aufgezählten Organe zu, so wären zunächst leichte *Verletzungen* zu erwähnen, die *Lippen, Wangen, Zahnfleisch* und *Zähne* treffen können. *Tapezierer* und *Schuhmacher* benutzen während der Arbeit den Mund als Aufbewahrungsraum von Nägeln (Gefahr des Verschluckens!). Das Fassen der Nägel mit den Zähnen schleift diese ab, führt auch gelegentlich zu Sprüngen und Absplitterungen an ihnen. *Schneider* und *Näherinnen* verletzen ihre Schneidezähne durch Abbeißen des Fadens, *Tabakarbeiter* durch das des Zigarrenwickels. Bei *Glasbläsern* und *Musikern* können Lippen und Zähne Reibung und Quetschung durch die Mundstücke ihrer Instrumente erfahren. Durch Überdehnung beim Blasen kann es zu einer *Pneumocele* des *Stenonschen Ganges* und der *Parotis* selbst kommen. Auch die gelegentliche Übertragung von *Syphilis* auf Lippen und Zunge, von *Milzbrand, Rotz,* auch *Aktinomykose* wäre hier zu erwähnen. Aber von weitaus wesentlicherer kausaler Bedeutung für Erkrankung der Zähne, des Zahnfleisches und der *Kiefer sind einige gewerbliche Gifte,* von denen hier nur die wesentlichsten erwähnt werden sollen[1]). Da ist in erster Linie das *Blei* zu nennen[1]).

Nicht so häufig, wie die Stomatitis saturnina, aber von schwererem, meist auch akuterem Verlauf ist die *Stomatitis mercurialis*[1]). Erwähnt sei der Staub von salpetersaurem Quecksilberoxydul, der bei längerer Einwirkung die Zähne brüchig macht, meist sie nur schwärzt. (Verfärbend auf die Zähne resp. das Zahnfleisch *wirken auch Kupfer* und *Farbstaub.*) Viel verhängnisvoller und schneller in ihrer Wirkung sind die *Phosphordämpfe*[1]).

Entzündungen der Mundschleimhaut, namentlich aber Nekrose der Zähne, und zwar vornehmlich der Schneidezähne, werden bewirkt durch *ätzende Gase,* wie Chlor (weniger Brom und Jod), Dämpfe organischer und anorganischer Säuren (Salpetersäure, Salzsäure, schweflige Säure, Carbolsäure, Ameisensäure usw.), Schwefelkohlenstoff, ätzende Alkalien. Bei *Perlmutterdrechslern* kann gelegentlich auch am Kiefer die für sie charakteristische *Ostitis* auftreten[2]).

Zu Zahncaries geben am häufigsten Anlaß *Mehl-* und *Zuckerstaub* bei *Müllern, Bäckern* und *Konditoren.* Sie etabliert sich hier hauptsächlich an den Frontzähnen

[1]) Näheres s. entsprechende Abschnitte dieses Bandes. [2]) Siehe S. 515.

und schreitet vom Zahnhals nach der Schneide zu fort. Nach Kunert[1]) haben diese Leute im Alter von 25 bis 28 Jahren nur mehr 40%, im Alter von 40 Jahren nur mehr 21,2%, d. h. also für den Kopf 6,7 gesunde Zähne. Die Ursache ist bekannt. Die aus dem Mehl- und Zuckerstaub durch Bakterienwirkung sich bildenden organischen Säuren führen zur Erweichung des Dentins, dessen Widerstandsfähigkeit gegen auflösende und fäulniserregende Mikroben dadurch herabgesetzt wird.

Besonders zu Zahncaries disponiert sind auch die *Alkohol*-Berufe und die Stadtbevölkerung weit mehr als die ländliche. Es muß wohl dahingestellt bleiben, ob letztere dies mehr ihrer im allgemeinen kräftigeren Konstitution verdankt oder ihrer Bevorzugung derberer, die Kauwerkzeuge mehr übender Speise.

Die *Therapie* aller dieser Mund- und Zahnerkrankungen deckt sich im wesentlichen mit der *Prophylaxe*. Peinlichste Sauberkeit, sorgfältige Zahnpflege können ihr Entstehen vielleicht nicht immer verhindern, wohl aber ihre Ausbreitung und Intensität in hohem Grade einschränken. Die einschlägigen Vorschriften der Gewerbeordnung[2]) bewegen sich in dieser Richtung, verlangen auch Reinhaltung (evtl. Ventilation) der Arbeitsräume. Das Wichtigste nach Ausbruch der Krankheit ist natürlich erst recht Fernhaltung weiterer Einwirkung der ursächlichen Schädlichkeiten, sodann die Anwendung von Adstringentien. Bei Säureeinwirkung kommen neutralisierende Alkalien, bei Alkaliverätzung leichte Säuren in Betracht.

Will man den *Rachen* als einen Teil des Speiseweges hier auch erwähnen, so ist die in der Regel schleichend sich entwickelnde chronische *Pharyngitis* (meist sicca) zu nennen, die von all den Arbeitern erworben wird, welche organischen oder anorganischen Staub oder Dämpfe von Metallen oder Säuren oder Dünste von Harzen und von Terpentinöl einatmen müssen. Auch dagegen ist jede Therapie machtlos, solange die schädliche Reizung andauert, wenn auch die Empfindlichkeit der Rachenschleimhaut sich allmählich abstumpft.

Eigentlich gewerbliche Erkrankungen der *Speiseröhre* sind kaum bekannt. Ihr Epithelüberzug ist so derb und widerstandsfähig, daß nur grob mechanische Reize durch verschluckte Fremdkörper oder starke chemische Verätzungen, wie sie beim Anhebern entsprechender Flüssigkeiten möglich sind, einwirken können. Katarrhe der empfindlicheren Nachbarorgane, des Rachens oder des Magens, machen vor ihr halt. Äußere Gewalt (Unfall) und auch verschluckte Fremdkörper können Kontinuitätstrennungen bewirken, in deren Gefolge durch Narbenschrumpfung partielle Verengerungen und Erweiterungen sich bilden können. Lähmungen des Oesophagus sind auch bei chronischer Blei- und Alkoholvergiftung und schweren Erschütterungen (Unfall) gesehen worden. Sensible Störungen (Globusgefühl u. ä.) sind häufige Folgen von Erkrankungen des *Magens*.

Dieser unterliegt in Anbetracht seiner Lage im Körper wie seiner Funktion den mannigfaltigsten physikalischen und chemischen Einwirkungen, so daß fast alle Formen seiner Erkrankung auch durch berufliche Schädigungen veranlaßt werden können. Solche geringeren Grades beeinflussen die Funktion, führen zu *Anorexie* und *Sekretionsanomalien* (Sub- und Peracidität). Andere Störungen sensibler wie motorischer Art: Heißhunger, Gastralgie, Kardia- und Pyloruskrampf, Atonie sind sekundär. Magen-Darmstörungen: Übelkeit, Erbrechen, Diarrhöe sind Teilerscheinungen vieler *gewerblicher Vergiftungen*. Zum Hervorrufen ernsterer Krankheiten bedarf es größerer Intensität oder längerer Dauer des schädlichen Reizes.

[1]) Kunert: Arbeiterschutz und Krankenkassen in ihrem Verhalten gegenüber der Zahncaries bei Bäckern und Konditoren. Inaug.-Dissert. Breslau 1901.

[2]) Siehe S. 58 u. ff.

Die meist mild verlaufende *akute Gastritis* ist vorwiegend *toxischer* oder *infektiöser* Natur. Als toxisch wirksam sind hier wohl fast alle gewerblichen Gifte zu nennen: Blei, Quecksilber, Kupfer, Mangan, Antimon, Arsen, Phosphor, Zink, Cyanverbindungen, die Haloide, Säuren, Laugen, verschluckte Alkali- und andere Dämpfe und Gase, wie Kohlendioxyd, Petroleum, Terpentin, Tetrachloräthan, Trinitrotoluol, auch Anilin usw., den Alkohol nicht zu vergessen, der nicht nur in den entsprechenden Industrien, sondern auch bei vielen anderen besonders disponierenden Berufen, wie Kutschern, Matrosen, Tagelöhnern u. a., seine schädliche Wirkung entfaltet.

Eine infektiöse Schädlichkeit liegt vor bei Fleischhauern und Arbeitern in Wurstfabriken, welche trotz aller Verbote rohes, oft auch nicht mehr frisches, bakterienhaltiges Fleisch genießen, wobei noch die starke Würzung mit Salz und Pfeffer oder Paprika als physikalischer Reiz hinzukommt. Mechanisch kann verschluckter scharfkantiger Staub wirken (Metallstaub, Glasurstaub bei Porzellanarbeitern u. ä.). Die ursächliche Bedeutung der *Erkältung*, welcher im Freien Arbeitende (Maler, Spengler u. ä.) oft ausgesetzt sind, auch örtlicher Kältewirkung durch kalten Trunk, welchen der Hitze Ausgesetzte (*Gasarbeiter*, *Glasbläser*, *Schmiede*, *Hochofenarbeiter* u. a.) lieben, wird bestritten; nur als Hilfs- und Gelegenheitsursachen werden diese Faktoren anerkannt. Auch dürfte die Wirkung der übelriechenden, fauligen Gase auf den Magen der Gerber in der Erzeugung von Ekel und Übelkeit erschöpft sein.

Die *chronische Gastritis* (als selbständige Krankheit) entwickelt sich aus der akuten oder ohne diese allmählich bei schwächerer, aber länger dauernder Einwirkung der oben genannten Schädlichkeiten. Sie beeinträchtigt die Ernährung sehr und führt unter Umständen zu schweren, auch gewissen unheilbaren Folgezuständen: hochgradiger, auch progressiver Anämie, Atrophie der Magenschleimhaut mit Achylia gastrica, cirrhotischer Magenverkleinerung und sogenannter relativer Pylorusstenose, die ihrerseits wieder Magenerweiterung bedingen kann.

Die *Therapie* muß auch hier zunächst kausal sein, d. h. also die Schädlichkeiten ausschalten, sodann vorwiegend *diätetisch* mit Unterstützung durch kürzere oder längere Zeit fortgesetzte regelmäßige Magenwaschungen. Bei der chronischen Gastritis kämen noch Trinkkuren mit alkalischen oder alkalisch-muriatischen Wässern und sorgfältige Behandlung einzelner Symptome in Betracht, bei den unheilbaren Folgezuständen evtl. operative Eingriffe (Gastroenterostomie).

Eine nach jeder Hinsicht noch ernstere Erkrankung ist das *chronische Magengeschwür*. Beim weiblichen Geschlecht tritt es nach PENZOLDT[1]) mindestens doppelt, nach R. LEWINSOHN[2]) etwa 5mal so häufig wie bei Männern auf, besonders bei jugendlichen Bureauangestellten. Nach der Leipziger Krankenkassenstatistik stehen jährlich 0,6%, nach dem Verwaltungsbericht der Allgemeinen Ortskrankenkasse München für das Jahr 1915 1,3% aller weiblichen Versicherungspflichtigen wegen Magengeschwürs in ärztlicher Behandlung[2]). Da die Ätiologie dieser Krankheit überhaupt noch nicht völlig geklärt ist, die Theorien dabei einen breiteren Raum einnehmen als die bewiesenen Tatsachen, ist man bei Beurteilung der Rolle, welche berufliche Schädigungen bei ihrer Entstehung spielen, über mehr oder weniger wahre Vermutungen nicht recht hinausgekommen. Nach FR. KOELSCH[3]) wird fortgesetzter Druck auf die Magengegend (Anstemmen

---

[1]) PENZOLDT, F. u. R. STINTZING: Handbuch der gesamten Therapie. Bd. IV, S. 250. Jena: Fischer 1914.

[2]) GROTJAN, ALFRED, Soziale Pathologie. 3. Aufl. S. 147/148. Berlin: Julius Springer 1923.

[3]) KOELSCH, FRIEDRICH: Allgemeine Gewerbepathologie und Gewerbehygiene, in Weyls Handb. d. Hyg. 2. Aufl. Bd. VII, 3. Abt., S. 396. Leipzig: Barth 1914.

von Werkzeugen u. ä. bei Ausstopfern, Schuhmachern, Aufpressen von Hülsen u. ä., wohl auch Schreinern) beschuldigt, auch die dauernd gebückte Haltung (bei Schneidern und Näherinnen, Kürschnern, Uhrmachern, Porzellanmalern, Töpfern, Tabakarbeitern u. a.). Diese muß zu einer Stauung im Pfortadergebiet und damit wohl auch zu Zirkulationsstörungen im Magen führen. Darum klingt diese Annahme plausibler als die, daß Kosten heißer Speisen bei Köchinnen und hastige Aufnahme ungenügend gekochter und ungenügend gekauter stickstoffreicher Nahrung, die zu große Anforderungen an die Verdauungstätigkeit des Magens stelle, auch kräftige, aber hart arbeitende Männer zum Ulcus ventriculi disponiere[1]). Damit soll der schädigende Einfluß dieser Dinge nicht etwa geleugnet werden. Wie für die Gastritis wird auch für das runde Magengeschwür verschluckter scharfkantiger Staub verantwortlich gemacht[2]). Sicher ist wohl, daß ungünstige, unhygienische Lebens- und Arbeitsbedingungen, die den Körper und seine Widerstandskraft im allgemeinen schädigen, auch die Entstehung eines Magengeschwürs begünstigen. Insofern wäre auch die vorwiegend diätetische Therapie dieser Krankheit, die zunächst auf Schonung des Magens, dann auf Hebung des Allgemeinzustands abzielt, als kausal zu bezeichnen — von den chirurgischen Maßnahmen abgesehen. Daß sich im Anschluß an das Ulcus ein Carcinoma v. entwickeln kann, darf nicht unerwähnt bleiben.

Die Lageveränderung des Magens und Darms, die *Enteroptose*, ist eine Konstitutionsanomalie (STILLERS Habitus asthenicus), doch soll sie nach KOELSCH (l. c.) und LEWINSOHN (l. c.) bei weiblichen Handarbeitern in der Landwirtschaft und im Reinigungsgewerbe, wohl infolge von Überanstrengung, häufiger sein.

Für die Erkrankung des *Darmes* sind im allgemeinen dieselben beruflichen Schädlichkeiten anzuschuldigen, die wir beim Magen wirksam sahen. *Akute* und *chronische Enteritis*, in deren Folge auch Geschwüre im Dünn- und Dickdarm auftreten können, sind darum meist den entsprechenden Zuständen des Magens vergesellschaftet, teils primär, teils sekundär. Besondere Erwähnung verdienen die bei akuter *Quecksilbervergiftung* entstehenden Veränderungen im Darm: Katarrh, Koagulationsnekrose und schließlich ulceröser Zerfall der Schleimhaut, die *Dysenteria mercurialis*. Von größerem praktischen Interesse noch, weil viel häufiger, ist das hervorstechendste Symptom des Saturnismus, die *Bleikolik*, Ausdruck der Reizung der vasomotorischen und muskulomotorischen Nervenelemente des Darms. Differentialdiagnostisch kommen dabei Peritonitis, Appendicitis, Brucheinklemmung, Leber- und Nierenkolik und Salpingitis in Betracht. Häufiger noch, aber unauffälliger ist die *chronische Verstopfung*, die nach NAEGELI[3]) in 90% der Bleivergiftungen zu beobachten ist und nur in deren Spätformen fehlt. *Atonie* des Darms, habituelle Verstopfung, kann, wie die *Hämorrhoiden*, die Folge ungenügender Körperbewegung bei sitzender Arbeit sein, kann aber auch dadurch entstehen, daß irgendwelche Beschäftigung dazu zwingt, wenn auch nur gelegentlich, so doch öfter den Reiz zur Defäkation im gegebenen Moment zu unterdrücken. Dadurch kommt es zur Kotanhäufung, die Flatulenz und Erschlaffung des Darms herbeiführt.

Ungenügende Darmtätigkeit gilt auch als ein die Appendicitis begünstigendes Moment, dem entspräche ihre relative Häufigkeit z. B. im Handelsgewerbe und bei Näherinnen[4]).

Ein *Trauma* kann allenfalls als verschlimmernde Gelegenheitsursache die Perforation einer erkrankten Appendix herbeiführen. Dieselbe Bedeutung hat es für die Entstehung von *Hernien*, die ohne vorhandene Anlage nicht zustande

---

[1]) Vgl. Zentralbl. f. d. ges. Hyg. 1915, S. 220.
[2]) KOELSCH, FR.: l. c. S. 396.
[3]) NAEGELI: Ärztl. Sachverst.-Zeit. 1914, Nr. 9.
[4]) PERUTZ: l. c.

kommen können. Dadurch wird ihre besondere Häufigkeit bei Schwerarbeitern aller Art verständlich.

Als *infektiöse* Erkrankungen des Magen-Darmkanals wären noch die *Aktinomykose* (s. o. Mundkrankheiten) und der *Milzbrand*[1]) zu nennen, die beide durch Verschlucken sporenhaltigen Staubes entstehen können. Beide kommen vor bei Personen, die in Landwirtschaft oder Tierzucht tätig sind oder tierische Produkte verarbeiten.

Auch einige *Darmschmarotzer* haben gewerbepathologisches Interesse. Von den *Bandwürmern* (*Taenia solium* — Zwischenwirt Schwein — und *T. mediocanellata* — Zwischenwirt Rind) werden vorzugsweise Fleischhauer und verwandte Berufe befallen, die die Gelegenheit zum Genusse rohen, finnenhaltigen Fleisches oder Speckes nicht unbenutzt vorübergehen lassen können, trotz aller Warnungen und aller Fleischbeschau. Der *Bothriocephalus latus*, dessen Zwischenwirte kleine Wassertierchen — Cyclops strenuus und Diaptomus gracilis — und deren Verzehrer — Forelle, Barsch, Lachs, Hecht — sind, wird also durch den Genuß roher oder ungenügend geräucherter Fische übertragen und findet sich demgemäß häufiger bei Fischern. Die Beschwerden, die diese Schmarotzer ihren Trägern verursachen, sind unbestimmte Magen-Darmstörungen und Blutarmut weniger als Folge des Nahrungsverlustes als eines von den Würmern gebildeten, das Blut schädigenden Toxins.

Ein viel gefährlicherer Parasit ist das *Ankylostomum duodenale* (s. S. 445 u. ff). Auch andere Würmer, besonders *Spulwürmer*, finden sich häufig bei Grubenarbeitern. Über berufliche Einflüsse auf die Entstehung von *Tumoren* der Verdauungsorgane, spez. des *Carcinoms* ist nichts Genaueres bekannt. Krebs der Mundhöhle, der Speiseröhre und des Mastdarms, auch der Leber soll — wohl infolge Alkoholwirkung — im Gastwirtsgewerbe häufiger sein, Uteruskrebs bei Gastwirtsfrauen, bei Köchinnen Magenkrebs wegen Genusses resp. Verkostens heißer Speisen (s. o.), bei Beamten Mastdarmkrebs (sitzende Lebensweise)[2]). (S. 462.)

Die *Lebercirrhose*, als Trinkerkrankheit, ist verhältnismäßig häufig bei den zum „Alkohol" disponierenden Berufen. Nach einer englischen Statistik starben siebenmal soviel Gastwirte und zweimal soviel Kellner als andere Männer gleichen Alters an diesem Leiden[3]). Von beruflichen Schädigungen des *Pankreas* ist nur bekannt, daß Phosphorvergiftung zu Blutungen in die Drüse mit folgender Nekrose führen kann.

Am Schlusse dieser Ausführungen, die den Einfluß beruflicher Tätigkeit auf die Verdauungsorgane kurz skizzieren, erübrigt sich wohl auf die Bedeutung der Hygiene, der Aufgaben und erfolgreichen Leistungen des Staates auch auf diesem speziellen Gebiete der Gesundheitsverwaltung hinzuweisen[4]). Nur eines möchte ich hervorheben: „Es bleibt ein Erdenrest, zu tragen peinlich." Koelsch betont auch (l. c.), daß es nicht nur auf die Vorschriften an sich, sondern auch auf deren exakte Durchführung in der Praxis ankomme, auf die Einsicht und Energie der Betriebsleitung sowie auf das Verständnis der Arbeiter, die damit einen wesentlichen Teil der Verantwortung für ihr Schicksal tragen. Aus dieser Erkenntnis erwächst den beteiligten Faktoren eine zwiefache Erweiterung ihrer Aufgaben: intensivere Aufklärung und intensivere Beaufsichtigung. Beides sind Organisations-, mehr noch leider Geldfragen.

[1]) Siehe S. 439.

[2]) Theilhaber, A.: Einfluß der sozialen Lage auf die Entstehung von Geschwülsten, in Mosse-Tugendreich: Krankheit und soziale Lage. Bd. IV, S. 612 f. München: Lehmann 1913.

[3]) v. Gruber u. Kraepelin: Wandtafeln zur Alkoholfrage, Tafel 7.

[4]) Vgl. S. 58, vgl. auch Kaup: Einfluß der Gesetzgebung auf gewerbliche Erkrankungen. Arch. f. soz. Hyg. Bd. 7. 1912. — Kaup: Einfluß der Gewerbehygiene. Zentralbl. f. Gew.-Hyg. 1914, Nr. 11, S. 404.

Die gewerblichen Erkrankungen der Muskeln, Sehnen, Knochen und Gelenke.

Von

Georg Hohmann

München.

Mit 6 Abbildungen.

Es liegt in der Natur der Sache, daß die Berufserkrankungen, welche den Bewegungsapparat betreffen, sich vornehmlich bei den körperlich Arbeitenden zeigen. Von ihnen wußten schon die Alten und auch der Volksmund immer zu reden: von den buckligen Schustern, den hinkenden Schneidern und den krummbeinigen Bäckern. Auch war den Alten schon der „Varicosus haruspex" bekannt, der mit Krampfadern behaftete Vogelschauer, der sein Gewerbe im Stehen ausführt. Das war so in der alten handwerklichen Zeit und auch in der Zeit primitiver industrieller Arbeit, wie sie im Bergbau und sonst betrieben wurde. Die Zahl der gewerblichen Berufe wuchs in der Renaissance durch neue Erfindungen und eine Verfeinerung der Arbeit, vor allem der kunsthandwerklichen Betriebe. Aber erst die moderne industrielle Entwicklung des 19. Jahrhunderts fügte dem Bilde gewerblicher Erkrankungen eine große Zahl neuer, bis dahin unbekannter Züge hinzu, die mit der Ausbildung der chemisch-industriellen Technik und anderen neuen Arbeitsverfahren hervortraten. Dazu kam an die Stelle der Einzelerkrankung die Massenhaftigkeit der Erscheinungen, ebenfalls ein Zeichen der geänderten Arbeitsverhältnisse, der Vertretung der Werkstatt durch den Fabrikraum. Und wie wir heute beide Betriebsweisen nebeneinander bestehen sehen, so können wir auch Nebenwirkungen beider auf die Gesundheit beobachten.

Die Schädigungen der Organe des Bewegungsapparates durch die gewerbliche Tätigkeit sind sehr mannigfache. Zu einem Teil beruhen sie auf der Wirkung des zu verarbeitenden Materials auf den Organismus, die hauptsächlich eine Giftwirkung ist, zum anderen Teil sind sie in dem unhygienischen Zustand des Arbeitsraums oder in der Art der Arbeitsweise begründet; ferner sehen wir solche Schäden unter dem Einfluß der gewohnheitsmäßig bei der Arbeit eingenommenen Haltung und der Überanstrengung durch den gleichförmigen, einseitigen Gebrauch bzw. die Überlastung der Gliedmaßen eintreten, und letztlich beobachten wir als Folgezustände gewerblicher Unfälle eine Reihe typischer, mehr oder minder schwerwiegender Erkrankungen der einzelnen Teile des Bewegungsapparates, vor allem der Gelenke.

1. Die Schädigungen durch das Material.

Berufe, in denen Blei, Arsen, Quecksilber, Phosphor, Perlmutter verarbeitet wird, die Alkoholberufe, schließlich solche, in denen es zu Erkrankungen mit dem Strahlenpilz (Aktinomyces) kommt, zeigen typische Schädigungen der Knochen, Gelenke und Muskeln.

Über die *chronische Bleivergiftung* siehe S. 246.

Die *Bleilähmung* (s. S. 267 u. ff.) der oberen Extremität kann bei längerer Dauer zu Contracturstellung infolge Verkürzung der Hand- und Fingerbeuger und Erschlaffung der Strecker führen, die der unteren durch Verkürzung der Wadenmuskulatur zu Spitzfußstellung; bei Bleigicht kann es zu entzündlicher Con tractur der die Gelenke umgebenden Muskulatur kommen.

Ebenso kann die chronische Arsenvergiftung (s. S. 332) zu Contracturen Veranlassung geben.

Auch die Phosphornekrose ist bereits oben erwähnt worden (s. S. 340).

Bei den *Perlmutterarbeitern* wurde zuerst von ENGLISCH 1869 eine chronisch-entzündliche Verdickung eines oder mehrerer Knochen beobachtet, die unter Schmerzen und leichter Temperatursteigerung auftrat und sowohl lange wie kurze Röhrenknochen als auch die platten Knochen betraf. Von den Enden des Schaftes schritt die Erkrankung nach der Mitte fort. Die anfangs weichere Geschwulst wird allmählich knochenhart und verschwindet meist mit der Zeit wieder ganz. Nur in einzelnen Fällen bleibt eine Osteosklerose bestehen, oder es kommt zur Nekrose. Die Erkrankung findet sich nur bei jugendlichen Arbeitern im Alter von 14—20 Jahren, einem Alter, in dem die endgültige Verschmelzung der Epiphysen mit den Diaphysen noch nicht an allen Knochen vollzogen ist. Das Leiden wird als subakute Osteomyelitis angesehen. Merkwürdigerweise ist der 1. Mittelhand- und Mittelfußknochen stets verschont gefunden worden, während gleichzeitig die übrigen Mittelhand- oder -fußknochen erkrankt waren. Man nimmt an, daß durch Einatmung des Perlmutterstaubes eine Verstopfung der Arteriae nutritiae des Knochens entstehe, woraus sich die Osteomyelitis entwickle (Abb. 1). Die Erkrankung ist verhältnismäßig selten beobachtet worden.

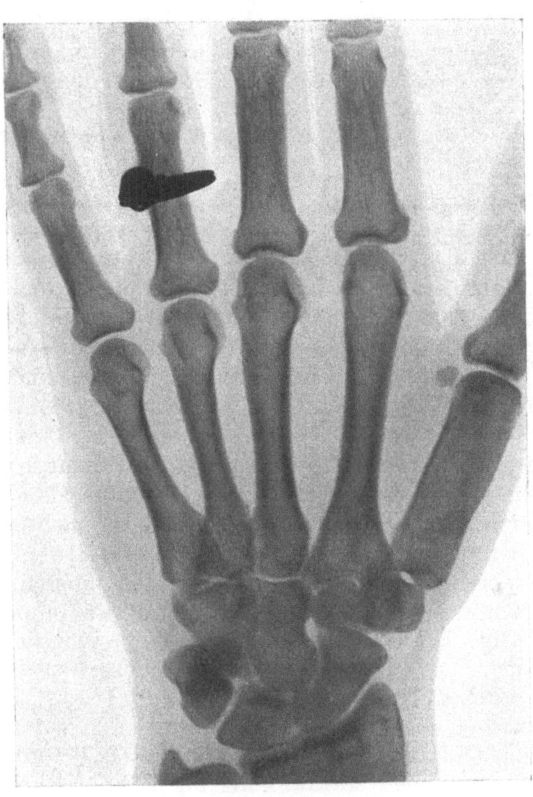

Abb. 1. Ostitis des ersten Mittelhandknochens, der stark verdickt ist.

Ähnliche Erscheinungen an den Unterschenkelknochen hat KLEIN bei *Jutespinnerinnen* in Wien beobachtet, bei denen offenbar durch Einatmung des feinen, aus Jutefäserchen bestehenden Staubes bei jugendlichen Arbeitern eine Art Osteomyelitis der Unterschenkelknochen entstand, die mit Verkürzung ausheilte.

Bei den *Alkoholberufen* ist eine auffallende Häufigkeit der *Gicht* festgestellt worden. Eine Statistik der Leipziger Ortskrankenkasse erwies, daß die Bierbrauer eine 10fach, die Kellner und Bierschenker eine 2,8fach erhöhte Zahl der Gichterkrankheitstage gegenüber der erwartungsmäßigen Zahl zeigten. Auffällig erscheint bei den Bierbrauern vor allem die Belastung der jüngeren Altersklassen.

Besonders bei der landwirtschaftlich tätigen Bevölkerung findet sich mitunter eine Erkrankung durch Einwanderung des sogenannten Strahlenpilzes, des *Aktinomyces*. Futterbestandteile und spitze Getreidegrannen, vor allem der Gerste, sind die Träger des Pilzes, der entweder direkt von den Pflanzen aus in den Körper eindringt oder von infizierten Tieren übertragen wird. Die Mundhöhle stellt wohl meist die Eingangspforte dar, in die die Pilze durch die Gewohnheit, Getreideähren zwischen die Zähne zu stecken, eindringen, oder der Pilz wandert durch die verletzte Haut ein. Neben knotenartigen Verdickungen der Weichteile, der Haut wie der inneren Organe, der Lungen usw. hat man auch einige Male Herde im Knochen beobachtet, so z. B. Erkrankungen der Wirbelsäule, die als tuberkulös gehalten wurden. Die Herde brechen nach einiger Zeit auf und enthalten große Mengen des Pilzes und eitrig eingeschmolzenes Gewebe. Die Erkrankung ist sehr ernst. Viele Fälle verlaufen tödlich.

Im ganzen kann man sagen, daß seit der Einführung der Gewerbeaufsicht durch die eingeführten gesetzlichen Vorbeugemaßregeln bei allen bisher besprochenen gewerblichen Erkrankungen eine recht erhebliche Verminderung der Erkrankungsziffer festgestellt werden kann, so daß einzelne früher sehr verbreitete und gefürchtete Schädigungen heute zu den Seltenheiten und Ausnahmen gehören.

2. Die Schädigungen durch Arbeitsraum und Arbeitsweise.

Der weitaus größte Anteil fällt auf die *rheumatischen* Erkrankungen der *Muskeln und Gelenke*, denen eine große Zahl von Berufen besonders ausgesetzt ist. Alle *Freiluft-*, *Wasser- und Feuerarbeiter* zeigen eine überaus große Zahl akuter und chronischer Muskel- und Gelenkerkrankungen mit ihren oft zu beobachtenden Folgen der Gelenkversteifung und Contractur. Interessant sind die Untersuchungsergebnisse von SUDHOFF, der an ägyptischen Mumien außerordentlich häufig *Osteoarthritis deformans* der verschiedensten Gelenke feststellen konnte. Er erklärt diesen auffallenden Befund mit der Tätigkeit dieser Bevölkerung, die im Nilschlamm waten und arbeiten mußte und in Felshöhlen und Erdgruben wohnte. Auch die heutigen Bewohner dieser Gegend leiden noch an derselben Krankheit, wenn auch nicht mehr in demselben Maß wie früher. Bei uns sehen wir z. B. bei Ziegelarbeitern in 25% aller Erkrankungen den Rheumatismus, Gärtner leiden häufig an gichtischen Erscheinungen, ebenso sehen wir den Rheumatismus viel bei Malern und Bauhandwerkern, die in der kalten Jahreszeit in noch offenen Neubauten arbeiten müssen. Bergleute, Glashütten-, Tunnelarbeiter, Töpfer zeigen die gleichen Erscheinungen. Schneller Temperaturwechsel, häufige Durchnässung der Kleidung, plötzliche Abkühlung sind wohl die Ursachen. An diese oft wiederholten rheumatischen Erkrankungen schließt sich dann mit Vorliebe die Entwicklung einer *chronisch deformierenden Gelenkentzündung*, die durch die Schwere der Arbeit, die gewohnheitsmäßige Haltung, die Abnutzung der Gliedmaßen noch befördert wird. Bei den Wäscherinnen sehen wir diese Erkrankung an den Gelenken der oberen Extremität, bei den Bergleuten ob ihrer gebückten Arbeitshaltung die Spondylitis deformans. Doch führt uns dies schon eigentlich in das nächste Kapitel hinüber, wo von den Folgen der Überanstrengung und einseitigen Abnutzung die Rede ist.

Über die bei Preßluftarbeitern vorkommenden häufigen Muskelschmerzen in Armen und Beinen siehe S. 414.

3. Die durch Überanstrengung bzw. übermäßige Belastung und durch Gewohnheitshaltung entstehenden Schäden.

Die Überanstrengung durch die körperliche Arbeit kann die verschiedenen Gewebe und Gebilde des Bewegungsapparates krankhaft verändern. Der einseitige gleichförmige Gebrauch immer der gleichen Organe bei der Ausführung immer desselben Handgriffs ruft in ihnen bestimmte Veränderungen hervor. Nur ein Teil der Berufe nimmt alle Muskeln des Körpers, die meisten nur gewisse Muskelgruppen in Anspruch. Durch die Übermüdung werden die Muskeln keineswegs gekräftigt, sondern im Gegenteil sowohl in funktioneller als anatomischer

Beziehung geschwächt. Sie erschlaffen, oder da sie sich meist in dauerndem Kontraktionszustand befinden, kehren sie bisweilen nicht mehr ganz zum normalen Verhalten zurück, es entwickeln sich in ihnen Contracturzustände, die zur Gelenkcontractur führen. Überanstrengte Muskeln verfallen oft der Atrophie. Solche Berufsatrophie fand z. B. SCHWARZE bei Straßenbahnschaffnern, die durch geringe Körpergröße den Arm zum Bedienen der Bremsvorrichtung sehr hoch heben müssen, an der Schulter- und Oberarmmuskulatur. TELEKY sah Fälle von Atrophie der Daumenballenmuskulatur durch Überanstrengung dieser Muskeln, die z. B. immer denselben Handgriff an einer Maschine ausführen müssen. In manchen Fällen kommt es auch zu Entzündungen, so der Unterschenkelmuskeln, und zwar der an der Vorderseite des Unterschenkels gelegenen Streckmuskeln bei Arbeitern, die diese Muskeln übermäßig anstrengen müssen, wie Erd- und Torfarbeiter beim Graben. Bei Bergleuten und Steinträgern ist Entzündung der Schultermuskulatur beobachtet worden. Plötzliche starke Anspannung gewisser Muskeln bei schwerer Arbeit, bei Schmieden und Schiffswerftarbeitern beobachtet, kann den Lumbago, den „Hexenschuß" hervorbringen, der durch Zerrung oder auch Zerreißung einzelner Muskelfasern entsteht.

Weiter wird von LAYET über Zerreißung von Muskelfibrillen des rechten Deltoideus bei Schmieden berichtet, die so schmerzhaft waren, daß der Arm momentan nicht gehoben werden konnte, wobei auch eine Zerrung der Schultergelenkbänder mit in Betracht zu ziehen war.

Bei verschiedenen Berufen werden als Folge übermäßiger Körperanstrengung durch schwere Arbeit Schmerzzustände gefunden. So klagen die Steinhauer über chronisches Kreuzweh, was einerseits als Lendenmuskelschmerz, andererseits als chronische Arthritis des Sacroiliacalgelenks aufgefaßt werden kann. Die pathologisch-anatomischen Grundlagen solcher Muskelschmerzen sind noch nicht ganz geklärt, doch ist die Anschauung SCHADES-Kiel und LANGES-München sehr wahrscheinlich, daß es sich dabei um Änderungen des Kolloidzustandes des Muskelplasmas handle, die sich in Form von Muskelhärten oder Muskelschwielen äußern und die schon bei normaler Ermüdung des Muskels sich in einer Abnahme der Elastizität und der Dehnbarkeit zeigen.

Etwas anderes sind die *Risse von Muskeln*, wie der *Riß des langen Bicepskopfes* am Oberarm, der bei einer plötzlichen starken Anspannung des Muskels eintreten kann. Dabei reißt die Sehne des langen Bicepskopfes an ihrem Ansatz ab, und der Bicepsbauch rutscht herunter. Der Arm büßt dabei an Kraft erheblich ein. Meist handelt es sich um Menschen mit chronischer Arthritis des Schultergelenks, durch welche die innerhalb des Gelenks verlaufende Bicepssehne geschädigt war und leichter zerriß. Bei Wäscherinnen hat WEBER auch schon eine Zerreißung des Caput breve des Biceps zusammen mit dem Coracobrachialis beim Auswringen der Wäsche gesehen.

Auch die *Myositis ossificans* gehört hierher. Früher kannte man den sogenannten Exerzierknochen, eine Knochenbildung im Musculus deltoideus oder pectoralis, als Folge der Gewehrgriffübung: „Faßt das Gewehr an." Infolge der plötzlichen Zerrungen von Muskelfasern mag wohl eine Blutung oder auch eine Zerrung und Reizung des Periosts entstehen, die zu der Verknöcherung führt. In den Adductoren des Beines kennt man den Reitknochen, wie ihn BILLROTH genannt hat. Außerdem hat man ihn auch im Pectineus, Gracilis, Iliacus internus gefunden, ebenso am vorderen Rande des Schambeines als Ossa praepubica. Auch bei Sattlern und Schustern sind solche Ossificationen beobachtet worden, bei denen diese Gegend bei der Arbeit dauernden Insulten ausgesetzt ist.

Muskelentzündungen infolge Überanstrengung gehen häufig mit *Entzündungen* der zugehörigen *Sehnen* bzw. ihrer *Sehnenscheiden* einher. Am Vorderarm sehen wir recht häufig die Entzündung der Sehnenscheiden der Strecksehnen der Hand und Finger, besonders der des Daumens bei vielen Berufen, die die betreffenden Muskeln besonders anstrengen. Es ist die knarrende Sehnenscheidenentzündung, die *Tendovaginitis crepitans*, die wir bei Wäscherinnen durch das Auswringen der Wäsche sehen, bei Zimmerleuten durch das Holzbohren (KÖNIG), bei Schmieden und Schlossern durch die Prellungen, die die Sehnen erleiden (v. VOLKMANN), bei Klavierspielern, Schreinern, Steinhauern, bei Glasschleifern durch das Halten der Glasplatten in gezwungener Stellung, bei Torfgräbern und Ziegeleiarbeitern durch das Torf- bzw. Lehmstechen, bei landwirtschaftlichen Arbeitern durch das Streuen von Kunstdünger mit der Hand, kurz bei allen Betätigungen, bei denen die fest zugreifende Hand überanstrengt wird. Dasselbe gilt für die Muskeln bzw. Sehnen des Unterschenkels.

Verdickungen an den Gelenken von Hand und Fingern finden sich öfters bei Violinspielern, wohl als Folge von Überanstrengung. Teils handelt es sich um sog. „Überbeine" oder *Ganglien*, welche cystisch entartete Bindegewebsgebilde, gefüllt mit gallertigem Inhalt, darstellen und von Sehnenscheide oder Gelenkkapsel ausgehen können. Teils sind es direkte knötchenartige Verdickungen der Sehnen oder Sehnenscheiden, meist an der Beugeseite des Fingers, die wohl direktem Druck ihre Entstehung verdanken und die Erscheinung des „schnellenden Fingers" machen können (JULIUS FLESCH).

Die *stenosierende Sehnenscheidenentzündung* im Bereiche des Sehnenscheidenfaches am Processus styloideus radii ist ebenfalls als Folge beruflicher Anstrengung anzusehen. Es kommt zu einer das Spiel der Sehnen beengenden Verdickung der Sehnenscheide und Schmerzhaftigkeit bei Streck- und Abductionsbewegungen des Daumens.

Am Arm treffen wir einen weiteren Schmerzzustand als Folge von Überanstrengung, der in der Gegend des *Humero-Radialgelenks* an der Außenseite des Ellenbogens seinen Sitz hat. PREISER hat diesen Zustand als Arthritis deformans dieses Gelenkes gedeutet. Das mag für eine Reihe von Fällen zutreffen, besonders für ältere Leute, die hart gearbeitet haben, wie Wäscherinnen usw. In diesen Fällen sieht man im Röntgenbild deutliche Veränderungen in diesem Drehgelenk, wie Verbreiterung des Radiusköpfchens und Exostosen. Auch mag eine gewisse, dem weiblichen Geschlecht häufig eigene Valgität des Ellenbogens die statische Grundlage für die Entstehung dieser chronischen Arthritis abgegeben haben. Außer bei Arthritis aber kennen wir ähnliche Schmerzzustände an der gleichen Stelle, die als vorübergehende Überanstrengungsschmerzen in den hier breit ansetzenden bzw. entspringenden Streckmuskeln der Hand ihren Sitz haben. Und zwar hat die Dorsalhebung der Hand, welche zu allem kräftigen Zugreifen, Erfassen und Festhalten von Gegenständen notwendig ist und ganz von selbst hergestellt wird, bei ungewohnter, übermäßiger und langdauernder Arbeitsleistung eine Überanstrengung dieser Muskeln zur Folge. Der Sitz des Schmerzes ist, wie gesagt, in dem breiten Ansatzteil des Muskels an der Außenseite des Ellenbogens. Hier ist er druckempfindlich und schmerzt bei jeder Aktion der Hand, welche ihn zum Zustandekommen des Greifens benötigt. In länger bestehenden Fällen ist auch die Gelenkkapsel des Drehgelenks, in die der Muskelansatz einstrahlt, durch Zerrung gereizt und schmerzhaft.

Einen breiten Raum unter den Überanstrengungserscheinungen nehmen die *Berufskrämpfe* (s. S. 530 u. ff.) ein.

Eine ähnliche Berufserkrankung wie die Berufskrämpfe ist von England aus von BRIDGE als Zwisterkrankheit in der Baumwollindustrie beschrieben. Die Zwister oder Zwirner leiden einesteils bei Beginn ihrer Tätigkeit an einer vorübergehenden Überanstrengung der hauptsächlich gebrauchten Muskeln der

Hand und des Armes mit Schmerzen und Krampfzuständen. Außerdem aber wird bei ihnen ein dauernder Krankheitszustand beobachtet, der erst nach Jahren, zwischen 5—35 Jahre Beschäftigungsdauer, sich ausbildet. Es handelt sich um Schmerzen an der Daumenwurzel und Schwäche des Daumens, so daß das Zusammendrehen der geknüpften Fadenenden fast unmöglich wird. Eigentliche Krämpfe sind selten, doch greifen die Schmerzen oft auf den Arm über. Objektiv findet sich eine deutliche Atrophie des Daumenballens, die bei 50% der Untersuchten festgestellt und als Folge chronischer Fibromyositis angesehen wurde. Auch eine Störung der Kontrollvorgänge im Zentralnervensystem ähnlich wie bei den Berufskrämpfen wurde mit in Erwägung gezogen.

Über die Arbeitsparesen siehe S. 529 u. ff.

Der direkte Druck bei der gewerblichen Arbeit wirkt nicht nur auf die Nerven und Muskeln, sondern ebenso auf verschiedene andere Gewebe schädigend ein. Schleimbeutel, Knochenhaut, Knochen, Sehnen und Sehnenscheiden bekommen unter der Wirkung des fortgesetzten Drucks Verdickungen, Schwellungen, ja Entzündungen, die zum Teil sehr schmerzhaft sind. Am bekanntesten sind die *Schleimbeutelverdickungen*, die sich gewissermaßen zum Schutz der unter ihnen liegenden Gewebe entwickeln. Der vor der Kniescheibe gelegene Schleimbeutel entzündet sich durch das Knien bei Dienstmädchen und Scheuerfrauen, das „Dienstbotenknie", an den Knien der Feilenhauer, den Ellenbogen der Glasbläser und Glasschleifer, den Knien und Ellenbogen der Kohlenhäuer, bei Webern am Darmbein, bei Tischlern und Schustern am Brustbein bilden sich solche verdickte Schleimbeutel, die den Druck gegen den Knochen auffangen. Druck gegen die Rippen sah man bei Gärtnern, die auf Leitern stehend beim Schneiden von Zweigen ihr Instrument gegen die Brust pressen, eine Knochenhautentzündung hervorrufen. Ob der Druck gegen die Hohlhand die immerhin bei Handarbeitern nicht seltene Contractur der Palmarfascie mit Verkrümmung der Finger, die sogenannte *Dupuytrensche Contractur*, erzeugt, wie behauptet wird, ist noch nicht sichergestellt, wenn es auch plausibel erscheint. Allerdings sieht man diese Erkrankung auch bei Nichtarbeitern und beobachtet ferner eine gewisse Erblichkeit. Bei Malern sieht man nicht selten durch das andauernde Führen des Malerpinsels Daumen, Zeige- und Mittelfinger der rechten Hand deutlich verdickt und verbreitert, ferner sind die Nagelglieder des Zeigefingers, meist auch des Mittel- und Ringfingers durch das Andrängen des Pinsels mechanisch nach auswärts abgewichen. In Holland ist bei Glasbläsern eine Deformierung der Hände beobachtet worden, die sogenannte *Hakenhand*, infolge des Hantierens mit der Glasbläserpfeife. Die Arbeiter behaupten, daß dies eine Folge der Bildung von Schwielen, Geschwüren und Narben sei, die durch Druck und Hitze entstehen. Mit der Zeit bildet sich eine direkte Verkürzung der Fingerbeuger aus.

Auch die Gelenke selbst können durch die dauernde, schädliche Einwirkung gewisser Handgriffe oder durch Überanstrengung krankhaft verändert werden. Hierher gehört die sogenannte *Madelungsche Deformität des Handgelenks.* Sie stellt eine bajonettartige Subluxation des Handgelenks dar und ist schon von Dupuytren bei Druckern, Tuchwalkern und Wäscherinnen beobachtet worden (Abb. 2). Am Handgelenk sieht man einmal die echte Madelungsche Erkrankung, bei der die Deformität durch einen durch Muskelzug entstandenen Druckschwund an der volaren Seite des Radiusgelenkendes und Wachstumssteigerung an der dorsalen Seite entstehen dürfte. So tritt eine Verkrümmung des Radiusendes nach der Beugeseite ein. Möglicherweise ist dies eine Folge des Zuges der Beugemuskeln bei jugendlichen Arbeitern oder des Drucks wie bei Plätterinnen, was von Codet-Boisse beschrieben wurde. Beim Glanzbügeln (stundenlange Wirkung!) drücken die im Handgelenk dorsalflektierten Hände mit großer Gewalt auf den Griff des Bügeleisens, so daß der sich proximal fortpflanzende Druck die Epiphyse des Radius komprimieren dürfte, was bei der beschriebenen 16jährigen Plätterin denkbar wäre.

Außer dieser Erscheinung sehen wir aber auch Erschlaffungszustände des Handgelenks bei solchen Arbeitern oder vielmehr meist nur bei Arbeiterinnen im jugendlichen Alter, die ebenfalls zu einer gewissen *Subluxationsstellung des Handgelenks* führen, bei denen aber Knochenveränderungen wie oben fehlen. Das Ulnagelenkende prominiert dabei stark nach oben, die Hand ist an der Ulnarseite herabgesunken, das Gelenk auffallend schlaff und locker, und die Patienten sind durch Beschwerden, welche in der Handgelenkgegend sitzen, sehr behindert und oft arbeitsunfähig. Klavierspielerinnen und sonstige Handarbeiterinnen klagen über diese Zustände. Es handelt sich dabei um eine Zerrung der Handgelenksbänder bei bänderschwachen Individuen. Ferner wird über Entzündungszustände der Handgelenke bei Arbeitern oder Arbeiterinnen in elektrischen Glühlampenfabriken durch Drahtwickeln und Lampenputzen offenbar infolge Überanstrengung berichtet.

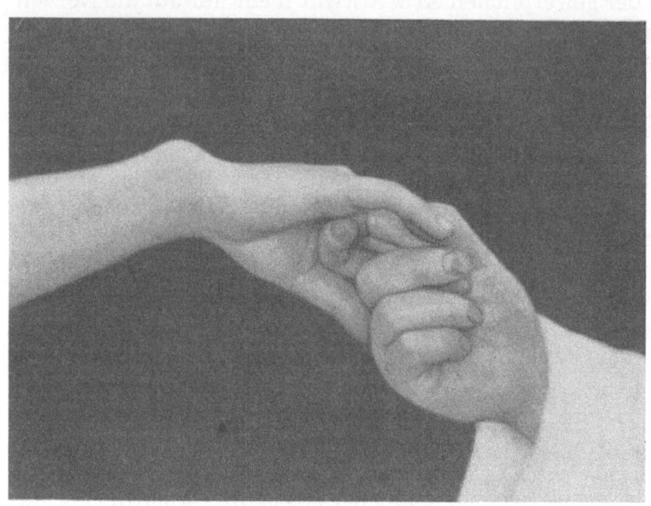

Abb. 2. MADELUNGsche Deformität des Handgelenks. (Abb. nach K. GAUGELE.)

Bei Arbeitern, die schwer zu arbeiten haben, ist sehr häufig eine *chronisch deformierende Entzündung eines oder mehrerer Gelenke* zu beobachten. Bei den Wäscherinnen kennt man die Erkrankung an den Handgelenken, bei Bergleuten an der Wirbelsäule, die sich allmählich zunehmend verkrümmt, bei landwirtschaftlichen Arbeitern das schmerzhafte Malum coxae senile, alles Leiden, bei denen die schwere dauernde Arbeit im Sinne der Abnutzung mitgewirkt hat. Teils sieht man solche arthritische Erkrankungen schon in verhältnismäßig rüstigen Jahren, teils erst im beginnenden Alter nach einem längeren arbeitsreichen Leben.

Bei Violinspielern finden sich bisweilen Verdickungen in der nach vorn gebogenen Hälfte des linken Schlüsselbeins, wohl durch Druck der Geige entstanden. Hier fühlt man sogar mitunter auch eine seichte, schräg verlaufende Rille oder Furche am Knochen (JULIUS FLESCH).

Die *Überlastung des Skeletts* übt namentlich auf das jugendliche, noch im Wachstum und in Entwicklung befindliche Knochensystem einen mitunter sehr nachteiligen Einfluß aus. Besonders gilt dies, wenn eine Disposition durch eine außergewöhnliche Weichheit des Skeletts wie durch die nicht seltene Spätrachitis besteht oder wenn eine erhebliche Bänderschlaffheit als Ausdruck der konstitutionellen Schwäche des Stützgewebes vorliegt. Die Wirkung der körperlichen Arbeit an sich auf den jugendlichen Arbeiter ist durch neuere Untersuchungen unter der Leitung von KAUP an einem größeren Material von Lehrlingen der verschiedensten Berufe in Münchener Gewerbefortbildungsschulen studiert worden, indem die jungen Leute beim Eintritt in die Schule und am Ende nach 3 Berufsjahren genau untersucht wurden. Es ergab sich dabei die wichtige Beobachtung, daß gewisse Berufe eine die vorhandene körperliche Veranlagung kräftigende, andere wieder sie schwächende Wirkung haben. Damit geht dann Hand in Hand auch eine Zu- oder Abnahme von körperlichen Fehlern, als Folgezustände konstitutioneller Schwäche des Stützgewebes oder auch der Spätrachitis. Bei den einzelnen Berufen schwankt der Prozentsatz allgemeiner Rachitis zwischen 14,8% bei den Metzgern und 30,5% bei den Kellnern, im Mittel von 9 Berufen 23%. Soweit Angaben vorliegen, ist im Verlauf der 3jährigen Berufstätigkeit eine Abnahme der allgemeinen Rachitis wahrzunehmen gewesen, so bei den Maschinenbauern von 30 auf 8,7%, bei den Kellnern von 49 auf 14% und bei den Schneidern sogar von 42 auf 3,1%. Die gewaltigen Veränderungen des Organismus während der Pubertätszeit, sagt KAUP, haben allmählich die rachitischen Zeichen zum Schwinden gebracht oder richtiger, schwerer nachweisbar gemacht. Thoraxanomalien wie die *Skoliose* sind mit im Mittel 11,6% recht häufig zu finden gewesen. Innerhalb der einzelnen Berufe schwankt wieder der Prozentsatz von 6% bei den Schmieden bis zu 17,2% bei den Schneidern. Im Beruf nehmen nun im allgemeinen die Thoraxanomalien wie die Rachitis während der Pubertät ab (bei den Bäckern von 31,5 auf etwa 10%), die Skoliosen hiervon nehmen allerdings zu von 4,6 auf 9%. Bei den Schneidern hingegen nehmen die Thoraxanomalien im allgemeinen zu, und zwar von rund 10% im 1. Berufsjahr auf 20% im 3. Berufsjahr, während die allgemeine Rachitis schnell abnimmt. Für diesen letzteren Beruf wird auf das häufige Vorkommen von Trichterbrust und Flachbrust besonders verwiesen, was mit der Berufstätigkeit zusammenhängt.

Was den *Plattfuß* betrifft, so wurden nach der Militärstatistik 1904/10 rund 2,4% der Untersuchten wegen Plattfuß untauglich befunden. Gerade im Bereich der 1. bayrischen Brigade, wozu München gehört, war der Plattfuß mit 0,6% am wenigsten verbreitet. Bei den jugendlichen Arbeitern in München aber wurde bei 26,75% Plattfuß gefunden! Allerdings dürften hierbei auch leichte Plattfußformen mitgezählt worden sein, die noch nicht Militäruntauglichkeit bedingen. Bei den Münchner Fortbildungsschülern, und zwar bei Kellnern und Bäckern, stieg der Plattfuß in den 3 Jahren von 18,95 bzw. 15,38% auf 69,23 bzw. 48,0% als Folgeerscheinung allzu starker statischer Belastung des Fußgewölbes durch ununterbrochenes Stehen und Gehen. Bei den Kellnern hat sich der Plattfuß innerhalb der 2 ersten Berufsjahre fast vervierfacht, bei den Bäckern innerhalb von 3 Berufsjahren mehr als verdreifacht. In Übereinstimmung mit diesen Befunden steht die Angabe von OPITZ, daß im Bezirkskommando Braunschweig mit einem mittleren Vorkommen von 12,1% Plattfüßen der Gemusterten bei den Kellnern 25,6%, bei den Bäckern 22% Plattfüße gefunden wurden. Hingegen hat z. B. bei den Maschinenbauern unter den Münchner Lehrlingen der Plattfuß während der 3 Berufsjahre eher ab- als zugenommen.

Diese Münchner Untersuchungen sind geeignet, ein neues Licht auf die Wirkung des Berufes auf die körperliche Entwicklung zu werfen, sie tun den ungemein förderlichen Einfluß dar, der in gewissen, die Körperkräfte stark in Anspruch nehmenden Berufen liegt, und den die körperliche Entwicklung eher hemmenden Einfluß, der den sogenannten Schneiderberufen zukommt. Man muß deshalb bei der Untersuchung der Deformitäten bei jugendlichen Arbeitern auch auf diese wichtige Seite der Frage achten.

Um beim *Plattfuß* zu bleiben, so zeigen außer dem genannten Kellnerberuf (der Hotelbesitzer hat seinen Plattfuß meist schon als Pikkolo erworben!) die

Bäcker, Schlosser, Schmiede, Tischler, Liftjungen, Straßenbahner, Buchdrucker, Krankenschwestern, Köchinnen und Kaufleute den Plattfuß in einem viel häufigeren Maße als andere Berufe, so daß wir den Berufseinfluß nicht leugnen können. Ja, wir sehen gerade in diesen Pubertätsjahren schon oft die schwersten Formen des Plattfußes mit entzündlicher Versteifung und knöcherner Deformation entstehen, die dem Menschen das ganze Leben lang zu schaffen machen können. Das Mißverhältnis zwischen der Belastung und der Widerstandsfähigkeit des Skeletts, der Bänder und der Muskeln des Fußes ist die Ursache. Interessant ist die nicht selten zu machende Beobachtung, daß bei Zahnärzten sich am rechten, dem Standfuß, ein Plattfuß mit Beschwerden entwickelt, während der linke, die Bohrmaschine bewegende Tretfuß meist frei bleibt.

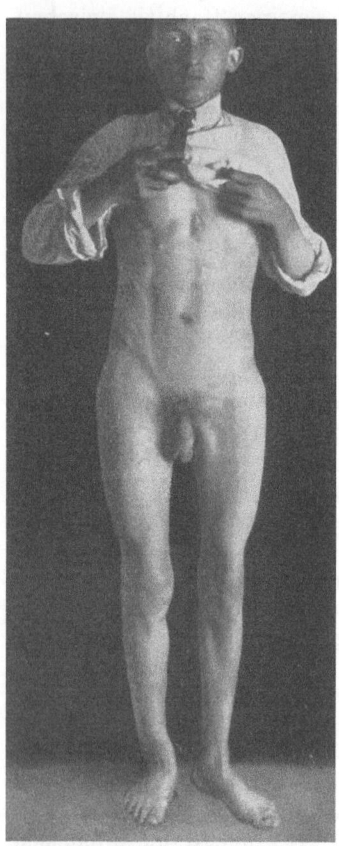

Abb. 3. Jugendlicher landwirtschaftlicher Arbeiter mit coxa vara = Schenkelhalsverbiegung der linken Seite. Die Gegend des großen Rollhügels tritt seitlich stärker hervor, das Bein ist mehr als das rechte außengedreht. (HOHMANN.)

Die gleiche Wechselwirkung zwischen Belastung und Widerstandsfähigkeit gilt für die in gewissen Berufen häufige *X-Beinbildung* der Jugendlichen. Vor allem werden die distalen Epiphysenfugen des Oberschenkels durch das übermäßige Stehen überlastet. Kellner, Tischler, Bäcker (daher der Name Bäckerbein), Landarbeiter zeigen diese Deformität. Die Prager deutsche Klinik teilte 1910 eine Aufstellung mit, wonach von 76 Fällen von X-Bein der Jugendlichen, die zur Operation kamen, Berufe mit vorwiegend sitzender Lebensweise, wie Schneider, Schuster, Uhrmacher, vollständig fehlten und die meisten den Beruf des Dienstknechts, Tagelöhners, Bäckers oder Schlossers hatten. Beim Schlosser trägt wohl das anhaltende Stehen am Schraubstock beim Feilen, einer Hauptbeschäftigung des Schlossers, wesentlich zur Ausbildung des X-Beins bei, und zwar pflegt dasselbe an der rechten Seite stärker als an der linken zu sein, weil das rechte Bein bei der Gewohnheitshaltung beim Feilen mehr als das linke belastet wird.

Die lange Arbeitsdauer, und zwar das dauernde Stehen, bedingt eine Übermüdung der Muskulatur der Beine, die ihre Funktion der Feststellung der Gelenke bei der Belastung nicht mehr erfüllen können; der Stehende schaltet deshalb instinktiv die Muskulatur aus, stellt sich mit gespreizten, auswärtsgedrehten Beinen hin und überläßt die Feststellung der Gelenke nur mehr der Hemmungswirkung der Gelenkbänder. Aus der aktiven wird eine passive Hemmung. Die Bänder, an sich nicht eben fest in diesen Entwicklungsjahren, geben nach und übertragen die Last allein auf den Knochen, dessen Wachstumsfugen leicht verletzlich und empfindlich sind. Bei falscher Belastung, wie es durch die Spreizstellung der Beine geschieht, wird so die X-Beinbildung eingeleitet.

Auch der Schenkelhals kann beim jugendlichen Arbeiter infolge von statischem Mißverhältnis eine Formveränderung zeigen, die sogenannte *Coxa-vara-Bildung*. Der Chirurg KOCHER hat sie eine Berufskrankheit des Wachstumsalters genannt (Abb. 3 u. 4).

Er fand sie häufig bei Kasern, die beim Tragen schwerer Milchschüsseln offenbar den Schenkelhals überlasteten. Die Zeit der Pubertätsentwicklung, in der diese Erkrankung ebenso wie das jugendliche Xbein mit Vorliebe entsteht, stellt, darin stimmen wir HOFMEISTER bei, eben den Übergang von der Schule zum Lebensberuf dar, wo ziemlich unvermittelt große und vielfach einseitige Anforderungen an den Stützapparat des rasch wachsenden Individuums herantreten. Fast ausnahmslos handelt es sich um schwer arbeitende Menschen. MANZ-HOFMEISTER fanden unter 79 Patienten 41 landwirtschaftlich Tätige, weshalb sie das Leiden „Bauerbein“ nannten. Außer der Überlastung des Schenkelhalses, und zwar bei einer durch die Art der Arbeit gegebenen Gewohnheits- bzw. Ermüdungsstellung (gespreizte und auswärtsgedrehte Beine oder Arbeit in gebückter Haltung), muß aber doch wohl noch eine ganz besondere Herabsetzung der Widerstandsfähigkeit des Schenkelhalses durch einen krankhaften Prozeß des Knochengewebes, wie etwa durch die Spätrachitis, dazu kommen, um ein Mißverhältnis zwischen Widerstands- und Tragfähigkeit zustande kommen zu lassen.

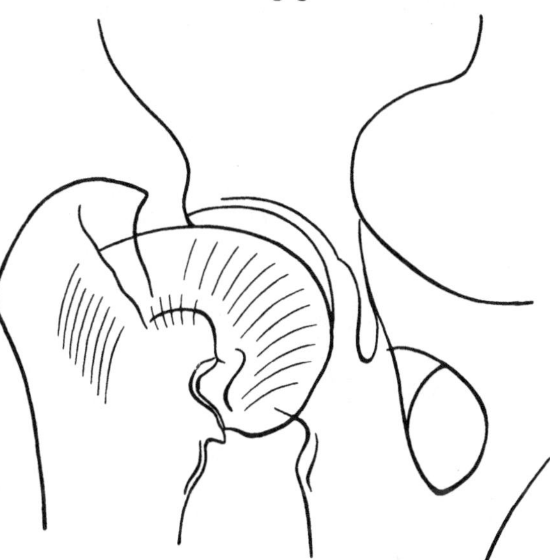

Abb. 4. Coca vara = Schenkelhalsverbiegung (Röntgenbildumrißzeichnung) eines jugendlichen landwirtschaftlichen Arbeiters. (HOHMANN.)

Dasselbe Zusammenwirken von Überanstrengung, gewerblicher Gewohnheitshaltung und Schwächezustand des Stützgewebes führt auch an der *Wirbelsäule* und dem *Brustkorb* zu Formveränderungen. Anfangs kann die gewohnheitsmäßig eingenommene Haltung bei der Arbeit wieder ausgeglichen werden, allmählich aber, besonders wenn durch lange Arbeitsdauer eine Übermüdung und Schwächung der Muskulatur eintritt, kann die Wirbelsäule nicht mehr geradegerichtet werden, sondern bleibt in ihrem Bogen und wird in dieser Stellung versteift, fixiert, es entsteht eine Contractur wie an anderen Gelenken auch. Gewiß bringen eine Anzahl junger Leute schon eine wenn auch nur leichte Wirbelsäulenverbiegung als Rest einer in der Kindheit durchgemachten Rachitis mit in die Lehre, und wir sehen dann die seitliche Abweichung der Wirbelsäule sich unter der besonderen Einwirkung der Arbeit verschlechtern. Aber ein anderer Teil ist vor der Lehre nicht schief gewesen und bekommt eine unter Umständen schnell zunehmende Verkrümmung der Wirbelsäule. Man spricht dann von der sogenannten „Lehrlingsskoliose“ (ELSNER). Die einzelnen Berufe zeigen je nach ihrer Eigenart entsprechende Formen. Bekannt ist die Skoliose der Steinträger (GOLEBIEWSKI), einer linkskonvexen Dorsalskoliose. Auf der linken Schulter tragen die Steinträger die Mauersteine in einer Mulde auf das Baugerüst, wobei die belastete Schulter sich der Last entgegenstemmt und gehoben wird, während Kopf und Halswirbelsäule sich nach der entgegengesetzten Seite wenden (Abb. 5). Das Beispiel des Steinträgers zeigt, daß auch nach Abschluß des Wachstumsalters — vor dem 20. Lebensjahre fangen diese Leute eigentlich nicht zu tragen an — unter der Wirkung einer fortgesetzten einseitigen Belastung eine solche Deformität sich entwickeln kann.

Für die Tischler ist eine rechte hohe Schulter charakteristisch. Beim Hobeln wird mit der rechten Hand gestoßen und mit der linken Hand gedrückt, wodurch die rechte Schulter höher kommt als die linke. Durch die linksseitige Rumpflängsmuskulatur wird die linke Schulter der linken Hüfte genähert, um so mehr als bei dieser Arbeit gewöhnlich das linke Bein vorgestellt wird. Eine ähnliche Deformität finden wir bei Schlossern, bei denen das Feilen am Schraubstock, besonders bei hochgewachsenen Lehrlingen, durch die gebückte Haltung und die gleichförmige Bewegung des Feilens allmählich zu einer Verwölbung der Schulter und des Brustkorbs nach hinten auf der Seite führen kann, die die Feile führt.

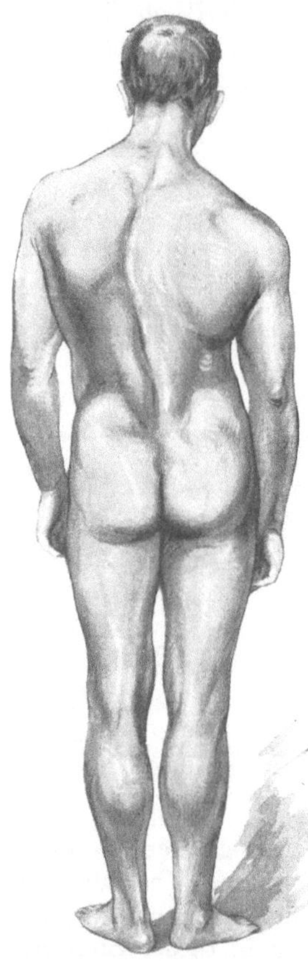

Abb. 5. Skoliose der Steinträger. (GOLEBIEWSKI.)

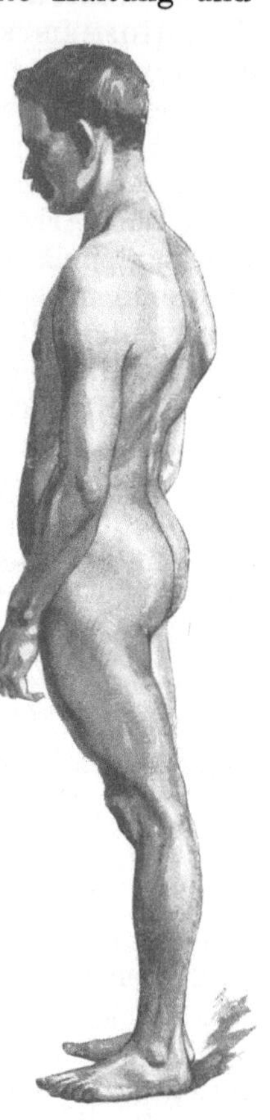

Abb. 6. Schusterrücken. (SCHULTHESS.)

Auch die Geiger zeigen nicht selten eine durch Gewohnheitshaltung zu erklärende rechtskonvexe Seitenkrümmung der Brustwirbelsäule, die sich sogar fixieren kann (JULIUS FLESCH).

SCHULTHESS, der genaue Beobachter der Skoliose, stellte bei den Gondolieri in Venedig eine ausgesprochene linkskonvexe Dorsalskoliose fest. Unter energischem weiten Vorstoßen des an der rechten Seite der Gondel ausliegenden einen langen Ruders mit der linken Hand bei gleichzeitig weit nach hinten gestrecktem Bein wird jedesmal die Brustwirbelsäule nach links, die unterste Lendenwirbelsäule nach rechts ausgebogen. Jugendliche Schneiderinnen oder Näherinnen, Bürobeamtinnen, Stenotypistinnen zeigen oft seitliche Wirbelsäulenabweichungen oder runde Rücken, teils infolge ihrer Konstitutionsschwäche, teils aber auch infolge des langen Sitzens in gebückter Haltung. Bei Perlmutterdrehern hat TELEKY in Wien Wirbelsäulenverbiegungen gesehen, die sich infolge der nicht der Körperlänge angepaßten Höhe der Drehbänke, die alle in gleicher Höhe gemacht sind, und die dadurch erzwungene Körperhaltung erklären. Bei Schustern kennt man einmal die sogenannte *Schusterbrust*, eine Einsattelung am unteren Ende des Sternum, eine Folge des Anstemmens des Leistens gegen das Brustbein durch den dicht über seine Arbeit gebückten, auf niedrigem Schemel sitzenden Schuster. Außerdem hat SCHULTHESS den *Schusterrücken* aus der Arbeitsweise zu erklären versucht. Dieser zeigt abgeflachte physiologische Krümmungen und abstehende Schulterblätter, insbesondere eine sehr geringe Lendenlordose (Abb. 6). Der Rücken des Lastträgers zeigt oft eine starke Rundrückenkrümmung durch jahrelanges Lastentragen.

SCHEUERMANN-Kopenhagen sah bei jungen Leuten im Alter von 15—17 Jahren sich Kyphosen entwickeln, meist im Anschluß an harte Arbeit, besonders bei landwirtschaftlich Tätigen, und zwar innerhalb $^1/_2$—1 Jahr mit Schmerzen im Rücken. Von 95 Fällen waren 50 reine Kyphosen, 45 verbunden mit einer unbedeutenden Seitenbiegung. Die Röntgenbilder der Wirbelsäule von der Seite zeigten die Wirbelkörper im Bereich der Hauptkrümmung an der Vorderseite bedeutend niedriger als hinten, also in Keilform, der Form, in der das Leiden ausheilt. Im Anfang sieht man unregelmäßige, unscharfe Wirbelkonturen und an den Epiphysen eine breite unregelmäßig verschlissene Partie. Es handelt sich wahrscheinlich um eine Erkrankung in der Wachstumsschicht zwischen der Epiphyse und dem Wirbelkörper selbst, ein Leiden ähnlich der Perthesschen Osteochondritis coxae. Das Leiden wurde neuerdings auch von MAU-Kiel, WATERMANN-Heidelberg u. a. beschrieben als Kyphosis adolescentium. Bei jugendlichen Schwerarbeitern führt es, begünstigt durch Überanstrengung, zu einer hochgradigen und nicht mehr auszugleichenden Rundrückenbildung. Der Gedanke liegt nahe, daß es sich bei den oben genannten plötzlich während der Lehrlingszeit entstehenden und unter Umständen hohe Grade erreichenden Skoliosen um ähnliche Krankheitsprozesse handelt, bei denen die schwere Arbeit nur als begünstigendes Moment hinzukommt.

4. Die Schädigungen durch gewerbliche Unfälle.

In diesem Rahmen sollen nicht die gewerblichen Unfälle im allgemeinen besprochen, sondern nur solche, welche für gewisse Berufe typisch sind, dargestellt und weiterhin die durch sie verbleibenden Folgeerscheinungen an den Organen des Bewegungsapparates behandelt werden.

Den größten Anteil nehmen die nach Knochen- und Gelenkverletzungen sich im Laufe der Zeit entwickelnden sekundären Störungen der Gelenke in Anspruch. Wir sehen nach direkten Verletzungen der Gelenke, seien es Zerrungen oder Zerreißungen der Gelenkweichteile, der Kapsel oder der Bänder, mit oder ohne Absprengungen der Knorpel sekundär allmählich eine *chronisch-traumatische Gelenkentzündung von deformierendem Charakter* entstehen, die zu schweren subjektiven und objektiven Erscheinungen führt, zu Schmerzen, Bewegungsbehinderung und Wucherung von Knochengewebe an den Gelenkkörpern (Exostosen). Erst recht führt der direkte Gelenkbruch zu solchen Folgen, seien es Knochenrisse, die durch das Gelenk hindurch gehen, seien es Absprengungen einzelner Teile des knöchernen Gelenkapparates, der Kondylen oder ganzer Gelenkenden. Aber auch Knochenbrüche außerhalb, besonders in der Nähe der Gelenke können, wenn die Heilung nicht in ganz gerader Stellung erfolgte, durch die dann eintretende falsche Belastung zu chronischer Gelenkentzündung Veranlassung geben.

Radiusfrakturen sind nicht seltene gewerbliche Verletzungen, sie gehören geradezu zu den typischen Verletzungen gewisser Berufe wie der Chauffeure, bei denen sie infolge Rückschlags der Kurbel beim Ankurbeln entstehen. Heilt der Radiusbruch schief, so veranlaßt er sehr häufig eine chronische Arthritis des Handgelenks, um so mehr als bei der Verletzung auch eine direkte Schädigung des Gelenkes selbst geschieht. Der schiefgeheilte Knöchelbruch ruft eine Arthritis des Knöchelgelenks hervor.

Oft entwickelt sich unter der Einwirkung der falschen Stellung bei schief geheilten supramalleolären Brüchen ein schlimmer Knickplattfuß mit starken Beschwerden. In den meisten Fällen ist eine Fraktur des Fersenbeins, die oft eine Deformierung dieses statisch so wichtigen Knochens mit sich bringt, die Ursache schwerer statischer Veränderungen am Fuße und starker Schmerzen. Am Ellenbogen-, Schulter- und Kniegelenk sehen wir ebenfalls solche Erscheinungen auftreten. Kommt es bei einem Bruch des Schenkelhalses nicht zu einer knöchernen Heilung, sondern wie sehr häufig infolge ungünstiger anatomischer

Verhältnisse zu einer Pseudarthrose, so bildet sich ebenfalls durch die ständige Reibung der Knochen aneinander und die geänderte Beanspruchung des Gelenks dieselbe Erkrankung.

Verletzungen der einen sehr kompliziert gebauten Komplex von Gelenken darstellenden *Wirbelsäule* ziehen recht häufig sowohl die Erscheinungen der chronischen Arthritis als auch die Entstehung verschiedener Deformitäten nach sich. Das von KÜMMELL aufgestellte Krankheitsbild der *posttraumatischen Spondylitis*, d. h. einer unter Schmerzen einhergehenden Buckelbildung im Anschluß an eine unter Umständen längere Zeit zurückliegende Verletzung der Wirbelsäule ist noch nicht völlig geklärt. Teils mag es sich um einen entzündlich rareficierenden Prozeß, eine Malazie des Wirbelkörpers handeln, teils, wie die Mehrzahl der Beobachter heute annimmt, um die Folgezustände kleinerer Kompressionsfrakturen der Wirbelkörper, die später unter der Belastung zusammensinken und den Buckel verursachen. In der gleichen Weise erklärt SILFVERSKIÖLD aus SCHANZ' Klinik die von ihm in 3,6% seines Skoliosenmaterials festgestellten Fälle von Skoliosen, die im Anschluß an eine Verletzung der Wirbelsäule entstanden waren. $^1/_3$ von ihnen gehörte dem Alter von 14—17 Jahren an. Direkter Schlag oder Fall auf den Rücken, Verschüttung, Sturz, Überheben durch Lasttragen wurden angegeben. In 12 Fällen wurde die Skoliose 5 Wochen nach dem Unfall bemerkt, 5 entstanden allmählich, 2 nach je 2, 3 oder 4 Monaten, 3 nach $^1/_2$ Jahr, 6 nach 1 Jahr. Die meisten Skoliosen waren hochgradige. Bei der Hälfte bildet die Krümmung eine auffallend scharfe, knickartige Ecke. Das Leiden verschlimmert sich allmählich mehr und mehr. Zur Erklärung der Entstehung des Leidens, das SILFVERSKIÖLD, wie bemerkt, als eine Parallelerscheinung zur Kümmellschen Buckelbildung betrachtet, zieht er Experimente von CHRISTEN LANGE (Kopenhagen) heran, der die Festigkeit von Wirbeln mit einem Apparat der Bautechniker zur Prüfung der Elastizitätsgrenze untersuchte. Die Wirbelsäule eines vom 5. Stockwerk gestürzten 20jährigen Mannes wies verschiedene Wirbelbrüche auf. Der 10. Brustwirbel war nicht gebrochen, jedoch war seine Tragfähigkeit sehr herabgesetzt, sie war geringer als von Kinderwirbeln. LANGE vergleicht diese Erscheinung mit der Tatsache, daß Eisen manchmal durch einen Stoß einen großen Teil seiner Tragfähigkeit verliert durch eine anzunehmende molekulare Kommotion. Möglicherweise entstehen auf diese Weise solche zunehmende Thoraxdeformitäten nach Unfällen.

Gewerbliche Unfälle können außer einer Schädigung der Knochen und Gelenke natürlich auch die Sehnen und Muskeln in erheblichem Maße in ihrer Gebrauchsfähigkeit beeinträchtigen. Ich erinnere an die *ischämische Muskelcontractur* des Vorderarms, die nach einer Quetschung des Vorderarms (häufig bei Transmissionsverletzungen) oder nach einem Oberarmbruch direkt oberhalb des Ellenbogens durch Unterbrechung der Ernährung infolge Riß oder Quetschung der Blutgefäße bzw. Zerstörung der Nerven entsteht und schwere Verkrümmung der Finger und Hand mit fast völliger Gebrauchsunfähigkeit zur Folge haben kann. Nur die früheste Erkennung der bedrohlichen Symptome und raschestes Eingreifen kann diesen Ausgang verhüten. An den Sehnen sehen wir bisweilen im Anschluß an Verletzungen, Druck oder Quetschung, Verdickungen entstehen, die das normale Gleiten der Sehne in der Sehnenscheide unmöglich machen und das Symptom des *schnellenden Fingers* hervorbringen.

In gewissen Berufen sind *Verbrennungen* häufig, so sehen wir bei den *Büglerinnen* an Bügelmaschinen Verbrennungen der Finger und Hände, oder wir sehen in Elektrizitätsbetrieben Verletzungen durch *Starkstrom.* Sind die Verletzungen tiefer greifend, so können schwere Schädigungen der tiefer gelegenen Weichteile vor allem der Sehnen und Muskeln entstehen. Auf dieser Grundlage entwickeln sich dann nicht selten Contracturen der betreffenden Gliedmaßen mit mehr oder minder großer Gebrauchsbehinderung.

Was die *Eingeweidebrüche, die Hernien,* betrifft, so kann wohl durch einen unfallähnlichen Vorgang, und zwar durch starke körperliche Anstrengung, dann ein Austritt von Baucheingeweiden durch ein Auseinanderweichen der Gewebe erfolgen, wenn bei Fixierung des Brustkorbs in der Inspirationsstellung und bei gleichzeitiger Anspannung des Zwerchfells und der Bauchmuskeln ein plötzlicher, sehr starker Druck auf den Bauchinhalt ausgeübt wird. Dazu muß aber unter allen Umständen eine sogenannte, dem Patienten allerdings nicht immer bekannte Bruchanlage, d. h. ein weiter Leistenkanal, eine weite Bruchpforte, als Ausdruck einer gewissen Schwäche der Stützgewebe als Vorbedingung vorhanden sein. Besonders bei Arbeitern mit Tätigkeit im Stehen sieht man diese Erscheinung öfters.

Die plötzlichen *Knochenbrüche* der mit *Tabes* behafteten Kranken durch oft ganz geringfügige Veranlassungen werden ebenfalls gern als gewerbliche Unfälle angesehen, aber mit Unrecht, da das Grundleiden mit dem Beruf nichts zu tun hat und die Gelegenheit zur Entstehung der Spontanfraktur durch die spezielle Berufsart nur eine zufällige ist.

Eine andere Sache ist es vielfach mit der *tuberkulösen Erkrankung von Knochen oder Gelenken* im direkten oder meist indirekten Anschluß an eine Verletzung. Gewiß ist es oft außerordentlich schwer zu entscheiden, ob der fragliche Unfall, der in einem Fall auf das Knie oder einem Stoß oder etwas ähnlichem bestanden hat, mit dem nach Wochen oder gar Monaten allmählich in die Erscheinung tretenden tuberkulösen Gelenkprozeß ursächlich verknüpft ist. ZOLLINGER-Aarau hat jüngst die Bedingungen *für* die Annahme eines solchen Zusammenhangs so formuliert: 1. Einwanderung von Tuberkelbazillen in den Körper durch das Trauma bei offener Verletzung. 2. Schwere Schädigung der allgemeinen Immunität des Körpers durch das Trauma. 3. Rein traumatische chirurgische Tuberkulose ohne offene Weichteildurchtrennung sehr selten, nur annehmbar bei völligem Freisein des Körpers von Tuberkulose zur Zeit des Unfalls. Entwicklung der Tuberkulose in einer Zeit von mindestens 4—6 Wochen und höchstens 6—12 Monaten nach dem Unfall. Daraus geht hervor, wie vorsichtig man sein muß, einen Zusammenhang eines oft dazu noch fraglichen Unfalls mit einer später sich entwickelnden Tuberkulose anzunehmen. Sicher scheint nur die Verschlimmerung einer schon vorhandenen Gelenktuberkulose durch ein Trauma, was man oft beobachten kann.

5. Verhütung und Behandlung von Schäden.

Das wichtigste ist die *Verhütung* der Schädigungen der verschiedensten Art, die durch die gewerbliche Arbeit entstehen können. Das Beste leistet der Arbeiterschutz, wie er durch die moderne Gewerbehygiene und Gewerbeaufsicht vor allem unter ärztlicher Leitung durchgeführt wird. Die Erfolge der Schutzmaßnahmen und der Aufklärung des einzelnen sind bei gewissen Gewerbekrankheiten, die früher zahllose Opfer forderten, wie Phosphor- und Bleivergiftung, recht deutlich. Was die infolge Überlastung der Gliedmaßen und der Wirbelsäule durch eine einseitige Beanspruchung derselben entstehenden Schäden betrifft, so ist vom orthopädischen Standpunkt aus zu fordern, daß die Jugendlichen — denn es handelt sich hierbei fast ausschließlich um diese, wenn wir an Plattfuß, Xbeine, Coxa vara oder Wirbelsäulenverbiegungen denken — zur Stärkung ihres Körpers und der im besonderen durch Überlastung geschädigten Organe zu heilsamer Gymnastik verpflichtet werden. Ich denke hierbei an die sogenannte *Ausgleichsgymnastik.* Diese besteht in Übungen des Körpers, welche den schädigenden Einflüssen der Arbeit entgegenwirken. Je nach dem Beruf sind es ja sehr verschiedene Organe, welche in der einen oder anderen Weise abgenutzt oder verkümmert werden. Bei Schneidern, Schuhmachern und anderen Berufsangehörigen, bei denen durch die sitzende und in gebückter Haltung geleistete Arbeit nicht nur der Brustkorb verkümmert, sondern auch die in ihm liegenden Organe, Herz und Lunge leiden, sowie bei Tischlern und anderen, bei denen durch die einseitige Berufshaltung die Entstehung oder Verschlimmerung einer Skoliose gefördert wird, stehen neben allgemeinen Körperübungen zur Entwicklung der Muskulatur die Atemgymnastik und besondere Rückenübungen im Vordergrund. Bei anderen Berufen, in denen wieder die Beine durch langdauerndes Stehen oder Gehen, oft verbunden mit Lastentragen, geschädigt werden und die oben genannten Deformitäten in Betracht kommen, müssen neben einer anzuordnenden, regelmäßigen Unterbrechung der einseitigen Belastung im Beruf durch Einschiebung von Pausen und andersgearteter Betätigung — im allgemeinen nur im Fabrikbetrieb, weniger im Handwerksbetrieb möglich — besondere gymnastische Übungen für die Beine gegeben werden. Dafür kommen Übungen zur Kräftigung der Beinmuskeln in Betracht, die bei diesen meist muskelschwachen, hochgeschossenen Jugendlichen sehr wichtig sind. Nach Ermüdung der schwachen Beinmuskeln nehmen die jugendlichen Arbeiter, worauf oben hingewiesen, von selbst bei der Arbeit eine Ausruhhaltung im Stehen ein, die in einer Ausschaltung der Muskeln und Feststellung der Gelenke durch Anspannung und folgende Überdehnung der Bänder der Gelenke besteht. Die falsche Belastung führt dann zur Verbiegung der Knochen. Diese Ausgleichsgymnastik hat in der Turnstunde der gewerblichen Fortbildungsschüler, die pflichtgemäß 2—3 mal in der Woche und wegen Übermüdung nicht erst spät am Abend sein muß, zu geschehen. Der Fortbildungsschularzt hat das ganze Lehrlingsmaterial genau am Beginn des Eintritts in die Lehre auf seine körperliche Eignung für den betreffenden Beruf zu untersuchen und alle Fälle von beginnenden Deformitäten von vornherein als ungeeignet für den Beruf auszuscheiden und im Benehmen mit den Eltern und Lehrherren die Wahl des Berufs zu beraten, also Fälle mit Xbein oder stärkerem Plattfuß von Stehberufen möglichst fernzuhalten und erst einer entsprechenden orthopädischen Behandlung zuzuführen. Er hat weiterhin die nötigen Anordnungen betreffs der Auswahl der sogenannten Ausgleichsgymnastik für die Turnstunde im Benehmen mit dem Turnlehrer zu geben, welch letzterer in seiner Ausbildung die Grundzüge der Orthopädie sich so weit angeeignet haben muß, daß er mit Verständnis die Durchführung dieser Aufgaben leisten kann.

Über die *Behandlung* der gewerblichen Schädigungen des Bewegungsapparates kann ich hier ganz kurz sein. Sie ist eine fachärztliche Angelegenheit und obliegt meist dem orthopädischen Facharzt. Verbände, Schienen, Bandagen, Gymnastik, Massage, Wärmeanwendung oder Operationen vermögen einen Teil dieser Erkrankungen bzw. Verunstaltungen des Körpers wieder auszugleichen oder zu bessern. Ein Teil ist aber leider oft nicht mehr zu heilen, besonders wenn aus Unkenntnis oder Nachlässigkeit der rechte Zeitpunkt zum Eingreifen versäumt wurde.

Literatur.

BIBERGEIL: Berufs- und Unfallkrankheiten der Bewegungsorgane. Stuttgart: Enke 1913. — ELSNER: Über Lehrlingskoliose. Zeitschr. f. orthop. Chir. Bd. 32. — FLESCH: Berufskrankheiten des Musikers. Niels Kampmann Verlag 1925. — GOLEBIEWSKI: Skoliose der Steinträger. Vierteljahrsschr. f. gerichtl. Med. u. öffentl. Sanitätswesen. Berlin: August Hirschwald 1894. — HOHMANN: Die körperliche Erziehung des wachsenden Menschen. Leipzig: Quelle & Meyer 1921. — KAUP:, EPSTEIN, ALEXANDER: Konstitution und Umwelt im Lehrlingsalter. H. 1 u. 2. München: Lehmann 1922. — KÖLSCH: Allgemeine Gewerbepathologie und Gewerbehygiene, in Weyls Handb. d. Hyg. Leipzig: A. J. Barth 1914. — LANGE: Lehrbuch der Orthopädie. 2. Aufl. Jena: Fischer 1922. — PELTESOHN: Über Berufsdeformitäten. Med. Klinik 1911, Nr. 46. — SCHEUERMANN: Kyphosis dorsalis juvenilis. Zeitschr. f. orthop. Chir. Bd. 41. — SCHULTHESS: Skoliose. Handb. d. orthop. Chir. Bd. 1. Jena: (Joachimstal). Fischer 1905—1907. — SILFVERSKIÖLD: Traumatische Skoliosen. Archiv f. Orthop. Bd. 17. H. 4. — SOMMERFELD: Handbuch der Gewerbekrankheiten. Oscar Coblentz. Berlin 1898.

Nervenkrankheiten.

Von

KURT MENDEL

Berlin.

I. Neuritis infolge Überanstrengung, Druckwirkung, Erkältung.

Neuritiden durch Überanstrengung sind nicht selten, sie kommen bei den verschiedensten Beschäftigungen vor und werden alsdann unter dem Namen „professionelle Neuritis“ zusammengefaßt. Die Erkrankten sind zuweilen im übrigen völlig gesunde Individuen, weder neuropathisch belastet noch erworben-neurasthenisch; des öfteren sind allerdings Nervenleiden in der Aszendenz nachweisbar, oder aber es besteht ein anderer mitwirkender schädlicher Faktor, wie Blutarmut, allgemeine Unterernährung, Infektionskrankheiten, Trauma, Alkoholismus, Nicotinismus, chronische Bleivergiftung (toxiko-professionelle Parese). Während des Weltkrieges machte MANN als erster (später NONNE) darauf aufmerksam, daß Polyneuritis als Begleiterscheinung nervöser Erschöpfungszustände, eine „Polyneuritis neurasthenica“, im Kriege verhältnismäßig häufig vorkam. Die objektiven Symptome der professionellen Neuritis sind die gewöhnlichen der Neuritis, häufig allerdings nur in geringem Grade ausgeprägt: Muskelatrophie, Paresen, Sensibilitätsstörungen, Veränderungen der elektrischen Erregbarkeit, Herabsetzung bzw. Fehlen der Reflexe. Sie sind an der jeweilig überanstrengten Extremität nachweisbar und dokumentieren sich so als Zeichen einer professionellen Neuritis bzw. Arbeitsparese. Als subjektive Symptome bestehen vor allem Schmerzen und Parästhesien. Kombinationen mit Beschäftigungsneurosen kommen vor, desgleichen Übergangsformen zu denselben. Betreffs der Entstehung der Neuritis ist darauf aufmerksam zu machen, daß es sich häufig nicht um eine reine Überanstrengungsneuritis handelt, sondern eher um eine Druckneuritis, indem der Druck, der von dem entsprechenden Handwerk auf Nerven oder Muskeln dauernd ausgeübt wird, das Leiden direkt erzeugt. Demgemäß entsteht die Erkrankung zumeist in subakuter Weise. Die Prognose ist, sofern Schonung und eventuell Aufgabe der Beschäftigung möglich ist, günstig, indem alsdann die Progression des Leidens aufhört und — insbesondere unter zweckentsprechender Behandlung (Ruhe, Schonung der erkrankten Muskeln, Galvanisation, Faradisation, Duschemassage usw.) — Besserung und schließlich Heilung eintritt. Betreffs der Prophylaxe und der sozialversicherungsrechtlichen Bedeutung kann auf das bei den Beschäftigungsneurosen Ausgeführte verwiesen werden.

Als Beispiele der professionellen Neuritiden seien die folgenden angeführt (wobei bemerkt sei, daß natürlich *jede* schwerere Arbeit zu einer Neuritis führen kann): Bei *Plätterinnen* entsteht nicht selten eine schleichende, degenerative Atrophie im Daumenballen (M. opponens pollicis, versorgt vom N. medianus) sowie im ersten Interosseusmuskel und Adductor pollicis (beide versorgt vom N. ulnaris), besonders an der linken Hand. Ähnliche Krankheitserscheinungen an den kleinen Handmuskeln sind beobachtet worden bei *Feilenhauern*, *Papier-*

glättern, Sandformern, Gürtlern, Schlossern, Tischlern, Schmieden („Hammerlähmung"), *Goldpolierern, Mäntelnäherinnen, Graveuren, Zigarrenwicklern, Diamantschneidern,* bei einem *Postdiener,* der sehr viele Briefe zu stempeln hatte (Fall CASSIRERS). OPPENHEIM sah eine *Zuschneiderlähmung* im Medianusgebiet infolge forcierter kontinuierlicher Anwendung der Schere, ferner *Cellisten* mit deutlichem Muskelschwund an den Händen, wohl infolge Drucks seitens des Instrumentes. Arbeiter, welche bei ihrer Beschäftigung sich mit dem Ellbogen dauernd aufstützen müssen, können eine Ulnarisneuritis davontragen, so *Drechsler, Glasarbeiter, Xylographen, Bäcker, Telephonisten. Ruderer* und *Radfahrer* bieten Ulnarisparesen bei zu starkem Umklammern des Ruders bzw. der Lenkstange, *Kellner* beim Tragen vieler Bierkrüge in der Hand. Weiter höher am Arm sieht man bei *Schreinern* und *Weißgerbern* Beschäftigungsneuritiden im Bereich des N. subscapularis und axillaris, bei *Wasserträgern* doppelseitig im Radialisgebiete (sie tragen eiserne Henkelkrüge mittels eines durch den Henkel durchgesteckten Seiles, welches auf den Radialis an der von der Schlaflähmung bekannten Stelle drückt); beim *Tragen schwerer Pakete* kann einseitige Radialislähmung auftreten. Plexuslähmung wurde beschrieben bei *Trägern von Kohlen, Bäumen, Tornistern, schweren Paketen,* Serratuslähmung bei *Zuschneidern, Schustern, Anstreichern, Schmieden, Tischlern, Seilern, Feldarbeitern, Hutmachern.* Bekannt ist ferner die *Trommlerlähmung,* welche auf einer Erkrankung im Extensor pollicis longus, in den Muskeln, welche die Endphalanx des Daumens strecken, zuweilen auch im Flexor pollicis longus beruhen. Oft handelt es sich bei der Trommlerlähmung allerdings nicht um eine Neuritis, sondern um eine Sehnenzerreißung oder eine Sehnenscheidenentzündung. OPPENHEIM berichtet des weiteren über einen *Weber,* der eine rechtsseitige Tricepslähmung bekam, weil er bei seiner Beschäftigung ca. 20 000 mal am Tage den Unterarm zu strecken hatte, und über einen *Bahnarbeiter,* der die Signalhebestange niederzudrücken hatte und — durch Überanstrengung und Zerrung — eine Lähmung des M. deltoideus, supra- und infraspinatus davontrug.

An den *unteren Extremitäten* sind die professionellen Neuritiden weitaus seltener; auch hier spielt der Druck auf Nerven oder Muskeln oft eine wichtige Rolle, so z. B. bei Arbeiten in kniehockender Stellung (*Kartoffelarbeiter, Rübenversetzer, Torfumleger, Steinmetzen, Asphaltarbeiter, Tischler, Steinklopfer, Dienstmädchen*). Hierbei sind hauptsächlich die Nerven in der Kniebeuge, besonders der Peroneus, längerem Druck ausgesetzt. Auch Überanstrengung allein (ohne Kompression) kann zu Paresen mit Atrophie führen, z. B. beim Nähmaschinentreten, beim Treten eines Pedals, bei Fußballspielern (Peroneuslähmung) usw.

Über *Neuritiden durch Druckwirkung* ist nicht viel dem oben Ausgeführten hinzuzufügen, zumal — wie bereits betont — neben der Überanstrengung die dauernde Kompression einen gewichtigen Faktor bei der Entstehung der professionellen Neuritis darstellt.

Die *Erkältung* wird häufig als Ursache einer Polyneuritis beschuldigt, zum mindesten wirkt sie nicht selten als auslösendes Moment. So erkranken zuweilen Alkoholiker in unmittelbarem Anschluß an eine starke Erkältung oder Durchnässung an Polyneuritis. Bekannt ist ja auch die „rheumatische Facialislähmung", die auf einer Entzündung im Gesichtsbewegungsnerven beruht und durch Luftzug hervorgerufen werden kann.

II. Beschäftigungsneurosen.

Beschäftigungsneurosen sind funktionelle, d. h. nicht durch eine organische Läsion bedingte Störungen, welche sich bei dem Zusammenspiel mehrerer Muskeln anläßlich einer bestimmten, durch Übung erworbenen Tätigkeit einstellen. Es sind demnach Koordinationsstörungen; daher sprach BENEDIKT von „koordinatorischen Beschäftigungsneurosen". Sie äußern sich in Krampf, Zittern, Schmerz oder Schwäche bzw. Lähmung in den bei der entsprechenden Tätigkeit zusammenwirkenden Muskeln.

Beschäftigungsneurosen kommen in jedem Berufe vor; diejenigen, welche besondere Beachtung verdienen und gefunden haben, sollen später aufgeführt werden. Hier sei vorerst *ganz allgemein* von Vorkommen, Ätiologie, Symptomatologie, Pathologie, Diagnose, Prognose, Prophylaxe, Behandlung und sozialer Bedeutung der Beschäftigungsneurosen gesprochen.

1. Allgemeiner Teil.

Vorkommen. Überall da, wo eine durch Übung erlernte synergische Muskelfunktion im Berufe oder auch durch Gewohnheit oft wiederholt wird, kann eine Beschäftigungsneurose entstehen; sie ist nicht an bestimmte Muskeln gebunden, sondern kann je nach der Tätigkeit alle willkürlichen Muskeln, diejenigen des Gesichtes, des Rumpfes oder der Extremitäten, befallen. Bevorzugt ist das für Berufsausübung hauptsächlich in Betracht kommende Alter von 20—50 Jahren, jenseits des 50. Jahres ist das Leiden selten, wohl weil bis dahin die Erkrankten als ungeeignet zur Fortführung des Berufes bereits ausgemerzt worden sind und eine andere, sie nicht schädigende Tätigkeit ergriffen haben. Während in früheren Zeiten die Beschäftigungsneurosen vornehmlich beim männlichen Geschlechte zur Beobachtung kamen (v. FRANKL-HOCHWART sah im Jahre 1912 unter 41 Fällen von Schreibkrampf nur *ein* weibliches Individuum), ist neuerdings die Erkrankung — entsprechend der weit stärkeren Heranziehung der Frauen und Mädchen zu den verschiedensten Berufsarten — auch beim weiblichen Geschlechte recht stark verbreitet.

Ätiologie. Es ist nicht anzunehmen, daß die häufige (meistens durch den Beruf auferlegte) Wiederholung der gleichen Handlung *allein* das Zustandekommen der Beschäftigungsneurose bedingt; denn sonst würden diese Neurosen sehr viel häufiger sein, als sie in Wirklichkeit sind. Vielmehr sind gleichzeitig noch andere Faktoren zweifellos von ätiologischer Bedeutung für das Entstehen des Leidens. Diesbezüglich spielt eine angeborene *neuropathische Veranlagung* sicherlich die erste Rolle: die Erkrankten gehören sehr häufig Familien an, in denen Neurasthenie, Hysterie, Basedowsche Krankheit, Psychosen usw. vorgekommen sind, sie selbst haben daher schon von Haus aus ein labiles Nervensystem, sind schon immer „nervös" und mit allerhand neurasthenischen Beschwerden behaftet gewesen und bieten sogar zuweilen eine *direkte* Heredität bezüglich ihrer Beschäftigungsneurose. Ist das Nervensystem nicht schon von Geburt an geschädigt, so kann eine unter dem Einfluß der verschiedensten Noxen entstandene Neurasthenie die Disposition zur Beschäftigungsneurose schaffen: Unterernährung, Blutarmut, Alkohol- und Tabakmißbrauch, Genitalleiden, Nephritis, Diabetes, Lues usw. können durch allgemeine Schwächung des Nervensystems zur Entwicklung der Krankheit beitragen. Auf diese Weise zeigt sich das Leiden zuweilen kombiniert mit anderen, auch organischen Nervenkrankheiten; ich selbst sah in jüngster Zeit Schreibkrampf bei einem Tabiker. Ist so durch angeborene oder erworbene Nervenerkrankung der günstige Boden geschaffen, so genügt oft schon eine geringe Überarbeitung zur Auslösung der Beschäftigungsneurose, ja, es kann letztere auch ganz ohne besondere Überanstrengung auftreten, vielleicht ausgelöst durch einen Schreck, eine seelische Erregung, anderweitige körperliche Überarbeitung oder sogar durch den bloßen Anblick von Arbeitsgenossen, welche an einer Beschäftigungsneurose leiden. Andererseits können aber auch ganz gesunde (insbesondere nicht nervenkranke oder nervös belastete) Individuen erkranken; alsdann trägt wohl die berufliche Überarbeitung die Hauptschuld, nebenbei zuweilen auch eine fehlerhafte Benutzung des Werkzeuges (harte Stahlfedern z. B. beim Schreibkrampf) oder eine schlechte Haltung des Körpers bei Ausübung der Tätigkeit. Schließlich kann ein lokales körperliches Trauma oder eine örtliche Erkrankung am Muskel, Gelenk oder Knochen (Muskelrheumatismus, Myositis, Arthritis, „Überbein“, Exostose, Periostitis u. dgl.) von ursächlichem Einfluß sein.

Symptomatologie. Diese richtet sich naturgemäß im wesentlichen nach dem Muskelgebiet, welches bei der Krankheit befallen ist, d. h. also nach der Art der Beschäftigung, welche zur Neurose führt, und wird daher in der Hauptsache späterhin — im speziellen Teile — des näheren besprochen werden. Es gibt jedoch Merkmale, die den verschiedenen Beschäftigungsneurosen gemeinsam sind, Symptome, welche sich bei denselben immer wieder finden und die Art der Funktionsstörung besonders kennzeichnen. Es sind dies die folgenden 4 Komponenten, welche voneinander abgetrennt werden können, von denen eine oft überwiegt, von denen aber auch mehrere oder alle miteinander kombiniert im beobachteten Falle vorkommen können: Muskelkrampfen, Zittern, Schwäche und Schmerzen. Nicht selten folgt der Schmerz erst den anderen Störungen und überdauert sie noch längere Zeit, während die übrigen Symptome mit Aussetzen der Tätigkeit schon abgeklungen sind. Statt des Schmerzes können auch sehr lästige Parästhesien (Kribbeln und Gefühl des Eingeschlafenseins) eintreten. Je nach dem Überwiegen der einen oder anderen der oben angeführten Faktoren kann man folgende 4 Typen der Beschäftigungsneurosen unterscheiden: 1. die spastische Form, 2. die tremorartige, 3. die paretische, 4. die neuralgische Form. Der *objektive* Befund an sich ist negativ oder nur sehr geringfügig; da es sich um eine „Neurose“ handelt, fehlen insbesondere alle organischen Symptome: die Muskeln zeigen keine Atrophie, die Reflexe sind nicht wesentlich verändert, es bestehen keine objektiven Sensibilitätsstörungen und keinerlei Veränderung der elektrischen Erregbarkeit, fibrilläre Zuckungen sind nicht sichtbar. Nicht selten sind Druckpunkte an den Muskelbäuchen oder Nervenstämmen nachweisbar, insbesondere bei der spastischen Form, zuweilen ist die Schweißsekretion erhöht und es bestehen lokale vasomotorische Störungen (bis zum ausgesprochenen Raynaud). Im übrigen prägt sich die eventuelle neuropathische Veranlagung oder erworbene Neurasthenie des Patienten durch die gewöhnlichen Krankheitszeichen (Zittererscheinungen, Dermographie, Tachykardie usw.) aus, zuweilen wird an der erkrankten Extremität eine (psychogene) Hyp- oder Hyperästhesie angegeben, nicht selten ist eine depressive Gemütslage vorhanden, welche sich aus den Folgen erklärt, welche die Störung für die Weiterführung des Berufes nach sich zieht. Jegliche Erregung, die Nähe des Vorgesetzten, die Untersuchung durch den Arzt, das Gefühl des Beobachtetseins sowie jede Vermehrung der Arbeit, auch körperliche Ermüdung führt eine Verschlimmerung des Krampfes bzw. des Zitterns, der Schwäche oder des Schmerzes herbei, so daß der Patient schließlich zur Niederlegung der Arbeit gezwungen wird.

Pathogenese. Da es sich um eine „Neurose“ handelt, also um eine rein funktionelle, nichtorganische Erkrankung, so sind anatomische Veränderungen nicht nachweisbar, bisher auch nie nachgewiesen worden. Der Sitz der Erkrankung ist nicht in den peripherischen Teilen zu suchen, sondern — wie bei allen Neurosen — in den zentralen Apparaten, und zwar — entsprechend der Koordinationsstörung, welche die Grundursache der Beschäftigungsneurosen ausmacht — in denjenigen Zentren, welche das harmonische Zusammenwirken der bei der betreffenden Verrichtung beteiligten Muskeln beherrschen: in den Koordinationszentren. Es handelt sich also bei den Beschäftigungsneurosen um Störungen der corticalen Innervation. „Die zentrifugalen und sensiblen Erregungen, welche in der Norm nicht empfunden werden, treten jetzt ins Bewußtsein, erzeugen Unlustgefühle, und je mehr sich die Aufmerksamkeit diesen Vorgängen zuwendet, desto stärker wird der Krampf“ (OPPENHEIM). Die Funktionsstörung bei der Beschäftigungsneurose sitzt demnach im Zentralorgan, in der motorischen Hirnrinde; der diese Funktionsstörung auslösende, die „funktionelle zentrale Alteration“ (REMAK) herbeiführende Reiz kommt aber von der Peripherie her. Wiederholter peripherischer Reiz infolge zu anstrengender Beschäftigung — funktionelle Veränderung im Gebiete des Koordinationszentrums bei erhöhter Ansprechbarkeit desselben — Störung im harmonischen Zusammenspiel der Muskeln (sich in Krampf, Lähmung, Zittern oder Schmerzen kundtuend), das ist für gewöhnlich der zentripetal-zentro-zentrifugal verlaufende Weg des abnormen Reflexvorganges, welcher die Beschäftigungsneurose ausmacht.

Diagnose. Die Diagnose „Beschäftigungsneurose“ ist meist sehr leicht und geht schon aus der Vorgeschichte hervor. Klagt der Patient über Beschwerden, welche bei ihm anläßlich einer ganz speziellen Tätigkeit immer wieder auftreten, und bietet der objektive Befund keinerlei für ein organisches Leiden sprechendes Symptom, ergibt ferner die Untersuchung, daß die Krankheitszeichen in der Tat nur an diese *eine* Beschäftigung gebunden sind, so haben wir es mit einer Beschäftigungsneurose zu tun. In *differentialdiagnostischer* Hinsicht kommen zunächst alle die Affektionen in Betracht, welche sich in Zittern, Krampf, Parese oder Schmerz äußern, als da sind: multiple Sklerose, Paralysis agitans, Chorea, Tic, Tetanie, Hemiplegie, Tabes, Paralyse. Die genaue Untersuchung wird diese Krankheiten unschwer erkennen lassen und so eventuell die Diagnose „Beschäftigungsneurose“ erschüttern bzw. eine Kombination letzterer mit der anderen Erkrankung diagnostizieren lassen. Schwieriger kann schon die Differentialdiagnose gegenüber Symptomen chronischer Vergiftungen (Alkohol-, Nicotintremor u. ä.) sein; hier werden aber die Anamnese, die weitere Untersuchung des Erkrankten und der Umstand, daß die Krankheitszeichen sich nicht nur oder nicht fast ausschließlich bei *einer* bestimmten Beschäftigung zeigen, auf die richtige Fährte leiten. Bei der Neuritis entsprechen die Symptome dem anatomischen Verlaufe bestimmter Nerven, es sind Muskelatrophie, Reflexveränderungen, Störungen der elektrischen Erregbarkeit und der Sensibilität, Nervendruckschmerz, Ataxie nachweisbar, auch treten hierbei — wie bei allen anderen hier differentialdiagnostisch erwähnten Affektionen — die Symptome unabhängig von der Beschäftigung, selbst in der Ruhe, auf. Zur Neuritis gehören auch die professionellen oder Arbeitsparesen, sie haben mit den Beschäftigungsneurosen insbesondere *die* Eigenart gemeinsam, daß sie bei professioneller Überanstrengung auftreten und die jeweilig überanstrengte Muskulatur befallen, unterscheiden sich aber von ihnen eben durch ihren neuritischen Charakter (degenerative Muskelatrophie mit Gefühlsstörungen usw.). Der obenerwähnte Umstand, daß die Beschäftigungsneurose — *selbst* eine funktionelle Erkrankung — sich zumeist bei von Haus aus bestehender oder erworbener Nervenschwäche entwickelt, läßt nicht selten eine sichere Entscheidung gar nicht zu, ob das Leiden lediglich als ein neurasthenisches bzw. hysterisches Lokalsymptom zu deuten ist oder gleichsam eine selbständige Erkrankung bei einem Neuropathen darstellt, zumal der negative objektive Befund, die Abhängigkeit von psychischen Faktoren und bestimmte ätiologische Momente (Überarbeitung, Erschöpfung, Schreck, Aufregung usw.) beiden Affektionen gemeinsam sind. Die Beschäftigungsneurosen einfach in die Neurasthenien einzugliedern, in ihnen aufgehen zu lassen und dieselben somit als Krankheitseinheit zu leugnen, ist schon deshalb nicht angängig, weil in einer nicht geringen Zahl von Fällen eine eigentliche Neurasthenie durchaus nicht besteht, es sich vielmehr um sonst völlig nervengesunde Individuen handelt. Des weiteren seien in differentialdiagnostischer Hinsicht der essentielle Tremor, der hereditäre Tremor, die Angioneurosen, Akroparästhesien erwähnt; bei diesen Leiden ist das krankhafte Symptom nicht streng an *eine* Funktion gebunden, macht sich vielmehr bei den verschiedensten Beschäftigungen, auch unabhängig von solchen (z. B. nachts) und meist doppelseitig geltend; für die vasomotorischen Neurosen ist fernerhin die bläulich-weiße Verfärbung der Akra von diagnostischer Wichtigkeit. Das intermittierende Hinken, welches (wie ich in einer Studie [Zentralbl. f. d. ges. Neurol. u. Psychiatrie Bd. 27, Heft 2/3] des näheren ausgeführt habe) an den verschiedensten Regionen des Körpers beobachtet werden kann, gibt sich objektiv an der Pulslosigkeit bzw. schwachen Pulsation der Arterien zu erkennen, zudem ist meist eine allgemeine Arteriosklerose nachweisbar, Nicotinabusus nicht selten. Schließlich sind lokale Erkrankungen der Muskulatur (Myalgien, Myositis), der Knochen (Periostitis, Exostose), Gelenke (Arthritis) und Sehnen (Tendovaginitis) zu nennen als solche Affektionen, welche eine Beschäftigungsneurose vortäuschen können. Wie oben erwähnt, figurieren ja diese Erkrankungen als ursächliche Faktoren bei der Erzeugung der Beschäftigungsneurose, indem sie einen dauernden Reiz zentralwärts abgeben; sie können aber auch an sich Störungen hervorrufen, die an Beschäftigungsneurosen denken lassen: Krampf, Zittern, Parese und Schmerz, und die auch durch Überanstrengung ausgelöst oder verschlimmert werden. Eine genaue Lokaluntersuchung (Druckschmerz, Schwellung usw.) wird vor einer Fehldiagnose schützen und zur Anwendung der zweckentsprechenden Behandlung führen. Zu diesen lokalen Erkrankungen gehört z. B. die Epicondylitis radii, wie sie bei Tennisspielern beobachtet wird.

Prognose. Die Voraussage ist im allgemeinen als ungünstig zu bezeichnen. Nur da, wo die Erkrankten im Anfangsstadium ihres Leidens stehen und ihre Beschäftigung aufgeben oder zum mindesten stark einschränken können, ist eventuell Heilung zu erwarten; und diese Fälle sind selbstverständlich sehr selten. Und auch dann noch — also bei Gutsituierten — gelingt es zuweilen nicht, die Genesung herbeizuführen: die geringste Wiederaufnahme der Tätigkeit löst wiederum die neurotischen Symptome aus, der leiseste Reiz bringt das corticale Koordinationszentrum wieder aus dem Gleichgewicht. Die Prognose ist eben wegen des alsbaldigen Rezidivierens der Krankheitszeichen bei erneuter Beschäftigung so ernst. Dem „cessante causa cessat morbus“ ist fast in allen Fällen die Mahnung hinzuzufügen: redeunte causa redit morbus. Einige Autoren sprechen sich etwas zuversichtlicher aus, die meisten aber sehr pessimistisch; letzteren muß ich mich auf Grund eigener Erfahrungen — zum mindesten für den Schreibkrampf — durchaus anschließen. Es wird schließlich fast stets zur Anempfehlung des Beschäftigungs-, ja sogar Berufswechsels kommen. Je länger das Leiden besteht, desto ungünstiger die Prognose. Je eher und intensiver neben sachgemäßer Behandlung Schonung im Beruf möglich, desto weniger ungünstig die Voraussage, wenn auch dann noch dubiös. Musikerkrämpfe geben im allgemeinen weit befriedigendere Erfolge auf die Behandlung hin (v. Frankl-Hochwart, Oppenheim, Bernhardt, Alexander, eigene Beobachtungen) als der Schreibkrampf; Oppenheim hält beim Schreibkrampf die sensible Form für prognostisch günstiger; auch da, wo es sich mehr um eine Graphophobie als um eine Erschöpfungsneurose handele, sollen die Aussichten auf Wiederherstellung bessere sein (Mohr, Oppenheim).

Prophylaxe. In Anbetracht der wenig erfreulichen Resultate, welche die Behandlung des einmal erworbenen Leidens liefert, ist die Prophylaxe von besonderer Bedeutung. Da sich die Beschäftigungsneurotiker vornehmlich aus der

Klasse der Neuropathen rekrutieren, ist — wie Frankl-Hochwart sagt — alles, was dazu beiträgt, diese Rasse zu stärken und zu kräftigen, auch Schutzwehr gegen die Beschäftigungsneurosen. Und er fährt fort: „Hygiene des Lebens, Mäßigkeit im Genuß von Alkohol und Nicotin sind notwendige Dinge. Wichtig scheint mir, daß Leute, die in einer bestimmten Richtung manuell zuviel arbeiten, in ihren Freistunden Arbeiten anderer Natur machen, z. B. Gymnastik, körperliche Spiele, Rudern, Schwimmen, vielleicht auch kleine mechanische Arbeiten mit Beschäftigung anderer Muskelgruppen.“ — Schwere Neuropathen sollten m. E. nach Möglichkeit von zu anstrengender, in gleichförmiger Weise stets die gleichen Muskeln oder Muskelgruppen in Bewegung setzender Beschäftigung ferngehalten werden. Auf eine gute Fingerhaltung beim Schreiben sowie auf Benutzung guter Federn sollte zwecks Vermeidung des Schreibkrampfes schon in der Schule Bedacht genommen werden, wobei Lehrer und Eltern in gleicher Weise mitzuwirken berufen sind. Sie sollen auch für guten Lichteinfall, große Tintenfässer, nicht zu seltenes Eintauchen in die Tinte Sorge tragen. Der Musiklehrer, der es besonders häufig mit Neuropathen zu tun hat (denn gerade unter den musikalisch Begabten sind zahlreiche Nervöse), möge von vornherein auf eine gute Fingerhaltung bei Klavier, Geige usw. und auf nicht zu forcierte Fingerspreizungen achten. Zabludowski empfiehlt sogar, Jugendklaviere mit verschmälerter Klaviatur zu konstruieren. Bei den sogenannten nichtfreien Berufen besteht aber die Pflicht für die Arbeitgeber, die Arbeiter (insbesondere wenn sie schwächlich an Körper oder Nerven sind) nicht zu überanstrengen, ihnen häufiger Ruhepausen zu gönnen und dann, wenn eine stets gleichförmige Arbeit verlangt wird, des öfteren die Beschäftigung aussetzen bzw. sie mit andersartiger Betätigung abwechseln zu lassen; ein Verlangen, das sicherlich in praxi sehr schwer durchzuführen sein wird, aber doch als bestes Prophylakticum gegen die immer häufiger werdenden Beschäftigungsneurosen anzusprechen ist.

Behandlung. Eine rationelle Therapie hat mit der Anordnung völliger Einstellung derjenigen Tätigkeit zu beginnen, welche zur Beschäftigungsneurose geführt hat, und zwar für längere Zeit, meist für Monate. Es genügt fast nie eine Einschränkung der Beschäftigung, eine geringere Arbeitszeit od. dgl., vielmehr ist ein absolutes Aussetzen zu fordern. Dabei können und sollen andere Tätigkeiten, welche nicht gerade die erkrankten Muskelfunktionen betreffen, ruhig fortgesetzt werden. An zweiter Stelle kommt die Psychotherapie in Betracht; hier gilt das, was v. Frankl-Hochwart am Ende seiner Arbeit sagt: „Immer klarer wird uns, daß hier nur *der* Arzt helfen kann, welcher Talent, Liebe und Geduld zur Psychotherapie hat. Hier kommt es weniger auf den Scharfsinn der Methode an, als vielmehr auf den Scharfsinn des Arztes.“ Ich möchte nur hinzufügen, daß auch der diesbezüglich vortrefflichste Arzt gerade bei der Behandlung der Beschäftigungsneurosen Schiffbruch erleiden kann. In welcher Form die psychische Behandlung ausgeführt wird, ob in Form von Wachsuggestion, Persuasion, Hypnose, Psychanalyse usw., ist völlig gleichgültig. Vor allem ist durch psychotherapeutische Beruhigung dem Kranken immer wieder die Aussicht auf volle Heilung und Wiederaufnahme seines Berufes — eventuell auch gegen die eigene Überzeugung des Behandelnden — wachzurufen und so wenigstens den neurasthenisch-hypochondrischen Zustand günstig zu beeinflussen, der die Grundlage für die Beschäftigungsneurose abgibt. Überhaupt deckt sich die Therapie der Beschäftigungsneurosen naturgemäß mit derjenigen der übrigen Neurosen bzw. der Neurasthenie. Wichtiger als die Lokalbehandlung des Leidens ist die Behandlung des *ganzen* Individuums, seiner neuropathischen Konstitution. Überführung in ein anderes Milieu, Land- und Gebirgsluft, Seebäder, kräftige Ernährung, Meiden von Alkohol und Nicotin, Hydro- und Elektrotherapie,

Gymnastik, Sport, dazu die verschiedenen Sedativa und Nervina sind zwecks Besserung der Neurasthenie zu versuchen, die eventuelle Anämie ist durch Eisen und Arsen zu bekämpfen. Ist eine örtliche Erkrankung an Muskel, Gelenk oder Knochen von ursächlichem Einfluß oder mitschuldig an dem Leiden, so ist diese zu beseitigen. Die *Lokalbehandlung* wird immer zugleich eine psychische sein, denn bei allen lokal angewandten Prozeduren ist eine Wirkung auf die ganze Psyche des Erkrankten zu erstreben. Dies gilt vor allem von der Hydro- und Elektrotherapie. Schottische Duschen, Dampfduschen, Blaulichtbestrahlung, Prießnitzumschläge, Duschemassage, Vibrationsmassage, Diathermie kommen hauptsächlich hydro-thermotherapeutisch in Frage. Für den elektrischen Strom gilt die Regel: Reizbehandlung (also Faradisation und Kathodengalvanisation) bei paretischen Zuständen; Erregbarkeitsherabsetzung (also Anodengalvanisation; eventuell Faradisation der Antagonisten) bei Krampf, Schmerzen oder Zittern. Auch Franklinisation und Hochfrequenz werden empfohlen, desgleichen Vierzellenbäder. Eine rationelle Massage wirkt oft gut und wird angenehm empfunden, sie darf aber nicht kräftig sein, muß hauptsächlich aus leichten Streichungen und Vibrationen an den Nervenstämmen bestehen und kann von passiven Bewegungen und vorsichtiger Gymnastik, die späterhin durch eine methodische Übungstherapie (erst gröbere, dann feinere passive und aktive Bewegungen) zu ergänzen ist, begleitet werden. Auch hier können — wie beim Elektrisieren — die antagonistischen Muskeln kräftigerer Behandlung unterzogen werden. — Dies sind die *allgemeinen* Grundsätze der Behandlung der Beschäftigungsneurosen; im speziellen Teile wird noch einiges des näheren auszuführen sein, insbesondere bei der Besprechung des Schreibkrampfes.

Stellung der Beschäftigungsneurosen in der Sozialversicherung. Das *Unfallversicherungsgesetz* kann bei den Beschäftigungsneurosen höchstens in denjenigen Fällen in Betracht kommen, wo ein lokales Trauma von ursächlichem Einfluß auf das Entstehen der Neurose war. Da es sich sonst bei den Beschäftigungsneurosen um die Folge einer *häufig wiederholten* Tätigkeit handelt und nicht um ein plötzliches, zeitlich genau bestimmbares Ereignis, kann bei der Entstehung dieses Leidens nicht von einem „Unfall" im Sinne des Gesetzes die Rede sein. Auch das *Invalidenversicherungsgesetz* findet kaum je Anwendung, da der an einer Beschäftigungsneurose Erkrankte zwar oft für seinen gegenwärtigen Beruf $^2/_3$, ja sogar völlig erwerbsunfähig wird, nicht aber auf dem allgemeinen Arbeitsmarkte, wo er durchaus imstande sein wird, eine seinen Kräften und Fähigkeiten entsprechende Tätigkeit, die ihm unter billiger Berücksichtigung seiner Ausbildung und seines bisherigen Berufes zugemutet werden kann, ein Drittel desjenigen zu erwerben, was körperlich und geistig gesunde Personen derselben Art mit ähnlicher Ausbildung in derselben Gegend durch Arbeit zu verdienen pflegen (Invalidenversicherungsgesetz § 5, Abs. 4). Bezüglich des gewerblichen Schutzes zwecks Verhütung der Beschäftigungsneurosen sei auf das unter „Prophylaxe" Ausgeführte hingewiesen.

2. Spezieller Teil.

Der Schreibkrampf. Die bekannteste und häufigste Form der Beschäftigungsneurosen ist der Schreibkrampf (Graphospasmus, Mogigraphie, crampe des écrivains). Wir unterscheiden eine spastische, paretische, tremorartige und neuralgische Form des Schreibkrampfes; am häufigsten sehen wir die spastische Form, oft verbunden mit der neuralgischen. Der Spasmus befällt den Zeigefinger, dann auch den Daumen und Mittelfinger, und zwar die Fingerbeuger, in seltenen Fällen aber auch die Strecker, Interossei und Lumbricales, er geht schließlich auf die übrigen Hand- und Vorderarmmuskeln über; es tritt Schmerz hinzu, welcher nicht an eine bestimmte Nervenbahn gebunden ist, sondern diffus Finger, Hand, ja sogar den ganzen Arm betrifft und bis in den Rücken ausstrahlt. Meist tritt der Krampf bald nach Beginn der Tätigkeit auf, zuweilen aber erst nach mehreren Zeilen oder — in leichten Fällen — Seiten. Das Schreiben wird anfangs plump, ungleich, stark zittrig, bald ganz unleserlich und kritzlig, zahlreiche Spritzer bedecken das Papier, und der Patient ist schließlich gezwungen, ganz aufzuhören; das gleiche Spiel wiederholt sich, wenn der Kranke die Feder zum Schreiben wieder ansetzt. Bei der — selteneren — paretischen Form des Schreibkrampfes erlahmen die Muskeln; die ersten Worte oder Zeilen werden noch sehr gut geschrieben, dann aber beginnt die Hand zu versagen, es tritt ein Stocken, eine Schwäche der Hand (oft verbunden mit einer gewissen Unsicherheit) ein, die so stark werden kann, daß die Feder plötzlich der Hand entfällt; auch im ganzen Arm bis hinauf zu der Schulter zeigt sich das Schwächegefühl. Das Zittern der tremorartigen Schreibkrampfform befällt gleichfalls oft nicht nur die schreibende Hand, sondern den ganzen Arm und ist häufig mit lähmungsartiger Schwäche der Muskulatur gepaart. Schmerzen kommen bei jeder dieser 3 Formen, besonders aber bei der spastischen vor; sie können aber auch so im Vordergrund der Beschwerden stehen, daß man von einer neuralgischen oder sensiblen Form des Schreibkrampfes sprechen kann. Die Schmerzen werden dann so stark, daß Patient schließlich von der Fortsetzung der Tätigkeit Abstand nehmen muß. — Naturgemäß tritt der Schreibkrampf hauptsächlich bei solchen Personen auf, welche in ihrem Beruf anhaltend schreiben müssen, bei Schreibern, Bankbeamten, Kaufleuten usw.; doch auch andere Berufe sind nicht davon verschont (auch nicht der ärztliche), auch dann nicht, wenn keinerlei Überanstrengung beim Schreiben vorliegt. Zumeist aber handelt es sich um neuropathisch veranlagte Individuen. Überanstrengung der Muskeln durch das Schreiben, harte, spitze Stahlfedern, unpassende Federhalter, schlechtes Papier, fehlerhafte Haltung der Hand beim Schreiben, unnötiger Kraftaufwand beim Gebrauch des Federhalters, psychische Momente begünstigen die Entstehung des Schreibkrampfes. Er kann bei mehreren Mitgliedern derselben Familie auftreten, kann mit anderen neurotischen Symptomen kombiniert sich finden, auch mit organischen Nervenkrankheiten (ich erwähnte schon oben einen Fall von Schreibkrampf bei einem Tabiker). Der objektive Befund außerhalb des Schreibaktes ist zumeist völlig regelrecht, wenn nicht Symptome allgemeiner Nervenschwäche nachweisbar sind. Das Leiden nimmt bei beibehaltener Tätigkeit immer mehr zu; meist vergehen aber Monate oder Jahre, bis es zum völligen Versagen des Schreibens kommt. Der Versuch, die linke Hand zum Schreiben einzulernen und zu benutzen, gelingt zuweilen für einige Zeit, meist verfällt aber auch diese dann infolge bald eintretender Überanstrengung dem Leiden. Sogar das Einüben auf der Schreibmaschine kann zwecklos werden, weil die Möglichkeit besteht, daß auch hierbei die Finger den Dienst versagen. Betreffs der Differentialdiagnose, Pathologie und Prophylaxe kann auf den allgemeinen Teil verwiesen werden. Nur die Behandlung des Schreibkrampfes bedarf eingehenderer Erörterung. Betreffs des Schreibens ist zunächst für längere Zeit, und zwar für Monate, eine äußerste Schonung zu verlangen, in irgendwie schwereren Fällen ist dasselbe vollständig zu untersagen. Eine passende Schreibmethode, die Benutzung eines dicken Federhalters oder eines denselben umgebenden Korkes, große Buchstaben in lateinischer Rundschrift, langsames Schreiben sind anzuempfehlen. Eine große Anzahl von Schreibapparaten sind für die an Schreibkrampf Leidenden angegeben: kugelförmige Federhalter, solche mit Ringen oder Ösen, durch welche die Patienten ihre Finger beim Schreiben stecken, fixierende Verbände fürs Handgelenk, Schienen, welche letzteres in Streckstellung erhalten, der Patentfederhalter RITTMEYERS („Stehfest"), der Schultzsche Metallgurt mit Federhalter, das Nussbaumsche Armband, in welchem die Finger gespreizt und gestreckt werden und welches, sobald die Flexoren sich anspannen, von den Fingern herabfällt, der Zabludowskische Federhalter, der nach verschiedenen Richtungen verstellbar ist, der O. B. Meyersche Schreibkrampfapparat usw. Barré meint, daß in vielen Fällen von Schreibkrampf arthritische Veränderungen an der Halswirbelsäule eine ursächliche Rolle spielen, und empfiehlt daher therapeutisch Röntgenbehandlung, Diathermie oder lokale Injektionen. Sehr wichtig ist das methodische Wiedereinüben des Schreibens, das nach den Methoden der verschiedensten Schreiblehrer und Ärzte (Wolff, Zabludowski, Gowers, Meige, Kouindjy usw.) erfolgen kann; Meige z. B. empfiehlt Übungen mit Spiegelschrift und stellt als Formel für die Schreibkrampfbehandlung folgende 5 Einsilber auf: „Peu, lent, rond, gros, droit." Bevor Patient den Federhalter wieder benutzt, läßt man ihn mit Kreide oder Kohle üben; bevor er Buchstaben schreibt, soll er Figuren zeichnen. Zu all diesen Reedukationsmethoden kommt als besonders wichtig, sie begleitend und ihnen vorausgehend, die Psychotherapie, die ätiologische und medikamentöse Behandlung, die Hydro- und Elektrotherapie, die Massage hinzu. Hierüber ist aber im allgemeinen Teile das Nähere und Wissenswerte bereits ausgeführt worden.

Der Klavierspielerkrampf. Er zeigt sich besonders bei Besucherinnen des Konservatoriums. Es handelt sich hauptsächlich um die spastisch-paretische Form, sehr oft sind Schmerzen damit verbunden, die in den ganzen Arm und Rücken ausstrahlen. Besonders befallen sind die Strecker und Lumbricales, doch auch nicht selten Brachialis internus und Deltoideus. Durch die Muskelspannungen werden die Finger von den Tasten des Klaviers abgehoben oder gegen die Tasten aufgepreßt, das Klavierspiel muß unterbrochen werden, besonders schwierig wird das Greifen von Oktaven. Bei der rein paretischen Form erlahmen die Finger oder die Hand völlig und sinken schlaff herab, ein schmerzhaftes Ermüdungsgefühl lähmt die Glieder. Nach Zabludowski löst eine traumatische Arthritis nicht selten den Klavierspielerkrampf aus, nach Laquer eine Distorsion, Myositis oder Sehnenscheidenentzündung. Zeigt sich der Klavierspielerkrampf beim Auftreten vor der Öffentlichkeit, so kommt dem psychischen Momente (Lampenfieber) eine besondere Rolle zu. Allgemeine Nervosität ist wohl stets bei Leuten mit Pianistenkrampf nachweisbar. Ihr Leiden ist hartnäckig, das Klavierspiel muß für lange Zeit unterbrochen werden, Aufgabe des Berufs wird sich oft nicht vermeiden lassen. Für Kranke mit Pianistenkrampf empfiehlt Zabludowski Übungen auf einem Jugendklavier, welches eine um $^3/_{20}$ schmalere Klaviatur besitzt als die gewöhnlichen Instrumente.

Beim *Orgelspielen* und beim *Harmonium* kommen die gleichen Störungen vor wie beim Klavierspielerkrampf. Zittern und Parästhesien können die künstlerische Fertigkeit hochgradig stören und beeinträchtigen.

Der Violinistenkrampf betrifft hauptsächlich die die Violinsaiten drückende linke Hand, doch auch zuweilen die den Bogen führende rechte. Doppelgriffe werden schwierig und schließlich unmöglich. An der linken Hand krampfen sich die Fingerbeuger zusammen, oder es besteht eine Greifschwäche, Zittern oder Ataxie, letztere besonders beim Aufsetzen der Finger; an der rechten Hand stört besonders die Schwäche und Unsicherheit bei der Bogenführung. Auch Schmerzen oder lästige Paraesthesien kommen vor. Überanstrengung beim Üben ist oft Ursache der Neurose, beim Virtuosen wirkt oft auch Lampenfieber mit. Letzterer ist gefährdeter als der Orchesterspieler. Bei Geigern kommt es nicht selten auch zu Torticollis, derselbe ist als Beschäftigungsneurose aufzufassen, bedingt durch übermäßig angestrengtes Halten der Violine unter dem Kinn.

Der *Cellistenkrampf* ist dem Violinistenkrampf ähnlich. Bei Cellisten kann es infolge Druckes seitens des Instrumentes zu einem Muskelschwund an den Händen kommen.

Beim *Flötenspielen* sind einzelne Finger oder auch die ganze Hand ergriffen, die linke häufiger als die rechte; bei *Zitherspielern*, *Harfenspielern* und *Bläsern* kommen Fingerbeschäftigungsneurosen (Krämpfe, Schmerzen, Schwäche, Zittern, Unsicherheit) gleichfalls vor.

Der *Näherinnen- und Schneiderkrampf* befällt besonders die Muskeln des Daumens und Zeigefingers, der *Zigarrenwickler-* oder *Zigarettendreherkrampf* besteht in Flexionskrämpfen. Der *Schreibmaschinenkrampf* ähnelt dem Pianistenkrampf. Beim *Rasiererkrampf* (Keirospasmus, Xyrospasmus) krampfen beim Versuch, das Messer zum Rasieren anzusetzen, Finger- und Handmuskeln, so daß das Rasieren unmöglich wird; nicht selten zeigt sich statt des Krampfes ein Zittern.

Von weiteren Beschäftigungsneurosen *an den oberen Gliedmaßen* sind beschrieben worden: der *Melkerkrampf* (beim Melken stellt sich ein tonischer Krampf in den Beugern und Streckern der Finger und Hand ein, dabei starke Schmerzen, zuweilen auch Kälte- und Absterbegefühl in den Fingern), der *Telegraphistenkrampf* (beim Hervorbringen der Punkte und Striche am Morseapparat krampfen die Finger zusammen), die *Kellnerlähmung* (Schwäche oder Krampf der Strecker und Supinatoren der Hand bei angestrengtem Tragen von Gläsern, Tellern, Tabletten usw.), der *Geldzählerkrampf* (Parästhesien in den Fingern und myotonieartige Zusammenziehungen in denselben beim Zählen der Geldscheine), der *Schmiedekrampf* (bei Leuten, die schwere Hämmer zu schwingen haben, tritt zuweilen in den Muskeln des Oberarms und der Schulter [Biceps, Deltoideus] der Beschäftigungskrampf auf, der dann von starken Schmerzen begleitet ist). Vereinzelte Fälle von Beschäftigungsneurose werden schließlich noch berichtet bei *Zeitungsfalzern*, *Schustern*, *Gaslaternenanzündern*, *Blumenmacherinnen* (Zeigefingerkrampf), *Fechtlehrern* (krampfartige Rotation des Oberarms nach innen), *Bildhauern*, *Juwelieren*, *Diamantschleifern*, *Holzhauern*, *Weißgerbern*, *Tennisspielern*, *Chauffeuren* (Krampf in der Hand beim Ankurbeln), *Masseuren*, welche Massage ausüben, ohne die Technik zu beherrschen.

An den *unteren Gliedmaßen* sind Beschäftigungsneurosen viel seltener als an den oberen. Sie kommen vor beim berufsmäßigen *Treten der Nähmaschine*, ferner bei *Harfenspielern* (Gebrauch des Pedals!), besonders aber als *Tänzerinnenkrampf:* bei Soloballettänzerinnen kommen beim Vorwärtsschreiten auf der Fußspitze schmerzhafte Krämpfe in der Fuß- oder Wadenmuskulatur vor, welche zum Aufhören des Tanzes zwingen können.

Beschäftigungsneurosen *an den Mund- und Zungenmuskeln* beobachtet man bei *Trompetenbläsern*; sie bekommen bei dem Versuche, den Ton zu bilden, einen Krampf oder eine Schwäche in der Lippenmuskulatur (Orbicularis oris); einer meiner Patienten (Bläser an der Staatsoper) klagte darüber, daß er nicht mehr „so sicher“ wie früher sein Instrument spielen könne, „die Zunge gehorche ihm nicht mehr“. Bei *Glasbläsern* wurde von französischen Autoren spastischer Torticollis als Berufsspasmus beobachtet.

Störungen der Sprech-, Kommando- und Singstimme können nach GUTZMANN als Folge einer durch fehlerhafte Funktion erfolgten Überanstrengung eintreten und so bei Rednern bzw. Offizieren und Sängern als Beschäftigungsneurosen figurieren. Das *Stottern* beim Sprechen entspricht dem Schreibkrampf beim Schreiben (STRÜMPELL). PAULIAN und BISTRICEANO sahen multiple Tics an Kopf, Respirations-, Schluckmuskeln usw. bei einem *Parkettleger* und sehen die Ursache dieser Tics in dem Berufe des Pat.: in knieender Stellung muß er rhythmische Bewegungen nach vorn machen, damit seine Hände von vorn nach hinten auf dem Parkett hingleiten. Während dieser Bewegungen forciert er ein bißchen den respiratorischen Vorgang, der geräuschvoller wird, und die Purzelbaummanöver üben durch Vermittlung der Bauchmuskeln eine rhythmische Kompression auf Blase und Eingeweide aus. Daher das häufige Urinlassen und der Durchfall, welche bei diesem Beruf für gewöhnlich bestehen.

Als *optische Beschäftigungsneurosen* seien genannt: Akkommodationskrampf nach anhaltendem Mikroskopieren (z. B. bei Laboratoriumsarbeitern, Fleischbeschauern); Orbiculariskrampf bei Uhrmachern, Exerzieraugenmuskelkrampf bei militärisch vorgeschriebenen Augeneinstellungen. Nach OPPENHEIM gehört hierher auch der „Nystagmus der Bergleute", was mir jedoch fraglich erscheint.

Hauptsächlich benutzte Literatur: ALEXANDER, W.: Beschäftigungsneurosen, in Kraus-Brugschs Spezielle Pathologie und Therapie innerer Krankheiten. — BING, R.: Lehrbuch der Nervenkrankheiten. 2. Aufl. S. 102ff. 1921. — FRANKL-HOCHWART, L. v.: Die Beschäftigungsneurosen. Wien. klin. Wochenschr. 1912, Nr. 43 u. 44. — OPPENHEIM, H.: Lehrbuch der Nervenkrankheiten. 6. Aufl. S. 1681ff. 1913. — STRÜMPELL, A.: Lehrbuch der speziellen Pathologie und Therapie der inneren Krankheiten. 22. Aufl. Bd. 2, S. 443ff.

Über Geisteskrankheiten und Neuritiden infolge Giftwirkung siehe bei den betreffenden Schädlichkeiten, insbesondere Giften.

Gewerbliche Erkrankungen der Augen.

Von

RICHARD CORDS

Köln.

I. Schädigungen der Augen durch äußere Einwirkung.

Einen sehr großen Prozentsatz der gewerblichen Augenerkrankungen nehmen diejenigen ein, die durch dauernd oder wiederholt wirkende Schädigung von außenher bedingt sind. Dahin gehören in erster Linie alle Lidrand-, Bindehaut- und Hornhautveränderungen durch mechanisch oder chemisch wirkende Stoffe, ferner die Wirkungen der Hitze und der chemisch wirksamen Strahlen verschiedenster Art.

1. Schädigung der Lider, der Bindehaut und der Hornhaut.

a) Mechanische Reizung durch Staubarten.

In staubigen Betrieben der verschiedensten Art kommt es nicht selten zu dauernden Bindehautreizungen, die zu einer chronischen Bindehautentzündung führen und mit Entzündungen der Lidränder einhergehen können. *Mehlstaub* kann derartige Veränderungen bei Müllern und Bäckern bedingen. *Wollstaub* tritt bei den in Werkstätten arbeitenden Wollarbeitern auf, und zwar besonders bei den in schlecht ventilierten Räumen arbeitenden Heimarbeitern. Auch beim Reinigen der Wolle von animalischen und vegetabilischen Verunreinigungen, beim Sortieren der Wollsorten und beim Entfernen der Stichelhaare durch Klopfen, beim Spulen, Scheren und Weben tritt viel Staub auf, der zu langwierigen Bindehautleiden führen kann.

Haarstaub reizt die Augen bei den Hütescherern und bei den Hasenhaarrupferinnen. Bei den letzteren beobachteten HAAS und HEIM sehr häufig Tränenfluß während der Arbeit, zuweilen auch Bindehaut- und Lidrandentzündung. Bei alten Arbeitern soll eine Behinderung des Tränenabflusses infolge Verengerung der Tränenpunkte nicht selten sein und auch zuweilen eine eigenartige Veränderung der Hornhaut auftreten, die in Mattigkeit und Herabsetzung der Empfindlichkeit besteht. TOPOLANSKI sah bei Hutmachern eine bandförmige Trübung der Hornhäute; in abgeschabten Teilchen derselben konnte er Stückchen von Hasenhaaren nachweisen. Durch *Holzstaub* hervorgerufene lebhafte Katarrhe und Augentränen fand WALTHER bei Arbeitern einer Pianomechanikfabrik, OVERWEG bei den Tischlern einer Klaviaturfabrik; vielleicht wirken bei diesen aber auch die Dünste des denaturierten Spiritus in den Arbeitsräumen mit. Auch der *Tabakstaub* in den Zigarren- und Zigarettenfabriken ruft Juckgefühl, Bindehautrötung und Tränen hervor. Werden die Arbeitsstätten nicht genügend ventiliert, so können erheblichere Krankheitserscheinungen entstehen, nämlich starkes Brennen der Augen, Aufwulstung der Lidränder, starke Rötung und Auflockerung der Bindehaut. *Staub von verkohlten Fasern* entsteht in der Textilindustrie bei der Entfernung der Fäserchen des Leinens, des Baumwoll- und Seidengewebes durch Sengen mittels Flammen oder glühenden Zylindern oder Drähten. Dieser Kohlenstaub ruft bei den in sehr hoher Temperatur arbeitenden Leuten nicht selten Bindehautreizung hervor. Recht unangenehm wirkt auch *Teer- und Pechstaub*, der sich beim Loshauen des harten Peches und bei seiner weiteren Verarbeitung bildet. In neuerer Zeit wird über derartige Schädigungen vor allem aus Teer- und Brikettfabriken berichtet. Die Teerpartikelchen wirken nach MORET nicht nur mechanisch als Fremdkörper, sondern auch ätzend infolge ihres Phenolgehaltes. Nach RUSSIG und BERING ist indes Acridin nebst seinen Derivaten von größerer Bedeutung, da es ein Sensibilisator für die Wirkung kurzwelliger Strahlen ist. In manchen Fällen nimmt die Hornhaut eine schwarzbraune Färbung an, und es kann zu tiefen Geschwüren mit Hypopyon und Perforation kommen (MORET, TRUC und FLEIG). HESSBERG und BUER weisen auf die Zunahme der Augenschädigungen in den Kriegsjahren hin infolge der Darstellung von Ersatzschmierölen. In akuten Fällen von Teerschädigung fanden sie außer starker conjunctivaler Reizung 40% Beteiligung der Cornea (Erosionen und Ulcera). In den chronischen Fällen zeigt sich eine dunkelbräunliche Verfärbung der Haut, namentlich der Augenlider, mit acneartigen Efflorescenzen, Warzenbildungen und Ectropium. In 24% dieser Fälle waren die Hornhäute in Form oberflächlicher Entzündungen beteiligt. Blonde Arbeiter sind stärker betroffen als dunkle. In seltenen Fällen kommt es zu Teerkrebs der Lider. Von anderen Augenentzündungen durch vegetabilische Stoffe ist noch die mit Lidschwellung und schleimig eitriger Absonderung einhergehende Lidhautentzündung bei *Hopfensammlern* zu erwähnen, auf die PERCY-ADAMS (bei SNELL) hinweist. Hervorgerufen wird dieselbe wahrscheinlich durch Eindringen der kleinen, dornartigen, haarigen Fortsätze der Hopfenblätter und Ranken in den Bindehautsack. ZEPER beobachtete in Haarlem im Monat Dezember eine Conjunctivitisform bei Leuten, welche *Hyacinthenzwiebeln* bearbeiten. Es entsteht dabei ein Staub, in dem sich zahlreiche Milben (vor allem Leptus autumnalis) und viele Calciumoxalatkrystalle befinden. ZEPER faßt die Milben als Ursache dieser Erkrankung auf. Nur erwähnt sei, daß durch *Raupenhaare* schwere Augenerkrankungen bei *Gärtnern* auftreten können, die man zusammenfassend als Ophthalmia nodosa bezeichnet. Dringen die feinen Haare der Raupen in die Bindehaut ein, so entstehen eigenartige Knötchen, die einen tuberkuloiden Bau haben. Die Haare sind so fein, daß sie auch in das Innere des Auges eindringen können und Regenbogenhautentzündung sowie Knötchen in dieser Membran hervorrufen können (s. unten).

Sehen wir aus dieser Zusammenstellung, daß die meisten dieser Staubarten organischer Natur sind, so sind noch einige Augenstörungen durch anorganische Stoffe hinzuzufügen. Sehr unangenehme Erscheinungen kann *Glasstaub* hervorrufen, der durch Abbröckeln des Glases in der Glasweberei oder auch in Glühlampenfabriken entsteht, und zwar in letzteren durch das Zerspringen der Lampen in unzählige feinste Splitterchen. Diese können nach Brezina nicht nur Bindehautentzündung, sondern auch Hornhautgeschwüre bedingen. Eine teils mechanische, teils chemische Reizung ruft der *Zementstaub* bei Zementarbeitern, Maurern und Steinmetzen hervor. Bei diesen dringen nicht selten gröbere Teilchen von Kalk oder Zement in den Bindehautsack, die eine beträchtliche Reizung hervorrufen können. Kommt es zu Hornhautgeschwüren, so sind diese Fälle natürlich als Unfälle im Sinne des Gesetzes anzusehen. Auch bei Austeröffnern sollen die *Splitter der Austernschalen* Bindehautreizung hervorrufen. Ob der bei der Herstellung von *Goldfäden* entstehende Metallstaub Augenreizung bedingt, steht noch nicht fest, da gleichzeitig spirituöse Dämpfe auftreten. Langwierige Bindehautentzündungen wurden bei Arbeitern beobachtet, welche *Arsen* enthaltende Tapeten abreißen oder auch bei Arbeiterinnen, die aus arsenhaltigem farbigen Papiere künstliche Blumen herstellten oder verpackten. Von den giftigen grünen Farben ist vor allem das Schweinfurtergrün zu nennen, doch sollen nach Lewin und Guillery auch andere Arsenpräparate, wie Auripigment und Kakodylverbindungen derartige Augenreizungen hervorrufen. Auch *Schwefelstaub* wirkt reizend auf die Augen; er findet vor allem bei dem Bestäuben der Rebstöcke Verwendung.

Zur Verhütung all dieser Staubschädigungen ist in Fabriken vor allem eine gute Ventilation und Staubsaugung erforderlich. Ist diese nicht möglich, so sollten die betreffenden Arbeiter *Schutzbrillen* mit großen Gläsern und womöglich auch seitlichem Abschlusse tragen.

Nach erfolgtem Eindringen des Staubes hilft immer am besten eine Augenwaschung. Man läßt das Gesicht in eine Schüssel möglichst lauwarmen Wassers eintauchen und die Augen dabei mehrfach öffnen und schließen. Auch die kleinen Augenbadewannen des Handels tun gute Dienste. Besonders unangenehm sind die Hornhautkomplikationen durch Hasen- und Raupenhaare, Glas und Zement. Hier ist eine möglichst genaue Untersuchung der Augen mit dem Hornhautmikroskope erforderlich, um winzige Teilchen entfernen und einer weiteren schädigenden Wirkung derselben vorbeugen zu können.

b) Mechanische Schädigung durch größere Fremdkörper.

Außerordentlich häufig werden Arbeiter durch in die Augen fliegende größere Fremdkörper verletzt. Unter diesen sind vor allem *Eisensplitter* zu erwähnen. Derartige Unfälle entstehen vor allem bei dem Behämmern des Eisens, bei dem Behauen von Gußstücken, beim Bohren, Hobeln, Fräsen. Nicht selten springt von dem zum Behauen des Eisens verwandten Meißel ein kleines Stückchen ab. Sehr häufig sind auch die Verletzungen beim Schleifen an der Schmirgelscheibe. Während die beim Behauen losfliegenden Eisensplitter sehr häufig eine solche Gewalt haben, daß sie die Augenkapsel durchbohren (s. unten), bleiben die bei der Arbeit an der Schmirgelscheibe weggeschleuderten Teilchen meist in den oberflächlichen Schichten der Hornhaut liegen. Da dieselben meist heiß sind, brennen sie sich in das Hornhautgewebe ein und sind schon nach kurzer Zeit von einem rostbraunen Ring umgeben. Nach der Entfernung bleibt eine kleine kreisrunde Narbentrübung zurück, die bei zentraler Lage das Sehen beeinträchtigt. Durch häufige kleine Verletzungen kommt es auf der Hornhaut zu zahlreichen punktförmigen Trübungen, zwischen denen Rostpartikelchen liegen. Die Behandlung derartiger Schädigungen besteht darin, daß die Fremdkörper sorgfältig entfernt werden und auch der sie umgebende Rostring mit einer Fremdkörpernadel vollständig ausgekratzt wird. Ist die Wunde infiziert, so bilden sich Hornhautgeschwüre, welche größere Teile der Hornhaut zur Einschmelzung bringen und durchbrechen können. Auf diese Weise können auch nichtperforierende Verletzungen zu einem Verluste des Auges führen. Die Infektion kann sich dem Augeninnern mitteilen, oder es kann zu Vorfall der Iris, Iritis, vorderen und hinteren Verwachsungen der Iris und sekundärem Glaukom kommen, welches den Sehnerven zugrunde richtet.

Ähnliche Folgen wie die Verletzungen durch Eisensplitter können auch die durch *Steinsplitter* haben, welche bei der Bearbeitung von Steinen, vor allem beim Schotterschlagen und bei dem Zurichten der Pflastersteine, beim Schärfen der Mühlsteine usw. abspringen. Die Arbeit ist um so gefährlicher, je härter der Stein ist. Bei den Verletzungen infolge Bearbeitung von Steinen ist darauf zu achten, daß nicht selten von dem bei der Arbeit verwandten Meißel Eisensplitter abspringen und diese, nicht aber Steinsplitter, das Auge treffen. Steinsplitter sind chemisch wirkungslos, sie können in der Hornhaut einheilen, ohne Beschwerden zu machen, sie können aber auch eine Infektions- und Geschwürsbildung bedingen. Es ist dringend darauf zu sehen, daß die Arbeiter bei der Steinbearbeitung sich mit geeigneten Schutzbrillen versehen. Am besten haben sich Drahtbrillen geeignet, die nicht nur die Augen, sondern auch die umgebende Gesichthaut schützen. Es sind zahlreiche Modelle beschrieben worden, von denen ich besonders die von C. S. SCHMIDT, Niederlahnstein, nenne.

Eine große Zahl von Augenverletzungen sind durch *Sprengung* bedingt. In Steinbrüchen und Bergwerken kommen Augenverletzungen durch zu früh oder zu spät losgehende Sprengschüsse gar nicht selten vor. Dadurch werden zahlreiche und feinste Stein- und Pulverteilchen in das Gesicht des Arbeiters geschleudert und bohren sich tief in die Haut, aber auch in die Hornhaut der Augen ein. Sie sitzen oft so tief, daß eine Entfernung nicht möglich ist und erhebliche Sehstörungen zurückbleiben.

Auf die Verletzungen durch *Kupfersplitter* gehe ich unten ein, da dieselben meist perforieren. Nur die in den Ausbrennkästen von Glühlampenfabriken umherfliegenden feinsten Splitterchen sind nach PACH hier zu erwähnen. Im übrigen sind anzuführen die Verletzungen durch *Holz* beim Holzhacken, welche schwere Kontusionen des Augapfels hervorrufen können, die *Glasverletzungen* beim Zerspringen von Wasserstandsgläsern, beim Platzen von Retorten und Glühlampen oder Zertrümmerung der Schutzbrille. *Flüssige Metalle* haben natürlich die schädlichsten Wirkungen. Die leicht schmelzbaren können indes infolge der schnellen Abkühlung und Bildung von Wasserdämpfen in erkaltetem Zustande auf der Hornhaut oder im Augenbindehautsacke liegen bleiben, ohne tiefere Zerstörung hervorzurufen. Die Metalle mit hohem Schmelzpunkt aber, wie das flüssige Eisen, führen zu den allerschwersten tiefen Verbrennungen der Horn- und Lederhaut und zur völligen Verwachsung der Lider mit dem Augapfel oder untereinander.

Als Folgen gewerblicher Unfälle sind auch die bei Landarbeitern so häufigen Fälle von *Ulcus serpens corneae* anzusehen. Dieselben entstehen meist durch das Hineinfliegen von Fremdkörpern, vor allem Getreidepartikeln, in die Augen, welche dabei eine oberflächliche Abschilferung des Hornhautepithels bedingen. Diese Wunde wird durch Pneumokokken oder Diplobacillen infiziert, die sich bei vielen Landarbeitern als ständige Gäste in der Bindehaut befinden. Der in den meisten dieser Fälle festzustellende Verschluß des Tränennasenganges kann ebenfalls sehr wohl als gewerbliche Erkrankung aufgefaßt werden, wofür die Häufigkeit dieser Erkrankung auf dem Lande spricht. Erwähnt sei auch das *Pterygium,* jenes bekannte, über die Hornhaut hinüberwachsende Flügelfell, das ebenfalls durch die dauernde Einwirkung von Wind, Wetter und Staub verursacht ist.

c) Schädigungen der äußeren Augenhäute durch chemisch wirksame Körper.

α) *Dämpfe und Gase.*

In sehr zahlreichen Betrieben treten Reizungen der Bindehaut und Hornhaut durch chemisch wirkende Dämpfe oder Gase auf. Zum Teil sind diese Wirkungen vorübergehend, zum Teil handelt es sich aber auch um schwere Veränderungen vor allem des Hornhautepithels. Manche Gase greifen die Hornhäute in einer Weise an, daß ein Arbeiten in ihnen nicht möglich ist und die Arbeiter unbedingt vor ihnen geschützt werden müssen. Im folgenden sei eine kleine Übersicht über die Stoffe gegeben, deren Einwirkung häufiger zu Belästigungen oder Erkrankungen der Arbeiter führt.

Auf die Dämpfe des *denaturierten Spiritus* werden die Bindehautentzündungen zurückgeführt, die bei Tischlern und Möbelpolierern auftreten. Es handelt sich dabei durchweg um einen mehr oder weniger leichten Follikularkatarrh mit Lidrandentzündung. Daß dieser Stoff nicht ganz harmlos ist, geht daraus hervor, daß er auch Ekzem zwischen den Fingern und am Handrücken bedingt. Mit Kreosot, Carbolsäure und empyrheumatischen Ölen verunreinigter *Methylalkohol,* der zur Auflösung von Anilinfarben benutzt wird, ruft nach Dron bei Seidenfärbern Schleimhautreizung und heftige Augenentzündung hervor. Auch zur Herstellung von Firnissen und Polituren wird der Methylalkohol zusammen mit denaturiertem Spiritus verwandt und trägt daher auch zu den Augenreizungen der Polierer und Tischler und der Arbeiter in Zaponierereien bei.

Stickstoffoxyd, NO_4, und *Salpetersäuredämpfe* entstehen bei der Explosion stickstoffhaltiger Sprengkörper und in vielen chemischen Betrieben, vor allem bei der Herstellung der Nitrocellulose (Schießbaumwolle, rauchloses Pulver). Ihre starke Einwirkung auf die Augen ist bekannt. Sie treten bei in derartigen Betrieben arbeitenden Leuten und auch bei mit Sprengungen beschäftigten Arbeitern auf, sind aber ebenso wie die oben erwähnten Augenreizungen nur vorübergehend.

Schon im alten Rom war bekannt, daß bei der Bereitung von Schwefelbädern die Augen reizende Dämpfe entstehen. Es handelt sich dabei um *schweflige Säure,* SO_2. Ausgedehnte Verwendung findet dieselbe bei der Woll- und Seidenbleiche und nach Tracinski auch im Zinkhüttenbetriebe. Sie vermag nach Strebel in Viscosefabriken eine zentrale Keratitis punctata superficialis und eine Conjunctivitis mit Blutungen hervorzurufen. Als Schutz empfiehlt Strebel eine Brille mit Hallauer Gläsern mit aus einem doppelten Drahtgitter bestehenden Seitenwänden; in diese wird mit Zinkoxyd und feinpulverisierter Kohle beschickte Watte getan. Unangenehmer sind die Hornhautschädigungen, die in der jüngsten Zeit bei den Arbeitern in Zuckerfabriken durch *Schwefelwasserstoff* von Rochat 1923 berichtet werden. Die Augenlider waren in diesen Fällen etwas geschwollen und krampfhaft geschlossen; es bestand eine starke Rötung der Conjunctiva palpebrae und mäßige Ciliarinjektion. Bei Spaltlampenbeleuchtung und starker Vergrößerung sah man im Hornhautepithel eine große Anzahl feinster Grübchen, die sich mit Fluorescin grün färbten, also als kleine Defekte aufzufassen waren; um die Grübchen herum war das Hornhautgewebe oberflächlich trüb. Die Erkrankung erwies sich meist als harmlos und war nach Einstellen der Arbeit in wenigen Tagen völlig verschwunden. Die Ursache wurde gefunden in den mit Wasserdampf vermischten Schwefelwasserstoff, der beim Öffnen der großen Kessel für die Maceration der Zuckerrüben in die Augen schlug. Die Erkrankung trat nur in einem wasserarmen Sommer auf, in dem sich das Wasser mit Schwefelwasserstoff anreicherte. Eine recht unangenehme Wirkung kann das *Ammoniak* ausüben; dasselbe wird vor allem in der Kälteindustrie bei der Eisherstellung, dann auch in Bleichereien und Zeugdruckereien sowie in Farbenfabriken zur Extraktion mancher Farbstoffe benutzt. Ferner tritt es zusammen mit H_2S in Kloaken auf. Es ruft bekanntlich sehr erhebliche Reizerscheinungen aller Schleimhäute hervor. Die Hornhaut kann, wie in einem Falle von DENIG, zunächst nur den Anschein einer leichten Verätzung erwecken, während sie später, nach $1^1/_2$—8 Wochen, sich doch vollkommen trüben oder gar eitrig zerfallen kann. Die Behandlung kann im Beginne in schwachen Essigsäure- oder Borsäurelösungen bestehen.

Starke Augenreizungen rufen ferner hervor die Dämpfe des *Fluorwasserstoffs* oder der Flußsäure, die beim Ätzen des Glases entstehen, das *Schwefelcyan*, das bei der Reinigung des Leuchtgases mit Kalk entsteht, und das *Acrolein*, welches in der Firnissiederei bei der Erhitzung des Leinöls mit Siccativen oder in Talgschmelzereien zur Entwicklung kommen kann. Genannt seien ferner *Terpentin* und vor allem Ersatzstoffe desselben. *Osmiumsäure*, *Senföl*, das die Hornhaut sehr angreift, *Antimontrichlorid*, welches in Kattundruckereien und beim Bromieren von Stahlwaren Verwendung findet, und *Carbolsäure*, die in der Holz- und Teerindustrie, zusammen mit Dämpfen des *Rohanthracens* (Acridin) auftritt. Neuerdings wird wohl mehr die Vakuumdestillation anstatt der gewöhnlichen Destillation des Teeres angewandt, wobei solche Gase nicht mehr frei werden. *Essigsäure* und *-Salzsäure*dämpfe rufen in den Farbdruckereien und Emailwerken bei neu eingetretenen Arbeitern harmlose Reizzustände der Bindehaut hervor. Ganz besonders sind aber die *Chlor*dämpfe zu nennen, die ein Gefühl der Trockenheit im Bindehautsacke bedingen und lästige Bindehautentzündungen mit Blepharitis und Lidödem hervorrufen. Auch Verätzungen und weiße Verfärbung der Hornhäute können erfolgen. Auf Verbindungen von Arsen und Chlor werden auch die vorübergehenden Epithelschädigungen der Hornhaut in Kunstseidefabriken zurückgeführt (BAKKER), nach KNAPP und ISLER handelt es sich dabei indes um H_2S-Wirkung, welches Gas bei dem Chardonnet-Verfahren entstehe.

Von größerer gewerbehygienischer Bedeutung sind die Augenveränderungen, die bei Arbeitern in Anilinfabriken beobachtet worden sind. Schädlich wirken dabei nach SENN, dem wir die ersten Mitteilungen darüber verdanken, die aus den Farbtrögen aufsteigenden heißen Dämpfe, welche Oxydationsprodukte des *Anilins*, die Chinone, enthalten. Die in derartigen Betrieben arbeitenden Leute klagen nicht selten über Lichtscheu und Tränen; es finden sich als Zeichen der direkten Reizung ciliare Injektion und zuweilen auch Mydriasis. SENN fand unter 35 Arbeitern einer Färberei bei 18 eine sepiabraune Färbung der Augapfelbindehaut im Lidspaltenbereich; bei 8 derselben war auch die Hornhaut verfärbt. Jüngere Arbeiter, die nicht länger als $4^1/_2$ Monate in dem Betriebe tätig waren, waren nicht befallen; die über 40-Jährigen mit längerer Arbeitszeit aber alle. Im Anschlusse an diese Feststellungen wurden von GRAEFLIN und VOGT Tierversuche mit einer großen Anzahl von Anilinfarben gemacht, von denen manche, wie Viktoriablau, Malachitgrün, Prune und Krystallviolett bei Kaninchen die schwersten Keratitiden, ja Panophthalmie hervorrufen können. Es zeigte sich, daß die sauren, neutralen, wasserunlöslichen und Beizenfarbstoffe nur sehr geringe Reizerscheinungen verursachten, alle basischen Stoffe aber Entzündungserscheinungen bedingten, die mit der Basizität und Löslichkeit des Stoffes zunahmen. Erwähnt sei hier, daß der Hauptbestandteil der Tintenstifte das sehr gefährliche Methylviolett ist, welches beim Spitzen oder Zerbröckeln der Stifte in den Bindehautsack gelangen und starke Ätzungen hervorrufen kann.

Zur Behandlung dieser Anilinschädigungen empfiehlt VOGT eine 10proz. borgesättigte Tanninlösung, da diese mit den nicht von der Schleimhaut gebundenen Farbstoffen unlösliche Verbindungen eingeht; wird eine derartige Spülung sofort nach der Schädigung angewandt, so läßt sich eine Trübung der Hornhaut vermeiden.

In der chemischen Industrie kommen natürlich noch viele die Augen mehr oder weniger stark reizenden Stoffe vor, und es würde viel zuweit führen, sie hier alle aufzuzählen.

Genannt seien nur der *Schwefelsäuredimethylester*, der bei der Herstellung von Methylverbindungen vielfach Verwendung findet, die im Kriege als tränenerregende Gase verwandten *bromierten Ketone*, *Benzoylbromid* und *Chlormethylchloroformiat*, ferner *Phosgen* ($COCl_2$) und *Nitronaphthalin*. HANKE, FRANK, SILEX und CASPAR beobachteten Schädigungen durch letzteren Stoff bei Munitionsarbeitern in Sprengstoffabriken; sie arbeiteten indes mit Gemischen von chlorsaurem Kalium und Natrium, Binitrotoluol, Metabinitrotoluol, Nitro- und Dinitronaphthalin. Es handelte sich dabei in den leichteren Fällen um oberflächliche Hornhauttrübungen und Epitheldefekte im Lidspaltenbereiche ohne wesentliche Reizung, in schwereren um tiefere parenchymatöse Trübungen und kalkweiße punktförmige Einlagerungen des Epithels der Cornea, wobei dasselbe Neigung zu Blasenbildung und oberflächlicher Abschilferung zeigte. Von allen chemischen Stoffen dürfte die übelste Wirkung auf die Augen haben das *Dichloräthylsulfid* ($(CH_2 \cdot Cl \cdot CH_2)S$), der Gelbkreuzstoff der letzten Kriegsjahre. Bei seiner Herstellung ist auf das sorgfältigste darauf zu achten, daß die Arbeiter nicht damit in Berührung kommen. Dieser Stoff wirkt bei starker Verdünnung nicht direkt reizend auf die Augen, sondern es treten erst nach 4 bis 5 Stunden Belästigungen auf, die weiterhin noch zunehmen (JESS). In den leichtesten Stadien der Erkrankung bestehen Klagen über Lichtscheu, Fremdkörpergefühl, Druck in den Lidern, Tränen und Kopfschmerzen bei hellem Licht, in schwereren kommt es zu starkem Tränenfluß, Schwellung der Lider und heftiger Bindehautentzündung, Lidödem, Chemosis und Trübung der Hornhaut im Lidspaltenbereich. Das Epithel der Hornhaut erscheint rauh, und im Parenchym treten fleckige Trübungen auf; auch die Iris und der Ciliarkörper nehmen an der Reizung teil. Die Prognose ist verhältnismäßig günstig, wenn nicht die unverdünnte Substanz in das Auge eingedrungen ist.

β) *Flüssigkeiten und feste Substanzen.*

Färber, welche mit Lösungen von *chromsaurem Kali* arbeiten, bekommen nach MOSQUERON nicht selten Bläschenausschläge und Geschwüre an den Händen, sowie Bindehautentzündungen, die auf das Reiben der Augen mit den beschmutzten Händen zurückgeführt werden. Ebenso beruhen die Bindehautentzündungen bei Arbeiterinnen in Flachsspinnereien auf dem verunreinigten *Spinnwasser*, das nicht selten Hautausschläge an den Händen und Unterarmen hervorruft und zuweilen zum Waschen des Gesichtes benutzt werden soll. Ferner ist hier die *Chrom*schädigung der Hornhaut zu erwähnen, die in Färbereien bei solchen Arbeitern auftreten kann, welche die nötige Reinlichkeit außer acht lassen. KOLL sah bei einem solchen Manne im Bereiche der Lidspaltenzone eine 2—3 mm breite und 5 mm lange, horizontal gestellte, intensiv braune Trübung der obersten Schichten des Hornhautparenchyms. Das Epithel war an einer Stelle hellgrau getrübt, gestippt, teils bläschenförmig abgehoben, teils gänzlich abgestoßen. Die Bindehaut war dabei, im Gegensatz zu den Anilinschädigungen, unverändert. Eine derartige Hornhautschädigung dürfte einer Aufhellung wohl kaum fähig sein.

Kalkverätzung.

Ganz besonders gefährlich für die Augen ist im Löschen begriffener Kalk. Während ungelöschter Kalk seiner bröckligen Beschaffenheit wegen nur selten in die Augen dringt, ist dies um so häufiger beim Löschen desselben der Fall, wobei er mit Wasser umgerührt wird. Auch der so entstandene gelöschte Kalkbrei und die Kalkmilch üben eine ätzende Wirkung aus, während der Mörtel, die Mischung des gelöschten Kalkes mit Sand, weniger gefährlich ist. Häufig werden die Augen beim Verputzen von Wänden und Decken betroffen. Unter 282 Augenverletzungen HOPPES, die von der Baugewerksberufsgenossenschaft entschädigt werden mußten, waren 64 durch Verputzarbeit an Decken und Wänden entstanden, 26 durch Kalktransport und 19 bei der Mörtel- und Kalkbereitung; 122 der Verletzten waren Maurer. Die Ätzwirkung des Kalkes ist eine beträchtliche, so daß die Hornhaut und Bindehaut an der betroffenen Stelle nekrotisch werden. Auf der Hornhaut bildet sich in leichten Fällen eine oberflächliche Trübung, in den schwereren wird sie mattglas- oder porzellanartig. Sehr auffallend ist die weiße Farbe, welche nach solchen Verletzungen auf der Hornhaut zurückbleibt; sie ist, wie ANDREAE zeigte, durch eine organische Verbindung des Kalkes mit dem Eiweiß der Gewebe bedingt. Infolge dieser chemischen Affinität zum Eiweiß der Hornhaut sind Kalkverätzungen ganz besonders gefürchtet. Die so veränderten Partien stoßen sich nicht selten ab, die Augäpfel können perforieren, es bilden sich Granulationsgewebe, Verwachsungen der Lider, Entropium und Trichiasis. Die Behandlung der Kalkverätzung besteht in einem sofortigen Ausspülen der Augen mit Wasser. Die früher empfohlene Zuckerlösung ist wieder verlassen worden, da auch der zuckersaure Kalk Ätzwirkung hat. Außerdem müssen die festen Kalkteilchen, die sich gegebenenfalls im Bindehautsack befinden, durch Auswischen entfernt werden. Zur Aufhellung der Trübung wurde von ZUR NEDDEN eine 10—20proz. Lösung von Ammonium tartaricum empfohlen, mit der die Augen gespült oder in der sie gebadet werden sollen. Neuerdings sind indes über den Heilwert dieser Methode Zweifel aufgetaucht (JICKELI, BRAUN und HAUROWITZ).

Weitere schwere Verätzungen werden durch *Säure* oder *Lauge* verursacht. Konzentrierte, besonders warme Schwefel-, Salpeter- oder Salzsäure können eine unmittelbare Zerstörung der Hornhaut hervorrufen. Auch hier sind sofortige Spülungen, am besten mit basischen Lösungen (Soda) auszuführen. Besonders üble Folgen haben auch Laugenverätzungen, die bei der Seifenfabrikation nicht selten beobachtet werden. Die Prognose einer solchen Verätzung ist viel ungünstiger, als es im Anfang den Anschein hat. Hier sind Spülungen mit schwacher Säurelösung (Essig) auszuführen.

Hier sind auch die Augenschädigungen durch *Kunstdünger* einzureihen, der eine immer zunehmende Bedeutung für die Landwirtschaft gewinnt. Derselbe wird bekanntlich meist mit der Hand über die Felder ausgestreut. Die verschiedenen Arten des Kunstdüngers verhalten sich betreffs ihrer Reizung auf die Augen sehr verschieden. Verhältnismäßig harmlos ist die Thomasschlacke, die aus Kalk, Phosphorsäure, Kieselsäure, sowie geringen Mengen Schwefel und Schwefelsäure besteht. Die Kalisalze, vor allem das Kainit, vermögen schon eine stärkere Reizung mit Stippung der Hornhaut hervorzurufen. Am gefährlichsten erwies sich aber das *Superphosphat*. Dieser Stoff besteht hauptsächlich aus saurem, phosphorsaurem Calcium ($CaH_4[PO_4]_2$), wozu noch 2% Phosphorsäureanhydrit (P_2O_5) und eine größere Anzahl weiterer harmloser Körper kommen. Bei den Verätzungen der Augen mit diesem Stoffe sind die Beschwerden zunächst gering; erst an den folgenden Tagen nehmen sie zu, wobei es gleichzeitig zu einer prallen, oft brettharten Schwellung der Augenlider mit Entblößung der Oberhaut kommt. Die Hornhäute nehmen eine bläulichweiße Farbe an bei Stippung der Oberfläche. Es bleiben entweder dichte, nicht aufhellbare Trübungen dieser Haut zurück, oder dieselbe zerfällt sogar nekrotisch, so daß die Regenbogenhaut vorfällt (AUGSTEIN). Schließlich vermag auch der *Kalkstickstoff* heftige Bindehautreizungen und Hornhautentzündungen hervorzurufen; in Kalkstickstofffabriken wird häufig von den Arbeitern über derartige Störungen geklagt.

Die Prophylaxe der Kunstdüngerverätzungen ist wegen dieser Möglichkeit unheilbarer Schädigungen oder gar Erblindungen von der größten Bedeutung. Während ältere Arbeiter meist über die Gefahren Bescheid wissen, sollte man jüngere vor Beginn der Arbeit stets darauf aufmerksam machen. Es dürfte sich empfehlen, das Ausstreuen mit der Hand ganz zu verlassen, sondern nur noch ein solches mit Maschinen vornehmen zu lassen; außerdem ist stets mit dem Winde, nie gegen denselben zu arbeiten. Zu raten ist ferner der Gebrauch von Schutzbrillen. Von Wichtigkeit ist es auch, daß die Arbeiter ihre Augen nicht mit den mit den Düngerstoffen beschmutzten Fingern berühren.

Anhangsweise sei hier auch die *Aalblutconjunctivitis* erwähnt. Spritzt dieses Fischern, Fischhändlern oder Köchen in das Auge, so entsteht sofort oder nach wenigen Minuten ein heftiges Brennen. Sehr schnell entwickelt sich eine akute Bindehautentzündung, besonders am Unterlide und der unteren Übergangsfalte mit Chemosis und schleimig-eitriger Sekretion. Auch oberflächliche Hornhauttrübungen wurden beschrieben, doch ist der Verlauf harmlos. Schädigend wirkt dabei ein Gift, das an das Serumalbumin des Aalblutes gebunden ist.

d) Schädigungen der äußeren Augenhäute durch Strahlenwirkung.

Die intensive Einwirkung des ultravioletten Lichtes auf die Augen führt zu dem eigenartigen Bilde der *Ophthalmia electrica*. Unmittelbar nach der Blendung treten zuweilen Photopsien auf in Form von Licht- und Farbenempfindungen. Die charakteristischen Beschwerden stellen sich erst 4—9 Stunden nach der Einwirkung der Strahlen in Form von äußerst heftigen Schmerzen und Fremdkörpergefühl ein. Die Bindehaut kann sich lebhaft röten, während die Lider anschwellen; manchmal tritt eine chemotische Schwellung der Bindehaut auf, die besonders den Bereich der Lidspalte betrifft. Hinzu gesellt sich eine lebhafte ciliare Injektion. Auch auf der Hornhaut sieht man nicht selten zarte Trübungen und feinblasige Abhebungen des Epithels. Die Schmerzen nehmen einen unerträglichen Grad ein. Die Kranken haben das Gefühl, als ob tausende spitzer Fremdkörperchen sich in ihrem Auge befänden. Hinzu kommen noch Schmerzen im Kopfe, vor allem in der Stirne. Dieser qualvolle Zustand hält mehrere Stunden an, um dann allmählich abzuklingen; gleichzeitig tritt eine stärkere Sekretion der Bindehaut ein. Nach wenigen Tagen sind die Augen wieder normal.

Als Gewerbekrankheit kommt eine derartige Blendung vor allem bei Arbeitern in Bogenlampenfabriken vor. In gleicher Weise wirken die starken Lichtbögen, die beim elektrischen Schweißen und Schmelzen von Metallen entstehen. Schon das Vorbeigehen an einem solchen elektrischen Schweißapparate mit ungeschützten Augen in einer Entfernung von 5 m kann nach CRZELLITZER zum Ausbruche der Erkrankung führen. BRETTEVILLE-JENSEN sah diese Störung auch bei Arbeitern an elektrischen Ferrosiliciumöfen.

Neuerdings machen CHAPPÉ, ADAM und SÉDAN auf eine lästige Augenentzündung bei Filmschauspielern aufmerksam, die während der Aufnahme einer intensiven Belichtung durch offene Bogenlampen ausgesetzt sind. Es handelt sich um eine Bindehautentzündung mit eitriger Sekretion, leichtem Lidödem, Follikelbildung in der unteren Übergangsfalte, Blepharitis und Lichtscheu.

Auf der Hornhaut kann es zu zarten, bandförmigen Trübungen kommen, die nach SÉDAN sogar die Regel sind.

Gegen diese unangenehmen Blendungserscheinungen hilft nur der Schutz der Augen durch Gläser oder vor dem Gesichte herunterhängende, durchsichtige Stoffe bzw. Drahtgeflecht. Den sichersten Schutz gewähren natürlich die Gläser, welche für ultraviolettes Licht undurchlässig sind (HALLAUER-Gläser und ihre Abarten); man hat dieselben auch zur Umkleidung von Bogenlampen empfohlen. Durchaus ausreichend sind aber auch sonstige dunkle Gläser, welche den Durchgang sämtlicher Strahlen hemmen.

Von schädlicher Wirkung auf das Auge sind auch Röntgen- und Radiumstrahlen. Der gewohnheitsmäßige Gebrauch von Schutzbrillen aus Bleiglas bringt es indes mit sich, daß gewerbliche Augenschädigungen bei Röntgenschwestern usw. kaum vorkommen.

e) Schädigungen der äußeren Augenhäute durch Berufsinfektionen.

Von den Berufsinfektionen der Augenlider ist hauptsächlich der Milzbrand, Anthrax, die Pustula maligna zu nennen, der nach VON MICHEL in 30% der Fälle einen tödlichen Ausgang nimmt. Nach einer Inkubationszeit von 2—3 Tagen entsteht zunächst ein kleiner roter Fleck, der sich rasch in einen schwärzlich aussehenden eingezogenen Schorf verwandelt. In anderen Fällen tritt eine teigige Schwellung der Lider in den Vordergrund, die sich schnell weiter ausbreitet. Infiziert werden vor allem Hirten, Schäfer, Viehknechte, Tierärzte, Schlächter und Arbeiter in Gerbereien. Am meisten werden Gesicht und Hände von Milzbrandinfektionen befallen; KILLIK fand unter 250 Infektionen 19 Augenfälle.

Kaum weniger gefährlich ist die *Rotz*infektion, die bei Pferdeknechten und -händlern, Kavalleristen und Abdeckern beobachtet wurde.

2. Schädigungen der tieferen Augenhäute durch äußere Einwirkung.

a) Schädigungen durch Fremdkörper.

Wenn Fremdkörper mit großer Gewalt gegen das Auge geschleudert werden, so vermögen sie die Augenkapsel, Hornhaut und Lederhaut zu durchdringen und die Regenbogenhaut, die Linse, den Glaskörper sowie die inneren Augenhäute zu schädigen. Außerdem gibt es Fremdkörper, die wegen ihrer außerordentlichen Zartheit und Dünne in das Auge eindringen.

Von solchen sind nur die *Raupenhaare* zu erwähnen, welche nach PAGENSTECHER 1883 bei *Raupensammlern, Waldarbeitern* und *Gärtnern* Augenentzündung hervorrufen können. Die Haare bleiben meist in der Bindehaut oder Hornhaut liegen, können aber auch in die Iris eindringen und dort Knötchenbildung erzeugen und schwere Zerstörungen im Auge bis zu Erblindung anrichten. Man bezeichnet die Krankheit als Ophthalmia nodosa. Die Haare wirken als Fremdkörper und bedingen Granulationsgewebe mit tuberkuloidem Bau. In Betracht kommen die Raupen des Prozessionsspinners, der Nonnen, Lasiocampiden sowie von Gastropadia-, Saturnia- und Bombyxarten, während Bärenraupen harmloser sein sollen.

Von den festen Fremdkörpern sind bei weitem am häufigsten die *Eisensplitter*, die, wie oben erwähnt, bei der *Eisen-* und *Steinbearbeitung* in das Auge dringen. Auf die zahlreichen Verletzungsarten hier einzugehen, würde natürlich viel zu weit führen, ich erwähne nur Irisabreißung, Katarakt, Glaskörperblutung, Netzhautzerreißung. Einige Worte sind aber erforderlich über die Folgezustände, welche eintreten, wenn das Eisen im Augapfel verbleibt. Durch oxydierendes Gewebe des Augeninnern wird der Eisensplitter in Eisenoxyd verwandelt, das sich auf dem Lymphwege im ganzen Auge verteilt (*Siderosis bulbi*), die Regenbogenhaut nimmt eine rostbraune Farbe an, die Linse trübt sich und zeigt auf ihrer Oberfläche punktförmige ockergelbe Auflagerungen, auch der Glaskörper trübt sich, und die Netzhaut, besonders die Macula lutea, erleidet Veränderungen; ein solches Auge verfällt allmählich der Schrumpfung. Eisensplitter werden meist mit Hilfe von Elektromagneten aus dem Auge entfernt.

Gefürchteter als Eisensplitter sind *Kupfersplitter*, welche stark reizend wirken und sich im Glaskörper mit einem eitrigen Exsudat umgeben. Nur ganz feine Kupfer- oder Messingsplitterchen werden von den Augen vertragen. Sie können deutlich sichtbar lange Zeit in der Linse liegen, die dabei zuweilen eine ganz charakteristische Veränderung erleidet. In der Epithelschicht bildet sich ein feinster metallisch glänzender Kupferniederschlag, der meist in Sternform angeordnet ist. Der Niederschlag ist so fein, daß die Sehschärfe des Auges dadurch nur wenig behindert wird. GOLDZIEHER machte darauf aufmerksam, daß das Kupfer auch die Macula lutea der Netzhaut schädigt, in der sich gelbe Fleckchen ausbilden. Man faßt die Kupferschädigung des Auges unter dem Namen *Chalcosis bulbi* zusammen. Die Hauptursache der Kupferschädigung ist die *Explosion der Zünder* von Sprengpatronen, die vor allem bei Sprengungen in feinste Körperchen verteilt umhergeschleudert werden.

Auch *Glassplitter* (s. oben) durchdringen leicht die Hornhaut, sie lassen sich nur äußerst schwer im Augeninnern erkennen und aus ihm entfernen. Kleine Glassplitter werden aber ebenso wie kleine *Steinsplitter* (nach Explosionen) gut im Auge vertragen, sie können, falls sie aseptisch sind, jahrelang im Körper verweilen und erleiden dabei nur geringe chemische Veränderungen.

Ein Eingehen auf die schwereren *Stoßverletzungen* des Auges würden auch zu weit führen, ich erwähne nur bei *Landarbeitern* die *Kuh-* und *Ziegenhornverletzungen*, welche sich die Landleute, vor allem beim Melken, zuziehen; die oft recht üblen Verletzungen durch den Schwanz der Kühe, die zahlreichen beim *Holzhauen* vorkommenden Verletzungen durch Wegfliegen der Holzstücke und die bei schweren Unglücken in der Großindustrie auftretenden Schädigungen der Augen. Ein fester Stoß des Auges, so vor allem der Kuhhornstoß, führt nicht selten zu einem *Platzen des Augapfels* (Ruptura bulbi), und zwar in der Lederhaut meist in einer 1—2 mm von der Hornhaut zum Hornhautrand konzentrischen Linie. Das Auge füllt sich dabei mit Blut, und es kann die Regenbogenhaut sowie die Linse, ja auch Glaskörper aus dem Auge austreten.

Von sonstigen Folgen der Einwirkung stumpfer Gewalt auf das Auge nenne ich Einrisse der Regenbogenhaut, die entweder am Pupillenrande (Sphincterrisse) oder an der Wurzel (Iridodialyse) erfolgen können. Auch die Linse kann in mehrfacher Weise geschädigt sein, indem sich entweder eine Trübung der hinteren Rindenschichten oder eine Luxation bzw. Subluxation einstellt. Nicht selten zerreißt die Aderhaut in einer zur Sehnervenscheibe konzentrischen Linie, während sich die Netzhaut häufig ödematös durchtränkt (Berlinsche Trübung), einreißt oder von der Unterlage sich ablöst. Alle diese Störungen bedürfen einer sorgfältigen fachärztlichen Behandlung.

b) Schädigung der Augen durch den elektrischen Strom.

Nicht unerwähnt bleiben können die Veränderungen, welche die Augen erleiden, wenn ein starker elektrischer Strom den Körper durchläuft. Derartige Verletzungen kommen bekanntlich bei Arbeiten an Hochspannungsleitungen und Dynamomaschinen vor. Abgesehen von direkten Verbrennungen und der oben beschriebenen Ophthalmia electrica sind ebenso wie nach Blitzschlag tiefe Veränderungen der Augen beschrieben. Im Vordergrunde steht dabei die Trübung der Linse, die in mehr oder weniger langer Zeit nach der Verletzung auftritt, partiell oder total, stationär oder progressiv sein kann. Auffallend häufig tritt die Sehstörung erst einige Monate nach der Verletzung ein und nimmt bis auf Verlust des Formensehens bei völliger Linsentrübung zu. Auch Veränderungen an Netzhaut und Aderhaut, ja auch Sehnervenatrophie wurden beobachtet. Manchmal bleibt bei anscheinend günstigem Verlaufe eine lang dauernde Asthenopie zurück; ebenfalls ist traumatische Neurose nicht selten.

c) Schädigungen der tieferen Gewebe des Auges durch Licht- und Hitzewirkung.

Bei Blendung durch Lichtstrahlen, insbesondere durch kurzwelliges Licht, kommt es zuweilen zu leichter *Neuroretinitis* und zu Veränderungen in der Gegend der Macula lutea. Die dadurch bedingten anfänglichen Sehstörungen pflegen sich meist in kurzer Zeit zurückzubilden; in seltenen Fällen bleiben sie aber auch wochenlang bestehen. Nachbilderscheinungen und Skotome können nach starker Blendung außerordentlich lange anhalten und so störend wirken, daß sich das Bild einer traumatischen Neurose anschließt.

Hierhin gehören auch die *Ringskotome,* die ZADE bei Fliegern durch die Dauerbestrahlung in großen Höhen beobachtete. Flieger und Telegraphenarbeiter klagen zuweilen über Augenermüdung, ohne daß eine Herabsetzung der zentralen Sehschärfe nachzuweisen wäre. Eine genaue perimetrische Gesichtsfelduntersuchung führte dabei zu der Entdeckung der Ringskotome, die etwa 15—20° vom Fixierpunkt zu liegen pflegen. Die Skotome und Blendungserscheinungen bilden sich bei Schonung der Augen in einiger Zeit zurück.

In der augenärztlichen Literatur nimmt die Frage einen breiten Raum ein, ob die Lichtstrahlen, insbesondere die ultravioletten Strahlen, von schädigendem Einfluß auf die *Linse* sein können. SCHULEK, SCHWITZER, SCHANZ und STOCKHAUSEN u. a. glauben, daß der *Altersstar* auf solcher Lichtwirkung beruht und wollen damit unter anderem die Häufigkeit des Stares bei Landarbeitern, bei den Eskimos und in Indien erklären. VAN DER HOEVE, welcher 1919 die Frage eingehend durchspricht, kommt zu dem Ergebnis, daß der Star bei Personen, die dem Licht stark ausgesetzt sind, früher aufzutreten pflegt und häufiger ist als bei anderen. Andere Forscher nehmen aber einen durchaus negativen Standpunkt ein und betonen, daß die zweifellos vorhandenen erblichen Momente auch bei der Entstehung des Altersstars die Hauptrolle spielen.

Ein Überschuß von Lichtfülle bei Verwendung unserer künstlichen Lichtquellen wirkt zweifellos ungünstig auf die Augen, besonders wenn die Lichtstrahlen dieselben direkt treffen können. Wurden die Schädigungen der äußeren Augenhäute schon oben bei der Ophthalmia electrica besprochen, so kommen auch solche der Netzhaut vor, die sich als Erythropsie oder Hemeralopie (bei Feuerarbeitern an Hochöfen und in Gießereien) bemerkbar machen. Auch bei den verschiedensten anderen Berufen wird über Überblendungen der Netzhaut, insbesondere der Macula lutea, berichtet.

Zur Vermeidung dieser Störungen ist vor allem für eine Abdämpfung überstarker Lichtquellen durch Lampenglocken oder Anwendung reflektierten Lichtes Sorge zu tragen. Wo dies nicht angängig ist, sollten Lichtschutzbrillen getragen werden. Bei diesen ist nicht, wie SCHANZ und STOCKHAUSEN meinen, der Hauptwert darauf zu legen, daß die ultravioletten Strahlen nicht durchgelassen werden, sondern auf eine Abdämpfung aller Strahlen. Nach HERTEL und HENKER würde ein ideales Schutzglas ein solches sein, das die sichtbaren langwelligen und die ultravioletten Strahlen so abdämpft, daß die durchgelassene Lichtmenge die Helligkeit diffus beleuchteter Wolken nicht übertrifft, die leuchtenden Strahlen alle gleichmäßig und die ultravioletten möglichst vollständig resorbiert werden. Am besten erwiesen sich nach ihnen rauchgraue Gläser sowie das Neutralglas von SCHOTT und die Nr. 66 der Hallauer Gläser.

Schädigende Wirkungen der *Röntgenstrahlen* pflegen nur bei therapeutischer Einwirkung derselben vorzukommen; doch sind auch einzelne Fälle von Starbildung bei in Röntgenlaboratorien beschäftigten Personen beschrieben worden.

Der Glasbläserstar. Schon seit langer Zeit war es aufgefallen, daß Glasbläser verhältnismäßig häufig und früh an Star erkranken. Heute ist der Glasmacherstar in Deutschland die einzige entschädigungspflichtige gewerbliche Augenkrankheit. Auch nach den neuesten Statistiken kann dies keinem Zweifel unterliegen. Vergleichen wir z. B. die Häufigkeit des Stares bei Glasflaschenbläsern und bei Leuten anderer Berufe, so ergibt sich nach LEGGE folgende Aufstellung:

	Alter			
	30—40 Jahre	41—50 Jahre	51—60 Jahre	> 60 Jahre
Glasflaschenbläser	8,8%	20,8%	51,5%	5 von 7
Andere Berufe	2,1%	8,9%	17,0%	(54,0% n. GALLUS)

Die häufigste Form, der Hitzekatarakt („ray cataract" Cridland), ist der am hinteren Pol beginnende hintere Rindenstar. Nach CRAMER sieht man in den frühesten Fällen eine mehr oder weniger kranzförmige Trübung um den hinteren Pol, die sich in einzelne runde Punkte auflösen läßt; diese fließen allmählich zusammen, und man findet dann eine peripher scharf abgegrenzte Trübung der hintersten Schichten der Linse im Bereich der Pupille. In diesem Zustande können die Fälle jahrlang verharren. In der Mehrzahl der Fälle kommt es aber entweder zu einem schüsselförmigen hinteren Rindenstar oder auch zu einer Trübung des vorderen Pols und schließlich zu einem Speichenstar, der allmählich die ganze Linse einnimmt. Ob die zahlreichen Fälle von reinem Speichenstar bei älteren Arbeitern auch hierhin zu rechnen sind, muß indes als durchaus fraglich bezeichnet werden. Neuerdings, 1922, machte ELSCHNIG auf eine sehr interessante Veränderung an der Linse der Glasmacher aufmerksam, nämlich auf eine Ablösung der Zonulalamelle, die wie ein ganz zartes, goldig glänzendes Häutchen bei starker Vergrößerung auf der Linsenoberfläche zu sehen ist. Die Beobachtung wurde von KUBIK und ROTTER bestätigt und als Wärmeschädigung gedeutet.

Der Star kommt vor allem bei Flaschenbläsern vor, fehlt aber auch nicht bei anderen Glasarbeitern, die dauernd in die Glasschmelze sehen; weniger sind die Arbeiter bei der Scheiben- und Preßglasherstellung beteiligt (LEGGE). Die ersten Mitteilungen über diese Erkrankung brachte MEYHÖFER 1886. Unter seinen Kranken waren 6 unter 20 Jahren. Er wies darauf hin, daß vor dem Jahre 1869 die Leute schon im Alter von 8, später von 12 Jahren in den Fabriken beschäftigt wurden und mit dem 16. Jahre schon Glasmacher waren. Bei einer Temperatur von 65° am Arbeitsplatze und kolossaler Transpiration arbeiteten sie 40—45 Wochen ununterbrochen 10—12 Stunden täglich. Genauere Temperaturangaben finden sich bei SCHANZ und STOCKHAUSEN. Nach ihnen beträgt die Temperatur an der Stelle, an welcher der Glasmacher das Glas aus dem Hafen nimmt, durchschnittlich 110°, an der Stelle des Anwärmens von halbfertigen Gegenständen 45°. In dem ausstrahlenden Lichte sind besonders die Strahlen von 400—350 $\mu\mu$ vertreten; ultraviolette Strahlen unter 320 $\mu\mu$ fehlen. Nach CRAMER steht der Hohlglasbläser täglich 10 Stunden vor dem Loch, das durch die Vorderwand des Glasofens führt, und zwar so, daß die linke Gesichtshälfte stets der Glasschmelze zugewendet ist, weil er das Rohr über die linke Hand laufen läßt und mit der rechten Hand schiebt. Dadurch erklärt sich die statistische Tatsache, daß das linke Auge immer zuerst erkrankt.

Sehr ausgedehnte Untersuchungen über die Ursache des Glasmacherstars liegen von englischer Seite vor, da in diesem Lande die Gewerbekrankheiten schon lange schadenersatzpflichtig sind. Das Comittee of Compensation for industrial diseases kam 1921 zu dem Schlusse, daß die leuchtenden Strahlen nicht die Ursache des Stares sind und auch ultraviolette keine schädigende Wirkung auf die Linse ausüben. Ursächlich käme die Hitze in Betracht, welche entweder direkt auf die Linse einwirkt oder indirekt durch Störung ihrer Ernährung; auch eine indirekte Wirkung der ultravioletten Strahlen sei nicht ausgeschlossen. Nach HARTRIDGE und HILL fängt die Iris die Hitzestrahlen auf, wodurch eine Störung der sekretorischen Tätigkeit des Ciliarkörpers und eine Änderung des Kammerwassers bedingt ist. Auch VAN DER HOEVE glaubt, daß die ultravioletten Strahlen die Ciliarkörper schädigen und die Ernährung der Linse so stören, daß sie sich auf direkte Einwirkung der infraroten Strahlen trübt.

Von dem größten Interesse für die Ätiologie dieser Starformen sind Beobachtungen von A. VOGT. Es gelang ihm und seinen Schülern (GINELLA, MUELLER, KRANZ) in der letzten Zeit, mit ultraroten Strahlen von 760—60000 $\mu\mu$ sowie solchen des äußersten Rots bei Kaninchen in wenigen Minuten Star zu erzeugen. Derselbe betraf indes vor allem den vorderen Pol und war merkwürdigerweise bei albinotischen Tieren schwerer zu erzeugen als bei pigmentierten. Einen sicheren Schutz gegen diese ultraroten Strahlen gewährt nach VOGT und MEYER stark eisenoxydulhaltiges Glas, das sog. Robonglas; aber auch schon gewöhnliches Fensterglas hält diese Strahlen mehr oder weniger ab. Der Vorschlag von CRAMER, einen Glastrog mit gefärbtem Wasser zwischen den Arbeiter und die Glasschmelze zu bringen, dürfte sich dagegen praktisch nicht verwirklichen lassen.

Neuerdings hat sich die Aufmerksamkeit der Frage zugewandt, ob auch andere Arbeiter, die größerer Hitze ausgesetzt sind, an solcher Starbildung leiden. Englische Statistiken haben ergeben, daß dies in der Tat der Fall ist bei den Puddlern in der Eisenindustrie (CRIDLAND), bei den Weißblechwalzern (HEALY) und den Kettenschmieden (ROBERTS). SICHEL nennt sogar Maschinenarbeiter und Wäscherinnen. Hier sind aber noch weitere größere Statistiken erforderlich. Meine mit TELEKY vorgenommenen Arbeiteruntersuchungen konnten die amerikanischen Angaben zunächst nicht bestätigen.

d) Schädigung der tieferen Gewebe des Auges durch Allgemeinschädigungen des Körpers außer durch Vergiftung.

Hier könnten die rheumatischen Augenkrankheiten angeführt werden, die bei der Arbeit in feuchter und kalter Umgebung auftreten können, sowie die Schädigungen der Augen durch starke körperliche Anstrengungen (Netzhautblutungen oder -ablösung usw). In seltenen Fällen kommen auch intraokuläre Stauungsblutungen bei starken Quetschungen der Brust oder des Unterleibes vor. Eine besondere Erwähnung verdienen die Schädigungen des Sehorganes bei der sog. *Caissonkrankheit.* Sie betrifft bekanntlich Arbeiter, die in komprimierter Luft tätig sind, wie Taucher, Caisson- und Tunnelarbeiter. Nach der zusammenfassenden Darstellung von HELLER 1900 wurden dabei beobachtet transitorische Augenmuskellähmungen, Ptosis, Hemianopsie und vorübergehende Amaurose. Auch Stauungspapille kam zur Beobachtung. Auch bei der als gewerbliche Infektionskrankheit aufzufassenden *Ankylostomiasis* sind Augenveränderungen beschrieben worden, die denen bei der perniziösen Anämie ähnlich sahen. So sah NIEDEN in 7—8% der schwereren Fälle schlechte Füllung und Blässe der Netzhautgefäße, Schlängelung der Venen, weiße Verfärbung der Papillen und Blutungen in den Augenhintergrund, zum Teil mit fettigem Zerfall. Zu den durch die Blutergüsse bedingten Sehstörungen gesellten sich Gesichtsfeldeinengung, Anästhesie der Netzhaut, akkommodative und muskuläre Asthenopie mit Doppeltsehen. Die zur Bekämpfung dieser Erkrankung angewandte Droge, das Rhizoma filicis maris, wirkt ihrerseits wieder in manchen Fällen außerordentlich schädlich auf den Sehnerven und vermag eine vollkommene Amaurosis durch Opticusatrophie zu bedingen.

II. Schädigungen der Augen bei gewerblichen Vergiftungen.

Vergiftung mit Methylalkohol.

Die schädliche Wirkung des Methylalkohols als Genußmittel ist bekannt. Ich erinnere an die zahlreichen Todesfälle oder die plötzlichen Erblindungen, die im Anschluß an Rauschzustände eintreten. Uns interessiert die Frage, ob auch die gewerbliche Anwendung des Stoffes in gleicher Weise gefährlich wirken kann. In der Tat kommen zweifellos noch andere Aufnahmewege des Methylalkohols als der per os zur Beobachtung: so erblindete ein Mann, der seine mit Methylalkohol durchfeuchteten Kleider am Leibe hatte trocknen lassen, und ein Maler, der sich stets nach der Arbeit mit Methylalkohol wusch und durch die Dämpfe einer Schellacklösung belästigt wurde. Aber auch einfache Einatmung scheint genügen zu können, um die Sehschärfe zu schädigen; so erblindeten vier Männer, welche Bierfässer mit einer Lösung von Schellack in Columbiaspiritus bestrichen, der hauptsächlich aus Methylalkohol besteht; ebenso ein Mann, der in seinem Arbeitsraum eine kleine Menge Methylalkohol über den Boden und seinen Fuß gegossen hatte; ein anderer junger, total abstinenter Mann bekam nach dem Firnissen von Bierfässern mit Schellacklösung eine sehr schwere Sehstörung, ein weiterer beim Reinigen alter Möbel mit Methylalkohol.

Die Erblindung durch Methylalkohol tritt oft ganz plötzlich, innerhalb weniger Stunden, ein. Manchmal erwachen die Kranken nach dem Ausschlafen ihres Rausches als Blinde. In anderen Fällen kommt es nur zu Verdunkelungen und Ausbildung von zentralen und absoluten Skotomen oder Gesichtsfeldeinengung für Weiß und Farben; gar nicht selten verfällt das Sehen nach einer anfänglichen Besserung schließlich wieder völlig. Ophthalmoskopisch bildet sich allmählich das Bild der Opticusatrophie mit scharfen Rändern aus. Therapeutisch wird in letzter Zeit die Lumbalpunktion empfohlen, außerdem sind Schwitzprozeduren und Diurese anzuwenden.

Nicht selten werden Fälle von Methylalkoholvergiftung verkannt. So berichtet Tyson, daß sämtliche Arbeiter in dem Raume einer Pinselfabrik an schlecht definierten Sehstörungen litten. Dieselben fanden ihre Aufklärung erst, als man herausfand, daß die Pinsel mit Methylalkohol gefirnißt wurden.

Zur Vorbeugung dieser so außerordentlich schweren Augenschädigungen sollte man immer wieder darauf hinweisen, daß vor der Beschäftigung mit Holzgeistschellack in geschlossenen Räumen und bei schlechter Durchlüftung nicht genug gewarnt werden kann, vor allem ist für gute Ventilation zu sorgen; außerdem sind die Arbeiter derartiger Betriebe anzuweisen, eine übermäßige Beschmutzung ihrer Hände und Kleider mit den in Frage stehenden Flüssigkeiten zu vermeiden. (Vgl. S. 539.)

Schädigung durch ähnliche flüchtige Substanzen.

Von sonstigen Stoffen, deren Einatmung Sehstörungen machen, sind noch die folgenden zu erwähnen: Der Allylalkohol soll Akkommodationsstörungen bedingen. Nach der Einatmung von Amylalkohol wurde vorübergehend Rot- und Blausehen beobachtet. Jodmethyl, welches in chemischen Fabriken zur Anwendung gelangt, führt zu depressiven Erregungszuständen, Schwindel, Bewußtseinstrübungen, Doppeltsehen, Flimmern und vorübergehendem Verlust des Sehvermögens. Ähnlich wirkt das Brommethyl. Benzoldämpfe machen ausgesprochene cerebrale Erscheinungen, wozu sich erweiterte, lichtstarre Pupillen gesellen; auch vermögen dieselben Netzhautblutungen hervorzurufen. Benzin- und Petroldämpfe haben eine ähnliche Wirkung. Xylol und Toluol sollen verschleiertes Sehen hervorrufen können.

Arsenvergiftung.

Auch die chronische Arsenvergiftung ist als Gewerbekrankheit zu erwähnen. Doch sind derartige Erkrankungen selten im Vergleich zu den früher besprochenen Bindehautreizungen durch Arsen. Zuweilen wird über Farbensehen, vor allem über Gelbsehen, geklagt, und die Augen sind außerordentlich lichtempfindlich. In anderen Fällen tritt das typische Bild der retrobulbären Neuritis mit Papillenverschleierung und peripapillären Blutungen auf, während sich zentrale, absolute und relative Skotome nachweisen lassen. (Vgl. S. 332.)

Quecksilbervergiftung.

Inwieweit das Quecksilber als ausgesprochenes Körpergift anzusprechen ist und Veränderungen an den Augen machen kann, steht noch nicht fest. Früher sprach man von einer Amblyopia oder Amaurosis mercurialis. Dieselben wurden bei Spiegelbelegern gefunden. Besonders gefährlich scheint das Methylquecksilber zu sein, das beim Verdampfen direkt in das Blut eintreten kann. Bei zwei Chemikern traten schwerste Vergiftungserscheinungen auf, die bei dem einen mit Verschlechterung des Sehvermögens einhergingen. Eine vollkommene Erblindung mit Papillitis und unterbrochenen Gefäßen neben anderen nervösen Erscheinungen trat bei einem Arbeiter in der Kalomelmanufaktur auf, doppelseitige Tenonitis bei einem solchen in einer Glühlampenfabrik. (Vgl. S. 291.)

Bleivergiftung.

Unter den Gewerbeerkrankungen nehmen die Vergiftungen durch Blei eine erste Rolle ein. Betroffen werden vor allem Maler, Anstreicher, Bleiweißarbeiter, die Arbeiter in Schriftgießereien und Bleihütten und die Schriftsetzer. Lewin und Guillery stellen 130 Fälle mit Augenerkrankungen zusammen, unter diesen waren Maler und Anstreicher 46, Bleiweißarbeiter 20, Schriftsetzer 6, Schriftgießerarbeiter und Mennigearbeiter 5. Immerhin läßt sich sagen, daß der Prozentsatz der Augenschädigung unter den Bleierkrankungen keine große ist. So fand Tanquerel des Planches unter 1217 Bleikranken nur 12mal Sehstörungen. Uhthoff gibt an, daß auf 139 Intoxikationsamblyopien nur eine Bleistörung kommt. Das weibliche Geschlecht scheint empfindlicher gegenüber dem Blei zu sein als das männliche. Stets muß das Blei längere Zeit schädigend eingewirkt haben, ehe eine Sehstörung eintritt.

Man kann unterscheiden: 1. Transitorische Amaurosis. Diese kann sich während der Bleierkrankung plötzlich oder in ganz kurzer Zeit entwickeln, die Pupillen sind dabei meist weit, lichtstarr, der Augenhintergrund zeigt manchmal eine leichte Trübung der Papillengrenzen und eine abnorme Erweiterung der Gefäße. Die Störung verschwindet meist ebenso schnell, wie sie gekommen ist. Rückfälle sind indes nicht ausgeschlossen und können zu Dauerschädigungen führen.

Wichtiger ist die Bleineuritis, welche mit Verschleierung des Sehens und Abnehmen des Sehvermögens beginnt. Es kommen die verschiedensten Formen der Gesichtsfeldstörung vor, periphere Einengung, zentrale Skotome, Ringskotome oder große zentrale Defekte. Ophthalmoskopisch findet man in diesen Fällen verwaschene Papillengrenze, Hyperämie der Papille, Gefäßverengerung und Kaliberschwankungen der Gefäße. Das Bild kann so hochgradig sein, daß es eine Stauungspapille oder eine Neuroretinitis albuminurica vortäuscht; auch können helle Pünktchen im Bereich des gelben Fleckes auftreten. Stets ist dabei natürlich auf Nierenschädigungen zu achten, die ja auch durch das Blei bedingt sein können. In seltenen Fällen kommt es auch zu Augenmuskellähmung sowie zu Krämpfen der äußeren Augenmuskeln; auch eine Ophthalmoplegia interna kommt vor.

Die Prognose der Bleineuritis ist verschieden. LEWIN und GUILLERY fanden unter 97 ihrer eigenen Fälle 37mal Besserung oder Heilung, 36mal Atrophie und mehr oder weniger vollständige Erblindung, 15mal war der Verlauf ungewiß, und 9mal trat der Tod ein. Hervorgehoben wird, daß ein großer Prozentsatz der Fälle von Bleineuritis des Opticus mit einer Encephalopathia saturnina kompliziert ist. (Vgl. S. 277.)

Die Behandlung besteht in Diurese und Darreichung von Jodkalium.

Schwefelkohlenstoffvergiftung.

Im Jahre 1865 wurden zuerst von DELPECH schwere nervöse Störungen bei Arbeitern in Kautschukfabriken beschrieben. Die Arbeiter zeigten psychische und motorische Erregungen bis zu manischen Zuständen, manchmal auch psychische Depressionen und Mutismus; auch Übergang in Demenz wurde beobachtet. Sonst stehen Empfindungsstörungen im Vordergrunde des Bildes: Prickeln und Kältegefühl in der Haut, abnorme Sensation in den Hoden, Anästhesie und Analgesie an Extremitäten und Schleimhäuten sowie Reflexstörungen; außerdem kommen vor motorische Schwäche, Tremor, Koordinationsstörungen und Lähmungen. Die gleich zu besprechenden Sehstörungen sind nach LEWIN und GUILLERY in 40—60% der Fälle vorhanden.

Die Sehstörungen bestehen im Beginn nur in Verschleierung, Zittern und Farbenerscheinungen, wobei die Sehschärfe normal sein und das Gesichtsfeld eine geringe Einengung zeigen kann. In schwereren Fällen ist meist zuerst der *Hintergrundsbefund* auch normal, doch kann es allmählich zu einer Abblassung, ja zu dem Bilde der postneuritischen Atrophie kommen. In selteneren Fällen kommen auch Neuritis und Neuroretinitis mit peripapillären Veränderungen vor. LEWIN und GUILLERY halten für besonders beachtenswert die Beobachtungen weißer Stippchen mit maulbeerartiger Anordnung im gelben Flecke, die HIRSCHBERG für krystallinische Ausscheidungen hält. Besteht gleichzeitig eine Nephritis, so kann natürlich auch das Bild einer Retinitis albuminurica auftreten.

Weit charakteristischer als die Hintergrundsveränderungen sind die *Sehstörungen.* Zwar ist das Gesichtsfeld in den Außengrenzen entweder ganz intakt oder es zeigt eine mehr oder weniger große konzentrische Einengung. Die Hauptsehstörung ist das Zentralskotom, das mit oder ohne Einengung der Außengrenzen auftritt. Es handelt sich dabei meist um Farbenskotome, während absolute Skotome selten sind. In der Mehrzahl der Fälle sind alle Farben beteiligt, seltener nur Rot und Grün oder Rot allein. Die Skotome liegen entweder genau zentral und sind kreisrund, oder sie sind unregelmäßig; ihre Größe kann beträchtlich sein. Gleichzeitig mit der Skotombildung ist eine Herabsetzung der Sehschärfe, ein Verschlechtert- und Nebligsehen verbunden, das bei Dunkelheit etwas weniger störend ist. In seltenen Fällen wird auch über Akkommodationsschwäche, Muskellähmung und Nystagmus berichtet. Sehr eigenartig ist als Teilerscheinung einer allgemeinen Anästhesie eine vollkommen aufgehobene Empfindlichkeit der Hornhaut und Bindehaut mit Verlust des Hornhautreflexes.

Die Vergiftung mit Schwefelkohlenstoff kommt bei Vulkanisieren des Kautschuks dadurch zustande, daß die Kautschukware in Gefäße mit dieser Flüssigkeit getaucht oder mit getränkten Wattebäuschen bestrichen werden. Bei schlechter Ventilation, vor allem im Winter, atmen die Arbeiter die Gase ein. Das Eindringen des Stoffes durch die Haut spielt demgegenüber für die Entstehung der Sehstörungen keine Rolle. Dadurch, daß die Ventilationsverhältnisse gebessert und die Arbeitszeit abgekürzt wurde, sind die Schädigungen des Sehvermögens in der letzten Zeit viel weniger häufig als früher. So konnten LEWIN und GUILLERY unter den Arbeitern der großen Gummiindustrie Kölns keine Fälle von Sehstörungen finden, obwohl auch in einigen dieser Betriebe die Schüsseln mit der Flüssigkeit noch frei auf den Tischen standen. Sie führen dies auf den häufigen Wechsel der Arbeiter zurück und auf die Gewohnheit, bei Kopfschmerzen und Schwindel sofort die Arbeit auszusetzen; besonders gefährlich soll die in England übliche Hausindustrie sein; auch in der Fettindustrie kommen Schwefelkohlenstoffvergiftungen vor.

Man glaubt diese Vergiftung dadurch erklären zu können, daß der Schwefelkohlenstoff fett- und myelinlösend wirkt und man im Tierexperimente eine fettige Degeneration der Ganglienzellen beobachten kann. (Vgl. S. 329.)

Kohlenoxydvergiftung.

Das Kohlenoxyd ist ein ausgesprochenes Blutgift. Die akute Vergiftung führt häufig zum Tode, häufig auch zu cerebralen Erscheinungen, die mit Sehstörung, Hemianopsie und Erblindung einhergehen können. Als gewerbliche Erkrankung kommt die Kohlenoxydvergiftung nur chronisch vor, und zwar bei solchen Arbeitern, die sich in einer mit Kohlenoxyd oder Leuchtgas geschwängerten Atmosphäre aufhalten müssen. Schon vor mehr als 200 Jahren wurde berichtet, daß ein Heizer, welcher Gasöfen mit zu jungem, stark rauchendem Holze heizte, an Nebligsehen erkrankte. Ein Arbeiter, welcher Leuchtgas aus einem geborstenen Rohre eingeatmet hatte, erlitt eine Herabsetzung des Sehvermögens auf $^1/_6$; die Papille war dabei leicht wolkig getrübt, die Macula erschien nicht klar, und in der Netzhaut lag eine graue, rötliche Trübung. Eine ausgesprochene Neuritis des Sehnerven trat bei einem Arbeiter ein, der sich beim Hineinwerfen von Kalksteinen in einen Koksofen eine akute Kohlenoxydvergiftung zugezogen hatte; gleichzeitig bestand eine Akkommodationsstörung. (S. 348.)

Anilin- und Nitrobenzolvergiftung.

Anilin ist ebenso wie seine Verwandten ein echtes Blutgift, welches zu chemischen Veränderungen des Blutes führt. Das Oxyhämoglobin wird in Methämoglobin und Hämatin verwandelt. Das Blut nimmt eine dunkle Farbe an, und die Haut erscheint in einem eigenartigen blauvioletten Tone, der auch an den Schleimhäuten, natürlich auch der Bindehaut, zu sehen ist. Das Blauwerden ist bei Anilinarbeitern eine bekannte Störung, die oft vorübergehend ist, oft aber auch schwerste Krankheitserscheinungen, ja den Tod nach sich ziehen kann. An den Augen werden verschiedene Störungen berichtet, so z. B. Akkommodationsschwäche, Hemeralopie und Störungen der Weite und der Reaktion der Pupillen. Im Vordergrunde der Erscheinungen stehen die Schädigungen des Sehnerven und der Netzhaut durch Ernährungsstörungen. Ein Färber, welcher Anilinsalze auflösen mußte, erkrankte an Neuritis nervi optici mit Schwellung der Venen und Verwaschenheit der Ränder; gleichzeitig war eine Einengung des Gesichtsfeldes und ein dreieckiges paracentrales Skotom für Rot und Grün vorhanden. Eine ähnliche starke Gesichtsfeldeinengung trat bei einem Färber auf, welcher Anilinöl umgegossen hatte, es wurde bei ihm eine auffallende Leere der Netzhautarterien festgestellt; Grün und Blau wurden nicht erkannt. Daß es sich bei diesen Sehstörungen um Schädigung der Netzhaut handelt, geht aus den Tierversuchen hervor, bei welchen Schädigungen der Netzhautzellen und Degenerationen im Sehnerven nachgewiesen werden konnten. (Vgl. S. 382, 383.)

Ähnlich wie das Anilin verhält sich das *Nitrobenzol*. Auch eine Vergiftung mit diesem Stoffe wurde bei Arbeitern festgestellt, die länger damit in Berührung kamen. Abgesehen von einer Ungleichheit der Pupillen, wurden objektive Veränderungen nicht gefunden, doch zeigte sich Gesichtsfeldeinengung.

Von viel größerer Wichtigkeit ist das *Dinitrobenzol*, welches während der Kriegsjahre in der Sprengstoffindustrie eine so große Rolle spielte und als Roburit zur Füllung von Granaten und Bomben angewandt wurde. Auch bei diesen Arbeitern ist die Blutveränderung und die Blaufärbung die Regel, und es wurden sehr zahlreiche und schwere Vergiftungsfälle beobachtet. Bei chronischen Vergiftungen sah man an den Augen zunächst eine Ungleichheit der Pupillen, ohne daß wesentliche Sehstörungen vorhanden waren. Eine Sehstörung tritt stets doppelseitig, meist erst dann auf, wenn schon Zustände von Benommenheit und Schwindel mehrfach vorhanden gewesen waren. Die Arbeiter klagen über eine Verschleierung des Sehens, die sich allmählich bis zur vollständigen Erblindung steigern kann.

CORDS, welcher während des Weltkrieges zahlreiche Arbeiter großer Munitionsfabriken untersuchen konnte, rechnet die Sehstörungen nicht zu den häufigen Symptomen der Vergiftung und glaubt, daß dabei auch eine persönliche Komponente eine Rolle spielt. Vor allem wurden ältere Leute und solche in schlechtem Ernährungszustande befallen; auch der übermäßige Gebrauch von Alkohol und Tabak wirkt offenbar disponierend. CORDS teilt die Sehstörungen in vier Gruppen ein: leichte vorübergehende Störungen, schwere Störungen, die mit der Zeit vollkommen ausheilen, schwere Störungen mit dauernder Schädigung und schwerste progressive Veränderungen. Es handelt sich dabei um eine Neuritis oder Atrophie des papillomakulären Bündels wie bei der Tabakvergiftung; in schweren Fällen kommt es zu einer fortschreitenden völligen Atrophie der Sehnerven.

Auch in einem Falle von Trinitrotoluolvergiftung bei einem Granatenfüller beschreibt REIS eine auch von mir beobachtete und in diesem Sinne gedeutete sehr schwere Sehnervenaffektion. (Vgl. S. 376 u. ff.)

Tabakvergiftung.

Die ungünstige Wirkung des Tabaks auf das Sehorgan, vor allem in Kombination mit Schnapsgenuß, ist bekannt. Die Tabaksamblyopie ist unter den Kranken unserer Kliniken eine gar nicht seltene Erscheinung.

Hier interessiert uns nur die Frage, ob auch die Arbeiter im Tabaksgewerbe solchen Erkrankungen ausgesetzt sein können. Zweifellos ist der Tabakstaub in derartigen Betrieben so fein, daß eine Resorption der schädlichen Substanzen durch die Schleimhäute durchaus möglich ist. Auch wurde nachgewiesen, daß bei den Arbeitern, welche Zigarren oder Zigaretten formen, die schädlichen Substanzen durch die Haut eindringen und schwere Nicotinvergiftungen hervorrufen können; so soll man z. B. auch schwere akute Vergiftungen bei Schmugglern gesehen haben, die sich Tabak auf den Leib gebunden hatten. Einzelne Tabaksroller, die selbst keinen Tabak genossen und auch keinen Alkohol tranken, erkrankten an schweren Sehstörungen. Es ist somit, wie auch LEWIN und GUILLERY zugeben, als sicher hinzustellen, daß sowohl durch Einatmung der Tabaksdämpfe als auch durch die Resorption der Haut eine gewerbliche Tabaksamblyopie vorkommen kann. Die schädigende Substanz dabei ist zweifellos das flüchtige Alkaloid Nicotin, während die entstehenden Öle, die dem Tabak den eigenartigen Geruch und Geschmack verleihen, sowie die Pyridinbasen und die beim Rauchen entstehenden Cyanverbindungen unschädlich sein sollen. Das Nicotin wirkt als Nervengift und führt auch zu Störungen der Herztätigkeit, Muskelschwäche und Zittern, Kopfdruck, Schwindel, Lähmungserscheinungen und Reflexstörungen. Die Sehstörung kann als eine durchaus typische bezeichnet werden, handelt es sich doch durchweg um eine retrobulbäre Neuritis, wobei die Außengrenzen des Gesichtsfeldes normal bleiben, während die Stelle des schärfsten Sehens, die Fovea centralis, erblindet. Anfänglich leidet nur der zentrale Farbensinn (Farbenskotom, relatives Skotom), in schwereren Fällen wird das Skotom indes absolut, ohne indes an Größe beträchtlich zuzunehmen wie bei anderen Vergiftungen. Das Skotom hat meist die Form eines liegenden Ovals und nimmt die Gegend zwischen dem blinden Fleck und der Stelle des schärfsten Sehens ein. Eine Gesichtsfeldeinengung mit Ringskotom für Farbe wurde zuweilen auch gefunden. Die Papille ist anfänglich nicht verändert oder sie zeigt nur eine geringe Hyperämie, später tritt typische Abblassung der temporalen Papillenhälfte auf, welche ein Zeichen für das Schwinden des papillomaculären Bündels ist. Auch Netzhautblutungen wurden zuweilen beobachtet. Die Pupillen sind nicht selten verengt. Die Prognose der Erkrankung ist in leichten Fällen eine gute, in schweren kann jede Therapie versagen.

Es dürfte nicht schwer sein, die gewerbliche Tabaksvergiftung zu vermeiden, wenn man für eine hinreichende Ventilation in den betreffenden Betrieben und eine Einschränkung der Bearbeitung des Tabaks mit den Händen anstrebt.

Hier sei auch erwähnt, daß ein übermäßiger Teegenuß bei gewerbsmäßigen Teekostern zu Sehstörungen zu führen vermag.

III. Gewerbliche Kurzsichtigkeit.

Während in früheren Handbüchern der Gewerbehygiene der Kurzsichtigkeit als Gewerbekrankheit große Kapitel gewidmet waren, steht heute die ätiologische Bedeutung der Naharbeit alles weniger als sicher, und man stellt nach den Arbeiten von STEIGER die erblichen Momente weit mehr in den Vordergrund. Von Gewerben, die wegen ihrer dauernd angestrengten Naharbeit am meisten zu Kurzsichtigkeit neigen, werden genannt: Setzer, Lithographen, Kupferstecher, Schreiber, Zeichner, Feinmechaniker, Juweliere, Goldschmiede, Uhrmacher und Diamantschleifer. In Statistiken, so besonders in der von FRÖHLICH, fällt die große Zahl der Kurzsichtigen auf bei Buchdruckern (42%), Malern (43%), Bildhauern (38%), Goldarbeitern (47,7%). Ähnliche Zahlen für Schriftsetzer finden sich in Statistiken von COHN (51%), OVERWEG (48,9%) und von HASELBERG (48,8%). Die neueste Statistik von HIRSCH 1925 ergibt Myope unter den Schriftsetzern in 37,5% (unter 640 Arbeitern), unter den Lithographen in 36% und unter den Präzisionsmechanikern in 18%. Die große Mehrzahl dieser Leute will ihre Kurzsichtigkeit erst nach der Schule im Gewerbe erworben haben. In der Reichsdruckerei fand v. HASELBERG die Myopie besonders stark in den orientalischen und akademischen Abteilungen vertreten, wo besonders große Anforderungen an die Augen gestellt werden (64,1%). Die Ursache der besonderen Häufigkeit der Setzermyopie sieht WALTHER in der anhaltenden Naharbeit, bei der sich die Augen in fortdauernder Bewegung zwischen den 110 Fächern des Setzerkastens, dem Manuskript und dem Satze befinden. Die hellglänzende Fläche der in Spiegelschrift stehenden Buchstaben des Satzes bedarf der ständigen aufmerksamen Kontrolle. Je kleiner die Buchstaben, um so anstrengender wird natürlich die Arbeit. Als besonders anstrengend gilt der ungemein kleine Satz des Reichskursbuches und der Wertabteilung.

Sieht man die Statistiken über die Häufigkeit und Kurzsichtigkeit durch, so gewinnt man in der Tat den Eindruck, daß der hohe Prozentsatz der Kurzsichtigen nicht dadurch kommt, daß diese eine besondere Neigung zu einem bestimmten Handwerk haben, sondern daß das Handwerk selbst die Kurzsichtigkeit hervorruft. Auch der neueste Bearbeiter dieser Frage, BISHOP HARMAN, 1923, kommt zu diesem Standpunkte. Ist auch ein geringer Prozentsatz, z. B. der Setzer, schon vor Beginn des Handwerkes kurzsichtig gewesen, so gibt doch die große Mehrzahl mit Bestimmtheit an, erst in den Lehrlingsjahren oder später myopisch geworden zu sein.

Die angegebenen Prozentzahlen müssen um so auffallender erscheinen, als bei anderen Berufen, die auch eine starke Beanspruchung der Augen in der Nähe, aber nicht eine so übermäßige Anstrengung derselben verlangen, nur Prozentzahlen von 8—10% angegeben werden. Ich nenne die Tischler, Möbelpolierer, Dreher, Schlosser und Schleifer.

Bei anderen Berufen gehen die Zahlen der einzelnen Statistiken erheblich auseinander. So konnte ROTH bei 115 Seidenwebern in Krefeld nur 7,8% Kurzsichtige feststellen, während WALTHER bei 100 Webern einer Berliner Teppichfabrik 75% Kurzsichtige fand. Fast alle diese Arbeiter, die in einem Alter von 19—73 Jahren standen, gaben an, sich die Kurzsichtigkeit während ihres Berufes zugezogen zu haben. Daß diese Angabe wohl zutreffend ist, geht daraus hervor, daß 22 der 24 zum Militärdienst eingezogenen Weber die Schießbedingungen ohne Brille erfüllten; von diesen erwiesen sich bei der späteren Untersuchung 13 als kurzsichtig. Ähnlich ungünstige Zahlen fand übrigens NETOLITZKY bei den Handwebern, Stickern und Klöpplern in der Hausindustrie des Gebirges.

Kurz, man gewinnt bei Durchsicht dieser Statistiken durchaus den Eindruck, daß manche Gewerbe die Kurzsichtigkeit hervorrufen. Und ehe nicht das Gegenteil erwiesen ist, hat der Gewerbehygieniker die Pflicht, alle Maßnahmen zu fordern, dieselbe zu verhüten. Vor allem sollten alle diejenigen von den oben angegebenen Berufen ferngehalten werden, die schon in der Schule eine leichte Myopie zeigen. Während der Arbeit selbst ist vor allem eine gute Beleuchtung zu fordern. Am besten ist unter allen Umständen das Tageslicht, das durch große seitliche Fenster, Oberlichter oder Scheddächer auf den Arbeitsplatz fällt. Eine photometrische Kontrolle ist wünschenswert; eine Belichtung des Platzes von 15-Meterkerzen dürfte in allen Fällen und auch da ausreichend sein, wo die Arbeiter eine größere Lichtmenge fordern. Von den künstlichen Lichtquellen sind in Fabrikräumen elektrische Bogenlampen und hochkerzige Glühlampen zu empfehlen, welche ihr Licht gegen eine helle Decke werfen. Es entsteht dadurch eine diffuse Beleuchtung des ganzen Raumes, ohne daß die Lichtstrahlen direkt in das Auge fallen. Ist eine solche tageslichtähnliche Deckenbeleuchtung nicht vorhanden, so sollte jedenfalls auf eine gute, aber auch nicht zu intensive Beleuchtung des einzelnen Arbeitsplatzes gesehen werden, wobei es wiederum weniger auf die Helligkeit des ganzen Arbeitsplatzes als auf die des Tätigkeitsfeldes, wie z. B. des Setzkastens, ankommt. Jedenfalls sollte immer wieder vor ganz ungenügenden flackernden Lichtquellen gewarnt werden, wie sie sich in der Hausindustrie allzu häufig finden.

Bei den Setzern im besonderen können auch die Autoren das ihre dazu beitragen, eine Augenüberanstrengung zu vermeiden, indem sie nicht nur klar und deutlich, womöglich mit der Schreibmaschine geschriebene Manuskripte einreichen, sondern auch allzu vieles nachträgliches Korrigieren vermeiden und ein gleichmäßiges weißes oder nur schwach getöntes Papier verwenden. Infolge der in der neueren Zeit immer mehr in Gebrauch kommenden Setzmaschinen kommt das mühsame Aussuchen der Lettern aus dem Setzkasten immer mehr in Wegfall, da die „Maschinensetzer" ein Tastersystem wie bei der Schreibmaschine bedienen. Um so anstrengender ist natürlich der Druck orientalischer Texte.

Ist die Kurzsichtigkeit einmal festgestellt, so ist besonders bei jugendlichen Arbeitern die dauernde Korrektion zu empfehlen. Die betreffenden Arbeiter sind alle halbe Jahre einer Untersuchung zu unterziehen. Findet sich dabei, daß die Kurzsichtigkeit rasch fortschreitet, so ist zu einem Berufswechsel zu raten. In der Mehrzahl der Fälle kommt dies indes nicht in Betracht, da die berufliche Kurzsichtigkeit meist nicht höhere Grade als 2—4 Dioptrien erreicht, wobei schwerere Komplikationen (Netzhautablösung, Hintergrundblutungen) nicht eintreten.

IV. Das Augenzittern der Bergleute.

Eine der wichtigsten Gewerbekrankheiten ist das Augenzittern der Bergleute. Schon seit Mitte des 19. Jahrhunderts weiß man, daß Bergleute in Kohlenbergwerken nicht selten zitternde Bewegung der Augäpfel zeigen, die sie wegen der gleichzeitig auftretenden Scheinbewegungen der Gegenstände stark belästigen. Die ersten derartigen Beobachtungen rühren von Gillot (1858) und Pepmüller (1860) her. Seit dieser Zeit sind sehr zahlreiche kleinere und größere Arbeiten über diese Augenstörungen erschienen. Die bedeutendsten Forscher sind: Dransart (Frankreich), Romiée (Belgien), Llewellyn (England) sowie Nieden und Ohm in Deutschland. Eine Zusammenstellung der ganzen bisherigen Forschungen findet sich in den großen Monographien von Ohm.

Es handelt sich bei dieser Erkrankung um ein beide Augen gleichmäßig befallendes sehr schnelles Zittern mit einer Frequenz von 150—426 Zuckungen in der Minute. In seltenen Fällen wurden auch noch höhere Zahlen ermittelt (bis 763). Die Richtung des Zitterns ist verschieden, sie kann senkrecht, wagerecht, schräg, kreis- oder ellipsenförmig oder rotatorisch sein. Selten ist das Zittern auf beiden Augen genau gleich; einseitiges Zittern ist indessen sehr selten. Das Zittern ist meist rein pendelförmig, selten auch unregelmäßig, ruckförmig; es tritt gewöhnlich bei einer bestimmten Blickrichtung, vor allem beim Blick nach oben, auf. Während es bei Tageslicht meist nicht vorhanden ist, tritt es im verdunkelten Raum unvermittelt auf, besonders aber dann, wenn man den Kranken nach oben sehen läßt. Während des Zitterns erscheinen dem Kranken sämtliche Gegenstände ebenfalls in zitternder Bewegung zu sein. Außer dem Augenzittern ist oft gleichzeitig ein Lidkrampf vorhanden, auch wird in seltenen Fällen ein Zittern an Kinn, Nacken, Händen und Beinen festgestellt.

Über die Ursache des Augenzitterns der Bergleute sind die Untersuchungen noch nicht abgeschlossen. Man vergleicht es heute gern mit dem Zittern, welches bei neugeborenen Tieren auftritt, die man im Dunkeln aufwachsen läßt und glaubt, daß der Fixationsreflex oder ein mit der Belichtung zusammenhängender Tonus der Augenmuskeln dabei eine Rolle spielt. Vielleicht sind aber auch Ermüdungserscheinungen in den Augenmuskeln anzuschuldigen, die durch das Einhalten ungewohnter Blickrichtungen bedingt sind. Mit dem Labyrinth hat das Augenzittern sicher nichts zu tun.

Fragen wir uns nach der sozialen Bedeutung des Augenzitterns, so wird seine Häufigkeit in Steinkohlengruben verschieden angegeben. Während wir bei englischen und französischen Forschern Zahlen von 34%, 21% und 15% finden, schätzt Lindemann in Bochum die Augenzitterer auf nur 5%. Stärkeres Augenzittern beeinträchtigt die Arbeitsfähigkeit dadurch, daß Scheinbewegungen der Gegenstände ein exaktes Arbeiten unmöglich macht. Zu dem Zittern gesellen sich nicht selten die Erscheinungen einer Neurose, wodurch die Arbeiter unfähig werden, ihre Arbeiten unter Tage weiter fortzusetzen. Wenn Dransart die Zahl der Augenzitterer in Nordfrankreich auf 15000, Romiée in Belgien auf 15 600, Ohm in Westfalen auf 11 500 und Risley in Yorkshire auf 25 000 einschätzt, so sieht man daraus, welche Verluste an Arbeitskraft durch die Erkrankung bedingt wird. In England machte man das Experiment, das Augenzittern der Bergarbeiter unter die entschädigungspflichtigen Berufskrankheiten zu setzen mit dem Erfolge, daß seit dieser Zeit die Zahl der Augenzitterer bedeutend zunahm. In Deutschland sehen wir immer wieder, daß selbst Kranke mit schweren Symptomen jahrelang in der Grube weiter arbeiten ohne zu feiern. Man kann nach den neuesten Untersuchungen von BARTELS wohl sagen, daß die Mehrzahl der Augenzitterer durch ihr Leiden in ihrer Arbeitsfähigkeit nur wenig gehemmt sind.

Die Verhütung des Augenzitterns der Bergleute besteht in Maßnahmen, die eine bessere Beleuchtung der Gruben erzielen. Es ist sehr eigenartig, daß das Augenzittern in Erzbergwerken nicht vorkommt, sondern nur in Kohlenbergwerken, wo Wände und Sohlen der Grube durch Kohlenstaub geschwärzt sind und wo infolgedessen der Blick auf den schwarzen Flächen keinen Punkt findet, auf dem er gewissermaßen ruhen kann. Man hat in der Tat nachgewiesen, daß das Augenzittern in solchen Gruben wesentlich seltener ist, in denen eine gute elektrische Beleuchtung besteht als in den anderen, wo die Bergleute nur mit Grubenlampen arbeiten. Ist das Augenzittern einmal ausgebrochen und belästigt es den Arbeiter so, daß er sich krank meldet, so hilft dagegen nur die Aufgabe der Arbeit unter Tage. Erst nach einigen Monaten wird der Betreffende wieder versuchen können, in die Grube einzufahren, bis dahin ist es mit anderen Arbeiten über Tag zu beschäftigen.

Literatur.

(Berücksichtigt werden nur zusammenfassende und maßgebende Arbeiten.)

I. Allgemeine Literatur.

ALGER, ELLICE M.: Americ. labour legislat. review Bd. 2, S. 223. 1912. — BREZINA: Internationale Übersicht über Gewerbekrankheiten. Wien. Arb. a. d. Geb. d. soz. Med. 1914—1919. — COHN, H.: Handb. d. Hyg. d. Auges. 1892. — Discussion on industrial diseases of the eye. Transact. of the ophth. soc. of the unit. Kingdom Bd. 42. 1922. — HAMBURGER: in Grotjahn u. Kaups Handwörterb. d. soz. Hyg. Leipzig 1912. — HANKE: II. Congrès internat. des maladies professionelles. Bruxelles 1910. — HIRSCH: Die Berufskrankheiten des Auges. Wiesbaden 1910. — HIRT: Die Krankheiten der Arbeiter. 1878. — LEWIN u. GUILLERY: Wirkung von Arzneimitteln und Giften auf das Auge. 2. Aufl. 1913. — NETOLITZKY: in Weyls Handb. d. Hyg. — NUEL u. WEEKERS: II. Congrès internat. des maladies professionelles. Bruxelles 1910. — PRAUN: Die Verletzungen des Auges, 1889. — RESNICK, LOUIS und LEWIS, H. CARRIS: Eye hazards in industrial occupations. Nat. committee for the prevention of blindness. New York 1924. — SNELL, in OLIVER, TH.: Dangerous trades, S. 761. London 1902. — WAGENMANN: in Graefe-Saemischs Handb. d. Augenheilk., 2. Aufl. Bd. IX. 1913. — WALTHER: Gewerbliche Augenkrankheiten, in Weyls Handb. d. Arbeiterkrankh. 1907. — WALTHER: Arch. f. Augenheilk. Bd. 42. — WUERDEMANN, in KOBER-HANSON: Diseases of occupation. Part I, Divis. IV, Chap. II. Philadelphia 1916.

II. Spezielle Literatur.

Teil I.

ADAM: 43. Bericht d. dtsch. ophth. Ges. 1922, S. 226. — ANDREAE: Inaug.-Dissert. 1898. — AUGSTEIN, R.: Klin. Monatsbl. f. Augenheilk. Bd. 45, S. 563. 1907. — BAKKER, C.: Nederlandsch tijdschr. v. geneesk. Bd. 67, S. 576. 1923. — BONDI: Münch. med. Wochenschrift 1908, S. 802 u. Wien. med. Wochenschr. 1912, H. 25. — BRAUN u. HAUROWITZ: Hoppe-Seylers Zeitschr. f. physiol. Chem. Bd. 123, S. 79. 1922 u. Klin. Monatsbl. f. Augenheilk. Bd. 70, S. 157. 1923. — CASPAR: Ebenda Bd. 59, S. 142. 1917. — CHAPPÉ: Ann. d'oculist. Bd. 157, S. 425. 1920. — CRAMER: Klin. Monatsbl. f. Augenheilk. Bd. 45, S. 47. 1907. — CRIDLAND: Transact. of the ophth. soc. Bd. 42, S. 8. 1922 u. Brit. journ. of ophth. Bd. 5, S. 193. 1921. — ELSCHNIG: Klin. Monatsbl. f. Augenheilk. Bd. 69, S. 732. 1922. Bd. 70, S. 325. 1923 und Bd. 76, S. 71. 1926. — FRANK: Beitr. z. Augenheilk. H. 31. — GINELLA, A.: v. Graefes Arch. f. Ophth. Bd. 114, S. 483. 1924. — GRAEFLIN: Zeitschr. f. Augenheilk. Bd. 10, H. 3. 1903. — HANKE: Wien. klin. Wochenschr. 1899, H. 27. — HARTRIDGE u. HILL: Proc. of the roy. soc. Bd. 89. 1915. — HEALY: Brit. journ. of ophth. Bd. 5, S. 194. 1921. — HERTEL u. HENKER: v. Graefes Arch. f. Ophth. Bd. 76, S. 212.

1910. — HESSBERG u. BÄR: Ebenda Bd. 115, S. 10. 1924. — VAN DER HOEVE: Klin. Monatsbl. f. Augenheilk. Bd. 68, S. 492. 1922. — HOPPE: Ebenda Bd. 34, S. 71. 1896. — ISLER, MAX: Schweiz. med. Wochenschr. Jg. 54, S. 324. 1924. — JESS: in Schjernings Handb. d. ärztl. Erfahrungen im Weltkriege Bd. V, S. 85. 1922. — JICKELI: v. Graefes Arch. f. Ophth. Bd. 91, S. 380. 1916. — KILLIK: Transact. of the ophth. soc. Bd. 42. 1922. — KNAPP, PAUL: Schweiz. med. Wochenschr. Jg. 53, S. 702. 1923. — KOELSCH: Münch. med. Wochenschr. 1911, H. 9. — KOLL: Zeitschr. f. Augenheilk. Bd. 13, H. 3. 1905. — KRANZ: Klin. Monatsbl. f. Augenheilk. Bd. 74, S. 56. 1925. — MEYHOEFER: Klin. Monatsbl. f. Augenheilk. Bd. 24, S. 49. 1886. — MEYER, FRITZ: v. Graefes Arch. f. Ophth. Bd. 115, S. 473. 1925. — v. MICHEL: Krankheiten der Augenlider, in Graefe-Saemischs Handb. d. Augenheilk., 2. Aufl., Bd. V, 2. — MORET: Bull. de la soc. belge d'ophth. 1911, Nr. 32. — MOSQUERON, bei DAMMER: Handwörterb. d. öff. u. priv. Gesundheitspflege 1891, S. 222. — MÜLLER, H.: v. Graefes Arch. f. Ophth. Bd. 114, S. 503. 1924. — PACH: Wien. klin. Wochenschr. 1913, S. 180. — PAGENSTECHER: 15. Bericht d. dtsch. ophth. Ges. 1883. — ROBERTS: Brit. journ. of ophth. Bd. 5, S. 210. 1921. — ROCHAT, G. F.: Klin. Monatsbl. f. Augenheilk. Bd. 70, S. 152. 1923. — SCHANZ u. STOCKHAUSEN: v. Graefes Arch. f. Ophth. Bd. 70 u. 73. — SCHULEK: Ungar. Beitr. z. Augenheilk. Bd. 2, S. 467. 1900. — SCHWITZER: Ebenda Bd. 2, S. 291. 1900. — SÉDAN, JEAN: Ann. d'oculist. Bd. 162, S. 42. 1925. — SENN: Korresp.-Blatt f. Schweiz. Ärzte 1897, H. 6. — SICHEL: Brit. journ. of ophth. Bd. 7, S. 161. 1923. — SILEX: Zeitschr. f. Augenheilk. Bd. 5. 1901. — STREBEL: Schweiz. med. Wochenschr. Jg. 53, S. 560. 1923. — TERRIEN: Arch. d'ophth. Bd. 11, S. 692. — TOPOLANSKI: Wien. klin. Wochenschr. 1894, H. 9. — TRUC u. FLEIG: Arch. d'ophth. 1923. — VOGT: Zeitschr. f. Augenheilk. Bd. 13, H. 3. 1905. — ZADE: 41. Bericht d. dtsch. ophth. Ges. 1918.

Teil II.

COLBURN: Ophth. record Bd. 8, S. 12. 1899. — CORDS: Zentralbl. f. Gewerbehyg. Bd. 7, S. 6. 1919. — DELPECH: Mémoire sur les accidents que développe chez les ouvriers en caoutchouc l'inhalation du sulfure de carbone en vapeur. Paris 1856. — GALEZOWSKI: Des amblyopies et amauroses toxiques. 1897. — LAUDENHEIMER: Die Schwefelkohlenvergiftung der Gummiarbeiter. 1899. — LEWIN u. GUILLERY: Wirkung von Arzneimitteln und Giften auf das Auge. 2. Aufl. 1913. — NUEL u. LEPLAT: Ann. d'oculist. 1889. — REIS, W.: Zeitschr. f. Augenheilk. Bd. 47, S. 199. 1922. — SCHROEDER: v. Graefes Arch. f. Ophth. Bd. 31 (1), S. 229. — STOOD: Ebenda Bd. 30 (3), S. 215.

Teil III.

BISHOP, HARMAN: Journ. of ind. hyg. Bd. 4, S. 371. 1923. — COHN, H.: Handb. d. Hyg. d. Auges. 1892. — HIRSCH, C.: Klin. Monatsbl. f. Augenheilk. Bd. 74, S. 404. 1925. — ROTH: Dtsch. militärärztl. Zeitschr. 1905, S. 276. — STEIGER: Die Entstehung der sphärischen Refraktionen. Berlin 1913. — WALTHER: Arch. f. Augenheilk. Bd. 42.

Teil IV.

DÉCONDÉ: Arch. belg. de méd. 1861. — DRANSART: Ann. d'oculist. Bd. 82, S. 177. 1879. — DRANSART: Recueil d'ophth. 1909, S. 99. — FERGUS, A. FREELAND: Proc. of the roy. soc. of med. Bd. 18, Nr. 4, S. 17. 1925. — GRAEFE, ALFRED: Dtsch. med. Wochenschr. 1876. — LLEWELLYN: Miners nystagmus, its causes and prevention. London 1912. — NIEDEN: Berlin. klin. Wochenschr. 1874, Nr. 47. — NIEDEN: Der Nystagmus der Bergarbeiter. Wiesbaden 1894. — OHM: Das Augenzittern der Bergleute und Verwandtes. Berlin 1916. — OHM, J.: Das Augenzittern als Gehirnstrahlung. Berlin-Wien 1925. — ROMIÉE: Recherches sur le nystagmus. 1878. — SNELL, S.: Miners' nystagmus and its relation to position at work and the manner of illumination. London 1892. — WEEKERS, L.: Clin. opht. 1910, S. 538.

Gewerbekrankheiten des Ohres.

Von

ALFRED PEYSER

Berlin.

1. Symptome und Verlauf.

Äußeres Ohr. Die Verfärbungen der *Ohrmuschel* durch eingesprengte feinste Teilchen des bearbeiteten Materials bei Kohlen- und Metallarbeitern sind sozialhygienisch von geringer Wichtigkeit. Ekzeme dagegen, wie sie durch thermische, mechanische und chemische Reize entstehen, können durch Reiben, Kratzen, Verunreinigung verschlimmert werden. Freiluftarbeiter sind Erfrierungen, Heizer Verbrennungen ausgesetzt, pflegen sich aber durch Tragen von Ohrklappen zu schützen. Knorpelhautentzündung (Perichondritis) und Blutgeschwulst (Othämatom) sind von alters her als Berufskrankheit von Faustkämpfern, Akrobaten, Ringern, Boxern bekannt und entstehen bei Maurern, Schlächtern, Sackträgern manchmals allmählich durch Druck von Mulden und anderen Lasten. Unzweckmäßige Behandlung kann zu Verkrüppelung der Muschel führen. Infolge Druckes des Bügelhörers entsteht bei Telephonistinnen manchmal Überempfindlichkeit der Ohrmuschel. — *Gehörgang.* Zu den Verfärbungen, Ekzemen und Hyperästhesien kommen hier noch Furunculosen, diffuse Entzündungen, Fremdkörper, aus Partikeln des Arbeitsmaterials bestehende Konkremente und Mykosen. Letztere fand SIEBENMANN als Schimmelmykosen zu 29% bei Landbewohnern und Gärtnern. Schnitter sind nach GRAZZI den Einwirkungen von Ustilago carbo (Getreidemilzbrand) und Tilletia levis ausgesetzt. Bei der nötigen Reinlichkeit führen diese Affektionen selten zu schwereren Erscheinungen. — *Mittelohr.* Zu Atrophien des Trommelfelles kann es bei Glasbläsern infolge Dehnung durch Überdruck kommen, zu direkten Schädigungen desselben durch Auftreffen kleinster Arbeitsmaterialpartikel, z. B. in Drahtziehereien, Walz- und Hammerwerken. Verbrennungen und Verbrühungen sowie Trommelfellperforationen durch plötzliche Luftdruckschwankungen, Explosionen usw. gehören *nicht* zu den Gewerbekrankheiten, sondern zu den Unfällen. Kraftfahrer, Flieger, Luftschiffer zeigen durch Einwirkung der schnell vorbeistreichenden Luft Rötung und manchmal auch Schwellung; Ohrstopfen aus Baumwollstoff, mit Paraffin und Bienenwachs imprägniert, sind dagegen und gleichzeitig gegen übermäßiges Motorgeräusch angegeben. Rötung des Trommelfelles, Blutaustritte, Zerreißungen können im geordneten Betriebe des Brücken- und Tunnelbaues beim Einschleusen unter Retraktion, beim Ausschleusen unter Hervorwölbung auftreten, ferner sind sie bei Schwammfischern und gelegentlich beim Ein- und Ausfahren der Tunnelarbeiter und beim Maschinenpersonal von Bergbahnen beobachtet. Beim Arbeiten in komprimierter Luft sowie beim Tauchen kommt es zur Verlegung der Ohrtrompete, zu Schleimhautschwellungen, Transsudaten, auch zu gelegentlichen Entzündungen. Bei bereits bestehender Durchlöcherung des Trommelfells sind Wasserarbeiter, Taucher, Bademeister, Schwimmlehrer durch Eindringen infizierten Wassers, Arbeiter in Staubbetrieben durch das infizierter Teilchen der Mittelohrentzündung ausgesetzt. CURSCHMANN hat solche Ohren als Einfallspforte bei Vergiftungen mit aromatischen Nitro- und Amidoverbindungen festgestellt, STEURER experimentell das leichtere Eindringen von Reizgas bewiesen. — *Mittelohrkatarrhe* und *Mittelohrentzündungen* haben ihre Ursache häufig in gewerblichen Staub-, Witterungs-, Temperatureinflüssen. Wir halten im Gegensatz zu Autoren, welche die Erkältung als Krankheitsursache nicht mehr gelten lassen wollen, die Resistenzherabsetzung durch Abkühlung für experimentell erwiesen, da sie sich in Herabsetzung der Leukocytenzahl um 50 bis 75%, Verringerung, ja Aufhebung ihrer Beweglichkeit und bedeutender Abnahme der bactericiden Kräfte dokumentiert, sind jedoch der Ansicht, daß die Abkühlung *allein* bedeutungslos wird, wenn, wie bei Arbeiten auf hoher See, im Hochgebirge, bei Polarexpeditionen, Erreger in zu geringer Menge oder Virulenz vorhanden sind oder wenn ein gut ansprechbares Hautcapillarensystem zu der wünschenswerten Abhärtung geführt hat. Das wird statistisch erwiesen durch die relative Seltenheit akuter Entzündungen des Ohres bei *reinen* Freiluftarbeitern (OPITZ, PEYSER), wie Straßenbahnkehrern, Straßenbahnführern, Kutschern, landwirtschaftlichen Arbeitern. Häufiger Wechsel zwischen Freiluft- und Gebäudeaufenthalt dagegen stellt an die Abhärtung erhöhte

Anforderungen. Treppensteigende Postboten, steintragende Maurer erkranken häufiger an Mittelohrentzündung, schweißerregende Tätigkeit im Wechsel mit Verdunstungskälte verschlechtert die Bedingungen. Kommt dazu noch Staub- und Rußwirkung, dann wird der lokale Abwehrapparat der oberen Luftwege mechanisch, chemisch oder auf beide Arten zugleich geschädigt; so kommt es, daß in der Industrie, insbesondere der der Metalle, z. B. bei Heizern, Hochofenarbeitern, selten ein ideal-normales Mittelohr zu finden ist. Auch heilen bei solcher Arbeit anderweitig entstandene Mittelohrleiden schwerer ab, treten Rückfälle leichter ein. Konstitutionsschwache, insbesondere solche mit örtlicher Minderwertigkeit an oberen Luftwegen und Ohr, sind vorzugsweise befallen. Man findet Tubenkatarrh, Transsudate, akute Mittelohrentzündung, chronische Mittelohrentzündung, Residuen und chronische Katarrhe. Bei Fischern und Schiffern wirken die beschränkten Unterkunftsverhältnisse auf den Fahrzeugen ungünstig, man trifft bei ihnen häufig Mittelohrkatarrh an. Die beruflichen Erkrankungen der Binnenmuskulatur des Ohres bedürfen noch gründlicherer Erforschung. Reflexkrämpfe bei starken Schalleinflüssen auch bei berufsmäßigem Telephonieren sind festgestellt.

Inneres Ohr. Nach ALT sollen etwa 10% aller Erkrankungen des inneren Ohres professionellen Ursprunges sein. Nach einer privaten Mitteilung POGÁNYS stammten unter seinen 191 derartig Kranken 26% aus Lärmbetrieben. Große Statistiken auf Grund einheitlicher Untersuchungsmethoden fehlen bisher. HABERMANN, BRÜHL, WITTMAACK, ZANGE u. a. verdanken wir pathologisch-anatomische und experimentelle Klärung des Krankheitsbildes der Lärmschädigung des Innenohres. Auf feinere Einzelheiten kann hier nicht eingegangen werden, nur so viel: Beim regelmäßigen Betriebslärm hat der angepaßte Reiz eine Veränderung der entsprechenden Sinneszellen in der Ohrschnecke zur Folge, und es handelt sich nicht, wie bei Verletzungen gröberer Art durch Knall, Explosion usw., um Zerreißungen und Gewebstrennungen, sondern um eine allmählich fortschreitende Degeneration. Klinisch unterscheiden wir das *akute* akustische Trauma, z. B. durch Explosion, schrillen Pfiff dicht am Ohr, unvermuteten Hohlschlag oder Knall usw., Vorkommnisse, die auch innerhalb des geordneten Gewerbebetriebes eintreten können, von dem *chronischen* akustischen Trauma, das ausschließlich auf regelmäßigem und lange einwirkendem gewöhnlichem Betriebslärm beruht. *Ersteres* gehört zu den gewerblichen Unfällen und äußert sich subjektiv in einer *plötzlichen* Hörbeeinträchtigung, wobei je nach Intensität und Eigenart der wirkenden Ursache die sofortige Untersuchung des Trommelfelles Rötung, Blutaustritte, Zerreißungen ergeben kann. Das *letztere*, das *chronische* Trauma, entsteht dagegen meist unmerklich, es bleibt den Betroffenen entweder zunächst völlig unbekannt oder sie legen der Benommenheit des Ohres, die sie in den Arbeitsstunden als unvermeidlich hinnehmen, auch in der Ruhezeit dann keine Bedeutung mehr bei, wenn sie sich nicht mehr, wie im Anfang, aufhellt. Die oft gehörte Behauptung, subjektive Geräusche kämen dabei selten vor, ist unrichtig, das konnte RÖPKE an den Arbeitern in der Großeisenfabrikation, ich selbst an denen einer großen Schuhfabrik nachweisen. In Lärmbetrieben wird naturgemäß laut gesprochen, deswegen fällt auch Arbeitern mit ziemlich stark herabgesetztem Sprachgehör ihre Schwerhörigkeit erst spät auf, und die wichtigen Anfangsstadien kommen so selten zur Kenntnis der Gewerbe- und Ohrenärzte. Der Spiegelbefund ist meist negativ, die Funktionsprüfung ergibt in der Regel, aber durchaus nicht immer Beiderseitigkeit und das typische Bild der Schädigung des Sinnesapparates (verkürzte Knochenleitung, Herabsetzung der oberen Tongrenze). Mit Recht macht OSTMANN trotzdem auf die Wichtigkeit genauer Untersuchung und Höranalyse in jedem Einzelfalle aufmerksam, denn häufig finden sich auch bei Lärmarbeitern Gehörleiden gänzlich anderer Art, die fälschlich auf den Berufslärm bezogen werden und manchmal heilbar sind, was bei der Mehrzahl der gewerblichen Lärmschädigungen nicht der Fall ist. Gleichgewichtsstörungen, die bei *akutem* Trauma, z. B. ungewöhnlich starkem Hämmern im Kessel, ebenso beobachtet sind wie bei den zahlreichen Detonationstraumen des Weltkrieges, sind beim *langsamen* Entstehen äußerst selten, und wo sie beobachtet sind, dürften die Hauptrolle spielen: konstitutionelle Minderwertigkeit, Infektionen, Intoxikationen, Neurosen, Angiospasmen, Arteriosklerose, schließlich geringe, manchmal unbeachtet gebliebene oder in Vergessenheit geratene Hirnerschütterungen. Eine wichtige Frage ist es, ob für das chronische Schalltrauma ausschließlich der *Luft*zuleitung des Schalles oder auch dem *Boden*schall Bedeutung zukommt. Davon hängt es nämlich ab, ob da, wo beispielsweise schwere Maschinen laufen, eine Isolierung des Körpers und der Maschine durch Eisenfilz usw. ratsam ist oder ob Verstopfung des Ohres genügt. WITTMAACK hat im Tierexperiment bei fast völliger Ausschaltung der Luftzuleitung Hörnervendegeneration durch reine Erschütterung nachgewiesen, aber durch andere Forscher, wie die SIEBENMANNsche Schule, lebhaften Widerspruch erfahren. Die Forschungen von Gesundheitsingenieuren, z. B. OTTENSTEIN, sprechen für WITTMAACK, ebenso die Empirie der Beteiligten (s. unten). — Außer durch den adäquaten akustischen Reiz kann das innere Ohr beruflich noch durch *Störungen in der Blutversorgung* geschädigt werden. Die im Gefolge von Ankylostomiasis als Berufskrankheit der Steinkohlenbergleute, Tunnelarbeiter, Ziegler auftretende Anämie führt zu subjektiven Ohrgeräuschen und akustischer Überempfindlichkeit. Dieselbe Wirkung sowie Schwerhörigkeit und Stechen im Ohr kommt bei den forcierten Exspirationen der Glasbläser und Blasmusikanten durch *Kongestionen* zum Kopfe zustande. Schiffsheizer klagen häufig über Ohrensausen, eine Folge der Schwerarbeit in Hitze. Die *vasomotorischen* Störungen im inneren Ohr begegnen in letzter Zeit in erhöhtem Maße dem Interesse ohrenärztlicher Forscher. MATSUI wies experimentell nach, daß Kongestionen dauernde Schädigung des Sinnesapparates verursachen können. *Gasembolie* liegt der sog. Caissonkrankheit zugrunde. Die Bläschen bestehen fast ausschließlich aus Stickstoff (F. ALT). Es kommt dabei zu vorübergehenden und dauernden Störungen im Bereiche der zentralen Hörbahn, des Hörnerven und Sinnesapparates (s. unten). Gewerbliche Vergiftung mit Schädigung des inneren Ohres kommt, wie OSTMANN und VOSS wohl mit Recht vermuten, häufiger vor, als bisher bekannt ist. Sie äußert sich in subjektiven Ohrgeräuschen, allmählich einsetzenden Hörstörungen, gelegentlich auch in Schwindelerscheinungen; auch Gehörshalluzinationen sind beobachtet. VOSS hat, auf Grund von RÖPKES Forschungen und einer gemeinsam mit WITTMAACK und mir vorgenommenen Umfrage bei Ohrenärzten folgende *Ohrgifte* festgestellt: Blei, Quecksilber, Benzol, Benzin, Petroleum, Cyankali, Phosphor, Anilin, Arsenwasserstoff, Phosphorwasserstoff, Nitrobenzol, Schwefelsäure, Kohlensäure, Kohlenoxyd, Terpentindämpfe, Schwefelkohlenstoff, Pyridin, Naphthagase, Alkohol, Methylalkohol, Tabak. Den Lesern dieses Handbuches wird die Verwendung der genannten Gifte in den verschiedenen Fabrikationszweigen in den betreffenden anderen Abschnitten so ausführlich dargestellt werden, daß auf Einzelheiten verzichtet werden kann. Schließlich sei erwähnt, daß neuere Forscher das *Augenzittern der Bergleute* als labyrinthären Nystagmus anzusehen geneigt sind, und daß eine Theorie für seine Entstehung der Ansammlung von Kohlenoxydgas (neben der Körperhaltung) eine ursächliche Rolle zuschreibt.

Die Bedeutung von Mittelohrleiden für das akustische Trauma. Ob ein bereits vorher geschädigtes Mittelohr vor Berufsschwerhörigkeit durch Lärm schützt oder zu ihr disponiert, ist eine für die Vorbeugung, insonderheit die Berufsberatung wichtige Frage, von deren Beantwortung wir leider noch weit entfernt sind. Auch unsere Umfrage hat einwandfrei verwertbares Material nicht ergeben. Müssen wir bei den sog. Residuen abgelaufener Entzündungsprozesse ein „non liquet“ aussprechen, so können wir mit Wahrscheinlichkeit noch bestehende Entzündungen, besonders solche mit gut durchbluteten Granulationen der Innenwand, als schallgefährdendes Moment ansehen. Wo durch Temperatureinflüsse, Staub, Überanstrengung und Lärm Mittelohr und Innenohr *zugleich* gewerblich erkranken, da kann es zu besonders schweren, gelegentlich auch einmal apoplektiform einsetzenden Ohrenleiden kommen. Endlich sei auch an Fälle erinnert, in denen jahrelang Betriebslärm unbelästigt ertragen wurde, bis einmal das Mittelohr aus irgendwelchem Grunde erkrankte. Mit Recht vertritt PASSOW die Forderung, daß gerade bei Lärmarbeitern für gut durchgängige Tube gesorgt werden müsse.

Heilmaßnahmen. Die wichtigsten Maßregeln liegen auf sozialem Gebiet, nicht nur auf dem der *Gewerbehygiene*, die durch Bekämpfung des Arbeitsstaubes, Verbot gewisser Gifte, Schaffung von Gelegenheit zur Körperreinigung usw. usw. vieles geleistet hat, sondern auch auf dem der Wirtschaftspolitik (Arbeitseinteilung!), Wohnungshygiene. Zweckmäßiger Schichtwechsel, zeitweilige Entfernung des Betroffenen aus der schädigenden Tätigkeit, Berufsumleitung werden auf diesem vernachlässigten Gebiete noch lange Zeit fromme Wünsche bleiben. Die Unheilbarkeit professioneller Schwerhörigkeit konnte deshalb geradezu zum Dogma werden, weil wir die beeinflußbaren Anfangsstadien so selten zu Gesichte bekommen. Und doch ist die moderne ohrenärztliche Therapie hier durchaus nicht völlig machtlos. Ich muß es mir jedoch versagen, die vielfachen Methoden zu besprechen, die ihr zu Gebote stehen.

2. Eigenarten der hauptsächlichsten ohrschädigenden Berufe.

Den *Ohrenarzt* interessieren Ohrenkrankheiten gewerblicher Art als solche, den *Sozialhygieniker* jedoch nur, insoweit eine Häufung derselben festgestellt ist. An brauchbaren Statistiken in dieser Beziehung fehlt es bisher fast gänzlich, doch ist die Frage durch die beiden letzten internationalen Kongresse für Gewerbekrankheiten ins Rollen gekommen, auch hat sich die Gesellschaft deutscher Hals-Nasen-Ohrenärzte ihrer anzunehmen begonnen und der belgische Reichsgewerbearzt GLIBERT ihr neuerdings in seinem Bereich Aufmerksamkeit gewidmet. Hier soll nur von den *wichtigsten* Lärmberufen die Rede sein, eine tabellarische Darstellung der Berufseinflüsse auf das Ohr finden Interessenten in meiner ausführlichen Arbeit (DENKER-KAHLER: Handbuch der Ohrenheilkunde. Berlin: Julius Springer Bd. VIII; im Erscheinen begriffen).

Maschinenlärm im allgemeinen. Lärm und Erschütterung durch schwere, schnell laufende Maschinen findet sich in vielen Zweigen der Industrie. Moderne Eisenbetonbauten leiten den Schall besonders gut fort, Etagenhäuser beherbergen Maschinen der verschiedensten Betriebsarten, so daß auch die der benachbarten Betriebe auf das Gehörorgan des Personals einwirken können. In störendster Weise gehen Schallwellen und besonders Vibrationen des Bodens und der Wände von Dynamos, Motoren, Umformern, Spinn-, Web-, Buchdruckmaschinen, besonders Schnellpressen, Transmissionsträgern an den Wänden usw. aus. Wie oben gesagt, hat die Praxis den Austrag der Meinungsverschiedenheiten experimenteller Forscher nicht abgewartet, was OTTENSTEIN wie GLIBERT bestätigen. Die Arbeiter schützen sich durch Stroh, Filzmatten, weiche Schuhe. Maschinen und Arbeitsplätze werden durch Korkstein, Rohpappe, Filz, Eisenfilz isoliert, diese werden auch als Zwischenlage zwischen Träger und Decke, Gebälk und Dielen verwendet. Schwere Eisentüren schützen vor dem Luftschall von der Nachbarschaft her, bei Motoren wird für möglichst guten Massenausgleich gesorgt, man wendet Rohhautzähne an und an den Explosionsmotoren Auspufftöpfe.

Eisenbahnwesen. Französische Ärzte machten bereits Mitte des vorigen Jahrhunderts auf die Schwerhörigkeit durch Eisenbahndienst aufmerksam. LENT stellte 1873—1878 ihre Häufung bei deutschen Lokomotivführern und Heizern, in zweiter Linie bei Schaffnern, Zugführern und Bremsern fest. Trotz der sorgfältigen und scharfen Berufsauslese bei der bahnärztlichen Anstellungsuntersuchung, die zur Folge hatte, daß bei militärischen Musterungen das Eisenbahnpersonal mit 1,4% Ohrenleiden (bei einem Durchschnitt von 2,3%) an zweitgünstigster Stelle stand, ergaben meine Zusammenstellungen aus behördlichem Material, daß

	auf 10000 Männer kamen bei	
Lokomotivpersonal	Ohrenleiden 38,0	Durchschnittskrankheitsdauer 37,0 Tage
Leipziger Ortskrankenkasse .	„ 19,5	„ 20,6 „

Dabei ist zu berücksichtigen, daß hier nur die *eklatanten* Fälle, nicht aber die zahlreichen *unbehandelten* Affektionen des schalleitenden und schallvernehmenden Apparates erfaßt werden konnten. Auf eine Analyse der Schädigungen kann nach dem im klinischen Teil über Witterungsschäden, Staub und Ruß, strahlende Wärme, Lärm und Erschütterung Gesagten verzichtet werden. TIA ROHRER hat an 50 Lokomotivbeamten ein den Dienstjahren proportionales Herabsinken der oberen Tongrenze gefunden und graphisch dargestellt. Die Kontrolluntersuchungen des Bahnpersonals werden, will man ein klares Bild gewinnen, mit den feineren Methoden der Funktionsprüfung ausgeführt werden müssen, die bisherigen sind als überholt zu bezeichnen. Zwar hat bisher die Betriebssicherheit durch Störungen des Gehörs beim Personal noch nicht gelitten, doch sind Einzelfälle von otogenem Schwindel bekanntgeworden, die auch einmal folgenschwer werden könnten.

Metallindustrie. Bis zur Fertigstellung des Gusses wirken in Eisenhütten, Hochöfen, Gußstahlwerken hauptsächlich Hitze, Staub und Gase in der beschriebenen Weise, daneben in der Gießerei und Formerei Lärm durch leichtere und schwerere mechanische Stampfer, beim Gußputz durch verschiedene Handwerkszeuge, Sandstrahlgebläse, pneumatische Meißelhämmer, Druckluftabklopfer bei meist hohlem Aufliegen der Stücke. Walzen, Schmieden, Recken usw. von Eisen und Stahl geschieht unter großem Lärm durch Dampf-, Luft-, Federhämmer. In der OPITZschen Rekrutierungsstatistik zeigten Schmiede mit 4,6% Ohrenleiden die höchste Prozentzahl aller Berufe, Schlosser 2,4% (bei Durchschnitt 2,3%), dabei handelt es sich hier um Jugendliche. OPITZ sieht diese Ohrenleiden, die vorwiegend in Schwerhörigkeit bestanden, als berufliche an; man ersieht hieraus, wie bald sie eintreten. Die sog. „Kesselschmiedtaubheit“ ist bekannt. Zu ihr gesellen sich die Hörstörungen der Kupfer- und Hammerschmiede, Nagelschmiede, Nieter, Gußputzer, Walzer, Metallschleifer, Wellblecharbeiter, Schraubendreher, Schlosser, Blattmetallklopfer, Alteisenarbeiter, Kesselabklopfer. ALT erwähnt noch besonders Sensenschmiede, Blechspanner, Plattenvorhalter im Schmiedegewerbe. Der *wesentlichste* und *schädlichste* Betriebslärm herrscht beim mechanischen, insbesondere beim *Preßluftnieten.* Es kommt dabei auf die Eigenart der Nietmethode, die Körperhaltung des Arbeiters, die Schallverstärkung durch Resonanz und darauf an, ob der Arbeiter innerhalb von Kesseln, Tanks, also auf der schwingenden Materie, steht und ob die Arbeit im Freien oder im geschlossenen Raume stattfindet. Eisenschneiden, -bohren, -fräsen und -hobeln mittels schnell laufender Maschinen verursachen ein quälendes Geräusch, beim elektrischen Lichtbogen-Schweißverfahren soll ein hoher pfeifender Ton manchmal krank machen, ebenso bei bestimmten Arten des Gas-Schweißverfahrens. Schließlich führt die moderne Kesselreinigung maschineller Art, z. B. mit Preßluftabklopfern, die 6000 Schläge in der Minute machen, zu schweren Hörstörungen.

Weberei. Röpke stellte fest, daß Fabrikweber schon nach 2 Jahren nicht mehr normal hören, nach 8 Jahren hörten sämtliche 14 Untersuchte Flüstersprache nur auf 2 Meter und geringer. Ausführlichere Einzelangaben enthält meine erwähnte größere Arbeit. Das Leiden wird von dem Betroffenen in den Anfangsstadien ignoriert, später als unvermeidlich angesehen, es soll sich ebenso wie die nervösen Erscheinungen seit Einführung der modernen Webstühle mit schneller Gangart ausgebreitet haben. Dazu kommt die Staubplage der Weberei, die mit den Atmungsorganen auch das Mittelohr affiziert. In Tuchwebereien wird das Spinngut zu ihrer Vermeidung eingefettet.

Fernsprechbetrieb. Übertragung des elektrischen Stromes direkt auf das Ohr kann durch Gewitter, atmosphärische Entladung, Berührung der Drähte mit einer benachbarten, evtl. auch einer Starkstromleitung erfolgen, gehört jedoch zu den allergrößten Seltenheiten. Meist ist es der akustische Reiz des Knackens, der zu Schreck und nervösen Erscheinungen führt. Bähr (Telegraphendirektor) und Förster bemühten sich deswegen mit Erfolg um den Ersatz der Eisenmembran durch Glimmer mit aufgelegter kleiner Eisenplatte. Selten sind auch Fälle von Trommelfellzerreißung infolge Luftverdünnung im Gehörgang durch jähes Anziehen der Membran. Sind diese in eng begrenzter Zeiteinheit erfolgenden Wirkungen als gewerbliche Ohrunfälle aufzufassen, so müßte dem chronischen Schalltrauma eine progressive Schwerhörigkeit durch berufliches Telephonieren entsprechen. Darüber wissen wir bisher wenig. Blegvad, Braunstein, Mancioli u. a. fanden bestimmte Einschränkungen bei der feineren funktionellen Untersuchung, deren Einzelheiten hier nicht von Belang sind und auch nicht miteinander übereinstimmen, jedenfalls liegt die gewerbehygienische Bedeutung des beruflichen Telephonierens nicht in unvermeidlichem *Hörverlust*, sondern vielmehr in *Beeinflussung des Nervensystems vom Ohre aus.* Dieser sind Anämische, Nervöse, Belastete sowie Frauen während der Menstruationszeit in höherem Maße ausgesetzt. Deshalb ist eine besonders sorgfältige Auslese gerechtfertigt. Gut abgeheilte Mittelohrleiden scheinen kein prädisponierendes Moment abzugeben, doch ist diese Frage durchaus noch nicht geklärt. Wir sind von einer wissenschaftlichen Grundlage für die Wertung der unendlich verschiedenen hier in Betracht kommenden Befunde noch sehr weit entfernt.

Arbeiten unter Wasser und in komprimierter Luft. Taucher, die Apparate benutzen, gaben an, in 2—4 m Tiefe Druck, Schmerz, Ohrensausen zu empfinden; auf dem Grunde hörten diese Beschwerden auf. F. Alt führt dies auf zu raschen Druckanstieg zurück. Nach Koch sollten Taucher für je 2 m Sinken oder Steigen mindestens eine Minute Zeit gebrauchen, unter Umständen aber müssen sie imstande sein, sehr schnell an die Oberfläche zu kommen, in 30—40 Sekunden aus 10 m Tiefe. Über die pathologischen Wirkungen s. oben. Die *Caissonkrankheit* hat eine reichhaltige Literatur gezeitigt. Der Überdruck beträgt bis zu 2,5 Atmosphären. Nach F. Alt kann man sich bei freien Tuben unter Druck sowie in normalen Luftdruck beschwerdefrei zurückbegeben, wenn die Druckverschiebung für je $^1/_{10}$ Atmosphäre die Zeit von $1^1/_2$ Minuten beträgt, sonst kommt es zu Drücken im Ohr, Sausen, Rauschen, Knistern usw., nach dem Ausschleusen besteht eine leichte Benommenheit des Ohres, die bald weicht. Gehen diese *leichteren* Erscheinungen vom *Mittelohr* aus, so führt *Gasembolie* (s. oben) sowie *Läsion des Labyrinths durch Transsudation oder Blutung* zu den bekannten schweren Affektionen des *Innenohrs*, der eigentlichen Caissonkrankheit; es tritt Minuten bis Stunden nachher Schwindel, Ohrensausen, Erbrechen mit oder ohne Bewußtseinsstörung, Kollaps ein. Ähnliche Beobachtungen sind bei Tunnelarbeitern, Fliegern und Luftschiffern, Zugpersonal von Bergbahnen gemacht (vgl. S. 413, 415).

Sozialgesetzgebung. § 139 b der Deutschen Reichsgewerbeordnung sowie § 3 der Dienstanweisung für die Gewerbemedizinalräte in Preußen geben die Möglichkeit, auf dem bisher stiefmütterlich bedachten Gebiete der *Gewerbehygiene* des Ohres mehr zu tun als bisher. Ob mit den Worten „Geräuschbelästigungen durch gewerbliche Betriebe" im Erlaß des Ministers f. Volkswohlfahrt v. 17. VI. 1922 nur die der Nachbarschaft oder auch die der Arbeiter selbst verstanden sind, ist zweifelhaft. Die Abgrenzung der nicht entschädigungspflichtigen Gewerbekrankheit vom entschädigungspflichtigen gewerblichen *Unfall* kann schwierig sein, man hat zwar Richtlinien aufgestellt, doch muß m. E. der Gutachter gestützt auf ohrenärztliches und vor allem *berufskundliches* Wissen von Fall zu Fall entscheiden. *Berufsberatung* der Schulentlassenen und *Umleitung* der Hörgeschädigten haben in letzter Zeit erfreulich an Ausbreitung und Vertiefung gewonnen. Die *Krankenversicherung* beschäftigt sich nur wenig mit den Gewerbekrankheiten des Ohres, in der *Invalidenversicherung* standen sie mit 0,3% an vorletzter Stelle der Invaliditätsursachen (Reichsstatistik 1911).

Literatur.

Die Literatur über gewerbliche Ohrenleiden *bis 1914* ist enthalten in F. ROEPKE: Die Berufskrankheiten des Ohres und der oberen Luftwege. Wiesbaden: Bergmann 1902. — PEYSER, A.: Die Literatur der gewerblichen Ohrenleiden. Internat. Zentralbl. f. Ohrenheilk. Bd. 12. 1914. — VOSS, O.: Berufs- (Gewerbe-) Krankheiten des Gehörorganes. Schriften des III. Internat. Kongr. f. Gewerbekrankheiten. Wien: Hölder 1917. — Die *seitdem* erschienene Literatur in A. PEYSER: Gewerbekrankheiten des Ohres und akustisches Trauma. Denker (Halle a. S.) und Kahler (Freiburg i. B.): Handbuch der Ohren-, Hals- und Nasenleiden. Bd. VIII. (Im Erscheinen begriffen.) Berlin: Julius Springer.

Die Schädigungen der Haut durch Beruf und Arbeit.

Von

MORIZ OPPENHEIM

Wien.

Mit 26 Abbildungen.

Die Haut kann bei Ausübung von Arbeit und Beruf durch äußere Einwirkung allein erkranken und da sind es in erster Reihe die unbedeckten Hautstellen, wie Hände und Gesicht, die in Mitleidenschaft gezogen werden, ferner durch innere Einwirkung allein, sei es vom Magen-Darmkanal aus, sei es vom Respirationstrakt aus, wobei oft eine bestimmte Lokalisation der Erkrankung zu konstatieren ist, oder aber beide Arten der Einwirkung bilden die Ursache einer Schädigung der Haut durch die Beschäftigung. Am häufigsten kommt natürlich die erste Art des Zustandekommens der Erkrankung vor, doch ist es auch naturgemäß, daß die meisten Stoffe, die von außen Zustandsänderungen der Haut hervorrufen, auch durch die Blutzirkulation in die Haut gebracht, dies vermögen. Da nicht alle Personen, die in einem Berufe oder Gewerbe tätig sind, hautkrank werden — abgesehen von den Zufällen physikalischer Einwirkungen und manchen Infektionen —, so muß eine gewisse Krankheitsbereitschaft gewisser Menschen bestehen, die zum Teil auf angeborene, zum Teil auf erworbene Disposition zurückzuführen ist. Hier spielen Rasse, Alter, Geschlecht, Konstitution, Komplexion, innere Erkrankungen, insbesondere endokrine und Stoffwechselstörungen, bestehende Hautkrankheiten, namentlich aber *angeborene und erworbene Sensibilisierung*, die man auch als Idiosynkrasie, Anaphylaxie und Überempfindlichkeit bezeichnet hat, die größte Rolle. Wir werden darauf noch zurückkommen.

Wie aus den nachfolgenden Zahlen hervorgeht, verursacht die Beschäftigung sehr häufig Hauterkrankungen; so z. B. gehört das Berufsekzem zu den häufigsten Hautkrankheiten überhaupt. Von den Daten, die mir zur Verfügung stehen, seien zum Beweise nur einige wenige herausgegriffen. So berechnet PROSSER WHITE auf 30 Millionen Einwohner 300 000 Hautkranke, darunter 18 750 Beschäftigungsekzeme. CROZER KNOWLES findet, daß unter 24 459 Hautkrankheiten ein Sechstel durch Arbeit entsteht und ein Drittel davon als Berufsekzeme zu betrachten ist. FINCH NOYES errechnet, daß von 5000 Hautfällen 54 Hautentzündungen durch Farbe und Kalk usw. hervorgerufen werden, und FORDYCE, daß 2% der Hautfälle, die in sein Ambulatorium kommen, Beschäftigungsdermatosen sind. LANE findet nur 5% Beschäftigungsdermatosen unter den Hautkrankheiten. Weit höhere Zahlen findet GARDINER in seiner Statistik aus dem Jahre 1919, indem von 1194 ihm neu zur Beobachtung gekommenen Dermatitiden 870, d. s. 68%, auf die Beschäftigung zurückzuführen sind. Am meisten litten unter den Ekzemen Hausfrauen (254 Fälle), allgemeine Arbeiter (59) und chemische Arbeiter (25 Fälle). *Meine Statistik* aus dem Jahre *1910* zeigt unter 674 Beschäftigungsdermatosen 188 Ekzemfälle, d. s. 31%. Im Jahre *1912* fand ich unter 2040 Hautkranken 457 Beschäftigungsdermatosen, darunter 153 Ekzeme und von *1909 bis 1922*, also durch *13 Jahre Beobachtungszeit* unter 41 200 Haut- und Geschlechtskrankheiten 27 500 Hauterkrankungen, unter diesen 5334 Beschäftigungsekzeme, was einem *Prozentsatz von 20%* entspricht.

Die Verhältnisse der einzelnen Beschäftigungsdermatosen untereinander werden illustriert durch Tabelle 1 und 2.

Tabelle 1.

Krankheit (Jahr 1910)	Zahl
Ekzem und Dermatitis artific.	188
Combustiones und Cauterisationes	299
Rhagaden und Tylositas	29
Hyperidrosis	30
Impetigo mit Beruf in Zusammenhang	128
Summe	674

Tabelle 2.

Jahr	Zahl der Kranken	Ekzem	Dermatitis	Toxikodermie
1907	1679	383	10	28
1908	2433	324	15	30
1909	2800	351	30	24
1910	2784	286	29	30
Summe	9696	1344	84	112

Da wir wissen, daß die Haut gegen die meisten physikalischen und chemischen Reize, die bei der Beschäftigung vorkommen, oft in einer nur quantitativ verschiedenen Weise antwortet, so würden wir uns stets wiederholen, wenn wir als Einteilungsgrund für unser Thema das ätiologische Prinzip, soweit es möglich ist, wählen wollten; wir entscheiden uns daher für das klinische und pathologisch-anatomische Prinzip, obwohl wir uns bewußt sind, daß es das weniger wissenschaftliche ist. Die parasitären und die durch rein physikalische Ursachen hervorgerufenen Erkrankungen bilden hierbei eine Ausnahme. Als Einteilungsgrund gilt uns hierbei noch immer das von BLASCHKO ursprünglich gegebene Schema, das hier von uns erweitert und modifiziert ist; und zwar wie folgt:

1. Stigmata.
2. Verbrennungen, Verätzungen, Erfrierungen, Veränderungen der Haut durch Elektrizität, Röntgen- und Radiumstrahlen.

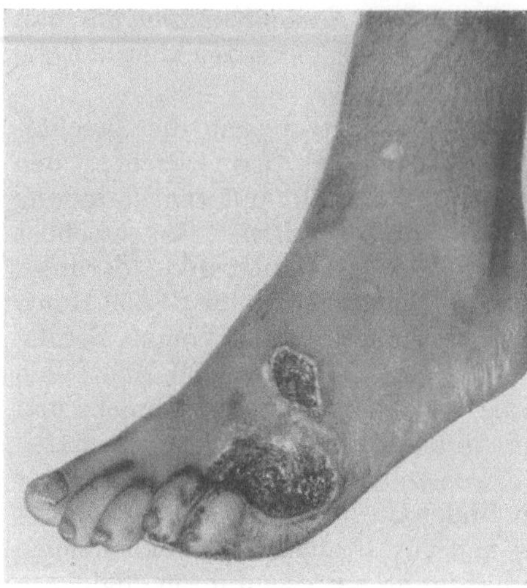

Abb. 1. Gußverbrennung III. Grades; Eisengießer.

3. Erkrankungen der Talg- und Schweißdrüsen.
4. Benigne und maligne Tumoren.
5. Nagel- und Haarveränderungen.
6. Die Toxicodermien.
7. Die umschriebene Dermatitis.
8. Das Ekzem.
9. Die Melanodermien, Hyperkeratosen und Atrophien.
10. Die Infektionskrankheiten.

Die Ätiologie ist klar bei der Gruppe 2 und 10. Die Gruppe 1 ist nicht als Krankheitsgruppe zu betrachten; bei ihr spielen physikalische Verhältnisse die Hauptrolle. Ziemlich unbekannt und kompliziert sind die ätiologischen Verhältnisse bei der Gruppe 6, 7 und 8, die eigentlich den größten und wichtigsten Teil der Berufsdermatosen umfassen.

Hierbei haben wir auf der einen Seite die Haut, auf der anderen Seite den Reiz zu unterscheiden. Die Haut hat eine gewisse Disposition, die wir als normale, verminderte oder erhöhte Erkrankungsbereitschaft unterscheiden. Diese kann angeboren oder erworben sein. Zur angeborenen Disposition gehören z. B. der blonde und brünette Typus, dann die verschiedene Körperkonstitution, die wir

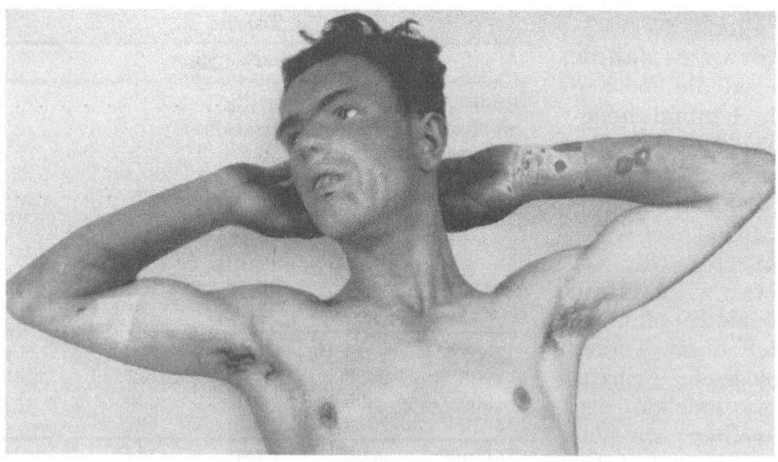

Abb. 2. Verbrennung I. und II. Grades durch Benzin-Stichflamme; Chemisch-Putzer.

als digestiven, muskulären und erethischen Typus unterscheiden, ferner die angeborenen Hautkrankheiten, wie die Seborrhoea, die Ichthyosis, Prurigo, Psoriasis vulgaris, und andere Affektionen, ferner die Beschaffenheit der Haut auf verschiedene Reize hin mit bestimmten, wie zum Beispiel lichenoiden, vasomotorischen, pemphigoiden, ekzematoiden, pigmentären und dergleichen Erscheinungen zu antworten (französische Schule, BUSCHKE). Aus der Variation dieser ergibt sich dann das klinische Hautbild. Dazu kommt noch die Idiosynkrasie, die kumulative

Wirkung, die mono- und polyvalente Anaphylaxie, die die verschiedene Reagierfähigkeit der Haut entsprechend verändert. Ebenso kompliziert sind die Reize, die die Haut treffen. Einige Experimente, die ich in dieser Hinsicht gemacht habe, werden dies erklären. Reibt man eine normal reagierende Haut mit verschiedenen Vaselinsorten ein, so erzeugt man einmal Hyperkeratose, einmal Impetigo und Folliculitis, einmal Dermatitis und manchmal auch Hyperpigmentation. Untersucht man diese verschiedenen Vaselinarten mikroskopisch, so findet man, daß das hyperkeratoseerzeugende Vaselin sehr paraffinhaltig ist, was sich aus dessen krystalloider Struktur ergibt (ARNING). Die Sorte Vaselin, die Dermatitis erzeugt, zeigt unterm Mikroskop eine kolloidale Struktur. Die Sorte, die die Follikulitiden und Impetigines hervorruft, zeigt Bakteriengehalt, und durch Kultur gelingt es oft, Staphylokokken zu isolieren. Die Hyperpigmentation scheint auch an die kolloide Struktur des Vaselins gebunden zu sein. Natürlich können auch alle diese vier Eigenschaften in einer Vaselinsorte vereinigt sein. Dies konnte ich alles bei meinen Versuchen über das Zustandekommen des *Vaselinoderma verrucosum* (OPPENHEIM) beobachten. Dabei kann es zu einer Art Immunität der Haut kommen, insbesondere gegenüber dem hyperkeratotischen Effekt, der offenbar durch Reizung der Stachelzellen und der Hornschicht durch das krystalloide Paraffin zustande kommt. Die kolloidale Wirkung des Vaselins führt eher zur Hypersensibilisierung durch Einwirkung auf die Papillargefäße durch die Stachelzellen hindurch. Zieht man nun noch die verschiedene Reagierfähigkeit in

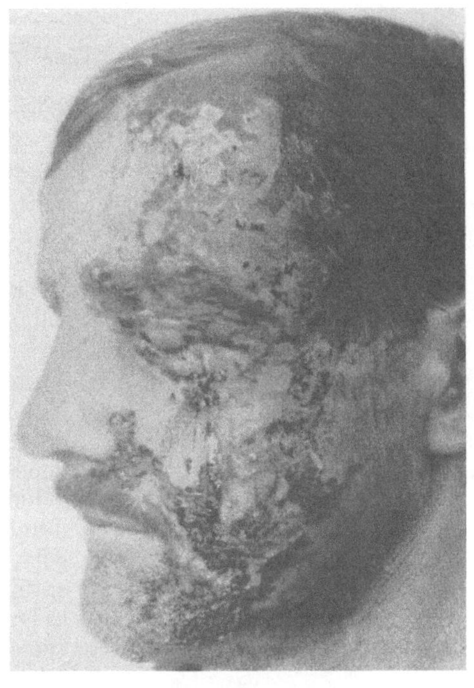

Abb. 3. Akute Schwefelsäureverätzung.

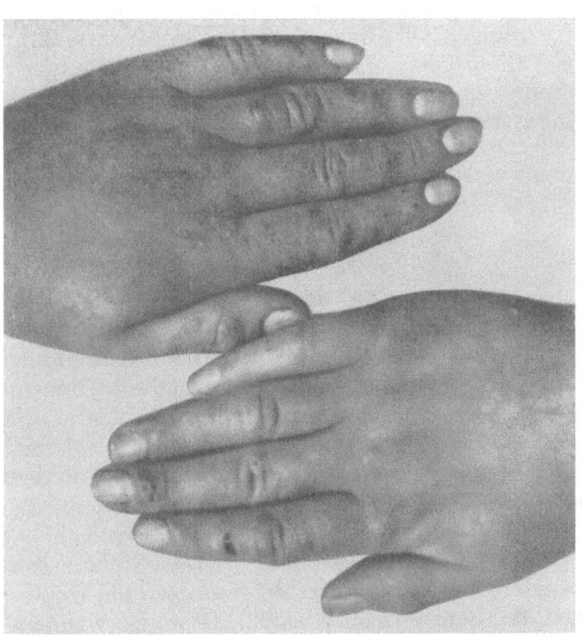

Abb. 4. Frostbeulen zum Teil geschwürig zerfallen; Verkäuferin in einem Lebensmittelgeschäft.

Betracht, so bekommt man eine Ahnung von der Kompliziertheit der Verhältnisse, die hier vorliegen.

1. *Die beruflichen Stigmata.* Diese sind an anderer Stelle des Handbuches bereits abgehandelt worden.

2. Bei den *Verbrennungen, Verätzungen* und *Erfrierungen* müssen wir die *plötzlich* eintretenden Verbrennungen, Verätzungen und Erfrierungen von den durch chronische Einwirkungen von Ätzmitteln, von Hitze und Kälte unterscheiden. Von den Verbrennungen, die bei allen Berufen, die mit heißem Material oder Feuer zu tun haben, plötzlich eintreten können, will ich die *Gußverbrennungen* hervorheben, weil sie typischer Natur sind, wobei eine Verbrennung dritten Grades gewöhnlich die Mitte des Fußrückens einnimmt. Sie wird durch das flüssige Eisen erzeugt, welches den Schuhrücken durchschlägt oder zwischen Schuhrand und Fuß hineinschlüpft. Dadurch, daß immer eine geraume Zeit vergeht, bevor das heiße Eisen von der Haut entfernt werden kann, entstehen zumeist tiefgreifende drittgradige Verbrennungen von typischem Aussehen, die mit charakteristischen Narben nach längerer Zeit ausheilen (s. Abb. 1 S. 572). Was die Häufigkeit dieser Verbrennungen betrifft, so kamen in meinem Ambulatorium im Jahre 1912 unter 218 Verbrennungen, die in den Krankenstand aufgenommen werden mußten, 66 Gußverbrennungen vor, was einem Prozentsatz von 33% entspricht. Im Jahre 1910 kamen unter 159 Verbrennungen 31 Gußverbrennungen vor, das sind 20%. Man erkennt hieraus, welchen Schaden die Industrie, die Krankenkassen und die Arbeiter nur durch diese Verbrennungen allein, die sich leicht verhüten lassen, erleiden können, da die Erkrankung im Durchschnitt sechs Wochen zu ihrer Heilung braucht.

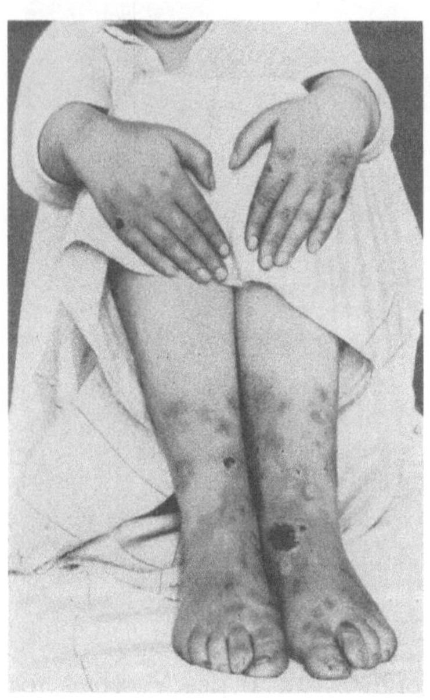

Abb. 5. Erfrierungen teils akut, teils chronisch; Greislerin.

Eine zweite typische Verbrennung ist die Verbrennung bei Schneidern durch das Bügeln (Weidenfeld), bei Ziseleuren auf den Handrücken, ferner die *punktförmigen Verbrennungen* auf den Handrücken der Arbeiter, die mit dem Einbrennen der Kohlendrähte in elektrische Glühlampen beschäftigt sind (Sachs). Als besondere Verbrennungsarten sind noch die Explosionsverbrennungen durch Sprengstoffe, Benzin (Abb. 2 S. 572), Gase zu erwähnen.

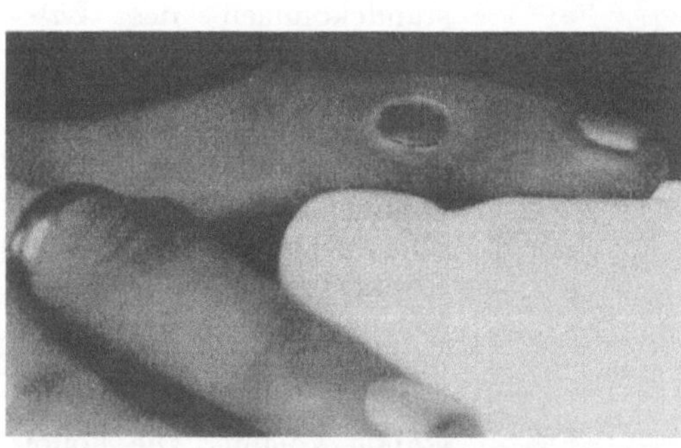

Abb. 6. Chronische Verätzungsgeschwüre, Vogelaugen; Vernicklerin.

Den Verbrennungen an die Seite zu stellen sind die Verätzungen, welche sich plötzlich durch Unglücksfälle ereignen. Hier kommen vor allem die starken

Mineralsäuren und Alkalien in Betracht, denen besonders die chemischen Arbeiter, die Arbeiter in der Elektroindustrie und die Verzinker ausgesetzt sind (Abb. 3 S. 573).

Was die *akuten Erfrierungen* betrifft, so hatten wir während des Krieges reichlich Gelegenheit, diese kennenzulernen. Man konnte sie direkt als *Schützengrabenerfrierungen* (Trenchfoot, VILLEMIN) bezeichnen. Man sah dabei Grade der Erfrierungen der Füße in bloßer Hyperämie bestehend, bis zu den schwerstgradigen Nekrosen, die bis auf den Knochen gingen und zur demarkierenden Entzündung mit Gangrän führten. Ebenso sind Flieger und Eiserzeuger gefährdet. CASALI und PULLE glauben an Infektion.

Was die *chronischen* Veränderungen durch Hitze betrifft, so gehören sie zu den bleibenden Stigmata. Sie zeigen sich als *Hyperpigmentation* und als *Atrophie*. Die durch Kälte verursachten treten unter dem Bilde der *Perniones* auf (Abb. 4 u. 5 S. 573 u. 574). Wir finden sie bei den Angehörigen jener Berufe und Gewerbe, die im Freien ausgeübt werden. Besonders die Gärtner sind in dieser Hinsicht wegen des Temperaturwechsels gefährdet, dem sie immer ausgesetzt sind und bei dem eine große Schädigung der Gefäße zustande kommt (KYRLE). Die *chronischen* Verätzungen zeigen sich häufig als *chronische Geschwürsbildungen,* die sich im Laufe der Zeit allmählich ausbilden und die sich hauptsächlich an den Händen vorfinden. Es handelt sich hierbei meistens um scharf begrenzte oder ovalkonturierte, sehr tiefgreifende, in der Umgebung reaktionslose, sehr schmerzhafte Geschwüre, die in den meisten Ländern von den Arbeitern mit Vogelnamen, wie Stieglitz, Rossignol, Pigeonneau, Alouette belegt werden und die durch Kalk (NEUGEBAUER), durch Schwefelsäure (NEUGEBAUER, SACHS, BARRES und COURTOIS SUFFIT, GAUCHER-GOUGEROT), durch Emailmasse (SPIETSCHKA), durch Rohsoda (GROSS, EHRMANN, KNOWLES), durch Kaliumbichromatum (OPPENHEIM, SACHS), durch Chrom, Arsen (DITTRICH, ULLMANN), durch Wasserglas (PERUTZ, SEIDER), durch Flußsäure (FUHS, SACHS), durch Tintenstifte (ERDHEIM), durch Quecksilber (MACLEOD, GILMEN, THOMPSON), durch Carbid und Kalkstickstoffdünger (SACHS, KOELSCH, E. HOFFMANN, MEMMESHEIMER, LEGGE) hervorgerufen werden. Das Calciumcarbid z. B. erzeugt unter Einwirkung des Wassers Acetylen und Löschkalk, welcher die Ursache der Ätzgeschwüre ist und ebenso ist es beim Kalkstickstoffdünger der Kalkgehalt, welcher diese Geschwüre erzeugt. Beim Kalkstickstoffdünger kommen die Geschwüre bei Landarbeitern nicht an den Händen, sondern auch an den Füßen und Knien vor, weil ja die Leute bei der Arbeit in der Jauche mit bloßen Füßen stehen. Ferner verursachen Zinkchlorid (SEIDER), Zinnchlorid (PASCHKIS), Weinsäure (COMBALAT), Ameisensäure (BLÜCHER), Phosphor (Griechisches Feuer, SPOIGHT), Hypochlorid (GREER) usw. ebenfalls chronische Geschwürsbildungen (Abb. 6 S. 574).

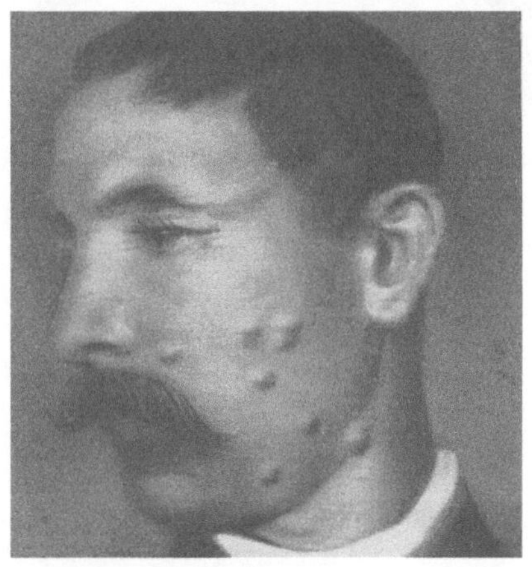

Abb. 7. Bromakne und Furunculoris; Munitionsarbeiter; füllt Gasbomben mit Bromwasserstoff.

Die Hautveränderungen durch *elektrischen Starkstrom* hat in Wien besonders JELLINEK studiert. Er betont, daß die durch Elektrizität entstandenen Verbrennungen mit Brandwunden nichts zu tun haben, daß sie sich medizinisch, pathologisch und klinisch von Verbrennungen unterscheiden. Die *elektrischen*

Strommarken, die Eintrittsstellen des elektrischen Stromes, zeigen gewöhnlich eine ovale oder runde Form, sind weiß, derb und besitzen einen wallartigen Rand. Die elektrischen Verbrennungen durch Starkstrom zeigen oft längliche Gestalt, stellen sich als Verbrennungen dritten Grades mit Nekrose dar und sind zumeist kongruent den sie hervorrufenden Drähten. Dabei kommt es häufig zur Metallimprägnierung der Haut. Je feuchter die Haut ist, desto schwerer sind die Verbrennungen (OLIVER). Die Reaktionserscheinungen in der Umgebung sind gering (MALLY), und die Heilung ist schwierig (MACLEOD). Die Histologie der elektrischen Strommarken und elektrischen Verbrennungen ist eine ganz eigenartige.

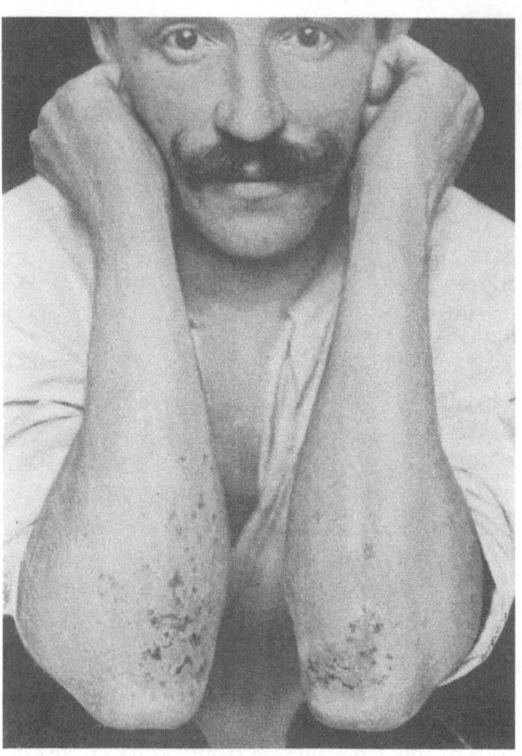

Abb. 8. Schmierölakne; Maschinenwärter.

Die *Röntgenschäden* (CALWELL und RUSS) bei Ärzten, Arbeitern in Röntgenfabriken, beim Hilfspersonal in Röntgeninstituten (KIENBÖCK unterscheidet hierbei vier Grade), betreffen einerseits Veränderungen der Haut ohne Ekzematisation und ohne Hyperkeratose. Sie bestehen in Teleangiektasien, Atrophien, sklerodermieartigen Veränderungen und Hyperpigmentationen (FREUND und OPPENHEIM), wodurch das uns allen bekannte Bild der bei der Epilation mittels Röntgenstrahlen so oft hervorgerufenen Hautveränderung zustande kommt, andererseits die sogenannte *Röntgenhand der Radiologen*, welche charakterisiert ist durch eine bleibende Verdickung an den Handtellern mit tiefen Rhagaden und Furchen, mit Atrophie, Pigmentierung und Depigmentierung, Teleangiektasien und Hyperkeratosen. Die Nägel werden brüchig und zeigen Risse und Furchen. Schließlich wäre noch die *örtliche Geschwürsbildung* durch Radium und Röntgenstrahlen zu erwähnen, auf Grund deren sich dann wie auf der Basis einer Röntgendermatitis das *Röntgencarcinom* (PORTER und WOLBACH) entwickelt.

3. Die *Erkrankungen der Talg- und Schweißdrüsen.* Sie sind nach PROSSER WHITE, WHITFIELD, TOYOMA, CRIPPS usw. die Eintrittspforten und der Ausgangspunkt für die meisten Beschäftigungsdermatosen. Sowohl durch äußeren Kontakt und durch Aufnahme resorbierbarer Stoffe als auch durch die Fixierung gewisser, durch die Talg- und Schweißdrüsen ausgeschiedener Substanzen rufen sie die Krankheiten hervor. Die Aufnahme kann auch von der Lunge aus durch Inhalation und seltener durch den Magen-Darmkanal stattfinden. Da ist vor allem die Chlorakne zu erwähnen, die zuerst von HERXHEIMER beschrieben wurde, deren Merkmale in Comedonenbildung, diffuser dunkler Pigmentierung und Follikulitiden teils mit, teils ohne Vereiterung bestehen. Ob die Chlorakne auf exogenem Wege entsteht oder durch Resorption und Ausscheidung durch die

Drüsen oder durch beide Entstehungsarten, ist bis heute nicht entschieden. HOLZMANN hat durch Untersuchungen, die sich auf die Arbeiter beziehen, die das Chlor zum Teil elektrolytisch, zum Teil auf andere Weise gewinnen, geschlossen, daß die Chlorakne höchstwahrscheinlich auf exogene Weise zustande kommt. Ebenso wie das Chlor kann das *Brom* bei Erzeugern von Stickgasbomben (OPPENHEIM) und *Naphthalin* (BRUSOLLE) Akne erzeugen (Abb. 7 S. 575). Am häufigsten sind die Erkrankungen des Follikelapparates bei Personen, die mit *Teer*, *Erdöl*, *Petroleum*, *Paraffin*, *Benzol*, *Vaselin*, *Maschinenöl*, *Wagenschmiere* usw. zu tun haben (Abb. 8 S. 576). Der pathologische Vorgang vollzieht sich hier vorwiegend am Follikeltrichter (KREIBICH). In allen Betrieben, wo mit Teer, Asphalt oder Schmieröl manipuliert wird, kann es zur sogenannten Pechhaut (OSKAR EHRMANN) kommen (Abb. 9). Sie charakterisiert sich durch allgemeine Bräunung, vor allem des Gesichtes und der Sklera, durch Komedonenbildung mit spärlichen Follikulitiden und durch hyperkeratotische und verruköse Prozesse (PAGET und BUSHNEL, LITTLE und WILLCOX). Bei den Petroleumarbeitern findet man die Akne am stärksten entwickelt dort, wo die schweren Öle des Petroleums die Kleider durchtränken, an der Streckseite der Arme und Oberschenkel, am Penis und Scrotum. Auch andere chemische Stoffe, wie Zinkoxyd, rufen durch Verstopfung der Follikel Akne hervor (Abb. 10 S. 578). Seit langem ist die *Weberakne* bekannt (LELOIR und ALLWORTHY). Als prophylaktische Maßnahmen zur Verhütung dieser Akneformen wird empfohlen: Sterilisation und Filtration, insbesondere der Schmieröle, Verwendung nur reiner Öle und Arbeiten mit intakter Haut.

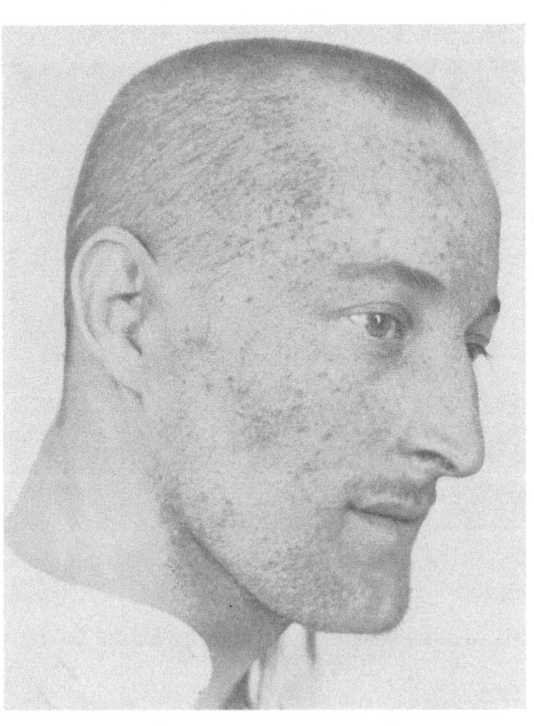

Abb. 9. Reichliche Komedonenbildung (MITTNER); Maschinenschlosser (hat viel mit Schmieröl zu tun).

Was die Erkrankungen der *Schweißdrüsen* betrifft, so sei hier nur die *Hyperidrosis der Anilinarbeiter* erwähnt, bei welcher es zur Schwellung der Finger und Daumenballen, zur Rhagadenbildung und zur Ausbildung von Ekzemen kommt, wobei nicht das Anilin oder der Anilinfarbstoff, sondern die Art der Reinigung der Hände mittels Chlorwassers, welches die Schweißdrüsen reizt, die Ursache ist. Auch Chlorkalk (FLORET), welches zur Reinigung und zur Entfärbung der Hände benutzt wird, führt zur Hyperidrosis der Hände, wobei auf dem Boden dieser Hyperidrosis leicht Abscesse und Furunkel entstehen. Bei Messingarbeitern und bei Arbeitern mit Kupfer wurde von MURRAY grünlicher Schweiß, bei Arbeitern mit Methylenblau bläulicher Schweiß beobachtet. Einatmung von Terpentindämpfen erzeugt einen Veilchengeruch des Schweißes. Anidrosis wurde von PATZSCHKE und PLAUT nach einer toxischen Dermatitis beobachtet. Prosser White findet die Hyperidrosis als eine Ursache der Staubkrankheiten der Haut.

4. *Hautgeschwülste und Carcinome.* Diesem Kapitel, das in bezug auf die Schwere der Erkrankung das wichtigste ist und das in letzter Zeit durch die experimentelle Erzeugung des Teercarcinoms bei Mäusen durch Yamagiva und Tsutsui, andererseits durch Fibiger eine besondere Bedeutung bekommen hat, braucht nur gestreift zu werden, weil diese Erkrankungen hauptsächlich in das Gebiet der Chirurgie gehören. Carcinom in Verbindung mit Beruf sieht man bei Teer-, Pech-, Paraffin- und Petroleumarbeitern (s. auch S. 462 ff. u. 584), bei Schornsteinfegern, bei Röntgenleuten. Von Autoren will ich diesbezüglich nur Bell, Cooper, Curling, Colly und Paget sowie Mackenzie erwähnen, ferner in jüngster Zeit O'Donovan, Sequeira, Lehmann. Der erstere sah das Carcinom der Haut bei *Anthracenarbeitern.* Deutsche Autoren berichten über Blasencarcinom bei Anilinarbeitern, Ullmann sieht Carcinom entstehen bei Arsenarbeitern, bei Paraffin- und Petroleumarbeitern. Stahr beschreibt den *Schusterdaumenkrebs* und führt die Ursache dieses nicht auf das Schusterpech, sondern auf die zahlreichen Verletzungen zurück, die der Nagel beim Schuster erleidet. Gewisse Stoffe in gewerblichen Betrieben und die bei Berufen verwendeten Stoffe gehen nicht so weit in ihrer Wirkung auf das Epithel, daß sie Carcinom erzeugen, sondern sie bleiben bei Akanthose, Hyperkeratose und Wucherung der Epithelzapfen der Haut stehen. Dazu gehören die *Papillombildung* bei Paraffinarbeitern, die Akanthose und Hyperkeratose als Wirkung bei Vaselin- und Paraffinverarbeitung, *Vaselinoderma verrucosum* (Oppenheim) und die Hyperkeratosen und epitheliomähnlichen Bildungen bei Anilinarbeitern (Wacker und Schminke, Sachs usw.).

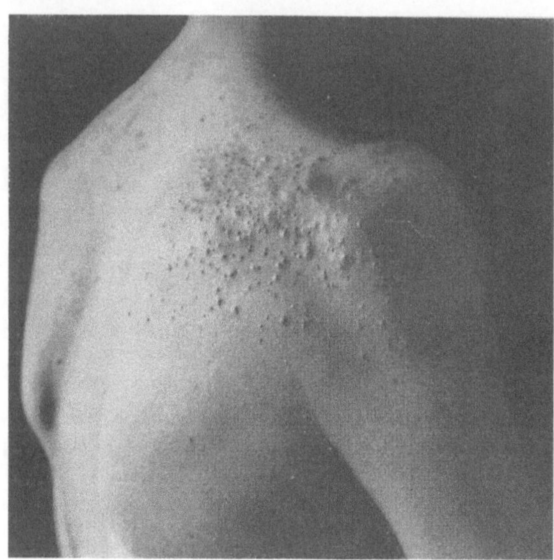

Abb. 10. Akne der Schulter; Träger von Hölzern, die mit Carbolineum imprägniert sind.

5. Die *Nagel- und Haarerkrankungen.* Eine spezielle Gruppe der Beschäftigungskrankheiten der Haut sind die Nagelerkrankungen. Diese werden entweder fortgeleitet, meistens durch das Gewerbeekzem bedingt, und gehören dann in die Ekzemgruppe, oder aber sie sind direkte Erkrankungen der Nägel und des Nagelbettes. Am längsten bekannt ist die sogenannte *Konditorerkrankung,* von Chaussenge, Albertin und anderen beschrieben, wobei der Zucker, die Hitze und die Pflanzensäure Onychia und Paronychia erzeugen, bei Arbeitern, die mit Kandieren von Früchten in Schokoladefabriken und Bonbonsfabriken beschäftigt sind. Durch das Arbeiten mit den Händen in Salzbrühe (Einer) zeigen alle Viktualienhändler und Gehilfen *Leuconychia.* Durch 3 proz. wässerige Arsentrioxydlösung, welche zur Herstellung eines Fliegenpapieres benutzt wurde, kam es bei Arbeiterinnen zur Onychia und Paronychia, auch zur einfachen Nagelabhebung (Hellmann). Eine eigene Art der Nagelerkrankung ist

auch die von OPPENHEIM beschriebene *Onycholysis partialis semilunaris* der Wäscherinnen, bei der es sich um eine halbmondförmige Ablösung der Nägel bestimmter Finger handelt, die durch das Auswinden der Wäsche als mechanisches Moment und durch Soda und Seifenlösung als chemisches Moment verursacht wird. Verdickungen, Mattwerden, Brüchigkeit der Nägel, zum Teil auf der Grundlage von Onychien, sieht man bei Büglerinnen, Seidenfärbern, Kunstharzarbeitern, bei Leuten, die mit Formaldehyd, Carbolsäuren, Ammoniak zu tun haben. Bei Sublimat, bei Allgemeinintoxikationen mit Arsenik, bei Chloral, bei Salvarsan usw. kommt es zum *Ausfall der Nägel.* Säuren, Alkalien greifen in verschiedenster Weise die Nägel an. Ein Teil der Nagelveränderungen gehört zu den beruflichen Stigmata (s. daselbst). Sie betreffen zum Teil Färbungen der Nägel, z B gelbgrüne Färbung bei Ekrasitarbeitern durch die Pikrinsäure, ferner Dicken- und Längenveränderungen der Nägel bei den verschiedensten Berufen, wo die Nägel als mechanisches Werkzeug verwendet werden, bei Indigoarbeitern, Uhrmachern, Müllern, Kapselarbeitern usw. Onychien durch Trichophytiepilze sah man beim Stallpersonal durch Hefepilze bedingt, bei Bierbrauern.

Als Veränderungen der Haare findet man *Ausfall der Haare* durch Licht- und Hitzeeinwirkungen, bei der Trinitrotoluol-Dermatitis (PROSSER WHITE), ein vermehrtes Haarwachstum durch gewisse Reize, so z. B. haben Sackträger, die die Lasten auf der Schulter und auf dem Rücken tragen, manchmal auf diesen Stellen *Hypertrichose* mit *Hyperpigmentation* (CSILLAG). *Verfärbungen der Haare* kommen vor in Chlorfabriken, wobei das Chlor die Haare bleicht, bei Munitionsarbeitern, die mit Pikrin zu tun haben, wird Gelb- und Bronzefärbung der Haare beobachtet (OPPENHEIM), bei Kupferschmelzern, Polierern grünlich-schwarze Färbung; bei Arsen- und Chlorvergiftungen kann es zum vollständigen Haarschwund kommen.

Die drei nächsten Gruppen, 6. die *Toxicodermien*, 7. die *umschriebenen Dermatitiden*, 8. das *Ekzem* gehören unter den Allgemeinbegriff und die Allgemeindefinition Dermatitis. Es ist hier nicht der Platz, die drei Gruppen voneinander abzugrenzen. So viel sei hier nur gesagt, daß alle drei *Hautentzündungen* darstellen, daß alle drei ineinander übergehen können, daß bei der ersten Gruppe der Ausgangspunkt hauptsächlich in den Papillargefäßen liegt, bei der zweiten und dritten Gruppe der Angriffspunkt des Reizes die geschädigte oder nicht geschädigte Epidermis ist, daß die Toxicodermie zumeist akut und generalisiert ist, daß die Dermatitis dem Reiz und dessen Intensität adäquat ist, und daß das Ekzem durch eine gewisse Chronizität, durch eine spätere Gewöhnung an den Reiz, aber auch durch Neigung zum Rezidivieren ausgezeichnet ist. Bei allen dreien spielt Idiosynkrasie, Hypersensibilität und Anaphylaxie die größte Rolle. Am wenigsten kommen diese Faktoren bei der Dermatitis in Betracht. Obwohl sie klinisch, wie gesagt, voneinander nicht scharf abzugrenzen sind, so stellt doch jede dieser drei Hautaffektionen einen eigenen klinischen Typus dar; jeder Stoff, der in einem Betrieb oder bei der Arbeit verwendet wird, und jeder Reiz, der die Haut betrifft, kann eine dieser drei Krankheiten der Haut als Folge nach sich ziehen. Nach JADASSOHN, JAEGER und BLOCH gibt es eine monovalente und eine polyvalente Anaphylaxie, je nachdem die Überempfindlichkeit gegen eine Substanz oder gegen eine Reihe von Stoffen gerichtet ist. Klinisch prägt sich die Toxicodermie aus als leicht fleckige Rötung, als morbillöses, als diffuses, scarlatinoformes Erythem, als Urticaria und Licheneruption, als Ödem ohne Erythem, als erysipelähnliche Eruption, als vesiculöse und bullöse Eruption bis zu den höchsten Graden diffuser bullöser Hautveränderung. Sie sind entweder lokalisiert an den unbedeckten Körperstellen, die mit der toxischen Substanz direkt in Kontakt kommen, oder an jenen Stellen, wo sonst die toxischen

Erytheme lokalisiert sind. Die Toxicodermie wird am häufigsten durch Resorption von der Haut aus, wobei die Hautdrüsen eine Bedeutung haben, verursacht; oder die Lipoidlöslichkeit der schädigenden Substanz bewirkt den Durchtritt durch die intakte Haut ohne Läsion des Stratum corneum. Die Aufnahme kann auch durch die Lungen, den Magen-Darmkanal usw. erfolgen, und dies beweist, daß bei der Toxicodermie die Blutgefäße des Papillarkörpers zuerst ergriffen werden (Abb. 11 u. 12). Alle diese drei rein entzündlichen Hauterkrankungen

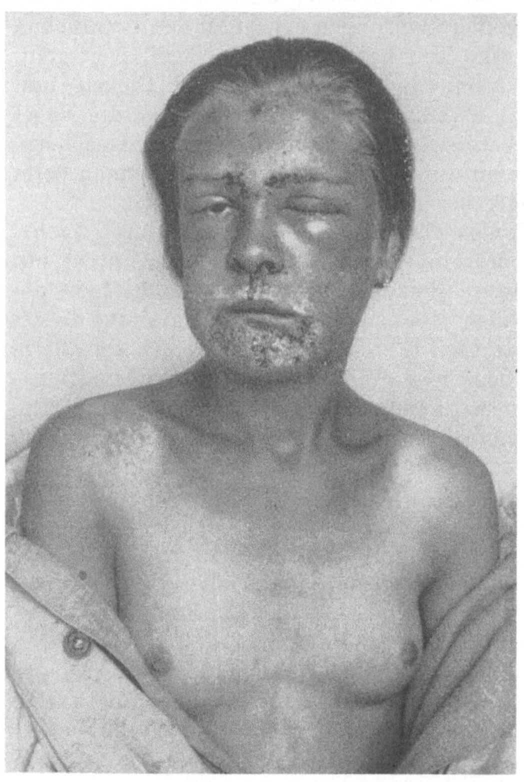

Abb. 11. Toxicodermie (Hautvergiftung) durch Petroleum.

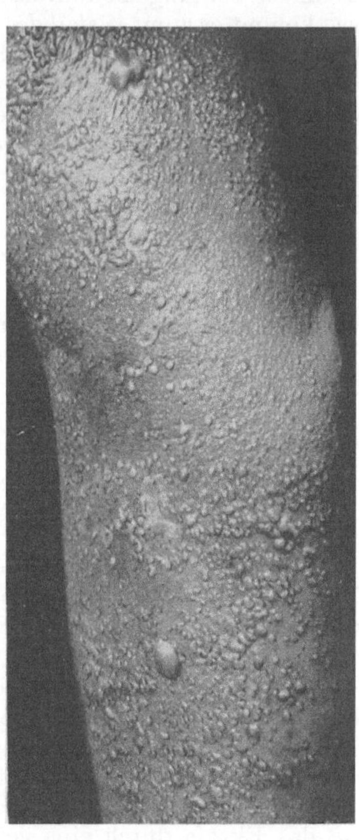

Abb. 12. Toxicodermie (Hautvergiftung). Blaseneruption durch Jod.

werden hervorgerufen durch *physikalische* und *chemische* Einflüsse, durch *Pflanzen und deren Derivate*, durch *Tiere und deren Produkte*. Die physikalischen Einflüsse spielen hierbei eine untergeordnete Rolle. Unter den chemischen Produkten sind es *anorganische* und *organische* Substanzen, welche wieder in *gasförmige, feste* und *flüssige* Körper zerfallen und die Ursache der Erkrankung bilden. Abgesehen von den wohlbekannten Erkrankungen durch Metalle (z. B. Arsen, Kobalt, Quecksilber) (Abb. 13 u. 14 S. 581), durch die Anilinfarben, ferner durch das Chinin, Phenol, Terpentinöl, haben wir in jüngster Zeit Hautentzündungen durch *giftige Gase* beobachten können, welche durch Luftbomben hervorgerufen werden, und diese Hautentzündungen zeigten sich als Erytheme, Ödeme, Blasenbildungen, sogar als Gangrän, Nekrose, Verfärbungen und Dermatitiden; namentlich nach der Explosion von Luftbomben durch die Explosivstoffe, ferner bei den Arbeitern in Munitionsfabriken, die mit diesen Gasen zu tun haben, treten diese Erscheinungen auf (FLURY und WIELAND, HEITZMANN, FELDEN, DRUELLE, MACLEOD, ROBSON, SMALL, SEQUEIRA, TYSON). Zu ähnlichen Veränderungen kommt es auch bei *Leuchtgasvergiftungen*, dann durch *Cyclondämpfe* (Blausäurederivate), welche zur Entwanzung verwendet werden. Auch Benzoldämpfe (KOELSCH) können solche Veränderungen machen. Die Trinitrotoluoldermatitis (PROSSER WHITE) gehört ebenfalls hierher. Ebenso machen Formalin, Carbolsäure, Ammoniak, die bei der Erzeugung von künstlichem Bernstein verwendet werden, ferner Lack, Firnis, Terpentin, spirituöse Lösungen, Polituren Hautentzündungen. Diese sind schon seit langem bekannt. Neu kamen hinzu die durch *Hutschweißleder* in der Zeit während des Krieges und in der Nachkriegszeit beobachteten Hautentzündungen an der Stirne, wobei als Ursache das Kresol, das man zur Imprägnierung verwendet, verantwortlich gemacht wird (GALEWSKY, HEFFTER, APPEL, BETTMANN, OPPENHEIM, SACHS, GEBERT). Ebenso gehört in diese Gruppe die sogenannte Streichholzschachteldermatitis, welche eigentlich keine gewerbliche Hautentzündung ist, sondern dadurch erzeugt wird, daß an der Reibfläche der Zündholzschachtel in Er-

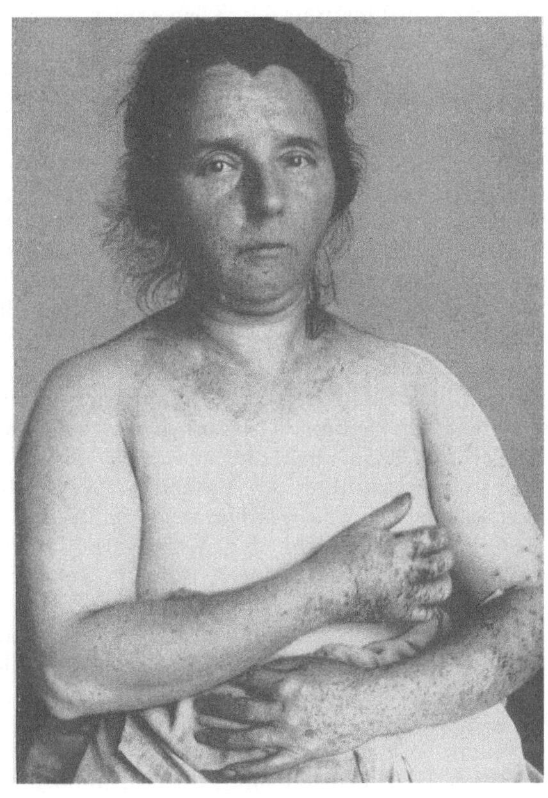

Abb. 13. Dermatitis artificialis (Hautentzündung) durch Kobaltstaub; Vergolderin.

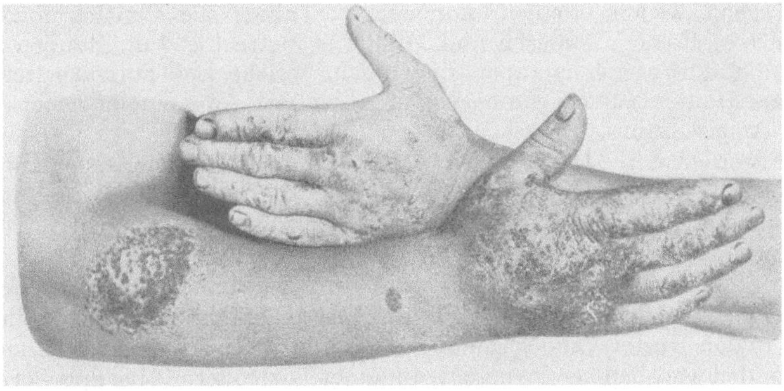

Abb. 14. Dermatitis arteficialis (Hautentzündung); Vernicklerin.

mangelung von amorphem Phosphor Phosphorsesquisulfid verwendet wird, wobei durch die Ausdünstung des Körpers der reizende Stoff des Phosphors durch die Hose auf den Oberschenkel kommt; die Entzündung als echte Toxicodermie bleibt nicht auf diese Stelle beschränkt, sondern zeigt sich auch im Gesicht und auf den Händen (RASCH, CHRISTIANSEN und STRANDBERG, BARFOED, STRANZ usw.). Ferner möchte ich hier das *Carbid* und den *Kalkstickstoffdünger* als Ursache von Hautentzündungen erwähnen (KOELSCH, HOFFMANN usw.). Hautentzündungen in Kombination mit Follikulitiden, Hyperpigmentation und Hyperkeratosen erzeugen Teer und seine Produkte, das Petroleum und die Schmieröle. KOELSCH führt die hierbei auftretenden Hautentzündungen auf photodynamische Wirkung zurück, indem infolge des Gehaltes dieser Stoffe an fluorescierenden Substanzen der Acridin-, Anthracen- und Antrachinonreihe die Haut gegen das *Licht sensibilisiert* wird. Namentlich verbreitet war diese Erkrankung, als man gezwungen war, Ersatzschmieröle und Ersatzvaseline zu verwenden (GOLDSCHMIDT), und es gibt eine Reihe von Publikationen, die die Ursache teils im Säuregehalt, teils im Phenolgehalt, teils im Bakteriengehalt der Ersatzschmieröle suchen. Hier sei auch auf das obenerwähnte *Vaselinoderma verrucosum* hingewiesen, das durch paraffinhaltiges Vaselin hervorgerufen wird. Es bestehen hierbei gewisse Beziehungen zur Carcinomentwicklung durch Teer, Paraffin usw.

Groß ist die Zahl der Veröffentlichungen über die Hautentzündungen, welche durch Pflanzen, durch Blumen, durch Blütenstaub, durch Samen, durch den Staubgehalt gewisser Holzarten, durch getrocknete Pflanzenprodukte hervorgerufen werden. Hier spielt wohl in erster Linie die angeborene Idiosynkrasie, d. i. die echte Idiosynkrasie, die größte Rolle (STRICKLER). Der alte Name für diese Hautentzündungen ist Dermatitis venenata. Es sei nur auf die Primeldermatitis, auf den Vanillinismus, auf Hautentzündungen bei Hopfenpflückern, bei den Sammlern von Sonnenblumensamen und auf die Dermatitiden, die durch Efeu bedingt sind, durch Euphorbia, Rheum, Rhus usw. hingewiesen. Dazu gehört auch die Lackkrankheit der Japaner, dann die durch schwere harzreiche Holzarten, wie Atlasholz, Buchsbaum, Teakholz, Palisander, durch Giftsumach hervorgerufenen Hautentzündungen. Daß die in den Apotheken und Drogerien verarbeiteten medizinischen Pflanzen, wie Glykoside, Alkaloide und andere reizende Substanzen bei den damit beschäftigten Arbeitern Hautentzündungen erzeugen können, ist selbstverständlich. Von Tieren, die hautentzündungserregend wirken können, kommen vor allem die Canthariden, gewisse Raupenarten, Bienen, Ameisen und Milben in Betracht. Von Raupen sind insbesondere die Prozessionsraupen diejenigen, welche bei Forstarbeitern durch ihre Haare Hautentzündungen hervorrufen, bei den Ameiseneiersuchern bewirkt dies die Ameisensäure.

Wir werden den Dermatitiden, die durch Insekten, meistens Milbenarten, hervorgerufen werden, bei den Krankheiten, die durch Parasiten verursacht sind, noch begegnen. Hier sei nur erwähnt, daß alle diese Parasiten Toxicodermien, Dermatitiden und Ekzeme verursachen können.

Alle diese Fälle treten in bezug auf ihre Häufigkeit, auf ihre Bedeutung für die Ökonomie der Arbeit und für die Arbeitsunfähigkeit der von ihnen Befallenen in den Hintergrund gegenüber dem *echten Gewerbeekzem.* Es entwickelt sich entweder, wie oben bereits gesagt, aus einer Toxicodermie bei angeborener oder erworbener Hypersensibilität der Haut oder aus einer Dermatitis durch das längere Bestehen dieser an sich (NATHAN und SACK), oder aber direkt durch Kumulation der die Haut betreffenden Reize. Beim Ekzem müssen wir eine Erkrankung des ganzen Hautorgans annehmen, eine Diathese desselben (RIECKE), wodurch sich dieses auch von der Toxicodermie und der Dermatitis unterscheidet. Daraus kann man auch bei nicht mehr bestehendem Reiz den Fortbestand des Ekzems, dessen Fortschreiten, dessen Auftreten fern vom Orte der ersten Reizwirkung, dessen mehr subakuten und chronischen Verlauf erklären, kurz die ganze Inkongruenz mit der stattgehabten Reizwirkung erklären. Wir haben also bei der Toxicodermie als Hauptgrund Idiosynkrasie und Anaphylaxie, bei der Dermatitis hauptsächlich die Intensität des Reizes und beim Ekzem die Diathese des Hautorgans als Ursache zu erkennen (JADASSOHN, BLOCH, JAEGER, OPPENHEIM usw.). Da nun Toxicodermie und Dermatitis die Diathese des Hautorgans an sich verursachen können (allergische Umstimmung), so müssen auch beide in das Hautekzem übergehen können. Dabei spielt der Angriffspunkt des Reizes der Hautschädigung, ob er vasculär oder epidermoidal einwirkt, eine untergeordnete Rolle, und ich kann einer der jüngsten Arbeiten (LEHNER und RAJKA) nicht beistimmen, welche auf exogene Reize ekzematiforme Hautentzündungen und auf endogene

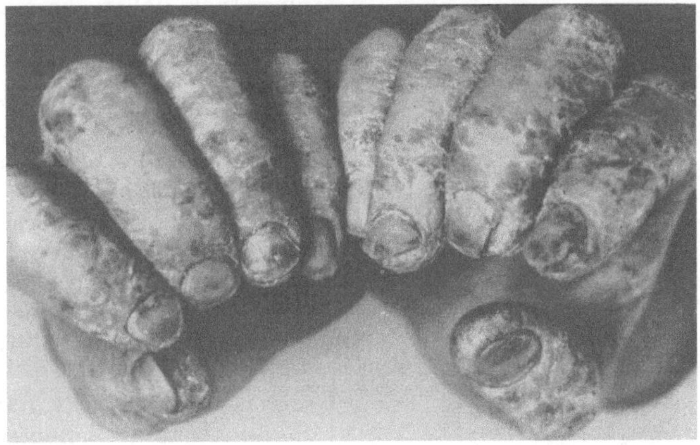

Abb. 15. Anstreicherekzem mit Nagelveränderungen; Lackfarben und Terpentin.

Reize mehr diffuse Erytheme und urticarielle Ekzeme zurückführt. Die Diathese des Hautorgans kann schon angeboren sein als *Seborrhöe*, als *Ichthyosis*, sie kann durch *endokrine Störungen*, durch *Magendarmerkrankungen*, durch *nervöse Einflüsse* als *Neurodermatitis* sich zeigen, daher sehen wir, daß die Seborrhoiker, die Ichthyotiker und die Neurodermitiker sehr leicht an Berufsekzem erkranken. Das Wichtigste natürlich sind auch beim Gewerbeekzem die *äußeren* Schädlichkeiten, wie Chemikalien, feuchte irritierende Substanzen, Wasser, Hitze, Staub, Ruß, kurz alle physikalischen und chemischen Agenzien, welche für die Entstehung des Ekzems bei vorbereitetem Boden das auslösende Moment abgeben. Gewöhnlich ist es eine Summation der verschiedensten Reize, die zu Ekzem führen, und das sehen wir bei den häufigsten Berufsekzemen, bei dem der Wäscherinnen, Maurer, Bäcker, Tischler, Anstreicher, Photographen am eklatantesten. So z. B. kommen beim Entstehen des Bäckerekzems nach den neuesten Forschungen angeblich Überempfindlichkeit gegen den Mehlstaub, gegen das beim Sauerteig verwendete Salz, gegen die Hefe als solche, gegen die Verfälschungsprodukte des Mehles, gegen die Hitze des Backofens, gegen das Wasser im feuchten Teig beim Kneten, das mangelhafte Abtrocknen nach der Arbeit usw. in Betracht. Eine Beschreibung des Berufsekzems erübrigt sich, sie ist bekannt. *Ich möchte nur darauf hinweisen, daß das Berufsekzem am häufigsten an den Händen und Vorderarmen lokalisiert ist, gewöhnlich bis dorthin, wohin die*

Ärmel reichen, daß die rechte Hand gewöhnlich stärker befallen ist als die linke, daß die Handrücken im Gegensatz zur Handfläche viel intensiver befallen sind und daß die Nägel fast regelmäßig beim Gewerbeekzem beteiligt sind (Abb. 15—18 S. 583—585).

9. Die nächste Gruppe von Berufskrankheiten der Haut, sind die *Melanodermien*, die *Hyperkeratosen* und die *Atrophien*. Sie sind zum Teil Begleiterscheinungen von Dermatitiden und follikulären Hautaffektionen, zum Teil sind sie Berufsstigmata, zum Teil eigene Krankheitsbilder.

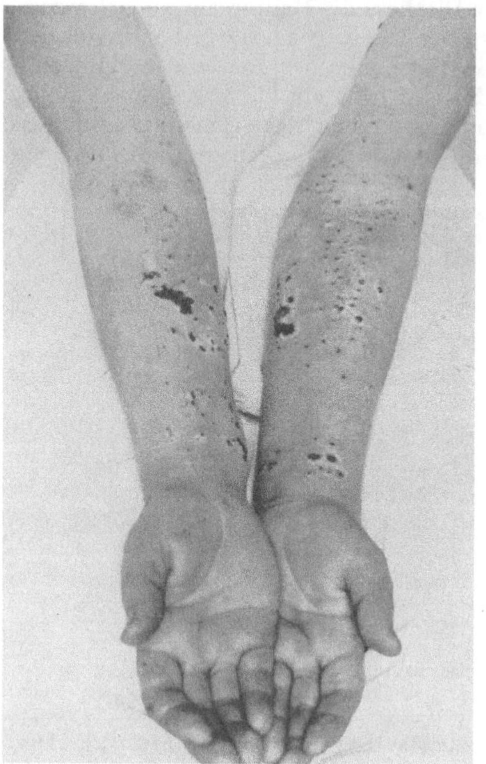

Abb. 16. Benzinekzem.

Die Melanodermien sind uns besonders durch den Krieg besser bekannt geworden, und gelegentlich der künstlichen Erzeugung des Krebses bei der Maus sind wir auch der Genese der Melanodermien ein Stück nähergekommen, indem bei dieser künstlichen Erzeugung schwarze und tiefbraune Pigmentierungen, zum Teil diffus, zum Teil in umschriebener Anhäufung entstehen, welche ihre Ursache dem Teer, welcher bei der Pinselung benutzt wird, zu verdanken haben (Lipschütz). Schon früher haben wir davon gesprochen, daß bei Arbeitern, die mit Teer, Asphalt, Schmieröl, Arsenik zu tun haben, Pigmentierungen der Haut auftreten, welche nicht nur an jener Stelle zustande kommen, wo die reizende Substanz die Haut trifft, und nicht nur an unbedeckten Körperstellen, sondern auch die ganze Haut befallen können. Vom Arsenik ist dies schon seit langem bekannt (Kaposi, Neumann, Rille, Ullmann, Kreibich, Ringel usw.). Ob dabei photosensibilisierende Substanzen eine Rolle spielen, die besonders bei Arbeitern mit Schmierölersatzmitteln, bei Arbeitern mit Carboneol und solchen, die mit Gaswasser zu tun haben, eine Rolle spielt, oder ob die resorbierte Substanz selbst wie bei den geteerten Mäusen die Pigmentbildung hervorruft, mag dahingestellt sein. Man sollte diese Melanodermien, deren Bestand ein sehr langwieriger ist, immer nach dem betreffenden Stoff benennen, der sie verursacht, z. B. Teermelanose, Vaselinmelanodermie, Schmieröl- und Arsenikmelanodermie usw. Eine eigene Art der Melanodermie hat Riehl im Kriege beschrieben, wobei die ganze Gesichtshaut, der Nacken bronze- bis schokoladefarben wird, und er führt dies auf die Nahrung zurück, indem zur Streckung des Brotmehles im Kriege Pferdebohnen (Vicia faba) verwendet wurden, welche photosensibilisierende Substanzen enthalten sollen. Die Riehlschen Fälle scheinen mit den pellagroiden Erkrankungen des Krieges (Jadassohn, Oppenheim, Buschke) verwandt zu sein.

Hyperkeratosen, teils follikulär, teils diffus, teils als Keratosis follicularis, teils als Verruca circumscripta, teils als verrucöse Veränderung eines größeren

Hautbezirkes finden wir neben Folliculitiden, Hyperpigmentationen und Dermatitiden bei allen Beschäftigungen mit den Derivaten der Kohle, des Holzes, des Petroleums. Manchmal, wenn auch selten, treten sie auch isoliert in Erscheinung

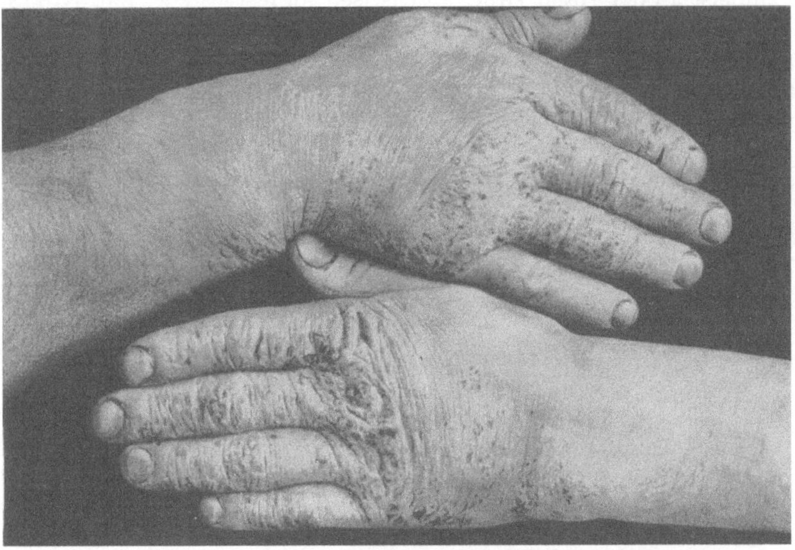

Abb. 17. Wäscherekzem. Rhagaden und Nägelveränderungen.

(Vaselinoderma verrucosum nach Vaselin, Keratosis follicularis nach Benzin, Abb. 19 S. 586 u. 20 S. 587). Bei Fleischhauern, Selchern und Gerbern, die die Schweinshaut enthaaren (MATZENAUER), bei Kobalterzwäschern (MARGAIN) findet man allgemeine Hyperkeratose der Handteller.

Atrophie der Haut sieht man, abgesehen von den Fällen, wo sie als berufliches Stigma erscheint, selten als Ausgang einer Dermatitis, z. B. bei Wäscherinnen, Hochofenarbeitern, nach Röntgen- und Radiumeinwirkung und schließlich bei Pellagra und jenen Fällen, die wir als Pellagroid bezeichnen (JADASSOHN), und die durch die Nahrungsweise während und nach dem Kriege entstanden sind (Abb. 21 S. 588).

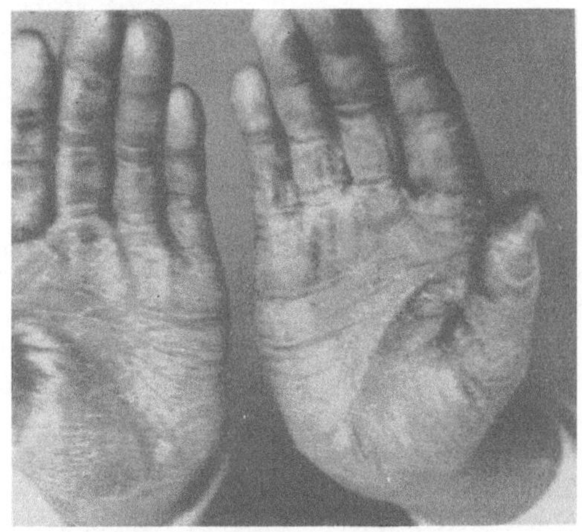

Abb. 18. Schwieliges Ekzem; Eßbesteckputzerin.

10. *Infektionskrankheiten.* Wir unterscheiden hierbei solche, die durch *Bakterien*, und solche, die durch *tierische* Schmarotzer hervorgerufen werden. Beide Reihen teilen sich in *akute* und *chronische* Infektionskrankheiten. Zu den akuten, durch pflanzliche Organismen hervorgerufenen, gehören vor allem die eitrigen Infektionen durch Staphylo- und Streptokokken (Abb. 22 S. 588), ferner der *Milzbrand* und der *Rotz*. Beide können direkt durch Berührung mit erkrankten

Tieren oder durch Manipulation mit tierischen Produkten zustande kommen. Am Milzbrand erkranken am häufigsten Fleischhauer, Schinder, Kürschner, Pinselarbeiter, Tapezierer, Roßhaarspinner, Matratzenmacher, Seifensieder. Die häufigste Form der Erkrankung ist der *Milzbrandkarbunkel* (s. auch S. 439), welcher zumeist an der Hand sitzt. Statistisch sei festgestellt, daß KOELSCH im Jahre 1915 in Deutschland 66 Milzbrandfälle feststellen konnte, und LINDWAREW fand in einem russischen Gouvernementkreis unter 253 Fällen 242 durch die Verarbeitung von Wolle, 8 durch Kontakt mit kranken Tieren und 3 durch Bearbeitung von Fellen bei Gerbern entstanden. LEGGE findet als besonders gefährlich die verschiedenen ausländischen Haarsorten. Die *Rotzerkrankung* (s. auch S. 434 u. 589) bei Kutschern, Pferdewärtern, Tierärzten, Fleischhauern ist viel seltener. Die Klinik der Rotzknoten sowie der septischen Infektion mit Malleus ist bekannt (LESLIE, A. ROBERTS). Dieselben Personen, die durch den Rotz gefährdet sind, können auch an *Maul- und Klauenseuche* (s. auch S. 443) erkranken, wobei man die Diagnose nur dann machen darf, wenn Erscheinungen an der Mundschleimhaut gleichzeitig mit Blaseneruptionen und Erythemen der Hand, besonders in der Umgebung der Nägel und an diesen selbst auftreten. Diese Infektion ist ungemein selten. Ein Teil der hierhergehörigen Fälle ist identisch mit dem Fleischhauer-Pemphigus (COLCOTT FOX). Ein anderer Teil der Fälle, die ähnliche Symptome aufweisen und zum Tode führen, sind septicämische Infektionen (PERNET und BULLOCH, SAUNDBY).

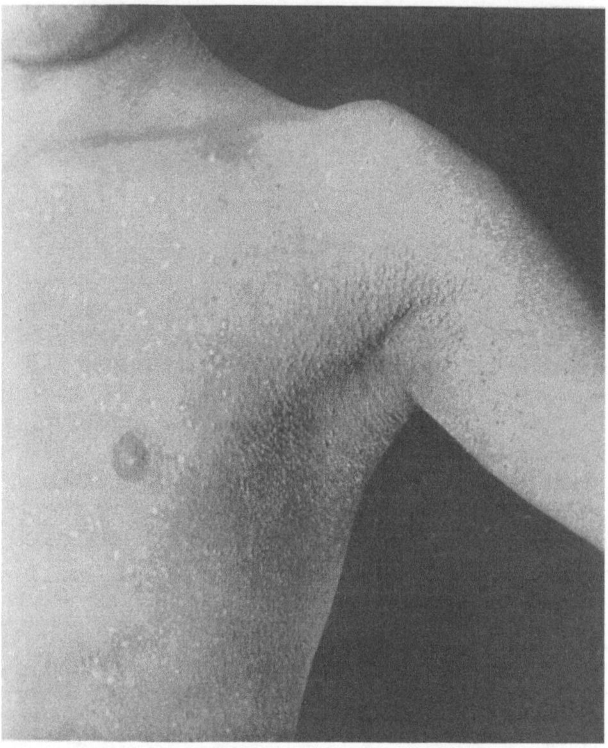

Abb. 19. Folliculare Hyperkeratose und Narbenbildung; Benzinarbeiter.

Der *Schweinerotlauf*, zu dem auch jetzt nach den neuesten Untersuchungen viele Fälle der ROSENBACHschen *Erysipeloide* gehören, zeigt sich als mehr oder weniger scharf begrenzte blaurötliche Färbung, zumeist an den Händen mit Progredienz, wobei Fiebererscheinungen gewöhnlich fehlen. Hauptsächlich erkranken daran Köchinnen, Fleischhauer und Fleischselcher, Angestellte der Lebensmittelbranche (LINSER, RILLE, KREN, SCHMIED, WALLECZEK).

Variolaerkrankungen (s. auch S. 587) kommen bei Wäscherinnen, bei Arbeiterinnen in Bettfedernfabriken, durch den Transport von Baumwolle oft aus weitabgelegenen Gegenden (REECE) vor und befallen die Arbeiter, welche mit diesen Stoffen zu tun haben. Oft sind auf diese Weise größere und kleinere Epidemien von Blattererkrankungen zustande gekommen. Natürlich erkrankt auch das Personal in den Dampfwaschanstalten, sowie die Personen, die mit pockenkranken Menschen beruflich zu tun haben. An Vaccine erkranken die in den Impfanstalten beschäftigten Personen, Ammen und Personen, die mit Tierpocken zu tun haben.

Die beruflichen Variolaerkrankungen leiten hinüber zu einer Form der Berufskrankheiten, die wir als *Melkerknoten* bezeichnen. Diese sind harte, halbkugelige, vorspringende, meist gelbrote oder gelbweiße, bis haselnußgroße, oft schmerzhafte Knoten an den Fingern und Händen jener Personen, welche mit dem Melken der Kühe beschäftigt sind. Unter diesem Namen werden verschiedene Prozesse durcheinander geworfen. In einem Teil der Fälle handelt es sich wirklich um echte Variola (ARONSON, VOLLMER, RAINER, WINTERNITZ), in einem anderen Teil der Fälle um Infektion mit *Eitererregern,* um infektiöse Papillome und Panaritien. Am häufigsten entstehen wohl die Melkerknoten durch das *Eindringen feinster Kuhhaare* in die Finger der Melker und Melkerinnen, wodurch es zu Infektionsbildungen und Fremdkörpertumoren kommen kann. Von Wichtigkeit ist jedenfalls die Differentialdiagnose gegenüber der Vaccine, die durch den PAULschen Cornealversuch sichergestellt wird.

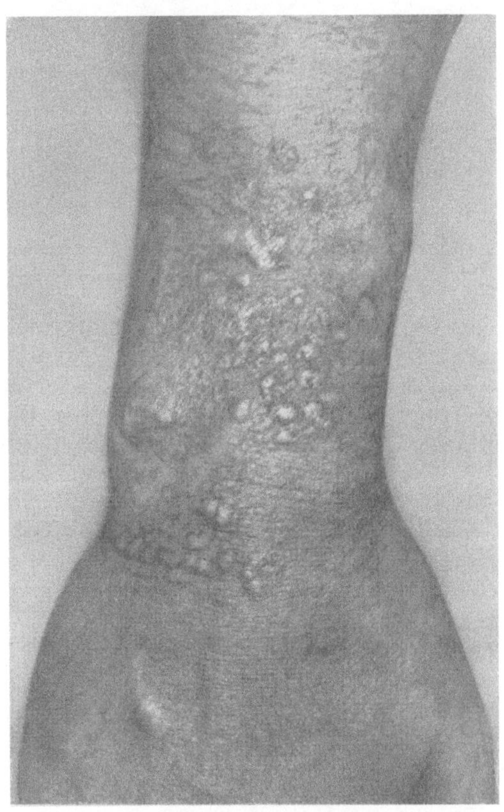

Abb. 20. Vaselinoderma verrucosum (Warzenbildung) durch Vaselin.

Zu den durch Tiere, zumeist Insekten, hervorgerufenen häufigsten akuten Infektionskrankheiten der Arbeiter gehört die *Scabies,* welche man besonders bei Schustern und Bäckern direkt als Berufskrankheit bezeichnen kann, da sie bei diesen Handwerkern durch das enge Beieinanderwohnen der Arbeiter, sowie durch die Unreinlichkeit hervorgerufen wird. Sie kommt auch als Berufskrankheit bei allen jenen Personen vor, die beruflich mit Kranken zu tun haben. Hierzu rechnet man auch die durch andere Acarusarten von Tieren übertragenen Formen, wie Pferde-, Hunde- und Katzenräude. Ebenfalls durch *Milben* erzeugt ist das Kornjucken (SCHAMBERG), das Wasserjucken, das Erythema autumnale bei Erntearbeitern, dann die Dermatitisfälle nach Verpacken und Bearbeitung von Stroh, getrockneten Früchten, beim Ausladen von Baumwollballen, beim Verpacken von elektrischen Lampen, Feigen, Datteln, Prunellen usw. (LEGGE und NIXON, WILLS, BLASCHKO), wobei zumeist die Milbe *Pediculoides ventricosus* oder ähnliche Milbenarten als Ursache betrachtet werden müssen. Die Grasmilbe (Leptus autumnalis), die Gerstenmilbe (Acarus hordei), die Vogelmilbe (Dermanyssus avium, HELWAGEN) erzeugen bei Schnittern, Landleuten, Bauern, Jägern,

Vogelzüchtern entzündliche Erscheinungen, die unter dem Bilde einer Toxicodermie oder eines Ekzems verlaufen können. Auch bei Seidenhasplerinnen kommt durch eine Milbe eine Hautentzündung (Mal de bassines) vor, wobei es noch nicht

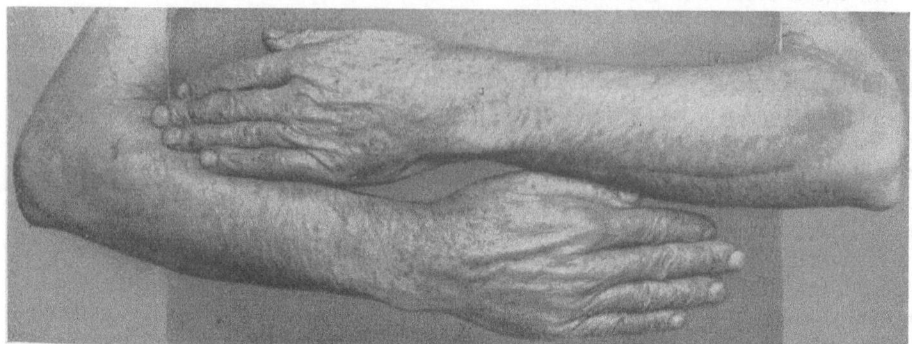

Abb. 21. Atrophia cutis (Hautschwund); Anstreicher.

sicher ist, ob nicht doch ein Reizstoff, den die Seidenkokons enthalten, die Ursache ist (Levy-Sirugue).

Zu den *chronischen Berufskrankheiten* durch Infektion, die durch Pilze hervorgerufen werden, leiten hinüber die Erkrankungen an Schimmelpilzen und ähnlichen Arten, die wir als Trichophytien bezeichnen. Die bei Kutschern, beim Stallpersonal, bei Viehhirten, Tierwärtern beobachteten *Trichophytien*, die oberflächlicher und tiefer Natur sein können, zeichnen sich oft durch Hartnäckigkeit und Chronizität aus. Ihre Klinik ist bekannt. Schneller verlaufen jene, wo bei Friseuren, Pflegerinnen usw. menschliche Trichophytiepilze übertragen werden (Sequeira) (Abb. 23 u. 24 S. 589). Feldarbeiter erkranken an *Actinomykose* und in Indien an *Mycetoma pedis* (*Madurafuß*). Der letztere kommt hauptsächlich bei den Eingeborenen Indiens vor, die sich mit Ackerbau und Feldarbeit beschäftigen und unbeschuht die Arbeit verrichten. Es befällt hauptsächlich den Fuß.

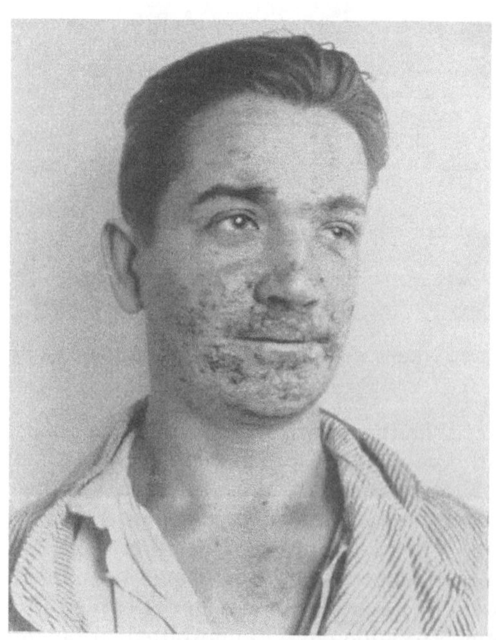

Abb. 22. Mit Eitererregern (Staphylokokken) infiziertes Ekzem bei einem Maler.

Die Tuberkulose als *Tuberculosis verrucosa cutis* (Paltauf, Riehl), auch Leichentuberkel oder Sektionswarze genannt, kommt als exogene Infektion bei Fleischhauern, Selchern, bei Leichendienern, Krankenpflegerinnen, Medizinern vor, ferner bei allen jenen Berufen, wo man sich häufig kleine Verletzungen der Haut zuzieht, und wo Tuberkelbacillen entweder am Material haften oder durch tuberkulöse Mitarbeiter in Verletzungen gelangen können. So beschrieb JADASSOHN Hauttuberkulose bei Schuhmachern, FABRY, RÖPKE bei Bergleuten, OPPENHEIM bei Stroharbeitern und Fellmanipulanten (Abb. 25 S. 590); auch bei Arbeitern, die mit dem Munde arbeiten, kann es zur Schleimhauttuberkuloseinfektion kommen, z. B. bei Glasbläsern (REICHERT).

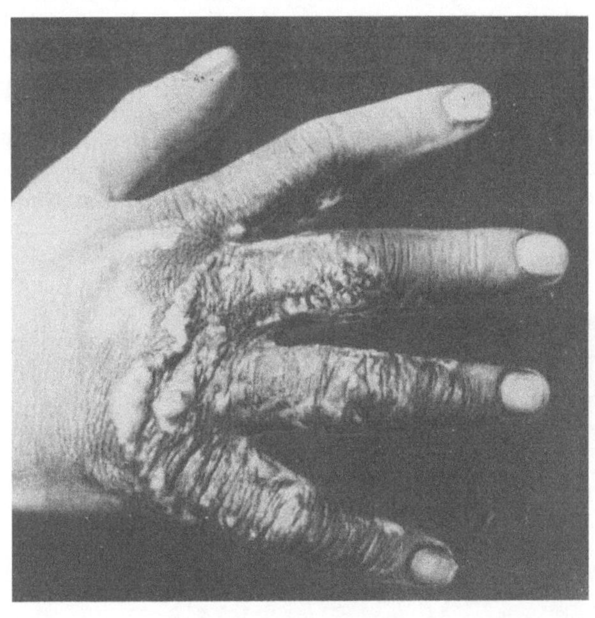

Abb. 23. Trichophytia vesiculosa (blasige scherende Flechte); Friseur.

Über die *Syphilis* als Berufskrankheit ist nicht viel zu sagen. Sie ist zu bekannt. Wir wissen, daß Ärzte, Hebammen, Wärterinnen, kurz alle Leute, die mit Syphilitikern zu tun haben, daran erkranken können. Syphilisinfektion durch Kleider und Wäsche soll vorgekommen sein. Ob Wanzen, Flöhe und Gegenstände überhaupt Syphilis übertragen können, ist strittig. Ferner kommt die Syphilis als Berufskrankheit bei jenen Berufen vor, wo der Mund eine Rolle spielt, z. B. bei Glasbläsern, Musikern, Tapezierern usw. oft als Werkstattendemie.

Als seltenere chronische infektiöse Berufskrankheiten der Haut kämen noch in Betracht die *Blastomykose,* die *Sporotrichose* und die *Actinomykose.* Von Blastomykose konnte ich in Wien einen Fall beobachten an der Nase eines Mannes, der Straßen asphaltierte. Die Actinomykose, welche etwas häufiger ist als die beiden anderen, wird durch den Beruf hauptsächlich bei Feldarbeitern, Müllern, Kutschern (ROBERTS) erworben, und zwar meistens durch rohe Milch, rohes Fleisch und infiziertes Korn; die Eintrittspforten sind hohle Zähne oder der Respirationstrakt. Ferner wäre noch der chronische *Rotz* zu erwähnen, der bei Personen, die mit Rindern, Pferden usw. zu tun haben (Abb. 26 S. 590).

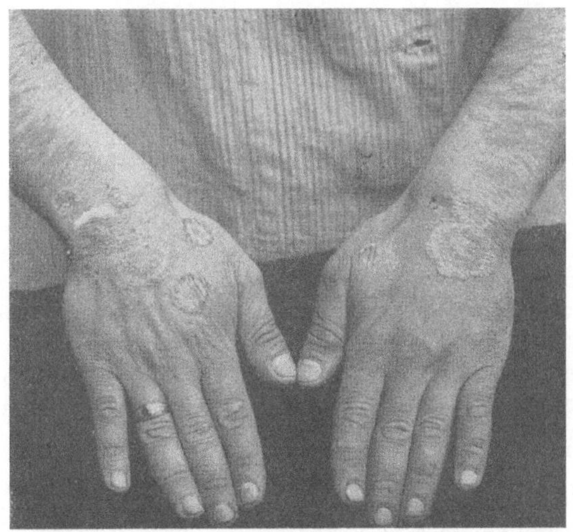

Abb. 24. Trichophytia squamosa (schuppende scherende Flechte); Wäscherin.

Wenn wir nun zum Schlusse das Gemeinsame, das den Schädigungen der Haut durch den Beruf zukommt, hervorheben wollen, so haben wir dabei im

Vergleich zu den nicht beruflich erworbenen Hautkrankheiten vor allem als solches das Bekanntsein der unmittelbaren Ursache und die Möglichkeit der experimentellen Erzeugung zu nennen. Auf der einen Seite haben wir die Haut, auf der anderen Seite die sie treffenden Reize, die physikalischer, chemischer und infektiöser Natur sein können. Die Haut kann normal sein, sie kann seborrhoisch, ichthyotisch, anämisch, hyperämisch oder sonstwie in ihrem anatomischen Bau oder ihrer physiologischen Funktion geändert sein; sie kann hypersensibel durch Idiosynkrasie und Anaphylaxie sein oder durch eine bereits bestehende Hautkrankheit allergisch geworden sein. Die Reize, die die normale Haut im Berufe treffen, müssen, um eine Wirkung ausüben zu können, das Stratum corneum verletzen, also ätzend, macerierend oder lösend auf dieses wirken, sie müssen, um

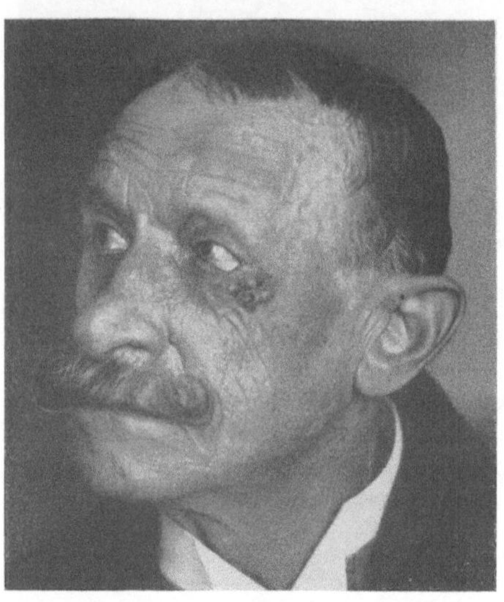

Abb. 25. Tuberculosis verrucosa (Leichentuberkel); Schuster.

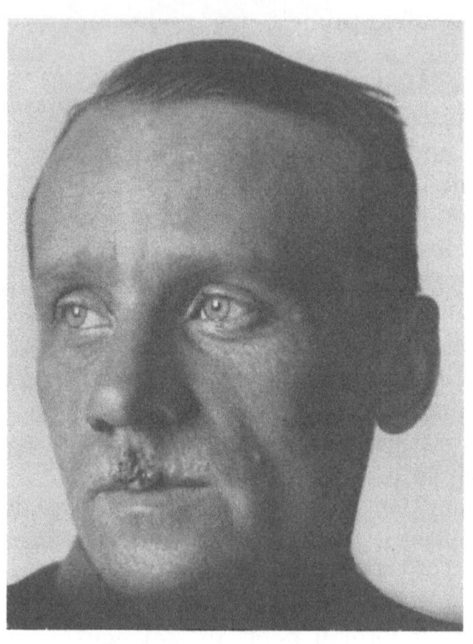

Abb. 26. Chronischer Rotz; Dragoner.

die Stachelzellenschicht zu schädigen, wenn sie nicht an sich zelltötend wirken, kolloid-chemische Wirkung auf das Protoplasma ausüben. Durch die interspinalen Räume gelangen sie zu den Capillaren der Papillen und wirken auf diese nach ihrer Art ein. Dabei spielen natürlich die Zeit der Einwirkung, die Innigkeit des Kontaktes, mechanische Momente, Konzentration der Reize, ihre Lösungsverhältnisse usw. eine große Rolle. Das jeweilige Zustandsbild einer Berufsdermatose ist demnach die Folge der Einwirkung bestimmter Reize auf eine entsprechend reagierende Haut. Da diese ohne Gesamtorganismus nicht reagieren kann, so kommt neben dem Hautorgan auch dieser in Betracht.

Es bleibt nur noch übrig, einige wenige Worte über die *Prophylaxe* und *Therapie* dieser Erkrankungen zu sagen. Für die *Prophylaxe* sei erwähnt, daß hier wohl das Wort FISCHERS zu Recht besteht, daß *alle Vorschriften und Gesetze, wenn sie auch noch so klar und noch so streng sind, nicht schützen, wenn nicht der, dem sie gelten, den Willen zum Selbstschutz hat.* THIELE teilt die Regeln der Prophylaxe ein: 1. in Erziehung, Aufklärung und Belehrung im eigentlichen Sinne auf der Grundlage von Berufseignung und Berufsberatung; 2. in Vorschriften, Verordnungen und Gesetze, die Forderungen an die sachliche und persönliche Durchführung bestimmter gewerblicher Arbeiten im Sinne des Arbeiterschutzes stellen. Für die Prophylaxe der Berufskrankheiten der Haut erscheint mir als wichtigstes Moment die *Auswahl des Berufspersonals*. Ichthyotiker, Seborrhoiker, Pruriginöse usw., Leute mit anämischer Haut, blonde Personen sind eher Berufen zuzuführen, wo sie nicht mit Wasser, reizenden Stoffen, Hitze, Staub in Berührung kommen. Idiosynkrasische und Überempfindliche sind beim ersten Auftreten dieser Überempfindlichkeit aus dem Berufe zu ziehen, in Arbeit und Beruf bereits stehende Personen sind gegen reizende Substanzen zu schützen, beim Hantieren mit manchen reizenden Substanzen genügen z. B. Gummihandschuhe. Die schädliche Macerationswirkung des Wassers kann, wo es angängig ist, durch Einfetten mit Öl beseitigt werden. Der an der Haut haftende Staub, Schmutz usw. ist durch gründlichen Gebrauch von Wasser und Seife, wobei aber energisches Bürsten z. B. zu vermeiden ist, zu entfernen. Für genaues Abtrocknen ist zu sorgen, sonst werden die Hände rissig und spröde. Für wasserunlösliche Farbstoffe und Chemikalien ist immer das mildeste Lösungsmittel zu gebrauchen. Regelmäßige Bäder, fleißiges Wechseln der Wäsche und Kleider sind unbedingt notwendig. In gewissen Berufsarten sind Ventilationsvorrichtungen, Verminderung der Staub- und Rauchplage, der Hitze, des Wasserdampfes von nicht zu unterschätzender Bedeutung. Schädliche Ersatzstoffe in den Fabriken sind womöglich durch unschädliche, verunreinigte durch reine oder möglichst gereinigte zu ersetzen, bakterienhaltige Substanzen sind, soweit es angeht, auf verschiedene Arten zu desinfizieren. Die Reinigung der Hände soll häufig, aber besonders des Abends, gründlich vorgenommen werden. Die Hände sollen dann mit einem reizlosen Fett eingefettet werden und morgens nach dem Erwachen womöglich nur trocken abgewischt werden. Innere Erkrankungen, Verdauungsstörungen, Schwangerschaft, Unterernährung, schlechte Wohnungsverhältnisse als Prädisposition für die berufliche Erkrankung sollen vom allgemeinen Standpunkt der Arbeiterfürsorge behandelt werden. Verletzungen, die im Berufe zugezogen werden, sollen sofort sorgfältig aseptisch behandelt und zur Heilung gebracht werden.

Die *Therapie* der einzelnen Berufskrankheiten unterscheidet sich nicht von den in der Dermatologie sonst geübten Prinzipien. Als wichtigster Grundsatz gilt wohl der, bei einer entstandenen Schädigung der Haut sofort die Arbeit aussetzen, den Ursachen der Erkrankung nachgehen und erst bei Beseitigung des veranlassenden Momentes und der eventuell bestehenden Überempfindlichkeit durch Desensibilisierung die Arbeit wieder aufnehmen zu lassen. Gelingt dies nicht und treten Rezidive trotz aller Gegenmaßnahmen, die getroffen wurden, ein, dann muß wohl der Beruf gewechselt werden. Trotzdem kommen hie und da Fälle vor, wo trotz Aufgabe der Arbeit und trotz Wechsels der Beschäftigung eine Desensibilisierung nicht gelingt oder eine eingeleitete Schädigung weitergreift, wie z. B. beim Röntgencarcinom. Wie bei allen Krankheiten, die sozial sind, ist es auch bei den Arbeitererkrankungen der Haut nur durch ein Zusammenarbeiten aller beteiligten Faktoren, wie der Ärzte, Krankenkassen, Gewerbeinspektoren, Industriellen, Techniker, Chemiker, der Regierung und der Parlamente usw. möglich, hier Ersprießliches zu leisten.

Literatur.

Blaschko: Die beruflichen Hautkrankheiten, in Weyls Handb. d. Arbeiterkrankh. 1908. — Bloch, Br.: Ekzem. Kongr. d. dtsch. dermatol. Ges., München 1923. Arch. f. Dermatol. u. Syphilis Bd. 145. — Jadassohn: Ekzem. Ebenda; Odolekzem. 87. Vers. dtsch. Naturforscher u. Ärzte 1922. — Jaeger: Überempfindlichkeit und Idiosynkrasie der Haut bei Ekzematikern. Schweiz. med. Wochenschr. 1922, Bd. 52. — Kreibich: Ekzem. Kongr. d. dtsch. dermatol. Ges.. München 1923. Arch. f. Dermatol. u. Syphilis Bd. 145. — Oppenheim u. Neugebauer: Gewerbliche Hautkrankheiten. Handwörterbuch d. soz. Hyg., von Grotjahn

u. Kaup 1912. — PINKUS: Ekzem. Kongr. d. dtsch. dermatol. Ges., München 1923. Arch. f. Dermatol. u. Syphilis Bd. 145. — PROSSER WHITE: Occupational Affections of the skin. 2. Aufl. London: Lewis u. Co. 1920. — SACHS, OTTO: Gewerbliche Dermatosen. Dermatol. Wochenschr. 1923, Nr. 26. — TELEKY, LUDWIG: Schriften des 3. internationalen Kongresses für Gewerbekrankheiten. Wien: Hölder 1918. — ULLMANN, OPPENHEIM, RILLE: Handbuch der Schädigungen der Haut durch Beruf und Arbeit. Bd. I u. II. Leipzig: Voss 1913 u. 1924. — WEYL: Handbuch der Arbeiterkrankheiten 1908.

Berufliche Stigmata.

Von

B. CHAJES

Berlin.

Die Ausübung vieler Berufe bedingt eine mehr oder minder auffällige und nachweisbare Beeinflussung der Gesundheit der Berufstätigen. Die umfangreiche Literatur auf dem Gebiete der Gewerbekrankheiten zeigt ja, in welchem Maße die Gesundheit von der Berufstätigkeit abhängt. Nun braucht aber die Berufsarbeit durchaus nicht immer zu krankhaften Erscheinungen zu führen. In zahlreichen Fällen zeigen die in einem bestimmten Berufe tätigen Individuen gewisse körperliche Merkmale — Stigmata —, die durch die bestimmte Berufstätigkeit bedingt sind, ohne an sich pathologisch zu sein. Immerhin weisen sie charakteristische Eigenschaften auf, die sich regelmäßig oder häufig finden und so für den Kenner gewisse Rückschlüsse auf den Beruf der untersuchten Person gestatten. Wichtig ist ferner, daß die beruflichen Stigmata fast nie eine Funktionsbehinderung bedingen, sondern im Gegenteil — es sei nur auf die Schwielenbildungen hingewiesen — die Ausübung der beruflichen Arbeit erleichtern. In vielen Fällen ist jedoch eine Abgrenzung der beruflichen Stigmata von beruflichen Erkrankungen kaum scharf durchführbar; die Rhagaden- und Exkoriationsbildung bei Klempnern u. a. bildet z. B. einen Übergang von den Stigmata zu den Berufserkrankungen. Auch gewisse Veränderungen des Skeletts, z. B. der Wirbelsäule, wie geringe Kyphoskoliosen, X-Beine usw., stehen oft auf der Grenze zwischen Stigma und Berufserkrankung. Hierher gehören auch gewisse Deformierungen der Finger, die sich bei Korbflechtern finden; TELEKY beschrieb bei diesen Arbeitern Einbuchtungen der Mittelphalangen der Finger der linken Hand vom Halten der Form herrührend, während die Finger der rechten Hand infolge Anziehens des Geflechtes ulnarwärts geneigt sind. Die kleinen Finger beider Hände sind leicht gekrümmt. Auch bei Schneidern ist der rechte kleine Finger vielfach in Beugekontraktur. Die beruflichen Stigmata können entweder vorübergehender Natur sein, d. h. sie schwinden wieder, wenn das betreffende Individuum seinen Beruf aufgibt, oder sie bleiben dauernd wahrnehmbar. Für die Entstehung der beruflichen Stigmata kommen eine Reihe verschiedener Ursachen in Frage: mechanische (Druck, Zug, Reibung usw.), chemische (Einwirkung von Säuren usw.), thermische (Kälte, Wärme), ferner die Einwirkungen von Licht und Elektrizität. Nicht alle Individuen reagieren auf die erwähnten Reize in gleicher Weise; man muß daher das Vorhandensein einer gewissen individuellen *Disposition* annehmen.

Allgemeine Berufsstigmata.

Die Anforderungen vieler Berufe bedingen es, daß nur Personen von bestimmten körperlichen Eigenschaften a priori gewisse Berufe ergreifen; schwächliche Individuen werden z. B. nicht Schmied werden, körperlich robuste nicht

Jockei. Durch eine derartige natürliche Berufsauslese wird selbstverständlich schon eine gewisse Kennzeichnung der Ausübenden mancher Berufe bedingt. Der Bau und die Entwicklung des Brustkorbs, die Entwicklung bestimmter Muskelgruppen an Rumpf und Gliedmaßen, die Körperhaltung zeigt bei manchen Berufen gewisse Merkmale. Vor allem ist auch die Gesichtsfarbe in vielen Fällen von der Berufstätigkeit abhängig. „Stubenhocker"-Personen, die durch ihre Berufstätigkeit an das Zimmer gebunden sind, zeigen eine andere, meist blasse, Gesichtsfarbe wie Arbeiter, die dauernd im Freien sind. Wie bei der ersten Gruppe die blasse Gesichtsfarbe oft das Symptom einer Blutarmut oder Anämie ist, d. h. also auf einem mehr oder weniger pathologischen Prozeß beruht, so zeigen auch Maurer, Kutscher, Erd- und Feldarbeiter, Schmiede, Glas- und Hochofenarbeiter, ferner Leute, die mit elektrischem Schweißen beschäftigt sind, bei ihrer gebräunten oder geröteten Gesichtsfarbe doch deutliche Veränderungen der Haut, die wiederum den Übergang ins Pathologische in manchen Fällen bilden. Unter dem Einfluß der Sonnenstrahlung, der Wärme usw. entwickelt sich auf der unbedeckten, der Strahlung ausgesetzten Haut zunächst eine Rötung (Erythem) — gewöhnlich auf den Handrücken und im Gesicht —, die nach mehr oder weniger kurzer Zeit verschwindet und einer allmählich auftretenden Hyperpigmentierung Platz macht. Diese kann entweder diffus auftreten oder in ephelidenartiger Form erscheinen. Bis zu dieser Entwicklung handelt es sich um normale Abwehrvorgänge, die aber oft zu pathologischen Erscheinungen führen. Wie UNNA schon bei der von ihm so benannten „Seemannshaut" beschrieben hat, atrophiert der Papillarkörper der Haut, die Zellen des Epidermisepithels verflachen. Mit dem Schwinden der elastischen Fasern geht eine Erweiterung der Hautgefäße und eine Pigmentanhäufung in der Haut einher. Bisweilen schließt sich an diese Veränderung eine mehr oder weniger ausgeprägte Atrophie der befallenen Hautpartien sowie eine Hypertrophie der Talgdrüsen an; es finden sich dann zwischen den Pigmentierungen Stellen von trockener narbig-atrophischer Beschaffenheit. Die Oberfläche ist teilweise glatt, teilweise höckrig und weist ferner Teleangiektasien und Verhornungen auf, die schließlich in carcinomatöse Ulcerationen übergehen können. UNNA selbst hat die Seemannshaut als „Xeroderma der Erwachsenen" bezeichnet. Auch bei diesen Hautveränderungen ist der Übergang ins Krankhafte ganz evident. — Die bei der Seemannshaut erwähnten Teleangiektasiebildungen kommen natürlich auch bei anderen Individuen vor, deren Berufstätigkeit sich im Freien abspielt, und die, wie z. B. Kutscher, Landleute, Gärtner usw., dem Witterungswechsel oder, wie Schmiede, Hochofenarbeiter u. a., dem Temperaturwechsel ausgesetzt sind. Die Gefäßerweiterungen finden sich vor allem im Gesicht und besonders an der Nase und können wiederum zur Entstehung von Acne rosacea bei besonders disponierten Individuen Veranlassung geben. Nasenröte findet sich besonders häufig durch Erfrierungen, wobei der mangelhafte Ernährungszustand, wie er infolge der Kriegs- und Nachkriegsernährung bedingt ist, als dazu disponierend beiträgt.

Obwohl nicht mehr in das Gebiet der Berufsstigmata, sondern in das der beruflichen Hautkrankheiten gehörend sollen doch an dieser Stelle die Melanosen oder Melanodermien erwähnt werden, welche sich bei Berufstätigen finden, die mit Schmieröl, Erdöl, Ersatzölen, Teer, Asphalt usw. arbeiten. Die Verfärbungen können sowohl durch die äußere Einwirkung der genannten Stoffe auf die Haut entstehen als auch durch Übergang in die Blutbahn durch Einatmung oder Verschlucken. Die Lichtwirkung, vor allem der Sonnenstrahlen, fördert dann die Entstehung der Verfärbungen der durch die Aufnahme der betreffenden Substanzen sensibilierten Haut, wobei nicht nur die unbedeckten Hautpartien, sondern auch die von der Kleidung geschützten Körperteile verfärbt sein können.

Berufliche Stigmata der Haut.

Die meisten der beruflichen Stigmata kommen in Veränderungen der Haut zum Ausdruck. Wie aus den obenerwähnten Beispielen hervorgeht, sind es gerade die

Verfärbungen,

welche besonders ins Auge fallen. Die Verfärbungen betreffen neben der Haut auch die Anhangsgebilde (Haare, Nägel) sowie die Schleimhäute. Bisweilen verändern sie die Haut nur wenig und können durch gewöhnliche Reinigung mit Wasser und Seife unschwer beseitigt werden, wie es z. B. bei Wasserfarben, Tinte usw. der Fall ist. Bei der Einwirkung von Öl- und Lackfarben ist die Beseitigung der Verfärbungen nur durch Öl, Terpentin, Spiritus und andere Substanzen möglich. Dabei entstehen bei häufiger Anwendung dieser Mittel leicht Ekzeme. Selbstverständlich kann auch die Färbung beim Aufhören der Beschäftigung mit den betreffenden Farbstoffen nach mehr oder weniger langer Zeit durch die physiologische Desquamation verschwinden. Die Farbstoffe selbst dringen entweder in die Hornschicht der Epidermis ein oder bilden feine Auflagerungen auf der Haut, wie z. B. bei Schornsteinfegern, oder verändern die Haut durch chemische Verbindung. Diese letzte Einwirkung beobachtet man bei Arbeitern in der chemischen Industrie, bei Färbern, besonders bei Seidenfärbern, bei Tischlern durch Holzbeize (braunschwarze Färbung). Salpetersäure verursacht eine braunrote Färbung, Schwefelsäure (z. B. bei Verzinkern) eine gelbrote bis schwarze, Chromverbindungen eine mehr bräunliche. Bei Gerbern entsteht durch die Einwirkung von Kalk und Tannin eine braunrote Veränderung der Haut und Nägel. SACHS hat bei Arbeiterinnen, die mit der Herstellung von Ersatzkaffee beschäftigt waren, eine intensive braungelbe Verfärbung der Haut an beiden Handtellern sowie der Nägel beschrieben; die Ursache schiebt er auf den gebrannten Zucker, der durch Kochen mit Wasser und Salzsäure zu einer braunen Masse wird, die mit Rübmehl und Eicheln gemischt und gemahlen wird. Bei Pelzfärbern finden sich ebenfalls Schwarzfärbungen der Hände, die durch Ursol (Paraphenylendiamin) hervorgerufen werden. Andersfarbige Farbstoffe bedingen natürlich entsprechende Verfärbungen.

Die Verfärbungen beschränken sich aber in vielen Fällen nicht auf die Haut allein; so sind von BAYER bei Färbern, die Chromdämpfen ausgesetzt waren, im Lidspaltenbezirk der Hornhaut bandförmige Braunfärbungen beobachtet worden. Haare und Nägel zeigen ebenfalls häufig Verfärbungen. OPPENHEIM hat Gelbgrünfärbung der Haare durch Ekrasit bei Arbeitern, die mit der Füllung von Granaten beschäftigt waren, beschrieben; die Pikrinsäure färbte Haare — auch Scham- und Achselhaare und Nägel gelblich. Zu den *Pigmentierungen* der Haut, die entweder durch Eigenpigment oder aber durch körperfremdes in der Blutbahn befindliches Pigment zustande kommen, gehören vor allem die Arsenmelanosen, ferner die bereits obenbeschriebenen Melanodermien durch Schmieröl und ähnliche Substanzen und die Argyrie. Auch die „Seemannshaut“ zählt unter diese Kategorie. Charakteristisch ist für alle Pigmentierungen, daß sie fast immer bestehen bleiben und nicht wie die meisten Verfärbungen nach dem Aufhören der veranlassenden Beschäftigung allmählich mehr oder weniger schnell verschwinden. Bei den *Arsenmelanosen*, die sich besonders bei Seiden- und Federfärbern und bei Arbeitern, die mit der Fabrikation von Schweinfurter Grün beschäftigt sind, finden, fällt eine dunkelbraune Verfärbung der Haut des Gesichts und der Hände auf. Für die Entstehung kommt nicht nur die direkte äußere Einwirkung, sondern auch die Aufnahme des Arsens durch Inhalation oder Verschlucken in Frage. Mikroskopische Untersuchungen der Haut ergaben, daß der Pigmentgehalt in der Stachelzellenschicht, im Papillarkörper und in den Lymphspalten der Cutis vermehrt waren, daß es sich also um eine Anhäufung von normalem Hautpigment handelte. Im Gegensatz zu der Arsenmelanose wird bei der Argyrie der Farbstoff, der durch das Einatmen von Silberstaub oder Verschlucken von silberhaltigen Lösungen entsteht, durch die Blutbahn verbreitet. TELEKY hat derartige Verfärbungen bei Perleneinziehern beschrieben, die bei der Herstellung von Spiegelbelag bei Glasperlen Argentum nitricum-Lösung verschlucken. Es entwickelte sich dann im Gesicht eine graphitgraue metallisch glänzende Färbung, die auch auf Brust und Rücken sichtbar war und an der unteren Rumpfhälfte allmählich an Intensität verlor. TELEKY schiebt diese für die Argyrie charakteristische Tatsache auf die geringere Lichteinwirkung. Ähnliche Beobachtungen hat KOELSCH bei Blattsilberbeschneiderinnen gemacht, die den Silberstaub einatmen. Bei diesen Fällen von Argyrie wird auch eine Verfärbung der Schleimhaut des Mundes und die dunkelbraungrüne Zahnfarbe erwähnt. Im Gegensatz zu dieser allgemeinen Argyrie handelt es sich bei den Flecken, die an der Haut der Hand bei Silberarbeitern beobachtet werden — und zwar besonders auf der Dorsalseite der linken Hand —, um *Einsprengungen* kleiner Silberteilchen. Im alkalischen Gewebssaft lösen sich — wie BLASCHKO nachgewiesen hat — diese und schlagen sich dann auf den elastischen Fasern der Cutis nieder, die durch die Epidermis graublau durchschimmern. So ist es denn auch erklärlich, daß die Oberhaut über den Flecken völlig intakt erscheint.

Einsprengungen anderer Substanzen, z. B. von Eisen bei Müllern, entstehen in ähnlicher Weise. Hier werden beim Bearbeiten der Mühlsteine kleine Eisenteilchen vom Meißel abgesplittert und dringen durch die Epidermis der Dorsalfläche der linken Hand in die Cutis ein. Dort wird das Eisen oxydiert und verursacht bis hirsekorngroße Flecke, die jedoch infolge der Resorption des Eisenoxyds allmählich schwinden können, sofern die Beschäftigung längere Zeit ausgesetzt wird. Bei der Bearbeitung anderer Metalle werden Messing-, Kupfer-, Blei-, Bronze-, Stein- und Kohlenpartikel in die Haut eingesprengt. Bei Bergleuten und Kohlenarbeitern geschieht das mit Kohlenteilen. Die Erscheinungen bei den verschiedenartigen Einsprengungen sind prinzipiell die gleichen wie bei denen von Silber und Eisen, nur tritt z. B. bei Kohlenpartikeln keinerlei chemische Veränderung ein.

Viel häufiger als das Stigma der Pigmentierung finden sich einfache *Auflagerungen* auf der Haut, die von den Arbeitsmaterialien herrühren, aber doch infolge mangelnder gründlicher Säuberung so konstant bleiben, daß man daraus oft auf die Berufstätigkeit des einzelnen Individuums schließen kann. Bei Bäckern und Müllern findet man Mehlstaub, bei Schustern Pech, bei Metallarbeitern, Schlossern, Schmieden, Klempnern usw. Metallteilchen, bei Bronzierern Bronze usw., bei Büstenarbeitern, die mit der Herstellung von Büsten aus Pappe beschäftigt waren und dauernd mit Kleister zu hantieren hatten, fand ich Kleisterauflagerungen, die auch bei oberflächlicher Reinigung nicht entfernt wurden. Bekannt sind ja ferner die Auflagerungen von Kalk und Mörtel bei Maurern und Bauarbeitern, von Zement bei Zementarbeitern usw. Forensisch ist die Tatsache von Wichtigkeit, daß sich bei derartigen Berufstätigen die Ablagerungen besonders hartnäckig unter den Nägeln finden. Hier kommen besonders auch tierische Substanzen wie Haare vor (bei Kürschnern, Stalleuten, Hutarbeitern, Borsten- und Pinselarbeitern usw.). Im allgemeinen lassen sich aber die genannten Auflagerungen durch gründliche mechanische Reinigung, besonders wenn sie oft wiederholt wird, entfernen. Sie schwinden natürlich, wenn die betreffende Beschäftigung einige Zeit ausgesetzt wird.

Zu den bemerkenswertesten der beruflichen Stigmata gehören die

Schwielenbildungen.

M. Oppenheim gibt in seiner Abhandlung über „die beruflichen Stigmata der Haut" nachstehende treffende Definition der Schwielen: „platte und flache Verdickungen der Hornschicht, welche sich meistens in die Umgebung verlieren, eine gelbbraune, gelbe oder mehr dunkelbraune Farbe haben, dabei meistens von transparenter Beschaffenheit sind. Sie fühlen sich hornartig an, die normale Hautfelderung und Riefenbildung ist bei ihnen weniger ausgeprägt, das Gefühl vermindert. Sie finden sich hauptsächlich an Stellen, wo die Haut unmittelbar dem Knochen anliegt und werden meist durch Druck und Reibung hervorgerufen." Neben diesen mechanischen Ursachen kommen aber auch chemische, z. B. Säuren, Alkalien, Öle, thermische und Lichtwirkungen in Betracht. Zahlreiche Dermatologen wie Hebra, Neumann, Kaposi, Jarisch, Neisser, Jadassohn, Janowsky u. a. haben sich mit der Ätiologie und Histologie der Schwielenbildungen befaßt, so daß die Literatur gerade hierüber recht umfangreich ist. Wie für die Entstehung der meisten gewerblichen Stigmata spielt die Disposition für die Entstehung der Schwielen eine wichtige Rolle, und zwar sind Personen, die an Ichthyosis oder Hyperhidrosis leiden, besonders dazu veranlagt. Während einige Autoren wie Neisser und Jadassohn annehmen, daß hauptsächlich intermittierender Druck auf die Haut die Schwielenbildung fördert und der kontinuierliche Druck mehr zur Atrophie führt, werden doch bei dauerndem Druck, z. B. von Bruchbändern, Prothesenbändern usw. Schwielenbildungen beobachtet. Es muß also eine individuelle Disposition vorliegen, die in dem einen Falle zur Atrophie, in dem anderen zur Schwiele führt. Teleky rät, die Schwielen zur besseren Charakterisierung in Handschemen einzuzeichnen, weil das daktyloskopische Verfahren ungeeignet ist, da auch auf dicken Schwielen die Papillarlinien erhalten sind. Oppenheim hingegen gibt an, auf diese Art „Dermatotypie" brauchbare Bilder erhalten zu können (Archiv. f. Derm. Festschr. und Finger; Dermatol. Wochenschr. 1917. — Die nachstehende Übersicht, die jedoch keineswegs den Anspruch auf Vollständigkeit erhebt, zeigt, in wie zahlreichen Berufen charakteristische Schwielenbildungen beobachtet werden:

Akrobaten: an den Händen und Kniekehlen infolge Turnens am Reck.

Anstreicher — hierzu gehören auch *Zimmermaler* und *Lackierer* — durch das Halten des Pinsels an den Mittelphalangen des rechten Zeige- und Mittelfingers und der Hohlhand durch das Halten der Palette zwischen linkem Daumen und Zeigefinger.

Bäcker: am Kleinfinger und an der Ulnarseite beider kleinen Finger durch das Kneten des Teigs.

Faßbinder: Schwielenbildung an beiden Hohlhänden, besonders links (Smital).

Feilenhauer: am rechten Kleinfingerballen eine dicke, medianwärts scharf abgegrenzte Schwiele.

Glasbläser: diffuse Schwielenbildung auf den Hohlhänden, wobei gleichzeitig schwarze Einsprengungen sichtbar sind, die durch das Gemisch von Holzkohle, Pech und Kolophonium, das zur Erleichterung des Drehens der Pfeife verwendet wird, unter gleichzeitiger Einwirkung von Hitze entstehen.

Gerber: Schwielenbildung am Ellbogen durch Druck der Werkzeuge (Dreyfuss).

Graveure: durch das Halten des Stichels Schwielen an der Innenseite des kleinen Fingers der rechten Hand.

Handschuhlederfärber: Schwielen an der Volarseite des Daumens, Zeige- und kleinen Fingers der rechten Hand und oberhalb des Handgelenks des 1. und 3. Metacarpusköpfchens, hervorgerufen durch das Walken des Leders (Bauer).

Handschuhmacher: wulstförmige Schwielen an der Dorsalseite der Finger infolge der Reibung am Arbeitstisch beim Dehnen des Leders.

Hutmacher: dicke Schwielenbildung an den inneren Handflächen, hervorgerufen durch ein kleines über die Handfläche geschnürtes Brettchen. Durch die Befestigungsschnüre bilden sich zwei ringförmige Schwielen an der Rückseite der Grundphalange des 3. Fingers und des Handgelenks. Die *Anformer* und *Plattierer* haben ähnliche jedoch anders angeordnete Schwielen, letztere auch auf der Rückseite der Finger (TELEKY).

Kellner: an der Ferse, Fußsohle, Großzehenballen und kleiner Zehe Hornhautbildungen und Clavi, hervorgerufen durch den Druck des nicht ganz passenden Schuhwerks infolge der dauernden Bewegung.

Köchin: Schwielenbildung der Hohlhände unter gleichzeitiger Einwirkung von Druck, Hitze, Feuchtigkeit und scharfen Substanzen.

Lastträger (*Steinträger* auf Bauten usw.): Schwielenbildung auf der Schulter.

Reiter (Kavalleristen): hierzu gehören auch die Exerzierschwielen, Vorkommen an Fuß- und Handflächen, Gesäß und Waden.

Sattler: an den Fingern der rechten Hand in der Höhle des Handgelenks dicke Schwielen mit dicken Furchen vom Faden, in etwas anderer Anordnung auch an der linken Hand; hier finden sich ferner auch am 4. Finger dicke Schwielen mit tiefem Loch infolge Durchdrückens der Nadel; bei jenen Sattlern, die mit Nadel und Zange arbeiten, andere davon herrührende ebenfalls sehr ausgeprägte Schwielen (TELEKY).

Schlächter: Hyperkeratosen der ganzen Hohlhand sowie der Beugeseiten der Finger; gleichzeitig finden sich schwarze punktförmige Vertiefungen, die durch Kolophonium, das zur Enthaarung der Schweine gebraucht wird, unter gleichzeitiger Hitzeeinwirkung hervorgerufen werden (MATZENAUER, BRANDWEINER).

Schlosser: schwarzgefärbte Schwielen an der Hohlhand und den Fingerspitzen der rechten Hand, vom Hammer und Feilen herrührend.

Schmiede: Schwielen am 4. und 5. Finger sowie am Kleinfingerballen der rechten Hand.

Schneider: zeigen von der Nadel zerstochene Schwielen am Zeigefinger; besonders bei *Zuschneidern* durch den Druck der großen Schere Schwielen an der ganzen Handfläche, besonders aber am Daumenballen; bei *Büglern* an der Volarfläche der rechten Hand und der Finger infolge Druck des Plätteisengriffs.

Schreiber und *Zeichner*: Schwielen an der 3. Phalanx des rechten Mittelfingers durch den Druck des Federhalters hervorgerufen.

Schriftsetzer: Verhornungen an den Fingerspitzen und den einander zugewendeten Seiten der inneren Flächen der Endphalangen, herrührend vom Fassen der Lettern; dabei sind auch die Nägel abgestoßen; bei Maschinensetzern finden sich die Verhornungen an den letzten Fingerphalangen.

Schuster: durch den Hammer Schwielen an der Volarseite der rechten Hand und den Fingerbeugen; an den Ulnarrändern beider Hände infolge Durchziehens des Pechdrahts; ferner Schwielen über dem Sitzknochen durch den Druck des Schemels, endlich auf dem rechten Oberschenkel dicht oberhalb des Knies.

Steinmetz: Verdickung an der Innenseite der Grundphalangen des linken kleinen Fingers vom Halten des Meißels; ferner dem linken Ellbogen durch das Stützen des den Meißel haltenden Armes.

Straßenkehrer: Schwielenbildung zwischen Daumen und Zeigefinger (OPPENHEIM).

Täschner: diagonal über die Grundphalange des rechten Zeigefingers verlaufende wulstförmige Schwiele, durch Lederschneiden bedingt.

Tischler: Schwielen an der Volarfläche von Daumen und Zeigefinger sowie am Kleinfingerballen infolge Drucks des Hobels.

Tucharbeiter: durch Schere hervorgerufene Schwielenbildungen wie bei Zuschneidern, ferner wie bei Tuchdruckern und endlich an den Fingerenden durch das Noppen, d. h. Entfernen der Holzsplitter und Knoten aus dem Tuch mittels kleiner Zangen (OPPENHEIM). Gleichzeitiges Einwirken mechanischer, chemischer und thermischer Reize.

Tuchdrucker: Schwielen an der Ulnarseite des Kleinfingerballens, der Hand und des 5. Fingers vom Aufdrücken des Tuches auf die heiße Farbwalze.

Weber: besonders bei Samtwebern Schwielen in der Mitte beider Handflächen, an der Basis des linken Ringfingers und des rechten Daumens, verursacht durch den Druck von Lade und Schiffchen (VERNOIS, MICHEL); bei Bortenwebern, am Handstuhl arbeitend, wulstförmige Schwielen an der Dorsalseite der Finger, bedingt durch das Zurückschieben der Lade (TELEKY).

Weinküfer (Faß- und Kellerarbeiter): Schwielenbildungen an den Hohlhänden; durch die chemische Einwirkung des Weins usw. entstehen gleichzeitig Rhagaden, die wiederum zu charakteristischen Narbenbildungen führen.

Zigarrenarbeiter: Schwielen am Zeigefinger, Daumenballen und der Dorsalseite der Finger, hervorgerufen durch den Druck des Messers und — an der Rückseite — durch die Reibung der Finger auf der Tischplatte.

Zitherspieler (Violinspieler): Schwielenbildungen an den Fingerspitzen der linken Hand, besonders an Daumen und Zeigefinger.

Auch an der Mundschleimhaut finden sich bisweilen den Schwielen entsprechende Veränderungen, z. B. die Leukoplakie bei Glasbläsern, hervorgerufen durch den Druck der sich drehenden Pfeife (C. F. SCHMIDT).

Bei der *Pechhaut*, die bei Arbeitern, welche mit Pechstaub usw. in Berührung kommen, entsteht, handelt es sich um gleichzeitiges Vorkommen von Hyperkeratose, Komedonenbildung und brauner Verfärbung des Gesichts und der Skleren (infolge von Pechimprägnierung und Pigmentvermehrung).

Komedonenbildungen kommen bei Arbeitern, die mit Petroleum, Ölen, Chlor und vielen anderen Chemikalien zu tun haben, vor. Hier handelt es sich aber schon um Erkrankungen der Haut, die an anderer Stelle behandelt werden.

Auch *Narben- und Excoriationsbildungen* können in vielen Fällen als berufliche Stigmata angesprochen werden. Sie sind aber immer Folgen von krankhaften Prozessen und gehören daher, streng genommen, ebenfalls in das Gebiet der gewerblichen Hauterkrankungen. Rissige Schwielen finden sich in den Hohlhänden von Böttchern, Klempnern, Drahtziehern usw. Bei Galvaniseuren und anderen Arbeitern, die mit ätzenden Substanzen zu tun haben, finden sich charakteristische Narbenbildungen an den Händen und Unterarmen. Bei Steinmetzen werden ebenfalls typische Narbenbildungen beobachtet. Während die Excoriationen nach dem Aufhören der betreffenden ursächlichen Berufstätigkeit verschwinden, bleiben die Narben natürlich dauernd und lassen auch nach vielen Jahren oft noch einen untrüglichen Schluß auf die vorangegangene Berufstätigkeit zu.

Die *Bindegewebs- und Schleimbeutelneubildungen*, die sich an den Stellen entwickeln, an denen die Haut leicht verschieblich über dem Knochen liegt und ein starker Druck bei der Arbeit ausgeübt wird, gehören in das Gebiet der chirurgischen Gewerbekrankheiten; ebenso auch die Schleimbeutelentzündungen an Ellbogen und Knien, wie sie sich bei Bohnern, Bergarbeitern, Steinmetzen usw. finden.

Nagelveränderungen.

Zu den auffälligsten beruflichen Stigmata gehören die Nagelveränderungen. Es ist daher kein Wunder, daß diese schon seit langer Zeit in der Fachliteratur erwähnt worden sind. Daß die Berufsarbeit die Nagelbildung beeinflußt, hat bereits SEELIGMÜLLER 1902 beschrieben. Er fand die Fingernägel der rechten Hand länger, wenn man die Lage der Seitenränder in Betracht zieht, und besonders an Daumen und Zeigefinger platter und breiter. Bei schwerer Arbeit sind die Nägel abgeplattet. Es sind bereits die *Verfärbungen* der Nägel, wie sie sich bei bestimmten Berufstätigen finden, erwähnt worden. Meist bedingen die Verfärbungen der Haut auch solche der Nägel, ebenso sind *Ablagerungen* bestimmter Substanzen, z. B. von Silber, Bronze, Haaren usw. unter den Nägeln für manche Berufe charakteristisch. Auffallend sind aber vor allem die *Substanzveränderungen* und die *Form* der Nägel bei den Arbeitern vieler Berufe. Teilweise wird der Nagel zur Erleichterung der Arbeit absichtlich lang gelassen oder verkürzt. Bei Indigoarbeitern bleibt der rechte Daumennagel lang, um die Indigofrüchte leichter öffnen zu können. Auch bei Uhrmachern findet sich am rechten Daumennagel eine charakteristische Veränderung: er ist kurz, hart und doppelt so dick wie die anderen Nägel, weil er zum Öffnen der Uhrenkapseln benutzt wird. Bei Klavier- und Geigenspielern, bei Chirurgen usw. werden die Nägel wiederum kurz gehalten, weil längere Nägel bei der betreffenden Tätigkeit stören würden. In vielen Fällen wird eine Verkürzung der Nägel aber durch die Ausübung der Arbeit selbst verursacht. Bei Handsetzern sind die Nägel oft abgestoßen; ebenso sind durch die Reibung der Mühlsteine bei Müllern die Nägel sämtlicher Finger kurz, nur wenig über die Fingerkuppe vorspringend und nach der Dorsalfläche gedrängt (OPPENHEIM); auch bei Perlmutterarbeitern werden die Nägel durch die Schleifscheibe schief abgeschliffen. Gleichzeitig mit diesen mechanischen Einwirkungen machen sich auch vielfach chemische auf die Nagelbeschaffenheit geltend. So hat OPPENHEIM bei Kapselarbeiterinnen in Patronenfabriken beobachtet, daß die Nägel des 4. und 5. Fingers beider Hände, besonders jedoch rechts, einen lateral abgeschrägten und verdickten Rand zeigen. Die Ursache dieser Veränderung liegt darin, daß die Arbeiterinnen mit den Nägeln der betreffenden Finger die Hülsen aus einer Blechplatte heben und gleichzeitig so in die Säure eintauchen. Besonders bekannt sind ja auch die Nagelveränderungen bei Wäscherinnen, die entweder in einem Rissigwerden der Nägel oder in einer Abhebung des Nagels vom Nagelbett bestehen. Diese Ablösung fängt in der Mitte des Randes an und schreitet halbmondförmig zentral weiter, ohne daß es zu einer völligen Ablösung des Nagels kommt. Nach OPPENHEIM kommt die genannte Veränderung durch die heiße Sodaseifenlösung zustande, wobei durch das Auswinden die Nägel, und zwar besonders der rechten Hand, von der Fingerkuppe gelöst werden. Durch rein chemische und mechanische Einwirkungen sind bei Hutmachern die Nägel abgenutzt. Ebenso habe ich bei Büstenmachern unter dem Einfluß des Kleisters und von Formalin, das im Kleister enthalten war, Erweichungen der Nägel gesehen. Bei der Fabrikation von Kunstharz, wozu ja ebenfalls Formaldehyd, Carbolsäure und Ammoniak benutzt werden, kommt es gleichfalls zu derartigen Veränderungen der Nägel. Bei Vernicklerinnen findet man Verdickung, Mattwerden und Brüchigkeit der Nagelplatte (SACHS), bei Seidenfärbern durch Chlorzink, bei Büglerinnen usw. *Leuconychie* wurde ebenfalls als berufliches Stigma von EINER beschrieben, und zwar bei Materialwarenhändlern entstanden durch die Einwirkung von Salzbrühe. Bei den meisten gewerblichen Nagelveränderungen handelt es sich aber um krankhafte Prozesse, da sich gewöhnlich Nagelbettentzündungen usw. zugesellen. Im einzelnen sei auf die Monographien von J. HELLER über dieses Gebiet hingewiesen.

Wenn auch den beruflichen Stigmata bisher nicht allzu große Bedeutung beigemessen worden ist und nur wenige Autoren sich mit dieser Frage eingehender beschäftigt haben, so darf man doch die Wichtigkeit der beruflichen Stigmata in gewerbehygienischer Hinsicht nicht unterschätzen. Die moderne Gewerbehygiene legt nicht mehr den alleinigen Wert auf die Gewerbepathologie, sondern sucht durch Eingehen auf die Berufskunde und den Arbeitsprozeß vor allem das Entstehen von Gesundheitsschädigungen zu vermeiden. Bei diesen Bemühungen bildet aber gerade das Studium der beruflichen Stigmata bisweilen ein nicht zu unterschätzendes Hilfsmittel, das übrigens auch für die gerichtliche Medizin von Bedeutung ist.

Literatur.

BLASCHKO: Gewerbliche Hautkrankheiten, in Th. Weyls Handbuch d. Arbeiterkrankh. 1908. — OPPENHEIM: Gewerbliche Hautkrankheiten, in Grotjahn-Kaups Handwörterbuch d. soz. Hyg. Bd. I. 1912. — OPPENHEIM: Berufliche Stigmata der Haut, in Oppenheim-Rille-Ullmann: Die Schädigungen der Haut durch Beruf und gewerbliche Arbeit, Bd. I. 1922. — SACHS: Gewerbliche Dermatosen. Dermatol. Wochenschr. 1923, Nr. 26a. — Bei BLASCHKO und OPPENHEIM finden sich ausführliche Literaturangaben, so daß an dieser Stelle auf weitere Angaben verzichtet wird.

C. Hygiene einzelner Gewerbe und Berufe.

Land- und Forstarbeiter.

Von

RICHARD BERNSTEIN

Erfurt.

1. Berufsverhältnisse und Statistik.

Als berufstätig im eigentlichen Sinne sind anzusehen: 1. mittlere und kleine Besitzer und Pächter; 2. unselbständige Arbeiter, Dienstboten, Saison- und Wanderarbeiter; 3. teils in eigenem, teils in fremdem Besitz arbeitende Personen (Instleute usw.).

Ein Teil dieser Personen betreibt die land- und forstwirtschaftliche Arbeit nur im Nebenberuf (neben Fabrik- oder anderer gewerblicher Arbeit), ein anderer Teil betreibt neben der land- und forstwirtschaftlichen Hauptarbeit gewerbliche Nebenarbeit, besonders im Winter.

In mehreren Betriebszweigen arbeiten Frauen und Kinder ausschließlich oder aushilfsweise. Teils ist dies von den Wirtschaftsverhältnissen des einzelnen Betriebes, teils von den Gewohnheiten der Gegend und des Volksstammes abhängig [GRASSL (1)].

Die land- und forstwirtschaftliche Arbeit unterscheidet sich von Fabrik- und Handwerksarbeit grundsätzlich in folgendem:

1. Sie ist mehr von äußeren, wenig beeinflußbaren Umständen abhängig;
2. Sie paßt sich nicht einem täglichen Arbeitsstundenschema an;
3. Wohnung und Kost sind vielfach Teile des Lohns und somit auch der Arbeit selbst.

Es ist zu unterscheiden zwischen Bodenbau (Acker, Wiese und Weide, Wein, Forst, Garten, Moor und Torf) und Viehhaltung (Arbeit, Gewinnung tierischer Erzeugnisse, Zucht); beide Betriebszweige greifen hinsichtlich der Betriebsstoffe und der Arbeiter ineinander über.

Ein großer Teil der Arbeiter ist im Laufe des Jahres in mehreren Betriebszweigen tätig; es gibt aber auch Facharbeiter (Melker, Rübenarbeiter usw.).

Sterblichkeits- und Krankheitsstatistiken sind wenig vorhanden, sie sind nur verwertbar, wenn sie sich auf die „landwirtschaftliche", nicht „ländliche" Bevölkerung beziehen. Nach WESTERGAARD (2), HERKNER (3) u. a. sind die landwirtschaftlichen Berufe im ganzen gesundheitlich günstig gestellt; das gleiche gilt für die Tuberkulosesterblichkeit einzelner Länder, wie Bayern, Österreich, Schweiz [KOELSCH (4), TELEKY (5), HERKNER (3) u. a.]. Die Statistiken von ANDRAE (6) und GOLLMER (7) lassen wegen der Art des Zahlenmaterials (Lebensversicherungsgesellschaft) keine allgemein verwertbaren Schlüsse zu.

Das Material der Landesversicherungsanstalten des deutschen Reichs berücksichtigt nur die zur Invalidität führenden Krankheiten in ziemlich großen Krankheitsgruppen; es verdient besser als bisher verarbeitet zu werden.

Von Krankenkassen liegen nur wenige Zusammenstellungen vor, mit kleinen Landarbeiterzahlen [Leipziger Ortskrankenkasse, Umgebung von Weimar (PONNDORF (8)]; über eine Gärtnerkrankenkasse berichtet KANNGIESSER (9).

Krankenhausstatistiken sind wenig verwertbar.

Wichtig sind die Statistiken der landwirtschaftlichen Berufsgenossenschaften für Ursachen, Häufigkeit, Art und Ausgang der Betriebsunfälle und für Vergleiche mit gewerblichen Arbeitern.

2. Berufsgefahren und Berufsschädlichkeiten.

1. Die *Betriebsstoffe* des Acker- und Gartenbaues sind im allgemeinen hygienisch harmlos. Körnerfrüchte sind mäßig starke Staubbildner; Gerstenkörner, Strohhalme, Flachsstengel können durch ihre Oberfläche (Grannen, Kanten) schädlich wirken. Überempfindlichkeit gegen Pollen (Heufieber) scheint bei der landwirtschaftlichen Bevölkerung selten zu sein. Hopfen soll beim Pflücken Reiz- und Vergiftungserscheinungen hervorrufen [PFLEIDERER (10)]. Primeln und andere Gartenpflanzen verursachen Hautentzündungen.

Bei der Viehhaltung gefährden die Tiere den Arbeiter mit ihrer Körpermasse im ganzen oder mit einzelnen Körperteilen (Hörner, Zähne, Schnäbel, Stachel, Schwänze, Hufe); außer dem Bienengift handelt es sich um mechanische Schädigungen.

Die Betriebsstoffe der Forstwirtschaft schädigen durch ihre Masse (Baumstämme) oder ihre Gestalt (Äste und Zweige).

2. Die *Betriebsmittel* sind chemisch-bakteriologische oder mechanische. Zu ersteren zählen vor allem die Düngemittel, von denen die natürlichen (Jauche usw.) zu bakteriellen Infektionen führen können (Typhus, Wundkrankheiten), während die Bestandteile des Kunstdüngers (Salpeter, Ätzkalk, Kalkstickstoff, Phosphate, Cyanamid, Calciumcyanamid) ätzend auf Haut, Augen und Atmungswerkzeuge wirken [STRITT (11), KOELSCH (12) (13), SCHLIER (14), FUCHS (39) u. a.]. Der Schädlingsbekämpfung dienen Arsenik, Strychnin, Blausäure, Schwefelkohlenstoff, Fluor u. a.; sie können zu Erkrankungen führen, ebenso wie die gegen Mäuse und Ratten gebrauchten Mäusetyphusbacillen [STAUB (15), WILLFÜHR (16)]. Saatgutreinigung erfolgt naß oder trocken hauptsächlich durch komplexe Quecksilberverbindungen, die durch Staub- und Gaswirkung schädigen können (37).

Die mechanischen Betriebsmittel sind einfach (Geräte) oder zusammengesetzt (Maschinen mit Hand, tierischer oder physikalischer Kraft betrieben). Von ersteren führen hauptsächlich Leitern, Äxte, Sensen, Sicheln, Pflüge zu Verletzungen; von den Maschinen besonders die, die leicht in Gang zu setzen und in ihrem Bau schwer zu übersehen sind (Futterschneidemaschinen).

3. Die *Betriebsarten.* Im allgemeinen beansprucht die Arbeit in Land- und Forstwirtschaft und auch im Gartenbau alle Teile des Körpers ausgiebig. Schweres Heben und Tragen wird oft verlangt. Die Schädigungen durch Witterungseinflüsse sind früher vielleicht überschätzt worden [WINKLER (17)]; Gewöhnung an das Arbeiten bei Wind und Wetter ist zweifellos vorhanden.

Von einzelnen Verrichtungen sind hervorzuheben:

in der Feldwirtschaft das Arbeiten in gebückter Hockstellung (Kartoffel- und Rübenbau, Unkrautjäten, Sichelarbeit, Torfarbeit), das Gehen auf unebenem Boden beim Pflügen usw., das Kunstdüngerstreuen mit der Hand, das Mähen und das Dreschen (mit Staubentwicklung);

in der Viehhaltung das Melken, die Pflege der Tiere besonders bei Krankheiten, das Fahren, Reiten, Schirren usw.;

in der Forstwirtschaft das Baumfällen, das Sprengen der Wurzeln, die Arbeit auf unebenem Boden, die Raupenbekämpfung;

im Weinbau das Lastentragen auf steilen Hängen, auch bei Hitze.

4. Von *außen* kommende Schädigungen, die zugleich den Betrieb stören (betriebsfremd), sind: Insekten (u. a. Malariaübertragung durch sie), Raupen, Milben und ihre Larven, Würmer (Ankylostomum, Echinokokkus) und Giftschlangen. Hierher gehören die Erreger von Tierkrankheiten und von menschlichen Erkrankungen, deren Übertragung durch die Eigenart der landwirtschaftlichen Arbeitsverhältnisse erfolgt (Barackenwohnungen, gemeinsames Eß- und Waschgerät), z. B. Typhus, Ruhr, Syphilis [GRÜTZ (18)], Granulose, Krätze, Schweißfriesel.

Das Zusammenwirken mehrerer schädigender *Bedingungen* ist besonders geeignet, eine Gewerbekrankheit oder einen Betriebsunfall zu *verursachen*. In diesem Sinne ist vor allem die Frauen- und Kinderarbeit zu bewerten. Schwere landwirtschaftliche Arbeit führt bei Frauen zu Schädigungen der eigentlich weiblichen Organe, namentlich wenn diese Arbeit in die Tätigkeit oder in die besondere Schonzeit dieser Organe eingreift. Bei Kindern führt vorzeitige, die Leistungsfähigkeit des kindlichen Körpers übersteigende Arbeit zu Wachstums- und Entwicklungsstörungen. Maschinen verursachen bei Kindern nicht selten schwere Unfälle (oft nur durch Spielerei). Ungeschicktes Arbeiten begünstigt die schädliche Einwirkung von Giftstoffen. Der Alkohol, der oft als Lohn gegeben, zur Schaffung der Schwungkraft genommen wird [GROTJAHN (19)] und daher fast als „Betriebsmittel" anzusehen ist, führt Unfälle durch sonst harmlose Tiere oder durch sonst ungefährliche Maschinen herbei; er erhöht auch die Giftigkeit des oben genannten Cyanamids [KOELSCH (13)].

3. Berufskrankheiten.

Als Berufskrankheiten der Land- und Forstarbeiter sind folgende zu bezeichnen:

Infektionen: Maul- und Klauenseuche, Kuhpocken, Trichophytie, Aktinomykose, Schweinerotlauf, Räude.

An der Haut: Vorzeitige Rückbildung (Landmannshaut); Schwielen durch Tragen [Scheitelschwiele, PICHLER (20)] und durch Melken; Panaritien bei Melkern durch Eindringen von Kuhhaaren in Hautrisse [PEISER (21)], bei Saudirnen ähnlich durch Futterspelzen (briefliche Mitteilung von PICHLER); Erytheme und Ekzeme durch Sonne, Wind, Feuchtigkeit, Milben [MOSLER und PEIPER (22), TOLDT (23)], Kunstdünger, Pflanzenstoffe.

An Knochen und Gelenken: Wirbelkyphose (eigene Beobachtungen); Coxa vara adolescentium (Bauernbein, Käserkrankheit, Landwirtshüfte); Malum coxae senile [STEMPEL (24)]; Plattfuß; Abknickung der Arbeitshand und der Finger [PICHLER (25)]; Lunatummalazie der Hand durch Arbeiten mit der beladenen Gabel [SONNTAG (38)]; Knieverletzungen bei Holzfällern [WITTEK (40)].

Am Nervensystem: Melkerkrampf [BASEDOW, REMAK (26), ROLLY (41)]; Peronäuslähmung bei Rüben- und Kartoffelarbeit [SCHULTZ (27)]; Serratuslähmung bei Getreideträgern [SAMTER (28)]; Ulnarisneuritis bei Getreidebindern [REMAK (29)]. Multiple Sklerose ist auffallend häufig; Übertragung durch Zecken wird vermutet [DREYFUSS (30)].

An den Augen: Ulcus corneae serpens [BRANDENBURG (31)], BONDI (32) u. a.] bei Feldarbeit; Raupenverletzungen bei Forstarbeit; Kunstdüngerentzündungen; Hackensplitterverletzungen in der Schweiz; Verletzungen durch Hornstöße und Heugabeln.

An den Kreislaufsorganen: Tübinger Herz der Weinbauern [MÜNZINGER (33)]; örtliche Arteriosklerose der Gliedmaßen [WANDEL (34)]; Krampfadern im 2. und 3. Lebensjahrzehnt.

An den Bauchorganen: Leisten- und Schenkelbrüche [KOELER (35)]; Gebärmuttersenkungen, -knickungen und -vorfälle (MAYER, HIRSCH); Pfählungsverletzungen.

4. Vorbeugung.

Bei sachlicher, weder gefühlsmäßiger noch parteipolitischer Betrachtung sind die gesundheitlichen Verhältnisse der Land- und Forstarbeiter keineswegs so schlecht, wie sie von mancher Seite geschildert werden — aber auch nicht ganz so glänzend, wie sie von anderen Seiten dargestellt werden. Vorbeugende Maßregeln gegen Berufsgefahren und -schädigungen sind daher wohl angezeigt, jedoch bei einem fest mit der ganzen Lebensführung verbundenen Berufe schwer durchzuführen. Besonders schwierig ist die Umgewöhnung bei jahrhundertealten Betriebsformen, während die Einführung neuer Betriebsmittel eher mit gesundheitlichen Vorschriften (Unfallverhütung) verbunden werden kann. Jedenfalls ist bei den unselbständigen Arbeitern zu beginnen; neben der Berufsarbeit sind die Lebensverhältnisse zu berücksichtigen. Wohlgemeinte, aber undurchführbare Belehrungen und Warnungen sind auch hier nicht am Platze.

Einzelnen wichtigen gesundheitlichen Forderungen gerecht zu werden, versucht in Preußen die „Vorläufige Landarbeitsordnung vom 24. I. 1919"; sie enthält wesentliche Lücken [BERNSTEIN (36)].

Eine eigentliche Berufs*wahl* ist in der Landwirtschaft verhältnismäßig selten, da die meisten in diesen Beruf „hineingeboren" werden. Körperliche Fehler oder Schwächlichkeit, die das Ergreifen dieses Berufs verhindern, werden in der Regel nicht durch ärztliche oder fachliche Berufsberatung, sondern durch das Experiment (Kinderarbeit) festgestellt. Die Erfahrung lehrt, daß die Landwirtschaft auch körperlich behinderten Personen Arbeitsmöglichkeit bietet, z. B. Einarmigen oder Einbeinigen, innerlich Kranken, Schwachsichtigen oder Schwerhörigen, auch geistig Beschränkten. Ob dem einzelnen aus solcher Arbeit, die nicht bloß Gefälligkeits- oder Verlegenheitsarbeit sein darf, Erwerb erwächst, hängt davon ab, ob er seine Mängel durch ein Mehr von Kraft, Geschicklichkeit, Willen usw. ausgleichen kann. Wahllose Einweisung körperlicher oder geistiger Schwächlinge in Landwirtschaft, Forst und Gartenbau ist ein Fehler; die Anforderungen, die diese Berufe stellen, dürfen nicht unterschätzt werden.

Rechtzeitige ärztliche und wirtschaftliche Versorgung der durch den Beruf gesundheitlich geschädigten Personen ist in der Land- und Forstwirtschaft von besonderer Bedeutung, da ärztliche Hilfe oft schwer zu erreichen ist und durch Nebenkosten sehr verteuert wird. Für Arbeitnehmer besteht Kranken-, Unfall- und Invalidenversicherungs*pflicht*, für kleinere Arbeitgeber nur Selbstversicherungs*recht*. Frühzeitiges Eingreifen der stärkeren und endgültigen Versicherungsträger (Berufsgenossenschaften, Landesversicherungsanstalten) sollte gerade unter ländlichen Verhältnissen zur Regel werden.

Kleinste Landkrankenhäuser ohne jeden Luxus sind auch jetzt ein dringendes Bedürfnis. Daß man mit geringen Mitteln Ausreichendes schaffen und leisten kann, haben die Kriegserfahrungen bewiesen.

Die Bedeutung der Hilfspersonen (Krankenschwestern, Fürsorgerinnen usw.) für die Hygiene der Landarbeiter sei besonders betont.

In der Land- und Forstwirtschaft ist das wichtigste Betriebsmittel der Arbeiter selbst. Eine landwirtschaftliche Betriebslehre, gleichviel ob im Lehrbuch abgehandelt oder in Winterschule oder Akademie vorgetragen, ist daher lückenhaft, wenn sie diesem „Betriebsmittel", seiner Instandhaltung und Vervollkommnung, nicht mindestens dieselbe Bedeutung beilegt, wie dem sog. „lebenden und toten Inventar".

A. Allgemeine Literatur.

APPENZELLER: Kinderarbeit und Landwirtschaft. Jugendwohlfahrt Zürich 1917. — Arbeits- und Lebensverhältnisse der Frauen in der Landwirtschaft in Baden, Brandenburg usw. Jena 1914—1918. — BERNSTEIN: Die Berufskrankheiten der Land- und Forstarbeiter. Stuttgart 1910. — Flugschriften zur Berufsberatung, H. 7. Berlin 1922. — GINÉ Y PARTAGÁS: Tratado de higiene rural. Barcelona 1861. — GRUMACH: Berufskrankheiten der Landarbeiter. Arbeiter-Gesundh.-Bibl. H. 40. Berlin 1914. — HALFORT: Krankheiten der Künstler und Gewerbetreibenden. Berlin 1845. — HIRSCH: Leitfaden der Berufskrankheiten der Frau. Stuttgart 1919. — KOELSCH: Land- und Forstwirtschaft. Grotjahn-Kaups Handwörterbuch der sozialen Hygiene 1912. — KOELSCH: Allgemeine Gewerbepathologie und Gewerbehygiene. Weyls Handbuch der Hygiene 1914. — LEHMANN: Kurzes Lehrbuch der Arbeits- und Gewerbehygiene. Leipzig 1919. — LEMBKE: Berufsberatung für landwirtschaftliche Berufe. Berlin 1920. — MAYER: Landwirtschaftliche Unfallkunde. Berlin 1920. — RAMAZZINI: Abhandlung von den Krankheiten der Künstler und Handwerker. Bearbeitet von ACKERMANN. Stendal 1780. — REHBEIN: Leben eines Landarbeiters. Jena 1911. — STIEGER: Der Mensch in der Landwirtschaft. Grundlagen der Landarbeitslehre. Berlin 1922. — THIEM: Handbuch der Unfallerkrankungen. 2. Aufl. Stuttgart 1909/10. — ZANGGER: Vergiftungen. Leipzig 1924.

B. Literatur unter Bezugnahme auf den Text.

1. GRASSL: Blut und Brot, 1905. — 2. WESTERGAARD: Die Lehre von der Mortalität und Morbidität. Jena 1882. — 3. HERKNER: Die Sterblichkeit landwirtschaftlicher und gewerblicher Bevölkerungsgruppen in der Schweiz. Jahrb. f. Nat.-Ökon. u. Stat. Bd. 27. 1904. — 4. KOELSCH: Arbeit und Tuberkulose. Arch. f. soz. Hyg. u. Demogr. Bd. 6. 1911. — 5. TELEKY: Wien. klin. Wochenschr. 1906. — 6. ANDRAE: Die Sterblichkeit in den land- und forstwirtschaftlichen Berufen. Zeitschr. f. d. ges. Vers.-Wiss. 1906. — 7. GOLLMER: Die Todesursachen beim land- und forstwirtschaftlichen Personal. Ebenda 1908. — 8. PONNDORF: Zur Morbidität der landwirtschaftlichen Arbeiter. Ärztl. Korresp.-Bl. Thüringen 1903. — 9. KANNGIESSER: Über Gärtnerkrankheiten. Allg. med. Zentralztg. 1912, Nr. 29. — 10. PFLEIDERER: Vom Hopfengift. Hellauf 1912. — 11. STRITT: Über die Giftwirkungen der als Düngemittel verwandten Cyanverbindungen. Dissert. Jena 1908. — 12. KOELSCH: Hautschädigungen durch Kalkstickstoff. Zentralbl. f. gewerbl. Hyg. Bd. 4. 1916. — 13. KOELSCH: Die Giftwirkung des Cyanamids. Ebenda Bd. 4. 1916. — 14. SCHLIER: Gesundheitsschädigungen durch Kalkstickstoffdünger. Dtsch. Zeitschr. f. öff. Gesundheitspfl. Bd. 4. 1919. — 15. STAUB: Schweiz. med. Wochenschr. 1920. — 16. WILLFÜHR u. WENDLAND: Zeitschr. f. Hyg. u. Infektionskrankh. Bd. 94. 1922. — 17. WINKLER: Von einigen der gewöhnlichsten Krankheiten der estländischen Bauern. Reval 1793. — 18. GRÜTZ: Extragenitale Syphilisepidemie unter holsteinschen Landarbeitern. Dtsch. med. Wochenschr. 1923, Nr. 24. — 19. GROTJAHN: Soziale Pathologie. 2. Aufl. Berlin 1915. — 20. PICHLER: Berufsschwielen auf der Scheitelhöhe durch Lastentragen besonders bei Schweinemägden. Dermatol. Zeitschr. Bd. 28. 1920. — 21. PEISER: Über das Panaritium der Melker. Zentralbl. f. Chir. 1908. — 22. MOSLER u. PEIPER: Tierische Parasiten. Wien 1894. — 23. TOLDT: Endemisches Herbsterythem im Schlerngebiet. Herbstliche Milbenplage im Schlerngebiet. Wien. klin. Wochenschr. 1921 u. 1923. — 24. STEMPEL: Das Malum coxae senile als Berufskrankheit. Dtschr. Zeitschr. f. Chir. 1908. — 25. PICHLER: Die Stellung der Finger und der Arbeitshand. Mitt. a. d. Grenzgeb. d. Med. u. Chir. Bd. 33. 1921. — 26. REMAK: Zur Pathologie des Melkerkrampfs. Dtsch. med. Wochenschr. 1889. — 27. SCHULTZ: Über Fußlähmung bei Rübenarbeitern. Dtsch. Arch. f. klin. Med. Bd. 80. 1904. — 28. SAMTER: Entstehung der Serratuslähmung. Dtsch. med. Wochenschr. 1907. — 29. REMAK: Beschäftigungsneurosen. Eulenburgs Real-Enzykl. 1907. — 30. DREYFUSS: Multiple Sklerose und Beruf. Zeitschr. f. d. ges. Neurol. u. Psychiatrie Bd. 73. 1921. — 31. BRANDENBURG: Augenverletzungen in landwirtschaftlichen Betrieben. Zeitschr. f. Augenheilk. Bd. 5. 1901. — 32. BONDI: Augenerkrankungen in land- und forstwirtschaftlichen Berufen. Wien. med. Wochenschr. 1912. — 33. MÜNZINGER: Tübinger Herz. Arch. f. klin. Med. Bd. 19. 1877. — 34. WANDEL: Über nervöse Störungen bei Arteriosklerose. Münch. med. Wochenschr. 1908. — 35. KOELER: Warum sind die Brüche bei der Jugend in den Dörfern viel gemeiner als sonst? Celle 1797. — 36. BERNSTEIN: Die vorläufige Landarbeitsordnung vom gesundheitlichen Standpunkte betrachtet. Zeitschr. f. Medizinalbeamte 1919. — 37. Nachrichtenblatt f. d. deutschen Pflanzenschutzdienst 1925, Nr. 9. — 38. SONNTAG: Über eine eigentümliche Erkrankung des Mond-

beins. Dtsch. med. Wochenschr. 1923, Nr. 40. — 39. FUCHS: Leuchtgasvergiftung durch Kunstdünger. Med. Klinik 1925, Nr. 35. — 40. WITTEK: Typische Hackverletzung des Kniegelenks. Wien. klin. Wochenschr. 1924, Nr. 38. — 41. ROLLY: Melkerkrampf. Dtsch. med. Wochenschr. 1925, S. 1426.

Gärtnerei.

Von

H. GERBIS

Erfurt.

Der Gärtnerberuf stellt erhebliche Ansprüche an die körperliche Widerstandsfähigkeit und hat zweifellos ungünstigere Arbeitsbedingungen als jener des Landwirtes. In den Wintermonaten geht die Arbeit im Freien fast ständig vor sich, da auch ungünstige Witterung und nasser Boden stets irgendeine Tätigkeit erlauben. Die letzten Monate des Jahres dienen der Pflanzarbeit für Baumschulen und der tiefen Bodenbearbeitung (rigolen), dem Einräumen der Gewächshäuser, der Entleerung der Mistbeete. In den ersten Monaten des neuen Jahres setzen die Ausputz-, Veredlungs- und Beschneidungsarbeiten an Bäumen und Sträuchern ein, Topfpflanzenkulturen werden besorgt, Mistbeete angelegt. Die schon im Februar intensive Sonnenwirkung zwingt den Gärtner häufig, aus den feuchtwarmen Gewächshäusern ins Freie zu eilen, um Glasdächer abzuschatten, Kulturen zu bedecken u. a. m. Im März ist die Pflanzarbeit im vollen Gange.

Bei zahlreichen Arbeiten ist der Gärtner den Unbilden der Witterung ausgesetzt, ohne sich durch körperliche Anstrengung zu erwärmen; Kleiderwechsel nach Durchnässung ist nur ausnahmsweise möglich. Arbeit in kauernder Haltung beim Setzen, Verziehen, Absicheln führt nicht selten zu örtlichen Erkältungsleiden, besonders der Kniegelenke. Andererseits fordern Bodenbearbeitung, Düngung, Bewässerung erhebliche Körperkräfte. Die Arbeit in Baumschulen führt häufig zu Unfällen. Die zahlreichen Erkältungsmöglichkeiten, die starke körperliche Beanspruchung, die langen Arbeitszeiten, der an sich recht ungesunde Aufenthalt in der feuchten Luft der Warmhäuser machen es begreiflich, daß bei den Gärtnern die Altersgruppen bis 25 Jahre die meisten Todesfälle aufweisen, und daß insonderheit die Tuberkulose frühzeitig die Widerstandsschwachen ausmerzt. Rheumatismus, Stoffwechselleiden (auffallend viel Diabetes in jungen Jahren), Nierenerkrankungen, Herzleiden, Gicht sind verbreitet und auf Berufseinflüsse zurückzuführen.

Es ist daher durchaus falsch, lungenschwache junge Leute dem Gärtnerberufe zuzuführen. Die Wahrscheinlichkeit, daß sie ihrem Leiden frühzeitig erliegen, ist viel größer als die der Heilung. Der Gärtnerberuf erfordert neben vollkräftigem Körper ein widerstandsfähiges Nervensystem, gute Intelligenz, gutes Farbenunterscheidungsvermögen, Geschicklichkeit und eine gewisse künstlerische Veranlagung, wenn er ein gesunder und aussichtenbietender Beruf sein soll. Schwächlinge sind ungeeignet, Herz- und Nierenleiden schließen vom Gärtnerberufe aus. Ebenso ist es abwegig, Minderbegabte der Gärtnerei zuzuführen, wenn sie nicht dort nur mit einfachsten Hilfsarbeiten beschäftigt werden sollen. Da in neuerer Zeit die wissenschaftlich betriebene Gärtnerei mehr und mehr Frauen zugänglich wird, hat der Arzt als Berufsberater eine ernste Verantwortung. Befriedigung kann der Beruf nur denen bringen, die seinen Anforderungen gewachsen sind.

Als Berufskrankheiten im engeren Sinne sind bei Gärtnern Reizungen der Haut und der Schleimhäute durch gewisse Pflanzen bekannt, unter denen der Giftsumach (Rhus toxicodendron) am stärksten wirkt, viel geringer der Perückenbaum (Rhus cotinus). Begreiflicherweise sind scharfe Säfte mancher Pflanzen (Nesselarten, Seidelbast, Schöllkraut, Aroideae, Buchsbaum usw.) für empfindliche Personen nachteilig, doch ist die berufsstörende Überempfindlichkeit selten. Feuchtigkeit und Tageszeit scheinen eine Rolle zu spielen; so soll Pastinak besonders stark reizen, wenn er beim Morgentau geschnitten wurde. Hautreizungen durch Primula obconica sind auch in den Erfurter Großgärtnereien, die jährlich tausende solcher Pflanzen züchten, durchaus selten. Andernfalls wäre diese Primel in ihren fast 100 Abarten auch kaum ein so begehrter Handelsartikel. Möglich ist allerdings, daß die japanische Mutterpflanze stärkere Giftwirkung entfaltet, als ihre seit Jahrzehnten in Deutschland gezüchteten Spielarten.

Aus den Jahresberichten der Krankenkasse Deutscher Gärtner in Hamburg ermittelte ich als Todesursachen der Gärtner in 15 Jahren, nach Sterbealter geordnet, folgendes:

	Es starben im Alter von											Zusammen
	unter 20 J.	bis 25 J.	bis 30 J.	bis 35 J.	bis 40 J.	bis 45 J.	bis 50 J.	bis 55 J.	bis 60 J.	bis 65 J.	über 65 J.	
I. Lungentuberkulose	49	79	60	47	48	48	33	30	17	5	11	427
II. Tuberkulose anderer Organe	5	3	1	2	4	0	0	0	1	1	0	17
III. Lungen- und Rippenfellentzündung	13	20	9	8	13	9	18	11	6	12	7	126
IV. Asthma und Bronchialkatarrh	0	0	1	0	1	4	4	4	1	4	6	25
V. Krankheiten der Verdauungsorgane	21	18	8	18	16	21	25	16	12	13	11	179
VI. Bösartige Neubildungen	1	0	0	1	1	7	7	8	11	7	8	51
VII. Nieren- und Blasenleiden	7	5	6	5	8	7	8	8	2	7	4	67
VIII. Grippe und Erkältungskrankheiten	6	3	5	6	5	2	5	3	1	3	4	43
IX. Stoffwechselleiden	7	3	3	3	5	2	2	4	2	1	1	33
X. Nerven- und Geisteskrankheiten	9	7	5	10	15	15	11	7	4	6	1	91
XI. Gelenkrheumatismus	6	0	2	4	0	0	2	0	1	0	2	17
XII. Herz- und Gefäßleiden	14	19	13	12	26	23	22	30	22	21	42	244
XIII. Blutvergiftung und Infektionen	27	11	9	11	7	3	5	7	2	4	1	87
XIV. Tod durch Gewalt, inkl. Selbstmord	40	35	27	14	15	22	16	8	5	3	5	190
XV. Altersschwäche	0	0	0	0	0	0	0	0	0	3	4	7
XVI. Unbekannte Ursachen	0	4	2	4	3	3	2	1	1	1	0	21
Zusammen	205	207	151	145	167	166	160	137	88	89	109	1624

Bei weiteren 18 Todesfällen war das Sterbealter nicht ersichtlich.

Von je 100 Verstorbenen kommen auf die einzelnen Altersgruppen											
bis 20 Jahre	bis 25 Jahre	bis 30 Jahre	bis 35 Jahre	bis 40 Jahre	bis 45 Jahre	bis 50 Jahre	bis 55 Jahre	bis 60 Jahre	bis 65 Jahre	bis 70 Jahre	über 70 Jahre
12,6	12,8	9,2	8,9	10,3	10,2	9,8	8,4	5,4	5,4	3,8	2,8
An Tuberkulose starben von je 100 Verstorbenen											
21,4	39,7	40,3	33,3	31,1	22,2	20,6	21,9	20,4	6,7	15,8	2,1

Demnach findet sich die Tuberkulose als Todesursache relativ und absolut am meisten bis zum 35. Jahre mit einem Maximum zwischen 20 und 30 Jahren.

Sie scheint unter den Einflüssen des Berufes frühzeitig zum Ausbruche zu kommen bei Leuten, die dazu disponiert sind. Bei den bis 35jährigen Verstorbenen betragen Tuberkulose und andere Lungenleiden 41,9, alle anderen inneren Krankheiten einschließlich Grippe und Infektionen nur 40,25% der Gesamtursachen. Unter den Sterbefällen der Gruppe IV werden wahrscheinlich auch noch Lungentuberkulosen gewesen sein. Den 444 Todesfällen an Tuberkulose stehen 186 Todesfälle an Erkältungskrankheiten gegenüber.

In der Betriebskrankenkasse einer Großgärtnerei fand ich in 3 Jahren folgendes Verhältnis der Erkältungskrankheiten zu den Gesamterkrankungen:

	1920:	1921:	1922:
bei Arbeitern in Feldkolonnen:	33,3 %	37,3 %	29,7 %;
bei den anderen Kassenmitgliedern:	3,5 %	5,5 %	4,7 %.

Auf die Zahl der in beiden Gruppen Versicherten bezogen verhielten sich die Erkältungskrankheiten bei Freiluftarbeitern zu jenen der anderen (Kontor, Lager, Transport, Hof, Versand) wie 12,6 : 1,7%; 12,7 : 2,3%; 12,3 : 2,2%. Nur die mit Erwerbsunfähigkeit verbundenen Erkrankungen sind berechnet.

In den großen Gärtnereien verrichten die gelernten Gärtner nur eigentliche Facharbeiten und haben ihre besonderen Gebiete. Sie sind daher auch nicht allen Berufseinflüssen gleichzeitig ausgesetzt. Die Arbeiter beim Samensortier- und Samenreinigungsgeschäfte, ebenso jene, die die Samensetz- und -sämaschinen reinigen, haben viel Staub einzuatmen. Staubabsaugungen wirksamer Art sind bei der Eigenart der Maschinen und bei der Verschiedenartigkeit der darin behandelten Sämereien schwer anzubringen. Derartige Arbeiten dauern aber jährlich nur wenige Wochen.

Kohlenbergarbeiter.

Von

W. Schürmann

Bochum.

Der Begriff Bergbau umfaßt alle Unternehmungen mit der Gewinnung der an der Oberfläche und im Erdinnern vorkommenden Mineralien, wie Erze, Kohlen, Salze, feste, erdige und flüssige Mineralien, Porzellanerde usw. Uns interessiert hier nur der Kohlenbergbau. Wenn auch die Gefahren, die der Kohlenbergbau für den Arbeiter mit sich bringt, durch Verbesserungen und sorgfältige Maßnahmen erfreulicherweise an Zahl abgenommen haben, ich meine die Verbesserungen in der Wetterwirtschaft, in der Beleuchtung und die Schutzvorrichtungen vor warmen Örtern usw., so sind doch die Unfälle infolge des Fehlens von Tageslicht, durch Ablösen von Gesteinsmassen, Hervorbrechen von Wasser, Schwimmsand, giftigen und entzündlichen Gasen, unglücklichen Zufällen bei der Schießarbeit, Explosionen noch immer zahlreich zu nennen. Gerade der Steinkohlenbergbau hat, was die tödlichen Unfälle anbelangt, die ungünstigsten Zahlen aufzuweisen.

In Preußen wird der Bergbau durch das Allgemeine Berggesetz vom 24. Juni 1865 in der Fassung der Gesetze vom 24. Juni 1892, 8. April 1894 und 14. Juli 1905, in Sachsen durch das Allgemeine Berggesetz vom 31. August 1910 beaufsichtigt. Diese Beaufsichtigung erstreckt sich auf „die öffentliche Sicherheit, die Sicherheit der Grubenbaue, die Sicherheit von Leben und Gesundheit der Arbeiter, die Wahrung der Sittlichkeit durch die Betriebseinrichtungen, die Sicherheit benachbarter Bergwerksunternehmen und der Grundstücke und Gebäude auf der Oberfläche". Die einzelnen Bergbehörden erlassen wieder allgemeine Bergpolizeiverordnungen und -vorschriften, die sachverständiger Überwachung bedürfen. In Preußen steht an der Spitze des Bergwesens das Handelsministerium, dem die Oberbergämter untergeordnet sind, welche ihrerseits wieder die Polizeiverordnungen erlassen, deren Ausführung von besonderen Revierbeamten kontrolliert werden. In Sachsen liegt das Bergwesen in den Händen der Ministerien der Finanzen, der Justiz und des Innern; die Führung hat das Finanzministerium, dem das Bergamt untergeordnet ist. Eine weitere Beaufsichtigung des Bergbaues kommt den Berufsgenossenschaften, den Grubenbeamten, die eine besondere Ausbildung auf der Bergakademie, technischen Hochschule oder den Bergschulen genießen, zu.

Über die Arbeitszeit der Arbeiter, Arbeiterinnen und jugendlichen Arbeiter, die durch die Gewerbeordnung für das Deutsche Reich geregelt ist, kann ich mich hier wegen des geringen mir zur Verfügung stehenden Raumes nicht auslassen.

Das Gehen in der Grube bezeichnet der Bergmann als „Fahren". Das Fahren kann durch Stollen oder schwach geneigte Fahrstrecken erfolgen. In Schächten sind „Fahrten" (Leitern) eingebaut. Das Fahren auf der Fahrt ist auf die Dauer außerordentlich anstrengend und hat körperliche Schäden, wie Herz- und Lungenerkrankungen, zur Folge. In neuerer Zeit ist fast überall die „Fahrung" am Seile vorherrschend geworden, da sie an den Körper keine besonderen Anforderungen stellt. Die Förderkörbe sind nach außen durch Gitter gesichert und gegen Seilbruch mit Fangvorrichtungen ausgestattet. Die Förderdrahtseile sollen eine zehnfache Sicherheit haben, für gewöhnlich nur 2 Jahre gebraucht und täglich nachgesehen werden. Zur Sicherheit der Fahrenden befindet sich unter den Seilscheiben ein Unterbau, damit bei Brüchen der Scheiben oder ihrer Achsen keine Bruchstücke in den Schacht fallen können. Zwischen Hängebank und Seilscheiben sind Vorrichtungen zum Aufhalten der Fördergestelle angebracht, damit das Fördergestell nicht infolge Unachtsamkeit des Fördermaschinisten zu hoch und gegen die Seilscheibe treibt. Eine ähnliche Einrichtung findet sich im Schachttiefsten, um zu verhindern, daß das Fördergestell nicht in den sog. Schachtsumpf gerät. Die Geschwindigkeit bei der Seilfahrt beträgt 6—10 m in der Sekunde. Für einen ruhigen Gang der Fördermaschine, zuverlässige Bedienung derselben und gutes Funktionieren der Signalvorrichtung muß stets Sorge getragen werden.

Das Losbrechen der Kohle geschieht da, wo reichlich Grubengas vorkommt, mit Hacken, Schrämmaschinen und Abbauhämmern. Für den Kohlenbergbau ist die Sprengarbeit ganz unentbehrlich geworden. Die Bohrlöcher werden in neuerer Zeit mittels der Bohrhämmer, die mit Preßluft oder Elektrizität betrieben werden, geschaffen. Die starken Erschütterungen des Körpers, die gesundheitsschädlich wirken, hat man dadurch zu vermeiden gewußt, daß man die Bohrhämmer an Bohrsäulen befestigte. Gegen den sich beim Bohren entwickelnden feinen Gesteinsstaub schützen sich die Arbeiter durch Staubmasken. In die Bohrlöcher wird der Sprengstoff in Patronen eingeführt. Die Zündung erfolgt zum allergrößten Teil auf elektrischem Wege, selten bei Magerkohle mit der Zündschnur (das ist ein Hanfgewebe oder eine Guttaperchaschnur mit einer Pulverseele, Norreszünder). Die Zugänge zur Schießstelle werden bewacht, die in der Nähe Arbeitenden gewarnt, die Belegschaft des Schußortes begibt sich in sichere Deckung. Es ist der Belegschaft wegen der Gefährlichkeit der Schußgase verboten, gleich nach dem Schusse sich wieder vor Ort zu begeben; auch kann unter Umständen sich die Belegschaft in der Zahl der „gekommenen" Schüsse täuschen; so sind durch zu frühes Wiederbetreten der Schußstelle bei Versagern und sog. Spätschüssen schwere und tödliche Verletzungen vorgekommen. Es wird daher angeraten, erst nach Verlauf einer Viertelstunde die Schußstelle wieder zu betreten. Sämtliche kohlenstoffhaltigen Sprengstoffe erzeugen Kohlenoxyd und nitrose Gase; bei der Explosion ist größte Vorsicht wegen der nach Explosionen oft entstehenden Schlagwetter oder Staubexplosionen geboten. Da verschiedene Sprengmittel, wie Nitroglycerin, schon in kleinen Mengen giftig sind, so müssen die mit dem Schießen beauftragten Arbeiter angehalten werden, das Berühren von Mund und Augen mit den Händen zu vermeiden. Die Niederlagen für die Sprengstoffe müssen besonders bergpolizeilich genehmigt sein.

Die geförderten Kohlen werden entweder mit der Hand oder Schaufel in Förderwagen gefüllt oder mittels der sog. Schüttelrutschen (Rinnen aus Blech) zur Förderstrecke gebracht, um dort in die Fördergefäße, sog. „Hunde" (vierräderige Förderwagen) zu fallen, die entweder durch elektrische Lokomotiven, neuerdings mit Preßluftlokomotiven oder seltener mit Menschenkraft auf dem Schienenwege abgefahren werden. Besondere Förderschächte bringen die Wagen ans Tageslicht, wo die Kohlen „klassiert und die Berge ausgeklaubt" werden. Die durch die Kohlenförderung gebildeten Hohlräume bieten infolge des Erddrucks eine große Gefahr für den Bergmann. Die Decken der Hohlräume stützt man durch hölzerne „Stempel" oder eiserne Träger. Das „Rauben" der Holzstempel ist eine äußerst gefährliche Arbeit, die nur von ganz erfahrenen Leuten unter Beobachtung der verschiedensten Sicherheitsmaßregeln gemacht werden darf. Immer muß ein sicherer Fluchtweg für die Leute bei evtl. einbrechendem Gestein vorhanden sein. Außer der Zimmerung ist der sog. Bergeversatz ein wesentlicher Schutz gegen das Zusammenbrechen der Grubenbaue und für die an der Oberfläche liegenden Bauten. Es wird an die Stelle der gewonnenen Kohle taubes Gestein möglichst dicht aufeinandergeschichtet, im allgemeinen die Hohlräume aber mit Bergeversatz gefüllt. Auch wird der sog. Spülversatz (Wasser, Sand oder Schlacke) in den zu versetzenden Raum geleitet. Von den Bergbehörden und den Bergwerksunternehmern wird durch weitere technische Verbesserungen ständig versucht, die Gefahren für die Bergarbeiter herabzusetzen.

Eine hygienische Hauptforderung ist die ausreichende Lüftung in den Gruben. Nicht nur durch die Ausdünstungen der Menschen und Tiere, sondern auch durch die Zersetzung des bloßgelegten Gesteins, der Schußgase usw. wird der Sauerstoff der Luft allmählich mit Kohlensäure und anderen nicht atembaren Gasen vermischt.

Nach den bergpolizeilichen Verordnungen müssen „alle in Fahrung oder Belegung stehenden Baue so mit frischen Wettern versorgt werden, daß das Geleucht gut brennt, der Mensch beschwerdefrei atmet und Leben und Gesundheit der Belegschaft nicht durch schädliche Gase gefährdet oder durch zu große Wärme beeinträchtigt wird".

Man unterscheidet in der Grube *frische und verbrauchte* Wetter (einziehende und ausziehende). Die einziehenden Wetter sind frei von jedem Gasgemisch, während in den Betrieben Schlagwetter (CH_4) durch Bläser und starkes Ausströmen aus der neugewonnenen Kohle austreten und dann explosives Gasgemisch mit den frischen Wettern bilden. Die verbrauchten Wetter enthalten z. T. Sprengstoffgase, Ausdünstungen der Menschen, Gase durch Fäulnis von altem Holz. Außerdem werden noch *matte* Wetter unterschieden, welche sich durch Sauerstoffmangel bilden und z. B. bei Grubenbrand oder bei Austritt von CO_2 aus alten Bauen entstehen. Bei Grubenbränden entsteht viel CO. Es wirkt schon in ganz geringen Mengen tödlich. Auch entstehen bei Explosionen die sog. Nachschwaden, die durch Sauerstoffmangel eine erhebliche Gefährdung des Menschen hervorrufen.

Als schädliche Gase, die zur Bildung der bösen Wetter beitragen, sind zu nennen: Kohlenoxyd (CO), Kohlensäure (CO_2), Grubengas (Methan CH_4) und

Schwefelwasserstoff (H_2S). Erkannt wird die Kohlensäure, die infolge ihres hohen spezifischen Gewichtes zu Boden sinkt, bei Tiefhalten der Grubenlampe durch plötzliches Verlöschen derselben. Ein Gehalt von 2—3% wirkt auf die Gesundheit der Menschen schädlich, von 5—6% sogar tödlich. Durch erhöhten Kohlenoxydgehalt der Luft stellen sich Kopfschmerzen und Lähmungen, ja sogar der Tod ein (s. S. 343). Der Schwefelwasserstoff wirkt sehr giftig (s. S. 328), er entzündet sich schon in Gemengen von mehr als 0,1% an der Lichtflamme mit Explosion. Arbeiter, die gezwungen sind, längere Zeit in schwefelwasserstoffhaltigem Grubenwasser zu arbeiten, tragen Verätzungen auf den Augen und der Haut davon. Das spezifisch leichte Grubengas steigt nach oben und sammelt sich in Hohlräumen in der Firste, in geschlossenen Überhauen, in Spalten und Klüften. Mit Luft gemengt wird es explodierbar (bei 6—7% Gehalt). Diese schlagenden Wetter werden am sichersten mit der von *Davy* erfundenen Grubenlampe nachgewiesen. Die in die Lampe durch den die Flamme umhüllenden feinmaschigen Drahtkorb eingedrungenen Gase werden darin so weit abgekühlt, daß sich die Entzündung nicht auf die Schlagwetter außerhalb des Drahtkorbes überträgt. Die Anwesenheit von Schlagwettern zeigt sich zunächst durch einen kleinen blauen Saum an, der mit zunehmendem Gasgehalt zu einem Flammenkegel anwächst, unter Umständen den ganzen Lampenkorb ausfüllt und die Lampenflamme zum Verlöschen bringt. Die Sicherheitslampen müssen sachgemäß behandelt werden, um nicht selbst zur Ursache der schlagenden Wetter zu werden. Die Gefahr der schlagenden Wetter wird noch durch den aufwirbelnden Kohlenstaub erhöht, der sich zusammenballt und als glühende Staubmasse Verbrennungen der unbedeckten Körperteile und der Kleidung des Arbeiters verursacht. Die Wirkung der Schlagwetter äußert sich infolge des hohen Gasdrucks in Abreißung von Körperteilen, Verbrennungen, Bauchverletzungen, Schädel- und Knochenbrüchen. Das Grubengas kann sich allmählich oder durch sog. „Ausbläser“ plötzlich entleeren. Neben den Schlagwettern kann aber auch der Kohlenstaub allein zu furchtbaren Explosionen führen. Hier erhitzt die bei dem Sprengschuß entstehende Flamme den in der Luft schwebenden Kohlenstaub so, daß Kohlenwasserstoffe entwickelt werden, die mit der Luft ein explosionsfähiges Gemenge bilden und sich dann an der Schußflamme entzünden. Die sich entwickelnden Gase müssen also aus den Gruben durch große Luftmengen ausgetrieben werden (Bewetterung der Gruben). Die Bergpolizeiverordnung für Steinkohlenbergwerke im Verwaltungsbezirk des Oberbergamtes Dortmund vom 1. I. 1911 verlangt für jeden Untertagarbeiter daher mindestens 3 cbm Luft in der Minute, Herabminderung auf 2 cbm sind zulässig. Bei Erhöhung des Kohlenwasserstoffgehaltes ist eine stärkere Bewetterung notwendig. Die Zuführung von frischer Luft geschieht durch besondere Wetterschächte, und zwar zunächst bis in die tiefsten Teile der Grube und von dort aus ansteigend. Der Luftstrom wird auch in die blind endigenden Gänge durch Einschaltung einer Zwischenwand (Wetterscheider) oder durch Röhren (Lutten) mit Saug- oder Preßwirkung geführt. Zweckmäßig wird die Grube in mehrere Wetterfelder abgeteilt. Die Zuführung frischer Luft muß sich jedoch in bestimmten Grenzen halten. Sie darf nicht zur Staubaufwirbelung führen, keine Erkältungen bedingen und nicht die Lichter ausblasen.

Mit Wirkung vom 1. April 1926 soll durch Bergpolizeiverordnung für bestimmte Steinkohlenbergwerke des Oberbergamtsbezirks Dortmund die Anwendung von Gesteinsstaub zum Schutze gegen Schlagwetter- und Kohlenstaubexplosionen vorgeschrieben werden. Diese Verordnung erstreckt sich auf alle Flöze mit gefährlichem Kohlenstaub, d. h. solchem, der eine Explosion weiterzuleiten vermag (obere Magerkohle, Fettkohle und Gaskohle). Grubenbaue, die eine so große natürliche Feuchtigkeit besitzen, daß flugfähiger Kohlenstaub nirgends vorhanden ist, brauchen nicht eingestaubt zu werden. Es sollen „alle zur Förderung, Fahrung oder Wetterführung dienenden Grubenbaue mit Ausnahme der Abbaubetriebe mit Gesteinsstaub eingestaubt werden". Durch Gesteinsstaubsperren sind abzuriegeln die Wetterabteilungen im ein- und ausziehenden Wetterstrom, die Ausrichtungs- und Vorrichtungsbetriebe gegen die benachbarten Grubenbaue, die Abbauflügel unten und oben (die sog. Hauptsperre mit 400 kg Gesteinsstaub), die gegeneinander abgesetzten Abbaubetriebe, wenn der Abstand von Kohlenstoß zu Kohlenstoß mehr als 15 m beträgt, gegeneinander (die sog. Wandersperren mit 80 kg Gesteinsstaub je Quadratmeter des durchschnittlichen Streckenquerschnitts). Die Streuung wird in der am schwächsten belegten Schicht vorgenommen, sie erfolgt entweder mit der Hand oder mit Preßluft. Die Einstauber tragen zum Schutz Staubmasken. Als Gesteinsstaub wird jeder Staub verwendet, der vollständig durch das Drahtgewebe des Wetterlampenkorbes (144 Maschen/cm^2), außerdem mit mindestens 50 Gew.-% durch das genormte deutsche Sieb Nr. 80 (6400 Maschen/cm^2) hindurchgeht, ferner nicht mehr als 20 Gew.-% brennbare Bestandteile enthält, in der Grube flugfähig bleibt und von dem Oberbergamt als unschädlich für die Gesundheit der Bergleute zugelassen wird.

Trotz der großen Fortschritte im Beleuchtungswesen ist die Beleuchtung in den Gruben sehr im Rückstand geblieben. Noch heute findet man in vielen Gruben die offene, stark rußende, lichtschwache Rüböllampe. Die von *Davy* im Jahre 1845 erfundene Sicherheitslampe mit dem Drahtkorb ist dadurch verbessert worden, daß man den untersten Teil des Drahtkorbes durch einen Glaszylinder ersetzte. Die ursprüngliche Speisung der Lampe mit Rüböl, wodurch ein baldiges Verrußen und Glühendwerden des Drahtkorbes bedingt wurde, wodurch die Schlagwetterexplosionen unter Umständen gerade herbeigeführt wurden, wurde im Jahre 1883 durch die Verwendung von Benzin verdrängt.

Die Hauptbestandteile der Sicherheitslampe sind der Lampentopf mit Zünd- und Stellvorrichtung für den Docht, der Glaszylinder, der Drahtkorb und das Lampengestell. Ober- und Unterteil der Lampe sind mittels besonderen Magnetverschlusses so fest miteinander verbunden, daß der Arbeiter nicht imstande ist, die Lampe zu öffnen. Die anfänglich aus Papier hergestellten Zündstreifen wurden später durch paraffiniertes und lackiertes Leinen, weiter durch Cereisen, einer Metallfunken-Zündvorrichtung, ersetzt. Neuerdings hat die Firma *Friemann & Wolf* Sicherheitslampen mit elektrischer Zündung gebaut. Der Drahtkorb soll bei einer Stärke von 0,3—0,4 mm wenigstens 144 gleich große Öffnungen auf 1 qcm haben. Die Lichtstärke beträgt:

bei Wolfs Rundbrennerlampe mit Luftzuführung von oben und einfachem Korbe 1 Hefnerkerze,

bei Wolfs Flachbrennerlampe mit vereinfachter Zuführung von unten und doppeltem Korbe 1—1,2 Hefnerkerzen.

Der Einführung der Acetylensicherheitslampe mit einer Lichtstärke von 10 Hefnerkerzen stehen gewisse Bedenken entgegen (Geruch, Hitze, Glühendwerden des Drahtkorbes). Wie ich höre, sind die Acetylenlampen jetzt überall verboten, ausgenommen bei Schachtrevisionen durch Beamte. Die Lampen werden von den Werken jedesmal zu Beginn einer Schicht in gutem Zustande abgegeben. Das Reinigen usw. geschieht in den Lampenkammern über Tage.

In vielen Gruben werden neuerdings elektrische Grubenlampen mit gutem Erfolge verwendet. Die Lichtstärke beträgt 1 Hefnerkerze. An weiteren Verbesserungen wird gearbeitet.

Die in der Grube beschäftigten Arbeiter sind ziemlich starken Temperaturschwankungen ausgesetzt, abgesehen von denen, die vor Ort arbeiten. Die

Temperatur nimmt nach dem Erdinnern zu, und zwar steigt sie für je 30 m Tiefe um 1° über die allgemeine Bodentemperatur von ca. 9°. In einer Tiefe von 300 m beträgt sie ca. 20°, bei 500 m 26°. Auf durchschnittlich 11 m Tiefe steigt das Barometer um 1 mm. In Tiefen über 30 m herrscht während des ganzen Jahres dieselbe Temperatur. Irgendwelche nachteiligen Folgen für die Gesundheit der Bergleute, die durch den hohen Luftdruck herbeigeführt werden könnten, sind nicht beobachtet. Infolge des hohen Feuchtigkeitsgehaltes der Luft, besonders in den Steinkohlenbergwerken, kann der bei der schweren körperlichen Arbeit der Bergarbeiter sich bildende Schweiß nicht in genügendem Maße verdunsten; es fehlt an der erfrischenden Abkühlung, so daß eine frühe Erschöpfung und damit verbundene geringere Arbeitsleistung die Folge ist. Man hat durch bergpolizeiliche Maßnahmen in Preußen und Sachsen wegen der nachteiligen Wirkung von Wärme und Feuchtigkeit bestimmt, daß die Arbeitszeit vor warmen Örtern eingeschränkt wird und bei 28° C und mehr Wärme täglich höchstens 6 Stunden betragen darf. Die Arbeiter arbeiten vor warmen Örtern möglichst unbekleidet, sie sind aber dadurch äußeren Verletzungen und Verbrennungen bei Explosionen sehr ausgesetzt.

Die zahlreichen Verletzungen im Bergwerksbetriebe erfordern bei Grubenkatastrophen ein gut organisiertes Rettungswesen und ausreichende, stets bereitstehende Einrichtungen zur ersten Hilfeleistung bei Unglücksfällen. Wenn auch der ersten Hilfeleistung durch Laienhände vom ärztlichen Standpunkte mancherlei Bedenken entgegenstehen, so ist sie doch nicht zu entbehren. Es ist als ein großer hygienischer Fortschritt zu bezeichnen, daß in den Bergschulen des rheinisch-westfälischen Kohlenreviers die Bergschüler durch Vertrauensärzte der Berufsgenossenschaft Unterweisung in der ersten Hilfeleistung erhalten. Auch ist zur Zeit eine große Zahl der Arbeiter durch einen Arzt der Berufsgenossenschaft in der ersten Hilfeleistung unterrichtet worden. Bergpolizeiliche Vorschriften über die erste Hilfeleistung sind vorhanden. Die Verbandzimmer über Tage werden im Jahre zweimal durch Vertreter der Bergbehörde und die zuständigen Knappschaftsärzte revidiert. Von der Einrichtung von Verbandzimmern unter Tage hat man abgesehen, da sie keine Vorteile bieten. Man versucht daher stets die Verletzten so rasch wie möglich an das Tageslicht zu bringen, eine Aufgabe, die infolge der oft engen und steilen Gänge äußerst schwierig sein kann. Die Tragbahren müssen sehr schmal sein, sie müssen so gearbeitet sein, daß sie im Notfalle geschleift werden können (Scherentragbahre von Düms), ferner die Grubenschleifbretttrage nach Dr. Brinkmann-Peter und das Schleifbrett von Obersteiger Schweitzer. Die Weiterbeförderung der Verletzten geschieht auf den Hauptförderstrecken entweder mit den Förderwagen oder den von Meyer konstruierten Transportwagen, der einen schnellen und schonenden Transport der Verunglückten gewährleistet. Die Meyersche Grubenbahre gestattet während des Transportes im Förderkorbe ein Aufrechtstellen ohne Schaden für die Verletzten. Für größere Unglücke müssen Rettungsapparate vorhanden sein, die nur von gut ausgebildeten Rettungsmannschaften getragen werden dürfen.

Die bergmännischen Rettungs- und Atmungsapparate kann man einteilen

1. „in Apparate, denen die Atmungsluft durch Schläuche zugeführt wird (Königs Rauchhelm, Rauchmasken von der Gelsenkirchener Fabrik ‚Westfalia‘ und von dem Drägerwerk Lübeck);

2. in Apparate, die einen Vorrat an atembarer Luft in besonderen Behältern mit sich führen (Sauerstoffapparate);

3. in Apparate, die während ihrer Benutzung die nötige atembare Luft selbst erzeugen (Pneumatogen)“.

Mit flüssiger Luft arbeitet der Aerolith-Apparat. Viele Rettungsapparate sind auch mit Fernsprecheinrichtungen und mit tragbaren elektrischen Lampen, die auch in unatembarer Luft brennen und keine Explosionsgefahr bieten, versehen.

Weiteres s. in Abschnitt „Erste Hilfe“ S. 194ff.

Bei größeren Unglücken ist die zuständige Bergbehörde so rasch wie möglich zu benachrichtigen, damit die Vertreter der Bergbehörde mit der Bergwerksleitung gemeinsam die nötigen Anordnungen treffen können.

Die über Tag beschäftigten Arbeiter sind den Gefahren des Betriebes weniger ausgesetzt als die unter Tag Beschäftigten. Sie bedienen die Kessel und Maschinen, arbeiten in den Kokereien, Teerschwelereien, Werkstätten usw. und verladen das geförderte Gut. In den sog. Tagbauen (nichtunterirdischen Bergwerken) liegen die Verhältnisse anders. Im allgemeinen ist die Beschäftigung der Übertagarbeiter mit Gefahren verbunden, die sie mit anderen gewerblichen und Fabrikarbeitern teilen. Gegen die Schädigungen durch den Kohlenstaub werden die Wipper, Rätter, Förderschnecken, Trockenkohlen-Becherwerke, Trockenöfen mit Ventilatoren, Staubabsaugern usw. verbunden. In den Braunkohlenbrikettfabriken müssen die Räume mit Kohlenstaubentwicklung gegen andere Räume gut abgeschlossen sein. Wegen der leichten Explosion des Braunkohlenstaubes ist Rauchen, Benutzung offenen Feuers oder Lichtes in den Brikettfabriken und in ihrer unmittelbaren Nähe verboten. Beleuchtung: elektrisches Glühlicht mit Überglocken und Drahtschutz. Bei Feuerausbruch ist es verboten, einen starken Wasserstrahl zu benutzen, da dadurch gerade der übertrocknete Kohlenstaub in die Luft gewirbelt und die Explosionsgefahr vergrößert wird. Bei Explosionen haben sich die Arbeiter sofort mit dem Gesicht nach unten auf den Boden zu werfen. Im Tagbau besteht ebenso wie im unterirdischen Abbau die Gefahr des Hereinbrechens von Kohle oder Abraum. Im Tagbau beschäftigte Arbeiter sind infolge der wechselnden Witterung allerlei gesundheitlichen Schädigungen ausgesetzt. Heizbare Unterkunftsräume, Bade- und Umkleideräume sind überall vorhanden.

Nach beendeter Schicht wird jedem Bergmann die Wohltat eines warmen Reinigungsbades in Form eines Brausebades zuteil. Die Baderäume werden zweckmäßig dem Ausfahrschachte möglichst nahe gelegt. Saubere Abortanlagen müssen dem Bade- und Ankleideraum unmittelbar angeschlossen sein. Das Aufbewahren und Trocknen der Kleider geschieht so, daß die an einem Haken befestigten Kleider im Ankleideraum zur Decke emporgezogen werden. Jeder Rollenaufzug hat eine bestimmte Nummer mit eigenem Schloß. Riech- und Dunststoffe werden mit der Ventilation abgeführt. Bei einigen Zechen finden sich in unmittelbarer Nähe der Badehäuser Schankstellen für alkoholfreie Getränke, Milch, Kaffee und Selterswasser. Die Zechen tragen vielfach einen Teil der Unkosten.

Das am 1. Januar 1924 in Kraft getretene Reichsknappschaftsgesetz überträgt die Durchführung der gesamten knappschaftlichen Versicherung einschließlich der reichsgesetzlichen Invaliden- und Angestelltenversicherung für das ganze Reichsgebiet mit Ausnahme des Saarreviers einem einzigen Versicherungsträger, dem *Reichsknappschaftsverein,* der seinen Sitz in Berlin hat. Die Geschäftsführung liegt den 16 Bezirksvereinen ob. Die Fürsorge des Reichsknappschaftsvereins erstreckt sich 1. auf die Durchführung der Krankenversicherung nach Maßgabe des 2. Buches der RVO.; 2. auf die Gewährung von Unterstützungen an berufsunfähige Mitglieder auf Grund des Reichsknappschaftsgesetzes; 3. auf die Versorgung der Reichsinvaliden und Hinterbliebenen nach den Bestimmungen des 4. Buches der RVO.; 4. auf die Angestelltenversicherung nach der AVG.

Die Ruhrknappschaft besitzt drei modern eingerichtete Knappschaftskrankenhäuser (Gelsenkirchen, Recklinghausen, Langendreer), ein weiteres Krankenhaus ist im Bau (Steele) begriffen, die Errichtung weiterer Knappschaftskrankenhäuser ist geplant. Für Arbeiter bestehen ein Erholungsheim in Volmarstein und in Driburg (Linke-Haus), eine Lungenheilstätte in Beringhausen. Für Beamte hat sie ein Kurhaus in Winterberg, ein Erholungsheim (Weidtmanshof) in Rothenfelde, ein Sanatorium „Haus Kleine" in Helmarshausen, Kreis Hofgeismar. Sie verfügt über 5 Beobachtungsstationen, und zwar in Hamm, Buer, Bochum, Langendreer und Oberhausen; die Beobachtungsstationen in den beiden zuletzt genannten Orten dienen hauptsächlich für die Erkennung der Lungenkrankheiten. Für Nervenkranke dient die von der Ruhrknappschaft gepachtete unter eigener Leitung stehende „Lührmannstiftung" in Essen. Chirurgische Kranke, Unfallverletzte und auch innere Fälle können auch in dem der Knappschaftsberufsgenossenschaft gehörenden Krankenhause „Bergmannsheil", Bochum, untergebracht werden. Außerdem steht die Ruhrknappschaft z. Z. mit 174 Krankenhäusern des Bezirks im Vertragsverhältnis. Angestellt sind von der Ruhrknappschaft 580 Bezirksärzte und 235 Fachärzte, einschließlich Zahnärzte.

Die Wohnungsverhältnisse zeigen je nach den örtlichen Verhältnissen des Bergbaues weitgehende Verschiedenheiten. In ländlicher Gegend mit in ruhiger Entwicklung stehendem Bergbau haben sehr viele Arbeiter Wohnungen mit eigener Ackerwirtschaft. In schnell aufblühenden Industriegegenden sind Wohn- und Schlafhäuser, Ledigenheime und Menagen unvermeidlich. Im rheinisch-westfälischen Bergbau ist der Bedarf an Kleinwohnungen infolge der ungünstigen wirtschaftlichen Verhältnisse keineswegs gedeckt, wenn auch die Zechenverwaltungen ihr möglichstes in der Wohnungsfürsorge leisten. In der Nähe der meisten Zechen sind im Laufe der letzten Jahre große Arbeiterkolonien (meistens 1—2-Familien-Häuser) entstanden. Die Wohnungen werden von Zeit zu Zeit von Wohnungsaufsehern auf ihre hygienische Beschaffenheit hin kontrolliert. Die Zechenverwaltungen haben durch den Bau von Kolonien den Vorteil, daß sie sich infolge der billigen Mieten einen Stamm zuverlässiger Arbeiter erhalten. Der Arbeiter wiederum spart infolge der geringen Entfernungen der Wohnung von der Arbeitsstätte Zeit und gewinnt dadurch eine größere Ruhepause und Erholung. In den Kolonien sind Konsumanstalten und ähnliche Wohlfahrtseinrichtungen für die geistigen und körperlichen Bedürfnisse der Bevölkerung errichtet.

Unter den deutschen Kohlenbergwerken nimmt der Steinkohlenbergbau, die wichtigste Grundlage der industriellen Entwicklung Deutschlands und „die ergiebigste Quelle des deutschen Nationalvermögens" (Lindemann), die erste Stelle ein.

Die Zahl der im Steinkohlen- und Braunkohlenbergbau beschäftigten Arbeiter der Sektionen *Bonn, Bochum, Clausthal, München, Halle, Waldenburg, Beuthen, Zwickau* ist in den letzten 10 Jahren erheblich gestiegen und weist bis im Jahre 1921 die stattliche Zahl von 885 473 bzw. 185 402 gegenüber 625 597 bzw. 71 242 im Jahre 1919 auf.

Es muß auffallen, daß in Oberschlesien eine geringere Morbiditätsziffer wie in dem rheinisch-westfälischen Bergbau festgestellt worden ist, und zwar betrug sie im Jahre 1919 32% gegenüber 63,4% beim *A. K. V. Bochum.* Dieser Unterschied findet darin seine Erklärung, daß in dem oberschlesischen Bezirk die ambulante Behandlung durch die Bezirksärzte fehlt und 90% der sich Krankmeldenden in Krankenhauspflege genommen werden. Beim A. K. V. wies die Morbidität vom Jahre 1911 bis zum Jahre 1917 einen gleichmäßigen Prozentsatz auf, der zwischen 59 und 68% schwankte, im Jahre 1918 eine Höhe von 107% erreichte und seitdem eine Abnahme bis auf 50% im Jahre 1921 nicht infolge des gehobenen Gesundheitszustandes der Bergleute brachte, sondern der Verschlechterung der wirtschaftlichen Verhältnisse, die ein Krankfeiern infolge der damit verbundenen pekuniären Einbuße für den einzelnen nicht zuließ. Diese Morbiditätsziffern verteilen sich einmal auf die durch Betriebsunfall herbeigeführten Erkrankungen und zweitens auf die Erkrankungen, die nicht durch Betriebsunfall herbeigeführt worden sind. In den statistischen Zusammenstellungen fällt auf, daß die Zahl der Erkrankungen der Arbeiter unter Tage eine bedeutend höhere ist als die der Arbeiter über Tage bzw. der Beamten. Die größeren Gefahren und Schädlichkeiten zwingen den erkrankten Arbeiter unter Tage die Arbeit eher einzustellen, als ein Übertagarbeiter es bei gleichen Gesundheitsschädigungen tun würde. Die früher allgemeine Annahme, daß der Mangel an Sonnenlicht den Untertagarbeiter schädige, findet keine Anerkennung mehr. Trotz der mangelnden Pigmentierung durch Sonnenlicht und des dadurch bedingten bleichen Aussehens der Arbeiter ist der Hämoglobingehalt ein normaler. Wir haben es im Bergbau mit einer gemischten Bevölkerung zu tun, die sich aus Reichsdeutschen und Ausländern zusammensetzt. Von den Ausländern waren bis zum Jahre 1916 66% aus Österreich-Ungarn, 17% aus Holland und 10% aus Italien und verschwindend wenige Belgier und Russen. Von 1916 verschiebt sich das Bild. Durch Abwanderung der Ausländer sah sich der Staat gezwungen, den Ausfall durch gefangene Russen und Belgier zu ersetzen. Nach den Erfahrungen von Lindemann ist die hohe Erkrankungsziffer der Ausländer bei Voraussetzung der gleichen Leistungsfähigkeit neben dem Klimawechsel vor allem auf die unzweckmäßige Lebensweise zurückzuführen. Die Reichsdeutschen aus dem Osten zeigen gegenüber den Ausländern eine geringere Morbidität (20%) auf, die ihren Grund in dem kräftigen Körperbau der einwandernden Arbeiter findet, die dazu noch in günstigere wirtschaftliche Verhältnisse hineinkommen. Die weit verbreitete Ansicht, daß die Bergleute in bezug auf die Gefahren und Schädigungen, die der Betrieb mit sich bringt, gegenüber den Arbeitern anderer Berufe die erste Stelle einnehmen, ist als irrig anerkannt worden. Dieses irrige Urteil läßt sich nur so begründen, daß die Nachrichten über Massenunglücksfälle im Bergbau immer mehr in der Öffentlichkeit besprochen werden als die nicht minder schweren Einzelunfälle in anderen Betrieben der Schwerindustrie, und doch sind die Zahlen der Einzelunfälle im Bergbau beträchtlicher als die eben erwähnten Massenunfälle.

Bei *Krupp* schwanken die Zahlen der Erkrankungen zwischen 57—66% in den Jahren 1900—1907, bei Kohlenbergarbeitern von 60—66%.

Auf Grund des Unfallversicherungsgesetzes ist der gesamte Bergbau in 8 Sektionen gegliedert, die der Knappschafts-Berufsgenossenschaft unterstehen — siehe oben —, wodurch eine ziemlich genaue Aufstellung über den gesamten deutschen Bergbau mit seinen Gefahren und eine vergleichende Gegenüberstellung der Unfälle im Bergbau und anderer Industriezweige ermöglicht wird. Danach sind die Unfallgefahren im Bergbau nicht erheblich größer als in anderen Industriebetrieben (s. Tabelle 1).

Um nur einen kurzen Einblick über diese Verhältnisse zu gewähren, ist die Zahl der entschädigungspflichtigen Unfälle, das sind solche, bei denen als Folge der erlittenen Verletzung eine Einbuße an Erwerbsfähigkeit über die Dauer von 13 Wochen zurückbleibt, im Jahre 1914 so, daß 3 Berufsgenossenschaften eine höhere Unfallziffer als die Knappschafts-Berufsgenossenschaft haben, und daß 3 weitere Berufsgenossenschaften in bezug auf die Unfallhäufigkeit nicht weit hinter der Knappschafts-Berufsgenossenschaft zurückstehen.

Im Jahre 1917, 1918 und 1919 weist die Knappschafts-Berufsgenossenschaft eine etwas höhere Unfallziffer auf, die ihren Grund in der Qualität der Arbeiter, der Einstellung jüngerer, im Bergbau unerfahrener Kräfte hatte, die ohne die genügende Vorsicht an die Arbeit gingen. Vom Jahre 1919 ab zeigt diese Kurve wieder einen Abstieg.

Tabelle 1.

Entschädigungsberechtigte Verletzte auf 1000 Vollarbeiter	1914	1917	1918	1919	1920	1922	1923
1. Bei der Fuhrwerks-Berufsgenossenschaft	18,83	17,28	14,94	12,90	11,38	10,99	12,08
2. Bei der Württembergischen Baugewerks-Berufsgenossenschaft . . .	17,21	14,41	14,59	9,24	13,33	6,03	5,62
3. Bei der Schlesischen Eisen- und Stahl-Berufsgenossenschaft	14,65	12,94	12,53	12,58	8,90	8,43	5,28
4. Bei der Elbschiffahrts-Berufsgenossenschaft	19,0	14,91	14,30	10,93	6,51	7,48	6,91
5. Bei der Bayerischen Holzindustrie-Berufsgenossenschaft	12,78	14,46	12,68	10,49	8,84	5,98	5,00
6. Bei der Westdeutschen Binnenschiffahrts-Berufsgenossenschaft . . .	14,42	11,26	10,09	6,64	6,65	7,25	5,56
7. Bei der Knappschafts-Berufsgenossenschaft	15,06	17,66	17,73	14,52	10,89	8,13	8,72
8. Bei der Rheinisch-Westf. Hütten- u. Walzwerks-Berufsgenossenschaft .	13,0	13,82	13,49	12,08	8,20	7,16	6,26
9. Bei der Tiefbau-Berufsgenossenschaft	15,05	13,33	13,50	10,30	10,38	7,06	6,19
10. Bei der Müllerei-Berufsgenossenschaft	12,19	15,11	14,32	12,51	12,06	11,38	8,27

Nach den Zusammenstellungen über den gesamten Verlust des rheinisch-westfälischen Bergbaues infolge Unfallverletzungen in den Jahren 1912—1921 sowie über das Anteilverhältnis der Unfallfolgen an der Gesamtzahl der entschädigungspflichtigen Unfälle ist ein Rückgang der tödlichen Verletzungen nicht festzustellen.

Tabelle 2.
Übersicht über die Unfallfolgen für die Jahre 1912—1921 im rheinisch-westfälischen Bergbau.

Jahr	Zahl der durchschnittlich beschäftigten versicherten Personen	Tod			Dauernd völlige Erwerbsunfähigkeit			Dauernd teilweise Erwerbsunfähigkeit			Vorübergehende Erwerbsunfähigkeit			Zusammen	
			‰	errechnete Prozentsätze auf die Zahl der Unfälle		‰	errechnete Prozentsätze auf die Zahl der Unfälle		‰	errechnete Prozentsätze auf die Zahl der Unfälle		‰	errechnete Prozentsätze auf die Zahl der Unfälle		‰
1912	366 641	1100	3,00	18,66	26	0,07	0,44	949	2,59	16,10	3820	10,42	64,80	5895	16,08
1913	401 042	1062	2,65	17,92	18	0,04	0,30	894	2,23	15,08	3953	9,86	66,70	5927	14,78
1914	376 887	1015	2,69	18,25	28	0,07	0,50	787	2,09	14,15	3731	9,90	67,10	5561	14,76
1915	288 308	979	3,40	21,01	11	0,04	0,24	733	2,54	15,73	2936	10,18	63,02	4659	16,16
1916	309 552	1152	3,72	22,20	21	0,07	0,40	838	2,71	16,15	3178	10,27	61,25	5189	16,76
1917	339 289	1492	4,40	23,00	14	0,04	0,22	1052	3,10	16,21	3930	11,58	60,57	6488	19,12
1918	341 218	1347	3,95	20,82	15	0,04	0,23	1012	2,97	15,64	4096	11,77	63,31	6470	18,96
1919	390 537	1226	3,14	19,42	10	0,03	0,16	972	2,49	15,39	4106	10,51	65,03	6314	16,17
1920	468 171	1109	2,37	22,71	22	0,05	0,45	814	1,74	16,66	2939	6,28	60,18	4884	10,43
1921	557 005	1144	2,05	22,92	16	0,03	0,32	877	1,57	17,57	2954	5,30	59,19	4991	8,96

Die Ziffer wird durch die in den Jahren 1917 und 1918 sich ereigneten 16 Massenunglücke, die den Tod von 234 Bergleuten zur Folge hatten, in die Höhe getrieben. Auch die Jahre 1919 und 1920 weisen keinen merklichen Rückgang in der Todesziffer auf. Bei diesen Zusammenstellungen sind die leichten und leichtesten Verletzungen, die in den ersten 13 Wochen zur Ausheilung kommen, nicht berücksichtigt. Wenn man aber diese Fälle mitrechnet, so ergeben sich für den gesamten deutschen Bergbau folgende Zahlen:

Tabelle 3.
Die zur Anmeldung gelangten Unfälle der Jahre 1911—1923 im gesamten deutschen Bergbau.

Jahr	Angemeldete Unfälle	Auf 1000 versicherte Personen
1911	114 669	136,79
1912	121 517	140,25
1913	133 710	145,53
1914	122 982	146,21
1915	98 334	147,91
1916	96 661	137,38
1917	117 070	150,57
1918	124 476	155,53
1919	111 176	114,86
1920	108 953	100,46
1921	nicht veröffentlicht	
1922	93 786	87,34
1923	65 475	73,94

Tabelle 4.
Die Zahl der entschädigungspflichtigen Unfälle der 8 Sektionen der Berufsgenossenschaft.

Jahr	Entschädigungspflichtige Unfälle	Auf 1000 versicherte Personen
1911	12 200	14,55
1912	13 394	15,46
1913	13 725	14,94
1914	12 669	15,06
1915	10 373	15,60
1916	11 625	16,52
1917	13 732	17,66
1918	14 192	17,73
1919	14 052	14,52
1920	11 814	10,89
1921	11 825	9,75
1922	8 733	8,13
1923	7 721	8,72
1924	8 104	9,35

Hauptsächlich hat die Zahl der angemeldeten Unfälle in den Jahren 1919 und 1920 im Vergleich zu den Vorkriegsjahren eine Abnahme erfahren (s. Tabelle 3), die man dadurch erklären kann, daß die wirtschaftliche Lage den Arbeiter veranlaßt, geringfügigere Verletzungen nicht zur Anmeldung zu bringen, um einen Lohnverlust zu vermeiden. In den Jahren 1922 und 1923 sinkt die Zahl der angemeldeten Unfälle im gesamten deutschen Bergbau und der entschädigungspflichtigen Unfälle der 8 Sektionen der Berufsgenossenschaft noch weiter. Auch hat die Zahl der entschädigungspflichtigen Unfälle vom Jahre 1920 ab sich verringert (s. Tabelle 4) infolge der strengeren Durchführung bzw. Überwachung der Vorsichtsmaßnahmen für die Untertagarbeiter.

An den entschädigungspflichtigen Unfällen ist nach den Zusammenstellungen der gesamten Berufsgenossenschaften die Fährlichkeit des Betriebes die Hauptursache. Die Zahl der Verletzungen durch die Schuld der Mitarbeiter fällt dagegen kaum ins Gewicht. Die Zahl der Unglücksfälle durch Selbstverschulden weist größere Schwankungen auf (s. Tabelle 5).

Der schon von Lindemann widerlegten Ansicht Roths, die Zunahme beruhe auf „fortschreitender Ermüdung" der Arbeiter, kann ich nicht beipflichten, da die Statistik der Knappschafts-Berufsgenossenschaft, die sich auf die Unglücksfälle in der gewöhnlichen Schicht, in der Überschicht und in der Nebenschicht bezieht, erkennen läßt, daß in der Überschicht und Nebenschicht ganz bedeutend weniger Unglücksfälle vorkommen — es arbeiten auch bedeutend weniger Leute — wie in der Hauptschicht. Erfahrungsgemäß finden sich die meisten Verunglückten unter den jugendlich Unerfahrenen, weiter steigt die Unglücksziffer bei denen, die durch langjährige Arbeit im Bergbau die Gefahren unterschätzen und die sonstigen Vorsichtsmaßregeln außer acht lassen. Wenn man die Unglücksfälle im rheinisch-westfälischen Bergbau von 1899 bis auf den heutigen Tag statistisch vergleicht, so bleiben sie im allgemeinen auf der Ziffer der Vorkriegsjahre 1899 bis 1910 (1,9—3,1 auf 1000 Versicherte) stehen. Nur während der Kriegsjahre zeigt sich eine beträchtliche Steigerung. Dank der Fortschritte der Bergbau-

Tabelle 5.
Die inneren Ursachen der entschädigungspflichtigen Unfälle der Jahre 1911—1924, umfassend die Sektionen Bonn, Bochum, Clausthal a. H., Halle a. d. S., Waldenburg i. Schl., Beuthen O.-Schl., Zwickau, München.

Jahrgang	Die Gefährlichkeiten des Betriebes an sich		Mängel des Betriebes im besonderen		Die Schuld der Mitarbeiter		Die Schuld der Verletzten selbst		Zusammen
	im ganzen	vom Hundert	im ganzen	vom Hundert	im ganzen	vom Hundert	im ganzen	vom Hundert	
1911	8494	69,55	129	1,06	472	3,86	3118	25,53	12 213
1912	9041	67,49	153	1,14	622	4,64	3581	26,73	13 397
1913	9368	68,07	140	1,02	445	3,23	3810	27,68	13 763
1914	8497	67,05	130	1,03	412	3,25	3633	28,67	12 672
1915	6370	61,44	103	0,99	352	3,39	3549	34,18	10 374
1916	7297	62,70	141	1,21	408	3,51	3791	32,58	11 637
1917	9175	66,81	96	0,70	409	2,98	4057	29,51	13 734
1918	10130	71,35	108	0,76	394	2,77	3566	25,12	14 198
1919	9784	69,45	128	0,90	406	2,88	3771	26,77	140 89
1920	7802	65,96	167	1,41	375	3,17	3485	29,46	11 829
1921	7594	64,22	146	1,24	496	4,20	3589	30,34	11 825
1922	6053	69,29	113	1,29	260	2,98	2310	26,44	8 736
1923	5489	71,17	93	1,21	209	2,71	1922	24,91	7 713
1924	5860	72,31	83	1,02	208	2,57	1953	24,10	8 104

technik und der Befolgung der Bergbauvorschriften ist die Zahl der Unglücksfälle durch Explosion und durch Kohlenfall sehr zurückgegangen, die Zunahme der Verletzungen ist vielmehr durch Einsturz und besonders durch Unfälle, die durch Fahrzeuge, Beförderung von Lasten beim Auf- und Abladen entstehen, begründet.

Tabelle 6. *Es verunglückten im*

	1911		1912		1913		1914		1915		1916	
	überhaupt	auf 1000 versicherte Personen	überhaupt	auf 1000 versicherte Personen	überhaupt	auf 1000 versicherte Personen	überhaupt	auf 1000 versicherte Personen	überhaupt	auf 1000 versicherte Personen	überhaupt	auf 1000 versicherte Personen
1. Durch Explosionen von Apparaten, Schlagwetter und bei Schweißarbeiten	64	0,182	218	0,595	68	0,169	55	0,146	90	0,312	112	0,362
2. Durch glühende Metallmassen, heiße u. ätzende Flüssigkeiten, giftige Gase	14	0,040	17	0,046	36	0,090	35	0,093	33	0,114	30	0,097
3. Durch bewegte Maschinenteile, Transmissionen, Motore, Kraft- und Arbeitsmaschinen, Bremsapparate	17	0,048	20	0,054	25	0,062	18	0,048	23	0,080	22	0,071
4. Durch Zusammenbruch, Einsturz, herabfallende Gegenstände (Steinkohlenfall)	328	0,932	384	1,047	400	0,997	382	1,014	338	1,172	417	1,347
5. Durch Sturz von Leitern, Treppen, Galerien in Vertiefungen, Bassins . . .	152	0,432	164	0,447	171	0,426	153	0,406	153	0,531	180	0,581
6. Durch Fahrzeuge, Beförderung von Lasten, beim Auf- und Abladen . .	213	0,605	251	0,684	302	0,753	311	0,825	300	1,041	331	1,069
7. Beim Gebrauch von einfachen Handwerkszeugen	31	0,088	29	0,079	36	0,090	39	0,103	27	0,094	33	0,107
	819	2,327	1083	2,952	1038	2,587	993	2,635	964	3,344	1125	3,634

Ein deutliches Sinken der Ziffer der Unglücksfälle, die durch Kohlenfall und Einsturz entstanden sind, beginnt im Jahre 1918 und erreicht im Jahre 1922 den tiefsten Stand seit 1899 mit 0,006 auf 1000 Versicherte. Wie schon oben erwähnt, ist auch die Unfallmortalität der Arbeiter unter Tag größer als die der Übertagarbeiter. Die der Zahl nach am häufigsten auftretenden Verletzungen sind die an den oberen und unteren Extremitäten. Die Hand- bzw. Fingerverletzungen, denen die Schlepper hauptsächlich ausgesetzt sind, sind trotz der verbesserten Schutzeinrichtungen an den Wagen immer noch sehr zahlreich. Die Verletzungen des Unterarmes (Radiusfraktur) entstehen beim Wagenschieben durch übermäßige Dorsalflexion des Handgelenkes durch plötzlichen Gegendruck am Ellbogen. Einen hohen Prozentsatz bilden auch die Quetschungen, Verstauchungen und Hautabschürfungen. Bei den vielen Massenunglücken im Jahre 1917 und 1918 ist die Zahl der Schädel- und Wirbelsäulenbrüche erheblich gestiegen. Im rheinisch-westfälischen Bergbau sind die im oberschlesischen Bergbau unbekannten Schlagwetterexplosionen keine Seltenheit. Obwohl in den letzten Jahren jede mögliche Sicherungsmaßregel und technische Neuerung im Bergbau getroffen wurde, ist die Zahl der Unfälle bzw. Verletzungen nicht in dem zu erwartenden Maße gesunken, eine Erscheinung, die sich nur dadurch erklären läßt, daß infolge des Unfallversicherungsgesetzes auch die kleinsten, früher unbeachtet gebliebenen Verletzungen von den Versicherten gemeldet werden. Dazu kommt noch die allgemein bekannte Unfallneurose und Rentenhysterie. So hat auch dieses für das allgemeine Wohl der Arbeiter sorgende Gesetz seine Schattenseiten.

Neben den Unglücksfällen im Bergbau spielen auch die durch den Beruf des Bergmannes bedingten *Krankheiten* eine gewisse Rolle. Zu den *äußeren Berufs-*

rheinisch-westfälischen Bergbau tödlich:

1917		1918		1919		1920		1921		1922		1923		1924	
überhaupt	auf 1000 versicherte Personen	überhaupt	auf 1000 versicherte Personen	überhaupt	auf 1000 versicherte Personen	überhaupt	auf 1000 versicherte Personen	überhaupt	auf 1000 versicherte Personen	überhaupt	auf 1000 versicherte Personen	überhaupt	auf 1000 versicherte Personen	überhaupt	auf 1000 versicherte Personen
191	0,563	159	0,465	101	0,259	91	0,194	169	0,303	74	0,131	31	0,073	40	0,084
36	0,106	19	0,055	39	0,100	28	0,060	19	0,034	39	0,069	15	0,035	14	0,029
37	0,109	23	0,067	35	0,090	21	0,045	17	0,031	18	0,032	19	0,044	10	0,021
558	1,645	557	1,632	458	1,173	350	0,748	378	0,679	375	0,666	311	0,728	374	0,788
261	0,769	196	0,574	181	0,463	218	0,466	190	0,341	182	0,323	152	0,356	149	0,314
361	1,064	331	0,970	357	0,914	349	0,745	338	0,607	322	0,572	228	0,534	256	0,539
30	0,088	50	0,146	49	0,125	41	0,088	30	0,054	29	0,052	39	0,091	30	0,063
1474	4,344	1335	3,912	1220	3,124	1098	2,345	1141	2,048	1039	1,844	795	1,861	873	1,838

krankheiten rechnet man die Schwielenbildung an den Händen, Ellbogen und Knien, Zellgewebsentzündung, Furunkulose, Unterschenkelgeschwüre, Schleimbeutelschwellungen. Die Bergarbeiter neigen zu Ekzemen an den Händen und Füßen infolge der Beschäftigung an feuchten Orten. Bei den Übertagarbeitern, insbesondere bei den in den Kokereien Beschäftigten, beobachtet man infolge der dauernden Einwirkung von Gas-und Teerdämpfen starke Reizerscheinungen der Bindehaut der Augen und der Gesichtshaut, zuweilen begleitet von Acne und verrukösen Wucherungen, die in manchen Fällen zu Hautkrebs führen können. Die verruköse Form der Hauttuberkulose auf den Streckseiten der Finger und dem Handrücken findet ihre Erklärung darin, daß der Bergmann zum Abwischen von dem durch Niesen, Räuspern und Ausspucken an der Nase und dem Mund haftenden Schleim gewohnheitsgemäß wegen der starken Beschmutzung der Hand und der Finger den Handrücken benutzt. Die Tuberkelbacillen finden dann in der durch das Arbeiten im Wasser und Schlamm und durch den Schweiß gelockerten oberen Epidermisschicht geeignete Eintrittspforten und rufen tuberkulöse Entzündungen mit all ihren Folgeerscheinungen hervor.

Wenn ich mich jetzt den *inneren* Krankheiten der Bergarbeiter zuwende, so werden auf Grund der Statistik des A. K. V. *Bochum*, die sich auf die Jahre 1911—1923 erstreckt, an erster Stelle die Krankheiten der Verdauungsorgane zu setzen sein. Die Verdauungskrankheiten sind nicht als Folge des bergmännischen Berufes anzusprechen, da dem Kohlenstaub — ein chemisch indifferenter Körper — ein schädigender Einfluß auf die Verdauungsorgane nicht zugeschrieben werden kann, besonders da auch die verschluckte Kohlenmenge zu gering ist; vielmehr wirkt die gebückte Haltung des Arbeitenden auf die Verdauungsorgane ein, die zu Stauungen im Pfortaderkreislauf und zu Leberveränderungen führen kann.

Die Erkrankungen der *Atmungsorgane* (Luftröhrenkatarrh, Kohlen- und Steinhauerlunge, Emphysem) werden durch Schädigungen im Bergbauberuf hervorgerufen. Als Schädlichkeiten spielen hier eine nicht zu unterschätzende Rolle der an manchen Grubenbezirken vermehrte Kohlensäure- und der verminderte Sauerstoffgehalt der Atmungsluft, der Kohlen- und Steinstaub und endlich die Erkältungseinflüsse. Erkältungskrankheiten ist der Bergmann besonders am Schluß der Schicht ausgesetzt, wenn er in Schweiß gebadet durch die Hauptförderstrecke schreitet, die unter starkem Wetterstrom liegt, oder wenn er durch einen unglücklichen Zufall auf die Ausfahrt zu lange warten muß, oder auch dadurch, wenn er nach dem Reinigungsbad sofort den Heimweg antritt, und doch gewöhnt sich der Bergmann, da er dauernd diesen Einflüssen ausgesetzt ist, bald an diese Temperaturschwankungen. Erst durch den Aufenthalt in seiner unhygienischen, ungelüfteten Wohnung zieht er sich leicht Erkältungen zu.

Durch den beständigen Aufenthalt in stauberfüllter Luft werden in reichlichem Maße Staubteilchen eingeatmet, die auf die Dauer nicht ohne Einfluß auf das Lungengewebe bleiben. Die schwarze Pigmentierung der Lungen ist eine Folgeerscheinung der fortwährenden Einatmung von Kohlenstaub, der aus dem Lungengewebe in die Lymphgefäße und in die Bronchialdrüsen weiter wandert; nur ein Teil des Kohlenstaubes wird mit dem Auswurf wieder entfernt. Die „normale Pigmentierung" der Lungen wandelt sich bei den Bergarbeitern in einen pathologischen Zustand, in eine „Anthracosis pulmonum" um, eine Staubinhalationskrankheit (Pneumonokoniose). Die dauernde Einatmung von Kohlenstaub führt weiter zu chronischen Bronchialkatarrhen und zum Verschluß zahlreicher Lymphgefäße.

BÖHME konnte bei der systematischen Untersuchung *arbeitender* Bergleute feststellen, daß bei Leuten, die weniger als 10 Jahre unter Tage gearbeitet hatten, keine anthrakotischen

Veränderungen nachweisbar waren, daß von den Bergleuten, die mehr als 20 Jahre in der Grube tätig waren, ein großer Teil, etwa 40%, leichte aber sichere anthrakotische Veränderungen boten.

Nach den Untersuchungen von Böhme und Weinstein beträgt der Gehalt an Trockensubstanz in den anthrakotischen Teilen der Lunge 27% gegenüber 17% beim Normalen. Die Trockensubstanz selbst besteht bei der Kohlenlunge zu 30% aus Kohle und Gesteinsstaub. Daraus läßt sich berechnen, daß etwa 150 g Kohle und Gesteinsstaub in der Kohlenlunge abgelagert sind.

Was hier vom Kohlenstaub gesagt wird, gilt auch für andere bestimmte Staubarten. Uns interessiert noch der Gesteinsstaub (Ton-, Schiefer- und Sandsteinstaub), der zu der sog. Steinhauerlunge führt (Chalicosis). Von den 525316 im rheinisch-westfälischen Kohlenrevier am 1. VII. 1922 beschäftigten Arbeitern waren 29844 Gesteinshauer. Die veraltete Auffassung, daß die Anthrakose der Lunge ein Schutz gegen die Tuberkulose bildet, muß als hinfällig bezeichnet werden. Die Anthrakose kann auch ohne Tuberkulose durch Zerstörung des Lungengewebes die Ursache schweren Siechtums werden. Dasselbe gilt in noch bedeutend höherem Grade für den Gesteinsstaub. Wenn in der Statistik des A. K. V. bisher die Spalte für die Staubkrankheiten keine Zahlen aufwies, so liegt das daran, daß die Diagnose nicht gestellt wurde und die Pneumokoniose in den meisten Fällen unter der Flagge der Tuberkulose ging. Die Chalicose macht viel schwerere Erscheinungen als die Anthrakose und führt in kürzerer Zeit Beschränkung der Arbeitsfähigkeit herbei als die Anthrakose. Von der Chalicose hat man bisher im Gegensatz zur Anthrakose angenommen, daß sie dem Entstehen der Tuberkulose Vorschub leiste. Diese Ansicht kann aber nach den neuesten Untersuchungen nicht aufrecht erhalten werden. Es hat sich vielmehr herausgestellt, daß die Chalicose die Reinfektion mit Tuberkulose nicht begünstigt. Kommt aber zu der Chalicose später Tuberkulose hinzu, so ist die Prognose im allgemeinen ungünstig (Patschkowski und Küchemann). Bei allen Formen von Pneumonokoniose ist die Sputumuntersuchung auf Tuberkelbacillen nicht zu vergessen.

Auf Grund unserer in den letzten Jahren auf dem Gebiete der Gesteinsstauberkrankungen der Lunge gemachten Erfahrungen sind wir zu der Ansicht gekommen, daß Bergleute, die etwa 10 Jahre vor Gestein gearbeitet haben, vor einer erheblichen gesundheitlichen Schädigung durch ein Reichsgesetz, welches Gesteinsarbeit über diesen Zeitpunkt hinaus verbietet, geschützt werden müssen.

Vor dem Kriege war die Sterblichkeit an Tuberkulose unter den Bergarbeitern des Ruhrgebietes zahlengemäß geringer als bei den Arbeitern anderer Berufe, da die ärztliche Auslese für den bergmännischen Beruf eine sehr strenge war und in den Gruben seltener Gelegenheit zu Infektionen mit Tuberkelbacillen gegeben ist. Während des Krieges änderte sich scheinbar das Bild, die Mortalität an Tuberkulose steigt. Als Grund dafür ist die Einstellung von schwächlichem Menschenmaterial, die Hinausschiebung der Invalidisierung und die zwangsweise Einstellung von Russen anzusehen. Mit Kriegsende sinkt die Mortalitätsziffer, wenn auch nicht auf den Stand der Vorkriegszeit. Die eingeführte 7-Stundenschicht erfordert eine größere Belegschaft, bei deren Auslese die Ärzte nicht mehr so rigoros vorgehen können wie früher.

Die Rubrik 10 der beigegebenen Tabelle weist die Zahl der an *Lungenentzündung* aufgetretenen Fälle auf. Die Morbidität und Mortalität hatten während der Jahre 1916 und 1917 eine Steigerung erfahren; letztere wird lediglich durch die Leistungsfähigkeit der Zirkulationsorgane, des Herzens und der Gefäße bestimmt. Es ist dabei zu berücksichtigen, daß durch Emphysem, Anthrakosis eine Überlastung des Herzmuskels entsteht, wodurch die Widerstandsfähigkeit und Leistungsfähigkeit der Gefäße und des Herzens ungünstig beeinflußt werden.

Das *Emphysem*, die übermäßige Blähung der Lunge mit Verlust ihrer Elastizität und atrophischen Veränderungen am Lungengewebe, wird bei den Berufen gefördert, die das Einatmungsbedürfnis über die Norm steigern, also bei schweren körperlichen Arbeiten. Auf die einzelnen Theorien und den klinischen Verlauf des Emphysems kann ich hier nicht eingehen. Durch die Staubablagerung in der Lunge der Bergarbeiter ist insofern ein Einfluß auf die Entstehung des Emphysems gegeben, als das veränderte Lungengewebe weniger imstande ist, andauernde Ausdehnung auszugleichen. Meiner Ansicht nach spielt auch der Aufenthalt in der Grubenluft mit ihrer Wärme und ihrem Feuchtigkeitsgehalt bei der Entstehung des Emphysems eine nicht unwesentliche Rolle.

Nach SELTMANN ergibt sich, daß von Bergleuten,

die *ausschließlich* in guten Wettern gearbeitet haben 7,9%
die *zeitweise* in schweren Wettern gearbeitet haben 37,6%
die *andauernd* in schweren Wettern gearbeitet haben 62,1%

emphysematös geworden sind.

Nach der Statistik des A. K. V. zu urteilen, sind im Durchschnitt in den Jahren 1911—1922 wegen Emphysem nur 214 pro Mille in ärztliche Behandlung gekommen und nur 0,66 pro Mille invalidisiert worden. Danach wäre gegenüber den Vorjahren 1908—1910 eine Abnahme in der Invalidität zu verzeichnen, die auf wirtschaftliche Verhältnisse zurückzuführen ist.

Die Erkrankungen des Herzens zeigen in der Rubrik 3 der Tabelle keine wesentliche Steigerung innerhalb der Jahre 1911—1923. Auch ist die Todesziffer außerordentlich gering geblieben. Wie schon oben erwähnt, wird durch das chronische Emphysem und die Kohlenlunge bzw. Steinhauerlunge eine Überlastung des Herzmuskels allmählich herbeigeführt, und es folgen Störungen im großen und kleinen Blutkreislauf. Wie beim Militär bei übergroßen Märschen, bei Ringkämpfern und auch bei Kesselheizern auf Dampfschiffen beobachtet worden ist, so können auch bei den Bergleuten unter besonderen Umständen Störungen der Herztätigkeit infolge Überanstrengung die Folge sein. Außer der ansteigenden Temperatur in der Tiefe, die durch die Anwesenheit der Menschen und durch die brennende Lampe, durch den bei der Arbeit sich entwickelnden Staub, durch die Feuchtigkeit der Luft noch wesentlich gesteigert wird, kommt es bei ungenügender Ventilation bei den Arbeitern bald zur Ermattung, Abspannung und Kongestion zu den inneren Organen. Man findet dann oft eine Verbreiterung der Herzdämpfung, Verlagerung des Spitzenstoßes nach außen, beschleunigte Herztätigkeit bei unregelmäßigem Pulse. Von Einfluß auf die Krankheitserscheinungen ist natürlich die Konstitution des Arbeiters. Bei längerer Einwirkung der erwähnten Schädlichkeiten prägen sich die Krankheitserscheinungen weiter aus, so daß bei schwächlichen Personen, wenn noch gleichzeitig Alkoholmißbrauch vorliegt, der Puls unregelmäßig wird und die Erscheinungen einer Herzmuskeldegeneration auftreten. Hier heißt es sofortiges Aussetzen der Arbeit. Es ist unbedingt notwendig, Überanstrengungen des Herzmuskels auszugleichen, die durch das Mißverhältnis der Arbeitsleistung zu der vorhandenen Herzkraft bedingt waren. Beim Arbeiten bei einer Temperatur von 29° oder mehr sollen nach den Verordnungen der bergpolizeilichen Vorschrift im rheinisch-westfälischen Bezirk Arbeiter nicht länger als 6 Stunden beschäftigt werden.

Die *Arteriosklerose* ist nicht als Berufskrankheit der Bergleute im engeren Sinne aufzufassen, wenn man auch nach den wissenschaftlichen Ansichten (STRÜMPELL) anhaltend schwere körperliche Arbeiten als Grund für die Entstehung der Arteriosklerose annehmen muß. Es handelt sich dann vorzugsweise um die

Verkalkung der peripheren Arterien, besonders der Brachialis und Radialis. Es kommt auch vor, daß die genannten Gefäße bei den Arbeitern im rechten Arm erheblich stärker verhärtet sind als im linken, was vielleicht mit der stärkeren Muskelarbeit und der dadurch bedingten stärkeren Inanspruchnahme der Gefäße des rechten Armes zusammenhängt. Infolge von Alkohol- und Tabakmißbrauch und Intoxikation alimentärer Natur, vielleicht auch dadurch, daß bei den Untertagarbeitern eine ständige Blutdruckerhöhung vorhanden ist — diese Frage ist noch nicht geprüft und soll bei den Untertagarbeitern durch systematische Untersuchungen eingehend gefördert werden — ist die Arteriosklerose nur als Begleiterkrankung der bergmännischen Arbeiten anzusehen, sie ist im großen und ganzen als Alterserscheinung zu deuten.

Die *rheumatischen* Erkrankungen erfahren ärztlicherseits keine einheitliche Beurteilung. Die meisten Erkrankungen sind dem Muskelrheumatismus zuzuteilen. Wenn auch ein Abfall der Erkrankungsziffer im Jahre 1915 von 30 163 Erkrankungen des Vorjahres auf 17 720 festzustellen ist, steigt die Kurve in den folgenden Jahren wieder an, um im Jahre 1918 den Höchststand von 40 285 zu erreichen, um dann stark herabzusinken. Im Jahre 1923 betrug die Zahl der Erkrankungen 8 945. Dieser Rückgang ist natürlich auch auf Rechnung der Verschlechterung der wirtschaftlichen Verhältnisse zu setzen, die ein Krankfeiern nicht gestatteten. Es werden hierzu gerechnet die Erkrankungen, welche mit Schmerzen in den Muskeln nach Überanstrengungen einhergehen, die in vielen Fällen nichts weiter bedeuten als das physiologische Ermüdungsgefühl einzelner Muskelgruppen und fälschlicherweise dem Rheumatismus zugerechnet werden. Es scheint nach den vorliegenden Angaben, daß die Erkrankungen an akutem Gelenkrheumatismus bei den Bergleuten sicherlich nicht häufiger als bei den anderen Arbeiterklassen auftreten. Die geringe Zahl der Herzerkrankungen und die niedrige Zahl der Fälle von typischem chronischen Gelenkrheumatismus sprechen dafür, daß es sich nicht um ernstere Erkrankungen gehandelt hat. Ischias und Lumbago sind nicht selten.

Die zu Anfang des 19. Jahrhunderts beobachteten Epidemien von Blutarmut Anaemia montana in den Bergwerken *Ungarns* und *Frankreichs* wurden erst während der im Jahre 1879 auftretenden schweren Epidemien unter den Arbeitern des St. Gotthardtunnels als Wurmkrankheit (Ankylostomiasis) erkannt. Im rheinisch-westfälischen Kohlenbezirk traten die ersten Fälle von Ankylostomiasis im Jahre 1892 (Löbker und Tenholt) auf, ohne daß ein näherer Grund für die Verbreitung der Seuche gefunden wurde. Siehe weiteres im Abschnitt: Durch Eingeweidewürmer bedingte Berufskrankheiten.

Der Kohlenstaub übt im Gegensatz zum Stein- und Erzstaub auf die gesunde *Bindehaut* der Augen einen Entzündungsreiz nicht aus.

Die *Hornhaut*verletzungen bilden bei den Bergarbeitern nichts eigentümliches. Das noch vielfach beobachtete *Trachom* ist nicht als eine Berufskrankheit der Bergarbeiter aufzufassen. Auf einzelnen Zechen sind in den letzten Jahren nur vereinzelte Fälle zur Beobachtung gekommen. Eine weitere Verbreitung hat die Erkrankung nicht erfahren, da der A. K. V. durch Anschlag auf den Zechen, besonders in den Waschkauen, entsprechende Vorbeugungsmaßnahmen bzw. Vorsichtsmaßregeln hat anbringen lassen. Nur ganz vereinzelte Fälle waren durch Ansteckung in den Familien der Arbeiter verbreitet worden. Auf allen Gruben, auf denen Trachom festgestellt ist, wird eine sofortige Durchmusterung der Arbeiter durch den Oberarzt des A. K. V. unter Hinzuziehung des zuständigen Bezirks- und Augenarztes vorgenommen, um die Erkrankten abzusondern und der Weiterverbreitung der Erkrankung vorzubeugen.

Als Berufskrankheit der Bergleute gilt der *Nystagmus*, das sog. Rollauge oder das Augenzittern genannt (s. Abschnitt: Berufskrankheit des Auges, S. 561). Bei stark ausgeprägtem Nystagmus wird der Arbeiter außerordentlich stark in seiner Arbeitsfähigkeit behindert. Es sind mancherorts 5—8% der Arbeiter von diesem Leiden befallen. Nach der Statistik des A. K. V. wurden in den rheinisch-westfälischen Bergwerken im Jahre 1908/09 1163 Bergleute invalidisiert. Die Invalidisierung erfolgt nur, wenn das Augenzittern auch bei Tageslicht beim Blick

Innere Krankheiten

Jahr	Mittlere Zahl der Belegschaft		I Akuter Gelenkrheumatismus		II Chronischer Gelenkrheumatismus		III Herzfehler		IV Muskelrheumatismus		V Rückenmarksschwindsucht		VI Neuralgie (Ischias)	
			Anzahl	‰	Anzahl	‰	Anzahl	‰	Anzahl	‰	Anzahl	‰	Anzahl	‰
		krank	3482	9,745	196	0,551	449	1,257	30008	83,981	—	—	3391	9,490
1911	357321	gestorben	4	0,011	—	—	22	0,062	3	0,008	—	—	1	0,003
		invalide	37	0,104	226	0,632	59	0;165	152	0,165	9	0,025	36	0,101
		krank	4346	11,537	377	1,001	491	1,303	29361	77,941	6	0,016	3688	9,790
1912	376710	gestorben	8	0,021	—	—	28	0,074	1	0,003	—	—	—	—
		invallde	37	0,098	259	0,688	51	0,135	159	0,422	6	0,016	40	0,106
		krank	4751	11,608	573	1,400	428	1,046	31715	77,491	—	—	3954	9,661
1913	409271	gestorben	3	0,007	—	—	34	0,083	1	0,002	2	0,005	—	—
		invalide	34	0,083	182	0,445	54	0,132	135	0,330	6	0,015	42	0,103
		krank	5185	13,350	722	1,859	512	1,318	30163	77,663	7	0,018	4188	10,783
1914	388385	gestorben	11	0,028	—	—	34	0,088	2	0,005	—	—	1	0,003
		invalide	29	0,075	196	0,505	51	0,131	112	0,288	5	0,013	42	0,108
		krank	2645	9,227	247	0,861	334	1,165	17720	61,318	1	0,003	2389	8,334
1915	286671	gestorben	2	0,007	—	—	27	0,094	—	—	—	—	—	—
		invalide	31	0,108	115	0,401	36	0,126	109	0,380	4	0,014	24	0,084
		krank	2804	9,118	177	0,576	373	1,213	17689	57,524	1	0,003	2555	8,309
1916	307508	gestorben	7	0,023	—	—	33	0,107	2	0,006	—	—	—	—
		invalide	38	0,124	97	0,315	39	0,127	92	0,299	1	0,003	28	0,091
		krank	3331	9,595	219	0,631	679	1,956	25843	74,441	1	0,003	3468	9,990
1917	347162	gestorben	7	0,020	—	—	40	0,115	12	0,035	1	0,003	1	0,003
		invalide	41	0,118	125	0,360	24	0,069	121	0,349	3	0,009	38	0,109
		krank	5915	16,192	501	1,371	609	1,667	40285	110,279	—	—	4802	13,145
1918	365300	gestorben	6	0,016	—	—	34	0,093	12	0,033	2	0,005	1	0,003
		invalide	66	0,181	250	0,684	42	0,115	244	0,668	2	0,005	57	0,156
		krank	4744	11,409	492	1,183	418	1,005	25106	60,389	3	0,007	3461	8,325
1919	415736	gestorben	7	0,017	—	—	27	0,065	1	0,002	1	0,002	1	0,002
		invalide	85	0,204	386	0,928	50	0,120	390	0,938	3	0,007	53	0,127
		krank	3022	6,249	362	0,749	459	0,949	18705	38,681	5	0,010	3522	7,283
1920	483570	gestorben	9	0,019	2	0,004	48	0,099	—	—	2	0,004	—	—
		invalide	38	0,079	214	0,443	41	0,085	197	0,407	1	0,002	26	0,054
		krank	2681	5,067	464	0,877	642	1,213	19466	36,792	16	0,030	4129	7,804
1921	529078	gestorben	7	0,013	—	—	47	0,089	3	0,006	2	0,004	—	—
		invalide	48	0,091	305	0,576	—	—	213	0,403	9	0,017	38	0,072
		krank	2647	5,039	500	0,952	649	1,235	17301	32,934	21	0,040	3525	6,710
1922	525316	gestorben	6	0,011	—	—	55	0,105	—	—	2	0,004	—	—
		invalide	35	0,067	205	0,390	14	0,027	80	0,152	3	0,006	17	0,032
		krank	1840	3,582	305	0,594	524	1,020	8945	17,414	23	0,045	2210	4,302
1923	513684	gestorben	4	0,008	—	—	44	0,086	—	—	1	0,002	—	—
		invalide	8	0,016	67	0,130	10	0,019	59	0,115	3	0,006	12	0,023

geradeaus nachweisbar ist. Vergleicht man die Statistik der Jahre 1911—1923 mit den eben angegebenen Zahlen, so ist sofort zu erkennen, daß die Zahl der festgestellten Augenzitterer (im Jahre 1912 war die Höchstzahl 1796 gemeldet) ganz enorm abgenommen hat, so daß im Jahre 1923 nur 41 Krankmeldungen erfolgten und im ganzen die Zahl der Invalidisierten von 797 = 2,230 pro Mille im Jahre 1911 derartig abgenommen hat, daß sie im Jahre 1923 gleich Null war. Aus der Tabelle soll man nicht den Schluß ziehen, als ob das Augenzittern

der Bergleute.

VII		VIII		IX		X		XI		XII		XIII		XIV	
Augenzittern		Lungentuberkulose		Krankheiten der Respirationsorgane überhaupt		Lungenentzündung		Staubkrankheiten		Emphysem, Asthma		Krankheiten des Verdauungsapparates		Anchylostomiasis	
nzahl	‰	Anzahl	‰	Anzahl	‰	Anzahl	‰	Anzahl	‰	Anzahl	‰	Anzahl	‰	Anzahl	‰
.356	3,795	237	0,663	28954	81,030	1774	4,965	—	—	689	1,928	39725	111,174	1116	3,123
—	—	264	0,739	432	1,209	319	0,893	—	—	19	0,053	101	0,283	—	—
797	2,230	242	0,677	589	1,648	2	0,006	—	—	311	0,870	171	0,479	—	—
.796	4,767	264	0,701	29084	77,205	1651	4,383	—	—	719	1,909	33438	88,763	381	1,011
—	—	241	0,640	394	1,046	314	0,834	—	—	15	0,040	98	0,260	—	—
649	1,723	211	0,560	511	1,356	1	0,003	—	—	267	0,709	140	0,372	—	—
825	2,016	236	0,577	30718	75,055	1652	4,036	—	—	637	1,556	37270	91,064	518	1,266
—	—	252	0,616	376	0,919	292	0,713	—	—	18	0,044	112	0,274	—	—
195	0,476	199	0,486	470	1,148	3	0,007	—	—	249	0,608	109	0,266	—	—
.391	3,581	452	1,164	33067	85,140	1727	4,447	2	0,005	956	2,461	34930	89,937	708	1,823
—	—	283	0,729	428	1,102	301	0,775	—	—	22	0,057	121	0,312	—	—
277	0,713	216	0,556	517	1,331	4	0,010	1	0,003	268	0,690	107	0,276	—	—
440	1,535	124	0,433	17060	59,511	1160	4,046	—	—	500	1,744	20437	71,291	709	2,473
—	—	275	0,959	376	1,312	274	0,956	—	—	13	0,045	101	0,352	—	—
220	0,767	161	0,562	334	1,165	1	0,003	—	—	157	0,548	77	0,269	—	—
376	1,223	181	0,589	20942	68,102	1960	6,374	—	—	536	1,743	21100	68,616	411	1,337
—	—	352	1,145	523	1,701	388	1,262	—	—	17	0,055	114	0,371	—	—
127	0,413	180	0,585	352	1,145	5	0,016	—	—	141	0,459	78	0,254	—	—
371	1,069	357	1,028	26089	75,149	2027	5,839	—	—	790	2,276	35528	102,338	127	0,366
—	—	688	1,982	870	2,506	580	1,671	—	—	37	0,107	203	0,585	—	—
116	0,334	220	0,634	379	1,092	2	0,006	—	—	168	0,484	96	0,277	—	—
717	1,963	716	1,960	42770	117,082	3538	9,685	1	0,003	1205	3,299	35101	96,088	33	0,090
1	0,003	792	2,168	1803	4,936	1519	4,158	—	—	34	0,093	198	0,542	—	—
252	0,690	318	0,870	663	1,815	6	0,016	—	—	286	0,783	154	0,422	—	—
451	1,085	703	1,691	34215	82,300	2444	5,879	—	—	1210	2,910	27154	65,315	17	0,041
—	—	721	1,734	736	1,770	540	1,299	—	—	19	0,046	125	0,301	—	—
293	0,705	433	1,042	1067	2,567	8	0,019	—	—	456	1,097	163	0,392	—	—
156	0,323	890	1,841	33204	68,664	2286	4,727	—	—	1456	3,011	30974	64,053	76	0,157
—	—	494	1,022	751	1,553	589	1,218	—	—	37	0,076	138	0,285	—	—
56	0,116	287	0,594	530	1,096	3	0,006	—	—	255	0,527	90	0,186	—	—
72	0,136	971	1,835	37278	70,458	2365	4,470	—	—	2053	3,880	36440	68,875	7	0,013
—	—	*486*	*0,919*	565	1,068	394	0,745	—	—	42	0,079	161	0,304	—	—
39	0,074	248	0,469	589	1,113	1	0,002	—	—	339	0,641	108	0,204	—	—
31	0,059	1552	2,954	35434	67,453	2339	4,452	—	—	1981	3,771	30384	57,839	—	—
—	—	590	1,123	553	1,053	393	0,748	—	—	47	0,089	193	0,367	—	—
56	0,107	200	0,381	354	0,674	2	0,004	—	—	229	6,436	65	0,124	—	—
41	0,080	1878	3,656	20180	39,287	1419	2,763	—	—	1716	3,341	19335	37,642	—	—
—	—	770	1,499	373	0,726	231	0,450	—	—	43	0,084	219	0,426	—	—
—	—	212	0,413	183	0,356	2	0,004	—	—	105	0,204	36	0,070	—	—

fast aus den Gruben geschwunden wäre, sondern als Grund für diese Abnahme des Augenzitterns ist anzunehmen, daß weniger Krankmeldungen infolge der Verschlechterung der wirtschaftlichen Lage erfolgten. Neuerdings, und zwar seit dem 1. Januar 1924, ist unter dem Einfluß der stabilen Währung eine merkliche Zunahme der Erkrankungen an Augenzittern festzustellen, da während der Inflationszeit die Renten entwertet waren und die Arbeiter davon absahen, einen Pensionsantrag zu stellen, um ein höheres Dienstalter zu erreichen. Es kommt dazu, daß von den Bergleuten in der Inflationszeit nicht die Arbeiten wie heutzutage verlangt wurden. Über die Ursache des Augenzitterns wird noch viel gestritten. Die vielfach vorgebrachte Behauptung, daß durch die auch den hochgradigen Nystagmus bedingte Sehstörung die Zahl der Unglücksfälle vermehrt würde, hat sich in der Praxis nicht als zuverlässig erwiesen. Schwachsichtige Personen sind zur Bergarbeit nicht geeignet. Hier gelten die Bestimmungen des alten deutschen Knappschaftsverbandes, die die Bergarbeiter bei einer Herabsetzung des Sehvermögens auf weniger als $^1/_2$ des Normalen von der Arbeit unter Tage ausschließen. Es werden Grubenbeamte und Arbeiter, die als Wetterkontrolleur oder Feuermänner Verwendung finden sollen, stets auf ihr Sehvermögen und auf ihre Zuverlässigkeit in der Erkennung von Schlagwettern zu prüfen sein. Ohm deutet das Augenzittern ganz allgemein als einen Schwingungsvorgang der Ganglienzellen und bringt es nicht nur mit anderen rhythmischen Lebensvorgängen, sondern auch mit Schallschwingungen und elektromagnetischen Wellen in Beziehung. Die Bekämpfung des Nystagmus besteht darin, daß man in den Gruben gute hygienische Verhältnisse schafft, gute Wetter führt und Erhöhung der Helligkeit, durch Verbesserung der Lampe, durch Reflektoren, Einführung der elektrischen Grubenlampe und neuerdings durch das schattenlose Grubenlicht (über dieses letzte Verfahren sind Erfahrungen noch nicht gesammelt) anstrebt, und endlich dadurch, daß man alle Leute, die an Augenzittern leiden, rechtzeitig aus den Gruben entfernt und als Tagesarbeiter verwendet.

Über die verschiedenen Vergiftungen und über die Caissonerkrankung ist im allgemeinen Teil Ausführliches gesagt. Ich verweise auf denselben.

Wenn der Bergmann nicht mehr fähig ist, die wesentlichen bergmännischen Arbeiten eines Hauers, Schleppers oder Reparaturhauers oder ähnliche Arbeiten, die diesen Verrichtungen im Lohn vollkommen gleich stehen, zu verrichten, besteht Berufsunfähigkeit. Zu den gleichwertigen Arbeiten rechnet man die Verrichtungen eines Schießmeisters, Förderaufsehers, Wetterkontrolleurs, Abnehmers und Aufschiebers am Schachte sowie die Bedienung einer wichtigen Maschine. Die Berufsinvalidität wird heute schon angenommen bei einer Einbuße von einem Drittel der vollen Arbeitsfähigkeit, während die Reichsinvalidität bei einer Einbuße von mehr als $66^2/_3$ angenommen wird. Auf die Invalidisierung ist außer der ärztlichen Beurteilung auch der Standpunkt der entscheidenden Instanzen von ausschlaggebender Bedeutung. Wirtschaftliche Momente spielen bei der Zahl der Anträge eine Rolle. Je höher die Rente, um so erstrebenswerter ist sie, und zwaı besonders, wenn bei günstigen wirtschaftlichen Verhältnissen reiche Arbeitsgelegenheit auch außerhalb des Bergbaus für weniger Arbeitskräftige sich bietet, oder wenn die Pension für nicht Einheimische dazu ausreicht, in ihre Heimat zurückzuwandern, um dort unter billigeren Lebensbedingungen eine sichere, bequemere und weniger anstrengende Existenz zu gründen. Bei der jetzigen schlechten Wirtschaftslage haben wir leider mit der Tatsache zu rechnen, daß viele Versicherte, die wegen Betriebseinschränkung oder Zechenstillegung entlassen worden sind, pensioniert oder invalidisiert zu werden wünschen, während sie sonst gar nicht daran gedacht hätten, die Arbeit aufzugeben. Berufsunfähigkeit wird im allgemeinen nur dann angenommen, wenn der Betreffende auf Grund irgendeiner Erkrankung oder eines Unfalls nach ärztlichem Zeugnis nur *leichte* Arbeiten verrichten kann.

Literatur.

HEROLD, M.: Handbuch der Hygiene von WEYL. Bd. VII. 1913. — LINDEMANN, W.: Handbuch der Hygiene von WEYL. Bd. VII. 1913. — PATSCHKOWSKI: Beitr. z. Klin. d. Tuberkul. Bd. 57, H. 1. — KÜCHEMANN: Fortschr. a. d. Geb. d. Röntgenstr. Bd. XXXII. — LEHMANN: Kurzes Lehrbuch der Arbeits- und Gewerbehygiene, 1919. — BÖHME: Fortschr. a. d. Geb. d. Röntgenstr. Bd. 31. 1923. — HEYMANN u. FREUDENBERG: Zeitschr. f. Hyg. u. Infektionskrankh. Bd. 101. — HOFFMANN, FRIED. L.: Occupational diseases and their compensation. Novemberheft 1920. — STRÜMPELL: Lehrbuch der speziellen Pathologie und Therapie 1922. — OHM: Das Augenzittern als Gehirnstrahlung. 1925. — SCHÜRMANN: Zeitschr. f. Hyg. u. Infektionskrankh. Bd. 102, H. 1/2. — SCHÜRMANN: Zeitschr. f. d. Berg-, Hütten- u. Salinenwesen im Preuß. Staate. 1924. — BÜLOW: Das deutsche Knappschaftswesen. Bergmännisches Lesebuch 1925, 2. Aufl. — BÖHME: Klin. Wochenschr. Jg. 3, Nr. 42. 1924. — BÖHME: Beitr. z. Klin. d. Tuberkul. Bd. 61, H. 4. — BÖHME: Zentralbl. f. Gewerbehyg. u. Unfallsverh. Bd. 2, Nr. 3. 1925. — BÖHME: Fortschr. a. d. Geb. d. Röntgenstr. Bd. 29 u. 33. 1925. — SCHLATTMANN, H.: Berg.- und Hüttenmännische Zeitschrift „Glückauf“ 1925, Nr. 47. — WEDDING, F. W.: Ebenda 1921, Nr. 30.

Eisengewinnung und -verarbeitung.

Von

E. BEINTKER

Arnsberg.

Aus dem Eisenerz wird das Roheisen durch den *Hochofenprozeß* gewonnen. Am Hochofen sind die Arbeiter an Gicht und Abstich beschäftigt. Die Gichter sind Unfallsgefahren, sowie allen Unbilden der Witterung ausgesetzt. Da der Verschluß der Hochöfen durch eine am Fuß derselben befindliche Maschine betätigt wird, passiert es immer wieder, daß bei Reparaturarbeiten die Verschlußglocke geöffnet wird und Arbeiter in den Ofen stürzen. Zur Verhütung muß eine von oben zu betätigende Sperrvorrichtung und außerdem besondere Signale, die nicht zur Verwechslung führen dürfen, gefordert werden.

Aus der Gicht entströmen die Gichtgase, die Kohlensäure, 25% Kohlenoxyd, außerdem Schwefel- und Cyanverbindungen enthalten. Sie entzünden sich an der Luft und wurden früher ins Freie gelassen. Jetzt werden sie abgesaugt, und dadurch ist die Gefahr für die Gichter wesentlich vermindert. Nur bei dem Heben des Verschlusses gelangen noch geringe Mengen ins Freie. Bei den modernsten Hochofenanlagen erfolgt die Beschickung rein mechanisch durch Aufzüge von unten her, auf der Gicht ist der Aufenthalt von Menschen, mit Ausnahme eines Beobachters, überflüssig geworden. Dadurch kommen an den Gichten nur noch wenig Fälle von Kohlenoxydvergiftung vor. Die Hochofengase werden durch Leitungen von Durchmesser bis zu 1,60 m zu den Orten ihrer Verwendung, wie Winderhitzer, Kraftmaschinen usw. geführt.

Typisch für Vergiftungen durch Hochofengas ist folgender Unfallhergang: Arbeiter der Nachtschicht haben sich, oft unter Alkoholwirkung, in der Nähe einer Leitung zum Schlafen hingelegt und werden bewußtlos oder tot aufgefunden. Ferner können durch Austreten der Gase Arbeits- und Aufenthaltsräume gefüllt werden. Unfälle dieser Art sind kaum zu vermeiden. Sehr gefährlich ist auch das Befahren der Leitungen zur Entfernung des Flugstaubes, der mit dem

Gas abgesaugt wird und sich in den Leitungen zu Boden setzt. Er enthält Gas adsorbiert, das erst beim Bewegen des Staubes frei wird. Durch eingebaute Erweiterungen wird die Strömungsgeschwindigkeit des Gases verlangsamt, der Staub setzt sich hier zu Boden und kann gefahrlos entfernt werden. Außerdem werden die Rohre mit eiförmigem Querschnitt angelegt und der Staub durch eine im unteren Teil befindliche Schnecke in Sammelbehälter gebracht. Notwendige Arbeiten in den Rohren werden stets mit Schutzvorrichtungen (Gashelmen, Gastauchern usw.) vorgenommen. In manchen Betrieben steht bei der Vornahme derartiger Arbeiten die mit den Rettungs- und Wiederbelebungsapparaten ausgerüstete Mannschaft in Alarmbereitschaft. Bei Hochöfen wird stets auf das Vorhandensein von Rettungs- und Wiederbelebungsapparaten zu achten sein. Der Arbeiter in der Leitung soll angeseilt sein und dauernd durch einen außerhalb befindlichen Mann beobachtet werden.

Beim *Abstich* des Eisens und der Schlacke besteht Verbrennungsgefahr, sei es dadurch, daß die flüssigen Massen durch Berührung mit Wasser oder Schnee explodieren, sei es durch das Hantieren mit dem flüssigen Material überhaupt. Diesen Gefahren sind auch die Arbeiter ausgesetzt, die mit dem Transport des flüssigen Eisens zu Konvertern oder Mischern beschäftigt sind.

Alle *Hochofenarbeiter* sind in hohem Grade den Unbilden der Witterung, sowie der Hitze des Ofens ausgesetzt. Die Folgen sind rheumatische und Erkältungskrankheiten, sowie durch den durch die große Hitze bewirkten reichlichen Genuß kalter Getränke auch Magenerkrankungen. Da auf den meisten Hütten der Schnapsgenuß verboten ist und dies Verbot auch befolgt wird, da auch vielfach dem Biergenuß durch reichliche und billige Beschaffung anderer einwandfreier Getränke entgegengearbeitet wird, so ist Alkoholismus höheren Grades, wenigstens auf den Hütten des Ruhrgebiets selten[1]).

Neben den Verbrennungen kommen auch häufig Quetschungen beim Transport der schweren Massen vor, wie überhaupt beim Transport die meisten Unfälle in der Eisenindustrie vorkommen.

1. Veredlung des Eisens.

Zum *Veredeln des Roheisens* dienen heute fast nur noch der *Bessemer-* und der *Siemens-Martin-Prozeß*. Das *Puddeln* ist nur noch selten, es verbraucht viel Menschenkraft, das Umrühren der geschmolzenen Massen bis zum Zähflüssigwerden, das Aufbrechen derselben und der Transport der Luppen zum Hammer ist durch Hitze und Anstrengung eine ganz besonders schwere Arbeit. Daher wird es nur ganz wenig ausgeführt, doch soll Puddeleisen für einzelne Zwecke unentbehrlich sein.

Der *Bessemerprozeß*, der in Deutschland des Phosphorgehaltes des Roherzes wegen nur in der Modifikation des *Thomasprozesses* ausgeführt wird, bedingt Anstrengungen beim Beschicken der Birne, soweit dieses, wie meistens, nicht maschinell ausgeführt wird. Bei dem Prozeß bildet sich aus dem Phosphor des Eisens und dem Kalk des Futters die *Thomasschlacke*. Diese besteht aus tertiärem Kalkphosphat, dem 12—20% Ätzkalk beigemischt sind (LEHMANN, Arbeits- und Gewerbehygiene 1919, S. 139). Sie ist wegen des Phosphatgehaltes ein sehr geschätztes Düngemittel. Bei der Vermahlung derselben entsteht starker Staub, der mikroskopisch neben amorphen Teilen scharfkantige, glasartige Splitterchen enthält. Dieser Staub rief schwere Schädigungen der Arbeiter hervor, fast die Hälfte der Thomasmüller wurden von schweren Lungenentzün-

[1]) Beim Verhütten bleihaltigen Erzes sammelt sich das Blei unter dem flüssigen Eisen an und strömt beim Abstich mit einer Temperatur von ca. 1300° aus. Dabei entstehen Bleidämpfe, die zu Bleivergiftung Anlaß geben können.

dungen befallen, die Letalität betrug 50%, so daß jährlich fast ein Viertel der beteiligten Arbeiter starben (ENDERLEN, Münch. med. Wochenschr. 1892, S. 869). Die Splitterchen verletzen die Schleimhaut der feinsten Luftröhrenäste, und die ätzenden Kalkteilchen lassen die kleinen Wunden geschwürig entarten. Bei den Verstorbenen fanden sich denn auch in den Luftröhrenästchen eine reichliche Menge schmierig belegter Geschwüre. Diese Verhältnisse gaben Anlaß zu dem Erlaß der Bundesratsverordnung vom 25. 4. 1899, durch die u. a. regelmäßige ärztliche Untersuchung, sowie Staubverhütung gefordert wird. In gut eingerichteten Thomasmühlen entsteht etwas Staub nur beim Einschütten der Schlacke in die Vormühlen, an allen anderen Stellen soll er durch Abdichtungen und gut arbeitende Absaugevorrichtungen verhütet werden. Namentlich gilt dies von den früher stark staubenden Abfüllvorrichtungen, die heute mechanisch das bestimmte Quantum abfüllen. So sind die schweren Lungenerkrankungen der Thomasmüller in gut eingerichteten Betrieben selten geworden.

Beim *Siemens-Martin-Prozeß* wird das Eisen durch Gasflammen zum Kochen erhitzt und dabei die Zusammensetzung durch bestimmte Zuschläge herbeigeführt. Zum Ofen gehören *Gasgeneratoren*, die durch Einblasen von Wasserdampf in glühenden Koks Wassergas erzeugen. Dies setzt sich aus CO und H_2 zusammen. Es treten bei den Generatoren sehr häufig Unfälle durch CO-Vergiftung, namentlich beim „Stochen", auf. Dabei entweicht durch die Stochlöcher Gas; ein geeigneter Verschluß, der das Austreten von Gasen sicher verhindert, ist bisher nicht gefunden. Man kann die Stochlöcher mit einer feingelochten Rohrleitung umgeben, aus der beim Öffnen Preßluft, oder besser gespannter Dampf, in den Generator eingeblasen wird, so wird das Austreten von Gasen verhindert. Ferner kommen die Vergiftungen bei Reparaturen an stillstehenden Generatoren, sowie an älteren Apparaten beim Entschlacken vor. Derartige Unfälle sind noch immer recht häufig, die Verhütungsmaßregeln sind die gleichen wie bei den Hochöfen. Die Beschickung der Martinöfen erfolgt entweder mit flüssigem Eisen unmittelbar vom Hochofen oder aus besonderen Mischern, oder mit festem Material. Das Beschicken, „Chargieren", der Öfen von Hand und das Einbringen der erforderlichen Zuschläge ist mit eine der schwersten Arbeiten in der gesamten Eisenindustrie.

Durch die Anstrengung und die Hitze, ca. 1800—2000° im Ofen, gerät der Arbeiter stark in Schweiß, und da die Ofenhallen, der Hitze und des Materialtransportes wegen, zahlreiche Öffnungen haben und zugig sind, so besteht auch bei diesen Arbeitern Neigung zu Erkältungskrankheiten, Magenleiden und Rheumatismus. Die Arbeit wird wesentlich durch Beschickungsmaschinen erleichtert, die Materialien werden dann an einer kühlen Stelle gemischt und maschinell in den Ofen gebracht. Indessen ist auch dann noch für das Einbringen kleinerer Mengen von Zuschlägen, sowie für die Probennahme Handarbeit erforderlich.

Bei der Helle, die von dem kochenden Eisen ausgeht, kann im Ofen nur etwas erkannt werden, wenn man durch dunkel gefärbte Gläser hineinblickt. Solche Gläser werden auch von den Meistern, die die Beschaffenheit des Stahles dem kochenden Bad ansehen können, stets benutzt. Dagegen benutzen die Hilfsarbeiter beim Einschaufeln der Zuschläge und bei der Probenahme durchaus nicht immer die Schutzbrille. Abgesehen von Bindehautkatarrhen scheinen dabei keine schwereren Erkrankungen des Auges aufzutreten, während man doch annehmen sollte, daß hier, wie bei den Glasbläsern, öfters Linsentrübungen auftreten müßten. Dies ist jedenfalls nicht der Fall, vielmehr sind zur Arbeitsunfähigkeit führende Augenerkrankungen nicht besonders häufig.

Der *Tiegelguß* ist dem Siemens-Martin-Prozeß ähnlich, er weist in gesundheitlicher Beziehung keine Besonderheiten auf. Bei der *Elektrostahlgewinnung* wird zwecks Erzeugung von Spezialstählen Eisen mit den entsprechenden Zusätzen im elektrischen Lichtbogen geschmolzen. Die Elektroöfen sind in Deutschland wenig verbreitet, ihre hygienische Beurteilung steht nicht fest. In einem mir bekannten Fall sollen bei der Zufügung von Ferrosilicium zum Stahlbad sich Dämpfe, die Siliciumsulfid (?) enthielten, entwickelt haben, die sich nach Angabe der Arbeiter „auf die Lunge legten", und es soll dadurch der Tod zweier Kranführer an Tuberkulose beschleunigt worden sein. Ferrosilicium ist mit As und P öfters verunreinigt, bei Zutritt von Feuchtigkeit entwickeln sich Gase von Phosphorwasserstoff, das bereits wiederholt zu Todesfällen geführt hat, namentlich wenn Ferrosilicium zu Wasser in undichten Packungen transportiert wurde und die entstehenden Gase in bewohnte Schiffsräume eindrangen. Die Einwirkung der vom elektrischen Lichtbogen ausgehenden Strahlen ruft bekanntlich Bindehautentzündung hervor. Der Lichtbogen ist daher nur durch dunkle Gläser zu beobachten. Die Unfallgefahr ist bei der meist kleinen Charge von 1—2 t nicht besonders groß.

Die Wiederverwertung des Alteisens erfolgt durch Wiedereinschmelzen des zerkleinerten Materials „*Schrott*". Die Zerkleinerung erfolgt durch Fallwerke. Die Arbeiter an diesen sind gegen umherfliegende Eisenstücke entsprechend zu schützen. Eine besondere Art der Schrottgewinnung war in der Inflationszeit an den Küsten das *Abwracken* alter Eisenschiffe, die mit Acetylenschneidebrennern zerschnitten werden. Da die Verwendung von Bleifarben im Schiffbau sehr ausgedehnt ist und namentlich englische Schiffe oft einen fingerdicken Anstrich von Bleifarbe haben, so sind in diesen Betrieben zahlreiche *Bleivergiftungen* vorgekommen. Bei der Untersuchung von Brennern habe ich bei etwa einem Sechstel der Brenner Bleiwirkung festgestellt. Am stärksten trat die Bleiwirkung beim Zerschneiden englischer Kriegsschiffe auf. Durch Erlaß besonderer Polizeiverordnungen, die sich an die sonstigen Verordnungen zum Schutze gegen Bleigefahr anlehnen, ist für Abhilfe gesorgt. Insbesondere wird darauf zu achten sein, daß die Schneidearbeit in verdeckten Räumen nach Möglichkeit vermieden wird. Jetzt ist diese Arbeit sehr zurückgegangen. Beim Schneiden von verzinktem oder mit Zinkweiß gestrichenem Eisen tritt oft „Gießfieber" auf.

Der durch die genannten Verfahren gewonnene Stahl wird zu Blöcken gegossen, die in glühendem Zustand in *Walzwerken* weiterverarbeitet werden. Hierbei besteht starke Verbrennungsgefahr durch umherspritzendes Material oder durch Abweichen der glühenden Schienen und Drähte von der vorgeschriebenen Bahn. Die Arbeit in den Walzwerken muß sehr verschieden beurteilt werden. In den ganz modernen Walzwerken, in denen aus Blöcken Massenware gleichbleibender Art, wie Knüppel, Platinen und Schienen hergestellt werden, ist der Vorgang so weitgehend mechanisiert, daß der Arbeiter nur den Gang des Walzgutes beobachten und durch Umstellen von Hebeln zu leiten hat. Dabei ist er vor den Einwirkungen in erheblichem Maße geschützt. In den Walzwerken älterer Konstruktion, die namentlich zur Herstellung von besonderen Blechen usw. erforderlich sind, muß von dem Arbeiter das Walzgut, wie Bleche, Träger, von Hand oder mit primitiven Behelfen unter die Walzen geleitet, herübergehoben und weitertransportiert werden. Hier sind die Arbeiter der Einwirkung der Hitze und der Unfallgefahr in erheblichem Grade ausgesetzt. In Walzwerken, in denen die Walzen nicht mit Wasser gekühlt sind, kommen noch die stark reizenden Dämpfe des verbrennenden Öls hinzu. Dabei sind die alten Walzwerke oft sehr eng und dunkel, und die Arbeit in diesen ist natürlich sehr schwer und auch ungesund. Der Rauch der zahllosen Glühöfen, die von ihnen ausströmende Hitze, dann der reichliche Staub machen den Aufenthalt für den Ungewohnten recht beschwerlich.

Über die *Krankheitshäufigkeit* habe ich aus den Jahresberichten von 14 Großbetrieben der Hütten- und Walzwerksindustrie folgende Zahlen ermittelt:

Jahr	Krankenkasse	Zahl der Arbeiter	Zahl der Krankheitsfälle	Proz.	Krankheitstage	Auf 100 Arbeiter	Auf 1 Krankheitsfall
1920	Eisenhütten	62 542	28 309	45,5	543 991	870	19,2
1920	O. K. K. Dortmund, männliche Mitglieder	19 503	9 142	46,9	170 391	873	18,6
1921	Eisenhütten	60 708	28 063	46,2	451 871	744	16,1
1921	O. K. K. Dortmund, männliche Mitglieder	20 320	9 942	48,6	173 990	856	17,5
1922	Eisenhütten	71 564	33 062	46,2	568 317	710	15,4
1922	O. K. K. Dortmund	24 852	12 114	49,3	193 900	789	16
1920	Knappschaft Bochum	483 516	258 234	63,6	6 028 181	1246	23,4

Zum Vergleiche habe ich die Zahlen der allgemeinen Ortskrankenkasse in Dortmund, sowie für 1920 auch die Zahlen der Knappschaft in Bochum angegeben. Deutliche Unterschiede sind nicht zu erkennen.

Die Ermittelungen, die ich über einzelne wichtige Krankheitsgruppen machte, folgen hier:

Jahr	Verletzungen					Tuberkulose				
	Zahl der Arbeiter	Zahl der Krankheitsfälle	Verletzungen	Proz. der Arbeiter	Proz. der Fälle	Zahl der Arbeiter	Zahl der Krankheitsfälle	Tuberkulose	Pro Mille der Arbeiter	Pro Mille der Krankheitsfälle
1920	30 779	12 981	2292	7,5	17,7	21 400	9 605	55	2,6	5,7
1921	32 179	13 562	2653	8,2	19,6	21 992	12 788	62	2,8	4,8
1922	52 247	22 088	4423	8,5	20,0	40 836	18 038	122	3,0	6,8

Jahr	Krankheiten der Atmungsorgane					Krankheiten der Verdauungsorgane				
	Zahl der Arbeiter	Zahl der Krankheitsfälle	Krankheiten der Atmungsorgane	Proz. der Arbeiter	Proz. der Krankheitsfälle	Zahl der Arbeiter	Zahl der Krankheitsfälle	Krankheiten der Verdauungsorgane	Proz. der Arbeiter	Proz. der Krankheitsfälle
1920	16 064	6 591	731	4,6	11,1	17 361	755	443	2,6	5,9
1921	17 105	10 459	666	3,9	6,4	18 193	11 186	593	3,3	5,3
1922	34 315	15 002	1999	5,9	13,3	36 709	16 454	1118	3,0	6,8

Jahr	Erkrankung an Rheuma					Erkrankung an Grippe				
	Zahl der Arbeiter	Zahl der Krankheitsfälle	Rheuma	Proz. der Arbeiter	Proz. der Krankheitsfälle	Zahl der Arbeiter	Zahl der Krankheitsfälle	Grippe	Proz. der Arbeiter	Proz. der Krankheitsfälle
1920	13 466	5 563	294	2,2	5,3	30 779	12 981	2677	8,7	20,6
1921	14 429	6 083	322	2,2	5,3	32 179	13 562	2242	7	16,5
1922	31 339	13 641	471	1,5	5,3	52 247	22 088	4539	8,7	20,5

Ich gebe hier nur die rohen Zahlen, ohne wesentliche Vergleichswerte bieten zu können, da die Zahlen der Leipziger Ortskrankenkasse wegen der von Grund aus veränderten sozialen und wirtschaftlichen Verhältnisse für die heutige Zeit nicht herangezogen werden können, die Ergebnisse der statistischen Bearbeitung des rheinischen Krankenkassenmaterials aber noch ausstehen.

2. Weiterverarbeitung des Eisens.

Die *Weiterverarbeitung des Eisens* geschieht in den verschiedensten Betrieben, und es ist mir bei dem beschränkten Raum nicht möglich, mehr als Andeutungen zu geben.

In den *Eisengießereien* zerfällt der Arbeitsprozeß in die Herstellung der Formen, den Gießprozeß selbst und die Bearbeitung der gegossenen Stücke, die Gußputzerei. In der Formerei werden aus Formsand, einem besonderen, mit Kohle gemischten Sand, Gußformen hergestellt. Bei der Herrichtung und Aufbereitung des Sandes entsteht reichlich Staub, dessen Absaugung gefordert werden muß. Zur Herstellung von Hohlkörpern müssen in die Formen Kerne eingelegt werden, die aus Lehm unter Beimischung von organischen Stoffen, wie Pferdemist oder Stroh, hergestellt werden. Diese Kerne werden in besonderen, meist durch Kokskörbe geheizten Kammern getrocknet. Wenn diese Kammern undicht sind und nicht unter Unterdruck stehen, entweicht leicht Kohlenoxyd, und es kommen noch recht häufig Vergiftungen, namentlich zur Nachtzeit, vor. Formen für große Gußstücke, wie Grundplatten für Maschinen u. ä. müssen in den Gußräumen getrocknet werden. Dies geschieht durch besondere Koksöfen, die ihrerseits auch wieder Kohlenoxyd entwickeln, ebenso entweichen aus den Formen reichliche, Kohlenoxyd und schweflige Säure enthaltende Dämpfe. Außerdem entwickelt sich in der Formerei reichlich Sand- und Kohlenstaub. Das Heben der schweren Formkästen erfolgt in den alten Gießereien von Hand und ist sehr anstrengend, in den modernen Betrieben wird durch Hilfsmaschinen die Arbeit sehr erleichtert.

Das Roheisen wird im Kupolofen geschmolzen und dann mit Pfannen zu den Formen gebracht, in die es gegossen wird. In modernen Betrieben wird die Gießpfanne zu jeder einzelnen Form oder doch in ihre Nähe gebracht, in den älteren Betrieben holen je zwei Arbeiter das flüssige Eisen in Tiegeln vom Ofen und tragen es zu den Formen. Daß es dabei sehr oft zu Verbrennungen kommt, liegt auf der Hand. Beim Gießen entwickeln sich schwefel- und kohlenoxydhaltige Dämpfe; ihre Absaugung ist nicht möglich; bei dem starken Zuge, der in den Gießräumen herrscht, wirken sie nur belästigend, Schädigungen sind nicht häufig. Durch das Verbennen der organischen Bestandteile der Kerne entstehen beizende Dämpfe.

In den Gußputzereien werden die fertigen Gußstücke von Graten und Unebenheiten befreit. Dies geschieht zunächst von Hand mit Meißel und Hammer, dann durch Schleifen auf Steinen und Schmirgelscheiben und schließlich durch Sandstrahlgebläse. Bei dem Arbeiten mit Meißel und Hammer kommen häufig Verletzungen der Augen durch abspringende Splitter vor, es sind daher Schutzbrillen erforderlich. In den Schleifanlagen entwickelt sich reichlich Staub, aus Quarz- oder Schmirgelteilchen und Eisensplittern bestehend. Eine Absaugung ist beim Ausschleifen von Kesseln und Hohlgefäßen auf der Innenseite vielfach nicht möglich, doch wird nach Möglichkeit naß geschliffen. Das Sandstrahlgebläse wirkt durch einen starken Preßluftstrom, der sehr scharfen, reinen Quarzsand mit großer Wucht gegen die zu reinigenden Eisenteile schleudert. Die Arbeiter müssen vor der Einwirkung des dabei entstehenden Staubes unbedingt geschützt werden. Die kleineren Stücke werden dem Sandstrahl in verschlossenen Kästen ausgesetzt. Zur Vermeidung des Staubaustrittes sind diese Kästen gut abzudichten und unter Absaugung zu halten. Große Gußstücke können auf diese Art nicht behandelt werden, vielmehr wird der Sandstrahl aus einem beweglichen Mundstück nach Art einer Feuerspritze auf die verschiedenen Teile dirigiert. Dies muß in staubdicht abgeschlossenen Räumen geschehen; der Arbeiter steht entweder außerhalb des Raumes und überwacht den Strahl durch ein Fenster, oder er befindet sich mit in der Staubkammer. Dabei muß er durch eine rauchhelmartige Vorrichtung, der die Luft von außen zugeführt wird, und dichte Kleidung gegen den Staub geschützt werden.

In den Maschinenfabriken, die häufig mit Gießereien vereinigt sind, finden sich viele Bearbeitungsmaschinen, wie Dreh- und Hobelbänke, Bohr- und Sägemaschinen, an denen viele Unfälle vorkommen.

Unter den Erkrankungen in diesen Betrieben treten Erkältungskrankheiten, Rheumatismus, Magenkrankheiten am meisten hervor. Auch die Unfälle, namentlich beim Transport, spielen hier eine große Rolle. In *Drahtfabriken* haben wir zahlreiche Verletzungen, auch begegnen wir hier, wie in den *Verzinkungsanlagen* der Blechwalzwerke und den *Beizereien*, reichlichen Säuredämpfen. Die zum Beizen benutzte verdünnte *Säure* wird durch den entstehenden Wasserstoff in feinsten Tröpfchen mitgerissen, der entstehende Nebel ist oft sehr dicht, und ein Ungewohnter wird bald von Atembeklemmung und Hustenreiz befallen. Doch tritt schnell Gewöhnung ein, der in den Säurebetrieben beschäftigte Arbeiter klagt höchstens darüber, daß die Säure in den meist stark schrundigen Händen brenne, im übrigen werden die Säuredämpfe direkt für gesund gehalten und behauptet, daß dieselben vor Erkältungskrankheiten und Grippe schützten. Ein Beweis dafür ist natürlich schwer zu erbringen; es scheinen jedenfalls Erkrankungen der Atmungsorgane bei den mit Säure beschäftigten Arbeitern nicht in besonderer Häufung aufzutreten. Die Säuredämpfe, die als komplexes Molekül eindringen, werden bei den in Frage kommenden Konzentrationen in den oberen Luftwegen abgesättigt und können nicht auf das Lungengewebe wirken, wie dies bei den als Radikal eintretenden, sich erst im Lungengewebe zu der entsprechenden Säure umsetzenden Phosgen und nitrosen Gasen der Fall ist. Auch besondere Zahnschädigungen oder eine erhöhte Zunahme von Magenleiden habe ich bei den Säurearbeitern in der Eisenindustrie nie bemerkt. Untersuchungen des Reichsgesundheitsrates zur Klarstellung dieser Verhältnisse sind im Zuge.

Die Entfernung der Säuredämpfe durch geeignete Abzüge ist namentlich in Betrieben, wo große Platten und Bleche bearbeitet werden, oft nur sehr schwer möglich und bedeutet eine erhebliche Verzögerung der Arbeit. Sehr hat sich dagegen die Verwendung von „Vogels Sparbeize“ bewährt; durch den Zusatz dieser Flüssigkeit tritt kaum noch ein Aufbrausen ein und die Säuredämpfe sind kaum noch spürbar.

In der Drahtindustrie werden die gewalzten Drähte zur Entfernung des anhaftenden Oxyds erst gebeizt, dann gewaschen und zur Neutralisierung der letzten Säurereste mit Kalkmilch behandelt, die auf den Drähten antrocknet. In dem sog. Grobzug ist daher reichlich Kalkstaub. Die Drähte kommen vor dem Ziehen in eine Beize, die in den einzelnen Betrieben verschieden zusammengesetzt ist, meist stark verdünnte Schwefelsäure, Bierhefe und gelegentlich auch wohl etwas Kupfer enthält. Dann passieren sie eine Fettschicht, werden mit großer Kraft durch feine Öffnungen gezogen, und dann auf eine sich drehende Trommel aufgewickelt. Beim Reißen des Drahtes werden die Enden umhergeschwungen und verursachen schwere Verletzungen. Durch den Gebrauch ungeeigneter Fette, wie es namentlich in der Kriegszeit nötig war, traten Ekzeme an den Händen auf. In der Drahtverfeinerung, wo geglühter Stahldraht durch ein Bleibad gezogen wird, finden wir ziemlich oft Bleierkrankungen.

Das *Ohr* wird oft, namentlich in den Kesselschmieden und Nagelfabriken, durch Lärm geschädigt. In diesen Betrieben leiden alle älteren Arbeiter unter sehr starker Schwerhörigkeit, die früh beginnt und sehr hohe Grade annehmen kann. Bei Meerschweinchen, die lange in derartigen Betrieben gehalten wurden, fand man einen völligen Schwund des Cortischen Organs und Atrophie des Hörnerven.

Augenschädigungen treten mechanisch bei Schleifern und Schmieden durch Fremdkörper auf.

Beim Schweißen mit dem elektrischen Lichtbogen wird durch die ultravioletten Strahlen Reizung und Entzündung der Bindehaut bis zu recht hohen Graden bewirkt, so daß das Auge zuschwillt. Dabei besteht hochgradige Lichtscheu mit Blendungserscheinungen. In einem Betriebe erkrankten zahlreiche jugendliche Arbeiter an derartigen Erscheinungen. Es waren elektrische Schweißapparate neu beschafft und in einem durch Rolljalousien gut abgeschlossenen Raum aufgestellt. Aus Neugierde hoben die Jugendlichen die Jalousien während der Arbeit und blickten hinein. Vorbeugung geschieht durch Schutzgläser.

Beim Schweißen von verzinkten Blechen tritt Zinkfieber durch die entstehenden Dämpfe auf.

Die *Schleifereien*, die früher zu den Betrieben gehörten, in denen die Lungentuberkulose zahlreiche Opfer forderte, bieten jetzt ein besseres Bild. Durch die wohl allgemein durchgeführte Absaugung sind günstigere Verhältnisse geschaffen. Ebenso wird auch der Raum, der vielfach als Schleiferei bezeichnet wird, in dem aber nur ein Putzen der Metallteile durch „Schwabbelscheiben" stattfindet, meist durch Absaugung staubarm gehalten, aber dennoch findet man, wenn die Scheiben abgedreht, d. h. durch Gegenhalten eines Messers gegen die rotierende Scheibe gerundet werden, doch viel Faserstaub in der Luft. Dieser ist insofern nicht unbedenklich, als namentlich seit dem Kriege zu Scheiben alte Lumpen verwendet werden, die nur selten desinfiziert sind. Eine Übertragung von Ansteckungen auf diesem Wege erscheint sehr wohl denkbar, und es muß daher unbedingt eine Dampfdesinfektion der zur Herstellung dieser Scheiben dienenden Lumpen gefordert werden. Zum Blankputzen wird auf die Scheiben eine Paste aus Schmirgel mit einem fettigen Bindemittel aufgetragen, bei Wahl eines ungeeigneten Fettes können Ausschläge auftreten.

Im *Handwerk* wird das Eisen viel verarbeitet; *Schlosser*, *Schmiede* und *Klempner* sind als Eisenarbeiter zu betrachten. Bei den *Schlossern* zeigt sich infolge der Körperhaltung bei der Arbeit am Schraubstock bald eine Ausbiegung der Wirbelsäule mit der Krümmung in dem Brustteil nach links (bei Rechtshändern). Bei Lehrlingen tritt sie, wie ich mich überzeugen konnte, bereits nach einem halben Jahre auf, sie ist zunächst noch leicht auszugleichen, wird aber mit der Zeit fest. Außerdem werden durch vieles Stehen Knieverkrümmungen und Plattfüße hervorgerufen. Daß dies nicht in der Häufigkeit wie bei Bäckern geschieht, liegt zum Teil wohl an dem besseren Menschenmaterial, besonders aber daran, daß die Arbeit nicht bloß andauerndes Stehen, sondern auch häufiges Gehen bedingt. Durch Heranziehung der Lehrlinge zum Pflichtturnunterricht, unter Umständen sogar durch besondere, der Verkrümmung entgegenarbeitende Übungen ist Abhilfe zu schaffen. Als ungünstige Einflüsse kommen weiter bei den genannten Handwerkern, wie bei allen Eisenbetrieben, Lärm, Staub, Hitze, Kohlendunst in Frage.

Die *Wohnungsverhältnisse* in den Handwerksbetrieben zeigen keine Besonderheiten, das Wohnen beim Meister ist Ausnahme. In der gesamten Eisenindustrie zeigt sich infolge der hohen Löhne, daß ein Teil der Arbeiter aus größerer Entfernung entweder täglich mit Fahrrad oder Bahn zur Arbeit fährt oder auch die Woche über auf oder in der Nähe des Werkes wohnt und nur zum Wochenende nach Hause fährt. Die dadurch bedingten Schäden stehen hier nicht zur Erörterung, ebenso nicht die Mißstände, die durch die Anhäufung größerer Arbeitermassen bei den einzelnen großen Betrieben entstehen. Hingewiesen sei hier nur darauf, daß eine große Reihe der führenden Industriefirmen in großzügiger Weise Wohnungsfürsorge getrieben haben.

Die Verhüttung von Blei, Zink, Kupfer, Silber, Gold, Platin und Quecksilber.

Von

G. Frey

Berlin-Zehlendorf.

Die hüttenmännischen Verfahren haben den Zweck, Metalle aus ihren Erzen durch Aufbereitung, Röstung, Schmelzen usw. möglichst rein darzustellen. Die Erze kommen in der Natur meist aber noch mit Beimengungen (Gangart) anderer Metallverbindungen, z. B. von Blei, Antimon, Arsen vergesellschaftet vor. Zum Schutze der Arbeiter ist es von Bedeutung, ob das Erz oder Reinmetall oder die Beimengungen giftig sind, und ob bei dem Betriebsprozesse sonst Gifte, z. B. in Gasform, sich bilden. Blei und Quecksilber sind als starke Gifte bekannt, Zink und Kupfer im allgemeinen, Silber, Gold und Platin aber als völlig unschädlich zu bezeichnen. Das Antimon und Arsen in den Beimengungen, die Cyanverbindungen und das Kohlenoxyd wirken giftig; die bei der Verarbeitung der meist schwefelhaltigen Erze sich bildenden schwefligsauren Gase verursachen mindestens lästige Gesundheitsstörungen. Am häufigsten sind Zink-, Kupfer- und Silbererze, manchmal auch Golderze mit Bleierzen versetzt. Daher spielt in diesen Hütten wesentlich die Bleigefahr eine wichtige Rolle; die gefährlichste Arbeit aber ist naturgemäß in den Bleihütten selbst zu verrichten. Die Quecksilberhütten bilden eine Gruppe für sich.

I. Die Verhüttung von Blei, Zink, Kupfer, Silber, Gold und Platin.

Gemeinsam für die Arbeiterschaft in diesen Betrieben gilt, daß die Beschmutzung der Hände mit bleihaltigem Material, die Verunreinigung von Speisen, Getränk und Tabak durch Blei dem Gifte zum Eingang in den Verdauungskanal verhelfen, die Einatmung von Bleimengen, besonders bei angestrengter Arbeit, das Gift ausgiebig in die Lungen eindringen läßt. Unhygienische Betriebsverhältnisse, Unachtsamkeit der Arbeiter, jugendliches Alter oder sonst schwächliche Konstitution, Alkoholismus und wohl auch eine gewisse Disposition begünstigen das Auftreten der Vergiftung. Der schlimmste Feind ist der Bleistaub und der Bleirauch, welch letzterer bereits nach Röstung der Erze auftritt und überall im Betriebe auch dort entsteht, wo Blei verbrennt. Die Bestandteile des Bleirauchs sind Oxyde des Bleies, vorwiegend PbO. Bleistaub und Bleirauch finden sich, besonders in den ein bleireiches Verhüttungsgut verarbeitenden Blei- und Zinkhütten, an den Wänden, den Decken, den Fußböden der Räume, in denen die eigentliche Arbeit mit Blei vor sich geht, haften den Kleidern der Arbeiter an, nehmen mit den Gichtgasen der Schmelzöfen den Ausweg ins Freie, schlagen sich in den Flugstaubkammern und -kanälen nieder und werden, da sie fein verteilt sind, von jedem Luftzuge leicht davongeführt. Weitere Gefahren entstehen durch Kohlenoxyd, Cyan-, Arsen- und Antimonverbindungen in den Ofen- und Gichtgasen für das Leben, durch die schweflige Säure, die sich beim Rösten der Erze reichlich entwickelt, für die Atmungsorgane, durch Rauch, Staub und die Flammenstrahlung der glühenden Erze oder des geschmolzenen Metalls für das Auge. Überanstrengungen, starke Schweißverluste durch die herrschenden hohen Temperaturen, Erkältungen, Rheumatismus infolge des plötzlichen Temperaturwechsels, Magen- und Darmkatarrh infolge übermäßigen Wassergenusses kommen hinzu. Der Hüttenrauch schädigt durch die schweflige Säure den Pflanzenwuchs, durch seinen Bleigehalt auch Haustiere, wie Geflügel und Schweine in der Umgebung.

1. Bleihütten.

Die *Gewinnung des Bleies* geht meist so vor sich, daß Bleiglanzerz (Bleisulfid) nach Zerkleinerung und Mischung in von Hand bedienten oder mechanisch betriebenen Fortschaufelungsöfen unter Luftzutritt geröstet wird. Reiner Bleiglanz ist ungiftig, doch wird er oft von Bleiverbindungen, z. B. Carbonaten, begleitet, die von den Körpersäften aufgenommen werden können. Die Röstung entschwefelt das Bleierz und wandelt es in Bleioxyd (Glätte) um. Man nimmt diesen Prozeß nach einer Vorröstung in den erwähnten Öfen auch in sog. Konvertern vor, wobei ohne Verwendung besonderen Brennmaterials dem Röstgute fein gemahlener Kalk zugesetzt und durch die Massen Luft geblasen wird. Die so zusammengesinterten Erze werden häufig noch von Hand zerklopft. Das Röstgut wird alsdann in Schachtöfen geschmolzen und das so dargestellte „Werkblei" in Flammöfen raffiniert, in denen dem Metall auch das Antimon und Arsen entzogen wird. Ein anderes, bei reineren Erzen angewandtes Verfahren ist, nur einen Teil des Bleiglanzes in Bleioxyd und Bleisulfat vorsichtig abzurösten und das übrige Erz unter Luftabschluß mit dem Sauerstoff des Bleioxyds und Bleisulfats in schweflige Säure und metallisches Blei sich umsetzen zu lassen. Endlich schmilzt man auch Bleiglanz unter Zusatz von Koks und Eisenschlacken in Schachtöfen zu Schwefeleisen (Bleistein) und Werkblei.

Bleistaub oder Bleirauch tritt auf bei der Übernahme von lockeren Erzen und von Bleiaschen und sonstigen bleiischen Abfällen der Industrie, beim Mahlen, Mischen und Einfüllen des Erzes in die Röstöfen, beim Herausziehen der gerösteten Erze, beim Umstürzen der Konverter, beim Zerklopfen der Konverterröstkuchen, entweicht beim Einfüllen des Schmelzgutes aus der Gichtöffnung, am Blei- und Schlackenstich der Öfen, beim Abfahren der Schlacke und des geschmolzenen Metalls, bei den Abstrichen während des Raffinierens, beim Räumen der Flugstaubkammern und -kanäle und beim Mahlen, Sieben und Verpacken der Glätte. *Verunreinigung der Hände* durch bleihaltiges Material ergibt sich bei der Abnahme von bleiischen Produkten, beim Arbeiten am Fortschaufelungs- und Schachtofen und mit bleirauchbeschmutzten Werkzeugen, beim handmäßigen Zertrümmern des Konverterröstgutes, beim Ausbreiten der Beschickung auf der Gicht, beim Ausräumen der Flugstaubanlage und beim längeren Hantieren mit dem fertigen Blei, auf dem während der Lagerung an der Luft ziemlich schnell ein leicht abreibbarer Überzug von niederen Bleioxyden sich bildet.

Besonders gefährdete Arbeitergruppen sind daher diejenigen, welche mit der Abnahme von Bleiaschen zu tun haben, ferner die Röster, die Erzzerschläger, die Gichtarbeiter und Schmelzer, die Schlackenfahrer, die Arbeiter, die erkaltete Öfen ausräumen oder Reparaturen an ihnen vornehmen, und die in der Flugstaubanlage, beim Handtransport von Bleischlämmen und beim Mahlen, Sieben und Verpacken der Glätte tätig sind.

Arbeiterschutz. Alle Hüttenwerke bedürfen als Anlagen zur Gewinnung roher Metalle nach § 16 der Reichsgewerbeordnung der behördlichen Genehmigung.

Die staatliche Kontrolle der Hüttenanlagen ist nach den in S. 65ff. dargelegten gesetzlichen Bestimmungen in Deutschland als völlig gesichert anzusehen. Es hat sich denn auch in den Bleihütten bereits seit dem letzten

Dezennium des vergangenen Jahrhunderts gegenüber den früher wohl überall herrschenden hygienischen Mängeln ein merklicher Wandel vollzogen. Umbauten alter enger, dunkler und schlecht belüfteter Hütten, die Entfernung der Schädlichkeiten aus den Arbeitsräumen, Einrichtung von Badeanstalten u. a. wurden alsbald um so eher ausgeführt, als die wachsende soziale Einsicht der Unternehmer und die Erkenntnis, daß das Gedeihen so komplizierter industrieller Anlagen wie der Hüttenwerke wesentlich von einem gesunden und ständigen Arbeiterstamme abhinge, und daß Betriebsverbesserungen aus Gesundheitsrücksichten zugleich ökonomische Vorteile erbrachten, den amtlichen Maßnahmen entgegenkam. Vollends trug die auf Grund des § 120e der RGO. erlassene *Bekanntmachung des Reichskanzlers* vom 16. Juni 1905 *über Einrichtung und Betrieb der Bleihütten* den gesundheitlichen Erfordernissen der gefährlichen Betriebe Rechnung.

Die Verordnung verlangt für die Räume des eigentlichen Bleigewinnungsbetriebes genügende Ausdehnung, hinreichende Höhe und ausreichenden Luftwechsel, regelmäßige Staubbeseitigung auf den eben und fest einzurichtenden Fußböden und Wänden und die Versorgung mit gutem Trinkwasser. Sie fordert Wasch-, Ankleide- und Baderäume, ferner Schutzkleidung und Respiratoren für die Arbeiter in der Flugstaub- und den Bleifarbenanlagen, staubdichte Apparate für die Zerkleinerung trockener Erze und die Entstaubung von Säcken und schreibt die Befeuchtung oxydischer und staubender bleihaltiger Stoffe (mit Ausnahme des Konverterröstgutes), das Abfangen des Staubes, der Gase und Bleidämpfe an der Austrittsstelle bei den Öfen, Konvertern, Abstichrinnen und -kesseln, Vorsumpf- und Schlackentiegeln, Schlackenwagen und -triften, bei den herausgezogenen Ofenrückständen und den Raffinierkesseln vor; Flugstaubanlagen und ausgeblasene Öfen sind abzukühlen und zu durchlüften, ehe sie von den Arbeitern betreten werden dürfen. Beim Mahlen, Sieben, Verpacken trockener bleihaltiger Stoffe, wie z. B. der Glätte, beim Beschicken und Entleeren der Glätte- und Mennigeöfen und bei sonstigen Verrichtungen, wo bleihaltiger Staub entsteht, ist dieser durch Absauge- und Abführvorrichtungen von den Arbeitsräumen fernzuhalten. Die Bekanntmachung enthält weiterhin noch Vorschriften über den Bau von Zinkschaumdestillieröfen (s. Abschnitt Silberhütten). Jugendliche Arbeiter und Arbeiterinnen müssen der Bleiarbeit und auch den Räumen des eigentlichen Bleibetriebes fernbleiben und dürfen in der Flugstaubanlage und mit dem Transport des Flugstaubes nicht beschäftigt werden. Eine verkürzte Arbeitszeit wird für die Arbeiter an den Schachtöfen, im Innern kaltgestellter Öfen und in der Flugstaubanlage (wo sich etwa 3—4% der gesamten Bleiproduktion ansammelt) angeordnet, eine Untersuchung des Gesundheitszustandes der Bleiarbeiter vor der Einstellung sowie eine laufende gesundheitliche Überwachung während der Dienstzeit (Kontrollbuch) durch einen behördlich besonders ermächtigten Arzt bestimmt und der Erlaß von Vorsichtsmaßregeln im Betriebe seitens des Arbeitgebers vorgeschrieben. Neue Bleihütten sind vor Inbetriebsetzung vom Gewerbeaufsichtsbeamten darauf zu prüfen, ob sie der Bleihüttenverordnung entsprechen.

Über ärztliche Untersuchung s. S. 64 und 184.

In *Österreich* ist vom Ministerium für öffentliche Arbeiten am 22. Juli 1908 eine ähnliche Verordnung, betreffend die *Einrichtung von Blei- und Zinkhütten*, und ein *Merkblatt über Blei- und Zinkhütten* im Jahre 1912 erlassen worden.

Ein hygienischen Anforderungen entsprechender *Röstofen* muß einen dichten Gasabzugskanal und ein verschließbares Erzschüttloch besitzen. Bleirauch, der aus der Ziehöffnung des Ofens und dem Topf für das Röstgut entweicht, wird durch eine Rauchhaube abgefangen; ein Vorstellblech leitet den Staub etwa auf den Fußboden gefallenen Materials ebendahin. An den *Schachtöfen* ist ein dichter Gichtverschluß vonnöten; den Staub läßt man aus den Flugstaubkanälen durch ein ausziehbares Auffangrohr in die Flugstaubkammern fallen, wo der Staub anzufeuchten ist. Über dem Schlacken- und Bleistich werden Rauchabzüge angebracht. Wird beim Rösten mehr als 5—6 Volumprozent schweflige Säure entwickelt, so verarbeitet man sie auf Schwefelsäure, anderenfalls muß sie in feuchten Kalkkammern neutralisiert oder auf flüssige schweflige Säure verarbeitet werden. Empfehlenswerte Apparate sind: Tünchmaschinen zum Kalkanstrich der Wände, Kugelfallmühlen mit Absaugung und Staubsammelapparaten zur Zerkleinerung der Erze, automatische Zerstäubungsbrausen zur Anfeuchtung der oxydischen und staubenden bleihaltigen Stoffe, von denen das Konverterröstgut auszunehmen ist, da es bei Wasserzusatz infolge des Ablöschens des Kalkes sich zersetzen würde, ferner Sackausklopfmaschinen mit Absaugung in ein Filter. Ein fortschreitender Umbau älterer Hütten, größere Mechanisierung des Betriebes, z. B. Mischen der Erze in dichten Apparaten, maschineller Transport der Erze zu den Röstöfen, selbsttätige Begichtung, Röstung zu kleinen Stücken statt des Konverterverfahrens werden weitere gesundheitliche Vorteile bringen.

Gesundheitsverhältnisse: Die vorhandene *Statistik über Bleierkrankungen* in Hüttenwerken kann keinen Anspruch auf Genauigkeit erheben. Die Kontrollbücher und Krankenkassenmeldungen lassen ein abschließendes Urteil nicht zu. Letztere enthalten bekanntlich nur die vorläufigen Diagnosen. Dies trifft besonders für Bleivergiftungen zu, die oft nur nach längerer Beobachtung in einem Krankenhause festgestellt werden können. Da eine Änderung der Krankenscheine oder eine Angabe in den Entlassungsscheinen der Krankenhäuser gewöhnlich nicht erfolgt, entgeht mancher Fall der Kenntnis der Krankenkasse und so auch dem Gewerbeaufsichtsbeamten. Immerhin steht es fest, daß die Bleierkrankungen in den deutschen Bleihütten, insbesondere die schweren Fälle, z. B. solche mit Gehirnerscheinungen, gegen die vorhygienischen Zeiten wesentlich abgenommen haben, und daß auch das knappschaftliche Invalidisierungsalter der im eigentlichen Bleibetrieb Beschäftigten vielfach das 50. Lebensjahr überschreitet. So betrug z. B. unter den 897 Arbeitern der Friedrichs- und der Walter-Kroneck-Hütte in Oberschlesien die Zahl der im Alter von 50—55 Jahren stehenden Personen im Jahre 1906 45, im Jahre 1912 aber 88. In diesen Hütten erkrankten im Jahre 1901 noch 14%, im Jahre 1912 nur 4% der Belegschaft an Bleivergiftung. In den drei Aachener Bleihütten belief sich im Jahre 1912 die Zahl auf 5, in der Koblenzer Hütte auf 7%. In den 2 Bleihütten des Reg.-Bez. Hildesheim erkrankten im Jahre 1904: 14, in den Jahren 1909—1911 im Durchschnitt 3% der Arbeiter. Die Besserung der Gesundheitsverhältnisse trat öfters fast unmittelbar nach der Einführung des Schutzes gegen die Schädlichkeiten ein. Das Auftreten der Erkrankungen hängt übrigens, abgesehen von der Güte der Hütteneinrichtungen, wesentlich davon ab, ob ein starker Wechsel der Belegschaft stattfindet, der zur Einstellung von Arbeitern zwingt, die mit den Gefahren nicht vertraut sind oder gar, wie manche ausländischen Arbeiter, sich unsauber halten. (Im Jahre 1912 entfielen in der Walter-Kroneck-Hütte in Oberschlesien von 30 Bleierkrankungen 23 auf die ruthenischen Arbeiter.) Auch plötzliche Betriebsstörungen und Umbauten steigern öfters die Erkrankungsziffer. Im Jahre 1922 bestanden im Deutschen Reich 16 Bleihütten mit 4453 erwachsenen männlichen Arbeitern, 70 Arbeiterinnen und 121 jugendlichen männlichen Arbeitern.

2. Zinkhütten.

Zur *Herstellung des Zinks* verwendet man allgemein Galmei (kohlensaures Zink) und Zinkblende (Schwefelzink). Jenes Erz ist mit Cadmium, Mangancarbonaten, Bleiglanz und Weißbleierz, letzteres mit Schwefelarsen, Schwefelantimon und Bleiglanz verunreinigt. Da dem Galmei nur etwa zu $2^1/_2$%, der Zinkblende aber zu 9 und mehr Prozent Bleierz beigemengt ist, ist die Verhüttung der Blende weit gefährlicher. Der Galmei wird durch Brennen (Calcinieren) in Schacht- oder Flammöfen, die Zinkblende nach Zerkleinerung durch Abrösten des Schwefels in mehrsohligen Gefäßöfen, in denen man sie von Hand oder mechanisch fortschaufelt, in Zinkoxyd verwandelt. Hierbei oxydieren auch die fremden Bestandteile zu Bleioxyd, Bleisulfat, Cadmiumoxyd und zu Antimoniaten und Arseniaten. Das abgekühlte Röstgut wird alsdann mit feinkörniger Kohle vermengt und in feuerfeste Gefäße (Muffeln) eingetragen, die in den Reduktionsöfen (Zinköfen) meist in mehreren Etagen lagern. Vor die Öffnung der Muffel wird luftdicht eine tönerne Röhre (Vorlage) gesetzt und dieser am vorderen Ende ein eisernes Mundstück (Tube) eingefügt. In den Muffeln wird das Erzkohlengemisch zur Weißglut erhitzt. Das Zink scheidet sich hierdurch in Dampfform ab und verdichtet sich in der Vorlage zu flüssigem Zink. Die daselbst noch nicht kondensierten Dämpfe durchstreichen den Tubenkanal. Dieser muß durch „Spuren" mit einem eisernen Stabe häufig wieder gangbar gemacht werden, da er sich durch die Metallniederschläge leicht verstopft. Die Dämpfe werden schließlich in verschiedengestalteten Eisenblechballons aufgefangen, wo sich das Zink in Staubform niederschlägt. Der Staub, Poussière genannt, setzt sich aus metallischem Zink (ca. 95%) und Zinkoxyd, Cadmium, Antimon und Arsen zusammen. Das Blei in den Muffelerzen dringt zu einem kleinen Teil mit Zink zusammen in die Muffelwände ein, verbleibt hauptsächlich in den Muffelrückständen, legiert sich aber auch mit dem Zink in den Vorlagen und der Poussière in den Ballons. Durch eine an dem Ofenende des Ballons befindliche Öffnung ziehen die wenigen Reste der Metalldämpfe, das Kohlenoxyd und andere Gase hinaus, entzünden sich oder werden entzündet und verbrennen mit gelber, bläulich geränderter Flamme, an deren Abnahme man das Ende des Reduktionsprozesses erkennt, zu Kohlensäure und kleinen Mengen von Metalloxyden. Das Zink der Vorlagen wird durch Ausschmelzen in Eisenformen oder Öfen mit schrägem Boden nach Möglichkeit von seinem Bleigehalt befreit. Bleihaltigem Staube sind bereits die Calcinierer, mehr aber noch die Röstarbeiter ausgesetzt. Auf diese wirken noch die schwere Arbeit des Fortschaufelns der Erze, die schweflige Säure, Hitze und Rauch ein. Weitaus die größte Gefahr droht aber den Schmelzern und ihren Hilfsmannschaften während der sechsstündigen Zinkofenarbeit (Manöver). Bei dem Spuren, der Zinkstaubentleerung, dem Abstechen und Gießen des Rohzinks, dem Reinigen der Vorlagen, dem Auskratzen der Muffelrückstände, dem Eintragen des neuen Erzgemisches kann von ihnen der bleihaltige Staub oder Bleirauch in reichem Maße aufgenommen werden. Auch die Aschenfahrer, die die bleihaltige Räumasche aus den Aschentaschen unter den Öfen (Röschen) beseitigen, die Scherbenputzer, die die zur Muffelfabrikation wieder zu benutzenden Teile schadhafter Muffeln von den bleihaltigen Schlacken zu säubern haben, die Poussièresieber, die mit dem bleihaltigen Zinkstaub hantieren, können von Bleivergiftungen betroffen werden.

Reines Zink schädigt bei der üblichen hüttenmännischen Gewinnung die Gesundheit nicht. Die Entstehung von „Gießfieber" ist in den Zinkhütten ausgeschlossen, da man hier, schon um Verluste zu vermeiden, alle Vorsorge getroffen hat, das sich bildende Zinkoxyd möglichst restlos abzufangen, so daß höchstens Spuren von Zinkstaub in die Luft entweichen können, die durch geeignete Ventilationsvorrichtungen häufig erneuert wird. Dagegen ist Gießfieber bei der Reduktion von Zinkoxyd auf elektrometallurgischem Wege beobachtet worden (Jahresbericht der Gewerbeaufsichtsbeamten von Preußen 1921, S. 595).

Arbeiterschutz: Die besonderen Verhältnisse der Zinkgewinnung wurden durch die *Bekanntmachung des Bundesrats über die Einrichtung und den Betrieb der Zinkhütten* vom 6. Februar 1900 geregelt. Diese treffliche Verordnung, die derjenigen über die Bleihütten zum Vorbilde diente, wurde durch die *Bekanntmachung des Reichskanzlers vom 13. Dezember 1912* erweitert und auch auf die *Zinkerzrösthütten* ausgedehnt.

Die Vorschriften über die hygienische Beschaffenheit der Räume, Apparate und Anlagen, in denen Zinkerz zerkleinert, calciniert oder geröstet wird, Rohzink durch Destillation gewonnen oder Poussière und Flugstaub gesiebt oder verpackt wird, über Anfeuchtung der Erze, Abzugsvorrichtungen für entweichende Gase an den Röst- und Zinköfen, über Trinkwasserversorgung, über Wasch-, Bade-, Speise- und Umkleideräume, über regelmäßige Reinigung des Fußbodens und der Wände sind fast dieselben wie die der Bleihüttenverordnung, nur sind auch in den Röschen Einrichtungen zum Besprengen des Fußbodens zu treffen. Zur jährlichen Reinigung des Dachgebälks und der Kappen der Destillationsöfen wird pneumatische Absaugung empfohlen. Die Umkleideräume müssen Einrichtungen haben, in denen die aufbewahrten Arbeitskleider die Straßenkleidung nicht beschmutzen können. Durch geeignete Abführungsvorkehrungen ist auch das Eindringen der Feuerungsgase in den Hüttenraum tunlichst zu verhindern. Die Räumasche muß in geschlossenen Kanälen unter den Öfen aufgefangen und in Wagen daraus fortgefahren werden. Das Sieben und Verpacken der Poussière oder des Flugstaubes darf nur in einem von den anderen Arbeitsräumen getrennten Raume stattfinden. Neuanlagen von Destillationsöfen müssen zum Schutze der Arbeiter gegen Staub und Hitze so beschaffen sein, daß vor den Beschickungsöffnungen ein lichter Raum von wenigstens 6 m, bei Öfen, deren Beschickungsöffnungen einander gegenüberliegen, ein Abstand von wenigstens 10 m vorhanden ist. Die Röschen müssen geräumig, im Scheitel mindestens 3,5 m hoch, hell und luftig sein. Arbeiterinnen und jugendliche Arbeiter dürfen bei allen Verrichtungen, die sie einer Vergiftungsgefahr aussetzen, nicht beschäftigt werden. Ärztliche Untersuchung der Arbeiter hat vor der Einstellung und dann mindestens einmonatlich stattzufinden.

Ein Muster für eine allen gewerbehygienischen Anforderungen auch heute noch entsprechende Zinkhütte ist in meiner Schrift: Die Zinkgewinnung im oberschlesischen Industriebezirk und ihre Hygiene. Berlin: August Hirschwald 1907, aufgestellt worden. Als vorbildliche Einrichtungen seien folgende erwähnt: Mechanische Transportanlagen zur Beförderung der angefeuchteten Erze in die Kugelmühlen und aus diesen auf die Röstöfen, Abziehen des Röstgutes in luftdichte, unter der Hüttensohle anzulegende, lüftbare Kühlbehälter (nach ZAVELBERG), Röstöfen mit mechanischen Fortschaufelungspflügen, Ansaugen und Fortdrücken der schwefligen Säure durch starke Exhaustoren, Anlage des Feuerungsraumes außerhalb der Hütte und Absaugen des Rußes und der Kohlengase durch schmiedeeiserne Essen, ferner Verschluß der Essen durch Drosselklappen und Absaugen der bei der Herausnahme der Räumasche entstehenden Dämpfe in die Gasabzugskanäle mittels eines kräftigen Exhaustors, der sie in Flugstaubkammern mit Filterung und selbsttätigem Ausschütten des Metallstaubes in Säcke oder in Kammern mit Wasserverstäubung leitet. Weiter wird durch die NERLICHsche Ballonanordnung, wobei Tube, Eintritts- und Austrittsöffnung der Ballons im Abzugskanale liegen und der Gasstrom aus den Vorlagen von unten her in die Ballons eindringt, so daß Metallstäubchen die Öffnung nicht verstopfen können, die gesundheitsgefährliche Spurarbeit ganz vermieden. Eine vor der Stirnseite der Zinköfen auf und ab zu bewegende, eiserne Schuzwand bewirkt einen guten Abzug von Gasen und Dämpfen (auch aus den unteren Muffeln) beim Spuren und während des Manövers zu den Gaskanälen hin und hält auch die strahlende Hitze beim Ausräumen der Muffeln von den Arbeitern fern. Empfehlenswert ist es, zur besonderen Belichtung, Lüftung und Reinigung die Röschen ebenerdig und die Destillationsöfen im ersten Stockwerk unterzubringen. Die Benutzung von Muffellade- und Räummaschinen vermindert die Zahl der Ofenarbeiter und setzt so die Gefahren des Manövers herab; selbsttätige Vorrichtungen zum Sieben und Packen des Metallstaubes nehmen diesen Arbeiten jede Schädlichkeit.

Gesundheitsverhältnisse: Bezüglich der Unsicherheit der Statistik über Bleierkrankungen gilt das bei den Bleihüttenarbeitern Gesagte. Es kommt hinzu, daß das Leiden bei den Zinkhüttenarbeitern sich durch einen sehr langsamen Verlauf auszeichnet, weil nur geringfügige Bleimengen allmählich in den Organismus gelangen. Es sind aber doch auch im Gesundheitszustande der Zinkhüttenarbeiter gegen die vorhygienischen Zeiten, wie sie TRACINSKI[1]) und KRANTZ[2]) schildern, unzweifelhaft wesentlich günstigere Verhältnisse eingetreten. Im Jahre 1865 starben in Oberschlesien die eigentlichen Zinkhüttenarbeiter im Durchschnitt schon mit 46 Jahren, während in den Jahren 1901—1912 die Zahl der 45—50jährigen Arbeiter sich nahezu verdoppelte und auch die Ziffer der Arbeiter über 50 Jahre erheblich zunahm, trotzdem die Erzeugung von Rohzink sich immer mehr auf die bleireiche Blende einstellte und von 108 000 auf 170 000 t stieg. Im Jahre 1902 standen 17,5% der Arbeiter in einem Alter von mehr als 40 und 3,6% in einem Alter von mehr als 50 Jahren; 1911 aber beliefen sich diese Zahlen auf 26,3 und 6,4%. Auch das Lebensalter der Rösthüttenarbeiter über 40 Jahre nahm von 1901—1911 um 3,7% zu. Das Invalidisierungsalter (Hütteninvalidität bedeutet den Verlust von etwa einem Drittel der Arbeitskraft) verschob sich somit bei den Zinkhüttenarbeitern bereits über das 45. Lebensjahr hinaus.

Die Abnahme der Bleierkrankungen ist gleichfalls eine unumstößliche Tatsache. In den Jahren 1879—1885 kamen unter den durchschnittlich 1918 Arbeitern der Lipiner Werke, die damals noch sehr rückständig waren, jährlich 117 Bleierkrankungen in ärztliche Behandlung. In den Jahren 1896—1901 ereigneten sich unter den durchschnittlich 3780 eigentlichen Zinkhüttenarbeitern der fünf großen oberschlesischen Verwaltungen jährlich 83 Erkrankungen. Dies bedeutet, daß in der erstgenannten Zeitperiode jährlich 6,1%, in der späteren nur 2,2% der Arbeiter an Blei erkrankten. Wenn man die Berechnung für die Jahre 1879—1885 auf die eigentlichen Zinkarbeiter beschränkt, deren Zahl nicht bekannt ist, so müßte der Prozentsatz der Erkrankten noch höher sein. Die Erkrankungen waren in beiden Fällen aber größtenteils Bleikoliken und Bleilähmungen, d. h. grob wahrnehmbare, mit Arbeitsunfähigkeit verbundene Erkrankungen. Die Zahlen können also über die Bleiwirkungen in den oberschlesischen Zinkhütten kein erschöpfendes Bild liefern, wie dies z. B. durch die Ergebnisse der kreisärztlichen, im Auftrag des Preußischen Handelsministers ausgeführten Untersuchung der Belegschaften von Zinkhütten im Kreise Kattowitz dargetan wurde, in deren Kontrollbüchern seit Jahren Bleierkrankungen nicht eingetragen waren. Man geht aber nicht fehl, wenn man die festgestellten Erfolge in erster Linie dem Einfluß der Zinkhüttenverordnung von 1900, den von den Werken mehrfach schon früher freiwillig ausgeführten hygienischen Betriebsveränderungen und Maßnahmen in der allgemeinen Wohlfahrt der Arbeiter zuschreibt, andererseits aber auch die Abnahme der Trunksucht und die sehr viel günstiger gewordenen Lohn-, Wohnungs- und Ernährungsverhältnisse in Rechnung zieht.

Im Jahre 1922 waren im Deutschen Reich 16 Zinkhütten mit 3534 erwachsenen männlichen Arbeitern, 92 Arbeiterinnen über 16 Jahre und 112 jugendlichen Arbeitern von 14—16 Jahren vorhanden.

3. Kupferhütten.

Kupfer wird hauptsächlich aus Kupferkies (Schwefelkupfer und Schwefeleisen, die mit Bleiglanz, Zinkblende, Antimon- und Arsenverbindungen gemischt sind) gewonnen, indem man das Erz nur bis zu einem bestimmten Grade röstet und damit von den anderen Gangarten und dem Schwefel möglichst befreit. Blei und andere Metalloxyde bleiben aber immer im Röstgut zurück. Die Röstung

[1]) TRACINSKI: Zinkindustrie und ihr Einfluß auf die Gesundheit der Arbeiter. Vierteljahrsschr. f. öff. Gesundheitspfl. 1888.

[2]) KRANTZ: Die Entwicklung der oberschlesischen Zinkindustrie in technischer, wirtschaftlicher und gesundheitlicher Hinsicht. Kattowitz: Boehm 1911.

geht in Schachtöfen mit drehbaren Rosten vor sich, durch die bei Umstellung um 90° das Erz in Abfuhrwagen fällt. Die schweflige Säure wird zu Schwefelsäure verarbeitet. Röstung in Flammöfen kann nur erfolgen, wenn das Erz stark zerkleinert und für reichlichen Luftzutritt gesorgt ist. Die Fortbewegung der in ihnen zu röstenden Massen geschieht von Hand, oder man verwendet Öfen mit beweglichen Herden oder Drehzylinder. Alsdann wird das Röstgut mit Kohle und kieselsäurehaltigen Zuschlägen unter Windzuführung in Schachtöfen auf „Kupferstein" verschmolzen, der noch mit Blei, manchmal sogar in größeren Mengen mit Schwefel bis zu 15% und anderen Bestandteilen verunreinigt ist. Bei dem Schmelzprozeß verschlackt das Eisen mit der Kieselsäure. Durch nochmaliges Verschmelzen wird ein reinerer Kupferstein (Spurstein) erzeugt. Diesen röstet man dann völlig ab und verschmilzt ihn endgültig auf Rohkupfer, das aber auch noch Blei zu enthalten pflegt. Aus dem Gichtstaube wird neuerdings häufiger als früher auch Blei als metallisches Produkt hergestellt.

Die Vorsichtsmaßregeln zum Schutz der Arbeiter und der Umgebung müssen hauptsächlich gegen den Bleistaub oder Bleirauch, der von dem gerösteten Erz ausgeht und in den Gichtgasen, in den Flugstaubanlagen, beim Mischen des Flugstaubes und am Stich der Schmelzöfen (insbesondere der Bleischmelzöfen) auftritt, und ferner gegen die schweflige Säure, das Kohlenoxyd, die Antimon- und Arsenverbindungen getroffen werden. Das Zweckdienliche hierbei ist aus den Abschnitten über die Blei- und Zinkhütten ausführlich zu ersehen.

Das Kupfererz wie das Metall selbst schädigen die Arbeiter nicht. Trockenen Kupferstaub, der, in feinster Verstäubung eingeatmet, dem „Gießfieber" ähnliche Erkrankungen hervorrufen könnte, gibt es in den Kupferhütten aus dem gleichen Grunde nicht, der für die Zinkhütten bereits erwähnt wurde.

Im Jahre 1912 wurde in Preußen von 7 Hütten im Hauptbetrieb und von 7 Werken im Nebenbetrieb Kupfer erzeugt. Sie beschäftigten 4593 männliche Arbeiter und 20 Arbeiterinnen.

4. Silberhütten.

In Preußen wird Silber nur in Bleihütten und einigen Kupferhütten als Nebenprodukt gewonnen. Im Jahre 1912 waren es 3 Haupt- und 11 Nebenbetriebe mit 240 Arbeitern. Gefahren fallen bei diesem Prozesse nur den Bleibeimengungen zur Last.

Das Verfahren der Herstellung aus „Werkblei" (s. Bleihütten) richtet sich nach dem Silberreichtum. Enthält das Werkblei 10 oder mehr Prozent Silber, so erhitzt man das Blei auf einem Treibherde unter Luftzutritt. Hierbei wird es in Bleioxyd (Glätte) übergeführt, während Silber zurückbleibt. Da dieses nicht rein ist, wird es noch einem Raffinierprozesse unterworfen. Ist das Werkblei silberarm, so wird es unter Luftzutritt geschmolzen und langsam abgekühlt. Es scheidet sich hierbei auf der Oberfläche des Bades das Blei, darunter eine auf diese Weise angereicherte Silber-Blei-Legierung ab. Diese wird dann, wie geschildert, abgetrieben. Nach dem Parkesschen Verfahren behandelt man das Werkblei durch mehrfachen Zinkzusatz in Schmelzkesseln. Dabei bilden sich schaumartige Blei-Zink-Silber-Legierungen, in denen fast alles Silber enthalten ist, während silberarmes Blei zurückbleibt, das abgetrieben wird. Aus dem Schaum wird zunächst noch durch langsames Erhitzen in Kesseln oder Flammofen Blei und dann durch Destillation in Retortenöfen das Zink entfernt. Bei den Zinkschaumdestillieröfen, für die eine besondere Genehmigung einzuholen ist, verlangt die Bleihüttenverordnung einen lichten Raum von mindestens 3 m vor den Beschickungsöffnungen. Etwaige Gänge unter ihnen müssen geräumig, hell, luftig und wenigstens 3,5 m hoch sein. Es ist Vorsorge zu treffen, daß der aus den Vorlagenöffnungen, am Bleiabstich oder aus dem Stichkessel austretende Bleirauch durch Abzugsrohre oder Hauben aus dem Hüttenraum abgeleitet wird. Bezüglich des Siebens und Verpackens der Nebenprodukte (Zinkstaub, Flugstaub) gelten die gleichen Bestimmungen, wie sie in der Zinkhüttenverordnung niedergelegt sind.

5. Goldhütten.

Gold wird fast immer gediegen in Geröll- oder Sandablagerungen gefunden und dann durch Auswaschen gewonnen. Bei der hüttenmännischen Verarbeitung werden die meist mit Silber, aber auch mit Blei verbundenen Erze in das Bleibad eines Treibofens eingetränkt oder mit bleihaltigen Zuschlägen auf eine Werkbleilegierung verschmolzen. Diese wird in Flammöfen einem oxydierenden Schmelzen unter Windzuführung unterworfen. Das Blei verläßt dabei in geschmolzenem Zustande den Ofen, und eine Gold-Silberlegierung bleibt in ihm zurück, die der Goldscheidung unterworfen wird.

Gefahren entstehen vor allem durch Bleioxydnebel, wenn sie in die Arbeitsräume eindringen können. Gold selbst ist gewerbehygienisch ohne Bedeutung.

In Preußen wurde im Jahre 1912 in 9 Werken im Nebenbetrieb auch Gold als Metall dargestellt; die Hauptprodukte waren Arsenik, Silber und Blei.

Neuerdings ist im Fichtelgebirge die seit Jahrhunderten verlassene berg- und hüttenmännische Goldgewinnung wieder aufgenommen worden.

6. Platinhütten.

Man gewinnt Platin, soweit es nicht, wie z. B. im Ural, gediegen vorkommt, aus Platinerzen, indem man diese in Gefäßen aus Kalk (Devillesche Öfen) schmilzt und das so erhaltene Gut unter Anwendung eines Sauerstoffgebläses mittels Leuchtgasflamme wiederholt umschmilzt. Oder man schmilzt das Erz mit Bleiglanz und Bleiglätte in einem Flammofen und treibt so das platinhaltige Blei ab. Dieses wird dann in einem Kalkgefäße oxydierend geschmolzen.

Auch hier hat sich der Arbeiterschutz wesentlich auf die Verhütung des Austritts von Bleioxydnebeln aus dem Abstrich oder der Gicht der Gefäße zu erstrecken. Platin selbst ist ungiftig.

In Deutschland sind Platinwerke nicht vertreten. Soweit bekannt ist, wird nur in einer Kupferhütte etwas Platin als Nebenprodukt gewonnen.

Neben den in den Abschnitten 4—6 beschriebenen „trockenen" Gewinnungsverfahren sind auch Kombinationen der „trockenen" und „nassen" metallurgischen Darstellung und letztere allein im Gebrauch. So führt man *Silber* und *Gold* auch nach Zerkleinerung des Erzes in Pochtrögen unter Wasserzusatz mit fein verteiltem Quecksilber in ein Amalgam über und glüht dieses in Tiegeln oder Retorten, wobei die Quecksilberdämpfe sich verflüchtigen oder durch Kondensation wieder gewonnen werden und Silber oder Gold als Metall erhalten wird. Oder das in Flammöfen geröstete Golderz wird mit Chlor in statu nascendi behandelt, das Goldchlorid mit Wasser ausgelaugt und das Gold hieraus mittels Ferrosulfat oder Schwefelwasserstoff gefällt. Silbererz röstet man mit Kochsalz zu Chlorsilber, laugt es durch Natriumthiosulfat aus und fällt das Silber mit Schwefelnatrium. Auf dem „nassen" Wege wird Gold oder Silber nach Zerkleinerung in Pochwerken unter Wasserzusatz mit Cyankalilösung ausgelaugt und das Metall durch elektrischen Strom oder durch Zink ausgeschieden. Platin wird aus dem Erz durch Königswasser in Lösung gebracht und aus dieser durch Chlorammonium und Ammoniak gefällt. Aus dem so entstandenen Ammoniumplatinchlorid wird das Metall durch Glühen ausgeschieden und endgültig durch Umschmelzen rein dargestellt. Auch elektrometallurgisch wird Platin aus Platingoldlegierungen gewonnen.

Diese Verfahren arbeiten zwar vielfach mit giftigen Lösungen, sind aber bei einiger Vorsicht wohl ziemlich ungefährlich. So empfiehlt es sich z. B., nur schwache Cyankalilösungen zu verwenden, die ebenso erfolgreiche Lösungsmittel sind wie ihre äußerst gefährlichen stärkeren Konzentrationen. Wo Quecksilberdämpfe entstehen, müssen sie aufs Sorgfältigste von den Arbeitsräumen ferngehalten werden. Ein Vorteil der geschilderten Verfahren ist, daß bei ihnen im allgemeinen Verstaubungen oder Hitzewirkungen sich nicht geltend machen können.

II. Quecksilberhütten.

Das ungemein giftige Quecksilber kommt in gediegenem Zustande in den Zinnoberlagerstätten z. B. von Idria (Krain), Almaden (Spanien), Monte Amiata (Italien) in feinen Tropfen oder Fäden vor. Eine andere Gangart ist der Silberschiefer, der sich in Idria findet.

Das Gift wird durch die Haut aufgenommen, gelangt durch Beschmutzung der Hände und so der Speisen in den Magen und wird als Staub von Amalgamen oder als Metalldampf (z. B. auch aus den Arbeitskleidern) eingeatmet. Die Verdampfung geht schon bei gewöhnlicher Temperatur vor sich, entwickelt sich aber in der Wärme in sehr beschleunigtem Maße. Der feinen Quecksilberstaub enthaltende Hüttenrauch kann zu Vergiftungen der Umwohner führen.

Hüttenmännisch wird das Quecksilber aus dem ungiftigen Zinnober (Schwefelquecksilber) hergestellt. Das Erz wird trocken aufbereitet und in Schüttöfen (System Spirek) oder von Hand betriebenen Fortschaufelungsöfen oder solchen mit mechanischen Krählvorrichtungen geröstet. Das abgeröstete Erz fällt in die Erzsturzkammern unter den Öfen. Beim Fortschaufeln beschlägt sich das Gezähe mit Quecksilberdampf, Ein kleiner Teil der Quecksilberdämpfe dringt in das Mauerwerk der Öfen ein, die Hauptmasse der Dämpfe und die Gase (schweflige Säure, Kohlenoxyd, Kohlensäure) aber werden Kondensationsanlagen (Kanälen, Kammern oder ineinandergesteckten Steinzeuggefäßen) zugeführt. Das gewonnene Rohquecksilber wird destilliert, das reine Metall in schmiedeeisernen Flaschen, die durch Schraubenstöpsel verschlossen sind, in den Handel gebracht.

Gefährdet sind fast alle Arbeitergruppen, und zwar die Bergleute, wenn Quecksilbermetall zusammen mit Zinnober gefördert wird, ferner die Arbeiter in der Aufbereitung, die Ofenarbeiter und diejenigen, welche in den Erzsturzkammern mit der Reparatur von Öfen und mit dem Füllen des gewonnenen Quecksilbers beschäftigt sind. Äußerst gefährlich sind die Ausräumearbeiten in der Kondensationsanlage.

Gegen die Verunreinigung der Hände muß sich der Arbeiter durch Handschuhe und häufige gründliche Waschung schützen. Die Arbeitskleidung, die in dem Betriebe von Zeit zu Zeit zu reinigen ist, muß so aufbewahrt werden, daß sie die Straßenkleider nicht beschmutzen kann. Regelmäßige Bäder sind zu gewähren. In den Arbeitsräumen dürfen Speisen und Getränke nicht eingenommen werden, zu Mundspülungen ist Gelegenheit zu geben. Sämtliche Betriebsräume sind peinlich sauber zu halten und ausgiebig zu ventilieren. Die aus den Krählöffnungen der Fortschaufelungsöfen und aus den Erzablaßöffnungen auftretenden Dämpfe müssen durch Exhaustoren abgesogen und am besten in die Kondensationsanlagen abgeleitet werden. Der Austritt von Dämpfen an der Gicht der Schachtöfen und der Fortschaufelungsöfen ist durch dichte Verschlüsse zu verhindern. Bei den Schüttröstöfen gibt eine hohe Lage feinen Erzes einen hinreichenden Abschluß. Sämtliche Öfen müssen gut „ziehen“. Das Abfahren der Rückstände aus den Erzsturzkammern darf erst nach völliger Erkaltung der Massen stattfinden, die Ausbesserung der Öfen erst, wenn sie abgekühlt sind. Ebenso müssen die Sturzkammern und Kondensationsanlagen reichlich entlüftet und kühl sein, ehe die Ausräumearbeit unternommen wird. Am besten wäre es, alle quecksilberhaltigen Hüttenabgase vor Eintritt in die Atmosphäre durch Wasser streichen zu lassen, in denen sie das noch vorhandene Metall völlig abscheiden. Das Auspressen der in den Kondensationsanlagen sich ansammelnden quecksilberhaltigen Ruß- und Teerverbindungen (STUPP) ist mittels Presse oder in geschlossenen Kesseln durch ein Rührwerk mechanisch auszuführen, wie denn überhaupt bei der großen Gefährlichkeit des Betriebes dieser in weitgehendstem Maße zu mechanisieren wäre. An den besonders gefährlichen Arbeitsorten sind die Arbeiter häufig abzulösen. So ist z. B. die Hüttenarbeit mit der weniger bedrohlichen bergmännischen Tätigkeit abzuwechseln. Endlich ist ärztliche Untersuchung vor Eintritt in den Dienst und ärztliche Überwachung während der Beschäftigung notwendig. Kinder, Mädchen und Frauen dürfen Hütten- und Bergwerksarbeit nicht verrichten. Nach den Mitteilungen von TELEKY (Die gewerbliche Quecksilbervergiftung, Verlag von Seydel, Berlin 1912) ist es in Idria durch betriebstechnische Verbesserungen und Wohlfahrtseinrichtungen gelungen, die Zahl der Erkrankungen, die in früherer Zeit 12% betragen hatte, auf durchschnittlich 4,4, im Jahre 1908 sogar auf 2,2% herabzumindern.

In Preußen wurde im Jahre 1912 Quecksilber im Nebenbetriebe von zwei Bleihütten gewonnen. Auch in einer Zinkhütte, die inländische Erze verarbeitete, konnte man kleinere Mengen Quecksilber in dem Flugstaub der Röstöfen nachweisen.

Aluminiumgewinnung.

Von

LUDWIG TELEKY
Düsseldorf.

Die Herstellung des Aluminiums erfolgt ausschließlich auf elektrochemischem Wege nach dem vor allem von HEROULT und HALL angegebenen, von andern, darunter von HABER verbesserten Verfahren. Das Verfahren beruht auf Elektrolyse des im Kryolithbad zwischen Kohleelektroden geschmolzenen Aluminiumoxyds. Als Ausgangsmaterial dient meist Bauxit, der — ich folge hier der Schrift KRAUSES: „Das Aluminium und seine Legierungen“ — als ein Gemenge von Aluminiumhydroxyd $Al_2(OH)_6$ und Eisenoxyd Fe_2O_3 angesehen werden kann; aus ihm muß zunächst reine Tonerde, Aluminiumoxyd, Al_2O_3, gewonnen werden, was durch Calcinieren mit Soda, Auslaugen des dabei entstandenen Natriumaluminats mit Wasser, Einleiten von CO_2 in die Lauge erfolgt, wodurch Aluminiumoxyd ausgefällt wird. In jenen Betrieben, in denen Bauxit nach diesem Verfahren in reine Tonerde umgewandelt wird, muß durch entsprechende Vorrichtungen, (Zerkleinerung in Kugelmühlen, Mischen mit der ebenfalls sehr fein gemahlenen Soda in geschlossenen Trommeln, Transport in geschlossenem Röhrensystem) die Staubentwicklung möglichst eingeschränkt werden. Da die Bauxitsodaschmelze infolge ihrer basischen Eigenschaften die Haut der Hände und Arme schädigt, müssen Schutzhandschuhe getragen werden. Auch Schädigungen der Vegetation in der Nachbarschaft durch Staub und Rauch sind beobachtet worden. Nach einem neueren Verfahren wird der Bauxit schwach geröstet, dann unter hohem Druck mit Natronlauge erhitzt. Dann wird das Tonerdehydrat in Filterpressen abgepreßt und bei Rotglut calciniert. In den Aluminiumfabriken, die reine Tonerde beziehen, gibt der Transport reichlich Gelegenheit zur Verstaubung. Da reines Al_2O_3 auch bei sehr hoher Temperatur unschmelzbar ist, verwendet man, um aus der Tonerde metallisches Aluminium zu gewinnen, Bäder von Kryolith (Na_3AlFl_6), die bei 900° schmelzen, mit einem Zusatz von 10—20% Al_2O_3. Die Öfen sind schmiedeeiserne Kästen von einer Größe von 1: 1,5—1,8 m oder runde Kästen mit einem etwas größeren Durchmesser. Als Anoden tauchen in das Bad 6—12 Kohleelektroden von ungefähr 40 cm Länge und einem Querschnitt von 35: 35 cm; als Kathode dient die aus Kohle bestehende Bodenplatte des Ofens, auf der sich dann das geschmolzene Aluminium ansammelt. Die Schmelze selbst soll bei Kirschrotglut vollkommen flüssig sein. Sie bedeckt sich an der Oberfläche mit einer etwa 2 cm starken Kruste, die zeitweise durchstoßen werden muß, insbesondere um durch Zusatz von Tonerde oder Kryolith die Zusammensetzung des Bades gleichmäßig zu erhalten. Die Anoden sind sehr raschem Verbrauch ausgesetzt, sie verbrennen zu Kohlenoxyd bzw. Kohlendioxyd. Durch Einwirkung von Fluor auf die Anodenkohle entsteht etwas Fluorkohlenstoff. An der Anode treten auch, insbesondere unter bestimmten Umständen, Fluorverbindungen auf; immer ist in den Bädern ein kleiner Fluorverlust nachweisbar. Der den Ofen bedienende Mann muß zeitweise oben auf dem Gestell unmittelbar über den Anoden und über der geschmolzenen Masse stehend, die erwähnte Kruste durchstoßen oder Aluminiummetall mittels eines Gefäßes ausschöpfen; dabei ist er den aus dem Ofen aufsteigenden Dämpfen, nach dem oben Gesagten: Kohlensäure, Kohlenoxyd, Fluorverbindungen — darunter Fluorwasserstoff — ausgesetzt. Die Einatmung von Kohlenoxyd führt bei diesen Ofenarbeitern nicht selten zu Kopfschmerzen, Übelkeiten, Erbrechen — die Einatmung von Fluorwasserstoff zu Reizungen der Atmungsorgane. In den Fabriken kann man bei diesen Leuten starke Rötung der Nasenschleimhäute feststellen, aber auch stärkere und ernstere Reizungen der Schleimhäute der Atmungsorgane, akute Bronchitiden, evtl. mit Hämoptoe kommen vor. Vorkehrungen, die das Stehen der Arbeiter auf den Öfen unnötig machen, also Podeste, von denen aus sie die nötigen Arbeiten vornehmen können, würden die Verhältnisse bessern. Unbedingt notwendig ist eine große, geräumige und luftige Ofenhalle. Beim Ausschöpfen des Aluminiums aus dem Ofen, das in bestimmten Zwischenräumen geschieht, sowie beim weiteren Umgießen sind die Arbeiter der Gefahr der Verbrennung durch Verschütten heißen Metalls ausgesetzt, deshalb sind Gießerschuhe und die übrigen Schutzvorrichtungen für Gießer notwendig.

Nach LEHMANN hat der auftretende Fluorwasserstoff auch schon in der Umgebung der Fabriken Schaden an der Vegetation angerichtet, bei modernen Betrieben scheint dies nicht mehr der Fall zu sein.

Da der Verbrauch an Anoden ein sehr starker ist, so werden diese in manchen Aluminiumfabriken selbst hergestellt. Die Herstellung erfolgt aus Petroleumkoks und Retortenkoks. Diese werden in großen Öfen geglüht, wobei die das Füllen von oben besorgenden Arbeiter der Wirkung der entweichenden Dämpfe ausgesetzt sind, dann fein zerkleinert mit Bindemitteln (Teer) angerührt. Dabei sind die Arbeiter — ähnlich den Arbeitern der Brikettfabriken — der Einwirkung von Staub sowie von Teer und Pech ausgesetzt. Durch Zerkleinern in geschlossenen staubdichten Trommeln, durch Mischen in geschlossenen Gefäßen, Transportieren in geschlossenem Röhrensystem soll die Staubwirkung auf das möglichste eingeschränkt werden. Da sie aber doch nicht ganz zu vermeiden ist, so ist für regelmäßige Badegelegenheit und deren Benutzung zu sorgen.

Metallbearbeitung.

Von

H. Gerbis

Erfurt.

Da die Edelmetalle ebenso wie Blei, Quecksilber, Eisen, Stahl in anderen Abschnitten besprochen sind, bleiben hier nur die übrigen Metalle technischer Verwendung zu berücksichtigen. Die mechanische Bearbeitung unserer Metalle unterscheidet sich von jener des Eisens nicht in einer für den Hygieniker bedeutsamen Weise, denn Fräsen, Drehen, Walzen, Drücken, Ziehen, Stanzen, Bohren und Feilen verlaufen hier wie dort.

Legierungen des *Aluminiums*, wie Aluminiumbronze, Leichtmetall, Elektronmetall (Aluminium + Magnesium) haben in staubförmiger Verteilung ebenso wie Aluminium selbst beachtliche Zündungsgefahr, die nach Zink (Chem.-Ztg. 1911, Nr. 148) durch Verunreinigung mit Aluminiumcarbid bedingt ist und durch Auftreten von Ozon in den elektrisch erregten Apparaten infolge Entstehung von Aluminiumsuperoxyd verursacht wird. Staubförmiges Aluminium wird nach den Erklärungen Zinks explosiv 1. durch Anwesenheit brennbarer Gase; 2. durch Anwesenheit reduzierbarer Substanzen (Metalloxyde usw.); 3. durch Anwesenheit oxydierend wirkender Gase, welche eine Verbrennung beschleunigen. Beim sog. Naßschliff der Aluminiumbronze kann nach Stockmeyer durch Aluminium in feiner Verteilung bei eintretender Erwärmung eine chemische Zersetzung des Wassers und das Auftreten eines Wasserstoffluftgemisches herbeigeführt werden. Beim Trockenschliff können explosible Staubluftgemische entstehen (Mansfeld, Concordia 1908, Nr. 10). Eine gesundheitliche Gefährdung bei der Verarbeitung des Aluminiums ist nicht bekannt. Bei der Verarbeitung von Elektronmetall zu Kämmen, Knöpfen usw. wird eine Lösung von Kaliumbichromat in Schwefelsäure oder Salpetersäure verwendet, die zur Braun- bzw. Schwarzbeizung dient. Es besteht die Gefahr der Einatmung nitroser Gase beim Eintauchen in die Salpetersäure-Bichromatlösung. Chromatperforationen der Nasenscheidewand treten frühzeitig und häufig auf, wenn nicht sowohl die Tauch- als auch die Spülgefäße unter gut wirkenden Absaughauben stehen; das gilt besonders für das Salpetersäurebeizen, weil hier das Bad erhitzt wird. Offenbar treten hier Bichromatteilchen mit feinen Dampfbläschen in den Raum, und die Reizwirkung der nitrosen Gase wirkt zugleich beschleunigend auf die Entstehung von Nasengeschwüren und -perforationen. Der Fräs- und Schleifstaub des Elektronmetalls kann durch abspringende Funken zur Entzündung gebracht werden und brennt infolge des Magnesiumgehaltes sehr heftig. Tödliche Verbrennungen haben sich mehrfach ereignet. Rasch abreißbare Arbeitsschürzen sind erforderlich. Zum Bedecken eines entstehenden Brandherdes müssen Sandgefäße an jeder Maschine bereitstehen, die feinen Metallstaub entstehen läßt. Drehspäne sind nicht entzündbar.

Bei der *Kupfer*bearbeitung führt das Hämmern und Treiben des Kupfers zu Gehörschädigungen. Als gewerbliches Gift ist Kupfer nach K. B. Lehmann jedoch nicht anzusprechen. Das Eindringen von Grünspan in kleine Wunden wird von den Kupferarbeitern gefürchtet, da derartige Verletzungen leicht infiziert werden und schwer heilen sollen.

Von den *Legierungen des Kupfers* führt das *Messing* beim Gießen zu einer hygienisch wichtigen und medizinisch interessanten Erkrankung, dem Gießfieber. Die Schmelztemperatur liegt für Kupfer bei 1084°, für Zink bei 419°, für Messing und Bronze um 900°. Diese Temperaturen sind aber für Zink bereits Verdampfungstemperaturen. Da Messing 20—34% Zink enthält, Tombak und Rotguß weniger als 18%, so ist die Gefahr der Zinkverdampfung und damit des *Gießfiebers* bei Messing (Gelbguß) erheblich größer als bei Rotguß und Tombak. Arnstein fand Zinkausscheidung hauptsächlich durch den Darm (Wiener Arb. a. d. Geb. d. soz. Med., 1. Folge, 1910).

Da die Arbeit der Gießer schwer ist, auch die Hitze der Schmelzöfen und -tiegel stark belästigt, so sind Mundtücher und Respiratoren nicht beliebt. Das glühende Metall bindet Sauerstoff in erheblichem Überschusse, der das in die Formen gestrichene Graphitpulver zu Kohlenoxyd oxydiert. Das entweichende Gas wird angezündet, wenn es durch die in der Formmasse gelassenen Öffnungen entweicht. Werden zur Festigung der Kernmasse Harze, Pech oder Öle verwendet, so können sich recht unangenehme Dämpfe von scharfer Reizwirkung entwickeln. Die Gießer lieben, wie alle Hitzearbeiter, kaltes Getränk in reichlichen Mengen, Magenleiden sind daher häufig. Starkes Schwitzen und vielfache Erkältungsgelegenheit gesellen sich hinzu. Anämie und Rheumatismus sind verbreitet.

Eine Verbesserung des Gießereiverfahrens ist nachdrücklich anzustreben. Hohe und energisch ventilierte Räume wirken günstig; zu erstreben ist aber vor allem, daß das Gießen unter einem guten Abzuge erfolgt, und daß die Formen dorthin gefahren werden. In den meisten Gießereien sind jetzt noch die Formen durch die ganze Halle verteilt, und die Tiegel werden von Form zu Form getragen. Verletzungen durch verspritzendes glühendes Metall sind die weitaus häufigsten Unfälle.

Zum Schutze gegen Verbrennungen tragen die Gießer weite, leicht abstreifbare Gießerschuhe, Beingamaschen aus Asbestgewebe und ebensolche Schürzen, doch erschweren solche Schutzkleider die Bewegung und steigern die Erhitzung des Körpers. Hautpflege durch regelmäßige Brausebäder nach jeder Arbeitsschicht ist zur Erkältungsvorbeugung zu fordern. Als Getränk sollte kalter Kaffee, kalter Tee (Lindenblütentee, Bärentraubenblättertee oder Pfefferminztee) gereicht werden.

Zadek (in Weyls Handbuch der Arbeiterkrankheiten) hebt hervor, daß das Gießfieber weder einmalig, noch besonders in häufiger Wiederholung als harmlos anzusehen sei. Er erwähnt eine Mitteilung Graeves (Vierteljahrsschr. f. ger. Med. Bd. 33, H. 2. 1907) über Erkrankung eines Gießers an heftigen Leibschmerzen, Verstopfung, Darmblutung und Milzvergrößerung, und einen Fall plötzlichen Todes im Anschlusse an eine Überanstrengung bei einem Heizer, der 8 Tage zuvor einen Anfall von Gießfieber erlitten hatte; die Obduktion ergab in diesem Falle Hirnödem und frischen Milztumor. Nach Zadek weisen die Berliner und Wiener Gießer eine höhere Sterblichkeitsrate an Lungentuberkulose auf als die übrigen Metallarbeiter, auch haben sie eine weit über durchschnittliche Erkrankungshäufigkeit an akuten und chronischen Nierenentzündungen.

Gießfieberartige Erkrankungen treten auch auf beim *Schweißen und Schneiden verzinkter Eisenbleche* mit dem Wasserstoff- oder Acetylen-Sauerstoffbrenner, der Temperaturen von 1300—1500° erzielt und daher in gleicher Weise Zink zur Verdampfung führt. R. ENGELSMANN (Klin. Wochenschr. 1923, H. 41, S. 1884ff.) fand unter 39 Brennern, die verzinkte Teile in Abwrackbetrieben der Kieler Werften zu schneiden hatten, 32 mit Klagen über Zinkgießfieber. Bleiwirkung war in diesen Fällen auszuschließen. Es befanden sich darunter einige schwere Fälle, für die ENGELSMANN eine resorptive Zinkvergiftung annimmt und die Erklärung mit „anaphylaktischen Erscheinungen im Sinne LEHMANNS und KISSKALTS“ ablehnt.

Beim reinen Zinkgusse, beim Verzinken im Vollbade sowie bei der Herstellung von Zinkweiß werden Gießfiebererkrankungen nach den übereinstimmenden Mitteilungen aller nicht beobachtet. Neuritiden und Koliken, die dort auftreten, werden wohl mit Recht auf Blei bezogen. Bei allen diesen Verwendungsarten wird das Zink eben nicht bis zur Verdampfungstemperatur erhitzt. In Zinkhütten wird beim Reduzieren des Zinkoxyds und beim Destillieren die Verdampfungstemperatur des Zinks überschritten. Gießfieber kommt daher auch in Zinkhütten zur Beobachtung, sowohl durch das aus Rissen und Poren der Retorten dampfförmig entweichende Metall als auch beim Entleeren der periodisch arbeitenden Retorten. Auch bei Destillation auf elektrothermischem Wege soll „Gießfieber“ auftreten. Nach neuesten Untersuchungen ist das Metalloxyd bei diesen Erhitzungsgraden wahrscheinlich kolloidal, hat praktisch unbegrenzte Schwebedauer und wird durch gewöhnliche Filter nur wenig zurückgehalten. SEIFFERT (Vierteljahrsschr. f. öff. Gesundheitspflege 1918) ist im Gegensatze zu anderen Autoren überzeugt, daß das Zink bei vielen chronischen Krankheitszuständen der Zinkarbeiter eine entscheidende Rolle spiele, und warnt davor, alle Störungen auf das Blei zu beziehen.

Daß durch *Kupferdämpfe* und *Kupferstaub* gewerbliche chronische Vergiftungen entständen, die früher unter dem Bilde von Koliken, Bronchitiden, Nervenerscheinungen u. a. m. beschrieben wurden, wird heute nicht mehr angenommen, da alle darauf gerichteten Forschungen derartige Erscheinungen auf andere Metalle, besonders Blei, beziehen ließen.

Der *Feilstaub* des Messing ist härter als jener des Kupfers, daher für die Lungen irritierender. Resorptive Wirkungen hat auch Messingstaub nicht. Der Bronzestaub ist spitz, harpunenartig gezackt, den Lungen daher gefährlich. Beim Schleifen, Schmirgeln, Bürsten und Polieren wirkt neben dem Metallstaub auch der Sandstein- oder Schmirgelstaub, Carborundstaub und der Textilstaub der Schwabbelscheiben schädlich, zumal das Sitzen in gebückter Haltung vor den Schleif- und Polierscheiben ohnehin den Blutumlauf und die Ventilation der Lungen beeinträchtigen. An allen Schleif- usw. Scheiben sind daher gut wirkende Absaugungen unbedingt zu fordern. In großen, stark besetzten Schleif- und Polierräumen muß vorgewärmte Frischluft in den Raum geblasen werden, da andernfalls die Absaugungen wegen der Abkühlung des Raumes und der Zugluft an Händen und Beinen im Winter gerne ausgeschaltet werden. Daß die Metallarbeiter häufig an Lungentuberkulose leiden, ist bekannt. Die durch strenge Einführung der Absaugungen in Solingen erzielten gesundheitlichen Besserungen weisen den Weg zur Abhilfe.

Die *gebräuchlichsten Legierungen des Kupfers* sind Messing (Kupfer und Zink), das durch Zusatz von wenig Blei und Zinn bronzeartig wird, gelbes Lagermetall (Cu, Zn, Sn), Bronze (Cu, Sn), Neusilber (Ni, Cu, Zn), Münzmetall (Cu + Edelmetall), weißes Lagermetall (wenig Cu, Zn, Antimon), Aluminiumbronze (Cu, Aluminium) Weißkupfer (Cu, As) Schwarzkupfer (Cu, Fe), Tombak, Rotguß (Cu, Zn, Sn), Blattgold mit etwa 20% Zn, Muntzmetall (Cu 59%, Zn 39%, Fe 2%), Deltametall mit je 1% Pb und Mn, Duranametall mit je 1—2% Fe und Al.

Gegenstände aus Messing, Bronze usw. werden, um ihnen ein schöneres Aussehen zu geben, blank- oder mattgebrannt, indem man sie der Einwirkung gewisser Beizflüssigkeiten aussetzt. Als solche spielt die Salpetersäure eine besondere Rolle, da sie bei Berührung mit Metall zur Entwicklung der giftigen nitrosen Gase Anlaß gibt. Die Salpetersäure muß für die genannten Zwecke möglichst wasserfrei sein und erhält daher einen Zusatz von (wasserentziehender) Schwefelsäure. Um ihren erwünschten Gehalt an Untersalpetersäure und salpetriger Säure zu steigern, werden desoxydierende Stoffe (Glanzruß, Sägemehl) zugesetzt oder auch Kochsalz oder Salzsäure. Das Mischungsverhältnis beeinflußt die erzielte Farbtönung. Die Salpetersäure löst bei kurzdauernder Einwirkung die der Oberfläche noch anhaftenden feinen Oxydulschichten und legt das blanke Metall in seiner gelben Farbe bloß. Bei längerer Einwirkung wird das Metall selbst angegriffen, und zwar seine verschiedenen Bestandteile (Kupfer, Zink, Zinn) verschieden stark, es wird „mattgebrannt", besonders gut bei Zusatz von Zink oder Zinksalzen zur Mattbrenne. Nach der Beizung werden die Metallgegenstände mit Wasser mehrfach abgespült und mit Sägemehl getrocknet. Beim Brennen und beim Abspülen entwickeln sich die gelben bis braunen nitrosen Gase in genügender Menge, um bei den Arbeitern akute Vergiftungen und chronische Störungen hervorzurufen. Über den Beiz- und Spülgefäßen müssen daher gut wirkende Abzüge angebracht sein. Die sonstigen Vorschriften für die hygienische Ausgestaltung der Metallbrennen sind in den „Grundsätzen für die gewerbepolizeiliche Überwachung der Metallbeizereien (Metallbrennen)" niedergelegt, die im Ministerialblatt der Handels- und Gewerbeverwaltung 1911, S. 50 veröffentlicht wurden. Vgl. PQERSCHKE: Der Gesundheitsschutz in den Metallbeizereien, Mitt. d. Instituts f. Gewerbehygiene in Frankfurt a. M. 1912, H. 3. Sonderabdruck im Verlag A. Seydel, Berlin.

Als Geheimmittel der Metallbrenner fand ich Cyankali in Anwendung, das die blankgebrannten Flächen vor der Oxydation durch den Luftsauerstoff schützen soll und entweder dem Spülwasser oder gar der Säure zugefügt wird. Die Gefahr aus der Entstehung von Blausäuredämpfen war den Brennern bekannt. In einer Brenne sah ich das Cyankali in starker Lösung in einer unbezeichneten Bierflasche neben dem Spültroge stehen!

Weder bei der Lagerung der Salpetersäureballons, noch beim Ansetzen und Bedienen der Bäder werden die erforderlichen Vorsichtsmaßregeln überall hinreichend beachtet. Verschüttete Salpetersäure darf niemals mit Holzspänen, Sägemehl, unreinem Sand oder Putzwolle usw. bestreut oder aufgenommen werden, da dann sofort nitrose Gase entstehen. Sie ist am besten mit reichlich Wasser fortzuspülen.

Außer den Gesundheitsgefahren in den Gießereien und den Metallbrennen ist den Metallwarenfabriken noch die Einwirkung des Zaponlackes eigentümlich, der den Gegenständen einen feinen Schutzüberzug gibt. Zaponlack ist Celluloid in Alkohol, Aceton und Amylacetat gelöst. Er wird meist aufgespritzt; die verdunstenden Lösungsmittel rufen bei der Arbeit in engen und niederen Räumen Blutandrang zum Kopfe, Herzklopfen, Übelkeit, Appetitlosigkeit und Dysmennorrhöe hervor, zumal wenn die Räume gleichzeitig durch die Trockenöfen übermäßig erhitzt sind, was sehr häufig der Fall ist. Zu geringeren Belästigungen führen auch die anderen Lacke. Zum Bräunen von Messinggegenständen wird Antimonpentasulfid (Goldschwefel) verwendet, dessen Staub gut abgesaugt werden muß, da andernfalls Nausea und Erbrechen zu befürchten sind. Auch in den Räumen, die der mechanischen Behandlung des Metalls selbst dienen — im Gegensatze zur Oberflächenbehandlung — ist die Luft oft recht schlecht durch den Dunst der Schmier- und Kühlmittel, den Geruch verbrannten Öles und der Feuerungsgase. Die Metallarbeiter weisen daher auch überwiegend eine Blässe auf, die im bemerkenswerten Gegensatze zu der muskulösen Gestalt steht. Belüftung und Entlüftung!

Auch bei der Bronze- und Messingverarbeitung kommen gewerbliche Bleierkrankungen vor, weil einmal die Schraubstöcke zum Festhalten der Arbeitsstücke mit Bleibacken ausgekleidet sind, dann weil zur Dichtung, z. B. bei Lüstern, Bleimennige zur Verwendung kommt. Für einige Gegenstände (Menagen, Leuchter, Eierbecher, Flaschenausgußhähne, Devotionalien usw.) ist eine Legierung von 70—80% Blei mit Zinn und Antimon in Gebrauch, deren Polieren infolge reichlichen Bleistaubes zu Bleivergiftungen führt. Die Gegenstände aus dieser Legierung werden nach dem Schleifen galvanisch vernickelt.

Besondere Schädigungsmöglichkeiten bietet die Arbeit in den Galvanisierräumen, in denen unschöne und leicht oxydierbare Metalle mit einer Schicht widerstandsfähigeren oder besseren Metalls überzogen werden (vermessingt, verkupfert, vernickelt, verzinkt, verzinnt, verbleit, versilbert, vergoldet). Hier werden hochgiftige Chemikalien wie Cyankali, Arsen u. a. m., Metalle und Metallsalze verschiedener Art, Säuren und Laugen verwendet. Gefahren ergeben sich beim Ansetzen der Bäder durch Verstäuben der Salze, ferner durch Benetzen und Eintauchen der Hände, durch Einatmung der aus den Bädern aufsteigenden Gasbläschen. Je nach Zusammensetzung ist auch die Entwicklung von Arsenwasserstoff und von Schwefelwasserstoff möglich und hat zu Vergiftungen geführt. (Entwicklung von AsH_3 aus Arsen, Zink und Säure, von SH_2 aus Schwefelleber = Schwefelcalcium und Säure, Entwicklung von Blausäure aus Cyansalzen). Die zu galvanisierenden Metalle müssen vorher gereinigt und entfettet werden, entweder durch Bürsten mit Kalk oder elektrolytisch; beim letzteren Verfahren wird durch dichte Gasentwicklung an der Kathode das Fett gelöst (verseift) und losgerissen. Zur Vorbereitung einer Vernicklung wird neuerdings in zunehmendem Maße mit der elektrolytischen Entfettung eine Verkupferung verbunden, indem das Bad Cyankupferkali enthält. Das aufzubringende Metall bildet die Anode, das zu überziehende die Kathode, und eine Lösung von Salzen des gewünschten Metalles das „Bad". Die Arbeiter müssen zum Einbringen und Herausnehmen der zu galvanisierenden Metallteile Häkchen oder Körbe benutzen, jedenfalls vermeiden, ins Bad hineinzugreifen, weil hierdurch leicht Hauterkrankungen („Nickelkrätze" und andere chronische Ekzeme) entstehen, die freilich auch durch die anderen Putz- und Entfettungsmittel, wie Petroleum, Wiener Kalk, Benzin u. a. m., erzeugt werden können. Ist das Hineingreifen in die Bäder nicht vermeidbar, dann müssen Gummihandschuhe gestellt werden. Im übrigen ist sorgfältiges Händewaschen unter Verwendung neutralisierender Mittel (Soda) und warmen Wassers nach der Arbeit und Einfetten mit Vaseline vor und nach der Arbeit erforderlich. Die Galvanisierräume müssen hoch und luftig sein. Über den Bädern sind Abzugshauben mit Ventilator oder Lockflamme anzubringen.

Die Verwendung des Kupfers auf Grund seiner chemischen Widerstandsfähigkeit, Dehnbarkeit und Leitfähigkeit für Wärme und Elektrizität ist sehr vielseitig. Als Draht dient es für Telegraph und Fernsprecher, gewalzt oder gehämmert für Kessel, Pfannen, Destillierapparate, Heiz- und Kühlschlangen, Dampfleitungsröhren, für Apparate der Spiritus-, Bier-, Essig-, Fett- und Zuckerindustrie, für Dächer, Schiffsbeschläge, Patronenhülsen, Zündkapseln und Münzen. Noch mehr jedoch als das reine Metall werden seine Legierungen verwendet.

Zink wird verwendet als Walzblech für Dächer, Badewannen, Eimer, Eisschränke, als Zinkguß für Geräte, Lampenfüße, Ornamente, galvanische Elemente. Zinkguß hat den teureren Messingguß vielfach ersetzt, so tritt Feinzink mit einem Zusatze von 6% Kupfer und 3% Aluminium an Stelle von Kupfer und Messing, da es hart und fest ist, z. B. für Patronenhülsen. Eiserne Gegenstände werden nach sorgfältiger Reinigung der Oberfläche mit Säuren, Chlorzink und Salmiak durch Eintauchen in geschmolzenes Zink verzinkt. Der Zinküberzug als das elektropositivere Metall soll das Eisen vor Rost schützen; solches Eisen nennt man „galvanisiert". Daneben gibt es auch eine galvanische Verzinkung und Verzinkung mit dem SCHOOPschen Spritzverfahren. Bei diesem wird das drahtförmig in die „Pistole" eingebrachte Metall in der Wasserstoff-Sauerstoff-flamme geschmolzen und auf den zu überziehenden Gegenstand, der zuvor mit dem Sandstrahlgebläse gut gereinigt war, aufgespritzt. Da das Gebläse eine Temperatur von 1300—1500° erzeugt, nehme ich an, daß hierbei „Gießfieber" auftreten müsse, Beobachtungen darüber sind mir jedoch nicht bekannt.

Die Verarbeitung von *Zinn*, dessen Schmelzpunkt bei 230° liegt, zu Zinngeschirr, Kinderspielzeug, Kinderkochgeschirr, Zinnsoldaten, Stanniol, Flaschenkapseln usw. ist in hygienischer Beziehung abhängig von dem Gehalte der Mischung an Blei. Auch das für Verzinnung verwandte Zinn enthält bis 50% Blei. Zinn selbst kann nicht als Fabrikgift angesprochen werden. Vorwiegend zinnhaltige Legierungen sind Weißmetall (80—90% Sn, 2—8% Cu, minderwertiges mit 30—40% Pb) und mit dem die Härte erhöhenden Antimongehalte Blattsilber und Britanniametall (85—94% Sn, 4—10% Sb, 0—3% Cu). Fast die Hälfte der Zinnproduktion wird für die Herstellung von Weißblech verbraucht: Eisenblech, bei Luftabschluß geglüht, wird nach Beizung mit Säure und Salmiak in geschmolzenes Zinn getaucht, das unter geschmolzenem Zinnchlorid liegt.

Zum Löten wird eine Legierung von 1 Teil Zinn mit 1—3 Teilen Blei verwendet, als Schnellot eine solche von 70—40% Sn mit 30—60% Pb. Gelötet wird entweder mit der Lötpistole oder durch Eintauchen der Ecken und Kanten in geschmolzenes Lötmetall. Als Hartlot dient eine Legierung von Zinn und Kupfer.

Vor dem Löten wird das Metall mit Salzsäure gereinigt und mit Lötwasser, einer Auflösung von Zink in Salzsäure, benetzt. Es entwickeln sich beim Löten reizende Dämpfe von Chlorzink. Zum Messing- und Kupferlöten wird als Flußmittel Borax verwendet; keine Reizung.

Das Nickel ist walz- und ziehbar, aber wenig gießbar. Man kann es nach dem SCHOOPschen Spritzverfahren auf Formen spritzen und dann hiervon ablösen, um Nickelguß zu ersetzen. Zum Plattieren mit Nickel oder Messing werden die zu plattierenden Gegenstände in Säure getaucht, dann über dem Schmelzkessel mittels einer Kelle mit geschmolzenem Metall übergossen und abkühlen gelassen. Dann werden dünne Streifen von Nickel oder Messing nach Eintauchen in Salmiaklösung in eine geschmolzene Legierung von Blei und Zinn (7 Teile Pb + 6 Teile Sn) gebracht, sodann nach Abwischen des überschüssigen Metalls mit einem Löteisen auf die vorbehandelten Teile gelötet, später folgt Politur auf Polierscheiben. Gefährdung durch Blei. Das Nickel ist nicht als gewerbliches Gift zu betrachten. Nickelplattierte Gegenstände sind haltbarer als galvanisch vernickelte. Die gebräuchlichsten Legierungen des Nickels sind Neusilber, Argentan, Alfenide, Alpaka mit 50—70% Cu, 10—20% Ni und 5—30% Zn, die auch zur galvanischen „Versilberung" dienen.

Die körperlichen Anforderungen an die Metallarbeiter sind sehr verschieden. Bauklempner und Installateure sind neben der Bleigefahr (Löten, Mennige) vielfachen Erkältungen, starker Anstrengung und Abstürzen ausgesetzt. Dreher haben Staub und Augenanstrengungen zu fürchten, Metalldrücker bedürfen großer Kraft und leiden durch ständiges Stehen. (Wesentliche Erleichterungen vgl. TH. SOMMERFELD: Die Arbeit des Drückers. Zentralbl. f. Gew.-Hyg. Nr. 10. 1925.) Nieter durch Kohlenoxyd der Nietwärmfeuer und durch Lärm und

Körpererschütterungen bei Verwendung von Preßluftniethämmern (Labyrinthstörungen), Blattmetallarbeiter bekommen Überanstrengungen der Arme durch das sehr rasche, andauernde Hämmern, Graveure, Uhrmacher und Feinmechaniker leiden durch andauerndes Sitzen und Augenanstrengung in gebückter Haltung, auf die Gürtler wirken Feilstaub, Löt- und Beizdämpfe, Lackierdämpfe und Schleifstaub, ähnlich Bleistaub, Lötgase, Brenngase und Lärm auf die Ziseleure. Die Former arbeiten mit staubenden Massen (Kohle, Graphit) und erkälten sich leicht wegen des Wechsels zwischen der Nässe der Formstube und der Hitze der Trockenstuben, die Schleifer und Polierer sind bei andauernd gebückter Haltung dem Staub der Metalle und der Schleifsteine ausgesetzt. Für Galvaniseure ergeben sich Gefahren aus den zahlreichen, zum Teil gefährlichen Chemikalien und der Nässe des Arbeitsraumes.

Die Werkstätten der Metallbearbeitung sind zum großen Teile noch recht primitiv, die Gefahren des Umganges mit stark wirkenden Chemikalien oft unbekannter Zusammensetzung werden noch lange nicht genügend beachtet. Für die praktische Gewerbehygiene bieten gerade die kleineren Betriebe der Metallbearbeitung noch ein weites und lohnendes Betätigungsfeld zu freilich mühsamer Bearbeitung.

Die Herstellung von Bleiakkumulatoren.

Von

E. Beintker

Arnsberg.

Als Akkumulatoren werden Einrichtungen bezeichnet, die dazu bestimmt sind, Elektrizität aufzuspeichern und wieder abzugeben. Ein Akkumulator ist im Grunde nichts anderes als ein galvanisches Element, das sich von den gewöhnlichen nur dadurch unterscheidet, daß die gebrauchten Materialien nicht zerfallen, wie bei den gewöhnlichen Elementen, sondern daß sie durch Durchleitung des galvanischen Stromes wieder in den ursprünglichen Zustand versetzt werden können. Diese Vorgänge nennt man Entladen und Laden. Der chemische Vorgang in den Bleiakkumulatoren ist folgender: Blei, Schwefelsäure und Bleisuperoxyd werden zu Bleisulfat und Wasser ($Pb + 2H_2SO_4 + PbO_2 \lesseqgtr PbSO_4 + H_2O + PbSO_4$, d. h. das aktive Material der negativen Platte, das Blei und das Material der positiven Platte, das Bleisuperoxyd verbinden sich mit der Schwefelsäure zu Bleisulfat unter Bildung von Wasser. Bei diesem Vorgang wird Elektrizität abgegeben. Wenn sich das Bleisulfat gebildet und die Schwefelsäure zersetzt hat, hört die Entwicklung von Elektrizität auf, der Akkumulator ist entladen und muß wieder aufgeladen werden. Der Strom wird in umgekehrter Richtung durch den Akkumulator geschickt, die obige Gleichung kehrt sich um, aus Bleisulfat bildet sich wieder Blei, Bleisuperoxyd und Schwefelsäure, die Entnahme kann von neuem beginnen.

Ein Bleiakkumulator besteht aus mehreren Bleiplatten, teils positiv, teils negativ, die in einem mit Schwefelsäure gefüllten Gefäß stehen. Diese Gefäße sind bei kleineren Typen aus Glas oder Hartgummi, bei größeren aus Holz, das mit Bleiblech ausgekleidet ist.

Die Herstellung der Platten findet in verschiedener Weise statt, die Unterschiede richten sich nach der Art der Verwendung und der Beanspruchung. Wird ein Akkumulator längere Zeit mit geringerer Strommenge beansprucht, so ist der Bau der Platte anders, als wenn er kurze Zeit große Strommengen liefern soll. Bei der Herstellung unterscheidet man die Großoberflächen- und die Massenplatte. Bei den ersten hat die Platte die Form eines engmaschigen Gitters, bei der andern wird eine „Masse" in weitmaschige Gitter eingeschlossen. Die Platten und Gitter werden in Formen gegossen, meist als Kokillenguß. Der Guß geschieht maschinell oder von Hand. Die Formen müssen vor dem Eingießen des Bleies mit Talkum eingepudert werden; dabei entwickelt sich reichlich Staub. Im ganzen zeigt die Plattengießerei einer Akkumulatorenfabrik eine große Ähnlichkeit mit dem Gießraum für Stereotypie. In den Fabriken stehen die Bleikessel unter Absaugung, die sich auf der Oberfläche des Bleibades bildende Oxydschicht muß öfters entfernt werden. Erkaltet ist dies Bleioxyd spröde und zerstaubt leicht, während das reine Blei infolge seiner Weichheit nicht staubt, sondern schmiert. Die Vergiftungsgefahr in den Gießereien beruht meines Erachtens weniger auf den entstehenden Bleidämpfen, als auf der Staubbildung aus der zertretenen Krätze. Die aus den Formen kommenden Platten werden zugerichtet, d. h. sie werden mit Messer, Feile oder Säge bearbeitet. Zum Schutz gegen den entstehenden Bleistaub sind die mechanischen Bearbeitungsmaschinen mit Absaugung zu versehen. Mit dieser Bearbeitung sind die Großoberflächenplatten zur „Formierung" fertig. Der größere Teil der Platten, nämlich alle negativen und ein Teil der positiven, gelangt jetzt in die Schmiererei. In diesem Teil des Betriebes wird „Masse" in die Platten eingestrichen. Die Masse besteht aus Bleistaub, Bleiglätte und Mennige, die mit Schwefelsäure angerührt werden. Bei dem Vermahlen der Massen tritt leicht Bleistaub aus den Mühlen, ihre Abdichtung und Absaugung ist dringend erforderlich. Eine restlose Beseitigung des Staubes wird aber auch durch diese Vorrichtungen selbst in gut eingerichteten Betrieben nicht immer erzielt.

Bei der Mischung der Masse entwickelt sich ebenfalls reichlich Bleistaub, der sich schwer beseitigen läßt.

Hier ist der Gebrauch von Atemschützern am Platze, wenn die Arbeit nicht allzulange dauert, insbesondere beim Einbringen in die Mischmaschine oder beim Mischen von Hand.

Die dickbreiige Masse wird in der Schmiererei in die Bleigitter mit Holzspateln oder mit der Hand eingestrichen. Das Einstreichen auf maschinellem Wege ist bisher noch nicht überall möglich. Dabei kommen die Hände in innige Berührung mit der Masse, und wenn auch im allgemeinen eine Bleiaufnahme durch die Haut nicht vorkommt, so kommt sie hier doch vielleicht in Betracht, da durch das Streichen und Kneten die bleihaltige Masse in die Haut einmassiert wird. Eine wichtigere Rolle spielen sicher die auf den Boden fallenden und dort trocknenden Reste, die als Staub in den Körper aufgenommen werden. Auch das streng verbotene Essen und namentlich das Tabakkauen in den Arbeitsräumen, das sich nie genau überwachen läßt, tragen mit dazu bei, daß die Bleierkrankungen in Akkumulatorenfabriken zum größten Teil in der Schmiererei vorkommen.

Die mit der Masse gefüllten Platten gelangen nun, ebenso wie die gegossenen Platten, zur „Formierung". Hier wird durch Durchleitung von elektrischem Strom die oben erwähnte chemische Umsetzung vorgenommen. Die Platten kommen in große Behälter, die mit Schwefelsäure gefüllt sind, und der elektrische Strom wird mehrere Tage hindurchgeleitet. Bei diesem Vorgang entwickelt sich reichlich Wasserstoff und die aufsteigenden Bläschen reißen Schwefelsäureteilchen mit, so daß die Luft einen auffallend starken Säuregehalt zeigt. Die Luft reizt den Ungewohnten zum Niesen und Husten, aber es tritt bald Gewöhnung ein und, abgesehen von einer gewissen Zerstörung der Zähne, die sich namentlich in dem beschleunigten Abschleifen zeigt, werden gesundheitliche Schädigungen nicht beobachtet. Im Gegenteil sollen nach der Ansicht des Fabrikarztes der großen Akkumulatorenfabrik in Hagen die Katarrhe der Schleimhäute viel seltener auftreten und schneller abklingen und Erkrankungen an Tuberkulose nicht beobachtet werden. Bleischädigungen kommen im Formierraum nicht vor, da keine Staubentwicklung stattfindet und Lötarbeiten nach Möglichkeit vermieden werden. Wie oben ausgeführt bildet sich auf den negativen Platten ein feiner Überzug von Schwammblei, auf den positiven eine Schicht von Bleisuperoxyd. Dies ist eine dunkelbraune, staubende Masse. Bei der Weiterverarbeitung bietet sie eine Gefahrenquelle.

Von jeder Plattenart werden mehrere Platten mit ihren vorstehenden Enden, den „Lappen", an eine Bleileiste angelötet. Hierbei entstehen Bleidämpfe und außerdem, namentlich an den positiven Platten, reichlicher Staub. Die Arbeit soll daher unter wirksamer Absaugung vorgenommen werden. Die verbundenen Platten werden zu „Elementen" zusammengesetzt, mehrere unter sich verbundene positive und negative Platten kommen in ein gemeinsames Gefäß, die Platten werden voneinander durch Glasstäbe, dünne Holzplatten oder gelochte Hartgummitafeln isoliert.

Die Herstellung der Gefäße bietet, abgesehen von der dabei vorkommenden Bleilöterarbeit, keine Besonderheiten.

Der Abbau gebrauchter Akkumulatoren bietet ebenfalls infolge der Verstaubbarkeit des gebildeten Bleisulfates und Bleisuperoxyds eine Gefahrenquelle. Namentlich neigen die Reste der positiven Platten und ebenso auch der getrocknete Schlamm aus den Akkumulatoren zur Verstaubung. Diese Reste werden durch eine Art Hüttenprozeß zu Blei verarbeitet. Der Arbeiterschutz in den Akkumulatorenfabriken wird geregelt durch die Bekanntmachung betreffend die Einrichtung und den Betrieb von Anlagen zur Herstellung elektrischer Akkumulatoren aus Blei oder Bleiverbindungen vom 6. Mai 1908.

In dieser wird für die Arbeitsräume eine Mindesthöhe von 3 m und Lüftbarkeit durch Fenster gefordert, die Formierräume sollen wirksame Ventilationseinrichtungen haben. Der Fußboden soll dicht und abwaschbar sein, er darf nicht aus Holz, Linoleum oder weichem Asphalt bestehen. Die Wände und Decken, soweit sie nicht abwaschbare Bekleidung oder Ölanstrich haben, sind jährlich mit Kalk zu streichen.

Die Schmelzkessel für Blei sollen eine Abzugsvorrichtung haben, bei der maschinellen Bearbeitung von Bleiplatten und Gittern soll der Staub wirksam abgefangen werden.

Die Apparate zur Herstellung von Bleistaub sollen Staub nicht entweichen lassen.

Sieben, Mischen und Anfeuchten der Masse sowie alle Arbeiten mit Platten oder trockener Masse, bei denen Staub entsteht, soll nur unter Abzügen vorgenommen werden. Offene Behälter für Bleistaub oder Bleiverbindungen sollen auf Rosten und mit diesen auf Untersätzen stehen, in denen die bei der Entnahme verstreuten Stoffe aufgefangen werden.

Die maschinelle Bearbeitung von Bleiplatten, die Herstellung metallischen Bleistaubes, die Herstellung und das Mischen der Masse sollen jedes für sich in besonderen Räumen vorgenommen werden.

Die Arbeitsräume sind von Verunreinigungen möglichst freizuhalten und täglich am Schluß der Arbeitszeit feucht zu reinigen. Die Arbeitstische zum Einstreichen der Masse in die Platten müssen eine dichte Platte haben und täglich feucht gereinigt werden.

Der Arbeitgeber hat Arbeitsanzüge und Mützen zu beschaffen, diese müssen mindestens wöchentlich einmal gewaschen werden. Sie dürfen nur von den Arbeitern benutzt werden, denen sie überwiesen sind, und müssen außer Gebrauch an bestimmten Plätzen aufbewahrt werden.

In einem staubfreien Teile der Anlage muß für die Arbeiter ein Wasch- und Ankleideraum und getrennt davon ein Speiseraum vorhanden sein, die sauber, staubfrei und während des Winters geheizt sein müssen. Im Waschraum müssen Wasser, Gefäße zum Mundspülen, Nagelbürsten, Seife, Handtücher und Kleiderschränke für Straßenkleider vorhanden sein. Wöchentlich ist den Arbeitern Gelegenheit zu geben, ein warmes Bad zu nehmen.

Arbeiterinnen und jugendliche Arbeiter dürfen überhaupt nicht, andere Arbeiter nur dann beschäftigt werden, wenn sie die Bescheinigung eines von der höheren Verwaltungsbehörde ermächtigten Arztes beibringen, daß sie nach ihrem Gesundheitszustande für diese Beschäftigung geeignet sind.

Die Arbeitszeit beträgt 8 Stunden mit mindestens $1^1/_2$stündiger Pause oder 6 Stunden ohne Pause.

Die Überwachung des Gesundheitszustandes der Arbeiter hat durch einen dem Aufsichtsbeamten namhaft zu machenden Arzt zu geschehen. Dieser hat die Arbeiter monatlich einmal auf Anzeichen von Bleivergiftung zu untersuchen.

Arbeiter, welche Krankheitserscheinungen der Bleieinwirkung zeigen, sind auf Anordnung des Arztes bis zur völligen Genesung, solche Arbeiter, die sich dieser Einwirkung gegenüber besonders empfindlich zeigen, dauernd von der Beschäftigung mit Blei und Bleiverbindungen fernzuhalten.

Über den Wechsel und Bestand der Bleiarbeiter sowie den Befund bei den Untersuchungen ist ein Kontrollbuch zu führen.

Durch die Arbeitsordnung ist das Mitnehmen von Nahrungsmitteln in die Arbeitsräume, das Mitbringen von Branntwein in den Betrieb überhaupt und dessen Genuß untersagt. Essen im Arbeitsraum ist verboten. Die Arbeitskleidung muß benutzt werden. Vor dem Betreten des Speiseraumes, vor der Einnahme der Mahlzeiten und dem Verlassen des Betriebes müssen die Arbeitskleider abgelegt, Hände und Gesicht gewaschen und der Mund ausgespült werden.

Rauchen, Kauen und Schnupfen ist während der Arbeitszeit untersagt. Nach vergeblicher Warnung kann fristlose Entlassung eintreten.

In einzelnen größeren Fabriken wird über die Anforderung noch hinausgegangen, so wurde z. B. in einer Fabrik bis zur Revolution eine wöchentliche Untersuchung der Arbeiter vorgenommen, bei der gleichzeitig die neu eingestellten Arbeiter über die Gefahren des Betriebes unterrichtet wurden. Nach der Revolution wurde vom Betriebsrat die Abschaffung der wöchentlichen Untersuchungen verlangt und durchgesetzt, da sie die Arbeiter am Verdienst hindere, und es konnte nur die vorgeschriebene monatliche Untersuchung und zwar an der Arbeitsstätte während der Arbeit vorgenommen werden. Die Folge war denn auch, daß die Zahl der Bleierkrankungen erheblich zunahm, namentlich als infolge der Vergrößerung des Betriebes eine erhebliche Zahl Ungelernter eingestellt wurde, die zum Teil von der Gefährlichkeit ihrer Arbeit nicht überzeugt werden konnten und die strengen Vorschriften über das Waschen und Umkleiden nur als Schikane auffaßten. Als wieder wöchentliche Untersuchungen vorgenommen wurden und ein energischer Aufseher über die Waschkaue gesetzt wurde, der die vorgeschriebene Reinigung genau überwachte, trat bald Besserung ein.

Das Essen in den Betrieben läßt sich durch geeignete Aufsicht und scharfe Maßregeln verhindern, schwerer schon das Rauchen. Namentlich jüngere Arbeiter verschwinden während der Arbeit öfter auf den Abort, um dort schnell, natürlich ohne vorherige Reinigung der Hände, eine Zigarette zu rauchen. Ebenso ist das Tabakkauen nur schwer zu verhindern.

Das Trinken während der Arbeitszeit kann nicht vermieden werden, namentlich nicht in der heißen Jahreszeit und in den Gießräumen. Es ist hier dafür zu sorgen, daß mit dem Getränk nicht Blei aufgenommen wird. Für diesen Zweck sind kannenartige Gefäße sehr zweckmäßig, der Inhalt ist durch Deckel geschützt, das Trinken geschieht aus der Tülle. In zahlreichen Fabriken wird den Arbeitern täglich $^1/_2$—1 l Milch zur Verfügung gestellt.

In den Akkumulatorenfabriken treten die Bleierkrankungen in erster Linie bei neu eingestellten Arbeitern auf, so sind in einem Werke von 41 im Jahre 1924 erkrankten Arbeitern 24 im gleichen Jahre eingestellt, von 15 Arbeitern aus dem Schmierraum waren 12 im gleichen Jahr eingetreten. Bei den neu eingetretenen Arbeitern wird die Durchführung der Waschvorschriften besonders überwacht werden müssen, bis diese ihnen in Fleisch und Blut übergegangen sind. Dies geschieht am besten durch einen energischen Kauenwärter, der rücksichtslos jeden meldet, der die Reinigungsvorschriften nicht einhält.

Die Zeit für die Reinigung sollte bei sämtlichen Bleiarbeitern unter die zu entlohnende Arbeitszeit fallen. In einer Fabrik sind bei Mischern und Schmierern die letzten 15, bei den übrigen 10 Minuten der Arbeitszeit zum Waschen bestimmt. Für diese Zeit wird Lohn weitergezahlt. Ebenso wird auch für das Baden, das wöchentlich einmal erfolgt, der Lohn weitergezahlt. Dringend erforderlich ist dann aber auch die Kontrolle, daß diese Zeiten auch tatsächlich ganz zu gründlicher Reinigung ausgenutzt werden.

Wenn nach einiger Zeit die gegen Blei empfindlichen Arbeiter ausgeschieden sind, wenn die Zurückbleibenden sich an die Einhaltung der Reinigungsvorschriften gewöhnt haben, geht die Zahl der Erkrankungen sehr zurück. So war in dem obenerwähnten Beispiel ein erkrankter Schmierer seit 1922, einer seit 1918 und einer seit 1903 im Schmierraum beschäftigt. Die Erhaltung eines alten, gegen das Blei verhältnismäßig unempfindlichen Arbeiterstammes ist auch deswegen von besonderer Wichtigkeit, weil die Schmierarbeit Sorgfalt erfordert, von der Wirksamkeit und Lebensdauer der Akkumulatoren abhängig ist. Wir finden in den Betrieben eine Reihe älterer Arbeiter, die ihre Arbeit jahrzehntelang verrichten, ohne daß Krankheitserscheinungen auftreten, obgleich objektive Zeichen von Bleieinwirkung, wie z. B. Bleisaum oder auch Blutveränderungen vorhanden sind.

Über die ärztliche Überwachung in Bleibetrieben ist an einer anderen Stelle berichtet. Nach dem Wortlaut der Bekanntmachung des Bundesrats ist zur Vornahme der Einstellungsuntersuchung nur ein Arzt berechtigt, der von der höheren Verwaltungsbehörde hierzu ermächtigt ist, während der mit der Überwachung im Betriebe betraute Arzt nur dem Aufsichtsbeamten namhaft gemacht zu werden braucht.

Die Zurückstellung von der Bleiarbeit bedeutet in den Akkumulatorenfabriken nicht eine Entlassung aus dem Betrieb, vielmehr gibt es gerade in den größeren Betrieben zahlreiche Arbeitsstellen, an denen derartige Leute beschäftigt werden können. Es wird sich allerdings nicht vermeiden lassen, daß durch eine derartige Maßregel ein Rückgang des Lohnes eintritt, und so wird der Betroffene leichter veranlaßt, sich krank zu melden, namentlich, wenn das Krankengeld, das sich nach dem Lohn als Schmierer richtet, höher ist, als der Lohn, den er z. B. als Hofarbeiter verdient. Dadurch wird die Zahl der Bleierkrankungen in einem derartigen Betrieb erhöht. Es ist zu hoffen, daß nach § 6 der Verordnung über Ausdehnung der Unfallversicherung auf Gewerbekrankheiten derartigen Arbeitern auch dann eine Übergangsrente gewährt wird, wenn sie zwar im gleichen Betriebe, aber an einer nicht bleigefährdeten, weniger einträglichen Stelle beschäftigt werden.

Zum Schlusse sei noch erwähnt, daß auch Akkumulatoren hergestellt werden, bei denen kein Blei zur Verwendung kommt. Es handelt sich hier um die sog. Edisonakkumulatoren, bei denen metallisches Eisen und Nickelhydroxyd in Kalilauge die wirksamen Bestandteile sind. Anlaß zu gewerbehygienischen Bedenken scheint die Herstellung dieser Akkumulatoren nicht zu geben.

Die Erzeugung von Bleifarben und Bleiverbindungen.

Von

Ludwig Teleky

Düsseldorf.

Von den Verfahren zur Herstellung von *Bleiweiß* ist das „holländische" Verfahren in Deutschland nirgends in Gebrauch, scheint auch sonst allmählich zu verschwinden. Es bestand darin, daß dünne Bleiplatten zusammengerollt, in irdene Gefäße mit etwas Essig gegeben, diese Töpfe in Pferdemist oder Lohe gestellt wurden. Mehrere solche Stockwerke wurden übereinander getürmt; die entstehenden Essigsäure- und Kohlensäuredämpfe verwandelten das metallische Blei, wenigstens an seiner Oberfläche, in Bleiweiß, das dann von den noch nicht korrodierten Teilen durch Abschaben und Abklopfen oder durch reichliches Abspülen getrennt wurde.

In Deutschland erfolgt der größte Teil der Bleiweißerzeugung nach dem Kammerverfahren. Blei wird in dünne Streifen (Platten) gegossen; dann in den Kammern, die nach verschiedenen Angaben (österreichisches Handelsministerium, LEHMANN, KALKOW) 250 bis 500 cbm groß sind, nach LEHMANN 3000—6000 Kilo, nach anderen Angaben 7000—15 000, ja sogar 40 000 Kilo Blei fassen, auf zahlreichen Latten (nach dem österreichischen Bericht 500—600 Latten von 3 m Länge) aufgehängt. Dann werden in die verschlossenen Kammern Essigsäuredämpfe und Kohlensäure eingeleitet, der Prozeß dauert 4—8 Wochen; während dieser Zeit hat sich der größte Teil des Bleies in Bleiweiß verwandelt. Reste von Blei sind aber vorhanden. Es müssen nun das Bleiweiß und die Reste der Bleistreifen, soweit sie nicht selbst zu Boden gefallen sind, von den Latten herabgeworfen, dann alles aus der Kammer hinausgeschafft, in einen großen Bottich gebracht, reichlich mit Wasser gemischt und, um die Bleireste vom Bleiweiß zu trennen, geschlämmt werden; dann geht das Bleiweiß im Flüssigkeitsstrom, evtl. durch Mahlanlagen, in Absitzbecken.

Vom Bleiweißschlamm wird dann ein Teil entweder auf Trockenbretter oder in Trockengefäße und mittels dieser in Trockenkammern gebracht, kommt dann in Zerkleinerungsvorrichtungen, und von diesen zum Teil direkt mittels Packmaschinen in Fässer; zum sehr geringen Teil findet das Packen ohne Packmaschine statt. Ein anderer Teil des Bleiweißschlammes gelangt direkt in ein Rührwerk, in dem das Wasser durch Öl verdrängt und so Ölbleiweiß erzeugt wird, das dann meist noch eine Farbmühle zu passieren hat.

Die Erzeugung von Bleiweiß sowie den übrigen Bleifarben und Bleiverbindungen wird durch die Verordnung des Reichsarbeitsministers vom 27. Januar 1920 geregelt.

Die Gefahrenquellen sind: Gießen von Blei; zur Vermeidung der Gefahr muß der Schmelzkessel mit einer gut wirkenden Abzugsvorrichtung versehen sein (§ 4 der Verordnung vom 27. Januar 1920).

Das Beschicken der Bleiweißkammern: Auch nach gründlicher Entleerung der Bleiweißkammer mittels starken Bespritzens und Reinigens der einzelnen Latten haftet an Wänden und Latten doch noch Bleiweiß, das — da es dann vollständig getrocknet ist — beim Behängen der Kammer die Arbeiter gefährden kann.

KAUP (österreichischer Bericht) fand bei dieser Arbeit im Kubikmeter Luft 1,5 mg Blei (als Bleioxyd) knapp beim Arbeiter, da kein Befeuchten vor Beginn der Arbeit stattgefunden hatte; die holländische Gewerbeaufsicht fand 3,2 mg; ein gründliches Befeuchten vor Beginn der Arbeit kann hier Staubentwicklung verhüten.

Das Entleeren der Kammern ist, wenn nicht alle Vorsichtsmaßregeln genauestens eingehalten werden, eine sehr gefährliche Arbeit.

KAUP fand hier, trotzdem das Material reichlich mit Wasser bespritzt worden war, 1,5 mg im Kubikmeter Luft knapp am Munde des Arbeiters, die holländische Gewerbeaufsicht in der befeuchteten Kammer 4,8 bzw. 8 mg, in der sehr naß gemachten 0,6 mg.

Nur gründlichste Durchnässung und Naßerhaltung des Materials während der ganzen Arbeit kann die Gefahr verringern. Vor Öffnen der Kammern ist das ganze Material durch Einleiten von Wasserdämpfen während mindestens 24 Stunden gründlich zu durchfeuchten; das Bleiweiß ist „soweit als möglich" von den Latten und Rundhölzern mittels eines kräftigen Wasserstrahls abzuspritzen (§ 5, Abs. 2). Da der ganze Arbeitsvorgang einige Tage dauert, ist für Feuchterhaltung zu sorgen und auch während der Arbeit immer neu zu befeuchten, da dabei leicht nur die oberste Schichte durchfeuchtet wird, während die unteren Schichten trocken bleiben.

Notwendig ist, daß das Herabwerfen des Bleies von den Latten zur Gänze durch Herabspritzen mittels eines kräftigen Wasserstrahles, und zwar nicht, wie es meist geschieht, von unten, sondern durch ein in der Decke der Kammer angebrachtes Loch von oben erfolgt. Ebenso soll auch die Hinausbeförderung des Bleiweiß aus den Kammern nicht durch Hinaustragen in Kübeln oder mittels

Karren, sondern durch Wasser mittels Hinausschwemmen erfolgen, wie dies in einem Betriebe bereits durchgeführt ist. Die Trennung des noch in der Masse vorhandenen metallischen Bleies von dem Bleiweiß soll auf mechanischem, nassem Wege erfolgen; soweit dabei Handarbeit notwendig ist, muß während deren Verrichtung die ganze Masse stark durchfeuchtet sein. Störungen im Kammerprozeß, die zu einer unvollständigen Umsetzung in Bleiweiß führen, erhöhen die Gefahr. Mit Recht sieht die Verordnung Arbeitszeitverkürzung für Kammerarbeit vor, wenn auch die vorgeschriebene Einschaltung mehrerer Pausen nicht ganz zweckmäßig ist.

Bei den folgenden Prozessen des Naßmahlens und Schlämmens ist die Gefahr der Verstaubung nicht gegeben, deshalb die Gefährdung der Arbeiter hierbei geringer, jedoch ist möglichste Ersetzung der Handarbeit durch mechanische Vorrichtungen im Interesse einer Verringerung der Beschmutzung gelegen (§ 6).

Wenn die Überführung direkt in Ölbleiweiß erfolgt, besteht auch weiter nur die Beschmutzungsgefahr und die Gefahr des Eintrocknens und nachherigen Verstaubens von verspritztem Bleiweiß, Gefahren, die — da der Beschmutzung überhaupt nicht jene Bedeutung zukommt, die man ihr früher zugeschrieben (S. 250, 287) — durch entsprechende Einrichtungen und Vorsichtsmaßnahmen weiter herabgedrückt werden können. Leider aber ist, entgegen öfters gemachten Angaben, der Teil des Bleiweißes, der direkt zu Ölbleiweiß verarbeitet wird, ein geringer; es dürfte kaum 25% des produzierten Bleiweißes direkt zu Ölbleiweiß verarbeitet werden, in manchen Betrieben mehr, in anderen noch weniger.

Die Erzeugung von trockenem Bleiweiß führt aber leicht zu starker Verstaubungsgefahr. In den meisten Bleiweißfabriken bestehen noch alte Trockenkammern, die beim Beschicken und Entleeren betreten werden müssen. Die holländische Gewerbeaufsicht fand beim Einsetzen in die Trockenkammer 1,8, beim Entleeren 1,2 mg Blei im Kubikmeter Luft. Die Vorschriften der Verordnung, die glatte und dichte Innenflächen und dauernde Sauberhaltung verlangt (§ 7), vermag der Staubbildung durch verstreutes Bleiweiß nicht vollkommen zu steuern; sie schreibt mit Recht vor, daß neue Trockenkammern so anzulegen sind, daß sie nicht betreten zu werden brauchen. Die Versuche mit Trockenmaschinen haben an manchen Stellen nicht zu einer Verbesserung geführt; eine solche Maschine, die LEHMANN beschreibt, hat direkt stärkere Gefährdung veranlaßt. Viel besser sind jene Trockenvorrichtungen, in denen das an Drahtnetzen bei deren Durchtritt durch Bleiweißschlamm haftengebliebene nasse Bleiweiß bei deren weiterem Durchgehen durch die Trockenkammer trocknet und herabfällt bzw. mechanisch abgestreift wird und direkt in eine Transportschnecke gelangt.

Das Einbringen der getrockneten Bleiweißkuchen in die Mahlapparate setzt die Arbeiter einer Staubgefahr aus, selbst wenn dort, wie dies meist der Fall, Abzugsvorrichtungen angebracht sind; von KAUP wurde trotz Absaugevorrichtung 1 mg Blei in 1 cbm Luft nachgewiesen. Noch mehr muß dies natürlich der Fall sein, wo solche Absaugevorrichtungen, die durch § 3 vorgeschrieben sind, fehlen; denn daß dabei immer langsam und vorsichtig gearbeitet wird, ist nicht zu erwarten, vermag auch die Staubentwicklung nicht zu verhüten. Die Weiterbeförderung in die Mühlen, von dort zu den Sichtern und den Packmaschinen, geschieht heute wohl meist rein maschinell im geschlossenen Röhrensystem, doch muß all dies gut instandgehalten sein, um das Entweichen des Bleiweißstaubes zu verhüten, insbesondere müssen die Sichter in gutem Zustande und fest verschlossen sein. Auch nur durch sehr gute Packmaschinen, die noch außerdem mit wirksamer Staubabsaugung und Umhüllung aus glattem festen Stoff versehen sind (was leider häufig nicht der Fall ist), kann eine starke Verringerung der Gefahr — Kaup fand trotz Staubabsaugung und Packmaschine 0,75 mg Blei im Kubikmeter Raumluft — wohl auch ein staubfreies Arbeiten herbeigeführt werden. Leider wird zeitweise in einzelnen Betrieben, da die Verordnung (§ 8, 2. Abs.) das Packen in Packungen von weniger als 60 kg auch ohne maschinelle Packvorrichtungen gestattet, das Packen noch in ganz primitiver Weise vorgenommen.

Es wäre zweckmäßig, wenn durch Verordnung die Menge des Bleiweißes, die überhaupt ohne maschinelle Vorrichtungen gepackt werden darf, festgestellt würde, nicht die Größe der einzelnen Packungen.

Eine weitere Gefahrenquelle ist es natürlich, wenn eine bestimmte Formengebung des trockenen Bleiweißes stattfindet, wie dies nach den Darlegungen des österreichischen Handelsministeriums in den österreichischen Bleiweißfabriken 1905 der Fall war und noch auch der Fall ist, in denen „Kremserweiß" in Form von Hütchen und Bleiweiß in Ziegelform hergestellt wird; es fand sich hier, obwohl das Material feucht verarbeitet wurde, im Kubikmeter Luft 0,4—1,6—2,8 mg Blei.

Der Vollständigkeit halber seien hier noch einige Daten aus den Untersuchungen Lehmanns angeführt, denen aber infolge ihrer Gewinnungsart weniger Wert zukommt. Es sammelten sich auf dem Quadratmeter Papier in 1 Stunde (gleich dem Gehalt von 12 cbm Luft?): Bleiweißpackraum 23, 23, 23, 30 mg Blei; Bleiweißtrockenraum 27, 80 mg; an der Bleiweißmühle 4 mg, im Bleiweißpackraum 2—3 mg; in der angefeuchteten Bleiweißkammer während des Herausnehmens 0,3 mg; neben der Bleiweißmühle 21, 200 mg; in primitivem Bleiweißmahlraum ohne Ventilation 252, 360, 249, 453 mg.

Bei reichlichstem Gebrauch von Wasser bei der Kammerarbeit, bei starke Befeuchtung der Kammer vor dem Einhängen, bei gründlicher Durchfeuchtung vor dem Öffnen der Kammer, bei Herabspritzen sämtlichen Bleiweißes und direkter Hinausspülung aus den Kammern, bei Entfernung der metallischen Bleistückchen auf mechanischem Wege und Durchführung des Schlämmprozesses unter möglichster Ausschaltung von Handarbeit, bei direkter Erzeugung von Ölbleiweiß kann die Gefährdung der Arbeiter sehr herabgesetzt werden. Die Erzeugung von Trockenbleiweiß ist aber immer mit Gefährdung der Arbeiter verbunden, und bestünde Staubfreiheit nur bei tadellos konstruierten und tadellos funktionierenden Einrichtungen, was aber leider praktisch kaum für dauernd zu erreichen ist, denn auch bei guten Apparaten sind zeitweise Störungen, zeitweise notwendig werdende Reparaturen unvermeidbar, die immer zur Gefährdung Anlaß geben.

Da aber jede noch so geringe Störung im Betriebe, jedes Versehen und jede Nachlässigkeit von seiten der Leitung oder von seiten des Arbeiters zu Gesundheitsschädigungen führt, so wird es nie möglich sein, durch hygienischtechnische Einrichtungen allein den Betrieb vollständig gefahrlos zu gestalten, weshalb noch weitere andere Vorkehrungen nötig sind. Die strenge Übung persönlicher Prophylaxe ist selbstverständlich notwendig, wenn sie auch gegen den gefährlichsten Aufnahmeweg, die Einatmung, nichts vermag. Die Bestimmung der Verordnung, daß Wasch- und Ankleideräume so eingerichtet sein sollen, daß sie zwangsläufig zum Ablegen der Arbeitskleider, Baden, Anlegen der Straßenkleider veranlassen, ist durchaus zweckmäßig.

Es ist weiter, um mindestens akute Erkrankungen zu verhüten, *strengste* ärztliche Überwachung notwendig (§ 18), die durch einen *vollkommen unabhängigen* Arzt vorgenommen werden müßte. So verfehlt es ist, durch häufigen Arbeiterwechsel immer wieder ungeübte, nichtwiderstandsfähige Personen an die gefährliche Arbeit zu stellen (s. S. 40), so notwendig ist ein Arbeitswechsel aller, die stärkere Zeichen von Bleieinwirkung zeigen, auf ärztliche Anordnung. Noch zweckmäßiger aber wäre (neben diesem) überhaupt ein regelmäßiger Arbeitswechsel aller Arbeiter, und sollte jeder Bleifarbenbetrieb mit einem anderen ungefährlichen Betrieb — manche Fabriken haben eine Zinkweißherstellung sich angeschlossen — verbunden sein, wodurch regelmäßiger Wechsel der gesamten Arbeiterschaft in 2—3monatlichen Zwischenräumen möglich wäre. Auch sollte, um die ganz langsam sich entwickelnden Bleischädigungen, Lähmungen, Schrumpfniere zu verhüten, kein Arbeiter länger als 5—7 Jahre in Bleifarbenbetrieben beschäftigt sein.

Hat sich auch in der Bleiweißerzeugung in den letzten Jahrzehnten vieles gebessert, so bleibt doch noch vieles zu tun übrig; nur strengste Durchführung der geltenden Verordnung, Erweiterung der geltenden Verordnung nach einzelnen Richtungen hin (Entleerung der Kammern ausschließlich durch Spritzen und Spülen, Verschärfung der Vorschriften über Trocknen und Verpacken, Einschränkung der Trockenbleiweißerzeugung) kann die Gefahr erheblich verringern, solange das Kammerverfahren noch geübt wird.

Neben der Erzeugung von Bleiweiß spielt die von Bleiglätte und *Mennige* eine große Rolle.

Nach dem älteren Verfahren, wie es der Bericht des österreichischen Handelsministeriums beschreibt, wird Blei in einem Calcinierofen geschmolzen; die an der Oberfläche sich bildende Bleiasche wird fortwährend abgezogen, das Bleioxyd dann in der Röstabteilung des Ofens zusammengeschoben und durch langes Rösten entweder das amorphe gelbe Massicot oder — bei höherer Temperatur — die schuppige krystallinische Glätte gewonnen, die bei raschem Erkalten hellgelb (Silberglätte), bei langsamem Erkalten rotgelb (Goldglätte) wird. In einzelnen Betrieben wird Glätte produziert. Sie wird aus dem Ofen gezogen, auf einen Kühlherd gebracht, kommt dann in eine Siebtrommel und von dieser zur Verpackung.

Die am Calcinierofen beschäftigten Arbeiter sind der Einatmung von Bleidämpfen und von verstaubtem Bleioxyd ausgesetzt; es sind deshalb außer gut wirkendem Zug im Ofen noch gut wirkende Abzugshauben notwendig. Das Herausnehmen der Glätte aus dem Ofen, das Aufgeben auf den Kühlherd, dann weiter auf die Siebtrommel, das Zuleiten zur Verpackung und das Verpacken selbst sollen möglichst auf mechanischem Wege und in geschlossenen Apparaten erfolgen; jedes dabei notwendige Umschaufeln, Umleeren usw. gibt Anlaß zur Gefährdung. Absaugungen an Einfüllöffnungen und Entleerungsöffnungen, an denen von Hand gearbeitet wird, sind zwar notwendig, wirken aber stets unvollkommen.

In anderen Betrieben wird das Massicot weiter zu Mennige verarbeitet.

Das Massicot wird aus dem Calcinierofen mittels Krucken herausgezogen, mittels Transportgefäßen auf Kühlherde, von hier mittels Wagen zu Desintegratoren gebracht, gemahlen, unter Wasserzusatz geschlämmt, in Filtertrögen das Wasser abfließen gelassen, der eingedickte Schlamm in Trockenkammern übertragen, herausgenommen, neuerdings gemahlen, die gemahlene Masse dann in die Miniumöfen gebracht. Hier erfolgt bei längerem Erhitzen die Umwandlung des Bleioxyd (PbO) in Mennige (Pb_3O_4), die dann aus dem Ofen gezogen, in Wagen zu Sieben gebracht, gesiebt und in Fässer eingefüllt wird.

Schon aus dieser Beschreibung ergibt sich, wie oftmals hier mit der losen Glätte und dem Minium manipuliert wird, wie die Bleiverbindung aus den Öfen gezogen, von einer Stelle zur anderen transportiert wird — meist in offenen Wagen —, wie oft sie in Einfüllöffnungen gebracht, aus anderen Öffnungen herausgenommen wird.

Die modernst eingerichteten Fabriken arbeiten nach dem Bartonverfahren: Geschmolzenes Blei wird mittels Dampf oder Luftdruck in einer Kammer verstäubt und so bei hoher Temperatur oxydiert; es kommt aus dieser Kammer automatisch in einen Ofen, in dem es zu Glätte umgewandelt wird, und von diesem oder direkt aus der Bartonkammer automatisch in den Mennigeofen, von hier automatisch zu Sieb- und Packvorrichtungen.

Zwischen diesen beiden eben beschriebenen Fabrikationsprozessen bestehen die mannigfachsten Übergänge durch bald mehr, bald weniger ausgebildete Mechanisierung des Transportes, des Einfüllens und des Entleerens. An allen Ofenöffnungen sollten gut wirkende Abzugsvorrichtungen vorhanden sein, fehlen aber leider noch häufig; an allen Einfüllöffnungen und Entleerungsöffnungen müßte für vollständige Absaugung gesorgt werden, das Verstreuen von Glätte oder Mennige auf den Boden sollte möglichst vermieden werden; aber wirklich gut wirkende Absaugungen sind nur schwer herzustellen und instandzuhalten, das Verstreuen auf den Boden ist nur schwer zu vermeiden, deshalb muß das Ziel eine *möglichste Mechanisierung des Betriebes* sein. Mit Recht schreibt deshalb die Verordnung vom 27. Januar 1920 vor: „In neuen Anlagen oder solchen, die wesentlich verändert werden, müssen die Mennigeöfen mechanisch beschickt und entleert werden. Mennigeöfen ohne mechanische Beschickung oder Entleerung dürfen nach dem 1. Januar 1925 auch in alten unveränderten Anlagen nicht mehr betrieben werden." Allerdings ist damit nicht gedient, wenn die „mechanische Beschickung" darin besteht, daß Massicot oder Glätte einige Meter vom Mennigeofen entfernt in einen Trichter entleert und von dort mittels Schnecke in den Ofen geführt wird; ihren Zweck erreicht die Bestimmung nur, wenn der Transport von einem Ofen zum anderen in seiner Gänze mechanisch erfolgt.

KAUP fand in den österreichischen Fabriken an der Arbeitsöffnung eines mit Abzug versehenen Calcinierofens nur Spuren von Blei, neben dem Arbeiter an einer mit Exhaustor versehenen Einsturzöffnung eines Glättemahlapparates 5,4 mg Blei (als Bleioxyd berechnet) im Kubikmeter Luft, bei einem anderen 7,5 mg Blei; bei der unter Umhüllung aber ohne Absaugung vor sich gehenden Füllung von Miniumfäßchen 6,0 mg, bei der Packung von Glätte mit unzweckmäßiger Absaugung 8,8 mg Blei.

Zur Gewinnung weiteren Einblicks seien auch einige Angaben LEHMANNS wiedergegeben: Auf das Quadratmeter Papier setzten sich ab: Mennigepackraum 0, Glättepackmaschine 4,5, Glättemühle 9,0, neben dem im Betriebe befindlichen Glätteofen 0,5, Glättepackraum während des Füllens 15, 225 mg. Neue Mennigefabrik: Bei Desintegrator, Sicht- und -packmaschine 61, 31, 29, 56, 16, 9, 33 mg. Alte Mennigefabrik bei Ofen und Packmaschine 18, 24, 9, 15, 54, 24 mg; Mennigefüllapparat unter Staubabsaugung (Handfüllung) 4,4, 3,5, über dem Packfaß 174; Mennigeofen neben dem Arbeiter 90, 164, auf der Sichtmaschine 250 mg; Mennigepackmaschine 317, Mennigesichtmaschine 12, Mennigesichtmaschine neben den Faßschließen 238 mg.

Wie schon bei der Bleiweißfabrikation gesagt wurde, ist die Beschaffung einer tadellos funktionierenden Apparatur, ihre Instandhaltung, keineswegs leicht; jeder Fehler in der Apparatur, jede Nachlässigkeit in der Bedienung führt zu starker Gefährdung, und wenn wir oben sagen mußten, daß zwar die nasse Bleiweißerzeugung zu assanieren sei, die trockene aber nur mit größter Mühe und niemals vollständig, so gilt das letztere in vollem Umfang von der gesamten Mennigeerzeugung. Ich habe den Eindruck, daß bei dem heutigen Stande der Technik und bei einer dem Durchschnitt aller Betriebe entsprechender Einrichtung eine Mennigefabrik eine noch größere Gefährdung bedeutet als eine Bleiweißfabrik, und daß eine wirkungsvolle Assanierung der ersteren noch schwerer durchzuführen ist als der letzteren.

Geht schon aus der Beschreibung des technischen Vorganges die große Gefährdung der Arbeiterschaft hervor, so zeigen uns Ähnliches die bisher vorhandenen Zahlenangaben über die Erkrankungshäufigkeit. Und doch sind diese Zahlenangaben durchaus unverläßlich, da sie zum allergrößten Teil von den Fabriken selbst stammen. So wies in einer Offenbacher Bleiweißfabrik das Fabrikkrankenbuch von 1906 keine Bleierkrankung auf, aber die Ortskrankenkasse 44 (darunter allerdings 8 wahrscheinlich durch Blei verursachte Magenleiden). Zahlen, die aus den Fabriken stammen, bleiben meist hinter der Wirklichkeit zurück, und doch sind auch sie erschreckend hoch. Der Verein Deutscher Bleifarbenfabrikanten gibt als Durchschnittszahl für die Jahre 1905—1910 221 Erkrankungen mit 3926 Krankentagen jährlich an; er sieht in dem Sinken von 284 (1905) auf 203 Erkrankungen (1910) einen sehr erfreulichen Fortschritt; leider ist die Zahl der Vollarbeiter nicht angegeben, dürfte aber kaum mehr als 1000 betragen haben, allerdings bei sehr großem Arbeiterwechsel.

In Holland sind 1913 von den Gewerbeärzten die Bleiweißarbeiter durchuntersucht worden; von den 238 untersuchten Personen (darunter 180 eigentliche Bleiweißarbeiter, der Rest Professionisten, Meister usw.) zeigten 38 (32 eigentliche Bleiweißarbeiter) ausgesprochenes Kolorit und bis auf Einzelfälle Bleisaum, 119 Personen (einschließlich dieser) zeigten Bleisaum. Bei 111 Personen ist der Blutdruck gemessen worden, bei 39 Personen war er erhöht, bei 27 von diesen war der Urin untersucht, bei 19 pathologische Veränderungen gefunden worden; von diesen hatten 4 unter 1 Jahr, der Rest über $3^1/_2$ Jahre, meist eine längere Reihe von Jahren gearbeitet. 31 Bleierkrankungen, darunter 2 Encephalopathien, 1 Lähmung, wurden gemeldet. 2 weitere Lähmungen sind durch amtsärztliche Untersuchungen bekannt geworden.

In die gegenwärtig in Deutschland bestehenden Verhältnisse gewähren die folgenden Zahlen Einblick. Die beiden folgenden Tabellen geben eine ziemlich verläßliche Statistik, doch sei ausdrücklich betont, daß der eine Betrieb relativ sehr gute Verhältnisse zeigt, der andere aber infolge vollständig verordnungswidrigen Arbeitens trotz guter Einrichtungen besonders schlechte.

	Bleiweiß und Mennige				Bleiweiß			
	1923		1924		1923		1924	
	Fälle	Tage	Fälle	Tage	Fälle	Tage	Fälle	Tage
Zahl der überhaupt Beschäftigten	33	—	45	—	30	—	48	—
Zahl der durchschnittlich Beschäftigten	24	—	24	—	7	—	15	—
Bleivergiftung	4	58	8	179	3	54	10	385
Magen-, Darmleiden	4	112	2	25	4	121	3	64
Blutarmut	—	—	—	—	—	—	—	—
Erkrankungen insgesamt	17	333	16	389	12	237	18	477

In einer Mennigefabrik mit 16,0 Vollarbeitern kamen 7 Bleivergiftungen, 9 Fälle von Blutarmut, 16 Magen- und Darmleiden, 7 andere Erkrankungen vor; in einer Bleiweißfabrik mit 17 Vollarbeitern keine Bleivergiftung, aber 10 Fälle von Blutarmut, 7 Magen- und Darmleiden, 13 andere Erkrankungen; in einer anderen Bleiweißfabrik mit 11 Vollarbeitern 4 Bleivergiftungen, 18 Erkrankungen des Verdauungstraktes.

Lehmann hat in den Jahren 1921—1922, in Jahren mit zum Teil frisch aufgenommenem und eingeschränktem Betriebe, einen Teil der in den Bleifarbenfabriken beschäftigten Arbeiter (s. S. 8) untersucht. Leider ist die Verarbeitung dieses Materials in einer Weise erfolgt, die klare Erkenntnis nicht ermöglicht. Lehmann sieht als „Fehler" an: p. E. 250 und mehr auf 1 Million, Bleisaum, Hämoglobin unter 80%, Blutdrucksteigerung über 100 + Lebensjahre, Eiweißgehalt des Urins, „Handschwäche". Er sieht als „stark verdächtig" bzw. „leicht krank" die drei- und mehrfehlerigen an. 16% der Untersuchten gehören in diese Gruppe. Es würde dies (s. S. 11) eine Erkrankungshäufigkeit von mehr als 100% bedeuten.

Daß die Zahl der Bleivergiftungen heute in den Bleiweiß- und Bleifarbenfabriken Deutschlands geringer ist als zu Beginn dieses Jahrhunderts, ist wohl mit Sicherheit anzunehmen; aber die Zahlen zeigen uns, wieviel noch zu tun übrig ist, wieweit diese Zustände noch von befriedigenden entfernt sind. Welche Änderungen in Vorschriften und Betrieben zu weiterer Verbesserung notwendig sind, geht aus dem oben Dargelegten hervor.

Bei der Bleiweißerzeugung kann aber eine *vollständige* Assanierung nur erreicht werden durch eine sehr weitgehende Umgestaltung der Prozesse, bei der Mennigeerzeugung dadurch oder durch vollständige Mechanisierung des Prozesses, der dann in geschlossenem Ofen- und Röhrensystem vor sich geht. Letzteres scheint einer Fabrik bereits geglückt zu sein.

Die Bleiweißerzeugung wird auch mehrfach, vor allem im Auslande, in anderer Form betrieben. Weniger befriedigend vom hygienischen Standpunkt erscheinen von vornherein jene Verfahren, die Bleioxyd als Ausgangsprodukt nehmen, doch spielen diese heute schon deshalb eine geringere Rolle, weil die Herstellung von Bleioxyd als Nebenprodukt bei der Nitritfabrikation, die zu billigem Preise dieses Ausgangsmaterials führte, heute nicht mehr erfolgt.

Eine Reihe anderer Verfahren aber können vielleicht bei entsprechender Vervollkommnung zu einer hygienisch besseren Fabrikationsweise führen:

Erwähnt sei hier vor allem das „*Carterverfahren*“, das in Amerika in wachsendem Gebrauch ist: Geschmolzenes Blei wird durch Dampfstrahlgebläse fein zerstäubt, in rotierenden Halbzylindern mit Essig- und Kohlensäure unter Einspritzen von Wasser 10 Tage lang behandelt, dann naß gemahlen, einer weiteren Behandlung in ähnlichen Zylindern ausgesetzt, dann wieder naß gemahlen und geschlämmt.

Nach dem *Mildprozeß* wird geschmolzenes Blei durch Dampfgebläse oder im Wasserstrom zerstäubt, unter Einführung eines Luftstromes unter Druck gerührt, durch Schlämmen das gebildete basische Bleioxyd vom Metall geschieden, ersteres mit Kohlensäure in Bleiweiß übergeführt.

Das Verfahren von KALKOW besteht darin, daß man Blei in Essigsäure unter gleichzeitigem Durchpressen von Luft löst, dann in die basische Bleiacetatlauge Kohlensäure drückt, durch Dekantieren das Bleiweiß von der Mutterlauge trennt, es dann wäscht und trocknet.

Eine neue Erfindung ist die Gewinnung einer *grauen Bleifarbe*, „Subox“, aus Altblei und Bleiasche. Diese wird gemahlen, in Öfen erhitzt und in möglichst großem Umfange zu einem Bleioxyd (Bleisuboxyd?) verbrannt. Dabei wird das feinst verteilte Suboxyd abgesaugt, das gröbere gemahlen und davon das feinste wieder abgesaugt. Dies feinste Suboxyd wird mit Ölen zu einer Rostschutzfarbe vermahlen. Der ganze Vorgang geht unter gutwirkender Staubabsaugung, aller Transport in geschlossenem Röhrensystem vor sich. Wo diese geschlossenen Röhrensysteme unterbrochen werden und wo trotz Absaugung etwas Rauch entweicht, besteht eine erhebliche Gefährdung für die Arbeiter. Es muß deshalb für bestes Funktionieren aller Vorrichtungen gesorgt werden. Trotzdem kommen Bleivergiftungen vor.

Andere Bleiverbindungen, deren Herstellung von gewerbehygienischer Bedeutung ist, sind:

Bleizucker, krystallisiertes essigsaures Blei wird durch Lösen von Bleioxyd in Essigsäure gewonnen. Diese Lösung läßt man durch Absetzen klären, filtriert sie, läßt dann den Bleizucker auskrystallisieren, evtl. umkrystallisieren; die Krystalle werden dann herausgebrochen, durch Zentrifugen vorgetrocknet, auf Herden getrocknet und in Fässer gepackt. Die Gefahr besteht vor allem in Beschmutzen der Hände mit Mutterlauge und Bleizucker selbst. Die Verstaubungsgefahr ist gering, aber durch verspritzte und eingetrocknete Lösung, durch Manipulieren mit den trockenen Krystallen doch vorhanden. Auch hier muß für möglichste Mechanisierung des ganzen Betriebes gesorgt werden, für möglichste Ausschaltung der Handarbeit.

Der Bleizucker, der früher in größerem Maße, aber auch heute noch zum Beschweren der Seide benutzt wird, dient als Ausgangsprodukt für Erzeugung der Bleichromatfarben: Chromgelb und Chromgrün. In die Bleizuckerlösung wird gelöstes Calciumchromat gebracht. Der Schlamm wird ausgewaschen, dann filtriert. Dann wird der dicke Schlamm entweder in Trockengefäße oder auf Trockenstellagen in Trockenkammern gebracht, gemahlen — häufig im offenen Kollergang — und verpackt. Die Gefährdung bei der Fabrikation ist besonders bei den Manipulationen, bei denen der Arbeiter mit trockenem Chromgelb zu tun hat, eine große. LEHMANN fand unter 10 Arbeitern einen Bleikranken, einen mit sehr stark vermehrter Zahl der punktierten Erythrocyten und ungefähr die Hälfte der Arbeiter mit Bleisaum. Bei mit Chromgelb beschäftigten Arbeitern (Zollstabfabriken) sowie bei Arbeitern, die mit durch chromgelb gefärbten Garnen zu tun hatten, sind mehrfach zahlreiche Vergiftungen beobachtet worden.

Das Chromgrün wird aus dem Chromgelb durch Zusatz von Blau gewonnen.

Das *Bleisuperoxyd* wird (nach LEHMANN) durch Kochen einer Bleizuckerlösung oder einer Lösung von Bleioxyd in Essigsäure mit einer Chlorkalklösung gewonnen, der nasse Schlamm weiter zu chemischen Umsetzungen benutzt oder in Fässer gefüllt. Abgesehen von dem Einfüllen der Glätte geht der ganze Prozeß naß vor sich. Die Gefährdung besteht daher vor allem in starker Beschmutzung.

Literatur.

Bleivergiftungen in hüttenmännischen und gewerblichen Betrieben. II. Teil. K. k. Arbeitsstatistisches Amt der Handelsministerien. Wien 1905. — Die Bekämpfung der Bleigefahr in der Industrie. Herausgeg. von LEYMANN. Jena: G. Fischer 1908. — LEHMANN: Die deutsche Bleifarbenindustrie vom Standpunkt der Hygiene. Berlin: Julius Springer 1925. — Die ärztliche Gewerbeaufsicht. Veröff. a. d. Geb. d. Medizinalverwalt. 204. Heft. Berlin. R. Schoetz 1926.

Edelmetall- und Edelsteinbearbeitung.

Von

F. HOLTZMANN

Karlsruhe.

Eine Darstellung der Hygiene der Edelmetallindustrie bedarf großer Beschränkung bei der Abhandlung. Die Industrie weist so viele Differenzierungen in sich auf und bedarf eines so umfangreichen Apparates von Hilfsgeschäften, daß beinahe alle gewerbehygienischen Fragen gelegentlich von Bedeutung werden können. Maßgebend für die folgende Darstellung waren in erster Linie die Verhältnisse in der weltbekannten Pforzheimer Schmuckwarenindustrie, die in etwa 1000 Fabriken 30 bis 40 000 Arbeiter beschäftigt.

Die *Bijouteriefabrik* hat keine einheitlich charakteristische Gestalt. Wir finden Großbetriebe mit über 1000 Arbeitern, Mittelbetriebe, Kleinbetriebe und Hausgewerbetreibende mit 2—3 Leuten, auch Alleinarbeiter. Die Fabriken gruppieren sich teils nach Art des verwendeten Metalls (Gold, Dublee, Silber, Alpaka), teils nach den Gegenständen (Ketten, Ring, Medaillon, Crayon, Börsen), teils sind sie sog. Hilfsgeschäfte, die einzelne immer wiederkehrende Teile herstellen, wie Châtons, Galerien, Karabiner, Federringe, Kugeln usw. Manche Kleinbetriebe nehmen nur einzelne besondere Arbeiten vor, wie die selbständigen Pressereien, die Graveure, Guillocheure, Fasser, Emailleure, Tulierer, Goldfärber u. a. m. Große Fabriken führen alle Arbeiten selbst aus.

Das *Rohmaterial,* soweit es Gold und Silber anlangt, liefern die Banken und die gleich zu besprechenden Scheideanstalten. Die Fabriken legieren selbst oder beziehen die fertige Legierung von der Scheideanstalt. Alpaka, Dublee, Neusilber werden von der Dubleefabrik hergestellt. Alle Metalle werden in Blechen von verschiedener Dicke ausgewalzt oder zu Draht gezogen. Spezialgeschäfte halten Rohmaterialien in zur Bearbeitung geeigneter Form bereit.

Die *Dubleefabrik* beschäftigt sich nur mit der Herstellung von Rohmaterial. Eine Kernplatte aus unedlem Metall wird auf beiden Seiten mit einer dünnen Goldplatte bedeckt, zur Weißglut erhitzt und unter starkem Druck hydraulischer Pressen aufgeschweißt, so daß die Goldplatten dem Kern unlöslich fest anhaften. In gleicher Weise wird aus einem Goldring und einem unechten Kern eine Rolle geformt. Die Platte wird zu Blechen verschiedener Dicke ausgewalzt, die Rolle zu Draht ausgezogen. Das Schmelzen und Gießen von Zink zu unechten Legierungen führt öfters zu Anfällen von Gießfieber (Zinkvergiftung) bei den Gießern.

Die *Scheide- und Probieranstalt* ist stets mit einer sog. Gekrätzanstalt verbunden. Die Abfälle der Fabrikation, der Güldisch, werden gesammelt, eingeschmolzen und in Platten gegossen, sodann erfolgt die Bestimmung des Feingehaltes. Aus dem Barren wird eine Probe herausgebohrt, diese in einer Kupelle, einem kleinen Tiegel aus porösem Ton, unter Zusatz von Blei geschmolzen. Das Blei reißt die Metalle zu Boden und wird seinerseits von dem Ton der Kupelle aufgenommen, soweit es nicht verdampft. Oben bleibt die Asche zurück. Beim Fertigen einer Schmelzprobe können leicht Bleidämpfe eingeatmet werden. Ein guter Abzug vor der Öffnung des Probierofens zur Abführung der Dämpfe muß vorhanden sein. Tatsächlich sind Bleivergiftungen bei den Probierern, die bei ihrer exakten Arbeit sich sauber halten müssen, selten. Nunmehr werden die in der Kupelle zurückgebliebenen Edelmetalle auf ihren Feingehalt durch Auflösen in Säure geprüft. Dies geschieht unter Erwärmung in Glaskölbchen, deren

Hals unter einer Absaugevorrichtung liegen muß. Die Auflösung von Silber in Salpetersäure und von Gold in Königswasser geht unter heftiger Entwicklung braunroter Dämpfe aus den giftigen nitrosen Gasen vor sich. Schmelzer und Probierer sind stets der strahlenden Hitze der Öfen ausgesetzt.

Der Wert des Materials führt dazu, daß auch die kleinsten Teilchen gesammelt und wieder verwertet werden. Hygienisch ist das von Vorteil. Die Reinlichkeit in der Fabrik wird gut gehandhabt, die Entstaubungseinrichtungen an den rotierenden Schleif- und Polierscheiben sind einwandfrei und stets in Gang. Der Boden wird sorgfältig gereinigt, da der Kehricht gesammelt wird, ebenso das Waschwasser der Hände, der Kopftücher der Arbeiterinnen, der Arbeitskittel, Schürzen, Wisch- und Handtücher. Die Waschwasser werden abfiltriert, das Filtrat mit samt dem Kehricht der Scheideanstalt übergeben. Früher besorgten manche Scheideanstalten selbst kostenlos die Wäsche, ja bezahlten noch eine Vergütung dafür, das alles ersetzte der Wert der Waschwasser. Der gesamte Kehricht wird verbrannt, die unverbrennbaren metallischen Bestandteile werden gemahlen und verhüttet. Das Mahlen des Gekrätzes auf offenen Kollern ist eine staubige Arbeit.

Die gewünschte *Modellierung* erhält das Metallblech durch Einpressen in eine Form. Die Herstellung des „Pfaffen", des positiven, männlichen Teiles der Stahlform, ist Arbeit des Stahlgraveurs. Vom Pfaffen wird das Negativ, das Gesenke, abgepreßt. Die Modellierung des Bleches zwischen positiver und negativer Form geschieht in der Presserei, meistens durch den mit dem Fuß bewegten Fallhammer. Der Pfaff ist an einem schweren Gewicht befestigt, das mittels eines über eine Rolle laufenden Seiles, an dessen Ende ein Steigbügel befestigt ist, durch Fußkraft hochgezogen und wieder fallen gelassen wird. Der Fallhammer hat vor der mechanischen Presse den Vorzug, daß bei ihm leichter dem Gefühl nach in der Kraft ab- und zugegeben werden kann. Die Arbeit am Fallhammer ist sehr anstrengend, namentlich wenn große Gegenstände, wie Aschenteller, gepreßt werden, wobei Hände und der ganze Körper mithelfen müssen, um den schweren Preßhammer in die Höhe zu ziehen. Bei langer Dauer der Arbeit ruht die Körperlast einseitig auf einem Fuß, da der andere im Steigbügel steht.

Die Fallhämmer befinden sich als schwere Erschütterung verursachende Maschinen stets im Untergeschoß der Fabriken und haben dadurch von allen Fabrikräumen die schlechteste Belüftung und Belichtung. Nicht selten muß an dunkeln Tagen ständig Licht gebrannt werden. Der Ersatz der Fallhämmer durch Friktionspressen ist im hygienischen Interesse wünschenswert. Zum Pressen kleiner Gegenstände dienen Spindelpressen, die mit Schwungkugeln versehen sind und mit der Hand über Kopfhöhe in Bewegung gesetzt werden. Hieran sind meist Arbeiterinnen beschäftigt. Die früher viel verwendeten Fußpressen, deren Bedienung dem weiblichen Körper sicher schädlich war, da die ständige ruckweise Anstrengung der unteren Extremitäten vermehrte Blutzufuhr nach den Unterleibsorganen bedingt, haben abgenommen. Sie werden meist in den Hilfsgeschäften angetroffen, die Fassungskörper (Châtons) und Reihen stets gebrauchter Hilfsteilchen (Galerien) herstellen. Nur kleine Partien einer bestimmten Sorte werden noch mit der Fußpresse hergestellt, für große Partien hat sie die mechanische Presse verdrängt. Einzelstücke werden nicht gepreßt, sondern von den Ziseleuren hergestellt.

Die *weitere Verarbeitung* der Schmuckstücke geschieht am Werkbrett; dem charakteristischen Arbeitstisch der Bijouteriearbeiter. Gegen das Fenster gestellt, hat er an der Längs- und Schmalseite insgesamt 4—7 Aussparungen, in denen der Arbeiter auf einem Hocker sitzt. In dieser Aussparung ist der „Feilnagel" eingelassen, ein hervorspringender Keil, gegen den das Arbeitsstück bei der Verarbeitung angepreßt wird. Der linke Ellbogen ruht auf dem Vorsprunge zwischen den Aussparungen des Werkbretts. Diese Stellung bei der Arbeit, das starke Festhalten eines verhältnismäßig kleinen Gegenstandes durch die Finger der linken Hand, damit die rechte daran feilen, sägen und biegen kann, unter gleichzeitigem Aufstützen des Ellbogens am inneren Winkel des Humerus bedingt gelegentlich eine linksseitige Ulnarisparese mit Schwund der Zwischenknochenmuskeln, wie sie auch bei anderen Arbeitern beobachtet wird. TELEKY beschreibt analoge Erkrankung bei Krystallglasschleifern. Schutz bietet Abwechslung in der Haltung und Benutzung eines gepolsterten Lederringes zum Auflegen des Ellbogens. Auf dem Arbeitstische liegen die Werkzeuge des Goldschmieds, verschiedenartige Zangen, Stichel, Bürste, Laubsäge, Bohrer, Hämmer und das wichtigste, das Lötrohr. Die Abfälle werden in einem unter dem Tisch gezogenen Leder aufgefangen.

Das *Löten* ist eine der schwierigsten, viel Übung erfordernde Arbeit des Goldschmieds. An jedem Arbeitsplatz hängt die Lötpistole mit ständig brennender Zündflamme, angeschlossen an eine Gas- und Druckluftleitung. Gas- und Luftzufuhr wird mit einer leicht beweglichen Schraube reguliert. Die alte Lötlampe mit großer, stark rußender Flamme, in die der Arbeiter mit seinem Lötrohr hineinblies, verschwindet mehr und mehr und macht der Lötpistole Platz. Nur einzelne ältere Goldschmiede ziehen das Löten mit dem Lötrohr vor. Stets sollten Lötrohre mit auswechselbarem Mundstück verwendet werden, um die Übertragung von Krankheiten bei Benutzung durch mehrere Personen zu vermeiden. Das ständige Brennen vieler Gaslötflammen in einem Arbeitsraum bringt eine bedeutende Luftverschlechterung, im Sommer auch Überhitzung, mit sich. Etwas Kohlenoxyd tritt dabei in den Arbeitsraum über. Um so mehr ist für gute Lüftung zu achten und Wert darauf zu legen, daß weitere Quellen der Luftverschlechterung, wie Schmelz- und Glühöfen, Lötherde für größere Stücke oder Säureküchen, nicht im allgemeinen Arbeitsraum Aufstellung finden, sondern in gut ventilierbaren Einzelgelassen untergebracht oder mit Dunstabzug versehen werden. Auch dürfen die Arbeitsräume nicht zu dicht besetzt werden. Die für Bijouteriefabriken übliche Mindestvorschrift von 10 cbm Luftraum für die Person ist eher zu gering gewählt.

Nach dem Löten müssen die Gegenstände, um sie von den anhaftenden Verunreinigungen, Boraxresten u. dgl. zu befreien, abgekocht werden. Dies geschieht für Goldwaren in Salpeter oder Salzsäure, bei Silber in verdünnter Schwefelsäure.

Alle *Arbeiten des Graveurs* und Goldschmieds erfordern ein scharfes Auge. Geringfügige, Refraktionsanomalien, schon von $^1/_2$ Dioptrie, die der Arbeiter sonst unbeachtet läßt, führen den Goldschmied zum Augenarzt. Die bei der Arbeit, namentlich dem Schleifen und Gravieren entstehenden feinen Staubteilchen verursachen häufig Conjunctivitis und Blepharitis.

Vor *Fertigstellung* müssen die Gegenstände von Unebenheiten, Feilenstrichen u. dgl. vom Schleifer befreit werden. Das Schleifen geschieht mittels Tuch- und Wollscheiben und Bürsten mit einem Schleifmittel, das eine Mischung von Tripel, Bimsmehl und Öl darstellt. Die Staubbildung ist wegen der Feuchtigkeit des Schleifmittels unbedeutend, aber das Schleifen ist eine schmutzige Arbeit. Auch die gebrauchten Schleifmittel werden wiederum gesammelt und auf ihren Feingehalt verarbeitet. Nach dem Schleifen werden die Gegenstände durch Abkochen in Ätzkalilösung gereinigt, die tiefsitzenden Verunreinigungen müssen durch schäumende Mittel ausgebürstet werden. Dies geschieht mit Hand- oder rotierenden Bürsten. Als schäumende Lösung wurde früher altes Bier, jetzt stets eine Abkochung von Panama- (Quillaja-) Rinde verwendet, deren wesentlicher

Bestandteil das Saponin ist. Dies bildet stark schäumende Lösungen und hat in hohem Maße die Fähigkeit, den Schmutz von der Oberfläche der Gegenstände zu verdrängen. Die Saponine üben starke Reizwirkungen auf die Gewebe aus, was sich schon in Niesreiz beim Pulvern der Droge zeigt. Die Berührung mit der durchfeuchteten, seiner schützenden Decke beraubten Hand der Arbeiterin — das Bürsten wird von Frauen ausgeübt — erzeugt häufig Reizekzeme. Als Vorbeugemittel empfehlen wir die Behandlung der Haut mit einer Paraffinsalbe. Die individuelle Empfindlichkeit ist wie bei allen Gewerbeekzemen sehr verschiden. Ein Spritzer der Saponinlösung ins Auge reizt die Bindehaut stark. Massenartikel, Ketten u. dgl. werden auch in rotierenden Fässern mit Panamarindenlösung gereinigt.

Nach dem Bürsten erfolgt das *Polieren* mit fein geschlemmtem Polierrot, das dem Metall Glanz gibt. Zur Herstellung einer Art Polierrot wird Eisenvitriol mit Oxalsäure behandelt. Oxalsäure ist ein äußerst rasch und deletär wirkendes Ätzgift, so daß Vorsicht geboten ist. Die rasch rotierende Polierscheibe ist stets gut abgesaugt. Versilberte Waren bedürfen der Handpolitur mit Stahl und Blutstein (Eisenoxyd). Das Handpolieren großer Gegenstände erfordert starke Anstrengung der ganzen rechten oberen Extremität. Damit beschäftigte Frauen leiden oft an Entzündungen der serösen Häute (Synovitis, Tendovaginitis) und der Muskeln. Die Mittelhand wird öfters durch Umwickeln, der kleine Finger durch einen breiten Schutzring vor Druck geschützt. Nach dem Polieren erfolgt nochmals Auswaschen und Trocknen in feinem Sägemehl.

Die *Verwendung von Säuren* in der Goldschmiedekunst ist sehr verbreitet. Das Abkochen, das Härten der Stahlgesenke geschieht mit verdünnten Säuren. Das Ausfressen dünner Hohlkörper aus Edelmetall, die zur besseren Verarbeitung mit einem Kern unedler Metalle ausgegossen werden, geschieht durch Einlegen in Salz- und Schwefelsäuregemische, wodurch die Füllung aufgelöst wird. Hierbei entwickeln sich reichlich Säuredämpfe, da aber das ins Säurebad eingelegte Material sich selbst überlassen werden darf, so kann das Ausfressen nach der Arbeitszeit in besonderen Räumen unter Dunstabzug geschehen. Das Goldfärben geschieht durch Eintauchen echter Goldwaren in kochende Lösungen von Salpeter- und Schwefelsäure, wodurch das der Legierung beigemengte Kupfer auf der Oberfläche gelöst wird und der reine mattgelbe Goldton erscheint. Alle diese Arbeiten sind unter entsprechenden Vorsichtsmaßregeln vorzunehmen.

Die hygienisch wichtigste Säureanwendung geschieht beim Gelbbrennen oder Beizen unechter Ware zur Entfernung der anhaftenden Oxydschicht, bevor sie zum Elektroplattieren kommt. Gebeizt wird in Salpetersäure verschiedener Konzentration. Die Gefahr der hierbei entstehenden nitrosen Gase ist bekannt. Die Arbeit ist stets unter Absaugung vorzunehmen, und zwar sollen die Dämpfe ihrer Schwere entsprechend nach hinten und unten vom Standpunkt des Arbeiters abgeleitet werden. Zu Ventilatoren eignen sich einzig Steinzeugventilatoren (Friedrichsfeld-Baden). Alles andere Material wird zerfressen. Diese mechanischen Anlagen sind kostspielig. Kleine Betriebe helfen sich zweckmäßig durch Abziehen und Auswaschen der Gase mittels einer Wasserbrause (F. Bäuml, Nürnberg), wobei mechanische Kraft nicht nötig ist. Auch das Metallätzen, das Ausätzen einer Zeichnung aus einem Metallblech, das an den nichtangreifbaren Stellen durch eine harzige Deckschicht geschützt wird, geschieht mittels Salpetersäure.

Zum *Reinigen* und *Entfetten* verschlungener Gegenstände, wie Silberdrahtgeflechte, wird Benzin oder Trichloräthylen verwendet. Manche Gegenstände werden vor Versand mit einer schützenden Zaponlackschicht überblasen, so daß sich ein feines Celluloidhäutchen auflegt. Diese Arbeiten sind wegen Verwendung der flüchtigen, Bindehautreiz, Kopfschmerz und Narkose erzeugenden Kohlenwasserstoffe unter Abzug oder im Freien vorzunehmen.

Sehr ausgebreitet ist die Verwendung von *Cyankali* in der Bijouterie. Es dient zum Entfernen von Flecken auf Silber, zum Verquicken und beim Elektroplattieren. Zu versilbernde Gegenstände werden erst gebürstet und dann abwechselnd in Cyankali und Sublimatlösung eingebracht, wodurch eine innigere Verbindung der Grundmetalle mit der Silberauflage erzielt wird. Das nennt man verquicken.

Vor der *Elektroplattierung* müssen die Gegenstände von Schmutz, Fett, Metalloxyden befreit werden. Zur Herstellung der elektrolytischen Bäder wird, soweit nicht fertige Salze des Handels zur Verwendung kommen, Silber in Salpetersäure und Gold in Königswasser gelöst, was unter starker Entwicklung nitroser Gase vor sich geht und unter geschlossenem Abzug oder im Freien vorzunehmen ist. Die Goldauflösung auf elektrolytischem Wege, wobei das zu lösende Gold als Anode dient, ist hygienisch vorzuziehen. Die elektrolytischen Bäder enthalten stets Cyansalze als Elektrolyte. Beim Vergolden, Versilbern, Lösen und Entgolden sind die Arbeiter der Einwirkung der in Gasform entweichenden Blausäure ausgesetzt. Die Beschwerden sind nicht sehr erheblich, eigentümlicher süßlicher Geschmack im Munde, Trockenheit im Rachen, leichter Reiz der Augenbindehaut, Blutandrang nach dem Kopfe und Kopfschmerz sind die Symptome. Als chronische Einwirkung tritt nach Ansicht mancher Ärzte bei Frauen Bleichsucht auf. Wo eine Durchfeuchtung der Hände mit der Badflüssigkeit beim Einlegen oder Herausnehmen der Gegenstände vorkommt, werden Ekzeme beobachtet. KOELSCH berichtet über Auftreten von Acne rosacea im Gesicht dieser Arbeiter. Absaugen der an den Bädern entstehenden Dämpfe, mindestens gute Durchlüftung der Arbeitsräume ist zu verlangen.

Das heutzutage selten geübte *Feuervergolden* bringt die Gefahr der Quecksilbervergiftung mit sich. Die zu vergoldenden Gegenstände werden nach Reinigung und Verquickung mit Quecksilber in Goldamalgam gebracht und erhitzt, wobei das Quecksilber verdampft und sich das Gold auf der Ware niederschlägt. Die Arbeit darf nur unter geschlossenem Abzug vorgenommen werden.

Tula oder Niello nennt die Goldschmiedekunst die Einlage einer schwarzen Metallegierung in eine Unterlage aus Edelmetall. Zur Bereitung der Tulamasse wird Silber mit Kupfer zusammengeschmolzen, danach wird Blei und Schwefel im Überschuß zugegeben. Das Gemisch wird in eine Form gegossen und zerstoßen. Die so bereitete Masse wird auf eine Silberunterlage mit eingewalztem Muster aufgestreut und mit der Lötpistole eingebrannt. Danach wird das Silberstück mit Feile und Glaspapier bearbeitet, bis die blanke Silberunterlage zum Vorschein kommt und die Tulamasse in den Vertiefungen haften bleibt. Bei der Herstellung der Tulamasse verbindet sich das Blei mit dem Schwefel zu schwerlöslichem, nach allgemeiner Annahme ungiftigem Bleisulfid. Bei der Bearbeitung aber zersetzt sich ein Teil in das löslichere Bleioxyd. Bleivergiftungen bei Tulaarbeitern, meist Hausindustriellen, sind nicht selten.

Das *Email* ist eine glasartige Masse, die im wesentlichen aus Quarzen, Soda und Bleioxyd besteht, dem noch bisweilen Farben zugesetzt werden. Das Glasemail wird in Mörsern mit reinem Wasser zu einer breiigen Masse zerrieben. Das Auftragen auf die zuvor durch Kochen und Glühen gut gereinigten Gegenstände erfolgt mittels kleiner Stahlstifte, die gerne mit dem Mund angefeuchtet werden. Hierbei entsteht die Gefahr der Bleiaufnahme. Der Emailmaler arbeitet mit Pinsel und ölangeriebenen Farben. Das Einbrennen des Emails geschiehtim Glühofen.

Unter gewerblicher *Argyrie* versteht man die silbergraue Verfärbung einzelner Hautpartien (s. Abschnitt Metallvergiftung S. 307).

Von der Technik der *Schmucksteinindustrie* interessiert den Hygieniker nur das Schleifen. Weichere Steine, namentlich Achate, werden auf Sandsteinen oft in ländlichen Schleifmühlen, kleinen Hausbetrieben mit Wasserkraft, die den auf horizontaler Welle laufenden etwa $1^1/_2$ m im Durchmesser großen Schleifstein bewegt. Die Schleifer liegen mit Brust und Bauch auf einem zylindrisch ausgehöhlten Holzbock und drücken, sich mit den Füßen anstemmend, das Arbeitsstück gegen den Schleifstein. Diese unhygienische Lage bei der Arbeit, verbunden mit der Durchnässung, läßt das Schleifen in der Mühle als äußerst ungesund erscheinen. Arbeiter über 50 Jahre in solchen Schleifmühlen sind geradezu eine Seltenheit. Diese Art der Arbeit ist im Rückgang begriffen. In modernen Schleifereien sitzen die Arbeiter vor dem Schleifstein. Das Schleifen von Granaten geschah auf horizontal laufenden Bleischeiben, wobei reichlich Bleistaub abfiel. Bleischeiben aus Blei-Zinnlegierung bestehend zum Schleifen und Polieren sind besser durch Carborund oder Buchenholz zu ersetzen. Das Schleifen der Edel- und Halbedelsteine geschieht auf Kupferscheiben, der Diamanten auf Stahlscheiben mit einem Schleifpulver, je nach Härte des Steins Schmirgel oder Diamantpulver. Der zu schleifende Diamant wird zum Festhalten in einen Kittstock aus Zinn und Blei eingeschmolzen und so geschliffen. Die Gefahr der Vergiftung durch Bleistaub kann bei einiger Vorsicht hierbei vermieden werden.

Literatur.

KLEIN: Gold- und Silberbearbeitung. Bibl. d. ges. Techn. Bd. 136. Hannover 1909. — KOELSCH: Argyrie. Münch. med. Wochenschr. 1912, Nr. 6. — KOELSCH: Vergiftung durch Blausäure. Zentralbl. f. Gewerbehyg. 1920, H. 5 u. 6. — TELEKY: Argyrie. Ebenda 1914, Nr. 4. — TELEKY: Beschäftigungsneuritis. Klin. Wochenschr. 1922, Nr. 30. — HOLTZMANN: Tulaarbeit. Dtsch. med. Wochenschr. 1914, Nr. 21. — HOLTZMANN: Vergiftung durch Blausäure. Zentralbl. f. Gewerbehyg. 1921, H. 2. — HOLTZMANN: Die Pforzheimer Schmuckwarenindustrie im Lichte der Sozialhygiene. Karlsruhe: Macklot 1925.

Steingewinnung und -bearbeitung.

Von

MAXIMILIAN STERNBERG

Wien.

Arbeitsprozeß, Arbeitsteilung. Die natürlichen Steine werden in den Steinbrüchen, zum größten Teile ober Tag, zum kleineren durch bergmännischen Grubenbau gewonnen. Geographische Verbreitung und Art der Gewinnung sind durch die geologischen Verhältnisse bedingt. Einfache Bruchstücke für Häuser-, Straßen-, Brückenbau usw. werden mit Brechstange, Keil, Schlage aus ihrem Verbande gehoben, kleinere Bruchstücke durch Handarbeit oder mittels Schotterquetschen mit maschinellem Antriebe zu Bauschotter für Mörtel und Zement, zu Straßenschotter u. dgl. zerkleinert. Bei fester verbundenem Fels werden Sprenglöcher gebohrt und das Gestein losgesprengt. Quadern, Platten und andere regelmäßige Stücke werden planmäßig herausgearbeitet und im Steinbruche selbst roh zugehauen.

Das Bohren der Sprenglöcher mit der Hand ist höchst anstrengend und schwierig. Die mehrere Meter tiefen Bohrlöcher werden heute vorwiegend mit Bohrmaschinen angebracht, die mit Druckluft oder Elektrizität angetrieben werden. Wenn der Maschinenbohrer mit der Hand gehalten werden muß, leiden die Arbeiter unter der Erschütterung und dem Gesteinsstaube, besonders wenn eine Befeuchtung des Staubes nicht stattfindet (Druckluftbohrer). Anfeuchten des Gesteins vermindert den Staub, erhöht aber die Gefahr des Ausgleitens und Stürzens. Auch maschinelle Meißel werden verwendet.

Die weitere Verarbeitung geschieht teils durch Maschinen, insbesondere das Sägen, Drehen, Schleifen, Polieren des harten Materials, wie Granit, Syenit, Marmor, teils durch Handarbeit der Steinmetze, Steinbildhauer, Steinschleifer und Steingraveure (für Inschriften).

Der Steinmetz arbeitet bei Hartstein mit Meißel, Spitzeisen und Hammer, und auf Flächen mit dem Stockhammer, einem Stahlhammer, dessen Bahn mehrere Reihen von pyramidenförmigen Spitzen trägt. Weiches Gestein, wie Kalkstein und Sandstein, wird mit Schlageisen und Holzhammer, dann mit einem Hammer mit zwei Schneiden auf der Bahn, schließlich durch „Pecken" oder „Kräneln" bearbeitet. Dieses geschieht mit einem schweren Instrument, das aus 12—15 durch ein eisernes Band zusammengehaltenen Spitzeisen besteht und mit beiden Händen geführt wird.

Das Schleifen erfolgt teils mit derselben Steinart, teils mit prismatischen Eisenstücken und nassem Quarzsand, Schmirgel, Bimsstein usw. Marmor wird mit einem Gemisch von Schmirgel, gefeiltem Blei und Alaun poliert.

Der Steinmetz arbeitet bei Monumentalbauten, wie Kirchen, Museen u. dgl., zum Teile im Freien, zum Teile in kleinen engen Holzhütten, deren Luft von Staub dicht erfüllt ist. Auch bei dem Bau von Fassaden in belebten Straßen schreibt die Baupolizei vielfach Verschalung mit Brettern vor, um den Staub von der Straße fernzuhalten. Die innerhalb der Verschalung Arbeitenden sind dann um so mehr dem Staube ausgesetzt. Die Werkstätten der Steinbildhauer pflegen besser zu sein.

Zum Fördern, Heben und Transportieren der schweren Lasten haben große Unternehmungen in ihren Steinbrüchen, Werkstätten und bei Bauten maschinelle Anlagen. Doch muß manche dieser Arbeiten auch dort mit Menschenkraft geleistet werden. Um so mehr ist das in kleineren Betrieben der Fall.

Soziale Verhältnisse. Die Steinmetze und Steinbildhauer sind gelernte Arbeiter, demnach schon seit ihrem 14. Lebensjahre der spezifischen Schädlichkeit des Gewerbes, dem Steinstaube, ausgesetzt, während die an Maschinen mit Sägen, Schleifen, Polieren usw. beschäftigten Leute ungelernt, sog. Hilfsarbeiter, sind und gewöhnlich erst in einem späteren Lebensalter diese Beschäftigung aufgenommen haben.

In manchen Gebirgsgegenden widmet sich die ganze männliche Bevölkerung der Gewinnung und Verarbeitung des wertvollen Gesteins. Hier wirkt der Einfluß des Klimas, der traditionellen Wohnungs-, Ernährungs- und Lebensweise, des Umstandes, daß die Bewohner stets untereinander heiraten, evtl. auch einer endemischen, wenig virulenten, Tuberkulose, mit den Einflüssen der Arbeit zusammen, um eine Rasse mit besonderer Körperbeschaffenheit und eigenartigem Verlaufe von Krankheiten heranzuzüchten. Anders in Städten, wo der Steinmetzberuf von wechselndem Arbeitermaterial ausgeübt wird, das sich durch Zuzug vom Lande ergänzt.

Alkoholismus ist sehr verbreitet.

Alter, Geschlecht. Verschiedene Angaben über das durchschnittliche Lebensalter der Steinmetze hat Sommerfeld zusammengestellt. Die umfassendste Statistik der Verhältnisse im deutschen Reiche rührt von Calwer her. Er berechnet an 1203 in den Jahren 1886—1898 verstorbenen Steinmetzen ein durchschnittliches Sterbealter von 36,3 Jahren. In Wien sind die Verhältnisse nach Bass günstiger: über 20% der untersuchten Arbeiter waren über 50 Jahre alt, das durchschnittliche Sterbealter von 181 verstorbenen Steinmetzen betrug 47 Jahre. Bass führt den Unterschied darauf zurück, daß in Wien vorwiegend der weiche Kalksandstein, im deutschen Reiche dagegen Quarzsandstein verarbeitet wird.

Im allgemeinen handelt es sich um Männerarbeit, nur das Schleifen und Polieren von kleinen Steingegenständen wird von Frauen besorgt.

Erkrankungen. In erster Linie kommen die Krankheiten der *Atmungsorgane* in Betracht. Katarrh der Trachea und der Bronchien und Emphysem ist häufig. Im Abschnitte über die Berufskrankheiten der Lunge wird die Pneumokoniose mit den typischen Steinhauerknötchen eingehend erörtert, auch werden dort die Beziehungen zur Tuberkulose besprochen. Die Entscheidung, inwieweit es sich im einzelnen Falle um Emphysem und chronische Bronchitis, um Pneumokoniose, um Tuberkulose oder um Kombination aller dieser Krankheiten handelt, ist häufig unmöglich. Daher ist jede Statistik über das Vorkommen dieser Krankheiten unverläßlich, besonders die Angaben über die Häufigkeit der Lungenschwindsucht, insofern sie sich nicht auf den Nachweis von Tuberkelbacillen gründen.

Auf alle Fälle sind Erkrankungen der Atmungsorgane bei Steinhauern sehr langwierig. Nach Koelsch und Arnstein hatte ein solcher Krankheitsfall eine durchschnittliche Dauer von 127 Tagen, während sie bei Holzhauern 21 Tage betrug.

Mit leichterem Lungenleiden, sei es nun tuberkulöser oder nichttuberkulöser Natur, sind die Leute noch lange arbeitsfähig. Oft wird aber bei solchen Personen durch reichliche Einatmung von stärker reizendem Steinstaub oder durch die Anstrengung beim Heben und Bewegen der schweren Blöcke *Hämoptoe* verursacht.

Erkrankungen des Herzens werden teils infolge der chronischen Lungenleiden, teils infolge von Arteriosklerose häufiger beobachtet. *Variköse Erweiterung der Beinvenen* fand Bass bei 19%, *Varicocele* bei 17% der Untersuchten unter 40 Jahren.

Auch *Unterleibsbrüche* sind verhältnismäßig häufig.

Bleivergiftung kommt bei Marmorpolierern vor (eigene Beobachtung).

In die *Haut* dringen bei sehr hartem Gestein feine Steinsplitter und heilen hier ein, auch einzelne Stahlsplitter. Sie sind als feine bläuliche Stippchen erkennbar. Namentlich ist das beim Behauen und Schärfen der Mühlsteine der Fall.

Die *linke Hand des Steinmetzen* trägt eine sehr charakteristische dicke *Schwiele* auf der medialen Hälfte der Dorsalseite des Grundgliedes des kleinen Fingers, abgesehen von den nicht charakteristischen Schwielen beider Handflächen. Die genannte Schwiele der Dorsalseite entsteht dadurch, daß der Meißel der sicheren Fixation halber zwischen kleinem Finger und Daumen einerseits und den drei mittleren Fingern andererseits gehalten wird.

Krankheitsstatistik bringen Sommerfeld, Calwer, Koelsch und Arnstein, Bass, ferner Hoffmann, der auch Angaben über die Marmorindustrie in Carrara, der Schweiz und Paris zusammenstellt.

Unfälle sind zahlreich, besonders in den Steinbrüchen. Nach Calwer sind bei der Hannoverschen und Rheinisch-Westfälischen Berufsgenossenschaft von 1000 entschädigten Unfällen bei Steinbrechern 157 tödlich verlaufen, bei Steinmetzen 89. Von 1000 Unfällen bei Steinbrechern wurden 397 durch Fallen von Gegenständen, 175 durch Absturz von Personen und 139 beim Transport von Blöcken mit der Hand herbeigeführt. Von 1000 verunglückten Steinmetzen sind 312 beim Transport mit der Hand, 2 durch Fallen von Gegenständen, 19 durch das Handwerkszeug verletzt worden. Diese Zahlen kennzeichnen die schwere und gefährliche Arbeit.

Besonders bedeutungsvoll sind die sehr häufigen *Augenverletzungen.* Von 91 Arbeitern über 40 Jahre, die Bass untersuchte, hatten 70 Augenverletzungen erlitten.

Die *Unfallverhütung* ist daher sowohl in den Steinbrüchen als im Steinmetzgewerbe von ganz besonderer Wichtigkeit. Es ist Sache der Techniker, durch fachgemäßen Abbau des Gesteins, durch richtige Anlage und Instandhaltung der Wege und Straßen sowie der hölzernen Schutz- und Stützbauten, durch geeignete Krane und sonstige Hebezeuge und Transportmittel, durch sachgemäße Konstruktion der Bohrmaschinen, Steinsägen, Schleifmaschinen u. dgl., durch entsprechende Verwahrung und Handhabung der Sprengmittel, durch Schulung und Überwachung der Arbeiter usw. usw. für die Verhütung der Unfälle zu sorgen. Die schwierige Frage der Schutzbrillen scheint jetzt durch die unzerbrechlichen amerikanischen „Clipcups“ gelöst zu sein.

Für das deutsche Reich gilt die „*Bekanntmachung des Reichskanzlers betreffend die Einrichtung und den Betrieb von Steinbrüchen usw.* vom 31. V. 1909 (RGBl. S. 471) und vom 8. XII. 1909 (RGBl. S. 971). Sie verlangt unter anderem Vorsorge für Trinkwasser, Unterkünfte und Bedürfnisanstalten, verbietet die Verwendung von jugendlichen Arbeitern und Frauen bei Abräumungsarbeiten, bei der Steingewinnung, bei der Rohaufarbeitung von Steinen, beim Transport und beim Verladen, und schreibt Befeuchtung der Werkstücke und des Fußbodens vor, insoweit es technisch zulässig ist.

Literatur.

Bass, A.: Gesundheitsverhältnisse der Wiener Steinmetzen. Wiener Arbeiten auf dem Gebiete der sozialen Medizin, hrsg. von L. Teleky. Wien u. Leipzig 1910. — Beck, A.: Veränderungen der Lunge bei Steinmetzen. Inaug.-Dissert. Würzburg 1895. — Calwer, R.: Berufsgefahren bei Steinmetzen. Rixdorf 1901. — Elias, S.: Lets over steenhowers en hun vak. Rotterdam 1909. — Gesundheitsverhältnisse der Arbeiter in den Steinbrüchen. Zentralbl. f. Gewerbehyg. 1915, S. 180. — Rota u. Finzi: Lavoratori del cemento e della calce. I. congr. internat. per le mal. del lavoro, S. 329. Milano 1906. — Sommerfeld: Berufskrankheiten der Steinmetzen, Steinbildhauer und der verwandten Berufszweige. Berlin 1892. — Ferner die bei den Berufskrankheiten der Lunge angeführten Schriften.

Zementfabriken und Kalkbrennereien.

Von

E. Beintker

Arnsberg.

Die *Zementgewinnung* ist eine Industrie, die an das Vorhandensein der Rohstoffe Kalk und Ton gebunden ist. Durch Erhitzen und Zusammensintern dieser beiden Stoffe entsteht der meist verwandte Portlandzement. Die Industrie ist daher bodenständig. Der Kalk wird gelegentlich als Kalkstein im Bruchbetriebe, teils gemeinsam mit Ton als Mergel im Tagebau gewonnen. Das Rohmaterial wird feucht oder trocken zermahlen, entsprechend gemischt und dann in den Öfen der verschiedenen Systeme gebrannt. Es werden Schacht-, Ring- und Drehöfen verwandt, das letzte modernste System setzt sich allmählich durch. Die Schachtöfen sind ähnlich den Hochöfen, doch ohne Gebläse; oben wird das mit Kohlen gemischte brikettierte Rohmaterial eingebracht und unten der gebrannte Stoff „Klinker“ mit Kratzen ausgeräumt. Die Ringöfen entsprechen den Öfen in Ziegeleien, die Drehöfen sind lange, eiserne, mit feuerfesten Steinen ausgekleidete, schwach gegen die Wagerechte geneigte Zylinder, die sich langsam um ihre Längsachse drehen. Auf der einen Seite wird das Rohmaterial in Brocken und Knollen eingebracht, ihm entgegen strömt eine 5—6 m lange Flamme, die das Material erst trocknet und dann brennt. Die Beheizung erfolgt durch Generatorgas (vgl. Eisenindustrie) oder Kohlenstaubfeuerung. Durch die Bewegung des Zylinders rutscht das Material an das andere Ende und wird dann abgezogen.

Beim Trockenmahlen des Rohstoffes und beim Ziehen und Verpacken des fertigen Zementes, das in Silos aufbewahrt wird, entwickeln sich ungeheure *Staubmengen*, die bis weit in die Umgebung vordringen und alles in eintöniges Grau kleiden. Nach den Bestimmungen von KOELSCH schwankt der Staubgehalt der Luft in Zementfabriken von 55—1720 mg im Kubikmeter Luft. Der Rohstaub besteht mikroskopisch aus runden Körnern von ca. 4—5 μ, der Staub des fertigen Zements aus größeren, sechseckigen Schollen von 10—12 μ im Durchmesser. Dieser enorme Staub scheint aber eine Schädigung der Arbeiter nicht zu bedingen. Nach der in den Jahresberichten der preußischen Gewerbeaufsichtsbeamten von 1911 zusammengestellten Zahlen, die über 25 000 Arbeiter in jedem Jahr umfassen, hat sich folgendes ergeben:

Jahr	Auf 100 Arbeiter kommen							
	Krankheitsfälle	Tage	Erkrankungen der Atmungsorgane		Erkrankungen der Lungen		Todesfälle	
			Fälle	Tage	Fälle	Tage	zusammen	an Tuberkulose
1908	37,5	446	4,7	92	0,3	17	0,5	0,06
1909	30,8	469	5,0	90	0,2	14	0,4	0,06
1910	33,2	508	4,2	79	0,2	17,3	0,45	0,06
L. O. K.	40	855	—	149	—	62	0,77	—

Der Gesamtbefund ist mithin erheblich günstiger als bei der Leipziger Ortskrankenkasse, deren Zahlen ungefähr aus der gleichen Zeit herrühren. Zum größten Teil ist dieser Befund wohl darauf zurückzuführen, daß *Erkrankungen an Tuberkulose* zu den Ausnahmen gehören. Auch die verhältnismäßig geringe Zahl der Erkrankungen der Atmungsorgane steht mit den großen Staubmengen in einem gewissen Widerspruch, jedoch ist nicht zu vergessen, daß nur die zum Feiern zwingenden Erkrankungen in den Statistiken erschienen, daß aber z. B. chronische Bronchitis oder Asthma leichteren Grades nicht Erwerbsunfähigkeit bedingt. Für die geringe Anzahl der Tuberkulosefälle in der Zementindustrie, die doch ein ausgeprägter Staubberuf ist, kommt als Erklärung die chemische Zusammensetzung des Staubes in Frage. Dieser besteht aus Kalk und Kieselsäure, wird restlos resorbiert, so daß Staublungen bei den Zementarbeitern nicht vorkommen. Die verhältnismäßig großen Mengen, die aufgenommen werden — bei einem Staubgehalt von 200 mg im Kubikmeter werden täglich 0,75 g aufgenommen — verschwinden restlos, sie wirken nicht oder doch kaum mechanisch reizend. Nun spielen Kalk und Kieselsäure in der modernen Tuberkulosetherapie eine große Rolle, das Calcium soll die Phagocytose anregen und die Kieselsäure soll durch Anregung der Bindegewebswucherung die Ausheilung tuberkulöser Herde fördern.

Jedenfalls ist sicher, daß kein Grund besteht, Leichttuberkulösen von der Arbeit in Zementfabriken des Staubes wegen abzuraten, vielleicht kann man sogar von einer Heilwirkung des Zementstaubes auf die Tuberkulose sprechen.

An sonstigen Erkrankungen findet man öfters *Hautkrankheiten*, die in Form eines trockenen, schrundigen Ekzems an den Händen auftreten, auf die ätzende Wirkung des Kalkes zurückzuführen sind und als Zementkrätze bezeichnet werden. Außerdem besteht bei den älteren Arbeitern ein chronischer Reizzustand der Schleimhäute der oberen Luftwege. KOELSCH fand in 26,6% der Fälle Veränderungen der Nasenschleimhaut, in 2% Geschwüre, in 1,7% Durchbohrungen der Nasenscheidewand. Der Zusammenhang dieser letzteren Erscheinung mit dem JACOBSONschen Organ, dem Rudiment eines Ganges in den vorderen Partien der Schleimhaut der Nasenscheidewand, ist mir zur Wahrscheinlichkeit geworden bei einem älteren Zementarbeiter, bei dem dieses Organ durch die Füllung mit Zementstaub als schwarzer Punkt deutlich hervortrat. Es liegt auf der Hand, daß der in dieser Schleimhautbucht angesammelte ätzende Staub infolge des dauernden Kontaktes mit der Zeit Zerstörungen hervorrufen kann. Aber diese Erkrankungen führen, ebenso wie die chronischen Bronchialkatarrhe und die chronischen Reizungen der Bindehäute nie zu Krankmeldungen und erscheinen daher nicht in der Krankenstatistik.

Die *Arbeiterschaft* setzt sich in den meisten Zementwerken aus einem bodenständigen Stamm, der dauernd und lange in den Betrieben ist und an den mehr verantwortlichen Stellen beim Mischen, Brennen, Versenden beschäftigt wird, und aus den Hilfsarbeitern in den Gruben, Wanderarbeitern zusammen. Die letzteren wechseln naturgemäß oft, sie zeigen infolge der Unsauberkeit Hautleiden und Ungeziefer und sind auch meist dem Alkohol sehr ergeben.

Wegen der starken Staubentwicklung geben die Zementfabriken häufig zu *Beschwerden der Nachbarschaft* Anlaß, eine Gesundheitsschädigung oder eine dringende Gefahr derselben liegt im allgemeinen nicht vor.

Ähnlich wie in den Zementfabriken liegen die Verhältnisse in den *Kalkbrennereien.* Der Kalkstein wird im Steinbruchbetriebe gewonnen und zum Ofen geführt. Staub tritt nur beim Entleeren des gebrannten Kalkes auf, hinsichtlich seiner Einwirkung auf die Gesundheit insbesondere auf Tuberkulose gilt das gleiche wie bei den Zementfabriken.

Der Kalkstein wird entweder in Schachtöfen oder in Ringöfen gebrannt. Die älteren Schachtöfen werden jedesmal gefüllt, dann angezündet und der Kalk nach dem Abkühlen entleert, sie rufen starke Rauchbelästigungen hervor, die neueren Schachtöfen, die in ihrer Konstruktion etwa den Hochöfen entsprechen und manchmal auch mit Gebläse arbeiten und die Ringöfen, die fortdauernd betrieben werden und den Ringöfen in den Ziegeleien entsprechen, bilden keine Belästigung der Umgebung. Beschwerlich und den Einwirkungen der Kohlengase ausgesetzt ist die Arbeit der Brenner, die in den Ofen von oben her das Heizmaterial werfen müssen. Da der Betrieb dauernd durchgeht, muß allwöchentlich, meist am Sonntag, eine 16stündige Wechselschicht verfahren werden. Sonst sind bei der Herstellung des Kalkes keine Schädigungen beobachtet. Da die Kalköfen meist in ländlicher Gegend liegen, sind die Arbeiter zum größten Teil bodenständig, haben zum Teil auch selbst eine kleine Landwirtschaft.

Es ist die Arbeit nicht als gesundheitsschädlich zu betrachten.

Keramische Industrie.

Von

FRANZ KOELSCH

München.

1. Herstellung von Töpfen, Steingutwaren und Ofenkacheln.

Die Herstellung von *Töpfereiwaren* ist eines der ältesten Zeichen menschlicher Kulturtätigkeit; unser Wissen hierüber geht zurück bis in die frühe Steinzeit. Die rohen Urformen vervollkommneten sich allmählich, in der Hallstadtperiode finden wir bereits auf der Töpferscheibe gedrehte, mit glänzendem Überzug versehene und bemalte Tongefäße. Bleiglasuren waren schon im 12. Jahrhundert bekannt. Das Grundmaterial ist der Ton (Aluminiumsilicat, kieselsaures Aluminiumhydroxyd usw.), ein Verwitterungsprodukt des Feldspats oder spathaltiger Gesteine, welches mit zahlreichen Verunreinigungen durchsetzt ist. Der Ton wird geschlämmt, gereinigt, zerkleinert und mit entsprechenden Zusätzen versehen; diese z. T. körperlich anstrengende Arbeit wird heute nur im Kleinbetrieb noch durch Menschenkraft vorgenommen (Treten, Schaufeln); größere Betriebe besorgen dies mechanisch. Das Formen der Gefäße erfolgt auch heute noch von Hand auf der Töpferscheibe, wobei in Kleinbetrieben das horizontallaufende Schwungrad von dem davorsitzenden Töpfer mit den Füßen in Bewegung gesetzt wird, während größere Betriebe heute mechanischen Antrieb eingerichtet haben. Die gefertigten Töpferwaren werden erst an der Luft getrocknet, dann mit Glasur überzogen, endlich gebrannt. Die Glasur ist eine leicht schmelzbare Glasmasse, bestehend aus Quarz, Sand, Lehm u. dgl. mit einem Flußmittel, evtl. mit Farbzusatz (Metalloxyde). Als Flußmittel erfreuen sich die Bleiverbindungen wegen ihrer leichten Schmelzbarkeit und Billigkeit der größten Beliebtheit. Die Glasurbestandteile werden feinst gemahlen, mit Wasser angerührt und durch Eintauchen oder Begießen auf den getrockneten Tongegenstand gebracht; seltener wird das trockene Auftragen in Pulverform vorgenommen. Beim Brennen (bei etwa 700 bis 800° für $1-1^1/_2$ Tage) bildet sich dann ein Überzug von Blei-Aluminium-Silicat.

Die Herstellung der *Steingutwaren* (Fayence, Majolika, sogenanntes englisches Porzellan, „China“) erfolgt auf ähnliche Weise, nur mit edlerem Ton und besserer Technik; feine Waren werden hier auch in Gipsformen gegossen (vgl. Porzellanindustrie). Die luftgetrocknete Ware wird in Schamottekapseln eingesetzt und erst bei etwa 1300—1400° gebrannt (verglüht), sodann glasiert. Als Glasur wird hierbei eine blei-zinnhaltige Glasur (Emaille, Schmelz) verwendet; das Einbrennen der Glasur im zweiten Brand erfordert niedrigere Temperatur (ca. 1200°, Glattbrand) und kürzere Zeit. Die fertigen Steingutwaren werden u. U. noch „dekoriert“; als keramische Farben dienen Metalloxyde mit einem Flußmittel (meist Blei); sie werden im Muffelofen in die Glasur eingebrannt. Das Dekorieren erfolgt entweder von Hand nach Malerart oder durch Abdruck von besonders präparierten Abziehbildern (keramischer Buntdruck), auch durch Aufspritzen bleihaltiger Farben mit Druckluftpistole (Aerograph).

Die Herstellung der *Ofenkacheln* erfolgt in ähnlicher Weise; die Form der Kachel wird durch Einpressen des Tons in Gipsformen von Hand oder maschinell gewonnen; die Kacheln werden nach dem Lufttrocknen glasiert und gebrannt.

Für die gewerbemedizinische Beurteilung sind bei der kurz geschilderten Tätigkeit von Bedeutung: die Bearbeitung des Rohtons, die Herstellung und Verwendung der Glasur, das Dekorieren, der Brennprozeß. Die Tongewinnung im Tagbau oder Bergbau kann an dieser Stelle unberücksichtigt bleiben; die Arbeitsbedingungen sind die der sonstigen Freiluft- oder Bergbauarbeiter. Die beschwerliche Arbeit des Tonknetens oder -tretens kann wohl auf die Dauer Herz und Atmung stark mitnehmen. Die dauernde Arbeit an der Drehscheibe kann zu *Haltungsanomalien* führen. Die *Haut* der Finger ist bei diesen Arbeitern oft rissig, am Zeigefinger wie abgeschliffen.

Da naß gearbeitet wird, die Arbeitsräume auch regelmäßig als Trockenräume verwendet werden, endlich die oberen Teile der Brennöfen meist durch die Arbeitsräume hindurchgehen, herrschen hier regelmäßig *erhöhte Temperaturen mit hoher Luftfeuchtigkeit*; dies gibt Veranlassung zur Verwöhnung der Haut und der Schleimhäute der Luftwege und begünstigt zur kalten Jahreszeit zweifellos die Erkältungskrankheiten (Schnupfen, Bronchitis, Pneumonien, Rheumatosen usw.). Ebenso sind die Brennhausarbeiter (Brenner, Einträger usw.) Temperaturschwankungen ausgesetzt; bei flottem Geschäftsgang werden die Öfen entleert und wieder gefüllt, bevor sie noch richtig ausgekühlt sind; Temperaturen von 30—50° hat Verfasser wiederholt beobachtet. Selbst solche von über 50° sind gelegentlich festzustellen.

Die *Staub*gefährdung erscheint auf den ersten Blick nicht nennenswert, da der Ton feucht verarbeitet wird. Jedoch wird viel Masse an die Kleider, Arbeitsplätze, Fußböden verschmiert, die rasch austrocknet, zertreten wird und so als feiner Staub in die Luftwege gelangen kann. Auch beim Füllen und Entleeren der Brennöfen geht es ohne Staubentwicklung meist nicht ab. Über die Tuberkuloseanfälligkeit der Töpfer und Ofenkachelarbeiter liegen verlässige Beobachtungen nicht vor; mehrere Beobachter (Schreber, Chyzer) haben eine relativ geringe Tuberkulosehäufigkeit in den betreffenden Bezirken festgestellt. Eine amtliche deutsche Erhebung aus dem Jahre 1900—1903 ergab in Tonwarenfabriken usw. auf je 100 Arbeiter durchschnittlich Erkrankungen der Atmungsorgane etwa 13,5; in Steingutfabriken ca. 13; an Lungentuberkulose 0,8 bzw. 2,7; gehäuftes Tuberkulosevorkommen ist mehr den ungünstigen Wohnungsverhältnissen zuzuschreiben. Nach der Statistik der Leipziger Ortskrankenkasse zeigen dort die Töpfer eine um ca. 10% höhere Zahl von Krankheitstagen als der Durchschnitt. Die Krankheiten der Luftwege sind um etwa 40%, die der Verdauungsorgane um etwa 20%, die der Haut um etwa 10% höher als bei der Gesamtbevölkerung. Auch rheumatische Erkrankungen sind relativ häufig, während die Verletzungen um etwa 20% unterdurchschnittlich sind. Die Sterblichkeit der Töpfer ist in England in allen Altersklassen erhöht.

Dabei hat insbesondere die *Bleivergiftung* erhebliche Bedeutung. Wie bereits angedeutet, werden als Glasurbestandteil *Blei*verbindungen weitgehend verwendet, besonders Bleiglanz, Glätte, Mennige, seltener Bleiweiß (z. B. 1 T. Sand, 2 T. Glätte; manche Glasuren enthalten bis zu 75% Blei). Dabei wird bei der Herstellung des Glasurgemenges oder beim trocknen Auftragen der Glasur der feine bleihaltige Staub eingeatmet bzw. verschluckt, beim Naßglasieren kommt es zur Beschmutzung der Hände und der Kleider. Verfasser konnte im frei schwebenden Staub derartiger Arbeitsräume 20% und mehr Blei feststellen. Bezüglich der Folgen der Bleiaufnahme muß auf die Ausführungen an anderer Stelle verwiesen werden. Bleivergiftungen sind daher hier nicht selten. Nach einer amtlichen Erhebung (1903) hatten in Deutschland 1267 gleich rund 50% aller Tonwarenbetriebe mit Bleiglasuren gearbeitet; 4763 Arbeiter gleich rund 18% der Belegschaft waren dabei gefährdet. Was im besonderen die Steinzeugindustrie betrifft, so wurden Bleiglasuren in 53 gleich in 91,4% aller Betriebe verwendet, wobei 1153 gleich 12,3% der Arbeiter bleigefährdet waren. Von den Töpfern waren 0,4%, von den Steingut-, Fayence- usw. Arbeitern 1% wegen Bleivergiftung erkrankt. Nach einer Zusammenstelluug von Kaup wurden 1904 mit 1908 in Preußen 96 Glasierer mit 2661 Krankheitstagen in den Krankenhäusern behandelt; über die gleichzeitig zu Hause behandelten fehlen die Zahlen. In England wurden 1912 mit 1919 aus der keramischen Industrie 265 Bleivergiftungen mit 58 Todesfällen gemeldet. „Endemischer Saturnismus“ mit seinen rasseschädigenden Auswirkungen wurde vor etwa 20 Jahren noch von Chyzer in Ungarn, vom Verfasser in einem bayerischen Töpferbezirk beobachtet.

Diese Verhältnisse drängten von selbst zum *Ersatz* der giftigen Bleiglasur. Allerdings muß gleich vorweg gesagt werden, daß der völligen Verdrängung des Bleis in der Praxis erhebliche technische und wirtschaftliche Bedenken gegenüberstehen; derartige Glasuren sind umständlicher, teuerer, sie sind schwerer schmelzbar und benötigen daher höhere Brenntemperaturen bzw. andere Ofenkonstruktionen, sie sind endlich nicht für jede Sorte Ton brauchbar. Weitere Auswirkungen würden sich auch bezüglich der Färbe- und Maltechnik ergeben.

Einen gewissen Fortschritt bedeuten die sogenannten *gefritteten* Glasuren, bei denen die Rohmaterialien zuerst zusammengeschmolzen werden, wobei sich das im Körper unlösliche Bleisilicat bildet. Die Schmelze wird durch Einlaufenlassen in Wasser granuliert, dann gemahlen und wie oben verwendet. Ganz *bleifreie* Glasuren verwenden als Flußmittel Natrium (Borax oder Soda) mit Kalk und Tonerde, Borsäure u. ä. In manchen Fällen läßt sich der Bleizusatz erheblich *einschränken*, bis 2%; oder es werden die gefährlichen Bleiverbindungen Glätte, Mennige, Bleiweiß durch den ungefährlichen Bleiglanz ersetzt. In England ist keine Glasur erlaubt, die mehr als 5% ihres Gewichtes Bleioxyd abgibt, wenn man sie 1 Stunde lang mit ihrem Gewicht Salzsäure (0,25%) schüttelt, dann stehen läßt und filtriert. Es gibt heute wohl überall einige Betriebe, die nur mit bleifreien Glasuren arbeiten; die meisten Betriebe, besonders die kleineren, ziehen jedoch die Bleiglasuren weitaus vor. — Daß schlecht glasierte Tonwaren beim Kochen (besonders unter der Einwirkung von Essig, Fruchtsäuren usw.) Blei an die Speisen usw. abgeben können, ist bekannt. Das Reichsgesetz vom 25. 7. 1887 bestimmt, daß Töpfergeschirre nicht mit einer Glasur versehen sein dürfen, welche bei halbstündigem Kochen mit 4% Essigsäure an diese Blei abgibt.

Hygienische Maßnahmen: Zum Schutze gegen Erkältungskrankheiten ist auf ordnungsgemäße Ventilation der Arbeitsräume, Auskühlenlassen der Brennöfen usw. zu dringen; der weitere Schutz liegt beim Arbeiter selbst: entsprechende Kleidung und Hautpflege bzw. Abhärtung. Umkleideräume, Waschräume, evtl. Badegelegenheit sind bereitzustellen. — Gegen die Verstaubung schützt Reinhaltung der Arbeitsplätze und Verkehrswege, täglich feuchte Reinigung nach Arbeitsschluß. Eine Trennung der Arbeits- und Trockenräume ist anzustreben. — Besonders wichtig ist die Glasurfrage; soweit Bleiglasuren selbst hergestellt werden, ist zu fordern: Tragen von Respiratoren und dicht schließenden Arbeitskleidern beim Zerkleinern, Sieben, Mischen der Glasur, feuchtes Mahlen, Vornahme dieser Verrichtungen in besonderen, gut belichteten und gelüfteten Arbeitsräumen. Bei der Herstellung der Fritteglasuren ist zu beachten, daß die sich entwickelnden Bleidämpfe nicht in den Arbeitsraum gelangen können. Auswahl der betreffenden Arbeiter unter Ausschaltung von Frauen und Jugendlichen, Belehrung derselben; Rauch- und Schnupfverbot während der Arbeit; Nahrungs- und Genußmittel einschließlich Trinkwasser dürfen in den betreffenden Räumen weder aufbewahrt noch genossen werden. Für Bereithaltung von ausreichender Waschgelegenheit mit Seife, Handbürsten, Handtuch, Mundspülglas und deren regelmäßige Benutzung ist Sorge zu tragen. Dies gilt sinngemäß auch für das Glasieren selbst und das Verputzen der glasierten Waren. Auch hier sind Frauen möglichst fernzuhalten, evtl. nur bei regelmäßiger 4wöchiger ärztlicher Untersuchung zuzulassen. Die Arbeiter sind entsprechend zu belehren und zu überwachen. Die Mechanisierung des Glasierens ist überall anzustreben, ebenso eine Abtrennung der Glasierplätze von den übrigen Arbeitsplätzen. Die Werktische, auf denen mit Glasur gearbeitet wird, sind zweimal täglich feucht zu reinigen oder besser mechanisch abzusaugen. Wo es angängig ist, sind Fritteglasuren oder überhaupt bleifreie Glasuren zu verwenden. — Für die Maler der Steingut- usw. Fabriken gelten die Bleischutzmaßnahmen sinngemäß ebenso. Die Anwendung des Aerographen darf nur unter Abzügen mit mechanischer Absaugung erfolgen. Für reichliche Belichtung und Lüftung der Malerräume ist besonders zu sorgen.

2. Steinzeug.

Das Steinzeug (Bierkrüge, Mineralwasserflaschen, Röhren, Tröge, Schalen usw.) wird ähnlich hergestellt; es bedarf, da es ein sehr dichtes Gefüge hat, keiner Glasur, doch wird es meist mit einer dünnen „Kochsalz“glasur versehen, indem in den Brennraum vor Vollendung des 2—3 Tage dauernden Brandes mehrere Kilo Kochsalz eingeworfen werden, wobei sich die Salzdämpfe zersetzen und auf der Oberfläche des Brenngutes mit der Kieselsäure desselben zu einem Überzug von Natrium-Aluminium-Silicat verbinden. Die hierbei entstehenden Salzsäuredämpfe entweichen durch die Schornsteine. Gelegentlich werden auch Bleiglasuren verwendet.

3. Die Porzellanindustrie.

Die Herstellung des Porzellans war in China etwa im 9. Jahrhundert n. Chr. bekannt; etwa um 1500 wurde es in Europa eingeführt. In Europa selbst wird „Frittenporzellan" seit 1695 hergestellt, „echtes" Hartporzellan seit etwa 1700 (J. F. Böttger). Eine weitere Abart ist das auch als „China" bezeichnete englische Fritten- oder Knochenporzellan. Die Grundsubstanz der Porzellanindustrie ist das Kaolin, ein Zersetzungsprodukt feldspathaltiger Massen, in reinem Zustand 96—98% Aluminiumsilicat mit Verunreinigungen von Quarz und Spat; diesem werden als Flußmittel noch 17—37% Feldspat und 12—30% Quarz beigegeben. Die beiden letzteren werden erst auf Kollergängen grob zerkleinert, sodann zusammen mit dem geschlämmten Kaolin in Naßtrommeln feinst gemahlen; der Schlicker wird auf Filterpressen filtriert, die Filterkuchen („Masse") werden nach mehrmonatigem Reifen und Durchkneten verarbeitet, entweder auf der durchweg mechanisch angetriebenen Drehscheibe „gedreht" oder mittels flüssiger Masse in Gipsformen „gegossen". Die gefertigten Gegenstände werden luftgetrocknet, garniert, sodann in Schamottekapseln eingestellt und bei 800—900° verglüht, d. h. vorgebrannt, darauf glasiert. Die Glasur ist hier *bleifrei* (Erdglasur); sie besteht aus einer Aufschwemmung von Quarz, Spat, Porzellanscherben, Kaolin u. a., in welche die Gegenstände eingetaucht werden. Hierauf erfolgt der Glattbrand bei 1200—1500° für etwa 30 Stunden, wobei die Gegenstände wieder in Kapseln von feuerfestem Ton eingesetzt sind. Damit ist das „Weißporzellan" fertig. Ein Teil der Produktion wird noch dekoriert entweder von Hand nach Malerart oder mittels Abziehbildern oder Aerograph[1]).

Vom gewerbeärztlichen Standpunkte haben Bedeutung die Bereitung und Bearbeitung der Masse, der Brennprozeß, das Dekorieren. Die Verarbeitung der Rohmaterialien (Reinigen, Zerkleinern, Mischen usw.) erfordert große Sorgfalt und ist heutzutage weitgehend mechanisiert; trotzdem ist eine *Staub*entwicklung hierbei nicht zu vermeiden (z. B. an Brechern und Kollergängen). Die Masse selbst wird (von den Drehern, Stanzern, Gießern) feucht verarbeitet, doch findet auch hier eine starke Verschmutzung der Arbeitskleider, der Arbeitsplätze und Verkehrswege statt, wobei die schnell trocknenden Masseteilchen vertreten und zerdrückt werden und als feiner Staub im Raum sich ablagern, besonders in den Bodenfugen, auf den Trockengestellen, Gesimsvorsprüngen, auf den Lampenreflektoren u. ä. Eine Staubgefährdung ist also auch hier gegeben, ebenso beim Abstauben vor dem Glasieren und beim Glasurverputzen. Auch im Brennhaus ist Staubentwicklung besonders beim Ausnehmen möglich. Das Schleifen erfolgt naß ohne jede Staubbildung. *Temperaturschädigungen* sind zu erwarten durch den ständigen Aufenthalt in dem regelmäßig auch zum Trocknen der Rohgeschirre dienenden, von den Etagenöfen durchschnittenen Arbeitsräumen, außerdem bei den Ofenarbeiten; während des Entleerens wurden vom Verfasser Temperaturen bis zu 70° gemessen. *Haltungsanomalien* können bei Drehern, Schlei-

[1]) Das französische Frittenporzellan wird aus Mergel und Kreide, ohne Kaolin hergestellt und mit *Bleiglasur* versehen. Das englische Knochenporzellan hat ebenfalls *Bleiglasur*. Biskuitporzellan (Carrara, Parian usw.) ist unglasiertes Porzellan.

fern und Druckerinnen vorkommen. Körperlich *anstrengend* ist die Arbeit der Kapseldreher und der Ofeneinträger. Von den Malern gilt das oben (bei Steingut) Gesagte; gelegentlich kommen beim Dekorieren auch Verätzungen durch Flußsäure vor.

Über die *Gesundheitsverhältnisse* der „Porzelliner“, d. h. der eigentlichen Porzellanarbeiter, liegen mehrfache Untersuchungen vor. Verfasser fand u. a. als Folge der Staubreizung Katarrhe der Augenbindehaut, chronische Nasenrachenkatarrhe, relativ häufig auch Beschwerden, die auf Erkrankungen der oberen und tieferen Luftwege hinwiesen. Stärkere Klagen waren allerdings relativ selten, bei den 500 untersuchten Männern nur neunmal = 1,8%, bei den 500 untersuchten Frauen noch weniger; es handelte sich hauptsächlich um häufige hartnäckige Katarrhe der Luftwege, Kurzatmigkeit, asthmatische Zustände u. dgl. Die genaue Untersuchung der Brustorgane ergab im wesentlichen drei Formen von krankhaften Veränderungen: akute und chronische Entzündungen der oberen Luftwege — Staubeinlagerungen bzw. Staublungen — tuberkulöse Prozesse. Am Tage der Untersuchung litten 32 = 3,2% aller Untersuchten an katarrhalischen Erscheinungen der oberen Luftwege bzw. an Kurzatmigkeit, die Männer etwa noch einmal so häufig wie die weiblichen Arbeiter. Annähernd bei der Hälfte der Untersuchten wurden eigenartige Veränderungen im Lungengewebe festgestellt, die nur als „Staublungen“ gedeutet werden können. Die männlichen Arbeiter waren im allgemeinen etwas mehr beteiligt als die weiblichen; die Ursache ist wohl darin zu suchen, daß die Männer im allgemeinen früher in die Porzellanindustrie eintreten und länger in derselben verweilen als die weiblichen Arbeiter. Von den einzelnen Arbeitergruppen sind die Dreher am meisten beteiligt. Im allgemeinen läßt sich feststellen, daß die Zahl der „Staublungen“ zunimmt mit der Dauer des Aufenthalts in der Staubatmosphäre, daß die höchsten Prozentsätze bei den Drehern nach 15—30 Arbeitsjahren, bei den ähnlich beschäftigten weiblichen Arbeitern nach 5—15 Arbeitsjahren, bei den Glasiererinnen und Verputzerinnen usw. mit 15 Arbeitsjahren erreicht werden. Bei 2% der Untersuchten wurden Erscheinungen eines aktiven tuberkulösen Prozesses gefunden. — Ähnliche Beobachtungen wurden auch von BOGNER, THIELE u. a. mitgeteilt; auch HARMS fand bei röntgenologischer Untersuchung von 41 Porzellinern 31 = 75,6% Staublungen, während RÖSSLE unter 45 obduzierten Porzellinern 20 = 44,4% Staublungen feststellte. Diese Lungenveränderungen können u. U. recht wohl die tuberkulöse Infektion begünstigen. Jedenfalls ist die Tuberkulose als „Porzellinerkrankheit“ seit über 100 Jahren bekannt. Ich hatte seinerzeit wohl einwandfrei für Bayern festgestellt, daß die Tuberkuloseanfälligkeit in denjenigen Bezirken am größten ist (bei den Porzellinern bis zu viermal mehr Tuberkulosetodesfälle als bei der übrigen ortsansässigen Bevölkerung), je älter die Porzellanindustrie in der betreffenden Gegend war und je mehr sich die Lebensführung der Arbeiter und die Lebensbedingungen dem „Fabrikarbeitertyp“ bzw. den industriestädtischen Verhältnissen näherten. Die durch Vererbung des Berufes durch mehrere Generationen geschaffenen Lebensbedingungen, insbesondere der frühzeitige Eintritt der eben Schulentlassenen in die staubigen, meist älteren und hygienisch weniger guten Fabriken begünstigen dabei die Tuberkulose des Nachwuchses in hohem Grade. Demgegenüber war in den Bezirken mit jüngerer Porzellanindustrie, mit neueren Betrieben, deren Arbeiter sich noch ländlicher Lebensbedingungen erfreuen durften und reichlich Gelegenheit hatten, durch Arbeit im Freien die Selbstreinigung der Lungen zu fördern, die Tuberkulosehäufigkeit nicht oder nur ganz wenig erhöht gegenüber der übrigen ortsansässigen Bevölkerung der gleichen Altersgruppen. Vielleicht wirken sich hier die sogenannten indirekten Berufsschädlichkeiten (Lohn, Lebenshaltung, Umwelt) in bezug zur Tuberkulose unheilvoller aus als die direkten Schädlichkeiten bzw. die Staubarbeit. Übrigens fand auch VOLLRATH im Bezirk Meiningen eine erhöhte Tuberkuloseanfälligkeit der Porzelliner; „die hohen prozentualen Zahlen der Todesfälle durch Krankheiten der Luftwege zeigen, daß die Porzelliner in Meiningen sicher in Gesundheitsverhältnissen leben, die ohne Zweifel die Atmungsorgane stark gefährden. Ein großer Teil der Porzellanarbeiter geht an Erkrankungen der Atmungsorgane zugrunde". Dabei legt VOLLRATH den *äußeren* Verhältnissen große Bedeutung bei. Die von LEYMANN bearbeiteten amtlichen Erhebungen geben zweifellos ein zu günstiges Bild. Auch den Schlußfolgerungen von HARMS, daß der Porzellanstaub eher tuberkuloseheilend als -fördernd anzusprechen wäre, vermag ich nicht beizustimmen.

Was den *Magen-Darm-Kanal* betrifft, so wurde nicht selten über Appetitmangel und unbestimmte Magenstörungen geklagt, angeblich als Folge fortgesetzten „Staubschluckens". Ein derartiger Zusammenhang ist wohl denkbar und mir auch bei Untersuchungen in anderen Staubberufen, z. B. bei Zementarbeitern, bekanntgeworden. Natürlich können in einzelnen Fällen wohl auch Ernährungsschäden, andauernder Druck auf die Magengegend (z. B. beim Tragen der schweren Geschirrstöße und Gipsformen), zusammengekauerte Körperhaltung und dergleichen begünstigend mitwirken.

Auffällig häufig wurde von den untersuchten Porzellanern über *rheumatische Beschwerden* aller Art geklagt, wie sich denn auch der „Rheumatismus" sehr häufig in den Krankenlisten findet. Andere Autoren (RAYMOND, BOGNER, HOLITSCHER u. a.) machten die gleichen Beobachtungen. Als Ursache ist wohl der ständige Aufenthalt in den warmen Arbeitsräumen anzusprechen, welcher die Arbeiter „verwöhnt", so daß sie sich beim Hinaustreten in die kalte Außenluft um so leichter erkälten. Von den sonstigen gewerbepathologischen Erscheinungen wurden bei den Untersuchten, zur Zeit voll erwerbstätigen Arbeitern beobachtet: *Abschürfung* der macerierten Epidermis an den Fingerbeeren bei den Fertigmacherinnen — die Folge häufigen Streichens mit den Fingern über die feuchten Rohgeschirre usw., ferner charakteristische *Schwielenbildungen* infolge Tragens der Geschirrbretter auf den Schultern. Als Folge des ständigen Stehens fanden sich bei den Drehern häufig mehr oder minder ausgedehnte *Krampfadern* an den unteren Extremitäten. Eigentliche *Haut*krankheiten sind relativ selten anzutreffen, gelegentlich wohl Ekzeme von wenig charakteristischer Art an den Händen und Armen, zum Teil infolge Wasserarbeit, zum Teil infolge Verwendung von Öl (Petroleumdestillaten) beim Einfetten der Stanzen. Die Beobachtung BOGNERS (l. c.) über gehäufte infektiöse Prozesse (Acne, Furunkel, Panaritien, Phlegmonen) konnte ich an unserem Untersuchungsmaterial nicht bestätigen.

Schließlich wäre noch anzuführen, daß Arbeiterinnen, besonders ältere, häufig über Schmerzen im *Unterleib* bzw. in der Leistengegend klagten, verursacht durch das Tragen der schweren Geschirrstöße bzw. Geschirrbretter, Formen u. dgl.

Prophylaxe: An erster Stelle steht die *Staub*bekämpfung: dichte, undurchlässige Fußböden, evtl. mit Gefälle zum Abspritzen, andernfalls tägliche feuchte Reinigung des Bodens, der Arbeitsplätze und Geräte nach Arbeitsschluß; weitgehende Verwendung von mechanischer Staubbeseitigung mit stationären oder transportablen Apparaten; besondere Arbeitskleider, die häufig auszustauben sind; ausreichende Waschgelegenheit; die Straßenkleider dürfen nicht in den Arbeitsräumen aufbewahrt werden. Verbot der Einstellung von Arbeitern unter 16 Jahren. Ausgleich der Staubarbeit durch Bewegung im Freien, Sport usw. Erholungsurlaub. Sorge für entsprechende allgemeine Werkstatthygiene. Die ungünstige Körperhaltung kann durch geeignete Tische und Sitze vermieden werden. Die Trennung der Arbeits- und Trockenräume ist anzustreben. Die Ofenarbeit sowie das Tragen der schweren Geschirrstöße und Kapseln ist für weibliche Arbeiter ungeeignet. Zweckmäßig ist ärztliche Aufnahmeuntersuchung unter Ausschaltung Lungenkranker. Bezüglich der *Maler* gilt das oben bei der Steingutindustrie Gesagte.

Schließlich sei noch kurz der Belästigung der *Anwohner* der Kerambetriebe durch die starke Rauch- und Rußentwicklung der Brennöfen gedacht. Dieselbe ist allerdings nicht ganz zu vermeiden, da am Anfang des Brennens die Flamme nicht zu scharf sein darf, um Sprünge zu vermeiden, da ferner die reduzierende Wirkung des Kohlenstoffs der Flamme benötigt wird, um evtl. Verunreinigungen des Kaolins durch Eisenoxyd durch Reduktion des letzteren zu beseitigen und eine rein weiße Farbe zu bekommen. Durch zweckmäßigen Bau der Öfen und Roste und genaue Zugregulierung läßt sich wohl eine Verminderung der Belästigungen erreichen; die hygienisch einwandfreie Generator- oder Ölgasheizung ist zwar in einigen Betrieben erprobt, jedoch noch nicht allgemein anerkannt und eingebürgert.

Literatur.

Bogner: Krankheits- und Sterblichkeitsverhältnisse bei den Porzellanarbeitern in Deutschland, insbesondere im Bezirk Selb-Rehau i. Bayern. Dtsch. Vierteljahrsschr. f. öff. Gesundheitspfl. Bd. 41. 1909. — Chyzer, B.: Über die im ungarischen Tonwarengewerbe vorkommenden Bleivergiftungen. Schriften d. ungar. Vereinig. f. gesetzl. Arbeiterschutz Heft 1. Jena: Fischer 1908. — Harms u. Holtzmann: Zur Frage der Staubeinwirkung auf die Lungen der Porzellanarbeiter. Tuberkulose-Bibliothek, Beiheft z. Zeitschr. f. Tuberkul. Heft 10. Leipzig: J. A. Barth 1923. — Hauck: Die Bekämpfung der Bleivergiftungen in der keramischen Industrie. Wien: Österr. Ges. f. Arbeiterschutz 1913. — Kaup, I.: Der Stand der Bleivergiftungen in den gewerblichen Betrieben Preußens. Arch. f. soz. Hyg. Bd. 6, H. 1, S. 1—29. — Koelsch, F.: Keramische Industrie. In Grotjahn u. Kaup: Handb. d. soz. Hyg., S. 564—580. Leipzig 1912. — Koelsch, F.: Porzellanindustrie und Tuberkulose. Brauers Beitr. z. Klinik d. Tuberkul. Bd. 42. 1919. — Koelsch, K.: Berufskrankheiten bei Porzellanarbeitern. Zentralbl. f. Gewerbehyg. 1920, H. 3. — Koelsch, K.: Zur Frage der Staubeinwirkung auf die Lungen der Porzellanarbeiter. Zeitschr. f. Tuberkul. Bd. 39, H. 2. 1923. — Leymann: Die Gesundheitsverhältnisse der Arbeiter der keramischen Industrie und besonders der Porzellanarbeiter. Zentralbl. f. Gewerbehyg. 1915, H. 6—9. — Rambousek u. Gintel: Zur Frage der Bleigefahr in der Keramik. Concordia 1911, Nr. 14. — Rössle, R.: Über die Tuberkulose der Staubarbeiter, im besonderen im Porzellangewerbe. Beitr. z. Klin. d. Tuberkul. Bd. 47, H. 2. 1921. — Schreber, B.: Hygiene der keramischen Industrie. Weyls Handb. d. Hyg. 2. Aufl., Bd. VII. — Thiele: Keramische Industrie und Tuberkulose. Zeitschr. f. Tuberkul. Bd. 34, H. 3 u. 4. 1921. — Thieme: Die Porzellan- und Steingutindustrie vom Standpunkt des Arbeiter- und Nachbarnschutzes und die Maßnahmen zur Bekämpfung von Gefahren. Zentralbl. f. Gewerbehyg. 1921, H. 5. — Vollrath, L.: Die Tuberkulosesterblichkeit der Porzellanarbeiter Thüringens. Beitr. z. Klinik d. Tuberkul. Bd. 47, H. 2. 1921.

Glaserzeugung und Glasbearbeitung.

Von

H. Gerbis

Erfurt.

Das Glas ist ein sehr altes Kulturgut der Menschheit; es war bereits den alten Ägyptern und Phöniziern bekannt, die vom Metallschmelzen her die Erzeugung hoher Wärmegrade verstanden. Um 200 v. Chr. kam das Glas nach Italien und die Römer haben die Kunst des Glasblasens mittels der Pfeife ausgebildet.

Das Glas ist ein zusammengeschmolzenes und im Zustande der Überschmelzung amorph und durchsichtig erstarrtes Gemisch der Kieselsäureverbindungen mindestens zweier Basen. An Glasarten gibt es über eine Million, von denen etwa 260 000 näher bekannt sind. Ihre Zusammensetzung für optische, physikalische, chemische und technische Zwecke ist Gegenstand einer besonderen, hochentwickelten Wissenschaft. Die gewöhnlichen Ausgangsstoffe des Glases sind Kieselsäure als Sand, Quarz oder Feuerstein und die Carbonate des Calcium (Kreide, Marmor, Kalkspat oder Kalkstein) und des Kalium oder Natrium (Pottasche oder Soda). Beim Schmelzen setzt sich die Kieselsäure an Stelle der gasförmig entweichenden Kohlensäure und es entsteht ein Gemisch von kieselsaurem Kalk und kieselsaurem Kali oder Natron. An Stelle der Soda verwendet man auch vielfach das schwefelsaure Natron, das dem ersten Teile des LEBLANCschen Sodaprozesses entstammt, meist unter Zugabe von Kohle in Form von gepulvertem Koks oder Holzkohle. Hierbei wird die Schwefelsäure zu schwefliger Säure reduziert und Kohlenoxyd gebildet, die beide gasförmig entweichen (Rauchschäden).

Teilweise ersetzbar ist die Kieselsäure durch Borsäure, Tonerde und Metaphosphorsäure; an Stelle des Kalkes können Metalloxyde wie Bleioxyd, Zinnoxyd treten; das gewöhnliche Fensterglas ist ein Kalk-Natronglas; viele Gläser enthalten gleichzeitig Kali und Natron, Kalk und Bleioxyd.

Die Rohstoffe müssen zerkleinert und trocken sein. Der Sand wird in backofenähnlichen Kammern oder über Sieben getrocknet, unter denen eine Flamme oder geschlossene Heizrohre durchstreichen; der getrocknete Sand fällt durch das Sieb in die Sammelbehälter. Bedenklich ist die Verwendung der Ofenuntermauerung zur Sandtrocknung, wenn hier der Sand von Hand aus- und eingebracht wird. So fand ich im Untergeschosse einer Glashütte die Räume neben den Glastaschen zur Sandtrocknung verwendet; die Sandfahrer mußten den fast 70° heißen Raum dauernd betreten, ein unerträglicher Zustand!

Quarz mit Feuerstein werden durch Glühen und Abschrecken mürbe gemacht, dann fein gemahlen, meist in Kugelmühlen. Die Metalloxyde und Glasfärbemittel werden meist in Pulverform bezogen, ebenso Arsenik in Pulver, soweit es als solches verwendet werden soll, anderenfalls stückig. Abfallglas der Hütte und von außerhalb bezogene Altglasscherben werden vielfach wieder eingeschmolzen. Vorher werden die Altglasscherben gewaschen und sortiert. Wo das in trockenem Zustande geschieht, ist ein an Absaugung angeschlossener Kasten mit Siebdeckel erforderlich.

Innigste Mischung des Glassatzes ist für gute Schmelzung Voraussetzung. Meist sind Mischtrommeln vorhanden, die leidlich staubdicht arbeiten. Sind die Glassätze sehr verschieden, dann wird auch in großen Hütten von Hand gemischt, indem die einzelnen Zuschläge mit Schaufeln umgeschaufelt werden, bis das Auge keine Verschiedenheiten mehr wahrnimmt. Nur sehr sorgfältiges Arbeiten kann hier die Staubentwicklung gering halten. Gute Atemschützer sind unbedingt zu fordern, da quarzhaltiger Staub die Lungen schädigt, Sodastaub die Schleimhäute stark reizt (bis zu Perforationen der Nasenscheidewand), und der Glassatz oft Bleisalze, Arsenik u. a. m. in beträchtlicher Menge enthält.

Das Gemenge wird in mehrfacher Wiederholung in Häfen oder Wannen des Glasschmelzofens eingeschaufelt, wo es zunächst bei Erwärmung auf schwache Rotglut zusammensintert. Es folgt das „Blankschmelzen", wobei der Glassatz bis zur Dünnflüssigkeit erhitzt wird, dann wird die Flamme verringert, so daß sich in den letzten zwei Stunden die Schmelze bis zu der für die Verarbeitung besten Zähigkeit abkühlt. Zum Glasgießen muß das Glas dünnflüssiger gehalten werden, als zum Glasblasen.

Die Schmelzöfen sind meist SIEMENSsche Regenerativöfen oder Rekuperativöfen.

Die Schürer haben eine schwere und heiße Arbeit, an den Generatoren ereignen sich nicht gerade selten Kohlenoxydvergiftungen, ebenso beim Reinigen der Gaskanäle.

Geschmolzen wird der Glassatz in Häfen, offenen oder für angreifbaren (bleihaltigen) Glassatz verdeckten Gefäßen aus feuerfestem Ton, oder in sog. Wannen, gemauerten Gefäßen, deren Sohle und Wände zur Erhöhung der Widerstandsfähigkeit durch Luftkanäle gekühlt werden.

In den Häfen und Tageswannen gehen Schmelz- und Verarbeitungsvorgang abwechselnd, derart, daß der Schmelzer mit der Eintragung des frischen Gemenges beginnt, sobald der Tagesvorrat an Glas aufgearbeitet ist. Dauerwannen bestehen aus mehreren Abteilungen, in denen der Glassatz geschmolzen und geläutert wird, ehe er in die zur Entnahme bestimmte Abteilung fließt. Hierbei ist der Betrieb fortdauernd. Feinere Glasarten werden in Häfen geschmolzen. Die Beschickung der Häfen erfolgt durch Einschaufeln des Glassatzes (Gemengestaub, Hitze), die der Wannen vielfach durch einen mechanischen langgestielten „Löffel". Die Arbeit des Schmelzers und seiner Gehilfen ist verantwortungsvoll und anstrengend, da diese Arbeiter dem Gemengestaube, der Ofenhitze und oft den abziehenden Schmelzgasen (schweflige Säure, Arsenik) bei zeitweilig schwerer Arbeit ausgesetzt sind.

Die Glashäfen werden in fast allen Hütten in eigener Werkstatt hergestellt. Beim Zurichten und Mischen des Tongemenges, das gemahlen oder gekollert und dann gesiebt wird, entwickelt sich viel Staub. Stets kommen zur Masse auch zerkleinerte Hafenscherben, deren Staub scharfkantig und der Lunge schädlich ist.

Die für das Kollern der Hafenscherben vorgeschriebene Befeuchtung unterbleibt gern, weil sie den Mahlvorgang verlangsamt. Vorher werden die Hafenscherben durch Behauen gereinigt, eine Arbeit, die oft von Frauen, und im Winter in ungenügend gelüfteten Räumen ausgeführt wird (Staub, Augenverletzungen). Atemschützer und Schutzbrillen wären erwünscht, werden aber selten angetroffen. Kugelmühlen mahlen staubfreier als Kollergänge, sollen aber technische Nachteile haben. Der Kollergang ist zu ummanteln, das Schüttelsieb durch einen Stoffvorhang abzudecken. Wo der Kollergang in niederen Räumen steht, gibt ein breiter über Dach geführter Schacht gute Entstaubung.

Die Gemengestube des Hafenmachers soll von der Formstube getrennt sein, damit der Staub den Hafenmacher nicht bei der schweren Arbeit des Tontretens besonders gefährdet. Bewährte Maschinen für das Kneten des Tones sind vorhanden, fehlen aber noch in vielen Hütten. Die Häfen werden von Hand frei geformt oder in Holzformen gestampft oder (nach Sodazusatz) in Gipsformen gegossen. Letztere Herstellung verdient vom gesundheitlichen Standpunkte den Vorzug. Die Häfen trocknen dann 3—12 Monate zum Teil in hochtemperierten Hafenstuben, die zur Umstellung der Häfen betreten werden müssen. Vor Gebrauch wird der Hafen im Temperofen geglüht und dann glühend in den Schmelzofen gebracht.

Die Hafenmacher sind dem Staube, der feuchten Wärme und schwerer Arbeit ausgesetzt. Lungentuberkulose ist häufig.

Das Mauerwerk des Schmelzofens und die Entnahmeöffnungen strahlen viel Hitze aus und erwärmen die Luft am Arbeitsplatze des Glasmachers nahe dem Ofen auf etwa 50—60°. Zum Schutze gegen diese strahlende Hitze dient entweder eine doppelte Ummauerung des Ofens mit einem entlüftbaren Zwischenraume (Barral, Bull. de l'inspection du travail 1912, 3 u. 4) oder aufgestellte Eisen- oder Holzwände; die Entnahmeöffnungen können nach Müller durch einen eisernen, mit Asbest verkleideten Vorhang verschlossen werden, der mit einer Laufbohle derart verbunden ist, daß der herantretende Glasmacher den Vorhang durch sein Gewicht hebt, doch halte ich diese Vorrichtung nicht immer für ausführbar, da meist mehrere Glasmacher an der gleichen Entnahmeöffnung arbeiten und auch die anzuwärmenden Pfeifen hier liegen, so daß der Vorhang stören und bald beseitigt werden würde. Man verkleinert bei feinen Arbeiten die Entnahmeöffnung zweckmäßig durch eine gelochte Scheibe aus Feuerton, die besondere Öffnungen für die anzuwärmenden Pfeifen hat. Guten Hitzeschutz gewährt ein feinmaschiges Messingsieb, das das obere Drittel der Entnahmeöffnung bedeckt ohne den Blick auf die Glasmasse zu hemmen. Dunkle Glasscheiben behindern den Blick, rauchgraue oder grünlichgelbe sind besser. Der Glasmacher kann sich auch Gesicht und Augen schützen durch einen einfachen Holzrahmen, der eine Glasscheibe trägt und mit Zahnkeil haltbar ist, sonst an einer Schnur um den Hals hängt. Ich fand diese Rahmen zwar oft vorhanden, aber wenig im regelmäßigen Gebrauche, doch müßte hier ständige Belehrung über die erhebliche Augengefährdung Besserungen bringen.

Zur Milderung der Hitze müssen die Hütten hoch und luftig gebaut sein. Die Auftreibtrommeln und Kühlöfen müssen in möglichst großer Entfernung vom Schmelzofen stehen. Bei solcher Bauart bringen kleine Ventilatoren, die an jeder Werkstelle stehen und einzeln schaltbar sind, durch Luftbewegung beträchtliche Erleichterung. Andere Hütten haben große Ventilatoren, die einen starken Luftstrom über die Arbeitsbühne blasen; sie werden wegen Lärms und Zugluft oft unangenehm empfunden. In baulich geringwertigen Hütten ist ein Ringrohr mit einzelnen Ausstoßöffnungen nötig, das Frischluft einbläst. Hier müssen die Ausstoßöffnungen durch Schieber verschließbar sein und eine Siebplatte (groblöcherig) tragen, um Zugluft zu verhüten. Man kann auch die Ringleitung unter die Bühne legen, so daß der Luftstrom von unten her den Glasmachern am Ofen entgegenstreicht. Die Einzelventilatoren genügen in gut gebauten Hütten und sind auch für die Schmelzer beim Eintragen des Gemenges von Vorteil, weil sie jederzeit am Orte der Arbeit einschaltbar sind und weniger teuer im Betriebe als die Ringleitungen, die daher auch nur während des Glasblasens betrieben werden. In Hütten, die Bleiglas verarbeiten, sind besonders hohe Anforderungen an die Belüftung zu stellen.

An heißen Sommertagen ist ein Rückgang der Glaserzeugung bis um 20—30% unvermeidlich. Sonnenstichartige Symptome sind beobachtet worden (Schaefer), Kopfschmerzen, Schwindel, Ohnmacht, Schwäche, Pulsbeschleunigungen bis zu tödlichen Herzschwächezuständen.

Die für den Glasmacherberuf spezifische Schwerarbeit ist das Mundblasen mit der Glasmacherpfeife, das eine Ausatmung angestrengtester Form bedeutet. Den Druck üben bei sog. Lungenbläsern die Muskeln des Zwerchfells, des Bauches und Brustkorbes aus, während bei den Backenbläsern die Wangenmuskulatur aufs äußerste angespannt wird, so daß sie mit der Zeit erschlafft und schwindet. Die Wangen solcher Glasbläser sind faltig und schlaff, es bilden sich in der Mundschleimhaut Falten und Taschen, der Ausführungsgang der Ohrspeicheldrüse wird ausgesackt, erweitert sich cystisch und kann sogar bersten; es dringt dann beim Blasen ein Gemisch von Luft und Flüssigkeit in das Unterhautgewebe der Wange und bildet hier eine Geschwulst, die unter charakteristischem Knistern wegdrückbar ist (eigene Beob.). Aussackungen der Ohrspeicheldrüsen sind nicht selten. Die Veränderungen in der Mundhöhle und am Zahnsystem hat Reichert anschaulich beschrieben (Zentralbl. Gew.-Hyg. 1923, H. 1).

Beim Lungenblasen behindert der starke und lange anhaltende Ausatmungsdruck den Blutumlauf durch venöse Stauung, belastet Herz und Lungen. Die Lungenelastizität wird übermäßig in Anspruch genommen, echtes Emphysem (Volumen auctum) ist aber selten, wohl dank der starken Zwerchfelltätigkeit, dagegen sind örtliche Elastizitätsverluste häufig. Auch Bronchopneumonien sind bei Glasmachern überdurchschnittlich häufig. Herzdilatationen sind nicht selten. Die venösen Stauungen und der starke Druck der Bauchpresse erleichtern die Entstehung von Eingeweidebrüchen und Krampfadern.

Es ist üblich und bei vielen Arbeiten technisch unvermeidlich, daß die gleiche Pfeife ständig abwechselnd von den 2—6 Personen benutzt wird, die eine „Werkstelle“ bilden. Hierdurch ist die *Übertragungsmöglichkeit ansteckender Krankheiten* (Mundfäule, Grippe, Tuberkulose, Syphilis) selbstverständlich sehr gesteigert. Mechanische Verletzungen der Lippenschleimhaut erleichtern das Eindringen von Infektionserregern.

Syphilisübertragungen sind zweifellos beobachtet, so auch im Januar 1923 in meinem Aufsichtsbezirke in 3 Fällen: der eine hatte einen Primäraffekt an der Lippe, zwei andere nur geschwollene Halslymphdrüsen, alle drei positiven Blutbefund nach Wassermann. Die zunehmende Durchseuchung des Volkes mit Syphilis erfordert höchste Aufmerksamkeit. Neu in die Hütte eintretende Glasmacher müßten ein ärztliches Zeugnis beibringen, daß sie frei sind von durch die Arbeit übertragbaren Krankheiten. In Verdachtsfällen müßte eine ärztliche Feststellung erzwingbar sein. Verheimlichung einer syphilitischen Erkrankung müßte zur fristlosen Entlassung führen.

Die Schwere der Arbeit mit der Glasmacherpfeife wechselt erheblich vom Bearbeiten kleiner Hohlglasgegenstände über die Flaschenfabrikation und die Röhrenherstellung bis zum Ballonmachen und zur Herstellung der Tafelglaswalzen.

Zuerst wird Glas mit der angewärmten Pfeife aus dem Hafen entnommen und zu einer dickwandigen kurzen Flasche (Külbel) ausgeblasen, dann übernimmt der Meister oder zunächst ein älterer Gehilfe die Pfeife und setzt die Arbeit fort. Kleine Hohlglasgegenstände erfordern natürlich am wenigsten Anstrengung, daher finden wir die ältesten Glasmacher noch tätig in der Hohlglasfabrikation. Zum *Röhrenziehen* wird das dickwandige Külbel mit seiner geebneten Bodenfläche an eine glasüberzogene gestielte Eisenscheibe geklebt und dann derart ausgezogen, daß Meister und Gehilfe in entgegengesetzter Richtung über die Röhrenbahn laufen, wobei der Meister ständig in die Pfeife bläst. Wenn hierbei die Glasmasse („der Zug") reißt, prallt die Pfeife dem Meister mit aller Wucht gegen die Schneidezähne, die dabei oft verlorengehen. Röhrenlängen von 40—50 m sind üblich, in einer Fabrik werden Röhren bis zu 250 m Länge gezogen. Neuerdings wird zunehmend das maschinelle Röhrenziehen (Patent LIBBEY-Toledo, U. S. A.) eingeführt.

Der *Tafelglasmacher* hantiert mit einem „Külbel" von etwa 6—15 Kilo Gewicht, das durch Heben und Schwenken, unter häufigem Nachwärmen im Glasofen, später in der gasgeheizten „Trommel", zu etwa $1^1/_2$—$1^3/_4$ m hohen Walzen ausgeblasen wird. Der einzelne Meister stellt in der Arbeitsschicht je nach der Walzenart 50—65 Stück solcher Walzen her. Die Arbeit ist überaus anstrengend. Zwischen der Fertigstellung der einen und Übernahme der nächsten Walze aus den Händen des Gehilfen liegen Pausen von 5—7 Minuten, die meist nicht ausreichen, um Puls- und Atemfrequenz zu den Ausgangswerten sich beruhigen zu lassen. In manchen Hütten arbeitet der Meister nur $2^1/_2$ Stunden in jeder Schicht mit Blasen, in der übrigen Zeit am Streckofen (Rheinland).

Der Ballonmacher erleichtert sich die Blasarbeit oft durch Miteinblasen von Wasser, doch ist das Wasserblasen bei feinerer Arbeit verboten, weil die Auftreibarbeit des Dampfes nicht dosierbar ist.

WILLIAM LIPPOLD, Glashüttenbesitzer in Dresden, hat gemeinsam mit Ingenieur LORENTZ eine pneumatische Glasmacherpfeife erfunden, die einen gewaltigen gewerbehygienischen Fortschritt bedeutet, da sie das anstrengende und gefährliche Mundblasen entbehrlich macht.

Die LORENTZsche Pfeife gleicht nach Form, Gewicht und Handhabungsart der gewöhnlichen Glasmacherpfeife, ist mit Gummi ummantelt und trägt an der Spitze einen Knopf, den der Glasmacher mit dem Kinn oder, wenn gerade eine Hand frei ist, mit dem Finger niederdrückt. Durch den Knopf wird ein Ventil abstufbar geöffnet, das aus einer Preßluftpatrone Luft in feinem Strahl austreten läßt. Diese Preßluft saugt injektorartig Außenluft an und treibt sie in die zu blasende Glasmasse. Im Gegensatze zu älteren Konstruktionen wird also hier nicht die komprimierte Luft unmittelbar zum Auftreiben benutzt, sondern der Druck der frei werdenden Preßluft ersetzt lediglich den Druck, den sonst die Lunge des Glasmachers ausübt. Dadurch ist eine sehr feine Dosierung des zu verwendenden Druckes in genialer Weise ermöglicht. Die pneumatische Pfeife ist in der kurzen Zeit seit ihrer Erfindung mehrfach verbessert worden und ist praktisch weitgehend bewährt. Da sie für die meisten und gerade für die anstrengendsten Arbeiten des Glasmachers längst volle Verwendbarkeit gezeigt hat, so ist ihre Einführung mit Nachdruck zu fordern. Eingehender beschrieben ist diese hochbedeutsame Erfindung im Zentralbl. Gew.-Hyg. 1923, H. 3, vom Erfinder selbst. Glasmacher, die nach beiden Arten gearbeitet haben, sagten mir wiederholt, sie würden nie zur alten Arbeitsart zurückkehren wollen. Die Kosten der Neubeschaffung und Einrichtung betragen etwa 40% des Wertes einer normalen Monatsproduktion. Das Einarbeiten dauert nach Anlage und gutem Willen bis zu 14 Tage.

Nach PETERS (Rostock) soll die durch das Glasblasen hervorgerufene dauernde venöse Stauung am Kopfe die Entstehung des Glasmacherstares herbeiführen, wie man auch im Versuche durch Unterbindung der Wirbelvenen des

Auges Linsentrübung erzeuge. Mindestens könnte der venöse Druck, der sich ja auch in Form des Glasmacherkopfschmerzes bemerkbar macht, eine Hilfsursache der Starbildung sein, die also durch die pneumatische Pfeife beseitigt werden würde.

Über die Entstehungsursache des Glasmacherstares ist noch keine Klarheit gewonnen. Die Angaben über seine Häufigkeit schwanken zwischen 10 und 30%. Sicher ist, daß der Star bei Glasmachern früher und häufiger ist, als bei anderen Berufen, und unter Glasmachern, die jahrelang (Krieg) ihre Arbeit ausgesetzt hatten, waren weitaus weniger Starkranke, als unter jenen, die ununterbrochen gearbeitet hatten (s. S. 552).

Die in Deutschland herrschende Ansicht, der Glasmacherstar entstehe durch die von WIDMARK, SCHANZ und STOCKHAUSEN angeschuldigten ultravioletten Strahlen, ist erschüttert durch die Versuche von A. VOGT-Zürich, der mit ultraroten Strahlen (unter Ausschaltung von Wärmestrahlen) an Kaninchen Katarakt nach Belieben erzeugt (Atlas der Spaltlampenmikroskopie. Berlin: Julius Springer 1921). Der Glasmacherstar entsteht frühzeitig. WICK (v. Graefes Arch. f. Ophth. Bd. 109) fand bei fast einem Drittel der zwischen 40 und 59 Jahre alten Glasmacher Starbildung. Die Vorbeugung muß also ebenfalls frühzeitig einsetzen. Junge Glasmacher sind darauf hinzuweisen, daß Vorbeugungsmaßnahmen jenseits des 30. Lebensjahres leicht zu spät kommen. Die Zeiss-Werke bringen ein Schutzglas gegen Ultrarot heraus (nach A. VOGT). Derartige Schutzgläser werden als Brillen ungern getragen. Bequemer sind Schutzscheiben in Holzrahmen, die mit Zahnkeil gehalten werden, solange der Glasmacher in den Ofen schaut, sonst an einer Schnur um den Hals hängen.

Das geblasene Glas wird von meist jugendlichen Gehilfen mit langen Eisengabeln oder -schaufeln in die Kühlöfen verbracht, wo es bei geringerer Wärme abkühlend seine Sprödigkeit verliert. Die Ausräumung feststehender Kühlöfen darf erst geschehen, wenn die Ofenwärme auf etwa 30° verringert ist. Hiergegen wird der Eile wegen oft verstoßen. Kühlwagen, die außerhalb des Ofens völlig abkühlen, sind vorzuziehen, automatische Kühlbahnen hygienisch am besten. Undichte Kühlöfen fand ich oft als Quelle der Luftverderbnis in den Hütten.

Der Rand der geblasenen Glasgegenstände wird durch Erhitzung an Gasstichflammen (Abzug!) oder durch eine feine Stahlscheibe abgesprengt, dann auf horizontalen Eisenscheiben glatt geschliffen. Muster werden an senkrecht stehenden rotierenden Scheiben aus Stahl, Sandstein, Carborundum oder Holz (mittels Schmirgel) eingeschliffen, indem der Schleifer das zu bearbeitende Glas freihändig gegen den schleifenden Rand der Scheibe hält. Durch das dauernde Aufstützen der Ellbogen auf den Rand der Wasserwanne entstehen Ulnarislähmungen (TELEKY, Klin. Wochenschr. 1923). Schleimbeutelbildung an der Druckstelle ist häufig. Abgerundete Stützflächen sind erforderlich. Trotz des Naßschleifens gibt es in den Glasschleifereien viel Staub infolge Eintrocknung des mit Wassertröpfchen verspritzten Materials; Wände und Fußboden sind weiß, die Luft trägt den charakteristischen Geruch des Schleifstaubes. Tuberkulose ist unter den Schleifern häufig, zumal der Schleiferberuf ein Schwächlingsberuf ist. Viele Erkältungskrankheiten. Mattierte Flächenmuster werden mit dem Sandstrahlgebläse erzeugt oder durch Ätzung mit Flußsäure bzw. einer Mischung von Flußspat und Schwefelsäure oder Fluoralkalien und Salzsäure. Gummihandschuhe sind zu fordern, da die Flußsäure die Haut und die Fingernägel erkranken macht. Guter Abzug für die Säuredünste ist ebenfalls unerläßlich.

Für die Gesunderhaltung der Glasmacher wie aller Hitzearbeiter sind täglich kühle Brausebäder von größtem Wert. Der thermische und physikalische Reiz solcher Bäder wirkt der Erschlaffung der Hautgefäße entgegen und verhütet deren allmählich eintretende Lähmung.

Alkoholismus ist unter den Glasmachern sehr verbreitet, es werden auch jetzt noch durchschnittlich 2—3 l Bier täglich getrunken, daneben viel Schnaps.

Zweifellos ist die Austrocknung der Mundhöhle durch die zurückschlagende heiße Pfeifenluft Ursache des ständigen Durstgefühls. Wenn die pneumatische Patentpfeife und andere Ersatzmöglichkeiten maschineller Art das widerwärtige, anstrengende Mundblasen verdrängen, wird auch in dieser Hinsicht eine gesundheitliche Besserung für die Glasmacher zu erwarten sein.

In einer Individualstatistik an 3500 Glasmachern habe ich als durchschnittliches Lebensalter der Glasmacher 43,95 Jahre ermittelt; die Berufsfähigkeit als Bläser ist für Hohlglasmacher um volle 10 Jahre länger als für Tafelglasmacher, letztere scheiden durchschnittlich mit 50 Jahren aus dem Bläserberufe in Schonungsposten aus. Als Ursache des früheren körperlichen Verbrauches kommt neben der im allgemeinen wesentlich schwereren Arbeit auch die unregelmäßige Lebensweise in Betracht, die durch den häufigen Wechsel von Tages- und Nachtarbeit bedingt ist. Von den 111 Todesfällen meiner Zählung waren 44 durch Tuberkulose verursacht.

Unfall- und Krankheitsverhütung in der chemischen Industrie.

Von

R. FISCHER

Potsdam.

Nach zahlenmäßigen Feststellungen, soweit sie überhaupt in Frage kommen und ausgewertet werden können, meist handelt es sich dabei um Teilgebiete der chemischen Industrie, kann nicht gesagt werden, daß die der Berufsgenossenschaft der chemischen Industrie angehörenden Betriebe insgesamt durch Unfälle stärker belastet werden als die Betriebe anderer Berufsgenossenschaften. Diese sind zum Teil sogar größeren Unfallgefahren ausgesetzt und daher mehr belastet. Im allgemeinen wird man sagen können, daß es die *Eigenart* der chemischen Industrie und der ihr verwandten Betriebe naturgemäß mit sich bringt, daß hier auch *eigenartige Unfall- und Krankheitsgefahren* auftreten, die in anderen Industrien ausgeschlossen sind oder bei ihnen nur auftreten können, wenn hier gewisse chemische Stoffe verarbeitet oder gebraucht werden, wodurch die auch in den chemischen Betrieben bekannten eigenartigen Gefahren sich zeigen können.

Im Verlauf von Jahrzehnten ist man nicht nur über die Art dieser Gefahren weitgehend unterrichtet, sondern man hat auch die Schutzmittel gefunden, durch die man bei gewissenhafter Anwendung diesen eigenartigen Gefahren wirksam begegnen kann, und zwar sind es in der Regel Schutzmaßnahmen technischer Art, die allgemein anwendbar oder nötig sind, um Unfall- und Krankheitsgefahren auch in nicht chemischen Betrieben zu begegnen (z. B. zur Beseitigung von Dämpfen, Dünsten und Staubarten überhaupt). Es handelt sich also meist nicht einmal um besondere eigenartige Schutzvorrichtungen, sondern um solche, die allgemein angewendet werden und die auch, wie schon gesagt, erfahrungsgemäß wirksam sind.

Die Unfallgefahren in der chemischen Industrie werden nach der von der Berufsgenossenschaft der chemischen Industrie geführten Statistik verursacht durch:

1. Motoren (Dampfmaschinen, Wasserräder, Turbinen u. dgl.), Gaskraft-, Petroleum-, Benzin- (Benzol-), Heißluft- und Windmotoren, Dynamomaschinen und Elektromotoren;
2. Transmissionen;
3. Arbeitsmaschinen (ausgenommen Hebemaschinen), so Drehbänke, Bohrmaschinen, Hobelmaschinen, Fräsmaschinen, Kreis- und Bandsägen, Gattersägen, Schleif- und Schmirgelmaschinen, Schneide- und Wiegemaschinen, Kollergänge, Mahlgänge, Hammer- und Fallwerke, Pressen und Prägewerke, Walzen und Kalander, Druckmaschinen, Ventilatoren, Pumpen und sonstige;
4. Hebemaschinen: Fahrstühle und Aufzüge, Flaschenzüge, Winden, Krane und sonstige;
5. Dampfkessel, Dampfkochapparate, Dampfleitungen;
6. Zusammenbruch, Einsturz, Herab- und Umfallen von Gegenständen, Fall von Leitern, Treppen usw., aus Luken usw., in Vertiefungen usw.;
7. Auf- und Abladen von Hand, Heben, Tragen usw.;
8. Fuhrwerk, Eisenbahnbetrieb, Schiffahrt und Verkehr zu Wasser, Tiere;
9. Handwerkszeuge und einfache Geräte (Hämmer, Meißel, Äxte, Hacken, Spaten usw.;
10. Elektrische Anlagen, Leitungen u. dgl.;
11. Verschiedenes, wie abspringende Splitter, Späne u. dgl.;
12. Feuergefährliche, heiße und ätzende Stoffe usw. Hierunter sind zu zählen Explosion und Entzündung von Gasen, Benzin, Spiritus usw., Flammen an Öfen usw., Feuersbrünste usw., glühendes Metall, Schlacke, Asche, Wasserdampf, heißes Wasser und heiße Flüssigkeiten, ätzende Stoffe wie Laugen, Säuren, gelöschter Kalk usw., giftige Stoffe und Gase usw.;
13. Sprengstoffe (Explosion von Pulver, Dynamit u. dgl.).

Diese Zusammenstellung, die sich auf einer dem Verwaltungsbericht der Berufsgenossenschaft der chemischen Industrie beigegebenen Unfalltabelle aufbaut, zeigt, daß die unter Ziffer 1—11 aufgezählten Unfallgefahren auch bei anderen Industrien zu befürchten sind und daß eigentlich nur die unter den Ziffern 5, 12 und 13 aufgeführten Unfallgefahren der chemischen Industrie mehr oder weniger eigentümlich sind. Vgl. hierzu auch die Zahlen am Schlusse dieses Abschnittes. Über die allgemein auftretenden Unfallgefahren und Maßnahmen zu ihrer Bekämpfung braucht hier nicht besonders mehr gesprochen zu werden, es genügt vielmehr der Hinweis auf die Seiten 163ff. Da sich die Arbeitsgemeinschaft für Unfallverhütung (s. S. 184) eingehend mit der Frage des Schutzes von *Maschinen und Apparaten* in der chemischen Industrie befaßt hat, so wird auf die darauf bezügliche Zusammenstellung der Ergebnisse noch besonders verwiesen, die auch die in der Nahrungs- und Genußmittelindustrie und in der Gummiindustrie gebräuchlichen gleichartigen oder ähnlichen Maschinen und Apparate umfaßt.

Zusammenstellung der berufsgenossenschaftlichen Unfallverhütungsvorschriften über Bau und Ausstattung von Maschinen und Apparaten der Nahrungs- und Genußmittelindustrie, der chemischen und der Gummi-Industrie.

Vorbemerkung. Wird durch technischen Fortschritt und konstruktive Verbesserungen eine der nachstehenden Unfallverhütungsvorschriften überflüssig oder sinnwidrig, so liegt es im Interesse der Maschinenhersteller, bei der Zentralstelle für Unfallverhütung und der zuständigen Berufsgenossenschaft entsprechende Abänderungen zu beantragen.

A. Allgemeine Vorschriften.

1. Jede Maschine mit Kraftantrieb muß eine Vorrichtung haben, durch die der Bedienende sie rasch und sicher ausrücken kann. Die Ausrückung muß mit einer selbsttätig wirkenden Sicherung gegen zufälliges Einrücken versehen sein. [UVV. F. BG. § 99[1]).] Eine gemeinschaftliche Ausrückvorrichtung für mehrere Maschinen ist zugelassen, wenn 1. die Maschinen durch gemeinschaftlichen Antrieb zu einer Gruppe vereinigt stets nur gleichzeitig eine ineinandergreifende Arbeit verrichten; 2. die gemeinschaftliche Ausrückvorrichtung an den einzelnen Arbeitsstellen betätigt werden kann. (Vgl. UVV.-BG. Ch. I. Abschnitt I A. IV, § 34[2]).)

---

[1]) UVV. F. BG. = Unfallverhütungsvorschriften der Fleischerei-Berufsgenossenschaft vom 1. Juli 1915.

[2]) UVV. BG. ChI. = Unfallverhütungsvorschriften der Berufsgenossenschaft der chemischen Industrie vom 1. Januar 1912.

2. Alle Zahnräder, Kettengetriebe u. dgl., auch solche an Kraftmaschinen, Transmissionen, Hebezeugen usw. sind derart zu schützen, daß der Eingriff dauernd und völlig verdeckt ist. [UVV. NI. BG. § 111[1].]

3. Schwungräder, Riemenscheiben und alle sonstigen schnellaufenden Räder, die im Verkehrsbereich liegen, sind zu umwehren, oder der Raum zwischen ihren Speichen ist glatt zu verkleiden. (UVV. NI. BG. § 112.)

4. Keile und Stellringschrauben sind entweder versenkt anzuordnen oder ihre vorstehenden Teile sind glatt zu verkleiden. Hervorstehende Wellenenden und ähnliche sich drehende Teile sind mit feststehender Schutzhülse zu verdecken. (UVV. NI. BG. § 113.)

5. Mechanisch bewegte, gefahrbringende Maschinenteile sind durch zweckentsprechende wirksame Schutzvorrichtungen zu sichern. Die Schutzvorrichtungen sind dauerhaft herzustellen und müssen fest angebracht sein. Ist letzteres nicht angängig, dann muß die Schutzvorrichtung zwangläufig auf die Ausrückvorrichtung, gegebenenfalls auch auf das Schwungrad derart wirken, daß die Maschine steht, bevor man erfaßt werden kann. Draht, Seil, Schnur usw. sind als Verbindungsteile unzulässig. (UVV. NI. BG. § 118.)

6. Es ist darauf Bedacht zu nehmen, daß Maschinen, auf denen mit leicht entflammbaren Stoffen (Benzin, Schwefelkohlenstoff usw.) gearbeitet wird, zu erden sind. (Vgl. § 394 Abs. III UVV. d. BG. der Feinmechanik.)

B. *Kochapparate.*

7. An jedem Kochapparat ist seine Herkunft sowie der zulässige höchste Betriebsdruck in dauerhafter lesbarer Form zu bezeichnen. (UVV. NI. BG. § 132.)

8. Doppelwandige Kochapparate, deren zulässiger Innendruck geringer ist als der Betriebsdruck des Dampferzeugers, sind mit einem Druckverminderungsventil zu versehen, das ein Überschreiten des zulässigen Betriebsdruckes sicher verhindert. (UVV. NI. BG. § 133.)

9. Doppelwandige Kochapparate, deren Dampfspannung auf offenem Feuer erzeugt wird, sind mit einem zuverlässigen Manometer und einem Sicherheitsventil zu versehen, das ein Überschreiten des zulässigen Betriebsdruckes sicher verhindert. (UVV. NI. BG. § 134.)

Erläuterung: Statt der Federventile sollen möglichst nur Hebelsicherheitsventile verwendet werden. Der Querschnitt der Ventile soll hinreichend groß sein. (Vgl. Pol.-Verordnung.)

10. Kippkochkessel sind mit einer sicher wirkenden Stellvorrichtung zu versehen, sofern nicht die Bauart des Kessels gegen unbeabsichtigtes Kippen sichert. (UVV. NI. BG. § 135.)

C. *Vulkanisierkessel.*

11. Vulkanisierkessel müssen als Dampffässer den für diesen bestehenden Material- und Bauvorschriften sowie den Vorschriften über die Ausrüstung der Dampffässer entsprechen. Die Zusammenstellung dieser Vorschriften bleibt vorbehalten. Bei Vulkanisierkesseln ist besonders zu beachten, daß als Baustoff für die Wandungen und Einzelteile Holz und Gußeisen nur da verwendet werden soll, wo der Betrieb es unbedingt erfordert. Auch die Helme sollen möglichst nicht aus Gußeisen, sondern aus Stahlguß hergestellt werden. (Vgl. Bestimmungen über Einrichtung und Betrieb der Dampffässer, Trocken- und Schlichtzylinder, erläutert von Jaeger. S. 45. Carl Heymanns Verlag 1913.)

D. *Rübenwäschen.*

12. Rübenwäschen u. dgl. müssen mit ihrem oberen Rand wenigstens 1 m über dem Bedienungsgang liegen, andernfalls sind entsprechende Schutzvorkehrungen zu treffen. Rübenschwanzwäschen müssen mit einer Einrichtung versehen sein, welche das Hineingreifen während des Ganges verhindert. [UVV. Z. BG. § 97[2].]

E. *Zerkleinerungsmaschinen.*

13. Zerkleinerungsmaschinen aller Art sind durch Verengung der Füllöffnung, Erhöhung des Fülltrichters, Schutzrost oder in sonstiger Weise so einzurichten, daß die Finger nicht bis zu der gefährlichen Stelle gelangen können. [UVV. BG. ChI. § 19.] Dasselbe gilt auch für Strang- und Spritzmaschinen.

14. Sind gefährliche Auslauföffnungen vorhanden, dann sind auch diese ausreichend zu schützen. (UVV. NI. BG. § 119.)

[1]) UVV. NI. BG. = Unfallverhütungsvorschriften der Nahrungsmittel-Industrie-Berufsgenossenschaft vom 1. Januar 1915.

[2]) UVV. Z. BG. = Unfallverhütungsvorschriften der Zucker-Berufsgenossenschaft vom 22. Mai 1917.

F. Schnitzelmaschinen.

15. An den Schnitzelmaschinen sind möglichst Einrichtungen zu treffen, welche erfordern, daß der Hebel zum Drehen der Messerkastenscheibe vor dem Einrücken aus der Drehscheibe entfernt sein muß, sofern nicht eine andere, den Arbeiter nicht gefährdende Drehvorrichtung vorhanden ist. (UVV. Z. BG. § 98.)

G. Mühlen.

16. Transportschnecken müssen vollständig verschlossen sein. [UVV. M. BG. § 94[1]).]

17. Nebeneinanderliegende Walzen sind über dem Einzuge mit festen Rosten zu versehen. (UVV. M. BG. § 96, letzter Satz.)

Erläuterung: „Diese Vorschrift erstreckt sich auch auf übereinander und diagonal liegende Walzen."

18. Die Läufersteine für Mahl-, Schrot- und Spitzgänge, die mit der Bodenfläche arbeiten, sind mit starken eisernen Reifen zu binden. (UVV. M. BG. § 97.)

H. Kollergänge und Melangeure.

19. An Kollergängen und Melangeuren müssen der Eingriff des Läufersteines sowie die etwa vorhandenen Messerscheiben mit ausreichender Schutzvorrichtung abgegrenzt sein. (UVV. NI. BG. § 123.)

I. Schneidemaschinen.

20. An Schneidemaschinen aller Art müssen die Messer mit Schutzvorrichtungen versehen sein, die der Ziffer 5 entsprechen. (UVV. NI. BG. § 124.)

K. Knet- und Mengmaschinen.

21. Knetmaschinen und Mengmaschinen mit Horizontalknetwelle sind mit Schutzdeckel zu versehen, der sicher[2]) verhindert, daß man während des Ganges[3]) der Maschine mit den gefahrbringenden Stellen in Berührung kommen kann. Gleiches gilt für Knetmaschinen, deren Kneter auf vertikaler oder auf schräger Welle sitzen. Für alle übrigen Knetmaschinensysteme, besonders für diejenigen mit ausfahrbarem Knettroge, ist Ziffer 5 maßgebend. (UVV. NI. BG. § 122, vgl. auch § 17 Abschn. II 1 A UVV. BG. ChI.)

Bei Verarbeitung von Gummimaterialien, deren Entfernung nur beim Gang[3]) der Maschine bei umgekehrtem Troge erfolgen kann, sind geeignete Schutzvorrichtungen vorzusehen, welche eine Verletzung der Arbeiter verhindern. (Vgl. § 395 Abs. 3 UVVen. BG. der Feinmechanik.)

L. Walzwerke.

22. Walzwerke, denen das Material unmittelbar mit den Händen zugeführt wird, sind so einzurichten oder mit Schutzvorrichtungen zu versehen, daß die Hände nicht von den Walzen erfaßt werden können.

Wo sich die Gefährdung der Hände durch Schutzvorrichtungen nicht vollständig beseitigen läßt, müssen die Walzwerke mit einer vom Stand des Arbeiters aus leicht erreichbaren und sofort wirkenden Ausrück- oder Bremsvorrichtung versehen werden. (UVV. BG. ChI. § 16 Abs. 1—3, 5.)

M. Pressen und Stanzen.

23. Pressen, Stanzen und ähnliche Maschinen mit stoßweiser Wirkung müssen so eingerichtet sein oder mit Schutzvorrichtungen versehen werden, daß während der Abwärtsbewegung der Stempel die Finger nicht zwischen Stempel und Matrize oder Arbeitsstück gelangen können.

Bei Spindelpressen, deren Balancier sich in Kopfhöhe bewegt, ist die Bahn der Kugeln oder hervortretenden Handgriffe zu schützen, falls durch dieselben der Arbeiter oder in der Nähe verkehrende Personen verletzt werden können. (UVV. BG. ChI. § 8.)

N. Schnitzelpressen.

24. Die Teller an Schnitzelpressen, in denen sich Ausräumer bewegen, sind gegen ein Hineingreifen von oben nach Möglichkeit zu sichern. (UVV. Z. BG. § 99.)

O. Zentrifugen (ausgenommen Milchseparatoren).

25. Zentrifugen sind mit einem Schutzdeckel zu versehen, der zwangläufig auf die Ausrück- bzw. Abstellvorrichtung wirken muß, so daß sie, während sie durch Motorkraft

---

[1]) UVV. M. BG. = Unfallverhütungsvorschriften der Müllerei-Berufsgenossenschaft vom 1. Januar 1915.

[2]) Das „sichere" Verhindern setzt einen zwangläufigen Deckelverschluß voraus.

[3]) Auch das „Nachlaufen" der Maschine gilt als „Gang".

oder noch durch erhebliche Schwungkraft bewegt werden, nicht geöffnet sein können. (UVV. NI. BG. § 147.)

Anmerkung: Bei der Molkerei-BG. ist diese Bestimmung eine Sollvorschrift.

26. Bei Zentrifugen muß die zulässige Belastung und Umlaufzahl deutlich sichtbar angegeben werden. Zentrifugen mit eigenem Motor, ausgenommen Elektromotoren, sind mit einer Vorrichtung (Läutewerk, Geschwindigkeitsmesser usw.) zu versehen, welche ein Überschreiten der höchsten zulässigen Umlaufzahl anzeigt. An Geschwindigkeitsmessern ist letztere deutlich zu markieren. Jede Zentrifuge muß eine Bremse haben, falls nicht bei ihrer Benutzung mit der Gefahr einer Entzündung von feuergefährlichen Materialien oder Gasen zu rechnen ist.

Der Außenmantel muß bei neuen Maschinen aus einem zähen Material (Schmiedeeisen, Kupfer, Stahl) hergestellt werden und gegen eine Explosion der Trommel genügenden Widerstand bieten. Bei bereits im Betriebe befindlichen Zentrifugen mit gußeisernem Mantel ist der Mantel durch schmiedeeiserne Ringe zu verstärken. (UVV. BG. Chl. § 18, Abs. 1—4.)

Im übrigen muß auf die *Unfallverhütungsvorschriften der Berufsgenossenschaft der chemischen Industrie* verwiesen werden. Nachstehend folgen aus diesen nur noch diejenigen Vorschriften, durch deren sorgfältige Beachtung und Durchführung den besonderen Gefahren der chemischen Industrie erfolgreich entgegengewirkt werden kann. Einer besonderen Erläuterung bedürfen sie kaum. Wesentlich bleibt die Bekämpfung der *gewerblichen Vergiftungen*, worüber das allgemein Notwendige bereits auf den Seiten 37ff., 142ff. und 150ff. gesagt worden ist und worauf hier verwiesen wird.

Bestehende Vorschriften der Landespolizeibehörden und sonstige allgemeine obrigkeitliche Vorschriften (s. S. 184) werden durch die Unfallverhütungsvorschriften nicht berührt. Da es sich bei den Betrieben der chemischen Industrie wohl durchweg nur um nach § 16 der Gewerbeordnung genehmungspflichtige Anlagen handelt, so sind auch die in den *Genehmigungsbedingungen der Genehmigungsurkunde* für den besonderen Fall gegebene Vorschriften zum Schutze der Anwohner und Arbeiter durchzuführen.

Unfallverhütungsvorschriften[1]) (Auszug).

Notausgänge. Zur Rettung aus Feuers- und anderen Gefahren müssen genügend Ausgänge, Fenster und Treppen oder Notleitern vorhanden sein. Die Türen müssen nach außen aufschlagen und dürfen nicht verstellt, die Fenster nicht fest vergittert werden. Die Notausgänge sind als solche erkenntlich zu machen.

Glasdächer und Oberlichtfenster. Über Arbeitsplätzen befindliche Glasdächer und Oberlichtfenster, die der Gefahr der Zertrümmerung durch Werkstücke oder Arbeitsgeräte ausgesetzt sind, müssen, sofern sie nicht aus Drahtglas bestehen, mit Drahtnetzen von nicht über 3 cm Maschenweite unterfangen werden.

Galerien, Bühnen, Übergänge, Laderampen. Galerien, Bühnen und feste Übergänge von mehr als 0,5 m Höhe und solche über Behältern mit heißen und ätzenden Flüssigkeiten sind an den freiliegenden Seiten mit einem festen, das Hindurchfallen von Personen verhindernden Geländer von mindestens 1 m Höhe und mit einer mindestens 5 cm hohen Fußleiste zu versehen.

Ebenso sind alle höher als 1 m liegenden Podeste sowie Mauerwerke von Kesseln, Blasen, Ofen usw., die als Arbeitsplatz dienen oder regelmäßig betreten werden, zu umfriedigen. Bei Dampfkesseln darf jedoch die Umfriedigung nur aus einem einfachen Randgeländer ohne Zwischenstange bestehen.

Sturzbühnen, an denen sich feste Geländer nicht anbringen lassen, müssen zum Schutze gegen das Herabfallen von Personen mit einem Fangrost ausgerüstet werden.

Rampen und Bühnen zum Be- und Entladen von Eisenbahnwagen und Fuhrwerken bedürfen an der Ladeseite keines Geländers, ebenso die Ladestellen am Wasser.

Gerüste und Bühnen für Bau-, Montage- und sonstige vorübergehende Arbeiten sind zu schützen.

Gruben, Kanäle, versenkte Gefäße, Fußbodenöffnungen und sonstige Vertiefungen. Gefahrbringende Gruben, Kanäle, versenkte Gefäße und andere Vertiefungen in den Arbeitsräumen und auf Arbeitsplätzen sind sicher abzudecken oder wie Bühnen mit festem Geländer zu umgeben. Ausgenommen von dieser Bestimmung sind die in besonderen Gruppen ange-

[1]) Berlin: Carl Heymanns Verlag.

ordneten Gruben in Leimfabriken (Kalkäscher), bei denen nur die in der Nähe von Verkehrswegen liegenden zu sichern sind.

Im Fußboden befindliche Luken müssen umwehrt oder mit Scharnierklappen versehen sein, die sich selbsttätig hinter der Last schließen oder beim Öffnen die Umwehrung ersetzen.

Vertiefungen und Fußbodenöffnungen bei Bauarbeiten sind sinngemäß wie vorstehend zu sichern.

Behälter mit heißen, ätzenden oder giftigen Stoffen. Siedekessel und Behälter mit heißen, ätzenden oder giftigen Stoffen müssen eine Brüstungshöhe von mindestens 90 cm haben oder mit Geländer von gleicher Höhe oder einer sicheren Bedeckung versehen sein.

Hochliegende Ventile usw. Hochliegende Ventile, Hähne, Stellvorrichtungen usw., die häufig zu bedienen sind, müssen durch Treppen, Bühnen oder gesicherte Leitern in gefahrloser Weise zu erreichen oder von unten durch geeignete Vorrichtungen zu betätigen sein.

Hochliegende Einfüllöffnungen an Apparaten usw. Extraktionsgefäße und sonstige Behälter und Apparate mit hochliegender Einfüllöffnung sind mit festem Aufstieg und zu ihrer Beschickung mit Podest zu versehen.

Verkleidung heißer Rohrleitungen. Im Verkehrsbereich liegende Dampf- und Heißwasserleitungen, die zu Verbrennungen Anlaß geben könnten, sind zu verkleiden.

Sicherung freischwebender Gegengewichte. Die Hubbahn der an Ketten, Seilen oder Stangen aufgehängten Gegengewichte von Rauchschiebern, Feuerungsverschlüssen usw. ist im Verkehrsbereich zu umwehren oder in geeigneter anderer Weise zu sichern.

Hochstehende Gefäße für heiße oder ätzende Flüssigkeiten. Über Arbeitsplätzen und Verkehrsstellen befindliche Gefäße, deren heißer oder ätzender Inhalt zum Überfließen neigt, sind mit Überlaufrinne zu versehen, oder der Fußboden bzw. das die Gefäße umgebende Podium muß so beschaffen sein, daß die überlaufende Flüssigkeit den unter den Gefäßen verkehrenden Personen nicht gefährlich werden kann.

Abführung der Gase und Dämpfe aus Apparaten und Behältern. Apparate und Gefäße in denen sich Gase, Dämpfe oder staubförmige Körper entwickeln, mit deren Austritt in die Arbeitsräume Gefahren oder erhebliche Belästigungen verbunden sind, müssen dicht abgeschlossen oder mit einer Vorrichtung versehen sein, durch welche Gase, Dämpfe oder Staub abgeführt werden.

Diese Vorrichtungen müssen auch beim Öffnen der Mannlöcher oder Deckel während des Prozesses wirksam sein.

Ventilation der Räume. Räume, in welchen sich Einrichtungen wie Röstöfen, Generatorfeuerungen, Pfannen usw. befinden, bei denen das Entweichen gesundheitsschädlicher oder leicht entzündlicher Gase, Dämpfe oder staubförmiger Körper nicht hinreichend verhindert werden kann, sowie Arbeitsräume mit hoher Temperatur sind mit wirksamer Ventilation zu versehen.

Räume mit Explosionsgefahr. Räume, in welchen leicht entzündliche, bereits bei gewöhnlicher Lufttemperatur flüchtige Stoffe wie Benzin, Äther, Schwefelkohlenstoff usw. in Mengen von 15 kg und mehr lagern oder bei Verwendung solcher und anderer Stoffe die Ansammlung oder Entwicklung brennbarer oder explosiver Gase, Dämpfe oder staubförmiger Materialien in gefahrdrohender Weise eintreten kann, sind von außen mit Anschlag zu versehen: „Feuergefährlich! Rauchen, Benutzung von offenem Licht und Feuerzeug verboten!“ In diesen Räumen dürfen sich keine Feuerquellen befinden, auch ist die Aufstellung von Elektromotoren, Dynamomaschinen oder Verbrennungsmotoren und die Anbringung von funkengebenden elektrischen Armaturen in denselben unstatthaft. Die Fußböden dieser Räume müssen undurchlässig sein.

Die künstliche Beleuchtung muß durch Glühlampen mit Überglocken oder von außen durch Lampen geschehen, die durch starke, dicht abschließende Glasscheiben gegen den Raum abgeschlossen sind.

In solchen Räumen ist nur Dampf- oder Wasserheizung zulässig.

Vorstehende Bestimmungen erstrecken sich auch auf solche benachbarte Räume, welche mit den vorgenannten dauernd oder zeitweise, z. B. durch Türen, Fenster, Riemenöffnungen, Kanäle usw., in Verbindung stehen oder mit ihnen in Verbindung gebracht werden können.

Die Ausbreitung etwa auslaufender Flüssigkeiten obiger Art über den Hof oder über Nebenräume ist in geeigneter Weise, z. B. durch Neigung des Fußbodens und Sammelgruben, zu verhindern. Abwässerläufe dürfen zur Abführung brennbarer Flüssigkeiten nicht benutzt werden. Letztere sind im Raum festzuhalten oder durch dichte Leitungen abzuführen. Sammelgruben dürfen nicht durch Kanäle mit anderen Räumen in Verbindung stehen.

Die Flüssigkeitsbehälter dürfen nur so weit verschlossen sein, daß bei ihrer Erwärmung, insbesondere bei Bränden, die entstehenden Dämpfe ohne erhebliche Drucksteigerung Abzug haben.

Flüssigkeitsstandrohre sind gegen äußere Beschädigung zu schützen.

Die Verwendung offener oder lose bedeckter Scheidegefäße ist verboten.

Ins Freie führende Abtreibrohre müssen so ausmünden, daß eine Entzündung der austretenden Dämpfe nicht stattfinden kann.

Türen und Fenster des Erdgeschosses dürfen sich nicht in der Nähe ungeschützter Feuerstellen befinden. Notausgänge, insbesondere auch für obere Stockwerke, Bühnen und Podeste, müssen ein schnelles Verlassen der Räume ermöglichen.

Lagerung leicht entzündlicher Flüssigkeiten. Für große Mengen leicht entzündlicher Flüssigkeiten, soweit sie nicht zum geregelten Fortgange der Fabrikation in den Betriebsstätten vorrätig gehalten werden müssen, sind besondere Lager zu errichten. Neue Lager müssen so angelegt werden, daß der Inhalt der Gefäße sich beim Auslaufen nicht auf dem umliegenden Gelände verbreiten kann. Oberirdisch angelegte Lager sind zu diesem Zwecke mit einem Damm zu umgeben, der keinerlei Durchlaß haben darf. Bei der Lagerung in Gebäuden sind diese feuersicher so herzustellen, daß die Übertragung eines Brandes von außen möglichst verhindert wird.

Anderen Zwecken dienende Gebäude dürfen in der Nähe des Lagers nur errichtet werden, wenn ihr Abstand mindestens 20 m beträgt; ebenso dürfen neue Lager nicht in geringerer Entfernung von vorhandenen Gebäuden angelegt werden.

Kessel für leicht entzündliche Stoffe. Bei Kesseln mit direkter Feuerung für die Verarbeitung leicht entzündlicher Stoffe müssen Einrichtungen vorhanden sein, welche verhindern, daß der Inhalt beim Überkochen in die Feuerung laufen kann, ohne daß die Dämpfe sich entzünden können.

Schutz gegen die Entzündung elektrisch erregbarer Flüssigkeiten. Zur Verhütung von Bränden beim Umfüllen und Verarbeiten elektrisch erregbarer Flüssigkeiten wie Äther, Schwefelkohlenstoff, Aceton, Benzin, sind Maschinen, Apparate, Standgefäße, Rohrleitungen, Heber und Trichter aus Metall herzustellen und, wo irgend angängig, zu erden. Die beim Füllen der Transportgefäße benutzten Unterlagen müssen gleichfalls leitend geerdet sein.

Bei Anlagen, in denen sich die vorstehenden Sicherheitsmaßnahmen nicht in vollem Umfange ausführen lassen, müssen wenigstens Trichter oder Heber aus Metall bestehen und geerdet sein.

Bei der Behandlung kleiner Mengen im Laboratorium ist die Verwendung nichtmetallener Trichter und Heber zulässig.

Beim Füllen in Glasballons sind eiserne Trichter zu vermeiden, oder sie müssen zur Verhinderung der Funkenbildung beim Einsetzen in den Flaschenhals außen mit Kupfer oder einem anderen weichen Metall verkleidet und geerdet sein.

Verbotene Arbeiten bei vorhandenen körperlichen Gebrechen. Personen, welche an Ohnmachtsanfällen, Fallsucht, Krämpfen, Schwindel, Schwerhörigkeit, Kurzsichtigkeit, Bruchschäden oder anderen nicht in die Augen fallenden körperlichen Schwächen oder Gebrechen in dem Maße leiden, daß sie dadurch bei gewissen Arbeiten einer außergewöhnlichen Gefahr ausgesetzt sein würden, dürfen mit solchen Arbeiten nicht beauftragt werden, sobald der Auftraggeber von dem Leiden Kenntnis erhalten hat.

Die Arbeitnehmer sind verpflichtet, falls sie einen derartigen Auftrag erhalten sollten, ihrem Vorgesetzten entsprechende Mitteilung zu machen.

Besonders gefährliche Arbeiten. Besonders gefährliche Arbeiten dürfen nur solchen Personen übertragen werden, von denen nach erfolgter Belehrung und Prüfung feststeht, daß sie die damit verbundene Gefahr und die erforderlichen Schutzmaßnahmen genau kennen, und von denen angenommen werden kann, daß sie die Arbeiten mit der erforderlichen Vorsicht ausführen. Jeder Arbeiter hat die Pflicht, diejenigen Personen, welche ihm zur Hilfe oder Unterweisung beigegeben sind, auf die mit ihrer Beschäftigung verbundenen Gefahren aufmerksam zu machen und darauf zu achten, daß die gegebenen Verhaltungsvorschriften von den ihm unterstellten Personen befolgt werden.

Aufbewahrung feuergefährlicher Stoffe und Abfälle. Die Aufbewahrung feuergefährlicher und explosiver Stoffe ist nur an den dafür bestimmten Lagerstellen gestattet. In Arbeitsräumen dürfen sich nur die durch die Fabrikation bedingten Mengen befinden.

Feuergefährliche Abfälle sind möglichst schnell zu beseitigen.

Mit Öl durchtränkte alte Putzwolle oder Putzlappen, die leicht zur Selbstentzündung neigen, dürfen innerhalb der Arbeitsräume nur in feuersicheren Behältern aufbewahrt werden.

Schutzbrillen. Bei allen Arbeiten, die ihrer Natur nach zu Augenverletzungen leicht Veranlassung geben könnten, sind den damit beschäftigten Personen geeignete Schutzmittel (Brillen, Masken, Schutzschirme) zur Verfügung zu stellen, auf deren Benutzung zu halten ist.

Die Arbeiter sind verpflichtet, sich dieser Schutzmittel in obigen Fällen zu bedienen, insbesondere da, wo mit dem Verspritzen von Säure, Lauge oder anderen ätzenden Stoffen gerechnet werden muß, beim Mühlsteinschärfen, Kiesklopfen, bei der Bearbeitung harter und spröder Arbeitsstücke sowie beim Abfüllen von Getränken auf Glasflaschen unter Druck.

Ausgießen und Umfüllen von Säuren und Laugen. Zum Ausgießen von Säuren und ätzenden Laugen aus Ballons, Fässern u. dgl. müssen Vorrichtungen (Kipper usw.) verwendet werden, die ein gleichmäßiges Ausgießen des Inhalts gestatten und das Verspritzen möglichst verhindern.

Das Hebern darf nicht mit dem Munde geschehen.

Betreten explosionsgefährlicher Räume. Das Betreten explosionsgefährlicher Räume (§ 18) mit offenem Licht oder Laternen sowie auch die Benutzung von Feuerzeug in denselben ist verboten.

Als bewegliche Beleuchtungskörper sind für solche Räume nur geschützte elektrische oder andere als zuverlässig bekannte Sicherheitslampen, wie z. B. die DAVY'schen, zu benutzen. Bei Kabellampen müssen die isolierten Drähte noch durch eine haltbare Umhüllung versichert sein.

Dieselben Vorsichtsmaßregeln sind zu beobachten bei Destillierblasen, Apparaten, Gefäßen, Gruben und Kanälen, in denen sich entzündliche Gase befinden könnten, insbesondere auch beim Hineinleuchten in eiserne Transportgefäße.

Betreten feuergefährlicher Räume mit Licht. Räume mit feuergefährlichen Stoffen ohne Staub- und Gasentwicklung dürfen außer mit elektrischen oder Sicherheitslampen nur mit gut abgeschlossenen Laternen betreten werden.

Vorsicht beim Einsteigen in Apparate, Behälter, Gruben usw. Das Befahren von Destillationsblasen, Tanks, Gruben, Kanälen, Transportwagen, überhaupt allen von der Luftzirkulation abgeschlossenen Behältern und Räumen, in welchen sich giftige, betäubende und nicht atembare Gase und Dämpfe entwickeln oder ansammeln können, darf nur unter Beobachtung der größten Sicherheitsmaßnahmen und nur auf besondere Anweisung des Betriebsführers geschehen. (Vgl. Unfallverhütungsvorschriften zum Schutz gegen gefährliche Gase und Dämpfe.)

An solchen Blasen, Apparaten usw. oder in deren Nähe müssen Schilder angebracht werden, durch welche in augenfälliger Schrift das Einsteigen ohne besondere Anweisung des die Aufsicht führenden Vorgesetzten verboten wird.

Gesundheitsschädliche Gase, Dämpfe und Staubarten. Wo bei chemischen Prozessen und Arbeiten mit dem Auftreten gesundheitsschädlicher Gasarten gerechnet werden muß, sind die besonderen Unfallverhütungsvorschriften für gefährliche Gase und Dämpfe zu beachten.

Bei Arbeiten mit Staubentwicklung müssen den Arbeitern geeignete Respiratoren zur Verfügung gestellt werden, auf deren Benutzung zu halten ist.

Befahren von Behältern mit Rührwerken oder Dampf- und Säureleitungen. Das Einsteigen in Bottiche, Apparate und Behälter, die sich entweder selbst drehen oder mit Rührwerken für Kraftbetrieb versehen sind, darf nur geschehen, nachdem ausreichende Sicherheitsvorkehrungen zur Verhinderung einer selbsttätigen oder durch Mitarbeiter herbeigeführten Inbetriebsetzung getroffen sind (Abwerfen der Riemen, Verschließen, Festbinden oder Abstützen der Ausrücker u. dgl.).

Kessel und andere Behälter, in welche Dampf, heiße oder ätzende Flüssigkeiten eintreten könnten, dürfen erst befahren werden, nachdem durch Blindflanschen oder durch die Unterbrechung der betreffenden Zuleitungen diese Gefahr beseitigt und die Behälter abgekühlt sind.

Abbau von Bergen zusammenhängender Materialmassen. Der Abbau von Materialien, welche leicht zusammenbacken und an der Oberfläche erhärten, darf bei mehr als 2 m Höhe nur in einem das Nachstürzen verhindernden Böschungswinkel oder stufenweise geschehen. Die Stufen dürfen die Höhe von 2 m nicht übersteigen und müssen einen sicheren Stand für die Arbeiter gewähren.

Das Unterhöhlen der Massen ist verboten. Unterhalb der Arbeitsstellen im Bereich der abfallenden Stücke darf nicht gleichzeitig gearbeitet werden.

Sackstapel. Sackstapel müssen an den Ecken in der äußeren Lage im Kreuz- bzw. Mauerverband aufgeführt werden.

Das Abtragen der Säcke muß absatzweise und in Stufen von nicht über 4 Sack Höhe erfolgen. In keinem Falle darf der Verband durch Herausziehen der Säcke gestört werden.

Stapel dürfen nicht so nahe an freilaufende Wellen oder sonstige bewegte Transmissions- oder Maschinenteile heranreichen, daß dadurch beim Aufstapeln oder Abtragen Personen gefährdet werden.

Transport mittels Schrotleitern und Ladebäumen. Das Gehen zwischen Schrotleitern und Ladebäumen beim Auf- und Abladen ist verboten.

Das Auf- und Abladen großer, schwerer Fässer mittels Schrotleitern oder Ladebäumen darf, wenn nicht andere ausreichende Sicherheitsvorkehrungen vorhanden sind, nur unter Benutzung von Seilen oder Ketten geschehen.

In gleicher Weise ist beim Transport über Treppen zu verfahren.

Schrotleitern sind in geeigneter Weise gegen Abrutschen von ihrem Auflager, Ladebäume gegen seitliches Ausweichen zu sichern.

Wirkungskreis. Jeder Arbeiter hat den ihm zugewiesenen Wirkungskreis innezuhalten und darf sich nicht eigenmächtig an anderen Maschinen, Apparaten oder Einrichtungen zu schaffen machen.

Das Betreten abgesperrter Räume ist Unbefugten strengstens verboten.

Rauchen. Das Rauchen in feuergefährlichen Betriebsräumen und auf feuergefährlichen Arbeits- oder Lagerplätzen ist verboten.

Bekleidung. Die mit der Wartung und Bedienung von Motoren und Transmissionen beschäftigten Arbeiter müssen eng anschließende Kleidung tragen.

Den in der Nähe bewegter Maschinenteile und Transmissionen tätigen Personen ist das Tragen lose herabhängender Haare oder Zöpfe, freihängender Kleiderteile, Schleifen, Bänder, Halstuchzipfel u. dgl. verboten.

Das Ab- und Anlegen sowie das Aufbewahren von Kleidungsstücken in unmittelbarer Nähe bewegter Triebwerke ist nicht gestattet.

Bei feuergefährlichen Arbeiten dürfen leicht entflammbare Kleidungsstücke nicht getragen werden, oder sie sind durch Schürzen oder andere zweckmäßige Bekleidung zu schützen.

Fürsorge für Verletzte. Anweisung und Hilfsmittel. In jedem Betriebe ist mindestens eine Tafel auszuhängen, auf der die erste Hilfeleistung bei Unfällen allgemein verständlich beschrieben und, soweit erforderlich, durch entsprechende Abbildungen erläutert ist. Auch sind die der Eigenart des Betriebes entsprechenden Hilfsmittel für die erste Hilfeleistung bei Unfällen, wie Verbandstoffe, Brandbinden, Sauerstoffatmungsapparate usw., an geeigneter Stelle und gegen Staub geschützt bereitzuhalten. Es ist Sorge zu tragen, daß wenigstens eine im Betriebe beschäftigte Person mit der Handhabung der Hilfsmittel vertraut ist.

Verhalten der Arbeiter bei Verletzungen. Der Verletzte hat dafür zu sorgen, daß Wunden, auch wenn sie ganz geringfügig erscheinen, sofort gereinigt und gegen das Eindringen von Schmutz und Staub sorgfältig geschützt werden. Besonderer Wert ist auf vorsichtige Behandlung von Wunden bei der Beschäftigung in Knochenmühlen, Abdeckereien und sonstigen Fabriken zu legen, in denen mit Wundinfektion zu rechnen ist. Solange die Wunde in solchen Betrieben nicht wenigstens durch Notverband geschützt ist, hat der Verletzte seine Tätigkeit zu unterbrechen.

Vorschriften für die Wartung von Dampffässern und sonstigen Gefäßen und Apparaten unter Druck. Die mit der Wartung von Dampffässern oder sonstigen Gefäßen und Apparaten unter Druck beauftragten Arbeiter sind verpflichtet, dafür Sorge zu tragen, daß die Sicherheitsvorrichtungen bestimmungsgemäß benutzt werden, und daß Gefäße oder Apparate, die sich nicht in gefahrlosem Zustande befinden, nicht in Betrieb bleiben.

Der Wärter hat vor jeder Füllung eines Dampffasses zu untersuchen, ob alle Vorrichtungen gangbar und die Verbindungen mit dem Dampffaß nicht verstopft sind. Ganz besondere Sorgfalt erfordert die Untersuchung des Sicherheitsventils und Manometers auf Gangbarkeit und freie Verbindung mit dem Dampffaß. Ebenso hat sich der Wärter bei der Bedienung sonstiger Gefäße und Apparate stets von dem ordnungsmäßigen Zustande aller wahrnehmbaren Teile zu überzeugen und von den Schäden (Rissen, Abnutzungen, starken Undichtigkeiten, unzuverlässigen Armaturstücken usw.) dem Vorgesetzten sofort Anzeige zu machen.

Der Wärter hat zu beobachten und Sorge zu tragen, daß die Dichtungsflächen rein und frei von Beschädigungen sind, durch welche die Abdichtung leidet. Die Dichtung der Verschlußöffnungen muß unter Verwendung geeigneten Materials sorgfältig ausgeführt werden.

Beim Verschrauben der Verschlußöffnungen sind stets sämtliche Schrauben zu benutzen. Das Anziehen der Schrauben hat vorsichtig in gleichmäßiger Weise zu erfolgen. Die Benutzung außergewöhnlicher Mittel zum Anziehen (z. B. Aufstecken von Rohren auf die Schlüssel, Verwendung langer Stangen bei Flügelmuttern und Bügelverschlüssen oder Antreiben der Muttern durch Hammerschläge u. dgl.) ist verboten. Alle Schrauben sind gleichmäßig stark und nicht stärker anzuziehen, als zur Herstellung der Dichtung erforderlich ist.

Bei Verschlüssen mit umlegbaren Schrauben (Gelenkschrauben), Klammerverschlüssen und in Schlitze eingelegten Schrauben ist festzustellen, daß durch die Sicherungen das Abrutschen der Muttern verhindert wird und die Muttern oder Unterlagscheiben voll aufliegen.

Bei Bügelverschlüssen und Gelenkschrauben ist zu beobachten, daß nur genau passende Bolzen ordnungsgemäß benutzt werden. Fehlerhaft gewordene Verschlußteile (abgenutzte, rissige oder verbogene Schrauben u. dgl.) dürfen nicht verwendet werden.

Ventile und Hähne, durch welche Druck in die Gefäße gelassen wird, dürfen nur langsam geöffnet werden. Besonders ist dies beim Einlassen von Dampf zu beachten, wenn dessen Eintritt unterhalb dicht liegender Füllmassen erfolgt.

Solange die Gefäße unter Druck stehen, darf ein Nachziehen der Verschlußschrauben nur in dringenden Fällen und dann nur von dazu berufenen sachverständigen Leuten ausgeführt werden.

Alle Sicherheitsvorrichtungen (Sicherheitsventile, Manometer, Thermometer usw.) sind während des Betriebes zu beobachten, auch ist das Sicherheitsventil häufig auf Gangbarkeit zu prüfen. Jede Änderung der Belastung des Sicherheitsventils ist strengstens verboten.

Der Betriebsdruck soll die festgesetzte höchste Spannung nicht überschreiten. Tritt dieser Fall dennoch ein, oder zeigen sich im Betriebe Schäden, Risse oder größere Undichtigkeiten an den Gefäßen oder an deren Verschlüssen, so ist die Dampf- bzw. Druckluftleitung sofort zu schließen und bei Dampffässern mit Feuerung die Einwirkung des Feuers sofort aufzuheben.

Beim Schichtwechsel darf sich der abtretende Wärter von einem Dampffaß, welches noch der Wartung bedarf, erst entfernen, nachdem der antretende Wärter alles in ordnungsmäßigem Zustande übernommen hat.

Bei Dampffässern und sonstigen Gefäßen und Apparaten unter Druck, deren Verschlußdeckel nach beendeter Operation geöffnet werden sollen, hat sich der Wärter vor dem Lösen der Schrauben durch das Öffnen des Lufthahns Gewißheit zu verschaffen, daß kein Druck im Dampffaß mehr vorhanden ist. Die Wahrnehmung, daß das Manometer auf Null zeigt, genügt hierfür nicht. Bei der Bedienung der Druckfässer für ätzende und heiße Flüssigkeiten hat der Wärter ebenfalls sorgfältig darauf zu achten, daß der Druck vollständig aus dem Gefäß entwichen ist, bevor der Zulauf für die neue Charge angestellt wird.

Besondere Unfallverhütungsvorschriften zum Schutze gegen gefährliche Gase und Dämpfe. Allgemeine Bestimmungen. Die Arbeiter sind über die gefährlichen Eigenschaften der in ihrem Wirkungskreise vorkommenden Gase und Dämpfe sowie über die zur Verhütung von Vergiftungen oder Explosionen und bei Vergiftungsfällen zu beachtenden Maßnahmen eingehend zu unterrichten. Bei Betrieben, in denen erfahrungsgemäß giftige Gase und Dämpfe auftreten, ist ein Sauerstoffapparat zur Behandlung Vergifteter bereitzuhalten.

Verbot des eigenmächtigen Einsteigens in Apparate und Behälter. Das Einsteigen in Apparate und Behälter, die zur Darstellung oder Aufbewahrung chemischer Produkte dienen, darf nur mit Zustimmung des Betriebsführers oder dessen Stellvertreters geschehen. Beim Einsteigen in Brunnen, verdeckte Kanäle und Gruben muß Vorsicht in bezug auf gefährliche Gase oder Dämpfe walten.

Verhinderung des Austritts giftiger Gase und Dämpfe in die Arbeitsräume. Bei allen chemischen Prozessen, bei denen giftige Gase oder Dämpfe auftreten, ist Vorsorge zu treffen, daß dieselben in ungefährlicher Weise abgeführt werden.

Der Austritt giftiger Gase in die Arbeitsräume ist auch zu verhindern, wenn die Apparate oder Behälter geöffnet werden müssen.

Zum Einfüllen der Materialien während des Ganges der Prozesse dürfen nur die dazu bestimmten Öffnungen benutzt werden. Das Hineinstecken des Kopfes in die Apparate während dieser Zeit ist strengstens verboten.

Schutz durch Respirationsapparate. Wo bei chemischen Prozessen und Arbeiten mit Gasentwicklung die sichere Abführung gefährlicher Gase oder Dämpfe nicht möglich ist, müssen den Arbeitern geeignete Respirationsapparate zur Verfügung gestellt werden.

Die Arbeiter sind in solchen Fällen zur Benutzung der Respirationsapparate zu verpflichten. Als geeignet sind nur Sauerstoffatmungsapparate anzusehen oder Respiratoren, die das Einatmen frischer Außenluft ermöglichen.

Ventilation von Räumen. Räume, in welchen sich Apparate und Anlagen befinden, bei denen der Austritt gesundheitsschädlicher Gase und Dämpfe nicht ganz zu vermeiden ist, wie Röstöfen, Generatorfeuerungen usw. müssen gut ventilierbar oder mit künstlicher Ventilation versehen sein.

Reinigen und Befahren von Apparaten und Behältern, in denen sich gesundheitsschädliche Gase oder Dämpfe befinden. Sollen befahrbare Behälter, bei welchen mit der Anwesenheit gesundheitsschädlicher Gase oder Dämpfe zu rechnen ist, Bleikammern, Gay-Lussac-Türme, Glover-Türme, Reaktionsgefäße, Säuretransportzylinder u. a. m., ausgewaschen werden, so hat dies durch kräftiges Ausspritzen mit reichlichen Wassermengen oder durch Spülung mit anderen geeigneten Flüssigkeiten unter gleichzeitiger Durchrührung schlammiger Rückstände möglichst von außen zu erfolgen.

Lassen sich von außen allein die mit der Reinigung verbundenen Arbeiten nicht ausführen, so müssen beim Besteigen der Behälter die im § 4 bezeichneten Atmungsapparate benutzt oder die Gase unter Anwendung künstlicher Ventilation, z. B. Anschluß an den Schornstein, entfernt werden. Letztere ist bereits vor dem Einsteigen in Wirksamkeit zu setzen und darf während der Zeit des Befahrens nicht unterbrochen werden. Die Ventilation ist so anzuordnen, daß die abgeführten Gase den im Innern beschäftigten Personen nicht gefährlich werden können.

Die gleichen Schutzmaßnahmen sind beim Befahren aller Apparate und Behälter zu beobachten, so lange die gesundheitsschädlichen Gase oder Dämpfe aus denselben nicht vollständig entfernt sind.

Beseitigung von Gasen und Dämpfen aus Apparaten und Behältern. Apparate und Behälter, die ohne die genannten Schutzvorkehrungen befahren werden sollen, müssen, falls nicht die Gase durch längeres Auslüften oder durch künstliche Ventilation bereits beseitigt sind, vor dem Besteigen mit Dampf ausgeblasen oder zur Verdrängung der Gase mit Wasser bis zum Überlaufen angefüllt werden. Das Befahren darf erst geschehen, nachdem die Wandungen trocken und abgekühlt sind, so daß eine Nachentwicklung von Gasen ausgeschlossen ist.

Verhinderung des Übertritts von Gasen und Dämpfen aus anderen Behältern oder Apparaten. Um zu verhindern, daß beim Befahren von Behältern ohne Benutzung der vorbezeichneten Atmungsapparate Gase oder Dämpfe aus anderen im Betriebe befindlichen Apparaten übertreten, müssen alle gefährlichen Verbindungen sowohl mit diesen Apparaten wie auch mit deren gemeinschaftlichen Sammelbehältern und Kondensationsgefäßen aufgehoben werden. Zu diesem Zwecke sind die Verbindungsrohre abzunehmen oder Blindflanschen als Abschluß in dieselben einzufügen. Das Schließen der Hähne allein genügt nicht.

Weitere Vorsichtsmaßregeln beim Befahren. Bevor die Erlaubnis zum Befahren ohne Sicherheitslampen (vgl. § 10) und ohne die im § 4 genannten Atmungsapparate erteilt werden darf, hat sich der Betriebsführer oder dessen Stellvertreter persönlich von der Beschaffenheit der Luft im Innern der Behälter zu überzeugen und festzustellen, daß alle Sicherheitsvorkehrungen getroffen sind. Besonders ist zu berücksichtigen, daß schwere Gase und Dämpfe sich am Boden ablagern und nicht durch Einbeugen des Kopfes in hochliegende Öffnungen bemerkt werden können.

Die zum Befahren bestimmte Person ist anzuseilen und während ihres Aufenthalts im Innern ständig zu überwachen. Ob in besonderen Fällen, z. B. beim gleichzeitigen Einsteigen mehrerer Personen, vom Anseilen Abstand genommen werden kann, hat der Betriebsführer zu entscheiden. Aufsicht darf nie fehlen.

Das Anseilen hat so zu geschehen, daß der Befestigungsring für das Seil sich etwa im Nacken befindet, am besten an einem Gurt mit Achselträgern, die zwischen den Schultern miteinander verbunden sind.

Personen, die dem Betriebsleiter als lungen- oder herzkrank bekannt sind, dürfen zu den Arbeiten im Innern der Behälter nicht herangezogen werden.

Vorsicht bei der Benutzung von Licht. Das Hineinleuchten in Kessel, Blasen, Kanäle usw. ist, sofern nicht die Anwesenheit gefährlicher Gasarten vollkommen ausgeschlossen ist, vor der gründlichen Entlüftung (vgl. § 7) nur mit Sicherheitslampen zulässig. Für explosionsgefährliche Gasmischungen sind nur elektrische Sicherheitslampen anwendbar. Ebenso dürfen in Betrieben, in welchen Äther, Benzin, Schwefelkohlenstoff und sonstige Flüssigkeiten, deren Dämpfe schwerer sind als Luft, hergestellt oder in größeren Mengen verwendet werden, Kellerräume, Gruben, Brunnen und Kanäle nur mit Sicherheitslampen betreten werden, bevor nicht festgestellt ist, daß brennbare Gase darin nicht vorhanden sind.

Fässer, Kannen und ähnliche Transportbehälter für entzündliche, bei gewöhnlicher Lufttemperatur verdunstende Flüssigkeiten, an denen mit Licht hantiert oder mit Lötlampen gearbeitet werden soll, müssen vorher ausgewaschen, reichlich entlüftet oder ausgedämpft werden.

Die gleiche Vorsicht ist erforderlich bei Gefäßen, in denen sich Knallgas infolge der Einwirkung von Säuren auf die metallenen Gefäßwände entwickeln kann, wie z. B. bei eisernen Transportfässern für Schwefelsäure.

In allen Fällen, wo Vorsicht mit Licht geboten ist, dürfen auch keine Arbeiten mit Werkzeugen vorgenommen werden, die zur Funkenbildung Anlaß geben könnten.

Verbotene Lampen bei Arbeiten in Behältern. Bei den Arbeiten im Innern von Behältern dürfen keine Lampen benutzt werden, durch deren Brennmaterial beim Verschütten oder Auslaufen infolge Verdunstung explosive Gasgemische entstehen könnten (kein Benzin, Ligroin oder Petroleum).

Besondere Bestimmungen. Vorzeitiges Öffnen von Destillationskesseln für Mineralöl, Teer und Harz. Zur Verhütung von Explosionen durch Selbstentzündung bei zu frühem Luftzutritt dürfen die Verschlußdeckel von Destillationskesseln für Mineralöl, Teer und Harz nach beendeter vollständiger Destillation erst geöffnet werden, wenn eine Abkühlung unter 50° C eingetreten.

Brände und Entwicklung nitroser Gase. Beim Löschen in Brand geratener Lager von Salpetersäure, Nitrocellulose, Celluloid, anderen Nitrokörpern, und wo sonst die Möglichkeit des Auftretens nitroser Gase besteht, ist die dazu herangezogene Mannschaft auf die Gefahr der roten Dämpfe aufmerksam zu machen. Die Aufstellung der Löschmannschaft ist so anzuordnen, daß die Gase ihr nicht zugetrieben werden. Dieselbe Vorsicht ist beim sonstigen Auftreten nitroser Gase zu beobachten.

Das Löschen solcher Lagerbrände in Gebäuden darf nur von außen oder unter Benutzung von Rauchhelmen usw. geschehen.

Beseitigung ausgelaufener Salpetersäure. Ausgelaufene Salpetersäure und Mischsäure für Nitrierzwecke sind mit reichlichen Wassermengen fortzuspülen. Das Aufwerfen von Erde, unreinem Sand, Sägespänen, Kohlenstaub u. dgl., die Entstehung nitroser Gase bewirkender Materialien ist verboten; beim Auftreten nitroser Gase sind die im § 13 angegebenen Vorsichtsmaßregeln zu beachten.

Salpetersäure in Korbflaschen und deren Lagerung. Die für Salpetersäure von 1,33 spez. Gewicht aufwärts verwendeten Korbflaschen sind vor der Füllung auf ihre gute Beschaffenheit und auf Haltbarkeit der Körbe zu untersuchen.

Neue Weidenkörbe mit ihrem Strohfutter sind vor ihrer Verwendung, alle anderen je nach Bedarf mit einer die Oxydationswirkung hemmenden etwa 10 proz. Lösung von Glaubersalz, Chlorcalcium, Wasserglas, Alaun usw. zu durchtränken.

Die gut gespülten Ballons müssen frei von organischen Substanzen sein; sie sind nur so weit zu füllen, daß noch ein Luftraum von ca. 2 l frei bleibt.

In den Fabrikräumen ist jede nicht durch den Betrieb bedingte Ansammlung gefüllter Ballons verboten.

Die Lager sollen von allen Seiten leicht zugänglich sein. Größere Mengen sind in Gruppen von nicht über 100 Ballons, höchstens 4 nebeneinander stehend, zu lagern. Die einzelnen Gruppen sind durch Gänge voneinander zu trennen. Durch zweckmäßig angeordnete Rinnen ist für einen geregelten Ablauf etwa auslaufender Säure zu sorgen und durch die Wahl des Lagerplatzes in bezug auf Bodenbeschaffenheit oder durch einen geeigneten Belag, am besten Steinplatten in Lehm gebettet, die Bildung nitroser Gase infolge desoxydierender Stoffe im Boden zu verhindern.

Ist der Lagerplatz nicht mit einem Dach versehen, so sind die einzelnen Ballons durch Deckel oder in sonstiger geeigneter Weise gegen Sonnenstrahlen und Beschädigung zu schützen.

In der Nähe des Lagers nach verschiedenen Richtungen sind Hydranten anzubringen, oder es ist, wenn Druckwasssr nicht vorhanden ist, für Wasservorrat zu sorgen, damit ausgelaufene Säure sofort weggespült werden kann.

Darstellung von Wasserstoff für technische Zwecke. Zur Entwicklung von Wasserstoff für Knallgasgebläse und sonstige technische Zwecke darf nur arsenfreie Säure und bestes Handelszink verwendet werden.

Als arsenfrei im Sinne dieser Vorschrift gelten Säuren, wenn sie folgenden Bestimmungen entsprechen:

a) Salzsäure: 1 ccm Salzsäure gemischt mit 3 ccm Zinnchlorürlösung darf im Laufe einer Stunde eine dunklere Färbung nicht annehmen.

b) Schwefelsäure: Wird 1 ccm eines erkalteten Gemisches von 1 Raumteil Schwefelsäure und 2 Raumteilen Wasser in 3 ccm Zinnchlorürlösung gegossen, so darf die Mischung im Laufe einer Stunde eine dunklere Färbung nicht annehmen.

(Der elektr lytisch gewonnene Wasserstoff, komprimiert in Stahlflaschen erhältlich, ist frei von Arsenwasserstoff.)

Die Vielgestaltigkeit der zur chemischen Industrie gehörigen Betriebe macht es unmöglich, auf einem beschränkten Raume alle die Maßnahmen aufzuführen, die der Unfall- und Krankheitsverhütung dienen. Es wird daher oft nötig sein, das weitere Schrifttum heranzuziehen, insbesondere auch die Jahresberichte der Gewerbeaufsichtsbeamten und der technischen Aufsichtsbeamten der Berufsgenossenschaft der chemischen Industrie sowie die darauf bezüglichen Abschnitte in den Handbüchern der Hygiene, wie z. B. *Weyls* Handbuch der Hygiene (Hygiene der chemischen Großindustrie, Anorganische Betriebe I. Teil von *Holtzmann*, II. Teil von *Fischer*; Organische Betriebe von *Fischer*).

Die zu ergreifenden Schutzmaßnahmen werden nur dann wirksam sein, wenn sie nach Art und Form den technischen Einrichtungen der Betriebe eng angepaßt sind und wenn sie bei der Arbeit auf alle Fälle so wirken, daß die der chemischen Industrie eigenartigen Gefahren in unbedingt zuverlässiger Weise durch sie ausgeschaltet werden. Neben der vollen Erkenntnis der Betriebsgefahren, vor allem auch durch gesundheitsschädliche Stoffe (gewerbliche Gifte), spielt die gewerbehygienische Belehrung und Erziehung der Arbeiter, ihre Gewöhnung an Ordnung und Sauberkeit eine besonders große Rolle bei der Bekämpfung dieser Krankheits- und Unfallgefahren (s. Seiten 181 ff.).

Zahl der im Jahresdurchschnitt (1900—1923) bei der BG. angemeldeten Unfälle.

1.	Motoren	59,25
2.	Transmissionen	159,04
3.	Arbeitsmaschinen	1331,79
4.	Hebemaschinen	275,04
5.	Dampfkessel, -kochapparate, -leitungen	65,8
6.	Zusammenbruch, Einsturz, Herab- und Umfallen von Gegenständen	1200,96
6a.	Fall von Leitern, Treppen usw., aus Luken usw., wie Vertiefungen usw.	1927,50
7.	Auf- und Abladen von Hand, Heben, Tragen usw.	2135,83
8.	Fuhrwerk (Überfahren, Absturz usw.)	512,38
8a.	Eisenbahnbetrieb (Überfahren usw.)	723,88
8b.	Schiffahrt und Verkehr zu Wasser	17,67
8c.	Tiere (Stoß, Schlag, Biß usw.) einschließlich aller Unfälle beim Reiten	105,21
9.	Handwerkszeug und einfache Geräte (Hämmer, Meißel, Äxte, Hacken, Spaten usw.)	636,08
10.	Elektrische Leitungen	44,79
11.	Feuergefährliche, heiße und ätzende Stoffe usw.	2372,5
12.	Sprengstoffe (Explosion von Pulver, Dynamit)	439,13
13.	Verschiedenes	1933,92

Über Sprengstoffe s. Seiten 177 ff.

Kunstseide-Industrie.

Von

H. GERBIS

Erfurt.

Wird eine sirupdicke Lösung von Cellulose mittels feinster Düsen in ein Bad gespritzt, das die Lösung sofort erstarren läßt, so werden aus den Flüssigkeitsstrahlen Fäden von gewisser Festigkeit, die aufgewickelt, versponnen und gezwirnt werden können. Löst man Dinitrocellulose in einem Gemische von Alkohol und Äther auf, so erstarren die hieraus gebildeten Fäden infolge rascher Verdunstung der Lösungsmittel auch schon an der Luft. Es beruht also die Herstellung von Kunstseide (Glanzstoff) darauf, eine Lösung von Cellulose herzustellen und sie in feinsten Strahlen in ein Erstarrungsbad zu spritzen (Fällbad), dann die gewonnenen Fäden nach entsprechender Zwischenbehandlung wie natürliche Fäden zu verarbeiten. Während GRAF VON CHARDONNET zunächst Dinitrocellulose herstellte, sie in einer Alkohol-Äthermischung auflöste und durch Düsen unter hohem Drucke in ein Wasserbad (Naßverfahren) oder in Luft ausspritzte (Trockenverfahren), danach den Dinitrocellulosefaden in Bädern von Schwefelnatrium (oder Schwefelammonium) zu Cellulose reduzierte (denitrierte) und mit Hypochlorit bleichte, vermeiden die neueren Verfahren den Umweg der Nitrierung und Denitrierung, der das Verfahren teuer und sehr feuergefährlich machte, und gehen von der unnitrierten Cellulose aus. Es wird entweder Baumwolle in Kupferoxydammoniak gelöst und in Fällbäder von verdünnter Schwefelsäure gepreßt, oder die Cellulose (hier auch Holzcellulose) wird zuerst in Natronlauge, dann in Schwefelkohlenstoff gelöst (Xanthogenat, xanthogensaures Natron) und in eine Fällungsflüssigkeit von Schwefelsäure mit verschiedenen Zusätzen gespritzt (Viscoseverfahren). Durch Einwirkung von Essigsäureanhydrid und Eisessig auf Cellulose in der Kälte unter Mitwirkung eines Katalysators erhält man ein Cellulosetriacetat, das in Eisessig, Chloroform und $C_2H_2Cl_4$ (Tetrachloräthan) sich lösen und zu glasklaren Fäden formen läßt. Die Acetatseide ist zur Zeit weit teurer als andere Kunstseiden, doch werden ihr große Vorzüge nachgerühmt. Bei der Fabrikation erheischen die verwendeten Chemikalien besondere Vorsichtsmaßregeln.

Die Gefahren des Chardonnetverfahrens („Kollodiumseide") bestehen in der Brennbarkeit und Explosivität sowohl des Kollodiums als auch der Lösungsmittel (Äther-Alkohol). Bei der Reduktion mittels Schwefelnatrium oder Schwefelammonium tritt Schwefelwasserstoff auf. Die verdunstenden Lösungsmittel werden in H_2SO_4 absorbiert und wiedergewonnen.

Das Kupferoxyd-Ammoniakverfahren stellt zunächst durch Durchkneten von Cellulose mit gefälltem carbonathaltigen Kupferhydroxyd und gleichzeitig mit starkem wässerigen Ammoniak eine genügend konzentrierte Spinnflüssigkeit her, die 6—8% Cellulose, 3% Cu und etwa 7% NH_3 enthält. Sie wird durch Glascapillaren in 50—60proz. Schwefelsäure oder (besser) in 30proz. Natronlauge gedrückt und dort gefällt. Der bläuliche Kupfernatroncellulosefaden wird nach dem Aufspulen in verdünnter Schwefelsäure gewaschen und liefert einen glänzenden und elastischen Faden.

Beim Viscoseverfahren, das heute zahlenmäßig weit überwiegt, enthalten die Fällungsbäder Salze und verschiedene Zusätze, die es gestatten, die Eigenschaften des Fadens in gewissem Umfange zu variieren. Auch hier entweicht im Fällbade Schwefelwasserstoff, der gut abgesaugt werden muß. Bei allen Verfahren müssen die Reste der vorher verwendeten Chemikalien durch Waschungen entfernt werden, auch wird der Faden meist noch durch Hypochlorit gebleicht und mit Antichlor nachbehandelt, zuletzt nochmals gewaschen und getrocknet.

Während man bei der eigentlichen Kunstseide eine große Anzahl gleichlanger Fäden zur Erzielung eines festeren, dickeren Fadens umeinander dreht, werden in anderen Verfahren (Stapelfaser) die primären, sehr dünnen Fäden zerschlagen oder zerschnitten und dann die kurzen Fasern wie Wolle oder Baumwolle zu einem Garn versponnen und schließlich gezwirnt. Man erhält also Garne, die bei der Kunstseide nach Art eines Drahtseiles oder der Naturseide aus gleichlangen Einzelfäden bestehen, oder Garne, die nach Art eines Hanfseiles oder eines Baumwoll- oder Wollgarnes durch Verspinnen kurzer Fasern gewonnen sind. Ganz neuerdings gelingt es, aus den wie bei der Stapelfaser sehr dünnen Fäden einen echten Kunstseidefaden zu drehen.

Die Maschinen zur Behandlung des Fadens gleichen jenen der Textilindustrie, dagegen haben die Spinnmaschinen zur Erzeugung des Primärfadens ihre Besonderheiten. Die durch das „Viscosezuleitungsrohr" mittels Preßluft oder „Spinnpumpen" gepumpte Viscose wird durch die „Filterpistole", dann durch ein Glasrohr und die brausenartigen Düsenköpfe ins Fällbad gedrückt. Die hier sich bildenden Fäden werden von der „Abzugsrolle" aufgenommen und gelangen durch einen Glastrichter in die Spinntöpfe (Spinnzentrifugen), welche die Aufwicklung der Fäden zu Spinnkuchen besorgen. Ein starker Ventilator führt die dem Fällbade entweichenden Säure- und Schwefelwasserstoffdämpfe ab. Der Gang der Abzugsrolle muß mit der Geschwindigkeit der Spinnzentrifuge einerseits und der Spinnpumpe andererseits sorgfältig in Übereinstimmung gebracht werden.

Mechanische Unfälle drohen in der Kunstseidenindustrie nicht in besonderer Weise, wenn man nicht die Explosions- und Feuersgefahr aus der Verwendung von Dinitrocellulose, Alkohol und Äther bei dem Kollodiumseideverfahren und aus Schwefelkohlenstoff beim Viscoseverfahren hierher rechnen muß. Chemische Unfälle ergeben sich aus der Hantierung mit den genannten Stoffen, also einerseits durch Laugen und Säuren, die zu Verätzungen, Rhagaden, Ekzemen und Geschwüren führen, andererseits durch Nitrokörper, Alkohol-, Äther- und Schwefelkohlenstoffdämpfe, Chlor, Ammoniak, besonders aber durch den Schwefelwasserstoff, der bei der Denitrierung der Kollodiumseide und ebenso bei der Fällung der Viscose im schwefelsäurehaltigen Bade auftritt. Diese Schwefelwasserstoffaustritte haben oft bei den Spinnern und bei der Wäscherei zu Augenreizungen, selten zu schwereren Erscheinungen geführt (vgl. Schwefelwasserstoffvergiftungen), dagegen sind durch Schwefelkohlenstoff sowohl bei der Sulfidierung der Cellulose, als auch bei der Behandlung der Primärfäden ernstere chronische Erkrankungen beobachtet worden. Es wird nämlich im Viscoseverfahren die mit Natronlauge vorbehandelte Cellulose in Schwefelkohlenstoff gelöst und zu diesem Zwecke in runde oder sechseckige Sulfidiertrommeln verbracht. Vor der Entleerung der Sulfidiertrommeln muß ein kräftiger Luftstrom längere Zeit hindurchgeleitet werden, um alle Reste des Schwefelkohlenstoffs möglichst zu entfernen. Meist macht das Xanthogenat noch einen mehrtägigen Reifungsprozeß in verschiedenen Kesseln durch und wird zwischen je zwei Reifungsstufen filtriert. Auch bei der Bedienung dieser Filterpressen kann noch Schwefelkohlenstoff entweichen.

Die Waschung der Kunstseide geschieht im Tauchverfahren in verschiedenen Abschnitten und in verschiedenen Bädern, ebenso die Bleichung. Auf die hierbei möglichen Belästigungen und Gefährdungen durch entweichende Chemikaliendämpfe und durch Schwefelwasserstoff wurde bereits hingewiesen. Das neue Traufverfahren, bei dem die Kunstseide einen langen Kanal durchwandert und der Reihe nach von verschiedenen Flüssigkeiten und Wasser beträufelt wird, scheint bei guter Apparatur die genannten Nachteile zu vermeiden, erspart außerdem Zeit und Arbeit.

Die Trocknung der Kunstseide geschieht in geschlossenen Kanälen, die von warmer Luft durchströmt werden, ohne gesundheitliche Nachteile, wenn die Kanäle zur Beschickung und Entleerung nicht betreten zu werden brauchen. Die Sortierung der Seide ist eine die Augen stark anstrengende Feinarbeit, zu der gute Beleuchtung und Vermeidung von Blendung unerläßlich ist. Die Spinn- und Zwirnmaschinen entsprechen den in der Textilindustrie üblichen, sie erfordern Gewandtheit bei der Bedienung der Spindeln, dem Einziehen und Knüpfen der Fäden; die Arbeit geschieht im Stehen und raschen Umhergehen, und ist daher anstrengend.

Gummi-Industrie.

Von

H. Gerbis

Erfurt.

Zur Herstellung von Gummiwaren wird Kautschuk gewaschen, mit verschiedenen Zusätzen geknetet, geformt und vulkanisiert. Der Kautschuk ist im Milchsafte verschiedener tropischer Pflanzen[1]) emulgiert enthalten, wird aus Verwundungen der Baumrinde gewonnen, erstarrt an der Luft; die Kautschukkörnchen werden durch Räuchern oder mittels Essigsäure zum Gerinnen gebracht und enthalten außer beim besten Pflanzungspara, Verunreinigungen in Gestalt von Harzen und Eiweißkörpern eingeschlossen, die den Wert des Pro-

[1]) Hevea brasiliensis wild im Amazonengebiete, kultiviert in Ceylon, liefert den besten sog. Parakautschuk, geringere Sorten stammen von Castilloa, Landolphia, Ficusarten in Südamerika, Afrika und Ostindien.

duktes nachteilig beeinflussen. Die Kautschukkuchen werden zwischen Walzen, die mit verschiedener Geschwindigkeit dicht aneinander umlaufen, zerrissen und gequetscht, wobei fließendes Wasser die bloßgelegten Verunreinigungen abspült. Der gewaschene Kautschuk wird getrocknet und dann zwischen erhitzten Walzen geknetet und zu Klumpen von 5—10 kg Gewicht vereinigt („Puppen"). Für die meisten Verwendungen wird nicht reiner Kautschuk genommen, sondern es werden Streck-, Beschwerungs-, Füll- und Färbemittel hinzugesetzt, oft zugleich mit dem der Vulkanisierung dienenden Schwefel. Die Eigenschaften des Kautschuks werden durch Zusätze verändert. Als Streckmittel dient Faktis, der durch Einwirkung von Schwefel auf Fette und Öle hergestellt wird und kautschukähnlich ist, sowie für geringere Zwecke regeneriertes, d. h. schwefelfrei gemachtes Altgummi, ferner an organischen Stoffen Mineralöle, Harzöl, Paraffin, Asphalt, Teer, Pech u. a. m., während an anorganischen Füllstoffen Gips, Kaolin, Schwerspat, Goldschwefel (Antimonpentasulfid), Bleioxyd, Bleiglätte, Mennige, Zinkoxyd, Lithopon, Magnesiumoxyd u. a. m. in Frage kommen, von denen einige, ebenso wie Zinnober, färbende Eigenschaften haben, andere (Bleiglätte, Zinkoxyd, Magnesiumoxyd) den Vulkanisationsprozeß beschleunigen und die Zugfestigkeit des Produktes erhöhen. Der Knet- und Mischprozeß geschieht zwischen geheizten Walzen oder in Mastikatoren. Die Walzmaschinen müssen mit sicheren Momentausrückern, Schutzstangen und Brüstungsstangen versehen sein, damit nicht die Hand des Arbeiters zwischen die rotierenden Walzen gezogen wird, was besonders an den Mischwalzwerken beim Ablösen der den Walzen anklebenden Masse geschehen kann, wenn nicht dieses Ablösen mechanisch geschieht. Bei den bisherigen Arbeiten ergeben sich gesundheitliche Gefahren für die Arbeiter nur aus verstäubenden Füll- und Farbstoffen giftiger Natur, besonders wenn diese durch die, technisch vorteilhafte, feinste Vermahlung leicht stäubend werden. Staubverhütungs- und Absaugungseinrichtungen, Atemschützer und Reinlichkeit beim Mahlen und Einfüllen! Insbesondere hat der Zusatz von Bleiverbindungen früher zu schweren Vergiftungen Veranlassung gegeben. Heute werden Bleiverbindungen nur mehr in geringem Umfange verwendet.

Zur Herstellung von Gummiwaren dienen drei verschiedene Verfahren: Formung infolge der Plastizität in der Wärme, Eintauchen von Holz- oder Glasformen in Gummilösungen oder Aufstreichen von Gummilösungen auf Gewebe. An die Formung schließt sich die Vulkanisierung, bei der Schwefel an Kautschuk gebunden wird; durch die Vulkanisierung wird die Plastizität sehr verringert, die Elastizität und Widerstandskraft gegen Temperatur-, Luft- und Chemikalieneinwirkungen außerordentlich erhöht. Dünnwandige Gummiartikel (Condoms, Sauger, Pipettenhütchen, Gummihandschuhe und Gummifingerlinge) und gummierte Stoffe (für Regenmäntel, Regenhüte, Schirmbezüge usw.) werden kalt vulkanisiert, die anderen, denen vorher Schwefel zugemischt wurde, durch Warmvulkanisation in dampfgeheizten Kesseln. Um das Aneinanderkleben zu verhüten, werden insbesondere vor der Warmvulkanisation die Gummigegenstände mit Talkum bestreut, woraus selbst sowie bei der Entleerung der Kessel starke Staubbelästigungen entstehen können. Andere gesundheitliche Nachteile hat die Warmvulkanisation nicht. Die Kaltvulkanisation geschieht entweder durch Einstellen der auf Formen gebildeten Gummigegenstände in geheizte Schränke oder Kammern, in denen Chlorschwefel verdampft, oder durch Eintauchen in Schwefelkohlenstoff, der Chlorschwefel gelöst enthält, oder bei der Vulkanisation gummierter Stoffbahnen evtl. durch Bestreichen mit Chlorschwefel, gelöst in Schwefelkohlenstoff. In manchen Fällen werden die mit Chlorschwefel vorvulkanisierten Gegenstände durch Eintauchen in Schwefelkohlenstoff mit Chlorschwefel nachvulkanisiert. Der Chlorschwefel reizt stark die Schleimhäute, führt zu Übelkeit und Erbrechen, wird jedoch an Gefährlichkeit weit vom Schwefelkohlenstoff übertroffen, der — dank seiner Lösungskraft für Fette, Lipoide u. a. m. — ein ernstes Nerven- und Blutgift ist. Über Geistesstörungen und Nervenerkrankungen durch Schwefelkohlenstoff wird an anderer Stelle dieses Buches berichtet. Die Erkrankungen der mit Schwefelkohlenstoff arbeitenden Vulkanisierer gehören zu den ernstesten gewerblichen Erkrankungen. Neben degenerativen Nervenerkrankungen und Neurosen sind nervöse Herzaffektionen nach meinen Erfahrungen häufig, die durch starke Pulsbeschleunigung und Dyspnöe bei leichten Anstrengungen die Arbeitsfähigkeit durch viele Wochen beeinträchtigen oder aufheben. Die Ventilationseinrichtungen müssen sich das hohe spezifische Gewicht des CS_2, der $2^1/_2$mal so schwer ist wie Luft, zunutze machen, also nach unten absaugen. Auf den Schutz durch die Industriegasmasken darf man nicht bauen: sie werden ungern getragen, weil sie rasches Arbeiten behindern.

Der Arbeiterschutz beim Vulkanisieren von Gummiwaren ist durch Verordnung des Reichskanzlers vom 1. März 1902 erweitert worden durch folgende Bestimmungen: Sind die Arbeiter Schwefelkohlenstoffdämpfen ausgesetzt, dann dürfen sie nicht länger als 2 Stunden ununterbrochen und 4 Stunden täglich beschäftigt werden, nach 2 Stunden muß eine mindestens einstündige Pause gewährt werden. Personen unter 18 Jahren dürfen mit solchen Arbeiten überhaupt nicht beschäftigt werden. Arbeitsanzüge in ausreichender Zahl und zweckentsprechender Beschaffenheit hat der Arbeitgeber zur Verfügung zu stellen. Besondere heizbare Wasch- und Umkleideräume, in denen Wasser, Seife, Handtücher und Einrichtungen zur Verwahrung der Straßenkleidung ausreichend vorhanden sein müssen, sind vorgeschrieben. Der Arbeitgeber hat die Arbeiter alle 4 Wochen einmal durch einen dem Gewerbeaufsichtsbeamten namhaft zu machenden Arzt auf Zeichen der Schwefelkohlenstoffeinwirkung untersuchen zu lassen, und hat auf Anordnung des Arztes Arbeiter, die Anzeichen einer CS_2-Vergiftung aufweisen, bis zur völligen Genesung, besonders empfindlich befundene Arbeiter aber dauernd von der Vulkanisierarbeit fernzuhalten. Für jeden Arbeiter müssen mindestens 20 cbm Luftraum im Vulkanisierraume vorhanden sein. Die Räume müssen wirksam durch mechanisch betriebene Ventilationseinrichtungen entlüftet sein, sie dürfen nicht für andere Arbeiten und nicht als Lager- oder Trockenräume oder als Wohn-, Schlaf- oder Kochräume benutzt werden. Anderen als den beim Vulkanisieren beschäftigten Arbeitern darf der Aufenthalt in den Vulkanisierräumen nicht gestattet werden. Es dürfen dort nur die dem Tagesbedarf dienenden Mengen von Schwefelkohlenstoff vorhanden sein. Die ihn enthaltenden Gefäße müssen, wenn sie nicht gebraucht werden, gut bedeckt gehalten werden. Die Gefäße müssen von dauerhafter Beschaffenheit sein. Der Fußboden der Vulkanisierräume darf nicht tiefer liegen als der umgebende Erdboden. Die Räume müssen mit Fenstern versehen sein, welche ins Freie führen, in ihrer unteren Hälfte geöffnet werden können und eine ausreichende Lufterneuerung ermöglichen. (Zweckmäßig ist es, die Vulkanisierräume in einem Obergeschoß unterzubringen und an den Fensterwänden mit Öffnungen in Höhe des Fußbodens zu versehen, durch die der schwere Schwefelkohlenstoff entweicht.) Bei Vulkanisierung mit Chlorschwefel sind Vorrichtungen zu treffen, welche den Austritt der Dämpfe aus den Vulkanisierschränken und -kammern wirksam verhindern.

Außer den Dämpfen des Schwefelkohlenstoffes und des Chlorschwefels können in Gummifabriken auch die Dämpfe der Lösungsmittel des Gummis auf die Arbeitergesundheit nachteilig wirken. Gummilösungen (richtiger Aufquellungen) in Benzin, Benzol oder Schwefelkohlenstoff bzw. einem Gemische aus mehreren werden in anderen Industrien (vgl. Schuhindustrie) zu Klebzwecken verwendet und schädigen die Gesundheit durch die Dünste der Lösungsmittel. Das Tauchen der Feingummiwaren in Benzol- oder Benzinlösungen geschieht jetzt wohl allgemein in geschlossenen Gefäßen mit mechanischen Tauchvorrichtungen, aus denen keine Dämpfe entweichen. Oft werden die verdampften Lösungsmittel auch wiedergewonnen. Nur wenn Gummigegenstände (Pneumatiks, Mäntel usw.) mittels Gummilösungen aneinandergeklebt werden, kommen Gesundheitsschädigungen durch die Dünste in Frage. Dagegen werden beim Bestreichen der zu gummierenden Stoffbahnen beträchtliche Mengen des Lösungsmittels frei und entweichen zum Teil in den Arbeitsraum. Ummantelte und ventilierte Maschinen schließen nie völlig dicht, auch muß die Ummantelung wegen Faltenbildungen der Stoffbahn nicht selten geöffnet oder betreten werden. Mit der auch hygienisch so vorteilhaften Wiedergewinnung des verdampften Benzins oder Benzols wurden mehrfach Versuche (darunter auch erfolgreiche) angestellt. Jedenfalls muß für sehr gute Absaugung der entstehenden Dämpfe und Ventilation gesorgt werden. Auch ist an Stelle des viel gefährlicheren Benzols das Benzin zu verwenden. Neben der Giftgefahr besteht bei diesen Gummierarbeiten die noch erheblichere Feuersgefahr aus dem explosiblen Benzin-Luftgemische, das sich über den Streichtischen bildet und leicht durch die an den Walzen erzeugte Reibungselektrizität entzündet wird. Man hat daher mit Erfolg das unverbrennliche Ersatzmittel Tetrachlorkohlenstoff als Lösungsmittel verwendet, doch auch dieses hat die Eigenschaften eines narkotischen Nervengiftes.

Die Formung der nicht im Tauchverfahren herstellbaren Vollgummiwaren geschieht in der Wärme durch Pressung, Spritzen oder Walzen. Die in Kalanderwerken gewalzten Platten werden auf die gewünschte Größe zurechtgeschnitten und in geheizte Formen gepreßt, wobei Pressendruck und Erhitzung gleichzeitig die Vulkanisation bewirken. Nahtlose Schläuche werden aus Spritzmaschinen gebildet, die im Mundstücke einen dem gewünschten lichten Durchmesser entsprechenden Dorn haben, und dann in Dampffässern unter Druck vulkanisiert, ebenso werden Gummistäbe geformt und behandelt, die dann zu den verschiedenen Zwecken (Gummistopfen, Vollgummireifen) zerschnitten werden. Bälle werden in Halbformen gepreßt, die Hälften aneinandergeklebt und dann die Bälle mit Preßluft aufgeblasen; die Nadel wird durch ein Klümpchen unvulkanisierten Gummis im Innern des Balles gestochen, das dann die Einstichstelle verschließt.

Da die hier genannten Formungsarbeiten öfter auch in der Wärme vor sich gehen, ist die Temperatur in diesen Arbeitsräumen und besonders an den Maschinen selbst in manchen Betrieben unerquicklich hoch, besonders in der Nähe der Vulkanisierkessel, wenn diese nicht bestens isoliert sind. Die Unfallsgefahren an den Maschinen haben keine Besonderheiten außer der Feuersgefahr, die sich aus der reichlichen Verwendung feuergefährlicher Lösungsmittel ergibt. Bei der Herstellung und Bearbeitung des Hartgummis (erzielt durch Warmvulkanisierung mit 30% Schwefel) sind Maschinen wie in der Holzbearbeitung gebräuchlich; der Hartgummistaub muß sorglich abgesaugt werden, nicht nur um des Gesundheitsschutzes willen, sondern auch weil sein Staub entzündbar und sein Staub-Luftgemisch explosiv ist. Die weitaus überwiegenden Gesundheitsgefahren in der Gummiindustrie entstehen aus der Einatmung der Lösungsmitteldämpfe. Da die streichfertigen Gummilösungen 70—85% Lösungsmittel enthalten, so ist sorgliche Ummantelung mit Absaugung und Wiedergewinnung der verdampften Lösungsmittel für den Gesundheitsschutz notwendig und wirtschaftlich von größtem Vorteile. Die entgegenstehenden technischen Schwierigkeiten scheinen aber hierin noch nicht völlig überwunden zu sein.

Verarbeitung von Wolle und Baumwolle.

Von

ADOLF THIELE

Dresden.

Seit altersher ist vom Menschen das natürliche Haarkleid bestimmter Tiere als Bekleidungsschutz gegen ungünstige Witterung und Kälte ausgenützt worden. Die Entdeckung der Verspinnmöglichkeit der den Tieren entnommenen Haare, insbesondere der *Schafwolle*, liegt im grauen Altertum; sie führte schon damals zum nächsten Schritt, dem Weben, d. h. zum kunstvollen Verflechten der einzelnen Fäden zu Geweben, die dem Körper in Form von Kleidungsstücken angepaßt werden konnten. Auch die Kunst der gleichen Verwendung und Verwertung von Planzenfasern zu Geweben ist, anscheinend von Indien aus sich verbreitend, uralt. Die *Baumwolle*, ein malvenähnlicher Strauch (Gossypium), hat verhältnismäßig lange Samenhaare, die sich nach dem meist im Ursprungsland vorgenommenen Entfernen der anhängenden Samenkörner verspinnen lassen. Dies Verspinnen von Wolle und Baumwolle ist dadurch möglich, daß ihre feinen Härchen infolge ihres anatomischen Baues auch nach Entfernung von der Entstehungsstätte im engsten Zusammenhange bleiben, d. h. sich „stapeln" lassen.

Die *Hand*spinnerei und *Hand*weberei ist allmählich verdrängt worden durch die Erfindungen der *Spinnmaschine* und des *mechanischen Webstuhls*, die beide in Verbindung mit der Dampfmaschine die Entstehung unserer neuzeitlichen Wirtschaftsordnung eingeleitet haben.

Wolle und Baumwolle haben eine ganze Reihe mehr oder weniger verwickelter, mechanischer und zum Teil chemischer Vorgänge durchzumachen, ehe sie zum endgültigen Gewebe werden. Es ist zum Verständnis der gewerbehygienischen Arbeitsbedingungen nötig, einen kurzen Überblick über Spinnerei und Weberei zu geben[1]). Zum einzelnen sei auf die technischen Lehrbücher verwiesen.

1. Spinnerei.

Kurze und feine Wollhaare werden als *Streichwolle* zu Strickgarn und zu Tuch, lange Wollhaare als *Kammwolle* vorzugsweise zu glatten Stoffen verarbeitet. Die verschiedenen Schafrassen sowie andere wolleliefernde Tiere (Kamel, Lama, Ziege usw.) tragen ein unter sich verschiedenes Wollkleid, das sich für die eine oder andere Verwendung eignet. Streichwolle wird auf „Krempeln" durch Streichen, d. h. Nebeneinander- und Geradelegen der gekräuselten Haare, Kammwolle durch eine Reihe eigenartiger Vorgänge, darunter das Auskämmen der kürzeren Haare auf dem „Kammstuhl" für das Spinnen vorbereitet.

Der fettige Wollschweiß (Lanolin) wird in den Wollwäschereien durch Waschen in heißem Wasser, dem man Seifenwurzel, Ammoniaksoda, unter anderm auch seines kohlensauren Ammoniaks wegen in Gärung übergegangenen Urin zusetzt, entfernt. Die Auflockerung und Entstaubung der Rohwolle besorgt der „Wolf", der durch Klopfen den Schmutz beseitigt und durch Reißen die zusammengebackene Wollmasse lockert und zerzupft. Diesem folgt das Krempeln oder Streichen, dem ein Einölen („Spicken, Schmälzen") mit Öl, Olein und Wasser und Soda zur Herbeiführung einer gewissen Geschmeidigkeit vorausgeht. Aus der Krempelmaschine tritt die Wolle als ungefähr 1 cm breiter „Flor"streifen heraus, der, zwischen Lederriemen gerollt („genitschelt"), eine gewisse runde Fadenform erhält. Damit ist die *Streich*wolle spinnfertig. Dies geschieht auf den Selfaktoren (Selbstspinnern,

---

[1]) Hierzu benutzt: GEORG LINDNER: Spinnerei und Weberei. Mit vielen Abbildungen. Karlsruhe u. Leipzig, o. J.

Absatzspinnern), in denen der Faden gedreht und gestreckt, d. h. in die Länge gezogen wird, oder auf Ringspinnmaschinen, die ihrer geringeren Raumbeanspruchung wegen in letzter Zeit bevorzugt werden. Durch den Spinnvorgang wird der Wollfaden zum „Garn".

In der *Kammgarn*spinnerei ist der Arbeitsgang noch abwechslungsvoller. Dem Sortieren der Rohwolle nach Länge, Feinheit und Farbe von Hand folgt wieder das Entstäuben und Zerzupfen durch Klopf- und Reißwolfmaschinen. Es folgt eine Wäsche. An die Trocknung schließt sich das Einfetten und dann das Strecken und Nebeneinanderlegen durch die „Krempel". Von hier aus gelangt der etwa 2,5 cm breite Wollvlies in die Kammaschine, in der die langen Wollhaare („Kammzug") herausgezogen und aneinandergelegt werden, die kurzen aber ausgekämmt („Kämmlinge") abfallen. Waschen, Plätten, Entkräuseln machen die Ware in den *Wollkämmereien* endlich fertig zur Lieferung an die Kammgarnspinnereien, in denen nach einer Vorbereitung durch abermaliges Strecken in verschiedenen Arten das Feinspinnen wiederum auf Selfaktoren oder Ringspinnmaschinen zum Garn vor sich geht.

Auch die *Baumwollspinnerei* zerfällt in eine große Zahl von Arbeitsvorgängen, die im großen und ganzen denen der Wollspinnerei ähnlich oder gleich sind. Die verschiedenen Baumwollsorten werden ihrer Herkunft (Westindien, Nordamerika, Afrika — Ägypten, Togo —, Südamerika, Ostindien, West- und Ostasien — Japan, China —), ihrer Länge (15 bis 40 mm), Feinheit, Farbe und Reinheit nach unterschieden. Je nach den Absichten der Verwendung werden diese Sorten, nach ihrer Auflockerung im „Ballenbrecher", gemischt, durch „Öffnermaschinen" in Flocken zerrissen, dabei vom Staub möglichst gereinigt und endlich in eine „Schlagmaschine" eingeführt, die die Baumwolle als *Watte* in breiten Lagen (Wickeln) verläßt. Hierauf folgt die Krempelung (Kardierung, Kratze) wie in der Wollvorbereitung. Ein rundes, lockeres Band sammelt sich als „Lunte", die in der Vorspinnerei („Flyerei") weiter gestreckt und gerundet, schließlich als „*Vorgarn*" gedreht endgültig auf den Feinspinnmaschinen (Selfaktoren, Ringspinnmaschinen) zu feinem bis feinstem Garn verarbeitet wird. Übrigens wird auch Baumwolle, um besonders glatte und feine Garne herzustellen, „gekämmt".

Ehe die Garne der Weiterverarbeitung zugeführt werden, können sie gebleicht und gefärbt werden, wozu sie durch „Weifen" (Aufhaspeln), das ein möglichstes Lockerliegen des Garnes bezweckt, vorbereitet werden. Ein weiterer Arbeitsvorgang ist schließlich noch das „Zwirnen", das im Zusammendrehen einiger oder mehrerer einzelner Fäden zu *einem* Faden besteht.

Endlich werden, ganz besonders durch die Wirtschaftsnot bedingt, auch die Abfälle von Wollwaren, die kurzen Fasern der Spinnerei von neuem entweder allein oder nach Vermischung mit Rohwolle und Baumwolle zu *Kunstwolle* (Shoddy, Mungo, Alpaka) verarbeitet. Abfälle (Lumpen, Hadern und ähnliches) werden, falls eine besondere Trennung der Tierwolle von dem pflanzlichen Rohstoff (Baumwolle) erzielt werden soll, durch „*Carbonisieren*", d. h. Tränken mit verdünnter Schwefelsäure, Trocknen und Ausglühen im Carbonisierofen mit nachfolgendem Ausklopfen der zu Hydrocellulose zermürbten Baumwollfasern, von der Baumwolle befreit. In Klopf- und Reißwölfen werden die Fäden entstäubt und zu einer losen Flockenform zerrissen. Die weitere Vorbereitung für den Spinnvorgang ist die gleiche wie für Wolle und Baumwolle. — Durch Bestreichen mit Leim, der mit Stärke und Alaun versetzt ist, wird Baumwolle, unmittelbar aus der Krempelmaschine kommend, zu Pack- und Futterwatte in Tafelform verarbeitet.

Das Spinnen geht am besten bei einer bestimmten Luftfeuchtigkeit und -wärme vor sich. Ja, die klimatischen Verhältnisse beeinflussen diesen Arbeitsvorgang so, daß trotz aller wärme- und lüftungstechnischen Fortschritte gewisse Garne heute noch z. B. nur in England mit seiner feuchten Luft hergestellt werden können. Die Feuchtigkeit: Baumwolle 60—75%, Wolle, insbesondere Kammwolle 60—90%, und Wärme: Baumwolle 18—20°, Wolle 21—25° C, soll auch die durch den Spinnvorgang entstehende die einzelnen Fasern zum Sichspreizen und gegenseitig Sichabstoßen veranlassende Reibungselektrizität möglichst unschädlich machen. Die aus der Schlichterei kommende getrocknete Baumwolle wird namentlich im Sommer durch längeres Lagern so trocken, daß das Garn brüchig und spröde wird. Es gehört also eine neue Anfeuchtung dazu, die hygroskopische Faser für den Webvorgang geschmeidig zu machen.

2. Weberei und Wirkerei.

Das Garn wird zu verschiedengestalteten Geweben verarbeitet, einmal zu rauherem „Tuch" oder glatterem Stoff „gewebt", andererseits als Strumpf- und Strickgarn zu Wirkstoffen (z. B. Trikot und ähnlichem) „gewirkt". Unter *Weberei* versteht man die Herstellung eines Geflechts aus längs („*Kette*") und quer („*Schuß*") sich durchkreuzenden Fäden in fester rechtwinkliger Bindung; unter „*Wirkerei*" die Herstellung eines Geflechts mit schleifenförmiger Fadenverschlingung in lockeren, deshalb einen nach allen Seiten dehnbaren Stoff ergebenden Maschen.

Die Vorbereitung für den Webvorgang erfordert die Übertragung des *Schuß*garnes auf Spulen, die in das den Faden durch die Kettgarnfäden führende Weberschiffchen (Webschützen) eingefügt werden. Das *Kett*garn, das den festen Halt des Gewebes darstellt, wird nach dem Spulen auf den „Webebaum", von dem die Kette am Webstuhl in seiner ganzen Breite herunterzieht, gleichmäßig in der Breite verteilt, d. h. „geschärt" und dann in großen Schlichtmaschinen „geschlichtet", d. h. mit Leim (Gelatine oder Stärkekleister, zumeist mit Zusätzen wie Glyzerin, Talg, Seife, Wachs, Leinsamen- oder isländischer Moosabkochung und zum Zwecke der Haltbarmachung von Alaun, Zink- oder Kupfervitriol) getränkt und dadurch möglichst geglättet und gefestigt. Das Weben erfolgt auf mehr oder weniger großen und breiten Webstühlen, indem das Webschiffchen mit dem Schußgarn durch die angespannte Kette, deren einzelne Fäden sich nach bestimmten Systemen — um bestimmte Muster zu weben, wird der Jacquardapparat eingeschaltet — senken und heben, hindurchgetrieben wird.

Das aus Streichgarn gewonnene Tuch wird nach der Wäsche (in Seifenwasser oder auch gefaultem Urin) „gewalkt", d. h. maschinell durchstaucht, geknetet und geschlagen, um eine gewisse Verfilzung herbeizuführen. Durch Aufrauhen der Oberseite, endlich Scheren zur Beseitigung vorstehender Wollfaserenden, Bürsten und Pressen zu einer gewissen Glanzerzeugung, wird das Tuch handelsfertig gemacht. Das Kammgarn wird, außer unmittelbar auch als Strickgarn, zur Weberei ungefilzter Stoffe verwendet.

Wolle und Baumwolle werden häufig gleichzeitig in der Weberei angewendet. Die Baumwollverwertung hat aber die der Wolle im allgemeinen bei weitem übertroffen, wie schon ein Vergleich der Zahlen der Betriebe lehrt.

Auch in der *Wirkerei*[1]) ist das Verhältnis das gleiche. Hier handelt es sich um die Herstellung im wesentlichen von Strümpfen, Handschuhen, Tüchern, Futterstoffen und Kleidungsstücken (Trikot). Die bekannte zweinadlige Handstrickerei unserer Frauen ist im „Handkulierstuhl" zu einer auf einer Reihe von Nadeln — je nach der Maschenzahl der gewünschten Breite — aufgebauten Maschinenarbeit geworden. Der Schritt zum Kraftantrieb ließ die eigentliche Wirkmaschine fertig werden. Nunmehr geht das Wirken und Stricken vollautomatisch vor sich (Paget-, Cottonmaschinen), wobei auch hier mittels der Jacquardeinrichtung die verschiedensten Muster fertiggestellt werden können. Zum *Flach*kulierstuhl tritt der *Rund*kulierstuhl („Riemendreherei"), dessen Arbeitserzeugnis wiederum in den verschiedensten Mustern ein nahtfreies, schlauchförmiges Wirkstück ist, das zu den verschiedensten Kleidungsstücken verwendet werden kann. Von Hand oder motorischer Kraft getriebene *Strickmaschinen*, z. B. zur unmittelbaren Herstellung von Strümpfen, ergänzen das wechselvolle Bild der Wirkerei, wie es sich in den Mittelpunkten der Textilindustrie darstellt, ohne es zu erschöpfen, auch wenn wir noch die *Kettenstühle* in ihren verschiedensten Formen und die *Häkel*maschinen anführen. An diese Verarbeitung von Wolle und Baumwolle schließt sich wie in der Weberei ein umfangreiches System von sog. Zurichtungsarbeiten (Appretur), die als Vollendungs-, Veredelungs- und Aufmachungsarbeiten die Ware handelsfertig machen: Ketteln (d. i. das zumeist durch Maschinen vorgenommene Zusammenfassen der Maschen zur Erhaltung der Standhaftigkeit des Gewebes), Nähen, Ausbessern (Repassieren), Färben, Bleichen, Merzerisieren (chemische Erzielung eines Seidenglanzes durch Behandlung mit Natronlauge, also Veredlungsverfahren), Bedrucken, Besticken, Formen, Pressen, Legen, Heften, gegebenenfalls Rauhen, Strecken, Dämpfen, Scheren oder Zwickeln (Aufnähen von Verzierungen auf Handschuhe).

3. Gewerbehygiene.

Arbeitsgut. Zwei Drittel der geschorenen Schafwolle besteht aus Schweiß und Schmutz. Nur zur Verringerung der Transportkosten wird ein kleiner Teil der Wolle an der Erzeugungsstätte gewaschen. Die Baumwollspinnerei rechnet mit 15—25% Abfall an Staub, Fruchtschalen und kurzen Faserstücken. Mineralische Verunreinigungen betragen 1,2—6,2%; ostindische Baumwolle ist nach HAUCK nicht nur die kürzestfaserige, sondern auch die schmutzigste. Die Kunstwolle ist überhaupt ein Abfallerzeugnis. Dazu kommt die Art des Arbeitsgutes als feine bis feinste, leicht bewegliche und leichte Fasermasse: Wolle 36—250 bis 550 mm, Baumwolle 10—25—45 mm, Kunstwolle 5—20 mm lang. Aus allem erhellt, wenn man weiter die Verarbeitung, die zum großen Teil in einem lebhaften Bewegen (Zerzupfen, Kämmen usw.) besteht, ins Auge faßt, daß jegliche Vorbedingung für dauernde atemstörende Beimengungen zur Luft des

[1]) WORM, JOSEF: Die Wirkerei und Strickerei. Leipzig 1913.

Arbeitsraumes gegeben ist. Die Staub- und Schmutzgefahr steht also im Vordergrund. Haut (hier ist an die verschiedenen Wasch- und Entfettungsmittel zu denken, ganz abgesehen von deren teilweise selbst giftigen Wirkung auf den Allgemeinzustand) und Schleimhäute sind in erster Reihe gefährdet. Der übliche Arbeiterschutz wird im Abkapseln und Ummanteln der Maschine und der Räumlichkeiten (z. B. Mischkammern) gesucht. Dies nützt nichts bei den Reinigungsmaßnahmen, die z. B. an den Kratzen oft zu wiederholen sind, sofern nicht gleichfalls von der Technik angegebene, heute in vielen Großbetrieben gebräuchliche pneumatische Absaugeapparate verwendet werden. Da stark wirkende Absaugung die wertvollen Fasern mitreißt, beschränkt sich die Spinnerei im wesentlichen auf allgemeine Luftventilationsanlagen, deren Mängel trotz immerwährender technischer Verbesserungarbeiten bekannt sind. Noch vor kurzem schrieb eine bekannte Firma: „Die Verarbeitung der Faserstoffe wie Baumwolle, ... Wolle, ... usw., ohne Staubentwicklung und ohne Erzeugung ungesunder Atmungsverhältnisse in den dichtbesetzten Arbeitssälen ist technisch nicht möglich.“ Unter solchen Umständen besteht die Bemerkung HAUCKS zu recht: „Falls der Arbeitsstaub, wie üblich, durch einen an der Decke des Arbeitsraumes angebrachten Ventilator abgesaugt wird, wird er, wenn er auch unter Mundhöhe des Arbeiters entstand, am Mund vorübergezogen und kann dort erst recht eingeatmet werden.“ Allgemeine Ventilation muß also, besonders in den Krempelräumen, *nach unten* wirken.

Mittelbar ist als Gesundheitsgefahr die große *Feuergefährlichkeit* und die *Explosions*gefahr des Arbeitsgutes zu werten. Die zur Wollwäscherei, zur Entfettung benötigten Wasch- und Lösungsmittel wie Schwefelkohlenstoff, Benzin, Terpentinöl u. a. sind an sich feuergefährlich. Zur Weiterbearbeitung wird das Arbeitsgut mit fettigen Flüssigkeiten benetzt, was zu Selbstentzündung führen kann. Zahlreiche Maschinen erzeugen selbsttätig elektrische Ladung mit Funkenbildung, was ebenso wie die Sauerstoffaufnahme des fein verteilten Öles zur Entstehung von Bränden beiträgt. Daß organischer Staub, um den es sich in der Spinnerei und Weberei fast lediglich handelt, die Luft explosionsfähig macht, ist bekannt. Dies gilt auch für den übelriechenden Staub der Carbonisieranstalten, für die besondere Maßnahmen der Staubbeseitigung noch zu treffen sind.

Schließlich ist noch die Möglichkeit der *Übertragung ansteckender Krankheiten*, insbesondere Milzbrand, Pocken u. a. zu erwähnen. Vor allem ist die Milzbrandgefahr durch Wolle nicht zu unterschätzen — die beispielsweise in England beobachtete Wollsortiererkrankheit (Woolsorters Disease) ist als Milzbrand erkannt —, wenngleich sie für Deutschland weniger in Frage kommt. Die Internationale Arbeitskonferenz in Washington schlug den Mitgliedern der Internationalen Arbeitsorganisation vor, „zur Desinfektion milzbrandhaltiger Wolle geeignete Maßnahmen, sei es im Ursprungsland, sei es, falls das nicht angeht, im Löschungshafen des Einfuhrlandes, zu treffen“. In England sind 70% aller Milzbrandfälle auf Ziegenhaare von Ostindien, persische, ostindische und ägyptische Wolle zurückzuführen. Weniger gefährlich sind Kapwolle, Alpaka, Wolle von Australien und Neuseeland, deren Verarbeitung sozusagen keine Gefahren bietet.

Folgende Tabelle zeigt das ständige Wachsen des Milzbrandes und der Erkrankungsfälle in der englischen Wollindustrie.

Jahre	Gesamtzahl	Zahl der Fälle infolge Verarbeitung der Wolle	Proz. der Fälle, die auf Wolle zurückzuführen sind
1896—1899	125	46	36,8
1900—1903	161	38	23,6
1904—1907	233	83	35,6
1908—1911	218	109	50
1912—1915	221	127	57,4
1916—1919	327	222	63

England hat schon 1919 ein Gesetz geschaffen (Anthrax Prevention Act), das durch Erlaß (Order by Convict) gestattet, die Einfuhr milzbrandinfizierter Waren zu verbieten und den Staatssekretär ermächtigt, Maßnahmen zur Desinfektion der infizierten Stoffe vorzunehmen. Wie an anderer Stelle zu behandeln sein wird, spielt der internationale Handelsverkehr, insonderheit der Import, eine wichtige Rolle in der Milzbrandfrage, wenn auch gerade für Wolle und Baumwolle keine augenblickliche Gefährdung vorliegt. Die deutschen Wollkämmereien und Wollwäschereien beziehen ihre Rohwolle vom Kap und Australien usw., wo, wie erwähnt, keine oder nur eine sehr geringe Milzbrandgefahr besteht. (Im übrigen vgl. hierzu Kapitel: Lumpen, Hadern.)

Unter dem Gesichtspunkt der Milzbrandbekämpfung ist die Gewinnung von Schabwolle (Délainage) in Südfrankreich von gewerbehygienischem Interesse. Unter Schabwolle versteht man die von den Fellen der geschlachteten oder gefallenen Tiere im wesentlichen durch Abschaben nach vorausgegangenem Waschen und einem Faulvorgang gewonnene Wolle. F. KOELSCH entwirft von der in Mazamet (Farm, nahe an der spanischen Grenze) seßhaften Industrie ein anschauliches Bild. Unter den Arbeitern sind infolge der „Wasserarbeit" vornehmlich Erkältungen und Rheumatismen häufig. Hautgeschwüre an den Innenseiten der Fingerkuppen werden auf den Ammoniakgehalt der eben aus den Fermentationsräumen herausgenommenen, dann zu „entwollenden" Felle zurückgeführt. Bäder in gerbenden Sumach-, Nußbaumblätter- oder Heuabkochungen werden als Vorbeugungsmaßnahmen angewandt. Im Vordergrund stehen Milzbranderkrankungen. KOELSCH teilt mit, daß von 1902—1910 64 Milzbrandfälle, darunter 4 männliche unter 18 Jahren, 52 männliche über 18 Jahre, 1 weiblicher unter 18 Jahren und 7 weibliche über 18 Jahren vorgekommen sind, von denen 12 starben, bei einer durchschnittlichen Arbeiterschaft von 2300—2500. Betroffen werden vornehmlich die Wäscher (37), „Kratzeffekte" vermitteln fast regelmäßig die Übertragung. Als Vorbeugungsmittel wird Jodtinktur amtlich empfohlen. Das schädigende Rohmaterial kam u. a. in 35 Fällen aus Südamerika, in 22 Fällen aus Spanien.

Arbeitsart. Hygienisch bedeutungsvoll ist die Woll- und Baumwollverarbeitung erst mit dem Übergang zur Maschine geworden. Im allgemeinen bedürfen diese Maschinen nur geschickter Hände, aber weniger Körperkraft. Deshalb suchen vornehmlich schwächliche Menschen diese Arbeit auf. Weit über die Hälfte — in manchen Erzeugungsarten weit mehr — der Woll- und Baumwollarbeiter sind *weiblichen* Geschlechts. Hier sei dies als Tatsache verzeichnet, um im Zusammenhang mit der Erwerbstätigkeit der Frau überhaupt weiter behandelt zu werden. Die Folgen anhaltenden Stehens vor bestimmten Maschinen oder Gehens, z. B. an den Selfaktoren, wie sie sich in Plattfuß, Krampfadern mit Folgezuständen, Senkungen und Verlagerungen lebenswichtiger Bauch- und Beckenorgane zeigen, werden in gleicher Weise zu berücksichtigen sein, wie die Folgen dauernder Sitzarbeit, zum Teil an Maschinen, die mit den Füßen zu bewegen sind. Hier kommen Verdauungsstörungen, Blutverteilungsschwierigkeiten, Wirbelsäulenverkrümmungen mit Engbrüstigkeit und Gefahr der Tuberkuloseentwicklung in Frage, die die anhaltende Beschäftigung in meist staubiger Luft in geschlossenen Räumen überhaupt begünstigt.

Wenn auch eine technisch einwandfreie Anlage zur Erhaltung einer gleichmäßig warmen und feuchten Luft staubwidrig und in hohem Grade luftverbessernd wirken kann, ist doch die schwüle, feuchtwarme Luft nicht ohne Bedenken für den Körper im Sinne einer Erschlaffung und Verweichlichung. Neuerdings hat H. GRIESSBACH bei den Arbeitern von Baumwoll- und Kammgarnspinnereien eine Erhöhung des Blutdrucks und erhebliche Druckschwankungen festgestellt, die er der schwülen Luft zur Last legt. Verbessernd wirkt Zuführung frischer, angewärmter, aber stark feuchter Luft mit 1—2maligem Luftwechsel. Zerstäuber in Form von Druckluftstreudüsen (Gebr. Körting) oder Preßwassereinrichtungen (Drosophor, Aurophor u. ähnl.) angebracht, sorgen für erhöhte Feuchtigkeit. Es ist selbstverständlich, daß die frische Luft entstaubt werden muß, was jetzt an Stelle von Filtertüchern durch Metallfilter, die mit einer öligen, viskosen Flüssigkeit benetzt sind, bei regelmäßiger Aufsicht einwandfrei geschehen dürfte. Das Einblasen kühler Luft wirkt natürlich im Sommer sehr erfrischend. Nach NUSSBAUM wird durch sachgemäße Regelung der *Luftbewegung* (Gleichgewicht zwischen Wärmeerzeugung und Wärmeabgabe der Arbeiter; Vermeidung von Zugluft) der Wasserdampfgehalt der auf 25° C erwärmten Luft des Arbeitssaales (einer Baumwollspinnerei und -weberei) ohne irgendwelche Beeinträchtigung des Wohlbefindens der dort beschäftigten Arbeiter auf 85% relative Feuchtigkeit gesteigert werden können, während *ohne* besondere Luftbewegung die Höchstwerte bereits bei 20° Luftwärme und 60% relativer Luftfeuchtigkeit liegen. Das gewerbetechnische Schrifttum bietet eine Fülle von Anregungen, Darstellungen und Plänen von Lüftungseinrichtungen für Woll- und Baumwollbetriebe, die allerdings dann erst ihren Zweck auch gesundheitlich erfüllen, wenn sie nicht schablonenhaft verwirklicht werden.

Eine eigenartige *„Berufskrankheit" der Baumwollweber* wurde 1913 aus Lancashire gemeldet (Zeitschr. f. Gewerbehyg. 1913, S. 82). Es erkrankten eine Reihe Weber an Husten, Fieber und Asthmaanfällen in Betrieben, wo, um die Bildung von Schimmelpilzen auf dem zu fertigenden Webstück zu verhüten, nicht mehr Zinkchlorid (vermutlich also zur Haltbarmachung der „Schlichte") benutzt wurde. Die nunmehr sich bildenden Schimmelpilze (Gattung Aspergillus) sollen die Ursache der genannten Krankheit gewesen sein. Sicher wird die häufig zersetzte „Schlichte" Veranlassung zu Gesundheitsschädigungen, namentlich der Haut (Ekzembildung) geben. Nach K. B. LEHMANN sind Schimmelpilzansiedlungen aber auch im Ohr „wahrscheinlich im Gefolge von ins Ohr gespritzten Tropfen Schlichte (Stärke und Dextrinlösungen) vorgekommen". „Behandlung mit Höllenstein, 2% Salicylspiritus."

Seit altersher, und anscheinend überall verbreitet, spielt das *„Schiffchenküssen"*, namentlich dort, wo feine Garne zur Weberei verwendet werden, eine große Rolle. Sobald in den Webschützen (Weberschiffchen) eine neue Spule eingesetzt werden muß, was etwa alle 5—10 Minuten durch den Weber zu geschehen hat, oder falls der Schußfaden reißt und eine neue Verknüpfung der Enden stattfinden muß, ist ein Fadenende durch das Öhr des Schützens hindurchzuziehen. Dazu soll ein Drahthäkchen verwendet werden, das der Arbeiter bei sich trägt. Schneller und deshalb bei Akkordarbeit wirtschaftlicher geschieht das Hindurchführen des Fadenendes aus dem Schiffcheninnern nach außen durch ein kräftiges Ansaugen mit den Lippen, das „Schiffchenküssen". Solange dasselbe Schiffchen immer in der Hand desselben Arbeiters bleibt, kann von einer unmittelbaren Ansteckungsgefahr nicht gesprochen werden. Es bleibt aber die Möglichkeit des Einatmens von Staub, Faserstoff, Schmutz usw. (z. B. bei Abfallgarn). Bedenklich wird die an sich unsaubere Gewohnheit, wenn bei Schichtwechsel auch der Arbeiter am Webstuhl wechselt und das von seinem Vorgänger benutzte Schiffchen in gleicher Weise verwendet. Dann sind Ansteckungen von Haut-, Mundschleimhautkrankheiten, von Syphilis und Tuberkulose durchaus möglich. Abgesehen von harmloseren Krankheitserscheinungen sind schwere Infektionen in der Literatur nicht bekannt geworden. Weberschiffchen, die so gebaut sind, daß ein Durchösen des Fadens sich erübrigt, wie es deren eine Anzahl Modelle gibt, haben sich in der Praxis nicht eingeführt. Eine glatte Lösung der

Frage bringt natürlich der automatische Webstuhl mit sich, wie er als *Northrop*stuhl bekannt ist.

Wir verdanken F. KOELSCH eine gewerbeärztliche Beurteilung der Automatenweberei, deren immer mehr zunehmende Einführung lediglich wirtschaftlichen Erörterungen entspringt. Spuleneinsetzen und Einfädeln des Schußgarnes kommen in Wegfall. Nur das Füllen der Schußmagazine, die Reinigung usw. des Mechanismus, das Verknüpfen eben zerrissener Kettenfäden ist der menschliche Anteil an der Arbeit. Erhöhte Leistung ist die Forderung: In Amerika bedient 1 Mann 60 (!) Stühle, die mit einer Tourenzahl von etwa 150 in der Minute Tag und Nacht durchlaufen. KOELSCH bestreitet, daß die Körperbewegung beim Anknüpfen der Fäden zu einer auffallenden Häufung von Magendarmstörungen führt. Bei strengerer Auslese der Arbeiter, besonders der Lehrlinge, können diese das 16-Stuhlsystem ohne gesundheitlichen Schaden übernehmen.

Daß der *Lärm* in manchen Arten der Woll- und Baumwollverarbeitung und -weberei auf Gehörorgan und Nervensystem der Arbeiter ebenso schädigend wirkt wie die Erschütterung des Arbeitsraumes durch schwerste Maschinen, insbesondere dem Nervensystem, unzuträglich ist, ist bekannt. Die Möglichkeit von Gesundheitsschädigungen, z. B. rheumatischer Art, Hauterkrankungen usw , bei der Weiterbearbeitung der Woll- und Baumwollstoffe, wie *Bleichen* (Chlor!), *Waschen, Walken, Färben* usw., die bekannten Schäden der oft nötigen Naharbeit (Sehstörungen), sollen nur kurz erwähnt werden. Endlich muß noch auf die für die Gesundheit der Arbeiterinnen in der Wirkwarenformerei bedenkliche *Formarbeit* hingewiesen werden. Die oft heißen Holz- oder Metallformen, über die zur „Formung" die Wirkwaren, insbesondere Strümpfe, zu streifen sind, werden mit dem Unterleib an den Formtisch gestemmt. Es sind Schädigungen der inneren Organe mitgeteilt worden. An Stelle der alten Formöfen, die zudem große Hitze im Arbeitsraum verbreiteten, treten jetzt handlichere, gesundheitlich einwandfreie elektrische Formeinrichtungen.

Schließlich sei der mannigfachen *Unfallgefahren* gedacht, die in der Woll- und Baumwollbearbeitung möglich sind, wobei betont werden muß, daß im allgemeinen die Textilindustrie als Unfallgefahrenquelle an fast letzter Stelle steht. Zu der schon erwähnten Feuers- und Explosionsgefahr tritt die Möglichkeit der Maschinenverletzungen beim regelmäßigen Betrieb oder beim Putzen und Reinigen. Schutznetze, die etwa herausfliegende Webschützen auffangen, spielen hier dieselbe Rolle wie etwa Handbremsen und gesonderte Antriebskraft durch Einzelmotoren. Die Jahresberichte der Textil-Berufsgenossenschaften enthalten wertvolle Erfahrungen und Anregungen, auf die hier nicht näher eingegangen werden kann.

Irgendwie verwertbare statistische Unterlagen zur Beurteilung der Gesundheitsverhältnisse der Arbeiter in der Woll- und Baumwollbearbeitung liegen leider nicht vor, wenn auch kein Zweifel darüber ist, daß unter den statistisch mehrfach erfaßten Textilarbeitern der größte Teil in der Baumwoll- und schließlich Wollbearbeitung tätig ist. Erwähnt sei eine Mitteilung aus Österreich, wonach in einer Baumwollspinnerei durchschnittlich jährlich 20% der Arbeiter erkrankten, davon 6,4 an Bronchitis, 4,7 an Pneumonie, 2,1 an chronischer katarrhalischer Pneumonie und 1,8 an Phthise, sonach im H. 15% an den Atmungsorganen. Demnach betrugen die Lungenerkrankungen 75% aller Erkrankungen. Wichtig ist bei der verhältnismäßig niedrigen Krankheitshäufigkeit im allgemeinen der hohe Anteil der Lungenerkrankungen. Aus der Schweiz liegen Mitteilungen vor, wo von je 1000 Arbeitern an den Atmungsorganen erkrankten von den Baumwollspinnern, und zwar den in der sehr staubigen Vorbereitung beschäftigten 71,9; von den eigentlichen Spinnern nur 39,8. Bei den Webern erkrankten von den Spulern 62,1, von den eigentlichen Webern nur 50,1 (BURKARDT, SCHULER). Im Jahre 1904 berichtet BENDER, daß von 100 Baumwollspinnereiarbeitern jährlich 28,7 Arbeiter, dagegen 48,1 Arbeiterinnen erkranken. Die durchschnittliche Zahl der jährlichen Erkrankungen auf den Kopf der Kassenmitglieder betrug für Spinnereien 5,34, für Webereien 4,2. 5,45 litten an Erkrankungen der Verdauungsorgane, 2,5 an solchen der Atmungswege, 2,87 an Bleichsucht. Häufig wurden bei Baumwollspinnern Geschwüre und Flechten, u. a. auch Unterschenkelgeschwüre, beobachtet.

Endlich sei noch der *Abwässerfrage* gedacht, die infolge der eigenartigen Verbindung organischer und anorganischer Stoffe mit körperlichen kleinsten Teilchen gerade in der Woll- und Baumwollverarbeitung den Gesundheitstechniker vor schwere Aufgaben stellt. Besonders zu beachten sind die Abwässer der Wollwäscherei, der Bleichereien, der Färbereien, Druckereien und Veredlungsbetriebe (vgl. A. PRITZKOW, Gewerbliche Abwässer in WEYLS Handbuch der Hygiene, 2. Aufl. 1914).

Literatur.

BARGERON: L'aspiration du fil aux navettes. Ann. d'Hyg. Publ. et de Méd. lég., März 1913; Ref. Zentralbl. f. Gewerbehyg. 1914, S. 258. — BENDER, W.: Über die Lebens- und Gesundheitsverhältnisse der Textilarbeiter usw. Zeitschr. f. Gewerbehyg. 1904, S. 285ff. — *Deutsche Luftfilter*-Baugesellschaft m. b. H. Berlin 1922. — GRIESSBACH, H.: Blutdruck bei gewerblichen Arbeiten. Münch. med. Wochenschr. 1923, Nr. 51, S. 1519. — HAUCK, K.: Gesundheitliche Gefahren der Baumwollindustrie. Zeitschr. f. Gewerbehyg. 1921, S. 105ff. — HOYER, FR.: Luftbefeuchtung in Spinnereien und Webereien. Ebenda 1922, S. 140ff. — KOELSCH, F.: Die Gewinnung von Schabwolle (Délainage). Zentralbl. f. Gewerbehyg. 1914, S. 365. — KOELSCH, F.: Die gewerbeärztliche Beurteilung der Arbeit an automatischen Webstühlen. Arch. f. Hyg. Bd. 93. 1923. — LEHMANN, K. B.: Arbeits- und Gewerbehygiene. Leipzig 1919. — LINDNER, GEORG: Spinnerei und Weberei. Karlsruhe, o. J. — NETOLITZKY: Hygiene der Textilindustrie. Weyls Handbuch der Hygiene. 1. Aufl. 31. Lief. 1879. — NUSSBAUM: Die Bedeutung lebhafter Luftbewegung in Baumwollspinnereien und Webereien. Gesundheits-Ing. 1913, Nr. 35. — PRITZKOW: Gewerbliche Abwässer. Weyls Handbuch der Hygiene. 2. Aufl. 1914. — ROTH, E.: Kompendium der Gewerbekrankheiten. 2. Aufl. Berlin 1909. — Report of the Departmental Committee appointed to inquire as to precautions for preventing danger of infection by Anthrax in the manipulation of Wool, hoat Hair and Camel Hair. London 1918. — WEYL, TH.: Handbuch der Hygiene. 2. Aufl. Bd. 7 (bearbeitet von F. KOELSCH). — WORM, JOSEF: Die Wirkerei und Strickerei. Leipzig 1913. — Die Sicherheitsvorkehrungen gegen Feuersgefahr in Spinnereien. Zeitschr. f. Gewerbehyg.; Die Fabriks-Feuerwehr 1913, Nr. 13/14. — Gefahren der Wollvorbereitung (Kämmerei). Zeitschr. f. Gewerbehyg. 1901. — Sächs. Landesgesundheitsamt, Einrichtungen auf dem Gebiete der Volksgesundheits- und Volkswohlfahrtspflege im Freistaat Sachsen 1922. — Verein zur Pflege des Gewerbehygienischen Museums in Wien. In den gewerblichen Anlagen vorkommende Staubarten. 2. Aufl. Wien 1895. — Jahresberichte der deutschen Textil-Berufsgenossenschaften. — Jahresberichte der deutschen Gewerbeaufsichtsbeamten.

Verarbeitung von Lumpen (Hadern).

Von

ADOLF THIELE

Dresden.

Unter Lumpen (Hadern) versteht man Abfälle und Reste (Überbleibsel) von gebrauchten und ungebrauchten Kleidungs- und ähnlichen Stücken, insbesondere Web- und Wirkwaren, die in der Industrie wiederum als Rohstoffe verarbeitet und verwertet werden. War es früher hauptsächlich oder fast allein die Papiermacherei, die Lumpen in großen Massen verwendete, so ist es heute, wo einmal das Papier im wesentlichen aus Holz- und Strohfaser hergestellt wird, und andererseits die wirtschaftliche Not zu höchster Sparsamkeit zwingt, besonders die Herstellung von Kunstwolle und deren Erzeugnisse, von Putz- und Polsterwolle u. dgl., die neben der Papier- und Pappenfabrikation der Lumpen in großen Mengen bedarf. War die Bevölkerung früher leicht geneigt, schnell ein abgebrauchtes Kleidungs- oder Wäschestück abzulegen, so hat sich heute der Verbrauch bis zur letzten Faser sozusagen zwangsläufig durchgesetzt, d. h. die endgültigen Reste sind noch abgebrauchter und schmutziger als früher. Besonders bedenklich ist die doch übrigens verbotene Wiederverwendung von Watte, Lumpen u. dgl. aus Krankenhäusern und Kliniken, die früher gang und gäbe war (GÜNTHER). Vom hygienischen Standpunkt aus ist jeder Gegenstand, der von einem anderen Menschen schon einmal in Gebrauch genommen ist, für den eigenen Bedarf zu beanstanden, es sei denn, daß gründliche Reinigungsmaßnahmen (u. U. Entseuchung) mit ihm vorher vorgenommen sind. Darnach richtet sich auch die Beurteilung der Lumpen vom gewerbehygienischen Standpunkt in erster Linie. Die Lumpen müssen nämlich, abgesehen von ihrem Einsammeln im Klein- und Großhandel, vor der endgültigen Verwendung als Rohstoff nach ihrem Herkommen und Urstoffen gesondert (sortiert), d. h. verlesen werden. Es unterliegt keinem Zweifel, daß die hiermit beschäftigten Arbeiter in Gefahren für ihre Gesundheit durch Übertragung von Ansteckungskeimen kommen können. In einem gewissen Gegensatz zur landläufigen Meinung muß aber hier festgestellt werden, daß die Gefahren durch pflanzliche Ansteckungskeime im allgemeinen weniger groß sind, da die meisten der bekannten Krankheitserreger durch Austrocknung schnell ihre Ansteckungskraft verlieren. Dafür führen Krankheiten wie Milzbrand und Rotlauf, die als Sporenbildner widerstandsfähig sind, sowie Pocken, in schwerem und schnellem Verlaufe nicht selten zum Tode. Tatsächlich liegen so gut wie keine Nachrichten darüber vor, daß ansteckende Krankheiten unmittelbar durch Lumpen auf die mit ihnen beschäftigten Arbeiter übertragen wären, mit der alleinigen Ausnahme von *Pocken* und *Milzbrand.* 1905 werden z. B. 9 Fälle von Pocken aus Mecklenburg, 1906 15 solche aus Breslau, 1907 25 solche aus Bayern und Hessen gemeldet, die auf gewerbliche Beschäftigung mit Lumpen (z. B. in einer Lumpensortieranstalt) zurückgeführt werden. Als „Hadernkrankheit", „Wollsortierkrankheit" bezeichnete schwere, oft zum Tode führende Fälle innerlicher Erkrankungen (Lunge, Magendarm), die gehäuft bei Arbeitern in Papierfabriken und Lumpensortierereien vorkamen, wurden schon vor der Entdeckung des Milzbrandbacillus (1874, E. WAGNER) durch KOCH und später (1877, A. FRISCH) als Milzbrand erkannt. Nach einer Statistik des Reichsgesundheitsamts sind nach beruflicher Tätigkeit in Lumpensortierereien in den 10 Jahren 1910—1919 6 Erkrankungs- und 3 Todesfälle an Milzbrand gemeldet worden, die letzteren 1915.

Tritt sonach die Möglichkeit der Ansteckung durch verseuchte Lumpen bei ihrer gewerblichen Verarbeitung etwas zurück, so ist um so augenscheinlicher die gesundheitsschädliche Wirkung der Lumpenbearbeitung durch den dabei entwickelten *Staub.* Alle Lumpen enthalten mehr oder weniger Staub, dessen Beschaffenheit sich nach der Herkunft und Abnützung der Bestandteile richtet. Zu den pflanzlichen Fasern von Baumwolle, Leinwand, Jute usw. treten tierische Teile wie Wolle, Haare, Hautabschilferungen, mit denen Sand, Ruß oder Kohle, z. B. aus dem Straßenstaub, mehr oder weniger vermischt sind. Daß Lumpen und gebrauchte Wäsche nicht selten mit angetrockneten Teilen menschlicher Abgänge, wie Blut, Stuhl usw. beschmutzt sind, sei besonders erwähnt. Auch die unter dem Namen „Tibet" zusammengefaßten Abfälle aus der Kleider- und

Wäscheherstellung, also völlig ungebrauchte Stoffreste, enthalten selbstverständlich Staubteilchen, wenn auch natürlich weniger. Jedes Hantieren mit den Lumpen wird zur Staubaufwirbelung führen. Jede Staubaufwirbelung wird für Haut und Schleimhaut der Arbeiter, vornehmlich der Atmungsorgane, in gewissem Grade bedenklich sein.

Die Bearbeitung der Lumpen geschieht von Hand und mittels Maschinen. Vom kleinen Lumpensammler und Althändler gelangen die Lumpen durch den Großhandel, dessen Beziehungen Rußland, Österreich, Amerika, Schweden und Norwegen, Holland, Belgien, Frankreich, Italien und die Schweiz als Absatzgebiete in Einfuhr und Ausfuhr erfassen, zu den Industriestätten, in denen die Verarbeitung stattfindet. Auf diesem Wege findet ein wiederholtes, sich auf immer feinere Unterschiede einstellendes „Sortieren" statt, das oft mit dem Handel oder auch mit der Verarbeitung selbst wirtschaftlich verbunden ist. Je kleiner die Betriebe, um so weniger erfreulich sind die Zustände, um so weniger wird an die Staubbeseitigung auch nur gedacht. Hier ist namentlich das Einpacken der Lumpen in die großen Versandsäcke die staubigste Arbeit: Die Säcke sind mit Stricken an der Decke aufgehängt, und eine im Sack stehende Person tritt die eingeworfenen Lumpen fest; an anderen Orten erfolgt die Verpackung der Lumpen auch in kleineren Betrieben mittels Pressen. Das Lumpensortieren ist eigentlich nicht nur ein Sondern in die verschiedenen Urstoffe der Lumpen: Wolle, Baumwolle, Leinen usw., nach der Farbe, der Reinheit, sondern schon eine gewisse Vorbearbeitung: Nähte werden zertrennt, Futter vom Oberstoff abgeschnitten oder abgerissen, Knöpfe, Haken, Ösen usw. beseitigt. Gerade dieses bearbeitende Sortieren wird noch mehr als das alleinige Sondern in die Urstoffe erst recht den Staub in oft großen Mengen der Luft des Arbeitsraums beimengen. Seit jeher ist man vom Standpunkte des Arbeiterschutzes der Frage nachgegangen, Vorkehrungen gegen die übermäßige Staubentwicklung zu treffen.

Es sind besondere Sortiertische gebaut worden, deren Tischplatte durch ein Drahtnetz ersetzt ist. Durch dieses Netz wird der Staub und gröbere Abfall, der beim Sortieren auf dem Tisch entsteht, durch eine starke Absaugungsanlage (Exhaustor) abgesaugt. Es unterliegt keinem Zweifel, daß hierdurch, zumal wenn zuvor durch eine maschinelle Einrichtung der gröbste Staub entfernt ist, viel Staub beseitigt wird. Die an diesen Tischen beschäftigten Arbeiter, insbesondere ältere, klagen jedoch bei nicht sehr sorgfältiger Anlage der Absaugeeinrichtung mit Recht über starke Belästigung durch den Luftzug, was bei dazu Veranlagten zur Entstehung von Rheumatismus führen kann. Mechanisch werden die Lumpen durch einen sog. Lumpenwolf (Shaker) entstäubt, eine Maschine, die die eingeschlossenen Lumpen in einem festgeschlossenen, an einen Exhaustor angeschlossenem Siebe so schlägt, schüttelt und herumwirbelt, daß wenigstens die gröbsten und gröberen Teile entfernt werden.

Die ersten genaueren statistischen Erhebungen über den Einfluß der Lumpenarbeit auf die Gesundheit der mit ihnen beschäftigten Arbeiter verdanken wir Renk (1887), der die Gesundheitsverhältnisse der Papierarbeiter untersuchte. Die Arbeiten bei den „trockenen Hadern" stehen sowohl hinsichtlich der Krankheitshäufigkeit und der auf einen Arbeiter fallenden Krankheitstage als auch die Dauer der einzelnen Erkrankung an der Spitze aller Papierarbeiter. Sicher ist, daß hierzu die Arbeiterauswahl beiträgt. Es sind fast ausschließlich Arbeiterinnen hier tätig. Renk weist besonders darauf hin, daß die Beschäftigung bei trockenen Hadern durchaus nicht die Gefährlichkeit, wenigstens was die Infektionskrankheiten anlangt, besitze. Relativ am häufigsten kam Rotlauf (Erysipel), doppelt so viel wie bei den übrigen Arbeitern, vor. Er weist auf die Unsitte hin, daß die Arbeiter in den Hadernsälen bei vorkommenden Verletzungen so gern irgendeinen Lappen aus dem eben in Bearbeitung befindlichen Materiale als blutstillendes Verbandmaterial benutzen. Bedeutungsvoller ist aber der Staub: Tatsächlich haben die Hadernarbeiter relativ am meisten an Krankheiten der Luftwege zu leiden. „Während von 1000 Arbeitern bei trockenen Hadern 124 an Respirationskrankheiten leiden, kamen im Papiersaale auf 1000 Arbeiter nur 55.“ Dieses Übergewicht ist wesentlich durch die relative Häufigkeit der Lungenentzündungen und Bronchialkatarrhe bedingt. Wichtig ist, daß auch Magendarmkatarrhe verhältnismäßig am häufigsten bei Hadernarbeitern gefunden wurden (Verschlucken des an den feuchten Schleimhäuten von Nase und Mundhöhle hängenbleibenden Staubes!). In neuerer Zeit (1915) hat WITTGEN (Gewerbeaufsichtsbeamter) in den Lumpensortieranstalten der Stadt Hannover, die noch keine mechanischen Entstaubungsanlagen besitzen, statistische Erhebungen angestellt, die bei allem Vorbehalt gegenüber solchen, auf Krankenkassenunterlagen aufgebauten Berechnungen — die Zahlenreihen anzuführen würde zu weit führen — immerhin eine recht erhebliche Unterwertigkeit des Gesundheitszustandes der Lumpenarbeiterinnen ergeben. Auf 1000 Personen kamen 1129 Krankheitsfälle (gegenüber 630 der bekannten Leipziger Ortskrankenstatistik). An erster Stelle stehen Erkrankungen der Atmungsorgane, dann folgen die der Bewegungsorgane und Verdauungsorgane. Wesentlich vermehrt sind Hautentzündungen (Zellgewebsentzündungen, Furunkel!) und Augenerkrankungen (Bindehautkatarrhe), zweifellos durch den Staub begünstigt.

In allerneuester Zeit (1923) hat auf Veranlassung des Reichsarbeitsministeriums wiederum eine Erhebung über die Gesundheitsverhältnisse der Lumpenarbeiter in Deutschland stattgefunden, die in überraschender Weise keine wesentlichen Verschlechterungen der Verhältnisse erkennen läßt. Weder ist die Infektionsgefahr noch die Staubgefährdung besonders in Erscheinung getreten. Dabei sind die Lumpen schmutziger, allerdings auch wertvoller geworden. Allerdings konnte allgemein beobachtet werden, daß zumeist alte Arbeiter und namentlich Arbeiterinnen bei dieser schmutzigen Arbeit bleiben, da sie keine andere Arbeit mehr finden — bis 35 Jahr und noch länger im Beruf! — und nicht selten häufiger Arbeitswechsel der jüngeren stattfindet.

Zum Schutz der Arbeiter sind schon 1895 vom preußischen Ministerium für Handel und Gewerbe *Grundsätze* aufgestellt, nach denen die Arbeitsbedingungen in Lumpensortieranstalten zu gestalten sind (Zentralbl. f. Gewerbehyg. 1915, S. 246ff. — 1—14). Zur Abwendung der der Arbeiterschaft und der Allgemeinheit drohenden Ansteckungsgefahren sind einer in der preußischen Grenzmark befindlichen Lumpensortieranstalt für ausländische Lumpen (Rußland, Polen) u. a. folgende Bedingungen aufgegeben: „1. Die Lumpen sind im Betriebe in geeigneten Vorrichtungen einer Desinfektion durch Wasserdampf oder, wenn möglich, durch Trockenhitze zu unterwerfen. 2. Die zum Transport der Lumpen benützten Güterwagen sind nach der Entleerung mit einer 5proz. Kresolseifenlösung auszuscheuern. 3. Im Auslandslager sind nur solche Arbeiter zu beschäftigen, die sich in den letzten 5 Jahren einer Schutzpockenimpfung unterzogen haben.“ — Eine Bekanntmachung des Reichskanzlers vom 27. II. 1903 verbietet auf Grund der § 139a, § 154 Abs. 3 der Gewerbeordnung für Fabriken und Werkstätten mit Motorbetrieb die Beschäftigung jugendlicher Arbeiter bei der Bearbeitung von Faserstoffen, Tierhaaren, Abfällen und *Lumpen*. In der Fassung vom 8. 12. 1909 (RGBl. 969) auf Grund des § 120e der Gewerbeordnung ist der Wortlaut, soweit Lumpen in Frage kommen: „II. In Räumen, in denen Lumpen geöffnet, getrennt, zerrissen, entstäubt, angefettet (zur Weiterverarbeitung. D. V.), gemengt, sortiert oder gepackt werden, darf jugendlichen Arbeitern während des Betriebs eine Beschäftigung nicht gewährt und der Aufenthalt nicht gestattet werden. Die höhere Verwaltungsbehörde kann gestatten, daß in solchen Räumen, in welchen geeignete mechanisch wirkende Staubabsaugevorrichtungen vorhanden sind, jugendliche Arbeiter beim Öffnen, Trennen, Zerreißen, Entstäuben und Mengen der Lumpen, soweit dies von Hand geschieht, sowie beim Sortieren und Packen von Lumpen beschäftigt werden." Füı den *Nachbarschutz* ist u. a. vom Magistrat der Stadt Osnabrück unterm 5. IV. 1899 bestimmt worden, daß Lager-, Sortier- und Verpackungsräume für Lumpen usw. sich nur in unbewohnten Gebäuten befinden dürfen und mindestens 20 m von der Nachbargrenze von bewohnten oder zum längeren Aufenthalt von Menschen dienenden Gebäuden und von öffentlichen Wegen oder Anlagen entfernt sein müssen. Besondere Verordnungen u. a. in Baden regeln den Impfschutz der Arbeiter, allerdings ohne die Impfpflicht gesetzlich durchzuführen. Es verbleibt bei Einwirkung und Belehrung und gelegentlicher Überwachung durch den Amtsarzt. — In Sachsen hatte sich das Sortieren der Lumpen als Heimarbeit eingebürgert. Die selbstverständlichen hygienischen Mißstände haben zur Reichs-Verordnung vom 21. IV. 1920 auf Grund des § 10 Abs. 2 des Hausarbeitsgesetzes vom 20. XII. 1911 (RGBl. S. 976) geführt, wonach das Trennen, Schneiden und Sortieren von Hadern und Lumpen aller Art in der Hausarbeit verboten ist.

Literatur.

BENDER: Der Einfluß und die Beseitigung des Hadernstaubes. Zeitschr. f. Gewerbehyg. 1907, S. 58ff. — BERNHARD: Zentralbl. f. Gewerbehyg. 1918, S. 127. — FRISCH, A.: Untersuchungen über die sog. Hadernkrankheit. Wien. med. Wochenschr. 1878. — GÜNTHER: Verhandl. d. X. internat. med. Kongr. Bd. 5, S. 159. Berlin 1891. — KÜBLER: Die Milzbrandgefahr bei Bearbeitung tierischer Haare usw. Arb. a. d. Reichsgesundheitsamt Bd. 15. 1899. — MORGNER: Zentralbl. f. Gewerbehyg. 1918, S. 127; 1921, S. 65. — RENK: Die hygienischen Verhältnisse in der Papierfabrikation. Hrsg. vom V. d. Papierfabrikanten. Mainz 1887. — Endlich vgl. Literatur bei Wolle und Baumwolle.

Papierindustrie.

Von

E. BEINTKER

Arnsberg.

Während früher alles Papier aus Lumpen hergestellt wurde, ist heute die Verwendung von Lumpen nur für besondere Papiersorten erforderlich. Die in den Sortieranstalten ausgesuchten Leinenlumpen werden mit Chlor gebleicht, in Apparaten, in denen sie durch zwei gegeneinander gestellte Messerwellen gehen müssen (Holländer), fein zerfasert und mit viel Wasser zu einem dicken Brei gerührt. Der gewonnene Rohstoffbrei wird auf feine Siebe gebracht (zum Teil von Hand, handgeschöpft Bütten) und dann wie anderes Papier weiter behandelt.

Weitaus das meiste *Papier* wird aus *Kiefernholz* gewonnen. Die Stämme werden in meterlange Walzen zerschnitten, auf rotierenden Messerscheiben entrindet und unter Zusatz von viel Wasser auf großen Schleifsteinen fein geschliffen. Aus dem Brei werden durch in Wasser geschwenkte Siebe die groben Fasern entfernt und die Masse dann in die Holländer gepumpt. In diesen, die jetzt nur zur Mischung dienen, wird der Holzschliff mit den sog. „Füllstoffen" (Ton, Kaolin, Talkum, Leim und zum Verdecken der gelben Holzfarbe etwas Blau) versetzt. Bei der Herstellung von in der Masse gefärbtem Buntpapier kommen hier die nötigen Farbstoffe (fast nur Anilinfarben, Blei- und sonstige Giftfarben werden nicht verwendet) hinzu. Die fertige Masse wird in Behälter gepumpt, von denen aus sie durch gleichmäßige Schlitze erst auf ein endloses rotierendes Sieb und von da auf ein endloses rotierendes Band kommt. Das Wasser fließt ab, die Holzfasern legen sich aneinander und bilden so das Papier, dem die letzte Feuchtigkeit durch geheizte Preßwalzen entzogen wird. Das so gewonnene Papier ist schlecht und billig, es vergilbt rasch.

Das bessere Papier wird auf dem Umwege über den *Zellstoff* gewonnen. Dieser ist die reine Cellulose und wird aus Holz oder Stroh durch Kochen von Natronlauge (Natronzellstoff) oder mit Calciumsulfitlauge (Sulfitzellstoff) unter Druck gewonnen. Zu ihrer Darstellung wird Schwefelkies wie bei der Schwefelsäureherstellung in Röstöfen geröstet. Die entstehende schweflige Säure wird in Türme geleitet, die mit Kalkstein gefüllt sind und mit Wasser berieselt werden. Das Wasser löst die schweflige Säure und Teile des Kalksteins auf. Die entstehende Lauge enthält Calciumsulfit und freie schweflige Säure. In ihr werden die entrindeten und auf etwa Walnußgröße zerkleinerten Holzstücke in verschlossenen Kesseln unter Druck gekocht. Das Lignin des Holzes scheidet sich aus, es bleiben locker zusammenhängende Celluloseballen zurück, die erst ausgewaschen und dann durch Quetschung und in Holländern zerkleinert werden. Der Brei wird mit sehr viel Wasser ausgewaschen, in Chlor gebleicht und in Holländern nochmals verarbeitet. Der so gewonnene Halbstoff wird mit Füllstoffen versetzt und, wie oben beschrieben, weiter verarbeitet.

Gesundheitliche Schäden treten zunächst bei der Lumpensortierung auf (vgl. entsprechenden Abschnitt). Durch die Behandlung der Lumpen mit Chlor dürfte eine etwa bestehende Infektionsgefahr beseitigt werden. Im übrigen ist die Papierfabrikation eine sehr nasse Arbeit. Nach der Statistik der Leipziger OKK. sind in der Papierfabrikation die Verletzungen auf das Dreifache, die Erkrankungen der Atmungsorgane etwa auf das Doppelte, die Tuberkulose etwa um 30% erhöht. Dieser ungünstige Zustand ist außer auf die Nässe der Arbeit wohl besonders darauf zurückzuführen, daß die Papierfabrikation keine besonders schwierige Arbeit ist und auch schwächliche und kränkliche Personen in ihr Beschäftigung finden können.

Bei der *Sulfitzellstoffabrikation* tritt die Verwendung der schwefligen Säure in den Vordergrund. An den Röstöfen ist der Geruch so stark, daß Ungewohnte von Hustenreiz und Luftbeklemmungen befallen werden und sich nicht lange dort aufhalten können. Die Arbeiter gewöhnen sich dagegen in hohem Grade an den Geruch und behaupten bisweilen sogar, die schweflige Säure wirke günstig auf die Gesundheit ein, sie seien gegen Erkrankungen an Grippe oder Schnupfen gefeit. In der Tat machten auch die von mir gesehenen Arbeiter einen durchaus gesunden und frischen Eindruck, trotzdem sie zum Teil schon Jahrzehnte in dieser Arbeit beschäftigt waren. Es ist sicher, daß ein in der Entstehung begriffener Schnupfen durch Aufenthalt in einer mit schwefliger Säure oder Chlorgas geschwängerten Atmosphäre coupiert werden kann, in Amerika sind für die Behandlung von Grippe und Erkältungen Kammern konstruiert, in denen die Patienten mit Chlor oder schwefliger Säure geschwängerte Luft einatmen.

Öfter, namentlich bei blutarmen und schwächlichen Personen, wird bei der Arbeit mit schwefliger Säure über Magenbeschwerden und Übelkeit geklagt.

Die unendlichen Mengen Wasser, die in der Papierfabrikation gebraucht werden, müssen den öffentlichen Gewässern zugeführt werden, und haben dort früher erhebliche Schäden verursacht. Die *Abwässer der Papierfabriken* enthalten noch reichliche Mengen feinster Fasern, die in den Flußläufen sich an die Pflanzen setzen und sie mit einer faserigen Masse überziehen. Sie schädigen auch die Fischzucht, indem sie die Kiemen der Fische zusetzen und dadurch die Fische ersticken. Es liegt im eigensten Interesse der Fabriken, diese Fasern nach Möglichkeit wiederzugewinnen. Diese kann durch Absitzenlassen in großen Klärbecken oder durch Filterpressen geschehen. Bei der großen Menge der Waschwässer und der starken Verdünnung kommt der Gehalt der aus dem Holze ausgelaugten fäulnisfähigen Stoffe nicht besonders in Betracht, namentlich wenn ein entsprechender Vorfluter vorhanden ist.

Ein Schmerzenskind der Wasserhygiene waren lange Zeit die beim Kochen des Holzes entfallenden Endlaugen, die unter keinen Umständen in öffentliche Wasserläufe gelangen dürfen. Durch ihren Gehalt an Schwefel und fäulnisfähigen Substanzen bewirken sie auch in geringer Menge im Wasser Wucherungen von Fadenpilzen (Beggiatoa alba), starke Fäulniserscheinungen, Aufzehrung des im Wasser enthaltenen Sauerstoffes und Entstehung von Schwefelwasserstoff. Die Pilzwucherungen sterben ab, faulen, färben sich durch Bildung von Schwefeleisen schwarz und treiben als ekelhafte Fladen im Wasser. Die Endlaugen aus der Herstellung von Natronzellstoff werden durch Glühen mit Ätzkalk regeneriert, hierbei entstehen reichlich sehr übelriechende Dämpfe (Mercaptane usw.), die zu erheblichen Beschwerden für die Nachbarschaft führen können, die *Sulfitlaugen* ergeben eingedampft eine schwarze, leimartige Masse, die man als Bindemittel für Steinkohlenbriketts, zur Tränkung von Straßen gegen Staubentwicklung verwendet. Auch zu Inhalationen werden sie als Lignosulfit gegen chronische Katarrhe des Rachens und der Luftröhre angewandt. Im Kriege wurde Leimersatz daraus hergestellt. Aber stets war die Beseitigung eine schwere Last für die Fabriken. Die neuerlich häufiger in Aufnahme kommende Verarbeitung auf Alkohol hat befriedigende Ergebnisse.

Pappe wird in ähnlicher Weise entweder aus den durch Klärung wiedergewonnenen Fasern oder aus Stroh, das mit Kalkmilch gekocht wird, hergestellt.

Das fertiggestellte Papier wird auf Rollen aufgewickelt und entweder (für Zeitungen) in dieser Form in den Handel gebracht, oder aber glatt gelegt und durch Schneidemaschinen in bestimmte Form geschnitten. Dabei kommt es leicht zu sehr erheblichen Verletzungen. *Buntpapier und Tapeten* werden durch Bestreichen oder Bedrucken der sich abwickelnden Papierrollen mit Farbwalzen hergestellt. Das gefärbte Papierband wird ausgebreitet in Kulissen aufgehängt und in warmer, bewegter Luft getrocknet. Giftige Farben werden in Deutschland für Tapeten u. dgl. nicht mehr verwendet, auch die schönsten „giftgrünen“ Tapeten werden mit Anilinfarben hergestellt.

In der *Kartonnagenindustrie* werden die Grundformen aus Pappe ausgestanzt, das Falten und Überziehen mit Buntpapier besorgen Arbeiterinnen. Die starke Konkurrenz in den auf den Massenbedarf und Luxusverbrauch eingestellten Artikeln (Süßigkeiten usw.) bewirkt die Suche nach gefälligen, dabei auffallenden und sich dem Gedächtnis einprägenden Farben und Verzierungen, die durch Prägen, Bedrucken und Bronzieren des Buntpapieres erzielt werden. Zum *Bronzieren* wird auf die betreffenden Stellen Leim aufgedruckt und dann in den Bronziermaschinen Bronze aufgestreut. Bei der Leichtigkeit und Feinheit des Bronzepulvers läßt sich eine Absaugung nicht gut durchführen, daher muß auf gute Abdichtung der Maschinen Wert gelegt werden, trotzdem stehen aber die Arbeiterinnen unter Einwirkung des Bronzestaubes. In einigen Fällen sind Magenbeschwerden darauf zurückgeführt. Die Haare, der Auswurf nehmen grünliche Farbe an. Die ganze Kartonnagenfabrikation beschäftigt fast ausschließlich Arbeiterinnen, die Zahlen der Leipziger OKK. erheben sich etwas, aber nicht wesentlich, über den Durchschnitt.

Die *Malgründe* für *Ölmalerei*, die früher ausschließlich aus Leinwand hergestellt wurden, werden jetzt vielfach aus Pappe mit Leinenpressung hergestellt und mit einer bleihaltigen Farbmischung überzogen, dabei besteht die Gefahr der Bleivergiftung.

Die Herstellung von *Glas-*, *Sand-*, *Flint- und Schmirgelpapier* geschieht durch Überstreichen des Papieres mit Leim und Aufstreuen des betreffenden feingepulverten Materials. Der Überschuß muß durch Abklopfen entfernt werden. Das Papierband wird in einem Kulissenapparat hängend getrocknet. Das Aufstreuen und Abschütteln muß unter Absaugung geschehen.

Altpapier zur Pappeherstellung wird angefeuchtet in Kollergängen zermahlen, dann mit Natronlauge gekocht oder mit Chlor gebleicht und zu dem Holzschliff zugegeben.

Die weitere Verarbeitung von Papier in den graphischen Gewerben vgl. die entsprechenden Abschnitte.

Pergamentersatz (fettdichtes Papier usw.) wird durch Behandeln des Papiers durch Schwefelsäure oder Chlorzink dargestellt. Durch Zusammenlegen der mit Chlorzink getränkten Papierlagen und Pressen wird die lederartige *Vulkanfiber* hergestellt, die technisch ausgedehnte Anwendung findet. Chlorzink ist ein starkes Ätzmittel.

Ledererzeugung und -Bearbeitung.

Von

F. Holtzmann

Karlsruhe.

Die *Tierhäute*, die zur Gerbung verwendet werden, stammen von in- und ausländischen Rindern, Pferden, Schafen und Ziegen. Sie werden zur Konservierung gesalzen, getrocknet, zum Schutz gegen Motten mit Naphthalin bestreut, indische Häute auch mit Arsenik. An den Fellen haften Mist, Blut und Schmutz, die beim Abwerfen aufs Lager ganze Staubwolken erzeugen. Die Hantierung mit den Rohhäuten bringt darum die Gefahr von Infektionen, namentlich von Milzbrand, mit sich. Im Sommer locken die Lager Schwärme von Schmeißfliegen an, welche die Keime übertragen können. Gekühlte Lagerräume sind zum Schutz der Häute wie aus hygienischen Gründen zu empfehlen. Wegen Gefährdung und Belästigung der Nachbarschaft sind Fellager in der Regel außerhalb der Ortschaften zu legen. Die Unfallverhütungsvorschriften der Lederindustrieberufsgenossenschaft schreiben vor, daß Lagerräume für rohe Schaf- und Ziegenfelle sowie trockene ausländische Rohhäute, die erfahrungsgemäß am häufigsten Milzbrandkeime bergen, einen undurchlässigen Fußboden haben müssen und mindestens jährlich einmal zu desinfizieren sind. Die Beförderung der Häute soll womöglich auf Wagen geschehen, werden sie getragen, so müssen Schutzkappen, die Kopf und Nacken bedecken, und Arbeitskleider, die häufig zu desinfizieren sind, zur Verfügung stehen. Zur Förderung der Reinlichkeit sind Wascheinrichtungen mit Seife und Handtuch bereitzuhalten. Ein Plakat mit Abbildungen belehrt über die Milzbrandgefahr.

Vom Fellager kommen die Häute zunächst in die *Weichkästen*, wo sie mit reinem Wasser eingeweicht werden. Kleine Gerbereien weichen wohl auch im fließenden Wasser. Hierdurch kann die Verseuchung der unterhalb liegenden Wiesen mit Milzbrand zustandekommen.

Nach dem Weichen werden die Felle ausgestrichen, beschnitten, und zum Lockern der Haare in die *Kalkäscher* gebracht, die aus einer Aufschwemmung gebrannten Kalks bestehen. Trifft ein Kalkspritzer das Auge, so ist dieses sofort mit einem reichlichen Wasserstrahl auszuspülen (ANDREAE). An den Händen, namentlich an den Steckseiten der letzten Fingergelenke, kommt es beim Hantieren mit gekalkten Fellen leicht zu Hautdefekten durch den Kalk (Kalklöcher). Schutzhandschuhe aus Gummi oder Leder, die unterhalb des Ellenbogens dicht anschließen, sind zu empfehlen. Noch besser wird die Handarbeit durch maschinelles Einlegen und Austragen der Felle aus dem Kalkäscher ersetzt. Bei der Verwendung von Schwefelcalcium (Calcin) als Äscherzusatz ist vor Zusammentreffen mit Säure wegen der Gefahr des Auftretens von Schwefelwasserstoffgasen zu warnen (HOLTZMANN). Das gelegentlich zugegebene Schwefelarsen ist im Körper schwer löslich und daher wenig giftig. Die Haarlockerung durch Anfaulen der Felle in Schwitzkammern bringt die Gefahr der Ansammlung giftiger Fäulnisgase mit sich. Die abgestrichenen Haare werden gewaschen, getrocknet und an die Filzfabriken verkauft.

Zum Entfernen des Kalkes und gleichzeitigen Auflockern des Gewebes, um das Eindringen des Gerbstoffes zu erleichtern, kommen die Häute in die *Beize*. Hierzu werden Aufkochungen von Hunde- und Taubenkot verwendet. Diese Stoffe erzeugen sehr unangenehme Gerüche. Die jetzt viel verwendeten Kunstbeizen, Oropon, Eskobeize, Purgatol u. a. sind weniger ekelerregend und belästigend.

Die Überführung der Rohhaut in Leder geschieht durch das Gerben. Der *Gerbprozeß* besteht darin, daß an die Bindegewebsfasern der Lederhaut der Gerbstoff gelagert wird, der mit ihr innige chemische und physikalische Verbindungen eingeht, die Fäulnis und Schrumpfung verhindert und sie gegen Nässe widerstandsfähig macht. Die älteste Gerbmethode, die *Lohgerbung*, dient hauptsächlich zur Herstellung von Sohlleder. Als Gerbmittel wird die gemahlene Rinde deutscher Eichen und Fichten oder ausländischer Bäume verwendet. Beim Mahlen in der Lohmühle entsteht reichlich gerbstoffhaltiger Staub, der die Schleimhäute reizt, namentlich wirkt der Staub der südafrikanischen Mimosarinde ätzend. Die Staubbildung beim Mahlen und Absacken ist durch dichte Ummantelung der Maschinen möglichst zu verhindern. Das Lohgerben geschieht in Gruben oder in rotierenden Gerbfässern.

Die in hygienischer Beziehung wichtigste Gerbmethode ist die *Chromgerbung* im Zweibadverfahren. Die Häute werden zuerst in eine angesäuerte Lösung von Kalium- oder Natriumbichromat gebracht. In diesem ersten Bade nehmen sie eine gelbe Färbung an. Das zweite Bad besteht dann in einer reduzierenden Antichlorlösung, Chromoxyd schlägt sich auf der Bindegewebsfaser nieder. Die Häute nehmen eine blaugrüne Farbe an. Freiwerdendes Schwefeldioxyd reizt die Schleimhäute.

Die angesäuerte Lösung von Kalium- oder Natriumbichromat wirkt stark ätzend. Bei Arbeitern, die mit der Herstellung des ersten Bades, dem Ein- und Ausbringen und Ausstreichen der Häute beschäftigt sind, entwickeln sich aus kleinen, zufälligen Hautverletzungen schwerheilende, tiefgreifende glattrandige *Geschwüre*, die ihren Sitz hauptsächlich an Hand und Ellenbogen haben. Bei Ekzematikern gibt der Reiz Anlaß zu einem Ekzemausbruch. Hände und Unterarme sind mit Gummihandschuhen zu schützen, Leute mit Wunden dürfen nicht beschäftigt werden. Einfetten von Händen und Armen sowie Eintauchen in Antichlor nach Durchfeuchtung mit Chromatlösung sind zu empfehlen. Das zur

Auflösung des Kaliumbichromates nötige Wasser wird durch Dampfzuleitung erwärmt, wobei Chromatteilchen mitgerissen werden und zerstäuben. Gewerbehygienisch besser wäre an Stelle des Kaliumsalzes das in kaltem Wasser leichter lösliche Natriumsalz zu verwenden. Innere Erkrankungen erzeugt das Chrom in Gerbereien nicht.

Die Frage der *Desinfektionsmöglichkeit* der *Gerbereifelle* zur Bekämpfung der Milzbrandgefahr (vgl. auch Kapitel Infektionskrankheiten) hat die Wissenschaft viel beschäftigt. Seymour und Ponder geben an, die Häute 24 Stunden in eine Weiche von 1% Ameisensäure und 0,02% Sublimat einzubringen und danach in gesättigte Sole zu legen. Dies Verfahren ist, obgleich günstige Nachprüfungsresultate durch Moegle vorliegen, nicht zuverlässig. Moegle hat, wie dies Hilgermann und Marmann und Gegenbauer dargetan haben, die Entwicklungshemmung der Sporen durch das Anhaften des Sublimates an den Testobjekten außer acht gelassen. Nach Leymann soll in den Vereinigten Staaten von Amerika das Verfahren nach Seymour-Jones zur Desinfektion zugelassen sein, wenn die Weiterverarbeitung der Häute erst 2 Wochen nach der Sublimateinwirkung vorgenommen, wenn also die Nachwirkung der anhaftenden Desinfektionsmittel nicht unterbrochen wird. Die Methode von Becker mittels einer 0,05proz. Senföllösung hat sich nicht bewährt (Holtzmann). Amtlich empfohlen wird die Methode von Schattenfroh. Dieser schlägt vor, die Häute in eine sog. Pickelflüssigkeit von 2% reiner Salzsäure und 8—12proz. Kochsalz 24 Stunden lang bei gleichmäßiger Temperatur von 20° einzulegen. Bei einer erhöhten Temperatur des Bades von 40° kann die Einwirkungszeit auf 6 Stunden herabgesetzt werden. Die Erhöhung der desinfizierenden Kraft von Salzsäure durch Kochsalzzusatz bestätigen Gegenbauer und Reichel. In der Praxis wurde das Verfahren zweimal auf Veranlassung des Verf. nachgeprüft, jedesmal mit dem Erfolg, daß das Leder blechig und hart und zur weiteren Verarbeitung ungeeignet wurde. Das Reichsgesundheitsamt hat ein Laugenverfahren ausgearbeitet, wonach verdächtige Häute in ein auf 15—20° angewärmtes Bad von 0,5proz. Natronlauge und 10% Kochsalz auf 72—96 Stunden gebracht werden. Ledertechnische Schäden sind nicht bekannt geworden. A. Müller prüfte die Resistenz der Milzbrandsporen an Fellen gegen andere Desinfektionsmittel. Er ging dabei von dem Grundsatze aus, jede Nachwirkung des Desinfektionsmittels durch Haftenbleiben von Resten auszuschließen, andererseits die Sporen nach der Desinfektion unter bestmöglichste Wachstumsbedingungen zu bringen. 1,5proz. Chlorlösung tötet die Milzbrandsporen nach 8 Stunden ab. Die Pickelflüssigkeit erwies sich viel ungünstiger, als Schattenfroh angibt. 4proz. Salzsäure mit 10% Kochsalzzusatz vermochte nach 15 Tagen noch nicht alle Milzbrandsporen abzutöten. 1—3proz. Formaldehydlösung tötet die Sporen nach 6 Tagen, 1—2proz. Sublimatlösung vermochte dies nicht innerhalb 88 Tagen.

Ob nicht die Kalkäscher allein imstande sind, Milzbrandsporen abzutöten, wurde im hygienischen Institut in Jena, der tierärztlichen Hochschule in Hannover und im Reichsgesundheitsamt nachgeprüft. Die Versuche ergaben, daß durch die übliche Konzentration der Äscher etwa 90% aller Milzbrandsporen innerhalb dreier Tage abgetötet werden, daß jedoch erst nach 2 Monaten alle Sporen vernichtet sind. In jedem Falle aber wird die Virulenz der Krankheitserreger sehr geschwächt. Tatsächlich sind Ansteckungen mit Milzbrand bei Arbeitern, die mit Fellen nach der Durchlaufung der Kalkäscher zu tun haben, sehr selten. Noch seltener sind Ansteckungen mit fertiggegerbtem Leder, wenn auch ihr Zustandekommen nicht ganz auszuschließen ist, da eine Desinfektion im bakteriologischen Sinne während des Ganges der Fabrikation nirgends erzielt wird.

Eine in der Praxis durchführbare Methode für die *Desinfektion der Gerbereiabwässer* gibt es nicht. Chlorkalk wirkt nicht einmal in 4proz. Lösung sicher sporentötend. Die Kompostierung der Rückstände der Weich- und Äschergruben bei einem Gehalt von 5% Ätzkalk, was dem Durchschnittsgehalt der Komposthaufen aus Gerbereien entspricht, gewährleistet in 3 Monaten eine hinreichende Keimtötung. Die ausgestochenen Massen können danach als Dünger verwendet werden (HILGERMANN und MARMANN). GÄRTNER und DAMMANN suchten in Oberfranken durch Sedimentierung die Milzbrandsporen auszufällen. Den Abwässern wurde ein niederschlagerzeugendes Mittel (Kalk) zugesetzt, wodurch eine Verminderung der Keime um 99,9% erzielt wurde.

Das Weichmachen, *Stollen*, des Leders, soweit es nicht mit Maschinen sondern mit dem Knie über einen Stollpfahl geschieht, führt beim Beginn der Arbeit zum Wundwerden der Haut, eitrigen Infektionen und schließlich zu einer derben Schwiele unter dem Knie; die Lederfärbung bringt im ganzen keine gesundheitlichen Gefahren mit sich. Das *Schleifen* des Leders erzeugt reichlich Staub, der durch Aspiration zu beseitigen ist. Die allgemeinen Gesundheitsverhältnisse der Lederarbeiter sind nicht ungünstig.

Literatur.

ANDREAE: Die Verletzungen des Sehorganes mit Kalk. Leipzig 1899. — BECKER: Kollegium, wissenschatl. Beil. d. „Ledermarkt" 1911, Nr. 461. — GÄRTNER u. DAMMANN: Arb. a. d. kaiserl. Gesundheitsamte Bd. 25. 1907. — GEGENBAUER: Arch. f. Hyg. Bd. 87. 1918; Bd. 89. 1920. — GEGENBAUER u. REICHEL: Arch. f. Hyg. Bd. 78. 1913. — HILGERMANN u. MARMANN: Ebenda Bd. 79. 1913. — HOLTZMANN: Dtsch. Vierteljahrsschr. f. öff. Gesundheitspfl. Bd. 44. 1912. — HOLTZMANN: Zentralbl. f. Gewerbehyg. 1919, H. 12. — LEYMANN: Studien des Internationalen Arbeitsamts. Genf 1923. — MOEGLE: Zentralbl. f. Bakteriol. Bd. 66. 1912. — MÜLLER: Arch. f. Hyg. Bd. 89. 1920. — PONDER: Der Ledermarkt 1911, Nr. 62. — SCHATTENFROH: Wien. klin. Wochenschr. 1911, Nr. 21. — SEYMOUR-JONES: Kollegium, wissenschaftl. Beil. d. „Ledermarkt" 1911, Nr. 451.

Holzverarbeitung und Holzverwertung.

Von

E. BEINTKER

Arnsberg.

Holzfäller und *Waldarbeiter* verhalten sich gesundheitlich im ganzen wie die Landarbeiter. Sie leiden im vorgeschrittenen Lebensalter an chronischen Bronchitiden, Asthma, Lungenblähung, sowie an chronischem Gelenk- und Muskelrheumatismus. Im ganzen ist der Gesundheitszustand gut. In den waldreichen Gegenden des oberen Sauerlandes — und anderswo wird es ebenso sein — machen die kräftigen Männer Waldarbeit, in die Fabriken gehen nur die älteren und schwächlichen. Die Zahl der Unfälle ist hoch. Die mit dem Abtransport beschäftigten Arbeiter zeigen ein gleiches Verhalten.

Die *Flößer*, die aus den großen Wäldern Polens und Litauens das Holz die Flüsse hinunterführen, haben stets zur Ausbreitung von Seuchen, namentlich der Cholera, in ausgedehntem Maße beigetragen und an den Flüssen Ostdeutschlands einen ausgedehnten sanitätspolizeilichen Dienst nötig gemacht.

Bei den *Sägemühlen* ereignen sich durch die Kreissägen und die oft ungeschützten Transmissionen viele Unfälle. In den *Möbelfabriken und Schreinereien*, die noch vielfach handwerksmäßig betrieben werden, sind Sägen aller Art sowie

Fräsen und Abrichtmaschinen viel im Gebrauch und die Unfallgefahr recht erheblich, jedoch haben sich Gewerbeaufsicht und Berufsgenossenschaften sehr verdient um die Verhütung von Unfällen gemacht, so ist z. B. die so gefährliche Vierkantwelle an der Hobelmaschine kaum noch zu finden.

Die Arbeitsweise der Schreiner ruft die bekannten *Veränderungen — Plattfuß, Verbiegungen der Knie* — hervor, jedoch sind diese Veränderungen lange nicht in dem Maße vorhanden wie bei den Bäckern. Bei älteren Tischlern findet man häufig *Krampfadern* und als deren Folge *Beingeschwüre.* Durch die typische Körperhaltung — Verdrehen des Körpers wie bei den Schlossern — tritt sehr bald eine *Verbiegung und Verdrehung der Wirbelsäule* auf, die bereits nach $^1/_2$jähriger Lehrzeit in die Erscheinung tritt, zuerst noch durch geeignete Körperhaltung zurückzubringen ist, später aber verwächst und dann eine dauernde Verkrümmung der Brustwirbelsäule mit der Konvexität nach links hervorruft.

Die Verwendung von Maschinen wie auch die sonstige Verarbeitung des Holzes bedingt starke *Staubentwicklung.* So großer Wert auch seitens der Gewerbeaufsicht auf die Staubabsaugung gelegt wird, so gibt es doch noch eine ganze Reihe Betriebe, die sich der Einrichtung derselben mit allen Mitteln widersetzen. Ganz besonders schlimm ist die Staubplage bei den Schleifmaschinen, in denen das Holz mit Schmirgelleinen oder mit Schmirgel- oder Flintscheiben abgeschliffen wird. Der dabei entstehende Staub zeigt neben den feinen Holzteilchen noch eine erhebliche Menge von kleinen, glasartigen Splitterchen, die beim Aufschwemmen des Staubes in Wasser zu Boden sinken. Im Schreinergewerbe scheint die *Tuberkulose* recht verbreitet zu sein, zahlenmäßige Unterlagen habe ich allerdings nicht, doch ist nach der Statistik von Koelsch (Handb. d. Gewerbehyg. Bd. VII, S. 241) die Sterblichkeit an Tuberkulose wesentlich erhöht (Schreiner 13,37, Holzarbeiter 10,06, männliche Berufe überhaupt nur 3,07 auf 1000 Lebende). Weniger Staub entwickeln die Maschinen, in denen gröbere Stücke entstehen (Fräs- und Abrichtmaschinen). Sehr zur Verbreitung der Staubabsaugung im Holzgewerbe hat der Umstand beigetragen, daß die Absaugung sich sehr bald bezahlt macht, da Späne und Sägemehl unmittelbar zum Dampfkessel gebracht und so Arbeitskraft für den Transport gespart wird.

Das *Polieren* des Holzes geschieht mit Politur, einer Auflösung von Schellack in vergälltem Spiritus. Die Vergällung geschieht meist mit Pyridinbasen und Methylalkohol; trotz des widrigen Geschmackes wird namentlich in den östlichen Gegenden die Politur getrunken. Durch den alsdann ausfallenden Schellack bilden sich im Magen steinartige Klumpen (Schellacksteine), die operativ entfernt werden müssen. Auch Vergiftungen durch Methylalkohol kommen vor. Die Polierarbeit ruft *Ekzeme* an den Händen hervor, die Ursache ist in der reizenden Wirkung des vergällten Spiritus zu suchen.

Starke *Hautreizungen* treten auch bei der Bearbeitung mancher *ausländischen Hölzer* auf, am meisten bekannt dafür ist das Satinholz, unter welchem Namen eine ganze Reihe harter gelber Hölzer zusammengefaßt werden, die beim Polieren einen satinähnlichen Glanz annehmen. Näheres bei Krankheiten der Arbeiter in Tischlereien und Sägewerken (Concordia 1911, S. 335). Aber auch andere Hölzer rufen durch ihren Staub Hautreizungen hervor, so unter anderem Teakholz, das aus Südamerika stammende Sapeli-Mahagoni. Am angegebenen Orte ist auch ein Tischler erwähnt, der schon beim Verarbeiten von Eschenholz Ausschlag zeigte. Aus einzelnen Hölzern konnten ätherische Öle mit stark hautreizender Wirkung dargestellt werden. Das Krankheitsbild wechselt von einer einfachen Rötung bis zu erysipelartigem, blasenbildendem Ekzem. Es wird stets nur ein geringer Prozentsatz der beschäftigten Arbeiter befallen, die Hautempfindlichkeit ist sehr verschieden.

Bei den sonstigen Holzgewerben herrschen die gleichen Verhältnisse.

Hölzer, die der Feuchtigkeit ausgesetzt sind und eine erhebliche Widerstandsfähigkeit gegen Zerstörung durch Holzparasiten besitzen müssen, werden *imprägniert*, d. h. mit fäulniswidrigen Mitteln durchtränkt (Telegraphenstangen, Eisenbahnschwellen, Grubenhölzer usw.). Ursprünglich war das „Kyanisieren" weitverbreitet, die Hölzer wurden in eine Sublimatlösung eingelegt. Besondere Schädigungen oder Vergiftungen durch das angewandte Quecksilber sind nicht bekannt. In Deutschland wird jetzt nur die Imprägnation mit Teerölen unter abwechselnder Einwirkung von Druck und Vakuum angewandt, dabei können Ekzeme durch den Teer auftreten. Im ganzen scheint die Arbeit ungefährlich zu sein.

Bei der Verarbeitung von *Weiden* zu Körben treten beim Schälen der Weidenruten Ekzeme an den Händen auf. Die in der Literatur erwähnten Mundekzeme habe ich in Gegenden mit ausgedehnter Weidenindustrie nie beobachten können. In den Fabriken, in denen die zum Flechten der Korbmöbel nötigen „Weidenschienen", d. h. gespaltene und geglättete Weidenbänder, hergestellt werden, klagen die Arbeiterinnen über starke Belästigung durch Staub (Hustenreiz).

Die *Drechsler* zeigen ungefähr die gleichen Verhältnisse wie die Schreiner. Da ihre Arbeit, namentlich wenn die Drehbank nicht durch Treten, sondern durch motorische Kraft getrieben wird, ziemlich leicht ist und nur große Genauigkeit erfordert, so finden wir viele Schwächliche und Leichtkranke in diesem Beruf. Es findet starke Staubentwicklung statt. Bei der Stockdrechslerei sind bei der Verarbeitung von mit Chromsalzlösung gebeiztem Holz die bekannten Chromschädigungen an der Nase beobachtet. Bei dem Drechseln von anderem Material als Holz können auch durch dieses Material Schädigungen auftreten. So wurde bei den Perlmutterdrechslern in Wien eine ganz charakteristische Knochenerkrankung — subakute Osteomyelitis ohne Eiterung — festgestellt (WEYL: Arbeiterkrankheiten, S. 323).

Die *Ersatzmittel für Horn und Elfenbein*, wie z. B. Galalith, Faturan, Bakelit usw. entwickeln bei der Verarbeitung auf der Drehbank einen starken nach Formalin riechenden Staub, der bei Ungewohnten die Schleimhäute stark reizt, aber scheinbar nicht gesundheitsschädlich wirkt.

Über die Verarbeitung des Holzes zur Papierfabrikation vgl. den genannten Abschnitt.

Aus Holz wird durch trockene Destillation Holzgeist (Methylalkohol), Holzessig, Holzteer u. a. m. hergestellt. Als Rest verbleibt eine Holzkohle, die mit Bindemitteln zu kleinen Briketts verarbeitet als Plättkohle dient. In den Holzdestillationsanlagen treten stark nach Holzteer riechende Dämpfe auf. Über die in derartigen Betrieben auftretenden gesundheitlichen Schäden vgl. den Abschnitt chemische Industrie.

Bearbeitung von Haaren und Borsten.

Von

F. HOLTZMANN

Karlsruhe.

Die Gefahr von Milzbrandinfektionen besteht außer für Gerber auch für *Roßhaarspinner*, Pinsel- und Bürstenmacher. Eine Bundesratsvorschrift vom 22. Oktober 1902 schreibt deshalb die *Desinfektion* allen aus dem Auslande stammenden tierischen Haarmaterials den Fabrikanten vor. Die grundlegenden

Versuche für diese Vorschrift wurden in den 90er Jahren des vorigen Jahrhunderts im kaiserlichen Gesundheitsamt von Kübler und Musehold vorgenommen. Man gelangte zum Resultat, daß eine halbstündige Einwirkung strömenden Wasserdampfes bei 0,15 Atmosphären Überdruck zur Abtötung aller Milzbrandkeime auch in ganzen Originalballen genüge. Zur vollständigen Durchdringung eines bis zu 2 Zentner schweren Ballens seien 10—15 Minuten notwendig. Hierzu wäre die Zeit zu rechnen, welche die Abtötung der Milzbrandsporen im strömenden Wasserdampf erfordert. Diese betrage bei den widerstandsfähigsten Sporen 12 Minuten. Es sei also anzunehmen, daß nach 30 Minuten von der Erreichung des vorgeschriebenen Überdrucks im Desinfektionsapparate ab gerechnet die Desinfektion an allen Teilen des Ballens vollendet sein dürfte. Dementsprechend wurde die Vorschrift erlassen, die Desinfektion mit strömendem Wasserdampf bei 0,15 Atmosphären Überdruck 30 Minuten lang vorzunehmen.

Von englischer Seite wurden 1904 diese Resultate an Sporen, die in Fett und Schmutz eingebettet waren, nachgeprüft. Webb stellte fest, daß Staub aus losen Haaren nach der Dampfdesinfektion steril war, während Staub aus geflochtenem Roßhaar noch Milzbrandsporen enthielt. Deshalb sei die Dampfdesinfektion kein unbedingt zuverlässiges Mittel, wenngleich die Resistenzfähigkeit der Sporen in jedem Falle herabgesetzt werde. Besonders zu empfehlen sei Einlegen in eine desinfizierende Lösung eines 1proz. Kresolpräparates (zitiert nach C. H. W. Page). Das Gesundheitsamt hat dann durch Lange und Rimpau nochmals Versuche bei Einbettung der Sporen in Schmutzballen aus Mist und Blut vornehmen lassen. Es zeigte sich, daß aus den desinfizierten Klumpen niemals Milzbrandsporen isoliert werden konnten, während dies bei Kontrollpräparaten meist möglich war. Diese Versuche sind jedoch nicht vollständig beweisend. Die Milzbrandbacillen können von anderen der im Schmutz reichlich vorhandenen Keime überwuchert sein. Auch sind die im Originalballen mitunter vorhandenen Konglomerate noch härter und schwerer vom Dampf durchdringbar wie die künstlich hergestellten Schmutzpräparate. Eine absolute Sicherheit, daß tatsächlich alle in einem gepreßten Originalballen vorhandenen Milzbrandsporen durch die vorgeschriebene Desinfektion abgetötet werden, besteht nicht. Mindestens aber muß eine Auflockerung der hydraulich gepreßten Ballen vor Einbringung in den Desinfektionsapparat verlangt werden (Holtzmann). Auch ist eine Fabrik kein hygienisches Laboratorium. Die Möglichkeit, daß Milzbrandsporen sich beim Abladen der Ballen im Staub verbreiten, an den Schuhen verschleppt werden oder ähnliches ist nie auszuschließen. Darum wird der Milzbrand unter den Roßhaararbeitern auch dann nicht ganz auszurotten sein, wenn alle Desinfektionsvorschriften eingehalten werden. Eine Selbsttäuschung wäre es, wollten wir annehmen, daß heute eine Infektion durch das dem Desinfektionszwange nicht unterliegende deutsche Material ausgeschlossen wäre.

In den Roßhaarspinnereien, in denen neben Roßhaaren auch Kuh- und die besonders oft infizierten Ziegenhaare verarbeitet werden, sind namentlich die *staubigen Arbeiten*, wie Sortieren, Mischen und Hecheln des Materials gefährlich. Besonders häufig erkranken neu eingetretene Arbeiter an Milzbrand. Es wäre wohl denkbar, daß bei älteren Arbeitern infolge unbemerkter Aufnahme von durch Desinfektion und Belichtung abgeschwächten Keimen eine gewisse Immunität sich einstellt.

Weit weniger als der Roßhaarspinner ist der *Bürsten-* und *Pinselmacher*, der nur vorgereinigtes, gebündeltes Material verarbeitet, der Infektion ausgesetzt. Für Borsten ist neben der Entkeimung durch strömenden Wasserdampf auch die Desinfektion durch 2stündiges Kochen oder durch Behandlung mit 2proz. Kaliumpermanganatlösung und 3proz. schwefliger Säure zulässig. Dies Verfahren wird zur Desinfektion mit gleichzeitigem Bleichen weißer Haare und Borsten angewendet. Daneben sind auch andere durch die erwähnte Vorschrift nicht ausdrücklich zugelassene Bleich- und Desinfektionsverfahren in Gebrauch, namentlich wird Wasserstoffsuperoxyd und die bleichende Kraft der Sonne benutzt. Milzbrandkeime sind dem Wasserstoffsuperoxyd gegenüber verhältnismäßig stark empfindlich, der Trockenprozeß in der Sonne wirkt gleichfalls keimtötend. Hygienische Bedenken bestehen gegen die Zulassung der Verfahren nicht (HOLTZMANN). Die zuständigen Berufsgenossenschaften verlangen Belehrung der Arbeiter über die Milzbrandgefahr durch Aushang von Plakaten. Neben der Desinfektion ist noch durch Bereitstellung von Wasch- und Baderäumen die Beseitigung von Schmutz und Keimen anzustreben. Außer Milzbrandkeimen können auch andere Eitererreger durch den Staub der Haare übertragen werden.

Das *Einziehen der Bürsten* und das damit verbundene Auskämmen, Kochen, Trocknen, Bündeln geschieht vielfach in der Heimindustrie in ungeeigneten Räumen. Streng ist darauf zu achten, daß dem Heimarbeiter nur desinfiziertes Material abgegeben wird. Das Anziehen des Drahtes beim Bürsteneinziehen führt zu Rhagaden an der Daumenseite der linken Hand, die mit einem Leder geschützt wird. Die Verwendung der Bürstenstanzmaschinen bedingt ein starkes Überbeugen des Körpers über die Maschine, bei eintretender Ermüdung mit Auflehnen der Brust, was für die Atmung und Blutzirkulation ungünstig ist. Das Anbringen einer Sitzgelegenheit vor den Stanzmaschinen ist möglich und dringend anzuraten.

In recht erheblichem Maße tritt gewerblicher Milzbrand in den Ländern mit starker *Wollindustrie* auf. Die englische Statistik zeigt ein ständiges Anwachsen der durch die Verarbeitung von Wolle entstehenden Milzbrandfälle. Im Jahre 1916 bis 1919 entfielen 63% aller Milzbranderkrankungen bei Menschen auf Wollarbeiter.

Die Wolle wird durch Scheren von Schafen, Lama und einiger Ziegenarten in den Ursprungsländern gewonnen, oder aber sie wird von den Häuten der geschlachteten oder gefallenen Tiere abgeschabt. Über diese Art der Gewinnung in Südfrankreich (Délainage) berichtet KOELSCH. Man weicht dort die Häute erst ein und läßt sie dann zur Haarlockerung anfaulen. Milzbrand unter den Arbeitern ist dort nicht sehr häufig; in den Jahren 1902—1910 wurden 64, 1911—1913 wurden nur 2 Fälle gemeldet. Amtlich empfohlen wird dort die Einpinselung jeder Verletzung mit Jodtinktur. (Weiteres s. S. 439ff.)

Literatur.

HOLTZMANN: Concordia 1910, Nr. 16; 1911, Nr. 13. HOLTZMANN: Zentralbl. f. Gewerbehyg. 1914, H. 7. — HOLTZMANN: Schriften d. III. internat. Kongr. f. Gewerbekrankh. Wien: Alfred Hölder 1918. — KÜBLER u. MUSEHOLD: Arb. a. d. Reichs-Gesundheitsamte Bd. 15. — LANGE u. RIMPAU: Ebenda Bd. 45. — PAGE, C. H. W.: Journ. of hyg. 1909, S. 279.

Zuckerfabrikation und -verarbeitung.

Von

A. NEUMANN

Breslau.

Zuckerfabrikation.

In der ungefähr 3 Monate dauernden Kampagne der Zuckerfabriken werden die Maschinen so abgenutzt, daß der übrige Teil des Jahres in der Hauptsache mit ihrer Reparatur hingeht. Dem entspricht während der Kampagne eine gleichmäßige ständige Anspannung der Arbeiter in dem dreischichtigen Betriebe, der zum Teil durch die Arbeitsleistung an sich, zum Teil durch die hohe Temperatur in den Arbeitsräumen an den Körper erhebliche Anforderungen stellt. Das Abladen der Rüben von den Waggons, das in bestimmter Zeit erledigt sein muß und daher recht anstrengend ist, erfolgt im Interesse der gleichmäßigen Versorgung der Fabrik mit Rohstoffen jetzt in der Regel durch mechanische Kraft, auch den Transport bis zur Fabrik, in die Rübenwäsche hinein und dann in die Schneidemaschine besorgen Maschinen (Abschwemmen durch Wasser, Becherwerke). Nebelbildung und bei Steckenbleiben der Rüben direkte Durchnässung der Arbeiter sind nicht selten. Das Hineinsteigen in einen Rübenbehälter zur Beseitigung von Verstopfung, Entfernung eines Steines, bringt Unfallgefahren.

Zur Gewinnung des Saftes werden die Schnitzel in hintereinandergeschalteten, eisernen Behältern (Diffuseuren) bei 80° durch Wasser ausgelaugt, das seinen Kreislauf bei den am meisten ausgelaugten Schnitzeln beginnt. Zur Reinigung des Diffusionssaftes vor dem Eindampfen zur Zuckerlösung werden durch Zusatz von gebranntem Kalk (trocken oder als Kalkmilch) die Fremdstoffe ausgeschieden („Scheidung“) und der überschüssige Kalk durch CO_2 gefällt („Saturation“). Hier und in sehr viel stärkerem Maße bei den Filterpressen sowie bei den Verdampfern und den Vakuumkochern herrscht erhebliche Hitze, bis 40°, auch 50°, je nach der Bauart der Fabrik. Die Arbeit ist an den beiden letztgenannten Stellen in der Hauptsache eine Kontrolle, und besonders der „Kocher“ an den Vakuumapparaten bedarf einer ungefähr eine Kampagne dauernden Ausbildung. Der gewonnene Füllsaft wird zwecks langsamer Krystallisation in Maischen allmählich auf 50° abgekühlt und läuft dann in die Zentrifugen, an denen Arbeiter, wegen der Hitze nur mit Hosen bekleidet, die Masse ausschleudern und nachher die Krystalle mit einem Holzspatel herausschaben nach der Mitte zu, von wo der Rohzucker auf Förderschienen fällt und schließlich aus Silos abgesackt wird. Das „Decken“ des Zuckers in den Zentrifugen durch Absprengen mit einem feinen Strahle Dampf oder Zuckerlösung zur Entfernung der färbenden Beimengungen bringt eine Erschwerung für den Arbeiter insofern, als der weiße Zucker, der entlang der Innenwand der Zentrifugen sich in einer festen Schale ansetzt, in Stücken von ungefähr 25 Pfund Gewicht herausgehoben werden muß. Zum Schutze der Hände gegen die Hitze tragen die Arbeiter bei der Arbeit grobe Stoffhandschuhe. Trotz der Hitze in dem Raum muß zur Vermeidung von Abkühlung des Zuckers die Arbeit, besonders das Herausschaben des Zuckers, rasch geschehen. Automatisches Entfernen ist selten. Der feinste Zucker wird durch nochmaliges Auflösen nach dem Decken und evtl. durch Filtration durch Knochenkohle erhalten, diese Filtrationsräume sind ebenfalls recht heiß, vor allem gibt die Regeneration der Knochenkohle mit Salzsäure durch Kochen Anlaß zu sehr unangenehmen Dämpfen und Feuchtigkeit. Statt der Knochenkohle werden neuerdings Sandfilter von Korngröße bis zu 1 mm verwendet. Die Qualität des Zuckers ist völlig gleichwertig, nur muß das Sieden des Zuckers einmal wiederholt werden. Zum Reinigen der Filter genügt während der Kampagne Durchspülen mit Wasser. Das Zerkleinern des weißen Zuckers geschieht in einer Art Brecher, der von Arbeitern bedient wird. Die Staubentwicklung ist hier nur mäßig, während sie bei dem Mahlen oder dem Zerquetschen zwischen geriffelten Walzen sehr erheblich ist. An letzterer Stelle ist eine ständige Bedienung der Maschinen nicht nötig. Erheblicher Staub entsteht auch noch bei der Verarbeitung von raffiniertem Zucker zu Würfelzucker, wobei angelernte Frauen verwendet werden. Hier ist Absaugung vorhanden und nicht ohne Erfolg. Zuckerstaubexplosionen, ähnlich den Mehlstaubexplosionen, kommen vor. In diesen eigentlichen Raffinerien, wo auch die Herstellung von Zuckerhüten (hohe Temperatur) stattfindet, wird das ganze Jahr gearbeitet.

Abfallprodukte der Zuckerfabrikation sind die Schnitzel, die in Pressen von Feuchtigkeit befreit werden (Nebelbildung) und dann als Viehfutter abgegeben werden oder erst bei 1000° getrocknet werden. Starke Hitze und reichliche Staubentwicklung, namentlich wenn die getrockneten Schnitzel in eine Halle entleert und nicht sofort abgesackt werden. Das Abfallprodukt des Saftes ist Melasse, aus der in der Regel mit dem Strontianverfahren (bei der Herstellung des notwendigen Ätzstrontians Hitzeeinwirkung) noch Zucker herausgeholt werden kann. Ihre Weiterverarbeitung zu Viehfutter ist hygienisch ohne besonderes Interesse.

Als eine in Zuckerfabriken besonders häufige und auch den Arbeitern bekannte Erkrankung darf die Furunculose betrachtet werden, die sich hauptsächlich an den Händen und Unterarmen, seltener an den Unterschenkeln oder im Gesicht lokalisiert. Sie findet sich in erster Linie bei den Zentrifugenarbeitern, vornehmlich bei den mit dem gelben Rohzucker hantierenden. Die Furunkel sind hier zum Teil groß und gehen mit erheblicher Entzündung einher. Bei den Fabriken, die nur weißen Zucker, zum Teil nach Filtration mit Knochenkohle, herstellen, sah ich nur kleine und wenig zahlreiche Pickel an den Unterarmen. Neben einem gewissen Reiz des sich im Schweiß lösenden Zuckers, der die Haut spröde macht, werden als Ursache für die Furunkelbildung kleine Verletzungen anzusehen sein, die durch Zusammenkleben der Haare gesetzt werden. Ganz aus freien Stücken wurde von einem langjährigen Arbeiter und jetzigen Aufseher einer Fabrik für gelben Rohzucker angegeben, daß Leute mit stark behaarter Haut mehr unter diesen Furunkeln litten. — Die Schädigungen, denen die Gesundheit der Arbeiter im allgemeinen ausgesetzt sind, sind außerordentlich verschieden, je nach der Anlage der Fabrik. Nicht wenige sind, als Nebenbetriebe der Landwirtschaft entstanden, trotz Ausbaus und Umbaus, noch weit davon entfernt, in ihren Räumen, der Ventilation, der Beseitigung unangenehmer oder schädlicher Dünste, sich den Verhältnissen neuerer Fabriken zu nähern. Besonders bei den Schnitzelpressen, bei den Filterpressen, seltener in der Rübenwäsche, sind die Arbeiter infolge der Nebelbildung ständiger Durchfeuchtung ausgesetzt, ohne daß in der Regel ein Raum zur Trockenaufbewahrung von Kleidern vorhanden ist. Überhitzung des Körpers bei gleichzeitiger schwerer Arbeit (an den Zentrifugen) und ohne diese (z. B. bei den Verdampfern und Vakuumkochern) wird sich kaum vermeiden lassen. Ihre Schädlichkeit kann erheblich herabgesetzt werden durch Hautpflege (Duschen im Anschluß an die Arbeitsräume) und Schutz vor Erkältung (geeignetes Getränk, zweckmäßige Anlage der Aborte, Erwärmung der Nebenräume, trockene, warme Aufbewahrung der Kleider, die nach der Arbeit angezogen werden). Durch Entnebelung und regelrechte Ventilation, nicht bloß durch Öffnen von Fenstern und Türen, läßt sich viel leisten. Körperlich schwere Arbeit während des Fabrikationsganges ist meist durch Maschinenkraft ersetzt. Alle hygienischen Bestrebungen sind erschwert: Oft begegnen sich die hygienische Bedürfnislosigkeit des ländlichen Arbeiters und das geringe Interesse des Arbeitgebers, der nur 3 Monate dauernde Betrieb läßt es zu Gewöhnung des Arbeiters an Körperpflege nicht kommen, die ständigen Arbeiter der Raffinerien benutzen Bäder eher. Auch bei den Betriebsunfällen tritt die mangelnde Erziehung des Arbeiters hervor: Nichtachtung der Gefahr, Fahrlässigkeit und Leichtsinn werden nach Art und Zahl der Unfälle von der Berufsgenossenschaft betont (Jahresbericht 1922). Ein Urteil über chronische Schädigungen der Arbeiter läßt sich schwer gewinnen, ihr Nebenberuf (oder eigentlicher Beruf?) verändert das Bild. Erwähnenswert ist die Behauptung der Arbeiter, einige Zeit nach der Kampagne neigten sie sehr zu Erkältungen. Die Bekanntmachung vom 24. 11. 1911, betr. die Beschäftigung von Arbeiterinnen und jugendlichen Arbeitern in den Rohzuckerfabriken, Zuckerraffinerien und Melasseentzuckerungsanstalten, enthält u. a. in Ziffer I, 2 eine Aufzählung der besonders heißen Arbeitsstellen. — Die Abwässer der Zuckerfabriken werden am besten verrieselt. Dem steht oft die zur Zeit der Kampagne herrschende Kälte entgegen. Sie werden daher, soweit es geht, wieder in den Betriebsgang zurückgenommen. Und das ist in erheblichem Umfange möglich.

Zuckerverarbeitung.

Die Verwendung feinen Puderzuckers bringt bei der Pfefferküchlerei und Bonbonkocherei, in geringerem Grade bei der Herstellung von Schokoladen und Konfitüren, Entstehung von reichlichem Zuckerstaub mit sich. In der Bonbonkocherei und zum Teil bei der Verarbeitung von Schokolade ist eine höhere Temperatur der Arbeitsräume erforderlich. Das Rösten der Kakaobohnen, Entfernung der Schalen und Mahlen ist bei entsprechenden Vorkehrungen gesundheitlich ohne Bedeutung. Die bei der Pfefferküchlerei und Bonbonkocherei erforderlichen Facharbeiter sind Männer, sonst werden bei der Herstellung von Süßigkeiten viel Frauen verwendet. Daß von allen dabei Beschäftigten, besonders bei Beginn, viel genascht wird, kann als sicher angenommen werden, es ist aber nicht angängig, die Zahnschädigungen bei diesem Beruf lediglich darauf zu schieben. Damit verträgt es sich nicht, daß die Caries so oft in der ganz besonderen Form (neben dem Zahnfleischrand beginnende, oft recht tiefe Höhlenbildung bei erhaltener Kaufläche) und Lokalisation an den Schneidezähnen, die oben häufig das beschriebene Bild bieten, auftritt. *Gerbis* fand unter 300 Zuckerarbeitern, die 10 Berufsjahre hinter sich hatten, bei keinem mehr ein intaktes Gebiß, obwohl darunter Leute von nicht 24 Jahren waren. Bei weitem am schlechtesten ist das Gebiß der eigentlichen Facharbeiter, die also schon mit 14, 15 Jahren der Schädigung ausgesetzt waren. Oft haben sie bei einem Alter von 40 Jahren fast keinen einzigen Zahn mehr. Sehr viel besser pflegt das Gebiß bei Pfefferküchlern zu sein, die früher Bäcker waren. Das Aufwirbeln des Puderzuckers wird sich bis zu einem gewissen Grade vermeiden lassen, aber nicht völlig. Manche Übelstände, wie das Prüfen der Konsistenz des Zuckersaftes mit den Zähnen in der Bonbonkocherei, sind ja abgeschafft. Bereitstellen von lauem Wasser zum Mundspülen und besondere zahnärztliche Kontrolle ist erforderlich. Als allgemeine hygienische Gesundheitspunkte von erheblicher Wichtigkeit müssen betont werden: Reinlichkeit des Arbeiters (auch nach Abortbenutzung), ferner Begutachtung des Gesundheitszustandes, besonders der Arbeiterinnen, zumal ein großer Teil ihrer Tätigkeit zu den Schwächlingsberufen zu rechnen ist. Leider geben auch die Ausführungsbestimmungen vom 4. 8. 1923 zu § 5 des Tuberkulosegesetzes keine Möglichkeit, Tuberkulöse auszuschalten.

Literatur.

OST: Chemische Technologie. 1. Aufl. — GERBIS: Gewerbliche Zahnschädigungen durch Zuckerstaub. Dtsch. Monatsschr. f. Zahnheilk. 1923, H. 5.

Müller, Bäcker, Zuckerbäcker.

Von

H. Gerbis

Erfurt.

Schilderungen der hygienischen und der Gesundheitsverhältnisse in Mühlen und Bäckereien pflegen in düstersten Farben gehalten zu sein: Schwere, schmutzige, staubige Arbeit, mit geringen Ruhepausen durch Tag und Nacht fortgeführt, schlechte Arbeitsräume, hohe Unfallsziffern, unzureichende Schlafräume voller Schmutz und Ungeziefer, Mangel an Licht und Luft, stärkste Ausbeutung der Arbeitskraft; es werden unterirdisch belegene Backstuben geschildert, die infolge der Öfen und mit Rücksicht auf die Gärführung übermäßig heiß und dicht gegen die Außenluft abgeschlossen sind, deren Luft von Tabaksqualm und Schweißgeruch erfüllt, von Kohlensäure geschwängert und für Ungewöhnte kaum atembar ist, nicht selten auch Kohlenoxyd enthält; die Bäckergesellen, aus kurzem, unerquickendem Schlafe geweckt, waschen sich in den zur Teigbereitung dienenden Wassereimern; Handtücher, wenn vorhanden, starren vor Schmutz; die Aborte befinden sich in der Backstube selbst oder in deren unmittelbarer Nähe; durch Stunden muß dann der Geselle unter äußerster Anspannung seiner Kräfte den Teig durchkneten, von Armen, Stirn und Gesicht tropft der Schweiß in den Teig hinein, und sind die Kräfte der Arme erschöpft, so müssen an deren Stelle die Füße den Teig durchwirken. Kurzum: die bisherigen Schilderungen, denen Erhebungen in verschiedenen Ländern und Städten zugrunde lagen, geben ein ekelerregendes und mitleiderweckendes Bild des „konservativsten aller Gewerbe", das der Zubereitung des täglichen Brotes dient.

Wenn ich auch nicht behaupten darf, daß Mißstände der angedeuteten Art heutzutage in deutschen Bäckereien völlig geschwunden seien, so haben doch die Verbote, unterirdisch belegene Backstuben zu betreiben, die Verkürzung der Arbeitszeit und das Verbot der Nachtarbeit in Bäckereien sehr dazu beigetragen, den technischen Neuerungen, die die Maschinenindustrie zur Verfügung stellt, weit und breit Eingang zu verschaffen, und so zur Hygiene der Brotbereitung, wie auch zur gesundheitlichen Besserung der Arbeit wesentlich mitgewirkt. Der Vergleich zwischen Backstuben der eingangs bezeichneten Art und einer neuzeitlichen Großbäckerei, zwischen einer alten Windmühle auf dem Lande und einer modernen Kunstmühle gibt die eindruckvollsten Bilder technischen und hygienischen, nicht zuletzt auch wirtschaftlichen Fortschrittes. Die Maschine hat die meisten schweren Arbeiten übernommen, führt sie rascher, besser und billiger aus, die Berührung des Mehles, Teiges und Gebäcks mit Menschenhänden wird mehr und mehr vermeidbar, die durchgehende Arbeit an den Öfen bedeutet eine erhebliche Ersparnis an Brennstoffen, deren Heizwert unvergleichlich besser ausgenützt wird, die Beheizung der Öfen liegt außerhalb der Backstuben und wird, wenn der Betrieb hinreichend groß ist, von besonderen Heizern besorgt. Vom arbeitshygienischen wie vom volksgesundheitlichen Standpunkte aus verdienen Großbetriebe die Bevorzugung, die ihnen auch im Interesse der Kohlenersparnis und der Verbilligung der Erzeugnisse gebührt. Wie in anderen Gewerben wird auch im Müllerei- und Brotbäckereiwesen der Handwerksbetrieb dem Fabrikbetriebe erliegen; allgemein wirtschaftliche und gesundheitliche Gründe sprechen dafür.

Die Zustände in kleinen Bäckereien, in denen einer Ausbeutung der Arbeitskraft nur durch ein völliges Verbot der Nachtarbeit gesteuert werden zu können schien, gaben Anlaß und Berechtigung zu der *Verordnung des Rates der Volksbeauftragten vom 23. November 1918 mit dem allgemeinen Verbote des Nachtbetriebes in Bäckereien*, einer alten Forderung gemäß. Aus der achtstündigen Betriebsruhe ergibt sich die größte Schwierigkeit für die geordnete Gärführung, weil der Teig alle 4—5 Stunden durch Zusatz von Wasser und Mehl angefrischt werden muß; die Mikroorganismen müssen neue Nahrung erhalten, damit sich die Hefepilze kräftig zur Geltung bringen gegenüber den Organismen aus der Gruppe der Milchsäurebakterien, deren Überwuchern andernfalls die Kohlensäurebildung stören und einen mangelhaften Teig erzeugen würde. In der Tat ergibt ein nicht rechtzeitig angefrischter Sauerteig ein saures und weniger bekömmliches Brot, das zugleich leicht wasserstreifig und unansehnlicher ist. Der Unterschied zwischen der ersten und den späteren Brotreihen einer Tagesleistung ist unverkennbar. Zwar läßt sich durch Kühlhaltung und entsprechend reichlicheren Wasserzusatz bei mittelmäßig ausgemahlenen Mehlen die schädigende Entwicklung der Milchsäuregruppe etwas hintan halten, aber die Gefahr, ein minderwertiges Brot zu erzielen, ist durch die Unterbrechung der Sauerführung wesentlich erhöht. Auch das Hefestück für die meist aus Weizenmehl bereiteten Semmeln erfordert bei achtstündiger Betriebsunterbrechung eine ähnliche zeitraubende Neubearbeitung. Die Maschinenindustrie brachte daher bald elektrische Teigrührmaschinen, die zur bestimmten, mit Kontaktuhr einzustellender Zeit in Gang kommen, Mehl und Wasser in abgewogener Menge dem angesetzten Teig zugeben und den Rührprozeß automatisch ohne jegliche Bedienung durchführen.

Auch haben die Landesregierungen allgemein gemäß ihrer in der Bäckereiverordnung vorgesehenen Ermächtigung den Arbeitsbeginn auf 5 Uhr morgens vorverlegt, so daß dem verbreiteten Wunsche des Publikums nach frischem Frühstücksgebäck Rechnung getragen werden kann.

Großbetrieben gegenüber, die ja fast alle Arbeiten maschinell verrichten, können hinsichtlich der Arbeitsräume und der sonstigen Arbeitshygiene viel schärfere Bedingungen auferlegt werden, als Kleinbetriebe zu erfüllen vermögen. Die Gesundheitsverhältnisse der Bäcker lassen aus der zunehmenden Entwicklung von Großbetrieben eine sehr wesentliche Verbesserung erwarten. Vor allem aber kann ein Großbäckereibetrieb stets wirtschaftlicher arbeiten als eine der Leistung entsprechende Zahl von Kleinbetrieben; besonders bei kontinuierlichem Backbetriebe muß die zu erzielende Kohlenersparnis und Verbilligung der Backwaren volkswirtschaftlich bedeutsamst ins Gewicht fallen. Daher wünschen die Großbäckereien für sich eine Aufhebung des allgemeinen Nachtbackverbotes mit Zulässigkeit des Dreischichtenbetriebes. Hygienisch ist die dreiwöchentliche Nachtarbeit in der Bäckereiindustrie nicht nachteiliger als in anderen Industrien. Man könnte sie also billigen, wenn man nicht überhaupt Nachtarbeit tunlichst vermieden wissen will. Den Kleinbäckereien würde aus einer derartigen Begünstigung der Großbäckereien mancherorts die Vernichtung drohen, sofern sich nicht Bäckermeister zu einer Genossenschaftsgroßbäckerei zusammenschließen oder aus dem Verkauf der Großbäckereierzeugnisse, aus Kuchen- und Kundenbäckerei noch ausreichenden Erwerb finden könnten.

Statistiken über die Gesundheitsverhältnisse der Bäcker ergeben ein sehr wechselndes Bild, je nachdem die Kleinbetriebe oder die Großbetriebe überwiegen. Besondere Gesundheitsgefahren sind in modernen Bäckereien wie in modernen Mühlen gleich wenig ersichtlich, da hier bei Abtrennung eines besonderen Gärraumes auch die Wärme der Backstuben sich in recht erträglichen Grenzen hält. Gelegenheit zum Kleiderwechsel und zum Brausebade nach der Arbeitsschicht ist aus gesundheitlichen wie Sauberkeitsgründen in Bäckereien wie bei allen anderen heißen Arbeitsarten zu fordern.

Unter den Verhältnissen der Kleinbetriebe wirkt die große Hitze der Backstuben, die dadurch und durch schwere Arbeit bedingte starke Schweißabsonderung, die Einwirkung des Mehlstaubes und der in engen Räumen oft recht schlechten Luft nachteilig auf die Gesundheit. Die Bäcker sind meist blaß, zum Teil infolge mangelhafter Luft- und Sonneneinwirkung, zum Teil infolge echter Anämie.

Der dauernde Aufenthalt in feuchtwarmen Räumen schafft Disposition zu Erkältungen, Rheumatismen, Nierenleiden, wohl auch zur Tuberkulose der Lungen. Der Mehlstaub reizt die Schleimhäute der Augen, der Nase, des Rachens und der Bronchien, zumal er verkleistert und schwer aushustbar wird. Asthma mit capillärer Bronchitis und Lungenblähung sind häufig. Erkältungen und reichliche Aufnahme kalten Getränkes, bisweilen auch Alkoholmißbrauch, führen zu Magenleiden. Hitze und schwere Arbeit erzeugen Kopfkongestionen, Nasenbluten und Herzmuskelerkrankungen. Mannigfaltig sind unter dem macerierenden Einflusse des Schweißes unter der Wirkung des Mehlstaubes die Hauterkrankungen als Ekzeme, Rhagaden, Acne, Furunculose; eine eigenartige Form chronischen Ekzems ist die sog. Bäckerkrätze, daneben ist echte Scabies nicht selten. Auch zu Erysipel führende Hautinfektionen sollen gehäuft sein. Die schwere Arbeit im Stehen fördert die Entwicklung von Hernien, Plattfüßen und X-Beinen.

In Zuckerbäckereien sind die Einwirkungen weniger heftig, weil hier die Arbeit weniger schwer und weniger hastig zu sein pflegt. Als „Mal des confiseurs" sind schmerzhafte Nagelerkrankungen bekannt, die zur Arbeitsunterbrechung zwingen. Der Zuckerstaub, besonders beim Mahlen und Sieben, zerstört die Zähne in außerordentlichem Maße durch eine am Zahnhalse der Schneidezähne beginnende halbmondförmige, in die Tiefe gehende Caries, die die Zähne bald abbrechen macht. Zuckernaschen und die sog. Beißprobe beim Bonbonkochen tragen zur raschen Zerstörung des Gebisses bei Zuckerbäckern bei. Zur Vorbeugung solcher Zahncaries empfiehlt sich neben maschineller Staubverhütung die tägliche Reinigung der Zähne nach der Arbeitsschicht mittels Zahnbürste und doppeltkohlensaurem Natron, das die den Zuckerstaub festhaltende Schleimschicht von den Zähnen nimmt und Zahnstein beseitigt. Rechtzeitige zahnärztliche Behandlung jeder beginnenden Caries ist erforderlich, ebenso eine Instandsetzung der Zähne vor Berufsbeginn. In neuzeitlichen Zuckerbäckereien wird der Zucker maschinell gemahlen und gesiebt, so daß die Gefahren geringer sind oder ganz fehlen. Im ganzen ist die Konditorei mehr Kunstgewerbe und zeigt günstigere Gesundheitszahlen als die Bäckerei. Sie war auch vor dem Nachtbackverbote fast ausschließlich Tagesbetrieb.

In ähnlicher Weise, wie Bäckereien, unterscheiden sich die alten und die modernen Betriebe der Müllerei voneinander. Bei Windmühlen ist das Umstellen der Mühle bei Windwechsel, das Anhalten, die Bedienung der Windflügel bei Verstärkung oder Minderung des Windes, bei Wassermühlen die Instandhaltung der Wasserräder, der Getriebe und Wehre eine oft schwere und nicht selten zu Unfällen führende Arbeit. Der Transport von 100-kg-Säcken mit Getreide und Mehl, Absacken des Mehles, Aufschütten von Getreide, Umstechen des Kornes, das Herausheben und Schärfen der Mühlsteine (Sandsteinstaub, Eisensplittter!), die langdauernde, oft auch nachts kaum unterbrochene Arbeit bringen gesundheitliche und Überanstrengungsgefahren, zumal reichlicher Mehl- und der aggresivere Getreidestaub die Schleimhäute reizen und sie erkranken machen. Bei Windmühlen auf dem Lande mit nur einem Gesellen ist dessen Arbeitszeit fast stets übermäßig lang, die Unterkunftsverhältnisse pflegen schlecht zu sein. Dagegen haben automatische Mühlen den mechanischen Transport des Getreides und Mahlgutes so weit durchgebildet, daß vom Einschütten des Getreides in den Füllschacht bis zum Verladen der gefüllten Mehlsäcke alle Transportarbeit durch Elevatoren, Schnecken, Saug- und Druckluft, Absackmaschinen, Sackkarren, Aufzüge und Rutschen ausgeführt wird, so daß schwere Arbeit völlig entfällt. Auch die Gefahr der Staubexplosion ist gegenüber den älteren Mühlen, die bisweilen noch Staubkammern haben, in modernen Anlagen ganz wesentlich verringert. An Stelle der Mühlsteine treten Stahl- oder Porzellanwalzen, an Stelle der Wind- oder Wasserkraft kontinuierlicher Dampfantrieb oder Elektrizität. Die Belegschaft ist an Zahl im Vergleiche zur Leistung wesentlich kleiner, arbeitet in Wechselschichten und wohnt außerhalb der Mühle. Wie in hygienischer so erfüllen die neuzeitlichen Mühlen auch in technischer Hinsicht ihre Aufgaben viel besser: Das Korn zu reinigen, von der äußeren Hülle, dem Bärtchen, der Frucht- und der Samenhaut sowie der Kleberschicht zu befreien und die das Innere, den Mehlkörper, zusammensetzenden Zellen möglichst zu zertrümmern.

Zunächst wird das Korn zum Kornlager emporgehoben, von dort nach automatischer Mischung der gewünschten Arten und Mengen den Reinigungsmaschinen zugeleitet, die es — besonders Weizen — nach Bedarf waschen und trocknen oder sogleich auf Trieuren von Staub, Unkrautsamen, fremden Beimengungen (Wicken-, Erbsensamen usw.) und Verunreinigungen befreien, während ein Elektromagnet die Eisenteilchen abfängt und beseitigt, dann in rotierenden Behältern mit reibeisenartiger Innenwand entspitzt und danach über die Mahlgänge und Walzenstühle geleitet. Das Produkt der jeweiligen Vermahlung, bei der zuerst Trennung von Schale (Kleie) und Mehlkörper erfolgt, wird über Siebe gebeutelt, um das feine Mehl zu sondern, dann durch Elevatoren den weiteren Mahlgängen bzw. Walzenstühlen zugeleitet, die bei immer enger werdender Stein- oder Walzenstellung den Mahlprozeß vollenden. Bei sorgfältiger Arbeit kann eine Erhitzung des Mahlgutes bis zu der die Fermente gefährdenden Temperatur auch bei enger Walzenstellung vermieden werden.

Die technischen Fortschritte haben auch in der Müllerei naturgemäß wechselnd Eingang gefunden, so daß von primitiven bis zu ganz vollendeten Mühlen zahlreiche Übergänge vorhanden sind, die dann auch ganz wechselnde Arbeits- und Gesundheitsverhältnisse bieten. Bei Müllern wie auch bei Bäckern wird also eine Gesundheitsstatistik ganz verschiedene Bilder ergeben, je nachdem, ob alte und Kleinbetriebe oder moderne und Großbetriebe überwiegen. Ein Reichsdurchschnitt aus der Gesamtheit dieser Arbeitergruppen würde weder für die Schädlichkeit der einen, noch für die Vorzüge der anderen Arbeitsweise beweisend sein können, es sei denn, daß er im Vergleiche von Jahrzehnt zu Jahrzehnt zeigt, daß mit den technischen Fortschritten solche auf gesundheitlichem Gebiete einhergehen.

Die Bekämpfung der Mehlmotte in Mühlen wird neuerdings mittels Durchgasung mit Blausäuregas erfolgreich durchgeführt. Für diese Durchgasung bestehen recht eingehende Vorschriften, doch ist deren Ausführung in alten und primitiven Mühlen wegen der geringeren Abdichtbarkeit der Räume schwieriger und weniger sicher, die Gefahr einer späteren Vergiftung durch zurückbleibendes Gas höher als in modernen Bauten. Nach einmaliger Durchgasung empfiehlt es sich durchaus, in einer besonderen, hierfür hergerichteten Kammer die zur Mühle zurückkehrenden leeren Mehlsäcke zu durchgasen, um eine Wiedereinschleppung der Mehlmotte hintanzuhalten. Doch wird auch dieses Verfahren in Kleinbetrieben kaum möglich sein.

Nach amerikanischen Patenten wird von der Golo-Gesellschaft für Mehlveredlung m. b. H. in Essen bezirksweise die Lizenz vergeben für eine Behandlung des Mehles, besonders Weizenmehls, mittels Chlorgas, dem eine geringe Menge (0,5%) Nitrosylchlorid beigefügt ist. Dieses Gas wird nach starker Verdünnung mit atmosphärischer Luft in verbleite Türme geleitet, durch die das Mehl in feinem Schleier herabrieselt. Dem austretenden Mehle haftet kein Chlorgeruch mehr an, das Mehl, nicht aber etwa beigemengte Kleie, zeigt mäßige Bleichwirkung. Das aus solchem begasten Mehle hergestellte Gebäck ist viel weißer, voluminöser und von feinporiger, lockerer Beschaffenheit. Gesundheitsgefahren für die Verbraucher derart begaster Mehle bestehen nach den eingehenden Untersuchungen des Reichsgesundheitsamtes nicht. In den Mühlen aber, die nach dem Goloverfahren arbeiten, müssen für den an der Apparatur arbeitenden Müller und für den Betriebsleiter (Obermüller) gut zugepaßte Respiratoren, die gegen Chlor schützen, und Schutzbrillen vorhanden und ständig bereit sein, da die Möglichkeit des Chloraustritts durch Unachtsamkeit (Offenbleiben der Schauklappe am Turm) oder Betriebsstörung gegeben ist, besonders wenn die Luftansaugung infolge Verlegung der Außenöffnung oder Abrutschens des Antriebriemens versagt, so daß unverdünntes Chlor in den Turm tritt und ihn mit dem Mehle verläßt. Das Gemisch von Chlor mit Nitrosylchlorid wird in Stahlflaschen bezogen, der Chlorverbrauch ist bei normaler Arbeitsweise sehr gering.

Zigarren- und Tabakarbeiter.

Von

F. Holtzmann

Karlsruhe.

Tabak wird gebaut in Nord- und Südamerika, Südostindien, der Türkei und den Balkanländern, in Deutschland hauptsächlich in der Pfalz und in Baden. Der dem Hygieniker wichtigste Bestandteil des Tabaks ist das in ihm enthaltene Alkaloid, das Nicotin. Der Nicotingehalt der einzelnen Tabaksorten schwankt in weiten Grenzen von etwa 2—9%, je nach Sorte und Ernte. Der Unterschied zwischen guten und minderwertigen Sorten spricht sich nicht im Nicotingehalt aus. Die übrigen im Tabak enthaltenen Alkaloide und Säuren sind mehr auf Geschmack und Geruch als auf die Hygiene der Herstellung von Einfluß.

Die *Aufnahme des Nicotins* bei der Tabakfabrikation erfolgt durch die Ausdünstung des Tabaks namentlich in überhitzter Stube; ferner durch Staub, der besonders beim Zerkleinern und Mischen des Tabaks und dem bisweilen vorgenommenen Pudern der Zigarren zur Hellfärbung sich entwickelt, aber schon in jeder Zigarrenfabrik durch das Hin- und Hergehen, durch das Einfüllen der Einlagen in die Behälter und die Arbeit selbst aufgewirbelt wird und beim Betreten des Raumes sich deutlich bemerkbar macht. Die Unsitte des Tabakkauens, die Neigung zu übermäßigem Rauchen infolge der Gewährung von Freizigarren erhöht die Gefahr. Auch die Giftaufnahme durch die Haut kann bei ständiger Berührung mit den Tabakblättern besonders bei unreinlichen Menschen in Frage kommen.

Der Darm wird durch *die Giftwirkung* des Nicotins zu Kontraktionen erregt, Übelkeit, Koliken und Durchfälle stellen sich ein. Auch die Muskulatur des Uterus zieht sich zusammen. Speichel und Schweißsekretion sind vermehrt. Ernster sind die Störungen am Herzen zu bewerten, die Herztätigkeit wird beschleunigt, die Kraft des Herzmuskels geschwächt. Schwindel, Ohnmachtsgefühl, Schlaflosigkeit kommen vor. Auch Herabsetzung der Sehschärfe kann bei langdauernder Einwirkung des Nicotins sich entwickeln. Der jugendliche und weibliche Organismus wird durch chronische Einwirkung am ehesten affiziert, der kräftige, gesunde Körper gewöhnt sich an das Gift.

Zur Fertigung der Tabakfabrikate werden die vom Pflanzer gelieferten Tabake einer Gärung oder *Fermentation* unterworfen, wobei die in Bänken zusammengesetzte Ware sich stark erwärmt und die Schleimhäute reizende nicotinhaltige Dünste abgibt. Im folgenden Frühjahr setzt eine zweite Fermentation ein. Die besondere Gestaltung der Fermentation ist namentlich für Schnupftabake von Bedeutung. Die Beschäftigung jugendlicher Arbeiter bei der Fermentierung ist zu vermeiden.

Zur *Kautabak*fabrikation wird der Tabak gesoßt, d. h. in eine Tabaklauge mit aromatischen Zusätzen von Fenchel, Gewürznelke, Muskat und Syrup eingelegt. Kautabak ist sehr nicotinreich. Die *Zigarettenindustrie* verwendet in der Hauptsache fein geschnittene orientalische Tabake. Die Fabrikation kann in Maschinen vollständig automatisch gestaltet werden. Zu der *Rauchtabak*fabrikation werden die Tabakblätter, ohne entrippt zu werden, geschnitten, gemischt und einem Röstprozeß unterworfen. Die Rösttrommeln müssen gut ventiliert sein, wodurch der Tabak getrocknet und nicotinärmer gemacht wird.

Die wichtigste Verwendung des Tabaks geschieht zur Herstellung der *Zigarren*. Die Fabrikation ist über das ganze Reich zerstreut, eine starke Konzentration zeigt sie in Baden, wo etwa um 1860 von Mannheim ausgehend in den angrenzenden Landbezirken viele Zigarrenfabriken errichtet wurden. Zur Herstellung der Zigarren werden die Tabakblätter angefeuchtet und entrippt, als Einlage, wozu kleinblätterige, weniger gute Tabake genommen werden, oder als Umblatt und Deckblatt, wozu große, unversehrte Blätter gewählt werden. Die Einlage wird mit dem Umblatt umwickelt und auf dem Rollbrett, ein Holz mit Zinkblechauflage, mit dem Deckblatt eingerollt. Besondere Handfertigkeit erfordert das Ausbilden der Spitze, weswegen der Wickel oft, um die Spitze bildsamer zu machen, mit den Zähnen bekaut wird, eine unappetitliche, und für den Zigarrenarbeiter nicht ungefährliche Gewohnheit, da durch das ständige Bekauen der Wickel das Nicotin ausgelaugt wird. Die Unsitte ist trotz Verbots nicht ganz auszurotten. Nach Fertigstellung erfolgt die Sortierung der Zigarren nach Farben, ihre Pressung und Verpackung.

Der Grund, weswegen in den sechziger Jahren des 19. Jahrhunderts in Baden die Zigarrenindustrie auf das Land auswanderte ist darin zu suchen, daß die badische Pfalz einen wenig erträglichen Kiesboden hat, einen armen Bauernstand aufwies und darum viele und wohlfeile Arbeitskräfte bot. Besondere Einrichtungen, Wasserkraft und Elektrizität, waren für diese Industrie nicht erforderlich. Die Bevölkerung griff gern zu der sich bietenden Gelegenheit der Verbesserung ihrer Erwerbsverhältnisse. Die Arbeit ließ sich sogar zu Hause vornehmen, so daß die Frau nicht einmal unbedingt vom Haushalt ferngehalten wurde.

Nun wurde in der Rheinebene, den Landbezirken von Mannheim und Heidelberg und den Amtsbezirken Schwetzingen, Wiesloch und Bruchsal, dem Hauptgebiet der Zigarrenindustrie, auch eine den Landesdurchschnitt erheblich übersteigende Sterblichkeit an *Lungenschwindsucht* konstatiert, was zu der Mutmaßung führte, daß diese Erscheinung mit der Zigarrenindustrie zusammenhinge.

Das badische statistische Bureau hat 1885 erstmals Erhebungen über den Zusammenhang zwischen Zigarrenarbeit und Lungentuberkulose gemacht, kam aber im wesentlichen zu einem negativen Resultat. Einzelne Zigarrenorte zeigten zwar erhebliche Tuberkulosesterblichkeit, andere Landorte der gleichen Gegend ohne Industrie aber ebenso. Auch ist die hohe Tuberkulosemortalität schon aus Jahrgängen vor Einführung der Zigarrenindustrie nachweisbar. 1890 veröffentlichte WÖRISHOFFER eine größere Schrift über die soziale Lage der Zigarrenarbeiter. Er enthält sich eines eigenen Urteils, führt nur die Gutachten der ansässigen Bezirks- und Kassenärzte an, die sich im wesentlichen dahin aussprechen, daß die Zigarrenarbeiter häufiger an Tuberkulose erkranken, als die übrige Bevölkerung. Dieser Darstellung folgten auch die meisten anderen Autoren, nur Thiele und Walther betonen, daß die Tabakarbeitertuberkulose nicht durch die Arbeitsverhältnisse bedingt würde. In Wahrheit sind diese beiden Standpunkte nicht so unvereinbar. Tuberkulose als spezifische Berufskrankheit der Tabakarbeiter anzunehmen ist entschieden unrichtig. Die Tabakatmosphäre, der Tabakstaub, das Bekauen der Wickel, das übermäßige Rauchen junger Burschen aber kann für den Tabakarbeiter erhebliche Nicotinaufnahmen bedingen, wodurch Verdauung und Eßlust geschädigt, Katarrhe gefördert werden. Diese Schäden können im jugendlichen Körper die Entwicklung einer beginnenden Tuberkulose begünstigen. Der durch die Tabakatmosphäre bewirkte vermehrte Hustenreiz kann in Arbeitssälen mit dichter Besetzung, wenn auch nur ein Kranker mit offener Tuberkulose dabei ist, zu direkter Infektion führen.

Die *Hygiene der Zigarrenfabrik* wird durch die Verordnung des Bundesrats vom 17. Februar 1907 geregelt. Diese schreibt vor, daß Arbeitsräume nicht zugleich als Wohn- und Schlafräume benutzt werden dürfen, daß im Arbeitsraum nie mehr Tabak als für die Tagesarbeit notwendig gelagert werden darf, daß Tische und Böden abzuwaschen, Decke und Wände reinlich zu halten sind, daß die Räume 3 m hoch, mit genügenden Fenstern versehen und gründlich gelüftet sein müssen. Waschеinrichtungen, Garderoberäume oder Kleiderschränke müssen vorhanden sein, auf jede beschäftigte Person muß ein Luftraum von wenigstens 10 cbm entfallen. Spucknäpfe sind in genügender Zahl aufzustellen.

Im Land- bzw. Amtsbezirk	Jahr	Es starben an Lungentuberkulose: Unter 1 Monat		1 Monat bis unter 1 Jahr		1—2 Jahre		2—15 Jahre		15—30 Jahre		30—60 Jahre		60—70 Jahre		70 und mehr Jahre		Alter unbekannt		Gestorben im ganzen an Lungentuberkulose			Auf 1000 Einwohner
		männlich	weiblich	männlich	weiblich	männlich	weiblich	männlich	weiblich	männlich	weiblich	männlich	weiblich	männlich	weiblich	männlich	weiblich	männlich	weiblich	männlich	weiblich	zusammen	
Heidelberg	1921	—	—	1	2	1	1	4	1	32	26	41	39	7	9	3	2	—	—	89	80	169	1,45
(Einw. 116 345)¹)	1922	—	1	3	—	—	1	2	8	33	31	41	41	4	4	2	3	—	—	85	89	174	1,50
Wiesloch	1921	—	—	—	—	—	—	—	—	2	8	13	25	3	3	1	1	—	—	19	37	56	2,00
(Einw. 27 902)¹)	1922	—	—	—	—	—	—	—	1	4	5	6	15	2	3	—	2	—	—	12	26	38	1,37
Schwetzingen	1921	—	—	—	—	—	—	3	5	6	24	13	21	6	5	—	1	—	—	28	56	84	1,86
(Einw. 45 010)¹)	1922	—	—	1	2	—	—	1	3	5	9	11	18	5	7	4	4	—	—	27	43	70	1,55
Bruchsal	1921	—	—	1	3	—	—	5	3	13	22	19	41	4	3	2	1	—	—	44	73	117	1,57
(Einw. 74 504)¹)	1922	—	—	1	1	1	—	—	2	8	28	18	29	5	6	1	1	—	—	34	67	101	1,35
In ganz Baden	1921	—	2	14	16	7	4	65	69	447	634	643	801	129	122	38	38	—	—	1343	1686	3029	1,37
(Einw. 2 208 503)¹)	1922	—	2	21	8	5	3	24	63	489	678	625	730	114	117	38	38	—	—	1316	1639	2955	1,34

¹) Nach der Zählung vom 8. Oktober 1919.

In der Richtung verbesserter Hygiene der Fabrikräume muß sich die Bekämpfung der Gefahren der Nicotinaufnahme sowohl wie der Tuberkulosegefahr bewegen. Das Aussieben und Mischen des Tabaks oder das Pudern der Zigarren darf nur in dicht ummantelten Maschinen vorgenommen werden, die den entstehenden Staub ableiten. Die Arbeiter selbst neigen dazu, bei dem ruhigen Sitzen während der Arbeit die Räume zu überheizen und mangelhaft zu belüften, und dadurch die Tabaksausdünstungen zu vermehren. Das übliche Gegeneinandersitzen zweier Arbeiter, die sich anhusten oder annießen können, ist durch Benutzung einseitig zu besetzender Arbeitstische zu vermeiden. Sehr empfehlenswert ist das Ölen der Dielenfußböden mit einem staubbindenden Öl. Das Einpressen frischer im Winter vorgewärmter Luft in die Fabrikationsräume garantiert eine genügende Ventilation.

Die Tabakindustrie ist heute mehr denn je eine Domäne *weiblicher Arbeit.* Während früher etwa 40% Männer in den Zigarrenfabriken beschäftigt waren, sind diese heute fast ganz verschwunden. Sie finden lohnendere Arbeit in den Fabriken der mit den Arbeiterzügen leicht zu erreichenden städtischen Vororte. Der *Heimindustrie* kommt keine Bedeutung mehr zu. Die Frauen arbeiten als Zigarren- und Wickelmacher in der Fabrik.

Die *Löhne* werden auf 1000 angefertigte Zigarren berechnet, schwanken je nach Form und Gewicht, im Durchschnitt kommt etwa ein Stundenlohn von 25—35 Goldpfennigen heraus. Von einer Elendindustrie kann heute nicht mehr gesprochen werden, wenngleich die Löhne anderer Berufe nicht erreicht werden. Dennoch machen sich für die Gesundheit der Familie die Schäden weiblicher Fabrikarbeit — ungenügend zubereitetes Essen, Vernachlässigung des Haushaltes — geltend.

Über die heutige soziale Lage der Tabakarbeiter und den Beziehungen zur Tuberkulose gibt ein Bericht des badischen Gewerbeaufsichtsamtes von 1925 ausführlich Aufschluß. (Vgl. Literaturangaben.)

Die *hauptsächlichsten Erkrankungen,* namentlich der jugendlichen weiblichen Zigarrenarbeiter sind Blutarmut (sehr verbreitet), nervöse Störungen, Kopfschmerzen, Herzklopfen, Appetitlosigkeit und Verdauungsbeschwerden, meist Einwirkungen des Nicotins. Der gültige Beweis für die behauptete abortive Wirkung der Tabakarbeit ist nicht erbracht, die Möglichkeit kann aber bei der Einwirkung des Nicotins auf die glatte Muskulatur des Körpers nicht ganz von der Hand gewiesen werden. Griesbach stellte Blutdrucksenkung bei Zigarrenarbeiterinnen durch Nicotin fest.

Während die Zigarrenindustrie nach dem Kriege starken Schwankungen unterworfen war, nahm die *Zigarettenindustrie* einen bedeutenden Aufschwung, die Zigarette wurde demokratisiert. Die Zigarettenindustrie ist eine städtische Industrie mit nur weiblicher Arbeiterschaft. Ihr Hauptsitz ist Dresden, doch haben auch viele andere Städte bedeutende Fabriken. Die Zigarettenindustrie arbeitet weit mehr als die Zigarrenindustrie maschinell und im Großbetrieb. Das Schneiden des Tabaks, Herstellung und Bedrucken der Hülsen geschieht wohl überall maschinell. Die Handarbeiterin wird eigentlich nur noch in ganz kleinen Betrieben angetroffen. Sie benutzt zum Einschieben des Tabaks in die Hülsen eine Messing- oder Pappröhre von der Dicke der anzufertigenden Zigarette und stößt den Tabak mittels eines Stäbchens aus der Röhre in die Hülse vor. Sie verfertigt so im Tage höchstens 2000 Zigaretten. Die Universalzigarettenmaschine hingegen liefert täglich 120 000—130 000 Stück, vollständig maschinell hergestellt, und bedarf nur der Bedienung zweier Personen. Seit auch die Herstellung von Zigaretten mit Mundstück auf maschinellem Wege ermöglicht wurde, ist die Handarbeit im Großbetriebe fast ganz verschwunden. Die Löhne bewegen sich zwischen 20 und 25 Goldpfennigen in der Stunde.

Die Zigarettenindustrie verwendet in der Hauptsache helle orientalische Tabake, daneben auch südamerikanische und neuerdings für geringere Sorten Beimischungen einheimischer Tabake. Die Tabake halten sich hinsichtlich ihres Nicotingehaltes etwa in der Mitte der Zigarrentabake. Feiner Staub tritt beim Aufzupfen der Tabakblätterbündel und beim Einfüllen des Tabaks in die Maschine auf, jedoch ist die Atmosphäre der Fabrik im ganzen nicht so mit Tabakdunst geschwängert, wie in der Zigarrenindustrie. Die Verwendung eines guten Papiers ist für den Geschmack der Zigarette von Bedeutung.

Literatur.

BRAUER: Das Auftreten der Tuberkulose in Zigarrenfabriken. Beitr. z. Klin. d. Tuberkul. 1903, H. 1. — GRIESBACH: Münch. med. Wochenschr. 1923, Nr. 51, S. 1519. — HEUCKE: Die gesundheitlichen Verhältnisse in der Zigarrenindustrie. Soz. Praxis Jg. 12 Nr. 30. 1902/03. — HOFFMANN: Beitrag zur Kenntnis der Tuberkuloseverbreitung in Baden. Beitr. z. Klin. d. Tuberkul. 1903, H. 1. — HOLTZMANN: Hygiene der Tabakarbeiter. Weyls Handb. d. Hyg. 2. Aufl. Bd. VII. Leipzig 1914. — THIELE: Der Einfluß der Erwerbs- und Arbeitsverhältnisse der Tabakarbeiter auf ihre Gesundheit. Vierteljahrsschr. f. gerichtl. Med. u. öff. Sanitätswesen Bd. 45, I. — WALTHER: Ärztliche Mitteilungen aus und für Baden 1899, Nr. 21. — WÖRISHOFFER: Die soziale Lage der Zigarrenarbeiter in Baden. Karlsruhe 1890. — WAFFENSCHMIDT-HOLTZMANN: Die wirtschaftlichen, sozialen und gesundheitlichen Verhältnisse der Zigarrenarbeiter in Baden (Bericht des Gewerbeaufsichtsamtes). Karlsruhe: Macklot, 1925. — HOLTZMANN: Zentralbl. f. Gewerbehyg. Bd. 2, Nr. 11. 1925. — MÜLLER-BERGHAUS: Tuberkulose und Tabakarbeit. Zeitschr. f. Tuberkul. Bd. 44, H. 4.

Die Alkoholgewerbe.

Von

E. BEINTKER

Arnsberg.

Bei der Beurteilung der gesundheitlichen Verhältnisse in den verschiedenen Gewerben, die mit der Erzeugung und dem Vertrieb von Alkohol beschäftigt sind, kommen weniger Schädlichkeiten in Betracht, die unwillkürlich, ohne besonderes Zutun der Arbeiter auf diese einwirken, wie es in den anderen gesundheitsgefährdenden Berufen der Fall ist, als vielmehr die Tatsache, daß jemand, der dauernd mit diesem Genußmittel zu tun hat, sich an den Genuß desselben gewöhnt und so die Schädigungen, die mit dem übermäßigen und dauernden Alkoholgenuß verbunden sind, am eigenen Körper erfährt. Dadurch erklären sich die ungünstigen gesundheitlichen Verhältnisse, die in diesen Berufen gefunden werden.

Die Lebensdauer ist in den Alkoholgewerben verkürzt. ANDRÄ berichtet, daß bei der Gothaer Lebensversicherungsgesellschaft unter den in Gastwirtschaften, Restaurationen, Brauereien und Brennereien beschäftigten Personen die Sterblichkeit 31—62% mehr betrug als die normale Durchschnittssterblichkeit der Versicherten. Dabei waren alle Versicherten beim Eintritt in die Versicherung ärztlich untersucht, so daß die Übersterblichkeit einzig auf die ungünstige Einwirkung des Berufes zurückzuführen ist (zit. nach RAPMUND, Öff. Gesundheitswesen Bd. 2, S. 695. 1914).

Nach OGLES Mortalitätsstatistik der erwerbstätigen englischen Männer ergab sich, bezogen auf die Sterblichkeit der Geistlichen (8,6 auf 1000) = 100 die Sterblichkeit der Brauer (21,6 pro 1000) = 245, an 37. Stelle, Branntweinhändler und Wirte = 274 (25,53 pro 1000) an 39. Stelle, Gasthausbedienstete = 397

(34,11 pro 1000) an 44. und letzter Stelle. Nach BERTILLON starben auf 1000 männliche Individuen

	Im Alter von			
	20—29 Jahre	30—39 Jahre	40—49 Jahre	50—59 Jahre
Wein- und Likörhändler	12,0	21,2	25,7	30,2
Gesamtbevölkerung	11,1	14,9	21,2	31,0

In Österreich ergab die Sterblichkeit der männlichen Kassenmitglieder nach den Berufen auf je 1000

	Im Alter von					Standard-zahl
	15—20 Jahre	21—30 Jahre	31—40 Jahre	41—50 Jahre	51—60 Jahre	
Brauereien und Brennereien	6,8	5,8	13,3	24,3	28,9	133
Gesamt	5,2	6,6	9,0	14,2	23,1	100
Gesamtbevölkerung jeder Altersklasse = 100 .	130	113,5	147	171	125	

Wir sehen also, daß die Übersterblichkeit in besonders hohem Maße die Altersklasse von 41—50 Jahre, also das rüstige Mannesalter betrifft. (Zahlenangaben zit. nach K. B. LEHMANN, Gewerbehygiene S. 14—16. 1919.)

Die Tuberkulose ist eine der häufigsten Todesursachen in den Alkoholgewerben. Nach GUTTSTADT (Klin. Jahrbuch Bd. 12, H. 3) sind in Preußen von 1000 Gestorbenen 160,7 an Tuberkulose gestorben, dagegen betrug diese Zahl in den Alkoholgewerben 223—266,2, darunter Gastwirte 182—237,6, Kellner 525—556,0, Bierbrauer 241—344,1, Branntweinbrenner bei 231,7 (zit. nach ROTH in ABEL, Handbuch der praktischen Hygiene Bd. II, S. 213. 1913).

Eine Übersicht über die hauptsächlichsten Sterbeursachen ergibt sich aus nachfolgender Zusammenstellung aus der englischen Statistik 1900—1902 (zit. nach KOELSCH, Allg. Gewerbepathologie und Gewerbehygiene. WEYLS Handbuch der Hygiene Bd. VII, Allgemeiner Teil 1914, S. 305).

Alter	Alkoholismus	Tuberkulose der Lungen	Krankheiten des Herzens und der Gefäße	Krankheiten der Atmungsorgane	Krankheiten der Leber	Brightsche Krankheit
			Bierbrauer			
25—35 Jahre	0,58	2,15	0,54	1,07	0,18	0,13
35—45 „	0,89	4,11	1,63	1,89	1,16	0,53
45—55 „	0,69	4,83	4,26	4,52	1,76	0,84
55—65 „	0,40	3,84	9,27	9,01	1,99	1,72
			Gastwirte			
25—35 Jahre	1,27	4,01	0,85	1,81	1,00	0,32
35—45 „	2,11	4,79	1,98	3,01	2,40	0,79
45—55 „	1,55	3,25	3,87	4,38	4,78	1,96
55—65 „	1,23	2,12	8,94	8,23	5,80	3,51
			Kellner, Hausdiener usw.			
25—35 Jahre	1,04	5,50	1,28	1,95	0,28	0,35
35—45 „	2,86	10,00	1,81	3,74	0,82	0,33
45—55 „	2,25	9,66	5,17	5,84	1,35	1,57
55—65 „	1,25	5,49	6,73	11,47	0,50	3,49
			Alle Männer			
25—35 Jahre	0,10	2,16	0,53	0,79	0,08	0,12
35—45 „	0,28	2,89	1,21	1,70	0,27	0,30
45—55 „	0,36	3,15	2,76	3,38	0,65	0,74
55—65 „	0,32	2,52	6,74	7,18	1,07	1,53

Die angeführten Zahlen zeigen die erhöhte Sterblichkeit in den Alkoholberufen, sie beweisen, daß die Einwirkungen des Berufes, d. h. natürlich des damit in engem Zusammenhang stehenden Alkoholgenusses sich als deutliche Schädigungen bemerkbar machen.

Im einzelnen ist zu den Berufen noch folgendes zu sagen.

Der *Weinbau* ist als ein landwirtschaftlicher Beruf anzusehen, die Arbeiten in ihm sind, wenigstens unter den deutschen Verhältnissen, recht schwer, da die Weinberge sehr viel Pflege erfordern. Infolge der Lage an sonnigen Abhängen ist die Arbeit heiß, sie ist mit vielem Bergsteigen verbunden, und außerdem müssen die notwendigen Utensilien, sowie auch nach starken Regengüssen die abgeschwemmte Erde und auch der Dung heraufgetragen werden. Während der Reifezeit der Trauben ist Schädlingsbekämpfung auszuführen, dies geschieht entweder durch Bespritzen mit Bordelaiser Brühe, einer Mischung von Kupfervitriol mit Kalkmilch, oder, namentlich im Auslande, durch Besprengen mit einer Aufschwemmung von Schweinfurter Grün, das auch unter Phantasienamen, zum Teil mit Kreide vermischt, als Uraniagrün u. ä. in den Handel kommt. Durch letzteres Mittel sollen bisweilen Vergiftungen vorkommen, auch soll der aus den mit dieser Lösung bespritzten Trauben gewonnene Wein gelegentlich Arsengehalt zeigen. Durch das dauernde Tragen dieser Lasten in bergigem Gelände sollen Lungenblähung und Herzvergrößerung auftreten. In den Gärkellern besteht eine starke Entwicklung von Kohlensäure, durch die schon Erstickungsfälle vorgekommen sind. In den Weinländern ist der regelmäßige Genuß von Wein und Most ziemlich verbreitet, dagegen ist der Schnapsgenuß gering und daher auch die schweren Formen des Alkoholgenusses nicht häufig.

Die *Spiritusbrennereien* sind in Deutschland zum großen Teil landwirtschaftliche Nebenbetriebe. Die Destillierapparate sind in ihnen zollamtlich verschlossen, so daß eigentlich kein Spiritus von den Arbeitern entnommen werden kann, jedoch sollen aus „Leckstellen" manchmal ziemliche Quantitäten heimlich gewonnen werden, so daß unter den Brennern Alkoholismus nicht selten ist. Die landwirtschaftlichen Brennereien sind aber meist nicht dauernd im Betrieb, die Arbeiter, deren Zahl gering ist, werden nicht dauernd in diesen Betrieben beschäftigt. Auch in den sonstigen gewerblichen Brennereien ist im Vergleich zur Größe der Betriebe die Arbeiterzahl gering. Zahlenmäßige Unterlagen über die Erkrankungsziffer in Brennereien liegen nicht vor. Berufsgefahr ist die Kohlensäureentwicklung in den Gärkellern. Die *Likörfabriken* stellen heute die Liköre weniger durch Destillation, als auf kaltem Wege, durch Verschneiden und Hinzufügen von Essenzen zu reinem verdünnten Spiritus her.

Brauereien und Malzfabriken. Die Arbeiter in diesen Fabriken sind meist stark und kräftig. Zur Herstellung des Malzes wird die Gerste erst in kühlen und feuchten Räumen zum Keimen gebracht, dann in wärmeren Räumen getrocknet und schließlich in sehr heißen Räumen gedarrt, d. h. bei etwa 100° in trockener Luft getrocknet. Früher mußten die Darren während der Darrzeit zum Zwecke des Wendens betreten werden, jetzt geschieht das Wenden mechanisch, jedoch ist das Entleeren der Darren nicht völlig auf mechanischem Wege zu erreichen, so daß der heiße Raum nach Ablauf des Darrprozesses betreten werden muß. Die Arbeit hier ist heiß und sehr staubig.

Die Herstellung der Würze aus dem Malz durch das Einweichen und Auslaugen des Malzes unter Zusatz von Hopfen ist nicht bedenklich, die Würze wird in Gärkellern zur Gärung gebracht, um dort bei 4—5° für Lagerbier, bei etwa 10° bei dem sog. obergärigen Bier, mit Hefe versetzt, zu gären. Dann kommt das Bier in die Lagerfässer, die bei etwa 1° gehalten werden. Die Luft ist hier sehr kalt und feucht. Infolgedessen sind Erkältungen und Rheumatismus häufig.

Ferner sollen durch Einwirkung der Hefe häufig Nagelerkrankungen vorkommen. Die Gär- und Lagerfässer, die früher meist aus Eichenholz bestanden, werden jetzt meist aus Eisen hergestellt, das entweder innen emailliert wird, oder das inwendig mit einem besonderen Anstrich von „Bierlack" versehen wird. Dieser Lack muß zäh und elastisch sein, er darf nicht absplittern. Er wird hergestellt, indem Kolophonium und ähnliche Harze in Trichloräthylen gelöst werden. Dieser Stoff, der sich dem Geruche nach kaum von Chloroform unterscheiden läßt und auch chemisch nahe verwandt ist, hat betäubende Eigenschaften, und so habe ich beim Innenanstrich derartiger Lagerfässer schon wiederholt Vergiftungen beobachtet. Es handelt sich stets um Betäubungen, die aber alle nach einigen Stunden und Tagen ohne weitere Folgen verschwanden. Die Methode, durch Masken oder Helme atmen zu lassen, von denen ein Schlauch nach außen geführt wurde, hat sich natürlich nicht bewährt, es wurde daher angeordnet, daß durch eine Blasevorrichtung stets ein Luftstrom in den Helm gedrückt werden soll. Da die Dämpfe des Trichloräthylens schwer sind und sich am Boden sammeln, wurden sie in einem anderen Betrieb, in dem derartige Fässer hergestellt wurden, abgesaugt. Das Verfahren hat sich ebenfalls bewährt. Öfters werden auch Aluminiumfässer gebraucht, die keinen Innenanstrich erfordern. Bei dem Auspichen der Holzfässer entwickelt sich reichlicher beizender Dampf, es kommen gelegentlich Explosionen vor.

Die Erkrankungsziffer unter den Brauereiarbeitern liegt nach der Statistik der Leipziger Ortskrankenkasse über dem normalen, auch zeigen die Angaben der freien Gewerkschaft der Brauerei- und Mühlenarbeiter, daß in den Jahren 1919 13%, 1920 10,2%, 1921 9,4% und 1921 3,2% der Einkünfte für Kranken-, Sterbe- und Invaliditätsfälle ausgegeben sind. Bei dem Durchschnitt der Gewerkschaften betragen die entsprechenden Sätze 7,1%, 7,4%, 8,9%, 3,7% (Jahrbuch der Berufsverbände im Deutschen Reich 1925, S. 103). Die Zahl der Unfälle in der Brauereiberufsgenossenschaft liegt über dem Durchschnitt. Besondere Gefahren in Brauereien können einerseits durch die entstehende Kohlensäure bedingt sein, andererseits sind auch Vergiftungen bekannt geworden, die sich im Anschluß an Entwesung durch Blausäure einstellten. Die Verwendung von Eismaschinen, die in den meisten Brauereien vorhanden sind, bedingt die Gefahr des Ausströmens von Ammoniak oder schwefliger Säure. Es ist daher das Vorhandensein eines Rettungsapparates, am besten eines Rauchhelms mit Gebläse zu fordern, der in der Nähe des Eismaschinenraums im Freien oder in einem Raume, in den ausströmendes Gas nicht gelangen kann, aufzubewahren ist. Gasmasken sind namentlich in engen Räumen bedenklich, da der Sauerstoff durch das ausströmende Gas verdrängt sein kann und dann trotz Maske Erstickungen auftreten.

Die frühe Sterblichkeit der Bierbrauer zeigt die oben gebrachte Statistik. Nach derselben zeigen die Brauer, namentlich in den Jahren von 45—55, eine erhebliche Übersterblichkeit an Krankheiten des Herzens und der Gefäße. Dies hat seine Ursache in dem Freibier, das noch vielfach gewährt wird. Es können täglich 5—8 l getrunken werden, wofür den Arbeitern Biermarken ausgehändigt werden. Weniger der Alkoholgehalt, als die große Flüssigkeitsmenge bedingt die Mehrbelastung und Überanstrengung des Herzens und wirkt dadurch schädlich. In vielen Brauereien ist der Freitrunk in der bezeichneten Form abgeschafft, die Arbeiter erhalten zwar noch ihr bestimmtes Deputat an Biermarken, soweit dies aber nicht verbraucht wird, bekommen sie Ersatz in barem Geld. Aber auch hier werden aus naheliegenden Gründen noch erhebliche Mengen Bier getrunken, und der Standpunkt mancher Arbeitgeber, daß ein Verzicht auf das Bier sozusagen eine Verachtung der eigenen Arbeit sei, ist menschlich begreiflich. Die Tuberkuloseübersterblichkeit, die in der englischen Statistik angegeben ist, konnte KOELSCH nicht feststellen, in Bayern starben von 1000 Lebenden 3,07 an Tuberkulose, bei Bierbrauern betrug diese Zahl 3,25, bei Mälzern 3,56, dagegen bei Kellnern und Wirten 7,45. Da der Brauerberuf kräftige Menschen verlangt, so werden sich verhältnismäßig wenig ihm zuwenden, die eine latente Tuberkulose zeigen, und so wird die Tuberkulosesterblichkeit verhältnismäßig gering sein.

Die Alkohol vertreibenden Gewerbe.

Auch in diesen Berufen liegt die Verführung zu starkem Alkoholgenuß nahe. Die *Schenkwirte* zeigen im allgemeinen eine erhebliche Übersterblichkeit in allen Lebensaltern. Man darf aber nicht vergessen, daß in diesen Beruf sich Invaliden flüchten, die einen Nebenverdienst suchen. Aber trotzdem spricht die abnorm hohe Zahl von Leber- und Nierenerkrankungen, namentlich im rüstigen Mannesalter, unmittelbar für eine schwere Schädigung durch die mit dem Beruf zusammenhängenden Einflüsse, d. h. durch Alkohol.

Etwas anders liegen die Verhältnisse bei den *Gasthausbediensteten*. Bei ihnen erreicht die Sterblichkeit an Tuberkulose, namentlich im kräftigen Mannesalter, eine erschreckende Höhe, das Drei- bis Vierfache des Normalen. Diese hohe Sterblichkeit ist zum Teil bedingt durch die negative Berufsauslese. Die jungen Leute, die sich dem Kellnerberuf zuwenden, sind meist zart und schwächlich, es werden sich daher unter ihnen viele finden, die für die Erkrankung an Tuberkulose vorausbestimmt sind. Dazu kommt die ungesunde Lebensweise, der Mangel an Schlaf, der Aufenthalt in oft rauchigen und schlechtgelüfteten Räumen, so daß der Beruf einer der ungesundesten ist. Die Gefahr des Alkoholmißbrauches ist bei dem durchschnittlichen Kellner m. E. nicht so besonders hoch anzuschlagen, da er sein Bier genau so bezahlen muß wie der Gast. Die Zahlen der Todesfälle an Leber- und Nierenkrankheiten sprechen dafür, daß der Alkoholismus unter den Kellnern mehr eine sekundäre Rolle spielt, daß vielmehr die ungesunde Lebensweise und der Mangel an Nachtschlaf viel schädigender wirken. Das viele Stehen bewirkt, namentlich bei den jüngeren Kellnern, leicht Verkrümmungen der Beine (Genu varum) sowie Plattfüße. Bei den älteren sind Krampfadern und Beingeschwüre häufig. Die erhöhte Gefährdung des Kellnerberufes läßt sich nur aus der Todesstatistik feststellen, mit der Krankheitsstatistik ist wenig anzufangen. So zeigt z. B. die Unterstützungskasse des internationalen Genfer Verbandes der Hotel- und Restaurationsangestellten für die Jahre 1903—1910 eine durchschnittliche jährliche Erkrankungsziffer von 10,2 auf 100 Mitglieder. Die freie Gewerkschaft der Hotel-, Restaurant- und Caféangestellten verwandte im Jahre 1919 1,8%, 1920 2,9%, 1921 1,6%, 1922 1,0% ihrer Einkünfte für Unterstützungen bei Krankheit, Invalidität und Sterbefällen. Die Zahlen für den Durchschnitt der Gewerkschaften sind 7,1%, 7,4%, 9,9%, 3,7%. Bei den christlichen Gewerkschaften verbrauchte für den gleichen Zweck die Gewerkschaft Gasthausangestellte 1919 3,3%, 1920 2,7%, 1921 5,6%, 1922 1,7%. Die Durchschnittszahlen der christlichen Gewerkschaften sind 7,2%, 6,4%, 9,1%, 7,3%. (Nach dem Jahrbuch der Berufsverbände im Deutschen Reiche 1925, S. 103 und 105.) Auch die Leipziger Ortskrankenkasse ergibt geringere Zahlen an Krankheits- und Sterbefällen als der Durchschnitt, einzig die Zahl der Todesfälle bei den 24—35jährigen ist erhöht, eine Folge der höheren Tuberkulosemortalität. Dieses Verhalten ist leicht erklärlich. Da der Haupterwerb des Kellners im wesentlichen auf seiner Einnahme an Trinkgeldern beruht, ist jeder Tag des Krankfeierns für ihn ein sehr erheblicher Ausfall. Außerdem ist der Beruf zum Teil überfüllt, eine längere Krankheit bewirkt Stellungslosigkeit, infolgedessen wird die Neigung, sich krank zu melden, gering sein, um so mehr, da dort, wo die Kellner im Hause wohnen, wie es wohl meist, wenigstens in den Gastwirtschaften, der Fall ist, eine Erkrankung die Überführung in das Krankenhaus bedeutet. Daher tritt Krankmeldung erst bei schwereren Erkrankungen ein, die Folge ist daher eine längere Dauer der einzelnen Krankheitsfälle. So kommen bei der oben erwähnten Unterstützungskasse des Genfer Verbandes auf einen Fall durchschnittlich 30 Krankheitstage. Auch bei der Leipziger Ortskrankenkasse kommen auf einen Krankheitsfall 25,1 Tage gegen 21,4 im Durchschnitt. Im ganzen kann man mit der Krankheitsstatistik wenig anfangen, zumal da es im Kellnerberuf sehr verschiedene Abstufungen gibt, vom Oberkellner des Luxushotels ab bis zu dem Sonntagsaushelfer in einem ländlichen Biergarten. So ist die Aufstellung und Verarbeitung einer Statistik erheblich erschwert, man muß die Ausübung des Berufes mit ihren mannigfachen Schädigungen kennen, um danach zu urteilen. Bekannt ist, daß die Kellner ein verhältnismäßig hohes Kontingent an Geschlechtskranken stellen. Die Erwerbung derselben hängt mit den Verhältnissen des Berufes zusammen.

Den gleichen Schädigungen sind die Kellnerinnen ausgesetzt. Bei ihnen ist überhaupt aus der Statistik nicht zu entnehmen; wer krank und schwächlich ist, scheidet von selbst aus dem Beruf aus. Der Beruf der Kellnerin ist ebensowenig einheitlich, wie der Kellnerberuf; in der Schweiz ist z. B. der Dienst als „Saaltochter" ein Beruf wie andere auch, das gleiche gilt auch im ganzen für Süddeutschland, während in Norddeutschland dieser Beruf in den Städten sehr oft ein Deckmantel für Prostitution ist. Im ganzen ist er ein Durchgangsstadium. Die Verführung zu Alkoholismus ist groß, ebenso zum Geschlechtsverkehr mit verschiedenen Männern. So sind die Geschlechtskrankheiten häufig, aber aus naheliegenden Gründen statistisch nicht zu erfassen.

Die gleichen Gesichtspunkte gelten für die Bardamen, während die Tätigkeit am Büfett im ganzen als besser und einwandfreier gilt, trotzdem auch hier die sonstigen gesundheitlichen Gefahren bezüglich des Aufenthaltes in rauchiger Luft, mangelnde Nachtruhe usw. bestehen.

Kleiderkonfektion und Schneiderei.

Von

A. Alexander
München.

Von jeher bekannt als hervorstechendste Eigentümlichkeit des Schneiderberufes ist die schwächliche Körperbeschaffenheit seiner Angehörigen. Nadel, Faden und Schere sind nicht schwer zu handhaben, eher schon das Bügeleisen, doch auch nur, wenn es längere Zeit hindurch bewegt werden muß. Drum sind es meist körperlich minderwertige, in der Entwicklung zurückgebliebene, evtl. mit allerlei Krankheitsanlagen und Gebrechen behaftete junge Menschen, die sich diesem Handwerk zuwenden, wenn auch, namentlich bei den Mädchen, vielfach andere, auch soziale Gesichtspunkte bei der Wahl mitsprechen. Das unter dem Druck des ehernen Lohngesetzes niedrig bemessene Einkommen bedingt niedere Lebenshaltung, ungenügende Ernährung, ungenügende, schlechte Wohnung. Dem Heimarbeiter steht oft für sich und seine Familie zum Wohnen, Schlafen und Arbeiten nur ein Raum zur Verfügung, der häufig genug gleichzeitig auch noch Krankenstube ist (1). Die Luft in diesen Räumen ist verdorben, nicht nur durch die übergroße Zahl der in ihnen hausenden Personen. Wo mit Kohlenbügeleisen gearbeitet wird, kommt eine nicht unbedeutende Beimengung von Kohlenoxyd und Kohlendioxyd hinzu. In dicht besetzten Fabriksälen sind die Verhältnisse wenig besser. Zur Zeit erhöhten Bedarfs, in der „Saison", ist die Arbeit gehäuft, intensiv und hastig, vor allem übermäßig ausgedehnt (bis 14 Stunden!). Heimarbeiter dürften zur Erhöhung des knappen Lohnes u. U. noch länger arbeiten. In den Monaten Juli bis September und Dezember bis Februar besteht hingegen Arbeitsverminderung, ja Beschäftigungslosigkeit. Die Körperhaltung bei der Arbeit, bei den Geschlechtern teilweise verschieden, ist immer einseitig, gezwungen. Der Schneider sitzt mit untergeschlagenen Beinen, vornübergeneigtem Oberkörper und gesenktem Kopf auf dem Tisch, Arbeiter und Arbeiterin an der Nähmaschine, die meist noch mit dem Fuße betrieben wird, müssen auch Oberkörper und Kopf ständig nach vorn überbeugen. Andere berufliche Schädigungen, etwa durch Staub, Gifte, Unfall sind von geringerer Bedeutung. Ob der Schneider ein selbständiger Meister ist, Arbeiter in der Kleiderfabrik oder Heimarbeiter, ist natürlich von Belang, doch sind die Arbeitsbedingungen dieser drei Kategorien nur bis zu einem gewissen Grade verschieden. Die sich aufdrängende Voraussetzung, daß es der selbständige Schneider am besten habe, trifft für die Mehrzahl der sog. kleinen Meister und die selbständigen Schneiderinnen gewiß nicht zu (2); am ungünstigsten gestellt ist jedenfalls der unselbständige Heimarbeiter.

Demgemäß zeigen auch die gesundheitlichen Verhältnisse dieser Gruppen nicht sehr wesentliche Unterschiede, abgesehen von den durch das Geschlecht bedingten. Im allgemeinen läßt sich sagen und wird durch statistische Untersuchungen belegt (3), daß der Schneiderberuf nicht zu den gesundheitlich besonders ungünstigen gehört und daß sich die aufgezählten Schädlichkeiten nicht in so hohem Maße auswirken, wie man erwarten könnte. Wenn die Gesamtsterblichkeit der Schneider den allgemeinen Durchschnitt etwas übersteigt, so ist das vor allem auf die *Tuberkulose* zurückzuführen, deren Ausbreitung und rascher Verlauf bei den schwächlichen Individuen (die ja meist schon mit der Krankheit behaftet in den Beruf eintreten) durch die dafür besonders geeigneten ungünstigen Arbeits- und Lebensbedingungen in hohem Grade gefördert werden. Immerhin zeigt sich der Einfluß dieses Zusammentreffens von negativer Auslese und eigentlichen Berufsschädlichkeiten auch noch mehrfach, namentlich bei den Heimarbeitern. Bemerkenswert ist die geringere Widerstandsfähigkeit gegen *Infektionskrankheiten*. Infolge des andauernden Sitzens in einseitig-gezwungener Körperhaltung treten Störungen der *Verdauungsorgane*, *Wirbelsäuleverkrümmungen*, *Varicen* an den Unterschenkeln auf. Das Herabbeugen auf die arbeitende Hand und die meist schlechte Beleuchtung bedingen *Augenleiden*. Sehr häufig sind *Blutarmut* bzw. *Chlorose*. Von *Nervenkrankheiten* wären eine Beschäftigungsneurose, der sog. *Schneiderkrampf* und — bei Näherinnen — öfteres Auftreten von *Ischias* und *Wadenkrämpfen* zu erwähnen.

In hohem Grade leiden durch die Haltung und durch das dauernde Treten der Maschine die *Unterleibsorgane* der Schneiderin. Bestehende entzündliche Erkrankungen der Genitalorgane werden verschlimmert bzw. unterhalten, *Menstruationsstörungen* begünstigt. Ob diese beiden Faktoren — von der allgemein schwächlichen Konstitution, der Blutarmut usw. hier abgesehen — Häufigkeit der *Schwangerschaftsunterbrechungen* bedingen, ist strittig (4).

Krankheiten der *äußeren Bedeckungen* sind namentlich: Infektionen an den Fingern im Anschluß an Nadelstiche — *Paronychien*, *Panaritien* —, *Ekzeme* infolge Einwirkung reizender Farbstoffe an Geweben und Nähfäden. Das Bügeln bedingt Häufigkeit von *Brandwunden*. Bei Verwendung von Kohlenbügeleisen kann es zu vorübergehender leichter *Vergiftung* mit *Kohlenoxyd* kommen, auch *Bleivergiftung* infolge Gebrauchs mit Bleiessig beschwerter Nähseide ist beobachtet worden. *Arsenikvergiftungen* sind seit dem Verbot des Schweinfurter Grüns als Stoffarbe verschwunden.

Nach dem Gesagten kann man also wohl von einer Disposition der Schneider bzw. Schneiderinnen zu gewissen Krankheiten, einem besonders häufigen Vorkommen solcher bei ihnen, aber kaum von eigentlichen Schneiderkrankheiten, also auch nicht von einer besonders gearteten Therapie reden, wenn man nicht eine möglichst weitgehende Bekämpfung der ursächlichen Momente darunter verstehen will, die dann gegebenenfalls zur Aufgabe des Berufs führen müßte. Weit mehr ist das die Aufgabe hygienisch-prophylaktischer Maßregeln.

Wenn auch auf die Lohnhöhe und damit auf die Lebenshaltung schwer Einfluß zu gewinnen sein wird, kann doch die Vereinigung mehrerer kleiner Betriebe zu größeren angestrebt, die Arbeitszeit verkürzt werden. Die Arbeitsräume sind den hygienischen Forderungen anzupassen (Ventilation, geringere Besetzung), das Kohlenbügeleisen muß verschwinden, die Nähmaschine kann mechanischen Antrieb erhalten, der Arbeiter ist zu größerer Reinlichkeit zu erziehen.

Literatur.

1. Vgl. z. B. Die Wohnungsenqueten von ALBERT KOHN, Berlin und Hofrat FREUDENBERGER: Die Lebensverhältnisse der tuberkulösen Mitglieder der OKK. München in den von M. EPSTEIN hrsg. Bericht d. Kommission f. Arb.-Hyg. u. Stat. d. Münch. Ärztever. f. freie Arztwahl. München 1910. — 2. HANAUER: Gesundh. Schutz im Kleingewerbe. Ärztl. Sachverst.-Zeit. 1908, Nr. 3. — 3. EPSTEIN, M.: Die Krankheiten der Schneider. Weyls Handbuch der Arbeiterkrankheiten, S. 408ff. Jena 1908. — KOELSCH: Arbeit und Tuberkulose. Arch. f. soz. Hyg. u. Demogr. Bd. 6, H. 1. Leipzig 1911. — MOSSE, S.: Einfluß der sozialen Lage auf die Tuberkulose. Mosse-Tugendreichs Krankheiten und soziale Lage Bd. I, S. 181. München 1912. — SOMMERFELD, TH.: Die Schwindsucht der Arbeiter usw. Berlin 1910. — Statistik der Leipziger OKK. 1910. — 4. Vgl. EPSTEIN: l. c.

Schuhmacherei und Schuhfabrikation.

Von

H. GERBIS

Erfurt.

Die handwerksmäßige Herstellung von Schuhwaren ist jetzt mehr auf feine Maßarbeit beschränkt, findet aber auch hier eine zunehmende Beeinträchtigung durch die Leistungen der neuzeitlichen Fabriken, die wirtschaftlicher und rascher arbeiten, auch nach Paßform und Ausführung jedem Geschmacke gerecht werden. Der Handwerker arbeitet in gebückter Haltung, der Knieriemen, vom linken Fuße gespannt, drückt den Leisten gegen den übergeschlagenen rechten Oberschenkel. Diese gezwungene Haltung und das Anstemmen der Geräte gegen das Brustbein führen zu Skoliose und Schusterbrust, lange Arbeit in schlechter Werkstattluft macht zu Tuberkulose geneigt, zumal da Schwächlinge für den Schusterberuf genügen.

In großen Schuhfabriken wirken zur Herstellung eines Paars Schuhe etwa 100 Arbeiter und 80 sinnvoll gebaute Maschinen zusammen.

Oberleder und Bodenleder werden vorwiegend mit Stanzen zugeschnitten, die einzelnen Teile des Schaftes werden in der Stepperei mittels mechanisch angetriebener Nähmaschinen vereinigt, mit Ösen und Agraffen ausgestattet. Die gestanzten Sohlen werden an mit Sandpapier bespannten Walzen geglättet (geglast), dann über dem Leisten mit dem Oberleder durch Nagel-, Näh- oder Klebarbeit vereinigt. Absätze werden aus den einzelnen gestanzten Flecken durch Nageln und Pressen zusammengefügt und am Schuh befestigt. Mit Fräsen, Bimsen und Glasen werden die Absatz- und Sohlenflächen geglättet und dann poliert.

Die Arbeit an den Bims- und Glasemaschinen (schnell rotierende Rollen, Scheiben oder Kegel, die mit Sand-, Glas- oder Schmirgelpapier bespannt sind) ist für die Lungen gefährlich, da Staub vom Leder und der schleifenden Masse auftritt. Absaugevorrichtungen sind durchweg vorhanden, doch oft nicht genügend wirksam.

Der Maschinenbauer müßte auf leichte und gute Entstaubbarkeit der Maschinen mehr bedacht sein. Oft ist zwischen den rotierenden Walzen und dem Absaugmaule der Luftraum zu groß, die Gestaltung des Absaugmauls trägt der Schleuderrichtung des Staubes nicht Rechnung (Bimskegel, Sohlenkantenfräsen), tote Winkel, große Hohlräume oder Bürsten halten den Staub fest, so daß er sogar von der Walze wieder angesaugt und hinausgeschleudert wird (Glasemaschinen). Manchmal ist die Einführung der Absaugrohre in das Hauptrohr fehlerhaft. Diese Fehler zwingen zu übermäßig starkem Ventilatorzuge, hiermit zu Kraftvergeudung und empfindlicher Entwärmung der Arbeitsräume. Auch kältet zu starke Absaugung die Finger, macht die Hantierung unsicher und erhöht die Verletzungsgefahr, so daß die Arbeiter den Abzug verstopfen oder verengen. Bei Fräsen wird oft nur der grobe Staub abgesaugt, nicht der gefährlichere Feinstaub.

Die Arbeit an Glasen und Bimsen ist den Schuhfabrikarbeitern als gefährliche, Tuberkulose hervorrufende, bekannt und wird besser bezahlt; hierdurch werden die Arbeiter leicht zur Verschleppung eines beginnenden Lungenleidens verleitet.

Maschinen, die das Oberleder über den Leisten holen (Überholmaschine, Zwickmaschine), Oberleder und Brandsohle vereinigen (Einstech- oder Durchnähmaschine), die Sohle an die Brandsohle nähen oder bei Rahmenarbeit Zwischenarbeit verrichten, bewirken lebhafte Erschütterungen und verlangen besondere Anstrengung eines Standbeines (Plattfußbildung) und der Arme. Einigermaßen gefürchtet ist die Anklopfmaschine. An dieser rotiert eine wagerechte Trommel, deren Mantel aus 14—24 Querstäben besteht, die mit Hammerringen zentrischer oder (besser) exzentrischer Bohrung besetzt sind. Diese Anklopfmaschinen sollen das durch die Überhol- und die Zwickmaschine auf die Sohlenfläche des Leistens geholte Leder der Leistenform genauestens anpassen. Der Schuh wird mit beiden Händen, bei fest in die Seite gestemmtem Ellbogen, gegen die Trommel gedrückt. Die Arbeit ist schwer, die Vorderarme fangen die ganzen Erschütterungen auf. Es bildet sich bei zahlreichen Anklopfern eine Übererregbarkeit der Gefäßnerven der Arme aus, die besonders bei kalter Witterung zu Gefäßkrämpfen (Angiospasmen) führt: Die Finger sind bleich und kalt, es besteht Taubheits- und Steifigkeitsgefühl und Kriebeln. Die Störung ist in den Morgenstunden besonders stark und beeinträchtigt deren Arbeitsertrag. Befallen werden auch Jugendliche, schwächliche leichter als robuste. Die Störungen können jahrelang nach Beendigung der Anklopfarbeit bestehen bleiben. Zu bevorzugen sind Trommeln mit zahlreichen und dichtstehenden Hämmerchen und besonders Stäben, da sie weniger stoßend arbeiten. Vierwöchiger Arbeitswechsel ist zu empfehlen. Zur Behandlung — wohl auch vorbeugend — haben sich abendliche Vorderarmbäder von zunehmender Hitze mit anschließender Prießnitzpackung (Strumpfpackung) mir bewährt.

Die amerikanische Schuhindustrie formt die Kappen derart vor, daß Anklopfmaschinen entbehrlich sind. Im Interesse der Arbeiterschonung wäre dieses Verfahren zu begrüßen.

Textilstaub spielt nur bei der Herstellung von Filzschuhen eine größere Rolle, beim Zuschneiden der Futterstoffe entsteht wenig Staub. Zugeschnitten wird mit Stanzen oder mit einer rotierenden scharf geschliffenen Stahlscheibe.

Bei der Sohlennäharbeit geht das Garn durch eine Pechmasse, die mit Gasheizung flüssig gehalten wird. Auch bei der Schnittpoliermaschine ist Gaserwärmung üblich. Elektrische Beheizung stellt bei beiden Maschinen einen auch hygienischen Fortschritt dar.

Von besonderer gesundheitlicher Bedeutung ist die Verwendung der Kleb- und Versteifungsmittel. Erstere sind Lösungen von Gummi in Benzin oder Benzol (etwa 10%), letztere Lösungen von Harzen in Benzol, Aceton u. a. m. Der sog. Ago-Klebstoff ist eine Lösung von Celluloid in Aceton und dient sowohl zu Klebzwecken als auch als Kappensteife.

Die Gummilösungen werden auf ein zur Verstärkung der Brandsohle dienendes Baumwollgewebe („Gem-Stoff") aufgestrichen, ferner zum Kleben des Umbugs und der Laufsohle auf die Ausballmasse der Brandsohle verwendet. Große Fabriken haben einen Tagesverbrauch von etwa 100 kg (!) dieses Klebstoffes. Während des Krieges wurden zur Gummilösung Zusätze von Schwefelkohlenstoff gemacht, die zu ernstesten Gesundheitsstörungen bis zur Geisteskrankheit führten. Gefährlicher als reines Benzin ist das Benzol, bei dessen Verwendung bisweilen Schwindel- und Rauscherscheinungen mit Hinstürzen und Erbrechen auftreten, abendliche Kopfschmerzen häufig sind. Das Benzol wirkt überdies als Blutgift, da es die weißen, später auch die roten Blutkörperchen zerstört, Schwäche und Blutarmut herbeiführt, die in einigen Fällen den Tod unter skorbutartigen Schleimhautblutungen zur Folge hatte. Absaugung der verdunstenden Lösungsmittel wäre durchführbar, wurde aber von mir nicht angetroffen. Es sollte nur reines Benzin zugelassen werden. Die Lösung wird als „Gummizement" bezeichnet. Zementiergefäße (eiserne Kippgefäße mit kleiner Ausflußöffnung oder Preßluftkessel mit Schlauch und Bürstenansatz) haben wirtschaftliche aber nicht hygienische Vorzüge: sie verhüten die Eindickung der Lösung, die Hauptverdunstung geschieht aber von den bestrichenen Flächen aus. Die Unterbringung der Gummiarbeit in besonderen Räumen ist wegen der Feuersgefahr geboten, wenn aber diese Räume eng und niedrig sind, wirken die verdunstenden Stoffe um so konzentrierter auf den Arbeiter. Raumventilation wird im Winter meist ausgeschaltet.

Der Klebstoff ersetzt mehr und mehr in Schuhfabriken viele Näharbeit. Aceton steht nach K. B. LEHMANN (Arch. f. Hyg. Bd. 78) in seiner Wirkung dem Amylacetat nahe, das übrigens auch als Lösungsmittel für Kappensteife verwendet wird. Amylacetat ruft bei 5 mg im Liter Luft Reizerscheinungen der Atemschleimhaut, Schwindel, Hitzegefühl und leichte Benommenheit hervor.

Die Verwendung von Chemikalien hat in der Schuhindustrie einen sehr großen Umfang angenommen. Zur Lösung von Gummi werden neben Benzol und Benzin noch Schwefelkohlenstoff sowie chlorierte und bromierte Kohlenwasserstoffe der Methanreihe verwendet (Tetrachlorkohlenstoff, Dichloräthylen, Methylenchlorid, Trichloräthylen, Äthylenchlorid, Tetrachloräthan, Chloroform, Äthylenbromid, Trimethylenbromid). Je nach der Zusammensetzung wechselt die Trocknungsgeschwindigkeit, die Klebkraft, der Preis der Gummilösung. Derartige Gummizemente werden nicht nur zu Klebzwecken, sondern auch als Fleckenzemente zur Entfernung von Flecken aus dem Leder der fertigen Schuhe gebraucht, indem ein wenig Zement auf den Fleck gestrichen und darauf verrieben wird, bis das Fett (meist handelt es sich um Ölflecke) dem Gummi anhaftet und entfernt werden kann. Bei dauernder Arbeit in dieser Weise wird das Lösungsmittel in einer gesundheitsgefährdenden Menge eingeatmet.

Zur Lösung von Celluloid wird neben Aceton und Eisessig noch Äther, Methyl-, Äthyl-, Amyl-, Butylacetat u. a. m. verwendet. Die Celluloidlösungen dienen zu Klebzwecken (Agoverfahren) und als Kappensteifen. Dem eigentlichen Lösungsmittel sind oft chlorierte Kohlenwasserstoffe beigemengt.

Für Kappeneinlagen, Sohlenzwischenlagen und andere Versteifungszwecke werden Filze mit Lösungen von Harzen getränkt. Sie werden von Spezialfabriken fertig bezogen, müssen aber zur Verarbeitung angewärmt werden, wobei Verdunstung unvermeidlich ist. Als Harz wird Colophonium, Cumaronharz (aus der Teerdestillation) und ähnliches verwandt, das in Aceton, Äther, Benzin,

Benzol, Schwefelkohlenstoff, Methylenchlorid, Butylalkohol (Butanol), Isopropylalkohol u. a. m. gelöst wird. Von den Lösungsmitteln sind in den fertigen Filzen nur noch Spuren vorhanden, der Geruch der Teerrückstände kann aber durchaus belästigend und auch schädigend wirken.

Als Parfümiermittel werden den in der Schuhfabrik gebrauchten Lösungen und Versteifungsmitteln Anisöl, Nitrobenzol, Benzaldehyd, Campheröl u. a. m. zugesetzt.

Zur Verarbeitung von Fetten und Ölen zu Wachs- und Schmiermitteln kommen ähnliche Lösungsmittel in Frage: Benzol, Benzin, Schwefelkohlenstoff, Aceton, Äther, Isopropylalkohol, gechlorte Kohlenwasserstoffe, auch Anilinöl.

Die Zusammensetzung der Mittel ist den Schuhfabrikanten meist unbekannt, die Nachteile der bezogenen und verarbeiteten Mischungen ergeben sich daher erst aus der Praxis, d. h. aus Erkrankungen der Arbeiter. Aber auch der Arbeiter weiß nicht, was ihn schädigt. Er ist begreiflicherweise geneigt, Stoffe, die unangenehm riechen oder die Schleimhäute reizen, als schädlich, wohlriechende (parfümierte) und reizlose Stoffe als unschädlich anzusprechen. Da aber die genannten und sonst zur Verwendung kommenden (viel Fabrikationsgeheimnis!) Mittel zum großen Teile gesundheitsgefährlich sind, so sollten die Fabrikanten jede zu beziehende Substanz erst in einem unabhängigen, am besten staatlichen Laboratorium prüfen lassen. Auch die Berufsgenossenschaften haben jetzt bereits, obwohl die Unfallversicherung nur auf einige wenige hier genannte Stoffe sich erstreckt (Benzol, Anilin, Nitrobenzol, Schwefelkohlenstoff), ein Interesse an möglichster Krankheitsverhütung, d. h. in diesem Falle an Kontrolle der im Handel befindlichen Mischungen für Zwecke der Schuhindustrie.

Hautausschläge (Acne, Erytheme, Ekzeme) bei Arbeitern, die mit Schuhcreme, Politurmasse u. a. m. arbeiten, zeigten sich während des Krieges und in der ersten Zeit danach oft und waren recht hartnäckig. Sie verschwinden jetzt, wo die Ersatzmittel (für Terpentin) aufgegeben sind, mehr und mehr. Auch durch phenolhaltige Kappensteife wurden Ausschläge, Kopfschmerzen und Übelkeit hervorgerufen.

In vielen Fabriken sah ich sehr dichte Belegung der Arbeitsräume mit Menschen, Maschinen und Material. Besonders die fahrbaren Gestelle, auf denen die Schuhe zu den einzelnen Maschinen gefahren werden, versperren den Weg oft in gefährlicher Weise. Wird bei einer Panik solch ein Gestell umgestürzt, dann kann es leicht vielen den rettenden Weg verlegen. Eine übermäßige Ausnutzung der Fabrikräume darf daher im Interesse der Gefahrenverhütung nicht geduldet, feuergefährliche Stoffe (Benzin usw.) dürfen in solchen Räumen nicht verwendet werden.

Die Unfallhäufigkeit in Schuhfabriken ist gering, doch müssen enganliegende Kleider getragen, Schleifen, herabhängende Bänder, lockere Schürzen vermieden werden. In einer Schuhfabrik sah ich ein Mädchen, das mit der großen Haarschleife in die Walzen der Lederspaltmaschine geraten und skalpiert worden war. Da in Schuhfabriken sehr viele weibliche Arbeiter, auch außerhalb der Stepperei, tätig sind, sei dieses Beispiel eine ernste Mahnung.

Hutmacherei.

Von

H. GERBIS

Erfurt.

Die Herstellung von Hüten geschieht heute vorwiegend in Fabriken, mindestens bis zur Fertigstellung der Filzformen (Stumpen). Für Wollhüte wird die vorher gereinigte und gewolfte Wolle auf Vorspinnmaschinen zu einem feinen Flor gesponnen, der, in mehreren Lagen auf einen an der Basis zusammenliegenden Doppelkegel vereinigt, zwei Formen, „Fachen" genannt, ergibt, die dann mit der Schere getrennt werden. Zwischen tuchbespannten Holzplatten werden die Fachen unter Dampfeinwirkung maschinell gegeneinandergerieben und gedrückt, vorgefilzt; es folgt eine Behandlung mit dünner Säure- oder Salmiaklösung und immer innigere Verfilzung im Walkprozesse, wobei der Stumpen gegenüber dem ursprünglichen Fachen einen Größenschwund auf etwa die Hälfte erfährt.

Für die Herstellung von Haarhüten dienen fast ausschließlich Hasen- und Kaninchenhaare, die erst durch Vorbehandlung verfilzbar gemacht werden müssen. Die Felle werden nach vorheriger Reinigung und Ausrupfen der struppigen Haare, nach Abtrennung der Köpfe und Pfoten, mit einer Lösung von Quecksilberoxydnitrat $[Hg(NO_3)_2]$ auf der Haarseite stark gebürstet, dann getrocknet und maschinell geschoren. Diese Haare kommen auf einem endlosen Transportbande in die Blasmaschinen, in deren verschiedenen Abteilungen sie durch kräftige Luftströme emporgewirbelt werden; gröbere Verunreinigungen fallen hierbei durch das Bodensieb, feiner Staub entweicht durch ein Drahtnetz, das den Kasten abschließt; so werden die Haare in der Blasmaschine zugleich gereinigt und aufs sorgfältigste gemischt[1]). Neue Blasmaschinen (Hersteller: KARL HEINZE A.-G. in Guben) vermeiden den Staubaustritt in den Arbeitsraum. Das geblasene Haar wird dann in die Fachmaschine gebracht, die es auf einen rotierenden gelochten Kegel saugt, da eine kräftige Saugleitung in die Bodenplatte des Fachkegels mündet. Durch nachfolgende Besprengung mit heißem Wasser erhalten die Haare genügend Zusammenhalt, um als zusammenhängende Schicht („Fache") vom Kegel entfernt werden zu können. Nach Abschleuderung des überschüssigen Wassers werden mehrere solcher Fachen in ein feuchtes Tuch eingeschlagen und von „Filzerinnen" durch Rollen und Kneten, teils von Hand, teils maschinell, auf einer geheizten Eisenplatte gefilzt. Die weitere Verfilzung wird in der Walkerei durch ständiges Eintauchen in fast kochendes Wasser, durch Kneten und Rollen, gefördert, doch sind auch Walkmaschinen üblich.

Die weitere Behandlung mit verdünnten Säuren („anstoßen"), die Vorformung der Hüte, die Glättung oder Rauhung (Velour) der Oberfläche ist für Haar- und Wollhüte ziemlich übereinstimmend. Die Stumpen werden in der Färberei gefärbt, durch Schellacklösung in Wasser oder Spiritus gesteift, dann getrocknet. Es folgt die nochmalige Oberflächenglättung an Walzen, die mit Schmirgelpapier oder Fischhaut bezogen sind, für Velourhüte Aufrauhung durch Kratzen. Dem Ausgleiche innerer Spannungen der Faser dient eine nochmalige Dampfbehandlung (Dekatieren), dann werden die Hüte in die endgültige Form

[1]) Hasen-Haarschneidereien existieren auch vielfach als selbständige, oft sehr umfangreiche Betriebe. Sie liefern den Hutfabriken das fertig gebeizte, geschnittene und geblasene Haar.

gebracht, nochmals geglättet, gebügelt und mit Lederstreif und Band fertig gemacht.

Die hygienischen Gefahren der geschilderten Arbeiten sind durch Staub und Dampf bedingt, die bei der Herstellung von Haarhüten je nach der Stufe der Verarbeitung beide quecksilberhaltig sein können. Der Wollstaub reizt weniger stark als der Haarstaub, der auf der Bronchialschleimhaut zähe, schwer aushustbare Klumpen bildet, auch die Augenbindehaut affiziert. Seine Wirkung ist um so bedenklicher, wenn er von gebeizten Haaren stammt, also Quecksilber enthält. Starke Staubentwicklung zeigt sich bei allen Arbeiten mit dem Haar (sortieren, rupfen, bürsten, kratzen, scheren, verpacken, blasen und fachen), ferner bei der Oberflächenglättung der Hüte. Dampfentwicklung ist reichlich in der Walkerei und Färberei vorhanden, weniger stark in der Facherei und Filzerei sowie auch in der Formerei. Körperlich sehr anstrengende Arbeit haben die Walker und die Former als Stumpenzieher und Matrizenzieher. Es bilden sich an ihren Händen mächtige Schwielen von charakteristischem Sitze, die häufig durch platzen und einreißen infiziert werden. In der Strohhutfabrikation kommt als besondere Berufsgefahr die Bleichung des Strohes mit schwefliger Säure in Frage.

Die Quecksilbergefahr erfordert volle Aufmerksamkeit des Hygienikers, da bei der jetzigen Arbeitsteilung in den größeren Betrieben der Haarhutindustrie die gleiche Schädigung stets die gleichen Kreise von Personen trifft, und auch viele Frauen als Filzerinnen diesen Gefahren ausgesetzt sind, was besonders während der Schwangerschaft bedenklich ist. Auch werden die für das maschinelle Scheren nicht geeigneten Fellreste und -abschnitte in manchen Gegenden in Hausarbeit geschnitten; Gefährdung auch der Kinder durch den quecksilberhaltigen Staub ist um so weniger vermeidbar, als die gegenwärtige Wohnungsnot und Verarmung besondere Arbeitsräume nicht gestatten. Ein Verbot häuslicher Bearbeitung gebeizter Haare ist daher zu fordern!

Das Quecksilber wird in Salpetersäure von etwa 40° Bé im Verhältnisse von 1 : 4 (weiße Beize) oder 1 : 5—6 (gelbe Beize) gelöst, dann wird die Lösung mit Wasser auf etwa 11° Bé verdünnt. Mit dieser Verdünnung werden die Felle mittels Drahtbürste gebürstet. Gelegenheit zur Intoxikation ergibt sich durch die Haut (Gummihandschuhe) und durch Einatmung von Quecksilber aus verspritzten Tröpfchen. Das Quecksilberoxydnitrat tritt mit dem Haar in eine recht feste Verbindung, wobei vermutlich ein Teil des Nitrats durch den Schwefel des Haares zu Quecksilber reduziert wird. Es ist erwiesen, daß aus dem gebeizten Haare durch Lagerung, Erwärmung und durch Dampf Quecksilber frei wird. Die feste Verbindung zwischen Haar (Keratin) und Nitrat ist in Wasser fast gar nicht, in angesäuertem (HNO_3) Wasser nur wenig löslich, *Lang* hat aber gezeigt, daß die Verdauungssäfte aus dieser Verbindung nicht unbeachtlich Quecksilber resorbieren, und zwar die Darmsäfte etwa fünfmal so viel als der Magensaft. Staub gebeizter Haare ist also ebenso Quelle der Quecksilbervergiftung, wie die Bearbeitung des gebeizten Haares unter Dampfeinwirkung. Im Wasser der Fachmaschine findet sich Quecksilber (*M. Kochmann*), besonders gefährdet sind ferner die Filzerinnen, die den ersten Filzprozeß auf geheizter Eisenplatte durchführen. Die Häufigkeit und Schwere der Vergiftungen hängt von den Betriebseinrichtungen ab. Bei 119 Filzerinnen verschiedener Firmen fand ich Zittern in 29, Mundfäule in 8 Fällen, das sind 24,4 bzw. 6,7%, dagegen bei 44 Filzerinnen einer schlecht eingerichteten Fabrik Zittern in 33 Fällen (75%) und Mundfäule in 4 Fällen (9%). Bei 109 männlichen Arbeitern mit heißem Filz (Walkern und Anformern) war Mundfäule in 2 Fällen (1,7%) und Zittern in 25 Fällen (22,9%) festzustellen. Unter 17 männlichen und 21 weiblichen Arbeitern an Fach- und Blasmaschinen war in je 5 Fällen Zittern, bei 3 Männern auch Mundfäule zu finden.

Bei massiverer Einwirkung des Quecksilbers überwiegt die subakute Form der Quecksilbervergiftung mit Stomatitis und Darmstörungen, bei den meisten Arbeitern aber die ganz chronische Form mit fast ausschließlicher Verankerung am Nervensystem, die zu Kopfschmerzen, Zittern und eigenartigen Charakterveränderungen (Reizbarkeit, Schwäche, Schüchternheit vor Fremden), daneben auch zu Abmagerung, ja Kachexie führt (s. S. 290 ff.). Die Arbeitsräume müssen hoch, geräumig und gut ventiliert sein. Alle bisherigen Versuche, die Quecksilberbeizung durch ungiftige Verfahren zu ersetzen, haben sich leider nicht in der Praxis durchgesetzt, was um so bedauerlicher ist, als das Quecksilber offenbar lediglich Überträger der Salpetersäure an das Haar ist. Der Beizprozeß drängt die Epithelschüppchen der Haarcuticula auseinander, so daß die Oberfläche rauh wird. Da das Haar gleichzeitig aufquillt und weich wird, so treten die Haare durch den schiebenden Druck beim Filzen und Walken miteinander in festen Zusammenhang.

Scharfe Anforderungen an die Haarhutbetriebe in hygienischer Hinsicht werden am ehesten dahin wirken, daß die Einführung ungiftiger Beizverfahren gefördert wird.

Eine ausgezeichnete Darstellung der Haarhuterzeugung gibt Teleky in seiner Schrift: Die gewerbliche Quecksilbervergiftung. A. Seydel: Berlin 1912.

Zur Entfernung von Teerresten aus der Wolle, die bei dem Filzprozesse zu Flecken geschmolzen sind und von der Zeichnung der Schafe herrühren, dient die Arbeit der Nopperinnen, die von Hand diese Flecke ausrupfen. Man bedient sich neuerding anstatt dieser Handarbeit einer chemischen Behandlung mit Lösungsmitteln, deren Dämpfe bisweilen zu Belästigungen und leichteren Gesundheitsstörungen (Müdigkeit, Nierenreizung, dunkler Harn) führen. Die Reste dieser Lösungsmittel müssen daher durch Zentrifugen ausgeschleudert oder durch Dampfbehandlung ausgetrieben werden, ehe die Stumpen der weiteren Behandlung mit heißem Wasser (Twisterei) zugeführt werden.

Kürschnerei.

Von

H. Gerbis

Erfurt.

Gewerbliche Erkrankungen in Kürschnereien sind bedingt durch mannigfachen Staub, Dünste, Einwirkung von Farbstoffen, anderen Chemikalien, durch Erkältungen oder durch anhaltendes Arbeiten in schlechter Haltung. In den Fellzurichtereien werden die Felle, die getrocknet, gesalzen oder seltener mit anderen Konservierungsmitteln versetzt dorthin gelangen, aufgeschnitten, geweicht, entfleischt, „geschwitzt“, dann werden die Haare durch Kratzen gebürstet, die Grannen entfernt, grobe Haare ausgerupft, die verbleibenden Haare gestutzt oder beschnitten. Hierbei und beim Klopfen der Felle entwickelt sich viel Staub, darunter reichlich feiner Haarstaub, der die Schleimhäute der Augenbindehaut, der Nase, der Luftwege reizt, ebenso auch im äußeren Gehörgang unangenehme Pfröpfe bildet. Bei der späteren Verarbeitung kommt der Sand- und Holzstaub aus den Läutertrommeln hinzu und endlich der Farbstaub, der als überschüssig von den Fellen abgerieben wird. Die nasse Bearbeitung der Felle beim Weichen, Schwitzen, Entfleischen, Fetten, Walken, Gerben der Fleischseite, Färben der Haare in heißer Farbflotte oder durch Aufbürsten der Farblösung (Decke), erfüllt die Arbeitsräume mit Wasserdampf, der sich in den Kleidern niederschlägt und so zu Erkältungen führt. Die Fellkonservierung mit Schwefeldioxyd in besonderen Kammern reizt die Atmungsorgane der beim Besetzen und Leeren der Kammern beschäftigten Leute, je nach deren Empfindlichkeit, verschieden stark. Die Absaugung der Dämpfe und des Staubes ist durch die Verschiedenartigkeit der Hantierungen sehr erschwert, genügt praktisch meist auch den einfachsten Anforderungen nicht, besonders wenig in den vorherrschenden Mittel- und Kleinbetrieben, die fast ausschließlich im Lohn für die Pelzhändler arbeiten und bei geringem Verdienste der billigeren ausländischen Konkurrenz nur durch besondere Güte der Arbeit die Stirn bieten können.

Als hautreizende Chemikalien kommen neben den verschiedenen Säuren und Laugen Chromkali, Kalialaun, verschiedene Beizen und Farbstoffe in Frage, unter den letzteren besonders das Pelzschwarz (Ursol = p-Phenylendiamin). Dieses p-Phenylendiamin wird mit Wasser gekocht und dann nach Zusatz von Wasserstoffsuperoxyd zur Fellfärbung verwendet. Es entsteht durch Oxydation Chinondiimin, und dieses wird als Ursache der bei Pelzschwarzfärbung auftretenden Asthmazustände angesprochen, die Hans Curschmann und C. Gerdom (Zentralbl. f. Gewerbehygiene 1920, Heft 9—11) als anaphylaktische Erscheinungen gedeutet haben. Therapeutisch und prophylaktisch wird daher Kalkbehandlung empfohlen. Die Empfindlichkeit gegen Pelzschwarz ist verbreitet, setzt meist erst nach Jahren ein und pflegt sich zu steigern. Gefürchtet werden die beim Kochen entstehenden Dämpfe und der Farbstaub, der überschüssig auf dem gefärbten Pelzwerk liegt. Daher erkranken auch überempfindlich gewordene Kürschner schon beim Auspacken und Hantieren mit ursolgefärbten Fellen, selbst durch Tragen schwarzen Pelzwerkes scheinen Asthmazustände erzeugt werden zu können. In letzter Zeit kommt die durch das Ursol verdrängte Schwarzfärbung mit Holzfarben wieder mehr in die Aufnahme, wie ja das Ursol als Haarfärbemittel aus der Kosmetik verschwunden ist. An Hautreizungen ruft das p-Phenylendiamin je nach Empfindlichkeit Erytheme, vesiculo-papulöse Ekzeme oder Erysipeloide hervor.

Bleivergiftung bei der Färbung von Chinchilla-Pelzwerk wurde von Koelsch beobachtet. (Koelsch u. Ilzhöfer, Münch. med. Wochenschr. 1925, Nr. 35.)

Beim Nähen der Felle zwecks Ausbesserung verletzter Stellen oder zur Konfektion schädigt das anhaltende Sitzen und Maschinentreten, außerdem der unvermeidliche Haarstaub. Tuberkulose ist bei solchen Arbeiterinnen (viel Heimarbeit) gehäuft, möglicherweise auch, weil sich eben leichtkranke Tuberkulöse mit dieser Arbeit noch ernähren können: Ein wahrer Circulus vitiosus, da die Arbeitsart ungünstig auf die Lungentuberkulose wirken muß.

Trotz der ungünstig erscheinenden Verhältnisse sind mir in den Kürschnereien und Fellzurichtereien kränklich erscheinende Leute nicht besonders aufgefallen; hochbetagte arbeitende Zurichter sind nicht selten anzutreffen gewesen. In der Heimarbeit herrscht viel Elend und Krankheit.

Wäschereien.

Von

A. ALEXANDER

München.

Reinigen und Bügeln der Wäsche geschieht entweder in Anstalten oder in Heimarbeit. In ersteren sind — in sehr geringer Zahl — auch Männer beschäftigt, namentlich zur Bedienung von Maschinen und zu gröberen Arbeiten. Letztere erfolgt teils in der Wohnung der Arbeiterin, die u. U. ähnlich, wie ein Kleinmeister im Handwerk, auch Hilfskräfte beschäftigt, teils im Privathause. Wie immer, ist auch hier die Heimarbeit meist an ungünstigere Bedingungen geknüpft: die Arbeitszeit ist länger, fast pausenlos, der Arbeitsraum mehr oder weniger unzweckmäßig. Der Beruf erfordert keine besondere Vorbildung, ist aber ziemlich anstrengend. Drum können sich ihm besonders schwächliche Individuen nicht zuwenden, wenn ihn auch noch gar manche rüstige Greisin ausübt.

Infolge dieser Auslese sind *Morbidität, Mortalität* und *Letalität* des Berufes im allgemeinen nicht ungünstig. Das zeigt sich vornehmlich auch in verhältnismäßiger Seltenheit der *Tuberkulose.* Immerhin wirken sich seine besonderen Schädlichkeiten in größerer Häufigkeit gewisser Erkrankungen aus. Im Arbeitsraum ist die hochtemperierte Luft mit Wasserdampf überladen, und die Kleider werden bei der Arbeit durchnäßt. Besonders hohe Temperatur herrscht im Bügelraum. Beides begünstigt beim Wechsel des Aufenthalts, bei Luftzug außerordentlich *Erkältungen,* also Krankheiten der *Atmungsorgane,* und das Entstehen *rheumatischer* Leiden. Die Mortalität bei den ersteren ist günstig; die leichteren Krankheiten überwiegen. *Herzkrankheiten* im engeren Sinne sind weniger häufig, doch gibt das anhaltende Stehen Veranlassung zu *Varicen* und *Phlebitiden.* Die intensive und anhaltende Durchfeuchtung der Haut der Hände und überdies die Einwirkung von Seife, Soda, gelegentlich auch Chlor (weniger Wasserstoffsuperoxyd) führen zu *Ekzemen, Rhagaden* und *Schrunden* mit evtl. nachfolgenden *Infektionen,* die nicht selten auch durch infizierte Wäsche verursacht werden. So ist schon Übertragung von *Milzbrand* und (in Österreich) von *Pocken* beobachtet worden. Doch sind das mehr zufällige Ereignisse, wie auch eine gelegentliche *Arsenikvergiftung,* die durch Verbrennen von arsenhaltigem Koks in einem schadhaften Ofen zustande kam. Überanstrengung beim Auswringen der Wäsche führt zu Erkrankungen der *Muskeln* und *Sehnen* des *Vorderarms.*

Krankheiten des *Verdaungsapparates* wie der *Sexualorgane,* im besonderen auch *Schwangerschaftsunterbrechungen* sind nicht gerade häufig, verlaufen aber im Gegensatz zu anderen Berufen oft schwer. Dafür ist wohl in erster Linie ein soziales Moment verantwortlich zu machen. Die Furcht vor Verlust an Verdienst oder der Stellung für längere Zeit verleitet zu Vernachlässigung evtl. verspätetem Aufsuchen ärztlicher Behandlung, was bei der Schwere der Arbeit besonders verhängnisvoll werden muß.

Die Bügelei bedingt unter Umständen noch weitere Schädigungen. Bei Gebrauch von Handbügeleisen, die in Bügelöfen oder über Gasflammen erhitzt werden, leiden die Arbeiter (-innen) unter den sich entwickelnden Verbrennungsgasen. Von den Eisen, die die Heizvorrichtung in sich tragen, jetzt freilich wohl nur selten noch gebraucht werden, sind die mit Spiritus erwärmten weniger, weit mehr die mit Holzkohle betriebenen schädlich, ja gefährlich. Das diesen entströmende *Kohlenoxyd* führt leichtere oder schwerere *Vergiftungserscheinungen* herbei, hat früher gelegentlich in engen Bügelkammern sogar Todesfälle verursacht.

Im allgemeinen sind *Betriebsunfälle* selten in Handbetrieben bei den Frauen, bei den Männern ihrem Tätigkeitsgebiet entsprechend häufiger.

Namentlich führt die Arbeit an den Bügelmaschinen oft zu Unfällen. Die Hände werden zwischen die schweren und heißen Walzen hineingezogen und erleiden durch Quetschung und Verbrennung ganz typische Verletzungen, deren Folge durch Einbeziehung der Sehnen in die Narbe völlige Unbrauchbarkeit des Gliedes sein kann.

Hiervon abgesehen, äußern sich die Schädlichkeiten des Berufes also nicht in Hervorbringung besonderer Krankheiten, sondern nur in der Begünstigung solcher, die auch sonst nicht selten sind. Die Behandlung unterscheidet sich darum prinzipiell nicht von der auch sonst üblichen.

Prophylaktische Maßnahmen von durchgreifender Bedeutung werden sich nicht viele treffen lassen, um so weniger, als die Heimarbeit, die in diesem Berufe eine so große Rolle spielt, der Beeinflussung nicht sehr zugänglich ist. Vor allem muß für *Ventilation* gesorgt werden. Wenn aus dem Waschraum der überschüssige Wasserdampf entfernt werden soll, muß aber vorgewärmte Luft zugeführt werden, da sonst erst recht Nebelbildung erzeugt und Gelegenheit zu Erkältungen gegeben würde. In die überheißen Bügelräume müßte hingegen kalte Luft eingebracht werden. Um die Arbeiter an Dampfmangeln gegen die strahlende Wärme zu schützen, ist das Anbringen von Asbesttüchern in Gesichtshöhe — ohne Behinderung der Besichtigung freilich — vorgeschlagen werden (1). Erwärmung der Bügelapparate durch Elektrizität vermindert jedenfalls die Temperaturschäden durch Wegfall der Öfen.

Auch von den Handbügeleisen sind die elektrischen die besten. Sie finden auch bereits weiteste Verwendung. Wo noch Kohlebügelöfen oder Gasapparate gebraucht werden, sollten entsprechende Abzugsvorrichtungen für die Verbrennungsgase vorhanden sein. Die Gasbügeleisen erfordern gute Regulierung der Gas- und Luftzufuhr, um möglichst vollkommene Verbrennung herbeizuführen (Bunsenflamme). Die Holzkohleeisen sind vollständig zu verwerfen.

Infizierte Wäsche, namentlich solche von Krankenanstalten, wäre vor der Reinigung zu *desinfizieren* (hier fehlt eine gesetzliche Bestimmung). Vorherige bakteriologische Untersuchung ist kaum durchführbar und vorherige bloße Befeuchtung, die vorgeschlagen ist (2), jedenfalls ungenügend, da es sich ja nicht nur um Infektion durch verstaubendes Material, sondern auch durch Berührung handelt. In Anstalten könnte auch für *Pflege* der *Hände* und Bereitstellung von Mitteln dazu gesorgt werden. Für die Heimarbeit aber werden alles das fromme Wünsche bleiben.

Literatur.

1. Internationale Übersicht über Gewerbekrankheiten nach den Berichten der Gewerbeinspektoren der Kulturländer. S. 184. Berlin 1905.
2. Internationale Übersicht über Gewerbekrankheiten nach den Berichten der Gewerbeinspektoren der Kulturländer. S. 87. Berlin 1909.

Caissonarbeiter
(siehe Wirkung von Preßluft S. 410 ff.).

Maurer und ihre Hilfsarbeiter.

Von

A. ALEXANDER

München.

Die Tätigkeit des Maurers und seiner Hilfsarbeiter ist im großen und ganzen dadurch charakterisiert, daß sie oft eine schwere Arbeit ist, daß sie meist in freier Luft ausgeübt wird, daß sie unter erheblicher Staubentwicklung stattfindet und häufig Verletzungen und Unfälle verursacht. Das sind Umstände, die auf die gesundheitlichen Verhältnisse teils günstigen, teils ungünstigen Einfluß haben müssen. Weil die Arbeit oft schwer ist, werden sich dem Maurerberuf nur junge Leute zuwenden, die dazu gesund und kräftig genug zu sein glauben. Der anhaltende Aufenthalt in freier Luft ist gewiß vorteilhaft. Dem Überwiegen dieser beiden Umstände über die schädigenden Momente ist es jedenfalls zu danken, daß *Morbidität* und *Mortalität* der Maurer den Allgemeindurchschnitt nicht erreichen, der Beruf also ein verhältnismäßig gesunder zu nennen ist.

Um so auffallender ist die Umkehrung dieses Verhältnisses bei den Hilfsarbeitern, bei denen ja diese beiden günstigen Faktoren ebenfalls vorhanden sind. TELEKY führt das auf die Saisonarbeit und die Unständigkeit zurück. Das sind Umstände, die eine besonders niedere, unhygienischere Lebenshaltung bedingen und auch häufige Krankmeldung bei geringer oder ohne andere Ursache. Dazu mag kommen, daß dieser „ungelernten“ bzw. leicht und schnell zu erlernenden Tätigkeit doch wohl manche konstitutionell und sozial minderwertige Individuen sich zuwenden, die anderwärts oder in ihrem eigentlichen Berufe keine Beschäftigung finden konnten. Im sonstigen ist die Verschiedenheit der Arbeitsbedingungen nicht so groß, daß sie allein die so wesentlich ungünstigeren gesundheitlichen Verhältnisse der Hilfsarbeiter den eigentlichen Maurern gegenüber erklären könnten.

Das Arbeiten in freier Luft setzt den Unbilden der Witterung aus. Darum sind *Neuralgien, Muskel- und chronischer Gelenkrheumatismus* häufig, weniger der *akute Gelenkrheumatismus*. Die Wirkung der Abhärtung zeigt sich darin, daß die (Erkältungs-)*Krankheiten* der *oberen Luftwege*, auch *Bronchitiden*, trotz der starken Belästigung durch (freilich anorganischen) Staub nicht so häufig sind, wie man erwarten könnte. Das gleiche gilt von der *Tuberkulose*, was in Hinblick auf die von Hause aus kräftigere Konstitution der Maurer nicht wundernehmen kann. Bei den Hilfsarbeitern ist sie viel häufiger. Von sonstigen *Infektionskrankheiten* kommen nur *Lungenentzündungen* verhältnismäßig oft zur Beobachtung und verlaufen schwer (Alkoholismus). Nicht häufig sind ferner Erkrankungen des *Nervensystems*, des *Verdauungsapparates* und der *Kreislauforgane*. Trotz des vielen Stehens treten auch *Varicen* und *Phlebitis* zurück, und trotz der Schwere der Arbeit (Heben schwerer Lasten) sieht man *Unterleibsbrüche* nicht häufiger als sonst. Auch das ist bei den Hilfsarbeitern anders. Doch darf nicht übersehen werden, daß die Arbeit der Kalk- und Steinträger eine sehr schwere ist. Lasten von 80—90 kg müssen oft viele Stockwerke hochgetragen werden. Es kommt infolgedessen auch zu Hautabschürfungen und

Geschwüren auf der linken Schulter, Hautverdickung und Rhagaden, Veränderungen des Schulterblattes und des oberen Halsteils der belasteten Seite, des Kopfes und des Thorax[1]).

Die ständige Berührung mit Kalk und Zement erzeugt oft ein *chronisches Ekzem*, das in Form von kleinen Bläschen zwischen den Fingern beginnend, auch auf die Vorderarme übergreift. Wird es nicht rechtzeitig oder nicht lange genug behandelt, bzw. die Arbeit zu früh wieder aufgenommen, kann es sich über den Körper verbreiten, die Haut kann verdickt und unelastisch werden.

Die *Unfallgefahr* des Berufs ist groß. Sind auch die schweren Unfälle durch Gerüsteinsturz u. ä. seit Erlaß der Unfallverhütungsvorschriften und gesetzlichen Bestimmungen seltener geworden, so kommt es doch häufig zu kleinen Verletzungen, die dann Anlaß zu Wundinfektionen, *Panaritien*, *Phlegmonen*, ja *Sepsis* geben.

Die große Zahl der *Augenerkrankungen* wird durch Eindringen von Kalk und anderem Staub verursacht. Gering dagegen ist die *Bleigefahr*; doch ist immerhin bemerkenswert, daß sie überhaupt vorhanden ist. Dasselbe gilt vom Hitzschlag. Nicht unerwähnt soll bleiben, daß der Maurerberuf sehr zum *Alkoholmißbrauch* und starkem *Tabakkonsum* disponiert. Bei den Hilfsarbeitern ist die Zahl der Alkoholisten wohl doppelt so groß, und dreimal so groß, wie etwa der allgemeine Durchschnitt.

Da es keine dem Maurerberufe eigentümliche Krankheit gibt, gibt es auch keine spezielle Therapie. Was die *Prophylaxe* anlangt, so bestehen, wie schon erwähnt, gesetzliche Vorschriften über die Verhinderung von Unfällen durch möglichst sichere Herstellung des Baugerüstes, des Baues selbst, ferner über Verminderung der Staubentwicklung durch Besprengen mit Wasser, namentlich bei Abbruchsarbeiten, des weiteren über Aufstellung und Einrichtung der sog. Baubuden für den Aufenthalt der Arbeiter in den Arbeitspausen zum Essen, Reinigen und Umkleiden. Von wesentlicher Bedeutung ist auch, daß allmählich immer mehr die Menschenkraft durch die Maschine ersetzt wird, daß durch die Hand oder einen Motor betriebene Aufzüge die Beförderung der Baumaterialien in die höheren Stockwerke übernehmen.

Maler, Anstreicher, Lackierer.

Von

LUDWIG TELEKY

Düsseldorf.

Maler, Anstreicher, Lackierer, Weißbinder stellen eine Berufsgruppe dar, die verschiedene Berufsarten umfaßt, die, je nach Landesbrauch, bald als gelernte Einzelberufe gelten, bald nur einen Beruf darstellen. Die Art der Verrichtungen, die unter diese Bezeichnungen fallen, ist eine sehr mannigfaltige. Neben den Angehörigen der gelernten Berufe aber verrichten auch eine große Anzahl ungelernter Arbeiter Maler-, Anstreicher- und Lackiererarbeiten. In Wien sind Zimmermaler oder kurzweg „Maler" solche, die Außenfassaden und Innenräume — letztere häufig unter Verwendung von Schablonen — mit Leimfarben bemalen. Diese Gruppe, der als Farbstoffe Erd- und Anilinfarben dienen,

[1]) GOLEBIEWSKI, S.: Die Steinträger und ihre Belastungsdeformitäten usw. Vierteljahrsschr. f. gerichtl. Med. u. öffentl. Sanitätswesen, 3. Folge, Bd. 8, S. 323.

kommt mit giftigen Farben nur in Ausnahmefällen (Ziehen weißer Linien auf Decken) in Berührung. „Anstreicher" werden jene genannt, die Türen, Fenster, Wandverkleidungen, Eisenkonstruktionen usw. mit einem Anstrich von Ölfarbe versehen. „Lackierer", die von Anstreichern schwer zu trennen sind, sind vor allem Blechwaren-, Klavierrahmen-, Möbellackierer (Eisen evtl. auch Holzmöbel). Anstreicher und Lackierer sind, da häufig Mineralfarbstoffe verwendet werden, auch der Wirkung giftiger Farbstoffe und auch dem Einfluß gesundheitsschädlicher Bindemittel ausgesetzt. In Westdeutschland sind Anstreicher und Maler *ein* Beruf, dessen Verrichtungen ein und dasselbe Individuum abwechselnd ausübt. Schon aus dem Aufgezählten geht aber hervor, daß die verschiedenen Gruppen noch in anderer Weise sich in bezug auf gesundheitliche Einflüsse unterscheiden: ein Teil dieser Gruppe gehört zu den Bauhandwerkern, ein anderer zu den Fabrikarbeitern.

Es soll hier zunächst über die größte Gruppe, die *Hausmaler*, *Hausanstreicher* gesprochen werden. Sie teilen mit allen andern Bauhandwerkern, daß sie bis zu einem gewissen Grade den Witterungseinflüssen ausgesetzt sind; deshalb finden wir bei ihnen nicht selten rheumatische Beschwerden, sehr häufig aber auch erfrorene Hände, gerötete und verdickte Finger. Gefördert werden diese Erfrierungen noch beim Maler durch das Manipulieren mit dem kalten Wasser, in dem die Farbstoffe: Erdfarben, aufgeschwemmt sind. Außer diesen Erfrierungen ist charakteristisch für die Hand des Malers und Anstreichers auch eine starke Schwiele an der Ulnarseite des Mittelgliedes des Mittelfingers, vom Halten des Pinsels. Zu den Schädigungen des „Freiluftarbeiters" kommt beim Anstreicher noch die Schädigung durch Farbstoffe und Bindemittel. Heute, da Schweinfurtergrün wohl nur äußerst selten zu Anstrichen verwendet wird, kommen als giftige Farbkörper nur die Bleiverbindungen: Bleiweiß, Mennige, Chromgelb und Chromgrün in Betracht.

Das *Bleiweiß* spielte vor dem Kriege eine große und spielt noch heute eine Rolle bei der Herstellung von Anstrichen. Es ist die Ursache dafür, daß, während die Bleiweißfabrikarbeiter die relativ am stärksten der Bleivergiftung ausgesetzte Arbeitergruppe sind, die Anstreicher die absolut größte Zahl von Bleivergifteten — solange reichlicher Bleiweißverbrauch stattfand — gestellt haben. Es sei hier nur erwähnt, daß unter den 1213 Bleikolikkranken von TANQUEREL DES PLANCHES (Paris 1839) sich 305 Hausanstreicher und 85 andere Maler und Anstreicher fanden; unter 772 Bleierkrankungen beim Verband der Wiener Genossenschaftskrankenkasse und der Allgemeinen Arbeiterkrankenkasse (1906) kamen 298 auf Anstreicher. In England kamen 1914 445 Bleivergiftungen zur Anzeige; davon entfallen auf Anstreicher im Wagen- und im Schiffsbau 80; die Zahl der Vergiftungen, die unter den Hausanstreichern zur Meldung gelangt wären — wenn Anzeigepflicht auch für diese bestanden hätte —, berechnet ein englisches Komitee für dieses Jahr auf 682 Fälle (4,5 auf 1000 Arbeiter); 207 waren zur Anzeige gelangt. Die Ortskrankenkasse der Maler in Berlin wies 1914 568 Bleivergiftungen auf. Diese Verhältnisse haben sich durch das teils freiwillige, teils in manchen Ländern durch Gesetz geforderte und überall durch den Krieg und seine Folgen erzwungene Aufgeben oder Einschränken der Bleiweißverwendung erheblich geändert. Die Allgemeine Ortskrankenkasse Berlin wies in der Gewerbegruppe, zu der das Malergewerbe gehört, 1918 die geringste Zahl an Bleivergiftungsfällen aus (2); seitdem ist die Zahl wieder gestiegen, ebenso auch in England unter den Hausanstreichern, hat aber bei weitem nicht die frühere Höhe erreicht.

Die technische Herstellung des guten Anstrichs ist keineswegs ganz einfach: Der Farbstoff muß mit dem entsprechenden Bindemittel in dem der Natur des Farbstoffes entsprechenden Verhältnis gemischt und fein verrieben werden. Der Anstrich selbst erfolgt bei besserer Ausführung (Fenster, Türen, Möbel) in folgender Weise: Zunächst wird der Gegenstand mit einem „Grundanstrich" versehen, darauf folgt das „Verkitten": mit einer dickeren Masse werden alle kleinen Fugen, Risse und Unebenheiten verstrichen, dann ein feiner, die ganze Fläche verdeckender Überzug von „Schleifkitt", mit dem „Spachtel" aufgetragen. Dann wird die Fläche „geschliffen". Auf dem so erzeugten „Malgrund" werden 2, 3, 4 Anstriche aufgetragen, jeder Anstrich „geschliffen". Häufig wird zum Schluß Öllack der Farbe zugesetzt oder als letzter Anstrich eine Lackfarbe verwendet. Das Schleifen des Grundes erfolgt feucht mit Bimsstein oder trocken mit Schmirgel- oder Glaspapier. Die übrigen Anstriche werden meist trocken geschliffen; je feiner der Anstrich wirken soll, um so häufiger wird gestrichen, um so sorgfältiger geschliffen. Am sorgfältigsten wird natürlich Anstrich in Innenräumen, Türflächen, Wandverkleidungen usw. behandelt, ebenso Anstrich an eleganten Wagen, Automobilen, schön ausgestatteten Straßenbahnwagen. Gar nicht oder nur flüchtig mit feuchtem Bimsstein werden Anstriche von Außenmauern, Eisenkonstruktionen u. dgl. geschliffen. Die Menge und Art der Bleiweißverwendung ist an verschiedenen Orten und auch am selben Orte bei verschiedenen Meistern eine ganz verschiedene. Sehen wir von bleifreiem Anstreichen zunächst vollständig ab, so verwendeten nach den Erhebungen des österreichischen Handelsministeriums die verschiedenen Anstreichermeister Bleiweiß zum Grundieren in Mengen von 0—33% der Grundfarbe; im Kitt war 0—50% Bleiweiß enthalten, im ersten und zweiten Anstrich 20—75%, während der letzte Anstrich meist keinen nennenswerten Bleiweißgehalt zeigt. Es stellte sich so heraus, daß Art und Menge der Bleiweißverwendung eine ganz verschiedene war, aber viele glaubten, ohne Bleiweißverwendung gerade in der von ihnen geübten Art nicht auskommen zu können.

Bei *Bleiweißverwendung* kommt die Gefährdung zustande durch: Das *Mahlen* von trockenem Bleiweiß und dessen *Vermischen* mit dem Bindemittel; dies spielt heute kaum mehr eine Rolle; es ist seit Jahren in Deutschland der Bezug von ölangeriebenem Bleiweiß üblich.

Das *Trockenschleifen* der Anstriche: Es ist in Deutschland durch Verordnung vom 27. Juni 1905 verboten, wird aber auch heute noch in ziemlich großem Umfange geübt. Es stellt die Hauptgefahrenquelle dar.

Nach den Untersuchungen des österreichischen Handelsministeriums fanden sich während des Schleifens, das $^1/_4$—$^1/_3$ der Arbeitszeit in Anspruch nahm, im Kubikmeter Luft 2,37—5,67, sogar 8,85—25,0 mg Blei; nach DUCKERING beim Schleifen von Wagenrädern mit Sandpapier 3,87—102,56 mg Blei; KLEIN stellte 5,7 mg fest bei Trockenschleifen, 0,1 bei Naßschleifen.

Die *ungemein starke Beschmutzung* von Gesicht, Händen, Arbeitskleidern mit Farben bei ungenügender Waschgelegenheit.

Die eigenartigen Verhältnisse unter den „Hausanstreichern“: Arbeiten auf Neubauten, ehe noch die Wasserleitungen in Betrieb sind, was die Beistellung von Waschgelegenheiten erschwert, der häufig wechselnde Arbeitsplatz, der eine Anbringung von Staubabsaugeeinrichtungen unmöglich macht, der aber auch eine wirkungsvolle behördliche Überwachung nahezu ausschließt, führen dazu, daß alle behördlichen Vorschriften nur von geringer Wirkung sind, daß als einzig wirkungsvoll sich der Ersatz der Bleifarben durch bleifreie Farben erwiesen hat, dessen Durchführung jederzeit, auch noch nach Beendigung der Arbeit, zu kontrollieren ist. Dieser Ersatz ist heute für Innenanstriche ohne weiteres durchführbar, da sich die Zinkfarben hier im allgemeinen als den Bleifarben vollständig gleichwertig erwiesen haben.

Über die Frage, wieweit ein solcher Ersatz möglich, sind große Auseinandersetzungen geführt, große Untersuchungen angestellt worden. Die neuesten englischen Untersuchungen (1923) aber haben die früheren der holländischen Kommission (1909) voll bestätigt: Für *Innen*anstriche kann das Bleiweiß nahezu vollständig durch Zinkweiß ersetzt werden: Anstriche mit letzterem sind unter gewöhnlichen Verhältnissen ebenso widerstandsfähig und haltbar wie erstere, nur in Räumen, wo schweflige Säure zur Wirkung kommt, oder große Feuchtigkeit herrscht, gehen Zinkweißanstriche rascher zugrunde. Das englische Komitee sieht — dabei wohl allzu weit gehend — als solche Räume Eisenbahnstationsgebäude, Baumwollspinnereien, evtl. auch viel benützte und deshalb häufig zu waschende öffentliche Gebäude an; auch Waschküchen, Wäschereien gehören wohl hierher. Bei den Witterungseinflüssen ausgesetzten *Außen*anstrichen sind Zinkweißanstriche von geringerer Haltbarkeit als Bleiweißanstriche, ihre Wiederherstellung ist teurer. Doch sei hier darauf hingewiesen, daß die englische Kommission nicht scharf zwischen Anstrich auf Holz, das ungünstigere Verhältnisse bietet, und Eisen unterscheidet, und daß ein großer Teil der der englischen Kommission für die schlechtere Haltbarkeit beigebrachten Beweise, und zwar gerade die, die auf sie besonderen Eindruck machten, für diese Behauptung nicht beweiskräftig sind. Es waren früher mit Bleiweiß gestrichene Gegenstände, die dann mit Zinkweiß überstrichen waren, und bei denen der Zinkweißanstrich nach wenigen Jahren geradezu verschwunden war. Aber auf der österreichischen Enquête (1907) war schon betont worden, daß Zinkweißanstriche auf alten Bleiweißanstrichen nicht halten und war in der älteren österreichischen Verordnung (1908) als Ausnahme des Bleiweißverbots für Innenanstriche die Herstellung des ersten Grundanstrichs auf alten reinweißen Bleianstrichen mit Bleiweiß zugelassen worden.

Ebenso wie bei fast allen Innenanstrichen ist bei der *Wagenlackiererei* das Bleiweiß vollkommen durch Zinkweiß ersetzbar und in vielen Betrieben vollständig ersetzt; auch der englische Kommissionsbericht von 1923 weist darauf hin, daß sehr bedeutende Firmen im Wagen- und Waggonbau vollkommen bleifrei arbeiten, — leider ohne daraus den Schluß zu ziehen, daß hier Bleiweiß vollständig verboten werden kann. In Deutschland hat die Stellung der preußischen Staatsbahnverwaltung die weitestgehenden Schwankungen zwischen Bleiweißverbot und Ersatzfarbenverbot im *Waggonbau* durchgemacht. Leider schreibt die derzeit geltende Vorschrift der Reichsbahnen vom 12. Februar 1921 für bestimmte Zwecke Bleiweißverwendung vor, so an den Verbindungsstellen der Eisenteile, an der Blechbedachung, an bestimmten Holzteilen. Bei den andern Ölfarben ist leider nicht angegeben, ob die vorgeschriebenen „Einheitsfarben" Bleiverbindungen enthalten. Jedenfalls sind durch diese Vorschriften die Lokomotiv- und Waggonbauanstalten gezwungen, Bleifarben zu verwenden, und das Vorrätighalten dieser führt zu ihrer weiteren Verwendung — obwohl mancher dieser Betriebe es vorziehen würde, bleifrei zu arbeiten und dadurch von behördlichen Vorschriften, die bei Bleifarbenverwendung befolgt werden müssen (besondere Waschräume, ärztliche Untersuchung) befreit, zu werden.

Auch der Anstrich von Maschinen, vor allem von *landwirtschaftlichen Maschinen* wird von den größten Firmen bleifrei ausgeführt.

Das holländische Komitee hat auch festgestellt, daß *Bleimennige als Rostschutzfarbe* für Eisenanstriche durch Eisenoxyd im allgemeinen gut ersetzt werden kann, doch erfordern bei Verwendung des letzteren die darauffolgenden Deckanstriche, die heute auch in weitem Umfange aus bleifreiem Material hergestellt werden, größere Geschicklichkeit und Sorgfalt. Für Anstriche *unter Wasser* aber sind Mennige und Bleifarben noch unersetzbar.

Wir sehen also, daß, von dieser letzteren Ausnahme abgesehen, Bleifarben durch bleifreie ersetzt werden können, daß bei Innenanstrichen und manchen Außenanstrichen, sowie in der Wagenlackiererei, die Ersetzbarkeit eine vollkommene ist, während bei manchen Außenanstrichen (und unter ganz besonderen Verhältnissen bei Innenanstrichen) Zinkfarben rascher zugrunde gehen und deshalb erhöhte Kosten verursachen. Darüber, wieweit diesen letzteren gegenüber gesundheitliche Schädigungen durch Bleifarben ins Gewicht fallen, ist man, je nach dem Standpunkt, verschiedener Anschauung; mir erscheint ein volles Bleifarbenverwendungsverbot mit Ausnahmen für besondere Zwecke (Unterwasseranstriche, künstlerische Zwecke) notwendig und leichter durchführbar als andere Schutzvorschriften. Vor dem Kriege hielten es die öffentlichen Körperschaften für ein Nobile officium, bei auf ihre Kosten ausgeführten Arbeiten den Gesundheitsschutz in den Vordergrund zu stellen, — heute wird sowohl in Deutschland als auch in England auch von diesen Stellen gerade die „Wirtschaftlichkeit" betont.

Wie aus dem oben Gesagten zum Teil hervorgeht, hat schon *ohne* gesetzliches Eingreifen ein Ersatz des Bleiweißes durch bleifreie Farben stattgefunden, und zwar nicht nur in den obenerwähnten Industrien (Wagenbau, Bau landwirtschaftlicher Maschinen), sondern auch beim Bauanstrich selbst. Hier bestanden von jeher die größten örtlichen Verschiedenheiten. Während in Deutsch-Österreich und Süddeutschland der Außenanstrich von Häusern fast stets mit Leimfarben, also bleifrei erfolgt, hingegen Bleiweißverwendung zu Innenanstrichen allgemein üblich war, so lange kein Verbot bestand (Österreich), ist in Westdeutschland ein Außenanstrich mit Bleifarben häufig, aber die Verwendung von bleifreien Farben zu Innenanstrichen findet an vielen Orten nicht mehr statt. Der Grad der Gefährdung hängt natürlich auch davon ab, wie lange der einzelne mit Bleifarben arbeitet. Wo derselbe Mann Anstreicher- und Malerarbeiten verrichtet, ergibt sich von selbst ein Wechsel zwischen bleifreier und Bleiarbeit, wo die Trennung durchgeführt, wo der „Anstreicher" nur mit Ölfarben arbeitet, ist er, wo Bleifarbenverwendung üblich, fast ständiger Gefährdung ausgesetzt. Aus den beiden erwähnten Umständen: Grad der Arbeitsteilung und der Bleifarbenverwendung ergeben sich die weitgehenden Verschiedenheiten der Gefährdung der Hausanstreicher in verschiedenen Gegenden, aus der Menge der verwendeten Bleifarben und der Art ihrer Verwendung die Verschiedenheit des Gesundheitszustandes in verschiedenen Betrieben.

Während des Krieges, der sowohl bei uns als auch im Ausland zu einer Beschlagnahme des vorhandenen Bleies führte, war überall der Bleifarbenverbrauch auf das äußerste gesunken; dann führte die darniederliegende Bautätigkeit, der hohe Preis der Bleifarben dazu, daß die Bleivergiftung unter den Anstreichern selten wurde, jetzt ist sie wieder in Zunahme begriffen, und es besteht kein Zweifel, daß, wenn die abnormen Wirtschaftsverhältnisse vorüber sind, die frühere Bleiweißverwendung und Bleigefährdung sich wieder einstellt. Deshalb schon erscheint eine gesetzliche Regelung notwendig.

Das internationale Arbeitsamt des Völkerbundes strebt eine internationale Vereinbarung an — wie sie vor dem Kriege ähnlich auch schon die Internationale Vereinigung für gesetzlichen Arbeiterschutz anstrebte — auf folgender Grundlage: Verbot von Bleiweiß und Bleisulphat und jeder Farbmischung, die mehr als 2% Blei enthält, zum Innenanstrich von Gebäuden, mit Ausnahme von Eisenbahnstationen und industriellen Betrieben, wenn die Behörden, nach Einholung der Ansicht der Arbeitgeber- und Arbeitnehmerverbände diese Ausnahmen für notwendig halten. Ausgenommen von dem Verbot sind künstlerische Gemälde und Zeichnung feiner Linien. Frauen und Jugendlichen unter 18 Jahren ist die Arbeit mit Bleifarben untersagt, Ausnahmen für Lehrlinge sind zulässig. Die Verwendung von Bleifarben ist nur gestattet in Form von angeriebenen Farben; für Zerstäubungsarbeiten, Trockenschleifen, Abkratzen sollen besondere Schutzmaßnahmen geschaffen werden. Bleivergiftungsfälle und darauf verdächtige Erkrankungen sollen anzeigepflichtig sein.

Deutschland ist bis heute dieser Vereinbarung nicht beigetreten, obwohl gerade die letztvergangenen Jahre und auch der gegenwärtige Zeitpunkt, bei dem das Darniederliegen der Bleiweißverwendung überhaupt für Einführung des Verbots sehr günstig gewesen wäre, und schon vor dem Kriege die noch heute geltende Verordnung vom 27. Juni 1905, sich als wenig wirkungsvoll erwiesen hat. Sie enthält Vorschriften über das Mischen, Malen und Anreiben von Bleifarben, ein Verbot des Trockenschleifens und die Maßregeln persönlicher Prophylaxe; für in anderen gewerblichen Betrieben beschäftigte Maler und Anstreicher, nicht für Hausanstreicher, schreibt sie die halbjährige ärztliche Untersuchung vor.

Was die bei Verwendung von Bleifarben notwendigen Schutzmaßnahmen anbelangt, so ist auf die hygienische Notwendigkeit das Trockenschleifen zu unterlassen, oben hingewiesen und auch betont worden, daß Trockenschleifen noch immer in größerem Umfange vorkommt. Als Grund wird die technische Notwendigkeit angegeben. Auch englische Experten wiesen auf die erhöhten Kosten und die technischen Schwierigkeiten beim Naßschleifen mit Sandpapier hin; — ein wasserdichtes Sandpapier, das die genannten Nachteile vermeidet, soll an einzelnen Stellen in Amerika und England sich bewährt haben; es würde einen erheblichen Fortschritt darstellen.

Hingewiesen sei noch auf die Gefahren, die sich bei der Beseitigung alter Bleianstriche ergeben, sowohl das Abschaben und Abkratzen als auch das Abbrennen führt zu erheblicher Bleivergiftungsgefahr; gesundheitlich zweckmäßig ist nur das Abbeizen, doch muß dabei dafür gesorgt werden, daß allzustarke Beizmittel nicht die Hände schädigen. Erwähnt sei auch, daß mehrfach Bleivergiftungen bei jenen Arbeitern vorgekommen sind, die mit Bleifarben gestrichene Eisenteile mit der Sauerstoffflamme zerschnitten (Abwrackbetriebe, Umbau von Eisenbahnbrücken u. dgl.).

Die Aufmerksamkeit hat vor allem die Bleiweißverwendung auf sich gelenkt; von den übrigen Bleifarben kommt bei Anstreichern *Chromgelb* und *Chromgrün* geringe Bedeutung zu, da sie selten in größerer Menge und durch längere Zeit verwendet werden; hingegen scheint mir die Gefahr durch *Mennige* unterschätzt zu werden. Wenn auch hier ein Trockenschleifen nicht stattfindet — vor allem wird Mennige zum Anstreichen von Eisenkonstruktionen verwendet —, so führt die ganz ungemeine Beschmutzung und die oft volle Unkenntnis der Gefährdung bei den meist ungelernten Arbeitern, die Unmöglichkeiten an oft entlegenen Arbeitsstellen: Eisenbahnbrücken, Eisenbahnüberführungen usw., die Regeln persönlicher Prophylaxe zu befolgen, zur Gesundheitsschädigung. Bei einer österreichischen Firma, die während der Hauptzeit 150—200 Arbeiter mit solchen Anstrichen beschäftigte, kamen 1909 46, 1910 56, 1911 36 Bleivergiftungen vor. Auch hier ist in dem Ersatz der Mennige durch Eisenoxyd das einzige wirkungsvolle Hilfsmittel zu sehen. Daß dies möglich, geht aus dem oben Angeführten hervor.

Die „Klavierrahmenlackierer“ lackieren in feiner Ausführung unter Verwendung von Bleiweiß und Bronzepulver, das ebenfalls etwas bleihaltig ist, die im Innern der Klaviere befindlichen Metallrahmen.

Eine neue Gesundheitsschädigung droht den Anstreichern durch die immer mehr zunehmende Verwendung von *Preßluftzerstäubern* zum Auftragen von Farbe. Dieses Verfahren, das technisch gewiß einen großen Fortschritt bedeutet, führt, wenn nicht entsprechende Vorsorge getroffen wird, dazu, daß die Arbeiter die feinst zerstäubten Farben einatmen (Farbstoffe und Bindemittel). Es sollte deshalb nur dort angewendet werden, wo eine wirksame Absaugung des entstehenden feinen Nebels möglich und diese aufs beste durchgeführt ist. Das ist verhältnismäßig leicht, soweit es sich um Bespritzen kleiner Gegenstände handelt — es wird bei ganz großen Gegenständen (Waggons, Maschinen) unmöglich. Es sind auch Versuche gemacht worden, durch Einschaltung eines vom Zerstäubungsapparat selbst ausgehenden Luftschleiers zwischen der Spritzöffnung und dem Arbeiter die Gefährdung zu vermindern — sie scheinen bisher noch nicht zu befriedigendem Erfolg geführt zu haben. Arbeiten mit dem Zerstäuber ohne gut wirkende Absaugung sollte unterlassen werden, unbedingt aber müßte es überall dort unterbleiben, wo bei nicht vollständig gut wirkender Absaugung (die nur bei kleineren Gegenständen möglich) der Farbstoff oder dessen Bindemittel giftig sind, beziehungsweise sollte es durch die Behörde verboten werden.

Ich sah Zeichen von Bleischädigung bei Arbeitern, die täglich nur einige wenige Sauerstoffstahlzylinder unter scheinbar gut wirkendem Abzug mit Bleifarben bespritzten.

Neben der Zerstäubung von Bleifarben erscheint mir ganz besonders bedenklich das Zerstäuben von sehr schnell trocknenden Farben.

Als *Bindemittel* kam früher nur das Leinöl in Betracht, der Leinölfirnis sowie Verdünnungsmittel, vor allem Terpentinöl und Sikkative. Leinölfirnis ist mit Oxydationsmitteln (Bleioxyd, Manganoxyd) versetztes und gekochtes Leinöl; Sikkative sind im allgemeinen mit Bleioxyd verseiftes und in Terpentin gelöstes Leinöl. Die Sikkative, die als Trockenmittel dienen, haben oft einen hohen Bleigehalt (5—10%), werden aber nur in verhältnismäßig geringen Mengen (bis 5%) den Lacken zugesetzt.

Auch gegen das *Terpentin* sind von mehreren Hygienikern Bedenken vorgebracht worden, vor allem in England: Goadby sah auf Grund von Tierexperimenten und statistischen Betrachtungen auch im Terpentin eine Gesundheitsschädigung und ging soweit, manche bisher dem Blei zugeschriebene Erkrankungen der Anstreicher auf das Terpentin zurückführen zu wollen, insbesondere Nierenerkrankungen, Blutdruckerhöhung. Das englische Komitee hat sich ausführlich mit diesen Behauptungen beschäftigt, konnte sich aber nicht von der Richtigkeit dieser Anschauungen überzeugen, doch kann es immerhin durch Terpentin unter besonders ungünstigen Verhältnissen (enge Räume, hohe Temperatur) zu akuten Gesundheitsstörungen, Benommenheit, Kopfschmerz, Nierenreizung kommen.

Gefährlich sind aber sehr häufig die Bindemittel der schnell trocknenden Farben, die früher nur unter besonderen Verhältnissen, nun aber in wachsendem Umfange angewendet werden und in Amerika bereits zu einer allgemeinen Gefahr für die Anstreicher geführt zu haben scheinen. Bei ihnen kommt sowohl ihre Feuergefährlichkeit und Explodierbarkeit als auch die direkte Giftwirkung in Betracht.

Die ersten Fälle, in denen es nach Innenanstrich von Kesseln mit *Anticorrosivum* zur Explosion kam, werden aus den Jahren 1896 und 1898 berichtet; im Jahre 1901 und den folgenden kam es bei Innenanstrichen von Kesseln, beim Anstreichen von Kielräumen und Doppelböden von Schiffen im Hamburger Hafen zu Erkrankungen und Todesfällen, die auf das Bindemittel zurückzuführen waren, das eine größere Menge (20—30%) Benzol enthielt oder andere niedrig siedende Anteile des Steinkohlenteers, der auch andere giftige Stoffe, so Schwefelkohlenstoff, enthält. „Die Anstrichmittel sind um so gefährlicher, je unreiner das zugesetzte Steinkohlenteerdestillat ist, je mehr es namentlich die unter 70° C siedenden Bestandteile, vor allem den giftigen Schwefelkohlenstoff enthält“ (E. Schäfer).

Meist handelt es sich um akute Vergiftungen (Bewußtlosigkeit, Tod); aber auch das Entstehen chronischer Benzol- oder Schwefelkohlenstoffvergiftungen liegt im Bereich der Möglichkeit. Auch in England sind solche Erkrankungen beobachtet worden. Aus Amerika wird außer über derartige Vergiftungen auch über Vergiftungen mit Methylalkohol (Erblindungen) berichtet — infolge des Gebrauchs dieser Substanz (Holzgeist) als Verdünnungsmittel für Anstrichfarben.

Auch bei uns wird mit dem zunehmenden Gebrauch derartiger Bindemittel bei den verschiedensten Anstrichfarben auf diese Schädigungen mehr geachtet werden müssen. Ich hatte in letzter Zeit Gelegenheit, Fälle von Bewußtlosigkeit zu beobachten, die durch Verwendung von schnell trocknenden Anstrichfarben in engen Räumen entstanden waren; die eine Farbe enthielt Trichloräthylen als Lösungsmittel, die andere ein Gemisch von Brennspiritus und Benzol.

Das obenerwähnte Spritzverfahren, das man jetzt auch im Waggonbau und Hausanstrich anzuwenden beginnt, findet seine Hauptanwendung in der *Blechwarenlackiererei*. In dieser kommen neben den bisher erwähnten Farben und Lacken auch noch Zaponlacke in Verwendung, deren Gehalt an Amylacetat zu Kopfschmerzen und Übelkeiten führen kann, und auch Lacke mit Benzol als Bindemittel. Hat der Hausanstreicher häufig unter Witterungseinflüssen zu leiden, so leidet der Blechwarenlackierer häufig unter der Hitzewirkung des Trockenofens oder der Trockenkammer, in deren unmittelbarer Nähe er sich aufhält und die er zum Beschicken und Entleeren öffnen, evtl. betreten muß, auch wird der Arbeitsraum selbst manchmal aus technischen Gründen auf erhöhter Temperatur (26—35° C) gehalten. Ferner dringen bei nicht entsprechender Einrichtung die durch Verdunstung des Lösungsmittels im Trockenofen sich entwickelnden Gase (seltener Verbrennungsgase von der Heizung) in den Arbeitsraum, die aber unter Umständen beim Lacktauchen auch im Arbeitsraum selbst entstehen.

Eine bedeutsame Rolle spielen unter den gewerblichen Schädigungen der Maler und Anstreicher die *Hauterkrankungen.* Unreines Terpentinöl, vor allem aber die heute in so großem Umfange im Gebrauch befindlichen Terpentinersatzmittel, teils Petroleum-, teils Steinkohlenteerabkömmlinge, Solventnaphtha und andere von den einzelnen Fabriken und Lackfabriken im häufigen Wechsel je nach der schwankenden Preislage benutzte oder wieder aufgegebene Bindemittel führen häufig zu Ekzemen, die oft förmlich epidemieartig die Arbeiter eines Betriebes befallen.

Mir ist ein Fall bekannt, daß in einer großen Farben- und Lackfabrik unter den zum Teil längere Zeit schon dort beschäftigten Arbeitern plötzlich gehäufte Ekzemerkrankungen vorkamen, kurz nach Ingebrauchnahme eines neuen billigeren Bindemittels. Einige Monate später kamen aus großen Betrieben, die ihre Farben von dieser Fabrik bezogen, Klagen über dort unter den Anstreichern aufgetretene Hauterkrankungen. — In einer großen Lokomotiv- und Waggonfabrik erkrankten innerhalb einiger Wochen mehrere Arbeiter an Ekzem; bei der Untersuchung konnte ich feststellen, daß von 104 mit Anstreicherarbeiten Beschäftigten 16 an Ekzem litten.

Große Betriebe können sich gegen das Auftreten solcher unliebsamer Ereignisse dadurch schützen, daß sie von ihren Lieferanten Gewähr dafür verlangen, daß ihre Produkte nicht hautreizend wirken und daß sie diese verpflichten, geliefertes Material, das sich als hautreizend erweist, anstandslos zurückzunehmen. Gefördert wird das Entstehen von Hauterkrankungen sehr dadurch, daß manche Anstreicher und Lackierer die Gewohnheit haben, das Bindemittel oder Verdünnungsmittel als Waschmittel zu benutzen, mit dem sie sich beim Arbeitsschluß die Hände reinigen. In allen diesen Betrieben sollte für Zwecke der Handreinigung reichlich warmes Wasser, Soda, Seife oder ein reines, nicht hautreizendes Lösungsmittel (Leinöl) zur Verfügung stehen.

Die Verhütung gewerblicher Vergiftung unter den Anstreichern wird sehr erschwert durch die *Phantasienamen,* die sowohl den Farbstoffen selbst als auch den Binde- und Verdünnungsmitteln gegeben werden, da diese dazu führen, daß weder Arbeitgeber noch Arbeitnehmer sich der Gefährlichkeit der Substanzen, mit denen sie arbeiten, bewußt werden. Eine österreichische Verordnung vom 26. April 1909 hat mit Recht vorgeschrieben, daß alle bleihaltigen Farbstoffe ausdrücklich als bleihaltig zu bezeichnen sind, sowohl auf der Verpackung, in denen sie zum Verkauf, als auch auf den Gefäßen, Farbtöpfen usw., in denen sie zum Verbrauch gelangen. Ein englischer Verordnungsentwurf, der unter Hinzuziehung der Arbeitgeber- und Arbeitnehmerorganisationen zustande kam, unterwirft nur die Gefäße für Aufbewahrung und Transport dieser Vorschrift. Zu wünschen wäre eine „*Deklarationspflicht*“ für alle Farben, die Blei (in Mengen von mehr als 2% des Farbkörpers), Benzol oder Schwefelkohlenstoff enthalten.

Literatur.

Bleivergiftungen in hüttenmännischen und gewerblichen Betrieben. V. Teil. K. k. arbeitsstatistisches Amt der Handelsministerien. Wien 1907. — Rapport der Loodwitcommissie. s'Gravenhage 1909. — Report of the Departemental Committee appointed to Re-examine the Danger od Lead Paints. London 1923. — STREINE: Zentralblatt für Gewerbehygiene N. F. 1925, Heft 11.

Graphisches Gewerbe.

Von

Maximilian Sternberg

Wien.

Arbeitsprozeß, Arbeitsteilung. Zur graphischen Arbeit rechnet man die Erzeugung der Buchdrucklettern und die Vervielfältigung von Schrift- und Bildwerken durch Druck.

Die *Lettern,* auch Typen genannt, umfassen das Schrift-, Zier-, Linien- und Blindmaterial. Sie werden in der *Schriftgießerei* hergestellt und bestehen aus einer Legierung von 75% Blei, 23% Antimon und 2% Zinn. Das geschmolzene Letternmetall wird in die Hohlräume der Gießmaschine eingespritzt. In dieser erstarrt der Buchstabe, wird dann ausgestoßen, vom Gußzapfen befreit, abgehobelt und geschliffen. Die Komplettmaschine verrichtet das alles für die gewöhnlich benützten Schriftgrößen ohne Eingreifen des Arbeiters; früher bildete namentlich das Bestoßen und Schleifen der Lettern eine besonders gefährliche Quelle der Bleivergiftung.

Die Lettern werden in den Fächern des *Setzkastens* in einer bestimmten Reihenfolge angeordnet. Der Setzer steht vor dem Pulte, auf dem der Setzkasten liegt, nimmt mit den Fingern die einzelnen Lettern heraus und fügt sie auf dem Winkelhaken mit Hilfe von Setzlinien Zeile für Zeile zusammen. Nach der Verwendung legt er die Lettern des gebrauchten Satzes wieder in die Fächer des Setzkastens ab.

An Stelle des Handsatzes werden *Setzmaschinen* in immer größerer Zahl verwendet. Das Letternmaterial wird in Schmelzkesseln flüssig erhalten und durch Anschlagen von Tasten in Formen geleitet, so daß die Buchstaben entweder in zusammenhängenden Reihen (Zeilengießmaschinen) oder einzeln verfertigt und dann zum Satze gereiht werden (Monotype und ähnliche Systeme).

Für sehr große Auflagen von Büchern und für den Zeitungsdruck werden von dem Schriftsatze durch *Stereotypie* Abgüsse auf Platten gemacht. Für die Rotationsmaschinen der Zeitungsdruckereien wird der Schriftsatz mit feuchter Papiermasse abgeformt. Diese wird in Gußformen eingelegt, welche zusammensetzbare Teile eines Zylindermantels darstellen. Das geschmolzene Letternmetall wird hier eingegossen, nach der Herausnahme das überschüssige Metall beseitigt, die Platte gereinigt und abgehobelt. Diese Arbeit kann mit mächtigen Stereotypiemaschinen ausgeführt werden, ist aber meist noch Handarbeit. Beim Druck der großen Morgenblätter müssen mitunter Hunderte von großen schweren Platten in ganz kurzer Zeit angefertigt werden.

Anstatt der Stereotypieplatten werden für manche Zwecke galvanische Abzüge (Galvanos) des Schriftsatzes verwendet.

Der *Buchdrucker* oder *Maschinenmeister* fügt den fertigen Satz in die Presse ein, sorgt durch Unterlagen und verschiedene Zurichteverfahren sowie durch entsprechende Behandlung der Farbwalzen für saubern und gleichmäßigen Abdruck und für den ordnungsmäßigen Gang der Maschinen. Die großen Rotationsmaschinen verursachen einen kontinuierlichen, sausenden, betäubenden Lärm.

Die zur Vervielfältigung bestimmten *Bildwerke* werden teils mit der Hand angefertigt — wobei sich zwischen dem frei schaffenden Künstler und dem gewerbsmäßigen Handwerker keine scharfe Grenze ziehen läßt —, teils auf photographischem Wege hergestellt. Das gleiche gilt für Landkarten und Pläne.

Zu den Handverfahren gehören Holzschnitt, Radierung und Lithographie, zum Teil auch Zinkographie. Hier wird unmittelbar mit der Originalplatte oder mit einer von ihr abgeformten Platte gedruckt. Der Radierer ritzt das Bild auf eine harzüberzogene Kupferplatte und ätzt dann mit Salpetersäure und Eisensulfat. Die lithographische Kalkschieferplatte wird mit Sand geschliffen, dann das Druckbild mit fetter Kreide oder fetter Tusche darauf gezeichnet, schließlich ätzt man die Platte mit verdünnter Salpetersäure. Nur die fetten Stellen nehmen Farbe von den Farbwalzen an. Ein anderes Verfahren, bei Landkarten üblich, ätzt zuerst den Stein mit Kaliumoxalat und gräbt dann die Zeichnung ein (Steingravüre).

Die photomechanischen Reproduktionsverfahren haben wenig Bedeutung für die Pathogenese.

Bei manchen für Handelszwecke bestimmten Drucksachen wird ein Teil des Druckes „*bronziert*". Die Bronze des Handels ist eine Legierung von Kupfer, Zink und Zinn und enthält fast stets Blei als Verunreinigung, gewöhnlich 0,1 bis 0,2%, manchmal aber bis 0,55%. Man verwendet entweder druckfertige Bronzefarbe, die mit Farbendruckmaschinen, ganz wie beim Farbendruck, aufs Papier gebracht wird, oder man druckt eine klebrige Grundfarbe, meist Bleichromat, vor und verwischt darauf trockenen Bronzestaub mit einem Lappen oder mit einem kleinen Handapparat. Der überschüssige Bronzestaub wird abgebürstet. Die Staubentwicklung ist so stark, daß die Bronziererinnen schon von weitem am bronzebestäubten Haar kenntlich sind.

Eine besondere Art von Druckereibetrieb haben die *Blechdruckereien*, in welchen Reklametafeln, Aufschrifttäfelchen usw. auf dünnes Blech gedruckt werden. Zur gewöhnlichen Tätigkeit kommt hier Arbeit an Stanzen und Blechpressen und das Lackieren der bedruckten Bleche.

In jeder Druckerei ist außer den aufgezählten Personen noch eine Reihe von *Hilfsarbeitern* tätig. Solche besorgen das Einlegen des Papiers in die kleineren Pressen, das Herbeischaffen der schweren Papierballen und Papierrollen, die Reinigung der Druckplatten und Farbwalzen usw. Großen Druckereien sind Buchbinderwerkstätten, der Zeitungsdruckerei ist die Expedition mit ihrem Personal angeschlossen.

Geschlecht. In der Schriftgießerei sind Männer beim Gießen, Frauen beim Fertigmachen der Lettern beschäftigt, soweit diese nicht in den Komplettmaschinen hergestellt werden. Ferner ist das Einlegen und Auslegen des Druckpapiers an den Pressen, die nicht mit selbsttätigen Anlegevorrichtungen versehen sind, das Falzen des Papiers und das Bronzieren in der Regel Frauenarbeit.

Soziale Verhältnisse. Die Setzer und Drucker gehören zu den am höchsten bezahlten Arbeitern. Es wird aber von ihnen auch unausgesetzte Anspannung der Aufmerksamkeit und besondere Schnelligkeit der Leistung verlangt, am meisten bei den Zeitungssetzern. Der Setzerberuf erfordert einen gewissen Bildungsgrad, die Kenntnis fremder Sprachen, die Beherrschung ganz ungewöhnlicher Schriftzeichen, wie der der höheren Mathematik oder der orientalischen Alphabete. Daher widmen sich demselben intellektuell höher stehende junge Menschen.

Äußere Körperform. Dem Setzerberuf wenden sich im allgemeinen schwächlichere Leute zu, die Stereotypeure, deren Tätigkeit große Körperkraft erfordert, sind breitschulterig und muskulös. Der Setzer leidet infolge des Stehens bei der Arbeit an Plattfuß, Krampfadern und varikösen Geschwüren der Unterschenkel.

Erkrankungen. Alle Angehörigen des Buchdruckergewerbes sind der Gefahr der *Bleivergiftung* ausgesetzt. Doch wird sie nur bei jenen Personen häufiger beobachtet, welche mit Blei in fein verteiltem Zustande zu tun haben. In erster

Reihe sind das die *Arbeiterinnen der Schriftgießereien*, insbesondere die Schleiferinnen. Hier sind schwere Formen der Krankheit vorgekommen. Daran reihen sich die *Stereotypeure*, namentlich in den mitunter noch primitiv eingerichteten Werkstätten kleinerer Zeitungsdruckereien. Die *Setzer* können insbesondere durch den bleihaltigen Staub ungenügend gereinigter Setzkästen erkranken; man sieht jedoch nur sehr selten bei ihnen Bleisaum oder Bleikolik. Bei den *Druckern* wird kaum je Bleivergiftung beobachtet. Dagegen scheint sie bei *Bronziererinnen* vorzukommen.

Die Dämpfe der *Schmelzkessel* des Stereotypieraums und der Setzmaschinen riechen manchmal von zersetztem Fett (Acrolein) sehr übel, enthalten aber kein Blei. Sie können aber bei verunreinigtem Antimon *arsenhaltig* sein. Jedenfalls werden die Arbeiter durch ausgestrahlte Hitze, besonders bei den Setzmaschinen, sehr belästigt.

Die typische Krankheit der Setzer ist die *Lungentuberkulose*, wie VAN HOLSBECK, HIRT, ALBRECHT, STERNBERG ausgeführt haben. Bei der Ortskrankenkasse der Buchdrucker in Berlin betrug 1904 die Mortalität an Tuberkulose 3,3 pro Mille, bei der Gesamtbevölkerung Berlins im Alter von 15—80 Jahren 2,6 pro Mille. TELEKY berechnete bei den jungen Setzern im Alter von 15—20 Jahren in Wien eine Mortalität von 3,57 pro Mille, während sie bei den übrigen gleichaltrigen Mitgliedern der Buchdruckerkrankenkasse 0,66 betrug. Diese hohe Sterblichkeit ist hauptsächlich auf „Tuberkulose" und „Pleuritis" zurückzuführen, sie machte bei diesen beiden Diagnosen zusammen 3,07 pro Mille aus. Man sieht, was für ein körperlich ungünstiges Menschenmaterial dem Setzerberufe zuströmt. Auch die amerikanische Statistik ergibt eine hohe Tuberkulosesterblichkeit der Setzer (HOFFMANN).

Ferner leiden viele Schriftsetzer an *neurasthenischen Zuständen*, wozu teils Nachtarbeit, Hasten, Alkohol- und Tabakmißbrauch beitragen dürften, teils der Umstand, daß sich dem Setzerberufe vielfach Personen zuwenden, die auch psychisch nicht ganz intakt sind (TELEKY).

Darauf weist auch die Häufigkeit des *Selbstmordes* bei Setzern hin. Unter 16 Selbstmordfällen bei den Mitgliedern der Wiener Buchdruckerkasse in den Jahren 1907—1911 entfielen 15 auf Setzer (TELEKY).

Bei *Stereotypeuren* und *Druckern* ist *Alkoholismus* nicht selten.

Die *Walzenwäscher* der großen Rotationsmaschinen leiden häufig an *Ekzem* der Arme und des Gesichtes, die auf Terpentinöl zurückgeführt werden. Auch bei den in der Reproduktionstechnik beschäftigten Arbeitern (Chemigraphen) kommen Hauterkrankungen durch verschiedene Chemikalien vor.

Bekanntlich soll die beim Kupferätzen verwendete Salpetersäure bei GOETHE Hämoptöe verursacht haben.

Kurzsichtigkeit ist bei Korrektoren, Schriftsetzern und Lithographen verbreitet.

Unter den *Unfällen* überwiegen die Verletzungen an den oberen Extremitäten. Sie betreffen am häufigsten die Einlegerinnen der Tiegeldruckpressen, demnächst die Drucker und Maschinenmeister. Im Jahre 1923 kamen bei der Wiener Buchdruckerkrankenkasse unter 8004 Mitgliedern 208 Unfälle mit einer Heilungsdauer von mehr als 4 Wochen vor. Davon waren in 133 Fällen Finger, Hände oder Arme betroffen, 64 Unfälle geschahen durch Arbeitsmaschinen.

Für das Deutsche Reich gilt die „*Bekanntmachung, betreffend die Einrichtung und den Betrieb der Buchdruckereien und Schriftgießereien*", vom 31. VII. 1897 (RGBl. S. 614), für Österreich die *Verordnung des Bundesministeriums für soziale Verwaltung* vom 8. III. 1923 (BGBl. Nr. 185).

Literatur.

Bleivergiftungen in hüttenmännischen und gewerblichen Betrieben. 7. Teil. Buch-, Steindruckereien und Schriftgießereien. Wien 1909. — FREUND, L.: Berufskrankheiten und ihre Verhütung, mit besonderer Berücksichtigung der graphischen Gewerbe. Halle 1901. — GERBER, P.: Phthise im Buchdruckergewerbe. Wien. klin. Wochenschr. 1922, Nr. 7. — HIRT, L.: Krankheiten der Arbeiter. Bd. I, 1, S. 93, Leipzig 1871, u. Bd. I, 3, S. 139, Leipzig 1875. — HOFFMANN, F. L.: Mortality from Consumption in Dusty Trades. Bull. of the Bureau of labor. Bd. 79, S. 633. Washington 1908. — JEHLE, L.: Buchdruckergewerbe. Arch. f. Unfallheilk. Bd. 3, S. 45. 1901. — KAUP, J.: Blei- und Phosphorvergiftungen, in Gesundheitsgefährliche Industrien, hrsg. von ST. BAUER. S. 71. Jena 1903. — SILBERSTEIN, R.: Krankh. d. Buchdrucker, in TH. WEYL, Handb. d. Arbeiterkrankh. Jena 1908. S. 250. — SILBERSTEIN, R.: Die Berufskrankheiten der Buchdrucker. Berlin 1912. — SOMMERFELD, TH.: Handbuch der Gewerbekrankheiten. S. 418. (Ältere Lit.) Berlin 1898. — STERNBERG, M.: Erfahrungen über gewerbliche Bleivergiftungen in Wien. Österr. Sanitätswesen 1906, Nr. 32. — TELEKY, L.: Vorlesungen über soziale Medizin. Jena 1914. — THIELE: Bleigefährdung in Schriftgießereien. Münch. med. Wochenschr. 1924, S. 399.

Das Handelsgewerbe.

Von

ARNOLD CZECH

Wien.

Fast allen größeren Berufsgruppen, sowohl den manuellen als auch den geistigen, ist eine gleichartige Arbeitsleistung und ein bestimmter Typus der Arbeitsstätte eigentümlich. Das Handelsgewerbe dagegen weist eine ungewöhnliche Mannigfaltigkeit auf, wie sie in den vier Haupttypen, in dem Gemischtwarenladen des Landes und der städtischen Außenbezirke, in dem städtischen Detailgeschäfte, in dem Engrosgeschäfte und in dem Zweckbau des Warenhauses zu sehen ist. An diesen Paradigmen der Arbeitsräume im Handel prägen sich auch die verschiedenen Abstufungen der hygienischen Einrichtungen aus.

Die Gemischtwarenhandlung auf dem Lande oder in der Provinz, meist althergestammt, zeigt das Durcheinander von Kurzwaren und Lebensmitteln dicht aufgestapelt und neben dem Laden gleich das vollgefüllte Magazin oder den Keller. Hier gibt es kaum die Möglichkeit gründlicher Reinigung, das Lokal ist ungeheizt; die Angestellten sind wirkliche Schwerarbeiter, welche die Waren nicht nur verkaufen, sondern auch selbst auf- und abladen müssen, meist im Geschäftshause wohnend, mit schlechten Schlafstätten nach dem Hofe oder im Untergeschoß; auch die Arbeitszeit in diesen Betrieben läßt sich nicht abgrenzen oder überwachen.

In dem städtischen Detailgeschäft bessert sich, mit den Ansprüchen der Kundschaft steigend, der Arbeitsraum, der ja eine gefällige, lockere Anordnung der Waren aufweist, welche stets gepflegt und staubfrei gehalten werden. Die Beleuchtung, Beheizung und Ventilation sind meistens gut ausgeführt und auf die Reinigung des Bodens wird mehr Sorgfalt verwendet.

Die Engrosgeschäfte zeigen ähnlichen Charakter; die geringere Kundenfrequenz bedingt weniger Staubentwicklung und geringere Anforderungen an die Sprech- und Atmungsorgane der Angestellten. Freilich ist das im Großbetriebe relativ zahlreiche Kontorpersonal in dem meist rückwärtigen Kontor oft den ganzen Tag bei künstlichem Licht gedrängt untergebracht, hat also weniger Luftraum als die in den Vorderräumen beschäftigten Angestellten des Verkaufes.

Gute hygienische Einrichtungen zeigt meistens das Warenhaus. In diesem Zweckbau geht mit dem großen Prunk der Warenlager, mit der Belichtung durch große Fensterscheiben, mit allen technischen Vorrichtungen, die Waren zu schonen und vor Staub zu bewahren, mit der Verwendung von Linoleum als Fußbodenbelag das erforderliche Minimum der hygienischen Einrichtungen in gleichem Schritt. Freilich ist der Kontrast zwischen den in den Vorderräumen Arbeitenden und jenen Angestellten, welche im Souterrain, tiefliegenden Magazinen die Waren expedieren, hygienisch um so größer. So fanden sich bei den von uns vorgenommenen Wohnungserhebungen bei Tuberkulösen häufig solche Angestellte, die neben der Tagarbeit im Souterrainlokal die Nacht in schlechten, düsteren Hofzimmern oder Gangzimmern verbrachten, daher eigentlich „eine dauernde Nachtschicht“ in ihrer Lebenshaltung durchmachten.

Die Handlungsgehilfen rekrutieren sich aus verschiedenen Quellen. Nur ein Teil macht den in anderen Gewerben erforderlichen dreijährigen typischen Lehrlingsweg. Die Kontorarbeiter benötigen oft nur einer einjährigen Handelsschule, um eine Anstellung zu finden. Eigenes Geschick bei den schriftlichen Arbeiten bringt rascheres Vorwärtskommen als eine langjährige theoretische Vorbildung. Nur Buchhaltung und Tarifwesen erfordern längere Vorstudien. Gewisse typisierte, in Büchsen und Schachteln von Grossisten verpackte Ware, wie sie in Konserven-, Zucker-, Kaffeegeschäften, ferner in Schuhgeschäften und einzelnen Abteilungen der großen Warenhäuser abgegeben werden, ermöglichen die Anstellung junger Menschen ohne langwierige kaufmännische Vorbildung. So kommt es, daß, zum Teile angeregt und irregeführt durch den äußeren Rahmen des Berufes, teils aus der falschen Meinung, daß das Handelsgewerbe „leichter sei“ als die rein manuellen Berufe, eine große Anzahl schwächlicher, wenig widerstandsfähiger Individuen den Handelsberuf ergreifen. Dies äußert sich auch in der Krankheitshäufigkeit bei den Lehrlingen und der besonderen Schwächlichkeit der jungen Gehilfen und Gehilfinnen, welche die Lehrzeit beendet haben.

Dieses Kontingent von schwächlichen Individuen kann den vielen Schädigungen durch die Betriebsräume und die Art der Beschäftigung nur geringen Widerstand leisten. Insbesonders jener Teil der Gehilfenschaft, welcher in Hof- und Souterrainräumen bei knappem Luftraum, bei künstlichem Licht, bei großer Staubentwicklung arbeitet, oder gar zu andauerndem Sprechen genötigt ist, erliegt der prominentesten Krankheit des Handelsgewerbes, der *Tuberkulose*. Diese ist außerordentlich stark unter den Handlungsgehilfen verbreitet und umfaßt alle Formen der Lungen-, Kehlkopf-, Nieren- und chirurgischen Tuberkulose, wobei in letzterer Gruppe die Drüsentuberkulose und rezidivierende, aus der Kindheit stammende Knochentuberkulose hervortreten. Die Tuberkulose bedingt nicht nur einen fast 50 proz. Anteil an der gesamten Mortalität, sondern den Hauptteil an allen Krankheitsfällen des Handelsgewerbes. Die Tuberkulosenfürsorgestelle der Krankenkasse der Handlungsgehilfen in Wien weist bei einem Mitgliederstande von ca. 50 000 Angestellten in ihrem 12 jährigen Bestande bereits 16 000 klinisch gebuchter Tuberkulosefälle auf. Tröstlich ist dabei nur, daß die Möglichkeit früher Erfassung der beginnenden Fälle in der Regel therapeutisch wirklich gute Erfolge aufweist, daß die Tuberkulinbehandlung arbeitender Angestellter sich gut bewährt, so daß eine größere Anzahl von Patienten nachweisbar nunmehr 12 Jahre ihre Arbeitsfähigkeit bewahrt hat. Prophylaktikerheime, eigene Heilstätten und Krankenhaus schaffen für die erfolgreiche Bekämpfung der Krankheit beste Voraussetzung. Das verständnisvolle Eingehen der durchwegs intelligenten Patienten trägt außerordentlich viel zu den guten Erfolgen bei. Die Kranken selbst werden Pioniere in der Bekämpfung der Tuberkulose.

Schlimmer geht es freilich den Patienten, welche die im Handelsberufe so zahlreich vorkommenden Erkrankungen des *Verdauungsapparates* tragen. Diese sind sehr verbreitet und sehr quälend und dürften hauptsächlich wegen der Eile beim Essen, wegen des schlechten Kauens und der nicht individualisierenden Gemeinschaftsküchen den internen Heilversuchen widerstehen und so häufig rezidivieren. So bleibt den zahlreichen Patienten mit Magen-Duodenalgeschwüren und Gallenblasenleiden doch zum Schlusse nur der operative Eingriff übrig.

Eine wirkliche Geisel der Handlungsgehilfen bilden die *venerischen* Erkrankungen. Das gleißende äußere Bild, das Geschäft und Käufer bieten, die Irritation der Nerven, die Schwierigkeit des Heiratens und die häufige Abwesenheit vom Hause bei Reisenden, bedingen geschlechtlichen Abusus und sehr häufige Infektionen, welche nicht immer ernst genug aufgefaßt werden. Daher gibt es nicht nur viele akute, sondern auch langwierige chronische Erkrankungen, wobei viele gonorrhoische Gelenkserkrankungen, ferner chronische Adnexleiden sowie Prostatiden auffallen. Noch schlimmer ist es mit der Ausbreitung der Lues bestellt, welche sich besonders bei den Fällen aus der Zeit vor der Salvarsanbehandlung in schweren Erkrankungen des zentralen und peripheren Nervensystems und des Zirkulationsapparates auswirkt.

Auffallend zahlreich sind *rheumatische* Erkrankungen, welche in den lästigen Formen der chronischen Arthritiden am meisten bei Agenten und Reisenden auftreten und besonders quälend sind, wenn der Patient, wie so oft, von der Trias: Varicen, Gelenksschwellung und Plattfuß heimgesucht wird.

Fügt man den häufigen Anämien der jungen Gehilfinnen die außerordentlich verbreitete *Neurasthenie* hinzu, welche die älter gedienten Angestellten besonders auf prominentem Posten befällt, welche häufig auch zu Psychosen, insbesonders Depressionen und Melancholie, führt, so dürfte damit die Zahl derjenigen Erkrankungen erschöpft sein, die wohl nicht als bloß dem Handelsgewerbe eigentümlich zu bezeichnen sind, welche aber ganz besonders durch die Schäden des Handelsgewerbes bedingt und außerordentlich gefördert werden.

Das in Deutschland und Österreich sehr entwickelte Krankenkassenwesen gibt den Vorständen und Ärzten reichliches Betätigungsfeld für die Gesundung der Mitgliedschaft. Wo eine große Anzahl von Handlungsgehilfen konzentriert ist, können sich eigene kaufmännische Krankenkassen den individuellen Bedürfnissen dieser Berufskategorie erfolgreich anpassen. Die Berliner kaufmännische Ortskrankenkasse und die Wiener Krankenkasse der Handlungsgehilfen können als richtunggebend bezeichnet werden. Der Ausbau der gesetzlich zulässigen Heileinrichtungen, reichliche Ausgestaltung des ärztlichen Dienstes, Erholungsheime, Heilstätten, Bäderaufenthalt, eigene Fürsorgestellen können den für hygienische Einrichtungen sehr empfänglichen Mitgliedern ganz ungewöhnliche Dienste leisten und eine Sanierung der vielen Berufsschäden herbeiführen.

Schutzgesetze im Handelsgewerbe.

Deutschland:	*Österreich:*
Ladensperre: Gesetzliche 9-Uhr-Sperre; fakultative 8-Uhr-Sperre (Anordnung der Verwaltungsbehörden über Antrag von $^2/_3$ der Geschäftsinhaber). Achtstundentag wie in Österreich.	*Ladensperre:* 6 Uhr; Lebensmittelhandel 7 Uhr. Achtstundentagsgesetz oder 48-Stundenwoche (Ausnahmen sind gestattet).

Deutschland:

Sonntagsruhe:

Vollständig. Ausnahmen zulässig.

Urlaub:

Es besteht kein gesetzlicher Urlaubsanspruch; Urlaube sind Gegenstand der Tarifverträge.

Mutterschutz:

Frauen haben Anspruch auf Mutterschutz 6 Wochen vor und 6 Wochen nach der Niederkunft. 2 halbstündige Stillpausen täglich.

Krankheitsfall:

Handlungsgehilfen haben Anspruch auf Gehalt bis zur Höchstdauer von 6 Wochen. Bei anhaltender Krankheit ist fristlose Kündigung möglich. Betriebsbeamte, Werkmeister, Techniker und ähnliche Personen können ohne Einhaltung einer Kündigungsfrist bei anhaltender Krankheit entlassen werden.

Kündigung:

Kündigung mit Ablauf eines Kalenderviertels, Kündigungsfrist 6 Wochen. In Betrieben mit Betriebsräten können die Angestellten gegen eine Kündigung binnen 5 Tagen Einspruch erheben. Schlichtungsausschuß entscheidet.

Abfertigung:

Österreich:

Sonntagsruhe:

Ab Samstag 2 Uhr nachmittags; im Großhandel vollständig bis auf den Lebensmittelhandel (2 Stunden). Bei darüber hinausgehender Arbeit Ersatzruhe während der Woche (halber Tag).

Urlaub:

Dienstdauer:	Urlaubsdauer:
Ununterbrochen	
6 Monate	2 Wochen.
5 Jahre	3 ,,
10 ,,	4 ,,
25 ,,	5 ,,

Bei mindestens 2 jährigem ununterbrochenem Dienstverhältnis wird Vordienstzeit, sofern sie im Inlande mindestens 6 Monate ununterbrochen gedauert hat, bis zu höchstens 5 Jahren angerechnet.

Mutterschutz:

Wegen Schwangerschaft oder Niederkunft darf nicht entlassen werden. Anspruch auf Entgelt während 6 Wochen nach der Entbindung ohne Arbeitsleistung. Anspruch auf 2 halbstündige Stillpausen täglich.

Krankheitsfall:

Dienstdauer noch nicht 5 Jahre, volles Entgelt durch 6 Wochen, Entlassung nach 12 Wochen.

Dienstdauer 5 Jahre, volles Entgelt 8 Wochen, Entlassung nach 14 Wochen.

Dienstdauer 15 Jahre, volles Entgelt 10 Wochen, Entlassung nach 16 Wochen.

Dienstdauer 25 Jahre, volles Entgelt 12 Wochen, Entlassung nach 18 Wochen.

In jedem Falle durch weitere *4 Wochen* (nach dem vollen) das *halbe Entgelt.*

Kündigung:

a) durch den Unternehmer:

Dienstdauer:	Kündigungsfrist:
bis zu 2 Jahren	6 Wochen.
2 Jahre	2 Monate.
5 ,,	3 ,,
15 ,,	4 ,,
25 ,,	5 ,,

Kündigung mit Ablauf eines jeden Kalenderviertels. Vereinbarung auf Ende der Kündigungsfrist am Fünfzehnten oder Letzten eines Kalendermonates zulässig.

b) durch den Angestellten:

Einmonatig mit dem letzten Tage eines Kalendermonates.

Abfertigung:

Dienstdauer:	*Abfertigung:*
ununterbrochen	
2 Jahre	2 faches des Entgeltes.
5 ,,	3 ,, ,, ,,
10 ,,	4 ,, ,, ,,
15 ,,	6 ,, ,, ,,
20 ,,	9 ,, ,, ,,
25 ,,	12 ,, ,, ,,

Deutschland:

Außerdem bestehen:
- Krankenversicherung.
- Pensionsversicherung.
- Arbeitslosenversicherung.
- Schlichtungsausschüsse.
- Betriebsrätegesetz.
- Kaufmannsgerichte.

Österreich:

Außerdem bestehen:
- Krankenversicherung.
- Pensionsversicherung.
- Arbeitslosenversicherung.
- Gesetz über eine Angestelltenversicherung ist in Vorbereitung.
- Einigungsämter.
- Gewerbegericht.
- Arbeiter- und Angestelltenkammer.
- Betriebsrätegesetz.
- Gewerbeinspektorat.

Seeleute.

Von

K. SANNEMANN
Hamburg.

Der Beruf des Seefahrers bringt Lebens- und Arbeitsbedingungen mit sich, die sich von den an Land ausgeführten Berufen schon dadurch unterscheiden, daß die Arbeitsstelle — das Schiff — sich in dauernder Ortsveränderung mit oft sehr jähem Wechsel der klimatischen und Witterungsverhältnisse befindet, und damit auch den Seemann Gesundheitsschädigungen durch Kälte und Hitze, Sturm und Windstille in besonderem Maße aussetzt. Dazu kommen die mit der besonderen Arbeit der einzelnen seemännischen Beschäftigungsgruppen — Decks-, Maschinen-, Bedienungspersonal — verbundenen Gesundheitsgefährdungen wie auch die durch das enge Zusammenleben an Bord und den Aufenthalt in den Tropen begünstigten Gefahren der ansteckenden und klimatischen Krankheiten.

Wie die im Hamburgischen Hafengesundheitsdienst bei der Ankunft der Schiffe angestellten Ermittlungen ergeben[1]), bestehen die an Bord vorkommenden Krankheitsfälle im Durchschnitt etwa zur Hälfte aus *äußeren Erkrankungen*, vorwiegend Verletzungen.

Welche Rolle dabei die *Unfälle* spielen, läßt sich aus den Verwaltungsberichten der Seeberufsgenossenschaft erkennen. Danach wurden bei einer Gesamtzahl der versicherten Seeleute von rund 70 000 in den Jahren 1910—1914 insgesamt 18 418 Unfälle angemeldet. Davon waren 2100 (11,4%) tödlich, jedoch befanden sich dabei 848 mit ihren Schiffen verschollene Seeleute. Von den übrigen 17 570 Unfällen waren 1252 (7,1%) tödlich. Zur Entschädigung gelangten 2104 (11,4%); dauernde völlige Erwerbsunfähigkeit trat nur in 2 Fällen, dauernde teilweise in 379, vorübergehende in 1290 Fällen ein. Während von je 100 Seeleuten etwa 9 auf Hochseefischereifahrzeugen, 11 auf Kauffahrteisegelschiffen und 80 auf Dampfern und Motorschiffen beschäftigt waren, kamen von je 100 angemeldeten Unfällen auf diese 3 Schiffsgruppen 5,1 bzw. 9,2 und 85,7, mithin tatsächlich verhältnismäßig weniger auf die beiden ersten, die meisten aber auf die letzte Gruppe. Bei dieser waren die Unfälle durchweg leichter, denn es wurden von je 100 nur 9,8 entschädigt, dagegen 20 bei den Segelschiffen und 30 bei den Hochseefischereifahrzeugen; ebenso verliefen von je 100 Unfällen auf den Dampf- und Motorschiffen nur 7,7 tödlich, auf den anderen aber über 30. Es hängt dies mit der Eigenart des Dienstes auf den 3 Schiffsgruppen zusammen; auf den Segelschiffen und den Hochseefischereifahrzeugen ist die Gefährdung durch Unfall eine erheblich ernstere als auf den Dampf- und Motorschiffen. Darüber, welcher Art die Verletzungen waren, geben die Veröffentlichungen der Seeberufsgenossenschaft leider keinen Aufschluß.

---

[1]) Vgl. Der Dienst des Hafenarztes in Hamburg. Arch. f. Schiffs- u. Tropenhyg. Bd. 22, Beih. 1 und S. 181ff.

Aus den Ermittlungen des Hafengesundheitsdienstes geht hervor, daß Unfälle und Verletzungen am häufigsten bei dem Maschinenpersonal vorkommen, besonders Verbrennungen und Verbrühungen. Auch Verletzungen mit den bei der Arbeit benutzten Geräten sind nicht selten, ebenso Verletzungen der Augen durch Metallsplitter und Kohlestückchen. Bei der Decksbesatzung sind die Verletzungen nicht so zahlreich, aber oft schwerer, was sich schon in der Häufigkeit der Knochenbrüche ausspricht. Die häufigste Ursache ist Fall, besonders auf Segelschiffen, bei Arbeiten in der Takellage; auch Sturz vom Deck in die Schiffsräume gibt oft zu schweren Verletzungen Anlaß. Von anderen äußeren Erkrankungen sind besonders häufig Furunkulose, Zellgewebsentzündungen und andere entzündliche Vorgänge an Haut, Drüsen, Gelenken, Knochen usw.; sie kommen bei allen Beschäftigungsgruppen vor, am häufigsten bei dem Maschinenpersonal. Die Verwendung von Öl als Brennstoff an Stelle der Kohle stellt erheblich geringere Ansprüche an die körperliche Arbeitsleistung und hat eine merkliche Verminderung der Krankheitsfälle zur Folge. Dabei sind aber als Neuerscheinung vereinzelt Reizzustände der Haut aufgetreten, die bei empfindlichen Personen durch die Einwirkung des Öls hervorgerufen werden. Ansteckende Hautkrankheiten, besonders Krätze sowie Filzläuse u. dgl., gehören zu häufigen Vorkommnissen, vor allem bei der Decksbesatzung, was wohl mit dem engen Zusammenleben und der leider oft, besonders bei schwerem Wetter, mangelhaften Körperpflege zu erklären ist. Sehr lästig ist ein unter dem Einfluß des Seewassers und des Tropenklimas häufig auftretender, nicht infektiöser Hautausschlag (Roter Hund).

Auffallend groß ist die Zahl der *geschlechtlichen Erkrankungen.* Von den in die Krankenhäuser Hamburgs aufgenommenen Seeleuten waren durchweg ein Drittel, in manchen Jahren eine noch größere Zahl, damit behaftet. Zweifellos trägt dazu die Eigenart des Seemannslebens mit seiner oft recht langen Fernhaltung von der Familie, der Ungebundenheit und der Größe der Versuchung beim Aufenthalt an Land, aber auch die Unkenntnis der mit diesen Krankheiten verbundenen Gefahren wesentlich bei. Meist handelt es sich um Tripper, in etwa ein Viertel der Fälle um Syphilis, in fast ebensoviel um weichen Schanker.

Unter den *inneren Krankheiten* sind die Fälle von akuten Erkrankungen der Verdauungsorgane am häufigsten, vielfach veranlaßt durch Witterungseinflüsse; besonders bei plötzlichem Wechsel der Wärmeverhältnisse, wie beim Übergang aus den Tropen oder in diese, treten sie gehäuft auf. Dasselbe gilt für die auch recht zahlreichen akuten Erkrankungen der Luftwege. Zu beiden Krankheitsgruppen stellt wieder die Maschinenbesatzung das größte Kontingent, vermutlich deshalb, weil sie beim Heraufkommen von der Arbeit in den heißesten Räumen der Schiffe am meisten jähen Abkühlungen ausgesetzt sind. Auch unvorsichtiges Verhalten, besonders beim Essen und Trinken, gelegentlich wohl auch der Genuß von nicht einwandfreien Speisen und Getränken, besonders in den Tropen, mag dazu beitragen. Infektiöse Intestinalkatarrhe sowie Unterleibstyphus und Ruhr sind an Bord nicht selten; sie treten meist vereinzelt, ab und an aber auch gehäuft, epidemieartig auf, begünstigt durch die enge Gemeinschaft auf dem Schiffe und die gemeinsame Verpflegung. Auch der Tuberkulose kommt für die Seeleute eine besondere Bedeutung zu; namentlich bei jüngeren Leuten scheint infolge der Eigenart der Lebens- und Arbeitsverhältnisse an Bord und der Witterungseinflüsse die Krankheit leichter zum Ausbruch zu kommen oder einen schnelleren Verlauf zu nehmen. Es ist bemerkenswert, daß bei fast einem Drittel der in Hamburg an inneren Erkrankungen verstorbenen Seeleute Tuberkulose die Todesursache bildete. Auch als Invalidisierungsursache steht die Tuberkulose bei den Seeleuten allen anderen Krankheiten voran[1]). — Unter dem Einfluß von Kälte und Nässe gehören rheumatische Erkrankungen zu den regelmäßigen Vorkommnissen, am meisten wieder bei der Maschinenbesatzung, während die sich viel im Freien aufhaltende Decksbesatzung erheblich weniger daran leidet. — In den heißen Gegenden kommt es nicht selten zu ernsten Erkrankungen durch Überhitzung in Form des Sonnenstichs bei unvorsichtigem Aufenthalt im Freien und als Hitzschlag im Innern des Schiffes, letzteres besonders bei der Maschinenbesatzung. Den Anlaß hierzu bildet gewöhnlich ungenügender Luftwechsel in den Arbeitsräumen bei großer Hitze und hohem Feuchtigkeitsgehalt der Luft, Verhältnisse, die häufig im Roten Meere herrschen. Dieses ist denn auch wegen der Hitzschlaggefahr geradezu berüchtigt. — Von allergrößter Bedeutung aber sind die eigentlichen Tropenkrankheiten, vor allem die Malaria. Nach den Ermittlungen des Hamburgischen Hafengesundheitsdienstes ist sie so häufig, daß sie allein etwa ein Sechstel aller Fälle von inneren Erkrankungen ausmacht. Am häufigsten ist sie auf den Fahrten nach Westafrika, wo auch die Ansteckungsgefahr am größten zu sein scheint, jedoch kommen auch in Westindien (besonders Mexiko), in Ostindien, Ostafrika, Ostasien und Südamerika nicht selten Malariainfektionen vor. Dazu kommt, daß das Seemannsleben, vor allem die Einflüsse der Witterung, das Auftreten von Rückfällen begünstigen. Auch andere Tropenkrankheiten, wie Dengue-, Malta-, Pappatacifieber, klimatische Bubonen usw., kommen vor. Im Verkehr mit Ländern, in denen Cholera, Fleckfieber, Gelbfieber, Pest oder Pocken herrschen, ist auch mit diesen Krankheiten zu rechnen; es ist ja von ihnen bekannt, daß die Gefahr ihrer Verschleppung auf dem Seewege, mit den Schiffen, besonders groß ist. Außer den davon befallenen Menschen sind es auch die Wirtstiere, z. B. bei der Pest die an Bord so häufigen Ratten, die die Quelle weiterer Ansteckungen auch für die Schiffsbewohner bilden. — Zu den besonderen Schiffskrankheiten, die sich, wenn auch nicht häufig, so doch in der Zeit vor dem Weltkriege, gelegentlich immer wieder zeigten, gehören Skorbut und Beriberi. Sie kommen bei europäischen Seeleuten nur vor, wenn infolge unvorhergesehen langer Reise und Ausgehens frischer Lebensmittel die Ernährung einseitig und mangelhaft wird, was fast nur auf Segelschiffen eintritt. Da diese aus der Überseefahrt von und nach Europa so gut wie verschwunden sind, haben jene Erkrankungen für die europäischen Seeleute ihre frühere Bedeutung verloren.

Die mit der Seefahrt verbundenen Gesundheitsgefahren sind schon seit langem erkannt und haben zu einer Reihe von Abwehr- und Vorbeugungsmaßnahmen geführt. Von der Seeberufsgenossenschaft sind ausführliche Unfallverhütungsvorschriften erlassen, die sich sowohl auf die Sicherung der Seetüchtigkeit der Schiffe als auf viele einzelne Einrichtungen und Vorkehrungen erstrecken, durch die Unfällen und Erkrankungen vorgebeugt und, falls sie doch eintreten, die dann zu treffenden Maßnahmen sichergestellt werden sollen. Sodann enthält die Seemannsordnung vom 2. Juni 1902 nebst den dazu erlassenen gesundheitlichen Ausführungsbestimmungen (Bekanntmachungen vom 1., 2. und 3. Juli 1905) eingehende, auf die Gesundheitspflege und die Krankenfürsorge sowie auf die gesundheitliche Einrichtung der Wohnräume, Aborte, Wasch- und Baderäume bezügliche Vorschriften. Es mag daraus erwähnt werden, daß jedem Schiffsangestellten im Falle der Verletzung oder Erkrankung Anspruch auf Heilbehandlung durch einen Arzt oder im Krankenhause auf Kosten des Reeders zusteht, daß die Schiffe eine, je nach der Art der Fahrt und der Zahl der an Bord befindlichen Personen, verschieden große Ausrüstung mit Arzneimitteln und sonstigen Hilfsmitteln zur Krankenpflege und unter bestimmten Verhältnissen

[1]) Verwaltungsberichte der Invalidenversicherungskasse der Seeberufsgenossenschaft.

auch einen Schiffsarzt an Bord haben müssen. Durch die Erteilung von Unterricht in der Gesundheitspflege auf den Schiffahrtsschulen werden die Schiffsoffiziere mit den Grundzügen der Schiffshygiene und den bei Verletzungen und Erkrankungen zu treffenden Maßnahmen bekannt gemacht und instand gesetzt, beim Fehlen eines Schiffsarztes die bis zur Beschaffung ärztlicher Hilfe erforderlichen Schritte zu tun sowie auch beim Anlaufen verseuchter Häfen und sonstiger Ansteckungs- und Erkrankungsgefahr die erforderlichen Vorbeugungsmaßnahmen zu treffen. Für die Schiffsärzte ist eine besondere Ausbildung nicht vorgeschrieben, doch werden in der Regel vorgebildete, namentlich mit den Tropenverhältnissen und den Tropenkrankheiten vertraute Ärzte von den Reedereien vorgezogen. Die Fernhaltung kranker oder körperlich ungeeigneter Personen vom Schiffsdienst ist dadurch gesichert, daß die Schiffsmannschaft vor jeder Anmusterung einer körperlichen Untersuchung auf Diensttauglichkeit zu unterziehen ist; untauglich Befundene dürfen nicht angemustert werden. Die in den Decksdienst eintretenden Seeleute unterliegen außerdem einer Prüfung des Seh- und Farbenunterscheidungsvermögens. Daneben bleibt zur Aufrechterhaltung guter Gesundheitsverhältnisse die Beachtung der Lehren der Hygiene sowohl bei der Erbauung und Einrichtung der Schiffe, besonders hinsichtlich der Schaffung guter Lüftungsverhältnisse und einwandfreier Aufbewahrungsräume für Nahrungsmittel und Trinkwasser, als auch während der Fahrten, nicht nur seitens der verantwortlichen Leiter des Schiffsdienstes, sondern auch seitens jedes einzelnen Seemannes erforderlich.

Wenn sich auch bei der Eigenart des Schiffslebens und der Seefahrt die dadurch bedingten oder begünstigten Gesundheitsstörungen nie ganz werden beseitigen lassen, so haben doch die Fortschritte der Technik und Wissenschaft auch auf dem Gebiete der Schiffshygiene die Gesundheitsverhältnisse der Seefahrer gegenüber vergangenen Zeiten wesentlich günstiger gestaltet. Ihre fernere Zusammenarbeit und die Weckung und Verbreitung des Verständnisses für alle schiffshygienischen Fragen wird eine weitere Besserung herbeiführen können.

Eisenbahn- und Straßenbahnpersonal.

Von

A. Bogdan

Wien.

Zur Sicherung des Betriebes werden auf Eisenbahnen (Straßenbahnen) optische und akustische Signale verwendet, deren richtige und rechtzeitige Wahrnehmung eine entsprechende Beschaffenheit der Sinnesorgane bei den in Betracht kommenden Bediensteten voraussetzt. Es müssen daher alle Aufnahmswerber für den Eisenbahn- oder Straßenbahndienst zunächst nach dieser Richtung, sodann aber zur Vermeidung vorzeitiger Beschränkungen der Dienstfähigkeit oder vorzeitiger Invalidität auch auf ihre allgemeine Körperbeschaffenheit vor Einstellung in den Dienst ärztlich untersucht werden.

Da aber gewisse physiologische Vorgänge, Erkrankungen und Unfälle nicht nur die allgemeine Körperbeschaffenheit, sondern auch die Funktion der Sinnesorgane beeinträchtigen können, müssen die Bediensteten auch im Verlaufe ihrer Dienstzeit regelmäßig ärztlich überprüft (Wiederholungsprüfungen) und, sei es im Interesse der Betriebssicherheit oder in jenem der bestehenden Wohlfahrtseinrichtungen (Krankenkassen, Altersversorgungsinstitute) rechtzeitig ausgeschieden werden.

Die hierbei besonders in Betracht kommenden Erkrankungen sind Alkoholismus, manifeste Lues, Tuberkulose, Epilepsie und sonstige Nervenerkrankungen, Diabetes, Nierenerkrankungen usw., ferner bestimmte Verkrüppelungen nach Unfällen.

Wenn daher trotz dieser geordneten ärztlichen Sichtung der durchschnittliche Prozentsatz der Todesfälle und der Krankheitstage bei den Eisenbahnbediensteten etwas größer ist als bei der übrigen Bevölkerung, so geht daraus hervor, daß der Eisenbahnbetrieb die Gesundheit zumindest in der Vorkriegszeit, aus der die einschlägige Statistik stammt, zu beeinträchtigen scheint. Es gilt dies insbesondere vom Zugförderungs- und Zugbegleitungspersonale. Auch die Invaliditätsziffern steigen am raschesten beim Zugförderungspersonale an, dann folgt das Zugbegleitungspersonal, dann das Stationspersonal, während die günstigsten Verhältnisse beim Bahnbewachungspersonal zu verzeichnen sind. Was die Art der Erkrankungen anlangt, die das Eisenbahnpersonal am häufigsten dienstunfähig machen, so gehören hierher, abgesehen von den Verletzungen, hauptsächlich Rheumatismus, Gicht und Herzkrankheiten, während die Lungentuberkulose ein verhältnismäßig geringes Kontingent stellt und hauptsächlich für das Bureaupersonal in Betracht kommt. Die genannten Erkrankungen können natürlich nicht als spezifische Eisenbahnkrankheiten angesprochen werden.

Was die im Eisenbahnbetriebe vorkommenden Verletzungen anlangt, so weichen sie zwar von solchen in anderen Maschinenbetrieben nicht ab, sind aber infolge der höheren Gewalt meistens schwerer. Hingegen tritt die traumatische Neurose, teils im Gefolge körperlicher Verletzungen, teils aber als ausschließliche funktionelle Störung beim Eisenbahnpersonal häufiger auf als bei anderen Berufskategorien.

Zur weitgehendsten Herabsetzung aller im Eisenbahnbetriebe vorkommenden, das Leben und die Gesundheit des Personals sowie auch der Reisenden gefährdenden Momente ist daher eine technisch einwandfreie Anlage der Eisenbahn und eine nach jeder Richtung gesicherte Betriebsführung Grundlage und Voraussetzung. Weiter sollen für die Bediensteten, und zwar in erster Linie für diejenigen des Außendienstes, in größeren Städten billige und zumindest mit der Straßenbahn erreichbare, von der Betriebsstätte (Bahnhof, Heizhaus) nicht allzu weit entfernte Wohnungen vorgesehen sein. Dieser Zweck kann am leichtesten durch eigene Personalhäuser, bei deren Bau die Vorschriften der allgemeinen Hygiene vollauf berücksichtigt sind und die der regelmäßigen sanitären Überwachung durch die zuständigen Bahnärzte unterliegen, erreicht werden. Besondere Aufmerksamkeit erfordert weiter die Beistellung geeigneter Übernachtungsräume für das Fahrpersonal. Diese sollen in der Regel nur für einzelne Personen, höchstens aber für je eine Zugpartie bestimmt, leicht heiz- und ventilierbar sein und einen Luftraum von mindestens 30 cbm für jedes Bett sowie einen Trockenraum usw. enthalten. Eine der wichtigsten Forderungen ist endlich die Beistellung stets frischer oder zumindest eigener Bettwäsche und Handtücher in den Übernachtungsräumen für jeden Bediensteten, ferner die strenge Einhaltung und Überwachung der Hausordnung in denselben.

Auf eine den jeweiligen Witterungsverhältnissen angepaßte Kleidung muß um so mehr Bedacht genommen werden, als gerade die Bediensteten des äußeren Dienstes den Witterungsunbilden, hauptsächlich aber häufigem Temperaturwechsel ausgesetzt sind.

Besonderer Erwähnung bedarf die Frage der Ernährung des Fahrpersonals, das häufig zu Krankheiten des Verdauungstraktes neigt. Es hängt dies teils mit der Unregelmäßigkeit der Nahrungsaufnahme, teils mit der verschiedenen Art der Zubereitung, oft aber auch damit zusammen, daß zahlreiche Fahrbedienstete ihre Nahrungsmittel mitnehmen und sie dann nicht genügend aufgewärmt genießen. In der heißen Jahreszeit mitgenommene Nahrungsmittel verderben wieder leicht und können so gleichfalls zu Erkrankungen des Verdauungsapparates führen. Diesem Übel kann nur entweder durch die Schaffung gut geführter Personalküchen oder durch die Verpflichtung der Bahnhofswirte, den Bediensteten nicht nur billige, sondern auch stets einwandfrei zubereitete Kost zur Verfügung zu stellen, abgeholfen werden. Die Bahnhofswirtschaften sind daher auch nach dieser Richtung, und zwar am besten von den Bahnverwaltungen, selbst genau zu überwachen. In allen Bahnhofswirtschaften sollte endlich die Verabreichung alkoholischer Getränke an Bedienstete überhaupt, zum mindesten aber an im Dienste Stehende verboten werden, zumal die unheilvolle Auswirkung des Alkoholmißbrauches auf die Unfallstatistik und damit auch auf die Betriebssicherheit bekannt ist.

Auch die Festsetzung der Dienst- und Ruhezeiten ist eine nicht allein das Personal, sondern auch die Öffentlichkeit, und zwar wieder vom Gesichtspunkte der Betriebssicherheit interessierende Frage, sollte daher stets auch nach Anhörung des Gesundheitsdienstes geregelt werden. Von letztgenanntem Gesichtspunkte ist z. B. die Zweckmäßigkeit des generellen Achtstundentages für alle Zweige des Eisenbahn- und Straßenbahndienstes zumindestens strittig.

Die Beistellung geregelter ärztlicher Hilfe sowie von Rettungseinrichtungen bei Unfällen ist bereits zum Gemeingut aller Bahnverwaltungen geworden, bedarf daher auch keiner weiteren Erwähnung.

Zum Schlusse sei aber mit besonderem Nachdruck darauf verwiesen, daß die zur Wahrung der gesundheitlichen Interessen des Eisenbahn- und Straßenbahnpersonals berufenen Ärzte diese Aufgabe nur dann zu erfüllen vermögen, wenn sie sich gleich bei Aufnahme ihrer Tätigkeit mit den Anforderungen des Eisenbahn- und Straßenbahndienstes an die Gesundheit des Personals genau vertraut machen; denn nur so können sie beurteilen, was dem Personal in gesundheitlicher Richtung frommt, und ihre vorgesetzten Verwaltungen in der Abwehr der betreffenden Schäden richtig beraten.

Die Krankenpflegerinnen.

Von

M. Epstein

München.

Überlange Arbeitszeiten, Nachtwachen, Mangel an Bewegung in frischer Luft, verantwortungsvolle Sorge in der Pflege der Kranken, große Infektionsgefahr bezeichnen die Gefahrenreihe, der die Krankenpflegerinnen ausgesetzt sind.

Ihre Zahl betrug nach der Berufszählung von 1907 75 000, davon kamen 20 000 auf katholische Orden, 14 000 auf evangelische Diakonissenhäuser, 3600 auf das Rote Kreuz, 1400 auf den evangelischen Diakonieverein und 3000 auf die Berufsorganisation der Krankenpflegerinnen. Über 30 000 waren nicht organisiert. Zur Zeit rechnet man mit einer Zahl von mehr als 100 000.

Die religiösen Gemeinschaften angehörenden Schwestern machen die Hälfte aller Krankenpflegerinnen aus. Ihnen oblag in früherer Zeit die Krankenpflege ausschließlich. In den 60er und 70er Jahren des vorigen Jahrhunderts entstanden die weltlichen Verbände des Roten Kreuzes, und erst um die Wende des Jahrhunderts wurde die Berufsorganisation der Krankenpflegerinnen Deutschlands gegründet.

Den Krankenpflegdienst in den staatlichen und städtischen Krankenhäusern versehen in der großen Mehrzahl der Fälle die geistlichen Ordensschwestern, während die frei organisierten Krankenpflegerinnen nur schwer Eingang in die Anstalten gewinnen. Für die Bewertung der Arbeits- und Gesundheitsverhältnisse ist wesentlich, daß die Ordensschwestern die Krankenpflege als einen *Teil ihres religiösen Pflichtenkreises* betrachten. Die anderen religiösen Übungen (Gebet, Fasten) dürfen in keiner Weise beeinträchtigt werden. In dieser Häufung von Pflichten und durch sie bedingten langen Arbeitszeit liegt die Ursache der schlechten Gesundheitsverhältnisse der katholischen Krankenschwestern.

Martin Hahn macht mit Recht darauf aufmerksam, daß es unrecht sei, den freien Pflegerinnen Opferwilligkeit und Hingabe an den Kranken absprechen zu wollen, weil sie die Krankenpflege als Erwerbsquelle betrachten. Ohne Neigung zu diesem Berufe soll niemand sich ihm zuwenden, denn wirtschaftlich lohnend ist er gewiß nicht. Die Berufsorganisation hat die Pflicht, die wirtschaftliche Sicherstellung ihrer Mitglieder zu erstreben, die der Orden seinen Angehörigen ohne weiteres gewährt. Auch beim *Eintritt* in den Beruf legt der Orden viel größeren Wert auf den Seelenzustand der Eintretenden als auf ihre *körperliche Eignung* (weit größere Zahl an kranken und schwachen Schülerinnen als bei der weltlichen Organisation). Beachtenswert ist, daß die sehr anstrengende *Ausbildung* der Schwestern in die Jugendjahre fällt. Erst seit *Einführung der staatlichen Prüfung* und der Einrichtung von staatlich konzessionierten *Krankenpflegeschulen* fand eine Begrenzung des Alters statt, so daß der Eintritt erst nach dem 20. Lebensjahr gestattet ist.

Die *Ausbildungszeit* in *einem* Jahre, wie sie, im Gegensatz zu der dreijährigen Ausbildungszeit in Amerika, in Deutschland besteht, ist zu kurz, als daß der große Prüfungsstoff ohne Beeinträchtigung der Gesundheit bewältigt werden könnte. In einzelnen Organisationen, wie im Roten Kreuz, werden $1^1/_2$ Jahre zur Ausbildung verwendet. Ein Fortschritt gegenüber der Vergangenheit, dennoch immer noch ein zu geringer Zeitraum für das umfangreiche Wissen und Können. Man muß bedenken, daß gerade das 3. Dezennium das gefährlichste ist und dementsprechend auch die Sterblichkeit der Schwestern an Tuberkulose in diesem Alter den höchsten Grad erreicht.

Blutarmut, Bleichsucht, hinter denen sich oft Lungenspitzenkatarrhe verbergen, Übermüdung und Erschöpfung werden bei Lernschwestern sehr häufig beobachtet.

In früheren Jahren wurden die Lernschwestern während der Ausbildungszeit noch zu anstrengenden *hauswirtschaftlichen Arbeiten* (Bodenscheuern, Treppenreinigen usw.) herangezogen, die ihre Erschöpfung wesentlich erhöhten. Diese Arbeiten sind nunmehr in vielen Anstalten eingeschränkt, bestehen jedoch in anderen noch unverändert fort.

Werden schon während der Ausbildungszeit große Ansprüche an die Kräfte der Schwestern gestellt, so verlangt der eigentliche Dienst oft Übermenschliches von ihnen. Auf Grund der 1910 erhobenen amtlichen Statistik über die Arbeitsverhältnisse der in Heilanstalten im Krankendienst beschäftigten Personen wurden, *die Pause nicht eingerechnet, effektive Dienstzeiten* von 11 bis $18^1/_2$ Stunden festgestellt.

Von 100 Pflegerinnen hatten 40,2 Arbeitszeiten von 13 bis 14 Stunden, 41,2 von 14 bis 17 Stunden, nur 18,6 weniger als 13 Stunden.

Nachtdienst hatten in 673 Anstalten außer den täglichen Arbeitszeiten bis 6 Stunden 39,2%, 6 bis 8 Stunden 41,8%, 8 bis 10 Stunden 16,8%, 10 bis 12 Stunden 2,2%.

Sehr gefürchtet sind die halben Nachtwachen, die noch mit häuslichen Reinigungsarbeiten belastet werden.

In anderen Anstalten wird der Tag zwar freigegeben, dafür *eine Reihe von Wochen jede Nacht* Dienst gefordert.

Fast noch mehr als über den Mangel an Schlaf klagen die Schwestern, besonders die jüngeren, über die *Aufregungen*, die mit den Nachtwachen bei *Schwerkranken* verbunden sind. Die Verantwortung gegenüber den Kranken, ihren Angehörigen, den Oberschwestern und den Ärzten reiben die Kräfte der überangestrengten Schwestern auf. HECKER führt in seiner Schrift „Die Überarbeitung der Krankenpflegerin" erschütternde Beispiele an.

Die *Privatpflegerinnen*, die außerhalb einer Anstalt, im Hause des Kranken, Dienst machen, haben sehr häufig eine 24stündige Arbeitszeit, die nur durch wenige Stunden Erholung und Schlaf am Tage unterbrochen wird.

Die Einführung des *Achtstundentages* ist den Krankenschwestern nicht zugute gekommen, da er nur für die den gewerblichen Arbeitern gleichgestellten Krankenwärter und Wärterinnen Geltung erhielt, die geistlichen Orden und religiösen Gemeinschaften sind auch nach der Verordnung der Reichsregierung vom 13. II. 1924 von den Bestimmungen über die Arbeitszeit befreit. Gegen den Achtstundentag in der Krankenpflege haben sich Krankenhausleiter und Ärzte mit einer Entrüstung geäußert, die ich nicht teilen kann.

Von den erhobenen Einwürfen trifft zu, daß die Krankenpflege nicht mit der Fabrikarbeit zu vergleichen ist, es fehlt ihr die Monotonie, daß zweitens die Dreischichteneinteilung für den Arzt gewisse, wenn auch nicht unüberwindliche Schwierigkeiten mit sich bringt, und drittens daß der Betrieb eine nicht unwesentliche Verteuerung erfährt.

Die übrigen in der Literatur bekanntgewordenen Klagen über Unzuverlässigkeit, Unpünktlichkeit und Verantwortungslosigkeit der Krankenpfleger und Wärter sind zu Unrecht der Einführung des Achtstundentages zugeschrieben worden, sie sind auf Krieg und Revolution zurückzuführen.

Jedenfalls verstummen heute wie in früheren Tagen die berechtigten Klagen über die viel zu langen Arbeitszeiten der Krankenpflegerinnen nicht.

STREITER, Mitglied des Reichsgesundheitsrats, behandelt in der 1924 erschienenen verdienstvollen Arbeit „Die wirtschaftliche und soziale Lage der beruflichen Krankenpflege in Deutschland" die rechtliche Seite der Frage nach der Gültigkeit des Achtstundentages für das Krankenpflegepersonal auf Grund der Demobilmachungsverordnung vom 23. XI. 1918 und den klaren Äußerungen des Reichsarbeitsministeriums von 1919. Ein Versuch des Reichsarbeitsministers SCHLICKE vom August 1919, die Arbeitszeit der Krankenpflegepersonen durch besonderes Gesetz zu regeln, „scheiterte an den entschiedenen Einwendungen der geistlichen Krankenpflege".

Am 13. II. 1924 erließ alsdann die Reichsregierung auf Grund des Erm.-Ges. vom 8. X. 1923 folgende Verordnung über die Arbeitszeit in Krankenpflegeanstalten, von der ich die beiden ersten Paragraphen hier anführe.

§ 1. In Krankenpflegeanstalten darf das Krankenpflegepersonal in der Woche — einschließlich der Sonn- und Feiertage — bis zu 60 Stunden, die Pausen nicht eingerechnet, beschäftigt werden. Die tägliche Arbeitszeit soll in der Regel 10 Stunden nicht überschreiten und durch angemessene Pausen unterbrochen sein.

Als Krankenpflegeanstalten gelten öffentliche und private Anstalten, in denen Kranke oder Sieche versorgt werden, die ständiger ärztlicher Aufsicht oder fachkundiger Pflege bedürfen, ferner Entbindungsanstalten, Säuglingsheime und Irrenanstalten.

Als Pflegepersonal im Sinne der Verordnung gelten Personen, die in einer derartigen Anstalt auf Grund eines Arbeits- oder Lehrverhältnisses überwiegend pflegerische Arbeit leisten oder Arbeiten häuslicher oder sonstiger Art verrichten, die unmittelbar der Versorgung der Kranken dienen. Für Anstalten des Reiches wird durch den Reichsarbeitsminister, für die übrigen Anstalten durch die höheren Verwaltungsbehörden bestimmt, welche Arbeiten als pflegerische oder sonst unmittelbar der Versorgung der Kranken dienende anzusehen sind.

§ 2. Für Personen, die in einer von der Obersten Landesbehörde als gemeinnützig anerkannten Krankenpflegeanstalt beschäftigt sind, gelten die Vorschriften dieser Verordnung auch dann, wenn sie nicht zu dem Pflegepersonal (§ 1, Abs. 3) gehören, es sei denn, daß etwa anderes vereinbart ist.

Im übrigen gilt für die in Krankenpflegeanstalten beschäftigten, nicht zum Pflegepersonale gehörenden Personen die Verordnung über die Arbeitszeit vom 21. XII. 1923.

Keine dieser Verordnungen gilt für die in Krankenpflegeanstalten beschäftigten Personen:

a) die nach § 10 des Betriebsrätegesetzes nicht als Arbeitnehmer gelten,

b) die um ihrer eigenen dauernden Versorgung willen in der Anstalt aufgenommen sind.

Zur Vermeidung von Zweifeln hat der Reichsarbeitsminister unter dem 17. V. 1924 Grundsätze erlassen, die näher ausführen, welche Anstalten bzw. Personen unter die Verordnung fallen. Es heißt dort:

Die Verordnung findet keine Anwendung auf Personen, deren Beschäftigung nicht in erster Linie ihrem Erwerb dient, sondern mehr durch Beweggründe karitativer und religiöser Art bestimmt wird. Auch Personen, die um ihrer eigenen dauernden Versorgung willen, oder zum Zweck der Heilung, der Wiedereingewöhnung, der sittlichen Besserung oder Erziehung in die Anstalt aufgenommen sind und dort je nach dem Maß ihrer Fähigkeit beschäftigt werden (Erziehungszöglinge, körperlich und geistig Erwerbsbeschränkte, Epileptiker usw.) fallen nicht unter die Verordnung.

Zu den unter 2 Satz 1 genannten Personen sind zu rechnen:

a) die Mitglieder der katholischen Kongregationen,

b) die Mitglieder evangelischer Mutter- und Brüderhäuser, sowie evangelische Schwesternschaften,

c) die Schwesternschaften der Balley Brandenburg des ritterlichen Ordens St. Johannis vom Spital zu Jerusalem (Johanniterorden),

d) die vom Maltheserorden mit der Krankenpflege betrauten Brüder- und Schwesternschaften,

e) die jüdischen Schwesternschaften, die nach dem Mutterhaussystem oder in Genossenschaften zusammengeschlossen sind,

f) die Mitglieder der zum Verband der Mutterhäuser vom Roten Kreuz gehörigen Schwesternschaften.

Für die größere Zahl der Krankenpflegerinnen besteht also keine gesetzlich festgelegte Arbeitszeit, nach wie vor herrscht das Diktat der Ordensoberin.

Für die übrigen gilt die Sechzigstundenwoche oder der Zehnstundentag, wobei die Arbeitsbereitschaft als Dienstzeit anzusehen ist. Aber auch diese Dienstzeiten werden nicht eingehalten. So berichtet Streiter von einer wesentlichen Überschreitung der Sechzigstundenwoche aus den Heil- und Pflegeanstalten Westfalens.

In der Provinzialpflegeanstalt Düren ist die Dienstzeit im Sommer von morgens $6^1/_2$, im Winter von 7 Uhr an bis abends 7 Uhr mit nur 1 Stunde Mittagspause, also effektive Dienstzeit $11^1/_2$—11 Stunden, dafür jeden vierten Werktag und jeden zweiten Sonntag frei.

In der oberbayerischen Pflegeanstalt Eglfing beträgt die wöchentliche Arbeitszeit 72 Stunden, auf den schweren Abteilungen 60 Stunden. In Niederbayern wird eine Arbeitszeit von $74^1/_2$ bis $71^1/_2$ Stunden wöchentlich bei Tagesdienst, und 70 Stunden wöchentlich bei Nachtdienst angegeben.

In der oberbayerischen Heilanstalt Haar ist ein Dreischichtendienst mit der Sechzigstundenwoche für die leichteren und Zweiundsiebzigstundenwoche für die schweren Abteilungen eingeführt. Die Pflegerinnen sind von 6 Uhr bis $8^1/_2$ Uhr mit $1^1/_2$stündiger Pause und $1^1/_2$ dienstfreien Tagen, also täglich 13 bzw. 12 Stunden, beschäftigt.

Kurz, alle Bemühungen, die schweren Gesundheitsschädigungen der Krankenschwestern durch eine Beschränkung der Arbeitszeiten zu mildern, sind vergebens geblieben, teils infolge mangelnden Verständnisses der leitenden Anstaltsärzte. Es wird weiter Raubbau getrieben.

Schwer empfunden wird auch der *Mangel an Bewegung*, viele Schwestern kommen wochenlang nicht aus der Atmosphäre des Krankenhauses heraus. In gleicher Weise sparsam ist man mit der Gewährung von Urlaub. Für die Schwestern der geistlichen Verbände kommt er kaum in Betracht, während die freien Pflegerinnen wegen der Schwierigkeit der wirtschaftlichen Verhältnisse oft auf ihn verzichten müssen.

Die Ernährung der Krankenpflegerinnen in den Anstalten deckt sich gewöhnlich mit der Verpflegung der 3. Klasse. Das Essen ist meist ausreichend, doch nicht sehr reich an Abwechslung und Geschmack. In Anbetracht des schweren Dienstes wäre eine gewähltere Kost erwünscht. Viele Schwestern, insbesondere die Stationsschwestern, essen zu unregelmäßigen Zeiten.

Die *Wohnungsverhältnisse* sind sehr verschieden, je nachdem es sich um alte Anstalten oder um neue, nach modernen hygienischen Ansprüchen ausgestattete Gebäude handelt. Meist müssen mehrere Schwestern das Zimmer teilen.

Die *Kleidung* der Ordensschwestern, aus schweren Wollstoffen bestehend, insbesondere der gestärkte Kopfaufsatz, wird von vielen Ärzten als Infektionsfang angesehen.

Die Arbeitsbedingungen, unter denen die Krankenpflegerinnen tätig sind, die lange Arbeitszeit, die Aufregungen, die Überbürdung mit Arbeit, der Mangel an Bewegung machen den Beruf zu einem ungesunden.

Während bei den jüngeren Schwestern die *Infektionskrankheiten* überwiegen, daneben Blutarmut, Bleichsucht und Magenkatarrhe beobachtet werden, finden sich bei den älteren Schwestern sehr häufig *Herzstörungen*, sei es organischer Art (Arteriosklerose), sei es funktioneller Natur. Die Pensionierung der Schwestern des Roten Kreuzes, über die ich eigene Erfahrungen besitze, erfolgt vielfach auf Grund von Zirkulationsstörungen (Herzleiden, Herzneurose), in seltenen Fällen wegen Tuberkulose. Infolge des vielen Stehens machen sich häufig Stauungserscheinungen in den Unterleibsorganen bemerkbar, desgleichen Senkfüße, Plattfüße, Krampfadern und Krampfaderentzündungen. Unter den akuten Infektionskrankheiten ist der Typhus in einzelnen Landesteilen den Krankenschwestern gefährlich. Häufig soll das Badewasser Ursache der Infektion der Pflegerinnen sein. SCHÜDER hat in der Zeitschrift für Hygiene und Infektionskrankheiten angegeben, daß sich bei der Pflege von 35 647 Typhuskranken 1179 Pflegerinnen mit Typhus infiziert haben, das sind 3,3%. Von den chronischen Erkrankungen ist es die *Tuberkulose*, die seit langer Zeit die Aufmerksamkeit der Ärzte gefesselt hat. Gründliche Untersuchungen CORNETS und die jüngsten Veröffentlichungen von MAES (1920) stimmen darin überein, daß unter den Todesursachen der Schwestern die Tuberkulose die größte Rolle spielt.

Von 100 verstorbenen Schwestern starben an Tuberkulose:

Barmherzige Schwestern (1863—1888)	*62,9*
Borromäerinnen (1849—1918)	37,3
Diakonissen (1840—1914)	24,9
Berufsorganisation (1903—1914)	31,7
Frauen über 15 Jahre in preußischen Stadtgemeinden (1897—1901)	*15,9*

Auch bei Berücksichtigung des Altersaufbaues und bei der Berechnung auf 10 000 Lebende ergibt sich in den Krankenpflegeorden eine Übersterblichkeit an Tuberkulose für die Krankenpflegerinnen.

Auch KÖLSCH fand eine mehr als dreimal so hohe Tuberkulosesterblichkeit gegenüber dem Durchschnitte für Bayern. Allerdings sind die meisten Statistiken nicht sehr zuverlässig. Sie stützen sich auf weit zurückliegende Jahre, oder beziehen sich nur auf einzelne Jahrgänge und umfassen einen kleinen Teil der Schwestern.

Nach den Erhebungen des Reichsgesundheitsamtes (HAMEL) waren in den Krankenanstalten Deutschlands in dem Zeitraum 1906—1911 die Erkrankungen der Ärzte und des Pflegepersonals an Lungen- oder Kehlkopftuberkulose *nicht* auffallend hoch. Die Mehrzahl der Anstalten hatte in dem fünfjährigen Zeitraum gar keine Fälle von Lungen- und Kehlkopftuberkulose zu verzeichnen.

Die Hälfte der Erkrankungen in den allgemeinen Krankenhäusern, über ein Drittel in den medizinischen Universitätskliniken und $^6/_7$ der in den Spezialanstalten für Tuberkulose festgestellten Erkrankungen konnten auf *berufliche Ansteckung* zurückgeführt werden.

Aus einer Rundfrage im Bereich der Kölner Erzdiözese geht hervor (MEERBECK, die katholischen Ordensgenossenschaften, zitiert nach STREITER), daß in der Zeit vom 1. Januar 1919 bis 15. August 1922, also in $3^1/_2$ Jahren, von 10 092 Schwestern 319 an Tuberkulose gestorben sind, d. i. jährlich 88 auf 10 000 Schwestern, demnach viermal soviel, als der Sterbeziffer an Tuberkulose des Jahres 1919 in Preußen (21,53) entsprochen hatte.

Durch Schneiden an Speigläsern oder Stiche mit Infektionsnadeln sollen tuberkulöse Sehnenscheidenentzündungen beim Krankenpflegepersonal beobachtet worden sein.

Als Ursache der erhöhten Tuberkulosesterblichkeit der Schwestern wird auch von CORNET die hohe Infektionsgefahr am Krankenbette angenommen, während andere (LINDHEIM, TROMP) die Hauptursache in erblicher Belastung der Krankenschwestern, ihrer Überanstrengung und der Askese der katholischen Schwestern sehen, wodurch auch die besonders hohe Übersterblichkeit der letzteren zu erklären sei. Auch die Wohnungsverhältnisse, das enge Zusammenschlafen von Schwestern, besonders in alten unhygienischen Anstalten, scheint mir von wesentlicher Bedeutung. Die Annahme, daß in den Spezialanstalten für Tuberkulose die größte Ansteckungsgefahr für das Krankenpflegepersonal liegt, scheint mir trotz der Erhebung des Reichsgesundheitsamtes vom Jahre 1911 nicht überzeugend. Auch der *Reichsgesundheitsrat* scheint anderer Ansicht zu sein, wie das Rundschreiben des Reichsministers des Innern vom 10. X. 1920 an die Landesregierungen, betr. Maßnahmen zum Schutze der in Krankenanstalten beschäftigten Krankenpflegerinnen gegen Tuberkulose beweist.

Auf Grund der Verhandlungen wurden vom Reichsgesundheitsrat die nachstehenden Schlußsätze angenommen:

1. Nach dem Ergebnis der angestellten statistischen Erhebungen war beim Krankenpflegepersonal bis zum Jahre 1910 die Tuberkuloseerkrankungsziffer nicht besonders hoch. Mit einer Steigerung ist jedoch bei jeder allgemeinen Zunahme der Tuberkulose zu rechnen.

2. Die Gelegenheit zur Tuberkuloseübertragung auf das Pflegepersonal wird wesentlich vermindert, wenn in den Krankenhäusern besondere Abteilungen für tuberkulöse Lungenkranke eingerichtet werden. Mindestens sollten ansteckende Tuberkulöse gesondert von anderen Kranken untergebracht werden.

3. Personen, deren Körperbau oder körperliche Entwicklung sie als weniger widerstandsfähig kennzeichnet, oder die die Zeichen einer latenten Tuberkulose erkennen lassen, oder früher Tuberkulose der Drüsen, Knochen, Gelenke usw. überstanden haben, eignen sich wegen ihrer besonderen Gefährdung, an Tuberkulose zu erkranken, nicht für den Krankenpflegeberuf. Die Auswahl des Pflegepersonals für Tuberkuloseabteilungen und Lungenheilstätten ist nach einer sorgfältigen ärztlichen Untersuchung zu treffen. Während der Dauer der Beschäftigung ist das Personal mit Bezug auf seinen Gesundheitszustand ständig ärztlich zu überwachen; insbesondere ist auch das Körpergewicht regelmäßig festzustellen.

4. Wird eine Pflegeperson von einer Krankheit befallen, durch die die Empfänglichkeit für Lungentuberkulose erfahrungsgemäß sich erhöht, so ist sie im Pflegedienst nicht eher wieder zu beschäftigen, als bis sie von der Krankheit völlig wiederhergestellt ist.

Bei verdächtigen Erscheinungen (Blutarmut, Rückgang des Körpergewichts, leichten Erhöhungen der Körperwärme, Husten) ist das Pflegepersonal von dem Krankenpflegedienst bei Tuberkulösen so lange zu befreien, bis eine sorgfältige ärztliche Untersuchung die volle Dienstfähigkeit festgestellt hat. In Lungenheilstätten und ausnahmsweise auch in Sonderabteilungen für Tuberkulöse dürfen Pflegepersonen, die mit nicht ansteckender Tuberkulose behaftet sind, nach ärztlichem Ermessen beschäftigt werden.

5. Das Personal ist alsbald nach seinem Eintritt in die Krankenanstalt über die Verbreitungswege der Tuberkulose zu belehren und fortlaufend so zu erziehen, daß alle Maßregeln gegen die Übertragung von ihm beachtet werden. Insbesondere ist dem Personal die Bedeutung der Tröpfcheninfektion und der Einatmung von vertrocknetem und verstäubtem Lungenauswurf, namentlich auch beim Ordnen der Lagerstätten und beim Handhaben der gebrauchten Wäsche, ebenso die Bedeutung der Hände als Vermittler der Übertragung einzuprägen. Auch ist das Personal auf die Wichtigkeit eines verständigen und ordentlichen Lebenswandels hinzuweisen.

Die Kranken der Anstalt anderseits sind hygienisch zu erziehen und in der fortlaufenden Desinfektion ihres Auswurfs zu unterrichten.

6. Auf Abwechslung und auf eiweiß- und fettreiche Kost für das Tuberkulosepflegepersonal ist Bedacht zu nehmen; es ist ihm die Möglichkeit zu geben, seine Mahlzeiten getrennt von den Kranken, wo möglich in eigenen Räumen, einzunehmen. Die Schlafräume für Pflegepersonen sollen nicht in unmittelbarem Zusammenhang mit den Schlafräumen von Kranken stehen.

7. Alljährlich soll dem Tuberkulosenpflegepersonal ein angemessener Urlaub, dem ständigen Personal in der Dauer von mindesten 4 Wochen, während der warmen Jahreszeit gewährt werden. Im übrigen ist für Schaffung von Aufenthaltsmöglichkeiten im Freien, auf sonnigen Plätzen mit Ruhegelegenheiten Sorge zu tragen.

8. In den Tuberkulosenabteilungen und in den Lungenheilstätten ist nur ausgebildetes, mit den Vorbeugungsmaßregeln gegen die Übertragung der Tuberkulose gut vertrautes Pflegepersonal zu verwenden.

Es ist in seiner Beschäftigung, wenn möglich, einem regelmäßigen Wechsel hinsichtlich der Krankenabteilung in nicht zu großen Zeitabständen zu unterwerfen.

9. Eine erhöhte Übertragungsgefahr besteht auch in den Unreinen- und in den Siechenabteilungen der Irrenanstalten. In diesen Abteilungen der Irrenanstalten ist daher den Abwehrmaßnahmen gegen Tuberkulose ganz besondere Achtsamkeit zuzuwenden. Die Kranken, bei denen Tuberkulose festgestellt ist, sind von den übrigen Kranken abzusondern.

In Verfolg dieses Rundschreibens sind entsprechende Weisungen ergangen in folgenden Ländern: Preußen (1920), Bayern (1921), Baden, Hamburg, Braunschweig, Oldenburg, Anhalt, Bremen, Lübeck, Mecklenburg-Strelitz, Waldeck, Schaumburg-Lippe.

Schließlich muß auch erwähnt werden, daß eine sehr hohe Zahl von Selbstmorden, besonders bei den freien Krankenpflegerinnen (bei den Ordensschwestern läßt sich dies nicht nachprüfen) beobachtet worden ist.

Häufig wenden sich nervöse oder psychisch belastete Personen, die bereits schwere seelische Erschütterungen durchgemacht haben, dem Berufe zu. Auch schwierige wirtschaftliche Verhältnisse, die Überbürdung und leichte Zugänglichkeit von Giften werden für die hohe Zahl der Selbstmorde verantwortlich gemacht.

Zusammenfassend ist zu sagen, daß die Berufsgefahren der Pflegerinnen vermindert werden könnten, wenn eine bessere Auslese psychisch und physisch geeigneter Personen stattfände, die Arbeitszeit bedeutend verkürzt, die ärztliche Überwachung verschärft, auch auf die konfessionellen Gemeinschaften ausgedehnt würde und die Gesetze der Hygiene nicht nur zugunsten der Kranken, sondern auch der Krankenpflegerinnen, diesen Stiefkindern der Gesundheitspflege, Anwendung fänden.

Literatur.

HECKER: Die Überarbeitung der Krankenpflegerin. Straßburg: Beust 1912. — HAHN, MARTIN: Die Arbeits- und Gesundheitsverhältnisse der deutschen Krankenpflegerinnen. Zeitschr. f. Krankenpflege u. klin. Therapie, Sonderdruck. Berlin 1914. — HAMEL: Medizinalstatistische Miteilungen aus dem Reichsgesundheitsamt 1913. CORNET: Die Sterblichkeitsverhältnisse in den Krankenpflegeorden. Zeitschr. f. Hyg. u. Infektionskrankh. Koch-Flügge 1889. — MAES: Die Sterblichkeitsverhältnisse der Krankenschwestern. Zeitschr. f. Hyg. u. Infektionskrankh. Berlin: Flügge-Neufeld 1920. — KRUKENBERG: Die Überbürdung der Krankenpflegerinnen. Zentralbl. f. allg. Gesundheits pflege. Bonn: Hagen 1913. — THUMM: Achtstundentag und Krankenpflegerberuf, öffentliche Gesundheitspflege. Jg. 7. Abel-Merkel 1922. — BECKER: Die Umstellung der Krankenpflege in dem achtstündigen Arbeitstag. Zeitschr. f. soz. Hyg., Fürsorge u. Krankenhauswesen. Chajes-Rabnow 1921. — KOELSCH: Einfluß von Arbeit und Beruf auf Krankheit und Sterblichkeit. Krankheit und soziale Lage, MOSSE-TUGENDREICH. München: Lehmanns Verlag 1912. — Rundschreiben des Reichsministers des Innern zum Schutze der in Krankenanstalten beschäftigten Krankenpflegepersonen gegen Tuberkulose. Veröff. d. Reichsgesundheitsamtes. Berlin 1921. — STREITER: Die wirtschaftliche und soziale Lage der beruflichen Krankenpflege in Deutschland. Jena, Gustav Fischer 1924.

Musiker.

Von

RICHARD BERNSTEIN

Erfurt.

Im Hauptberuf sind Musiker ausübend oder lehrend tätig. Zu unterscheiden ist: die rein künstlerische Tätigkeit, die regelmäßige Tätigkeit in fester Anstellung und die niedere mechanische Tätigkeit. Im Nebenberuf wird die Musik zu Erwerbszwecken oder aus Liebhaberei ausgeübt.

Vom gesundheitlichen Standpunkte ist wesentlich, daß der Beruf ohne Betriebsstoffe, zum Teil auch ohne Werkzeuge (Instrumente) ausgeübt wird. Das unerläßliche „Üben" kann daher sportmäßig beliebig lange fortgesetzt werden, nicht durch Materialverbrauch oder Lohnhöhe, sondern höchstens durch Ermüdung gehemmt. Hierin liegt die Gefahr der Überanstrengung für die beim Musizieren tätigen Körperteile.

Die Überanstrengung erscheint:

a) Beim Stütz- und Bindegewebe als Überdehnung; Lungenemphysem der Sänger und Bläser (teilweise bestritten; JAGIC und LIPINER (1), STAEHELIN, GEIGEL); Zerrung der Fingersehnen und Bänder beim Klavierspieler (THIEM, ZABLUDOWSKY); Fingersehnenrisse beim Trommler (DÜMS nach REMAK); Lockerung der Bauchwand und Bruchbildung beim Bläser (RAMAZZINI, THIEM).

b) Bei den Muskeln als Zittern oder Krampf und meist gleichzeitig bei den Empfindungsnerven als Überempfindlichkeit oder Schmerz in allen Fingern beim Klavier-, Orgel-, Zitherspieler (HALFORT, REMAK, CURSCHMANN), in den Fingern der linken Hand („Nervendurchspielen") beim Streicher, besonders Geiger (ZABLUDOWSKY, REMAK), im linken Daumen und 4. Finger oder im rechten Daumen und Zeigefinger beim Flötenspieler (HALFORT, REMAK), in den Daumenstreckmuskeln beim Trommler (REMAK), in dem rechten Deltamuskel beim Geiger (ZABLUDOWSKY), in den Schulter- und Vorderarmmuskeln beim Dirigenten (CURSCHMANN, LÖWY), in den Lippen- und Zungenmuskeln beim Bläser [STADLER (2), REMAK], in den Kehlkopfmuskeln beim Sänger (Mogiphonie, Phonasthenie), in den Wadenmuskeln bei Harfenspielerinnen [LÖWY].

c) Bei den Ohren und d) beim Nervensystem im ganzen als Überreiztheit (HALFORT, ZABLUDOWSKY).

Katarrhe und Entzündungen können sich auf dieser Grundlage entwickeln, z. B. an den Luftwegen bei Sängern und Bläsern, an den Sehnenscheiden bei Klavierspielern.

Übertragung von Tuberkulose, Syphilis usw. durch gemeinsamen Gebrauch von Blasinstrumenten ist beobachtet worden (San.-Ber. d. preuß. Armee 1898/99, 1908/09) und daher zu beachten.

Das Musizieren ist oft mit gesundheitlich nachteiliger Lebensführung verbunden, z. B. unstetem Leben, Aufregungen, Einwirkungen des Alkohols und des Tabakrauches, Marschleistungen.

Die genannten Schädigungen erhöhen die Krankheits- und Sterbeziffer der Musiker. Nach den wenigen vorliegenden Statistiken (Bayern und England nach KOELSCH (3) (4), San.-Ber. d. preuß. Armee) sind Krankheiten der Luftwege, besonders auch Tuberkulose, bei Musikern häufiger als beim Durchschnitt; das gleiche gilt von Kreislaufs- und Verdauungsstörungen und von Alkoholfolgen. Die Häufigkeit nervöser Reizbarkeit entzieht sich dem zahlenmäßigen Nachweis;

Geisteskrankheiten scheinen jedoch bei Musikern nicht öfter als bei anderen Berufen vorzukommen.

Im Sinne einer *Vorbeugung* lassen sich die sozialen Verhältnisse des Musikerberufes wenig beeinflussen. Berufsberatung verspricht wenig Erfolg. Der Musikbeflissene wird meist eher sich dem gewünschten Instrument anpassen [Dehnung der Klavierhände, Geigen mit vertauschten Armen (BARTH nach RIEMANN), einarmiges Klavier- und Flötenspiel (5)], als daß er ein für seinen Körperbau geeignetes Instrument wählt. Blindheit ist kein Grund gegen die Wahl des Musikerberufes, vorausgesetzt, daß wirkliche musikalische Begabung vorhanden ist.

Physiologische, nervenärztliche, orthopädische und psychotechnische Einwirkung auf den Musikunterricht ist dringend zu fordern, wie sie namentlich für die Gesangstechnik (vgl. RIEMANN), aber auch für die Technik des Klavier- und Geigenspiels (STEINHAUSEN) bereits eingesetzt hat.

Publikum und Komponisten (die „Arbeitgeber") sind darüber aufzuklären, daß von dem Künstler (dem „Arbeitnehmer") keine Athleten- und Akrobatenleistungen verlangt werden dürfen, und daß der wahre Kunstgenuß nicht in der Freude an der Überwindung technischer, das heißt mechanischer, Schwierigkeit begründet ist.

A. Allgemeine Literatur.

CURSCHMANN, H.: Neurosen. Mohr-Staehelins Handbuch der inneren Medizin Bd. V. Berlin 1912. — GEIGEL, Lehrbuch der Lungenkrankheiten, Münohen, Wiesbaden 1922. — HALFORT: Krankheiten der Künstler und Gewerbetreibenden. Berlin 1845. — LÖWY, Klinik der Berufskrankheiten. Wien 1924. — RAMAZZINI: Krankheiten der Künstler und Handwerker. Deutsch von SCHLEGEL. Ilmenau 1828. — REMAK: Beschäftigungsneurosen. Eulenburgs Realenzykl., 4. Aufl., 1907. — RIEMANN-EINSTEIN: Musiklexikon. Artikel: Atem, Fingersatz, Gesangshygiene, Stimmbildung, Technik, Richard Barth. 10. Aufl. Berlin 1922. — STAEHELIN: Erkrankungen der Trachea, Bronchien, Lungen und Pleura. Mohr-Staehelins Handbuch der inneren Medizin Bd. II. 1914. — STEINHAUSEN: Die physiologischen Fehler und die Umgestaltung der Klaviertechnik. 2. Aufl. Leipzig 1913. — THIEM: Handbuch der Unfallerkrankungen. 2. Aufl. 1910. — ZABLUDOWSKY: Über Klavierspielerkrankheit in der chirurgischen Praxis. Arch. f. klin. Chir. Bd. 61. 1900. — ZABLUDOWSKY: Überanstrengung beim Musizieren. Zeitschr. f. phys. u. diät. Therapie 1903. — Nicht zugängig war mir: DEPPE: Armleiden der Klavierspieler, 1885. — RITSCHL (orthop. Chirurg): Die Anschlagsbewegungen beim Klavierspiel, 1911. — SUNDELIN: Ärztlicher Ratgeber für Musiktreibende, 1832.

B. Literatur unter Bezugnahme auf den Text.

1. JAGIC u. LIPINER: Lunge und Atmung bei Bläsern. Wien. klin. Wochenschr. 1919. — 2. STADLER: Ein Fall von Bläserlähmung. Münch. med. Wochenschr. 1903. — 3. KOELSCH: Arbeit und Tuberkulose. Arch. f. soz. Hyg. u. Demogr. Bd. 6. 1911. — 4. KOELSCH: Einfluß von Arbeit und Beruf auf Krankheit und Sterblichkeit. Mosse-Tugendreichs Krankheit und soziale Lage 1913. — 5. SCHRÖDER: Können Einarmige Flöte spielen? Kr.-Besch. u. Kr.-H.-Fürsorge Bd. VII. 1923.

Namenverzeichnis.

Sachverzeichnis.

Handbuch der sozialen Hygiene und Gesundheitsfürsorge

Herausgegeben von

A. Gottstein, Charlottenburg, **A. Schlossmann,** Düsseldorf, **L. Teleky,** Düsseldorf

Erster Band: **Grundlagen und Methoden.** Bearbeitet von E. Dietrich, A. Grotjahn, V. Haecker, F. Hueppe, P. Krautwig, R. Martin †, F. Prinzing, M. Vogel, W. Weinberg. Mit 37 Abbildungen. XII, 512 Seiten. 1925. RM 30.—; gebunden RM 35.—

Inhalt:

Zur Geschichte der Sozialhygiene. Von Geheimrat Professor Dr. F. Hueppe, Dresden-Loschwitz.

Methoden und Technik der Statistik mit besonderer Berücksichtigung der sozialen Biologie. Von Sanitätsrat Dr. W. Weinberg, Stuttgart.

Die statistischen Grundlagen der sozialen Hygiene. Von San.-Rat Dr. F. Prinzing, Ulm.

Vererbungsgeschichtliche Probleme der sozialen und Rassenhygiene. Von Professor Dr. V. Haecker, Halle a. d. S.

Anthropometrie. Von Geheimrat Professor Dr. Rudolf Martin †, München.

Hygienische Volksbildung. Von Dr. Martin Vogel, Wissenschaftlicher Direktor des Hygiene-Museums in Dresden.

Der Unterricht der Studierenden und Ärzte. Von Professor Dr. Alfred Grotjahn, Berlin.

Die Organisation der Gesundheitspflege, insbesondere die Aufgabe von Reich, Ländern, Landesteilen und Gemeinden auf dem Gebiete der Gesundheitsfürsorge und die damit betrauten Stellen. Von Ministerialdirektor Wirkl. Geh. Obermedizinalrat Professor Dr. E. Dietrich, Berlin.

Die Organisation der Gesundheitsfürsorge, insbesondere die Aufgabe von Provinz, Stadt- und Landkreisen auf dem Gebiete der Gesundheitsfürsorge. Von Professor Dr. P. Krautwig, Köln a. Rh. Namenverzeichnis. Sachverzeichnis.

Dritter Band: **Wohlfahrtspflege. Tuberkulose. Alkohol. Geschlechtskrankheiten.** Bearbeitet von E. G. Dresel, A. Goetzl, H. Haustein, H. Maier, S. Peller, G. Simon, L. Teleky, R. Volk. Mit 37 Abbildungen. VIII, 794 Seiten. 1926. RM 54.—; gebunden RM 59.70

Inhalt:

Die rechtlichen Grundlagen und die Organisation der Fürsorge einschließlich des Armenrechtes und des Rechtes des Kindes. Von Ministerialrat Dr. Hans Maier, Dresden. Die Tuberkulose. Von Gewerbemedizinalrat Dr. Ludwig Teleky, Düsseldorf. Der Alkohol und seine Bekämpfung. Von Professor Dr. E. G. Dresel, Heidelberg. Die Geschlechtskrankheiten einschließlich der Prostitution. Von Dr. Hans Haustein, Berlin. Namenverzeichnis. Sachverzeichnis.

1926 werden erscheinen:

Vierter Band: **Gesundheitsfürsorge. Soziale und private Versicherung.**

Fünfter Band: **Die soziale Physiologie und Pathologie.**

Sechster Band: **Krankenhauswesen, Rettungswesen, Bäderwesen usw.**

Schriften aus dem Gesamtgebiet der Gewerbehygiene

Herausgegeben von der Deutschen Gesellschaft für Gewerbehygiene in Frankfurt a. M., Viktoriaallee 9 — (Neue Folge)

Heft 1: **Ärztliche Merkblätter** über berufliche Vergiftungen und Schädigungen durch chemische Stoffe. Aufgestellt und veröffentlicht von den Fabrikärzten der deutschen chemischen Großindustrie. Zweite neubearbeitete Auflage. Mit 2 farbigen Tafeln. VI, 37 Seiten. 1925. RM 4.80

Heft 2: **Die Bedeutung der Chromate für die Gesundheit der Arbeiter.** Kritische und experimentelle Untersuchungen von Professor Dr. **K. B. Lehmann,** Direktor des Hygienischen Instituts der Universität Würzburg. Mit 11 Textfiguren. III, 119 Seiten. 1914. RM 4.20

Heft 3: **Die Arbeiterkost nach Untersuchungen über die Ernährung Basler Arbeiter bei freigewählter Kost.** Von Dr. **Alfred Gigon,** Privatdozent für innere Medizin an der Universität Basel. III, 54 Seiten. 1914. RM 1.80

Heft 4: **Die Bekämpfung der Milzbrandgefahr in gewerblichen Betrieben.** Von Dr. **O. Borgmann,** Regierungs- und Gewerberat in Schleswig, und Dr. **R. Fischer,** Regierungs- und Gewerberat in Potsdam. III, 47 Seiten. 1914. RM 1.80

Heft 5: **Die Frühdiagnose der Bleivergiftung.** Drei Referate von Dr. **L. Teleky,** Wien, Dr. **H. Gerbis,** Thorn, Prof. Dr. **P. Schmidt,** Halle a. d. S. VI, 65 Seiten. 1919. RM 2.30

Heft 6: **Die Meldepflicht der Berufskrankheiten.** Eine Umfrage, bearbeit. von Dr. **E. Francke,** Frankfurt a. M., und Sanitätsrat Dr. **Bachfeld,** Offenbach. 52 Seiten. 1921. RM 1.60

Heft 7, I. Teil: **Bleivergiftung und Bleiaufnahme.** Ihre Symptomatologie, Pathologie und Verhütung, mit besonderer Berücksichtigung ihrer gewerblichen Entstehung und Darstellung der wichtigsten gefahrbringenden Verrichtungen. Von **Thomas M. Legge** und **Kenneth W. Goadby.** Übersetzt von Dr. Hans Katz (†). Herausgegeben und mit Anmerkungen versehen von Dr. Ludwig Teleky. Mit 6 Textabbildungen und 2 Tafeln nebst einem Anhang: Die deutschen und deutschösterreichischen Verordnungen zur Verhütung gewerblicher Bleivergiftung. Zusammengestellt im Institut für Gewerbehygiene von Else Blänsdorf. VIII, 372 Seiten. 1921. RM 13.—

Heft 7, II. Teil: **Bleiliteratur.** Veröffentlichungen über Bleivergiftung. Spezialarbeiten und Merkblätter, Textangabe der Bleiverordnungen für das Deutsche Reich, Deutschösterreich und außerdeutsche Staaten. Zusammengestellt im Institut für Gewerbehygiene von **Else Blänsdorf,** Bibliothekarin. IV, 108 Seiten. 1922. RM 3.60

Heft 8: **Internationale Übersicht über Gewerbekrankheiten** nach den Berichten der Gewerbeinspektionen der Kulturländer über das Jahr 1913. Mit Unterstützung von Dr. Ludwig Teleky bearbeitet von Prof. Dr. **Ernst Brezina,** Wien. VIII, 144 Seiten. 1921. RM 4.80

Heft 9: **Internationale Übersicht über Gewerbekrankheiten** nach den Berichten der Gewerbeinspektionen der Kulturländer über die Jahre 1914—18. Mit Unterstützung von Dr. Ludwig Teleky bearbeitet von Prof. Dr. **Ernst Brezina,** Wien, Technische Hochschule. XII, 270 Seiten. 1921. RM 10.—

Heft 10: **Internationale Übersicht über Gewerbekrankheiten** nach den Berichten der Gewerbeinspektion der Kulturländer über das Jahr 1919. Mit Unterstützung von Dr. Ludwig Teleky bearbeitet von Prof. Dr. **Ernst Brezina,** Wien, Technische Hochschule. VII, 118 Seiten. 1922. RM 4.20

Heft 11: **Die deutsche Bleifarbenindustrie vom Standpunkt der Hygiene.** Nach eigenen Untersuchungen 1921—22. Von Geh. Hofrat Prof. Dr. **K. B. Lehmann,** Direktor des Hygienischen Instituts Würzburg. VI, 95 Seiten. 1925. RM 3.90

Heft 12: **Theophrastus von Hohenheim genannt Paracelsus. Von der Bergsucht und anderen Bergkrankheiten.** Bearbeitet von Dr. **Franz Koelsch,** Ministerialrat im Bayrischen Staatsministerium für Soziale Fürsorge, Bayrischer Landesgewerbearzt, a. o. Professor an der Universität München. Mit 1 Bildnis. 69 Seiten. 1925. RM 4.80

Heft 13: **Über die Gesundheitsgefährdung bei der Verarbeitung von metallischem Blei.** Mit besonderer Berücksichtigung der Bleilöterei. Von Dr. med. **Hans Engel,** Mitglied des Reichsgesundheitsamtes Berlin. 40 Seiten. 1925. RM 2.70

Heft 14: **Was muß der Arzt von der neuen Verordnung über die Einbeziehung der Berufskrankheiten in die Unfallversicherung wissen und welche Pflichten ergeben sich für ihn daraus?** Versicherungsrechtliche und ärztliche Hinweise. Unter Mitarbeit von Prof. Dr. Hayo Bruns, Direktor des Bakteriologischen Instituts, Gelsenkirchen; Geh. Sanitätsrat Dr. Cramer, Cottbus; Dr. Martius, Verwaltungsdirektor der Berufsgenossenschaft der chemischen Industrie, Berlin; Ministerialrat Prof. Dr. Thiele, Sächsischer Landesgewerbearzt Dresden. Herausgegeben von den Fabrikärzten der chemischen Industrie. Mit 6 Abbildungen im Text und 1 Spektraltafel. IV, 72 Seiten. 1925. RM 4.50